Inhalt – Kurzübersicht

D1997294

R. Huch K. D. Jürgens (Hrsg.)

Mensch Körper Krankheit

Mensch Körper Krankheit

Anatomie Physiologie Krankheitsbilder

9. Auflage

Herausgegeben von:
Prof. Dr. med. Dr. med. h.c. mult. Renate Huch, Zürich
Prof. Dr.-Ing. Dr. rer. biol. hum. habil. Klaus D. Jürgens, Hannover

Grafiken von:
Gerda Raichle, Ulm

Mit Beiträgen von:
Prof. Dr. med. Renate Huch, Zürich (Kap. 4, 7, 11, 14, 15, 20, 21, 23); Prof. Dr. Klaus D. Jürgens, Hannover (Kap. 1, 5, 6, 8, 9, 10, 12, 13, 17, 18, 19); Dr. Maren Koop, Mainz (Kap. 3); Maria Lohmann-Dahlem, München („Aktuelles und Spezielles" Kap. 3); Dr. rer. nat. Katharina Munk, Idstein (Kap. 2); Dr. med. Herbert Renz-Polster, Vogt (Kap. 16, 22, 24)

Unter Mitarbeit von:
Dr. med. Nicole Menche, Langen

ELSEVIER

Elsevier GmbH, Bernhard-Wicki-Str. 5, 80636 München, Deutschland
Wir freuen uns über Ihr Feedback und Ihre Anregungen an kundendienst@elsevier.com

ISBN 978-3-437-26795-6
eISBN 978-3-437-09687-7

9. Auflage 2022

Wichtiger Hinweis für den Benutzer
Die medizinischen Wissenschaften unterliegen einem sehr schnellen Wissenszuwachs. Der stetige Wandel von Methoden, Wirkstoffen und Erkenntnissen ist allen an diesem Werk Beteiligten bewusst. Sowohl der Verlag als auch die Autorinnen und Autoren und alle, die an der Entstehung dieses Werkes beteiligt waren, haben große Sorgfalt darauf verwandt, dass die Angaben zu Methoden, Anweisungen, Produkten, Anwendungen oder Konzepten dem aktuellen Wissensstand zum Zeitpunkt der Fertigstellung des Werkes entsprechen.

Der Verlag kann jedoch keine Gewähr für Angaben zu Dosierung und Applikationsformen übernehmen. Es sollte stets eine unabhängige und sorgfältige Überprüfung von Diagnosen und Arzneimitteldosierungen sowie möglicher Kontraindikationen erfolgen. Jede Dosierung oder Applikation liegt in der Verantwortung der Anwenderin oder des Anwenders. Die Elsevier GmbH, die Autorinnen und Autoren und alle, die an der Entstehung des Werkes mitgewirkt haben, können keinerlei Haftung in Bezug auf jegliche Verletzung und/oder Schäden an Personen oder Eigentum, im Rahmen von Produkthaftung, Fahrlässigkeit oder anderweitig übernehmen.

Für die Vollständigkeit und Auswahl der aufgeführten Medikamente übernimmt der Verlag keine Gewähr.
Geschützte Warennamen (Warenzeichen) werden in der Regel besonders kenntlich gemacht (®). Aus dem Fehlen eines solchen Hinweises kann jedoch nicht automatisch geschlossen werden, dass es sich um einen freien Warennamen handelt.

Bibliografische Information der Deutschen Nationalbibliothek
Die Deutsche Nationalbibliothek verzeichnet diese Publikation in der Deutschen Nationalbibliografie; detaillierte bibliografische Daten sind im Internet über http://www.dnb.de/ abrufbar.

22 23 24 25 26 5 4 3 2 1

In ihren Veröffentlichungen verfolgt die Elsevier GmbH das Ziel, genderneutrale Formulierungen für Personengruppen zu verwenden. Um jedoch den Textfluss nicht zu stören sowie die gestalterische Freiheit nicht einzuschränken, wurden bisweilen Kompromisse eingegangen. Selbstverständlich sind **immer alle Geschlechter** gemeint.

Planung: Hilke Nüssler, München
Projektmanagement: Birgit Pietzsch, München
Redaktion: Dr. med. Nicole Menche, Langen
Redaktionelles Projektmanagement: Esther Kinateder, Waldkirchen
Rechteklärung: Max Goldschmidt, Aljezur, Portugal
Herstellung: Birgit Pietzsch, München
Satz: abavo GmbH, Buchloe
Druck und Bindung: Drukarnia Dimograf Sp. z o. o., Bielsko-Biała/Polen
Umschlaggestaltung: SpieszDesign, Neu-Ulm
Titelfotografie: Auge: © istock.com/by-studio; Rücken: © istock.com/PeopleImages; Virus: © stock.adobe.com – Production Perig

Aktuelle Informationen finden Sie im Internet unter **www.elsevier.de**

Vorwort

Mensch Körper Krankheit – Das Wissen darüber hat Menschen zu allen Zeiten beschäftigt. Doch dass das Verständnis der körperlichen Funktionen Voraussetzung zum Verstehen von Krankheiten ist, ist ein relativ „moderner" Gedanke.

Woher kommt unser Wissen über den Menschen?

Konkretes Wissen über den gesunden wie den erkrankten Körper ist erst vor etwa 400 Jahren ins Zentrum der medizinischen Heilkunde getreten. Dieses medizinische Wissen wurde vor allem von drei „Grundtypen" von Forschern erworben:

- Der Eine betrachtete den Menschen sowohl von außen als auch von innen und nahm dazu Messer und Mikroskop zu Hilfe. Hieraus haben sich die **Anatomie** und die **Pathologie** entwickelt.
- Der Zweite wollte wissen, wie der Körper funktioniert, warum das Blut durch den Körper fließt oder wie die kleinen Babys in den Bauch ihrer Mütter kommen. Aus dieser „Körperphysik" entstand die **Physiologie.**
- Die dritte Forschergruppe untersuchte die chemischen Reaktionen und molekularen Prozesse, die in den Zellen vor sich gehen. Dieses Wissen wurde kombiniert mit dem stetig wachsenden Verständnis vom Mikrokosmos der Zelle. Aus diesem Ansatz entstanden die Wissenschaften **Biochemie, Genetik** sowie **Zell-** und **Molekularbiologie**.

Traditionelle Ausbildungsgänge basieren heute wie vor 50 Jahren auf diesen Säulen: Anatomie, Physiologie, Biochemie und Pathologie bzw. Krankheitslehre.

Integrierter Ansatz dieses Lehrbuches

Im vorliegenden Lehrbuch wird versucht, die Einteilung der klassischen Lehrbücher in derartige Spezialkapitel zu vermeiden, sondern, basierend auf der Erkenntnis der modernen Wissenschaften, die alten Fragen der Medizin wieder ins Blickfeld zu rücken, sie aber im Zusammenhang – also integriert – zu behandeln:

- Was macht den Menschen zu dem, was er ist; was treibt ihn an, wie ist er aufgebaut und wie funktioniert er?
- Welche Ursachen haben Krankheiten?
- Wie kann man Krankheiten vorbeugen?
- Wie erkennt man Krankheiten?
- Wie ist der Verlauf von Krankheiten?
- Was hilft, um Kranke wieder gesund zu machen?

Einfache Lösungen gibt es nicht

Dabei war den Autoren bewusst, dass es für diese „ganzheitliche" Darstellungsweise keine einfachen Lösungen geben kann. Gerade die Berücksichtigung zentraler neuer Erkenntnisse aus der Immunologie, aus der Hormonforschung, der Genetik oder aus den Wechselbeziehungen zwischen Verhalten, Krank- und Gesundsein stellt sowohl an die Autoren als auch an den Leser hohe Anforderungen.

Alles Wichtige in Wort und Bild

Gleichzeitig wurde versucht, die hierfür notwendigen Zusammenhänge möglichst durchgehend in Text und Bild darzustellen – wobei höchster Wert darauf gelegt wurde, dass die Abbildungen umfangreich und präzise beschriftet sind – so dass sie auch ohne großes Herumsuchen im Lehrbuchtext verständlich sind. Darüber hinaus vernetzt das Lehrbuch die medizinisch-naturwissenschaftlichen Wissensgrundlagen mit Pflegewissen, was auch den gesetzlichen Forderungen des Krankenpflegegesetzes entspricht.

Aktuell und übersichtlich

Die Zufriedenheit unserer Leser, Schüler und Dozenten mit *Mensch Körper Krankheit* hat dieses Lehrwerk zusammen mit seiner kleinen Schwester *Biologie Anatomie Physiologie* zum führenden deutschsprachigen Lehrwerk für die Gesundheitsberufe gemacht. Umso größer war die Herausforderung für die Mitarbeiter, dieses Lehrbuch auch für die 9. Auflage wieder gründlich zu überarbeiten, zumal Ende 2019 das sich rasch weltweit ausbreitende RNA-Coronavirus SARS-CoV-2 identifiziert wurde und mit seinen enormen gesundheitlichen Auswirkungen in zahlreichen Kapiteln berücksichtigt werden musste. Wie bisher wurde große Sorgfalt darauf verwandt, komplizierte Zusammenhänge unter Vermeidung von „Fachchinesisch" so zu erklären, dass das Verstehen leichtfällt und das Lernen Freude macht. Die verständliche Beschreibung medizinischen Fachwissens mit der als sehr wichtig betrachteten parallelen Bebilderung der Vorgänge im Körper ist unserer Meinung der Grund dafür, dass dieses Buch mehr und mehr auch ein Sachbuch für den (interessierten) medizinischen Laien und für Studierende der Medizin am Anfang Ihres Studiums geworden ist.

Physiologie, Medizin und Pflege haben in den letzten Jahren rasante Fortschritte gemacht. Viele neue Erkenntnisse zur Krankheitsentstehung haben die Möglichkeiten der frühen Diagnostik und der ärztlichen und pflegerischen Intervention zum Vorteil der erkrankten Menschen verbessert. Heute weiß man z. B., dass Frauen und Männer verschieden auf manche Erkrankungen reagieren oder unterschiedliche erste Symptome zeigen, etwa beim Herzinfarkt. Einige neue Aspekte, z. B. die Entschlüsselung des menschlichen Genoms oder der therapeutische Einsatz von Stammzellen, haben aber auch neue Unsicherheiten geschaffen und ethische Fragen aufgeworfen. Die Pflegenden und alle anderen medizinisch Tätigen sind herausgefordert, sich ebenso mit diesen neuen Aspekten auseinanderzusetzen und trotz der großen Fortschritte der Medizin stets vor Augen zu behalten, dass menschliche Zuwendung bei der Betreuung von Patienten nach wie vor einen großen Anteil am Heilungserfolg hat. Mehr noch als früher rückt in Medizin und Pflege der Blick auf die mögliche Vermeidung von Krankheiten: die Prävention. Umso wichtiger sind in diesem Lehrbuch die optisch klar hervorgehobenen Sondertexte für die jeweils speziellen Anliegen medizinischer Berufsfelder:

- Die grünen „Pflege-Kästen" geben wertvolle Tipps, das erlernte Wissen mit der praktischen Arbeit am Patienten zu vernetzen.
- Die lila Kästen „Ganzheitsmedizin" weisen darauf hin, welche ganzheitsmedizinischen Therapieansätze es gibt – eine nicht nur für die Naturheilpraxis notwendige Betrachtung.
- Die orangefarbenen „Wichtig-Kästen" betonen grundsätzlich Wichtiges und Merkenswertes.
- Die blauen „Medizin-Kästen" schlagen die Brücke vom Grundwissen über die physiologischen Körperfunktionen zu Krankheitsbildern und ihrer Therapierbarkeit.
- Die roten „Notfall-Kästen" schließlich geben nicht nur den Rettungsassistenten, sondern allen medizinischen Berufsgruppen die wesentlichen Hinweise, um sich in kritischen Ernstfallsituationen korrekt zu verhalten.

München, im Frühjahr 2022
Herausgeberin, Herausgeber, Autorinnen und Autoren

P.S.: Wenn Ihnen etwas nicht gefällt oder es Themen gibt, die Sie in diesem Buch vermissen – schreiben Sie uns per E-Mail an kundendienst@elsevier.com.

Wichtige medizinische Fachbegriffe

Adenom	gutartiger Tumor, vom Drüsengewebe ausgehend
Ätiologie	Ursache von Erkrankungen
afferent	zuführend
Alkalose	Anstieg des Blut-pH-Wertes über den Normalbereich
Aminosäure	Grundmolekül der Eiweiße
Anämie	Hämoglobinmangel, Blutarmut
anabol	aufbauend (Stoffwechsel)
Anamnese	Kranken(vor)geschichte
Anatomie	Lehre vom Bau der Körperteile
antagonistisch	entgegengesetzt wirkend
Antigen	Substanz, die eine Antwort des körpereigenen Abwehrsystems hervorruft
Antikoagulans	gerinnungshemmende Substanz
Antikörper	vom Abwehrsystem produzierter Abwehrstoff
Arteriosklerose	„Gefäßverkalkung“
Arthroskopie	Gelenkspiegelung
Atopie	anlagebedingte Anfälligkeit für Allergien
Atrophie	Schwund oder Rückbildung eines Gewebes oder Organs
Azidose	Abfall des Blut-pH-Wertes unter den Normalbereich
benigne	gutartig
Biopsie	Entnahme von Gewebe beim Lebenden
Bronchoskopie	Spiegelung der Bronchien
Diagnose	Erkennung und Benennung einer Krankheit
Dilatation	Erweiterung, Dehnung, z. B. der Pupille oder eines Blutgefäßes
Disposition	Veranlagung (zu einer Krankheit)
dys...	Wortteil für krankhafte Störung eines Zustandes oder einer Funktion
efferent	wegführend
Elektrolyt	(im Körperwasser gelöstes) Körpermineral, z. B. Natrium oder Kalium
Embryo	Ungeborenes in den ersten acht Wochen p. c.
endogen	im Körper selbst entstehend
Endorphin	vom Körper gebildeter morphinähnlicher, schmerzhemmender Stoff
Endoskopie	Spiegelung von Hohlräumen und Organen des Körpers
Erythrozyten	rote Blutkörperchen
Exspiration	Ausatmung
exogen	außerhalb des Körpers entstehend, von außen kommend
extra…	außerhalb von
Fet, Fetus, Fötus	Ungeborenes, 9. Woche p.c. bis Geburt
gastrointestinal	den Verdauungstrakt betreffend
Gastroskopie	Magenspiegelung
Granulozyten	zu den weißen Blutkörperchen gehörende Abwehrzellen
Hämolyse	Auflösung/Zerfall von roten Blutkörperchen
hepatisch	die Leber betreffend
Hormon	Botenstoff, von Hormondrüsen/-zellen freigesetzt
hyper…	das normale Maß übersteigend
hypo…	das normale Maß unterschreitend
Immunität	angeborene oder erworbene Abwehrkraft gegen Krankheitserreger
Inhibitor	Hemmstoff, Blocker
Interstitium	Raum außerhalb der Zellen und Gefäße
Inspiration	Einatmung
Insuffizienz	unzureichende Funktionstüchtigkeit, z. B. Herzinsuffizienz
intra…	innerhalb von …
invasiv	eindringend (ins Gefäß, Gewebe)
ischämisch	nicht durchblutet, unter Sauerstoffmangel leidend
kardiovaskulär	das Herz-Kreislauf-System betreffend
Karzinom	bösartiger Tumor, vom Epithel ausgehend
katabol	abbauend (Stoffwechsel)
Koloskopie	Dickdarmspiegelung
Kolposkopie	Spiegelung von Scheide und Gebärmuttermund
Koma	tiefe Bewusstlosigkeit
Konstriktion	Einengung, Zusammenziehung, z. B. der Pupille oder eines Gefäßes
kontraktil	zur aktiven Verkürzung befähigt
Leukozyten	weiße Blutkörperchen
Lipide	Fette und fettähnliche Moleküle
Lymphozyten	zu den weißen Blutkörperchen gehörende Abwehrzellen
maligne	bösartig
Metastase	Tochtergeschwulst
motorisch	die Bewegung betreffend
Nekrose	Zell- oder Gewebstod im lebenden Organismus
nerval	durch das Nervensystem vermittelt
Neuron	Nervenzelle
Ödem	Ansammlung wässriger Flüssigkeit in Geweben oder Zellen
oral	den Mund betreffend, durch den Mund
Parasympathikus	Teil des vegetativen Nervensystems
p.c.	post conceptionem (nach der Befruchtung)
parenteral	(Nahrungs- oder Arzneimittelzufuhr) unter Umgehung des Verdauungstrakts
Pathologie	Lehre von den erkrankten Geweben und den Krankheiten
peri…	um … herum
Physiologie	Lehre von den normalen Körpervorgängen
post…	nach, hinter
prä…	vor
Prävention	Vorbeugung
Prognose	zu erwartender Krankheitsverlauf
Psyche	Seele des Menschen
pulmonal	die Lunge betreffend
Reanimation	Wiederbelebung
respiratorisch	die Atmung betreffend
Rezeptor	„Empfänger“ für bestimmte Reize oder Stoffe
Sekretion	Absonderung, z. B. von Speichel
Sensor	Messfühler für Reize
sensorisch	sensibel, die Sinne betreffend, empfindungsfähig
spastisch	verkrampft, mit hohem (Ruhe-)Tonus
spinal	das Rückenmark betreffend
Sympathikus	Teil des vegetativen Nervensystems
Symptom	Krankheitszeichen, z. B. Schmerz
Syndrom	Symptomenkomplex, Gruppe von Krankheitszeichen
synergistisch	zusammenwirkend
Therapie	(Heil-)Behandlung
Thrombozyten	Blutplättchen (Funktion bei der Blutstillung)
Tonus	Spannungszustand (eines Muskels)
Ulkus	Geschwür, Gewebsdefekt
vegetativ	das autonome (vegetative) Nervensystem betreffend
zerebral	das Gehirn betreffend
Zystoskopie	Harnblasenspiegelung

Benutzerhinweise

Damit Sie dieses Lern- und Arbeitsbuch optimal nutzen können, werden im Folgenden seine Besonderheiten kurz erklärt:

Wo ist das Inhaltsverzeichnis?

Mensch Körper Krankheit enthält kein Gesamtinhaltsverzeichnis am Anfang des Buches. Stattdessen benutzen Sie bitte:

- die Kurzübersicht am Anfang des Buches und
- die Kapitelanfangsübersichten jeweils auf der ersten Seite eines Kapitels sowie
- das große Register am Ende des Buches mit rund 10 000 Stichwörtern.

Abbildungen

Ein Bild sagt mehr als viele Worte – *Mensch Körper Krankheit* enthält deshalb rund 850 Abbildungen und Tabellen, um gerade die schwierigen Zusammenhänge anschaulich darstellen zu können.

Vernetzungen und Querverweise

Ein Lehrbuch über den Menschen lässt sich nicht wie eine Perlenkette Kapitel für Kapitel und Satz für Satz aneinanderreihen.
Der Mensch ist ein hochgradig vernetztes System – und auch unser Gedächtnis funktioniert vernetzt:
Wir bilden keine Faktenarchive, sondern lernen *assoziativ,* das heißt, wir knüpfen an Bekanntes an – auch, wenn wir es in einem ganz anderen Zusammenhang ins Gedächtnis übernommen haben. Lernen wir beispielsweise im Kapitel Blut etwas über Antikoagulation, so fallen uns dabei vielleicht die morgendlichen Heparinspritzen und gleichzeitig etwas über die korrekte Durchführung von subkutanen Injektionen ein …
Mensch Körper Krankheit unterstützt diese natürliche Art zu lernen – es bietet die vielfältigen Anknüpfungspunkte, die Sie brauchen, um nicht nur verstehen, sondern das Verstandene auch tatsächlich behalten und in der Praxis z. B. auf pflegerische Fallsituationen anwenden zu können.
Ein Hilfsmittel hierzu sind, neben vielen Beispielen aus dem Alltag im Akutkrankenhaus, die Querverweise. Alle Querverweise sind mit einem ➤ gekennzeichnet.

Gewichtete Terminologie

In der Medizin herrscht ein gewisses Neben- oder Durcheinander von lateinischen, griechischen und neuerdings auch immer mehr englischen Fachbegriffen.
Die Realität ist bunt gemischt: Kaum ein Arzt wird jemals das lateinische Wort für die Gallenblase über die Lippen bringen, während umgekehrt bei vielen anderen Begriffen, wie zum Beispiel dem „Hakenarmmuskel", die deutschen Fachwörter absolut ungebräuchlich sind.
Mensch Körper Krankheit hilft Ihnen, sich den jeweils gebräuchlicheren Begriff einzuprägen. Bei der Erstnennung eines Begriffs werden die zugehörigen Fachwörter in beiden Sprachen vorgestellt, der häufigere aber in **Fettschrift** und der weniger gebräuchliche in Klammern und in *Kursivschrift.* Also:

- **Gallenblase** *(Vesica fellea)*
- **M. coracobrachialis** *(Hakenarmmuskel)*

Farbleitsystem

Wichtiges (W)
Wichtiges, aber auch zusammenfassende oder ergänzende Inhalte sind in einem orangen **„Wichtig-Kasten"** hervorgehoben.

Krankheitslehre und klinische Medizin (M)
Die blauen **„Medizin-Kästen"** schlagen die Brücke von Grundwissen über die physiologischen Körperfunktionen hin zu den am häufigsten zu beobachtenden Krankheitsbildern und ihrer Behandlung. Dies erleichtert dem Lernenden, krankhafte oder gar lebensbedrohliche Zustände rasch und zielsicher zu erkennen.

Pflegehinweise (P)
Die grünen **„Pflege-Kästen"** von *Mensch Körper Krankheit* vernetzen den Lernstoff aus Anatomie und Physiologie mit der Berufspraxis in der Pflege. Die Pflegehinweise erleichtern damit die Anwendung des erlernten Wissens im professionellen Arbeitsalltag.

Ganzheitsmedizin (G)
Der Mensch ist mehr als die Summe seiner Einzelfunktionen – dies wollen die Sondertexte zur *Ganzheitsmedizin* ins Blickfeld rücken. Gerade das intensive, oft detailorientierte Studium von Anatomie und Physiologie darf nicht davon wegführen, die Begegnung mit dem kranken Menschen ganzheitlich zu gestalten, d. h. auch seine psychischen und sozialen Bedürfnisse im Blick zu behalten. Dies schließt im Einzelfall auch ein, dem Patienten andere als (nur) „schulmedizinische" Pflege- und Therapiekonzepte anzubieten.

Notfälle (N)
Die **„Notfall-Kästen"** zeigen die Erstmaßnahmen und Verhaltensregeln für das richtige Erkennen bedrohlicher Zustände sowie das richtige Verhalten und die Pflege bei medizinischen Notfällen.

Aktuelles & Spezielles

Diese Sondertexte, jeweils am Ende der Kapitel, behandeln u. a. hochaktuelle Erkenntnisse und Entwicklungen in der Medizin, wie z. B. *Vorhersagen aus dem Blut,* die *Rolle der Darmbakterien, Antibiotikaresistenzen* sowie *Fakten zur Ernährung.* In anderen werden passend zur Kapitelthematik Sachverhalte detailliert wissensvertiefend aufgegriffen, z. B. die Bedeutung von *Bewegung, Schlaf* oder *Schmerz* und *Was die Seele stark macht.* Auch kontroverse Themen, wie z. B. der Einsatz von *Kortison* oder *Cholesterinsenkern* oder die *Gentechnik* sowie die Anwendung von *Naturheilverfahren* werden angesprochen. Zudem werden moderne Methoden beschrieben, wie z. B. *bildgebende Verfahren, künstliche Befruchtung* und *Herztransplantation.* Und schließlich wird mit Fakten zum *Sterben* auch eine emotionale und ethisch sensible Thematik behandelt.

Abkürzungsverzeichnis

®	Handelsname (bei Arznei- und Pflegemitteln)
➤	vergleiche mit, Querverweis
A., Aa.	Arterie, Arterien
ACVB	aorto-koronarer Venen-Bypass
ADH	antidiuretisches Hormon
ADS	Aufmerksamkeits-Defizit-Syndrom
AEP	akustisch evozierte Potenziale
AIDS	erworbenes Immundefektsyndrom *(acquired immune deficiency syndrome)*
AVK	arterielle Verschlusskrankheit
BGA	Blutgasanalyse
BMI	Body Mass Index
BSE	bovine spongiforme Enzephalopathie
BSG/BKS	Blut(körperchen)senkungsgeschwindigkeit
BtMVV	Betäubungsmittelverordnung
BWS	Brustwirbelsäule
CJD	Creutzfeldt-Jakob-Krankheit *(disease)*
COPD	chronisch obstruktive Lungenerkrankung *(chronic obstructive pulmonary disease)*
CRP	C-reaktives Protein
CT	Computertomografie
CTG	K(C)ardiotokografie
DD	Differenzialdiagnose
DIC	Verbrauchskoagulopathie *(disseminierte intravasale Koagulopathie)*
DNA	Desoxyribonukleinsäure *(Säure engl. = acid)*
EEG	Elektroenzephalogramm
EKG	Elektrokardiogramm
EMG	Elektromyogramm
ENG	Elektroneurografie
EPO	Erythropoetin
FFP	fresh frozen plasma
GFR	glomeruläre Filtrationsrate
Hb	Hämoglobin
HEP	Hemi-Endoprothese
HIV	humanes Immundefizienz-Virus
Hk, Hkt	Hämatokrit
HNO	Hals-Nasen-Ohren
HWS	Halswirbelsäule
i. m.	intramuskulär (in einen Muskel hinein)
i. v.	intravenös (in eine Vene hinein)
KHK	koronare Herzkrankheit
Ig	Immunglobulin
LWS	Lendenwirbelsäule
M.	Morbus *(Erkrankung)*, z. B. M. Bechterew
M., Mm.	Muskel, Muskeln
MRSA	Methicillin- oder multiresistenter Staphylokokkus aureus
MRT, NMR	Magnetresonanz-, Kernspintomografie
MTA	medizinisch-technische Assistentin
N., Nn.	Nerv, Nerven
NaCl 0,9 %	0,9%-Natriumchoridlösung = isotonische Kochsalzlösung
NSAID	nichtsteroidale anti-entzündliche Medikamente *(anti-inflammatory drugs)*
NSAR	nichtsteroidale Antirheumatika
OP	Operation
p. c.	nach der Konzeption *(post conceptionem)*
p.m.	nach der (letzten) Menstruation *(post menstruationem)*
PAP	Zervix-, Portio- oder Scheidenabstrich nach Papanicolaou
PET	Positronenemissionstomografie
PNP	Polyneuropathie
PSR	Patellarsehnenreflex
PTCA	perkutane transluminale k(c)oronare Angioplastie *(Ballondilatation)*
PTT	partielle Thromboplastinzeit
RNA	Ribonukleinsäure
Rö	Röntgen
RR	Riva Rocci, Prinzip einer Blutdruckmessung
SARS	schweres akutes Atemwegssyndrom *(severe acute respiratory syndrome)*
s. c.	subk(c)utan (unter die Haut)
SHT	Schädel-Hirn-Trauma
SIDS	plötzlicher Kindstod *(sudden infant death syndrome)*
Tbc	Tuberkulose
TEP	Totalendoprothese
TIA	transitorische ischämische Attacke
TZ	Thrombinzeit
US	Ultraschall
V., Vv.	Vene, Venen
VEP	visuell evozierte Potentiale
WHO	Weltgesundheitsorganisation *(World Health Organization)*
ZNS	zentrales Nervensystem

Fehler gefunden?

https://else4.de/978-3-437-26795-6

An unsere Inhalte haben wir sehr hohe Ansprüche. Trotz aller Sorgfalt kann es jedoch passieren, dass sich ein Fehler einschleicht oder fachlich-inhaltliche Aktualisierungen notwendig geworden sind.

Sobald ein relevanter Fehler entdeckt wird, stellen wir eine Korrektur zur Verfügung. Mit diesem QR-Code gelingt der schnelle Zugriff.

Wir sind dankbar für jeden Hinweis, der uns hilft, dieses Werk zu verbessern. Bitte richten Sie Ihre Anregungen, Lob und Kritik an folgende E-Mail-Adresse: kundendienst@elsevier.com

1 Notwendiges aus Chemie und Biochemie

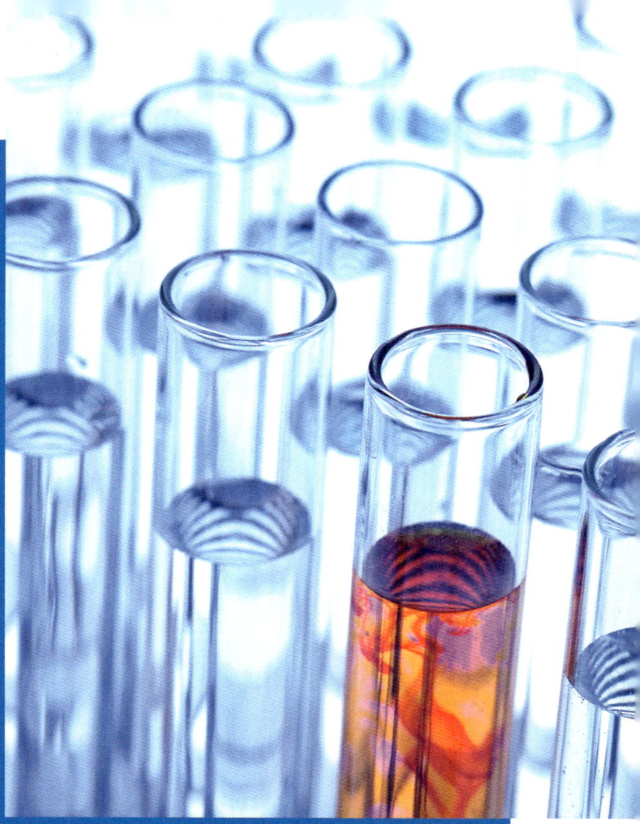

Jeder biologische Organismus – und sei er auch so klein wie ein Bakterium – kann sich nur am Leben halten, wenn er Stoffe aufnimmt und verwertet. Der Mensch mit seinem hoch entwickelten **Stoffwechsel** *(Metabolismus)* macht hierbei keine Ausnahme.

Um die Bedeutung der für den Menschen lebensnotwendigen Stoffe und ihre Funktionen im Organismus zu verstehen, bedarf es gewisser Kenntnisse der **Chemie** und **Biochemie.**

1.1 Chemische Elemente

Alle lebenden und toten Gegenstände bestehen aus **Materie,** also etwas, das Raum beansprucht und eine Masse besitzt. Materie kann in flüssigem, festem oder gasförmigem **Aggregatzustand** vorliegen.

Alle Formen der Materie bestehen aus **chemischen Elementen.** Diese Elemente zeichnen sich dadurch aus, dass sie durch gewöhnliche chemische Reaktionen nicht weiter in andere Stoffe zerlegt werden können. Abgekürzt werden die chemischen Elemente durch **chemische Symbole** (*Elementsymbole,* oft kurz *Symbole*).

Nachgewiesen sind gegenwärtig 118 chemische Elemente. In der Natur kommen nur 91 vor, die restlichen sind experimentell erzeugt und haben zum Teil nur eine extrem kurze Lebensdauer.

Im menschlichen Organismus findet man mindestens 26 verschiedene chemische Elemente (➤ Tab. 1.1). Die wichtigsten, sozusagen „Schlüsselelemente", sind:

- Sauerstoff (chemisches Symbol **O**)
- Kohlenstoff **(C)**
- Wasserstoff **(H)**
- Stickstoff **(N).**

Allein diese vier Elemente bilden ungefähr 96 % der Körpermasse, wobei die prozentuale Zusammensetzung nach Wasser- und Fettanteil variiert.

Eine Gruppe von weiteren sieben Elementen – nämlich Kalzium **(Ca),** Phosphor **(P),** Kalium **(K),** Schwefel **(S),** Natrium **(Na),** Chlor **(Cl)** und Magnesium **(Mg)** – bildet noch einmal gut 3 % der Körpermasse. Diese Elemente werden zusammen oft als **Mengenelemente** bezeichnet (➤ 18.10.1). Den verbleibenden Rest bilden die **Spurenelemente,** die nur „in Spuren" im menschlichen Organismus anzutreffen sind. Mengen- und Spurenelemente werden als **Mineralstoffe** zusammengefasst (➤ 18.10).

CHEMISCHES ELEMENT (SYMBOL)	MITTLERER ANTEIL AM KÖRPERGEWICHT	BIOLOGISCHE FUNKTION
Ca. 96 % Schlüsselelemente		
Sauerstoff (O)	60 %	Bestandteil von Wasser und vielen organischen Molekülen
Kohlenstoff (C)	24 %	Bestandteil jedes organischen Moleküls
Wasserstoff (H)	10 %	Bestandteil von Wasser und organischen Molekülen; als Ion (H^+) ist es für die Säureeigenschaft einer Lösung verantwortlich
Stickstoff (N)	2,5 %	Bestandteil vieler organischer Moleküle, z. B. aller Proteine und Nukleinsäuren
Ca. 3 % Mengenelemente		
Kalzium (Ca)	1,3 %	Bestandteil von Knochen und Zähnen; vermittelt die Synthese und Freisetzung von Neurotransmittern. Elektromechanische Kopplung, dadurch an allen Muskelkontraktionen beteiligt
Phosphor (P)	0,9 %	Bestandteil vieler Biomoleküle wie Nukleinsäuren, ATP und zyklischem AMP; Bestandteil von Knochen und Zähnen
Kalium (K)	0,2 %	Erforderlich zur Entstehung von Nervenimpulsen und für Muskelkontraktionen
Schwefel (S)	0,2 %	Bestandteil vieler Proteine, besonders der kontraktilen Filamente des Muskels
Natrium (Na)	0,12 %	Notwendig zur Weiterleitung von Nervenimpulsen sowie für Muskelkontraktionen; Hauption des Extrazellulärraums, das wesentlich zur Aufrechterhaltung der Wasserbilanz benötigt wird
Chlor (Cl)	0,1 %	Wie Natrium wesentlich für die Aufrechterhaltung der Wasserbilanz zwischen den Zellen verantwortlich
Magnesium (Mg)	0,03 %	Bestandteil vieler Enzyme
Ca. 1 % Spurenelemente		
Chrom (Cr)	Alle jeweils weniger als 0,01 %. Biologische Funktionen und Mangelerscheinungen ➤ Tab. 18.5	Es gibt weitere Spurenelemente, die im Körper nachweisbar sind und mit der Nahrung zugeführt werden, deren täglicher Bedarf sowie irgendwelche Mangelerscheinungen aber nicht bekannt sind. Zu ihnen zählen: • Silizium (Si) • Zinn (Sn) • Vanadium (V) • Nickel (Ni) • Arsen (As)
Eisen (Fe)		
Fluor (F)		
Jod (J)		
Kobalt (Co)		
Kupfer (Cu)		
Mangan (Mn)		
Molybdän (Mo)		
Selen (Se)		
Zink (Zn)		

Tab. 1.1 Die chemischen Elemente des menschlichen Körpers.

1.2 Aufbau der Atome

Jedes Element ist aus einer großen Anzahl gleichartiger Einzelbausteine aufgebaut, den Atomen. **Atome** sind die Grundeinheiten der Materie. So enthält beispielsweise reine Kohle ausschließlich Kohlenstoffatome oder ein Tank voll Sauerstoff ausschließlich Sauerstoffatome.

Jedes Atom besteht grundsätzlich aus zwei Hauptteilen: dem Kern im Zentrum und der Elektronenhülle am Rand (➤ Abb. 1.1). Der **Atomkern** enthält die elektrisch positiv geladenen **Protonen** sowie, außer beim normalen Wasserstoffatom, elektrisch neutrale Partikel, die **Neutronen.** Da jedes Proton eine positive Ladung trägt, ist der Kern insgesamt positiv geladen. Mehr als 99,9 % der Masse eines Atoms befindet sich im Kern.

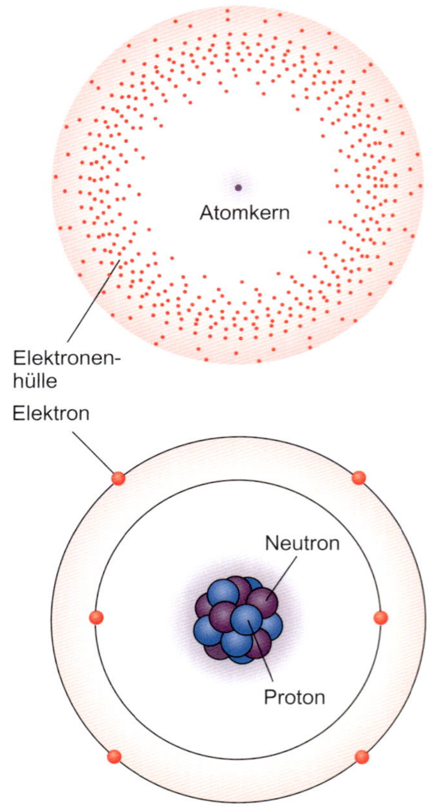

Abb. 1.1 Der Aufbau eines Atoms (Schemazeichnungen). Oben mit Atomkern und Elektronenhülle, wobei der Abstand zwischen Kern und Hülle in Wirklichkeit extrem viel größer ist. Unten mit stark vergrößertem Kern und zwei Elektronenschalen mit „ihren" Elektronen.

Elektronen sind negativ geladene Partikel, die sich um den Kern bewegen und insgesamt die **Elektronenhülle** des Atoms bilden. Die Anzahl der negativ geladenen Elektronen entspricht immer der der positiv geladenen Protonen, sodass sich ihre Ladungen zwangsläufig ausgleichen und das Atom als Ganzes nach außen elektrisch neutral ist. Die Masse der Elektronen ist minimal und daher vernachlässigbar. Der Abstand der Hülle vom Kern ist je nach Atomart 20.000- bis 150.000-mal größer als der Kerndurchmesser.

Atome unterschiedlicher Elemente

Die Atome verschiedener Elemente unterscheiden sich in der *Anzahl der Protonen im Kern* und, da jedes Atom nach außen elektrisch neutral ist, damit auch der *Anzahl der Elektronen in der Elektronenhülle.*

Die Anzahl der Protonen eines Atoms bzw. Elements wird als **Ordnungszahl** bezeichnet, die Summe der Protonen und Neutronen als **Massenzahl.** Beispielsweise hat der Stickstoff (N) die Ordnungszahl 7 und die Massenzahl 14, da sich neben den sieben Protonen auch sieben Neutronen im Kern befinden (➤ Abb. 1.2).

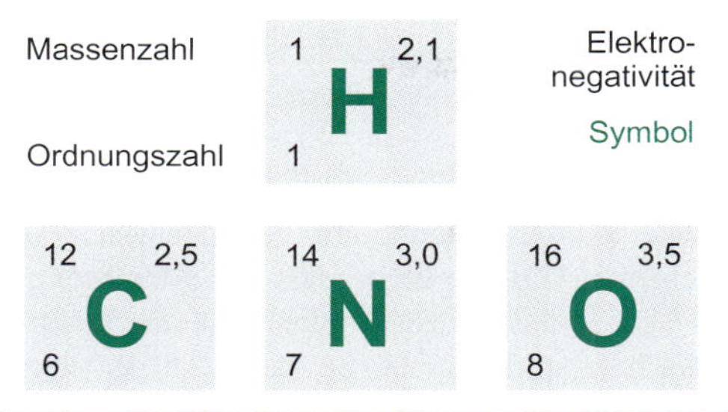

Abb. 1.2 Symbol, Ordnungszahl, Massenzahl und Elektronegativität am Beispiel der vier „Schlüsselelemente".

Isotope

Alle zurzeit bekannten Elemente liegen in mehreren Formen vor, die man **Isotope** (*gr.* isos = gleich, topos = Ort, am gleichen Ort stehend; hier gemeint im Periodensystem der Elemente) nennt und von denen derzeit ca. 3.300 bekannt sind. Sie verhalten sich zwar chemisch gleich und haben gleich viele Protonen, unterscheiden sich aber in der Zahl ihrer Neutronen und dadurch auch ihrer Atommassen voneinander. Nur etwa 250 Isotope sind stabil, die anderen, besonders solche mit hohen Protonenzahlen, sind von Natur aus **radioaktiv,** d. h. sie zerfallen und geben dabei Strahlung ab. Die Zerfallszeit eines solchen **Radionuklids** wird durch die Halbwertszeit charakterisiert, d. h. die Zeit, in der die Hälfte des Stoffes zerfällt.

Durch Beschuss von Atomkernen mit radioaktiven Strahlen kann man künstliche Isotope erzeugen, wie z. B. das Jod 123 (^{123}I), mit dessen Hilfe man die Funktion der Schilddrüse (➤ 11.4) untersuchen kann. Da radioaktive Strahlen Gewebe schädigen können, darf man zur Diagnostik nur Isotope anwenden, die ihre Radioaktivität schnell verlieren, d. h. eine kurze *physikalische Halbwertszeit* haben, und/oder schnell ausgeschieden werden, d. h. eine kurze *biologische Halbwertszeit* haben.

1.3 Periodensystem der Elemente

In den vergangenen Jahrhunderten überlegte man sich, wie man die Elemente am besten ordnen könnte. Natürlich bot sich als Einteilungskriterium die steigende Ordnungszahl an. Somit wäre eine lange Liste von aneinandergereihten Elementen entstanden.

Experimente zeigten jedoch, dass bestimmte Elemente ähnlich reagierten und demnach ähnliche Eigenschaften besitzen mussten. Interessanterweise war eine solche Ähnlichkeit in den ersten 20 Elementen bei jedem achten Element der Liste gegeben, die Ähnlichkeit trat also *periodisch* auf. Unabhängig voneinander stellten *Dimitri Iwanowitsch Mendelejew* und *Lothar Meyer* 1868/69 erstmalig diese ähnlichen Elemente in der Liste *untereinander* und schufen so das **Periodensystem der Elemente** (➤ Abb. 1.3, ➤ Abb. 1.4).

Im Periodensystem sind die Elemente also wie folgt eingeteilt:

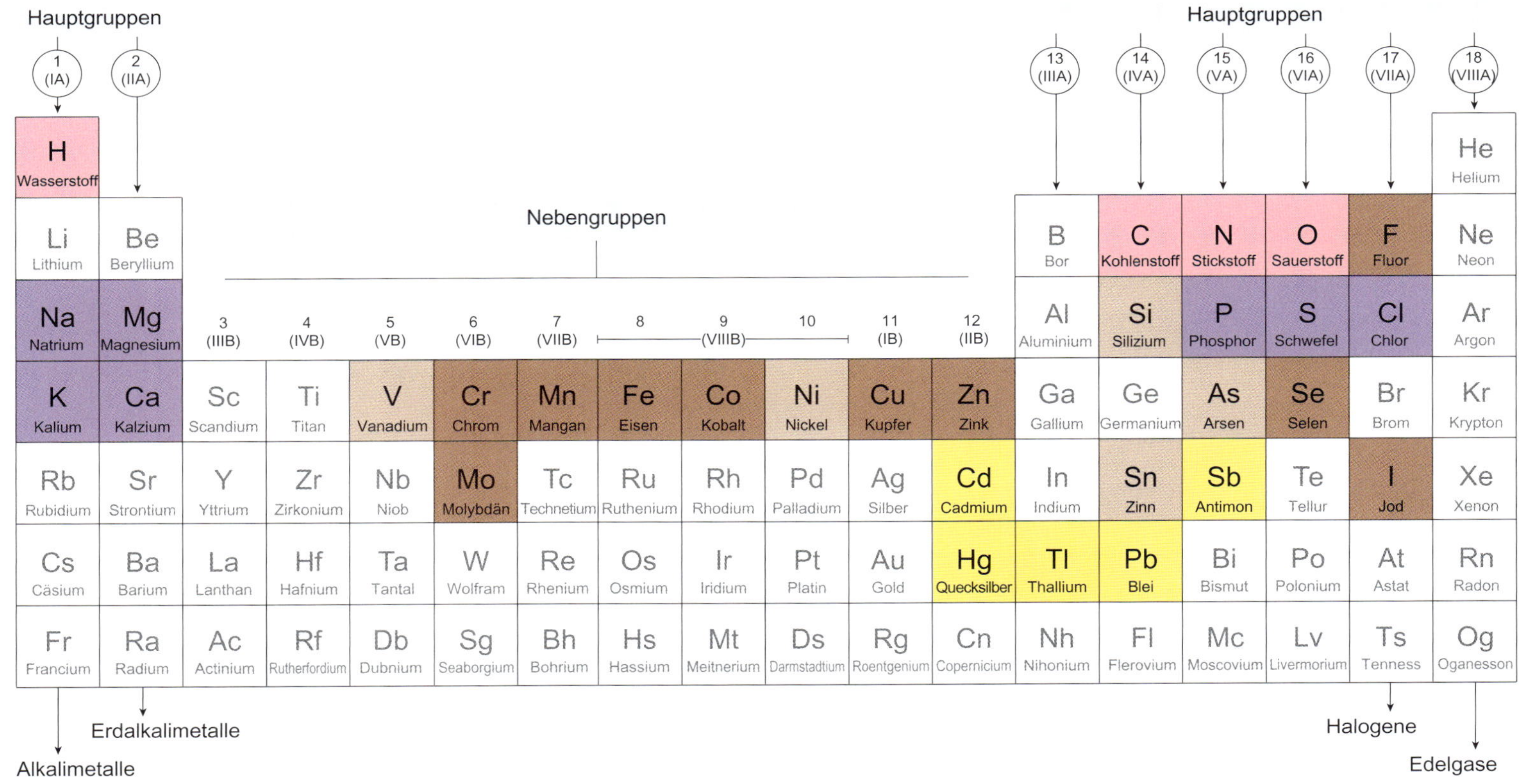

Abb. 1.3 Auszug aus dem Periodensystem der Elemente. Die Elemente, die waagrecht auf einer Linie stehen, bilden jeweils eine Periode. Die Elemente, die senkrecht in einer Spalte stehen, bilden jeweils eine Hauptgruppe oder, zwischen zweite und dritte Hauptgruppe eingeschoben, eine Nebengruppe. Nach der aktuellen Konvention werden Haupt- und Nebengruppen fortlaufend nummeriert (in Klammern die ältere Konvention mit getrennter Nummerierung). Die vier „Schlüsselelemente" des Lebens sind rosa, die sieben Mengenelemente violett, die Spurenelemente braun, die fraglichen Spurenelemente hellbraun und einige wichtige toxische (giftige) Elemente gelb unterlegt.

- Waagerecht nach steigender Ordnungszahl in **Perioden**
- Senkrecht nach chemischer Ähnlichkeit in sog. **Hauptgruppen.** Zwischen der zweiten und dritten Hauptgruppe stehen ferner die **Nebengruppenelemente** *(Übergangselemente).*

1.3.1 Schalenmodell der Elektronenhülle

Ein den Atomkern umkreisendes Elektron bewegt sich nicht auf einer einfachen Bahn, sondern nimmt einen größeren *Raum* ein. Wie groß dieser Raum ist, hängt von der Energie des Elektrons ab. Modellhaft stellt man sich diesen Raum als **Elektronenschale** vor (tatsächlich sind es sog. *Ladungswolken* mit zum Teil bizarren Formen). Elektronen mit gleicher Energie bewegen sich somit in der gleichen Elektronenschale (➤ Abb. 1.4, ➤ Abb. 1.5).

Die Atome bzw. Elemente der ersten Periode (Wasserstoff und Helium) besitzen nur eine Elektronenschale, in der zweiten Periode kommt außen eine weitere, größere Schale hinzu. In der dritten Periode schließt sich abermals eine Schale an usw. Die äußerste Schale darf bei den Elementen der Hauptgruppen immer nur maximal acht Elektronen enthalten, anschließend wird eine weitere Schale aufgefüllt. Diese Regel besitzt eine Ausnahme: Die erste Schale ist bereits mit zwei Elektronen vollständig besetzt.

Alkali- und Erdalkalimetalle

Die erwähnte Ordnung im Periodensystem der Elemente rührt nun daher, dass sich Elemente mit gleicher Elektronenzahl in der *äußersten* Elektronenschale stark ähneln: So stehen in der ersten Hauptgruppe lauter weiche Metalle (**Alkalimetalle,** Hauptvertreter *Natrium* und *Kalium*). Diese Metalle zeigen, wenn man sie mit einem Messer durchschneidet, an ihrer Schnittfläche den charakteristischen Metallglanz, der jedoch durch Reaktion mit Luftfeuchtigkeit schnell von einer grauen Schicht bedeckt wird. Alle Alkalimetalle besitzen auf ihrer äußersten Elektronenschale nur ein Elektron.

Die Elemente der zweiten Hauptgruppe besitzen in ihrer äußersten Elektronenschale zwei Elektronen. Diese **Erdalkalimetalle** (wichtigste Vertreter *Magnesium, Kalzium*) sind deutlich härter als die Alkalimetalle.

Die Elemente der dritten Hauptgruppe besitzen jeweils drei Elektronen auf ihrer äußersten Schale usw.

Halogene und Edelgase

Die Elemente der siebten Hauptgruppe haben sieben Elektronen auf ihrer äußersten Schale. Diese Elemente heißen auch **Halogene** oder *Salzbildner,* weil sie sich mit Metallen leicht zu *Salzen* (➤ 1.4.1) umsetzen lassen. Zu ihnen zählen z. B. das *Chlor* und das *Fluor.*

Die Elemente der achten Hauptgruppe, die **Edelgase,** besitzen in ihrer äußersten Elektronenschale acht Elektronen. Eine solche mit acht Elektronen besetzte äußerste Schale stellt einen extrem stabilen und damit besonders reaktionsträgen Zustand dar, die **Edelgaskonfiguration.** Deshalb gehen die Edelgase praktisch keine chemische Reaktion ein und spielen im Stoffwechsel des Körpers keine Rolle. Edelgase sind z. B. *Helium* und *Neon.*

Valenz

Auch die übrigen Elemente versuchen, durch Abgabe, Aufnahme oder gemeinsames Benutzen von Elektronen den stabilen Elektronenzustand der Edelgase zu erreichen. Die Anzahl der Elektronen auf der äußeren Schale bzw. die Zahl der Elektronen, die zum Erreichen der Edelgaskonfiguration fehlen, hat somit bei allen chemischen Prozessen eine enorme Bedeutung. Diese Zahl wird in der

Massenzahl — Ordnungszahl —			1 / 1 H Wasserstoff, 2,1 (Elektronegativität, Symbol)				4 / 2 He Helium
7 / 3 Li Lithium 1,0	9 / 4 Be Beryllium 1,5	11 / 5 B Bor 2,0	12 / 6 C Kohlenstoff 2,5	14 / 7 N Stickstoff 3,0	16 / 8 O Sauerstoff 3,5	19 / 9 F Fluor 4,0	20 / 10 Ne Neon
23 / 11 Na Natrium 0,9	24 / 12 Mg Magnesium 1,2	27 / 13 Al Aluminium 1,5	28 / 14 Si Silizium 1,8	31 / 15 P Phosphor 2,1	32 / 16 S Schwefel 2,5	35 / 17 Cl Chlor 3,0	40 / 18 Ar Argon
39 / 19 K Kalium 0,8	40 / 20 Ca Calcium 1,0	70 / 31 Ga Gallium	73 / 32 Ge Germanium	75 / 33 As Arsen	79 / 34 Se Selen	80 / 35 Br Brom 2,8	84 / 36 Kr Krypton
85 / 37 Rb Rubidium 0,7	88 / 38 Sr Strontium 0,9	115 / 49 In Indium	119 / 50 Sn Zinn	122 / 51 Sb Antimon	128 / 52 Te Tellur	127 / 53 I Jod 2,4	131 / 54 Xe Xenon
133 / 55 Cs Cäsium 0,7	137 / 56 Ba Barium 0,9	204 / 81 Tl Thallium	207 / 82 Pb Blei	209 / 83 Bi Bismut	209 / 84 Po Polonium	210 / 85 At Astat	222 / 86 Rn Radon
223 / 87 Fr Francium	226 / 88 Ra Radium	287 / 113 Nh Nihonium	289 / 114 Fl Flerovium	288 / 115 Mc Moscovium	293 / 116 Lv Livermorium	292 / 117 Ts Tenness	294 / 118 Og Oganesson

Anordnung und Anzahl der Elektronen in der äußersten Elektronenschale

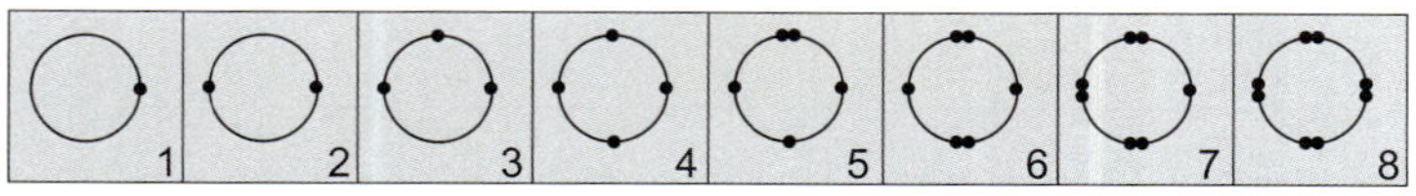

Abb. 1.4 (oben): Die Hauptgruppen des Periodensystems. Die gleiche Zahl von Elektronen in der äußersten Elektronenschale (1–8) begründet Ähnlichkeit im chemischen Verhalten. Wasserstoff und Helium nehmen eine Sonderstellung ein, da die erste Elektronenschale bei ihnen mit der äußersten Elektronenschale identisch ist. Diese kann aber nur maximal zwei (und nicht acht) Elektronen aufnehmen.

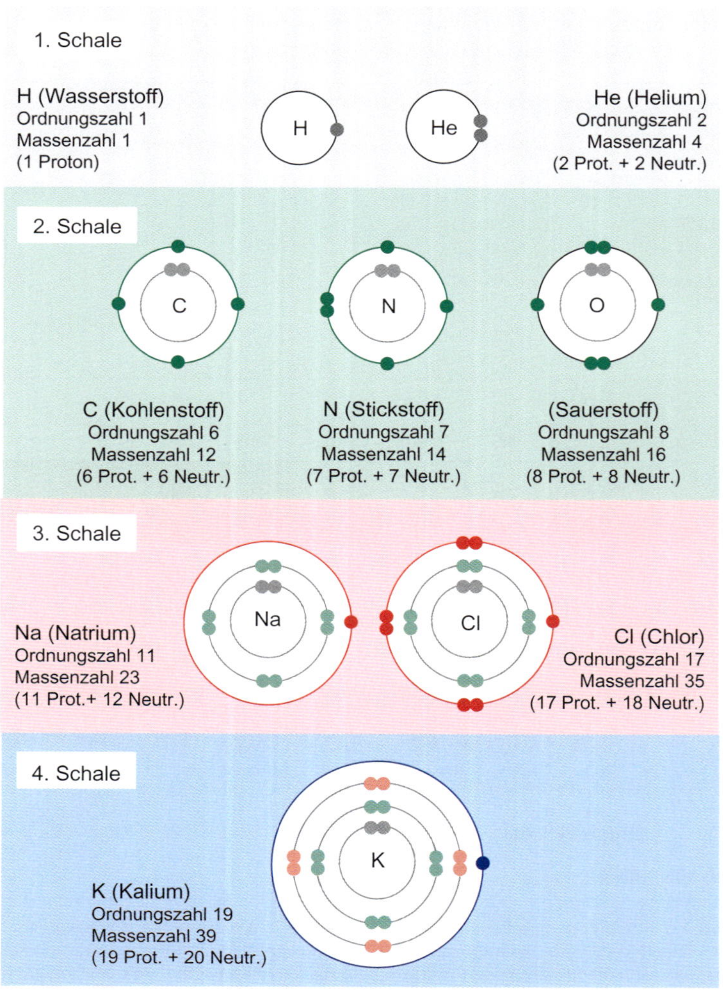

Abb. 1.5 (rechts): Aufbau der Elektronenschalen bei einigen wichtigen Elementen. Die Elektronen sind zur vereinfachten Darstellung jeweils paarweise dargestellt.

Chemie auch als *Wertigkeit* oder **Valenz** eines Atoms bezeichnet; entsprechend werden die Elektronen auf der äußeren Hülle auch **Valenzelektronen** genannt. Beispielsweise steht der Stickstoff in der fünften Hauptgruppe und hat fünf Elektronen auf seiner äußersten Schale. Um die stabile Edelgaskonfiguration zu erreichen, muss der Stickstoff entweder drei Elektronen aufnehmen oder aber fünf Elektronen abgeben. Je nach Reaktionspartner ist der Stickstoff also 3-wertig oder 5-wertig.

1.3.2 Elektronegativität

Eine weitere Größe, die das Verhalten der Elektronen auf der äußersten Schale bestimmt, ist die **Elektronegativität.** Dieser Wert beschreibt die Kraft der Atome, Elektronen von anderen Atomen auf die eigenen Elektronenschalen „herüberzuziehen".

Weil diese „Anziehungskraft" auf Elektronen bei den einzelnen Atomen sehr unterschiedlich ist, hilft die Elektronegativität, das Verhalten der Atome in chemischen Bindungen zu erklären. Fluor ist das am stärksten elektronegative Element – ihm wurde der Wert 4,0 zugeordnet. Eine starke Anziehung auf weitere Elektronen haben außerdem Sauerstoff (3,5), Stickstoff (3,0) und Chlor (3,0). Zwei Elemente mit stark unterschiedlichen Elektronegativitäten sind enorm reaktionsfreudig: Das Element mit der hohen Elektronegativität zieht die Elektronen des „fremden" Atoms stark zu sich herüber, umgekehrt gibt das Element mit der geringen Elektronegativität seine Elektronen leicht ab.

Die Elektronegativität nimmt innerhalb einer Hauptgruppe von oben nach unten ab und innerhalb einer Periode von links nach rechts zu. Damit verbunden ist der metallische Charakter im Periodensystem: Metalle besitzen geringe Elektronegativitätswerte und stehen unten links, Nichtmetalle haben hohe Elektronegativitätswerte und sind oben rechts zu finden.

1.4 Chemische Bindungen

Wie oben erläutert, ist jedes Atom ab der zweiten Periode bestrebt, auf seiner äußersten Elektronenschale genau acht Elektronen zu haben. Dies kann im Wesentlichen durch drei Mechanismen erreicht werden: durch Elektronenaufnahme, durch Elektronenabgabe oder durch gemeinsames Benutzen von Elektronen mit benachbarten Atomen. Alle drei Mechanismen führen zu einer Bindung von Atomen aneinander. Welche Form der **chemischen Bindung** eingegangen wird, bestimmen die zwischen Atomen wirkenden **Bindungskräfte.**

1.4.1 Ionenbindung

Natrium steht in der ersten Hauptgruppe des Periodensystems und hat ein Elektron auf seiner äußersten Elektronenschale. Chlor steht in der siebten Hauptgruppe und hat entsprechend sieben Elektronen auf seiner äußersten Schale. Reagieren diese beiden Partner nun miteinander, so findet wegen der starken Anziehungskraft des Chloratoms auf weitere Elektronen ein **Elektronenübergang** statt: Das Außenelektron des Natriums wird vom Chloratom „eingefangen". Natrium tritt in dieser Reaktion als **Elektronenspender** *(Elektronendonator),* Chlor als **Elektronenempfänger** *(Elektronenakzeptor)* auf.

Dadurch erreichen beide Partner die Edelgaskonfiguration:

- Das Chlor besitzt nun insgesamt 18 Elektronen, jedoch nur 17 Protonen im Kern (Ordnungszahl 17). Damit ist ein elektrisch negativ geladenes Partikel entstanden. Man schreibt **Cl^-**
- Das Natrium hingegen hat ein Elektron verloren und besitzt somit nur noch zehn Elektronen. Dem stehen elf Protonen im Kern (Ordnungszahl 11) gegenüber, sodass ein Partikel mit positiver Ladung entstanden ist. Man schreibt **Na^+.**

Allgemein heißen elektrisch geladene Partikel **Ionen.** Die Bindung, die durch die elektrische Anziehung der gegensätzlich geladenen Ionen entsteht, nennt man **Ionenbindung.**

Verbinden sich gegensätzlich geladene Ionen durch eine Ionenbindung miteinander, entsteht ein **Salz.** Salze bestehen fast immer aus Kombinationen von Metall- mit Nichtmetall-Ionen (z. B. Na^+ und Cl^-). In der Chemie versteht man unter Salzen also durch Ionenbindung zustande kommende **Ionenverbindungen.** Ein Beispiel ist das im Volksmund als „Salz" bezeichnete *Kochsalz* (NaCl, ➤ Abb. 1.6).

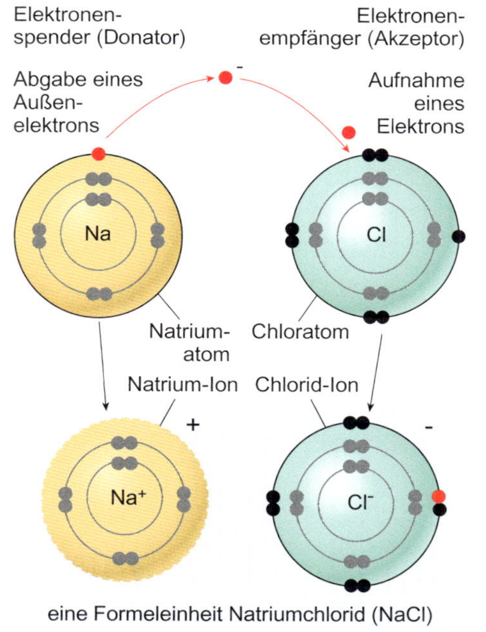

Abb. 1.6 Die Ausbildung einer Ionenbindung am Beispiel des Ionenpaares Na^+Cl^-. Natrium gibt sein Außenelektron an das Chlor ab. Dadurch erreichen beide Partner die stabile Edelgaskonfiguration.

Kochsalz im Kristallgitter

Das **Kochsalz** (Na^+Cl^- oder kurz NaCl) ist eine der häufigsten Ionenverbindungen. Es besteht aus Na^+- und Cl^--Ionen in einem Anzahlverhältnis von 1:1. Das definierte Anzahlverhältnis der Ionen einer Ionenverbindung heißt **Verhältnisformel.** Die Ionen des Kochsalzes bilden, wie die meisten Salze, ein dreidimensionales *Kristallgitter,* wobei jeweils ein Natrium-Ion von sechs Chlorid-Ionen und ein Chlorid-Ion von sechs Natrium-Ionen umgeben ist. Dieser Gitterverband ist insgesamt elektrisch neutral, und die Ionen sind nicht beweglich, da sie im Gitterverband festgehalten werden (➤ Abb. 1.7).

Auflösung des Kristallgitters im Wasser

Gibt man zu Kochsalzkristallen eine ausreichende Menge Wasser, so dringen Wassermoleküle in das Kristallgitter ein und lösen es auf. Die Ionen liegen nun frei beweglich in einer wässrigen Lösung vor – man spricht von **Elektrolytlösung.**

Legt man an eine solche Elektrolytlösung eine elektrische Spannung an, so wandern die positiv geladenen Natrium-Ionen zur negativ geladenen **Kathode** („Minus-Pol"), die negativ geladenen Chlorid-Ionen zur positiv geladenen **Anode** („Plus-Pol"), da sich gegensätzliche elektrische Ladungen anziehen. Deshalb bezeichnet man positiv geladene Ionen (wie das Na^+-Ion) auch als **Kationen,** negativ geladene Ionen (wie das Cl^--Ion) auch als **Anionen.**

Die freie Beweglichkeit der Ionen einer Salzlösung ist der Grund dafür, dass sie den elektrischen Strom (im Gegensatz zum Feststoff mit Kristallgitter) ausgezeichnet leitet (➤ Abb. 1.8).

> **Ionenwanderung** (W)
> Im elektrischen Feld wandern die (elektrisch negativ geladenen) *Anionen* zur (positiv geladenen) *Anode* und die (elektrisch positiv geladenen) *Kationen* zur (negativ geladenen) *Kathode.*

1.4.2 Kovalente Bindung

Zwischen gleichen Atomen oder verschiedenen Atomen mit nur geringem Elektronegativitätsunterschied (etwa zwei Nichtmetallen, z. B. Wasserstoff und Kohlenstoff) sind Elektronenübergänge nicht

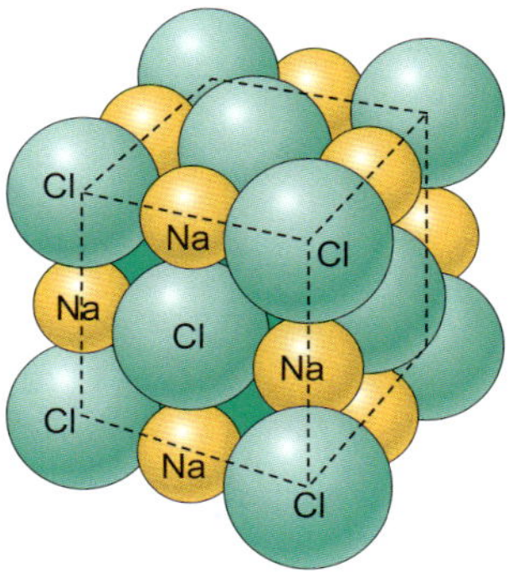

Abb. 1.7 Das NaCl-Kristallgitter.

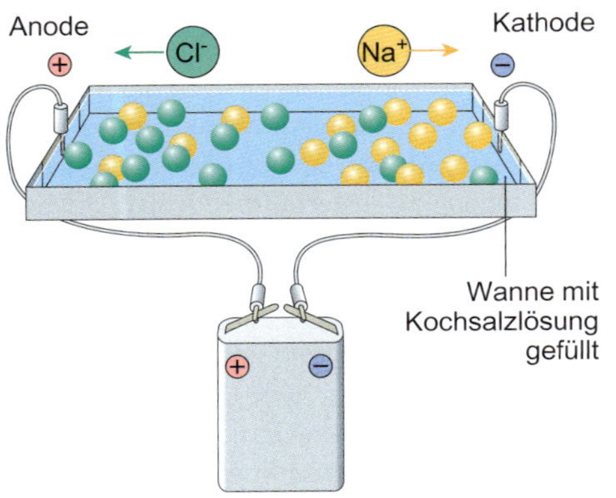

Abb. 1.8 Wandern von Na^+- und Cl^--Ionen einer NaCl-Elektrolytlösung im elektrischen Feld.

möglich. Sie gehen deshalb eine andere Bindung ein, die **kovalente Bindung,** auch *Elektronenpaarbindung* oder *Atombindung* genannt. Die kovalente Bindung kommt im menschlichen Organismus wesentlich häufiger vor als die Ionenbindung.

Bei einer kovalenten Bindung rücken beispielsweise Chloratome so eng zusammen, dass sie jeweils ein Elektron gemeinsam benutzen. So entsteht ein beiden Atomen gemeinsames **Elektronenpaar.** Damit ist ein stabiler Zustand entstanden, denn beide Chloratome besitzen nun acht Elektronen auf ihrer äußersten Schale. Das Teilchen Cl–Cl oder Cl_2 wird als **Molekül** bezeichnet, hier als *Chlormolekül* (➤ Abb. 1.9).

Die Bildung des Sauerstoffmoleküls verläuft in gleicher Weise: Sauerstoff steht in der sechsten Hauptgruppe und hat entsprechend sechs Elektronen auf seiner äußersten Schale. Zur stabilen Edelgaskonfiguration fehlen jedem Sauerstoffatom zwei Elektronen. Deshalb werden von jedem Sauerstoffatom nicht nur ein, sondern zwei Elektronen gemeinsam benutzt. Da nun zwei Elektronenpaare von beiden Partnern gemeinsam benutzt werden, spricht man von einer **Doppelbindung** (O=O, O_2 ➤ Abb. 1.10 Mitte). Bei der Bildung des Stickstoffmoleküls (N_2) muss sogar eine **Dreifachbindung** (drei gemeinsame Elektronenpaare ➤ Abb. 1.10 unten) ausgebildet werden.

Die durch kovalente Bindungen entstehenden Moleküle sind viel stabiler als die unverknüpften Atome. Letztere heißen auch **Radikale.** Sie haben mindestens ein ungepaartes Elektron und können den Organismus schädigen, indem sie mit lebenswichtigen Molekülen reagieren.

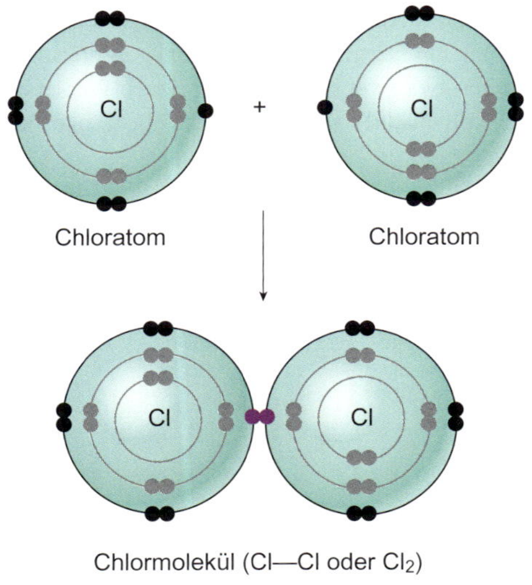

Abb. 1.9 Kovalente Bindung zweier Chloratome.

Wasserstoffmolekül

Auch die Bildung des Wasserstoffmoleküls (H–H oder H_2) verläuft analog. Jedoch ist die äußerste Elektronenschale beim Wasserstoff mit der ersten Elektronenschale identisch. Diese kann aber maximal zwei Elektronen (statt acht) aufnehmen, d. h. der Wasserstoff erreicht die stabile Edelgaskonfiguration bereits mit zwei Elektronen auf seiner Elektronenschale. Zur Bildung des Wasserstoffmoleküls ist somit die Ausbildung *eines* gemeinsam benutzten Elektronenpaares zwischen zwei Wasserstoffatomen erforderlich (➤ Abb. 1.10 oben).

Moleküle der Luft

Luft ist ein Gasgemisch aus ca. 78 % Stickstoff und fast 21 % Sauerstoff. Dabei liegen beide Anteile praktisch ausschließlich in der stabilen Molekülform (O_2 bzw. N_2) vor (➤ Abb. 1.11). Kohlendioxid (CO_2) kommt nur in geringer Konzentration vor. Sein Anteil ist aber seit Beginn der Industrialisierung um ca. 40 % auf nunmehr 0,04 % gestiegen, worauf ein Großteil der globalen Erwärmung *(Treibhauseffekt)* zurückgeführt wird.

Verbindungen

Kovalente Bindungen können nicht nur zwischen zwei *gleichen,* sondern auch zwischen *unterschiedlichen* und auch *beliebig vielen* Atomen eingegangen werden.

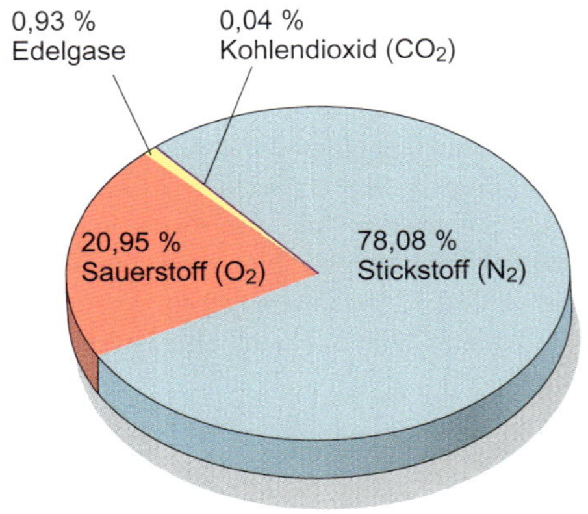

Abb. 1.11 Zusammensetzung trockener Luft (Tortendiagramm). Normaltemperierte Raumluft enthält ferner 1–2 % Wasserdampf, Ozon und Staub sowie in Spuren andere Gase.

Beim Methanmolekül etwa bilden vier Wasserstoffatome mit einem Kohlenstoffatom insgesamt vier kovalente Bindungen aus (CH_4, ➤ Abb. 1.12). Derartige Moleküle, die aus Atomen *verschiedener* Elemente bestehen, heißen **Verbindungen.**

1.4.3 Weitere Bindungsformen

Neben Ionenbindungen und kovalenten Bindungen existieren noch weitere (komplexe) Bindungsformen, die jedoch zum Grundverständnis des Stoffwechsels weniger von Bedeutung sind. Von erheblicher Bedeutung sind allerdings die **Wasserstoffbrücken** (➤ 1.7.1).

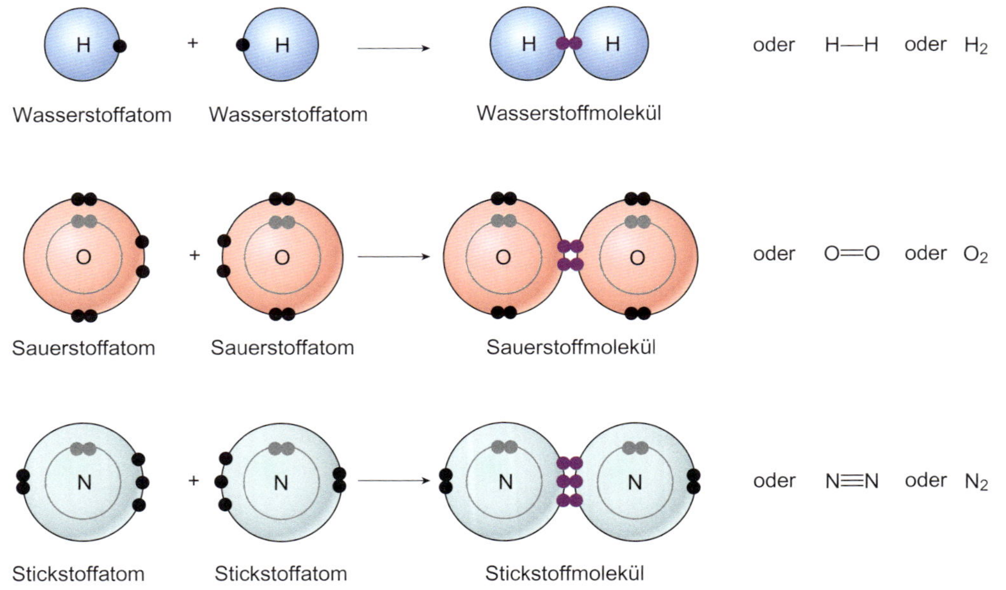

Abb. 1.10 Entstehung von Wasserstoff-, Sauerstoff- und Stickstoffmolekülen (H_2, O_2, N_2) durch kovalente Bindungen der Atome untereinander.

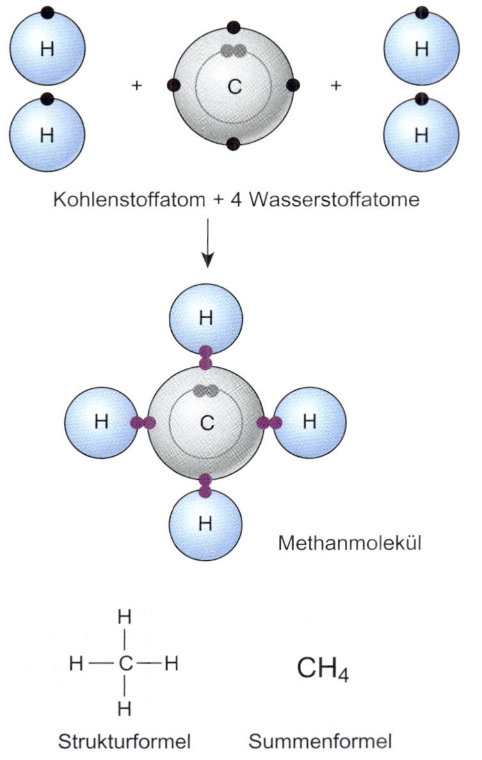

Abb. 1.12 Methan. Bei CH_4 (Methan) sind vier Wasserstoffatome durch kovalente Bindungen mit einem Kohlenstoffatom verbunden.

1.5 Chemische Reaktionen

Bei **chemischen Reaktionen** geschieht im Grunde nichts anderes als das Knüpfen von neuen Bindungen zwischen Atomen oder gerade das Gegenteil, nämlich das Aufbrechen von bestehenden chemischen Bindungen. Chemische Reaktionen sind also Umgruppierungen von Atomen. Bei einer chemischen Reaktion geht nichts verloren, die Gesamtzahl der Atome bleibt dieselbe. Durch die geänderte Verknüpfung zwischen den Atomen entstehen aber neue Moleküle mit neuen Eigenschaften.
Solche Reaktionen finden in jeder menschlichen Zelle ständig und in großem Ausmaß statt. Nur mit Hilfe chemischer Reaktionen kann der Organismus wachsen und neue Gewebe bilden. Auch alle Körperfunktionen, z. B. das Zusammenziehen (Kontraktion) eines Muskels, Sehen oder Hören, erfordern den ständigen Ablauf vielfältiger chemischer Reaktionen.

Anabole Reaktionen

Verbinden sich ein oder mehrere Atome, Ionen oder Moleküle zu einer größeren Einheit, bezeichnet man dies ganz allgemein als **anabole Reaktion.** Bei einer anabolen Reaktion findet die **Synthese** *(Neubildung)* eines neuen Moleküls bzw. einer neuen Verbindung statt.
Ein einfaches Beispiel ist die Bildung des Ammoniaks (NH_3) aus einem Molekül Stickstoff (N_2) und drei Molekülen Wasserstoff (H_2):

$$N_2 + 3H_2 \rightarrow 2NH_3$$

Weit komplizierter ist der Aufbau der Körpereiweiße: Sie sind Riesenmoleküle *(Makromoleküle)*, die durch die Verbindung zahlreicher kleinerer Moleküle entstanden sind.

Katabole Reaktionen

Katabole Reaktionen sind das Gegenteil von anabolen Reaktionen: Größere Einheiten werden in kleinere zerlegt. Als einfaches Beispiel hierfür kann man die Ammoniakspaltung heranziehen (Umkehrung der oben dargestellten Ammoniaksynthese):

$$2NH_3 \rightarrow N_2 + 3H_2$$

Im menschlichen Organismus spielen katabole Reaktionen insbesondere bei der Verdauung eine große Rolle, weil die meist riesigen Nährstoffmoleküle (Fette, Eiweiße und Kohlenhydrate) erst nach der Spaltung in kleine Bruchstücke von der Darmschleimhaut ins Blut überführt werden können.

Chemische Reaktionen und Energie

Unter **chemischer Energie** versteht man die Energie, die bei einer chemischen Reaktion entweder verbraucht **(endotherme Reaktion)** oder freigesetzt wird **(exotherme Reaktion)**. Bei anabolen Reaktionen wird in der Regel Energie verbraucht, bei katabolen Reaktionen Energie freigesetzt.

> **Energieumsatz** (W)
> Wachstumsvorgänge vollziehen sich im Wesentlichen über anabole Reaktionen und benötigen deshalb Energie. Diese Energie stammt aus dem Abbau von Nährstoffmolekülen, also aus katabolen Reaktionen, bei denen Energie freigesetzt wird.

1.6 Chemische Verbindungen als Grundlage aller Lebensprozesse

Die meisten chemischen Elemente liegen im Organismus nicht als Atome, sondern als **Verbindungen** vor. Verbindungen lassen sich in zwei Hauptklassen einteilen:
- Organische Verbindungen
- Anorganische Verbindungen.

Unter **organischen Verbindungen** verstand man ursprünglich alle Verbindungen des Pflanzen- und Tierreichs, wobei man annahm, dass zu ihrer Bildung eine besondere „Lebenskraft" notwendig sei. Diese Theorie fiel jedoch im Jahre 1828 in sich zusammen, als der Chemiker *Friedrich Wöhler* eine klassische organische Substanz (Harnstoff) aus einer anorganischen Vorstufe im Reagenzglas herstellte.
Abgesehen von wenigen Ausnahmen versteht man heute unter organischen Verbindungen solche, die hauptsächlich aus *Kohlenstoff-* und *Wasserstoffatomen* bestehen und überwiegend durch *kovalente Bindungen* zusammengehalten werden (➤ 1.4.2). Alle Schlüsselmoleküle des Lebens wie Kohlenhydrate, Fette, Eiweiße und Nukleinsäuren (➤ 1.8) sind organische Verbindungen.
Anorganische Verbindungen (➤ 1.7) dagegen zeichnen sich dadurch aus, dass sie gewöhnlich *keinen Kohlenstoff* enthalten. Zu den anorganischen Verbindungen gehören viele Salze, Säuren, Laugen, Wasser und als Ausnahme auch die Kohlenstoffverbindungen *Kohlendioxid* (CO_2, auch Kohlenstoffdioxid genannt) und Kohlenmonoxid (CO, auch als Kohlenstoffmonoxid bezeichnet).

> **Lebenswichtig** (W)
> Sowohl organische als auch anorganische Verbindungen sind lebensnotwendig.

1.7 Anorganische Verbindungen

1.7.1 Wasser

Alle chemischen Reaktionen und damit alle Lebensvorgänge im Organismus spielen sich in **wässrigem Milieu** ab (➤ 2.6). Wasser ist dabei ein ausgezeichnetes **Lösungsmittel.** Lebenswichtige Substanzen wie Sauerstoff- oder Nährstoffmoleküle können über das extrazelluläre Wasser alle Zellen erreichen. Andererseits können Stoffwechselabfallprodukte wie das Kohlendioxid auf umgekehrtem Wege abtransportiert werden. Bei chemischen Reaktionen ermöglicht das Wasser den beteiligten Molekülen überhaupt erst die Annäherung aneinander.

Wasser chemisch gesehen

Wasser besteht aus einem Sauerstoffatom und zwei Wasserstoffatomen, die über kovalente Bindungen zusammengehalten werden (➤ Abb. 1.13). Sauerstoff besitzt jedoch eine wesentlich größere Elektronegativität (➤ 1.3.2) als Wasserstoff. Dies führt dazu, dass die gemeinsam benutzten Bindungselektronen vom Sauerstoff mehr angezogen

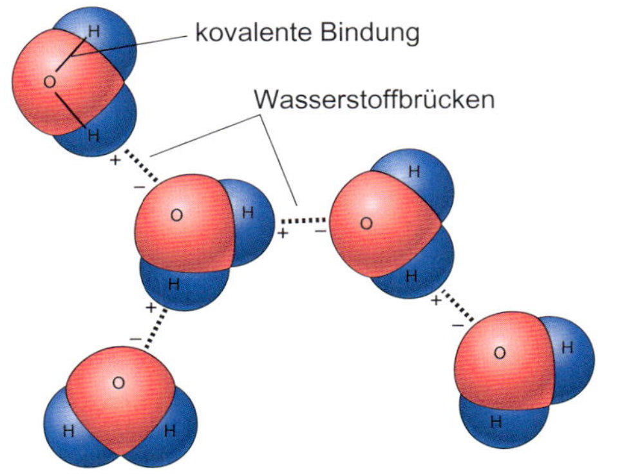

Abb. 1.13 Fünf Wassermoleküle und die sie verbindenden Wasserstoffbrücken.

werden als vom Wasserstoff. Folge ist eine *asymmetrische* Ladungsverteilung am Wassermolekül: Die beiden Wasserstoffatome sind gering positiv geladen, auf der anderen Seite ist das Sauerstoffatom gering doppelt negativ geladen. Eine derartige Bindung bezeichnet man als **polare Atombindung.**

Das Wassermolekül stellt damit einen **Dipol** dar, der nach außen hin zwar insgesamt elektrisch neutral ist, aber am Sauerstoffende eine negative und an den Wasserstoffenden eine positive „Schlagseite" hat. Durch seine **Polarität** kann das Wasser sowohl als Lösungsmittel wirken als auch an chemischen Reaktionen teilnehmen. Bei der Verdauung beispielsweise hilft das Wasser, die großen Nährstoffmoleküle auseinander zu brechen (Hydrolyse), andererseits nimmt es auch an anabolen Reaktionen teil, etwa der Synthese von Hormonen.

Wasserstoffbrücken

Die stark polarisierten Dipole üben auf die Nachbarmoleküle Kräfte aus, die man als **Wasserstoffbrücken** bezeichnet. Im Vergleich zu einer Ionenbindung sind diese Kräfte zwar gering (5–10 % der Stärke einer kovalenten Bindung), durch die *zahlreichen* Brücken zwischen unzähligen Wassermolekülen werden die Moleküle aber trotzdem stark zusammengehalten (➤ Abb. 1.13). Dies ist auch der Grund dafür, dass Wasser erst bei 100 °C kocht, während das Molekül H_2S, das ähnlich gebaut ist, jedoch keine Wasserstoffbrücken ausbildet, schon bei −60 °C in den gasförmigen Zustand übergeht.

Wasserstoffbrücken kommen nicht nur *zwischen* Molekülen vor (hier Wassermolekülen), sondern auch zwischen polarisierten Atomen *innerhalb* von (größeren) Molekülen. Aufgrund ihrer großen Zahl tragen Wasserstoffbrücken z. B. wesentlich zur Stabilisierung von Eiweiß- und Nukleinsäuremolekülen bei.

Funktionen des Wassers im Organismus

Neben seinen Aufgaben als Lösungsmittel und vielfältiger Reaktionspartner hat das Wasser noch weitere Funktionen im Organismus:

- Wasser *isoliert* – es nimmt Wärme nur langsam auf und gibt sie nur langsam wieder ab
- Wasser ist ein Hauptbestandteil von Schleimstoffen und dient dadurch als *Schmiermittel.*

1.7.2 Säuren und Basen

Wenn Salze wie etwa Kochsalz (➤ 1.4.1) in Wasser gelöst werden, unterliegen sie einem Zerfall, d. h. die im Kristallgitter gebundenen Ionen lösen sich voneinander und liegen nun frei beweglich vor.

Ein ganz ähnliches Schicksal erleiden anorganische **Säuren** und **Basen** im Wasser:

- Beim Chlorwasserstoff (HCl) z. B. werden H^+-Ionen (Wasserstoff-Ionen) frei, das Wasser wird *sauer,* es entsteht *Salzsäure.* Freie H^+-Ionen existieren nicht, sie binden sich vielmehr an Wassermoleküle und es entstehen Hydronium-Ionen (H_3O^+). Der Übersichtlichkeit halber wird die Schreibweise H^+ aber beibehalten
- Beim Natriumhydroxid (NaOH) werden dagegen Hydroxid-Ionen (OH^--Ionen) frei, welche H^+-Ionen aufnehmen können, das Wasser wird *basisch,* und es entsteht *Natronlauge.* Eine wässrige basische Lösung wird als **Lauge** bezeichnet.

Ein solcher Zerfall wird allgemein **Dissoziation** genannt.

> **Säuren und Basen**
> Als Säuren bezeichnet man nach *Johannes Nicolaus Brönsted* chemische Substanzen, die H^+-Ionen abgeben können, als Basen solche, die H^+-Ionen aufnehmen können.

Säuren nach dieser Definition sind unter anderem HCl oder H_2SO_4, Basen beispielsweise NaOH oder NH_4OH.

Je mehr H^+-Ionen sich in einer Lösung befinden, desto **saurer** *(azider)* ist diese Lösung. Je weniger H^+-Ionen eine Lösung enthält, desto **basischer** *(alkalischer)* ist die Lösung. Der Säuregrad wird auch als **Azidität** bezeichnet, die basische Eigenschaft einer Lösung als **Alkalität** *(Basizität).*

> **Mol und Molarität**
> Stoffmenge in Mol
>
> In Chemie und Medizin basieren Stoffmengen- und Konzentrationsangaben meist auf dem **Mol** (Einheitenzeichen **mol**). Die Stoffmenge 1 mol bedeutet, dass die Anzahl der Teilchen in dieser Menge gleich der Anzahl der Wasserstoffatome in 1 g Wasserstoff ist.
> Dies klingt kompliziert, noch dazu, wenn man weiß, dass die Anzahl der Wasserstoffatome in 1 g Wasserstoff $6{,}023 \times 10^{23}$ beträgt: Ein Mol einer beliebigen Substanz (also z. B. Sauerstoff, Wasser, Zucker, Kochsalz) enthält demnach die unvorstellbare Zahl von $6{,}023 \times 10^{23}$ Teilchen.
> Tatsächlich erfolgt die Umrechnung von Mol in Gramm ganz einfach über das Periodensystem der Elemente. Dem elementaren Wasserstoff ist dort die Massenzahl 1 (➤ Abb. 1.4) zugeordnet. Versieht man diese Massenzahl mit der Einheit g, so erhält man die Masse an Wasserstoff, die einem Mol entspricht: 1 mol H entspricht 1 g H. Gleiches gilt für Kohlenstoff. Hier ist im Periodensystem die Massenzahl 12 notiert. 1 Mol Kohlenstoff entspricht also 12 g.
> Bei Molekülen werden die einzelnen Massenzahlen der aneinander gebundenen Atome addiert: Methan besteht aus CH_4-Molekülen. Es werden somit die Massenzahlen von Kohlen- und Wasserstoff (wobei hiervon vier Moleküle beteiligt sind) zusammengerechnet: $12 + (4 \times 1) = 16$ g. 1 mol CH_4 entspricht also 16 g. Entsprechend besitzt 1 mol Kochsalz die Masse 58 g (23 + 35 = 58).

> Konzentration in Molarität
>
> In den Körperflüssigkeiten liegen die meisten Stoffe in gelöster Form vor. Entsprechend ihrer Stoffmenge in mol gibt man deshalb auch die Stoffmengenkonzentration einer Lösung in Mol/Liter (mol/l) an. Beträgt die Konzentration eines Stoffes 1 mol/l Gesamtvolumen, so spricht man von einer **1-molaren** Lösung (➤ Abb. 1.14). Zur Herstellung einer 1-molaren Lösung gibt man die Stoffmenge 1 mol in ein Gefäß und füllt dieses mit dem Lösungsmittel zu einem Gesamtvolumen von 1 l auf.

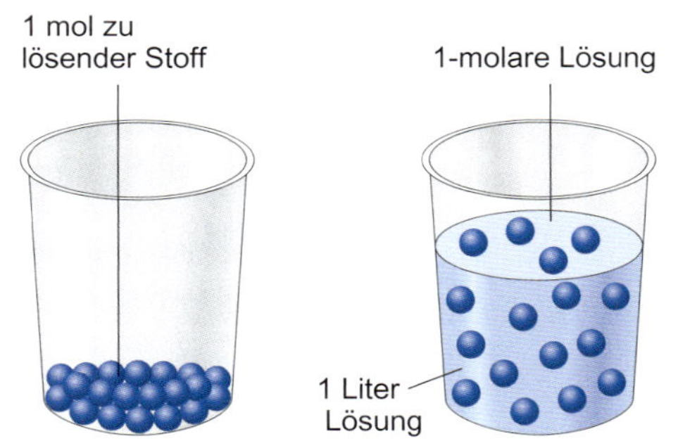

Abb. 1.14 Herstellung einer 1-molaren (1 mol/l-konzentrierten) Lösung. Das Gesamtvolumen von Stoff und Lösungsmittel beträgt 1 Liter.

1.7.3 pH-Wert

Azidität und Alkalität einer Lösung hängen direkt von der Konzentration der H^+- bzw. OH^--Ionen ab. Sind deren Konzentrationen gleich, so ist die Lösung weder sauer noch basisch, sondern **neutral.** Neutral ist beispielsweise reines Wasser: Die Konzentration der Ionen – hier mit eckigen Klammern dargestellt – beträgt am **Neutralpunkt:**

$$[H^+] = 0{,}000.000.1/l = 10^{-7}\ mol/l$$

$$[OH^-] = 0{,}000.000.1/l = 10^{-7}\ mol/l$$

Die Ionenkonzentrationen an H^+ und OH^- sind sehr gering. Deshalb hat man aus praktischen Erwägungen den **pH-Wert** eingeführt, der als *negativer dekadischer Logarithmus* der H^+-Ionen-Konzentration definiert ist:

> **Protonenaktivität**
> pH = – Logarithmus [H⁺]

Wie sich ein negativer dekadischer Logarithmus berechnet, ist nicht ganz einfach zu verstehen. Ganz entscheidend aber hängt dieser Wert von der Zahl der Nullen hinter dem Komma ab:

- $[H^+] = 0{,}01\ mol/l = 10^{-2}\ mol/l$
  → pH = 2 (sauer, z. B. Magensaft)
- $[H^+] = 0{,}000.000.1\ mol/l = 10^{-7}\ mol/l$
  → pH = 7 (neutral, reines Wasser)

- $[H^+]$ = 0,000.000.04 mol/l = $10^{-7,4}$ mol/l
  → pH = 7,4 (schwach basisch, Blutplasma)
- $[H^+]$ = 0,000.000.01 mol/l = 10^{-8} mol/l
  → pH = 8 (basisch, Dünndarmsekret).

Ist die H^+-Konzentration einer Lösung *größer* als 10^{-7} mol/l, d. h. wird sie saurer, so wird der pH-Wert *kleiner* als 7. Ist die H^+-Konzentration einer Lösung *kleiner* als 10^{-7} mol/l, d. h. wird sie basischer, so wird der pH-Wert *größer* als 7 (➤ Abb. 1.15). Je kleiner also der pH-Wert einer Flüssigkeit ist, desto saurer ist sie.

H^+-Ionen und OH^--Ionen stehen in einem gesetzmäßigen Verhältnis zueinander: Ist die H^+-Konzentration hoch, so ist die OH^--Konzentration immer entsprechend gering und umgekehrt.

1.7.4 Puffer

Zwar können die pH-Werte verschiedener Körperflüssigkeiten sehr unterschiedlich sein, jedoch wird der pH-Wert einer bestimmten Körperflüssigkeit konstant gehalten. Dafür sorgen die **Puffer.** Das sind Substanzen, die überschüssige H^+-Ionen auffangen oder bei basischem Milieu wieder abgeben. Sie puffern also pH-Schwankungen ab.

Kohlensäure-Bikarbonat-System

Ein wichtiges Puffersystem des menschlichen Körpers ist das **Kohlensäure-Bikarbonat-System.** Dieses System besteht wie alle Puffer aus einer Säure, hier **Kohlensäure** (H_2CO_3), und der dazugehörigen Base, hier **Bikarbonat** oder *Hydrogenkarbonat* (HCO_3^-, ➤ Abb. 1.16).

Wird der Körper mit Säure (also H^+-Ionen) belastet **(Azidose),** dann werden die H^+-Ionen von HCO_3^- abgefangen und bilden H_2CO_3. Dieses steht wiederum in einem Gleichgewicht zu CO_2 und H_2O. Das CO_2 und damit „die Säure" werden über die Lungen abgeatmet. Außerdem können H^+-Ionen, allerdings wesentlich langsamer, über die Nieren ausgeschieden werden.

Bei einem Mangel an H^+-Ionen bzw. einem Überwiegen von OH^--Ionen **(Alkalose)** kann die Abatmung von CO_2 bis zu einem gewissen Maß vermindert werden. Die vermehrt zurückgehaltene Kohlensäure gibt H^+-Ionen ab, die sich mit OH^- zu H_2O verbinden. Außerdem können die Nieren durch verminderte H^+-Sekretion und verstärkte Abgabe von HCO_3^- der Alkalose entgegenwirken. Außer der Pufferfunktion des H_2CO_3/HCO_3^--Systems sind also auch immer aktive Regelungsprozesse von Lungen und Nieren an der Konstanthaltung des pH-Wertes beteiligt (➤ 19.9.1, ➤ Abb. 1.16).

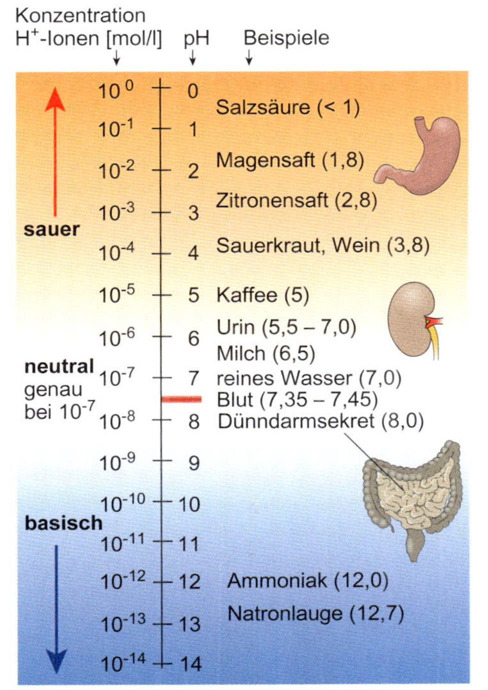

Abb. 1.15 pH-Werte bekannter Flüssigkeiten.

Weitere Puffersysteme

Neben dem Kohlensäure-Bikarbonat-Puffer sind vor allem zwei weitere Puffersysteme erwähnenswert:

- **Proteinpuffer** (*Eiweißpuffer*). Zu diesem gehören das Hämoglobin (➤ 12.2.2) in den Erythrozyten sowie die Plasmaproteine
- **Phosphatpuffer.** Seine Pufferkomponenten sind anorganische Phosphate.

1.8 Organische Verbindungen

1.8.1 Kohlenhydrate

Kohlenhydrate spielen für das Leben auf diesem Planeten eine zentrale Rolle. Sie werden von den grünen Pflanzen im Rahmen der **Fotosynthese** aus Kohlendioxid und Wasser mit Hilfe von Sonnenlicht in gigantischen Mengen gebildet. Die *Sonnenenergie* wird hierbei als *chemische Energie* in den Kohlenhydraten gespeichert und ist in dieser Form für jedes Lebewesen nutzbar.

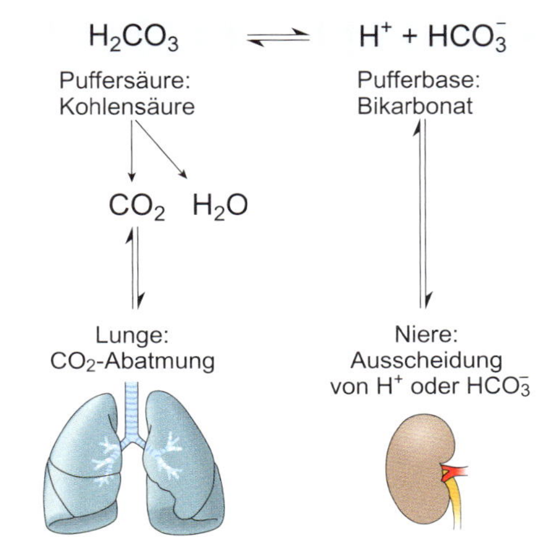

Abb. 1.16 Das Kohlensäure-Bikarbonat-System als lebenswichtiges Puffersystem sowie die an der pH-Regulation beteiligten Organe.

Kohlenhydrate sind aus Kohlen-, Wasser- und Sauerstoff zusammengesetzt. Der Name Kohlenhydrate rührt daher, dass in vielen von ihnen, wie im Wasser, Wasserstoff und Sauerstoff in einem festen Verhältnis von 2 : 1 vorliegen, d. h. dass Kohlenhydrate formal als *Hydrate* (Wasserverbindungen) des Kohlenstoffs mit der allgemeinen Formel $C_n(H_2O)_m$ aufgefasst werden können. Es gibt jedoch auch Kohlenhydrate, deren Formel erheblich davon abweicht.

Im menschlichen Organismus spielen die Kohlenhydrate als schnell verfügbare Energiequelle die größte Rolle. Entsprechend ihrer Größe werden sie eingeteilt in Mono-, Di- und Polysaccharide.

Monosaccharide

Monosaccharide (*Einfachzucker, gr.* monos = allein, einzig; *lat.* saccharum = Zucker) sind einfache **Zuckermoleküle,** deren ringförmiges Kohlenstoffgerüst ein Fünf- bzw. Sechseck bildet (➤ Abb. 1.17).

Der wichtigste Einfachzucker im menschlichen Organismus ist die **Glukose** *(Traubenzucker, Dextrose).* Sie besteht aus sechs C-, zwölf H- und sechs O-Atomen und wird deshalb mit $C_6H_{12}O_6$ abgekürzt. Glukose kann von den meisten Zellen zur Energiegewinnung herangezogen werden. Andere sehr häufige Monosaccharide sind die **Fruktose** *(Fruchtzucker)* und die **Galaktose** *(Schleimzucker).*

> **Unerlässlich: Glukose**
> Glukose (Traubenzucker) ist der Hauptenergieträger des menschlichen Körpers.

Di- und Oligosaccharide

Reagieren zwei Einfachzucker miteinander, so entsteht ein *Zweifachzucker* (**Disaccharid,** *gr.* di-

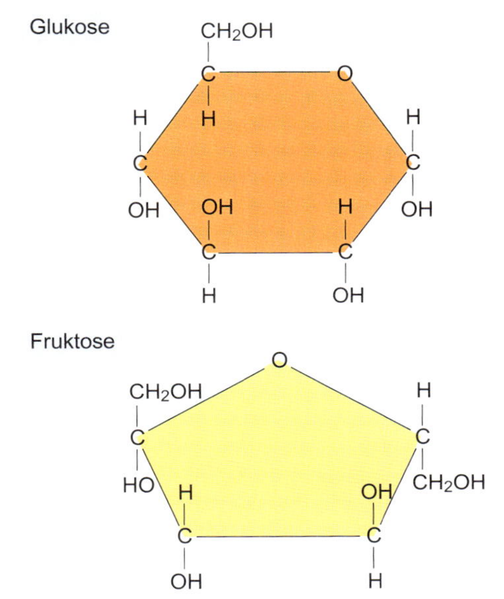

Abb. 1.17 Glukose- und Fruktosemolekül.

= zwei-). Dabei wird ein Wassermolekül abgespalten (➤ Abb. 1.18). Verknüpfungsreaktionen, bei denen Wassermoleküle frei werden, heißen auch **Kondensationsreaktionen.**
Wichtige Zweifachzucker sind z. B. der *Rohr-* oder *Rübenzucker* **(Saccharose)** aus Glukose und Fruktose, auch *Haushalts-* oder *Kristallzucker* genannt, der *Malzzucker* **(Maltose)** aus zwei Glukosemolekülen, und der *Milchzucker* **(Laktose)** aus Glukose und Galaktose.
Disaccharide können wieder in Monosaccharide gespalten werden. Dabei wird im Gegenzug ein Wassermolekül verbraucht.
Oligosaccharide (*gr.* oligos = wenig) bestehen aus 3–10 Monosacchariden. Sie kommen vor allem in und auf Zellmembranen vor, etwa der roten Blutkörperchen als Träger der AB0-Blutgruppen (➤ 12.4.1).

Polysaccharide

Manche Oligosaccharide können durch Verknüpfung mit weiteren Einfachzuckern zu **Polysacchariden** *(Vielfachzucker, gr.* poly- = viel-) weiterreagieren, wobei riesige Makromoleküle entstehen.
Ein Beispiel ist die **Stärke** *(Amylose),* die pflanzliche Speicherform der durch Fotosynthese aufgebauten Glukose. Kartoffeln, Mais und Weizen enthalten sehr viel Stärke. Die Stärke aus der Nahrung wird im Verdauungstrakt wieder in kleine Bruchstücke zerlegt. Dabei entsteht vor allem über die Maltose als Zwischenprodukt wieder Glukose, die ins Blut aufgenommen wird.
Ein anderes Beispiel ist die **Zellulose.** Sie besteht ebenfalls nur aus Glukosemolekülen, die aber anders verknüpft sind als in der Stärke. Die Zellulose verleiht den Pflanzen ihre Form und gibt Festigkeit. Vom Verdauungstrakt des Menschen kann sie kaum gespalten werden (➤ 18.11).
Auch Glykogen, die menschliche Speicherform der Glukose, ist ein Polysaccharid (Details siehe unten).

Energiegewinnung aus Glukose

Als „Brennstoff" für die lebensnotwendige Energiegewinnung bevorzugen die meisten menschlichen Zellen die Glukose. Die Hauptschritte der Energiegewinnung werden deshalb anhand des Glukoseabbaus dargestellt.

> **Phasen des Glukoseabbaus**
> Der Abbau der Glukose lässt sich in vier Schritte unterteilen: Glykolyse, Überführung von Pyruvat in Acetyl-CoA, Zitratzyklus und Atmungskette (zusammenfassende Darstellung ➤ Abb. 1.21).

1. Glykolyse – Energieerzeugung ohne Sauerstoff. Man fasst unter der **Glykolyse** zahlreiche enzymatische Reaktionen (Enzyme ➤ 1.8.3, ➤ 1.9) zusammen, bei denen ein Molekül Glukose letztlich in zwei Moleküle **Pyruvat** (*Brenztraubensäure* ➤ Abb. 1.19, ➤ Abb. 1.21) gespalten wird. Die direkte Energieausbeute ist zwar gering: Pro gespaltenem Glukosemolekül werden nur zwei Energiespeichermoleküle Adenosintriphosphat (ATP, ➤ 1.8.5) regeneriert. Die im Zytoplasma stattfindende Glykolyse hat aber den Vorteil, dass die Zellen auch bei Sauerstoffmangel Energie erzeugen können.
Unter Sauerstoffmangel können vor allem Skelettmuskelzellen Pyruvat nicht weiterverwerten (➤ 5.3.6). Es wird dann zu **Laktat** (*Milchsäure* ➤ Abb. 1.34) umgewandelt und gelangt über den Kreislauf in die Leber. Interessanterweise können aber die Herzmuskelzellen einen Teil ihres Energiebedarfs aus Laktat decken.
Bei fortgesetzter unphysiologischer Belastung (z. B. Langstreckenlauf Untrainierter) mit Sauerstoffmangel der stark beanspruchten Skelettmuskulatur kann so viel Laktat anfallen, dass die Pufferkapazität des Blutes (➤ 1.7.4) überschritten wird und der Blut-pH abfällt. Man spricht von **Laktatazidose** oder **Laktazidose.**
2. Acetyl-Coenzym-A – das zentrale Molekül des Energiestoffwechsels. Steht genügend Sauerstoff zur Verfügung, so tritt das Endprodukt der Glykolyse, das Pyruvat, ins Mitochondrium ein und verbindet sich mit **Coenzym-A,** kurz *CoA-SH* (Wirkform der *Pantothensäure* ➤ 18.9), unter Abspaltung von CO_2 zum **Acetyl-Coenzym-A** (kurz *Acetyl-CoA* ➤ Abb. 1.20). Hierbei fällt zwar kein ATP an, es wird aber **NAD** (*N*icotinamid-*A*denin-*D*inukleotid) zu **NADH** reduziert. Letzteres kann später in der Atmungskette energiebringend verwertet werden.
Acetyl-Coenzym-A ist ein *zentrales* Molekül des *gesamten* Energiestoffwechsels, weil nicht nur der oxidative Abbau der Glukose zu Acetyl-CoA führt, sondern auch der Fettsäureabbau sowie der Abbau einiger Aminosäuren.
3. Zitratzyklus. Der **Zitratzyklus** ist die nächste Serie enzymgesteuerter Reaktionen, die in den Mitochondrien stattfindet. Pro Acetyl-CoA entsteht ein energiereiches Phosphat (*Guanosintriphosphat,* kurz **GTP**), das direkt ein **ADP** in **ATP** überführen kann. Des Weiteren fallen als reduzierte Co-Enzyme NADH und **FADH₂** (*FAD* = **F***lavin-***A***denin-***D***inukleotid*) an (➤ Abb. 1.20), die danach in der Atmungskette verwertet werden (➤ Abb. 1.21, Oxidation und Reduktion ➤ 1.9.2).

> **Zitratzyklus**
> Der Zitratzyklus hat nicht nur Bedeutung für den Glukoseabbau. Zahlreiche katabole Stoffwechselwege münden indirekt oder direkt in den Zitratzyklus, gleichzeitig liefert er Ausgangsstoffe für viele anabole Reaktionen. Er wird also mit Fug und Recht als „Drehscheibe" des Stoffwechsels bezeichnet.

4. Atmungskette. In den oben beschriebenen Phasen des Glukoseabbaus werden durch Reduktionsreaktionen (➤ 1.9.2) Elektronen an Coenzyme (➤ 1.9.1) gebunden. Die **Atmungskette** *(Elektronentransportkette)* führt nun diese Elektronen dem Sauerstoff zu. Dabei entstehen Wasser und eine große Menge von Energie, die zur Regeneration von ATP verwendet wird.
Die „Regeneration" des ATP besteht darin, dass ADP mit einem Phosphat verbunden *(phosphoryliert)* wird. Da Atmungskette und Phosphorylie-

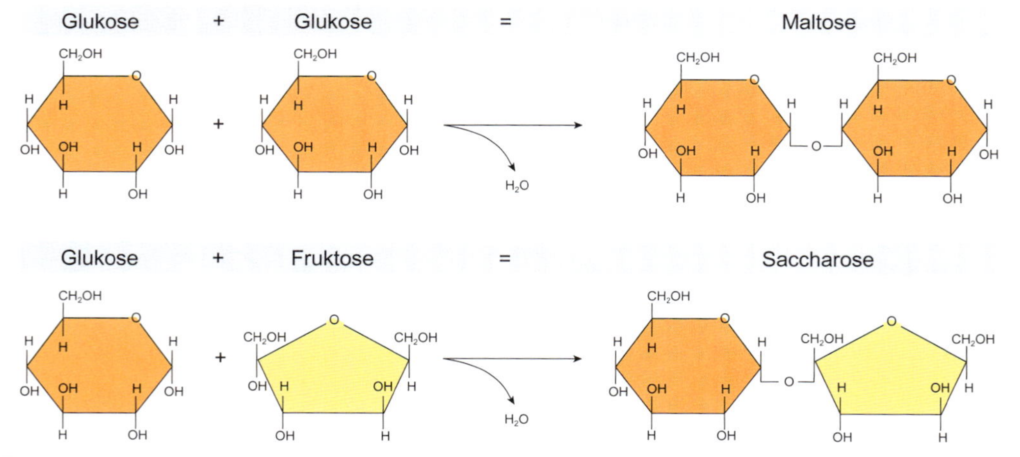

Abb. 1.18 Bildung von Zweifachzuckern (Disaccharide). Einer gängigen Schreibweise folgend sind die C-Atome an den Eckpunkten der Ringe nicht ausgeschrieben.

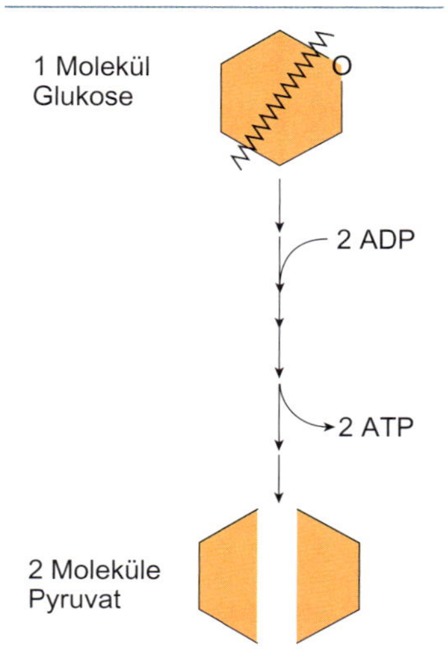

Abb. 1.19 Vereinfachte Darstellung der Glykolyse. Aus einem Glukosemolekül entstehen zwei Moleküle Pyruvat. Dabei werden zwei ATP-Moleküle regeneriert. Das Pyruvat tritt im Regelfall anschließend in den Zitratzyklus ein (➤ Abb. 1.20).

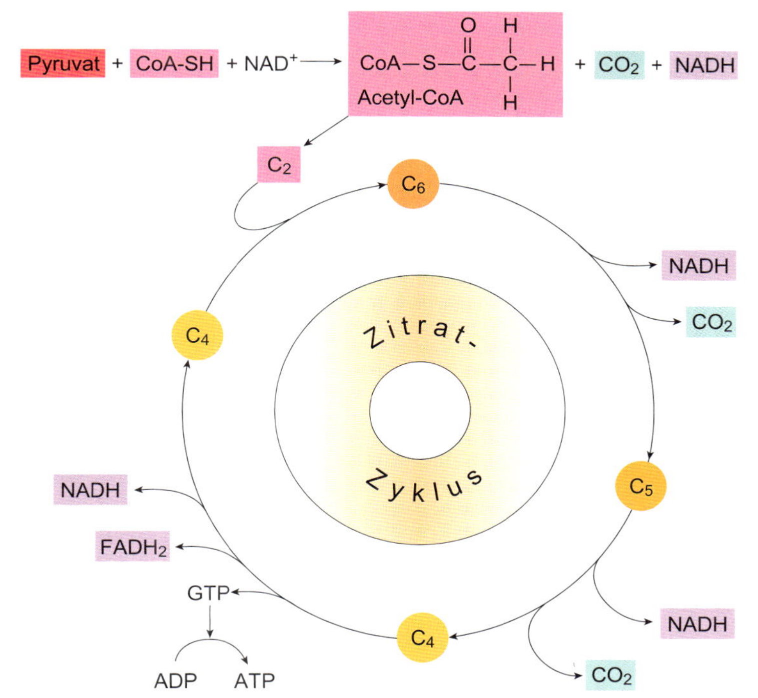

Abb. 1.20 Entstehung des Acetyl-Coenzym-A und Einschleusung der Azetylgruppe in den Zitratzyklus. Die im Zitratzyklus entstehenden reduzierten Coenzyme NADH und $FADH_2$ speichern Energie, die erst im letzten Abschnitt der Energiegewinnung, der Atmungskette, zur Regenerierung von ATP verwendet wird.

rung von ADP unmittelbar verknüpft sind, spricht man auch von **oxidativer Phosphorylierung.**

In der Atmungskette werden die Elektronen von NADH und $FADH_2$ nicht auf einmal auf den Sauerstoff übertragen, sondern von den beteiligten Enzymen und Coenzymen schrittweise „weitergereicht". Entsprechend entstehen *schrittweise* 28 ATP-Moleküle.

Zellatmung

Der *oxidative Abbau* von Kohlenhydraten, Fetten und einigen wenigen Aminosäuren zur Energiegewinnung wird auch als **Zellatmung** bezeichnet. Im Falle der Glukose ergibt sich folgende Bilanz:

Glukose + 32 ADP + 32 Phosphat + 6 O_2 → 6 CO_2 + 6 H_2O + 32 ATP

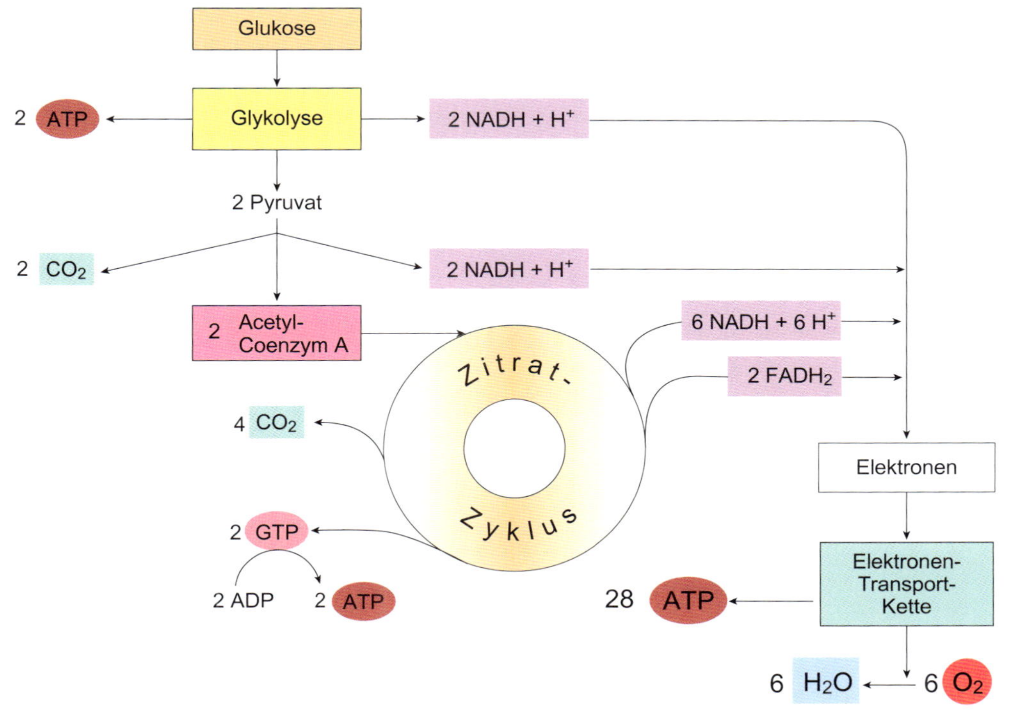

Abb. 1.21 Zusammenfassende Darstellung der vier Phasen der Energiegewinnung aus einem Molekül Glukose.

Es handelt sich hierbei allerdings um einen ungefähren Wert, der unter anderem davon abhängt, wie viel Energie die Zelle für notwendige Molekültransporte aufwenden muss.

Glykogen

Ist der menschliche Organismus ausreichend mit Glukose versorgt, kann er Glukose in die Speicherform **Glykogen** überführen. Menschliches Glykogen und pflanzliche Stärke bestehen ausschließlich aus aneinandergeketteten Glukosemolekülen und sind ähnlich aufgebaut.

Glykogen wird vor allem in Leber und Skelettmuskulatur gespeichert. Insgesamt kann der Erwachsene etwa 400 g Glykogen (entsprechend ca. 8.400 kJ ≅ 2.000 kcal) speichern, davon etwa 150 g in der Leber und 250 g in der Muskulatur. Werden trotzdem weitere Kohlenhydrate aufgenommen, so wird diese überschüssige Glukose in Fett umgewandelt und im Leber- und Fettgewebe gespeichert. Die Betroffenen werden also dick, ihre Leber verfettet (➤ 17.10.7).

Marathonläufer

Sportlich Aktiven dienen die als Glykogen eingelagerten Kohlenhydrate als Hauptenergiequelle für ihre Leistungen. Durch Ausdauertraining lassen sich die Glykogendepots im Muskel auf das Zwei- bis Dreifache steigern. Dadurch kann sich der Körper entsprechend länger mit der hochwertigen Energie der Kohlenhydrate versorgen.

Sind die Glykogenspeicher aufgebraucht, greift der Körper auf seine „eisernen Reserven" zurück und beginnt mit dem Abbau von Fetten. Gut trainierte Marathonläufer merken den Unterschied, wenn sich ihr Stoffwechsel auf die Verbrennung von Fetten umstellt: Sie erreichen ihren „toten Punkt" meist nach 35 km und müssen plötzlich trotz gleichen Tempos ihre Atemtätigkeit steigern. Der Grund: Die Verbrennung von Fetten zur Energiegewinnung erfordert mehr Sauerstoff.

Übrigens: Der Körper benötigt rund 48 Stunden, um die entleerten Glykogenspeicher wieder aufzufüllen. In den ersten zehn Stunden läuft dieser Vorgang besonders schnell ab, man soll deshalb schon bald nach einem Marathonlauf eine kohlenhydratreiche Mahlzeit zu sich zu nehmen.

Glukoneogenese

Erythrozyten können nur Glukose zur Energiegewinnung verwerten, auch das Gehirn ist im Wesentlichen darauf angewiesen. Außerdem ist Glukose die einzige Substanz, die bei Sauerstoffmangel von der Skelettmuskulatur zur Energiegewinnung genutzt werden kann. Die **Glukoneogenese,** das ist die Neubildung von Glukose aus Nicht-Kohlenhydrat-Vorstufen (genauer: aus bestimmten Aminosäuren, Glyzerin oder Laktat), sichert ausreichende Glukosespiegel auch bei feh-

lender Nahrungszufuhr und leeren Glykogenspeichern (➤ Abb. 1.22). Die Glukoneogenese findet zu etwa 90 % in der Leber und zu etwa 10 % in der Nierenrinde statt.
Man kann die Glukoneogenese als Umkehrung der Glykolyse bezeichnen. Allerdings müssen bei der Glukoneogenese drei Reaktionsschritte der Glykolyse umgangen werden, weil diese nur in der Richtung der Glykolyse ablaufen. Die Ersatzreaktionen dafür kosten Energie, funktionieren also nur unter Verbrauch von ATP.

> **Texte zu Kohlenhydraten** (W)
> Verdauung und Resorption der Kohlenhydrate ➤ 17.7.2
> Kohlenhydratstoffwechsel der Leber ➤ 17.10.5
> Kohlenhydratstoffwechsel ➤ 18.5
> Stoffwechsel der Kohlenhydrate – Insulin und Insulinmangel ➤ 11.6.7
> Fakten zur Ernährung ➤ 18.15

1.8.2 Fette und fettähnliche Stoffe

Nach dem natürlichen Vorkommen unterscheidet man *tierische* und *pflanzliche* **Fette:**

- Tierische Fette sind beispielsweise Schweineschmalz, Sahne und Butterfett. Ferner enthalten alle Fleisch- und Wurstprodukte ca. 5–45 % „verstecktes" Fett
- Pflanzliche Fette sind z. B. Oliven- oder Sonnenblumenöl, Kokosfett und Weizenkeimöl.

Bei Zimmertemperatur liegen Fette in flüssiger oder fester Form vor, wobei die flüssigen Fette auch (**Speise-)Öle** heißen.

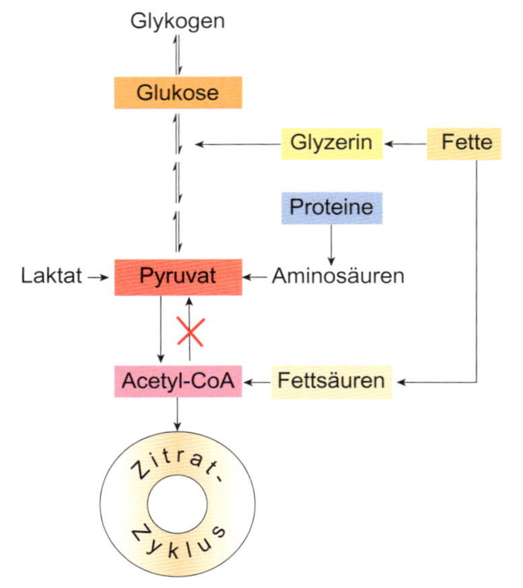

Abb. 1.22 Glukoneogenese. Verschiedene Ausgangsstoffe (Laktat, Glyzerin, Aminosäuren) können an verschiedenen Stellen in die Glukoneogenese eintreten. Aus Fettsäuren kann im menschlichen Organismus keine Glukose gebildet werden, weil Acetyl-CoA nicht in Pyruvat überführt werden kann.

Neutralfette (Triglyzeride)

Die größte Gruppe der natürlich vorkommenden Fette sind Gemische von **Triglyzeriden** oder *Neutralfetten.* Der menschliche Organismus speichert Fett in Form von Triglyzeriden im Zytoplasma der Fettzellen (➤ 4.3.4). Der biologische Sinn dieser Fettspeicherung besteht darin, eine große Energiereserve für „schlechte Zeiten" zur Verfügung zu haben: Fette enthalten mehr als doppelt so viel Energie wie Kohlenhydrate, 39 kJ (9,3 kcal) pro Gramm statt 17 kJ (4,1 kcal, **physiologische Brennwerte,** ➤ 18.1). Ein 70 kg schwerer Mensch mit 11 kg gespeichertem Fett verfügt deshalb über Energiereserven von etwa 400.000 kJ (100.000 kcal!). Außerdem hat das Fettgewebe Isolations- und Schutzfunktionen.
Jedes Triglyzerid ist aus *einem* **Glyzerin-** und *drei* **Fettsäuremolekülen** zusammengesetzt (➤ Abb. 1.23, ➤ Abb. 1.24).
Fettsäuren sind lange Kohlenwasserstoffketten mit meist 16 oder 18 C-Atomen. Ein Beispiel für eine solche Fettsäure ist die *Palmitinsäure.* Je nachdem, ob das Kohlenstoffgerüst der Fettsäuren Doppelbindungen enthält, unterscheidet man:

- **Gesättigte Fettsäuren,** die nur Einfachbindungen enthalten
- **Einfach ungesättigte Fettsäuren** mit einer einzigen Doppelbindung
- **Mehrfach ungesättigte Fettsäuren** mit zwei, drei oder mehr Doppelbindungen.

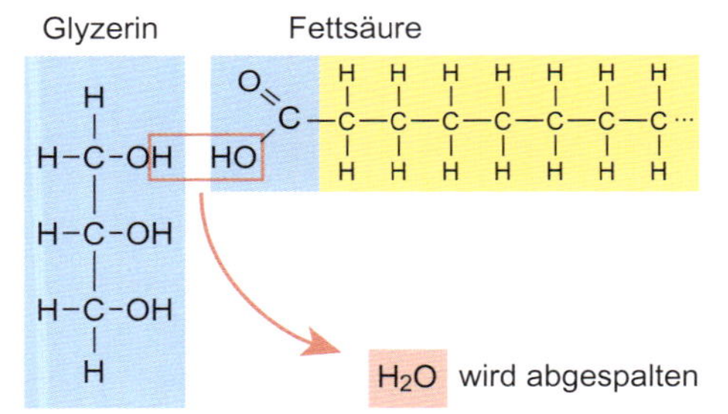

Abb. 1.23 Verknüpfung einer Fettsäure mit Glyzerin unter Abspaltung von H_2O (Kondensationsreaktion).

Fettsäuren können mit der Nahrung aufgenommen, aber auch von den Zellen selbst hergestellt werden.
Durch industrielle Härtung oder starke Erhitzung ändert sich die Struktur der Fette teilweise. Es entstehen **Transfettsäuren,** die in größeren Mengen gesundheitsschädlich sind (➤ 18.6).

Essenzielle Fettsäuren

Der Körper kann nicht alle Fettsäuren selbst herstellen, da er Doppelbindungen nur an bestimmten Positionen der Kohlenwasserstoffkette einfügen kann. *Linolsäure* und *Linolensäure* können beispielsweise nicht hergestellt werden und werden deshalb als **essenzielle Fettsäuren** bezeichnet; sie müssen unbedingt in der Nahrung enthalten sein. *Arachidonsäure* kann nur in begrenztem Ausmaß durch Kettenverlängerung aus Linolsäure hergestellt werden und wird daher oft als „begrenzt essenzielle" Fettsäure bezeichnet.
Bei allen essenziellen Fettsäuren handelt es sich um mehrfach ungesättigte Fettsäuren. Der Mensch benötigt sie als Ausgangsstoff für die Synthese körpereigener Stoffe. In *pflanzlichen* Ölen, aber auch in *Fischölen,* sind mehrfach ungesättigte Fettsäuren in viel höherer Konzentration als in anderen, insbesondere tierischen, Fetten enthalten. Besonders wichtig sind dabei Omega-(ω-)6- und Omega-(ω-)3-Fettsäuren, die sich in der Lage der letzten Doppelbindung unterscheiden. Das Verhältnis Omega-6- zu Omega-3-Fettsäuren sollte 5:1 nicht überschreiten, um im Körper ausgeglichene Mengen von entzündungsfördernden und -hemmenden Stoffen bilden zu können (➤ 18.6, ➤ 18.15). Viele Fette sind reich an Omega-6-Fettsäuren, z. B. Sonnenblumenöl und Distelöl. Besonders hohe Konzentrationen von Omega-3-Fettsäuren findet man in fetten Meeresfischen wie Thunfisch, Hering, Lachs, Sardine und Makrele, sowie in Lein-, Hanf-, Walnuss- und Rapsöl.

Fettlöslichkeit und Wasserlöslichkeit

Wie andere Säuren zerfällt auch eine Fettsäure *teilweise* im Wasser; es werden H^+-Ionen frei, die Lösung wird also sauer. Ferner entsteht das **Fett-**

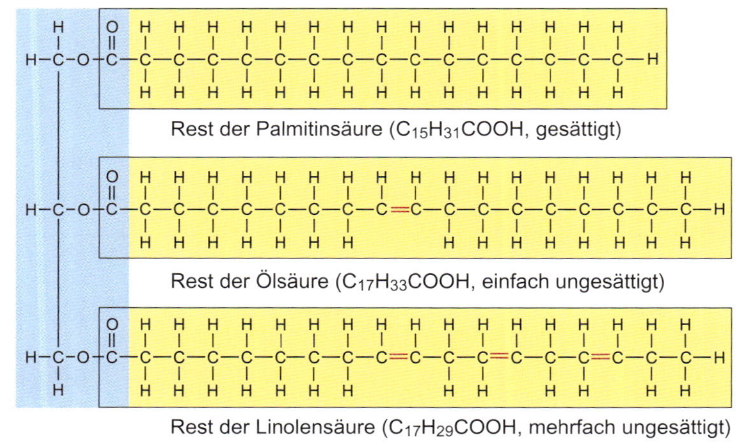

Abb. 1.24 Triglyzerid. Ein Triglyzerid entsteht, wenn alle drei Bindungsstellen des Glyzerins mit einer Fettsäure verknüpft sind. Dies können drei gleiche Fettsäuren sein oder, wie hier, auch drei verschiedene.

säureanion. Dieses Molekül vereinigt zwei unterschiedliche Eigenschaften:

- Der lange „Schwanz" (➤ Abb. 1.23, ➤ Abb. 1.24, jeweils gelb unterlegter Teil) ist ausgesprochen gut fettlöslich bzw. schlecht wasserlöslich – man nennt dies **lipophil** (fettfreundlich) bzw. **hydrophob** (wasserfeindlich). Dies rührt daher, dass die kovalenten C-H-Bindungen wenig polarisiert sind und deshalb zu den Wassermolekülen keine Wasserstoffbrücken ausgebildet werden (➤ 1.7.1)
- Der kleine „Kopf", die Carboxylgruppe (➤ 1.8.3, ➤ Abb. 1.23 blau unterlegter Teil) der Fettsäure, ist dagegen gut wasserlöslich **(hydrophil)** bzw. schlecht fettlöslich **(lipophob),** weil zwischen ihm und dem Wasser Wasserstoffbrücken aufgebaut werden.

Aufgrund dieser gegensätzlichen Eigenschaften sind Fettsäuren in der Lage, lipophile Substanzen zu **emulgieren,** d. h. wasserlöslich zu machen (➤ Abb. 1.25). Auch Seifen sind Fettsäuren und wirken nach demselben Prinzip.

Fettsäuren als Energiebrennstoff

Der zweitwichtigste Brennstoff für die Energiegewinnung der Zellen sind die Fettsäuren. Sie entstehen unter dem Einfluss von Hormonen wie Adrenalin durch Spaltung der in den Fettzellen enthaltenen Neutralfette in Glyzerin und Fettsäuren **(Lipolyse).** Durch eine sich mehrfach wiederholende Sequenz von Reaktionen in den Mitochondrien, die **β-Oxidation,** wird die Fettsäurekette jeweils um zwei C-Atome verkürzt und NADH, $FADH_2$ und Acetyl-CoA werden erzeugt. Dieses Acetyl-CoA tritt dann in den Zitratzyklus ein und wird, wie auch die reduzierten Coenzyme, weiter verwertet. So können z. B. aus der Palmitinsäure, einer Fettsäure mit 16 C-Atomen, insgesamt 106 Moleküle ATP regeneriert werden. Hierdurch wird abermals klar, dass die Bildung von Acetyl-CoA, der Zitratzyklus und die Atmungskette *übergreifende* und nicht auf den Glukosestoffwechsel beschränkte Stoffwechselwege sind.

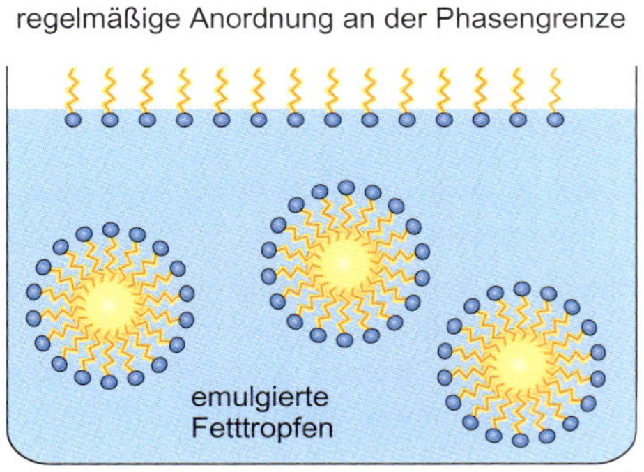

Abb. 1.25 Verhalten von Fettsäuren in Wasser, das Fetttropfen enthält. Die Fettsäuremoleküle richten ihre hydrophoben Enden zum Fetttropfen hin und emulgieren ihn so. An der Wasseroberfläche weisen die hydrophoben Enden vom Wasser weg.

Physiologischerweise werden nicht alle beim Fettabbau entstehenden Acetyl-CoA-Moleküle in den Zitratzyklus eingeschleust. Ein Teil wird zum Aufbau von **Ketonkörpern** verwendet, die ebenfalls der Energiegewinnung dienen können. Zwar bevorzugen die meisten Körperzellen zur Energiegewinnung Glukose, es gibt aber Ausnahmen: Die Zellen des Herzmuskels und der Nierenrinde ziehen den Energiegewinn aus Ketonkörpern vor. Außerdem können die Nervenzellen (das Gehirn) den eigentlich bevorzugten Brennstoff Glukose bei länger dauerndem Mangel durch Ketonkörper ersetzen.

> M
> **Ketoazidose**
> Leiden die Zellen an Glukosemangel, etwa bei „Nulldiät" oder einem entgleisten Diabetes mellitus (➤ 11.6.3, ➤ 11.6.4), so können die Fettdepots im Rahmen einer hormonellen Überreaktion „überstürzt" eingeschmolzen werden. Der große Anfall von Acetyl-CoA in den Leberzellen kann vom Zitratzyklus nicht schnell genug verarbeitet werden, und es entsteht ein Überschuss an Ketonkörpern, die ins Blut abgegeben werden. Da die Ketonkörper jedoch überwiegend organische *Säuren* sind, führt dies zu einem empfindlichen Abfall des Blut-pH, zur **Ketoazidose** (➤ 11.6.4).

Lipogenese

Wie bereits mehrfach erwähnt, kann der Organismus überschüssige Energie in Form von Fett speichern. Dies gilt auch für ein Zuviel an Kohlenhydraten oder Proteinen (➤ 1.8.3). Aus Glukose etwa kann im Organismus wie folgt Fett werden: Aus einem Zwischenprodukt der Glykolyse, dem *Glyzerinaldehyd-3-Phosphat,* wird die Glyzerinkomponente der Neutralfette hergestellt. Die andere Komponente der Neutralfette, die Fettsäuren, können aus dem Acetyl-Coenzym-A synthetisiert werden.

Andere Lipide

Zu den **Lipiden** *(Fette und fettähnliche Stoffe)* gehören nicht nur die Neutralfette, sondern noch weitere Stoffe mit folgenden Eigenschaften:

- Schlechte Löslichkeit in Wasser *und*
- Gute Löslichkeit in unpolaren Lösungsmitteln wie Chloroform oder Ether (auch Äther).

Die beiden wichtigsten Vertreter dieser Gruppe sind das *Cholesterin* und die *Phospholipide.*

Cholesterin

Cholesterin (➤ Abb. 1.26) ist eine für den Organismus wichtige Substanz, die vom Körper selbst hergestellt wie auch über tierische Nahrungsmittel aufgenommen werden kann. In Pflanzen kommt es nicht vor.

Cholesterin ist ein:

- Wichtiger Bestandteil der Zellmembranen (➤ 2.4)
- Vorläufer von Steroidhormonen (➤ 11.1.3)
- Vorläufer von Gallensäuren (➤ 17.6.3).

Idealerweise sollte ein Gleichgewicht zwischen dem aufgenommenen bzw. selbst produzierten Cholesterin einerseits sowie dem ausgeschiedenen und verarbeiteten Cholesterin andererseits bestehen (zu Cholesterin und Arteriosklerose ➤ 15.1.4, ➤ 15.5, ➤ 18.6).

Phospholipide

Phospholipide sind ähnlich aufgebaut wie die Neutralfette (Triglyzeride), wobei jedoch nur zwei Fettsäuren mit dem Glyzerin verknüpft sind. Die dritte Bindungsstelle ist über eine Phosphatgruppe meist mit einem stickstoffhaltigen Alkohol verknüpft. Der bekannteste Vertreter der Phospholipide ist das *Lezithin* (➤ Abb. 1.27). Ihre größte Bedeutung haben die Phospholipide als Bestandteile von Zellmembranen (➤ Abb. 2.3). Sie sind auch im Gallensaft enthalten.

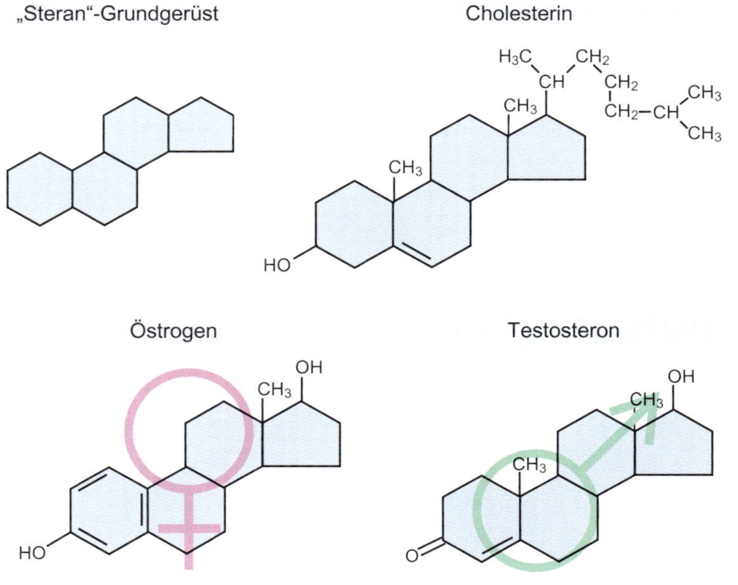

Abb. 1.26 Cholesterin und zwei seiner Abkömmlinge, die Steroidhormone Östrogen und Testosteron.

Texte zu Fetten
Cholesterin – die große Kontroverse ➤ 15.5
Verdauung und Resorption der Fette ➤ 17.7.3
Der Fettstoffwechsel der Leber ➤ 17.10.5
Fettstoffwechsel ➤ 18.6
Fakten zur Ernährung ➤ 18.15

1.8.3 Proteine (Eiweiße)

Proteine *(Eiweiße)* sind sowohl für die *Struktur* als auch für die *Funktion* des Menschen von überragender Bedeutung: Die Gestalt eines Menschen hängt wesentlich von Proteinen ab, denn sie sind die entscheidenden Bestandteile fast aller Organe. Proteine sind als Hauptbestandteile der Muskeln für die Beweglichkeit des Menschen verantwortlich. Proteine bilden die „Pforten" jeder Zellmembran und bewahren so die Individualität der Zelle, indem sie die Passage von Stoffen in die Zelle hinein und aus der Zelle heraus kontrollieren.

Enzyme

Schauen wir uns chemische Reaktionen im Reagenzglas an, so erkennen wir, dass diese durch Wärmezufuhr erheblich beschleunigt – und oft überhaupt erst möglich – werden. Nun ist der menschliche Organismus zur Erhaltung des Lebens aber auf schnelle und fein gesteuerte chemische Reaktionen angewiesen, ohne dass diese über die Wärmezufuhr gesteuert werden könnten – der Körper erträgt keine großen Temperaturschwankungen. Der Stoffwechsel *katalysiert* deshalb viele chemische Reaktionen, d. h. er beschleunigt sie um das Tausend- bis Hunderttausendfache durch den Einsatz von Hilfsstoffen. Diese lebenswichtigen Hilfsstoffe sind zumeist Proteine und heißen **Enzyme** (*Biokatalysatoren,* ➤ 1.9).

Aminosäuren als Bausteine der Proteine

Proteine sind aus verschiedenen **Aminosäuren** zusammengesetzt. Alle Aminosäuren sind prinzipiell gleich aufgebaut: Ein zentrales Kohlenstoffatom ist mit vier verschiedenen Gruppen bzw. Atomen verbunden (➤ Abb. 1.28):

- Einer COOH-Gruppe (**Carboxylgruppe)**
- Einer NH_2-Gruppe (**Aminogruppe)**

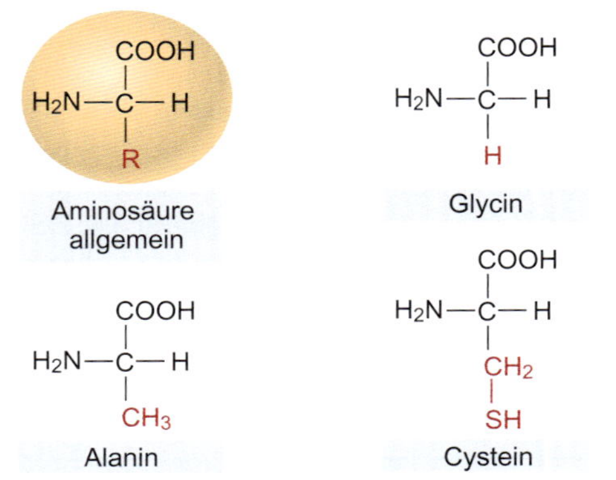

Abb. 1.28 Aufbau einer Aminosäure (links oben) und drei der 20 beim Menschen vorkommenden Aminosäuren. Sie unterscheiden sich nur im Rest (R).

- Einem Wasserstoffatom
- Einem variablen Rest (R).

Durch den Rest unterscheiden sich die 20 Aminosäuren, die in menschlichen Proteinen vorkommen, voneinander.

Von diesen 20 Aminosäuren sind acht **essenziell,** d. h. sie können – vergleichbar den essenziellen Fettsäuren – nicht vom Körper aus anderen Molekülen synthetisiert und müssen über die Nahrung aufgenommen werden. Dagegen können **nichtessenzielle Aminosäuren** vom Körper selbst hergestellt werden.

Essenzielle Aminosäuren sind Valin, Phenylalanin, Leucin, Isoleucin, Threonin, Tryptophan, Methionin und Lysin. Für Säuglinge sind zusätzlich Arginin und Histidin essenziell.

Verkettung der Aminosäuren

Werden zwei Aminosäuren durch eine Kondensationsreaktion miteinander verknüpft, entsteht ein **Dipeptid** (➤ Abb. 1.29). Dabei reagiert immer die Carboxylgruppe einer Aminosäure mit der Aminogruppe der nächsten Aminosäure. Die Bindung, die hierdurch unter Wasserabspaltung entsteht, heißt **Peptidbindung.** Jedes Peptid besitzt an einem freien Ende eine COOH-Gruppe und am anderen eine NH_2-Gruppe, an denen weitere Aminosäuren in gleicher Weise angelagert werden können.

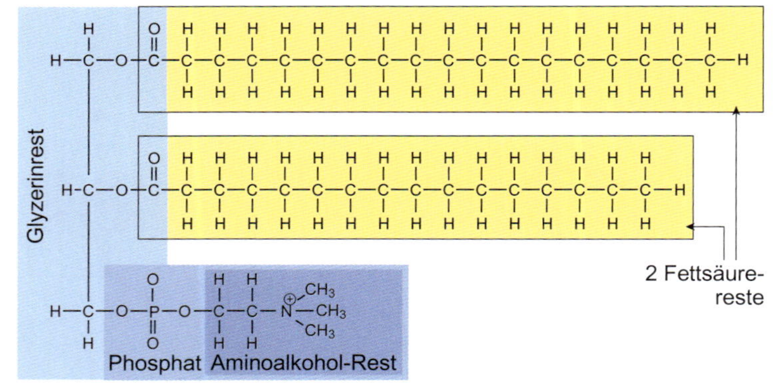

Abb. 1.27 Phospholipid. Ein im menschlichen Organismus häufig vorkommendes Phospholipid ist das hier dargestellte Lezithin.

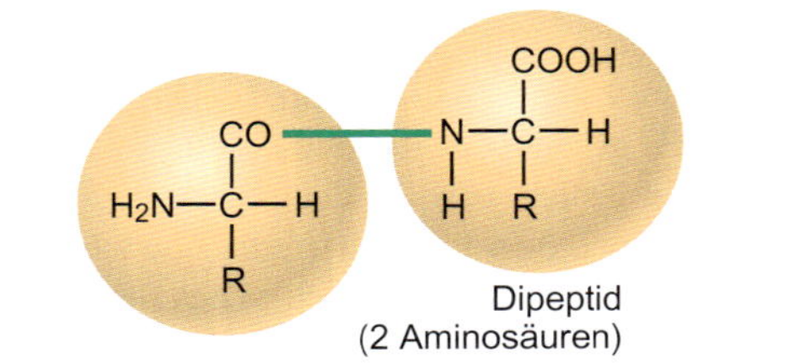

Abb. 1.29 Aufbau eines Dipeptids. Bei der Bildung von Oligo- und Polypeptiden werden in analoger Weise weitere Aminosäuren angehängt.

Eine Kette aus drei Aminosäuren heißt **Tripeptid,** eine aus 4–10 Aminosäuren **Oligopeptid.** Werden weitere Aminosäuren angelagert, so spricht man von **Polypeptiden** (*gr.* poly = viel). Polypeptide aus über 100 Aminosäuren werden definitionsgemäß **Proteine** *(Eiweiße)* genannt.

Die meisten menschlichen Proteine haben 100–500 Aminosäuren. Da einerseits 20 verschiedene Aminosäuren für den Aufbau von Proteinen verwendet werden und andererseits die Reihenfolge der Aminosäuren veränderlich ist, ergibt sich eine riesige Zahl unterschiedlicher Proteine, die so gebildet werden können. Die Aminosäurefolge einer Polypeptidkette ist die **Primärstruktur** (➤ Abb. 1.30).

Durch z. B. Wasserstoffbrücken nimmt die Aminosäurekette eine bestimmte Form an, sie windet sich beispielsweise spiralförmig oder ähnelt einem gefalteten Blatt. Diese Anordnung heißt **Sekundärstruktur.**

Für die Funktionsfähigkeit des Proteins, etwa als Enzym, ist entscheidend, dass sich die ganze (spiralige oder faltblattartige) Aminosäurekette zu einem dreidimensionalen, z. B. wollknäuelähnlichen, Gebilde faltet (**Tertiärstruktur** des Proteins). Geht diese dreidimensionale Struktur etwa durch Hitze oder chemische Substanzen verloren, kann das Eiweiß seine biologische Funktion nicht mehr erfüllen. So können im Rahmen der Desinfektion und Sterilisation (➤ 13.8.1) Bakterien und Viren unschädlich gemacht werden. Man spricht von **Eiweißdenaturierung**.

Manche Proteine setzen sich aus mehreren Polypeptidketten zusammen, z. B. das Hämoglobin der Erythrozyten (➤ 1.30, ➤ 12.2.2). Die räumliche Anordnung aller dieser Untereinheiten bildet die **Quartärstruktur.**

Überblick über den Protein- und Aminosäurenstoffwechsel

Während der Verdauung werden Proteine (Eiweiße) in ihre Bausteine, die Aminosäuren, zerlegt. Auch im Körper werden ständig Proteine abgebaut *(Proteinkatabolismus)* und Aminosäuren freigesetzt. Diese frei gewordenen Aminosäuren können je nach Bedarf des Organismus auf verschiedenen Wegen weiter umgesetzt werden:

- Zum Ersten können sie zum Aufbau körpereigener Eiweiße dienen *(Proteinanabolismus),* etwa bei Wachstums- und Reparaturvorgängen

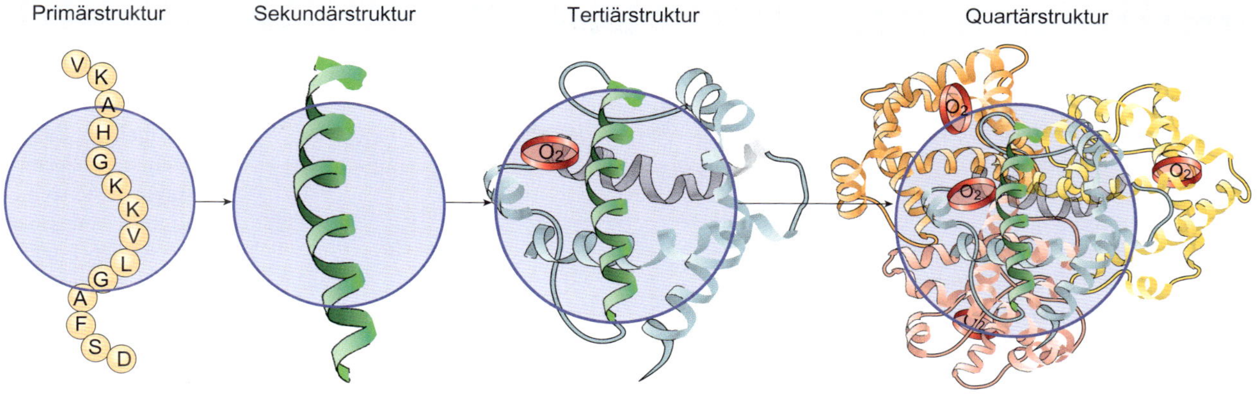

Abb. 1.30 Primär-, Sekundär-, Tertiär- und Quartärstruktur, hier am Beispiel des Hämoglobins. Die Buchstaben in der Teilabbildung links bezeichnen die verschiedenen Aminosäuren, z. B. A = Alanin, K = Lysin, V = Valin.

- Hierzu können einige Aminosäuren in andere Aminosäuren umgewandelt werden, je nachdem, welche Aminosäuren gerade knapp sind. Nur die essenziellen Aminosäuren können nicht durch Umbaureaktionen, sondern nur über die Nahrung verfügbar gemacht werden
- Aus den *glukogenen Aminosäuren* kann im Rahmen der Glukoneogenese (➤ 1.8.1) Glukose hergestellt werden. Die Abbauprodukte *ketogener Aminosäuren* hingegen können zur Bildung von Ketonkörpern (➤ 1.8.2) oder Fettsäuren (➤ 1.8.2) verwendet werden. Bei einigen Aminosäuren sind beide Stoffwechselwege möglich
- Manche Aminosäuren können zu Acetyl-CoA abgebaut und nach Einschleusen in den Zitratzyklus (➤ 1.8.1) direkt zur Energiegewinnung herangezogen werden. Dieser Stoffwechselweg ist jedoch eher die Ausnahme
- Des Weiteren werden aus einigen Aminosäuren sog. biogene Amine gebildet, etwa das Gewebshormon Histamin aus Histidin und der Neurotransmitter Serotonin aus Tryptophan.

Texte zu Proteinen (W)

Verdauung und Resorption der Eiweiße ➤ 17.7.1
Eiweißstoffwechsel der Leber ➤ 17.10.5
Eiweißstoffwechsel ➤ 18.7
Fakten zur Ernährung ➤ 18.15

1.8.4 Nukleinsäuren: Schlüssel zur Vererbung

Die verschiedenen Proteine unterscheiden sich in ihrer Länge und der Reihenfolge der Aminosäuren. Beide sind genetisch festgelegt. In den **Nukleinsäuren** sind die Informationen verschlüsselt, die zum Aufbau der einzelnen Proteine benötigt werden. Man unterscheidet zwei Formen von Nukleinsäuren: die **DNA** (**d**eoxyribo**n**ucleic **a**cid, ***D**esoxyribo**n**ukleinsäure, DNS)* und die **RNA** (**r**ibo**n**ucleic **a**cid, ***R**ibo**n**ukleinsäure, RNS)*.

Aufbau der DNA

Die DNA kann in ihrem Aufbau mit einer Strickleiter verglichen werden, deren Stränge sich in einer rechtsgängigen Schraube umeinanderwinden (➤ Abb. 1.31). Die Richtung der Stränge ist dabei gegenläufig. Jeder Strang besteht aus zwei unterschiedlichen Arten von Molekülen, nämlich:

- Zuckermolekülen **(Desoxyribose)** sowie
- Phosphatgruppen.

Jedes Zuckermolekül ist mit einer Phosphatgruppe, jede Phosphatgruppe wiederum mit einem Zuckermolekül fest verknüpft. So entstehen zwei Stränge von sich abwechselnden Zucker- und Phosphatmolekülen.

Die „Sprossen" dieser Strickleiter gehen jeweils von den Zuckermolekülen aus und werden von je zwei sich gegenüberliegenden *stickstoffhaltigen Basen* gebildet (➤ Abb. 1.31), und zwar aus:

- **Adenin (A)** und **Thymin (T)** oder
- **Guanin (G)** und **Cytosin (C).**

Die Verbindung jeder Base mit dem Zuckermolekül „ihres" Stranges ist sehr fest, diejenige zu der jeweils gegenüberliegenden Base recht locker – letztere besteht nämlich nur aus zwei oder drei Wasserstoffbrücken (➤ 1.7.1). Die Größe und die chemische Struktur der Basen schreiben vor, dass Adenin immer mit Thymin und Guanin immer mit Cytosin gepaart ist. Auf diese Weise bestimmt die Reihenfolge der Basen **(Basensequenz)** des einen Stranges immer auch die des anderen – beide Stränge sind einander komplementär, vergleichbar mit Negativ und Positiv eines Fotos.

Nukleotid und Gen

Die Verknüpfung einer dieser Basen mit einem Zuckermolekül sowie einer Phosphatgruppe heißt **Nukleotid** (➤ Abb. 1.31). Da in der DNA nur vier verschiedene Basen vorkommen, gibt es in ihr auch nur vier verschiedene Nukleotide.

Die beiden Stränge der DNA sind nun aus vielen Millionen solcher Nukleotide zusammengesetzt – oder anders ausgedrückt, die „Strickleiter hat viele Millionen Sprossen". Ein DNA-Abschnitt mit ungefähr 1.000 Sprossen bildet eine Erbeinheit, die auch als **Gen** bezeichnet wird. Die DNA des Menschen hat 20.000–22.000 (proteincodierende) Gene. Jedes Gen legt wie ein „Kochrezept" fest,

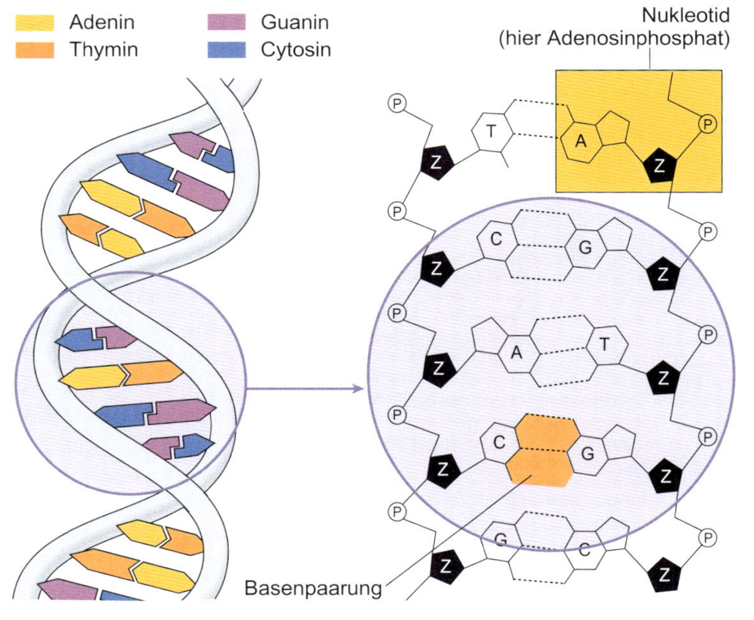

Abb. 1.31 Aufbau der DNA. Die Ansicht verdeutlicht die chemische Struktur: Zuckermoleküle (Z) und Phosphatgruppen (P) sind abwechselnd aneinandergeheftet und bilden zwei Stränge, den DNA-Doppelstrang. Von den Zuckermolekülen ausgehend, bilden Basenpaare die „Sprossen" dieses strickleiterartigen Moleküls. Base plus Zuckermolekül werden als Nukleosid bezeichnet; Base, Zuckermolekül und Phosphatgruppe bilden ein Nukleotid.

aus welchen Aminosäuren das von ihm gesteuerte Protein aufgebaut ist (➤ 2.10).

Aufbau der RNA

Die RNA (Ribonukleinsäure) ist die zweite Form von Nukleinsäuren, die sich von der DNA in mehreren Punkten unterscheidet:

- Im Gegensatz zur doppelsträngigen DNA ist die RNA nur einsträngig
- Anstatt des Zuckermoleküls Desoxyribose findet man in der RNA die **Ribose**
- Die Base Thymin ist in der RNA durch **Uracil** ersetzt.

Es gibt verschiedene Arten von RNA, die Teilaufgaben bei der Herstellung der Proteine erfüllen (Näheres ➤ 2.11).

1.8.5 Adenosintriphosphat (ATP)

Nukleotide sind nicht nur an der Erbsubstanz beteiligt, auch im Energiehaushalt stellen sie eine der Schlüsselsubstanzen dar: das **ATP** *(Adenosintriphosphat).* Eine Zelle kann nur überleben, wenn genügend ATP in der Zelle vorhanden ist. Leben ist an die Anwesenheit von Energie und damit von ATP gebunden – man findet es deshalb nicht nur in menschlichen Zellen, sondern in *allen* Organismen der Erde. Hauptaufgabe des ATP ist es, Energie zwischenzuspeichern und im Bedarfsfall wieder abzugeben. ATP besteht aus der stickstoffhaltigen Base Adenin, dem Zuckermolekül Ribose und drei Phosphatgruppen (➤ Abb. 1.32). Die Bindungen zwischen den Phosphatgruppen sind ausgesprochen energiereich: Wird die dritte Phosphatgruppe unter Verbrauch von Wasser (Hydrolyse) enzymatisch abgespalten, so wird Energie verfügbar, die wiederum von der Zelle für energieverbrauchende Vorgänge verwendet wird. Anschließend muss das entstehende *Adenosindiphosphat* **(ADP)** wieder zu ATP regeneriert werden, wozu Energie *verbraucht* wird. Diese Energie stammt aus der „Verbrennung" energiereicher Nährstoffmoleküle (vor allem Glukose) unter Verbrauch von Sauerstoff in der Zelle.

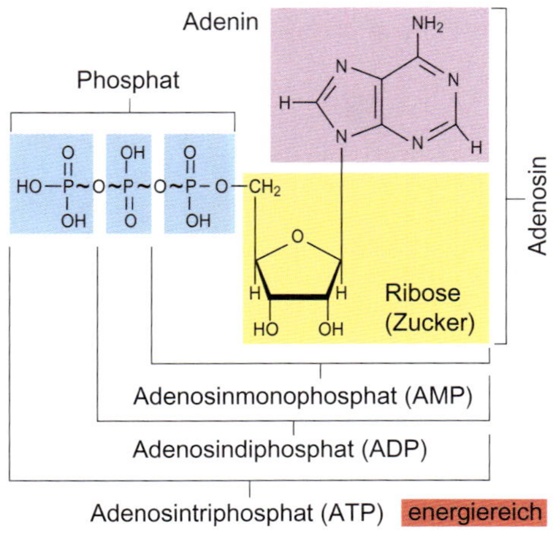

Abb. 1.32 Aufbau des ATP, bestehend aus Adenin und Ribose (zusammen als Adenosin bezeichnet) sowie drei Phosphatgruppen. ADP besitzt dagegen zwei und AMP nur eine Phosphatgruppe.

ATP = „Akku" der Zelle

ATP ist der Hauptzwischenspeicher für Energie in der Zelle, da sich ATP relativ leicht auf- und wieder abbauen lässt. ATP fungiert also gewissermaßen als „Akku" der Zelle.

1.9 Schlüsselrolle von Enzymen und Coenzymen

Das Leben jeder einzelnen Zelle des menschlichen Körpers ist untrennbar verbunden mit unzähligen chemischen Reaktionen, die ständig in ihr ablaufen.

Dabei werden bei **anabolen Reaktionen** (➤ 1.5) kleinere Moleküle zu größeren Einheiten verbunden, indem neue Bindungen geknüpft werden. Solche Reaktionen sind üblicherweise an die Zufuhr von Energie gebunden, die vom „Zellakku" ATP bereitgestellt wird. Im Gegensatz dazu werden bei **katabolen Reaktionen** bestehende Bindungen gespalten, wobei Energie frei wird, die üblicherweise zur Regeneration des verbrauchten ATP verwendet wird. Der **Wirkungsgrad** dieser Energieumwandlung in ATP ist jedoch nur ca. 50-prozentig, sodass als Nebenprodukt erheblich Wärme anfällt (➤ 5.3.6, ➤ 18.2).

Maßgeblichen Anteil besitzen anabole Reaktionen am *Baustoffwechsel,* da sie dem Aufbau neuer Strukturen dienen. Ihm steht der *Betriebsstoffwechsel* gegenüber, der vor allem über katabole Reaktionen bewerkstelligt wird.

Entscheidend für das Funktionieren des Stoffwechsels sind die organischen Kohlenstoffverbindungen, die jedoch nur sehr träge untereinander reagieren. Deshalb gibt es in jeder Zelle Instrumente, die praktisch jede chemische Reaktionskette *beschleunigen,* die **Enzyme** *(Biokatalysatoren).*

1.9.1 Enzyme und Coenzyme

Enzyme beschleunigen, wie erwähnt, chemische Reaktionen. Sie sind dabei auf bestimmte Ausgangssubstanzen und bestimmte Reaktionen spezialisiert. Die meisten Enzyme sind Proteine, es gibt aber auch RNA-Enzyme *(Ribozyme).*

Die Stoffe, die von einem Enzym umgesetzt werden, nennt man **Substrate.** Im Verlauf der Enzymreaktion wird das Substrat chemisch verändert, indem entweder neue Bindungen geknüpft oder bestehende Bindungen gespalten werden. So entstehen ein bzw. mehrere **Produkte** (➤ Abb. 1.33).

Für die Wirksamkeit des Enzyms ist sein **aktives Zentrum** verantwortlich. Dieses entsteht durch eine besondere Faltung (Tertiärstruktur, ➤ 1.8.3) der Polypeptidkette, aus der das Enzym aufgebaut ist. Hierdurch entsteht an der Oberfläche des Enzyms eine Struktur, die genau mit dem Substrat zusammenpasst. So wie ein Schlüssel nur in ein ganz bestimmtes Schloss passt, so passt auch das Substrat nur in das entsprechende aktive Zentrum „seines" Enzyms.

Die meisten Enzyme sind für ihre Funktion auf einen zusätzlichen „Helfer" angewiesen, das **Coenzym.** Coenzyme sind meist sehr kompliziert aufgebaute organische Moleküle und im Gegensatz zu den Enzymen grundsätzlich *keine* Proteine. Coenzyme leiten sich häufig von *Vitaminen* (➤ 18.8) ab.

Coenzyme sind erforderlich, weil das Enzym selbst an der chemischen Reaktion *nicht* teilnimmt, sondern lediglich die beteiligten Partner in geeigneter Weise zusammenbringt. Nur das *Coenzym* wird bei der Enzymreaktion verändert. So kann z. B. bei einer Enzymreaktion eine chemi-

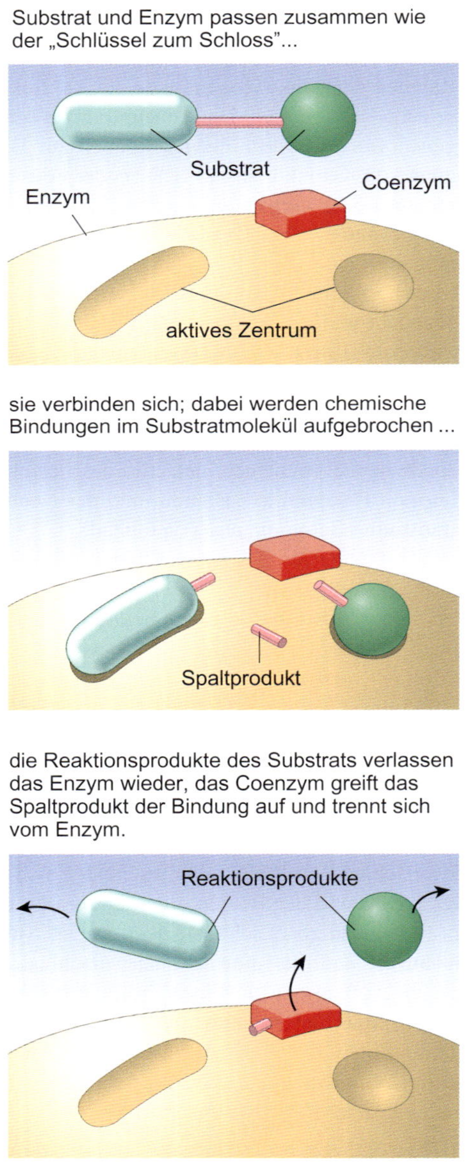

Abb. 1.33 Enzymvermittelte Spaltung eines Substrates mit beteiligtem Coenzym (Schema).

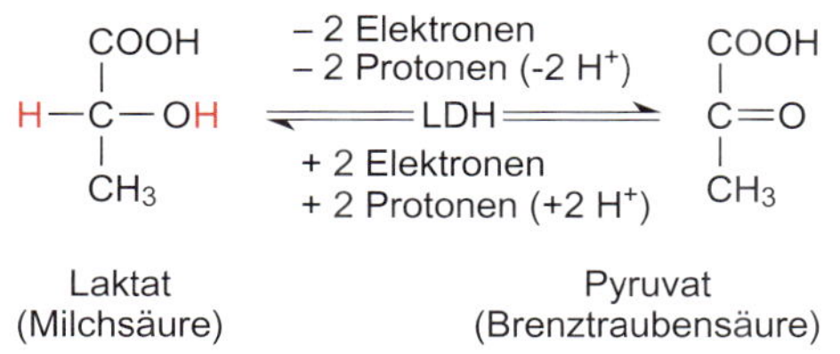

Abb. 1.34 Oxidations- bzw. Reduktionsreaktion zwischen Laktat und Pyruvat. Als Enzym ist die Laktatdehydrogenase (LDH) daran beteiligt.

sche Bindung aufgebrochen und das anfallende Spaltprodukt vom Coenzym aufgenommen werden (➤ Abb. 1.33). Spaltprodukte können Elektronen, Atome oder Molekülgruppen sein. Umgekehrt kann das Coenzym dem Enzym auch Elektronen oder Atome zur Verfügung stellen.

Die neu gebildeten Moleküle, die **Reaktionsprodukte,** entfernen sich dann von der Enzymoberfläche, und das *unveränderte* Enzym kann nun neue Substratmoleküle binden.

Die Geschwindigkeit, mit der ein einziges Enzymmolekül *Substrate* in *Reaktionsprodukte* verwandelt, ist ungeheuer groß und kann mehrere hunderttausend Substratmoleküle pro Sekunde betragen.

Einflussfaktoren bei enzymatischen Reaktionen

Viele Enzyme arbeiten nicht nur mit Coenzymen, sondern auch mit bestimmten *Ionen* wie Mg^{2+}, Fe^{2+} oder Zn^{2+} (Magnesium-, Eisen- und Zink-Ionen) zusammen. Fehlen diese Ionen, so ist die Enzymfunktion gestört.

Des Weiteren spielt die *Körpertemperatur* für die Enzymfunktion eine große Rolle: Mit steigender Körpertemperatur steigt die Substratumsatzrate eines Enzyms zunächst steil an. Bei hohen Temperaturen, z. B. Fieber über 41 °C, wird das Enzym jedoch geschädigt, und seine Tertiärstruktur bricht zusammen. Dann fällt die Umsatzrate fast auf Null ab.

Die Enzymfunktion ist ferner vom *pH-Wert* (➤ 1.7.3) abhängig. Für die meisten intrazellulären Enzyme ist ein pH-Wert von 7,2 optimal. Extrazellulär arbeitende Enzyme, z. B. die eiweißspaltenden Pepsine des Magens, besitzen jedoch oft ein stark hiervon abweichendes pH-Optimum (➤ 17.4.4).

1.9.2 Oxidation und Reduktion

Die Funktionsweise von Enzymen und Coenzymen soll exemplarisch an zwei im Stoffwechsel besonders häufigen Reaktionen erklärt werden:

- Oxidationsreaktion (kurz Oxidation) und
- Reduktionsreaktion (kurz Reduktion).

Bei einer **Oxidation** werden *Elektronen abgegeben.* Meist erfolgt dies über die Abgabe von Wasserstoffatomen (also von jeweils einem Elektron und einem Proton). Als Beispiel kann die Umwandlung von **Laktat** *(Milchsäure)* in **Pyruvat** *(Brenztraubensäure)* herangezogen werden (➤ Abb. 1.34).

Oxidation ist nur möglich, wenn die abgegebenen Elektronen von einem anderen Stoff – in einer praktisch umgekehrten Reaktion – wieder aufgenommen werden. Eine solche *Elektronenaufnahme* heißt **Reduktion.** Meist geschieht die Reduktion über die Aufnahme von Wasserstoffatomen (also von jeweils einem Elektron und einem Proton).

Im Falle der oben beschriebenen *Oxidation* von Laktat zu Pyruvat wird gleichzeitig das beteiligte Coenzym, das NAD^+, reduziert:

$$NAD^+ + 2H^+ + 2\ \text{Elektronen} \rightarrow NADH + H^+$$

NAD (***N****ikotinamid*-**A***denin*-**D***inukleotid*) ist ein kompliziert aufgebautes Coenzym. Es leitet sich von dem Vitamin Niazin (Nikotinsäure ➤ 18.8) ab und spielt im Stoffwechsel die bedeutendste Rolle als Überträger von Elektronen bzw. Wasserstoffatomen. Bei der Reduktion von NAD^+ zu **NADH + H^+** nimmt das NAD^+ netto nicht beide abgegebenen Wasserstoffatome, sondern nur ein Proton und zwei Elektronen auf.

> **Redox-Reaktionen**
> Oxidations- und Reduktionsreaktionen sind untrennbar miteinander verbunden, man spricht von **Redox-Reaktionen.** Wann immer eine Substanz oxidiert wird, muss eine andere reduziert werden.

Unter geeigneten Voraussetzungen kann die Reaktion auch entgegengesetzt verlaufen: Dann wird das Pyruvat reduziert, nimmt also Elektronen bzw. Wasserstoffatome auf, und das NADH wird oxidiert, gibt also zwei Elektronen und ein Proton ab. Immer dann, wenn eine Reaktion in beide Richtungen möglich ist, symbolisiert man dies in der Reaktionsgleichung durch einen *Doppelpfeil.* Egal, in welche Richtung die Reaktion verläuft, sie ist in jedem Fall an ein spezifisches Enzym gebunden, im obigen Beispiel (➤ Abb. 1.34) die **LDH** *(Laktatdehydrogenase).* Ohne dieses Enzym verläuft die Reaktion zu langsam und es wird kein nennenswerter Substratumsatz erzielt. Man symbolisiert die Bedeutung des Enzyms dadurch, dass man dessen Namen auf den Reaktionspfeil bzw. Doppelpfeil stellt.

1.10 Was ist der Mensch?

Der Mensch ist, was er isst, sagt ein Sprichwort. Das ist nachvollziehbar bei der Beobachtung, wie ein Säugling heranwächst, gespeist nur durch eine einzige Quelle: die Muttermilch. Dazu braucht er scheinbar nur noch die Atemluft. Erst bei näherem Hinsehen wird klar, dass auch die Liebe und Fürsorge der Eltern unabdingbar für sein Gedeihen und seine positive Entwicklung sind.

Komplexe Moleküle und Milliarden von Zellen

Rein chemisch gesehen besteht ein erwachsener Mensch von 70 kg im Wesentlichen aus ca. 42 kg Sauerstoff, 17 kg Kohlenstoff, 7 kg Wasserstoff, 1,8 kg Stickstoff, 0,9 kg Kalzium und 0,6 kg Phosphor. Entscheidend für das Lebendige sind aber die Kombinationen dieser Elemente, die chemischen Verbindungen. Im Laufe von fast vier Milliarden Jahren hat sich eine unglaubliche Anzahl zum Teil hochkomplexer Moleküle gebildet, die auf phantastische Weise miteinander in Wechselwirkung treten und dadurch das Leben ermöglichen. Eine Schlüsselrolle spielt dabei die DNA (Desoxyribonukleinsäure). Sie steuert die Lebensvorgänge. Im Kern jeder Körperzelle haben wir einen Strang davon, der abgewickelt 1,8 m lang ist. Da der Mensch aus ca. 100.000 Milliarden Zellen besteht, ist die gesamte DNA unseres Körpers länger als 1.000-mal die Entfernung zwischen Erde und Sonne!

Als bisheriger Gipfel der Evolution gilt das menschliche Gehirn. Während des Gehirnwachstums bilden sich pro Minute bis zu 250.000 neue Nervenzellen und bis zu 100 Millionen neue Synapsen. Es entstehen insgesamt 100 Milliarden Nervenzellen mit insgesamt 100.000 Milliarden Verknüpfungen. Die Zellen kommunizieren über spezielle Moleküle und mit bis zu 300 km/h schnellen elektrischen Impulsen miteinander und ermöglichen dadurch unsere körperlichen, psychischen und geistigen Leistungen.

AKTUELLES & SPEZIELLES

In 80 Jahren die Tagesleistung einer Windkraftanlage

Um die Funktionen des Körpers aufrechtzuerhalten, muss fortwährend Energie zur Verfügung stehen. Dabei sind wir recht sparsam, mit 70 Watt kommen wir in Ruhe aus, das ist weniger als ein Zehntel dessen, was ein moderner Staubsauger benötigt. Dazu müssen wir Nahrung zu uns nehmen, während eines 80-jährigen Lebens etwa 60.000 kg (60 Tonnen), und 17 Millionen Liter Sauerstoff verbrauchen. Die dabei umgesetzte Energie beträgt ca. 350 Billionen Joule (350 GJ), nicht viel angesichts der Tatsache, dass eine Windkraftanlage diese Menge an einem Tag, ein Atomkraftwerk gar in 15 Minuten produzieren kann. Dabei erneuern wir unsere Körpersubstanz ständig, mit großen Unterschieden in den einzelnen Organen, die Haut z. B. jeden Monat einmal komplett. Unser Herz schlägt in 80 Jahren etwa 3 Milliarden Mal und pumpt 250 Millionen Liter Blut, das sind 1 Million große Badewannen voll, durch ein ca. 50.000 km langes Gefäßsystem. Unsere Nieren filtrieren und reinigen in dieser Zeit 5 Millionen Liter Flüssigkeit und unser Atmungssystem bewegt 800 Millionen Liter Luft.

Nur Geist und Seele lassen sich nicht vermessen

Diese Zahlen mögen uns in Erstaunen versetzen, aber die Fakten aus Chemie, Biochemie, Molekularbiologie, Physiologie und Anatomie allein werden bei weitem nicht dem gerecht, was der Mensch ist. Das Ganze ist viel mehr als die Summe seiner Teilchen. Der Mensch besteht nicht nur aus dem Körper, er ist ein Lebewesen mit Geist und Seele. Gefühle, Bewusstsein, Intelligenz, Kreativität, Phantasie, Persönlichkeit und Individualität zeichnen ihn aus. Er verfügt über eine besondere soziale Kompetenz, wesentlich mit ermöglicht durch die Fähigkeit, mittels Sprache zu kommunizieren. Geist und Seele lassen sich aber nicht durch Zahlen ausdrücken. Ein Mensch wird zu dem, was er ist, nicht nur durch seine Gene, sondern entscheidend auch durch die Einflüsse der Umwelt. Erziehung, Lernen und seine persönlichen Erfahrungen prägen ihn. Wie könnte man die Fähigkeiten der Menschen besser charakterisieren als durch die Aufzählung von besonderen Leistungen, die sie hervorgebracht haben? Da Vincis Kunstwerke (➤Abb. 1.35), Beethovens Kompositionen und Goethes Literatur sind unsterbliche Zeugnisse menschlicher Kreativität. Menschliches Genie zeigt sich in Erfindungen, vom Rad bis zur vielfältigen Nutzung der Elektrizität – Maschinen erleichtern die Arbeit, Computer speichern und verarbeiten Informationen, Netzwerke ermöglichen die blitzschnelle weltweite Kommunikation. Menschen können die Kernkraft zur Energieerzeugung nutzen, aber auch zum Bau der Atombombe. Sie haben Aufbau und Entstehung des Weltalls erkannt und den genetischen Code entschlüsselt. Die Entdeckung des Unbewussten revolutionierte das Verständnis der Psyche und die Entwicklung der Medizin führte zur Verbesserung und Verlängerung des Lebens. Aber auch die Schaffung von Ideologien, die Dominanz und Privilegien einzelner Gruppen rechtfertigen sollen, und die gegenseitige Vernichtung durch Kriege sind Produkte des menschlichen Geistes.

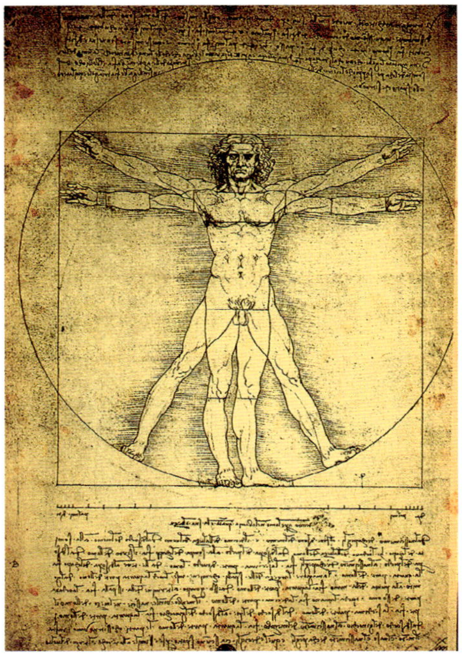

Abb. 1.35 Leonardo da Vincis Darstellung des vitruvianischen Menschen (benannt nach der Theorie des wohlgeformten Menschen des römischen Architekten Marcus Vitruvius Pollio) ist gleichzeitig ein Versuch, die idealen Körperproportionen in Zahlen zu fassen, und ein Beispiel für die nicht messbare menschliche Kreativität. [J787]

Unvermeidlich endlich

Die Funktionen und Leistungen des Menschen können nicht beliebig lange aufrechterhalten werden. Um überhaupt leistungsfähig zu sein, müssen wir etwa ein Drittel unserer Lebenszeit schlafen. Die Anfälligkeit für Fehlfunktionen und damit Krankheiten nimmt trotzdem mit der Zeit zu. Der Mensch altert, sowohl der genetische Bauplan als auch die damit erzeugten Strukturen und Funktionen des Körpers werden im Laufe der Jahrzehnte immer fehlerhafter. Der zum Leben nötige Sauerstoff ist erheblich auch für die Zerstörung desselben verantwortlich, indem beim Stoffwechsel ständig aggressiv wirkende Sauerstoffradikale entstehen. Andere Umweltfaktoren, z. B. Radioaktivität, UV-Strahlung und Umweltgifte, können ebenfalls dazu beitragen. Es ist davon auszugehen, dass auch unser Bauplan selbst ein lebensbegrenzendes Programm enthält, denn ohne Entstehung immer neuer Individuen war und ist die Evolution nicht möglich. Und weil auf unserem Planeten die für das Leben nötigen Ressourcen begrenzt sind, ist die mögliche Anzahl der Lebewesen beschränkt. Der Tod, beim Menschen nach maximal ca. 120 Lebensjahren, ist also unvermeidlich.

Möchten Sie mehr über das Wunderwerk Mensch wissen? Die Kapitel dieses Buches versuchen, das Interesse an all den oben aufgeführten Aspekten zu wecken und das Verständnis der Zusammenhänge zu vermitteln.

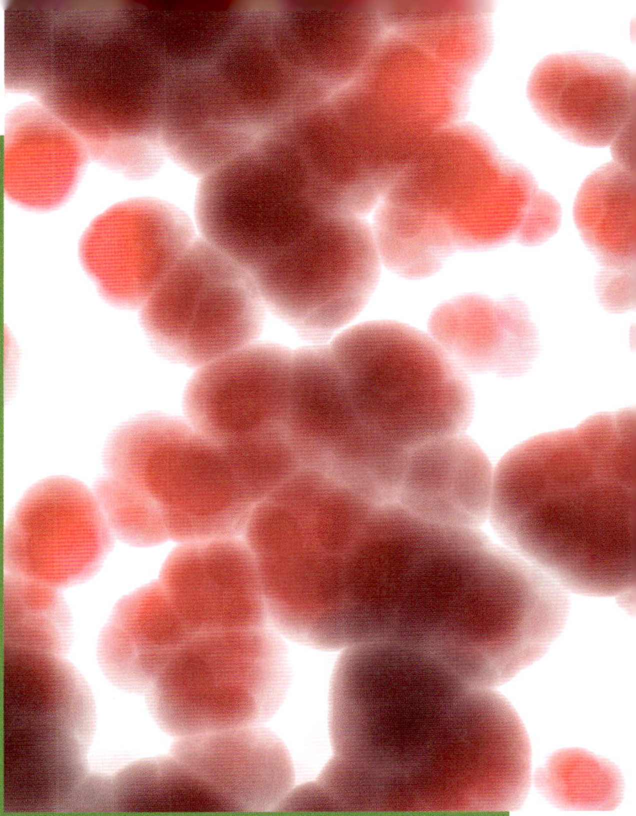

2

Von der Zelle zum Organismus, Genetik und Evolution

2.1 Was sind Lebewesen?

Vergleicht man alle **Lebewesen,** egal ob *Bakterium, Pflanze, Pilz, Tier* oder *Mensch,* so fallen grundsätzliche Gemeinsamkeiten auf, die **lebende** gegenüber **nicht lebenden Strukturen** auszeichnen:

- Aufbau aus einer oder vielen **Zellen** (➤ 2.3)
- Vorhandensein **organischer Moleküle** (➤ 1.8)
- **Stoffwechsel**
- **Reizbarkeit** und **Kommunikation**
- **Motilität** *(Bewegungsfähigkeit)*
- **Wachstum** und **Entwicklung.** Bei Mehrzellern führt die Entwicklung über einen Alterungsprozess schließlich zum **Tod**
- Selbstständige **Vermehrung**
- **Nukleinsäuren** (➤ 1.8.4) als Informationsträger. Durch **Mutation** und **Rekombination** (➤ 2.15.2) entsteht eine genetische Variabilität, die für die Vielfalt der Lebewesen verantwortlich ist.

Stoffwechsel

Stoffwechsel *(Metabolismus)* umfasst alle im Organismus ablaufenden chemischen Reaktionen. Er setzt sich zusammen aus dem **Energiestoffwechsel** und dem **Leistungsstoffwechsel.** Im Energiestoffwechsel wird die energiereiche Nahrung abgebaut (*Katabolismus,* ➤ 1.5) und die dabei frei werdende **Verbrennungsenergie** in erster Linie in Form von ATP (➤ 1.8.5) konserviert. Die Zelle nutzt das ATP für die energieverbrauchenden Leistungen des Leistungsstoffwechsels, z. B. Transport, Bewegung, Wahrnehmung, Aufrechterhaltung des inneren Milieus und Biosynthesen zum Aufbau neuer Zellsubstanz (*Anabolismus,* ➤ 1.5).

> **Zwei Arten von Verbrennung** (W)
> Unter **Verbrennung** verstehen Mediziner und Biologen keine unter Flammenbildung verlaufende Reaktion, sondern im weiteren Sinne die Energiebereitstellung aus Nahrungsbestandteilen unter Sauerstoffverbrauch *(oxidative Energiegewinnung).*

Reizbarkeit und Kommunikation

Jeder Organismus muss Änderungen innerhalb seiner selbst und in seiner Umgebung, z. B. Licht oder Dunkelheit, Kälte oder Wärme oder ein Nahrungsangebot, wahrnehmen und angemessen darauf reagieren können. Zur Aufnahme der entsprechenden Reize besitzt ein Organismus *Rezeptoren* und *Sensoren* sowie hoch spezialisierte *Sinnesorgane* (➤ Kap. 9), die hereinkommende Signale umwandeln und an die *informationsverarbeitenden* Strukturen, beim Menschen z. B. das Gehirn, weiterleiten. Für die Weiterleitung der Signale innerhalb einer Zelle, von einer Zelle zur Nachbarzelle oder von einer Körperregion zur anderen, stehen dem Menschen das *Nervensystem* (➤ Kap. 8), das *Hormonsystem* (➤ Kap. 11) und das *Immunsystem* (*Abwehrsystem* ➤ Kap. 13) als hochkomplizierte Kommunikationssysteme zur Verfügung.

Motilität

Viele Organismen können auf äußere Reize *aktiv* durch Bewegungen reagieren (z. B. mit Flucht). Hierzu bedarf es *aktiv beweglicher* **(kontraktiler)** Strukturen. Beim Menschen ermöglichen die kontraktilen Muskelfasern in Zusammenarbeit mit dem Stützapparat aus Knochen und Bindegewebe die erforderliche Beweglichkeit. **Motilität** *(Bewegungsfähigkeit)* tritt in jedem Organismus aber auch in Form der Plasmabewegung oder entlang der Zytoskelettelemente auf.

Wachstum

Die Entwicklung z. B. des Menschen ist über 20 Jahre lang mit **Wachstum** verbunden. Wachstum vollzieht sich auf mehrere Arten:

- Vorhandene Zellen werden größer
- Die Zahl der Zellen erhöht sich durch Zellteilungen
- Nichtzelluläre Strukturen (z. B. die Mineralsubstanz des Knochens) nehmen an Substanz zu.

Vermehrung

Sowohl einzelne Zellen als auch Organismen können sich vermehren. **Vermehrung** *(Reproduktion)* ist untrennbar verknüpft mit **Zellteilungen.**
Bei Einzellern sind Zellteilungen identisch mit der Vermehrung des Organismus. Bei vielzelligen Organismen sind Zellteilungen Voraussetzung für das *Wachstum,* die ständige *Regeneration* von Zellen mit nur kurzer Lebensdauer und *Heilungsvorgänge* nach Verletzungen. Auch die für die **sexuelle Reproduktion** benötigten *Geschlechtszellen* (*Keimzellen, Gameten* ➤ 20.1) werden durch spezielle Zellteilungen bereitgestellt. Bei höheren Lebewesen wie auch dem Menschen haben sich für die Vermehrung des Gesamtorganismus außerdem besondere **Fortpflanzungsorgane** *(Reproduktionsorgane)* entwickelt.

Sterben

Sterben ist bei höheren Organismen die notwendige Ergänzung zur Lebensentstehung.
Sterben ist dabei nicht auf das Lebensende des Individuums begrenzt. Schon bei der normalen Embryonalentwicklung, also in der Aufbauphase, werden „überflüssige" Zellen durch *programmierten Zelltod,* die **Apoptose,** beseitigt, z. B. die Zellen zwischen den Fingern! Es ist also biologisch äußerst wichtig, dass Zellen nicht nur entstehen, sondern auch (kontrolliert) zugrunde gehen.

2.2 Organisationsebenen des menschlichen Körpers

Zellen

Große Organismen, wie auch der Mensch, bestehen nicht etwa aus besonders großen, sondern aus ungeheuer vielen Zellen: Schätzungen für die Zahl menschlicher Zellen im Körper eines Erwachsenen belaufen sich auf 30.000–100.000 Milliarden (3×10^{13}–10^{14}) Zellen (➤ 1.10). Pro Sekunde gehen mehrere Millionen Zellen zugrunde, und ebenso viele werden neu gebildet. Alle Zellen eines Menschen gehen aus einer *einzigen* befruchteten Eizelle durch Teilungen hervor, und sie besitzen alle den gleichen genetischen Bauplan. Für die verschiedenartigen Aufgaben in einem großen Organismus spezialisieren sich die Zellen im Laufe der Entwicklung **(Differenzierung).** Aus der Differenzierung folgen die unterschiedliche Form, Gestalt und Größe der Körperzellen (➤ Abb. 2.1).

Gewebe

Zellen gleicher Differenzierung bilden üblicherweise Zellverbände, die **Gewebe** (➤ Kap. 4), die in der Regel eine gemeinsame Funktion erfüllen. Muskelzellen beispielsweise können sich verkürzen und dienen somit der Bewegung von Organteilen, Organen und des Gesamtorganismus.

Organe

Mehrere räumlich beieinanderliegende Gewebe bilden ein **Organ.** Organe haben typischerweise eine charakteristische Gestalt und sind leicht mit bloßem Auge erkennbar. Beispiele für Organe sind Herz, Leber, Lunge, Gehirn oder Magen. Organe sind aus mehreren verschiedenen Geweben zusammengesetzt, die jedoch eine gemeinsame

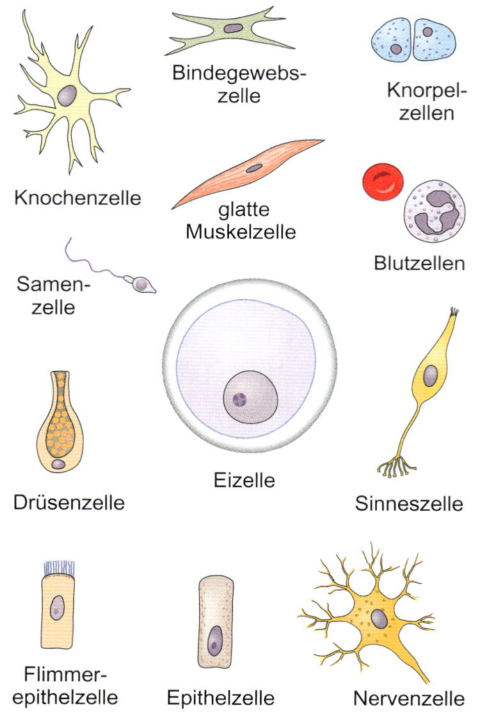

Abb. 2.1 Beispiele für die Differenzierung menschlicher Zellen. Wären die Größenrelationen korrekt wiedergegeben, müsste die Eizelle (mit einem Durchmesser von etwa 0,15 mm die größte menschliche Zelle) im Vergleich zur Samenzelle etwa so groß sein wie die gesamte Abbildung.

Funktion übernehmen (z. B. im Fall der Lunge den Gasaustausch zwischen dem Körperinneren und der Außenwelt).

Fast alle Organe bestehen dabei aus zellreichem **Funktionsgewebe** (*Parenchym),* das die Kernaufgabe des Organs erfüllt, und umgebendem, eher zellarmem *Bindegewebe* **(Stroma),** welches das Organ abstützt und für seine äußere Form (mit-) verantwortlich ist (➤ 4.1, ➤ 4.3).

Organsysteme

Die **Organsysteme** (➤ Tab. 2.1) bilden den nächsten Organisationsgrad. Ein Organsystem besteht aus eng miteinander in Beziehung stehenden Organen, die eine gemeinsame Aufgabe haben. Der *Atemtrakt* beispielsweise besteht aus den Organen Mund, Nasen-Rachen-Raum, Luftröhre, Bronchien und den beiden Lungen. Gemeinsame Hauptaufgabe ist der Gasaustausch mit der Umgebung. Die **Psyche** (*Seele* ➤ Kap. 10) wird in aller Regel als übergeordnet angesehen.

2.3 Zelle als elementare Funktionseinheit

Aufbau der Zelle

Zellen sind die kleinsten Bau- und Funktionseinheiten des Organismus. Die einzelnen ausdifferenzierten Zellen im menschlichen Körper sind mit Ausnahme der Eizelle (150 µm) nur 7–30 µm groß.

Selbst mit relativ einfachen *Lichtmikroskopen* erkannte man schon früh, dass die Zelle aus mindestens zwei Komponenten zusammengesetzt sein musste: der *Grundsubstanz* **(Zytoplasma)** und dem **Zellkern** (*Nukleus* ➤ Abb. 2.4). Mit verbesserter Mikroskopiertechnik kamen dann noch wesentlich kleinere „Zellorgane" zum Vorschein, die **Zellorganellen** (➤ Abb. 2.2). Der Feinbau dieser Organellen und der die Zelle umgebenden **Zellmembran** konnte jedoch erst mit Hilfe des *Elektronenmikroskops* näher betrachtet werden.

ORGANSYSTEM	... DAZU GEHÖREN	WICHTIGE AUFGABEN
Bewegungs- und Stützapparat (➤ Kap. 5, ➤ Kap. 6)	Knochen (Skelett) mit den sie verbindenden Bändern sowie den Sehnen und Muskeln, Knorpel	• Stütz- und Haltefunktion • (Willkürliche) Bewegungen • Ort der Blutzellenbildung, Mineralspeicher • Wärmeproduktion
Haut (➤ Kap. 7)	Haut und Hautanhangsgebilde wie Haare, Nägel, Schweiß- und Duftdrüsen	• Schutz des Körpers vor Außeneinflüssen • Mitregulation v. a. von Temperatur, Flüssigkeitshaushalt • Sinnesorgan (Temperatur, Druck, Schmerz) • Vit.-D-Synthese, Fettspeicher
Nervensystem (➤ Kap. 8, ➤ Kap. 9)	Zentrales und peripheres Nervensystem, Sinnesorgane	• Informationsaufnahme und -verarbeitung • Schnelle Regulation fast aller Körperaktivitäten, Regulationszentrum für das Innere Milieu
Hormonsystem (➤ Kap. 11)	Drüsen und verstreute Zellen/ Zellgruppen, die Hormone produzieren	• Langsame und mittelschnelle Regulation fast aller Aktivitäten des Körpers
Immunsystem (➤ Kap. 12, ➤ Kap. 13)	Lymphbahnen, -knoten, weiße Blutkörperchen, Thymus, Knochenmark, Milz	• Erkennung und Ausschaltung von körpereigenen oder -fremden schädlichen Substanzen • Immunologisches Gedächtnis • Mithilfe bei Entzündungs-/Heilungsvorgängen
Herz-Kreislauf-System (➤ Kap. 14, ➤ Kap. 15)	Herz, Blutgefäße, Blut	• Motor und Bahnen der Blutzirkulation • Sauerstoff- und Nährstofftransport zu den Zellen • Abtransport von Stoffwechselprodukten • Regulation der Körpertemperatur • Verschluss von Blutungsquellen (Gerinnungssystem) • Aufnahme der Lymphe ins Blut
Atmungssystem (➤ Kap. 16)	Atemwege (Nase, Mund, Rachen, Kehlkopf, Luftröhre, Bronchien) und Lungen	• Sauerstoffaufnahme, Kohlendioxidabgabe • Mitregulation des Säuren-Basen-Gleichgewichts
Verdauungssystem (➤ Kap. 17), Stoffwechsel (➤ Kap. 18)	Mund, Speiseröhre, Magen, Darm, Leber, Bauchspeicheldrüse	• Aufnahme von Flüssigkeit und Nahrungsmitteln • Verdauung und Resorption von Nährstoffen • Ausscheidung • Leber: „Stoffwechselzentrale", Mitregulation des Inneren Milieus
Harntrakt (➤ Kap. 19)	Nieren, Harnleiter, Harnblase, Harnröhre	• Urinproduktion und -ausscheidung • Mitregulation von Blutdruck, Flüssigkeits-, Elektrolyt-, Säuren-Basen-Haushalt
Fortpflanzungssystem (➤ Kap. 20, ➤ Kap. 21)	Äußere und innere Geschlechtsorgane	• Libido (Geschlechtstrieb) • Fortpflanzung (Erhaltung der Art) • Ernährung des Säuglings

Tab. 2.1 Die Organsysteme des Menschen. Teilweise wird als „flüssiges Organ" das Blut (➤ Kap. 12) als eigenes Organsystem gerechnet.

Zytosol

Das Zytoplasma ohne Zellorganellen wird als **Zytosol** bezeichnet. Im Zytosol spielen sich die meisten Stoffwechselprozesse als komplexes Zusammenspiel chemischer Reaktionen ab.

Das Zytosol besteht zu 70–95 % aus Wasser. Der Rest setzt sich zusammen aus Proteinen, Kohlenhydraten und Ionen sowie, oft in Form größerer Vakuolen, den Fetten. Aufgrund des hohen Eiweißgehalts ist das Zytosol äußerst zähflüssig.

2.4 Membranen der Zelle

Jede Zelle ist von einer hauchdünnen, knapp ein Hunderttausendstel Millimeter (5–8 nm) dicken Membran umschlossen, der **Zellmembran** oder *Zytoplasmamembran.* Auch in der Zelle kommen zahlreiche Membranen vor.

Trotz unterschiedlichster Funktionen liegt allen zellulären Membranen ein einheitlicher Bauplan zugrunde: die **Lipid-Doppelschicht** (➤ Abb. 2.3). *Phospholipide* und *Glykolipide* bilden ihre Hauptkomponenten (➤ 1.8.2). Jedes einzelne Lipidmolekül besitzt einen langen, Wasser abstoßenden *(hydrophoben)* Schwanz aus Kohlenwasserstoffketten sowie einen Wasser anziehenden *(hydrophilen)* Kopf aus Phosphat- oder Zuckerresten. In den Membranen stehen sich jeweils zwei Lipidmoleküle gegenüber: Die hydrophoben Schwänze zeigen zum Inneren der Membran und bilden die helle Mittelschicht. Die Wasser anziehenden Köpfe (erkennbar als dunkle Schichten) stehen mit der wässrigen Lösung innerhalb und außerhalb der Zelle in Kontakt.

Die Lipide stellen das Gerüst der Membran dar. Eingelagert sind je nach Membrantyp verschiedene *Proteine* in unterschiedlicher Menge. Proteine sind für die meisten Membranfunktionen verantwortlich: Sie dienen als spezifische Rezeptoren, als Enzyme oder Transportproteine.

Manche dieser Proteine sind nur an die Membran angelagert, andere sind teilweise eingelagert oder durchdringen sie vollständig; sie heißen **periphere, integrale** bzw. **Transmembranproteine.**

Die Lipid-Doppelschicht ist nicht starr, sondern flüssig und wird daher auch als „zweidimensionale Flüssigkeit" beschrieben. Die einzelnen Lipidmoleküle und Proteine sind innerhalb der Membran beweglich, sie bilden ein „flüssiges Mosaik".

Zusätzlich zu den Phospho- und Glykolipiden enthalten viele Membranen Cholesterin, das die Beweglichkeit der Lipidmoleküle (weiter) einschränkt.

2.4.1 Glykokalix der Zelloberfläche

Membranlipide und -proteine sind außen sehr häufig mit antennenförmigen Zuckerketten versehen. Die äußere Zelloberfläche besteht somit zu einem großen Teil aus Kohlenhydraten, die eine Hülle, die **Glykokalix,** um die Zelle bilden. Die Zuckerketten sind häufig verzweigt und in der

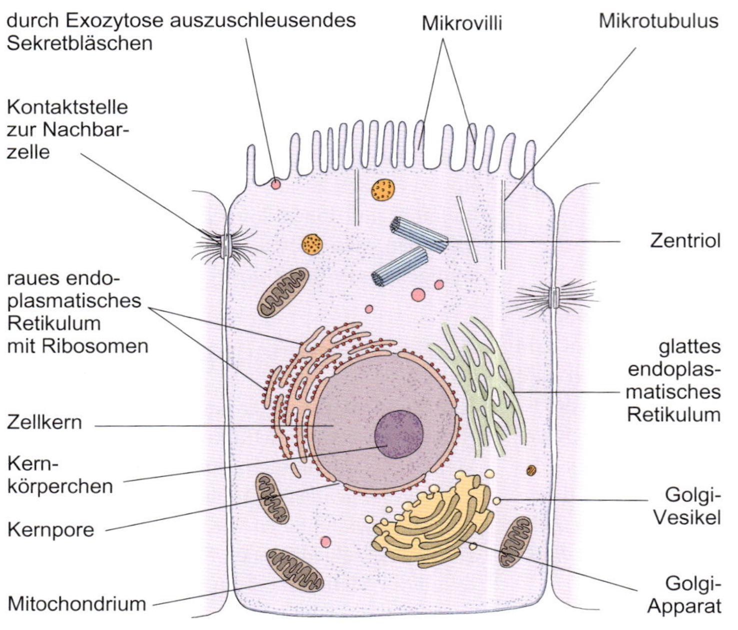

Abb. 2.2 Schnitt durch eine Zelle. Analog zum menschlichen Körper, der aus verschiedenen Organen aufgebaut ist, besteht jede einzelne Zelle aus kleinen Funktionseinheiten, den Organellen.

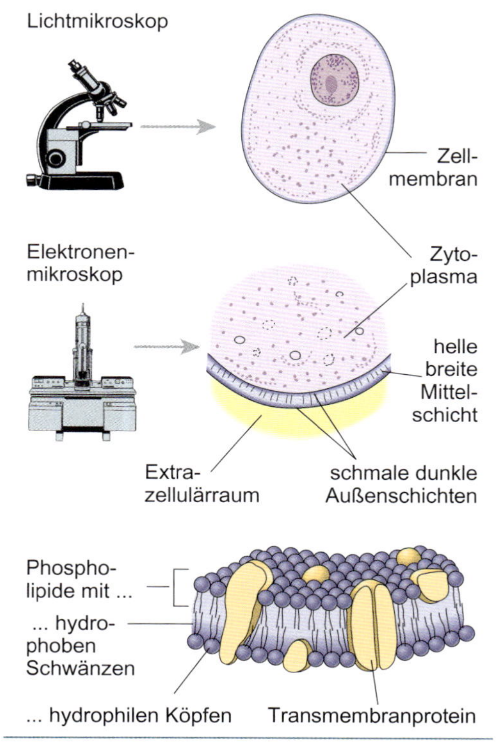

Abb. 2.3 Zellmembran. Die mit dem Lichtmikroskop (Auflösung 0,1 µm) nur als Linie zu sehende Zellmembran erscheint unter dem Elektronenmikroskop (Auflösung 0,1 nm) dreischichtig.

Anordnung ihrer Zucker außerordentlich vielfältig.

Die Glykokalix schützt die Zelle vor mechanischen und chemischen Schädigungen und hält Fremdkörper und andere Zellen auf Distanz, um unerwünschte Protein-Protein-Kontakte zu verhindern. Daneben spielt die Glykokalix aufgrund ihrer exponierten Lage an der Oberfläche aber auch eine Rolle bei vorübergehenden Kontakten zwischen Zellen, so z. B. bei der Blutgerinnung oder bei Entzündungsreaktionen.

2.4.2 Selektive Permeabilität der Membranen

Membranen regulieren den Durchtritt von Stoffen und bestimmen damit, welche Stoffe in die Zelle oder in die membranbegrenzten Räume im Zellinneren eintreten bzw. sie verlassen. Diese Eigenschaft heißt *selektive Permeabilität* oder **Semipermeabilität** der Membranen. Sie hängt von mehreren Faktoren ab:

- **Molekülgröße.** Einige sehr kleine Moleküle, z. B. Sauerstoff, überwinden die Membranen ungehindert, für andere wie Wasser und Kohlendioxid sind sie eine Barriere. Für große Moleküle (etwa die meisten Proteine) stellen sie ein unüberwindbares Hindernis dar
- **Fettlöslichkeit.** Den weitaus größten Anteil zellulärer Membranen macht die fettlösliche **(lipophile)** mittlere Schicht aus. Je besser eine Substanz in Fett löslich ist, desto leichter kann sie Membranen passieren. Dies trifft z. B. auf die Steroidhormone zu, die als Abkömmlinge des Cholesterins stark in Fett löslich sind (➤ 11.1.3)
- **Elektrische Ladung** der Substanz. Elektrisch geladene Teilchen (Ionen) können die Phospholipid-Doppelschicht kaum überwinden.

Wasser, CO_2, hydrophile und geladene Teilchen (etwa Ionen) sowie große Moleküle (z. B. Zucker, Aminosäuren) müssen dennoch durch Membranen transportiert werden. Hierfür ist die Zelle auf die **Membrantransport-Proteine** angewiesen; diese sind ausschließlich Transmembranproteine. **Carrierproteine** binden spezifisch die Substanz und transportieren sie durch die Membran, indem sie eine ganze Reihe von Konformationsänderungen (Gestaltsänderungen) durchlaufen. **Kanalproteine** bilden hydrophile Poren durch die Membran. Der Wassertransport erfolgt z. B. über Wasserkanäle *(Aquaporine),* Kanäle für den schnellen Transport von Ionen heißen auch *Ionenkanäle.* Während der Transport über alle Kanalproteine und viele Carrierproteine passiv (➤ 2.7.4) verläuft, können die Zellen mit Hilfe von speziellen Carrierproteinen Moleküle aktiv durch die Membranen pumpen (➤ 2.7.9).

Die selektive Permeabilität der Zellmembran ist die Voraussetzung, um die für viele Prozesse nötigen **Konzentrationsunterschiede** (Gradienten) zwischen dem Zellinneren und der äußeren Umgebung (Interstitium) aufrechtzuerhalten.

2.5 Zellorganellen

Die zahlreichen, gleichzeitig ablaufenden chemischen Reaktionen in der Zelle dürfen nicht miteinander in Konflikt geraten. Deshalb ist die Zelle in ein System von getrennten Räumen unterteilt, die von den **Zellorganellen** gebildet werden. Gesamtzahl wie Typen der Organellen unterscheiden sich von Zelle zu Zelle je nach ihrer Funktion.

2.5.1 Zellkern

Die meisten Körperzellen besitzen einen einzigen **Zellkern** (*Nukleus,* ➤ Abb. 2.4), der durchschnittlich 10 % des Zellvolumens einnimmt. In manchen Zellen, z. B. Skelettmuskelzellen, kommen mehrere Kerne vor; reife rote Blutkörperchen und Blutplättchen haben als Ausnahmen keinen Zellkern. Der Zellkern ist das Steuerungszentrum des Zellstoffwechsels und beherbergt die genetische Information.

Außerhalb der Zellteilung ist der Kern von zwei Membranen umgeben, die zusammen die **Kernhülle** bilden (➤ Abb. 2.5). Die äußere der beiden Membranen geht kontinuierlich in die Membranen des *endoplasmatischen Retikulums* über.

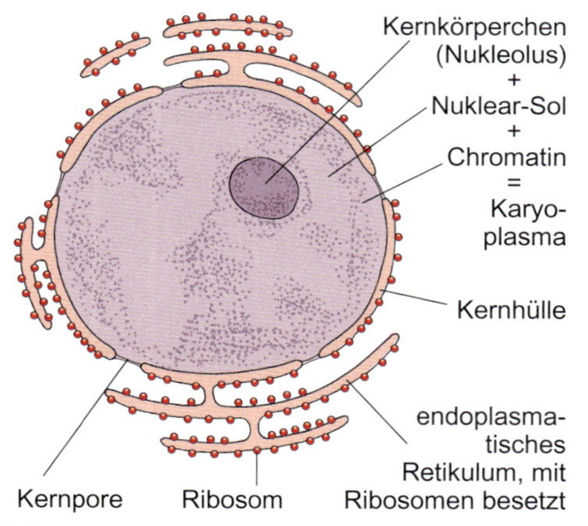

Abb. 2.4 Zellkern. Deutlich zu erkennen sind die drei Hauptbestandteile des Karyoplasmas: Nuklear-Sol, Chromatin und Kernkörperchen.

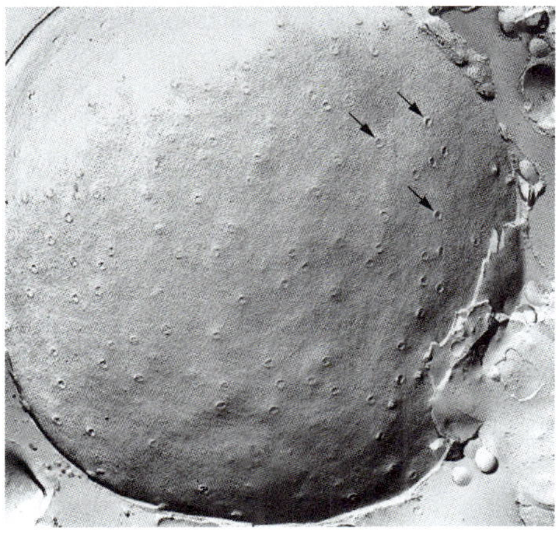

Abb. 2.5 Kernhülle mit Kernporen (→) im Rasterelektronenmikroskop. [M375]

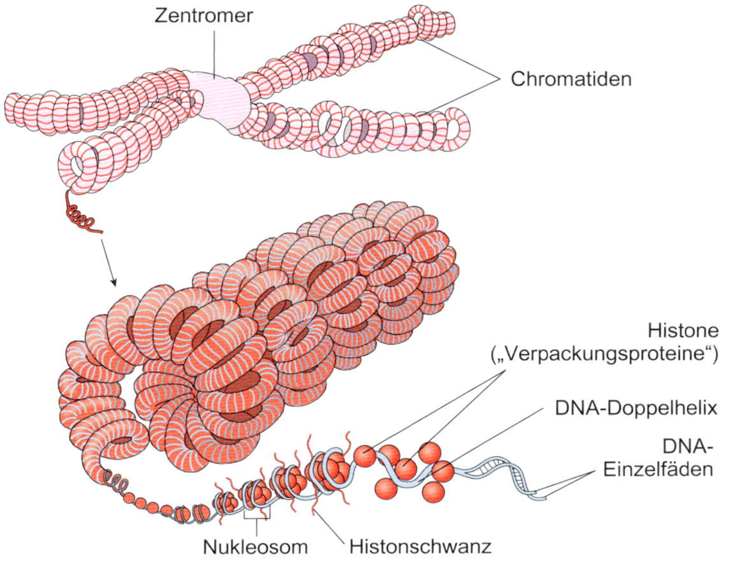

Abb. 2.6 Feinbau der Chromosomen. Die unterste Stufe der DNA-Verpackung im Zellkern ist die Aufwicklung eines DNA-Stücks in zwei vollständigen Windungen (➤ 1.8.4) um einen Histonkomplex. Histone und DNA bilden zusammen elektronenoptisch erkennbare Partikel, die Nukleosomen. Weitere Aufwindungen des DNA-Doppelstrangs führen zu Überstrukturen wie den Chromosomenschleifen und schließlich zu den im Lichtmikroskop sichtbaren Chromosomen.

Kernporen bis zu 120 nm Durchmesser erlauben den Austausch mit dem Zytoplasma. Vor der Zellteilung löst sich der Kern auf (➤ 2.12).

Der Kerninnenraum (das *Kern-* oder **Karyoplasma**) besteht aus (➤ Abb. 2.4):

- Der Erbsubstanz in Form der **DNA** (➤ 1.8.4), die beim Menschen in 46 Untereinheiten, den **Chromosomen,** verpackt ist
- Einem oder mehreren **Kernkörperchen** oder *Nukleoli.* An den Kernkörperchen wird die ribosomale RNA gebildet und mit ribosomalen Proteinen zu Ribosomen-Untereinheiten verpackt. Die letzten Schritte der Ribosomenreifung finden dann im Zytoplasma statt
- Dem löslichen Anteil des Karyoplasmas, der als **Nuklear-Sol** bezeichnet wird und aus vielen verschiedenen Proteinen besteht. Der inneren Kernmembran ist zum Karyoplasma hin die **Kernlamina** aufgelagert, ein dichtes Proteinnetzwerk, das die Kernhülle stabilisiert und bei der Organisation des Chromatins eine Rolle spielt.

Chromosomen und Chromatin

Bei der ruhenden, sich nicht teilenden Zelle liegt die DNA, assoziiert mit Proteinen, wie lose, vielfach gewundene Fäden im Zellkern. Diese Fäden sind so dünn, dass sie im Lichtmikroskop nicht sichtbar sind. Die sehr langen DNA-Moleküle würden ausgestreckt den Zellkern ca. 60.000-mal umspannen, sie werden mit Hilfe spezieller Proteine, der **Histone,** zu einer kompakteren Struktur verpackt (➤ Abb. 2.6). Die DNA zusammen mit den Histonen und **Nicht-Histon-Proteinen** bezeichnet man als **Chromatin;** es lässt sich durch Anfärben sichtbar machen. Nur während der *Kernteilung* (➤ 2.12) sind die Chromosomen im Mikroskop sichtbar, weil sich dann die 46 langen Fäden zu 46 noch kompakteren Strukturen aufwickeln (vergleichbar mit Wollfäden, die zu Wollknäueln aufgewickelt werden). Die jetzt sichtbaren *Chromosomen* sind häkchenförmige Gebilde mit einer Einschnürung, dem **Zentromer** (➤ Abb. 2.7). Das Zentromer gliedert das Chromosom in zwei meist unterschiedlich lange **Chromosomenschenkel.**

Verdoppelung der Chromosomen

Vor jeder Kernteilung werden die beiden Chromosomenschenkel verdoppelt, wodurch zwei identische Untereinheiten entstehen, die **Chromatiden** (➤ Abb. 2.7). Die beiden Chromatiden sind zunächst noch am Zentromer miteinander verbunden. Im Laufe der Kernteilung werden sie dann am Zentromer durch die Mitosespindel (➤ 2.5.7) auseinandergezogen.

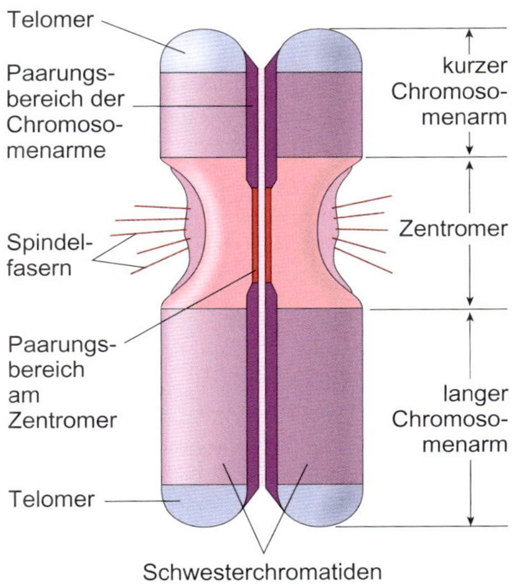

Abb. 2.7 Schema der wichtigsten strukturellen Komponenten eines Chromosoms. Hier befindet sich die Zelle schon in der Kernteilung: die Chromosomenschenkel liegen doppelt in zwei identischen Untereinheiten vor, den Chromatiden. Am Zentromers setzen an Proteinauflagerungen bei der Teilung die Spindelfasern an. Die Telomere an den Chromosomenenden spielen bei der Replikation der DNA eine Rolle, an ihnen wie auch an den Zentromeren wird keine genetische Information abgelesen.

2.5.2 Ribosomen

Ribosomen sind die Zellorganellen für die Proteinbiosynthese (➤ 2.11.3). Sie finden sich in großer Zahl in jeder Zelle und sind auch im Elektronenmikroskop nur als Körnchen sichtbar.

Ribosomen sind aus zwei verschieden großen Untereinheiten zusammengesetzt und bestehen hauptsächlich aus Proteinen und verschiedenen Arten **ribosomaler RNA** *(rRNA).* Die ribosomalen Proteine haben nur strukturgebende Funktion, die rRNA erfüllt fast alle katalytischen Aufgaben (etwa die Bildung der Peptidbindung ➤ 1.8.3). Das Ribosom ist somit ein **Ribozym** (➤ 1.9.1).

In der Regel sind zur Proteinsynthese mehrere Ribosomen perlschnurartig hintereinander auf der **messenger RNA** *(mRNA,* ➤ 2.11, ➤ Abb. 2.24) angeordnet, welche die Bauanleitung für das Protein (➤ 1.8.3) liefert. Solche Zusammenlagerungen heißen **Polysomen.**

Die dreidimensionale Struktur bakterieller Ribosomen ist mittlerweile bekannt. Für die Aufklärung der Kristallstruktur erhielten *Venkatraman Ramakrishnan, Thomas Steitz* und *Ada Yonath* 2009 den Nobelpreis für Chemie.

2.5.3 Endoplasmatisches Retikulum

Das Zytoplasma fast aller Zellen enthält ein reichverzweigtes, membranumschlossenes, bläschen- oder schlauchförmiges Hohlraumsystem, das **endoplasmatische Retikulum** *(ER* ➤ Abb. 2.8). Es nimmt etwa 10 % des gesamten Zellvolumens in Anspruch, überwiegend in Kernnähe. Ist die Membran des endoplasmatischen Retikulums mit Ribosomen besetzt, spricht man von *rauem,* ansonsten von *glattem* endoplasmatischem Retikulum.

Das **glatte endoplasmatische Retikulum** spielt eine wichtige Rolle bei der Synthese fast aller in der Zelle gebrauchten Lipide einschließlich der Membranlipide und sorgt für deren richtige Verteilung in der Zelle. Entsprechend dominiert es in

Zellen, die auf den Lipidstoffwechsel spezialisiert sind, etwa den steroidhormonproduzierenden Zellen der Nebennierenrinde.

Im **rauen endoplasmatischen Retikulum,** das in allen anderen Zellen überwiegt, werden alle Proteine synthetisiert, die aus der Zelle ausgeschleust werden sollen oder z. B. für das endoplasmatische Retikulum selbst, den Golgi-Apparat (➤ 2.5.4) oder die Zellmembran bestimmt sind.

2.5.4 Golgi-Apparat

In Kernnähe findet man typischerweise ein System aus napfförmigen Membransäckchen, die in Stapeln von 5–10 dicht aufeinanderliegen. Ein einzelner Stapel wird als **Diktyosom** bezeichnet (➤ Abb. 2.9), die Gesamtheit aller Diktyosomen einer Zelle bildet den **Golgi-Apparat.** Von Rand und Innenseite der Diktyosomen schnüren sich Bläschen ab, die **Golgi-Vesikel.**

Der Golgi-Apparat ist besonders ausgeprägt in Zellen mit sekretorischer Funktion, z. B. hormonbildenden Zellen.

Im Golgi-Apparat werden die im endoplasmatischen Retikulum hergestellten Proteine weiter verändert und die reifen Proteine in Bläschen verpackt portionsweise abgeschnürt. Dabei muss gewährleistet sein, dass die für den Golgi-Apparat selbst bestimmten Proteine verbleiben und die anderen an den richtigen Bestimmungsort (z. B. Plasmamembran, sekretorische Vesikel oder Lysosomen) „adressiert" werden.

Für die Aufklärung der zielgerichteten Transportvorgänge in der Zelle erhielten *James E. Rothman, Randy W. Schekman* und *Thomas C. Südhoff* 2013 den Nobelpreis für Physiologie oder Medizin.

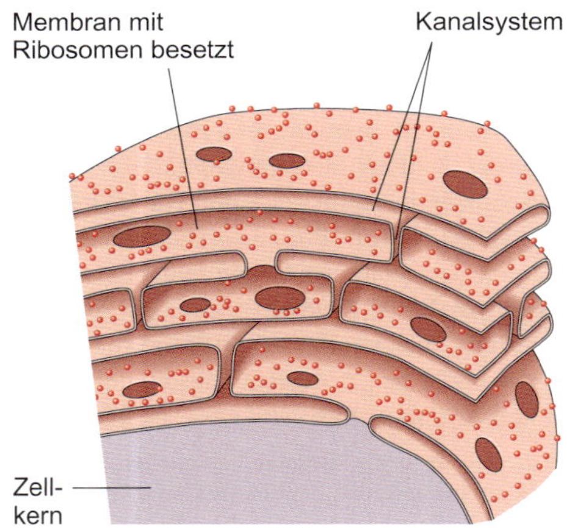

Abb. 2.8 Zellausschnitt mit rauem endoplasmatischem Retikulum. Deutlich sichtbar ist die Verbindung zwischen Kernhülle und endoplasmatischem Retikulum.

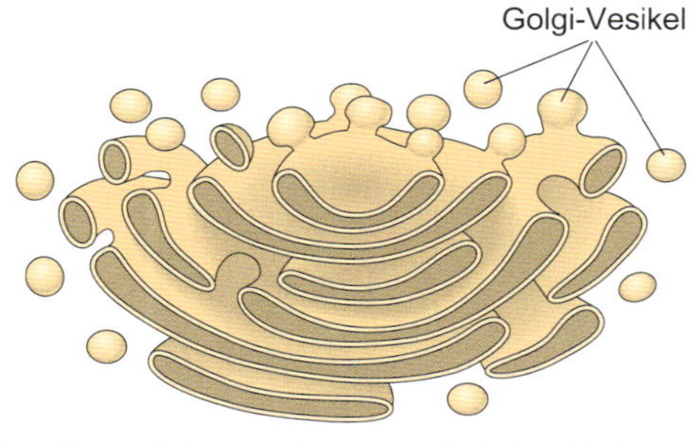

Abb. 2.9 Diktyosom des Golgi-Apparats (➤ 2.5.4). Die vom Rand abgeschnürten Bläschen werden Golgi-Vesikel genannt.

2.5.5 Lysosomen und Peroxysomen

Primäre Lysosomen sind winzige, von einer Membran umschlossene Bläschen, die vom Golgi-Apparat gebildet werden.

Ihre Hauptaufgabe ist es, aufgenommene Fremdstoffe, aber auch nicht mehr funktionsfähige *zelleigene* Organellen mittels der in ihnen gespeicherten Enzyme zu verdauen. Dabei verschmelzen sie mit den Endozytosevesikeln zu **sekundären Lysosomen.**

Äußerlich kaum von den Lysosomen zu unterscheiden sind die maximal 0,5 µm großen, ebenfalls membranumgebenen **Peroxysomen.** Sie besitzen andere Enzyme als die Lysosomen und entgiften im Zellstoffwechsel entstehende Metaboliten.

2.5.6 Mitochondrien

Mitochondrien (➤ Abb. 2.10, ➤ Abb. 2.11) sind in fast allen Zellen vorhanden. Sie besitzen eigene DNA (**mitochondriale DNA,** kurz *mtDNA*) und betreiben ihre eigene Proteinbiosynthese. Der größte Teil der energiereichen Verbindungen, welche die Zelle für ihre Arbeitsleistungen benötigt, wird über die Atmungskette in den Mitochondrien bereitgestellt. Die Mitochondrien werden deshalb auch als *Kraftwerke der Zelle* bezeichnet.

Die Zahl der Mitochondrien spiegelt den Energiebedarf einer Zelle wider. Herzmuskelzellen etwa weisen eine hohe Mitochondriendichte auf, wohingegen wenig stoffwechselaktive Zellen, z. B. Knorpelzellen, mit nur wenigen Mitochondrien auskommen.

Mitochondrien sind von einer *inneren* und einer *äußeren Membran* umgeben (➤ Abb. 2.10). Die Komponenten der Atmungskette sind in der inneren Mitochondrienmembran lokalisiert, weshalb sie zur Oberflächenvergrößerung zahlreiche Auffaltungen bildet, die *Cristae.* Im inneren Reaktionsraum der Mitochondrien, dem *Matrixraum,* findet der im Zytosol begonnene weitere Abbau der Nährstoffe statt: die Umwandlung von Pyruvat zu Acetyl-CoA, der Zitratzyklus und die β-Oxidation der Fettsäuren. Die Elektronen der dabei anfallenden reduzierten Coenzyme (NADH, $FADH_2$ ➤ 1.8.1) werden über die Atmungskette unter Bildung von Wasser auf Sauerstoff übertragen. Dieser Elektronentransport ist mit einem Protonentransport durch die innere Mitochondrienmembran gekoppelt, wodurch ein elektrochemischer Gradient (Konzentrationsgefälle ➤ 2.7.9) über der inneren Mitochondrienmembran aufgebaut wird, der für die Synthese des „Akkus" ATP verwendet (➤ 1.8.5) wird.

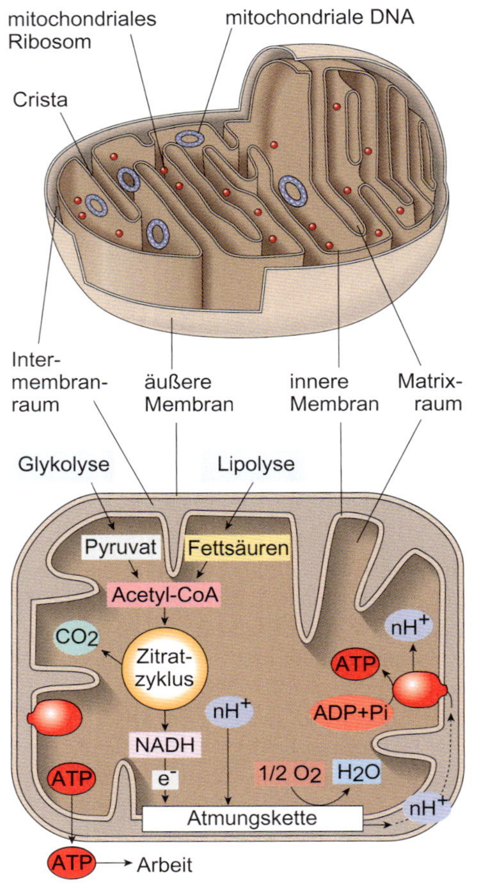

Abb. 2.10 Mitochondrium (aufgeschnitten). Durch die Doppelmembran und die Auffaltungen im Inneren bilden sich separate „Reaktionsräume", die das Nebeneinander verschiedener Reaktionsschritte erlauben. In den roten Ovalen auf der zum Matrixraum gerichteten Seite der inneren Membran erfolgt die eigentliche ATP-Synthese.

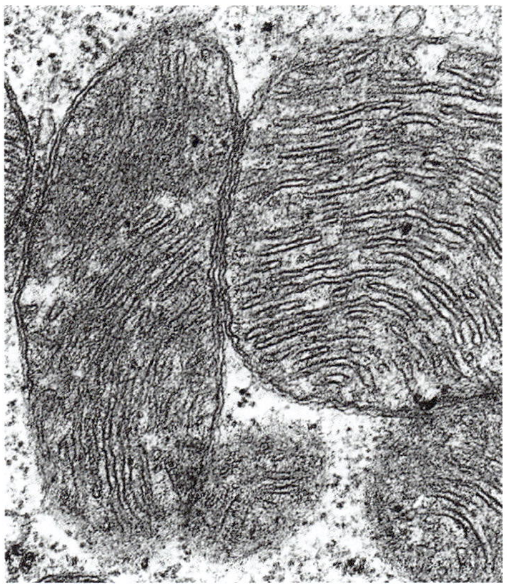

Abb. 2.11 Mitochondrien im elektronenmikroskopischen Bild. Gut zu erkennen sind die äußere und innere Membran sowie die durch Auffaltungen der inneren Membran gebildeten Cristae. [M375]

2.5.7 Zytoskelett und Zentriolen

Das Zytoplasma besitzt stabilisierende Strukturen, die in ihrer Gesamtheit als **Zytoskelett** *(Zellskelett)* bezeichnet werden.

Mikrofilamente sind lange fadenförmige Gebilde aus dem Protein *Aktin,* die sich meist zu Bündeln zusammenlagern. Solche Filamentbündel nennt man **Fibrillen.** Sie kommen in verschiedenen Zellarten in unterschiedlicher Ausprägung vor. Für die unterschiedlichen Bewegungsformen der Mikrofilamente ist das Motorprotein *Myosin* verantwortlich. Bei der Phagozytose ermöglichen Mikrofilamente die Ausbildung der Pseudopodien; *Myofibrillen* befähigen Muskelzellen zur Kontraktion (➤ Abb. 5.16, ➤ Abb. 5.17).

Mikrotubuli (➤ Abb. 2.12) sind verschieden lange, über das Zytoplasma verstreute, röhrenförmige Gebilde aus dem Protein *Tubulin.* Manche Mikrotubuli sind *stationär.* Sie bilden in der Zelle ein dauerndes Gerüst, das wesentlich zum Erhalt der Zellform beiträgt, und sind wichtige Bestandteile anderer Zellorganellen wie der Zentriolen und Zilien. Andere Mikrotubuli werden nur während der Zellteilung aufgebaut. Diese *Mitosespindeln* trennen die beiden Chromatiden voneinander.

Einige Arzneimittel blockieren den Aufbau der Mikrotubuli und dadurch die Zellteilung. Hierzu zählt z. B. das *Zytostatikum* Vincristin (➤ 3.7.6), das die Vermehrung bösartiger Tumorzellen stoppen soll.

Zentriolen sind winzige L-förmige Gebilde, die als *Zentriolenpaar* (**Zentrosom,** *Zentralkörperchen*) typischerweise in Kernnähe gelegen sind. Jedes Zentriol ist aus neun parallel angeordneten Mikrotubuli aufgebaut. Zentriolen spielen eine wichtige Rolle während der Zellteilung (➤ Abb. 2.27, ➤ Abb. 2.28), da sie die Mikrotubuli des Spindelapparates ausbilden.

Intermediäre Filamente bestehen aus parallel angeordneten Faserproteinen. Beim Menschen sind über 60 verschiedene Proteine bekannt, die an ihrem Aufbau beteiligt sind. Intermediäre Filamente dienen der Stabilität und sind am Bau von Haftstrukturen zwischen verschiedenen Zellen oder z. B. Epithelzellen und Basalmembran (➤ 4.2) beteiligt.

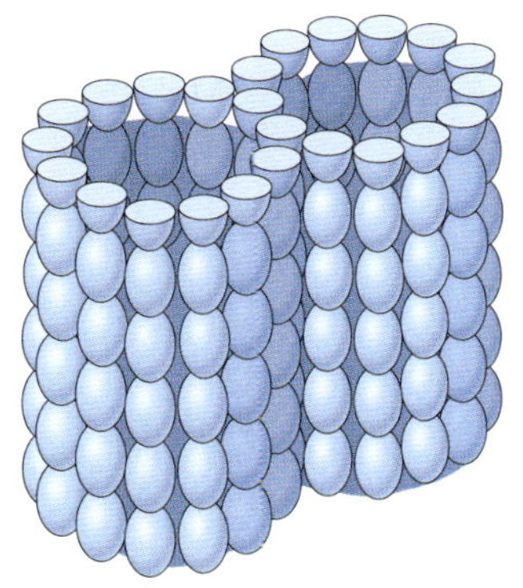

Abb. 2.12 Zwei Mikrotubuli. Die Wand eines einzigen Mikrotubulus ist aus 13 längsgerichteten Filamenten zusammengesetzt.

2.5.8 Zelleinschlüsse

Zelleinschlüsse sind Ansammlungen von Substanzen, die in der Regel von der Zelle selbst produziert werden und teilweise an ihrer Form (meist Körnchenform) oder einer typischen Farbe als Einschlüsse im Karyo- oder Zytoplasma zu erkennen sind.

Zu den Zelleinschlüssen gehört z. B. das Hautpigment *Melanin* (➤ 7.2.1, ➤ 7.2.3). *Glykogentröpfchen,* die Speicherform der Glukose (➤ 1.8.1), finden sich hauptsächlich in Leber- und Skelettmuskelzellen. Auch *Fetttröpfchen* bilden Zelleinschlüsse, vor allem in den Zellen des Fettgewebes, aber auch in Leberzellen.

2.6 „Wasserbasis" des Organismus

Erstaunlicherweise besteht der Mensch überwiegend aus Wasser: Beim Neugeborenen entfallen etwa 75 % des Körpergewichts auf den Wasseranteil, bei Erwachsenen etwa 60 %. Bei Frauen ist der Wassergehalt im Vergleich zu Männern geringer, weil das relativ wasserarme Fettgewebe bei Frauen stärker ausgebildet ist (➤ 19.7).

Bezogen auf einen erwachsenen Menschen mit etwa 70 kg Körpergewicht, befindet sich mit etwa 30 l der größte Teil dieses Körperwassers als Hauptbestandteil des Zytosols *in* den Zellen. Es wird deshalb als **intrazelluläre Flüssigkeit** bezeichnet (➤ Abb. 2.13, ➤ 19.7).

Ihr gegenüber steht die **extrazelluläre Flüssigkeit,** die in drei Kompartimente unterteilt ist:

- Der *Plasma-* oder **Intravasalraum** wird von den Blutgefäßen gebildet. Hier befinden sich etwa 2,7 l Blutplasma. Den Rest (etwa 2,2 l) machen die Blutzellen aus
- Der **interstitielle Flüssigkeitsraum** besteht aus etwa 10 l Flüssigkeit, die alle Körperzellen wie ein dreidimensionales Kanalnetz umgibt. Jeder Stoff, der zur Zelle gelangen soll oder von der Zelle abgegeben wird, kann dies nur über die interstitielle Flüssigkeit. Die interstitielle Flüssigkeit steht also einerseits eng mit den Zellen in Verbindung, andererseits besteht ein reger Austausch mit dem Blutplasma in den Blutgefäßen. Zur interstitiellen Flüssigkeit zählt auch die aus dem Interstitium in die Lymphkapillaren abgepresste **Lymphe** (➤ 12.6.1)
- Die **transzellulären Flüssigkeiten** befinden sich in eingeschlossenen Flüssigkeitsräumen. Dazu gehören Magen-Darm-Trakt, Harnblase, Liquor cerebrospinalis, Gelenkflüssigkeiten und andere. Ihr Anteil beträgt etwa 2 l.

2–3 l Wasser nimmt der Mensch täglich zu sich, bei Hitze oder starker körperlicher Anstrengung wesentlich mehr. Während der Mensch einige Monate ohne feste Nahrung überleben kann, stirbt er bei Wasserentzug bereits nach wenigen Tagen (➤ 19.7). Säuglinge und Kleinkinder benötigen vergleichsweise mehr Wasser als Erwachsene, weil sie das

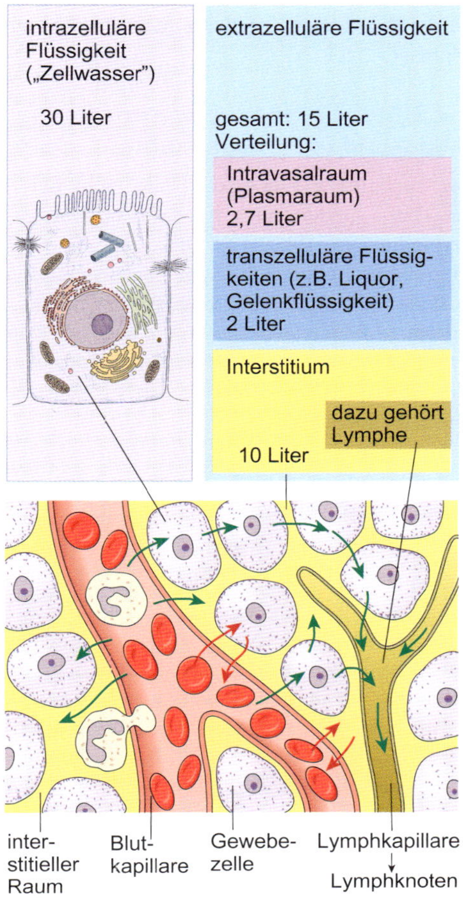

Abb. 2.13 Flüssigkeitsräume des Menschen und Stoffaustausch im Kapillargebiet. Zwischen Kapillaren und interstitiellem Raum sowie interstitiellem Raum und Gewebszellen findet ein ständiger gegenseitiger Stoffaustausch statt. Hingegen ist die Flüssigkeitsbewegung im Bereich der Lymphgefäße nur vom interstitiellen Raum zu den Lymphkapillaren hin gerichtet.

Wasser durch das ungünstigere *Oberflächen-Volumen-Verhältnis* über Haut und Lungen schneller wieder abgeben.

2.7 Stofftransport

Jede Funktion der Zelle erfordert einen Transport bzw. Austausch von Stoffen innerhalb des Organismus: So müssen z. B. ständig Sauerstoff und Nährstoffe an jede einzelne Zelle herangeführt werden; andererseits müssen Stoffwechselprodukte der Zelle, etwa das stetig anfallende Kohlendioxid (CO_2), abtransportiert werden.

2.7.1 Stoffaustausch zwischen Kapillaren und Interstitium

Die kleinsten Blutgefäße, die *Kapillaren,* bilden die Grenze zwischen Blut und interstitiellem Raum. An dieser riesigen Fläche findet ein reger Flüssigkeitsaustausch statt: Durch die Kapillarwände werden Wasser und kleine Moleküle aus dem Blut ins Gewebe abgepresst. Zellen und Proteine bleiben in der Regel im Plasma zurück, weil sie die Wände der Kapillaren nicht durchdringen können (➤ 15.1.7).

2.7.2 Stoffaustausch zwischen Interstitium und Lymphkapillaren

Die interstitielle Flüssigkeit steht nicht nur mit den Blut-, sondern auch mit *Lymphkapillaren* in Verbindung (➤ Abb. 2.13). Diese vereinigen sich zu größeren Lymphgefäßen und erreichen als erste Station kleine Lymphknoten, die fast überall im Körper zu finden sind. Stoffe, die aus dem Kapillargebiet in die Lymphe *drainiert* werden, kommen dort mit dem körpereigenen Immunsystem (➤ 13.1) in Kontakt.

2.7.3 Stoffaustausch zwischen Interstitium und Zelle

Wie erwähnt, stellen Zellmembranen für viele Substanzen ein Hindernis dar; sie sind *begrenzt* durchlässig. Bei den durch diese *semipermeablen* (halbdurchlässigen) Membranen stattfindenden Vorgängen unterscheidet man grundsätzlich:

- **Passive Transportprozesse,** bei denen der Transport durch die Membran *ohne Verbrauch von Energie* erfolgt. Dazu gehören **Diffusion, erleichterte Diffusion, Osmose** und **Filtration**
- **Aktive Transportprozesse,** die nur unter *Zufuhr von Energie* stattfinden können.

2.7.4 Passive Transportprozesse – Diffusion

In Flüssigkeiten sind alle Teilchen aufgrund ihrer *kinetischen Energie* in ständiger Bewegung – diese bezeichnet man auch als **Brown-Molekularbewegung.** Als Folge durchmischt sich ein Flüssigkeitsraum mit anfangs unterschiedlicher Teilchenverteilung zunehmend: Die gelösten Teilchen wandern immer in größerer Zahl vom Ort höherer Konzentration zum Ort niedriger Konzentration als umgekehrt. Als Effekt findet also ein gerichteter Teilchentransport entlang des *Konzentrationsgefälles* statt. Diesen Transportvorgang bezeichnet man als **Diffusion** (➤ Abb. 2.14).

Gibt man beispielsweise einen Tropfen Tinte in ein wassergefülltes Glas, so verteilt sich die Tinte so lange, bis die Konzentration der Tinte im ganzen Gefäß gleich und damit die Flüssigkeit einheitlich blau ist.

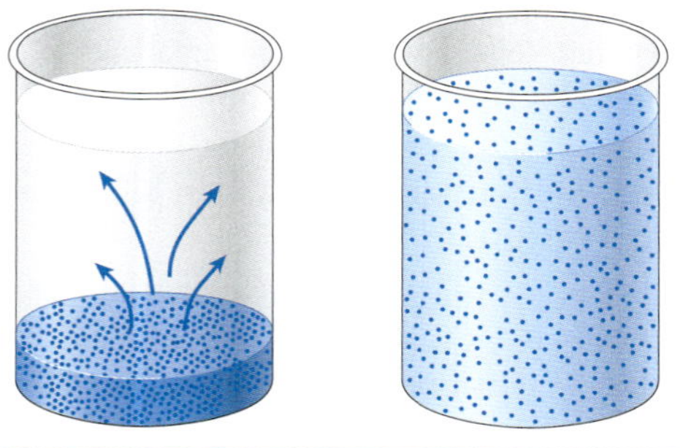

Abb. 2.14 Diffusion von Tintenteilchen in einem Wasserglas.

Die Geschwindigkeit des Konzentrationsausgleichs (Diffusionsvorgang) hängt unter anderem von der Art des Lösungsmittels, der Teilchenform und der Temperatur ab. Die *Diffusionsgeschwindigkeit* ist zwar, verglichen mit anderen Transportvorgängen, sehr niedrig, trotzdem spielt die Diffusion bei kürzesten Distanzen, etwa zwischen Kapillarwand und Gewebe, eine entscheidende Rolle.

Diffusion von Sauerstoff und Kohlendioxid

So diffundiert z. B. der Sauerstoff (O_2) aus den Kapillaren entlang seines Konzentrationsgefälles über das Interstitium in die Zellen, wo er verbraucht wird. Durch den ständigen Verbrauch des Sauerstoffs in der Zelle erfolgt kein Konzentrationsausgleich, das Konzentrationsgefälle als treibende Kraft für die Diffusion bleibt erhalten.

Das genau entgegengesetzte Konzentrationsgefälle besteht für das in der Zelle ständig anfallende Kohlendioxid (CO_2): Es diffundiert durch die Zellmembran ins Interstitium und von dort ins Blut, aus dem es durch Abatmung in der Lunge ständig entfernt wird.

Für Sauerstoff stellt die Zellmembran praktisch kein Diffusionshindernis dar, für Kohlendioxid gibt es Kanalproteine.

Erleichterte Diffusion

Auch große, schlecht fettlösliche oder geladene Moleküle können die Zellmembran durch Diffusion überwinden, wenn entsprechende Kanal- bzw. Carrierproteine (➤ 2.4.2) vorhanden sind. Die Diffusion, die an die Anwesenheit eines geeigneten Transportproteins gebunden ist, heißt **erleichterte Diffusion.** Auf diese Weise gelangen die meisten Zucker, z. B. *Glukose,* in die Zelle: Das Carrierprotein verbindet sich mit der Glukose und schleust diese, indem es seine Struktur verändert, entlang des Konzentrationsgradienten und ohne Energieverbrauch durch die Membran.

Beim Transport geladener Teilchen kommt es außerdem zu einer Ladungsverschiebung und damit zusätzlich zu einer elektrischen Potenzialdifferenz. Die Diffusion der geladenen Teilchen entlang des Konzentrationsgradienten erfolgt so lange, bis die durch die elektrische Potenzialdifferenz entstehende Kraft die aus der Konzentrationsdifferenz resultierende, entgegengesetzt gerichtete Diffusionskraft ausgleicht; über der Membran stellt sich ein Gleichgewicht ein (➤ 8.1.2).

Erleichterte Diffusion beinhaltet auch den „Huckepack"-Transport von kleinen Molekülen, die an große Moleküle gebunden diffundieren, z. B. Sauerstoff gebunden an Myoglobin innerhalb von Muskelzellen. Sie erfolgt zusätzlich zur Diffusion von freiem Sauerstoff.

2.7.5 Passive Transportprozesse – Osmose

Unter **Osmose** versteht man einen *Lösungsmitteltransport* (im menschlichen Organismus immer Wasser) durch eine *semipermeable* Membran, die zwei Lösungen unterschiedlicher Teilchenkonzentration voneinander trennt. Sie findet statt, wenn eine selektiv permeable Membran zwar Lösungsmittelmoleküle ungehindert hindurchtreten lässt, nicht aber die größeren, gelösten Teilchen.

Sonderform der Diffusion

Man kann den osmotisch bedingten Lösungsmitteltransport auch als Diffusion auffassen, nur dass die Diffusionsbewegung nicht die gelösten Teilchen, sondern das Lösungsmittel betrifft. Dieser Lösungsmitteltransport erfolgt entlang des Konzentrationsgefälles vom Ort höherer zum Ort niedrigerer *Lösungsmittel*konzentration.

Gibt man z. B. eine großmolekulare Substanz in ein durch eine semipermeable Membran unterteiltes Gefäß (➤ Abb. 2.15), so diffundiert das *Lösungsmittel* nun vom Gefäßteil seiner höheren in den seiner niedrigeren Konzentration. Dadurch steigt der Wasserspiegel und damit der Druck der Wassersäule *(hydrostatischer Druck),* welcher der Diffusion entgegenwirkt.

Osmotischer Druck

Schließlich ist ein Gleichgewicht erreicht: Der Druck, mit dem das Lösungsmittel ins linke Becken im Schema unten (➤ Abb. 2.15) einströmt, ist gleich groß wie der durch den Flüssigkeitseinstrom im linken Becken erzeugte hydrostatische Druck, der die Lösungsmittelmoleküle ins rechte Becken zurückdrängt. Es wandern *gleich viele* Lösungsmittelmoleküle von links nach rechts und

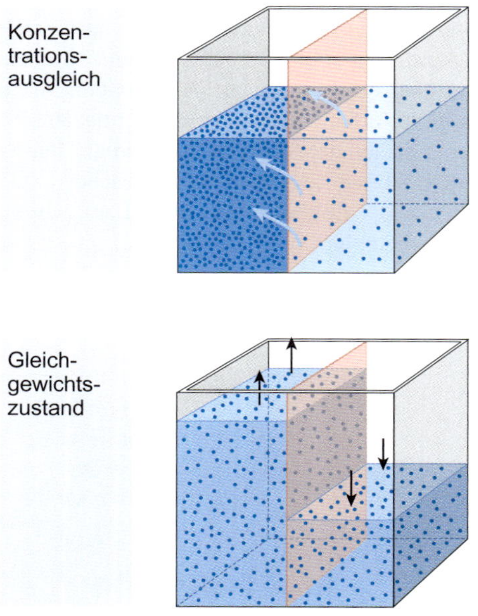

Abb. 2.15 Entstehung des osmotischen Drucks zwischen zwei durch eine semipermeable Membran getrennte Lösungen. Nur das Lösungsmittel kann die Membran passieren, nicht aber die (größeren) Teilchen. Der im unteren Gefäß links entstandene hydrostatische Druck entspricht dem osmotischen Druck.

von rechts nach links. Ein- und ausströmende Flüssigkeit halten sich die Waage – es ist ein Gleichgewicht *(Steady-State)* erreicht.
Der hydrostatische Druck der Flüssigkeitssäule, die im linken Gefäß bei Erreichen des Gleichgewichtszustands aufgrund des eingeströmten Lösungsmittels entstanden ist, entspricht dem **osmotischen Druck.** Seine Größe hängt ab von der Konzentration der Teilchen, welche die semipermeable Membran nicht passieren können: Eine hohe Teilchenkonzentration bedeutet einen starken Lösungsmitteleinstrom und damit einen hohen osmotischen Druck (und umgekehrt).

2.7.6 Osmolarität

Aufgrund der Abhängigkeit des osmotischen Drucks von der *Konzentration osmotisch wirksamer Teilchen* wurde vergleichbar der Konzentrationsangabe in mol/l (*Molarität* ➤ 1.7.2, ➤ Abb. 1.14) die **Osmolarität** eingeführt. Angegeben wird diese *osmotische* Wirkkonzentration in **osmol/l.**
Bei Vielkomponentenlösungen wie dem Blutplasma ist die Osmolarität (bzw. der dadurch erzeugte osmotische Druck) von der *Gesamtkonzentration* aller osmotisch wirksamen Teilchen abhängig. Beim Blutplasma beträgt sie etwa 0,3 osmol/l. Lösungen (z. B. Infusionen), die dieselbe Osmolarität wie das Blutplasma aufweisen, heißen **isotone Lösungen.** Die wohl bekannteste isotone Lösung ist die sog. **physiologische Kochsalzlösung.** Ihre Konzentration von 9 g NaCl pro Liter Lösungsmittel entspricht einer osmotischen Wirkkonzentration (Na^+- und Cl^--Ionen) von etwa 0,3 osmol/l.

Störungen der Plasmaosmolarität

Die **Plasmaosmolarität** muss konstant gehalten werden, da es sonst zu gefährlichen Flüssigkeitsverschiebungen zwischen den Flüssigkeitsräumen kommen kann.
Beispielsweise befinden sich die roten Blutkörperchen normalerweise im normotonen Milieu des Blutplasmas und zeigen dann die typische eingedellte Scheibenform. Erhöht sich die Konzentration osmotisch wirksamer Teilchen im Plasma (hypertone Lösung), so strömt aus osmotischen Gründen Wasser *aus* den roten Blutkörperchen und lässt diese schrumpfen. Solche „geschrumpften" roten Blutkörperchen bezeichnet man als *Stechapfelform* (➤ Abb. 2.16), die seltsamen Ausbuchtungen entstehen durch das Zytoskelett.
Sinkt andererseits die Konzentration osmotisch wirksamer Teilchen im Plasma (hypotone Lösung), so strömt aus osmotischen Gründen Wasser *in* die roten Blutkörperchen und lässt sie zur *Kugelform* anschwellen. In stark hypotonen Lösungen kann der Flüssigkeitseinstrom so ausgeprägt sein, dass die roten Blutkörperchen platzen und Hämoglobin in das Plasma übertritt. Dieser Prozess wird **osmotische Hämolyse** genannt.
Sowohl Stechapfel- als auch Kugelformen sind in ihrer Funktion beeinträchtigt und werden vom Organismus vorzeitig abgebaut.

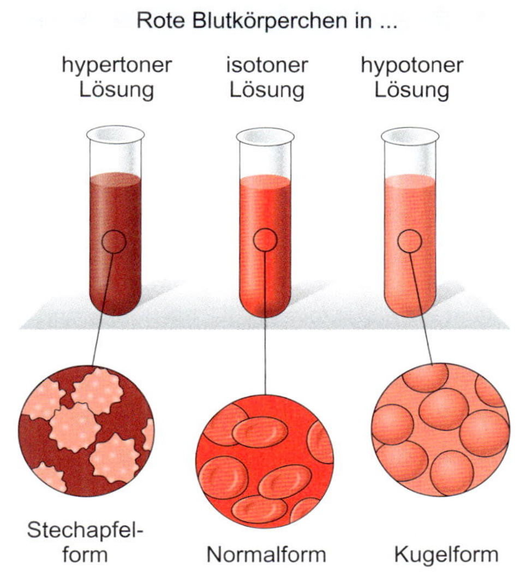

Abb. 2.16 Rote Blutkörperchen in Lösungen mit verschiedener Osmolarität.

2.7.7 Kolloidosmotischer Druck

Welcher osmotische Druck zwischen zwei Flüssigkeitsräumen *wirksam* wird, hängt entscheidend davon ab, welche Teilchen die dazwischenliegende semipermeable Membran passieren können. Die Kapillarwände, die die Grenze zwischen dem Blutplasma und der interstitiellen Flüssigkeit darstellen, sind wegen der relativ großen Poren ihrer Basalmembran für kleinmolekulare Stoffe, z. B. Glukose oder gelöste Salze, durchlässig. Als Schranke wirken sie nur für die im Plasma gelösten riesigen Proteine (Molmasse über 60.000 *atomare Masseneinheiten,* 1 atomare Masseneinheit = $^1/_{12}$ der Masse des Kohlenstoff-Isotops ^{12}C, ➤ 1.7.2). Da solche Proteinmoleküle auch als *Kolloide* bezeichnet werden, nennt man den osmotischen Druck, den sie erzeugen, **kolloidosmotischen Druck** (➤ Abb. 2.17).
Klinisch ist der kolloidosmotische Druck z. B. bei der Ödementstehung von Bedeutung: Sinkt die Konzentration von Proteinen (insbesondere des Albumins ➤ 12.1.4) im Blutplasma ab, so ist die *Reabsorption* von Flüssigkeit, das heißt der Übertritt von Flüssigkeit aus dem Interstitium in die Kapillaren, vermindert – es bilden sich interstitielle Ödeme (➤ 15.1.7).

2.7.8 Passive Transportprozesse – Filtration

Unter **Filtration** versteht man den Transport von Flüssigkeiten durch eine semipermeable Membran. Die Menge der abgefilterten Flüssigkeit **(Filtrat)** ist sowohl von der *Druckdifferenz* zwischen beiden Seiten der Membran als auch von der Membranfläche abhängig.

Im menschlichen Organismus erfolgt die Filtration vorwiegend im Bereich der Blutkapillaren, wobei der durch den Herzschlag erzeugte Druck in den Kapillaren, der *Blutdruck,* zum Abpressen von Blutplasma ins Interstitium führt. Im venösen Schenkel der Kapillaren sind die Druckverhältnisse umgekehrt: Die Flüssigkeit wird nun kolloidosmotisch ins Blutgefäß zurück„gesaugt" (Reabsorption, ➤ 15.1.7, ➤ Abb. 15.5).

2.7.9 Aktiver Transport

Die Zellen brauchen neben passiven Transportmechanismen auch Transportprozesse, die an eine Energiequelle gekoppelt sind und bestimmte Moleküle *aktiv* und *gegen* ein Konzentrationsgefälle

Abb. 2.17 Elektrolytkonzentrationen von Plasma, Interstitium und intrazellulärer Flüssigkeit (unter Berücksichtigung der Ionenwertigkeiten). Die K^+-Konzentration in der Zelle ist viel höher als im Plasma und im Interstitium, die Na^+-Konzentration dagegen am niedrigsten. Der Proteingehalt der interstitiellen Flüssigkeit ist gering im Vergleich zum Plasma, weil große Eiweißkörper bei der Filtration im Kapillargebiet die kleinen Poren in den Blutgefäßen nicht durchdringen können. Der hohe Proteingehalt der Zelle erklärt sich aus der Tatsache, dass jede Zelle dauernd Proteine herstellt.

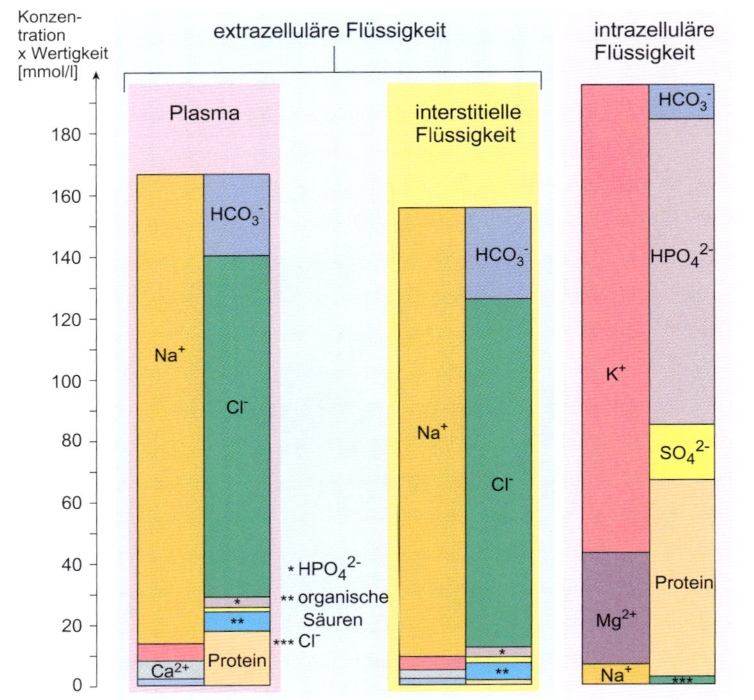

bzw. Ladungsunterschiede durch die Membran pumpen können. Ansonsten würden sich z. B. lebenswichtige elektrochemische Gradienten (Konzentrationsgefälle) zwischen Zellinnerem und Interstitium mit der Zeit aufheben. Diese energieverbrauchenden Vorgänge werden immer von Carrierproteinen ausgeführt. Die dafür notwendige Energie stammt aus dem Katabolismus, dem Abbau größerer zu einfachen Molekülen.
Die unterschiedlichen Ionenkonzentrationen, z. B. für Na^+ und K^+, sind lebenswichtig (etwa für die Erregbarkeit von Nervenzellen, ➤ Abb. 8.2, ➤ Abb. 8.4). Aufrechterhalten wird das für die jeweiligen Zellen nötige Membranpotenzial z. B. durch die **Na^+-K^+-Pumpe** (➤ Abb. 2.18), die gegen den bestehenden elektrochemischen Gradienten Kaliumionen ins Zellinnere ein- bzw. Natriumionen aus der Zelle ausschleust. Energiequelle der Na^+-K^+-Pumpe ist die Spaltung von ATP (➤ 1.8.5).

2.7.10 Bläschentransport

Für viele Substanzen oder z. B. Reste abgestorbener Zellen ist die Membran an sich undurchlässig. Für ihren Transport sind besondere Mechanismen nötig: In unmittelbarer Nähe des aufzunehmenden Materials stülpt sich zunächst ein kleiner Bereich der Zellmembran nach innen, umschließt das Material, schnürt sich ab und bildet ein membranumschlossenes Bläschen (Vesikel). Ein solcher Transport heißt *Vesikel-* oder **Bläschentransport**, die Aufnahme dadurch **Endozytose.**
Zwei Formen werden dabei unterschieden: Durch **Pinozytose** werden Flüssigkeiten (und darin gelöste Moleküle) aufgenommen. Da Pinozytose in den meisten Zellen ständig erfolgt, werden die Begriffe Pinozytose und Endozytose meist synonym verwendet. Bei großen Partikeln wie Bakterien und Zellfragmenten bilden sich sehr große Vesikel mit einem Durchmesser über 250 nm. Diese großen Vesikel heißen **Phagosomen,** der Vorgang entsprechend **Phagozytose** („Zellfressen" ➤ Abb. 2.19). Viele Abwehrzellen sind auf Phagozytose spezialisiert, „fressen" also Fremdkörper oder Bakterien über den Endozytosemechanismus förmlich „auf" (➤ 13.2.2).
Gewöhnlich verschmilzt das gebildete Bläschen mit **Lysosomen** und der Inhalt wird abgebaut. Gelingt dies nicht, bleibt das Teilchen u. U. unverdaut im Zytoplasma liegen (z. B. phagozytierte Teerpartikel in den Fresszellen der Lunge). Zellen können auch Makromoleküle nach außen abgeben, insbesondere diejenigen Zellen, die auf die Herstellung und Ausschüttung von Hormonen, Transmittern, Antikörpern und Drüsensekreten spezialisiert sind. Dann läuft der beschriebene Bläschentransport in umgekehrter Richtung ab **(Exozytose).** Viele Zellen geben auch flüssigkeitsgefüllte Membranvesikel, die **Exosomen,** an ihre Umgebung ab. Teilweise hat man in den Vesikeln mRNA, d. h. die Bauanleitung für Proteine, gefunden. Ob diese Vesikel der Müllentsorgung oder der Kommunikation zwischen Zellen dienen, ist Gegenstand der Forschung.
Innerhalb der Zellen dient die **Autophagozytose** *(Autophagie)* dem lysosomalen Abbau eigener Zellbestandteile oder ganzer Zellorganellen wie den Mitochondrien **(Mitozytose).** Autophagozytose findet in allen Zellen im Rahmen des normalen Ab- und Aufbaus zellulärer Strukturen statt. Die Zelle wird von Zellabfall befreit und, um Ressourcen einzusparen, Wiederverwertbares in den **Salvage-Pathway** eingeschleust. Bei Stress, Einwirkung von Giftstoffen oder akutem Nährstoffmangel finden die Abbauprozesse vermehrt statt. Der Autophagie kommt bei Alterungsprozessen, der Tumorentstehung und z.B. neurodegenerativen Erkrankungen wie dem idiopathischen Parkinson-Syndrom eine Schlüsselfunktion zu.
Der Japaner *Yoshinori Ohsumi* erhielt 2016 den Medizin-Nobelpreis für die Entdeckung von Genen, die die Autophagieprozesse in Zellen steuern.

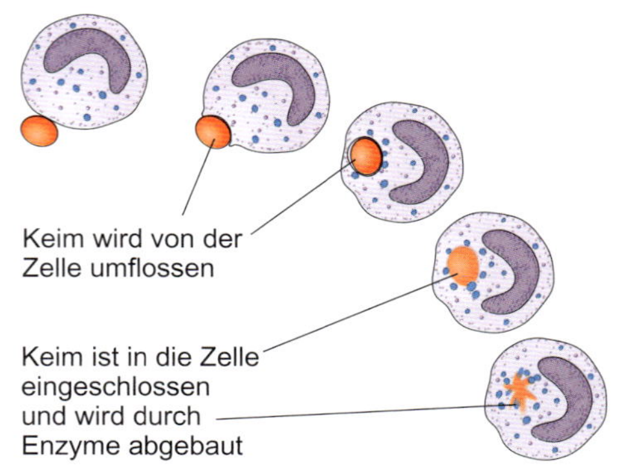

Abb. 2.19 Weiße Blutkörperchen sind in besonderem Maße zur Phagozytose befähigt, weshalb sie oft auch als „Phagozyten" bezeichnet werden.

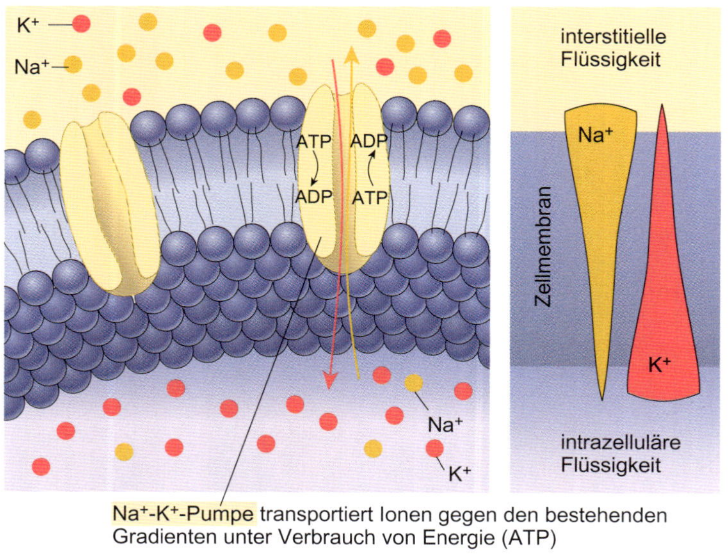

Abb. 2.18 Aufgrund der Konzentrations- und Ladungsunterschiede diffundieren dauernd Teilchen aus der bzw. in die Zelle. Das lebensnotwendige Ungleichgewicht der Ionen zwischen Zellinnerem und Interstitium wird in der lebenden Zelle z. B. durch die ständig aktive Na^+-K^+-Pumpe aufrechterhalten (links). Sie transportiert unter großem Energieverbrauch K^+ gegen den elektrochemischen Gradienten in die Zelle hinein und Na^+ wieder heraus (rechts).

2.8 Inneres Milieu – Grundbedingung zur Aufrechterhaltung des Lebens

Inneres Milieu

Die zig Milliarden Zellen des menschlichen Körpers brauchen *stabile Umgebungsbedingungen,* um effektiv arbeiten und ihren Beitrag zum Überleben des Gesamtorganismus leisten zu können.

> W
> **Homöostase**
> Die Gesamtheit dieser für das Funktionieren der Zellen erforderlichen *konstanten* Umgebungsbedingungen wird als **Inneres Milieu** bezeichnet. Geprägt wurde der für das Verständnis der Stoffwechselphysiologie so fundamentale Begriff des *milieu intérieur* von dem französischen Physiologen *Claude Bernard* (1813–1878). Kann der Körper sein Inneres Milieu konstant halten, befindet er sich in einem Zustand des Gleichgewichts, den man **Homöostase** nennt.

Die Homöostase, also das Gleichgewicht, ist die wichtigste Voraussetzung dafür, dass der gesamte Organismus überhaupt auf Dauer funktionieren und existieren kann.

Entscheidend: die Extrazellulärflüssigkeit

Für die Konstanz des Inneren Milieus ist die richtige Zusammensetzung der **Extrazellulärflüssigkeit** (➤ Abb. 2.17) von Bedeutung. Hierbei haben speziell die Salze der Elemente Natrium, Chlor, Kalium und Kalzium ihre besonderen Aufgaben innerhalb der Homöostase.
Fast genauso wichtig sind eine optimale **Körperkerntemperatur** (ca. 37 °C), ein optimaler **pH-Wert** (ca. 7,40; „Säurewert" des Blutes ➤ 1.7.3) und eine ausreichende, aber auch eine nicht zu hohe Konzentration der gelösten Gase Sauerstoff und Kohlendioxid.

Störungen des Inneren Milieus

Jede gröbere Abweichung im Inneren Milieu beeinträchtigt sofort die Lebensfähigkeit des Ge-

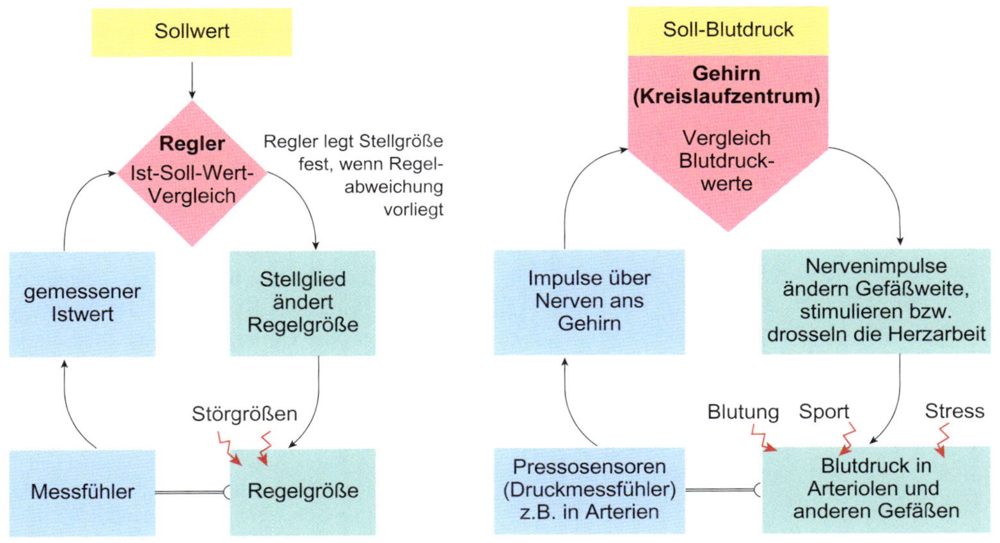

Abb. 2.20 Allgemeiner Regelkreis mit negativer Rückkopplung (links) sowie Regelkreis am Beispiel der Blutdruckregulation (rechts).

samtorganismus. So drohen durch Sauerstoffmangel, abweichende pH-Werte oder Salzkonzentrationen rasch ausgeprägte Gewebeschäden.
Diese Abweichungen sind meistens Folge von schweren Erkrankungen oder starken äußeren Einwirkungen wie einer Nieren- oder Lungenerkrankung, eines Herzversagens (➤ 14.6.4) oder einer Blutung, z. B. nach Verkehrsunfall. Wird das Innere Milieu nicht innerhalb kurzer Zeit durch intensivmedizinische Behandlung wieder ins Lot gebracht, führt dies zum Tod des Gesamtorganismus.

2.9 Regulations- und Anpassungsvorgänge

Aber nicht nur Krankheiten und Unfälle bedrohen die Konstanz unseres Inneren Milieus. Auch im „Normalbetrieb" sind die Umgebungsbedingungen des Organismus Mensch alles andere als gleich bleibend: Man denke nur an trockene Kälte oder schwüle Hitze, Windstille oder Sturmböen, Meeresklima oder Hochgebirgsluft. Auch opulente Mahlzeiten oder Hungern, „Trinkstöße" im Bierzelt oder Dursten, körperliche Ruhe oder anstrengender Sport drohen ständig, das Innere Milieu durcheinanderzubringen.
Ebenso bedürfen die komplexen Lebensvorgänge unseres Organismus (z. B. im Rahmen der Fortpflanzung) einer genauen Abstimmung.

Nicht selbstverständlich
Die Konstanthaltung des Inneren Milieus im menschlichen Organismus ist keine Selbstverständlichkeit, sondern eine Leistung. Unser Körper muss sich dauernd auf neue Umgebungsbedingungen und Situationen einstellen, anders ausgedrückt: Es finden in jeder Sekunde tausendfache **Regulationsvorgänge** im Körper statt.

Alle Regulationsvorgänge in unserem Körper folgen einem einheitlichen Prinzip, dem des **Regelkreises.** Regelkreise existieren nicht nur in hochentwickelten Organismen, sondern auch in der Technik, etwa zur Regulation einer Heizungsanlage. Immer haben solche Regelkreise dieselben Grundelemente:

Elemente eines Regelkreises

Die Größe, die konstant gehalten werden soll (etwa der Blutdruck), heißt **Regelgröße. Messfühler** *(Sensoren)* im Körper registrieren ständig den aktuellen **Istwert** dieser Größe (z. B. Blutdruck 90/50 mmHg, ➤ Abb. 15.16) und melden ihn an den **Regler** (meist ein bestimmtes Gehirngebiet) weiter, der den Istwert mit einem vorgegebenen **Sollwert** (z. B. 120/80 mmHg) vergleicht. Bei deutlichen Regelabweichungen, verursacht durch **Störgrößen** (z. B. einen Blutverlust), werden **Stellglieder** aktiviert, die den Istwert durch geeignete Korrekturmaßnahmen dem Sollwert annähern. Beispielsweise ziehen sich bei einem zu niedrigen Blutdruck die *Arteriolen* (kleine Blutgefäße ➤ 15.1.3) zusammen, damit der Blutdruck wieder steigt. Die Veränderungen des Istwertes (hier der Blutdruckanstieg) werden an den Regler zurückgemeldet, der daraufhin die Aktivierung der Stellglieder zurücknimmt (**negative Rückkopplung,** *negatives Feed-back*).
Dieses ganze, in sich geschlossene (gewissermaßen kreisförmige) und sich selbst regulierende System bildet den **Regelkreis** (➤ Abb. 2.20).

Komplexität physiologischer Regelkreise

Ganz so einfach sind die Verhältnisse in unserem Körper allerdings nicht:

- Die meisten Regelkreise in unserem Organismus arbeiten nicht nur mit einem, sondern mit mehreren Stellgliedern. Beispielsweise sind nicht nur die Arteriolen, sondern auch das Herz und das Blutvolumen Stellglieder der Blutdruckregulation (bei einem Blutdruckabfall etwa beginnt das Herz schneller zu schlagen, ➤ 15.3.5)
- Auch der Sollwert ist nicht immer konstant. Beim Fieber etwa ist der Sollwert der Körpertemperatur zu höheren Werten verschoben (➤ 18.2)
- Die Regelkreise unseres Körpers sind eng miteinander vernetzt: Der Blutdruck ist einerseits Sollwert des Regelkreises „Blutdruckregulation", gleichzeitig aber auch eines von mehreren Stellgliedern der Regelkreise „Sauerstoffversorgung der Gewebe" und „Volumenregulation".

2

Krankheit als Versagen des Regelkreises

Viele Erkrankungen oder Funktionsstörungen können (auch) als Versagen des betreffenden Regelkreises verstanden werden: Beispielsweise bricht bei einem *Hitzschlag* (➤ 18.2) die Temperaturregulation zusammen, die körpereigenen Mechanismen vermögen den Körper nicht ausreichend zu kühlen. Der Bluthochdruck (➤ 15.4.1) kann als krankhaft erhöhter Sollwert der Blutdruckregulation gedeutet werden.

Texte zur Regulation
Folgende Regulations- und Anpassungsvorgänge behandelt „Mensch, Körper, Krankheit" ausführlich:
- Abwehr gegen Körperfremdes ➤ Kap. 13
- Anpassung an Höhe ➤ 16.10.4
- Anpassung an körperliche Arbeit ➤ 15.3.4
- Anpassung unter Wasser ➤ 16.10.5
- Atmungsregulation ➤ 16.10
- Blutdruckregulation ➤ 15.3.5
- Regulation der Muskelgrundspannung und der Reflexe ➤ 8.6
- Regulation der Nahrungsaufnahme ➤ 18.4.1
- Regulation des Kalziumhaushalts ➤ 11.4.3, ➤ 19.8.3
- Regulation des Säuren-Basen-Haushalts ➤ 16.10.2, ➤ 19.9
- Regulation des Wasserhaushalts ➤ 19.7
- Temperaturregulation ➤ 18.2
- Weiblicher Monatszyklus ➤ 20.3.8

2.10 Grundbegriffe der Genetik

Kinder gleichen oft ihren Eltern, Geschwister ähneln einander. Dem liegt zugrunde, dass das Erbgut über die Keimzellen an die nächste Generation weitergegeben wird und damit die Eigenschaften der Eltern an die Kinder vererbt werden. Die **Genetik,** die *Lehre der Vererbung,* beschäftigt sich mit den Gesetzmäßigkeiten der Vererbung und ihren molekularen Mechanismen.

Phänotyp und Genotyp

Das äußere Erscheinungsbild eines Organismus, sein **Phänotyp,** setzt sich aus zahllosen Merkmalen zusammen. Hierzu zählen z. B. Haarfarbe oder Geschlecht. Der Phänotyp wird ganz wesentlich durch die Erbanlagen bestimmt. Die Gesamtheit der genetischen Informationen, über die ein Organismus zur Ausprägung seines Phänotyps verfügt, wird als **Genotyp** bezeichnet.

Gene und Chromosomen

Die genetische Information ist in Form der DNA gespeichert und in Einheiten gegliedert: die **Gene.** Für die Ausbildung eines Merkmals können mehrere Gene nötig sein; ein einziges Gen kann aber auch mehrere Merkmale beeinflussen.
Mit Ausnahme der mitochondrialen DNA (➤ 2.5.6) ist die gesamte DNA – in **Chromosomen** verpackt (➤ 2.5.1) – im Zellkern lokalisiert. Beim Menschen enthält jede kernhaltige Zelle (mit Ausnahme der Geschlechtszellen) 46 Chromosomen. Die Gesamtheit der Chromosomen eines Organismus wird als **Karyotyp** bezeichnet. Sämtliche Chromosomen liegen paarweise vor, jeder Mensch hat 23 Chromosomen vom Vater und 23 Chromosomen von der Mutter, weshalb man auch von einem *doppelten Chromosomensatz* spricht. Mittels bestimmter Färbetechniken kann jedes einzelne Chromosom durch seine charakteristischen Bandenmuster genau gekennzeichnet werden. Solch eine Chromosomenkarte wird **Karyogramm** genannt (➤ Abb. 2.21). Die Gesamtheit der DNA eines Menschen bildet sein **Genom**. Nur 22 der 23 Chromosomenpaare sind genau identisch. Diese 22 Paare heißen **Autosomen.** Das verbleibende Chromosomenpaar sind die *Gonosomen* oder **Geschlechtschromosomen:** Männer haben ein **X-** und ein deutlich kleineres **Y-Chromosom,** Frauen zwei X-Chromosomen.

Vaterschaftstest (G)

Ein **Vaterschaftstest** *(Abstammungsgutachten)* soll eine biologische Vaterschaft zwischen einem Kind und einem möglichen Vater feststellen oder ausschließen. Da heutige genetische Verfahren wie ein Fingerabdruck für jeden Menschen einzigartige Daten liefern, spricht man auch vom **genetischen Fingerabdruck.** Ein Vaterschaftstest erfordert in Deutschland die schriftliche Einwilligung aller Beteiligten oder einen Gerichtsbeschluss.
Auf den menschlichen Chromosomen gibt es Bereiche, die keinerlei Information enthalten. Ihre Länge unterscheidet sich bei jedem Menschen, weil in ihnen gleiche Nukleotidfolgen unterschiedlich oft tandemartig hintereinander aufgereiht sind. 10–20 Nukleotide lange Folgen heißen **Mini-Satelliten-DNA** oder *VNTRs (variable number of tandem repeats),* 2–7 Nukleotide lange **Mikro-Satelliten-DNA** oder *STRs (short tandem repeats).* Normalerweise wird für den Test ein Schleimhautabstrich des Vaters und des Kindes entnommen, wenn möglich, auch von der Mutter. Daraus wird die DNA isoliert, 15–50 STRs mittels PCR (➤ 2.12.1) vervielfältigt, nach Länge aufgetrennt und die Bandenmuster verglichen. Kinder erben die jeweilige Wiederholungsanzahl ihrer Eltern. Ist eine kindliche Bande weder bei der Mutter noch beim möglichen Vater vorhanden, ist die Vaterschaft ausgeschlossen. Allerdings kann das Auftreten von Mutationen einen Vaterschaftstest verkomplizieren und zusätzliche Tests erfordern.

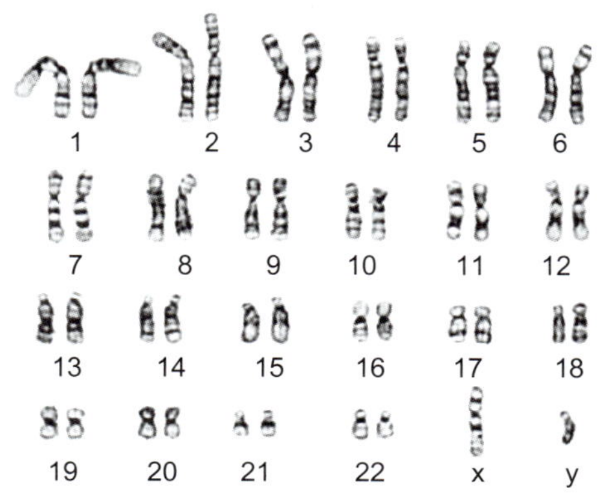

Abb. 2.21 Karyogramm: Chromosomensatz eines Mannes mit den 44 Auto- und zwei Geschlechtschromosomen.

2.11 Genexpression

Der Vorgang, bei der die in den Genen enthaltene Information der Zelle zugänglich gemacht wird, heißt **Genexpression.**
Der erste Schritt der Übertragung von genetischer Information besteht in der **Transkription** (➤ 2.11.2), bei der ein Spiegelbild der DNA hergestellt wird, die *Ribonukleinsäure.* Bei einigen Genen stellt das RNA-Transkript selbst das Endprodukt der Genexpression dar. Bei anderen Genen lenkt das RNA-Molekül, dann als *messenger RNA* oder **mRNA** bezeichnet, an den Ribosomen die Synthese des Proteins, dessen Aminosäuresequenz durch die Nukleotidsequenz der DNA vorgegeben ist (**Translation** ➤ 2.11.3). Bei allen Genen ist die Genexpression mit der Synthese eines RNA-Moleküls oder eines Proteins beendet.

Bei Eukaryonten und somit auch beim Menschen erfolgt die Protein(bio)synthese nicht im *Zellkern*, wo sich die DNA befindet, sondern im *Zytoplasma* an den Ribosomen. Die mRNA bringt als *Zwischenkopie* die in der DNA niedergelegte genetische Information vom Zellkern zu den Ribosomen. Hierbei werden noch andere Formen der RNA gebraucht: die *ribosomale RNA (rRNA),* die zusammen mit Proteinen die Ribosomen bildet, sowie die *Transfer-RNA (tRNA),* welche der mRNA die passenden Aminosäuren anliefert. Daneben existieren noch eine Reihe weiterer kurzer RNAs unterschiedlichster Funktion. *Micro-RNAs (miRNAs)* z. B. sind ca. 20 Nukleotide lange nichtcodierende RNAs, die bei einem Teil der Gene die Expression kontrollieren: miRNAs lagern sich über Basenpaarung spezifisch an bestimmte mRNAs, die daraufhin von Enzymkomplexen in kleine Abschnitte gespalten werden. Durch diese **RNA-Interferenz** wird die Genexpression und damit die Herstellung der jeweiligen Proteine verhindert. Ähnlich funktionieren die *small interfering RNAs (siRNAs).* Sie werden experimentell verwendet, um gezielt RNA-Transkripte zu zerstören und so die Funktion bestimmter Gene zu untersuchen.

2.11.1 Genetischer Code

Die DNA (➤ 1.8.4) enthält in Form der Basensequenz die Baupläne für die Proteine. Jeweils drei aufeinanderfolgende Basen des DNA-Stranges bilden dabei eine Dreiergruppe, die man als **Basentriplett** *(DNA-Triplett, Codon)* bezeichnet. *Ein* solches Basentriplett der DNA codiert jeweils *eine* Aminosäure.

Die vier DNA-Basen Adenin, Thymin, Guanin und Cytosin sind gewissermaßen die Buchstaben der Nukleinsäure-Schrift (➤ Abb. 2.22). Warum gerade *drei* Basen *eine* Aminosäure codieren, wird durch eine einfache Rechnung deutlich: Die menschlichen Proteine enthalten 20 verschiedene Aminosäuren. Wäre nun *jede* Base gleichbedeutend mit *einer* Aminosäure, so könnten nur vier Aminosäuren gebildet werden. Würde die Kombination *zweier* Basen jeweils für *eine* Aminosäure stehen, so ergäben sich $4 \times 4 = 4^2 = 16$ Möglichkeiten. Erst die Kombination jeweils *dreier* Basen liefert mit $4^3 = 64$ verschiedenen Kombinationsmöglichkeiten eine ausreichende Zahl von Wörtern = Aminosäuren.

Genetischer Code (W)

Ordnet man den verschiedenen Basentripletts die 20 verschiedenen Aminosäuren zu, so erhält man den **genetischen Code.** Er ist die Vorschrift für die Übersetzung der genetischen Information in Proteine. Der genetische Code ist bis auf ganz wenige Ausnahmen universal, d. h. er ist sowohl für ein Bakterium als auch für eine menschliche Zelle verständlich.

Von den 64 möglichen Basentripletts codieren 61 die 20 benötigten Aminosäuren. Die meisten Aminosäuren werden also durch mehrere Basentripletts codiert. Die übrigen drei Basentripletts sind Steuercodons für das Starten und Beenden einer Aminosäurekette.

Humangenomprojekt, Gendiagnostik (G)

2003 wurde, koordiniert durch die *Human Genome Organization* **(HUGO)**, die gesamte Sequenz des menschlichen Genoms publiziert. Bei einer Länge von ca. 3,3 Milliarden Basenpaaren besitzt der Mensch mit 20–22.000 proteincodierenden Genen deutlich weniger Gene als früher angenommen. Und: Die Erbinformation aller Menschen ist zu etwa 99,99 % identisch!
Inzwischen wird das Genom eines Menschen innerhalb einer Stunde sequenziert. Nun gilt es die riesigen Sequenzdatenmengen zu verstehen. In der medizinischen Diagnostik und Forschung spielen **Biochips** eine immer größere Rolle: **DNA-Chips** weisen DNA-Fragmente nach, **Protein-Chips** z. B. bestimmte Proteine. Die

Chips bestehen aus Glas- oder Silikonplatten, auf die in einem regelmäßigen Muster aus Tausenden winzigen Punkten DNA, RNA, Protein oder Antikörper als „Fänger" aufgebracht werden *(Micro-Array).* Ein Roboter bringt die Analysesubstanz auf den Chip. Bei einer Bindung kommt es zu Fluoreszenz oder Verfärbung auf dem Chip. Das Punktemuster gibt somit Aufschluss über die in der Probe enthaltenen Moleküle.

Das **Gendiagnostikgesetz** regelt seit 2010 die Untersuchung menschlicher genetischer Eigenschaften für medizinische Zwecke. Es verhindert genetische Diskriminierung und gewährleistet das Recht auf *informationelle Selbstbestimmung*, d. h. jeder hat das Recht selber zu bestimmen, ob er bestimmte Befunde wissen möchte oder nicht. Inzwischen sind Gentests für 1.500 der insgesamt 4.000 bekannten Krankheiten entwickelt worden, deren Ursache Mutationen in einem *einzelnen* Gen sind (= monogenetisch). In der klinischen Praxis müssen bei jedem Test bestimmte Kriterien erfüllt sein und eine genetische Beratung ist unerlässlich. Bei Brustkrebs z. B. lassen sich 5 % der Tumore auf Mutationen im BRCA1- oder BRCA2-Gen zurückführen. Frauen mit diesen Risikogenen haben ein drastisch erhöhtes Risiko, an Brust- und/oder Eierstockkrebs zu erkranken. Ein Gentest ist angezeigt und wird von der Krankenkasse bezahlt, wenn z. B. enge Verwandte jung an Brust- oder Eierstockkrebs verstorben sind. Bei einer Mutation in einem der beiden Gene sollte ein engmaschiges Screening ab dem 25. Lebensjahr erfolgen. Ein Teil der Frauen entscheidet sich auch für eine prophylaktische Brust- und/oder Eierstockentfernung (nach abgeschlossener Familienplanung).

2.11.2 Transkription

Bei der **Transkription** entspiralisiert sich die DNA-„Strickleiter", und der Doppelstrang bricht zwischen den korrespondierenden Basen auf (➤ Abb. 2.22). An den nun freiliegenden Basen lagern sich nach dem spezifischen Basenpaarungsprinzip (➤ 1.8.4) Ribonukleotide (Nukleotid mit Ribose als Zucker) an. Die Ribonukleotide werden verkettet und die *einsträngige* RNA gebildet. Die Basensequenz der gebildeten RNA ist gewissermaßen das „Spiegelbild" der Basensequenz des DNA-Strangs. Bei der RNA ist aber die Base Thymin durch Uracil ersetzt.

Die RNA-Synthese wird bei der Transkription durch verschiedene **RNA-Polymerasen,** große Enzyme aus 8–12 Untereinheiten, katalysiert. Für den Start (*Initiation*) der Transkription binden **Transkriptionsfaktoren** entweder direkt oder zusammen mit anderen Proteinen an bestimmte DNA-Sequenzen, sog. **Promotoren,** vor dem zu transkribierenden Gen. Dadurch aktivieren oder hemmen sie die Bindung der RNA-Polymerasen, d. h. sie vermitteln der RNA-Polymerase, welches Gen transkribiert werden soll. *Allgemeine Transkriptionsfaktoren* sind in allen Zellen vorhanden und für jede Transkription nötig. *Spezifische Transkriptionsfaktoren* befinden sich nur in den Zellen, in denen das spezifische Gen aktiviert oder reprimiert werden soll, und spielen somit eine entscheidende Rolle bei der Regulation der Genexpression. Während der *Elongation* wandern die RNA-Polymerasen an der DNA entlang, entwinden die beiden DNA-Stränge und verlängern die entstehende RNA-Kette. Die Beendigung *(Termination)* der Transkription wird durch eine **Terminationssequenz** direkt hinter dem Ende des Gens angezeigt.

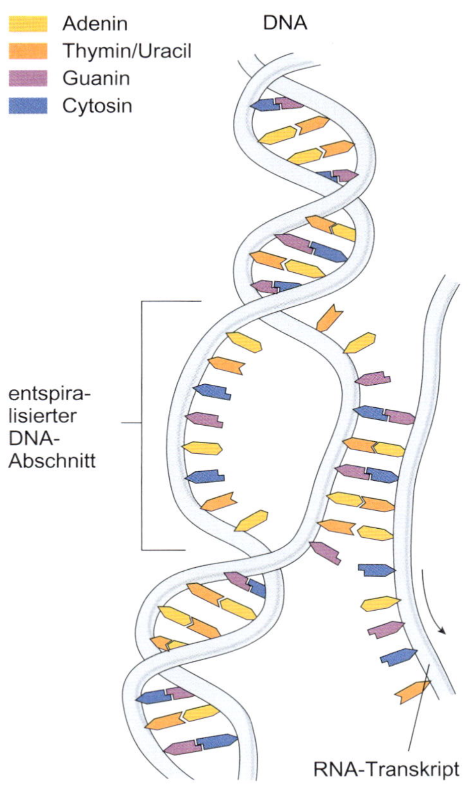

Abb. 2.22 Transkription. Am entspiralisierten DNA-Abschnitt wird eine einsträngige Zwischenkopie (RNA-Transkript) des DNA-Stranges gebildet. An jede Base des abzulesenden DNA-Stranges wird die komplementäre Base am RNA-Strang angebaut. Die Basensequenz des RNA-Stranges ist damit komplementär der Basensequenz des DNA-Stranges.

Ein Beispiel für die Genregulation ist die Anpassung von Zellen an die Sauerstoffverfügbarkeit. Bei Sauerstoffmangel sammelt sich z. B. in Nierenzellen der für die Regulation zentrale Proteinkomplex *(HIF, hypoxia-inducible factor)* an. Ein HIF-Teil bindet im Zellkern als spezifischer Transkriptionsfaktor an das Erythropoetin(EPO)-Gen. Dadurch wird das Gen vermehrt abgelesen, mehr EPO und infolgedessen mehr rote Blutkörperchen gebildet (➤ 12.2.3, ➤ 19.3.2). Bei ausreichend Sauerstoff hängen sauerstoffabhängige Enzyme OH-Gruppen an HIF an, sodass HIF von einem anderen Protein abgebaut und die EPO-Gen-Expression gebremst wird. Für die Aufklärung dieses Regulationsmechanismus erhielten *William G. Kaelin, Sir Peter J. Ratcliffe und Gregg L. Semenza* 2019 den Nobelpreis für Physiologie oder Medizin.

Die neu gebildete RNA wird noch im Kern modifiziert, damit sie z. B. nicht durch Zellenzyme abgebaut wird und bei der mRNA die nachfolgende Translation an der richtigen Stelle beginnt.

Die DNA und damit auch die RNA-Kopie enthält nur zu einem kleinen Teil codierende Sequenzen, **Exons** genannt. Der Rest, die **Introns,** wurde lange als „Datenschrott" angesehen, inzwischen weiß man, dass sich viele miRNA-Gene innerhalb der Introns befinden.

Die Intron-Sequenzen werden aus den RNA-Molekülen durch eine komplizierte Reaktion entfernt, die als „Spleißen" bezeichnet wird. Die übrig bleibende RNA verbleibt im Kern oder wandert z. B. als mRNA ihrer Bestimmung entsprechend durch die Kernporen und dient im Zytoplasma an den Ribosomen als Matrize bei der Translation.

Der Vorgang des Spleißens erklärt teilweise, warum der Mensch mit relativ wenigen Genen auskommt: Durch Spleißen können aus *einem* Gen *mehrere* Eiweiße entstehen. Durch **alternatives** *(unterschiedliches)* **Spleißen** können sogar trotz gleicher Genausstattung gewebespezifisch unterschiedliche Eiweiße entstehen.

2.11.3 Translation oder Proteinbiosynthese

Proteine *(Eiweiße)* bestimmen maßgeblich *Aufbau und Struktur* der Zelle und sind auch für ihre *Funktion* unabdingbar (➤ 1.8.3). Entsprechend sind Proteine und die Fähigkeit, selbst Proteine herzustellen, für die Zelle lebenswichtig. Die „eigentliche" **Proteinbiosynthese,** d. h. die Übersetzung des mRNA-Codes in die Aminosäuresequenz der Proteine an den Ribosomen (➤ 2.5.2), heißt **Translation.**

Translation Schritt für Schritt

Sobald die mRNA ein Ribosom erreicht, verkoppeln sich dessen beide Untereinheiten, und die Proteinbiosynthese beginnt. Als Adaptermoleküle fungieren dabei die relativ kleinen, beweglichen *Transfer-Ribonukleinsäuren* **(tRNA):** Sie erkennen sowohl eine Aminosäure als auch ein Basentriplett (Codon) der mRNA.

Die einzelsträngigen tRNA-Moleküle sind durch interne Basenpaarungen zu einer dreidimensionalen Struktur gefaltet, die vereinfacht als Kleeblatt dargestellt wird (➤ Abb. 2.23). An diesem Kleeblatt sind an gegenüberliegenden Enden zwei Folgen von ungepaarten Nukleotiden für die Funktion der tRNA besonders wichtig: Die eine Folge bildet das **Anticodon,** mit dem sich die tRNA an ein komplementäres Basentriplett (Codon) der mRNA binden kann; die zweite Folge ist die Bindungsstelle, an der jeweils die Aminosäure angehängt ist, die diesem Codon entspricht.

Im Verlauf der Proteinbiosynthese wandert das Ribosom entlang der mRNA von Codon zu Codon, die passenden tRNA Moleküle lagern sich mit ihrem Anticodon an. Ihre anhängenden Aminosäuren werden dabei an die wachsende Peptidkette angefügt. Auf diese Weise bringt die tRNA die Aminosäure genau an die von der mRNA vordiktierte Stelle (➤ Abb. 2.24, ➤ Abb. 2.25).

Das Ende des Zusammenbaus eines Proteins ist erreicht, wenn an der mRNA statt des Codons für eine weitere Aminosäure ein Steuercodon für das

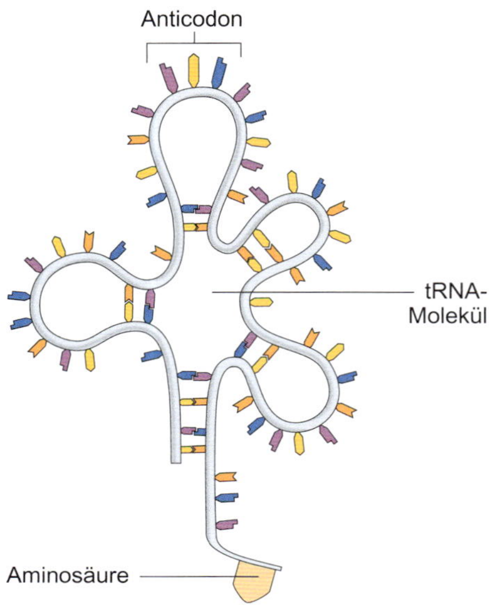

Abb. 2.23 Schematische Darstellung der tRNA. Dieses kleeblattförmige Gebilde enthält am oberen „Blatt" ein bestimmtes Basentriplett (Anticodon) und am unteren Ende die dazugehörige Aminosäure.

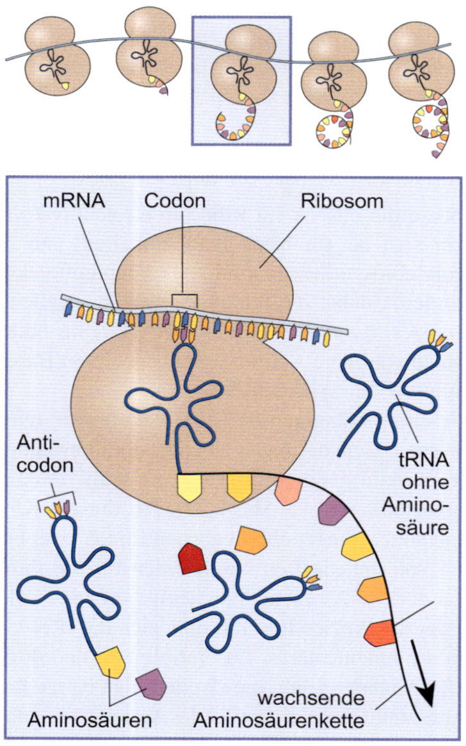

Abb. 2.24 Translation. Mehrere Ribosomen laufen gleichzeitig über einen RNA-Abschnitt und produzieren das gleiche Protein. Codon der mRNA und Anticodon der tRNA binden nach dem Schlüssel-Schloss-Prinzip. Die an der tRNA hängende Aminosäure verbindet sich mit der vorhandenen Proteinkette und verlängert diese. Danach verlässt die tRNA ihre Aminosäure und belädt sich neu mit einer frei umherschwimmenden Aminosäure.

Ende der Aminosäurekette *(Stopcodon)* auftritt. An ein solches Stopcodon binden sich sofort zytoplasmatische Proteine, die **Freisetzungs-Fakto-**

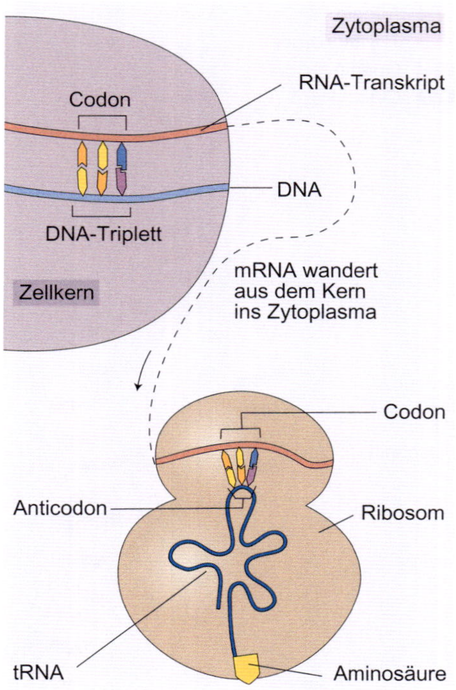

Abb. 2.25 Zusammenfassung von Transkription und Translation. Die Transkription, bei der eine einsträngige RNA-Kopie der DNA erstellt wird, findet im Zellkern statt. Die gebildete mRNA verlässt den Kern und wandert ins Zytoplasma, wo sie im Ribosom „übersetzt" wird (Translation). Beachte, dass das Basentriplett auf der DNA identisch ist mit dem Basentriplett auf der tRNA (Anticodon).

ren. Diese bewirken, dass anstelle einer neuen Aminosäure Wasser angehängt und die vollendete Proteinkette ins Zytoplasma freigesetzt wird.
Die Proteine werden in der Regel noch *posttranslational* (nach der Translation) verändert, etwa durch Anlagern oder Abspalten von Phosphatgruppen sowie das „Herausschneiden" eines Proteins aus einem größeren Vorläuferprotein. Dann stehen die Proteine als Enzyme, Strukturproteine, Hormone etc. zur Verfügung. Sie verbleiben in der Zelle oder werden durch Exozytose ausgeschleust.

Genbegriff W
Ein **Gen** ist also ein Abschnitt der DNA, der die Information für die geregelte Synthese eines RNA-Moleküls enthält. Das RNA-Molekül kann anschließend als Vorlage für die Synthese eines Proteins dienen oder selbst eine Funktion in der Zelle übernehmen.

2.12 Zellteilung

Neue Körperzellen entstehen ausschließlich durch *Teilung* bereits vorhandener Zellen. Die Teilung von Zellen ist Voraussetzung für *Wachstum* und den ständig erforderlichen *Ersatz* zugrunde gegangener Zellen. Diese Zellteilung setzt sich zusammen aus der *Kernteilung,* der **Mitose,** und der Teilung des Zytoplasmas.

2.12.1 Mitose

Die Kernteilung bei Wachstum und Zellersatz ist die **Mitose.** Dabei wird das Kernmaterial *erbgleich* von der **Mutterzelle** an die zwei entstehenden **Tochterzellen** weitergegeben.

DNA-Replikation

Für die erbgleiche Weitergabe des Kernmaterials muss die Erbsubstanz der Mutterzelle, also die in den Chromosomen enthaltene DNA, zuvor verdoppelt werden. Dieser Vorgang heißt **DNA-Replikation.**
Die DNA-Replikation findet in der **Interphase** zwischen (*lat.* inter = zwischen) zwei Zellteilungen statt. Hierzu wird die DNA wie ein Reißverschluss in der Mitte, also zwischen den korrespondierenden Basen, aufgetrennt (➤ Abb. 2.26). Proteinkomplexe assoziieren mit der DNA und bilden gewissermaßen den Zipper des Reißverschlusses. An die frei werdenden Basen beider Stränge lagern sich dann, der spezifischen Basenpaarung folgend (Adenin zu Thymin, Guanin zu Cytosin), neue Nukleotide an. Sie werden durch die **DNA-Polymerase,** die als Enzym für die eigentli-

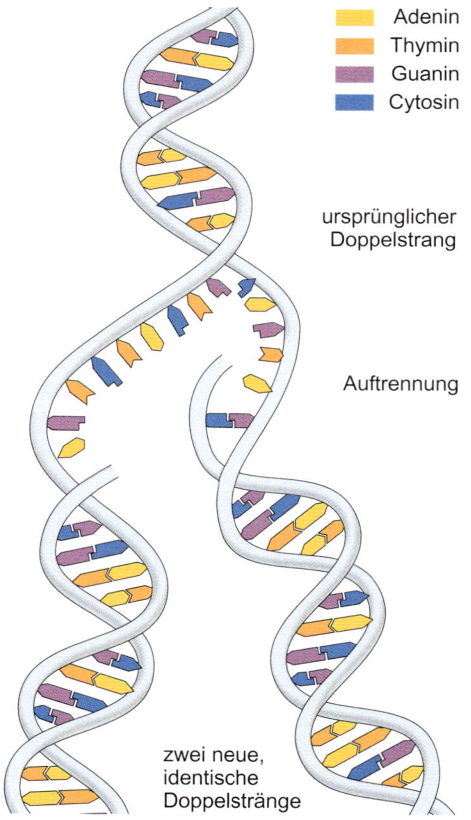

Abb. 2.26 Replikation der DNA. Wie ein Reißverschluss wird die DNA in der Mitte zwischen ihren korrespondierenden Basen aufgetrennt. Mit den offen liegenden Basen paaren sich die korrespondierenden Nukleotide, die dann zu einem neuen Strang verknüpft werden.

che DNA-Synthese einen zentralen Bestandteil der Proteinkomplexe darstellt, zu einem neuen Strang verknüpft. Damit entstehen zwei neue Doppelstränge aus jeweils einer „alten" und einer „neuen" Hälfte, deren Basenabfolge mit dem ursprünglichen Doppelstrang *völlig identisch* ist.
Eine Art Korrekturlesen und Reparaturmechanismen sorgen für eine Minimierung der Fehlerzahl bei der DNA-Replikation. Auf diese Weise wird die DNA sämtlicher Chromosomen vor der eigentlichen Zellteilung in der Interphase verdoppelt, wobei aus einem Chromosom zwei Chromatiden entstehen (➤ Abb. 2.7). Schließlich verdoppelt sich in der Interphase auch das *Zentriolenpaar.*

Polymerase-Kettenreaktion G

Mit der **Polymerase-Kettenreaktion** *(Polymerase Chain Reaction, PCR)* können kleinste Mengen DNA in vitro vervielfältigt werden. Sie wurde Anfang der 1980er Jahre von *Kary Mullis* entwickelt und mit dem Nobelpreis für Chemie ausgezeichnet. Inzwischen wird die PCR sehr vielseitig angewendet, z. B. bei der Diagnostik bestimmter Erb- und Infektionskrankheiten, bei kriminalistischen Untersuchungen oder zur Genklonierung. Die klassische PCR ist durch zahlreiche Variationen (z.B. *Echtzeit-PCR, Multiplex-PCR*) erweitert und verbessert worden.
Mit der Kettenreaktion wird nur ein kleiner Teil des langen DNA-Ausgangsstrangs vervielfältigt – bei einer Standard-PCR bis zu etwa 3.000 Basenpaare lange DNA-Fragmente. Der DNA-Teil wird durch kurze, künstliche DNA-Stücke festgelegt, die **Primer** oder *Starter.* Sie bestehen aus 20–40 Nukleotiden und stimmen genau mit der Sequenz am Anfang bzw. Ende des zu kopierenden Strangstückes überein.
Der PCR-Prozess, das **Amplifizieren,** besteht aus meist 20–40 Wiederholungen der drei folgenden Schritte:

- Auftrennen der doppelsträngigen DNA in ihre beiden Einzelstränge
- Binden der spezifischen Primer an die DNA-Abschnitte, die vervielfältigt werden sollen, und Anlagern des „Kopierenzyms" **DNA-Polymerase**
- Elongation, d. h. Erzeugen des fehlenden zweiten Stranges durch die DNA-Polymerase, die hierzu an der einzelsträngigen DNA entlangläuft.

Bei jedem Durchlauf der drei Schritte wird die DNA verdoppelt, die DNA-Menge steigt also exponentiell an. Nach 20 Schritten hat sich die DNA-Menge bereits vermillionenfacht!

Phasen der mitotischen Kernteilung

Die Mitose, bei der als wichtigster Vorgang die Chromatiden auf zwei neue Kerne verteilt werden, verläuft in vier **Kernteilungs-Phasen: Prophase, Metaphase, Anaphase** und **Telophase** (➤ Abb. 2.27, ➤ Abb. 2.28).

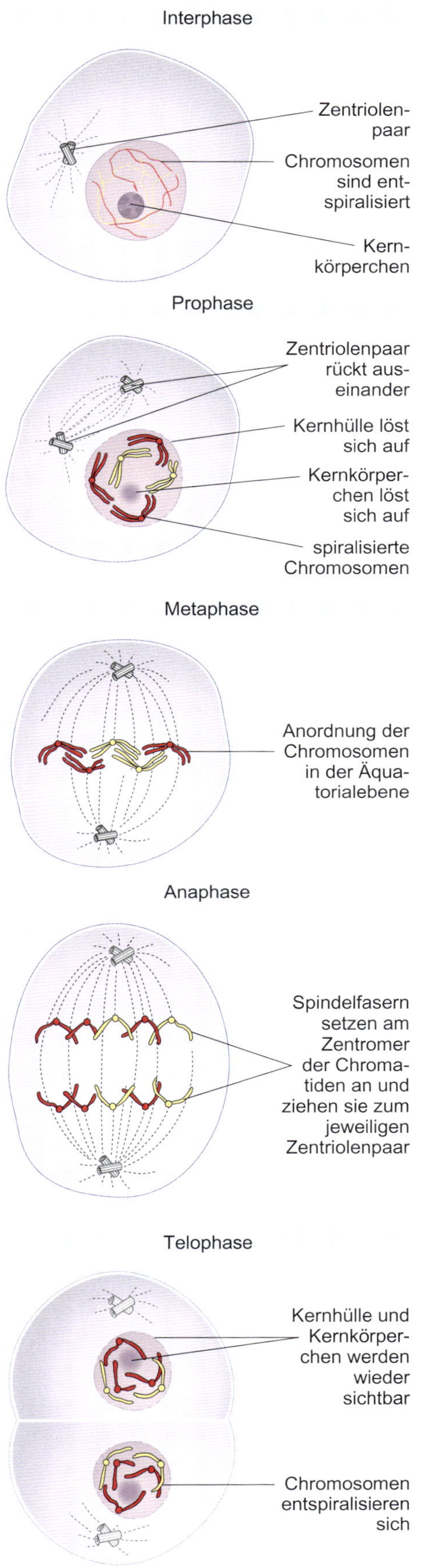

Abb. 2.27 Die Interphase und die verschiedenen Stadien der Mitose.

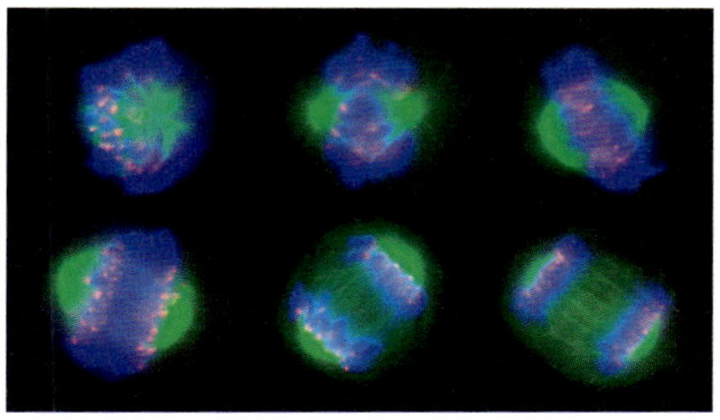

Abb. 2.28 Menschliche Zellen in verschiedenen Stadien der Mitose, kolorierte mikroskopische Aufnahme (Chromosomen blau, Spindelapparat grün). [T395]

Prophase. Die im Ruhekern unsichtbaren Chromosomen verkürzen sich durch zunehmende Spiralisierung. Jedes Chromosom liegt bereits in seiner verdoppelten Form – den am Zentromer zusammenhängenden Chromatiden (➤ Abb. 2.7) – vor. Die Kernkörperchen (Nukleoli) lösen sich auf, und die beiden *Zentriolenpaare* rücken auseinander und wandern zu den gegenüberliegenden Enden der Zelle, den *Zellpolen.*
Von den beiden Zentriolenpaaren ausgehend wachsen dann Mikrotubuli (➤ 2.5.7) auf das jeweils gegenüberliegende Zentriolenpaar zu, bis sie schließlich von einem Zellpol bis zum anderen reichen. Diese *Mitosespindel* steuert zusammen mit den chromosomalen Mikrotubuli die Bewegung der Chromatiden während der weiteren Teilungsvorgänge.
Die Prophase endet mit der Auflösung der Kernhülle. Die Auflösung des Zellkerns vereinfacht eine reibungslose Trennung und Aufteilung der Chromatiden.
Metaphase. In der Metaphase ordnen sich die zusammenhängenden Chromatiden in der Mittelebene *(Äquatorialebene)* der Zelle zwischen den beiden Spindelpolen an und bilden eine sternförmige Figur. Die inzwischen vollständig ausgebildete Teilungsspindel besteht aus Mikrotubuli, die:

- Einerseits von Zellpol zu Zellpol reichen
- Andererseits als *Spindelfasern* an den Zentromeren ansetzen.

Anaphase. Die Anaphase beginnt mit dem Auseinanderweichen der Zentromere aller Chromosomen. Die dadurch voneinander getrennten Chromatiden werden dann durch die an den beiden Zentromerenhälften ansetzenden Chromosomenfasern zu den entgegengesetzten Zellpolen bewegt. Mit der Trennung der beiden identischen („doppelten") Chromatiden wird jedes von ihnen nun wieder als (einfaches) Chromosom bezeichnet.
Telophase. Die Telophase ist in vieler Hinsicht die Umkehrung der Prophase. Die an beiden Polen befindlichen identischen Chromosomensätze werden von Membranen umgeben, wodurch neue Kernhüllen entstehen. Die Chromosomen in den neuen Kernen werden entspiralisiert, die Mitosespindel verschwindet, und die Kernkörper-

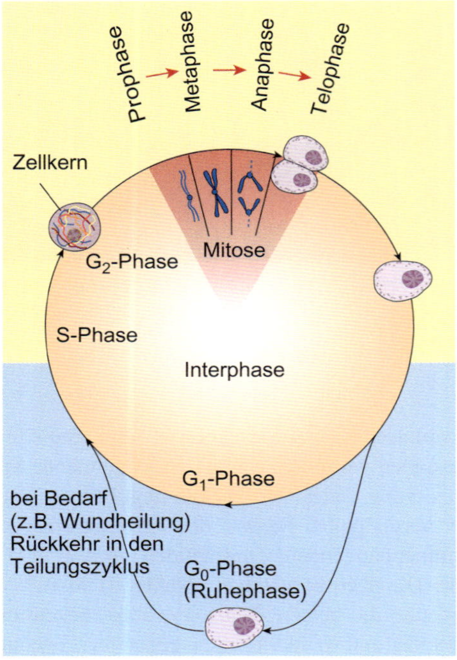

Abb. 2.29 Schematische Darstellung des Zellzyklus.

chen erscheinen wieder. Damit ist der *Kern*teilungszyklus beendet.

Zellteilung

Die *Kern*teilung wird üblicherweise begleitet von der Durchschnürung des Zytoplasmas, der *Zell*teilung im engeren Sinn. Sie beginnt meist in der späten Anaphase und wird in der Telophase abgeschlossen. Hierbei schnürt sich die Zellmembran etwa in Zellmitte vom Rand her zunehmend ein, bis schließlich zwei etwa gleich große Tochterzellen mit eigenem Zytoplasma und Organellen entstanden sind. Nicht jede Kernteilung *muss* von einer Zellteilung begleitet sein. *Vielkernige* Zellen, z. B. die Skelett- oder Herzmuskelzellen, vermehren bei Bedarf die Kernzahl ohne gleichzeitige Zellteilung.

Phasen des Zellzyklus

Ein Zellzyklus besteht aus zwei Phasen:

- Der Mitosephase mit der eigentlichen Zellteilung (meist am Ende der Mitose)
- Der Interphase (die Zeit zwischen zwei Zellteilungen); sie setzt sich zusammen aus G_1-, S- und G_2-Phase (➤ Abb. 2.29).

Nach der Mitose tritt die neu gebildete Zelle zunächst in die *präsynthetische Wachstumsphase* **(G_1-Phase)** ein. Die Proteinbiosynthese läuft nun auf Hochtouren und trägt maßgeblich zur Vergrößerung der Zelle bei. Die Dauer dieser Phase schwankt zwischen wenigen Stunden und mehreren Jahren und bestimmt im Wesentlichen die Dauer des gesamten Zellzyklus.

Viele ausdifferenzierte Zellen verlassen diese Phase normalerweise nicht, man spricht dann auch von der **G_0-Phase.** Nur bei besonderen Ereignissen (Verletzung, Zellverlust) können sie wieder in den Zellzyklus eintreten. Eine Ausnahme bilden die meisten Nervenzellen, sie können sich nicht mehr teilen (regenerieren ➤ 4.5.1) und verbleiben daher dauerhaft in der G_0-Phase.

In der sich anschließenden, etwa 5–10 Stunden dauernden *Synthesephase* **(S-Phase)** erfolgt die Verdoppelung der DNA, also die Bildung der Chromatiden. Die dann folgende letzte, etwa vierstündige Phase vor der Mitose nennt man postsynthetische *Wachstumsphase* **(G_2-Phase) .**

2.12.2 Meiose

Die Zellteilung bei der Weitergabe der Erbinformation von Generation zu Generation ist die **Meiose.** Damit sich bei der Vereinigung von Eizelle und Spermium das Erbgut nicht verdoppelt, wird der normale, **diploide** Chromosomensatz (2 × 23 Chromosomen) bei der Bildung der *Keimzellen* (*Gameten* ➤ 21.1) auf einen **haploiden** Satz (1 × 23 Chromosomen) reduziert. Deshalb heißt die Meiose auch *Reduktionsteilung.* Die aus der Meiose hervorgehenden (Keim-)Zellen sind also *erbungleich* (➤ Abb. 2.30, ➤ Abb. 2.31).

Die Meiose umfasst zwei Teilungsschritte:

- Die *erste Reifeteilung,* bei der der diploide Chromosomensatz auf den haploiden reduziert wird (Reduktionsteilung)
- Die *zweite Reifeteilung,* die einer normalen mitotischen Teilung entspricht – allerdings mit haploiden Chromosomensätzen.

In der Prophase der ersten Reifeteilung verkürzen und verdichten sich die bereits verdoppelten Chromosomen. Danach lagern sich **homologe Chromosomen** (die sich entsprechenden Chromosomen väterlicher und mütterlicher Herkunft) parallel aneinander, sodass die entsprechenden Genabschnitte genau nebeneinanderliegen. Da je-

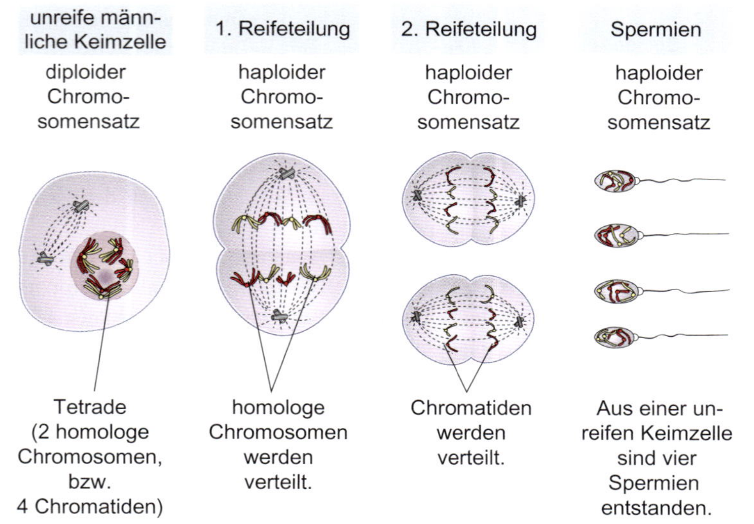

Abb. 2.30 (oben): Die Meiose am Beispiel der Spermienbildung im Hoden. Aus einer unreifen Keimzelle mit diploidem Chromosomensatz entstehen vier Spermien mit einem jeweils haploiden Chromosomensatz.

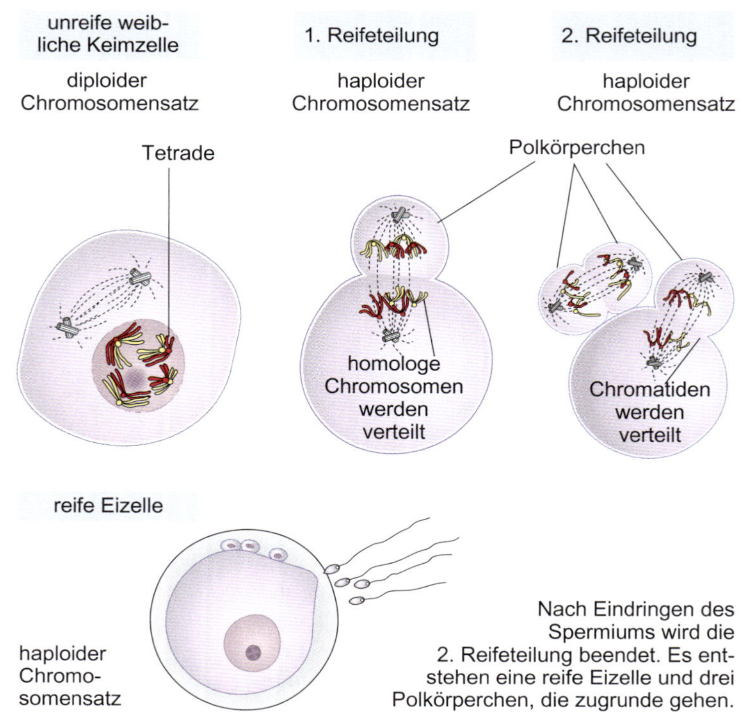

Abb. 2.31 (rechts): Eizellbildung. Im Gegensatz zur Spermienbildung entsteht aus einer unreifen weiblichen Keimzelle nur *eine* Eizelle. Sie hat im Laufe der Reifeteilungen den größten Teil des Zytoplasmas übernommen.

des Chromosom zu diesem Zeitpunkt schon aus zwei Chromatiden besteht, entsteht ein Gebilde aus vier Chromatiden (je zwei mütterlicher und väterlicher Herkunft), die **Tetrade.** Abschnitte innerhalb der Tetrade können überkreuzen. An solchen Überkreuzungsstellen, **Chiasmata** genannt, können die Chromatiden verschmelzen und derart wieder auseinanderbrechen, dass Bruchstücke des väterlichen und des mütterlichen Chromosoms ausgetauscht werden. Dieses **Crossing-over** führt zu einer Neuverknüpfung der Gene **(Rekombination)** innerhalb von Chromosomen.

In den weiteren Phasen der ersten Reifeteilung werden *nicht,* wie bei der normalen Mitose, die Chromatiden, sondern die beiden homologen Chromosomen (bestehend aus je zwei Chromatiden) auf die Tochterkerne verteilt, indem sie vom Spindelapparat zu den *Zellpolen* gezogen werden. Durch die parallel einsetzende *Zellteilung* entstehen zwei Tochterzellen mit je 23 noch verdoppelten Chromosomen. Welche Kombination von mütterlichen und väterlichen Chromosomen dabei in einer Keimzelle entsteht, unterliegt dem Zufallsprinzip (zweiter Mechanismus der Rekombination).

Die sich nun ohne Replikation des Erbguts anschließende zweite Reifeteilung entspricht einer normalen mitotischen Teilung, wobei jetzt die Chromatiden auf die Tochterzellen verteilt werden.

Die Meiose ist beim weiblichen und männlichen Geschlecht sehr verschieden lang (♀ bis zu 45–55 Jahre, ♂ ca. 70–80 Tage).

Weitere Details zur Spermien- und Eizellbildung ➤ 20.2.4, ➤ 20.3.2

2.13 Verschiedene Erbgänge

2.13.1 Wer setzt sich durch? Von Dominanz und Rezessivität

Jeweils auf *homologen* Chromosomen am *gleichen* Ort liegende Gene heißen **Allele.** Sind die beiden Allele identisch, ist der Träger in diesem Merkmal *reinerbig* oder **homozygot** – unterscheiden sie sich, ist er *mischerbig* **(heterozygot).** Ist ein Mensch bezüglich eines Merkmals homozygot, so wird dieses Merkmal in aller Regel auch zur Ausprägung kommen.

Bei einem heterozygoten Allelpaar gibt es hingegen mehrere Möglichkeiten:

Sehr häufig ist die Genwirkung des einen Allels stärker als die des anderen. Man sagt, das eine Allel ist **dominant** und überdeckt die Wirkung des **rezessiven** Allels (➤ Abb. 2.33). Beim Menschen ist z. B. das Gen für die Blutgruppe A dominant über das (rezessive) Gen für die Blutgruppe 0. Besitzt ein Mensch also das heterozygote Allelpaar A und 0, dann hat er die Blutgruppe A, das Allel 0 bleibt phänotypisch verborgen.

Seltener sind beide Allele gleichwertig, und *beide Merkmale treten nebeneinander* in Erscheinung. In diesem Fall bezeichnet man die Gene als **kodominant.** Ein Beispiel sind die Blutgruppen A und B: Erbt ein Kind vom Vater das Allel für Blutgruppe A und von der Mutter das für Blutgruppe B, so hat es die Blutgruppe AB (➤ 12.4.1).

Beim **intermediären Erbgang** kommt das Merkmal dagegen nicht in gleichzeitiger Ausprägung, sondern als *Mischung* zur Ausprägung. Besitzt eine Pflanze z. B. je ein Allel für die Blütenfarben Rot und Weiß, so sind ihre Blüten beim intermediären Erbgang rosa (➤ Abb. 2.32).

2.13.2 Regeln der klassischen Vererbung

Ohne etwas von Genen, Homo- und Heterozygotie, Dominanz und Rezessivität zu wissen, entwickelte *Gregor Mendel* im vorletzten Jahrhundert an Hand von Tausenden von Kreuzungsversuchen mit Erbsenpflanzen die Gesetzmäßigkeiten, mit denen die Allele auf die Nachkommen vererbt werden. Sie haben im Wesentlichen heute noch Gültigkeit (➤ 3.2.2, ➤ Abb. 2.32, ➤ Abb. 2.33).

1. Mendel-Regel (Uniformitätsregel)

Bei der Kreuzung von zwei homozygoten Pflanzen, die sich nur in *einem* Merkmal (z. B. der Blütenfarbe) unterscheiden, gleichen sich alle Nachkommen der ersten Tochtergeneration; sie sind *uniform.*

Ein klassisches Beispiel für diese Regel ist die Kreuzung einer reinerbig rotblühenden mit einer reinerbig weißblühenden Japanischen Wunderblume (➤ Abb. 2.32), alle Pflanzen der Tochtergeneration sind rosa.

Die homozygoten Pflanzen bringen jeweils nur einen Geschlechtszelltyp (Keimzellen, Gameten ➤ 21.1) hervor. Der einfache Chromosomensatz der Geschlechtszellen der einen Pflanze enthält das Allel **r** (mit der Anlage für rot), der der anderen das Allel **w** (mit der Anlage für weiß). Nach der Befruchtung kann nun im diploiden Chromosomensatz immer nur r mit w vereinigt sein. Alle Tochterorganismen sind daher in Bezug auf die Blütenfarbe heterozygot (mischerbig) oder *Hybride* und haben – da es sich um einen intermediären Erbgang handelt – rosafarbene Blüten.

2. Mendel-Regel (Aufspaltungsregel)

Kreuzt man die 1. Tochtergeneration untereinander, so *spalten* sich in der 2. Tochtergeneration die Allelkombinationen auf.

Alle Vertreter der 1. Tochtergeneration aus dem oben genannten Beispiel bilden bei der Meiose (➤ 2.12.2) zwei Typen von Gameten: solche, die das Gen r besitzen, und gleich viele mit dem Gen w. Bei der Befruchtung entstehen in der „Enkelgeneration" jetzt Keime mit den Allelkombinationen rr, rw, ww im Zahlenverhältnis 1 : 2 : 1 (➤ Abb. 2.32). Entsprechend sind 25 % der Pflanzen rotblühend, 50 % rosablühend und 25 % weißblühend.

Angenommen, das Merkmal rotblühend **(R)** sei dominant über das Merkmal weißblühend **(w),**

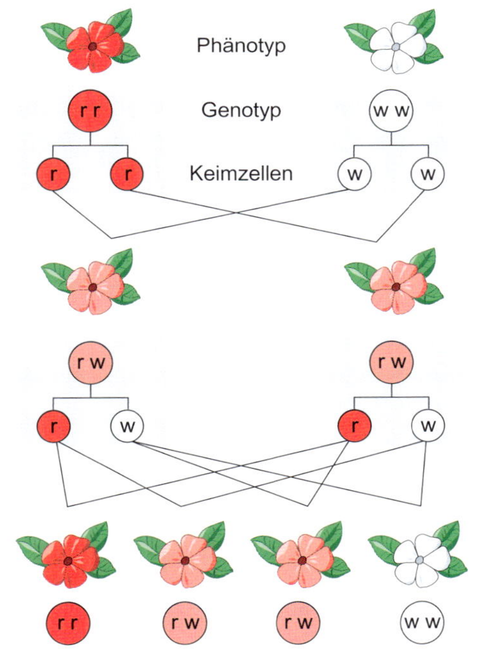

Abb. 2.32 Intermediärer Erbgang. Kreuzung einer reinerbig rotblühenden (rr) mit einer reinerbig weißblühenden (ww) Japanischen Wunderblume. Die Tochtergeneration ist einheitlich rosa und mischerbig für das Merkmal Blütenfarbe (rw). Die folgende Generation spaltet sich im Verhältnis 1:2:1 auf: jeweils eine Pflanze ist reinerbig rot (rr) bzw. weiß (ww); zwei Pflanzen sind mischerbig für das Merkmal Blütenfarbe (rw) und rosa.

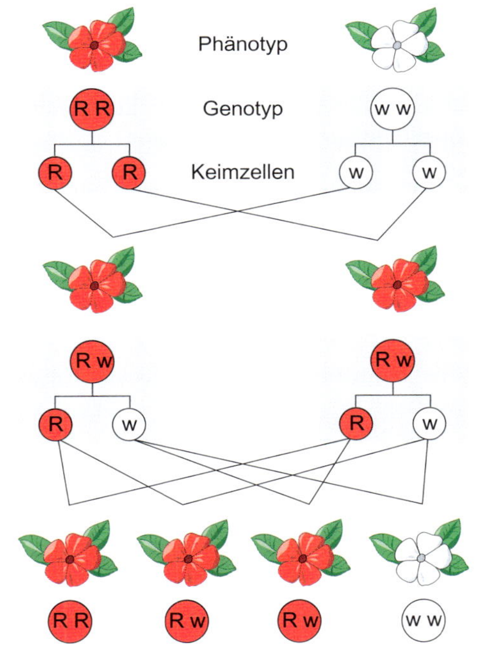

Abb. 2.33 Autosomal dominanter Erbgang. Kreuzung einer rotblühenden (RR) mit einer weißblühenden (ww) Pflanze, wobei die Blütenfarbe Rot über Weiß dominant ist. Beide Pflanzen sind reinerbig bezüglich des Merkmals Blütenfarbe. Die erste Tochtergeneration ist einheitlich rotblühend, jedoch mischerbig (Rw). Die folgende Tochtergeneration spaltet sich im Verhältnis 3:1 auf, d. h. drei Nachkommen sind rot (RR, Rw), einer weiß (ww).

dann sind in der ersten Tochtergeneration alle Pflanzen einheitlich rotblühend. In der zweiten Tochtergeneration ist nach der 2. Mendel-Regel das Aufspaltungsverhältnis 3:1, wobei rotblühende Pflanzen zu ⅔ heterozygot und zu ⅓ homozygot sind (➤Abb. 2.33).

3. Mendel-Regel (Unabhängigkeitsregel)

Kreuzt man homozygote Eltern, die sich in *mehreren* Merkmalen unterscheiden, so vererben sich die einzelnen Merkmale *unabhängig* voneinander, wobei neue Merkmalskombinationen entstehen können.
Heute weiß man, dass dies nur gilt, wenn die Gene, die für die Ausprägung der untersuchten Merkmale verantwortlich sind, auf *verschiedenen* Chromosomen liegen. Nur dann werden die Merkmale aufgrund der Neuzusammenstellung des Erbguts in der Meiose nach dem Zufallsprinzip neu verteilt. Liegen die entsprechenden Gene hingegen auf *einem* Chromosom, so werden sie *gemeinsam* vererbt. Diese Genkopplung ist allerdings nicht absolut. Sie kann durch das erwähnte Crossing-over durchbrochen werden.

Eine einfache Rechnung zeigt die Bedeutung der 3. Mendel-Regel für die genetische Vielfalt beim Menschen: Bei nur zwei unterschiedlichen Merkmalen der Elterngeneration sind in der zweiten Tochtergeneration immerhin schon neun verschiedene Genotypen möglich. Und bei zehn unterschiedlichen Merkmalen – nur sehr wenig im Vergleich zum Menschen mit seinen 23 Chromosomen – erhält man bereits knapp 60.000 Genotypen!

2.13.3 Geschlechtschromosomen-gebundene Erbgänge

Ein besonderes Bild ergibt sich bei der Vererbung von Merkmalen, deren Gene auf dem X-Chromosom lokalisiert sind. Die **geschlechtschromosomen-gebundene Vererbung** folgt nicht den normalen Mendel-Regeln.
Dominanz und Rezessivität spielen nur bei dem weiblichen Chromosomenpaar (XX) eine Rolle, während beim Mann, der ja nur ein X-Chromosom hat, ein solches Gen *in jedem Fall* zur Ausprägung kommt. Man spricht von *X-chromosomal dominanten* bzw. *X-chromosomal rezessiven* Erbgängen und unterscheidet sie von den Erbgängen, deren Gene auf den Autosomen lokalisiert sind, den *autosomal dominanten* bzw. *autosomal rezessiven* Erbgängen. Ein für diesen Erbgang typisches Beispiel ist die Hämophilie A (klassische Bluterkrankheit, Vererbungsmuster ➤Abb. 3.6). Hier erkranken fast nur die männlichen Individuen; die weiblichen sind meist lediglich Trägerinnen des Krankheitsmerkmals *(Konduktorinnen)*.

2.13.4 Mitochondriale Vererbung

Die meisten Merkmale werden beim Menschen von Genen im Zellkern kontrolliert, die in der Meiose verteilt werden und somit den Mendel-Regeln folgen. Es gibt aber auch DNA in den Mitochondrien (mtDNA). Beim Menschen tragen die Eltern zu gleichen Teilen zum *Kern*genom bei, die mtDNA aber stammt überwiegend von der Mutter, da die Zygote im Allgemeinen nur die mütterlichen Mitochondrien enthält. Wie Mutationen der DNA im Kern, so können auch Mutationen der mtDNA Krankheiten hervorrufen, die aufgrund des Erbgangs nur von der Mutter vererbt werden.

2.14 Epigenetik

Einige Beobachtungen sind mit dem „konventionellen" Bild der DNA schwer oder gar nicht zu erklären. Wie kommt es, dass unsere Zellen sich im Laufe der Entwicklung spezialisieren und diese Differenzierung an alle ihre Tochterzellen weitergeben, obwohl die Basenfolge ihrer DNA gleich ist? Warum spielt es bei manchen Erbkrankheiten eine Rolle, ob bestimmte Allele von der Mutter oder vom Vater übertragen werden? Wie lässt sich erklären, dass das Essverhalten der Großväter die Lebenserwartung der Enkel senkt; dass eineiige Zwillinge, die getrennt voneinander aufwachsen, unterschiedliche Merkmale entwickeln; dass traumatische Kindheitserfahrungen bleibende Veränderungen auf Genomebene hervorrufen, die z. B. im Erwachsenenalter zu einer veränderten hormonellen Stressantwort führen?
Diese und andere Fragen versucht die **Epigenetik** zu beantworten. Sie befasst sich mit Veränderungen der Genfunktion, die nicht durch Veränderungen der DNA-Sequenz erklärt werden.
Ein bedeutender epigenetischer Mechanismus ist die *DNA-Methylierung,* durch die einzelne Gene dauerhaft an- oder abgeschaltet werden, indem die betreffenden DNA-Abschnitte (z. B. für regulierende oder für die Transkription erforderliche Enzyme) durch angehängte Methylgruppen unzugänglich werden. DNA-Methylierung wird z. B. für die Entstehung zahlreicher Tumoren verantwortlich gemacht. Ein weiterer Mechanismus erfolgt auf der Ebene der DNA-Verpackungsproteine, der Histone (➤2.5.1). *Anhängen von Methyl- oder Azetylgruppen an bestimmten Stellen der Histone* führt zur Änderung der räumlichen Struktur, sodass auch hier die für die Transkription erforderlichen Enzyme an die DNA besser oder schlechter herankommen.

Die epigenetischen Einstellungen bleiben bei der Mitose erhalten. Einflüsse, die auf eine Schwangere einwirken, können daher durch Veränderungen der fetalen Urkeimzellen bis zur zweiten Generation weitergegeben werden *(epigenetische Prägung)*. Bei der Bildung der Keimzellen werden die epigenetischen Einstellungen gelöscht und dann geschlechtsabhängig „neu aufgesetzt". Eine *epigenetische Vererbung* ist somit beim Menschen unwahrscheinlich. Bei Pflanzen hingegen ist sie gesichert.

G

Induzierte pluripotente Stammzellen (iPS)
Epigenetische Vorgänge sind bedeutsam bei der Herstellung von *induzierten pluripotenten Stammzellen* (iPS) aus ausdifferenzierten Körperzellen.
2006 entdeckte *Shinya Yamanaka,* dass sich durch Einschleusen von nur vier Genen, die in der Embryonalentwicklung eine Rolle spielen, Genaktivitäten ändern und dadurch eine normale Hautzelle in eine pluripotente Stammzelle umprogrammieren lässt. Aus diesen iPS lässt sich dann ähnlich wie aus embryonalen Stammzellen jede beliebige Körperzelle erzeugen. Hierfür erhielt *Yamanaka* 2012 den Nobelpreis. 2009 wurde gezeigt, dass sich adulte Zellen sogar mithilfe von nur *einem* Gen, dem Oct4-Gen, in iPS-Zellen verwandeln lassen.
Derzeit wird an Möglichkeiten gearbeitet, anstelle von Genen Proteine, kleine RNAs oder Chemikalien zu verwenden, um die Reprogrammierung in Gang zu setzen, ohne dabei die DNA der Zelle permanent zu verändern mit dem Risiko, Tumoren zu induzieren. Dabei bleibt allerdings unklar, ob die iPS die gleichen Eigenschaften wie embryonale Stammzellen haben oder die epigenetischen Veränderungen der iPS-DNA die Zellen für Mutationen anfälliger machen oder sonstige Auswirkungen haben.

W

Epigenetik
Wir müssen das Bild von der DNA und den Genen ergänzen. Es gibt lebenswichtige Informationen außerhalb der Basenfolge der DNA, durch die vor allem die Genaktivität gesteuert wird („Ein-" bzw. „Ausschalten" von Genen).

2.15 Evolution und Herkunft des Menschen

Meiose (➤2.12.2) und Erbgutänderungen (Mutationen ➤3.2.2) sorgen (genetisch) für ständig neue Individuen einer Art. Sie sind damit Triebfeder für die Fortentwicklung der Arten im Rahmen der Entwicklungsgeschichte der Lebewesen.

W

Evolution
Im Laufe der Erdgeschichte entstehen durch genetische Variation (Variabilität) und anschließende Selektion neue Organismen und Arten. Diese stammesgeschichtliche Entwicklung vom Unbelebten bis zu den heute lebenden Formen einschließlich des Menschen heißt Evolution (zeitlicher Ablauf ➤Abb. 2.34). Die **Evolutionstheorie** erklärt die Mechanismen und Prozesse, die der Veränderung der Arten in der Zeit zugrunde liegen.

2.15.1 Prinzipien der Evolution

Im Mittelalter wurden Tiere „der Luft", des „Wassers", der „festen Erde" sowie „allerlei Gewürm" unterschieden. Diese Einteilung hielt sich

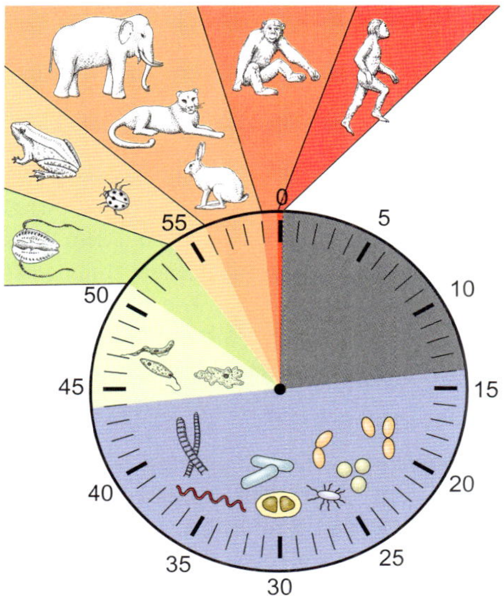

Abb. 2.34 Zeitlicher Verlauf der Evolution. Die Erdgeschichte – von der Entstehung der Erde vor etwa 4,6 Milliarden Jahren bis heute – lässt sich in 60 Minuten zusammenfassen: 14 Minuten waren vergangen, als vor 3,5 Milliarden Jahren erste Lebensspuren in den Ozeanen erschienen. Die ersten vielzelligen Lebewesen erschienen vor umgerechnet 9 Minuten. Das Alter der ersten tierischen Fossilien schätzt man auf eine halbe Milliarde Jahre, entsprechend etwa 6 Minuten. Erst vor 4 Minuten etwa entwickelten sich die ersten Säugetiere. Primaten haben wohl vor 54 Sekunden begonnen, die Erde zu bevölkern. Erst vor 5–7 Millionen Jahren (also im Vergleich vor knapp fünf Sekunden) traten unsere ersten Ahnen auf.

bis Ende des 17. Jahrhunderts, als anatomische Studien zu einer hierarchischen, feiner verästelten Struktur des Tierreichs führten. *Carl von Linnés* 1735 erschienene Abhandlung „Systema naturae" ist die Grundlage der modernen Systematik, welche die Vielfalt der Lebewesen sinnvoll zu ordnen versucht. Auf ihr basiert die heute noch gültige Einteilung der Lebewesen in *Klassen* (z. B. Pisces, Fische), *Ordnungen* (z. B. Selachii, Haie), *Familien* (z. B. Scyliorhinidae, Katzenhaie) und *Arten* (z. B. Scyliorhinus canicula, Katzenhai). Linné stellte den Mensch unter der Bezeichnung **Homo sapiens** neben den Schimpansen in die Ordnung „Herrentiere". Durch Linné wurde damit der Mensch erstmals als *Teil* der Natur (Schöpfung) begriffen und ihr nicht mehr übergeordnet.

Erste Ansätze einer Evolutionstheorie

Nach der christlich-antiken Auffassung entwickelte sich die Welt nach dem Schöpfungsakt nicht mehr weiter. Die *Konstanz der Arten* galt als unumstößlich. Die Entdeckung von Fossilien aus verschieden alten Gesteinsschichten, die ein eindeutiges Zeugnis einer Entwicklung im Laufe der Erdgeschichte ablegten, brachte diesen Glauben zunehmend ins Wanken.
Die erste schlüssige Evolutionstheorie geht auf den Naturforscher und Philosophen *Jean Baptiste Lamarck* (1744–1829) zurück. Lamarck nahm für jede Organismengruppe eine eigene Entwicklungslinie an. *Charles Darwin* (1809–1882) hielt es bereits für möglich, dass sich alles Lebendige auf *einen gemeinsamen Ursprung* zurückführen lässt. Der Mensch wurde mit in diese Theorie eingeschlossen und eine gemeinsame Abstammung der Menschen mit den Säugetieren angenommen (➤ Abb. 2.35, ➤ Abb. 2.36).

Darwins Evolutionstheorie

Der Kern von Darwins Evolutionstheorie lässt sich heute so formulieren: Bei den meisten Pflanzen und Tieren produziert ein Elternpaar Tausende bis Millionen von Nachkommen. Die Zahl der Individuen einer solchen **Population** (Gesamtheit der Individuen einer Art) würde exponentiell ansteigen. Die Populationsgröße bleibt bei gleich bleibenden Umweltbedingungen aber recht konstant, da die meisten Nachkommen sterben, bevor sie sich selbst fortpflanzen können; nur wenige überleben.
Jedes Elternpaar erzeugt bei seinen Nachkommen Variationen in großen Mengen. Innerhalb einer Art kommt es so zu einem unerschöpflichen Reservoir an kleinen und großen Unterschieden zwischen den einzelnen Individuen. In einer Generation überleben nur die Organismen, denen die besseren Fähigkeiten zugefallen sind, und sie gelangen bevorzugt zur Fortpflanzung. Diese Auslese beim Ringen um die Existenz *(struggle for life)* nannte Darwin **Selektion.** Die positiven Eigenschaften werden auf die Nachkommen übertragen und verhelfen wiederum den Individuen in der Folgegeneration zur Vermehrung *(survival of the fittest, fit = angepasst).*

2.15.2 Synthetische Theorie der Evolution

Seit Darwin wurde die Evolutionstheorie nicht grundlegend verändert, allerdings wurden wichtige Bestandteile, etwa die Vererbung von Variation, besser verstanden. Darwins Evolutionstheorie wurde durch neue Erkenntnisse aus der **Paläontologie** (Wissenschaft der Lebewesen vergangener Erdperioden), der Embryologie und der Genetik weiterentwickelt. Dies führte zur **synthetischen** *(neo-darwinistischen)* **Theorie der Evolution.**

Ursachen der Variabilität

Heute wissen wir, dass Unterschiede im genetischen Material, der DNA, für die verschiedenen Merkmale der Individuen in erster Linie verantwortlich sind. Die Unterschiede entstehen in erster Linie durch *Rekombinationen* (➤ 2.12.2) und *Mutationen* (➤ 3.2.2). Die Häufigkeit von **Mutationen** (vererbbare Erbgutveränderungen ➤ 3.2.2) liegt im Durchschnitt bei etwa 10^{-8} pro Basenpaar und Generation. In einer befruchteten, diploiden Eizelle mit ca. 6×10^9 Basenpaaren finden sich demnach durchschnittlich 60 neue Mutationen.
Die Bedeutung der *sexuellen Fortpflanzung* für die Evolution ist enorm. Mit dem Auftreten der **meiotischen Rekombinationen** vor etwa einer Milliarde Jahren entstand innerhalb relativ kurzer Zeit eine unglaubliche Artenvielfalt, und die entstehenden Arten fanden schnelle Verbreitung.

Auswirkung der Selektion auf die Population

Die Evolution durch natürliche **Selektion** ist ein zweistufiger Prozess. In einem ersten Schritt entstehen durch *zufällige* Vorgänge (Mutationen und Rekombinationen) genetische Varianten. Erst in einem zweiten Schritt bekommt die Evolution eine Richtung. Individuen mit Genkombinationen, die eine bessere Anpassung oder „Fitness" an bestimmte Umweltbedingungen ermöglichen, haben anderen Individuen gegenüber Vorteile und werden wahrscheinlich mehr Nachkommen hinterlassen als andere Mitglieder der gleichen Population. Es wird die Häufigkeit der Gene zunehmen, die an einem gegebenen Ort anpassungsfähig sind, für eine große Ausbreitung sorgen und den evolutionären Prozess vorantreiben.

Entstehung neuer Arten durch Isolation

Populationen entwickeln sich unterschiedlich weiter, wenn sie voneinander isoliert (getrennt) werden. Entfernen sich die isolierten Populationen genetisch so weit voneinander, dass eine Kreuzung keine zeugungsfähigen Nachkommen mehr hervorbringt, so sind aus einer ursprünglichen Art zwei **Arten** hervorgegangen.

Bei der **allopatrischen Artbildung** wird das Gebiet der Ursprungsart in zwei getrennte Gebiete geteilt (z. B. durch ein Gebirge), womit die Fortpflanzung von Individuen zwischen den beiden Gebieten verhindert wird. Durch Anhäufung von Mutationen bildet sich in jedem der beiden Gebiete je eine Tochterart heraus. Bei der **sympatrischen Artbildung** entstehen die Tochterarten im selben Verbreitungsgebiet.
Die Mechanismen, die zum Aufbau von **Isolationsbarrieren** führen, können prä- oder postzygotisch greifen. Bei einer **präzygotischen** Isolation kommt es nicht zur Ausbildung einer Zygote. Das kann durch geografische Trennung verursacht werden, aber auch durch unterschiedlichen Bau der Sexualorgane (mechanische Trennung), fehlende Synchronität der sexuellen Reife (bei Blütenpflanzen z. B. durch nicht überlappende Blütezeiten bzw. verschiedene Bestäuber) oder ein geändertes Sexualverhalten der Geschlechtspartner (z. B. Unterschiede im Balzverhalten bei Tieren). **Postzygotische** Prozesse greifen hingegen erst nach der Befruchtung. Meist kommt es zum Abort der Zygote oder des jungen Embryos, z. B. aufgrund von Veränderungen der Chromosomenzahl oder -struktur, sodass die Mitose gestört ist. Eine Kreuzung kann aber auch zur Sterilität (z. B. Paarung von Eselhengst und Pferdestute – ergibt die zeugungsunfähigen Maultiere) oder Unterlegenheit bis hin zu erhöhter Sterblichkeit der Hybride führen.

Eckpfeiler der Evolution
Die drei Grundphänomene Mutation, Selektion und Isolation bilden die Eckpfeiler der Evolutionsbiologie, der zufolge letztlich auch der Mensch das Resultat einer evolutionären Fortentwicklung vom primitiven Wirbeltier über das Säugetier und den Primaten darstellt.

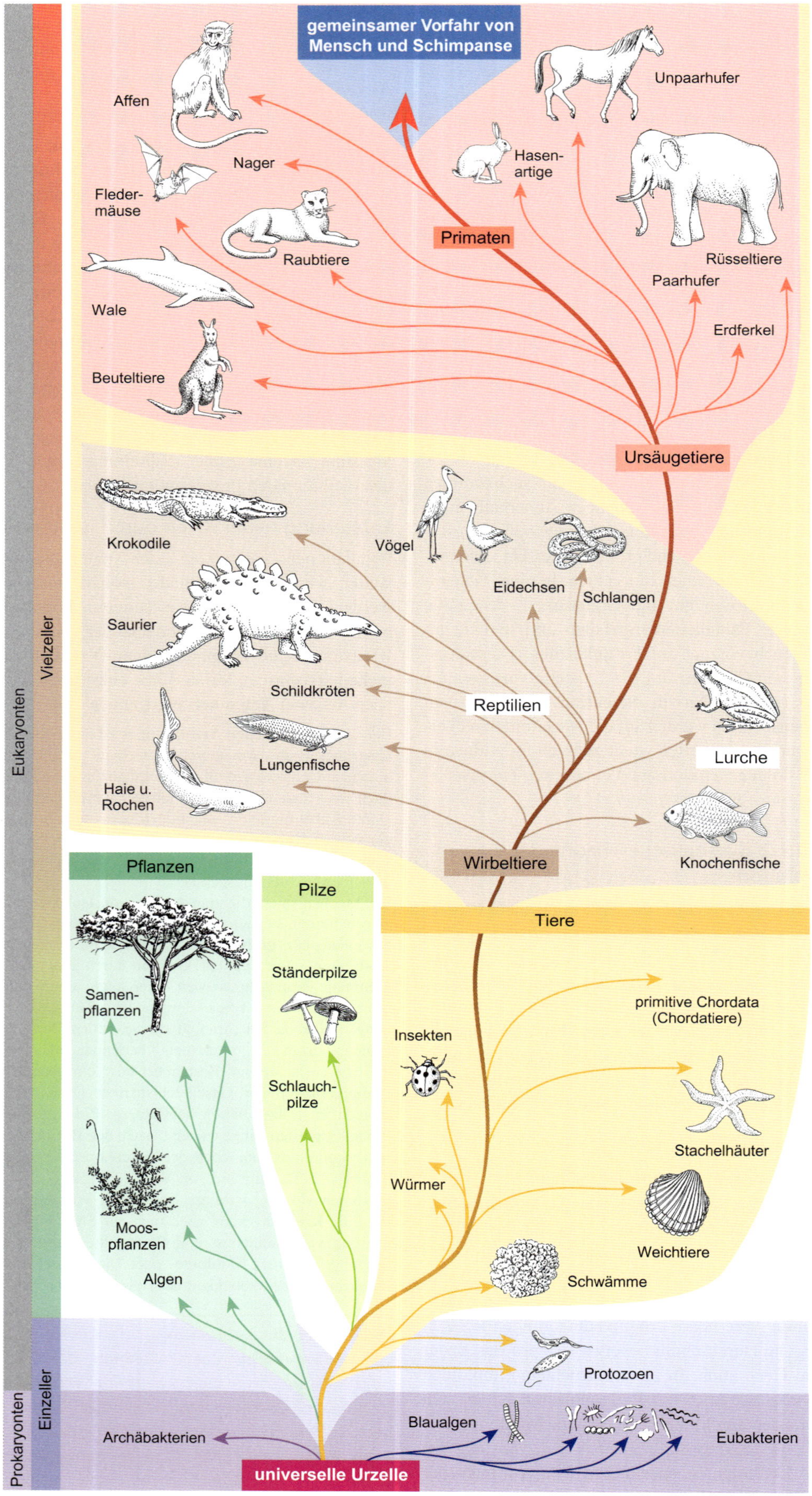

Abb. 2.35 Überblick über die Evolution (vereinfacht): Die im Laufe der Evolution entstandenen Arten haben alle einen gemeinsamen Ursprung. Vor etwa 1.500 Millionen Jahren entwickelten sich aus den Prokaryonten die ersten Eukaryonten (➤ Tab. 13.3). Sie bilden die Ausgangsbasis für Pilze, Pflanzen (ca. 400.000 Arten) und Tiere (ca. 1,5 Millionen Arten). Die 47.000 Wirbeltierarten waren der Ursprung der Säugetiere, der höchstentwickelten Klasse der Wirbeltiere. Sie umfasst mehr als 4.000 Arten.

2.15.3 Chemische Evolution – von der Ursuppe zum ersten Leben

Das Alter der Erde wird heute auf ca. 4,6 Milliarden Jahre geschätzt (➤ Abb. 2.34). Damals dürfte die Erde über 100 °C heiß gewesen sein. Nach und nach kühlte sie ab, sodass aus dem Erdinneren herausströmender Wasserdampf zu Wasser kondensieren und sich zusammen mit dem Wasser aus auf der Erde eingeschlagenen Himmelskörpern Ozeane bilden konnten. Die Atmosphäre bestand aus Wasserdampf, Methan, Kohlendioxid, Ammoniak, Stickstoff und Schwefelwasserstoff.

Die Ursuppe entsteht

Wie konnten in so einer Umgebung Moleküle wie Aminosäuren oder Nukleinsäuren entstehen? *Stanley Miller* und *Harold Urey* simulierten 1953 die damaligen Verhältnisse im Labor: Unter den experimentellen Bedingungen bildeten sich zahlreiche organische Verbindungen, darunter auch die Bausteine der Eiweiße, die *Aminosäuren* (➤ 1.8.3) – sozusagen die „Ursuppe". Viele der bei den Simulationsexperimenten nachgewiesenen Substanzen lassen sich auch im Weltraum finden; in Meteoriten wurden unter anderem Aminosäuren, Fettsäuren, Pyrimidine und Purine nachgewiesen. Ihre Bildung, auch wenn sie sich sicher unter den extremen Temperatur- und Druckbedingungen drastisch von der irdischen unterscheidet, wird überall in kosmischen Gaswolken ablaufen. Und so werden auch aus dem Kosmos organische Verbindungen in die irdische „Ursuppe" gelangt sein.

Bildung von Makromolekülen

In der „Ursuppe" waren die Bausteine des Lebens vorhanden. Lokal konnten dann in kleinen Reaktionsgefäßen wie Gesteinsspalten an Tonoberflächen die Bausteine zu längeren Molekülen verknüpft werden, daran werden katalytisch aktive Metallionen – primitive *Enzymvorstufen* (➤ 1.9) sozusagen – und Polyphosphate als Energielieferanten mitgewirkt haben. Zu den ersten Makromolekülen gehörten Proteine, aber auch Polysaccharide und Nukleinsäuren. Lagerten sie sich spontan in Tröpfchenform zusammen und umschlossen diese Tröpfchen zufällig noch enzymartige Strukturen zur Bildung von weiteren Makromolekülen, dann war eine solche „Zelle" zu ersten *Stoffwechselleistungen* in der Lage. Die Entwicklung des genetischen Apparates aus *Nukleinsäuren* (➤ 1.8.4) ermöglichte diesen ersten „Lebewesen" dann die selbstständige Vermehrung. Die mühsame Akkumulation wertvoller Information über Mutation und Selektion setzt nahezu geschlossene Reaktionsräume voraus, in einem freien Gewässer würden die Reaktionspartner durch Diffusion verloren gehen. Wie die ersten Membranen entstanden sind, ist unklar. Möglicherweise haben sich Phospholipide oder diesen ähnliche Moleküle von selbst zusammengelagert. Als effizient könnte sich außerdem der Zusammenschluss von solchen geschlossenen Reaktionsräumen mit unterschiedlichen Leistungen erwiesen haben.

Neue Stoffwechselwege

Erste Stoffwechselwege entstanden. Brauchte eine Zelle ein bestimmtes Molekül, brachte es ihr einen Selektionsvorteil, wenn sie nicht auf das Molekül aus der Umgebung angewiesen war, sondern es sich aus einem Vorläufermolekül selbst herstellen konnte. Dafür sind mehrere Tausend verschiedene Enzyme nötig, wobei wahrscheinlich neue Enzyme aus bereits vorhandenen hervorgegangen sind. Proteinchemische Daten zeigen, dass Enzyme (und andere Proteine) mit ganz unterschiedlichen Aufgaben zu Familien zusammengefasst werden können, deren Mitglieder sich in vielen Bereichen und Einzelheiten so weit gleichen, dass sie einst aus einem gemeinsamen „Protein-Urahn" entstanden sein müssen.

2.15.4 Vom Einzeller zum Vielzeller

Die einzelnen Zellen waren zwar sehr erfolgreich: Bakterien und einzellige Eukaryonten machen heute mehr als die Hälfte der gesamten Biomasse aus. Dennoch bringt der Aufbau eines Organismus aus vielen Zellen offensichtlich so große Vorteile, dass sich mehrfach unabhängig voneinander vielzellige Organismen aus Einzellern entwickelt haben. Ein vielzelliger Organismus ist länger überlebensfähig, einzelne Zellen können ersetzt werden, und er hat durch die Differenzierung und die Ausbildung von Geweben und Organen, z. B. Wurzel und Blatt, ganz andere Möglichkeiten, Nahrungsquellen auszunutzen.

2.15.5 Erste Menschen

Vor etwa 7–5 Millionen Jahren trennten sich in Afrika die Abstammungslinien von Mensch und Menschenaffen aus einem gemeinsamen Vorfahren. Die Entwicklung zum heutigen Menschen verlief nicht geradlinig (➤ Abb. 2.36). Vielmehr gab es verschiedene Seitenlinien, von denen mit einer Ausnahme alle ausgestorben sind. Diese Ausnahme ist der **Homo sapiens.**

Der aufrechte Gang entstand früh in der Evolution des Menschen. Auch heutige Schimpansen und Gorillas können sich aufrichten und für kurze Zeit auf zwei Beinen fortbewegen. Dieser Gang „machte die Hände frei", sodass sie sich zu speziellen Greifhänden mit *opponierbarem* (den Fingern gegenübergestelltem) Daumen umwandeln

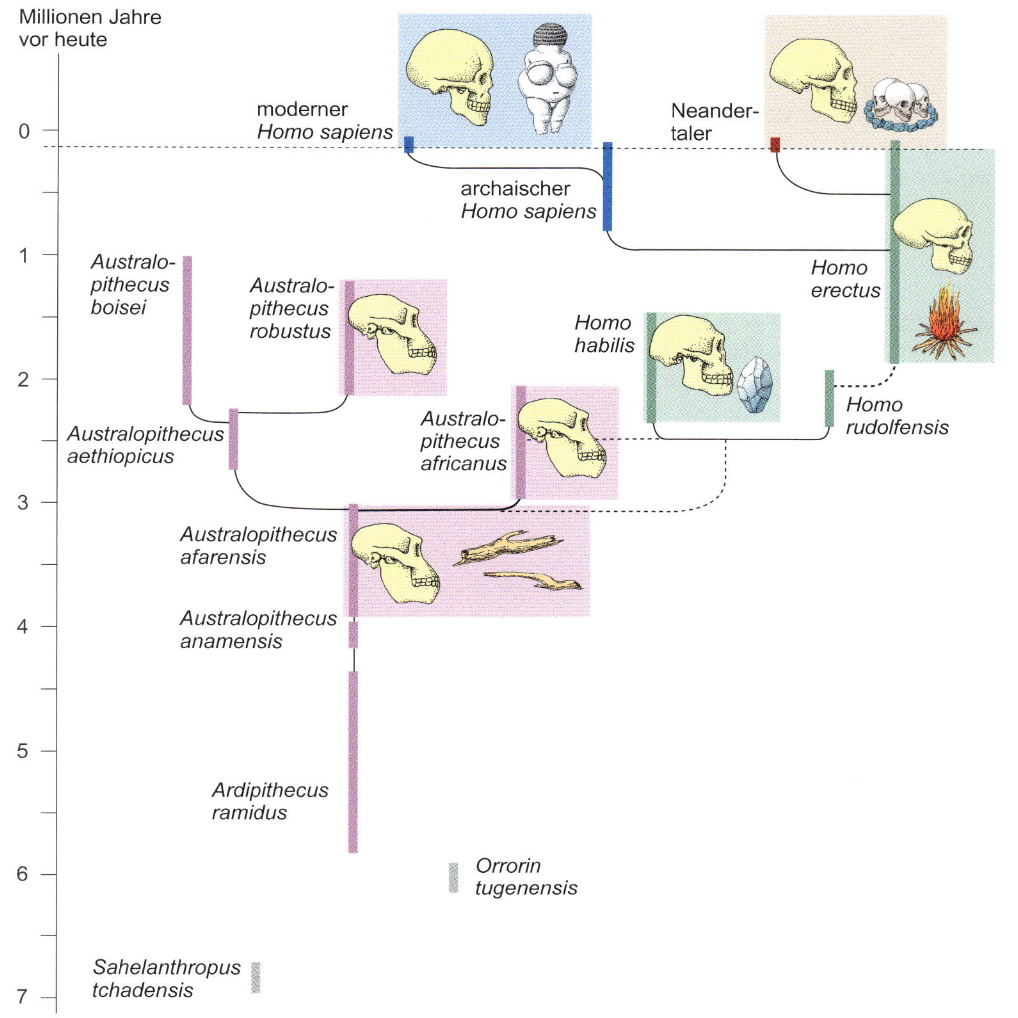

Abb. 2.36 Die Entwicklung zum heutigen Mensch *(Homo sapiens)*. Dargestellt sind jeweils Schädelform, Körpergestalt und Kultgegenstände bzw. Werkzeuge, die – wie man aufgrund von Funden annimmt – typischerweise bei den verschiedenen Menschenformen in Gebrauch waren.

konnten. Vermutlich entwickelten sich in den riesigen afrikanischen Wald-Savannen diverse Varianten aufrecht gehender Vormenschen. 6–7 Millionen Jahre alte Fossilien von *Sahelanthropus tchadensis* und *Orrorin tugenensis* belegen dies, ihre Fundorte liegen zeitlich und geografisch weit auseinander.

Die ersten unanfechtbar aufrecht gehenden menschlichen Vorfahren sind die **Australopithecinen.** Ihnen wird ein Hirnvolumen von rund 500 ml zugeordnet (zum Vergleich: bei Schimpansen beträgt das durchschnittliche Hirnvolumen 400 ml). Die Zunahme des Gehirnvolumens ist für die Paläontologen ein wichtiges Merkmal bei der Zuordnung der menschlichen Fossilien.

Die Gattung Homo entstand mit **Homo rudolfensis** und **Homo habilis** vor vermutlich 2,5 Millionen Jahren. Beide Arten erschienen zu einer Zeit, als es noch Australopithecinen gab. Der steile Anstieg der kulturellen Fähigkeiten vor etwa 2–1,5 Millionen Jahren findet seine Entsprechung in der Gehirnentwicklung bei **Homo erectus,** bei dem das Gehirnvolumen von 780 ml auf 1.300 ml zunimmt und damit annähernd heutige Werte erreicht (1.200–1.700 ml). Fundstellen weisen darauf hin, dass Homo-erectus-Populationen nicht nur erste Steinwerkzeuge herstellten, Hütten, Mauern, Zelte bauten, sondern auch erstmalig das Feuer beherrschten und eine Jagdkultur entwickelten. Vielleicht war die Jagd der Grund, warum Homo-erectus-Populationen vor über 2 Millionen Jahren Afrika verließen und sich in mehreren Auswanderungswellen nach Europa und Asien ausbreiteten. In den drei Kontinenten überlebte Homo erectus unterschiedlich lange.

Vor rund 500.000 Jahren entstanden in Europa als Homo-erectus-Nachfolger Homo heidelbergensis und vor rund 250.000 Jahren die klassischen **Neandertaler** *(Homo neanderthalensis)*. Charakteristisch für den Neandertaler sind der äußerst massive Knochenbau und das fliehende Kinn. Sie starben vor 30.000 Jahren aus.

In Java und China gibt es Homo erectus Funde, die eine Besiedlung vor 1,8 Millionen Jahren be-

2

legen. **Homo floresiensis,** lebte bis vor 18.000 Jahren auf der indonesischen Insel Flores.

Übergang zum modernen Menschen

Während sich diese Menschen in Europa und Asien entwickelten, ging die Evolution des Menschen in Afrika weiter. Der jüngere Stammbaum des modernen Homo sapiens ist umstritten. Wie Funde in West-, Süd- und Ostafrika belegen, lebte der frühe archaische Homo sapiens vor etwa 500.000–200.000 Jahren in Afrika. Funde zeugen auch von der Existenz des modernen Homo sapiens in Afrika vor 160.000 Jahren, in Südostasien, Australien und Europa vor 45.000 Jahren. Der moderne Mensch entwickelte sich in Afrika und hat sich von dort aus über den Nahen Osten über die Erde ausgebreitet **(Out-of-Africa-Hypothese).** Die geistigen Leistungen, das Geschick und die Mobilität des Homo sapiens lassen ihn, wie schon Homo erectus vor ihm, sämtliche Kontinente besiedeln. Die verschiedenen menschlichen Populationen haben sich dann auf den verschiedenen Erdteilen aufgrund der unterschiedlichen Umweltbedingungen herausgebildet.

Für mehrere Tausend Jahre entwickelte sich und lebte Homo sapiens parallel zum Neandertaler. Inwieweit das Aussterben des Neandertalers im Zusammenhang mit dem Auftauchen des modernen Menschen in Europa steht, ist Gegenstand von Studien. Höchstwahrscheinlich ist es noch zu Vermischungen zwischen Neandertalern und Homo sapiens gekommen. Ancient(a)DNA-Analysen an extrahierter fossiler DNA aus Neandertalerskeletten zeigen, dass (mindestens) 1–4% der Allele der heutigen nicht-afrikanischen Bevölkerung durch das Einkreuzen vom Neandertaler stammen.

Der Zeitpunkt der Entstehung der menschlichen Sprache lässt sich zwar nicht nachweisen, man geht aber davon aus, dass die Menschen vor zwei Millionen Jahren die geistigen Fähigkeiten zu einer Kommunikation hatten, z. B. in Zwei- oder Dreiwortsätzen, und zugleich eine Verständigung unter anderem bei einer organisierten Jagd notwendig wurde. Die Verwendung von modernen, in Sätzen strukturierten Sprachen kann hingegen nicht länger als 40.000–70.000 Jahre zurückliegen.

Aktuelles & Spezielles

2.16 Gentechnik & Co. – Fluch oder Segen?

Es gibt wohl kaum ein Wissenschaftsgebiet, das ähnlich kontrovers diskutiert wird wie die Gentechnologie. Gleichzeitig sind viele Menschen unzureichend informiert – eine schlechte Basis für fundierte Entscheidungen.

Grundlagen

Da der genetische Code universal ist, können DNA-Bruchstücke von einem Organismus in einen anderen (auch den einer anderen Art!) verpflanzt und dort biologisch aktiv werden. Alle Manipulationen am Erbgut werden unter dem Begriff **Gentechnik** oder *Gentechnologie* zusammengefasst; die solcherart genetisch veränderten Organismen nennt man **transgene Organismen** oder *gentechnisch veränderte Organismen (GVO).*

Die Gentechnik wird in drei große Anwendungsbereiche unterteilt:

- Die **grüne Gentechnik** umfasst gentechnische Verfahren in der Pflanzenzüchtung sowie die Nutzung solcher veränderter Pflanzen in der Landwirtschaft und als Lebensmittel
- Die **weiße Gentechnik** bringt Mikroorganismen zur Herstellung von Enzymen, z. B. für industrielle Zwecke oder Umweltschutzanwendungen
- Die **rote Gentechnik** nutzt gentechnische Verfahren in der Medizin, sei es in Diagnose oder Therapie.

Die grüne Gentechnik, etwa gentechnisch veränderter Mais *(Gen-Mais)* in Futtermitteln, wird von weiten Teilen der Bevölkerung abgelehnt, viele Länder haben diesbezüglich eigene Regelungen. Die Akzeptanz medizinischer Verfahren ist wesentlich größer. Gentechnisch hergestellte Insuline, Interferone oder monoklonale Antikörper sind weithin akzeptiert und nicht mehr aus der modernen Medizin wegzudenken. Und wer möchte im Falle einer lebensbedrohlichen Infektion auf die Polymerase-Kettenreaktion verzichten (➤ 2.12.1)? Soll hingegen nicht in Bakterienzellen oder Viren, sondern in menschliche Zellen eingegriffen werden, haben die meisten von uns ambivalente Gefühle.

In den letzten Jahren revolutioniert das sog. **CRISPR/Cas9-System** viele Bereiche der Gentechnik. Das in den 1980er-Jahren entdeckte System stellt gewissermaßen eine spezifische Abwehr von Bakterien gegen Viren dar. **CRISPR-Sequenzen** *(clustered regularly interspaced short palindromic repeats, gehäuft auftretende kurze palindromische Wiederholungen)* sind kurze, sich wiederholende Sequenzen in der bakteriellen DNA mit dazwischen eingelagerten Fragmenten viraler DNA, die bei einer vorangegangenen Virusinfektion integriert wurden. In der Nähe der CRISPR-Sequenzen findet man mit CRISPR assoziierte Gene, die **Cas-Gene.** Das Cas-Genprodukt, eine Nuklease, ist als DNA-Schere das entscheidende Element des antiviralen Apparats. Werden die Sequenzen in RNA übersetzt, binden die RNA-Fragmente an Cas-Proteine. Versucht ein Virus die Zelle erneut zu infizieren, „erkennen" die RNA-Fragmente das Viren-Genom und binden an die komplementäre Sequenz. Die assoziierten Cas-Proteine zerschneiden das virale Erbgut, Vermehrung und Weiterverbreitung des Virus werden verhindert. Sensationell neu war die Erkenntnis, dass die Cas-Proteine jede beliebige DNA zerschneiden, sofern man ihnen die passenden RNA-Fragmente mitgibt. Gekoppelt an ein synthetisches RNA-Fragment, die *Leit-RNA,* kann diese *Cas9-Genschere* zielgerichtet an jeder Stelle im Genom einen Doppelstrangschnitt herbeiführen (➤ Abb. 2.37). Es lassen sich Gene ausschalten, an der Schnittstelle zusätzliche DNA-Sequenzen ins Genom einfügen oder gezielt feh-

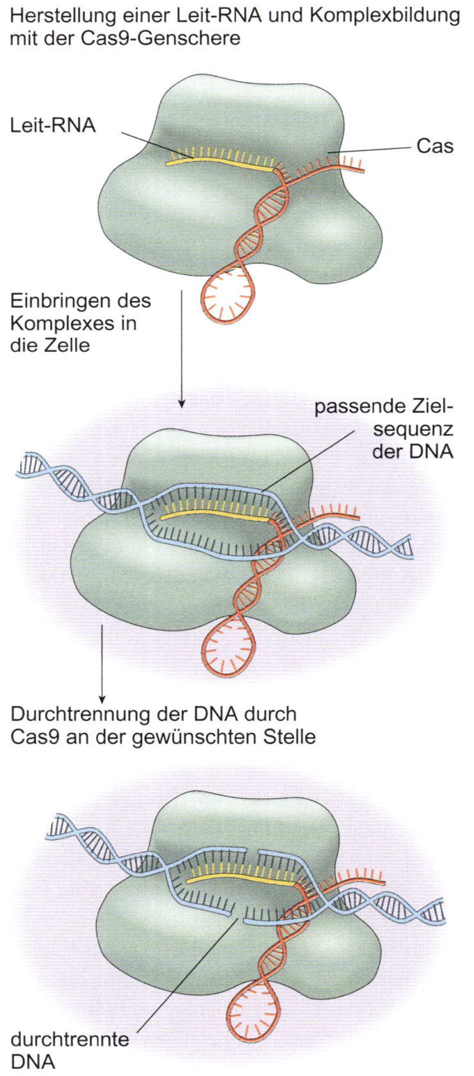

Abb. 2.37 Prinzip der zielgerichteten DNA-Durchtrennung durch das CRISPR/Cas9-System.

lerhafte DNA-Sequenzen korrigieren. Die Technologie wurde von den Entdeckern *Emmanuelle Charpentier* und *Jennifer Doudna* CRISPR/Cas9-System genannt. Beide erhielten 2020 den Chemie-Nobelpreis für ihre Entdeckung.
Die Technologie und ihre Weiterentwicklungen sind präziser als alle bisherigen Gentechnik-Verfahren, sie sind deshalb auch als *Genomchirurgie* oder **Genome Editing** bekannt. Besonders im Hinblick auf die Anwendung in der grünen Gentechnik werfen sich neue Fragen auf. Ist ein Organismus mit einem an einer Stelle durch das System veränderten Gen als gentechnisch verändert anzusehen, auch wenn die Änderung durch natürliche Mutationen hätte ebenso entstehen können und sich kein Unterschied nachweisen lässt?

Gentherapie

Gentherapie im engeren Sinne bedeutet Reparatur eines defekten Genabschnittes in der Zelle, also einen gezielten Austausch der fehlerhaften Sequenz *(Genkorrektur)*. Im weiteren Sinne umfasst Gentherapie den Ersatz defekter Gene durch intakte Kopien *(Genaddition)*, die Inaktivierung pathogener Genprodukte *(Anti-Gen-Therapie, Antisense-Therapie)* sowie die indirekte Behandlung von Krankheiten mittels *therapeutischer Gene*.
Bei der **Keimbahntherapie** wird das künstlich veränderte Gen in eine Eizelle oder in Spermien eingebracht, die genetische Veränderung wird damit auf die Nachkommen übertragen. Die Keimbahntherapie beim Menschen ist nach dem Embryonenschutzgesetz in Deutschland verboten. Bei der **somatischen Gentherapie** wird das künstlich veränderte oder ausgetauschte Erbmaterial nur in betroffene Organe oder Körperzellen des Erkrankten eingeschleust. Die Einschleusung erfolgt durch Vektoren, in die im Labor die gewünschte Erbinformation eingebaut wurde. Sie kann im Gewebe des Patienten selbst erfolgen oder in Zellen, die anschließend in den Körper übertragen werden müssen. Da hierbei auch Stammzellen verwendet werden können, ist der Übergang zur Stammzelltherapie fließend. Als „Genfähren" verwendet werden veränderte Viren, synthetische Vektoren (z. B. bioabbaubare Polymere), Lipide sowie physikalische Methoden. Diese „Genfähren" sicher und wirksam zu machen, ist nach den z. T. tödlich verlaufenen Versuchen Ende der 1990er-Jahre oberstes Ziel. Bis 2018 gab es weltweit knapp 2.900 klinische Gentherapiestudien.

Anwendungsbereiche der Gentherapie

Einige Krankheiten gehen auf eine oder wenige Mutationen in einem einzelnen Gen zurück. Viele Patienten müssen ein Leben lang Medikamente nehmen, manchen kann gar nicht geholfen werden. Mittels **Gentherapie** soll „echte" Heilung erzielt werden. Fortschritte erhofft man sich auch bei Krebserkrankungen, bei HIV, bei Erkrankungen der Atemwege, des Zentralnervensystems, bei Herzinsuffizienz, Gefäßverschlüssen und entzündlichen Erkrankungen.
Mitte 2021 waren in der EU neun Gentherapeutika zugelassen. Seit 2015 ist in Europa Talimogen laherparepvec (Imlygic®) gegen weit fortgeschrittene Melanome verfügbar. Der Wirkstoff ist ein Virus, das von einem abgeschwächten Herpes-simplex-Virus abstammt und gentechnisch so modifiziert wurde, dass es Melanomzellen infiziert, sich in ihnen vermehrt und sie letztlich abtötet. 2016 folgte Strimvelis® zur Behandlung des schweren kombinierten Immundefekts durch Fehlen des Enzyms Adenosin-Desaminase, das essenziell für die Lymphozytenbildung ist. Es enthält patienteneigene Knochenmarkzellen, in die über einen retroviralen Vektor ein funktionierendes Gen für die Adenosin-Desaminase eingeschleust wurde. Seit 2018 in Europa zugelassen sind *CAR-T-Zell-Therapien*. Dabei erhalten T-Zellen des Patienten außerhalb des Körpers einen synthetischen Rezeptor *(Chimeric Antigen Receptor, CAR)* gegen die zu bekämpfende Struktur, Tisagenlecleucel (Kymriah®), Axicabtagen Ciloleucel (Yescarta®) und Tecartus® (mit patienteneigenen CD3-positiven Zellen) z. B. richten sich gegen das Tumorantigen CD19 von Leukämie- bzw. Lymphomzellen. Indikationen der übrigen Gentherapien sind genetisch bedingte Erkrankungen: Bei Voretigen Neparvovec (Luxturna®) ist es die Retinitis pigmentosa (eine Netzhautdegeneration, ➤ 9.6.1), bei Betibeglogen Autotemcel (Zynteglo®) die Beta-Thalassämie (Form der Anämie, ➤ 12.2.6), bei Onasemnogen Abeparvovec (Zolgensma®) die spinale Muskelatrophie Typ 1 (Form des Muskelschwunds durch Untergang von Nervenzellen im Rückenmark) und bei Libmeldy® (mit patienteneigenen, veränderten Blutstammzellen) die metachromatische Leukodystrophie (Stoffwechselstörung mit Hauptmanifestation am Nervensystem).
Auch auf Basis der CRISPR-Technologie gibt es hoffnungsvolle neue Therapie-Ansätze für Krebs und Muskeldystrophie Typ Duchenne (Form des Muskelschwunds mit Ursache in den Muskelzellen, ➤ 3.8). In ersten klinischen Studien wird CRISPR/Cas9 an HIV-Patienten getestet. Ziel ist es, das virale Erbgut zu entfernen.

G

Embryonenschutzgesetz
Die Möglichkeiten von Gentechnologie und Fortpflanzungsmedizin haben den deutschen Gesetzgeber bereits 1990 bewogen, den Embryo durch ein **Embryonenschutzgesetz** vor missbräuchlicher Anwendung dieser Technologien zu schützen. Dieses Gesetz verbietet die Gentherapie von Keimzellen und die Gewinnung embryonaler Stammzellen sowie das „Verwenden" von Embryonen. Nach einer Gesetzesänderung 2011 ist seit 2014 eine **Präimplantationsdiagnostik,** kurz *PID*, in Deutschland in besonderen Zentren und unter bestimmten Voraussetzungen gestattet, wenn eine schwere genetisch bedingte Erkrankung in der Familie vorliegt. Dabei werden einzelne Gene im Reagenzglas befruchteter Embryonen untersucht und nur gesunde Embryonen in die Gebärmutter eingebracht.
2002 hat der Bundestag das **Stammzellgesetz** verabschiedet. Die Erzeugung embryonaler Stammzellen ist nach dem Embryonenschutzgesetz in Deutschland weiterhin verboten. Nur die Erzeugung embryonaler Stammzellen aus abgetriebenen Feten ist unter bestimmten Voraussetzungen erlaubt. Für hochrangige Forschungsziele wird in Ausnahmefällen der Import von vorhandenen, in Laboratorien verschiedener Länder gezüchteten embryonalen Stammzelllinien möglich, aber nur solcher, die vor dem 1. Mai 2007 erzeugt wurden. Nicht alle bisherigen Stammzelllinien gelten jedoch als ausreichend stabil. Mit Altern der Zelllinien durch Verkürzung der Telomere (➤ Abb. 2.7) ist zu rechnen, ebenso sind zahlreiche Zelllinien inzwischen durch Keime verunreinigt.

Stammzelltherapie

Auch Stammzelltherapien sorgen immer wieder für Schlagzeilen. Nicht alle Stammzelltherapien gehören zu den gentechnologischen Verfahren. Gentechnik, Stammzelltherapie und auch die moderne Fortpflanzungsmedizin sind aber in ihren ethischen Problemen eng miteinander verknüpft.
Stammzellen sind unbegrenzt teilungsfähige, undifferenzierte *Ur-* oder *Vorläuferzellen*. Ihre Entwicklung ist noch nicht festgelegt, sie können unter dem Einfluss verschiedener Umgebungsfaktoren alle Zelltypen des Körpers bilden. Je fortgeschrittener das Entwicklungsstadium des Organismus ist, aus dem die Stammzellen isoliert werden, desto geringer sind ihre Teilungsrate und ihre Differenzierungsmöglichkeiten. Für den medizinischen Einsatz ist eine hohe Teilungsrate wichtig, um genug Zellen für eine Therapie zur Verfügung zu haben, und ein breites Differenzierungspotenzial erlaubt mehr Behandlungsmöglichkeiten. **Totipotente** („alleskönnende", *lat.* totus = ganz, potentia = Vermögen, Kraft) **Stammzellen** können zu einem vollständigen Lebewesen heranreifen. Im Falle des Menschen kann sich aus den totipotenten Embryonalzellen, die aus einer befruchteten Eizelle entstehen, bis zum 8-Zell-Stadium ein ganzer Mensch entwickeln. **Pluripotente Stammzellen** (*lat.* plures = mehrere) können sich prinzipiell je nach Herkunft zu allen Zelltypen eines Organismus entwickeln, aus ihnen kann aber kein eigenständiger Organismus mehr entstehen. Aus **multipotenten Stammzellen** (*lat.* multi = viele) können nur noch die verschiedenen Zellen „ihrer Linie" hervorgehen (z. B. alle Blutzellen aus den Blutstammzellen).

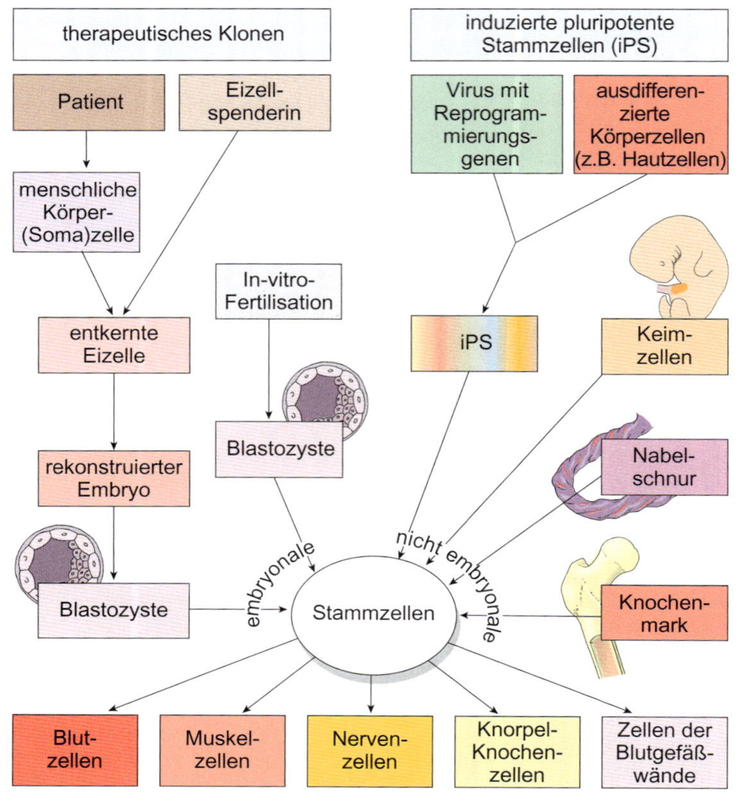

Abb. 2.38 Mögliche Wege, embryonale und nicht-embryonale Stammzellen zu gewinnen.

Von medizinischem Interesse ist der Einsatz von multi- und pluripotenten Stammzellen. Nach ihrer Herkunft lassen sich embryonale Stammzellen, um die derzeit heftig debattiert wird, und nicht-embryonale Stammzellen unterscheiden (➤ Abb. 2.38).

Embryonale Stammzellen können gewonnen werden:

- Aus der inneren Zellmasse von Blastozysten (➤ Abb. 21.1) sog. **„überflüssiger Embryonen“,** die aus Reagenzglasbefruchtungen (In-vitro-Fertilisationen) stammen
- Aus abgegangenen oder abgetriebenen **Embryonen.** Isoliert werden ganz frühe *(primordiale)* Keimzellen, Vorläuferzellen der späteren Ei- und Samenzellen. Sie unterscheiden sich nicht von den embryonalen Stammzellen, die aus Blastozysten entnommen werden. Ebenfalls aus Embryonen gewonnen werden können auch schon weiter differenzierte Stammzellen z. B. neuronale Vorläuferzellen aus der Neuralleiste
- Durch **therapeutisches Klonen,** d. h. Übertragung von Zellkernen *(Kerntransfer)* aus bereits differenzierten adulten Körperzellen in „entkernte“ Eizellen. Aus ihnen entstehen unter bestimmten Bedingungen totipotente Zellen, die sich analog einer befruchteten Eizelle zu Blastozysten entwickeln können, aus deren innerer Zellmasse dann pluripotente Stammzellen entnommen werden. Ein auf diese Weise erzeugter vollständiger Organismus war erstmalig 1996 das Schaf Dolly und, dem Menschen „am nächsten“, 2018 zwei genetisch identische Makaken durch chinesische Forscher. Durch therapeutisches Klonen gewonnene Stammzellen haben die genetischen und damit auch die antigenen Eigenschaften des Zellkernspenders.

Ethisch weit weniger problematisch ist die Arbeit mit **nicht-embryonalen adulten** oder **frühen adulten Stammzellen:**

- Nach Abnabeln des Neugeborenen kann die Nabelschnur ohne jegliche Beeinträchtigung von Mutter oder Kind unter sterilen Bedingungen punktiert und das in der Nabelschnur und Plazenta enthaltene, Blut gesammelt und konserviert werden. Während der Embryonalentwicklung befinden sich Stammzellen vor allem in Leber und Milz. Im letzten Schwangerschaftsdrittel wandern sie über den Blutkreislauf ins Knochenmark. Auf ihrer Wanderung gelangen sie auch in die Nabelschnurgefäße, wo sie zum Zeitpunkt der Geburt im Überfluss vorhanden sind
- Auch nach der Geburt verfügt der menschliche Organismus noch immer über eine kleine Anzahl multipotenter Stammzellen. Sie sind lebenslang vorhanden und haben die Aufgabe, fehlerhafte, kranke oder abgestorbene Zellen in dem jeweiligen Gewebe zu ersetzen. Mesenchymale Stammzellen (MSZ) beispielsweise lassen sich sehr gut aus dem Knochenmark bzw. durch einen Kunstgriff aus dem Blut gewinnen. Sie können verschiedene Zellarten des Stütz- und Bindegewebes wie Knorpel, Knochen und Fett herstellen
- Einen schnellen Fortschritt hat in den letzten Jahren die Entwicklung von induzierten Pluripotenten Stammzellen (iPS, ➤ 2.14) aus ausdifferenzierten Körperzellen gemacht.

In der Stammzelltherapie etabliert ist die Transplantation blutbildender (hämatopoetischer) Stammzellen aus Knochenmark oder Blut (➤ 12.1.3) bei bestimmten schweren Erkrankungen des blutbildenden Systems. Für die Transplantation werden körpereigene (autologe) hämatopoetische Stammzellen oder die eines Spenders (allogene) verwendet.

Von großem medizinischem Interesse ist der Einsatz von Stammzellen für die Herstellung von Geweben **(Tissue-engineering)** bzw. ganzen Organen für die Transplantationsmedizin. Intensiv beforscht werden die Züchtung von Hautzellen außerhalb des Körpers zur Therapie nach Verbrennungen, der Ersatz von zerstörtem Knorpelgewebe bei Arthrose oder zerstörtem Knochengewebe bei Osteoporose sowie die Behandlung des Morbus Parkinson oder der Alzheimer-Demenz durch Transplantation der Neurotransmitter produzierenden Neurone. Im Bereich des Diabetes mellitus Typ 1 ist es mittlerweile gelungen, aus Stammzellen im Labor Insulin produzierende Beta-Zell-Organoide zu züchten, die auf Änderungen der Glukosekonzentration reagieren. Insgesamt ist die Stammzellforschung aber nach wie vor von medizinischen Anwendungen sehr viel weiter entfernt, als man es sich zu Beginn ihrer Entdeckung ausgemalt hatte.

Fluch oder Segen? W

Chancen wie Risiken der **Gentechnologie** sind enorm: Der segensreichen Möglichkeit, etwa menschliches Wachstumshormon ohne Infektionsrisiko für den Patienten zu produzieren, stehen z. B. Allergiegefahren durch gentechnisch veränderte Nahrungsmittel, mögliche Antibiotikaresistenzen gefährlicher Bakterien durch nicht vorhergesehene Ausbreitung der verpflanzten Gene und die Horrorvision von Eingriffen ins Erbgut von Ei- oder Samenzellen zwecks „Verbesserung“ des Menschen gegenüber. Eine kritische Diskussion innerhalb der Gesellschaft und über nationale Grenzen hinweg ist erforderlich, damit sich diese neue Technologie zum Segen und nicht zum Fluch für den Menschen entwickelt.

3 Gesundheit und Krankheit

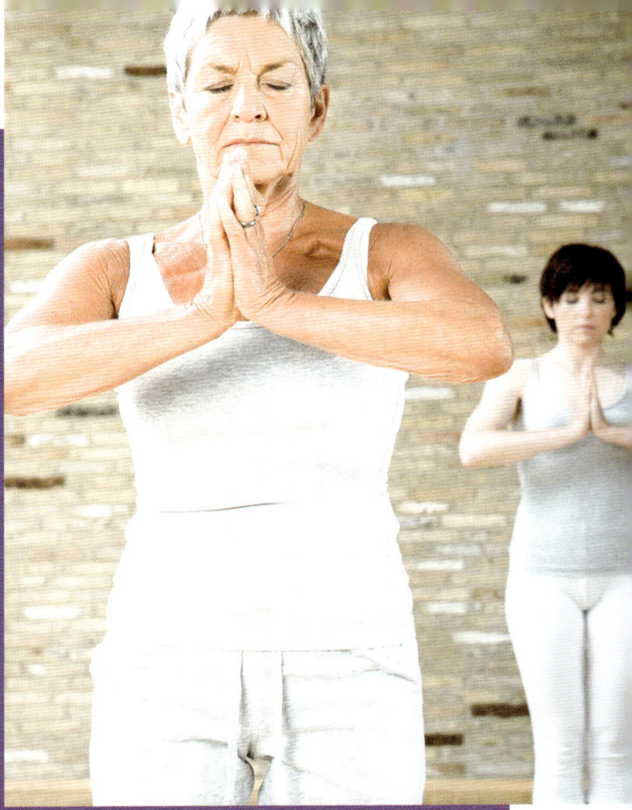

3

3.1 Vom Gesundsein und Kranksein

3.1.1 Gesundheit nach WHO

WHO-Definition Gesundheit

Die *Weltgesundheitsorganisation* (*World Health Organization,* **WHO**) definierte Gesundheit 1946 nicht nur als Abwesenheit von Krankheit oder Gebrechen, sondern als „Zustand völligen körperlichen, geistig-seelischen und sozialen Wohlergehens".

Es gibt viele Versuche, Gesundheit zu definieren, z. B. Gesundheit als Beschwerdefreiheit, als Leistungsfähigkeit oder als Wohlbefinden. Die oben aufgeführte WHO-Definition von Gesundheit versucht, Gesundheit nicht allein unter körperlichen Aspekten, sondern *umfassend* zu betrachten (➤ Abb. 3.1). Sie legt allerdings „die Messlatte sehr hoch" und ist deshalb im Alltag wenig brauchbar:

- Die meisten Menschen haben „Defekte" und Beschwerden wie z. B. einen leichten Sehfehler oder gelegentliche Kopfschmerzen – dennoch leidet die Lebens- und Arbeitsfähigkeit darunter meist nur wenig
- Im seelischen und sozialen Bereich ist Wohlbefinden praktisch *nie ganz* erreichbar. Die kranke Schwiegermutter, der Bruder, mit dem man im Streit lebt, oder die Arbeitskollegin, die unerträglich scheint – all dies wirkt sich unweigerlich auf das eigene Wohlbefinden aus, würde aber wohl von kaum jemandem als *Krankheit* aufgefasst werden.

Man hat die WHO-Definition deshalb auch als *konkrete Utopie* bezeichnet, die zwar einen wünschenswerten Idealzustand beschreibt, nicht aber praktikable Maßstäbe liefert.

Auch die folgenden Ausführungen können keine Definition von Gesundheit liefern, sondern nur einzelne Aspekte beleuchten und zum Denken anregen.

Kontinuum

Gesundheit und Krankheit können oft nicht strikt getrennt werden, da sie fließend ineinander übergehen. Sie sind zwei Pole eines Kontinuums, in dem sich der Mensch hin- und herbewegt.

3.1.2 Das Prinzip der Homöostase

Ein wichtiger Aspekt der Gesundheit ist die **Homöostase,** d. h. die Aufrechterhaltung von Gleichgewichtszuständen im Organismus, auf ganz verschiedenen Ebenen.

Gleichgewicht auf der Ebene der Gewebe

Auf der Ebene der Gewebe wird die Homöostase durch den ständigen Auf- und Abbau der Gewebsbestandteile gewährleistet. Überwiegt der Aufbau, so kommt es zur Strukturzunahme – zur *Hypertrophie* bzw. *Hyperplasie* (➤ 3.3), im Extremfall zum *Tumor* (➤ 3.7). Überwiegt dagegen der Abbau, so kommt es zur Strukturabnahme, d. h. zur *Atrophie* und Leistungsminderung (➤ 3.3).

Gleichgewicht des Inneren Milieus

Die Homöostase der Funktionen unseres Organismus lässt sich ganz wesentlich an der *Konstanz messbarer Größen* wie der Körpertemperatur, der Blutglukosekonzentration oder des pH-Wertes im Blut (➤ 19.9.1) ablesen. Diese und viele andere Werte geben Auskunft über das *Innere Milieu* (➤ 2.8). Nur wenn sie sich in einem engen verträglichen Bereich befinden, ist der Gesamtorganismus lebens- und aktionsfähig.

Psychosoziales Gleichgewicht

Vergleichbares gilt für die *psycho-physiologischen Grundbedürfnisse*. Gesundheit ist z. B. nur in einem Rhythmus von ausreichenden Schlaf- und Wachphasen möglich. Auch die Bedürfnisse nach sozialer Gemeinschaft, partnerbezogener Zuwendung, aber auch Zurückgezogenheit müssen angemessen befriedigt werden.

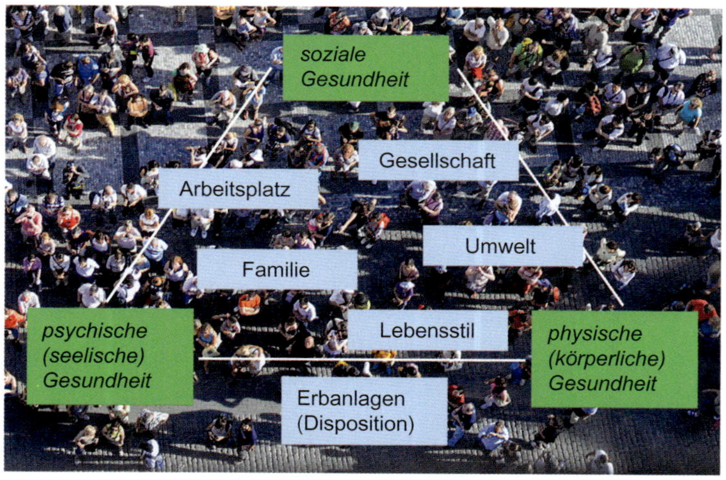

Abb. 3.1 Funktionen des Lebens im Spannungsfeld der drei Eckpfeiler der Gesundheit nach dem Verständnis der Weltgesundheitsorganisation. [J787–020]

3.1.3 Gesundheit als Anpassungsfähigkeit

Unser Organismus ist ein offenes dynamisches System, das vielfältigen Einflüssen von außen unterliegt. Dies hat zur Folge, dass das Gleichgewicht zwischen anabolen (aufbauenden) und katabolen (abbauenden) Prozessen, die Konstanz des Inneren Milieus und auch die seelische Stabilität ständig durch die verschiedensten Faktoren bedroht werden. Die Homöostase muss deshalb durch **Regelungsvorgänge** aufrechterhalten werden.

Hierzu gehören z. B. die Konstanthaltung der Körperkerntemperatur bei wechselnden Außentemperaturen durch physiologische und zivilisatorische Mittel (z. B. unterschiedliche Kleidung), die Anpassung der Herzleistung an erhöhte Anforderungen (z. B. beim Treppensteigen), aber auch die Bewältigung der Trennung von einem Lebenspartner oder der sozialen Bezugsgruppe, z. B. infolge eines Umzugs oder Arbeitsplatzverlustes.

Krankheit lässt sich somit auch als Störung der Homöostase aufgrund einer verringerten *Anpassungsfähigkeit* beschreiben, die mit verminderter körperlicher und/oder geistiger Leistungsfähigkeit bzw. herabgesetzter seelischer Belastbarkeit einhergeht. Das Ideal völliger Gesundheit wäre demnach der Zustand der völligen Anpassung.

Diese Behauptung mag zunächst Widerspruch hervorrufen, soll doch unser Leben eher mit *Selbstverwirklichung* als mit Anpassung zu tun haben. Trotzdem: An Lebensentwürfen lässt sich nur (selbst)verwirklichen, was der Körper mitzutragen bereit ist:

- Eine Frau wäre ohne die enorme Anpassungsleistung ihres Körpers während der Schwangerschaft, z. B. ohne ausreichende Blutvolumenzunahme, nie in der Lage, ein gesundes Kind zu gebären oder auch nur die Schwangerschaft zu überleben (➤ 21.7)
- Nur durch Anpassung des Organismus sind außergewöhnliche Leistungen zu erbringen. Nur so ist auch das Überleben in Extremsituationen wie z. B. bei großer Hitze, unzureichender Nahrung oder schwerer Verletzung möglich.

3.1.4 Krankheitsdispositionen

Ist die Anpassungsfähigkeit des Körpers dauerhaft herabgesetzt, so spricht man von einer *Krankheitsbereitschaft* oder **Krankheitsdisposition** (*lat.* dispositio = Anordnung, Anlage).

Manche Gruppen von Menschen sind „naturgemäß" besonders anfällig *(disponiert)* für bestimmte Erkrankungen:

- Familiäre Krankheitshäufung ist nicht selten durch *genetische Disposition (erbliche Veranlagung)* bedingt, etwa beim M. Bechterew. Auch die Abhängigkeit einiger Erkrankungen (z. B. der Sichelzellanämie) von der Abstammung bzw. geografischen Herkunft hat oft genetische Ursachen. Ebenfalls genetisch bedingt ist die *Geschlechtsdisposition*: Männer erkranken z. B. 7- bis 10-mal so häufig an Gicht (➤ 18.8) wie Frauen

- Kinder bekommen viel häufiger Erkältungskrankheiten als Erwachsene – man spricht von *Altersdisposition.*

Den *ererbten* stehen die *erworbenen* Krankheitsdispositionen gegenüber: Wer stark raucht, ist disponiert für die Entstehung eines Lungenkarzinoms. Wer eine **Primärerkrankung** wie z. B. einen Tumor hat, entwickelt oft Funktionsstörungen, die ihn für eine **Sekundärerkrankung** wie z. B. eine Infektion disponieren.

Konzept der Risikofaktoren

Als **Risikofaktoren** bezeichnet man ungünstige Einflussgrößen, welche die Auftretenswahrscheinlichkeit einer bestimmten Erkrankung deutlich erhöhen.

Um Risikofaktoren herausfinden zu können, werden meist Bevölkerungsgruppen miteinander verglichen, die sich bezüglich des fraglichen Merkmals (etwa Raucher und Nichtraucher) unterscheiden, ansonsten aber möglichst ähnlich sind. Die Bevölkerungsgruppe, die das zu untersuchende Merkmal nicht zeigt, heißt *Vergleichsgruppe* oder **Vergleichskollektiv.**

Durch mehrere solcher Untersuchungen über viele Jahre fand man z. B. heraus, dass Zigarettenrauchen nicht nur einen Risikofaktor für das Lungenkarzinom, sondern z. B. auch für chronisch-obstruktive Lungenerkrankungen und mehrere weitere Tumoren wie das Kehlkopfkarzinom darstellt und dass selbst Passivrauchen (Mitrauchen) das Krankheitsrisiko deutlich erhöht (➤ 16.13).

3.1.5 Konzept der Salutogenese

Die Untersuchung der menschlichen Anpassungsfähigkeit im Rahmen von Stresssituationen bildete auch die Grundlage eines biopsychosozialen Gesundheitsmodells, das von dem Medizinsoziologen *Aaron Antonovsky* (1923–1994) entwickelt wurde: Er fragte weniger nach krank machenden Risikofaktoren und **Pathogenese** *(Krankheitsentstehung)* als vielmehr nach Faktoren, die Gesundheit erhalten bzw. wiederherstellen, und prägte für sein Modell den Begriff **Salutogenese** (*lat.* salus = Wohl, Gesundheit).

Antonovsky vergleicht den Lauf des Lebens mit einem Fluss voller Strudel, Biegungen und anderen Gefahren, in dem die Menschen schwimmen. Leben ist zwangsläufig verbunden mit *Stressoren* (Reizen, die nicht automatisch beantwortet werden können, hier z. B. die Strudel). Der Begriff Stressor bezeichnet dabei zunächst einmal nur irgendeine undefinierte Anforderung. Diese erzeugt einen Spannungszustand und Veränderungen zur Spannungsbewältigung. Für Antonovsky ist normal also nicht Gleichgewicht, sondern *Ungleichgewicht,* nicht Homöostase, sondern **Heterostase** in der Reaktion auf neue Stressoren. Warum aber nimmt der eine Mensch die Hindernisse und der andere nicht?

Antonovsky geht davon aus, dass der Einzelne nie völlig krank oder völlig gesund ist, sondern mal dem einem, mal dem anderen Pol näher kommt (➤ Abb. 3.2). Kernelement der Salutogenese ist nach Antonovsky das **Kohärenzgefühl,** das die geistig-seelische Grundeinstellung eines Menschen gegenüber der Welt und dem Leben beschreibt. Er gliedert diese Grundhaltung in drei Aspekte:

- **Überzeugung von der Verstehbarkeit** der Anforderungen, die im Laufe des Lebens von außen und innen auf das Individuum einwirken
- Vertrauen auf die Möglichkeit, mithilfe eigener (oder auch fremder) Ressourcen die sich ergebenden Anforderungen zu bewältigen **(Gefühl von Handhabbarkeit)**
- **Gefühl der Sinnhaftigkeit** des eigenen Lebens und Handelns, d. h. Einschätzung wesentlicher Lebensaufgaben als lohnenswerte Herausforderungen.

Menschen mit ausgeprägtem Kohärenzgefühl sind nach Antonovsky besser als andere in der Lage, auf verschiedenste Stressoren mit Hilfe **generalisierter Widerstandsressourcen** angemessen zu reagieren. Zu den generalisierten Widerstandsressourcen zählen die Immunabwehr, die Intelligenz und andere körpereigene Faktoren ebenso wie erlernte Problemlösungsstrategien. Stress im Sinne von Belastung entsteht, wenn die Spannungsbewältigung nicht gelingt. Zwar wird die Gesundheit dadurch nicht zwangsläufig beeinträchtigt; negative Erfahrungen begünstigen jedoch die „kranken" Anteile eines Menschen. Erfolgreiche Bewältigung von Spannungen und positive Lebenserfahrungen hingegen fördern die Gesundheit und stärken wiederum das Kohärenzgefühl und die Widerstandsressourcen.

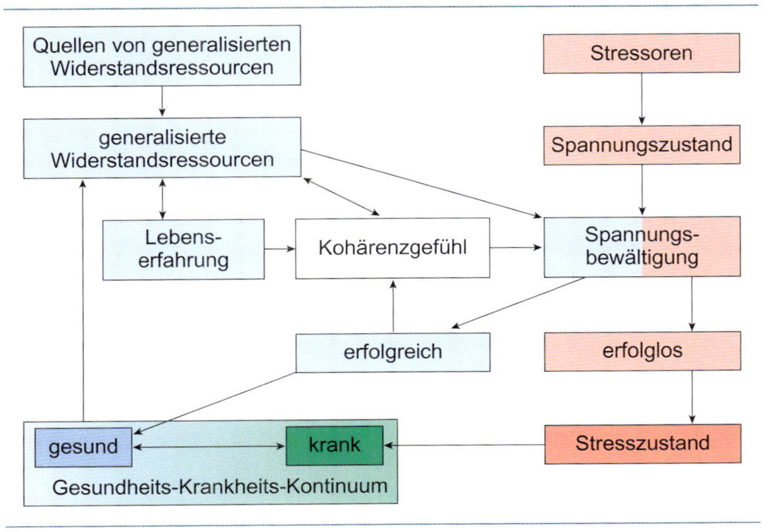

Abb. 3.2 Modell der Salutogenese nach Antonovsky (vereinfacht). Ein ausgeprägtes Kohärenzgefühl ermöglicht angemessene, zielgerichtete Reaktionen auf die unterschiedlichsten Belastungen und ist dadurch von zentraler gesundheitsfördernder Bedeutung.

3.1.6 Gesundheitsförderung

Gesundheitsförderung spielt für jeden Einzelnen, ganz besonders aber für alle im Gesundheitswesen Tätigen eine wichtige Rolle.

- Die **(klassische) Prävention** zielt vor allem auf die Vermeidung von Risikoverhalten und -konstellationen wie z. B. Rauchen, Übergewicht, Sturzgefahr **(primäre Prävention)** sowie die Früherkennung von Erkrankungen **(sekundäre Prävention).**
- An der *Salutogenese* orientierte Maßnahmen arbeiten die gesundheitsfördernde Bedeutung bestimmter psychosozialer Grundeinstellungen heraus und stärken die Ressourcen und Selbsthilfemechanismen (➤ Abb. 3.3).

Oft ergänzen sich beide Ansätze oder greifen ineinander.

Zu den Aspekten von genereller Bedeutung gehören dabei:

- **Gleichgewicht von Anspannung und Erholung.** Ein gewisses Maß an Beanspruchung und Risiko gehört von alters her zum menschlichen Leben und ist auch erforderlich zur Entwicklung von Leistungsfähigkeit und Widerstandskraft. Daneben benötigt der Mensch zur Gesunderhaltung jedoch nicht nur den Schlaf, sondern auch Phasen entspannter, selbstbestimmter Beschäftigungen. Diese Phasen gilt es heutzutage vor allem gegen (durch moderne Medientechnik ermöglichte) Forderungen nach fast ständiger Erreichbarkeit des Einzelnen zu verteidigen. Welche Beschäftigungen dabei dem Stressabbau dienen können, sollte individuell ausgelotet und nicht zu sehr Modetrends unterworfen werden. Das „altmodische" Bücherlesen kommt hier ebenso infrage wie die in Yoga und Buddhismus verankerte *Achtsamkeitsmeditation;* letztere beruht (stark vereinfacht) auf Übungen zur bewussten Wahrnehmung innerer und äußerer Gegebenheiten ohne die üblichen Bewertungen
- **Regelmäßige körperliche Bewegung.** Sie ist sowohl für die körperliche als auch für die geistig-seelische Gesundheit wichtig. Auch wer keine Zeit für Sport findet, kann seiner Gesundheit nützen, indem er beispielsweise am Arbeitsplatz die Treppe anstelle des Aufzugs benutzt oder auf dem Heimweg etwas früher aus dem Bus aussteigt und die letzte Wegstrecke zu Fuß zurücklegt

3

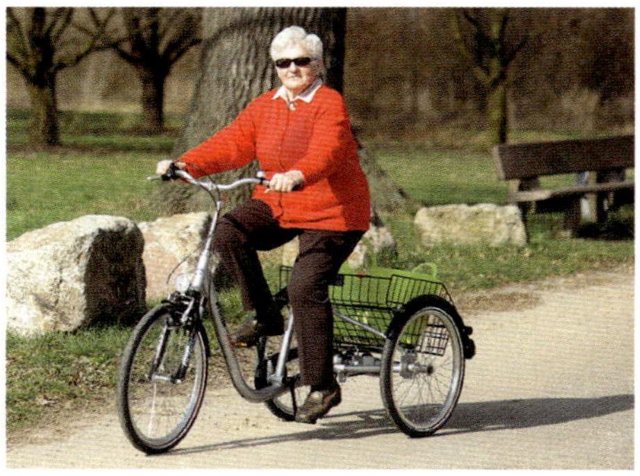

Abb. 3.3 Gesundheitsförderung. Oft ist der Blick auf die Ressourcen erfolgversprechender als der auf die Defizite. Ist Fahren eines „normalen" Fahrrads nicht (mehr) möglich, kann Fahren auf einem Dreirad für Erwachsene Lebensqualität und Fitness erhalten. [V596]

- **Gesundes Essen.** Eine maßvolle, vielseitige Ernährung mit nicht zu viel hoch verarbeiteten Lebensmitteln und Fast Food und ohne Fixierung auf medizinisch unnötige Diäten ist für die körperliche und seelische Gesundheit meist am besten (Details ➤ Kap. 18)
- **Impfungen** (➤ 13.8.2) und **Früherkennungsuntersuchungen** (➤ 3.9). Diese gehören zur primären bzw. sekundären Prävention im Rahmen der medizinischen Bevölkerungsversorgung. So sind Impfungen derzeit die erfolgversprechendsten Mittel zur Bekämpfung der COVID-19-Pandemie (➤ 13.10.2).

Pflegende haben bezüglich aller oben genannten Aspekte wichtige Funktionen in der Gesundheitsberatung und Anregung von Patienten zur Eigeninitiative. Sie finden dabei in manchen Fällen leichter Zugang zu Laien als die behandelnden Ärzte – vor allem dann, wenn sie mit dem täglichen Leben der Patienten besser vertraut sind. Voraussetzungen für erfolgreiche Gesundheitsförderung sind neben fachlicher Kompetenz die Fähigkeiten zur Informationsvermittlung und konstruktiven Gesprächsführung. Ganz wichtig ist dabei die Akzeptanz der Betroffenen als *gleichrangige* Kommunikationspartner, die letztlich selbst über ihre Lebensweise zu entscheiden haben. Möglichkeiten und Grenzen sind im Einzelfall in Zusammenarbeit mit Angehörigen und Vertretern anderer Berufsgruppen auszuloten.

3.1.7 Grundbegriffe der Krankheitslehre

Hinsichtlich der Entstehung von Krankheiten unterscheidet man zwischen der Ätiologie und der Pathogenese: Die **Ätiologie** ist die Lehre von den (äußeren und inneren) Krankheitsursachen (➤ 3.2); die **Pathogenese** beschreibt die Entwicklung von Krankheiten, d. h. die Abläufe im Organismus auf dem Weg von den Krankheitsursachen zur *manifesten* (in Erscheinung tretenden) Erkrankung.

Art und Ursachen einer Krankheit zu ergründen, erfordert meist eine genaue Kenntnis der medizinischen Vorgeschichte, der **Anamnese.** Kann der Patient selbst die entsprechenden Angaben machen, spricht man von einer *Eigenanamnese;* ist das nicht möglich, sodass Angehörige oder andere Begleitpersonen befragt werden müssen, handelt es sich um eine *Fremdanamnese.* Die Anamnese gibt zusammen mit den *Krankheitszeichen,* den **Symptomen,** Hinweise auf die infrage kommenden Erkrankungen. Anhand dieser Hinweise wird entschieden, welche speziellen Untersuchungen zur Diagnosestellung nötig sind: **Diagnose** bezeichnet die Erkennung und Benennung einer bestimmten Krankheit. Die Unterscheidung von Krankheiten mit ähnlichen Symptomen heißt **Differenzialdiagnose** *(DD).*

In der Regel soll eine möglichst genaue Diagnose gestellt werden, bevor mit der *Krankheitsbehandlung,* der **Therapie,** begonnen wird. Es gibt äußerst vielfältige therapeutische Maßnahmen, z. B.:

- *Lebensstiländerung,* z. B. Verzicht auf Rauchen, Bewegung im Alltag
- *Ärztliche Therapien* wie Medikamenten-, Strahlentherapie, Operationen
- *Psychotherapie* (➤ 10.15)
- *Physiotherapie.* Sie umfasst die *Bewegungstherapie* und die *physikalische Therapie,* d. h. die Behandlung mit naturgegebenen physikalischen Mitteln, z. B. Wasser, Wärme, Kälte, Licht, Massagen oder Reizströmen; physikalische Therapien spielen auch in der Naturheilkunde eine wichtige Rolle (➤ 3.12).

Bei bekannten Erkrankungen kann der wahrscheinlichste Verlauf meist vorausgesagt werden. Eine solche Vorhersage heißt **Prognose.** Prognostische Angaben betreffen die Überlebenschancen von Patienten und ihre Aussichten auf Heilung bzw. Wiederherstellung bestimmter Fähigkeiten. Wesentlich für die Gesamtprognose ist dabei oftmals die Wahrscheinlichkeit bestimmter **Komplikationen,** d. h. Zweiterkrankungen, die in einem engen zeitlichen oder ursächlichen Zusammenhang mit der ersten Erkrankung stehen. So bergen beispielsweise alle Krankheiten, die zu längerer Bettlägerigkeit zwingen, insbesondere bei älteren Menschen eine Reihe von Gefahren: Es drohen Lungenentzündungen („Bettpneumonien" ➤ 16.11.1) und Thrombosen (➤ 12.5.7); außerdem liegen sich unbewegliche Patienten nicht selten „durch", d. h. sie entwickeln schlecht heilende Dekubitalgeschwüre (➤ 7.5.9).

Prophylaxen

Vorbeugende Maßnahmen zur Verhütung von (Zweit-)Erkrankungen heißen **Prophylaxen.** Die Einschätzung der jeweiligen Gefährdung und die Durchführung der Prophylaxen nehmen im Pflegealltag eine zentrale Stellung ein; wichtig sind dabei insbesondere:

- Die **Thromboseprophylaxe** (Verhütung von Blutpfropfbildungen), die indirekt auch lebensbedrohlichen Lungenembolien vorbeugt (➤ 16.11.5)
- Die **Pneumonieprophylaxe** (Verhütung von Lungenentzündungen) und die **Aspirationsprophylaxe** (Vermeidung der „Einatmung" von Mageninhalt und anderen Fremdkörpern)
- Die **Dekubitus-** und die **Kontrakturenprophylaxe** (Verhütung von Dekubitalgeschwüren ➤ 7.5.9, bzw. Gelenkversteifungen ➤ 5.2.4)
- Die **Obstipationsprophylaxe** (Vorbeugung gegen Stuhlverstopfung).

Eine herausragende Rolle spielt die Mobilisation der Patienten: Sie dient gleichzeitig der Verhütung von Thrombosen, Pneumonien, Dekubitalgeschwüren, Kontrakturen und Obstipation.

3.2 Äußere und innere Krankheitsursachen

Gesundheit ist immer von zwei Seiten bedroht: von *außen* durch physikalische (Hitze, Kälte), chemische (Vergiftung), mikrobiologische (Bakterien, Pilze, Viren) und soziale (Hungersnot, Kriege) Einwirkungen; von *innen* sowohl durch die erbliche Disposition zu Krankheiten bzw. durch Erbkrankheiten im engeren Sinne als auch durch das natürliche Altern mit Schwinden vor allem der körperlichen Leistungskraft (➤ Abb. 3.4).

3.2.1 Äußere Krankheitsursachen

Die **äußeren** *(exogenen)* **Krankheitsursachen** sind von den Lebensbedingungen der „Umwelt" abhängig. Die WHO-Definition der Gesundheit bezeichnet den „Genuss des höchsten erreichbaren Gesundheitszustands" als „eines der Grundrechte jedes Menschen". Demzufolge gehört Gesundheitsfürsorge zu den wesentlichen Rechten, die den Mitgliedern einer Gesellschaft gegenüber den Staaten dauerhaft und einklagbar zustehen.

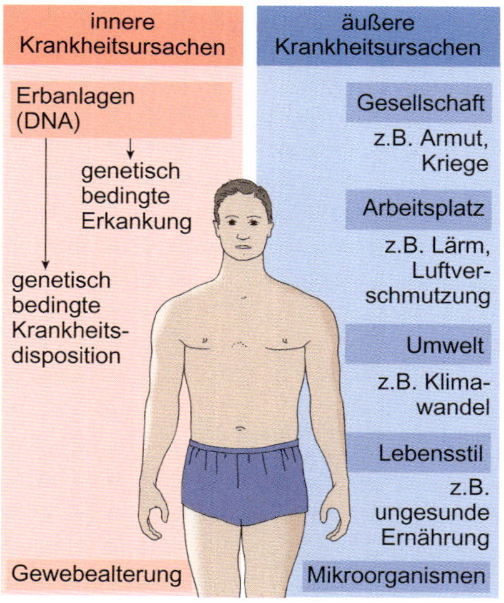

Abb. 3.4 Innere und äußere Krankheitsursachen.

Jeder Staat ist somit verpflichtet, Bedrohungen der Gesundheit seiner Bürger so weit wie möglich zu beseitigen.

Psychische Gesundheit und psychische Krankheitsursachen

Die psychische Gesundheit (mehr hierzu ➤ Kap. 10) ist abhängig von der *Anpassungsfähigkeit* gegenüber psychischen „Verletzungen", z. B. der Trennung von einem Angehörigen, sowie der *Konfliktfähigkeit* bei einander widersprechenden Anforderungen, etwa von Seiten der Familie und des Arbeitgebers. Gelingt dies nicht und bleiben psychische Konflikte auf Dauer ungelöst, erkrankt das Individuum über kurz oder lang. Die Beschwerden können sich dabei auf psychischer oder körperlicher Ebene zeigen.

Soziale Krankheitsursachen

Das Problem **sozialer Krankheitsursachen** ist wahrscheinlich so alt wie die Menschheit selbst: In allen menschlichen Kulturen bestand und besteht z. B. ein Zusammenhang zwischen Armut und Krankheit. Auch heute noch ist das Problem weit von einer Lösung entfernt: In den Slums der Entwicklungsländer z. B. verelenden (und erkranken) Millionen von Menschen unter dem Druck rasch wachsender städtischer Ballungsräume. Kriege und Terror fordern nach wie vor unzählige sinnlose Opfer.

In den sog. westlichen Industrienationen des 21. Jahrhunderts werden durch ein aufwändiges System sozialer Sicherung die körperlichen Grundbedürfnisse der meisten Menschen befriedigt, die **soziale Gesundheit** ist jedoch nicht in gleichem Maße gewährleistet. Soziale Krankheitsursachen sind hier vor allem:

- Ungleiche Verteilung der Arbeit. Sowohl Arbeitslosigkeit als auch berufliche Überlastung fördern Krankheiten
- Abnehmende Bedeutung der Familien mit einer Tendenz zur Vereinzelung des Individuums. Diese ermöglicht zwar eher, persönliche Neigungen „auszuleben", birgt jedoch auch die Gefahren der Vereinsamung und Überforderung. In diesem Zusammenhang ist z. B. die wachsende Zahl alleinerziehender Mütter und Väter zu sehen, die gesundheitlich durch ihre Mehrfachbelastung verstärkt gefährdet sind
- Zunehmende Migration mit mangelhafter Integration bestimmter Bevölkerungsgruppen an ihrem Wohnort.

Gesundheitliche Auswirkungen der Technisierung

Durch die Technisierung sind in den Industriegesellschaften viele äußere Bedrohungen der Gesundheit weitgehend beseitigt worden. Heizung und Kleidung schützen vor Kälte, Hochertragslandwirtschaft und aufwändige Vorratshaltung sorgen ganzjährig für ausreichende Versorgung mit Nahrungsmitteln.

Andererseits hat die Technisierung auch Gesundheitsgefahren mit sich gebracht: Zu den gefürchteten Gefahren gehören dabei Strahlenbelastungen, z. B. durch Unfälle in Kernkraftwerken. Der Straßenverkehr fordert alljährlich Tausende Tote und Verletzte. Dass diesbezüglich in Deutschland 2020 mit 2.724 Verkehrstoten und rund 328.000 Verletzten ein vergleichsweise niedriger Stand erreicht wurde, lag v. a. an dem durch die COVID-19-Pandemie (➤ 13.10.2) verringerten Verkehr.

Die detaillierte Untersuchung der Auswirkungen von *Umweltbedingungen* auf die Gesundheit ist Gegenstand der **Umweltmedizin** *(Umwelthygiene).* Schwerpunkte sind die Einflüsse von:

- **Außenluft.** Durch Umstellung auf umweltfreundlichere Heizungen und Abgaskatalysatoren hat sich zwar die Schadstoffbelastung der Atemluft im Vergleich zu den Fünfziger- und Sechzigerjahren verringert. Trotzdem bedarf es ständiger technischer und politischer Weiterentwicklungen, um z. B. die Elektromobilität zu fördern und so die für die Erderwärmung bedeutsame Freisetzung von Kohlendioxid (CO_2) im Abgas und den Ausstoß von gesundheitsschädlichen Stickoxiden (NO_x) zu senken. Problematisch sind zudem die *Feinstäube* (vor allem in den Städten, ➤ Abb. 3.5) sowie das *Ozon,* das zu diversen Gesundheitsstörungen wie z. B. Atembeschwerden führen kann. Durch Umstellung auf Elektrofahrzeuge wird die Ozonbildung reduziert, die Feinstaubfreisetzung hingegen wegen des derzeit gewichtsbedingt höheren Reifenabriebs eher erhöht.
- **Innenraumluft.** Belastungen der Innenraumluft ergeben sich unter anderem durch Materialien, die Schadstoffe freisetzen, z. B. formaldehydhaltige Spanplatten. Die größte *einzelne* Innenraum-Schadstoffquelle war hierzulande über lange Zeit das Tabakrauchen; seit 2007 gibt es in Deutschland Nichtraucherschutzgesetze mit Rauchverboten für öffentlich genutzte Räume. Die technikgestützte Verringerung von Aerosolen (➤ 13.7.5) als Infektionsquelle in der Raumluft hat durch die COVID-19-Pandemie stark an Bedeutung gewonnen
- **Trinkwasserqualität.** Die Trinkwasserbelastung z. B. mit Chemikalien ist lange bekannt. In neuerer Zeit stellte sich die Vorhaltung von warmem Wasser als Gesundheitsgefahr heraus. **Legionellen,** stäbchenförmige Bakterien, finden bei Wassertemperaturen von 25–50 °C und besonders in Rohren mit Ablagerungen optimale Bedingungen und können durch Inhalation des Wassers, z. B. beim Duschen, zur *Legionärskrankheit* führen, einer evtl. tödlichen Lungenentzündung (➤ 13.9.7). Die gesetzliche Untersuchungspflicht auf Legionellen wurde in Deutschland 2013 stark ausgeweitet
- **Lärm.** Die Zahl von Lärmarbeitsplätzen ist trotz Schutzvorkehrungen weiter sehr hoch, die Lärmbelästigungen auf der Straße und durch Flugzeuge haben stark zugenommen. Viele Menschen werden durch Lärm schwerhörig oder anderweitig krank. Auch durch (freiwilliges) Hören überlauter Musik kann das Hörvermögen dauerhaften Schaden nehmen (➤ 9.7.7)
- Eine besondere Herausforderung stellt der **Klimawandel** dar: Während es seit Menschengedenken natürliche Klimaschwankungen (z. B. durch Vulkanaktivität) gab, ist für die Veränderungen der letzten Jahrzehnte nach wissenschaftlicher Auffassung überwiegend die menschliche Zivilisation verantwortlich. Wesentliche Faktoren sind die intensivierte Landnutzung sowie die Emission von Treibhausgasen und Aerosolen. Hierdurch kommt es zu einer globalen Temperaturerhöhung, deren Folgen die Lebensbedingungen der meisten Völker, nicht zuletzt in gesundheitlicher Hinsicht, in diesem Jahrhundert erheblich verändern dürften. Die gering entwickelten Länder sind dabei weniger „anpassungsfähig" als die Industrienationen. Es erscheint in absehbarer Zeit nicht mehr möglich, diese Entwicklung zum Stillstand zu bringen; zu oft wurden und werden dafür notwendige internationale Anstrengungen zum Klimaschutz hinter wirtschaftliche Interessen zurückgestellt. Deshalb muss die Begrenzung der Klimaänderungen auf ein tolerierbares Maß als eine der dringendsten Aufgaben der Menschheit verstanden werden.

Nahrungsmittel als Krankheitsursache

Nahrungsmittel können mit gesundheitsschädlichen *Fremdstoffen* belastet sein. Dazu zählen einerseits die Schadstoffe, die aus Ackerböden oder Gewässern in die Nahrung gelangen (z. B. Pflanzenschutzmittel und Schwermetalle), andererseits *Lebensmittelzusatzstoffe,* die als Geschmacksverstärker, Farbstoffe und Konservierungsmittel unserer Nahrung beigegeben werden. *Krankheitserreger* in der Nahrung – z. B. speziel-

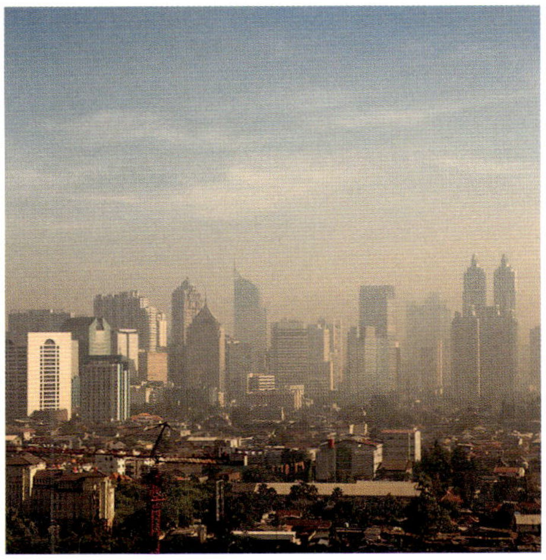

Abb. 3.5 Luftbelastung. Die zu einem erheblichen Teil durch den Verkehr bedingte Feinstaubbelastung ist mittlerweile in Städten ein großes Problem. [J787]

le Kolibakterien wie EHEC (➤ 13.9.3) – werden immer wieder zur Gefahr.

Auch *Nahrungsmangel* oder *unausgewogene Zusammensetzung* der Nahrung, d. h. ein nicht bedarfsgerechter Anteil an bestimmten Nährstoffen, Vitaminen oder Spurenelementen, können krank machen (➤ Kap. 18). So kann Eiweißmangel bei Kindern trotz kalorisch ausreichender Ernährung zu schweren Entwicklungsstörungen führen (in den Tropen als **Kwashiorkor** bekannt). Umgekehrt begünstigt Überernährung das Entstehen z. B. von Diabetes mellitus (Zuckerkrankheit ➤ 11.6.3) und Fettstoffwechselstörungen (➤ 18.6).

Mikroorganismen als Krankheitsursache

Die *Angst vor Infektionen* (➤ 13.7) hat die Menschheit seit Jahrtausenden geprägt. Nur für eine kurze Zeit nach Einführung des Penicillins glaubte man, mit Hilfe von Antibiotika Geißeln der Menschheit wie Tuberkulose, Cholera und Malaria endgültig besiegen zu können. Dieses Ziel ist wieder in weite Ferne gerückt:

- Viele Erreger sind gegen herkömmliche Antibiotika *resistent* (widerstandsfähig, „immun") geworden (mehr zur Resistenzproblematik ➤ 13.9, ➤ 13.14)
- In vielen Ländern sind wirksame Antiinfektiva nicht finanzierbar, sodass Menschen an eigentlich gut behandelbaren Krankheiten sterben
- Experten haben seit Langem darauf hingewiesen, dass die Gefahr neuartiger großer Epidemien v. a. von Virusinfektionen ausgeht, da es gegen sie seltener spezifische Medikamente gibt als gegen Infektionen durch andere Erreger. Die COVID-19-Pandemie ab Anfang 2020 durch SARS-CoV-2 hat diese Einschätzung bestätigt und dabei alle Befürchtungen übertroffen (➤ 13.10.2). Auch HIV, Ebola- und Zika-Virus haben gezeigt, wie rasch und weit sich im 21. Jahrhundert Krankheitserreger verbreiten können (➤ 13.7.1).

Medikamente als Krankheitsursache

Auch Medikamente können zur Krankheitsursache werden, da die meisten wirksamen Arzneistoffe bei einem Teil der Behandelten unerwünschte Wirkungen haben: So treten etwa durch Schmerzmittel relativ häufig Magengeschwüre auf. Medikamente zur Senkung der Blutfettspiegel können Muskelschäden verursachen.

Krank durch Medikamente im Alter (M)

Insbesondere ältere Patienten sind von negativen Wirkungen durch Medikamente betroffen. Dieses Problem ist nicht grundsätzlich vermeidbar. Es kann aber durch Dosisanpassung an Körpergewicht und Nierenfunktion, regelmäßiges Überprüfen von Medikamenten auf ihre Notwendigkeit und ggf. Verwendung von Einnahmehilfen verringert werden.
Die *PRISCUS-Liste* gibt einen Überblick über Arzneimittel, die für alte Menschen potenziell ungeeignet sind, und enthält Empfehlungen zur Erhöhung der Verordnungssicherheit.

3.2.2 Innere und multifaktorielle Krankheitsursachen

Die **inneren** *(endogenen)* **Krankheitsursachen** gliedern sich in zwei große Kategorien:

- *Abweichungen des Erbmaterials,* die zu Entwicklungsstörungen bzw. Erbkrankheiten oder zu einer ererbten Anfälligkeit (Disposition ➤ 3.1.4) für bestimmte Erkrankungen führen
- *Altersveränderungen* des Organismus bzw. einzelner Organsysteme (➤ Kap. 2.3).

Beide Faktoren greifen nicht selten ineinander: Bestimmte Gewebe, z. B. die Gefäßwände, können eine genetisch bedingte Neigung zur frühzeitigen Alterung aufweisen; in den betroffenen Familien treten dann die entsprechenden Störungen, z. B. Herz-Kreislauf-Erkrankungen, gehäuft auf.

Genetisch bedingte Erkrankungen

Die genetisch bedingten Krankheiten lassen sich nach ihrer Entstehung einteilen in:

- **Erkrankungen durch Chromosomenaberrationen.** Chromosomenaberrationen finden sich bei etwa 0,5 % der Lebendgeborenen. Sie beruhen auf einer falschen Verteilung von Chromosomen oder Chromosomenabschnitten bei der Reifeteilung der Keimzellen (Meiose ➤ 2.12.2). Häufigste Chromosomenaberration ist die **Trisomie 21** *(Down-Syndrom)* mit Verdreifachung des Chromosoms 21. Sie ist klinisch vor allem gekennzeichnet durch eine (unterschiedlich ausgeprägte) geistige Behinderung und typische Gesichtszüge mit schräger Augenstellung. Zusätzliche Fehlbildungen, vor allem Herzfehler, sowie eine erhöhte Infektanfälligkeit können die Lebenserwartung der Betroffenen einschränken
- **Monogen bedingte Erkrankungen.** Diese sind auf **Einzelgenmutationen,** d. h. Veränderungen einzelner Gene, zurückzuführen und kommen bei gut 1 % aller Lebendgeborenen vor. Sie entstehen durch *Neumutation* und können dann über viele Generationen hinweg weitergegeben werden; dabei vererben sie sich oftmals nach den *Mendel-Regeln* (➤ 2.13.12, ➤ Abb. 3.6). Viele Einzelgenmutationen haben Stoffwechselerkrankungen zur Folge. Neue Möglichkeiten für ihre Behandlung erhofft man sich von der **Gentherapie** (➤ 2.16). Eine häufige derartige Krankheit ist in Deutschland die **Mukoviszidose** *(zystische Fibrose, CF)* mit Produktion abnorm zäher Drüsensekrete, der Mutationen eines Gens auf Chromosom 7 zugrunde liegen (➤ 16.11.6)
- **Polygen und multifaktoriell bedingte Erkrankungen.** Bei polygen bedingten Erkrankungen sind *viele* Gene am Zustandekommen der Krankheit beteiligt. Multifaktorielle Erkrankungen entstehen durch das komplexe Zusammenwirken von mehreren genetischen und nicht-genetischen *(exogenen)* Faktoren. Sie vererben sich dementsprechend nicht nach den Mendel-Gesetzen, sodass das Risiko jeweils empirisch (d. h. nach Erfahrungswerten) bestimmt werden muss. Trifft z. B. eine ererbte Neigung zur Zuckerkrankheit (Diabetes melli-

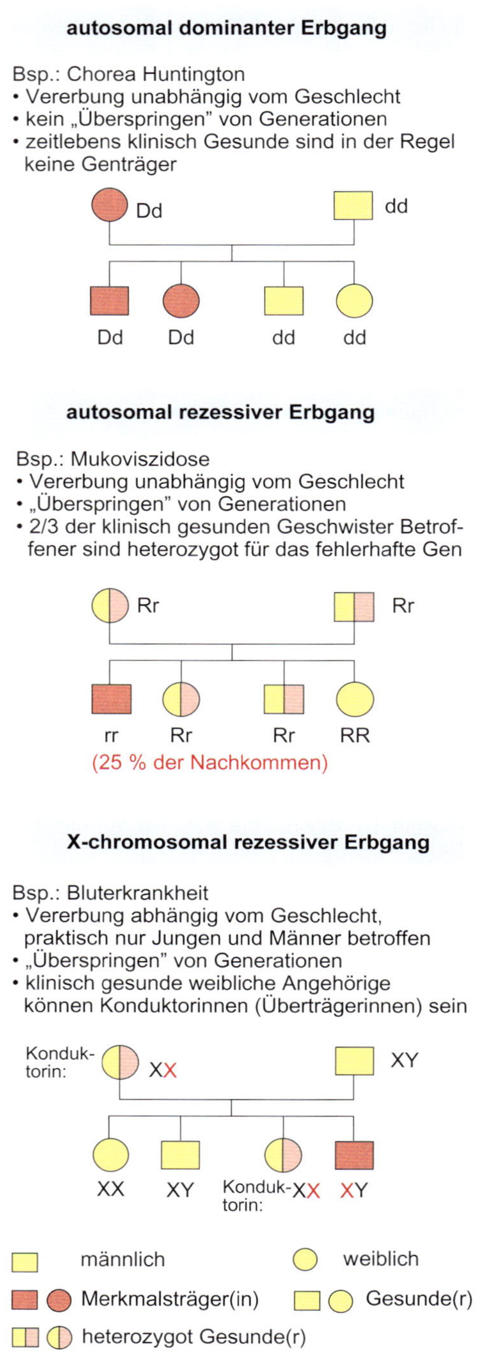

Abb. 3.6 Wichtige monogene Erbgänge nach den Mendel-Regeln. Bei dominantem Erbgang führt bereits *ein* „falsches" Gen zur klinischen Erkrankung; rezessiv vererbte Krankheiten treten nur in Erscheinung, wenn *beide* Allele die fehlerhafte Information tragen. Ein krankhaftes Gen auf dem X-Chromosom führt bei männlichen Genträgern (die ja nur ein X-Chromosom besitzen) immer zur Krankheitsausprägung.

tus, ➤ 11.6.3) mit Über- und Fehlernährung, Übergewicht und Bewegungsmangel zusammen, so erschöpfen sich die überbeanspruchten insulinbildenden Zellen in der Bauchspeicheldrüse, und ein Diabetes mellitus Typ 2 tritt zutage

- **Mitochondrial erbliche Krankheiten** sind bedingt durch Mutationen der mitochondrialen DNA in den Eizellen und somit nur über die Mütter vererbbar (➤ 2.13.4). Hierzu zählt z. B. die *Leber-Optikusatrophie,* bei der es nach dem 20. Lebensjahr zu einer rasch fortschreitenden, schwerwiegenden Sehminderung kommt.

Als genetisch bedingte Krankheiten im weiteren Sinne können auch Erkrankungen durch Mutationen der somatischen DNA in bestimmten Körperzellen gelten (➤ 3.7.3). Sie sind nicht erblich.

Ein wichtiger Schritt zur systematischen Erforschung der inneren Krankheitsursachen bestand in der Entschlüsselung des menschlichen Erbguts durch das *Humangenomprojekt* (➤ 2.11.1). Die genaue Erforschung von Genvariabilitäten, Unterschieden der Genaktivität und variabler Umsetzung von Genvorlagen durch alternatives Spleißen (➤ 2.11.2) kann möglicherweise neue Ansatzpunkte für Prophylaxe und Therapie von Erkrankungen liefern.

M

Angeborene Fehlbildungen

Unter einer **angeborenen Fehlbildung** versteht man eine funktionell und/oder sozial wirksame Anomalie infolge einer Störung der vorgeburtlichen Entwicklung. Die Angaben zur Gesamthäufigkeit schwanken je nach Art der Erfassung zwischen 2 % und 8 % der Neugeborenen. Zu den häufigsten Fehlbildungen gehören angeborene Herzfehler, Fehlbildungen des Zentralnervensystems, Fußdeformitäten, Hüftgelenkdysplasien und Lippen-Kiefer-Gaumen-Spalten.

Fehlbildungen können *endogene,* genetische Ursachen (z. B. beim *Down-Syndrom*) oder *exogene* Ursachen wie z. B. Infektionen, Medikamente, Genussmittel (Alkohol! ➤ 21.6) und ionisierende Strahlung während der Schwangerschaft haben. Auch eine *multifaktorielle* Entstehung kommt vor. Meist bleibt die Ursache aber unbekannt.

Sehr oft werden angeborene Fehlbildungen heute bereits pränatal (vor der Geburt) oder beim Neugeborenen z. B. durch Ultraschalluntersuchungen erkannt. Teilweise resultiert daraus die Möglichkeit einer frühen Therapie, etwa bei Herzfehlern. Bei schweren Fehlbildungen, z. B. des Zentralnervensystems (➤ 21.6), ergeben sich aber oft ethische Konflikte durch die Frage eines evtl. Schwangerschaftsabbruchs.

P

Einfühlungsvermögen

Für Eltern ist es häufig schwierig, ein Kind mit einer Fehlbildung innerlich anzunehmen. In dieser Situation bedarf es großen Einfühlungsvermögens, um Eltern und Kind zu helfen. Ein Verharmlosen der Störung, um die Eltern „zu schonen", ist falsch.

3.3 Anpassungsreaktionen der Gewebe

Auf die Bedeutung der Anpassungsfähigkeit des Organismus wurde bereits hingewiesen (➤ 3.1.3). Dabei können höhere Lebewesen nicht nur zahllose Körperfunktionen, sondern auch den Zell- und Gewebsbestand ihrer Körperteile veränderten Bedingungen anpassen. Dies geschieht durch Zu- bzw. Abnahme der *Größe* und/oder der *Zahl* von Gewebsbausteinen (➤ Abb. 3.7).

Atrophie

Atrophie bezeichnet die Rückbildung eines vorher normal entwickelten Organs oder Gewebsverbandes. Sie geht mit Leistungsminderung einher und stellt entsprechend meist eine *Adaptation* (Anpassungsreaktion) an einen „Mangelzustand" dar. So entwickelt sich beispielsweise eine Muskelatrophie bei verminderter Beanspruchung durch Ruhigstellung in einem Gipsverband. Auch verringerte Nervenversorgung, Durchblutung und/oder Ernährung können zur Gewebsatrophie führen; Beispiel hierfür ist die arteriosklerotische Schrumpfniere. Man unterscheidet die **einfache Atrophie,** die „nur" auf einer Verkleinerung von Zellen beruht, von der **numerischen Atrophie** mit Verminderung der Zellzahl. In vielen Fällen, z. B. bei Hunger, kommt es zunächst zur einfachen, später zur numerischen Atrophie.

Nicht jede Atrophie ist krankhaft: Eine physiologische (d. h. „normale") Atrophie ist z. B. die Schrumpfung vieler Organe und Gewebe sowie der Abbau von Knochenmasse im höheren Lebensalter (➤ 23.2).

Hypertrophie und Hyperplasie

Umgekehrt kommt es bei Hypertrophie und Hyperplasie zu echtem Wachstum, d. h. zur Zunahme vollwertigen Gewebes mit Steigerung der Leistungsfähigkeit. Hauptursachen sind vermehrte Arbeitsbelastung und gesteigerte hormonelle Stimulation.

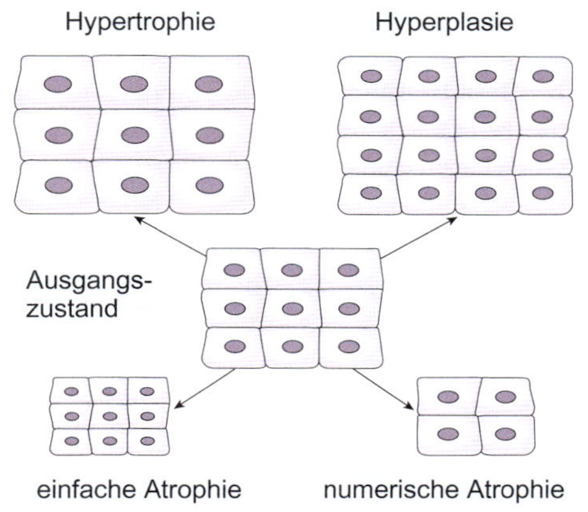

Abb. 3.7 Vier mögliche Anpassungsreaktionen von Zellen und Geweben.

Unter **Hypertrophie** versteht man die Massenzunahme eines Organs oder Gewebsverbands durch *Zellvergrößerung.* Reine Hypertrophien entwickeln sich in Geweben, deren Zellen nicht mehr oder nur noch eingeschränkt teilungsfähig sind. Dies ist vor allem die Muskulatur. Eindrucksvolles Beispiel ist die Zunahme der Muskelmasse durch Bodybuilding. Mehrbelastungen von teilungsfähigen Geweben hingegen rufen meist eine **Hyperplasie** hervor, eine Massenzunahme durch *Zellvermehrung.* So reagiert das blutbildende Knochenmark auf stärkere oder wiederholte Blutverluste mit einer Hyperplasie, um den Nachschub an Blutzellen zu sichern.

M

Risiko Organinsuffizienz

Der begrenzende Faktor bei Hypertrophien und Hyperplasien ist meist die *Durchblutung* des vermehrten Gewebes: Kann die Neubildung von Kapillaren mit dem steigenden Bedarf nicht Schritt halten, kommt es zur Mangeldurchblutung *(Ischämie);* Wachstum und Leistungsfähigkeit des hypertrophierten Organs sind damit an ihre Grenzen gelangt. Am Herzen tritt dies z. B. bei chronischer Druckbelastung ein und kann dann zur Herzinsuffizienz führen (➤ 14.6.4).

3.4 Zell- und Gewebsschäden

Zur Anpassungsfähigkeit im weiteren Sinne gehören die verschiedensten Schutzmechanismen, die der Organismus den täglich auf ihn einwirkenden schädlichen Einflüssen **(Noxen)** entgegenzusetzen hat. Die Wirksamkeit des Schutzes hängt dabei naturgemäß ab vom Verhältnis zwischen Intensität und Dauer der Belastung einerseits und Effektivität der körpereigenen Gegenmaßnahmen andererseits.

So wirken zahlreiche chemische und physikalische Noxen auf den Organismus durch die Bildung *freier Radikale,* d. h. instabiler, hochreaktiver Moleküle, die im Körper vor allem in Form von Sauerstoffverbindungen auftreten (sog. *oxidativer Stress*). Diese Radikale neigen dazu, sich chemisch an körpereigene Strukturen zu binden, lösen dabei oft Kettenreaktionen aus und können auf diese Weise z. B. Zellmembranen, Zellorganellen und die Erbsubstanz DNA schädigen. Der menschliche Körper hat im Laufe der Evolution komplexe Mechanismen zum Abfangen freier Radikale unter Beteiligung zahlreicher Enzyme und Vitamine (z. B. Vitamin C und E) entwickelt (➤ 23.1.2).

Ist die Anpassungsfähigkeit überfordert, so treten Schäden auf, die sich meist als **morphologische** (d. h. Form und Struktur betreffende) **Veränderungen** an Zellen und Geweben zeigen.

Es gibt dabei ganz typische Schädigungsmuster, die in verschiedenen Organen prinzipiell gleichartig auftreten.

3

3.4.1 Zellhydrops

Als **hydropische Zellschwellung** oder *zelluläres Ödem* (➤ 3.4.4) bezeichnet man eine Auftreibung von Zellen vornehmlich durch Wasseranreicherung. Ursachen sind oft ATP-Mangel oder Zellmembranschäden mit daraus resultierender Störung der Na^+-K^+-Pumpe in der Zellmembran (➤ 8.1.2). Diese Pumpe sorgt normalerweise durch ständigen Natriumtransport aus der Zelle heraus für eine niedrige intrazelluläre Natriumkonzentration (➤ 2.7.9). Ein erhöhter Natriumgehalt in der Zelle führt osmotisch bedingt zu Wassereinstrom. Diese Flüssigkeitsverschiebung ist mit dem Leben der Zelle noch vereinbar und prinzipiell reversibel (rückbildungsfähig).
Zu einem ausgeprägten Hydrops der Leberzellen kann es z. B. bei einer Vergiftung mit dem Lösungsmittel *Tetrachlorkohlenstoff* kommen, das zu einer direkten Membranschädigung durch freie Radikale führt.

3.4.2 Krankhafte Ablagerung verschiedener Substanzen

Intrazelluläre Ablagerungen

Ablagerungen innerhalb von Zellen kommen bei sehr unterschiedlichen Störungen des Zellstoffwechsels vor. Es können vielerlei Substanzen abgelagert werden, vor allem *Fette, Eiweiße, Glykogen* (Speicherform der Glukose), Metalle (z. B. *Eisen, Kupfer*) und der Gallenfarbstoff *Bilirubin* (Ikterus ➤ 17.10.4). Intrazelluläre Ablagerungen werden in unterschiedlichem Ausmaß von den Zellen toleriert; massive Ablagerungen können zum Zelltod führen.
Eine wichtige Form ist die **Verfettung.** Sie betrifft oft die Leber (➤ Abb. 3.8) und ist meist Folge von Sauerstoffmangel (mit gestörter „Fettverbrennung" in den Mitochondrien), übermäßigem Alkoholkonsum, zu fett- und kohlenhydratreicher Nahrung (➤ 18.5) oder einer Stoffwechselstörung, z. B. bei Diabetes mellitus (➤ 11.6.3). Die Verfettung ist bei Ausschaltung der Ursache zunächst rückbildungsfähig, kann bei weiterem Fortschreiten jedoch in einen irreversiblen Organumbau münden (Fettzirrhose, ➤ 17.10.7, ➤ 17.10.8).

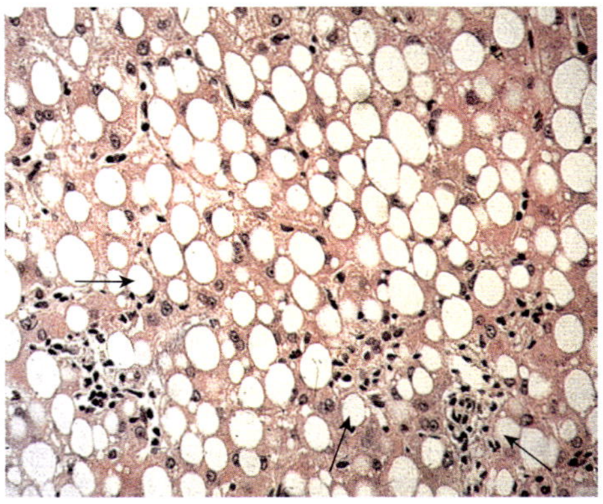

Abb. 3.8 Verfettung als häufige intrazelluläre Ablagerung (hier eine deutliche Leberverfettung). Durch die Fetteinlagerung wurden die Zellkerne an den Rand der Zellen gedrängt. [M376]

Intra- und extrazelluläre Ablagerungen

Manche Substanzen, die normalerweise chemisch gelöst im Organismus vorkommen, fallen unter bestimmten Bedingungen als Salze im Gewebe (innerhalb und außerhalb von Zellen) aus.
Wichtige Beispiele sind **Harnsäureablagerungen** (➤ 18.8) und **Kalkablagerungen:**
Normal ist die Einlagerung von Kalksalzen in die Knochen insbesondere während des Wachstums oder der Heilung von Brüchen. Außerhalb der Knochen fallen Kalksalze vornehmlich in Konkrementen (z. B. Gallen- und Nierensteinen) sowie in nekrotischen oder vermindert vitalen Bezirken aus (z. B. in tuberkulösen Nekrosen oder ernährungsgestörten Tumoranteilen). Hierher gehört auch die klassische Arterienverkalkung im Rahmen der Arteriosklerose (➤ 15.1.4). Kalkablagerungen sind meist auf Röntgenaufnahmen erkennbar und können deshalb in der Krankheitsdiagnostik hilfreich sein: So können z. B. gruppierte kleine Kalkeinlagerungen *(Mikroverkalkungen)* des Brustdrüsengewebes auf ein Mammakarzinom (➤ 20.3.10) hindeuten.

3.4.3 Nekrose

Übersteigt ein schädigender Einfluss endgültig die Anpassungsfähigkeit der Zelle, so entwickelt sich eine **Nekrose** *(Zelltod).*
Die Ursachen sind zahlreich, z. B.

- Sauerstoffmangel *(Hypoxie),* meist infolge von Durchblutungsstörungen; Beispiel Herzinfarkt
- Physikalische Schädigungen wie radioaktive oder UV-Strahleneinwirkung, Verbrennungen, Erfrierungen oder mechanische Verletzungen
- Giftstoffe; Beispiel Lebernekrosen durch Knollenblätterpilzvergiftung
- Infektionen und Infektabwehr; Beispiel Abszess (➤ 3.5.6)
- Sonstige immunologische Reaktionen; Beispiel Abstoßung von Transplantaten (➤ 13.4.5, ➤ 13.6.1).

Bei der **Koagulationsnekrose** wird das abgestorbene Gewebe gelblich-trocken (typisch etwa für Leber oder Herz), bei der **Kolliquationsnekrose** verflüssigt es sich durch Enzyme (charakteristisch für Bauchspeicheldrüse oder Gehirn).

3.4.4 Ödem

Unter **Ödemen** im engeren Sinne werden Flüssigkeitsvermehrungen im interstitiellen Bindegewebe zwischen den Zellen verstanden (➤ Abb. 3.9). Daneben bezeichnet man jedoch auch eine Flüssigkeitsansammlung in den Lungenalveolen als Ödem **(Lungenödem).** Beide Ödemformen kommen durch gesteigerten Austritt von Blutflüssigkeit aus den Blutgefäßen und/oder verminderten Rückfluss in die Gefäße zustande (Näheres ➤ 15.1.8).

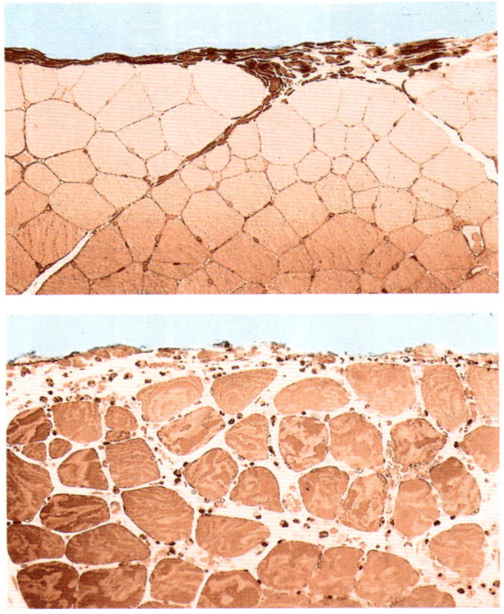

Abb. 3.9 Entzündungsbedingtes Ödem. Bei jeder lokalen Entzündung kommt es durch den Austritt von Blutflüssigkeit ins Gewebe zur Gewebeschwellung.
Oben Schnitt durch einen Skelettmuskel, Normalbefund. Unten entzündliches Ödem, das die quer angeschnittenen Muskelfasern auseinanderspreizt. [M136]

3.4.5 Erguss

Ergüsse sind Flüssigkeitsansammlungen in vorgebildeten Körperhöhlen, z. B. im Pleura- oder einem Gelenkspalt. Häufige Ursachen sind:

- *Blutstauungen;* bei Herzinsuffizienz kommt es oft zu Pleuraergüssen (➤ 16.7), bei Pfortaderhochdruck zur Bildung von Aszites (➤ 17.10.8). Die Ergussflüssigkeit ist in diesen Fällen klar und eiweißarm; man nennt sie **Transsudat.**
- *Entzündungen;* die Gefäßwand wird durchlässiger und lässt vermehrt Serumeiweiße austreten, Entzündungszellen wandern in die Ergussflüssigkeit, die man als **Exsudat** bezeichnet
- *Tumorwachstum* in der Wandung der Körperhöhle; man findet dann im Erguss mikroskopisch meist Tumorzellen, oft auch Erythrozyten *(hämorrhagischer Erguss).*

3.4.6 Fibrose

Bei einer **Fibrose** enthält ein Gewebsverband zu viel kollagenes Bindegewebe. Zu den wichtigsten Ursachen zählen:

- *Länger dauernde Entzündungen,* etwa rheumatische Erkrankungen (➤ 4.3.8)
- *Nicht-entzündliche Ödeme,* z. B. stauungsbedingte Unterschenkelödeme
- *Nekrosen* von Funktionsgeweben (Parenchym) mit narbiger Bindegewebsvermehrung, z. B. beim Herzinfarkt oder schwerer toxischer Leberschädigung mit Leberzelluntergang (➤ 17.10.8).

Fibrosen bewirken eine *Verhärtung* **(Sklerosierung)** und Elastizitätsabnahme des betroffenen Gewebes. Sie können zu schweren Funktionsstörungen führen, indem sie z. B. die Gelenkbeweglichkeit, Lungendehnbarkeit oder Gefäßdurchgängigkeit beeinträchtigen.

3.5 Entzündung

Die **Entzündung** stellt eine universale Reaktion des Organismus auf Zell- und Gewebsschäden dar. Sie soll den Körper durch „Eingrenzung der Gefahr" vor der Ausbreitung einer Noxe schützen und ggf. die Gefahrenquelle aus dem Körper entfernen, z. B. durch Abbau der Schadstoffe oder Vernichtung der infektiösen Erreger.
Auslöser einer Entzündung können sein:

- Chemikalien oder physikalische Noxen (z. B. UV-Strahlung)
- Fremdkörper (z. B. Dorn, Holzsplitter)
- Infektiöse Erreger (z. B. Bakterien, Viren, Pilze) und ihre *Toxine* (Giftstoffe)
- In Ausnahmefällen körpereigenes Gewebe (➤ 13.6.2).

Die schädigenden Einflüsse wirken dabei häufig durch Gewebszerstörung mit Entstehung von *Gewebstrümmern.*

3.5.1 Kardinalsymptome

Fast immer – wenn auch unterschiedlich ausgeprägt – geht eine Entzündung mit folgenden fünf **Kardinalsymptomen** einher (➤ Abb. 3.10):

- Schmerz *(Dolor)*
- Rötung *(Rubor)*
- Schwellung *(Tumor)*
- Überwärmung *(Calor)*
- Gestörte Funktion *(Functio laesa).*

Als Merkhilfe kann man sich einen Wespenstich auf der Oberlippe vorstellen – die genannten Krankheitszeichen treten dann plastisch vor Augen.

3.5.2 Lokale und systemische Entzündungen

Manche Entzündungen bleiben *lokal* auf den Sitz der auslösenden Noxe begrenzt (z. B. nach Schnittverletzung am Finger), andere greifen rasch auf mehrere Gewebe über oder *generalisieren.*
Die Ausbreitung der Entzündung hängt dabei von der „Aggressivität" der angreifenden Noxe *und* von der Abwehrbereitschaft des Organismus ab.

3.5.3 Reaktionen im Entzündungsgebiet

In dem geschädigten Gebiet werden **Mediatoren** *(Botenstoffe)* freigesetzt, welche die Entzündungsreaktion steuern. Dazu gehören beispielsweise das Histamin (➤ 13.6.1), die Prostaglandine, verschiedene Zytokine (➤ 13.3) und Kinine:

- **Prostaglandine** sind eine große Gruppe chemisch verwandter Gewebshormone, die in fast allen Organen vorkommen (➤ Tab. 11.4). Manche von ihnen führen zur Gefäßerweiterung mit lokaler Überwärmung, steigern die Gefäßdurchlässigkeit und fördern die Schmerzwahrnehmung. Verschiedene Schmerzmittel wie die Salizylate (z. B. Aspirin®) entfalten ihre Wirkung hauptsächlich durch eine Hemmung der körpereigenen Prostaglandinbildung
- **Kinine** (z. B. **Bradykinin**) werden in verschiedenen Körperregionen aus inaktiven Vorstufen gebildet; sie erweitern die Gefäße, erhöhen ihre Durchlässigkeit und aktivieren Schmerzsensoren. So tragen sie etwa zur Symptomatik der akuten, sehr schmerzhaften Bauchspeicheldrüsenentzündung (Pankreatitis ➤ 17.9) bei.

Am Ort der Entzündung treten aus den durch Mediatoren geweiteten Poren der Kapillaren Blutflüssigkeit (➤ 2.6, ➤ 12.1.4) und Leukozyten aus. Diese *Exsudation* (Ausschwitzung) führt zur *Gewebsschwellung* (**Ödem,** ➤ Abb. 3.9).
Leukozyten und ortsständige *Phagozyten* (Fresszellen ➤ Abb. 2.19) versuchen nun, die Noxe, etwa die Bakterien, zu vernichten. Sie bilden einen Saum um die Gefahrenquelle und zerstören infizierte oder anderweitig geschädigte Gewebsanteile; dabei nehmen sie z. B. die Fremdkörper oder Bakterien in sich auf (Endozytose). Aus den Trümmern der Nekrosezone entsteht letztendlich durch die Enzyme der Leukozyten flüssiger **Eiter.**
Durch die Gewebsverletzung wird das Gerinnungssystem (➤ 12.5) aktiviert, sodass sich kleine Blutgefäße in der Nachbarschaft des Defekts verschließen. Als Folge stirbt weiteres umliegendes Gewebe ab; gleichzeitig werden aber die Heilungsvorgänge in Gang gesetzt (➤ 3.5.5).

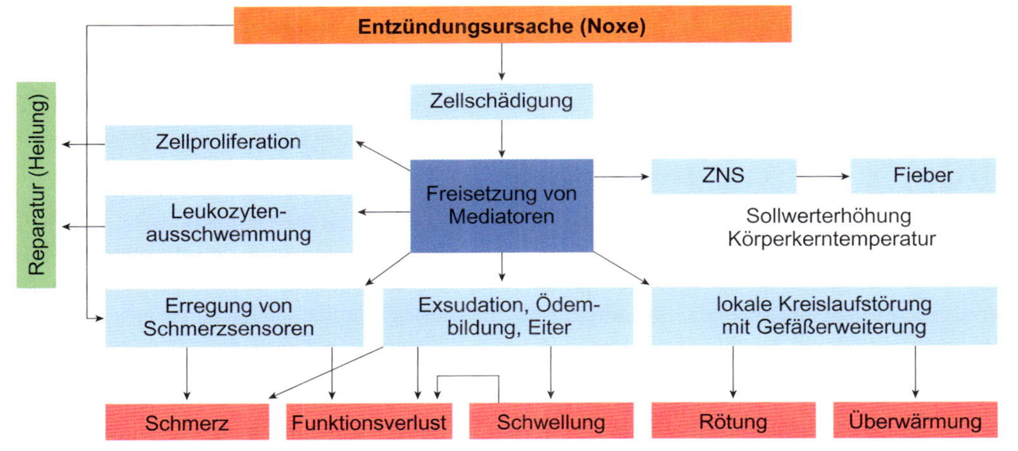

Abb. 3.10 Ablauf der Entzündungsreaktion bis zur Entstehung der Kardinalsymptome.

3

3.5.4 Mitreaktionen des Gesamtorganismus

Auch bei einer primär (zunächst) lokalen Entzündung bleibt die **Mitreaktion des Gesamtorganismus** häufig nicht aus:

- Durch Aktivierung des Immunsystems kommt es zur Ausschwemmung von weißen Blutkörperchen (Leukozyten) ins Entzündungsgebiet, aber auch ins Blut (**Leukozytose,** ➤ 12.3.5)
- Die Synthese bestimmter Eiweiße, der **Akute-Phase-Proteine,** etwa des *C-reaktiven Proteins* **(CRP),** wird angekurbelt. Das CRP heftet sich an Schadstoffe oder tote Zellen und aktiviert das Komplementsystem (➤ 13.2.4), Leukozyten und Thrombozyten. Die Bestimmung von weißen Blutkörperchen und CRP im Blut wird zur Diagnostik und Verlaufskontrolle von Entzündungen genutzt (➤ 12.3.5)
- Die Noxen oder bei der Entzündung stimulierte Leukozyten und freigesetzte Prostaglandine aktivieren das thermoregulatorische Zentrum im ZNS und führen über eine Sollwerterhöhung der Körperkerntemperatur zu **Fieber** (➤ 18.2). Solche Fieber erzeugenden Substanzen (➤ 13.3) heißen **Pyrogene**
- Viele Entzündungsmediatoren erzeugen **Allgemeinsymptome** wie Abgeschlagenheit und Schlafbedürfnis und tragen so dazu bei, dass der Organismus seine Kräfte auf die Bekämpfung der Entzündungsursache konzentriert
- Gefäßweitstellung und Plasmaexsudation können bei starken bzw. ausgedehnten Entzündungen zum **allgemeinen Blutdruckabfall** führen, im Extremfall bis zum *Kreislaufschock* (septischer Schock, ➤ 24.3.2, ➤ 24.5.2).

Beim **SIRS** *(systemisches inflammatorisches Response-Syndrom)* kommt es zu einer sehr starken, fehlregulierten Abwehr- und Entzündungsantwort, die dem Organismus nicht mehr nützt, sondern schadet und durch Organkomplikationen, Stoffwechselentgleisung oder Blutplättchenmangel lebensbedrohlich ist.

3.5.5 Heilungsprozess und Entzündungsverlauf

Oft kommt es bereits nach 12–36 Stunden zu einer gesteigerten Vermehrung von *Fibroblasten* (aktive Bindegewebszellen). Sie bilden Kollagenfasern und Bindegewebsgrundsubstanz, in die neue Blutgefäße einsprießen. So entsteht etwa ab dem 3.–4. Tag ein vorläufiges, gefäßreiches, „schwammiges“ Bindegewebe, das **Granulationsgewebe.** Es wird später wieder von Zellen des üblicherweise an dieser Stelle lokalisierten Gewebes durchbaut (➤ 4.6.2). Sind durch die Entzündung jedoch größere Gewebsareale zerstört worden oder ist das entzündete Gewebe wenig regenerationsfähig, endet die Bindegewebsvermehrung mit der Bildung einer funktionell minderwertigen **Narbe.**

Neben solchen *akuten Entzündungen,* die plötzlich eintreten und rasch wieder heilen, gibt es *chronische Entzündungen* mit lang anhaltendem Verlauf. Sie können:

- Sich aus einer ursprünglich akuten Entzündung entwickeln, wenn der Organismus zwar nicht an der Entzündungsursache zugrunde geht, sie jedoch auch nicht beseitigen kann – dies ist z. B. häufig bei der Tuberkulose der Fall (➤ 13.9.5)
- Primär chronisch sein, z. B. die *chronische Polyarthritis* (➤ 4.3.8) oder die *chronisch-entzündlichen Darmerkrankungen* (➤ 17.8.11), die meist schleichend beginnen, sich langsam verschlimmern und oft lebenslang andauern.

3.5.6 Verschiedene Entzündungsformen

Obwohl bei den meisten Entzündungen alle oben genannten Reaktionen auftreten, überwiegt oft eine der genannten Erscheinungen. Deshalb lassen sich verschiedene Entzündungstypen unterscheiden:

Exsudative Entzündungen

Bei **exsudativen Entzündungen** steht der Austritt von Blutbestandteilen aus den Gefäßen im Vordergrund.

Seröse Entzündungen zeichnen sich durch die Ansammlung einer großen Menge eiweißreicher Flüssigkeit aus. Zu den serösen Entzündungen gehört z. B. die Quaddelbildung der Haut (umschriebene Gewebsschwellung) nach einem Insektenstich. An den Schleimhäuten gibt es die **serös-schleimige Entzündung,** wie sie jeder z. B. von der Anfangsphase des Schnupfens kennt. Seröse Entzündungen finden sich auch in Körperhöhlen in Form *seröser* Exsudate (➤ 3.4.5). Seröse Entzündungen heilen in der Regel folgenlos ab.

Eitrige *(pyogene)* **Entzündungen** gehen mit einer ausgedehnten Einwanderung von Leukozyten ins Entzündungsgebiet einher, die zusammen mit Gewebstrümmern Eiter bilden, der später häufig aus dem Körper ausgestoßen wird. Solche Entzündungen werden vor allem durch *pyogene* (Eiter erregende) Bakterien wie Streptokokken oder Staphylokokken (➤ 13.9.1, ➤ 13.9.2) hervorgerufen.

Ein **Abszess** ist eine Eiteransammlung in einem durch Gewebseinschmelzung entstandenen, *abgekapselten Hohlraum.* Am häufigsten sind Staphylokokken die Ursache. Ein Abszess muss meist chirurgisch eröffnet und entleert werden. Sonderform ist der **Furunkel** (➤ Abb. 3.11) durch Staphylokokkeninfektion der Haar- und Talgdrüsenfollikel.

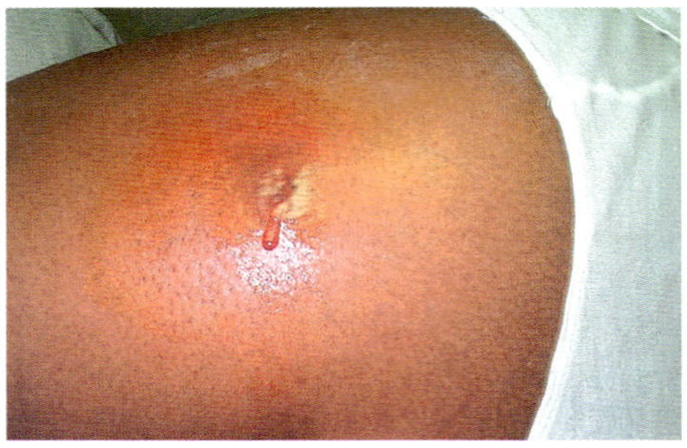

Abb. 3.11 Furunkel mit zentralem Eiterpfropf. [J794–003]

Beim **Empyem** hat sich in einem *vorgebildeten* Hohlraum Eiter gebildet, z. B. in einer Nasennebenhöhle, der Gallenblase oder einem Gelenkspalt.

Als **Phlegmone** bezeichnet man eine *flächenhafte* eitrige Entzündung ohne Abkapselung des Entzündungsherdes. Ausgelöst wird sie häufig durch Streptokokken.

Bei der **fibrinösen Entzündung** kommt es durch ausgeprägte Schädigung von Schleimhäuten oder serösen Häuten (Auskleidungen der Körperhöhlen, z. B. Pleura, Peritoneum) zum Austritt von fibrinogenreichem Blutplasma. Es entsteht „klebriges“ Fibrin, das eine mechanische Barriere bildet, aber auch zu Verwachsungen führen kann.

Nekrotisierende und ulzerierende Entzündungen

Sterben im Verlauf einer Entzündung größere Gewebsverbände ab, spricht man von einer **nekrotisierenden Entzündung.** Nekrosen von Haut oder Schleimhaut werden oft abgestoßen, sodass ein von der Oberfläche in die Tiefe reichender Defekt entsteht, ein **Ulkus** (*Geschwür,* Pl. *Ulzera*).

Ein Ulkus tritt z. B. als Magen- oder Zwölffingerdarmgeschwür bei Überwiegen der aggressiven gegenüber den die Schleimhaut schützenden Faktoren auf (➤ 17.4.7). Bei der Colitis ulcerosa (➤ 17.8.11) kommt es als Folge entzündlicher Herde an der Darmschleimhaut zu ausgedehnten Gewebsdefekten. Als Komplikation droht bei Magen-Darm-Ulzera ein Magen- oder Darmdurchbruch mit lebensgefährlicher Bauchfellentzündung (*Peritonitis* ➤ 17.1.3).

Proliferative Entzündungen

Bei **proliferativen Entzündungen** dominiert die Neubildung (Proliferation) von Granulationsgewebe mit Fibroblasten, die Bindegewebe produzieren. Es entsteht übermäßig viel faserreiches Bindegewebe (*Fibrose* ➤ 3.4.6), das oft zu Funktionseinschränkungen führt.

Granulomatöse Entzündungen

Bei der **granulomatösen Entzündung** kommt es zur knötchenförmigen Ansammlung von Entzündungszellen und Bindegewebe in Form sog. **Granulome.** Beispiele sind die Granulome bei der Tuberkulose (➤ 13.9.5) und bei der entzündlichen Darmerkrankung Morbus Crohn (➤ 17.8.11).

3.6 Zellersatz

Der **Zellersatz** in teilungsfähigen Geweben ist ein normaler Lebensvorgang, soweit er den Nachschub für solche Zellen liefert, die durch regulären Verschleiß zugrunde gegangen sind (**physiologische Regeneration,** ➤ 4.6.1).

Davon abzugrenzen ist die **reparative Regeneration** als Reaktion auf krankhafte Zellverluste oder Gewebsschädigungen. Ein Beispiel ist die *Heilung* nach Verletzungen oder entzündlicher Gewebszerstörung (➤ 3.5.5). Werden derartige Regenerationsvorgänge über längere Zeit durch einen abnormen Reizzustand, z. B. eine chronische Entzündung, in Gang gehalten, so kann es zu Regenerationsstörungen mit Gewebsveränderungen kommen.

Metaplasie

Metaplasie bezeichnet die Umwandlung eines differenzierten Gewebes in ein andersartig differenziertes Gewebe verwandter Bauart, das meist in der jeweiligen Lokalisation normalerweise nicht vorkommt. So treten beispielsweise nach jahrelangem Rauchen im Zuge einer chronischen Bronchitis oft *Plattenepithelmetaplasien* der (sonst hochprismatisches Epithel tragenden) Bronchialschleimhaut auf. In traumatisch geschädigtem Muskelgewebe kann es zur *Myositis ossificans* mit Knochenbildung kommen. Die Umdifferenzierungen erfolgen nicht direkt, sondern über Reservezellen (z. B. Basalzellen der Epithelien, Fibroblasten). Metaplasien sind grundsätzlich reversibel, bergen jedoch das Risiko einer zunehmenden Fehldifferenzierung bis zur malignen (bösartigen) Entartung.

Dysplasie

Unter **Dysplasie** versteht man ganz allgemein eine Störung im Gewebeaufbau. Hierunter fällt zum einen die primäre gewebliche Fehlbildung eines Organs während der Embryonal- bzw. Fetalzeit (➤ 3.2.2), zum anderen die sekundäre Differenzierungsstörung eines vorher normalen Epithelverbandes. Letztere ist als Vorstadium eines Karzinoms aufzufassen (**präneoplastische Dysplasie,** *prä* = vor; *Neoplasie* = Neubildung).

Präneoplastische Dysplasien bilden sich meist infolge einer Dauerreizung und sind zunächst rückbildungsfähig. Unter dem Mikroskop zeigen sich in diesem Stadium ungleiche Formen von Zellen und Kernen *(Polymorphie),* vermehrte Zellteilungen (Mitosen) und eine Tendenz zum Verlust der normalen Epithelschichtung. Oftmals nehmen die Veränderungen im Laufe der Zeit zu und münden schließlich in die Entwicklung eines Karzinoms. Ein wichtiges Beispiel hierfür ist die „stufenweise" Entartung des Plattenepithels von Gebärmutterhals und -mund: Der Weg von der leichten Dysplasie zum *Zervixkarzinom* (➤ 20.3.4) dauert in der Regel mehrere Jahre.

3.7 Tumoren

Nach den Untersuchungen des Robert Koch-Instituts bekommt in Deutschland etwa jeder Zweite im Laufe seines Lebens einen bösartigen Tumor, bei etwa jedem vierten Mann und jeder fünften Frau ist eine Krebserkrankung die Todesursache. Gutartige Tumoren führen dagegen nur selten zum Tode.
Die **Häufigkeitsverteilung** der bösartigen Tumoren ist bei Männern und Frauen unterschiedlich (➤ Abb. 3.12).

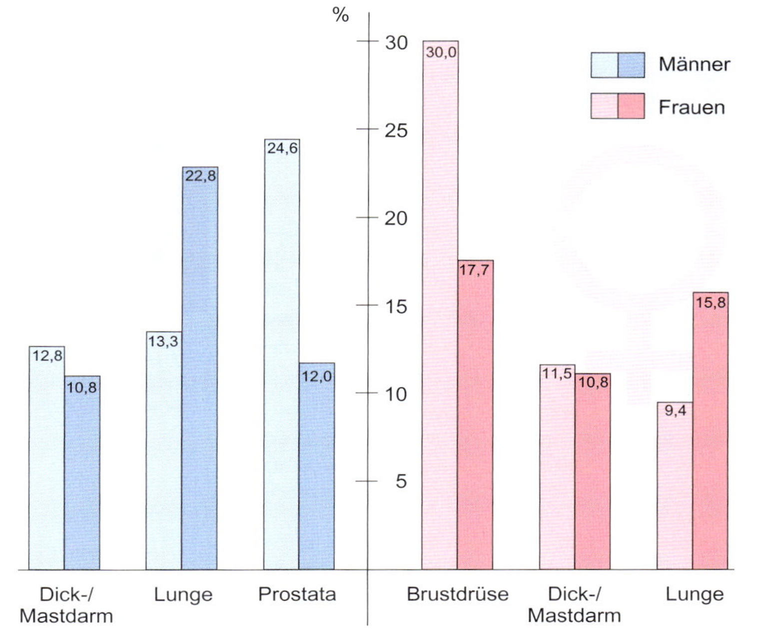

Abb. 3.12 Relative Häufigkeitsverteilung bösartiger Tumoren. Prozentuale Anteile der häufigsten Tumoren an den Neuerkrankungen (helle Töne) und Sterbefällen (dunkle Töne) bei Mann und Frau. Bei beiden steht ein geschlechtsspezifischer Tumor an der Spitze der Neuerkrankungen. Relativ neu ist der „Aufstieg" des (tabakassoziierten) Lungenkarzinoms zur zweithäufigsten Krebstodesursache bei Frauen. (Quelle: Krebs in Deutschland für 2017/2018. Robert Koch-Institut, Berlin 2021).

3.7.1 Schlüsselfrage: gutartig oder bösartig

Tumoren *(Geschwülste)* entstehen durch überschießendes, ungehemmtes Wachstum körpereigenen Gewebes. Treten Symptome (Krankheitszeichen) auf, z. B. Beschwerden durch die lokale Ausbreitung des Tumors, Leistungsknick, unbeabsichtigte Gewichtsabnahme oder Blutarmut (Anämie ➤ 12.2.6), so ist der Tumor meist schon viele Millionen Zellen groß.
Tumoren werden nach ihrem biologischen Verhalten eingeteilt. Man unterscheidet:

- **Gutartige** *(benigne)* **Tumoren,** die das Leben der Patienten nur bei kritischer Lokalisation (z. B. im Gehirn) bedrohen
- **Bösartige** *(maligne)* **Tumoren** (im Volksmund *Krebs* genannt), die unbehandelt in der Regel zum Tode der Betroffenen führen
- **Semimaligne** *(halb bösartige)* **Tumoren,** die eine Zwischenstellung einnehmen. Sie wachsen am Ort ihrer Entstehung invasiv und destruierend (zerstörend), metastasieren aber in aller Regel nicht. Am häufigsten ist das Basalzellkarzinom *(Basaliom)* der Haut.

Präkanzerosen sind Krankheiten oder Gewebsveränderungen, die mit erhöhtem Risiko einer malignen Entartung einhergehen; hierzu zählen z. B. die meisten *Leukoplakien* (weiße, nicht abwischbare Schleimhautveränderungen) der Mund-, Kehlkopf-, Zervix- oder Harnblasenschleimhaut. Das **Carcinoma in situ** ist ein bösartiger epithelialer Tumor im Frühstadium, der die Basalmembran (Grenzschicht zwischen Epithel und Bindegewebe, ➤ 4.2) noch nicht durchbrochen hat.

	GUTARTIGE (BENIGNE) TUMOREN	BÖSARTIGE (MALIGNE) TUMOREN
Größenzunahme	Meist langsam	Meist rasch
Abgrenzung	Meist scharf abgrenzbar („abgekapselt")	Unscharf oder nicht abgrenzbar, keine „Rücksicht" auf Organgrenzen
Verschieblichkeit	Gegen Umgebung gut verschieblich	Oft unverschieblich, mit Nachbargewebe verbacken
Funktion	Oft noch erhalten, z. B. Sekretion	Meist ausgefallen
Histologie	• Gewebe und einzelne Zellen reif und differenziert • Wenige und typische Mitosen (➤ Abb. 2.27) • Expansives Wachstum, Basalmembran bleibt intakt	• Zell- und Gewebsdifferenzierung verringert (Anaplasie) • Zahlreiche und pathologische Mitosen • Infiltrierendes (= invasives) Wachstum mit Zerstörung der Nachbargewebe
Metastasierung	Nein	Ja, v. a. lymphogen und hämatogen
Auswirkungen auf den Organismus	Außer lokalen Wirkungen nur gering	In Spätstadien stark, z. B. Tumorkachexie, Anämie
Gefährlichkeit	Meist Heilung durch Behandlung	Ohne Behandlung fast immer tödlich, bei Behandlung unterschiedliche Prognose

Tab. 3.1 Typische Unterscheidungsmerkmale gutartiger und bösartiger Tumoren.

Unterschiedliches Wachstumsverhalten

Gutartige Tumoren wachsen langsam und verdrängen dabei das umliegende Gewebe. Die Zellteilungsrate ist eher niedrig, das Tumorgewebe unterscheidet sich vom Ursprungsgewebe oft nur wenig. Die Geschwulst schiebt das umgebende Gewebe zur Seite, wächst aber nicht in dieses hinein – es findet also nur ein *expansives Wachstum* statt (➤ Abb. 3.13, ➤ Tab. 3.1).

Im Gegensatz dazu zeichnen sich *bösartige Tumoren* durch meist schnelles Wachstum mit hoher Zellteilungsrate aus. Sie wachsen **invasiv** *(infiltrierend)* und *destruierend,* d. h. der maligne Tumor hält sich nicht an Gewebsgrenzen, sondern bricht in Organe und Gefäße ein und zerstört dabei das ortsständige Gewebe. Außerdem bildet er häufig *Tochtergeschwülste* **(Metastasen)** an entfernten Stellen des Organismus.

Die Entscheidung, ob ein Tumor gut- oder bösartig ist, können nur Pathologen durch *histologische* (feingewebliche) Untersuchung einer Gewebeprobe treffen (obwohl bildgebende Diagnoseverfahren (➤ 4.7) mittlerweile große Aussagekraft haben). Diese Beurteilung entscheidet über die Behandlung, z. B. zwischen einer radikalen chirurgischen Therapie bei bösartigen und einer organerhaltenden Behandlung bei gutartigen Tumoren.
Das Gewebe kann durch eine Biopsie (vor der Operation) oder während der operativen Tumorentfernung ge-

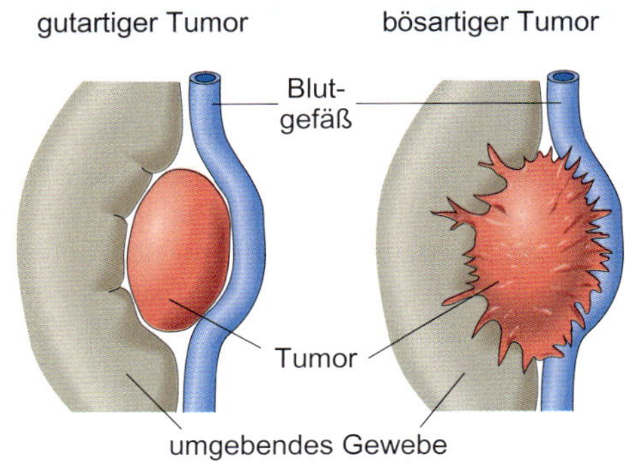

Abb. 3.13 Expansives und invasives Wachstum im Vergleich.

wonnen werden. Ist es wichtig, noch im Verlauf einer Operation Informationen über Art und/oder Ausdehnung eines Tumors zu gewinnen, um das weitere Vorgehen danach auszurichten, kann eine vorläufige histopathologische Beurteilung während der OP erfolgen **(Schnellschnittuntersuchung).**

3.7.2 Einteilung der Tumoren

In der **Pathologie** – der Wissenschaft von den Krankheiten und den erkrankten Geweben – ist es üblich, die Tumoren nach der embryologischen Abstammung einzuteilen. Am häufigsten sind **epitheliale Tumoren** (aus Ekto- oder Entoderm) und **mesenchymale Tumoren** (aus Mesoderm).

Darüber hinaus werden differenziert:

- **Neuroendokrine Tumoren** aus über den Körper verteilten hormonaktiven Zellen, z. B. die *Insulinome* aus den insulinproduzierenden Zellen der Bauchspeicheldrüse
- **Neuroektodermale Tumoren** mit Ursprung in den Gliazellen des Nervensystems (*Gliome* ➤ 8.8.8) oder den Melanozyten der Haut (z. B. *maligne Melanome* ➤ 7.5.8)
- **Keimzelltumoren** der Geschlechtszellen mit bevorzugtem, aber nicht ausschließlichem Sitz in den Geschlechtsorganen. Hierzu zählen unter anderem *Seminome, Teratome* und *Chorionkarzinome*
- **Tumoren embryonaler Gewebe** bei Säuglingen, Klein- und Kindergartenkindern, etwa das *Nephroblastom (Wilms-Tumor),* ein bösartiger Nierentumor.

Epitheliale Tumoren

Die häufigsten gutartigen epithelialen Tumoren sind die vom Drüsenepithel ausgehenden **Adenome.** Sie sind oftmals von Bindegewebe umgeben, das den Tumor wie eine Kapsel umschließt. Besonders häufig finden sie sich im Eierstock, in der weiblichen Brust oder der Prostata. *Darmpolypen* sind oft gutartige Adenome der Darmschleimhaut. Nicht alle Adenome bleiben gutartig. Manche von ihnen gelten als Präkanzerosen und entarten relativ häufig zu *Adenokarzinomen.* Gutartige Epitheltumoren, die von nichtdrüsigem Gewebe der Haut und der Schleimhäute ausgehen, heißen **Papillome** (z. B. Hautwarzen).

Bösartige epitheliale Tumoren heißen **Karzinome.** Man unterscheidet:

- **Plattenepithelkarzinome** (➤ Abb. 3.14), die von Haut oder Schleimhaut ausgehen und zu den häufigsten bösartigen Tumoren des Menschen überhaupt gehören: Das Plattenepithelkarzinom der Bronchien ist eines der häufigsten Malignome bei Männern wie Frauen. Auch das Zervixkarzinom der Gebärmutter ist überwiegend ein Plattenepithelkarzinom. Bei Alkoholkranken und Rauchern ist das Plattenepithelkarzinom der Speiseröhre recht häufig
- **Adenokarzinome,** die aus entarteten Drüsenzellen entstehen, oft über die Zwischenstufe eines Adenoms. Beispiele sind das Magen- und Dickdarmkarzinom, das Endometriumkarzinom der Gebärmutter und das Karzinom der weiblichen Brust (➤ 20.3.10).

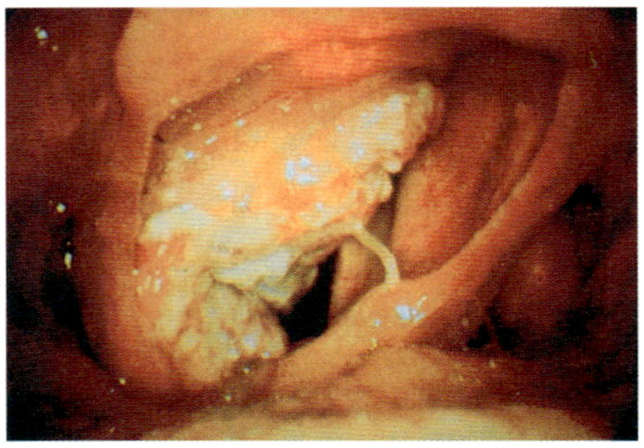

Abb. 3.14 Larynx-(Kehlkopf-)Karzinom. Vom kaum mehr erkennbaren linken Stimmband breitet sich ein invasiv wachsender Tumor zur Kehlkopflichtung hin aus. [M117]

Mesenchymale Tumoren

Zu den mesenchymalen Tumoren zählen Geschwülste des Binde-, Fett-, Knorpel- und Knochengewebes sowie der Muskulatur.

Zu den gutartigen mesenchymalen Tumoren gehören:

- **Fibrome:** gutartige Bindegewebstumoren
- **Lipome:** gutartige Fettgewebstumoren
- **Chondrome:** gutartige Knorpeltumoren
- **Myome:** gutartige Muskeltumoren (besonders häufig sind Uterusmyome, ➤ 20.3.4).

Zu den bösartigen mesenchymalen Tumoren, den **Sarkomen,** zählen z. B. *Osteosarkome,* die vom Knochengewebe ausgehen, oder *Liposarkome,* die aus Fettgewebe entstehen. Bösartige mesenchymale Tumoren sind – bis auf die *Leukämien* (➤ 12.3.6), die Tumoren der weißen Blutzellen – seltene, eher bei jüngeren Menschen auftretende Tumoren.

Stadieneinteilung

Eine exakte **Stadieneinteilung** ist bei bösartigen Tumoren sehr wichtig für die Behandlungsplanung. Am gebräuchlichsten ist die **TNM-Klassifikation.** Die drei Buchstaben beschreiben dabei durch hinzugesetzte Ziffern die Ausdehnung des Primärtumors *(**T**umor),* den Befall regionaler Lymphknoten *(**N**odi lymphoidei)* und das Fehlen bzw. Vorhandensein von Fernmetastasen *(**M**etastasen).* Weitere Kategorien geben wichtige Zusatzinformationen, vor allem zum Differenzierungsgrad des Tumorgewebes (**G** für **G***rading*) und dem Verbleib von Tumorresten (**R** für **R***esidualtumor*) nach Therapie.

Dabei unterscheidet man eine klinische Klassifikation (cTNM) von einer postoperativen pathologischen Klassifikation (pTNM).

3.7.3 Ursachen und Entstehung von Tumoren

Die **Tumorentstehung** läuft in mehreren Stufen ab. In der ersten Stufe erfolgt die eigentliche Geschwulstanlage, also die unumkehrbare Umwandlung einer Körperzelle in eine Krebszelle durch Änderung der genetischen Information im Zellkern. Dies ist die **Initiierungsphase.**

Erst nach längerer Zeit beginnt die Krebszelle dann in der **Promotions- und Progressionsphase** zu einem Tumor heranzuwachsen und bedrohlich zu werden. Viele **Kanzerogene** *(Krebs erzeugende oder fördernde Substanzen bzw. Faktoren)* wirken als *Promotoren,* das heißt sie beschleunigen wesentlich die Promotionsphase. Zu den Promotoren zählen auch starke und lang anhaltende Entzündungsreize, z. B. die chronische Bronchitis des Rauchers.

Die Genveränderungen betreffen vor allem zwei Gruppen von Genen mit prinzipiell gegensätzlichen Wirkungen: Zum normalen Erbmaterial gehören bestimmte wachstumsfördernde Gene, sog. *Proto-Onkogene;* sie können sich durch Mutationen in **Onkogene** umwandeln, die dann eine ungehemmte, bösartige Zellvermehrung in Gang setzen. Der Entwicklung von unkontrolliert wachsenden Tumorzellen wirken normalerweise **Tumorsuppressorgene** (wie das *TP53-Tumorsuppressorgen*) entgegen. Ihre Genprodukte (wie das *Protein p53)* hemmen entweder den Zellzyklus, um Reparaturen – vor allem an der DNA – zu ermöglichen, oder leiten bei schweren Schäden den programmierten Zelltod *(Apoptose)* ein. Der Funktionsausfall beider Allele (➤ 2.13.1) eines solchen Suppressorgens kann einen Tumor zur Folge haben.

Am Beginn jedes tumorösen Wachstums stehen also DNA-Veränderungen in Körperzellen. Zur bösartigen Entartung einer Zelle kommt es dabei meist erst nach dem Zusammentreffen *mehrerer* funktionsverändernder Mutationen. Solche genetischen Veränderungen können auf zahlreiche Ursachen zurückzuführen sein:

- Bei vielen Tumoren gibt es eine **erbliche Krankheitsdisposition** (➤ 3.1.4) – Töchter von Frauen mit Brustkrebs (*Mammakarzinom* ➤ 20.3.10) erkranken z. B. doppelt so häufig an Brustkrebs wie Töchter gesunder Mütter. Derartige Dispositionen können z. B. auf dem ererbten Defekt des einen Allels eines Tumorsuppressorgens beruhen; dadurch besteht ein erhöhtes Risiko des Funktionsverlustes dieses Gens durch zufällige Mutation des anderen Allels
- Bei wenigen Tumorerkrankungen ist die vererbte Disposition so stark, dass praktisch alle Betroffenen bösartige Tumoren entwickeln, oft schon in jungen Jahren. So erkranken nahezu alle Menschen mit *familiärer adenomatöser Polyposis,* bei der sich oft über hundert Darmpolypen entwickeln, ohne prophylaktische Maßnahmen an Darmkrebs. Ein erblicher Gendefekt mit mangelhafter Reparatur der durch UV-Strahlung erzeugten DNA-Schäden ist die Ursache des *Xeroderma pigmentosum,* das durch extreme Lichtüberempfindlichkeit gekennzeichnet ist. Die betroffenen Kinder können nur durch konsequenten Lichtschutz vor der Entwicklung bösartiger Hauttumoren bewahrt werden

- **Röntgenstrahlung** und **radioaktive Strahlung** erzeugen in der Zelle *Radikale* (➤ 3.4), die die DNA unter Umständen krebserzeugend verändern. Deshalb rufen diese Strahlungen in höheren Dosen sehr häufig bösartige Tumoren hervor. So hat z. B. als Folge des Reaktorunglücks in Tschernobyl die Häufigkeit von Schilddrüsenkrebs bei Kindern in Weißrussland stark zugenommen, und nach der Reaktorkatastrophe von Fukushima lassen die vorliegenden Daten auf eine prinzipiell gleichartige Entwicklung in den betroffenen Regionen schließen
- Beispiele für **chemische Kanzerogene** (Chemikalien, aber auch Naturstoffe) sind die *polyzyklischen aromatischen Kohlenwasserstoffe,* z. B. das beim Grillen frei werdende *Benzpyren,* toxische Eiweiß-Stickstoff-Verbindungen (*Nitrosamine,* entstehen durch Bindung von Nahrungsproteinen an das Stickstoffsalz Nitrit), verschiedene Metalle wie Cadmium, Chrom und Arsen oder *Asbestfasern* (➤ 16.11.4). Auch einige Pharmaka wirken *karzinogen* (z. B. viele Immunsuppressiva ➤ 13.6.3)
- Einige **Viren** können gutartige (z. B. Warzen), aber auch bösartige Tumoren (z. B. das Zervixkarzinom, ➤ 20.3.4, oder bestimmte maligne Lymphome) hervorrufen. Sie wirken oftmals über die Einschleusung geschwulsterzeugender Gene *(viraler Onkogene)* in die Wirtszellen. Diese Art der Tumorentstehung wird durch eine lokale oder generalisierte Abwehrschwäche des Wirts (z. B. infolge einer HIV-Infektion) stark begünstigt
- Auch **Hormone,** insbesondere die Geschlechtshormone, spielen für die Entwicklung von Tumoren eine Rolle: So können Östrogene nach heutiger Kenntnis bestimmte gutartige Tumoren, z. B. in der Brustdrüse, *verursachen* und bösartige Geschwülste, z. B. einige Brustkrebsformen, im Wachstum *fördern.* Solche Hormonabhängigkeiten macht man sich in der Behandlung durch Antihormone zunutze (➤ 3.7.6).

3.7.4 Metastasierung bösartiger Tumoren

Die meisten bösartigen Tumoren neigen zur Bildung von *Tochtergeschwülsten* **(Metastasen).**
Dies beruht unter anderem auf einer im Vergleich zum gesunden Gewebe verringerten Bindung der Malignomzellen aneinander. So können sich Tumorzellen aus dem bösartigen Zellverband lösen, sie dringen in versorgende Gefäße ein und werden auf dem Lymph- oder Blutweg in andere Körperregionen transportiert, bis sie in Kapillargebieten hängen bleiben. Dort heften sie sich an die Kapillarwand, wandern in das umgebende Gewebe ein und wachsen dort weiter. Die Fähigkeit von Malignomzellen zur Durchdringung von Geweben steht mit einer verstärkten Produktion verschiedener Prote(in)asen (eiweißspaltende Enzyme) in Zusammenhang. Viele Tumorzellen können zudem die Bildung tumoreigener Blutgefäße in Gang setzen **(Neoangiogenese),** wodurch das Wachstum von Primärtumor und Metastasen gefördert wird.

Metastasierungswege

Je nach Tumorart und Lokalisation erfolgt die Metastasierung auf unterschiedlichem Weg:

- Bei der **lymphogenen Metastasierung** gelangen Tumorzellen mit der Lymphe in die regionalen Lymphknoten (➤ 12.6.3) und werden darin festgehalten. Können sie sich dort vermehren, wird der Lymphknoten zerstört. In der Folge gelangen neu gebildete Tumorzellen in größere Lymphbahnen und schließlich über die obere Hohlvene (➤ Abb. 14.1) ins Blut
- Bei der **hämatogenen Metastasierung** (➤ Abb. 3.15) dringen Tumorzellen in Blutgefäße ein, werden mit dem Blut wegtransportiert und bleiben meist im nächsten Kapillarnetz hängen. Tumorzellen aus Niere oder Schilddrüse etwa werden über die untere oder obere Hohlvene ins Herz gespült (deshalb *Hohlvenen-Metastasierungstyp*) und gelangen nach Passage des Herzens in kleine Lungengefäße. Können die Tumorzellen dort in die Gefäßwand bzw. die nähere Umgebung einwachsen, bildet sich eine Lungenmetastase. Tumorzellen aus Magen-Darm-Karzinomen metastasieren über die Pfortader hämatogen vor allem in die Leber *(Pfortader-Metastasierungstyp)* und von dort dann in die Lungen
- Tumoren können sich außerdem innerhalb seröser Höhlen **(kavitär)** oder in Ausführungsgängen **(kanalikulär)** ausbreiten oder direkt in Nachbarorgane einwachsen **(Metastasierung per continuitatem).**

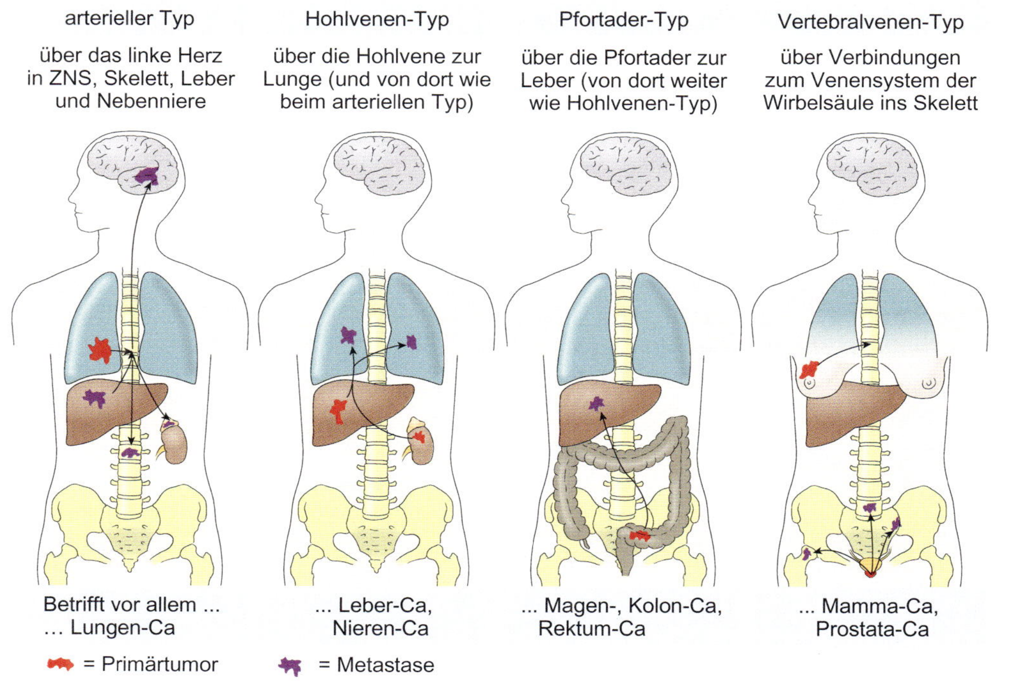

Abb. 3.15 Die vier häufigsten Typen der hämatogenen Metastasierung.

3.7.5 Paraneoplastische Syndrome und Tumormarker

Paraneoplastische Syndrome

Verschiedene Tumoren können durch Tumorprodukte Beschwerden weitab vom Tumorsitz hervorrufen; man spricht von **paraneoplastischen Syndromen** (*para* = neben; *Neoplasie* = Neubildung). Wenn z. B. ein Lungenkarzinom das Nebennierenrinden-stimulierende ACTH freisetzt, kommt es zu einem Cushing-Syndrom (➤ 11.5.3).

Tumormarker

Tumormarker sind Substanzen in Gewebe, Blut oder Urin, die normalerweise nicht oder nur in geringen Mengen vorhanden sind und bei bestimmten Tumorerkrankungen entweder durch die Tumorzellen selbst oder andere, vom Tumor beeinflusste Körperzellen vermehrt gebildet werden. Im weiteren Sinne zählen hierzu auch die von Tumoren des endokrinen Systems überschießend produzierten Hormone.
Zu den wichtigen Tumormarkern gehören z. B. das *carcinoembryonale Antigen (CEA)* bei Magen-Darm-Tumoren und Lebermetastasen, *Thyreoglobulin* und *Kalzitonin* bei den unterschiedlichen Schilddrüsenkarzinomen, die *neuronenspezifische Enolase (NSE)* beim kleinzelligen Lungenkarzinom, das *prostataspezifische Antigen (PSA)* und die verschiedenen *Cancer-Antigene (CA 125, 72-4, 15-3, 19-9)* bei Tumoren des Verdauungssystems, des Eierstocks und der weiblichen Brust.
Die meisten Tumormarker sind ungeeignet zum *Screening,* d. h. zur Suche nach einem malignen Tumor bei symptomfreien Patienten, da sie Tu-

moren weder mit hinreichender Sicherheit nachzuweisen noch auszuschließen vermögen. Ihre größte Bedeutung haben die Tumormarker in der *Verlaufskontrolle* bösartiger Erkrankungen.

3.7.6 Prinzipien der Behandlung bösartiger Tumoren

Malignome erfordern ein entschiedenes therapeutisches Vorgehen, um mit höchstmöglicher Wahrscheinlichkeit die Tumorausbreitung zu stoppen. Die **Onkologie** ist die medizinische Spezialdisziplin, die sich die Erforschung neuer und die Verbesserung bestehender Tumorbehandlungsmethoden zum Ziel gesetzt hat. Die Onkologie arbeitet meist interdisziplinär, das heißt in enger Abstimmung mit anderen medizinischen Fachgebieten.
Welche Therapiemethode im Einzelfall angewandt wird, hängt ab von:

- Tumorlokalisation und **Tumorstadium** (➤ 3.7.2)
- **Tumorhistologie** (feingewebliche Eigenschaften einschließlich z. B. des Vorhandenseins oder Nicht-Vorhandenseins von Hormonrezeptoren)
- Lebensalter und sonstigen Erkrankungen der Betroffenen
- Den Therapiewünschen der Betroffenen.

Zu den Säulen der Tumortherapie gehören:

Tumorentfernung

Ziel ist die möglichst vollständige Entfernung des Tumors unter größtmöglicher Schonung der Nachbargewebe.

Bestrahlung

Vor, nach oder anstelle der Tumorentfernung kann die Tumormasse durch energiereiche Strahlung verkleinert oder beseitigt werden. Die Strahlenempfindlichkeit verschiedener Tumoren ist dabei sehr unterschiedlich; schnell wachsende, entdifferenzierte bösartige Tumoren sind oft gut strahlensensibel.

Chemotherapie mit Zytostatika

Bestimmte Medikamente, **Zytostatika** genannt, hemmen das Zellwachstum. Bösartige Tumoren, die schneller wachsen als normale Gewebe, lassen sich so zerstören oder zumindest verkleinern. Häufig eingesetzte Zytostatika sind beispielsweise Cyclophosphamid, Platinverbindungen (z. B. Cisplatin, Carboplatin), 5-Fluorouracil, Methotrexat, Vinca-Alkaloide (z. B. Vincristin, Vinblastin), Taxane (Paclitaxel, Docetaxel), Epirubicin und Irinotecan.

> P
> **Vorsicht bei Zytostatika!**
> Schon Hautkontakt oder das Einatmen von Dämpfen, z. B. beim Vorbereiten von Zytostatika-Infusionen, können schädigen! Personen, die mit Zytostatika umgehen, müssen vor Beginn der Tätigkeit besonders geschult werden. Zytostatika dürfen zudem nur unter besonderen Schutzmaßnahmen (Schutzkleidung, Zytostatika-Arbeitsplatz) zubereitet werden.

Zytostatika hemmen die Zellteilung nicht nur in Tumoren, sondern in allen Wechselgeweben, d. h. auch Haarwurzeln, Schleimhäuten, Knochenmark und Keimdrüsen. Dies führt oft zu Haarausfall, Mundschleimhautentzündungen, Durchfällen, Übelkeit und Erbrechen, Störungen der Blutbildung, Immunschwäche und Störungen der Fruchtbarkeit. Das Verhältnis von erwünschten zu unerwünschten Wirkungen ist bei den meisten Zytostatika am besten, wenn sie in *Zyklen* mit dazwischenliegenden Pausen verabreicht werden.

(Anti-)Hormontherapie

Auf Blockade der Hormonwirkung durch **Antihormone** oder Hemmung der Hormonbildung sprechen vor allem Tumoren der Geschlechtsorgane und der weiblichen Brust an. Zur Brustkrebsbehandlung macht man sich beispielsweise die antiöstrogene Wirkung von Tamoxifen zunutze.

Zielgerichtete Therapien

Zielgerichtete Therapien *(targeted therapies, molekulare Krebstherapien),* die an bestimmten Strukturen bzw. Signalketten der Zelle angreifen, gewinnen in der Tumorbehandlung an Bedeutung. Eine einheitliche Einteilung gibt es bislang noch nicht.
Gentechnisch hergestellte **monoklonale Antikörper** (➤ 13.4.3) blockieren z. B. Wachstumsfaktoren oder Oberflächenstrukturen der Tumorzellen, die an der Regulation des Zellwachstums beteiligt sind. Beispiele sind Bevacizumab (etwa Avastin®) oder Trastuzumab (etwa Herceptin®).
Signaltransduktionshemmer oder sog. *kleine Moleküle (small molecules)* dringen in die Zelle ein und unterbrechen dort Signalketten. *Kinase-Inhibitoren* wie Imatinib (etwa Glivec®) hemmen Enzyme in der Zelle *(Tyrosinkinasen),* die an der Steuerung des Zellwachstums beteiligt und in Tumorzellen überaktiv sind.

Ein Forschungsgebiet mit diversen Einsatzmöglichkeiten ist die **Nanotechnologie:** Partikel in der Größenordnung von Nanometern werden eingesetzt, um z. B. Eisen im Tumorgewebe anzureichern, dieses dann zu erhitzen und so Tumorzellen gezielt zu zerstören. Eine andere Möglichkeit ist der Transport von Medikamenten wie z. B. Zytostatika durch den Körper in sog. Nanokapseln, die speziell an Tumorzellen andocken. An Albumin-Nanopartikel gebundenes Paclitaxel ist bereits zur Behandlung verschiedener Malignome zugelassen. Einige Impfstoffe gegen SARS-CoV-2 verwenden Lipid-Nanopartikel zur Einschleusung von mRNA in die Zellen (➤ 13.8.2, ➤ 13.10.2).

Immuntherapien

Immuntherapien sollen das Immunsystem unterstützen, den Tumor besser zu bekämpfen.
Länger bekannt ist die Gabe von Botenstoffen des Immunsystems wie z. B. Interleukinen oder Interferon bei einigen Tumoren. **Checkpoint-Inhibitoren** (etwa Nivolumab, z.B. Opdivo®) sind Antikörper, welche T-Zellen gegen verschiedene Tumoren aktivieren, indem sie auf deren Oberfläche sog. Checkpoints blockieren, über die die Immunantwort – u. a. durch Tumorzellen selbst – gebremst wird. Neu ist auch die **CAR-T-Zell-Therapie** *(CAR = chimärer Antigenrezeptor)* mit körpereigenen T-Zellen, die gentechnisch mit Rezeptoren gegen Tumorzellantigene aufgerüstet und dann wieder infundiert werden. Potenzial und Risiken der Immuntherapien werden derzeit intensiv erforscht.

3.8 Seltene Krankheiten

Eine Sonderstellung in mehrfacher Hinsicht haben die **seltenen Krankheiten** (*orphan diseases*, *engl.* orphan = Waise, disease = Krankheit). Als seltenes Leiden ist in der EU eine (schwere) Krankheit definiert, die nicht mehr als 5 von 10.000 Personen betrifft. *Insgesamt* sind diese Erkrankungen jedoch keineswegs selten: In Deutschland leben etwa 4 Millionen Menschen mit einer solchen Krankheit, in der Schweiz dürfte es mehr als eine halbe Million sein. Die meisten seltenen Leiden sind genetisch bedingt, sodass sie oft schon Kinder betreffen, und haben für die Patienten schwerwiegende Folgen. So sind sie schätzungsweise für mehr als ein Drittel der Todesfälle im ersten Lebensjahr verantwortlich – schätzungsweise unter anderem deshalb, weil immer neue seltene Krankheiten entdeckt werden. Bisher kennt man etwa 8.000 solcher Leiden.
Im Vergleich mit Menschen, die von sog. Volkskrankheiten wie z. B. dem Diabetes mellitus betroffen sind, haben Patienten mit seltenen Erkrankungen bzw. ihre Angehörigen meist zusätzliche Probleme:

- Da zahlreiche dieser Erkrankungen auch in der Fachwelt verständlicherweise wenig bekannt sind, können viele Monate bis Jahre vergehen, bevor die richtige Diagnose gestellt wird
- Die Seltenheit der Krankheitsbilder erschwert zudem – aus wissenschaftlichen wie ökonomischen Gründen – die Entwicklung geeigneter Therapien.

Aber positiv ist: In den USA und der EU wird die Zulassung und Vermarktung neuer Arzneimittel zur Behandlung seltener Krankheiten (sog. *orphan drugs*) rechtlich begünstigt. In Deutschland gibt es mittlerweile 31 Zentren für seltene Erkrankungen, meist an Universitätskliniken; in der Schweiz sind im Rahmen der Schaffung koordinierter Versorgungsstrukturen im Jahr 2020 sechs solcher Zentren anerkannt worden. Selbsthilfeorganisationen (➤ 3.10) sowie das Aktionsbündnis *NAMSE* tragen zur Vernetzung aller Beteiligten im Patienteninteresse bei.
Zu den vererbbaren seltenen Erkrankungen gehören beispielsweise:

- Die bei 1–2 von 10.000 männlichen Kindern auftretende Bluterkrankheit (**Hämophilie** A, ➤ Abb. 3.6, ➤ 12.5.9)
- Die **Muskeldystrophie Duchenne** *(DMD),* die wie die Bluterkrankheit X-chromosomal rezessiv erblich ist und 2–3 von 10.000 neugeborenen Jungen betrifft. Die Krankheit ist durch eine fortschreitende Muskelschwäche gekenn-

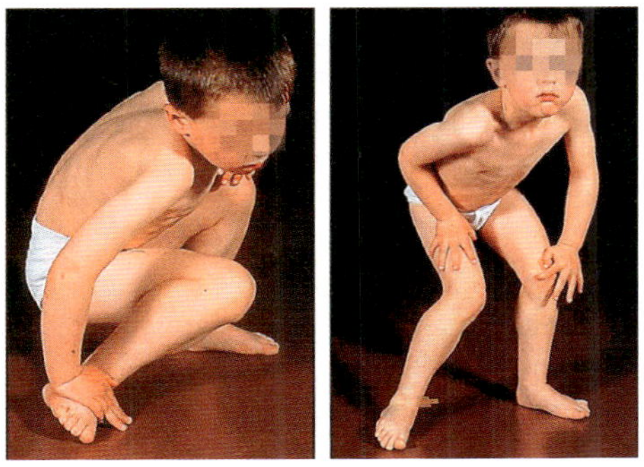

Abb. 3.16 Muskeldystrophie Typ Duchenne. Der Junge muss sich zum Aufrichten an den eigenen Beinen aufstützen. [E331]

zeichnet (➤ Abb. 3.16), die die meisten Patienten im Alter von 8–13 Jahren rollstuhlpflichtig werden lässt und im Verlauf auch Atem- und Herzmuskulatur befällt. Die Behandlung kann den Verlauf bislang nur verzögern

- Das bei 1–2 von 10.000 Menschen auftretende **Marfan-Syndrom**, eine generalisierte Bindegewebserkrankung, die autosomal-dominant und somit unabhängig vom Geschlecht vererbt wird. Betroffene fallen typischerweise durch sehr lange schmale Körperformen auf und leiden oft unter Augenveränderungen. Bedroht sind sie in erster Linie durch Veränderungen von Herzklappen und Aorta, z. B. mit der Gefahr einer Aortenruptur. Bei konsequenter Behandlung der Symptome ist heutzutage jedoch eine annähernd normale Lebenserwartung erreichbar.

3.9 Krankheitsverläufe

Langfristig betrachtet reagiert der Körper auf Erkrankungen nach nur wenigen Mustern: Entweder er überwindet die Erkrankung (Heilung), er geht an ihr zugrunde (Tod), oder die Krankheit besteht in begrenztem Umfang fort (➤ Abb. 3.17).

Früherkennungsuntersuchungen

Der Verlauf vieler Krankheiten hängt wesentlich vom Zeitpunkt der Diagnosestellung ab und ist in aller Regel umso günstiger, je früher die Störung festgestellt und die Behandlung eingeleitet wird. Deshalb bieten die Krankenversicherungen im deutschsprachigen Raum verschiedene *Vorsorge-* bzw. **Früherkennungsuntersuchungen** an. Im Kindesalter dienen sie insbesondere einem Screening auf bestimmte Stoffwechselstörungen, der frühen Erkennung von Entwicklungsstörungen und der Überprüfung des Impfstatus.

Für Erwachsene bieten die medizinischen Versorgungssysteme viele Tests an, die unterschiedlich zu bewerten sind: Von gesichertem Nutzen sind für die Gesamtbevölkerung (in unterschiedlichen Altersgruppen) Blutdruckmessungen, Bestimmungen der Cholesterin- und Glukosekonzentrationen im Blut, augenärztliche Untersuchungen mit Screening auf ein Glaukom (grüner Star), zahnärztliche Untersuchungen sowie – zur Krebsfrüherkennung – Abstriche vom Gebärmutterhals bei Frauen und Dickdarmspiegelungen. Zumindest für Frauen mit Brustkrebs in der (Familien-)Anamnese sind auch Röntgenuntersuchungen der Brüste (Mammografien) empfehlenswert. Manche weitergehenden Vorsorgemaßnahmen bei Menschen ohne Beschwerden werden hingegen von Fachleuten kontrovers diskutiert oder abgelehnt: Sie bringen teilweise eine Strahlenbelastung mit sich (wie z. B. Röntgenuntersuchungen des Thorax) und bergen in jedem Fall das Risiko der Überdiagnostik und -therapie harmloser Zufallsbefunde mit vermeidbaren Nebenwirkungen.

Warnsignale als „Wegweiser" zur ärztlichen Behandlung

Es gibt zahlreiche **Warnzeichen,** die auf ernst zu nehmende Erkrankungen hinweisen können und deshalb nicht ignoriert und allenfalls kurze Zeit beobachtet werden sollten. Treten solche Beschwerden neu auf, sollten Betroffene zügig eine ärztliche Untersuchung in die Wege leiten.

Solche Warnzeichen sind nicht nur starke Schmerzen, sondern auch andere, zum Teil leichtere Beschwerden bzw. Befunde:

- Zeitweilige (auch kurz dauernde) Sehstörungen oder Sprachstörungen, Gefühlsstörungen der Haut, Schwächegefühl oder Lähmungen von Muskeln
- Ungewohnte Kopfschmerzen, besonders nach einer Kopfverletzung oder beim Zusammentreffen mit Fieber, Nackensteifigkeit oder psychischen Veränderungen
- Verwirrtheit, plötzliches aggressives Verhalten oder Halluzinationen
- Starke Traurigkeit über Wochen oder Monate
- Lichtblitze vor den Augen
- Anfallsweise Schmerzen im Brustkorb, besonders bei Ausstrahlung in den linken Arm oder Hals mit Engegefühl
- Kurzatmigkeit, insbesondere wenn sie in Ruhe auftritt
- Husten, der länger als vier Wochen dauert oder mit blutigem Auswurf einhergeht
- Ungewohntes Völlegefühl auch nach kleinen Mahlzeiten
- Deutliche Änderung der Stuhlgewohnheiten: Durchfall über mehr als eine Woche (insbesondere mit Störung des Nachtschlafs), Verstopfung über mehr als zwei Wochen, ungewohnter Stuhldrang, blutiger oder schwarzer Stuhl
- Deutliche Änderung der Urinfarbe, wiederholte Beschwerden beim Wasserlassen
- Heiße, gerötete oder geschwollene Gelenke
- Fieber (über 38 °C), das länger als eine Woche dauert, oder plötzliches hohes Fieber (über 39,5 °C)
- Unerklärter Gewichtsverlust von mehr als 5 % des Körpergewichts innerhalb eines Monats oder 10 % des Körpergewichts innerhalb von 6–12 Monaten
- Jede Veränderung in der weiblichen Brust: Knoten, Absonderung aus der Brustwarze (außerhalb einer Schwangerschaft), Hautveränderungen, andauerndes Jucken oder Schmerzen
- Vaginale Blutungen nach den Wechseljahren.

Die vorstehende, stark an Empfehlungen der US-amerikanischen Mayo Clinic angelehnte Liste kann als Richtschnur verstanden werden, aber keinen Anspruch auf Vollständigkeit erheben.

3

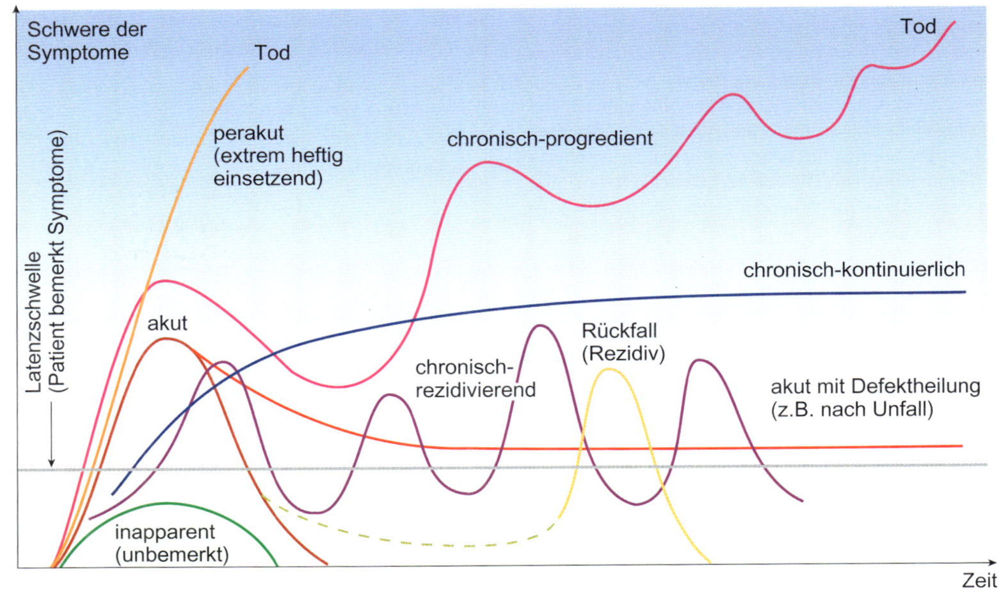

Abb. 3.17 Mögliche Krankheitsverläufe (Schema). Die horizontale Linie gibt die Schwelle an, bei der die Krankheit von Betroffenen bemerkt wird. Inapparente Erkrankungen erreichen diese Schwelle nicht und werden deshalb nicht wahrgenommen. Ein Beispiel hierfür ist ein unbemerkt gebliebener Virusinfekt.

3.9.1 Heilung

Unter **Heilung** versteht man die Wiederherstellung des ursprünglichen Zustands der Gewebe bzw. des inneren Gleichgewichts und damit der *vollen Anpassungsfähigkeit* des Organismus (➤ 3.1.3). In der Medizin spricht man von *Restitutio ad integrum.* Dies bedeutet:

- Die Krankheitsursache (z. B. das Bakterium oder ein durch die Haut eingedrungener Fremdkörper) wurde vollständig entfernt
- Die geschädigten Gewebe, etwa die verletzten Hautabschnitte, wurden gänzlich durch vollwertiges Gewebe ersetzt (➤ 4.6.1).

3.9.2 Defektheilung

Bleibt bei größeren Verletzungen oder schweren Erkrankungen ein Schaden zurück, spricht man von **Defektheilung.** Ein Beispiel hierfür ist die Narbenbildung.

Muss beispielsweise nach einem Unfall ein Finger amputiert werden, so heilt zwar die Haut um die Amputationslinie wieder, die Leistungsfähigkeit der Hand ist aber dauerhaft *(chronisch)* gemindert.
Ist das Herz z. B. nach einem Herzinfarkt nicht mehr ausreichend leistungsfähig, so kommt es zur *Herzinsuffizienz* (Herzschwäche) mit dauernder Beeinträchtigung der körperlichen Leistungsfähigkeit (➤ 14.6.4).

3.9.3 Krankheitsrezidiv

Tritt dieselbe Erkrankung nach einem beschwerdefreien Intervall erneut auf, spricht man von *Rückfall* oder **Rezidiv.** Dabei kann die Krankheit vor dem zweiten Auftreten völlig ausgeheilt gewesen sein oder ohne klinische Erscheinungen weiter bestanden haben.

Nach einer *Endokarditis* (Entzündung der Herzinnenhaut) beispielsweise bleiben oft symptomlose Defekte an einer Herzklappe zurück. Bei einer erneuten bakteriellen Infektion können in den Blutstrom gelangte Bakterien sich leicht auf der geschädigten, rauen Herzklappe festsetzen und zu einem *Rezidiv der Endokarditis* mit zusätzlicher Klappenschädigung führen.
Tumorrezidive treten nach scheinbar vollkommener Beseitigung eines Primärtumors auf, meist 1–10 Jahre nach der Erstbehandlung, und gehen von wenigen verbliebenen Tumorzellen aus. Die Wahrscheinlichkeit eines Rezidivs nimmt mit zunehmender Dauer des beschwerdefreien Intervalls ab.

3.9.4 Chronifizierung

Heilt eine Krankheit nicht aus oder kann die Krankheitsursache nicht beseitigt werden, so kommt es zur **Chronifizierung** (Übergang zu einem Verlauf von langer Dauer).

Chronisch-kontinuierlicher Verlauf

Chronisch-kontinuierliche *(chronisch-stationäre)* Erkrankungen verharren auf einem gewissen Krankheitsniveau, ohne fortzuschreiten.

Beispiele sind unter anderem Nagelmykosen (Pilzbefall des Nagels), die nicht wesentlich stören, aber auch kaum jemals spontan ausheilen, oder manche angeborenen Erkrankungen, z. B. Störungen des Farbensehens (➤ 9.6.7).

Chronisch-rezidivierender Verlauf

Hingegen verursacht das chronische Asthma bronchiale (➤ 16.11.2) wiederholte, aber nicht permanente Beschwerden. Vielmehr kommt es immer wieder – **chronisch-rezidivierend** – zu Atemnotanfällen durch Engstellung der Bronchialwege mit Schwellung der Bronchialschleimhaut und Sekretion eines zähen Schleims.

Die meisten *Allergien* verlaufen chronisch-rezidivierend, ebenso bestimmte Darmentzündungen wie die *Colitis ulcerosa* und der *Morbus Crohn* (➤ 17.8.11), bei denen es über Jahre zu wiederholten Krankheitsschüben kommt.

3.9.5 Dekompensation und Progredienz

Chronische Defekte können funktionell ausgeglichen (*kompensiert,* z. B. *kompensierte Herzinsuffizienz* mit noch erhaltener Leistungsfähigkeit im täglichen Leben) oder *dekompensiert* sein (also bei der Herzinsuffizienz z. B. zur Bettlägerigkeit zwingen).
Viele chronische Erkrankungen entwickeln durch sich selbst verstärkende Mechanismen eine Eigendynamik und werden zunehmend schlimmer; man spricht von **chronischer Progredienz.** Dies gilt beispielsweise oftmals für die chronische Polyarthritis (➤ 4.3.8) oder die Multiple Sklerose (➤ 8.1.6).

Ein langsames Voranschreiten ist die Regel bei den meisten degenerativen Erkrankungen des Zentralnervensystems, z. B. dem *Morbus Parkinson* (➤ 8.2.3) und dem *Morbus Alzheimer* (➤ 23.4.3). Ihre Progredienz kann bisher durch Medikamente höchstens verlangsamt, nicht aber gestoppt werden.

3.10 Medizinische Versorgung in der Gesellschaft

Der Mensch als Patient

Nehmen Erkrankte die medizinischen Versorgungssysteme in Anspruch, werden sie von „Menschen" zu „Patienten". Dieser Rollenwechsel bringt nicht selten *angstauslösende* Momente mit sich:

- Die Angst vor Schmerzen
- Die Angst vor einer für Laien meist undurchschaubaren Technik
- Die Angst vor falscher Behandlung
- Die Angst vor einer eingreifenden bzw. zeitraubenden Behandlung mit negativen Auswirkungen auf andere Lebensbereiche
- Die Angst vor Bevormundung und Kontrollverlust
- Die Angst vor der neuen, unpersönlichen Umgebung im Falle einer Krankenhauseinweisung
- Die Angst vor Verlust oder dauerhafter Schädigung eines Organs
- Die Angst vor dem Tod.

Dadurch entstehen vor allem bei älteren, bedrohlich und chronisch Kranken rasch Gefühle von Hoffnungs- und Hilflosigkeit (➤ Abb. 3.18).
Andererseits können sich im Einzelfall aus der Übernahme der „Patientenrolle" subjektive oder objektive Vorteile ergeben, die als **Krankheitsgewinn** bezeichnet werden. Hierzu zählen:

- Entlastung von Pflichten und Zugewinn an Freizeit, z. B. durch Krankschreibung
- Entlastung von inneren oder äußeren Konflikten
- Krankheitsbedingte Zuwendung von Seiten der Mitmenschen.

Die Funktionen der medizinischen Versorgungssysteme

Aufgabe der medizinischen Versorgungssysteme ist die Erhaltung bzw. Wiederherstellung der Gesundheit von Gefährdeten und Kranken.
Zur Erfüllung dieser Aufgabe haben sich verschiedene **Funktionsbereiche** herausgebildet:

- Die Funktion der *Vorsorge:* Verhütung (➤ 3.1) bzw. Früherkennung (➤ 3.9) von Erkrankungen
- Die Funktion der *Diagnosestellung:* Bestimmung von Art und Schwere der Erkrankung
- Die Funktion der *Isolierung:* Abschirmung etwa der psychisch Kranken vor krank machender Umgebung (pathologisches Milieu); Isolierung der („infektiösen") Kranken von der Umwelt
- Die Funktion der *Pflege:* aktive Erfüllung der wichtigsten Bedürfnisse der Patienten (in Grundpflege und Funktionspflege)

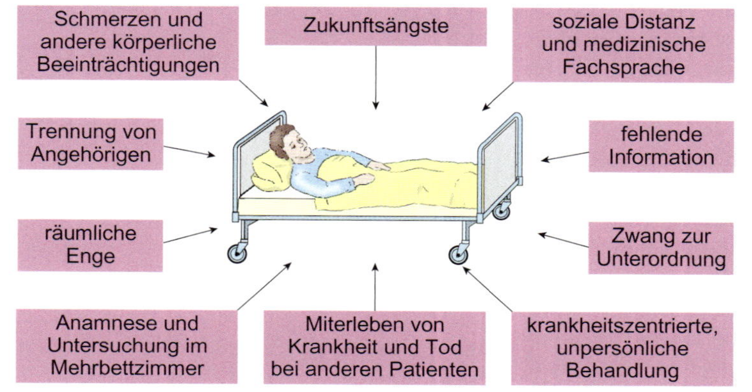

Abb. 3.18 Belastung von Patienten im Krankenhaus. Die Situation der Patienten im Krankenhaus ist schwierig. Sie befinden sich unter ständiger Beobachtung und Kontrolle durch Mitpatienten, Pflegende und ärztliches Personal. Die Patienten fühlen sich oft hilflos und ausgeliefert.

- Die Funktion der *Therapie:* Heilung der Patienten oder jedenfalls Verbesserung ihres krankheitsbedingten Zustands
- Die Funktion der *Rehabilitation:* Wiederherstellung der früheren Fähigkeiten der Patienten mit dem Ziel einer Wiedereingliederung in ihr vorheriges berufliches und/oder privates Umfeld.

Diese Funktionssysteme greifen meist ineinander. Beispielsweise sind viele Pflegehandlungen gleichzeitig therapeutisch. Andererseits behindern sich die Funktionssysteme in manchen Fällen gegenseitig: Einige therapeutische Eingriffe beschneiden z. B. die Möglichkeiten der Pflege, was die Patienten zusätzlich belastet.

Widersprüchliche Anforderungen

Die Funktionstüchtigkeit der medizinischen Versorgungssysteme ist bedroht, wenn fortschreitende Technisierung und Spezialisierung der Medizin einerseits und Kostendämpfungsmaßnahmen andererseits ständig neue, einander widersprechende Anforderungen erzeugen, denen die im Gesundheitswesen Beschäftigten gerecht werden sollen. Da können die Interessen der Patienten rasch aus dem Blickfeld geraten, und es ergibt sich z. B. die Gefahr einer Vernachlässigung von Pflegebedürftigen.

Gleichzeitig steigen die Ansprüche von Patienten: So erwarten manche Erkrankte eine bestimmte Behandlung, von der sie z. B. im Internet gelesen haben, ohne vertieftes Wissen darüber, ob das betreffende Verfahren bereits ausgereift und im speziellen Fall ratsam ist. Manche kostenträchtige technische Maßnahme wird vor allem deshalb eingesetzt, damit niemand später wegen Unterlassung belangt werden kann. Ein ausführliches Gespräch über die Vor- und Nachteile der möglichen Vorgehensweisen und die bestmögliche Wahl im jeweiligen Einzelfall ist oft sinnvoller (➤ Abb. 3.19).

Um den Problemen von Über- und Fehlversorgung zu begegnen, ist von den Wissenschaftlichen Medizinischen Fachgesellschaften in Deutschland 2015 die Initiative **„Gemeinsam Klug Entscheiden"** ins Leben gerufen worden: Sie strebt eine Verbesserung der medizinischen Versorgungsqualität durch die Erarbeitung wissenschaftlich und ethisch begründeter, mit Patientenvertretern abgestimmter Empfehlungen zu wichtigen Gesundheitsfragen an.

Nach dem Vorbild der internationalen *Choosing-Wisely-Kampagne* werden Listen mit Negativempfehlungen entwickelt, z. B. zur Vermeidung überflüssiger und potenziell schädlicher Röntgenuntersuchungen oder Antibiotikabehandlungen banaler Infekte. Umgekehrt soll mit Positivempfehlungen auch der bekannten Unterversorgung bestimmter Patientengruppen entgegengewirkt werden.

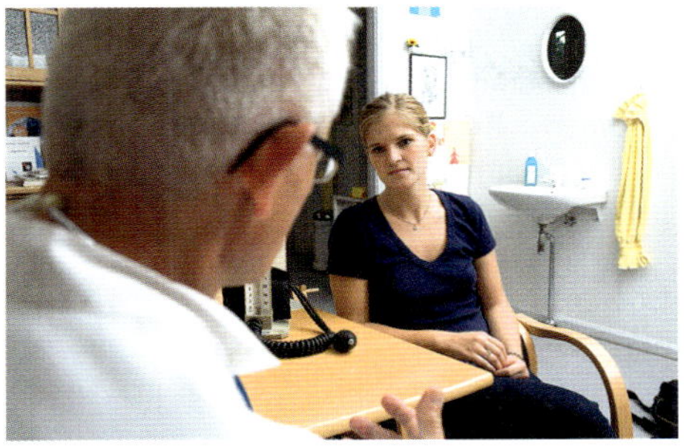

Abb. 3.19 „Sprechende" Medizin – oft vernachlässigt, dabei so wichtig. [J787]

Patientenrechte (G)

Zahlreiche Patienten haben Angst vor Bevormundung und Kontrollverlust. Dabei haben sie und nicht das medizinische Personal zu entscheiden! Seit 2013 ist im **Patientenrechtegesetz** u. a. festgelegt: Rechtswirksame Einwilligungen zu diagnostischen und therapeutischen Maßnahmen setzen die sorgfältige **Information und Aufklärung** der Patienten voraus. Ausnahmen sind nur Notfälle, akute Gefährdung und nicht einwilligungsfähige Menschen (hier muss der gesetzliche Betreuer zustimmen). Die Aufklärung darf nicht allein auf Informationsschriften beruhen, sondern muss das persönliche Gespräch umfassen, in dem ohne „Fachchinesisch" auf Situation, Wissen und Bedürfnisse der Patienten eingegangen wird. Eine solche Einwilligung heißt **informierte Einwilligung** oder *informed consent*.

Viele Menschen wünschen sich eine *gemeinsame* Entscheidungsfindung mit den Therapeuten nach einem wechselseitigen Informationsaustausch. Dies wird als **partizipative Entscheidungsfindung** oder *shared decision-making* bezeichnet.

Achtung der Patientenrechte und Umgang „auf Augenhöhe" bauen außerdem Ängste und Missverständnisse ab und fördern die **Therapieadhärenz**, die aktive Mitarbeit der Kranken an der Behandlung. Auch „schwierigen" Patienten soll mit Einfühlungsvermögen *(Empathie)* und Wärme begegnet werden.

Ein wichtiger Pflegegrundsatz ist die aktivierende Pflege (Hilfe zur Selbsthilfe), um die Selbstständigkeit Betroffener weitestmöglich aufrechtzuerhalten und Hilflosigkeit entgegenzuwirken. Beachtung selbst kleiner Fortschritte gehört dabei zu den vielen Möglichkeiten, Hoffnung und Durchhaltevermögen zu stärken. Daraus kann sich im weiteren Verlauf auch Arbeitserleichterung für die Pflegenden ergeben.

Durch individuelle Betreuung lässt sich mancher (für Patienten und Krankenkassen belastende) Arzneimittel- oder Apparateeinsatz vermeiden; sie ist allerdings nur bei hinreichender Personalausstattung zu verwirklichen. Dafür ist bei den zuständigen Kostenträgern im Gesundheitswesen eine Erkenntnis notwendig: das Begreifen qualifizierter und motivierter Beschäftigter nicht als Kostenfaktor, sondern als unabdingbare Voraussetzung für den Erfolg der medizinischen Versorgung und der Einrichtung. Die Betreuung von Kranken, Menschen mit Behinderung und Schwangeren muss in einer humanen Gesellschaft mehr sein als eine geschäftliche Angelegenheit.

Ein (kritischer) Blick in Kliniken und Pflegeeinrichtungen

In Krankenhäusern und Pflegeeinrichtungen hierzulande werden die meisten Patienten gemäß den aktuellen Standards der Medizin und der Pflegewissenschaften betreut.

Doch es sind auch Defizite bekannt. Ein zunehmendes Problem ist der *Personalmangel,* sowohl im ärztlichen als auch im pflegerischen Bereich. Teilweise wird nach wie vor aus Kostendruck der Rotstift beim Personal angesetzt, immer häufiger gelingt es aber den Trägern nicht mehr, freie Stellen mit geeigneten Bewerbern zu besetzen. Infolgedessen steigt die Arbeitsdichte seit Jahren, Angehörige aller Berufsgruppen arbeiten nicht selten bis an ihre Grenzen. Während der COVID-19-Pandemie war dieses Problem vielerorts drastisch verschärft, insbesondere auf den Intensivstationen; auch bei guter technischer Ausstattung konnte die Patientenversorgung dort oft nur durch aufopferungsvolle Mehrarbeit des Personals sichergestellt werden. Übermäßige Beanspruchung der Beschäftigten, teilweise ohne angemessene Vergütung, führt zu Frustration und Erschöpfung, auf längere Sicht auch zu häufigem Personalwechsel mit entsprechenden Problemen wie unzureichender Einarbeitung und Vertrautheit mit regionalen Strukturen. Mangelhafte Organisations- und Kommunikationsstrukturen sowie übermäßiger bürokratischer Aufwand können die Problematik verschlimmern.

In vielen deutschen Kliniken gibt es seit Langem Mängel bezüglich der *Hygiene.* Ursächlich spielen Sparvorgaben dafür eine wichtige Rolle: Wenn Ärzteschaft, Pflegende und Reinigungskräfte unter ständigem Zeitdruck arbeiten, kann z. B. die (Hände-)Desinfektion zu kurz kommen oder Dauerkatheter – als mögliche Eintrittspforten für Keime – werden unnötig lange belassen. Unzureichende Kenntnis ist ebenfalls bedeutsam. Man schätzt, dass es in deutschen Krankenhäusern zu etwa 500.000 Infektionen pro Jahr kommt, von denen ca. ⅓ vermeidbar wäre. Um hier Verbesserungen zu erzielen, bedarf es speziell qualifizierten Personals in den verschiedenen Berufsgruppen und einer effektiven Zusammenarbeit der ärztlichen *Hygienebeauftragten* mit den *Fachkräften für Hygiene* und *Hygienebeauftragten in der Pflege.*

Burnout-Syndrom (P)

Folgen von schlechter Organisation und Arbeitsüberlastung sind Unzufriedenheit und psychische sowie körperliche Erschöpfung der Pflegenden und Ärzteschaft, das **Burn-out-Syndrom** (➤ 10.1.3, ➤ 10.16).

3

Besonders Engagierte sind stärker gefährdet. Gegen die Entwicklung eines Burn-out-Syndroms gibt es kein Patentrezept. Es ist aber sicher sinnvoll, wenn Betroffene im Falle einer ständigen Überforderung ihre Probleme möglichst offen und zugleich sachlich zur Sprache bringen, z. B. gegenüber einer Vertrauensperson aus dem Personalrat. Grundsätzlich ist es kein Zeichen von Egoismus oder Schwäche, Forderungen abzulehnen, die die eigenen Leistungsgrenzen überschreiten; wenn die Sprachlosigkeit überwunden wird, lassen sich manche Probleme, z. B. organisatorischer Art, leichter als erwartet lösen. Ist der Stress durch derartige Selbsthilfe nicht in den Griff zu bekommen, so sollten die Betroffenen ärztlichen bzw. psychotherapeutischen Rat suchen, um sich nach Möglichkeit bei der Entwicklung von Bewältigungsstrategien unterstützen zu lassen, die für sie selbst ebenso wichtig sind wie für die von ihnen betreuten Patienten.

Ein (kritischer) Blick auf die Versorgung vor und nach Geburten:
Die medizinische Versorgung Schwangerer erfolgt hierzulande insgesamt auf recht hohem Niveau und umfasst vielfältige *Vorsorgeuntersuchungen* (➤ 21.7.5). Einzelne dieser Untersuchungen können jedoch auch zur Verunsicherung werdender Eltern führen, die ohnehin oft zwischen der Freude auf ihr Kind und mancherlei Zukunftsängsten hin- und hergerissen sind: So zeigt die Ultraschalldiagnostik wichtige Befunde, kann aber durch unsichere Hinweise auf kindliche (Chromosomen-)Störungen (sog. *Softmarker*) auch zu großen, teils unbegründeten Sorgen Anlass geben. Ergänzende innovative Techniken wie der *nicht-invasive Pränataltest* (Untersuchung fetaler DNA-Fragmente im mütterlichen Blut, ➤ 21.7.6) finden langsam Eingang in den Versorgungsalltag. Alle Untersuchungen können allerdings zu ethischen Konflikten führen.
Wenn die Geburt näher rückt, stehen werdende Eltern in Deutschland relativ häufig vor einem weiteren Problem: der Suche nach einer Hebamme zur Geburtsvorbereitung und Nachsorge. Nicht zuletzt wegen der Tendenz zu früherer Klinikentlassung nach Geburten steigt der Bedarf an qualifizierter Nachsorge einschließlich Stillberatung durch Hebammen. Andererseits sind die Arbeitsbedingungen für diese Fachkräfte z. B. in finanzieller Hinsicht schwierig. In manchen Gegenden gibt es deshalb einen erheblichen *Hebammenmangel.*
Die verbreitete *Schließung* kleinerer, wirtschaftlich unrentabler *geburtshilflicher Kliniken* zieht für viele Familien längere, im Notfall evtl. gefährliche Anfahrtswege nach sich – kann aber auch zu einer Optimierung der perinatalen medizinischen Versorgung in Zentren mit großen Fallzahlen und erstklassiger Ausstattung beitragen.

Ausbildungsreformen

Eine Verbesserung der Patientenversorgung in Deutschland sollen auch **Ausbildungsreformen** bringen. Beispielhaft seien an dieser Stelle genannt:

- Der 2017 gesundheitspolitisch beschlossene **Masterplan Medizinstudium 2020.** Er sieht weitreichende Änderungen der Inhalte und Struktur von Studium und Examina vor, u. a. eine Zunahme der *Kompetenzorientierung* und *Praxisnähe* des Medizinstudiums, eine *Stärkung der Allgemeinmedizin*, nicht zuletzt zur Sicherstellung der hausärztlichen Versorgung in ländlichen Regionen, und die Einführung spezieller Lehrpläne und Prüfungsformate zur *Arzt-Patienten-Kommunikation* und *interprofessionellen Zusammenarbeit*
- Das 2017 verabschiedete **Gesetz zur Reform der Pflegeberufe.** Es hat seit 2020 eine zweijährige gemeinsame, generalistische Ausbildung aller Pflegefachpersonen mit Wahlmöglichkeit im dritten Jahr eingeführt. Außerdem wurde die Möglichkeit einer primärqualifizierenden hochschulischen Pflegeausbildung geschaffen. Befürworter erhoffen sich davon eine höhere Flexibilität der so ausgebildeten Pflegefachpersonen und eine Aufwertung der Pflegeberufe.

Selbsthilfe unter Patienten

Ergänzend zur professionellen Behandlung bieten viele **Selbsthilfegruppen** Menschen mit chronischen Gesundheitsproblemen Unterstützung im Umgang mit ihrer Erkrankung oder Behinderung. Diese Zusammenschlüsse von Betroffenen leisten ihren Mitgliedern Hilfe z. B. durch Angebote zum Erfahrungsaustausch, Beratung und Öffentlichkeitsarbeit. Nach einer Studie aus der Schweiz wirkt sich dies eindeutig positiv auf den Krankheitsverlauf aus. Selbsthilfegruppen sollten deshalb als Partner im Gesundheitswesen anerkannt und gefördert werden.

3.11 Sterben, Tod und Organtransplantation

Der Tod von Patienten darf nicht mit ärztlichem oder pflegerischem Versagen gleichgesetzt werden. Alle vielzelligen Organismen, egal ob Pflanzen, Tiere oder Menschen, erlöschen einmal in ihren Funktionen, sie *sterben.* Dieses natürliche Erlöschen hat viele Ursachen, so die genetisch vorbestimmte *Alterung* von Geweben und *Krankheiten* lebenswichtiger Organe (z. B. der Gefäße oder des Gehirns), häufig verbunden mit einer Abnahme des individuellen *Lebenswillens.*
Auch aus entwicklungsgeschichtlicher Sicht ist der Tod jedes Individuums „notwendig", denn bei begrenztem Lebensraum könnte es sonst keine Entfaltungsmöglichkeit für nachfolgende Generationen geben – damit wäre aber jeder Fortschritt in der Entwicklung der Arten unmöglich.

3.11.1 Tod und Organübertragung

Der **klinische Tod,** d. h. das Erlöschen der gesamten Herz-Kreislauf-Funktion, ist gekennzeichnet durch fehlende Herzaktionen, fehlende Arterienpulse, fehlende Atemfunktion und Bewusstlosigkeit. Reanimationsmaßnahmen (➤ 24.2) können jedoch klinisch tote Patienten grundsätzlich innerhalb einiger weniger Minuten wieder „ins Leben zurückrufen", bevor auch das Gehirn abzusterben beginnt. Letzteres kann man beispielsweise daran erkennen, dass die Pupillen auf Lichteinfall nicht mehr reagieren und der Hornhautreflex bei Berühren der Hornhaut nicht mehr auslösbar ist.
Unterbleibt die Reanimation oder führt sie zu spät zur Wiederdurchblutung des Gehirns, tritt nach wenigen Minuten der **Hirntod** ein, da das Gehirn das lebenswichtige Organ mit der geringsten Toleranz gegen Sauerstoffmangel *(Hypoxietoleranz)* ist. Im Rahmen der modernen Intensivmedizin gelingt relativ häufig die Wiederherstellung der Herz-Kreislauf-Funktionen, ohne dass die Hirnfunktionen „zurückkommen". Da aber mit dem Tod des Gehirns die stoffliche Repräsentanz der Persönlichkeit und Individualität des Menschen endet, wird der Hirntod in unserer Gesellschaft mit dem **Individualtod** gleichgesetzt.

Hirntod (W)
Der Tod als Lebensende des Gesamtorganismus wird praktisch weltweit definiert durch den unumkehrbaren Ausfall der gesamten Hirnfunktionen (Hirntod), wobei die Herz-Kreislauf-Aktivität mithilfe kontrollierter Beatmung noch erhalten sein kann.

Hirntoddiagnostik und Organtransplantation

Manchen unheilbar Kranken kann durch Verpflanzung *(Transplantation)* eines gesunden Spenderorgans entscheidend geholfen werden. Für eine frühzeitige Entnahme von Organen Verstorbener zum Zweck der Transplantation (organisatorischer Ablauf einer Organspende ➤ Abb. 3.20) ist es notwendig, den Hirntod festzustellen. Dies erfordert die Erfüllung verschiedener Voraussetzungen zum Ausschluss z. B. von Unterkühlungen oder Vergiftungen, die diesbezüglich zu schweren Fehleinschätzungen führen könnten.
Zum Nachweis des Hirntodes müssen vorliegen:

- Klinisch-neurologische Zeichen der ausgefallenen Hirnfunktion wie Koma, Atemstillstand und Fehlen von Hirnstammreflexen, z. B. Pupillenstarre
- Nachweis der Irreversibilität (Unumkehrbarkeit) dieser Zeichen durch mehrfache klinische Prüfung und ggf. technische Untersuchungen, z. B. Null-Linien-Elektroenzephalogramm *(Null-Linien-EEG)* ohne jegliche elektrische Aktivität des Gehirns über 30 Minuten
- Unabhängige Untersuchungen durch zwei qualifizierte Ärzte, die nicht zum Transplantationsteam gehören.

Damit Organentnahmen stattfinden können, muss ferner die vorausverfügte Einwilligung der Patienten (z. B. mittels **Organspendeausweis,** ➤ Abb. 3.21) oder die Einwilligung naher Angehöriger vorliegen.
Nach der Organentnahme droht dem *explantierten* Organ nach wenigen Stunden ebenso der Ge-

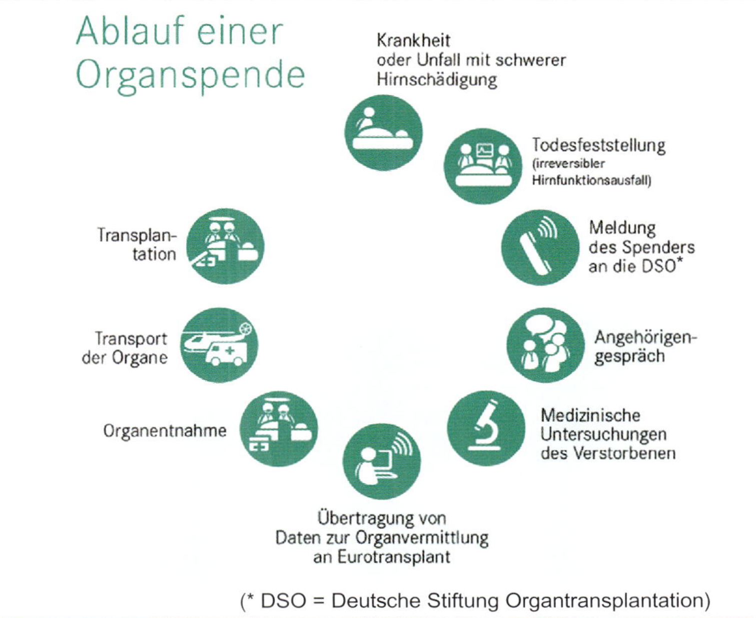

Abb. 3.20 Organisatorischer Ablauf einer Organspende. [W162]

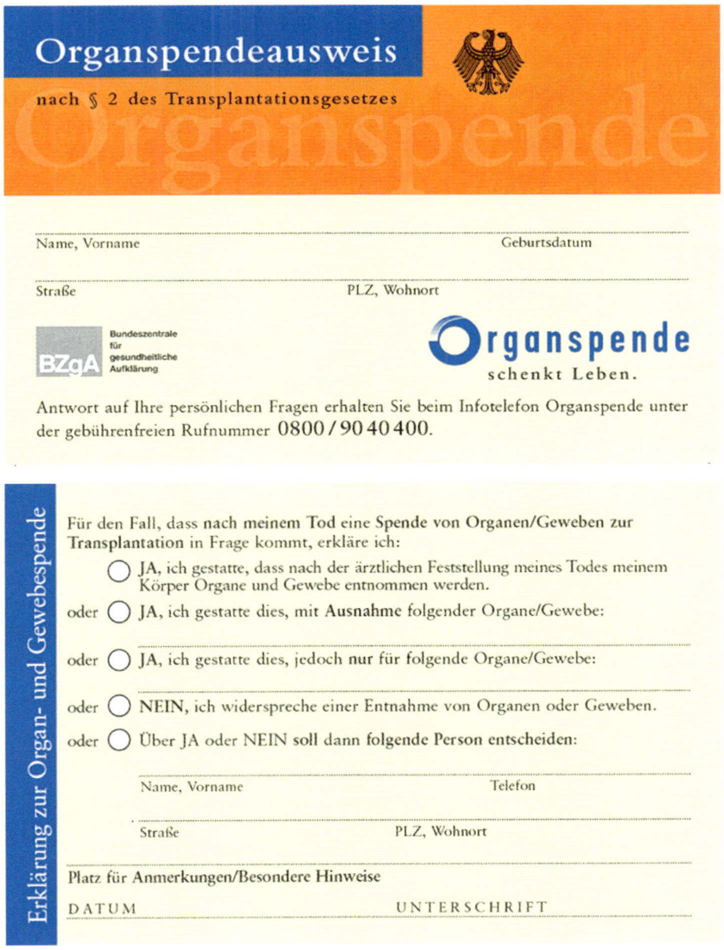
Organspendeausweis

nach § 2 des Transplantationsgesetzes

Organspende

Name, Vorname — Geburtsdatum

Straße — PLZ, Wohnort

BZgA Bundeszentrale für gesundheitliche Aufklärung

Organspende schenkt Leben.

Antwort auf Ihre persönlichen Fragen erhalten Sie beim Infotelefon Organspende unter der gebührenfreien Rufnummer 0800/90 40 400.

Erklärung zur Organ- und Gewebespende

Für den Fall, dass nach meinem Tod eine Spende von Organen/Geweben zur Transplantation in Frage kommt, erkläre ich:

- ◯ JA, ich gestatte, dass nach der ärztlichen Feststellung meines Todes meinem Körper Organe und Gewebe entnommen werden.
- oder ◯ JA, ich gestatte dies, mit Ausnahme folgender Organe/Gewebe:
- oder ◯ JA, ich gestatte dies, jedoch nur für folgende Organe/Gewebe:
- oder ◯ NEIN, ich widerspreche einer Entnahme von Organen oder Geweben.
- oder ◯ Über JA oder NEIN soll dann folgende Person entscheiden:

Name, Vorname — Telefon

Straße — PLZ, Wohnort

Platz für Anmerkungen/Besondere Hinweise

DATUM — UNTERSCHRIFT

Abb. 3.21 Organspendeausweis. bzw. -spendekarte [W233]

webetod wie dem Gehirn schon nach wenigen Minuten. Durch starke Kühlung und Lagerung in geeigneten Lösungen kann die maximale Zeit bis zur Reimplantation verlängert werden, bei der Niere bis auf ca. 24–36 Stunden.

Organempfänger

Bei einer Transplantation werden gespendete Zellen, Gewebe oder Organe in aller Regel auf ein anderes Individuum der gleichen Art **(allogene Transplantation)** oder auf eine andere Stelle desselben Individuums **(autogene Transplantation)** übertragen. Da die Gewebe von Spender und Empfänger bei allogenen Transplantationen nicht völlig identisch sind (Ausnahme sind Transplantationen zwischen eineiigen Zwillingen), bekämpft das Immunsystem des Empfängers in aller Regel das Spendergewebe. Um solche **Abstoßungsreaktionen** zu unterdrücken und einen Funktionsverlust des transplantierten Organs zu verhindern, müssen Transplantierte in aller Regel lebenslang *Immunsuppressiva* einnehmen. Je weniger Blut- und Lymphgefäße ein Transplantat enthält, desto weniger Abstoßungsreaktionen treten auf. Am unkompliziertesten verlaufen Hornhauttransplantationen, nach denen als Ausnahme meist keine Immunsuppressiva erforderlich sind.

Für die Langzeitergebnisse von Transplantationen ist eine gute Gesundheitsversorgung der Patienten wichtig: So sind z. B. Nierentransplantationen in Europa im Durchschnitt langfristig deutlich erfolgreicher als in den USA, wo viele Organempfänger die Kosten für Immunsuppressiva vom vierten postoperativen Jahr an selbst tragen müssen.

Organspende in der Gesellschaft

Die Zahl der verfügbaren Organe ist hierzulande viel niedriger als der Bedarf: In Deutschland warten über 9.000 transplantationsfähige Kranke auf ein passendes Organ, in der Schweiz sind es über 700. Nach wie vor werden überwiegend Organe Verstorbener transplantiert – im Wesentlichen Nieren, Leber, Lungen, Herz und Pankreas. Die in Deutschland und der Schweiz für die Organspende geltende *Zustimmungsregelung* wurde in Deutschland 2020 durch ein *Gesetz zur Stärkung der Entscheidungsbereitschaft bei der Organspende* ergänzt: Zusätzlich zur bisherigen Verpflichtung der Krankenversicherungen, alle Versicherten ab 16 Jahren in jedem zweiten Jahr schriftlich über die Organspende zu informieren und um eine Entscheidung zu bitten, sollen u. a. auch die Hausärzte in die entsprechende Beratung eingebunden werden. Im Gesetz wird zudem ein zentrales Register für Erklärungen zu Organ- und Gewebespende in Auftrag gegeben. Es gibt aber weiterhin keine Verpflichtung zur Willenserklärung. Die Spenderquote hängt jedoch nicht nur von derartigen Regelungen, sondern in starkem Maße auch vom Umgang mit diesem sensiblen Thema in den Kliniken ab. Während man z. B. in Spanien durch eine gute Organisation hohe Spenderzahlen erreicht, fehlt es in Deutschland zahlreichen Kliniken an Erfahrung mit Organspenden, wobei jedoch in letzter Zeit vielerorts ein zunehmendes Engagement zu beobachten war. Die Zahl von 913 postmortalen Organspendern im Jahr 2020 lässt noch viel zu wünschen übrig. Andererseits stieg die Zahl der Gewebespender – denen z. B. Augenhornhäute oder Herzklappen entnommen wurden – auf über 3.000 an, wohl auch deshalb, weil Gewebespenden meist einfacher (z. B. innerhalb einer längeren Frist nach dem Tod der Spender) zu realisieren sind als Organspenden.

3

Zu den postmortalen Organ- und Gewebespenden kommen die *Lebendspenden* vor allem von Nieren und Leberanteilen hinzu: In Deutschland werden fast 30 % aller Nierentransplantationen durch Lebendspenden ermöglicht. Die Erfolgschancen für die Empfänger sind dabei insbesondere wegen der unmittelbaren Organübertragung mit nur kurzer Unterbrechung der Blutzufuhr besser als die nach Transplantation von Organen Verstorbener. Dem steht jedoch ein geringes, aber unbestreitbares Risiko für die Spender gegenüber. Um Missbrauch zu verhindern, sind Lebendspenden nicht regenerationsfähiger Organe nur zwischen eng verbundenen Personen (z. B. Verwandten, Ehepartnern) und unentgeltlich erlaubt.

3

3.11.2 Sterbebeistand

Alle Aktivitäten der Angehörigen, Pflegenden und ärztlich Tätigen, die den sterbenden Patienten ein menschenwürdiges, „gutes" Sterben ermöglichen, fasst man als **Sterbebeistand** zusammen.
Manche Angehörige erleben das Sterben des von ihnen betreuten und schließlich betrauerten Patienten als menschenunwürdig. Die Verletzung der Menschenwürde Sterbender entsteht meist dadurch, dass ihre Ängste und Bedürfnisse nicht beachtet werden, der erwähnte Sterbebeistand nicht geleistet wird oder nicht angemessen ist.

Recht des Todkranken auf Aufklärung

Laut Gesetz und Rechtsprechung bestehen eine ärztliche Aufklärungspflicht und ein Patientenrecht auf Aufklärung. Nur wenn ärztlicherseits gesundheitliche Verschlechterungen aufgrund der Mitteilung der Diagnose erwartet werden, kann auf die Aufklärung verzichtet werden. Untersuchungen haben gezeigt, dass die meisten bewusstseinsklaren Todkranken zwar zunächst mit einem Schock und starken Gefühlen der Angst, Depression oder Aggression auf die Diagnose reagieren, ihnen letztlich aber die seelische Verarbeitung möglich ist. Dies führt erfahrungsgemäß längerfristig zu einem ausgeglicheneren Zustand der Kranken. Die früher geäußerte These, dass aufgeklärte Patienten keinen Lebenswillen mehr zeigen, darf als widerlegt gelten – manche Untersuchungen berichten sogar eher

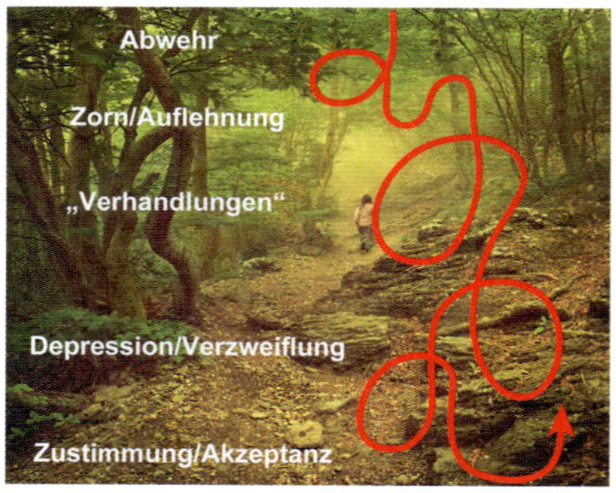

Abb. 3.22 Die fünf Sterbephasen nach E. Kübler-Ross. Der Bewusstseinsprozess verläuft nur selten linear; eher ähnelt der Weg Sterbender einem hindernis- und kurvenreichen Pfad: Es geht mal aufwärts, dann wieder abwärts, und manchmal scheint sich der Wanderer im Kreis zu drehen. [J787–025]

von einer Lebensverlängerung, wenn sich die Kranken rechtzeitig und aktiv mit der Krankheit auseinandersetzen können.

Sterbephasen nach Kübler-Ross

Die Auseinandersetzung mit dem (eigenen) Sterben ist ein Prozess. Obwohl dieser stark vom Alter der Patienten, von der Grunderkrankung, der Krankheitsdauer, Persönlichkeitsmerkmalen und vielen äußeren Umständen (z. B. Stationsklima, Verhalten von Angehörigen und Pflegepersonal) abhängt, durchleben viele Sterbende eine Abfolge sog. **Sterbephasen** (➤ Abb. 3.22). Diese Sterbephasen sind von der Psychiaterin *Elisabeth Kübler-Ross* so beschrieben worden:

- Die Phase der *Abwehr* (den sich anbahnenden eigenen Tod nicht wahrhaben wollen)
- Die Phase des *Zorns* (sich aufbäumen)
- Die Phase des *Verhandelns* („Muss es wirklich schon in wenigen Wochen/Monaten sein?")
- Die Phase der *Depression und Verzweiflung* (Trauer)
- Die Phase der *Akzeptanz* (Einwilligung).

Palliativmedizin und -pflege

Die größte Angst sterbender Patienten ist oft nicht die Furcht vor dem Tod an sich, sondern die Angst vor Schmerzen und anderen sehr belastenden Beschwerden, Vereinsamung und Abschiebung.
Manche Angehörige, aber auch Pflegende und ärztlich Tätige denken, dass Gespräche über das Sterben die Patienten zusätzlich belasten würden. Oft wird der Gedankenaustausch mit den Sterbenden auch durch eigene Ängste und Abwehrmechanismen gegenüber Sterben und Tod blockiert. In der Regel aber werden Patienten durch Kommunikation über die Dinge, die sie am meisten beschäftigen, *entlastet.*
Todkranke sollten rechtzeitig über die Möglichkeiten der **Palliativmedizin und -pflege** und der **Hospizarbeit** informiert werden und sich sicher sein dürfen, dass ihre Bedürfnisse weitestmöglich erfüllt werden (Näheres ➤ 23.6). Es ist dabei wichtig, dass Angehörige, Pflegende und ärztlich Tätige die Einstellung der Betroffenen z. B. zu lebensverlängernden Maßnahmen kennen. Deshalb erstellen immer mehr Menschen für den Fall, dass sie selbst nicht mehr zur Entscheidungsfindung bzw. Willensbekundung in der Lage sind, eine **Patientenverfügung,** deren Verbindlichkeit mittlerweile gesetzlich geregelt ist.

P

Sterbebegleitung
Der Umgang mit Sterbenden verlangt in besonderem Maße, die Patienten in ihrer Befindlichkeit zu beobachten, ihre Ängste und Signale wahrzunehmen und für (anstrengende) Gespräche offen zu sein. Vielfach verläuft der Sterbeprozess nicht starr in den oben beschriebenen Phasen, und auch die Akzeptanz des Todes darf nicht als Norm von allen Patienten erwartet werden. Sterbende zu begleiten ist eine höchst anspruchsvolle Aufgabe, die eine professionelle Ausbildung sowie Zeit und Kraft erfordert.
Durch die ständige Konfrontation mit Schwerstkranken und Sterbenden werden im Gesundheitswesen Tätige nicht selten überfordert. Abhilfe schaffen können hier z. B. **Teamsupervisionen** oder **Balint-Gruppen,** in denen Pflegende und ärztlich Tätige Konflikte mit „schwierigen Patienten" ansprechen und sich selbst auch mit dem Thema Sterben und Tod auseinandersetzen können.

Aktuelles & Spezielles

3.12 Naturheilkunde

Naturheilkunde umfasst Heilmethoden, die vor allem *natürliche Reize der Umwelt* einsetzen. Eine zentrale Rolle spielen dabei die Anwendungen von Wasser, Wärme, Kälte, Licht, Luft und Heilpflanzen sowie Bewegung, Atmung und Ernährung.

Großes Spektrum an Verfahren

Die Naturheilkunde umfasst ein großes Spektrum verschiedener Verfahren, denn der Begriff Naturheilkunde ist nicht geschützt, und es gibt *keine einheitliche Definition.* Neben den lange, teils seit der Antike praktizierten *klassischen Naturheilverfahren* gibt es z. B. die *Homöopathie* und die *anthroposophische Medizin* (beide in Europa entstanden), die aus China stammende *Traditionelle Chinesische Medizin (TCM)* und die *ayurvedische Medizin,* die ihren Ursprung in Indien hat.

Körper, Geist und Seele als komplexe Einheit

„Die natürliche Heilkraft in jedem von uns ist die größte Kraft, um wieder gesund zu werden.", befand der griechische Arzt *Hippokrates* bereits in der Antike. Für die Naturheilkunde ist dieser Satz bis heute gültig. Vertreter der Naturheilkunde bemühen sich um ein *ganzheitliches Verständnis* des Menschen: Körper, Seele und Geist stehen miteinander in Verbindung und beeinflussen sich gegenseitig. Sie verstehen den Menschen als komplexes System, das sich nicht auf ein einfaches Muster von Ursache und Wirkung reduzieren lässt. Zudem wird der Mensch nicht als isoliertes Einzelwesen, sondern unter *Einbeziehung seines sozialen Umfelds* gesehen. Die Behandlung einzelner Symptome steht weniger im Vordergrund, denn Krankheiten weisen immer auf eine Störung des gesamten Organismus hin. Grundprinzip der Naturheilkunde ist die *Umstimmung* des Körpers, um die *Selbstheilungskräfte* anzuregen. *Paracelsus,* der berühmte Vertreter der Naturheilkunde im 16. Jahrhundert, spricht vom *inneren Arzt,* der letztlich die Heilung vollbringt; die Medizin wirkt unterstützend.

Grundprinzipien Naturheilverfahren

Naturheilverfahren verstehen sich vor allem als eine **Reiztherapie,** die den Körper zu heilsamen Reaktionen befähigt. Dies geschieht möglichst mit unschädlichen und nebenwirkungsarmen Methoden. Aber nicht immer ist es richtig, Naturheilverfahren mit „sanfter Medizin" gleichzusetzen. So kann etwa manche Heilpflanze unerwünschte Nebenwirkungen oder Wechselwirkungen mit Medikamenten hervorrufen oder ein falsch dosierter Wasserreiz bei geschwächten Patienten die Beschwerden eher verschlechtern. Entscheidend ist die Auswahl nach der individuellen Konstitution der Patienten.

Klassische Naturheilverfahren

Einer der bekanntesten Vertreter der klassischen Naturheilverfahren ist der Pfarrer *Sebastian Kneipp,* auch bekannt geworden als „Wasserdoktor" aus Wörishofen. Zu den klassischen Naturheilverfahren zählen (➤ Abb. 3.23):

Hydrotherapie *(Wassertherapie).* Ob heiß oder kalt – Wasser ist ein natürliches Heilmittel, das den Stoffwechsel anregt, die Durchblutung verbessert und das vegetative Nervensystem reguliert sowie das Immunsystem stärkt. Zur Hydrotherapie gehören Güsse, Waschungen, Voll- und Teilbäder, Dämpfe, Packungen und Wickel, Wassertreten und vieles mehr. Der feuchtheiße Heusack wirkt muskelentspannend, durchblutungsfördernd und schmerzlindernd.

Ernährungstherapie. Schon in der Antike erkannte Hippokrates: „Die Nahrungsmittel sollen unsere Heilmittel – und die Heilmittel unsere Nahrungsmittel sein." Eine *möglichst naturbelassene, vollwertige Ernährung* mit viel frischem Gemüse und Obst, einem hohen Anteil an Ballaststoffen sowie wenig Fleisch wird als hochwertig eingestuft. Zur Behandlung von Krankheiten wie Diabetes Typ 2, Herz-Kreislauf-Erkrankungen, Gicht, Gelenkbeschwerden oder Adipositas werden verschiedene Heildiäten und Ernährungsempfehlungen ausgesprochen. Auch verschiedene Fastenarten zur Umstimmung und Entlastung des Körpers können, zeitlich begrenzt, sinnvoll sein.

Bewegungstherapie. Ausreichend Bewegung ist Voraussetzung für körperliches Wohlbefinden. Dabei stehen *Ausdauersport* und *Bewegung ohne Leistungsdruck* im Vordergrund. Die Bewegungstherapie kann viele Erkrankungen günstig beeinflussen, gerade auch im Bereich der Rehabilitationsmedizin. Nicht zuletzt stärkt eine gezielte Bewegungstherapie auch das Immunsystem, baut Stress ab und unterstützt das Gewichtsmanagement.

Phytotherapie *(Pflanzenheilkunde).* Die Behandlung mit Heilpflanzen gehört zu den ältesten Therapien. Um die wertvollen Wirkstoffe einer Heilpflanze auszuschöpfen, gibt es verschiedene Zubereitungsarten, allen voran die Teezubereitung: als heißer Aufguss (für Blüten und Kraut) oder als Kaltauszug (für Wurzeln und Rinden). Weitere Möglichkeiten sind Tinkturen (alkoholische Pflanzenauszüge), Pflanzensäfte, außerdem Salben und Öle sowie Bäder und Umschläge mit Heilkräutern für äußerliche Anwendungen. Gut bekannt sind Pfefferminze, Kamille, Kümmel, Fenchel, Anis, Arnika, Ringelblume, Baldrian und Passionsblume.

Die traditionelle Heilpflanzenkunde geht davon aus, dass sich die Wirkstoffe einer Pflanze in einer komplexen Weise ergänzen und die Heilwirkung nur durch die Gesamtheit der Pflanzenstoffe hervorgerufen wird. Daneben gibt es pflanzliche Wirkstoffe, die in isolierter Form als Arzneimittel (Tabletten, Tropfen) mit standardisierter Wirkstoffmenge angeboten werden.

Ordnungstherapie. Die Ordnungstherapie will einen gesunden Lebensstil mit einem regelmäßigen, ausgewogenen Tagesrhythmus wiederherstellen. Dies umfasst z. B. einen regelmäßigen Schlaf-Wach-Rhythmus, maßvolle Ernährung mit geregelten Essenszeiten und befriedigende soziale Kontakte. Dauerstress und permanente Reizüberflutung ohne Erholung hingegen fördern die Entstehung von Krankheiten. **Entspannungsverfahren** wie **Autogenes Training** *(AT),* **Atemtherapie** oder die **progressive Muskelentspannung** *(PMR)* sind anerkannte Verfahren der Ordnungstherapie.

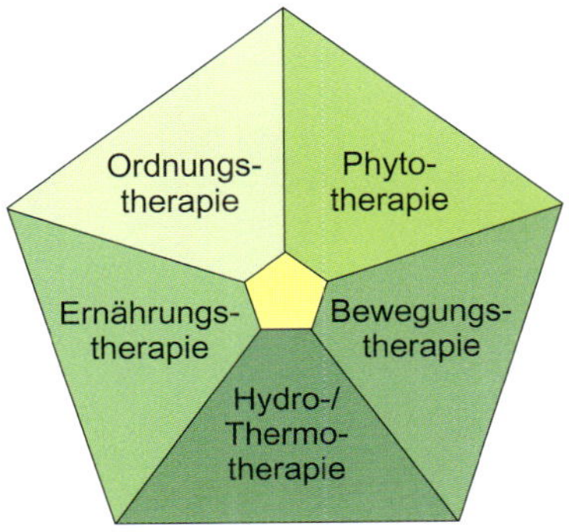

Abb. 3.23 Übersicht über die klassischen Naturheilverfahren. Die fünf klassischen Naturheilverfahren werden vielfach auch von Schulmedizinern angewendet.

Aromatherapie

Aromatherapie bezeichnet die gezielte Behandlung mit **ätherischen Ölen.** Die Anwendung erfolgt überwiegend nasal oder perkutan: als Waschwasser- oder Badezusatz, für Körper- und Massageöle, zum Inhalieren oder für Wickel und Auflagen. Lavendelöl beispielsweise beruhigt und entspannt, wirkt psychisch ausgleichend. Zitronen- oder Orangenöl erfrischt, stärkt das Immunsystem und wirkt belebend. Pfefferminzöl, einige Tropfen auf die Schläfen aufgetragen, lindert Spannungskopfschmerzen.

Homöopathie

„Similia similibus curentur" („Ähnliches werde durch Ähnliches geheilt") – auf diesem *Simile-Prinzip* beruht die Homöopathie, die der deutsche Arzt *Samuel Hahnemann* Ende des 18. Jahrhunderts entwickelt hat. Ausgangspunkt war ein Selbstversuch: Nachdem Hahnemann – in gesunder Verfassung – Chinarinde eingenommen hatte, die gegen Malaria hilft, beobachtete er an sich Symptome, wie sie auch für das sog. Wechselfieber typisch sind. In Versuchen bei sich selbst und anderen kam Hahnemann zu dem Ergebnis, dass eine Arznei bei Gesunden die charakteristischen Symptome hervorruft, die sie bei Kranken heilt.

Ein weiteres Prinzip der Homöopathie ist die *Potenzierung.* Die Ausgangssubstanzen werden in der Herstellung auf genau vorgeschriebene Weise mit verschiedenen Lösungsmitteln wie Alkohol oder Milchzucker schrittweise verdünnt. So entspricht die häufig verwendete Potenz D6 einem Arzneigehalt von 1 : 1.000.000 ($1 : 10^6$). Durch diese sog. Dynamisierung sollen sich die energetisch-physikalischen Eigenschaften des Mittels verändern und eine besondere Wirksamkeit entwickeln.

Innerhalb der Homöopathie haben sich verschiedene Schulen entwickelt. Die *klassische Homöopathie* versucht bei der Wahl des Mittels nach einer ausführlichen Anamnese eine möglichst große Übereinstimmung zwischen gesamtem Symptombild des Kranken und dem Wirkbild einer Arznei zu erzielen. In aller Regel wird nur ein Arzneimittel gegeben. Die *Komplex-Homöopathie* hingegen richtet sich mehr nach dem Krankheitssymptom/der Diagnose und weniger nach der Konstitution des Patienten und arbeitet mit einer Kombination von Einzelmitteln, die einen synergistischen Effekt haben soll.

In der Homöopathie kommen mehr als 2.000 Substanzen zum Einsatz. Dazu gehören Pflanzen, tierische Stoffe, Mineralien und Metalle. Homöopathische Arzneimittel gibt es in Form von Tropfen, Tabletten oder Globuli (kleine Kügelchen auf Milchzuckerbasis) sowie Salben und Injektionslösungen.

Anthroposophische Medizin

Die von *Rudolf Steiner* Anfang des 20. Jahrhunderts geprägte **anthroposophische Medizin** versteht den Menschen als ein viergliedriges Wesen. Dazu gehören *physischer Körper (Stoffleib), Ätherleib (Lebens-, Bildekräfteleib), Astralleib (Seelenleib)* und übergeordneter *Ich-Leib* (geistige Tätigkeit). Ist die Harmonie zwischen diesen Bereichen gestört, entstehen demnach Krankheiten. Für die Behandlung gibt es spezielle anthroposophische Arzneimittel aus mineralischen, pflanzlichen oder tierischen Substanzen. Eine wichtige Rolle spielt zudem die Mistelpflanze, vor allem bei der begleitenden Behandlung von Tumorerkrankungen. Weitere Besonderheiten sind rhythmische Massagen sowie kreative Maßnahmen wie Kunst- oder Bewegungstherapie *(Eurythmie),* die schöpferisches Potenzial bewusst machen. Großer Wert wird darauf gelegt, Lebensmittel möglichst naturbelassen und frisch zu verzehren. Aus dieser Richtung entwickelte sich die *biologisch-dynamische Landwirtschaft (Demeter Anbauverband).*

Akupunktur und Akupressur

Die **Akupunktur** (*lat.* acus = Nadel, pungere = stechen, ➤Abb. 3.24) ist eine alte asiatische Heilkunst, die über Tausende von Jahren im Rahmen der *Traditionellen Chinesischen Medizin (TCM)* entwickelt wurde. Eine der gedanklichen Grundlagen der Akupunktur ist, dass im Körper in sog. *Meridianen* (Energieleitbahnen) die **Lebensenergie Qi** fließt. Sie setzt sich aus den beiden gegensätzlichen Kräften **Yin** und **Yang** zusammen. Sind diese im Gleichgewicht, herrscht Harmonie und Gesundheit. Ein Ungleichgewicht von Yin und Yang kann dagegen zu einem Stau, einem Mangel oder einer Unterbrechung des Energieflusses führen. Auf diesen Meridianen liegen definierte Akupunkturpunkte. Durch unterschiedlich tiefes Einstechen von Nadeln an diesen Punkten sollen Energieströme reguliert und harmonisiert werden. Gewissermaßen die „kleine Schwester" der Akupunktur ist die **Akupressur,** was so viel bedeutet

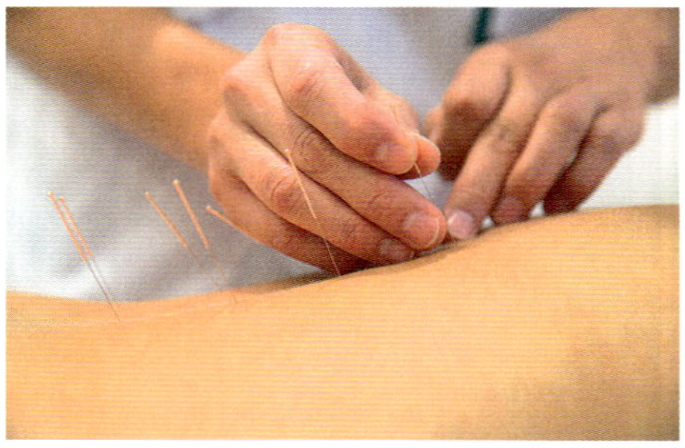

Abb. 3.24 Körperakupunktur – nicht nur von Naturheilkundlern, sondern auch von etlichen Ärzten angewendet. [J787]

wie „Druckmassage". Sie ist leicht erlernbar und gut für die Selbstbehandlung geeignet.
Die Akupunktur wird häufig bei Erkrankungen des Bewegungsapparates zur Schmerzlinderung eingesetzt, zum Beispiel bei chronischen Kniegelenks- und Rückenschmerzen.

Schulmedizin und Naturheilkunde – ein Gegensatz?

In einer hochtechnisierten Welt wächst der Wunsch, naturverbundener und bewusster zu leben. Die Tendenz zur Spezialisierung und Fragmentierung in der modernen Medizin ruft gewissermaßen als Gegengewicht den Wunsch nach Ganzheitlichkeit und Individualität hervor. Sanft und gut verträglich – so wünschen sich Patienten ihre medizinische Behandlung im Idealfall.
Doch die Naturheilkunde hat ihre Grenzen. In der Akutmedizin sowie bei vielen schweren chronischen Erkrankungen, etwa Krebserkrankungen, ist die moderne Medizin alternativlos. Naturheilverfahren haben ihre Stärke in der Prävention, in der Behandlung von chronischen Erkrankungen, Schmerzsyndromen sowie Funktionsstörungen.
Naturheilkunde und Schulmedizin schließen sich nicht aus. Viele Schulmediziner richten ebenfalls den Blick auf den ganzen Menschen und sein soziales Umfeld. Etliche wenden z. B. bei Atemwegsinfektionen Phytotherapeutika, bei bestimmten Lungen-, Herz- oder rheumatischen Erkrankungen Bewegungs- oder Ernährungstherapie an – zusätzlich zu einer eventuellen schulmedizinischen Medikation. Ärztlich Tätige können zudem Zusatzweiterbildungen in Akupunktur oder Naturheilverfahren (mit Schwerpunkt auf den klassischen Naturheilverfahren) absolvieren. Eine Annäherung zeigt sich auch in der Einrichtung von Naturheilkunde- oder integrativen Ambulanzen oder Lehrstühlen an den Universitäten. In der Rehabilitationsmedizin spielen naturheilkundliche Verfahren ebenfalls eine wichtige Rolle.

Naturheilverfahren in der Pflegepraxis

In der Krankenpflege sind naturheilkundliche Anwendungen seit jeher gelebte Praxis. Beispiele sind der klassische Wadenwickel, Wickel mit Quark, Heilerde oder Ölen, Waschungen und Auflagen mit ätherischen Ölen, feucht-heiße Leberwickel mit Schafgarbe, rhythmische Einreibungen, Fußbäder mit Kräutern, Teezubereitungen und vieles mehr. Auch die Zuwendung, Begegnung und Nähe, die Patienten über diese Anwendungen erfahren, sind heilsam.

4 Gewebe des Körpers

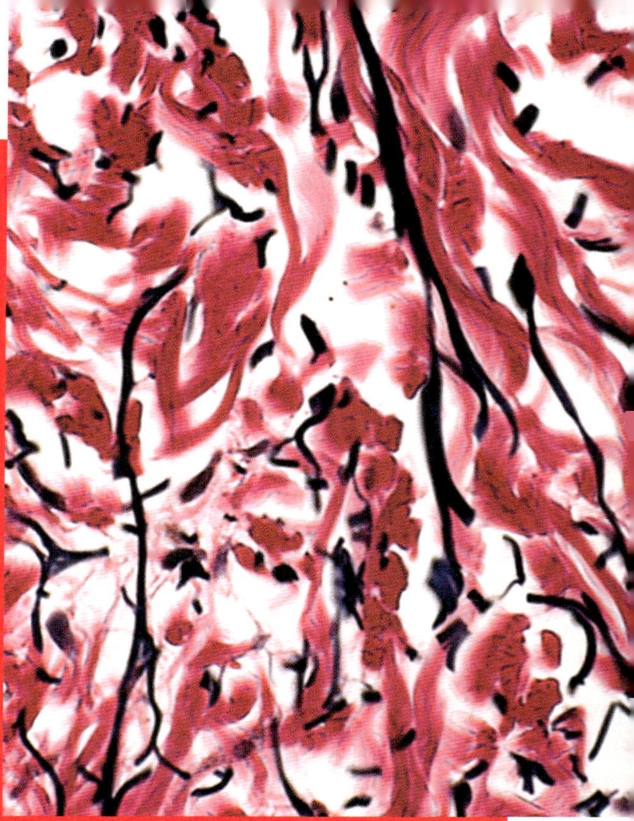

4.1 Übersicht

Der Körper besteht aus einer Vielzahl verschiedener Zellen – dennoch finden sich stets Gruppen von Zellen mit gleichartiger Funktion und Bauart. Diese Zellverbände, deren Zellen gemeinsam eine Aufgabe für den Gesamtorganismus erfüllen, heißen **Gewebe.** Die Lehre von den Geweben ist die **Histologie.**

Vier Grundgewebe

Nach ihrer Entwicklungsgeschichte, Struktur und Funktion unterscheidet man vier **Grundgewebe** (➤ Tab. 4.1):

- Epithelgewebe
- Binde- und Stützgewebe
- Muskelgewebe
- Nervengewebe.

Parenchym, Stroma und Interzellulärsubstanz

Verschiedene Gewebe zusammen bilden ein **Organ.** Die Zellen, die für die „eigentliche" Funktion des Organs zuständig sind, bilden das **Parenchym** (➤ 2.2). Dazwischen liegt das **Stroma** oder *Interstitium* (*lat.* interstitium = Zwischenraum), welches das Gerüst des Organs bildet und Bindegewebe, seltener Epithelgewebe und Muskelzellen, sowie Gefäße und Nerven enthält, die das Organ versorgen.

Der Raum zwischen den Zellen, der *Zwischenzell-* oder **Interzellulärraum,** ist mit einer sehr unterschiedlichen Menge an **Interzellulärsubstanz** *(Zwischenzellsubstanz, extrazelluläre Matrix)* ausgefüllt. Sie ist von großer Bedeutung für den Stoffaustausch zwischen Blut und Zellen wie auch für die mechanische Funktion der Gewebe, was an den Binde- und Stützgeweben besonders deutlich wird (➤ 4.3).

4.2 Epithelgewebe

Epithelgewebe bedecken die äußeren und inneren Körperoberflächen, die Körperhohlräume und Gangsysteme – daher auch der Name *Deckgewebe.* Es gibt verschiedene Formen von Epithelgeweben, die sich unterschiedlich spezialisiert haben (➤ Tab. 4.2).

In der embryonalen Entwicklung sind alle drei Keimblätter (Ekto-, Meso- und Entoderm, ➤ 21.2) an der Entstehung der Epithelien beteiligt.

Epithelgewebe haben dicht aneinander liegende Zellen. Dazwischen findet sich nur ein mikroskopisch feiner Zwischenraum, der **Interzellulärspalt.** Epithelien erneuern sich ständig, ein Leben lang. Für diese stetige Erneuerung sind *epitheliale Stammzellen* verantwortlich.

Epithelien besitzen keine eigenen Blut- und Lymphgefäße, sondern werden durch Diffusion von außen (z. B. Sauerstoff aus den Lungenbläschen) und vom darunter gelegenen Bindegewebe versorgt.

Basalmembran

Vom darunterliegenden Bindegewebe ist das Epithel durch die ca. 1 µm dicke **Basalmembran** abgegrenzt. Diese für Epithelien typische Struktur besteht aus Proteinen und kohlenhydratreichen Makromolekülen, die von den Epithelien gebildet werden. Die Basalmembran verbindet das Epithelgewebe fest mit dem Bindegewebe.

> **M** **Tumoren des Epithelgewebes**
> Aus Epithelzellen können gut- und bösartige Tumoren entstehen. Bösartige Tumoren heißen **Karzinome;** sie machen ca. 80 % aller bösartigen Tumoren aus. Am häufigsten sind die **Plattenepithelkarzinome** (ausgehend vom Plattenepithel der Schutzepithelien) und die **Adenokarzinome** der Drüsenepithelien (➤ 3.7.2).
> Bei bösartigen Tumoren ist die Basalmembran entscheidend: Hat der Tumor die Basalmembran noch nicht durchbrochen, so besteht noch kein Anschluss an Blut- und Lymphgefäße, die Tumorzellen weitertransportieren können; die Heilungschance liegt meist bei 100 %.

Zellkontakte

Epithelien haben oft Schutz- und Barrierefunktion. Deshalb bilden Epithelzellen besondere **Zellkontakte** aus: Für die mechanische Festigkeit sind vor allem die **Desmosomen** *(Maculae adhaerentes)* wichtig, die aus beidseits verdichteten Membranabschnitten und dazwischen liegender Kittsubstanz bestehen. Strukturell ähnlich sind die **Zonulae adhaerentes,** die eine Epithelzelle wie ein Gürtel mit ihren Nachbarzellen verbinden (*lat.* zona = Gürtel). Nahe freier Oberflächen sind die Zellmembranen weitgehend miteinander verschmolzen **(Tight-Junctions),** wodurch eine unkontrollierte Passage von Substanzen durch das Epithel nahezu unmöglich wird. Ein (kontrollierter) Stoff- und Informationsaustausch erfolgt durch **Gap-Junctions** *(Nexus),* bei denen winzige „Verbindungstunnel" den Interzellulärspalt überbrücken.

> **M** **Pemphigus vulgaris**
> Beim **Pemphigus vulgaris** bildet das Immunsystem Abwehrstoffe gegen Desmosomen, es kommt zu Blasen an Haut und Schleimhäuten.

Polare Differenzierung

Weiteres Kennzeichen von Epithelien ist die **polare Differenzierung:** Epithelzellen sehen an ihrer „oberen" *(apikalen, oberflächennahen)* Seite vielfach anders aus als an ihrer „unteren" *(basalen, basalmembrannahen)* Seite. Dies erklärt sich durch die unterschiedliche Funktion der beiden Seiten: Zahlreiche **Mikrovilli,** zylindrische Ausstülpungen des Zytoplasmas (➤ Abb. 2.2), bilden z. B. einen **Bürstensaum** für Resorptionsaufgaben, hochbewegliche **Flimmerhaare** *(Kinozilien)* bilden ein **Flimmerepithel** zum Transport.

GRUNDGEWEBE	FUNKTION	BEISPIELE IM KÖRPER
Epithelgewebe 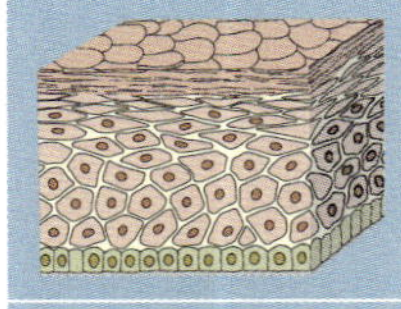	• Bedeckung und Schutz der Körperoberfläche, z. B. vor toxischen Substanzen • Auskleidung von Körperhöhlen • Transport, Resorption, Sekretion, Ausscheidung von Substanzen	• Äußere Haut • Schleimhäute von Atmungs-, Verdauungs-, Harn- und Reproduktionstrakt • Drüsen
Binde- und Stützgewebe 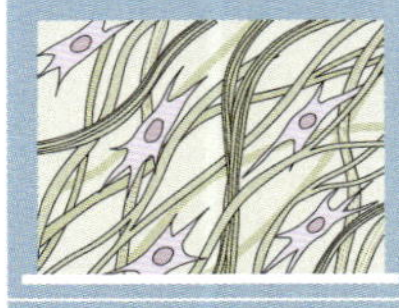	• Unterstützung und Verbindung von Körperstrukturen, Körperstatik • Speicherung von Substanzen • Transportvorgänge	• Knorpel, Knochen, Bänder, Sehnen • Fett • Blut
Muskelgewebe 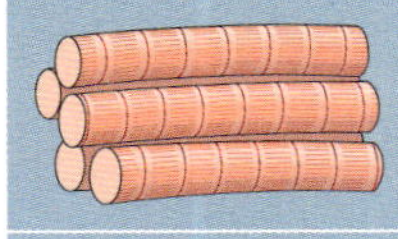	• Körper- und Organbewegungen • Wärmebildung	• Skelettmuskeln an Kopf, Hals, Rumpf, Armen und Beinen • Herzmuskulatur • Gefäßwände • Wände von Hohlorganen, z. B. Magen, Harnblase
Nervengewebe 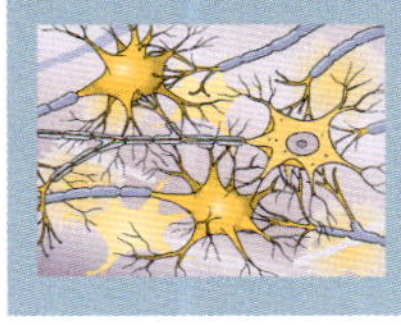	• Erfassung, Verarbeitung, Speicherung und Aussendung von Informationen • Steuerung der Körperfunktionen	• Gehirn, Rückenmark • Periphere Nerven • Sinnesorgane

Tab. 4.1 Übersicht über die vier Grundgewebe des menschlichen Körpers, ihre Aufgaben und Beispiele für ihr Vorkommen im Organismus.

EPITHELART	FORM	LOKALISATION	FUNKTION
Schutzepithelien	Mehrschichtiges verhorntes Plattenepithel	Äußere Haut	Äußere Abdeckung und Schutz des Körpers
	Mehrschichtiges unverhorntes Plattenepithel	Schleimhaut (z. B. Mundhöhle)	Innere Abdeckung und Schutz der Körperhöhlen
	Übergangsepithel	Harnwege (z. B. Harnblase)	Schutz gegen Harn
Resorptionsepithelien	Einschichtiges hochprismatisches Epithel	Schleimhaut (z. B. Darm)	Stoffaufnahme (Resorption)
Drüsenepithelien	Einschichtiges iso-/hochprismatisches Epithel	In Haut und Schleimhäuten (z. B. Darm)	Stoffabsonderung (Sekretion)
Transportierende Epithelien	Einschichtiges Epithel (mit Flimmerhärchen)	Schleimhaut (z. B. Nasenhöhle, Eileiter)	Sekretstrombewegung (Reinigung, Transport der Eizelle)

Tab. 4.2 Lokalisation und Funktionen wichtiger Epithelien (verändert nach Speckmann). Sinnesepithelien, die Sinnesreize empfangen und weiterleiten können, sind in Kapitel 9 dargestellt.

Das Flimmerepithel der Atemwege fängt Staubpartikel der Einatemluft ab, transportiert sie Richtung Mund und verhindert so eine Verschmutzung der Lungenbläschen. Um sich selbst vor aggressiven Stäuben zu schützen und Partikel besser abtransportieren zu können, besitzen viele Flimmerepithelien zusätzlich *schleimbildende Becherzellen* (➤ 16.4).

4.2.1 Oberflächenepithelien

Oberflächenepithelien bedecken die innere und äußere Oberfläche des Körpers. *Außen* schützen sie den Körper vor Umwelteinflüssen und Wasserverlust, im *Körperinneren* schirmen sie die tiefer gelegenen Gewebe unter anderem von Darm, Gallen- und Harnblase sowie Drüsenausführungsgängen vor aggressiven Substanzen ab.
Die meisten Oberflächenepithelien des Körperinneren enthalten sekretproduzierende Zellen bzw. Drüsen. Deren schleimiges Sekret bildet einen dünnen Film auf diesen Epithelien, die deshalb mit der unter ihnen liegenden Bindegewebsschicht auch als **Schleimhäute** bezeichnet werden (*Tunica mucosa* oder kurz *Mukosa, lat.* mucus = Schleim).

Epithelformen

Sowohl im Aussehen der Zellen als auch im Aufbau der Zellschichten unterscheiden sich Oberflächenepithelien voneinander (➤ Abb. 4.1). Es gibt **platte, isoprismatische** *(kubische)* und **hochprismatische** *(zylindrische)* Epithelien. Isoprismatische Zellen finden sich z. B. in den Ausführungsgängen kleiner Drüsen, hochprismatische in der Gallenblase oder im Darm. Die verschiedenen Zellformen entsprechen unterschiedlichen funktionellen Erfordernissen: Bei den iso- und hochprismatischen Epithelformen steht die Stoffaufnahme (Resorption) oder -abgabe (Sekretion) im Vordergrund, bei den platten Epithelien die Schutz- und Abgrenzungsfunktion.
Auch die Anordnung der Zellen ist unterschiedlich: Beim **einschichtigen Epithel** haben alle Zellen Kontakt mit der Basalmembran. Gleiches gilt für die Zellen des **mehrreihigen Epithels,** bei dem jedoch nicht alle Zellen die Epitheloberfläche erreichen. Beim **mehrschichtigen Epithel** hat dagegen nur die unterste Zellschicht Kontakt zur Basalmembran (➤ Abb. 4.1).

Funktion der Epithelien

Einschichtiges Plattenepithel glättet Oberflächen und findet sich z. B. in den Lungenbläschen sowie an den inneren Oberflächen von Brustfell, Bauchfell und Herzbeutel. Das einschichtige Plattenepithel im Innern von Blut- und Lymphgefäßen oder Herzhöhle heißt **Endothel** bzw. **Endokard** (➤ Abb. 14.8).
Mehrreihiges hochprismatisches Epithel kleidet die Atemwege aus und besitzt auf seiner Oberfläche meist Flimmerhärchen (➤ Abb. 4.1, ➤ Abb. 4.2).
Mehrschichtiges Plattenepithel, wobei nur die obersten Schichten aus den namengebenden flachen Zellen bestehen, schützt vor allem gegen mechanische, chemische oder thermische Einflüsse. An der Haut bildet es die **Oberhaut** *(Epidermis)*. Die oberste Schicht der Epidermis **verhornt** (➤ 7.2.2), wodurch insbesondere an Händen und Füßen dicke Schutzpolster gegen mechanische Belastung entstehen. **Unverhornte** mehrschichtige Epithelien kleiden Mundhöhle, Nasenrachenraum und Speiseröhre aus. Sie finden sich auch an

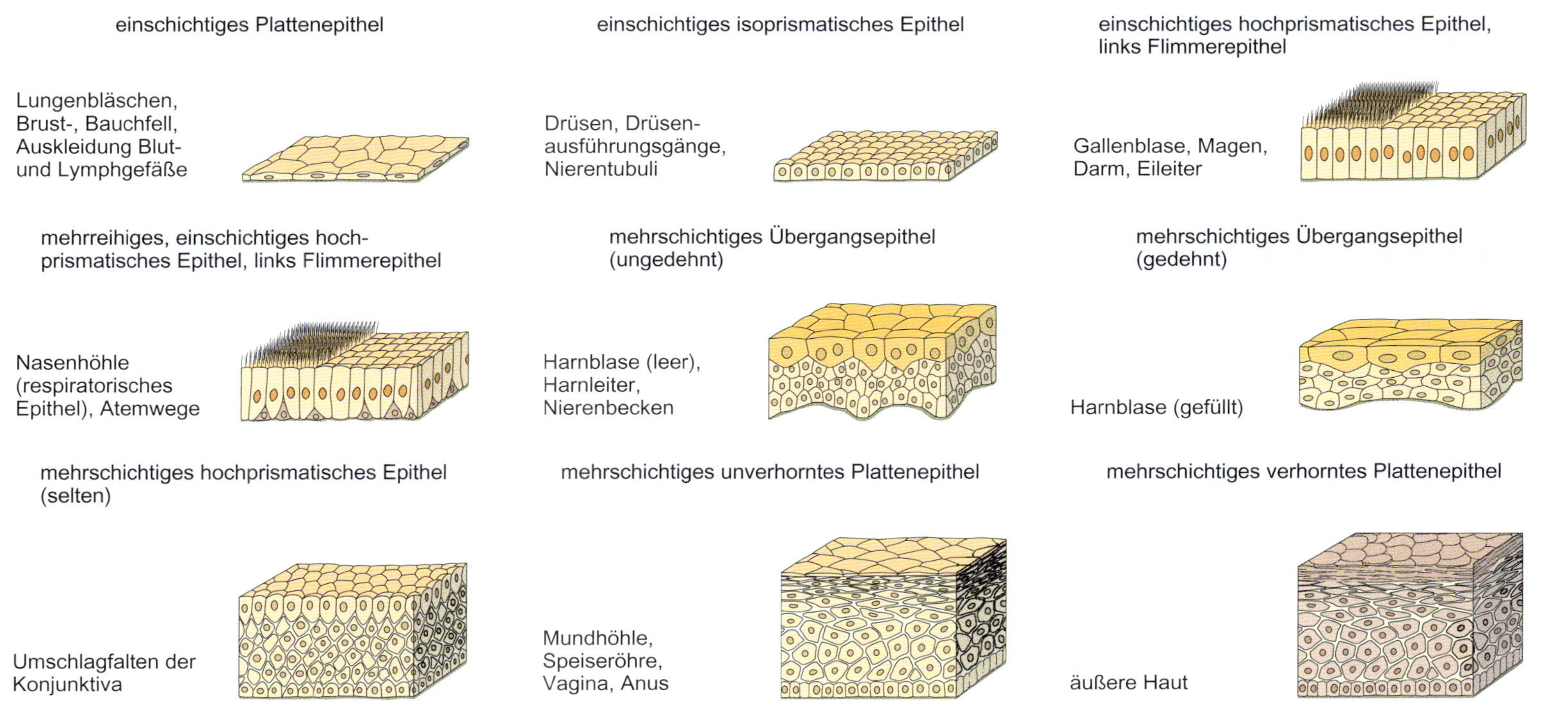

Abb. 4.1 Verschiedene Oberflächenepithelien. Die schwarze Linie entspricht jeweils der Basalmembran.

4

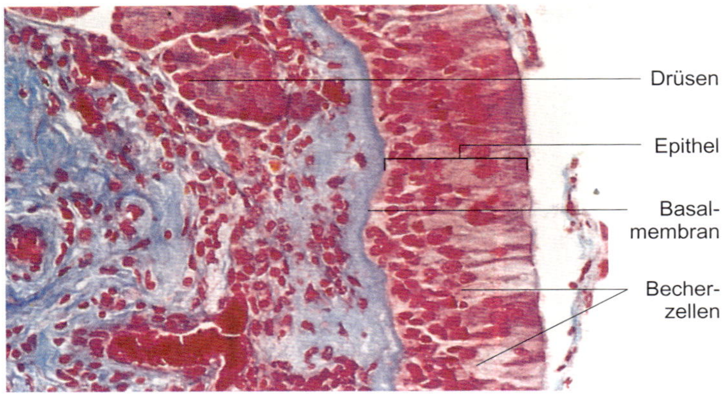

Abb. 4.2 Mehrreihiges hochprismatisches Epithel der Nasenschleimhaut. Zwischen den Epithelzellen liegen Becherzellen. Sie geben ihren Schleim an die Oberfläche ab, wo er mit darin gebundenen Schmutzpartikeln vom Flimmerepithel (hier nicht zu erkennen) abtransportiert wird. In der Bindewebeschicht unter dem Epithel findet man Drüsen, deren Sekret die Atemluft anfeuchtet. [X141]

den Stimmbändern und der Bindehaut des Auges (➤ 9.6.1, ➤ Abb. 9.10).

Eine Sonderform des mehrschichtigen Epithels ist das **Übergangsepithel** oder *Urothel,* das in Nierenbecken, Harnleiter, Harnblase und Teilen der Harnröhre vorkommt. Die Bezeichnung „Übergangsepithel" rührt daher, dass bei zunehmender Blasenfüllung (Dehnung) das hohe in ein eher flaches Epithel übergeht (➤ Abb. 4.1). Die oberflächlichste Zellschicht ist hierzu besonders differenziert: die Zellen sind sehr groß, enthalten häufig zwei Zellkerne und besitzen an ihrer Oberfläche eine Verdichtung, die **Crusta,** die gleichzeitig vor Urin schützt.

Einschichtiges hochprismatisches Epithel findet sich im Verdauungskanal vom Magen bis zum Rektum, in der Gallenblase sowie mit Flimmerepithel in den kleinen Bronchien und (streckenweise mit Flimmerhärchen) an den Schleimhautoberflächen von Gebärmutter und Eileitern.

4.2.2 Drüsenepithelien

Drüsen *(Glandulae),* etwa die Tränen- oder Speicheldrüsen, sind Ansammlungen spezialisierter Epithelzellen, die **Sekrete** (überwiegend flüssige Stoffgemische) produzieren.

Exokrine Drüsen sondern ihr Sekret an die Oberfläche von Haut und Schleimhäuten ab. Ihre einfachste Form sind die Becherzellen des Darms, die nur aus einer einzigen Zelle bestehen. Die Regel sind aber komplexe Gebilde aus sekretproduzierenden **Drüsenendstücken** und einem **Ausführungsgangsystem,** das mit Deckzellen ausgekleidet ist (➤ Abb. 4.3). Die Deckzellen nehmen nicht an der Sekretproduktion teil, können jedoch spezifische Aufgaben übernehmen, so z. B. die Resorption von Natrium-Ionen aus dem Sekret.

An einigen exokrinen Drüsen, z. B. Schweiß-, Speichel-, Milch- und Tränendrüsen, gibt es **Myoepithelzellen,** die durch ihre Kontraktion die Endstücke „auspressen" und so den Sekretfluss fördern.

Sezerniert eine Drüse vornehmlich wässrige Sekrete, so heißt sie **seröse Drüse,** sezerniert sie vor allem schleimige Sekrete, wird sie **muköse Drüse** genannt. Gemischte Drüsen produzieren je nach Bedarf sowohl seröse als auch muköse Ausscheidungen (➤ Abb. 4.4).

Nach dem Mechanismus ihrer Sekretabgabe unterscheidet man bei exokrinen Drüsen:

- **Merokrine** (früher *ekkrine*) **Drüsen,** z. B. die Schweißdrüsen, die ihr Sekret durch Exozytose (➤ 2.7.10) abgeben und dabei unverändert bleiben
- **Apokrine Drüsen,** z. B. die Duftdrüsen der Achsel- und Schamregion, bei denen sich oberflächennahe Zellanteile abschnüren, sodass Zytoplasma verloren geht
- **Holokrine Drüsen,** z. B. die Talgdrüsen, die bei der Sekretion zugrunde gehen und mit dem Sekret ausgestoßen werden.

Endokrine Drüsen (➤ Abb. 4.3), auch **Hormondrüsen** oder *innersekretorische Drüsen* genannt, brauchen keinen Ausführungsgang. Ihre Sekrete – die *Hormone* – diffundieren entweder in die Blutkapillaren und erreichen über den Blutkreislauf die Zielzellen oder wirken in der unmittelbaren Umgebung (*parakrine Sekretion,* ➤ 11.1). Einige wenige Drüsen, z. B. die Bauchspeicheldrüse (Pankreas), haben beide Ausscheidungsformen.

4.3 Binde- und Stützgewebe

Binde- und Stützgewebe sind entscheidend an Formgebung und -erhalt des Körpers beteiligt. Bindegewebe verbindet, wie der Name sagt, Gewebe untereinander, z. B. Muskeln mit Knochen. Daneben haben Binde- und Stützgewebe Anteil an Abwehr- und Schutzfunktionen.

Zu den Bindegeweben gehören das lockere, das straffe und das retikuläre Bindegewebe (➤ 4.3.3) sowie das Fettgewebe (➤ 4.3.4). Die Stützgewebe unterteilt man in Knorpel und Knochen.

Binde- und Stützgewebe entwickeln sich aus **Mesenchym** *(embryonalem Bindegewebe),* einem embryonalen Gewebe, das v. a. aus dem *Mesoderm* (mittleres Keimblatt, ➤ 21.2) hervorgeht.

Zellen des Bindegewebes

Bindegewebe ist vergleichsweise zellarm, die Zellen liegen in der Interzellulärsubstanz weit voneinander entfernt. Ausnahme ist das Fettgewebe.

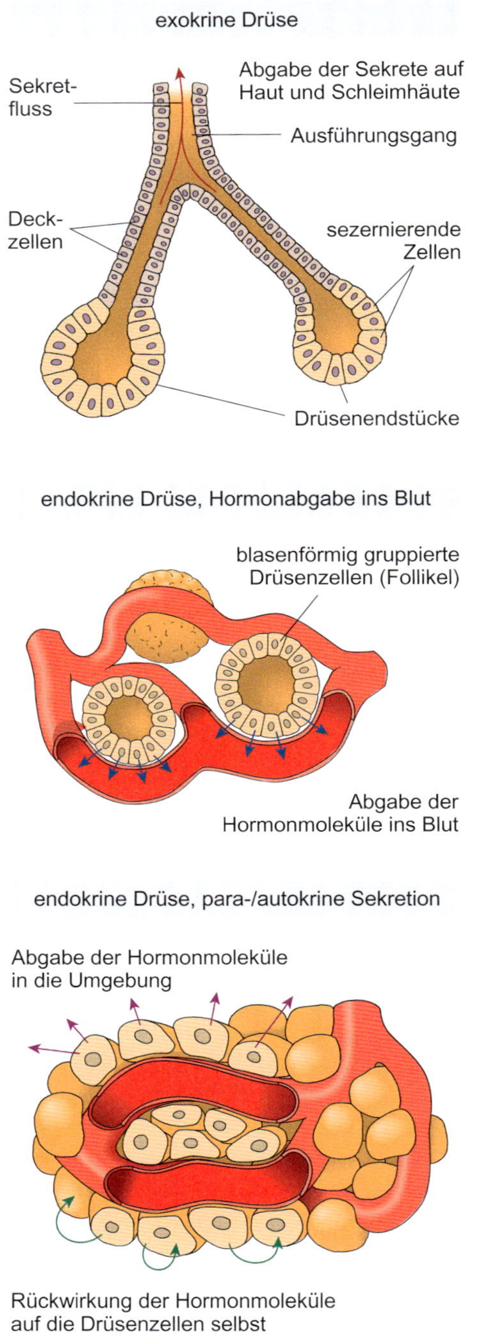

Abb. 4.3 Verschiedene Drüsen.
Oben exokrine Drüse mit Ausführungsgang.
Mitte endokrine Drüse, hier mit Follikelbildung. Das Sekret sammelt sich in den gebildeten Hohlräumen. Bei Bedarf wird es ins Blut abgegeben (z. B. Schilddrüse).
Unten endokrine Drüse, hier ohne Follikelbildung, mit auto-/parakriner Sekretion. Das Sekret wird in den Interzellulärspalt (parakrine Sekretion) abgegeben.

Die **ortsständigen Zellen** des Bindegewebes, z. B. die Fibroblasten, bilden die Interzellulärsubstanz. Bewegliche **freie Zellen,** die überwiegend dem *Monozyten-Makrophagen-System* angehören, nehmen Abwehraufgaben wahr (➤ 13.2.2).

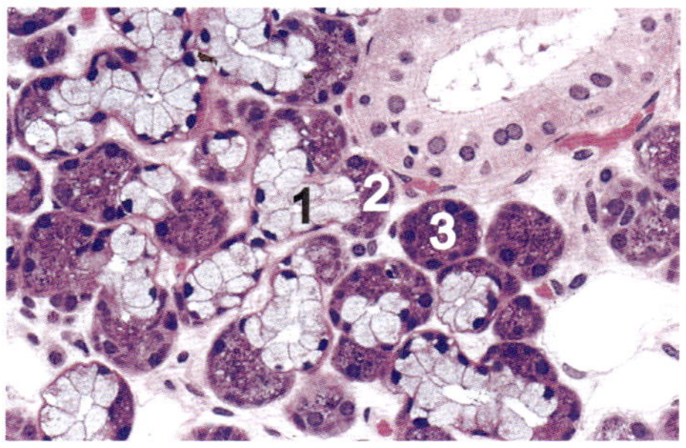

Abb. 4.4 Gemischte seromuköse Endstücke in der Unterkieferspeicheldrüse (lichtmikroskopisches Bild). Bei 1 ein muköser Anteil, bei 2 und 3 seröse Anteile. [M375]

Reichlich Interzellulärsubstanz

Die Interzellulärsubstanz sorgt bei den Binde- und Stützgeweben für Stärke, Form und Festigkeit. Über sie erfolgt auch der Stoffaustausch zur Versorgung der Zellen.
Die Interzellulärsubstanzen kann man in **Grundsubstanz** (*Kittsubstanz,* ➤ 4.3.1) und **Fasern** (➤ 4.3.2) einteilen. Für jedes Bindegewebe ist die Mischung aus einem oder mehreren Fasertypen, verbunden mit einer Grundsubstanz, charakteristisch.

4.3.1 Grundsubstanz

Die von den Bindegewebszellen gebildete **Grundsubstanz** ist eine homogene, kittartige Masse. Sie besteht hauptsächlich aus Interzellulärflüssigkeit, *Glykoproteinen* (Proteinen mit Kohlenhydratanteil) und *Proteoglykanen* (Riesenmoleküle mit hohem Polysaccharid- und geringerem Proteinanteil). Proteoglykane binden Wasser und andere Substanzen und lassen die Grundsubstanz dadurch zähflüssig bis fest werden.
Bei Knorpel und Knochen hat die Grundsubstanz vor allem mechanische Funktion. Außerdem ist sie Reservoir der extrazellulären Flüssigkeit und von Bedeutung für den Stoffaustausch zwischen Zellen und Blut.

4.3.2 Fasern

Es gibt kollagene, elastische und retikuläre **Fasern** mit unterschiedlichen Aufgaben.

Kollagenfasern

Kollagenfasern finden sich vor allem in Sehnen und Gelenkbändern. Ihre sehr große Zugfestigkeit macht sie besonders geeignet für Haltefunktionen. Die Dehnbarkeit ist gering. Ihr Name rührt daher, dass sie beim Kochen zu Leim (*gr.* kolla = Leim) verarbeitet werden können (➤ Abb. 4.5).

Elastische Fasern

Elastische Fasern sind sehr dehnbar. Sie geben z. B. den Arterien (➤ 15.1.2) ihre hohe Elastizität. Bestünden diese nur aus dem einschichtigen Endothel, würden sie sofort platzen, wenn das Blut mit hohem Druck hineingepresst wird. Die elasti-

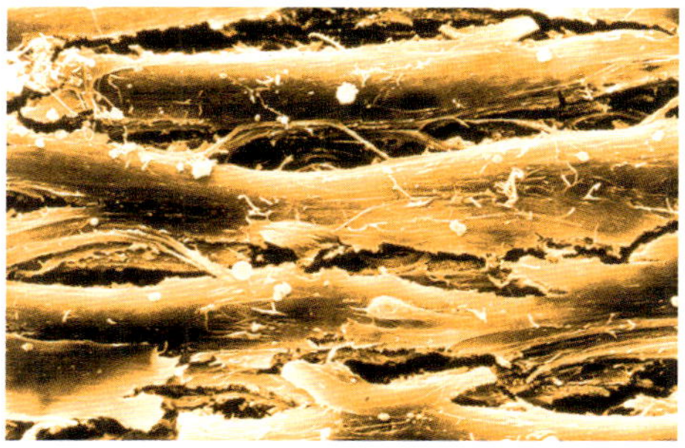

Abb. 4.5 Kollagenfasern in mittlerer rasterelektronenmikroskopischer Vergrößerung. [X243]

schen Fasern der Arterienwand fangen jedoch wie ein Gummischlauch durch Erweiterung der Gefäßlichtung die Belastung auf. Auch die Elastizität von Lunge und Haut beruht auf ihrem Gehalt an elastischen Fasern (➤ Abb. 4.6).

Retikuläre Fasern

Retikuläre Fasern *(Gitterfasern)* bestehen chemisch aus einem Kollagenuntertyp. Sie sind nicht so zugfest wie kollagene Fasern, aber dafür (begrenzt) dehnbar. Retikuläre Fasern bilden kleine verzweigte Netze, die eine Anpassung an verschiedene Formen ermöglichen.
Retikuläre Fasern finden sich vor allem in Organen mit retikulärem Bindegewebe wie Knochenmark, Rachenmandeln, Lymphknoten und Milz. Sie stützen diese Organe. Außerdem sind sie ein wichtiger Bestandteil der Basalmembranen.

4.3.3 Lockeres, straffes und retikuläres Bindegewebe

Lockeres Bindegewebe

Lockeres Bindegewebe ist faserarm. Kollagenfasern sowie wenige elastische und retikuläre Fasern sind locker angeordnet. Lockeres Bindegewebe füllt im Körper als *Stroma* (➤ 4.1) Hohlräume zwischen ganzen Organen und Teilen eines

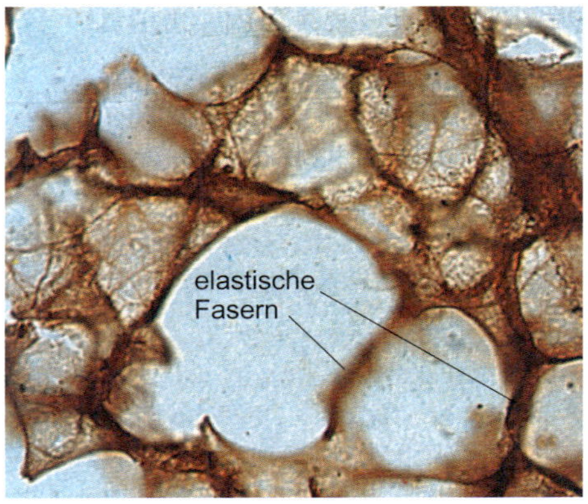

Abb. 4.6 Netz aus elastischen Fasern (Lunge). Die elastischen Fasern umspannen die Lungenbläschen und ermöglichen so das passive Zusammenziehen der Lunge bei der Ausatmung (➤ 16.8.3). [X141]

Organs. Es erhält die Form der Organe und des Körpers, begleitet Nerven und Gefäße und dient als Wasserspeicher und als Verschiebeschicht. Zudem erfüllt es mit seinen vom Blut einwandernden Entzündungs- und Abwehrzellen Aufgaben bei Abwehr- und Regenerationsvorgängen.

Straffes Bindegewebe

Das faserreiche **straffe Bindegewebe** wird unterteilt in geflechtartiges und parallelfaseriges Bindegewebe. Die Kollagenfasern des **geflechtartigen Bindegewebes** bilden einen filzartigen Verband, z. B. in der Lederhaut des Auges (➤ 9.6.1), der harten Hirnhaut (➤ 8.11.1) und den Organkapseln. Das **parallelfaserige Bindegewebe** findet sich in den Sehnen.
Die ortsständigen Zellen des lockeren und straffen Bindegewebes sind die **Fibroblasten.** Sie sind oft spindelförmig mit Fortsätzen. Ruhende Fibroblasten heißen **Fibrozyten.**

Retikuläres Bindegewebe

Das **retikuläre Bindegewebe** schließlich steht dem undifferenzierten, *embryonalen Bindegewebe* noch nah. Die sternförmigen **Retikulumzellen** bilden ein dreidimensionales Netzwerk. Den Zellen liegen die feinen, verzweigten retikulären Fasern an. Retikuläres Bindegewebe kommt hauptsächlich im Knochenmark und in den lymphatischen Organen vor und ist der wichtigste Bildungsort für die Abwehrzellen der Lymphe und des Blutes.

4.3.4 Fettgewebe

Fettgewebe ist eine Sonderform des retikulären Bindegewebes. Seine ortsständigen Zellen sind die **Fettzellen** *(Adipozyten).*
Fett ist der Energiespeicher des Körpers: In die Fettzellen sind kugelförmige *(unilokuläre)* Fetttröpfchen aus Neutralfetten (Triglyzeride) und Wasser eingelagert (➤ Abb. 4.7). Wird dem Körper mehr Energie zugeführt, als er verbraucht, schwellen die Fetttröpfchen prall an.
Fettgewebe ist aber auch stoffwechselaktiv: Neben Zytokinen, Enzymen und Angiotensinogen (➤ 15.3.5, ➤ 19.3.1) produziert es z. B. die Hor-

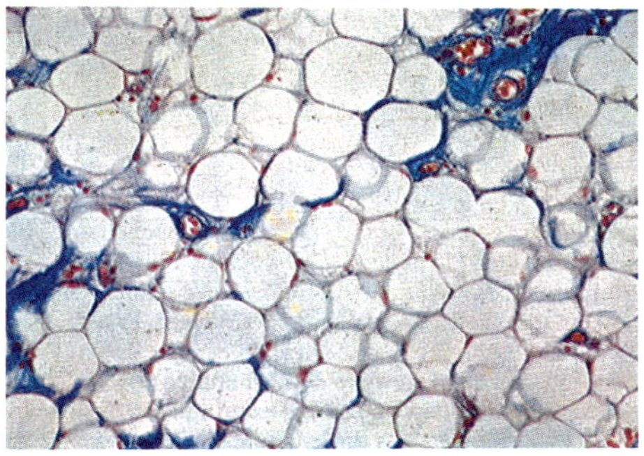

Abb. 4.7 Weißes Fettgewebe im lichtmikroskopischen Bild. Zytoplasma und Zellkern sind von den prallen Fetttropfen an den Rand der Zelle gedrängt worden. [M375]

mone *Leptin* und *Adiponektin* (➤ 11.7), die an der Appetitregulation beteiligt sind (➤ 18.4.1).
Bindegewebsfasern fassen Gruppen von Fettzellen zu Läppchen zusammen. Viele *Fettläppchen* bilden das Fettgewebe, das von einem Netz aus Blutkapillaren versorgt wird. Je mehr Fettgewebe, desto mehr Kapillaren – dadurch wird der Kreislauf Übergewichtiger zusätzlich belastet.

Speicherfett und Baufett

Im **Speicherfett** versteckt der Körper im Überschuss aufgenommene Energie, um sie bei Energiemangel wieder zu mobilisieren. In Unterhautfettgewebe und – vor allem bei Männern – Gekröse des Darms ist der größte Teil des Speicherfetts lokalisiert. Als normal gilt bei jungen Männern ein Fettanteil des Körpers um 15 %, bei Frauen um 25 %. Der größere Fettanteil bei Frauen dient als Reserve in Schwangerschaft und Stillperiode und prägt die weibliche Körperform. Im Alter nimmt der durchschnittliche Fettanteil des Körpers zu.
Das **Baufett** dient zur Auspolsterung mechanisch beanspruchter Körperregionen (z. B. Gesäß, Fußsohlen) und als Isolationsschicht zum Wärmeschutz. Viele Organe werden durch Baufett in ihrer Lage gehalten. Beispiele sind das Baufett der Nierenlager oder das Fettpolster in der Augenhöhle. Auch die Pausbacken von Säuglingen entstehen durch Baufett. Hier versteift es die Wangen, damit diese beim Saugen nicht zusammenfallen. Bei Rückbildung von Organen kann Baufett den entstehenden Hohlraum ausfüllen (z. B. Fettmarkersatz des Knochenmarks, das nicht mehr zur Blutbildung benötigt wird). Im Hungerzustand greift der Körper das Baufett erst an, wenn alle Vorräte an Speicherfett aufgebraucht sind.

> **Fett „wärmt"**
> Der Schutz des Fettgewebes vor Wärmeverlust wird in der unterschiedlichen Kältetoleranz der Menschen deutlich: Schlanke Menschen frieren leichter als mollige. Sie ziehen sich wärmer an und brauchen eher eine zweite Bettdecke.

Weißes und braunes Fettgewebe

Bau- und Speicherfett ist fast ausschließlich **weißes Fettgewebe,** so genannt wegen der weiß-gelblichen Farbe seiner prall mit Fett gefüllten, bis zu 0,1 mm großen Zellen.
Beim Säugling findet sich an Hals und Rumpf auch **braunes Fettgewebe** mit kleineren Zellen und vielen kleinen *(multilokulären)* Fetttröpfchen pro Zelle. Die Farbe ist durch eine große Mitochondriendichte (➤ 2.5.6) bedingt. Das braune Fettgewebe dient der zitterfreien Wärmebildung, da das abgebaute Fett vor allem in Wärme umgesetzt wird. Obwohl braunes Fettgewebe bei Neugeborenen nur etwa 2,5 % des Körpergewichts ausmacht, kann der hohe Energieumsatz dieser Zellen die Wärmeproduktion des Körpers verdoppeln und beim Neugeborenen die fehlende Wärmebildung durch Muskelzittern ersetzen. Beim Erwachsenen ist braunes Fettgewebe nur noch in kleinen Resten vorhanden.

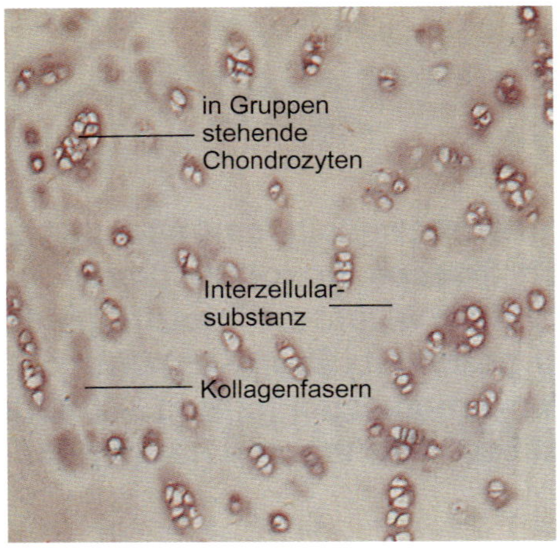

Abb. 4.8 Hyaliner Knorpel. Die Chondrozyten sind von einem dunkler angefärbten Bereich, dem Knorpelhof, umgeben. Zwischen den Zellen liegt die hellere Interzellulärsubstanz. [X141]

4.3.5 Knorpel

Der besonders druckfeste **Knorpel** gehört zu den Stützgeweben. Er widersteht mechanischen Beanspruchungen, insbesondere Scherkräften.
Die *Knorpelzellen* (**Chondrozyten,** im teilungsfähigen Zustand **Chondroblasten**) liegen in kleinen Gruppen zusammen. In ihrer unmittelbaren Umgebung ist die Interzellulärsubstanz intensiv gefärbt, man spricht von **Knorpelhof** oder *Territorium.*
Die hohe Druckfestigkeit des Knorpels entsteht dadurch, dass viel feste Grundsubstanz mit hohem Gehalt an Proteoglykanen und kollagenen Fasern die Chondrozyten umlagert. Eine wichtige Rolle hierfür spielt auch die *Knorpelhaut,* das **Perichondrium,** das den Knorpel zusammenhält.
Je nach Verhältnis zwischen Fasern und Knorpelgrundsubstanz unterscheidet man hyalinen, elastischen und Faserknorpel.
Knorpel gehört zu den **bradytrophen Geweben** mit niedriger Stoffwechselaktivität und hat keine Nerven, Blut- und Lymphgefäße. Er wird durch Diffusion (➤ 2.7.4) von Nährstoffen und Sauerstoff aus den umgebenden Geweben und dem Perichondrium versorgt. Seine Regenerationsfähigkeit ist gering, weshalb Verletzungen der Gelenkknorpel oder der ebenfalls aus Knorpelgewebe bestehenden *Menisken* schlecht heilen (➤ 6.8.2).

Hyaliner Knorpel

Durch **hyalinen Knorpel** (➤ Abb. 4.8) scheint das Licht hindurch wie durch mattes, bläuliches Glas. Er ist sowohl druckfest als auch elastisch. Er überzieht die Gelenkflächen, bildet die Rippenknorpel, das Kehlkopfgerüst, die Spangen der Luftröhre, der Bronchien und Teile der Nasenscheidewand. Das Wachstum der langen Röhrenknochen geht vom Knorpel an den Knochenenden aus.

Elastischer Knorpel

Ein hoher Anteil elastischer Fasernetze verleiht dem **elastischen Knorpel** Elastizität und die typische gelbe Farbe. Kehldeckel und Ohrmuscheln bestehen aus diesem sehr biegsamen Knorpel.

Faserknorpel

Die Interzellulärsubstanz des **Faserknorpels** wird von zahlreichen, dicht gepackten kollagenen Fasern durchzogen. Dadurch ist Faserknorpel sehr widerstandsfähig gegenüber mechanischen Einflüssen. Faserknorpel bildet die Bandscheiben der Wirbelsäule, die halbmondförmigen Knorpelscheiben des Kniegelenks (Menisken) und verbindet in der Schamfuge die beiden Schambeine. Faserknorpel besitzt kein Perichondrium.

> **Meniskusschäden**
> Bei jungen Menschen dominieren verletzungsbedingte Meniskusschäden (➤ Abb. 6.64, ➤ Abb. 6.65). Ursache ist meist eine gewaltsame Drehung des belasteten Unterschenkels beim Sport, z. B. Fußballspielen oder Skifahren. Mit dem Alter werden degenerative Meniskusschäden ohne nennenswertes Trauma häufiger.
> Der aus Faserknorpel bestehende Meniskus heilt nur schlecht, da lediglich der äußere Teil durchblutet wird. Der Rest wird nur durch Diffusion ernährt (➤ 2.7.4). Da aber ein geschädigter Meniskus den ganzen Gelenkknorpel gefährden kann, wird oft operiert. Vor allem bei jüngeren Menschen wird versucht, zumindest Teile des Meniskus zu erhalten.

4.3.6 Arthrose

Arthrose ist weltweit die häufigste degenerative, primär nicht entzündliche Gelenkerkrankung. Allein in Deutschland haben etwa fünf Millionen Menschen arthrosebedingte Beschwerden, wobei Hüft- und Kniegelenkarthrose *(Cox- bzw. Gonarthrose)* am häufigsten sind.
Hauptmerkmale sind Schädigung und später Verlust des stoßdämpfenden Gelenkknorpels, ausgehend von den Gelenkknorpeloberflächen. Kein Perichondriumüberzug schützt ihn, gleichzeitig ist er kaum regenerationsfähig. Ursache ist meist ein Missverhältnis zwischen Beanspruchung und Widerstandsfähigkeit des Gelenks durch Übergewicht, Schwerarbeit, Leistungs- und Wettkampfsport sowie unphysiologische Belastung infolge von Fehlstellungen. Heute wird dieses Konzept ergänzt um genetische Faktoren, Bewegungsmangel (mit u. a. unzureichender muskulärer Gelenkführung als Folge) sowie teils noch unbekannte Stoffwechselfaktoren (z. B. Botenstoffe des Fettgewebes).

Ein Anlaufschmerz („eingerostete Gelenke") oder ein leichter Schmerz, der sich unter Belastung verstärkt (Belastungsschmerz), sind die ersten Symptome. Später verstärken sich das Steifigkeitsgefühl und die Schmerzen, und die Beweglichkeit des Gelenks wird zunehmend eingeengt. Besonders bei Überlastung kann sich die abgenutzte Gelenkfläche entzünden. Mögliches Endstadium der Arthrose ist eine bleibende Gelenkdeformierung mit Funktionsverlust des betroffenen Gelenks.

Ziele der Arthrosebehandlung sind Schmerzlinderung und Verlangsamung der Knorpelzerstörung. Behandlungsgrundlagen sind Physiotherapie, orthopädische Hilfsmittel und ggf. Gewichtsreduktion zur Gelenkentlastung sowie antientzündliche Medikamente. Bei mäßiger Arthrose sind die Injektion von Hyaluronsäure, körpereigenen Wachstumsfaktoren, die Verpflanzung von Knochen-Knorpel-Zylindern aus gesunden Gelenkteilen und die Transplantation gezüchteter eigener Knorpelzellen (autologe Chondrozyten-Implantation) weitere Ansätze. Bei Hüft-, Knie- oder Schultergelenkarthrosen ist der Gelenkersatz durch Endoprothese eine Routineoperation geworden.

4.3.7 Knochen

Knochen ist das am höchsten differenzierte Stützgewebe des Menschen und sehr widerstandsfähig gegenüber Druck, Biegung und *Torsion*. Knochen bilden das Skelett, sie schützen Teile des Körpers (z. B. das Gehirn) und dienen Muskeln als Ansatzstellen. Hohlräume im Knocheninnern nehmen das Knochenmark auf, in dem fast alle Blutzellen gebildet werden (➤ Abb. 12.2). Knochen hat darüber hinaus Stoffwechselfunktionen, vor allem als Kalzium- und Phosphatspeicher.

Seine Festigkeit erlangt das Knochengewebe durch die Eigenschaften seiner Interzellulärsubstanz, der **Knochenmatrix:** Zwischen zugfeste kollagene Fasern sind reichlich Kalksalze eingelagert.

Die ortsständigen Zellen des Knochengewebes sind die **Osteozyten,** im teilungsfähigen Zustand **Osteoblasten** genannt. Sie werden ringsum von der Knochenmatrix eingemauert. Durch viele feine Fortsätze halten sie den Kontakt mit ernährenden Blutgefäßen. Gegenspieler zu diesen aufbauenden Zellen sind die **Osteoklasten** (➤ 5.1.3), die beim Abbau und Umbau in der Wachstumsphase oder bei der Knochenheilung nach Brüchen eine Rolle spielen.

Rund die Hälfte der Knochenmatrix besteht aus anorganischen Kalksalzen, hauptsächlich Hydroxylapatit. In den besonders harten Zähnen enthält die Matrix auch *Fluor-Salze* in Form von Kalziumfluorid. Knapp ein Drittel macht der *organische Anteil* aus, die Kollagenfasern. Der Rest ist eingelagertes Wasser. Bei hohem Kalzium- und Phosphatbedarf kann der Körper diese Substanzen durch Mobilisation aus dem Knochen bereitstellen.

Es gibt zwei Arten von Knochengewebe:

- Die feinfaserigen **Lamellenknochen**
- Die grobfaserigen **Geflechtknochen.**

Im Skelett des Erwachsenen kommen fast nur Lamellenknochen vor. Beim Neugeborenen hingegen überwiegt der einfacher aufgebaute Geflechtknochen, der allmählich zum hochwertigeren, komplizierten Lamellenknochen umgebaut wird. Bei jeder Knochenneubildung entsteht zunächst Geflechtknochen, so auch bei der Heilung von Knochenbrüchen.

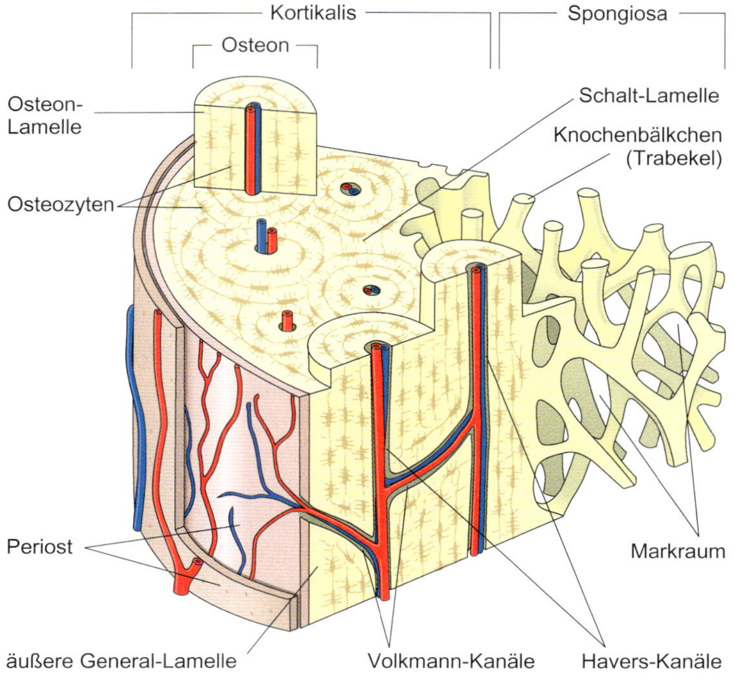

Abb. 4.9 Aufbau eines Lamellenknochens (lichtmikroskopisches Bild ➤ Abb. 5.2). Außen liegt die in zylinderförmigen Osteonen angeordnete Kortikalis, im Zentrum des Knochens die von großen Hohlräumen durchsetzte Spongiosa. Der Knochen ist aus vielen Lamellen aufgebaut, die untereinander durch eine Kittsubstanz verbunden sind. Große General-Lamellen umschließen den ganzen Röhrenknochen und begrenzen ihn zur bindegewebigen Knochenhaut (Periost) hin. Blutgefäße durchstoßen in radiär verlaufenden Volkmann-Kanälen den Knochen und treffen auf die Havers-Kanäle, in denen sich die Blutgefäße weiter verzweigen, um das Gewebe zu versorgen.

Lamellenknochen

Die kollagenen Fasern der Knochenmatrix bilden im Lamellenknochen feine, dünne Plättchen, die **Lamellen** (➤ Abb. 4.9, ➤ Abb. 5.2), die nur Bruchteile von Millimetern dick sind.

Diese Lamellen ordnen sich jeweils röhrenförmig um einen Kanal, den **Havers-Kanal,** in dem das sie ernährende kleine Gefäß liegt. So entstehen zahlreiche feine Säulen, die *Havers-Säulen* oder **Osteone.** Sie sind wenige Millimeter lang und bilden die Baueinheit des Knochens. Osteone verlaufen vorwiegend in Längsrichtung und bestimmen so die Biegefestigkeit des Knochens.

Die Knochen sind nicht überall massiv, sondern nach dem *Leichtbauprinzip* aufgebaut: Ein Rohr ist fast so stabil wie ein massiver Stab. Die wie Rohre gebauten langen Knochen bestehen außen aus kompakten Knochenschichten oder **Kortikalis** *(Knochenrinde)* und innen aus locker aufgebauter, mit Hohlräumen durchsetzter **Spongiosa** *(Schwammknochen).* Dies spart dem Körper Knochenmasse und -gewicht, das Skelett eines gesunden Mannes wiegt nur etwa 10 % seines Körpergewichts. Die Hohlräume der Spongiosa beherbergen in Gelenknähe das Knochenmark.

Im Gegensatz zum Knorpel gehört der Knochen zu den gut durchbluteten und regenerationsfähigen Geweben: Blutgefäße treten über das **Periost** (die *Knochenhaut*) an den Knochen heran (➤ Abb. 4.9). Durch quer oder schräg verlaufende Hohlräume, die **Volkmann-Kanäle,** sind sie mit den Gefäßen in den Havers-Kanälen verbunden.

Geflechtknochen

Die Grundstruktur des Geflechtknochens besteht aus locker miteinander verflochtenen Knochenbälkchen *(Trabekel).* Dieser Knochenaufbau ist weniger stabil als der des Lamellenknochens.

Aus Geflechtknochen bestehen beim Erwachsenen nur noch die Ansatzstellen von Sehnen und Bändern sowie die Umgebung der Schädelnähte.

4.3.8 Rheumatische Erkrankungen

Rheumatische Erkrankungen, kurz *Rheuma,* umfassen zahlreiche Erkrankungen von Knochen, Gelenken, Sehnen, Muskeln und Bindegewebe. Leitsymptom sind meist Schmerzen am Bewegungsapparat. Im Wesentlichen werden vier Gruppen unterschieden:

- Die autoimmun bedingten (➤ 13.6.2) **entzündlich-rheumatischen Erkrankungen**
- Nicht-entzündliche, **degenerative rheumatische Erkrankungen,** vor allem die Arthrosen (➤ 4.3.6)
- **Erkrankungen des Bewegungsapparates infolge Stoffwechselkrankeiten,** z. B. Gicht (➤ 18.8), Osteoporose (➤ 5.4)
- **Rheumatische Schmerzkrankheiten,** etwa die *Fibromyalgie* („Weichteilrheuma").

Entzündlich-rheumatische Erkrankungen

Am häufigsten sind die **entzündlich-rheumatischen Gelenkerkrankungen** und dabei die **rheumatoide Arthritis** *(chronische Polyarthritis).* Ungefähr 1 % aller Menschen in den Industriestaaten erkranken, Frauen häufiger als Männer. Hauptsächlich sind Gelenke und gelenknahe Strukturen entzündet mit Morgensteifigkeit, Gelenkschmerzen, -schwellung, Bewegungseinschränkung und zunehmender Gelenkdeformierung als Leitsymptomen (➤ Abb. 4.10). Anfangs sind vor allem die Hand- und Fingergelenke, später auch große Gelenke betroffen. Manchmal sind z. B. Herz und Augen mit befallen.

Die Diagnose wird durch das klinische Bild, Blutuntersuchungen (Entzündungswerte, Rheumafaktoren, Antikörper gegen zyklische citrullinierte Peptide) und Röntgenaufnahmen gestellt.

Die Behandlung fußt auf mehreren Säulen. Nichtsteroidale Antiphlogistika (➤ 9.3.4) und evtl. kurzzeitig Glukokortikoide lindern schnell Schmerzen und Entzündung, verhindern aber die weitere Gelenkzerstörung nicht. Dies sollen **lang wirksame Antirheumatika** erreichen, verschiedenste Substanzen, zu denen z. B. auch das Zytostatikum Methotrexat in niedriger Dosierung zählt. Helfen diese nicht, werden **Biologika** eingesetzt, biotechnologisch hergestellte Substanzen, die natürlichen Entzündungshemmern entsprechen oder gezielt körpereigene Entzündungsstoffe ausschalten, z. B. durch die Blockade von TNF-alpha

Ein weiterer Baustein der Therapie ist die Bewegungstherapie. Wahrscheinlich wirkt eine nahevegetarische Ernährung mit (See-)Fisch und hochwertigen Pflanzenölen unterstützend. Fleisch enthält Arachidonsäure, eine mehrfach ungesättigte *Omega-(ω-)6-Fettsäure,* die im Körper zu entzündungsvermittelnden Botenstoffen, den Prostaglandinen, umgebaut wird. Die Eicosapentaensäure hingegen, eine ungesättigte *Omega-(ω-)3-Fettsäure,* ist günstig, weil sie mit der Arachidonsäure um „deren" Enzyme konkurriert, aber nicht zu den entzündungsfördernden Botenstoffen umgesetzt wird. Eicosapentaensäure ist in einigen fetten Seefischen wie etwa Hering oder Lachs reichlich vorhanden. α-Linolensäure (z. B. in Leinsamen-, Raps- und Walnussöl) wird im Körper zu Eicosapentaensäure umgebaut und wirkt somit ebenfalls günstig. Milch, -produkte und andere kalziumreiche Nahrungsmittel sollten zur Osteoporoseprophylaxe täglich verzehrt werden.

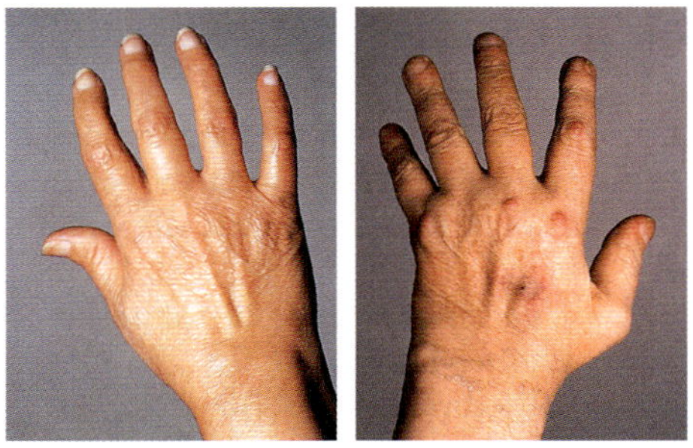

Abb. 4.10 Links beginnende rheumatoide Arthritis an den Händen mit Gelenk- und Fingerschwellung, rechts fortgeschrittene mit Gelenkdeformierung, Muskelschwund der kleinen Handmuskeln und Rheumaknoten. [E273]

Zweithäufigste entzündlich-rheumatische Gelenkerkrankung ist der **Morbus Bechterew,** bei dem vor allem die Wirbelsäule und die Kreuzbein-Darmbein-Gelenke entzündet sind und später versteifen. Leitsymptom ist ein entzündungsbedingter Rückenschmerz, oft am frühen Morgen. Wichtigste Behandlungsform ist die Bewegungstherapie, damit die Wirbelsäule möglichst spät und in einer möglichst günstigen Haltung versteift. Eventuell werden Antirheumatika gegeben.

Bei den ebenfalls autoimmun bedingten **Kollagenosen** ist das Bindegewebe entzündet, somit können praktisch alle Organe befallen sein. Beispiel ist der **systemische Lupus erythematodes** *(SLE).* Bei bedrohlichem Organbefall müssen Immunsuppressiva (➤ 13.6.3) gegeben werden. Bei den **Vaskulitiden** ist das Bindegewebe der Gefäße entzündet. Hierzu zählt z. B. die **Riesenzellarteriitis** mit Befall der Schläfen- und Augenarterien. Leitsymptom der meist älteren Patienten sind starke Kopfschmerzen, behandelt wird mit Glukokortikoiden.

4.4 Muskelgewebe

Ohne Muskeln wäre der Mensch völlig unbeweglich. Für Fortbewegung, Herzschlag und andere lebenswichtige Funktionen sorgen die lang gestreckten **Muskelzellen** *(Myozyten)*. Feine fadenförmige Strukturen im Inneren, die **Myofibrillen,** ermöglichen den Muskelzellen ein Zusammenziehen. Da die Fibrillen die Zellen in *Längsrichtung* durchziehen, *verkürzen* ihre Kontraktionen die Zelle. Ausgelöst werden die Kontraktionen durch Impulse des Nervensystems oder einen selbsttätigen Rhythmus der Muskelzelle (➤ 5.3.5).

Die typische rote Farbe des **Muskelgewebes** beruht zum einen auf dem sauerstoffbindenden Muskelfarbstoff *Myoglobin,* der mit dem Blutfarbstoff Hämoglobin (➤ 12.2.2) verwandt ist, zum anderen auf dem Blutreichtum des Muskelgewebes, das für seine Leistungen viel sauerstoffreiches Blut benötigt.

Der Körper besitzt drei verschiedene Typen von Muskulatur: glatte Muskulatur, quergestreifte Muskulatur und Herzmuskulatur (➤ Abb. 4.11, ➤ Abb. 4.12, ➤ Abb. 5.22).

4.4.1 Glatte Muskulatur

Glatte Muskulatur (➤ 5.3.10) findet sich in den Wänden des Magen-Darm-Trakts (Ausnahme: obere Speiseröhre), in den Bronchien, im Urogenitaltrakt, in der Gebärmutter, in den Blutgefäßen, den Haarbälgen und im Auge. Die glatte Muskulatur besteht aus länglichen, nur selten verzweigten Zellen, die in Strängen oder Schichten angeordnet sind. In der Mitte jeder Zelle liegt ein einzelner Zellkern.

Die Kontraktionen der glatten Muskulatur verlaufen langsam und unwillkürlich. Ausgelöst werden sie *autogen* (d. h. von selbst, durch einen Schrittmacher in der Muskulatur), durch lokale Faktoren (z. B. Darmdehnung), durch Hormone (Wehenauslösung) oder durch das vegetative Nervensystem (➤ 8.10). Auch in Ruhe sind die glatten Muskelzellen immer etwas angespannt (*Ruhetonus* ➤ 5.3.7).

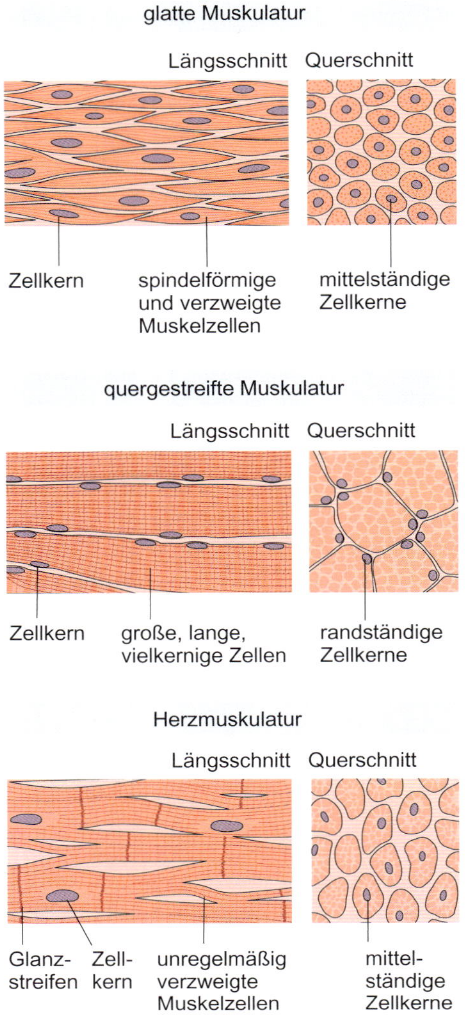

Abb. 4.11 Glatte, quergestreifte und Herzmuskulatur im Vergleich.

Koliken

Koliken – starke, wellenförmige Schmerzen – treten auf, wenn Hohlorgane wie Darm, Gallenwege oder Harnleiter verlegt sind und deren Wandmuskulatur den Inhalt gegen diesen Widerstand zu befördern versucht. Bei der *Nierenkolik* z. B. zieht sich die glatte Muskulatur des Harnleiters (➤ 19.5.2) rhythmisch zusammen, um einen losgelösten Nierenstein zur Blase zu transportieren.

4.4.2 Quergestreifte Muskulatur

Die **quergestreifte Muskulatur** bildet das gesamte System der Skelettmuskeln (➤ 5.3.1), aber auch die Zungen-, Kehlkopf-, Schlund- und Zwerchfellmuskulatur. Ihre Kontraktionen werden vom zentralen Nervensystem ausgelöst und sind größtenteils dem Willen unterworfen (➤ 8.3, ➤ Abb. 8.16).

Die unter dem Mikroskop sichtbare Streifung der *quer*gestreiften Muskulatur entsteht dadurch, dass ihre Myofibrillen abwechselnd aus hellen und dunklen Elementen zusammengesetzt sind.

Jede quergestreifte Muskelzelle ist im Vergleich zu anderen Zellen sehr groß und heißt deshalb auch **Muskelfaser.** Sie besitzt oft mehr als 100 randständig liegende Zellkerne. Quergestreifte Muskelfasern können bis zu 15 cm lang sein und sich auf die Hälfte verkürzen. Quergestreifte Muskulatur ist wenig regenerationsfähig.

Ein **Skelettmuskel** setzt sich aus vielen Muskelfasern zusammen (➤ Abb. 5.15). Von außen ist er mit straffem Bindegewebe umhüllt, der **Muskelfaszie.** Im Innern des Muskels umhüllt lockeres Bindegewebe die einzelnen Muskelfasern wie auch immer größer werdende Muskelfasergruppen (➤ 5.3.4). Das Bindegewebe erlaubt die Verschieblichkeit der Muskelfasergruppen gegeneinander und führt Nerven und Blutgefäße.

Skelettmuskelatrophie

Ein Muskel braucht ständiges Training: Wird er nicht benutzt, werden die Muskelfasern schmaler, der Skelettmuskel verliert an Masse, er *atrophiert* (➤ 5.3.8). Auch Schwerelosigkeit bei der Raumfahrt, also fehlende Aktivitäten gegen die Schwerkraft, führt zur **Skelettmuskelatrophie.**

4.4.3 Herzmuskulatur

Die **Herzmuskulatur** (➤ Abb. 4.11, ➤ Abb. 4.12) ist eine Sonderform der quergestreiften Muskulatur: Sie hat die für den Skelettmuskel typische Querstreifung, jedoch Kerne in der Zellmitte wie die glatte Muskulatur. Die Zellen sind durch sog. **Glanzstreifen** (eine Art Kittlinien) verbunden und bilden ein spitzwinkliges Flechtwerk. Auch Herzmuskelzellen sind kaum regenerationsfähig. So wird z. B. nach einem Herzinfarkt die Nekrose (➤ 3.4.3) nur durch Bindegewebe ersetzt. Die Herzmuskulatur ist wie die glatte Muskulatur nicht dem Willen unterworfen (➤ 14.5.1).

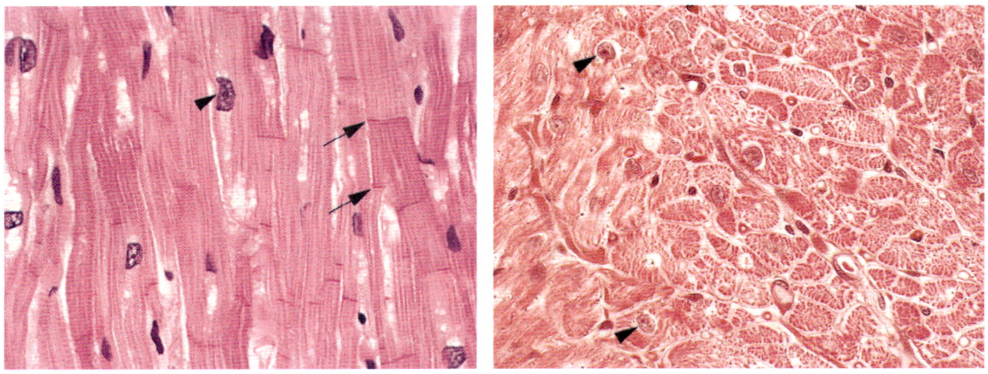

Abb. 4.12 Herzmuskulatur im lichtmikroskopischen Bild, links Längsschnitt, rechts Querschnitt. Deutlich zu sehen sind Glanzstreifen (→) und Zellkerne (►). [M375]

4.5 Nervengewebe

Das **Nervengewebe** ist wohl das am kompliziertesten aufgebaute Gewebe des Menschen. Es entstammt dem **Entoderm** (inneren Keimblatt, ➤ 21.2). Die Gesamtheit des Nervengewebes bildet das Nervensystem des Menschen, das in **zentrales Nervensystem** (*ZNS,* Gehirn und Rückenmark) und **peripheres Nervensystem** (*PNS,* alle Nervengewebe außerhalb davon) unterteilt wird (➤ Kap. 8).

Alle Zellen des Nervengewebes werden zwei unterschiedlichen Zelltypen zugeordnet: den **Neuronen** *(Nervenzellen)* oder den **Gliazellen** *(Nervenstütz- und -schutzzellen)*.

4.5.1 Neurone

Neurone – 100 Milliarden davon allein im Gehirn – besitzen die gleichen Grundstrukturen wie alle anderen Körperzellen. Dennoch unterscheiden sie sich in drei grundlegenden Eigenschaften:

- Reife Neurone können sich nicht mehr teilen; jedoch können aus neuronalen Stammzellen reife Neurone entstehen
- Neurone sind fähig zur Erregungsbildung und -leitung (Einzelheiten ➤ 8.1.6)
- Sie haben besondere Zellfortsätze, *Dendriten* und *Axone,* die mit anderen Nerven-, Muskel- oder Drüsenzellen Kontaktstrukturen bilden, die *Synapsen* (➤ 8.2.1).

Neurone können nach der *Richtung der Signalleitung* unterschieden werden: *Zuführende* oder **afferente Neurone** leiten Impulse von Rezeptoren bzw. Sensoren oder peripher liegenden Neuronen zum ZNS *hin. Herausleitende* oder **efferente Neurone** leiten sie von Gehirn und Rückenmark *weg* zu den **Zielzellen** (z. B. zu Muskel- oder Drüsenzellen) oder diesen vorgeschalteten Zellen. Erstaunlicherweise verbinden aber die meisten Neurone verschiedene Abschnitte *innerhalb* des ZNS miteinander oder bilden eng beieinanderliegende Verflechtungen **(Interneurone).**

Ein „typisches" **Neuron** besteht aus einem **Zellkörper** und **Zellfortsätzen** (➤ Abb. 4.13, ➤ Abb. 4.14).

Zellkörper des Neurons

Zum **Zellkörper** gehören der Zellkern und das Zytoplasma mit den Zellorganellen. Hier finden die Eiweißsynthese und der gesamte Zellstoffwechsel statt; ohne Verbindung zum Zellkörper können die langen Fortsätze nicht überleben. Charakteristische Bestandteile im Zytoplasma sind **Nissl-Schollen** (Anhäufungen von freien Ribosomen und rauem endoplasmatischem Retikulum ➤ 2.5.2, ➤ 2.5.3) und **Neurofibrillen** (feinste Fasern, die das Neuron stützen).

Dendriten und Axone

Die *Fortsätze* der Neurone heißen Dendriten und Axone (➤ Abb. 8.10):

Dendriten (*gr.* dendron = Baum) sind kurze, verzweigte Ausstülpungen des Zellkörpers. Sie sind *zuführende (afferente)* Fortsätze, die Impulse aus benachbarten Zellen zum Zellkörper weiterleiten.

Axone (auch *Neuriten* oder *Achsenzylinder* genannt) sind längliche Ausstülpungen des Zytoplasmas. Sie entspringen am **Axonhügel,** der Verbindungsstelle zum Zellkörper, ziehen als dünne, kabelartige Fortsätze weiter und teilen sich in viele Endverzweigungen auf. Sie leiten mit einer Geschwindigkeit von bis zu 80 m/s elektrische Impulse zu anderen Neuronen oder Muskelzellen weiter, sind also *wegführende (efferente)* Fortsätze. Die Axonlänge variiert von wenigen Millimetern (z. B. im ZNS) bis über einen Meter (z. B. vom Rückenmark zum Fuß).

Neurone lassen sich auch nach Art und Zahl ihrer Fortsätze einteilen:

- Die meisten Nervenzellen sind **multipolar,** d. h. sie haben mehr als zwei Fortsätze, nämlich ein Axon und viele Dendriten
- **Bipolar** sind Nervenzellen mit je einem afferenten und einem efferenten Fortsatz. Sie kommen z. B. in der Netzhaut des Auges (➤ Abb. 9.14) vor. Bei **pseudounipolaren** Nervenzellen (z. B. in den Spinalganglien, ➤ Abb. 8.19) sind die Anfangsteile beider Fortsätze verschmolzen, sodass ein Fortsatz vom Zellkörper sich dann T-förmig aufteilt
- Als **unipolare** Nervenzellen werden meist die *Sinneszellen* bezeichnet, z. B. die Fotosensoren der Netzhaut.

Synapsen

Die Axone übertragen ihre Impulse meist auf die Dendriten des nächsten Neurons. Vor allem am Ende der Axone befinden sich bis zu 10.000 **Synapsen** (➤ 8.2.1), spezielle Kontaktstellen für die Kommunikation zwischen den Neuronen. Synap-

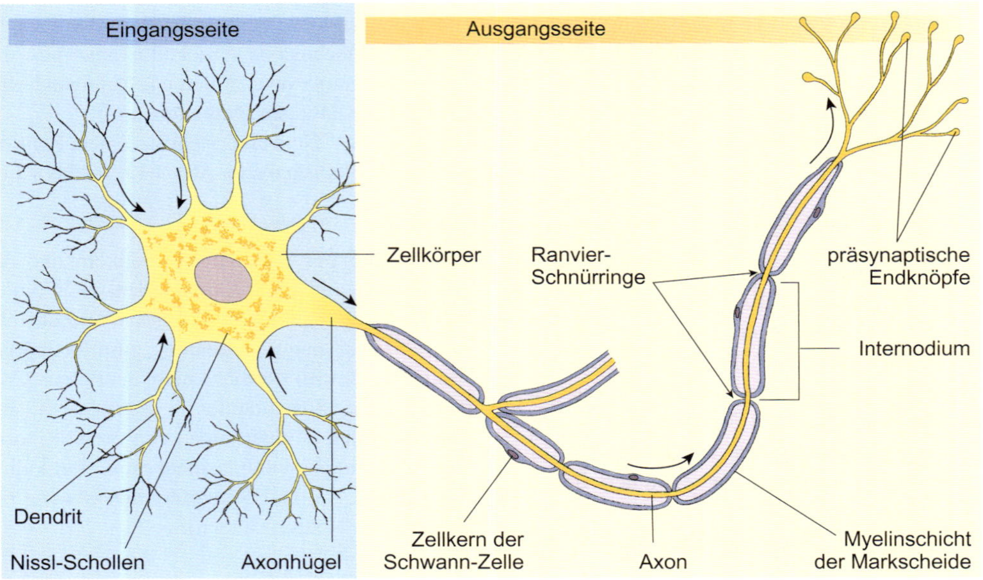

Abb. 4.13 Der Aufbau einer Nervenzelle. Die Pfeile geben die Richtung der Erregungsleitung an. Die linke Bildhälfte stellt die „Eingangsseite" des Neurons dar, wo Informationen empfangen werden; die rechte Bildhälfte die „Ausgangsseite", die Informationen über das Axon fortleitet. Sensorische Neurone ➤ 8.7.1.

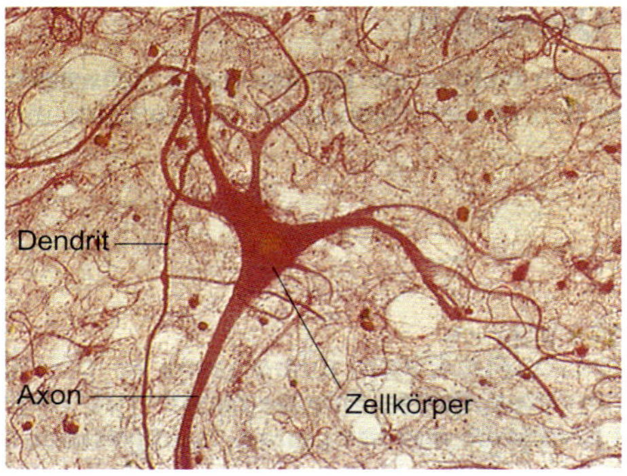

Abb. 4.14 Neuron mit Zellkörper, Dendriten und Axon (lichtmikroskopische Aufnahme). [X141]

sen gibt es auch zwischen Axon und neuronalem Zellkörper, zwischen zwei sich vereinigenden Axonen oder zu Zielzellen anderer Gewebe (z. B. der Skelettmuskulatur).

Neuronale Stammzellen

Neuronale Stammzellen sind nicht nur im sich entwickelnden Gehirn des Embryos und Feten vorhanden, sondern auch in dem des Erwachsenen. Es ist somit prinzipiell in der Lage, neue Nervenzellen zu bilden. Warum Gehirn und Rückenmark ihre Regenerationsfähigkeit so wenig „nutzen" und wie man sie dazu anregen könnte (z. B. nach einem Schlaganfall, ➤ 8.12, einer Querschnittslähmung, ➤ 8.8.10, oder bei neurodegenerativen Erkrankungen wie dem Morbus Parkinson, ➤ 8.2.3), ist Gegenstand intensiver Forschung.

4.5.2 Gliazellen des Nervengewebes

Die **Gliazellen** *(Neuroglia, Nervenhüllgewebe)* machen 90 % des Nervengewebes aus! Sie erfüllen Stütz-, Leit-, Ernährungs-, elektrische Isolierungs- und immunologische Schutzfunktionen für die Neurone, welche diese Fähigkeiten bei ihrer Spezialisierung verloren haben. Außerdem bilden die Gliazellen zusammen mit den Blutgefäßwänden die *Blut-Hirn-Schranke.*

Die Gliazellen behalten, im Gegensatz zu den reifen Neuronen, teilweise die Fähigkeit zur Zellteilung.

Man unterscheidet im *zentralen Nervensystem* vor allem vier Arten von Gliazellen:

Astrozyten (*gr.* astron = Stern) sind sternförmige Zellen mit zahlreichen Fortsätzen. Sie bilden in Gehirn und Rückenmark ein stützendes Netzwerk für die Neuronen. Nach einer Verletzung bilden sie einen narbigen Ersatz *(Glianarbe).*

Astrozyten stehen sowohl mit den Neuronen als auch mit den Blutkapillaren des ZNS in enger Verbindung und beeinflussen den Übergang von Stoffen aus dem Blut zu den empfindlichen Nervenzellen. Damit Letztere vor schädlichen Stoffen geschützt werden, lässt diese als **Blut-Hirn-Schranke** bezeichnete Barriere viele Substanzen, wie z. B. Giftstoffe, Stoffwechselprodukte oder bestimmte Medikamente, nicht in das Gehirn passieren.

Maßgeblich dafür, ob eine Substanz die Blut-Hirn-Schranke überwinden kann oder nicht, ist ihre *Lipophilie* (Fettlöslichkeit): *Hydrophile* (wasserlösliche) Stoffe können die Blut-Hirn-Schranke beim Gesunden in aller Regel kaum oder gar nicht passieren. Dagegen stellt die Blut-Hirn-Schranke für die meisten *lipophilen* (fettlöslichen) Substanzen, z. B. Alkohol, keine entscheidende Barriere dar. Doch keine Regel ohne Ausnahme: Vom Gehirn dringend benötigte hydrophile Substanzen wie etwa Glukose gelangen über spezifische Transportsysteme ins Gehirn. Bei Fieber, Gehirn- oder Hirnhautentzündungen ist die Blut-Hirn-Schranke durchlässiger als normal.

M

Grenze für Arzneimittel

Auch bei Arzneimitteln hat die Blut-Hirn-Schranke Bedeutung. Einige Medikamente, etwa Narkotika, müssen ins Gehirn gelangen, um zu wirken. Bei anderen ist dies unerwünscht und erhöht nur das Risiko zentralnervöser Nebenwirkungen. So wählt der Arzt z. B. zur Linderung von Magen-Darm-Koliken bewusst ein Medikament, das die Blut-Hirn-Schranke nicht passiert.

Oligodendrozyten (*gr.* oligos = wenig) bilden im ZNS die Markscheiden (➤ 4.5.3). Astrozyten und Oligodendrozyten werden auch als **Makrogliazellen** bezeichnet.

Mikrogliazellen sind kleine, bewegliche Zellen. Sie wehren im ZNS Krankheitserreger durch Phagozytose (➤ Abb. 2.19) ab und werden deshalb auch „Gehirn-Makrophagen" genannt (➤ 13.2.2).

Ependymzellen (*gr.* ependyma = Oberkleid) kleiden in einer einlagigen Zellschicht die Hohlräume in Gehirn und Rückenmark aus (Liquorräume ➤ 8.11.2).

4.5.3 Markscheiden

Die Gliazellen des peripheren Nervensystems sind vor allem die **Schwann-Zellen.** In den peripheren Nerven umhüllen sie schlauchartig jedes Axon.

Etwa bei einem Drittel aller Nervenfasern wickelt sich die Schwann-Zelle *mehrfach* um das Axon und bildet eine dicke Hülle aus einem Fett-Eiweiß-Gemisch, dem **Myelin.** Diese Myelinummantelung wird **Markscheide** (*Myelinscheide,* ➤ Abb. 4.15, ➤ Abb. 4.16) genannt. Im Querschnitt

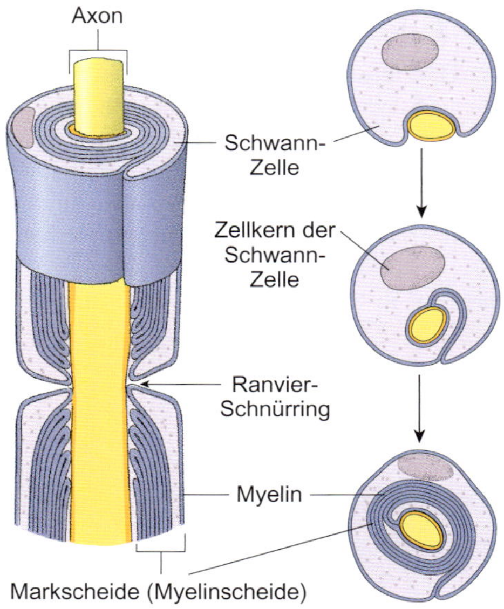

Abb. 4.15 Links Längsschnitt durch eine markhaltige Nervenfaser. Das Axon ist von einer dicken Myelinschicht umgeben. Rechts Entwicklung der Markscheide (Querschnitt). Die Schwann-Zelle legt sich zuerst an das Axon an und umwickelt es dann mehrfach, sodass sich durch mehrere Lagen ihrer Zellmembran die Myelinscheide bildet.

ähneln Nervenfaser und Markscheide einem Draht, der von einer Isolierung umgeben ist. Die Markscheide schützt das Axon, und durch die elektrische Isolierung erhöht sich die Übertragungsgeschwindigkeit für ausgehende Nervensignale (➤ 8.1.6). Axone, bei denen eine *hohe* Leitungsgeschwindigkeit erforderlich ist – z. B. für schnelle Reaktionen in Gefahrenmomenten – haben eine dicke Myelinschicht und heißen **markhaltige Nervenfasern.** Markhaltige Nervenfasern haben nur für jeweils sehr kurze Abschnitte einen „dünnen" Durchmesser (➤ Abb. 4.13, ➤ Abb. 4.15). Diese **Ranvier-Schnürringe** sind für die Erregungsleitungsgesschwindigkeit von großer Bedeutung, denn die elektrischen Signale können von Schnürring zu Schnürring „springen" und so sehr schnell fortgeleitet werden. Dies heißt **saltatorische Erregungsleitung** (*lat.* saltare = springen, Details ➤ 8.1.5).

Die meisten Nervenfasern, bei denen die Leitungsgeschwindigkeit nicht so entscheidend ist, besitzen eine weniger gute Isolierung und heißen **marklose Nervenfasern.**

Bei der Geburt sind nur wenige Bereiche im Nervensystem myelinisiert. Die Ausbildung der Markscheiden erstreckt sich über die gesamte Kindheit und äußert sich unter anderem in der Reifung der motorischen Fertigkeiten.

Verletzungen

Wenn ein peripherer Nerv mit seinen Axonen und Markscheiden verletzt wird, die Zellkörper aber intakt bleiben, bilden die Schwann-Zellen unter günstigen Verhältnissen eine neue Markscheide. Diese ermöglicht als Leitschiene eine erneute Aussprossung des Axonstumpfes und damit eine Regeneration des Axons.

Im ZNS hingegen ist eine Durchtrennung von Axonen (etwa bei einer Rückenmarksverletzung) bisher irreparabel. Die Forschung konzentriert sich auf die Rolle von *Wachstumsfaktoren,* den Einsatz von Stammzellen und die Blockade von Hemmstoffen, die der Regeneration entgegenstehen, um ein Aussprossen auch von ZNS-Neuronen zu erreichen.

4.5.4 Nervenfasern und Nerven

Ein Axon und seine zugehörige Myelinscheide bilden eine **Nervenfaser.** *Efferente Nervenfasern* ziehen vom ZNS zur Peripherie. Versorgen sie einen Skelettmuskel, werden sie auch als **motorische Nervenfasern** bezeichnet. *Afferente Nervenfasern* ziehen umgekehrt zum ZNS hin. Leiten sie Informationen von Sinneszellen oder -organen, heißen sie auch **sensible** oder **sensorische** Nervenfasern, leiten sie Informationen von inneren Organen, werden sie auch **viszerale** Nervenfasern genannt.

Bündel von mehreren parallel verlaufenden Nervenfasern, die gemeinsam in eine Bindegewebshülle eingebettet sind, bilden im peripheren Nervensystem einen **Nerv** (➤ Abb. 4.16). Während

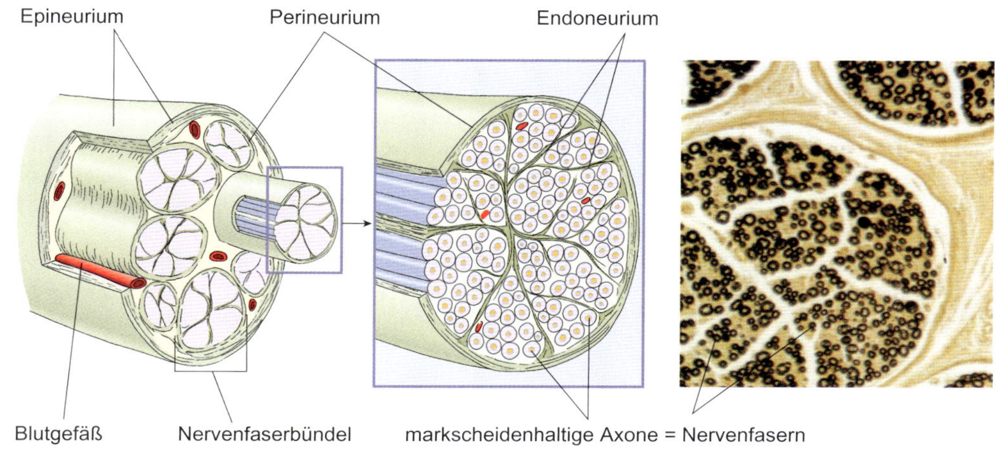

Abb. 4.16 Links schalenweiser Aufbau eines größeren Nervs und seiner Hüllstrukturen in der Schemazeichnung. Mitte und rechts Nervenfaserbündel im Querschnitt (Mitte Schemazeichnung, rechts lichtmikroskopisches Bild, die schwarzbraunen Ringe sind die Markscheiden). [L190, X141]

eine Nervenfaser immer nur motorisch *oder* sensibel sein kann, enthalten Nerven häufig motorische *und* sensible Fasern (gemischte Nerven).

Weiße und graue Substanz

Myelin erscheint makroskopisch weiß. Die Bereiche im ZNS, in denen die markhaltigen Nervenfasern verlaufen – im Gehirn **Bahnen** genannt – werden deshalb als **weiße Substanz** bezeichnet. Eine größere Ansammlung von eng beieinander liegenden Nervenzellkörpern mit ihren Dendriten – im Gehirn **Kerne** oder **Rindenfelder** genannt – erscheint dagegen grau und heißt entsprechend **graue Substanz** (➤ 8.8.8, ➤ Abb. 8.34).

4.6 Geweberegeneration und Gewebeersatz

4.6.1 Physiologischer Zellersatz der Gewebe

In allen Geweben findet ein ständiger Stoffumsatz *(Stoffwechsel)* statt, bei dem sich aufbauende *(anabole)* und abbauende *(katabole)* Vorgänge im Gleichgewicht befinden. Stoffwechselaktivität und Häufigkeit von Zellteilungen sind aber in den verschiedenen Geweben unterschiedlich:

- In **Wechselgeweben** *(labilen Geweben)* finden ständig Zellteilungen statt. Durch Teilung von Stammzellen (➤ 2.16) bilden sich neue Zellen, während alte absterben oder abgestoßen werden. Auf diese Weise kommt es zu einer raschen Gewebserneuerung. Typische Wechselgewebe sind z. B. die Schleimhautepithelien, rote und weiße Blutzellen
- **Stabile Gewebe** erneuern sich nur wenig. Bei entsprechendem Anreiz (etwa nach einer Verletzung) können sich die Zellen aber vermehren. Hierzu rechnet man z. B. die Leberzellen, die endokrinen Drüsenzellen sowie die meisten Bindegewebszellen
- Die Zellen der **Ruhegewebe** *(Dauergewebe, permanente Gewebe)* haben ihre Teilungsfähigkeit im Verlauf der Gewebsentwicklung verloren. Hierzu zählen hoch spezialisierte Gewebe wie z. B. Sinnesgewebe und Zähne.

4.6.2 Regeneration zerstörten Gewebes

Die meisten Gewebe können ihre normalen Strukturen nach einer Verletzung weitgehend wiederherstellen **(Wundheilung).** Epithelien und Bindegewebe haben dazu die größte Kapazität. Einige Gewebe, unter anderem die Herzmuskulatur (➤ 4.4.3) und das Nervengewebe des ZNS (➤ 4.5.1), sind hierzu nicht in der Lage.

Gute Durchblutung, Keimfreiheit oder -armut der Wunde und gut aneinanderliegende Wundränder sind die optimalen Voraussetzungen für eine **primäre Wundheilung,** die wie folgt abläuft:

- **Exsudationsphase** (1.–2. Tag). Die Wunde verklebt durch Blut und Gerinnungsvorgänge (➤ 12.5.5). Fress- und Abwehrzellen (➤ 13.2.2) bauen die Gewebsnekrosen ab
- **Proliferationsphase** (3.–10. Tag). Aus Kapillaren und Bindegewebszellen bildet sich ein **Granulationsgewebe** („wildes Fleisch"). Kollagenfasern führen zur Schrumpfung der Wunde. Das ursprüngliche Gewebe beginnt, das Granulationsgewebe zu durchwachsen
- **Reparationsphase** (11.–21. Tag). Eine Narbe verfestigt sich durch faserreiches Bindegewebe (➤ 3.5.5). Bis eine größere Narbe ihren „Endzustand" erreicht hat, dauert es aber Monate.

Bei Störfaktoren kommt es zur **sekundären Wundheilung,** die länger dauert und größere Narben hinterlässt. Überschießende Bindegewebebildung kann zu störenden **Narbenkeloiden** führen.

4.6.3 Gewebeersatz

Ist der Organismus bei großen Defekten oder ausgefallenen Organfunktionen nicht zur eigenen Reparatur fähig, werden Ersatzgewebe oder -organe eingesetzt. Bei Verwendung *künstlicher* Materialien, etwa eines künstlichen Gelenks (einer *Gelenkendoprothese*), spricht man in aller Regel von **Implantation,** bei *organischen* Materialien von **Transplantation.** Das Gewebe zur Transplantation kann stammen:

- Vom Patienten selbst **(autogene Transplantation)** – z. B. Haut von einer anderen Stelle des Körpers
- Von einem genetisch identischen Individuum, z. B. einem eineiigen Zwilling **(syngene Transplantation)** – z. B. Knochenmark, Haut oder Organe
- Von einem nicht genetisch identischen Individuum der gleichen Art **(allogene Transplantation)** – z. B. eine Nierenspende verwandter oder fremder Spender. Wegen der drohenden Abstoßungsreaktionen wird auf bestmögliche Gewebeverträglichkeit (HLA-Kompatibilität ➤ 13.4.5) geachtet und ist meist eine lebenslange Unterdrückung der körpereigenen Abwehr (Immunsuppression ➤ 13.6.3) nötig
- Von einem Individuum anderer Spezies **(xenogene Transplantation).** Etabliert ist die Nutzung tierischer, speziell aufbereiteter Herzklappen (Bioprothese), vor allem vom Schwein (➤ 14.2.8). Die Transplantation ganzer Organe ist experimentell. Neben ethischen Bedenken und massiven Abstoßungsproblemen besteht vor allem das Risiko, tierische Krankheitserreger auf den Menschen zu übertragen
- Aus der Kultur nach Gewebezüchtung (**Tissue Engineering,** meist autogen) – bisher vor allem Haut, Knorpel, Blutgefäße oder Stammzellen.

Zu weiteren Aspekten von Organspenden und Transplantationsmedizin ➤ 3.11.1

AKTUELLES & SPEZIELLES

4.7 In den Körper blicken – bildgebende Verfahren in der Medizin

Die Möglichkeit, *nichtinvasiv* ins Innere des menschlichen Körpers zu schauen, also ohne ihn verletzen zu müssen, gibt es erst seit gut 120 Jahren. *Wilhelm Conrad Röntgen* entdeckte 1895 eine Strahlung, die den Körper mühelos durchdrang und dabei von den verschiedenen Strukturen unterschiedlich stark abgeschwächt wurde. Das erste von Röntgen damit erzeugte Bild zeigte die knöcherne Struktur und den Ehering der Hand seiner Ehefrau Anna.
Im Verlaufe der folgenden 100 Jahre sind nicht nur die Röntgenverfahren enorm verbessert, sondern auch zahlreiche weitere Verfahren entwickelt worden. Dazu bedurfte es der Entdeckung mehrerer physikalischer Phänomene, für die Menschen keine eigene Sinneswahrnehmung haben, sowie der Entwicklung technischer Geräte und der elektronischen Datenverarbeitung.

4.7.1 Röntgenverfahren

Konventionelle Röntgenverfahren **Röntgenstrahlen** *(X-Strahlen)* sind kurzwellige elektromagnetische Wellen, die in einer speziellen Röhre durch das Auftreffen stark beschleunigter Elektronen auf eine Metallplatte erzeugt werden. Früher wurden sie durch Schwärzung strahlenempfindlicher Filme sichtbar gemacht. Heute werden sie durch Halbleiterdetektoren direkt in digitale elektrische Signale umwandelt (➤ Abb. 4.17).
Durchstrahlt man den Körper, entsteht auf dem Detektor eine Projektion des Köperinneren als zweidimensionales Bild. Man spricht deshalb von *Projektionsradiografie.* Infolge der unterschiedlichen Abschwächung der Strahlen durch die verschiedenen Gewebe ergibt sich ein Intensitätsmuster, das als Graustufenbild dargestellt wird. Je mehr Strahlung durchgelassen wird, desto dunkler ist das Bild. Luftgefüllte Bereiche, wie die Lunge, stellen sich am dunkelsten dar, dichte Strukturen, wie die Knochen, am hellsten.
Röntgenbilder eignen sich gut zur Beurteilung von Lungen- und Knochenerkrankungen (➤ Abb. 6.29, ➤ Abb. 16.15). Weichteilgewebe sind aufgrund ihrer teilweise geringen Dichteunterschiede schlecht darstellbar, hintereinander im Strahlengang liegende Gewebe nicht zu unterscheiden.
Verabreichung von Kontrastmitteln, z. B. die Injektion eines jodhaltigen Stoffes in die Blutbahn, verstärkt die Dichteunterschiede und verbessert die Darstellung. Aufnahmen aus unterschiedlichen Richtungen (➤ Abb. 14.9) erleichtern die Lokalisation einer Struktur. Bei der **Mammografie** (➤ Abb. 20.26) wird eine besonders „weiche" (d. h. nicht so energiereiche) Strahlung genutzt, um die weibliche Brust darzustellen.
Ein spezielles Verfahren ist die **digitale Subtraktionsangiografie** *(DSA),* bei der zunächst ein Bild ohne Kontrastmittel erzeugt wird. Diese im Prinzip störende Information wird von den Bildern nach Kontrastmittelgabe digital abgezogen, so dass nur das Bild der jeweiligen Gefäße resultiert.
Ein weiteres Subtraktionsverfahren ist die zur Knochendichtemessung verwendete **Doppelröntgenabsorptiometrie** (*DXA, DEXA, engl.* dual energy X-ray absorptiometry, ➤ 5.4).

Computertomografie (CT) Viel detaillierte Informationen liefert die Computertomografie. Der Patient liegt auf einem Tisch, dem sog. Schlitten. Eine Röntgenstrahlquelle bewegt sich im Kreis um ihn, in kurzen Abständen registrieren auf der jeweils gegenüberliegenden Seite Detektoren die erzeugten Intensitätsmuster (➤ Abb. 4.18). Aus allen Informationen eines Umlaufs werden durch Rechenprozesse scheibchenweise Schnittbilder eines Körperabschnitts in Grautönen erzeugt (➤ Abb. 4.18, ➤ Abb. 16.30). Durch Vorschub des Tisches wird der Körper schichtweise oder spiralig abgetastet *(gescannt).* **Mehrschicht-CTs** registrieren mehrere Schnitte gleichzeitig, **Dual-Source-CTs** arbeiten sogar mit zwei Röntgeneinheiten gleichzeitig. Dies vermindert Untersuchungszeit und Strahlenbelastung. Ein Schnittbild entsteht heute in einer Viertelsekunde, ein Ganzkörper-CT in wenigen Minuten. Dabei können räumliche Strukturen mit einer Auflösung von 0,5 Millimetern dargestellt werden. Wie bei den konventionellen Röntgenverfahren ist Kontrastmittelgabe möglich.
Das CT eignet sich prinzipiell zur Darstellung aller Organe. Aufgrund seiner Schnelligkeit und guten Darstellung ist es in Notfällen unverzichtbar, etwa bei einem Schlaganfall oder Mehrfachverletzungen. Moderne Rechner ermöglichen darüber hinaus z. B. dreidimensionale Darstellungen **(3D-CT)** oder Gefäßdarstellungen **(CT-Angiografie).**

Patientenbelastungen Die Energie der kurzwelligen Röntgenstrahlung, auch ionisierende Strahlung genannt, ist so groß, dass sie chemische Verbindungen, also Moleküle, zerreißen kann. Das gilt für alle durchstrahlten Körpergewebe und damit auch für die in jeder Körperzelle vorhandene Erbsubstanz, die DNA. Der Körper verfügt zwar über zahlreiche Reparaturmechanismen, gelegentlich kommt es aber zu bleibenden Veränderungen, die z. B. eine Krebserkrankung oder bei Bestrahlung der Keimdrüsenregion genetisch bedingte Schäden zur Folge haben können. Röntgenstrahlen treffen in geringer Intensität als **natürliche Höhenstrahlung** ständig aus dem Weltall auf die Erde auf, die Menschheit ist damit also schon seit jeher konfrontiert. Die künstlich zur Diagnostik erzeugten Strahlen sind eine zusätzliche Belastung. Heutige Röntgenverfahren kom-

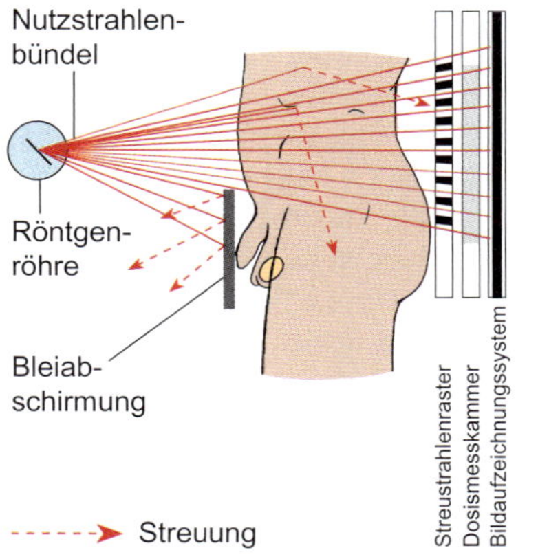

Abb. 4.17 Bildentstehung bei konventionellen Röntgenverfahren.

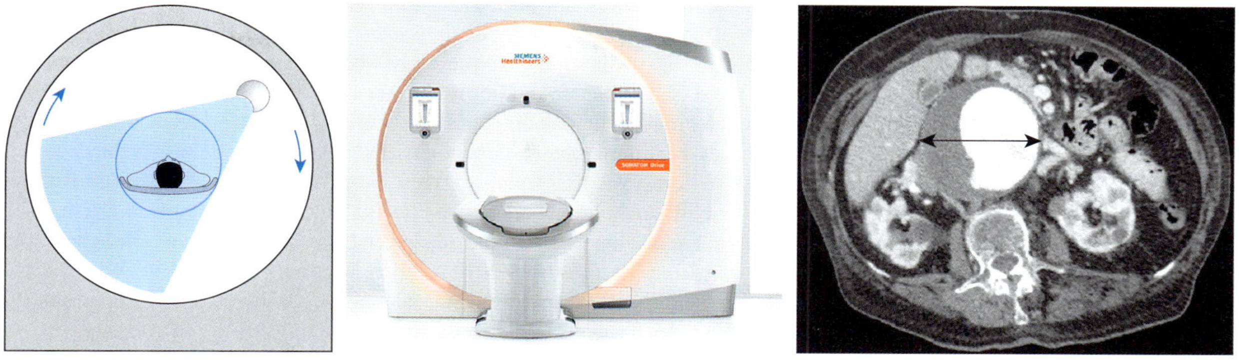

Abb. 4.18 Computertomografie. Links Prinzip der Computertomografie mit rotierender Röntgenröhre und Detektorenkranz, wobei jeweils die der Röhre gegenüberliegenden Detektoren die Intensitätsmuster messen. Mitte Computertomograf. Rechts teilthrombosiertes Aortenaneurysma (↔). [L231, V543–002, T824]

men aber mit so geringen Strahlungsdosen aus, dass die Strahlenbelastung durch ein Röntgenbild oft nicht höher ist als die **natürliche Strahlenbelastung** (durch Boden und Höhenstrahlung, Atemluft und Nahrung) in zehn Tagen oder die Belastung durch einen achtstündigen Interkontinentalflug. Bei der Computertomografie kann die Strahlenbelastung allerdings auch mit modernen Geräten bis zum 100-fachen davon betragen. Daher wird die Indikation streng gestellt.

Vor Gabe jodhaltiger Kontrastmittel müssen Jodallergien und eine Schilddrüsenüberfunktion ausgeschlossen werden.

4.7.2 Magnetresonanztomografie

Die in den Siebziger- und Achtzigerjahren des vorigen Jahrhunderts entwickelte **Magnetresonanztomografie** *(MRT)* basiert auf einem komplett anderen physikalischen Prinzip.

Einige Atomkerne, wie die des Wasserstoffs, besitzen einen Eigendrehimpuls, genannt **Kernspin**, und sind dadurch magnetisch. Normalerweise sind die Richtungen dieser Spins statistisch nach dem Zufallsprinzip verteilt. Legt man jedoch ein starkes äußeres Magnetfeld, erzeugt durch -269 °C kalte, *supraleitende Spulen,* an den Körper an, richten sich alle Spins parallel zur Richtung des Magnetfeldes aus. Das Ablenken der Spinachse in die Magnetfeldrichtung führt zu einer **Präzession** genannten Bewegung um die Magnetfeldrichtung herum (➤ Abb. 4.19). Das Verhalten der Kerne ist anschaulich vergleichbar mit dem eines rotierenden Spielzeugkreisels. Lenkt man diesen Kreisel seitlich etwas aus, rotiert er mit einer bestimmten Frequenz auf einer Kreisbahn um eine senkrechte Mittelachse.

Stört man nun dieses konstante Magnetfeld durch ein senkrecht dazu angelegtes elektromagnetisches Wechselfeld, werden die Kernspins aus der Richtung des statischen Magnetfelds abgelenkt. Dies geschieht mit einer im UKW-Bereich liegenden Frequenz, die in *Resonanz* mit der „Kreiselfrequenz" der Spins ist, welche von der Stärke des konstanten Magnetfelds abhängt. Schaltet man nun die Radiowellen impulsartig ein und aus, so stellt sich die ursprüngliche Spinrichtung nach dem Abschalten nicht schlagartig wieder ein, sondern mit einer gewissen Verzögerung. Dieses zeitliche Abklingen heißt **Relaxation.** Die Relaxation des Kernspins nach Abschalten des Wechselfeldes erzeugt nun ihrerseits durch **Induktion** ein elektromagnetisches Signal in außen angebrachten Spulen. Die Relaxationsprozesse enthalten die eigentlichen Informationen, denn sie sind nicht nur von der Dichte der Wasserstoffatomkerne abhängig, sondern auch von den umgebenden Atomen, also von der Beschaffenheit des Gewebes. Zur örtlichen Auflösung der Informationen dienen Zusatzspulen (*Gradientenspulen,* ➤ Abb. 4.19), welche das konstante Magnetfeld örtlich abstufen und letztlich zu unterschiedlichen Signalfrequenzen bei der Relaxation je nach Lokalisation führen.

Die Relaxation ist durch zwei voneinander unabhängige Phänomene bedingt, die je nach Taktung der UKW-Frequenz unterschieden werden können. Das ermöglicht zwei Abklingzeiten auszuwerten, T1 und T2, die unterschiedliche Aussagen liefern. *T1-gewichtete* Bilder stellen fetthaltige Strukturen wie Nervengewebe oder Knochenmark heller dar als die Umgebung, *T2-gewichtete* Bilder wasserhaltige Strukturen, wie z. B. Liquor oder Zysten (➤ Abb. 4.19).

Die Kontrastbildung der MRT ist 10-mal besser als die einer CT, die räumliche Auflösung liegt bei einem Millimeter. Generell eignet sich die MRT wie die CT für alle Organe, insgesamt stellt die MRT aber Weichteile besser und Knochen schlechter dar als die CT (➤ Abb. 8.39).

Wie bei der CT so sind auch bei der MRT dreidimensionale Darstellungen **(3D-MRT)** und, durch Gabe von Kontrastmitteln mit Verbindungen des Elements *Gadolinium,* Blutgefäßdarstellungen **(MRT-Angiografie)** möglich. Mit der neuesten Entwicklung, der **Echtzeit-MRT**, können filmartige Aufnahmen, z. B. vom schlagenden Herzen, gemacht werden.

Die **funktionelle MRT (fMRT)** vermag über die Sauerstoffbeladung des Hämoglobins sogar die

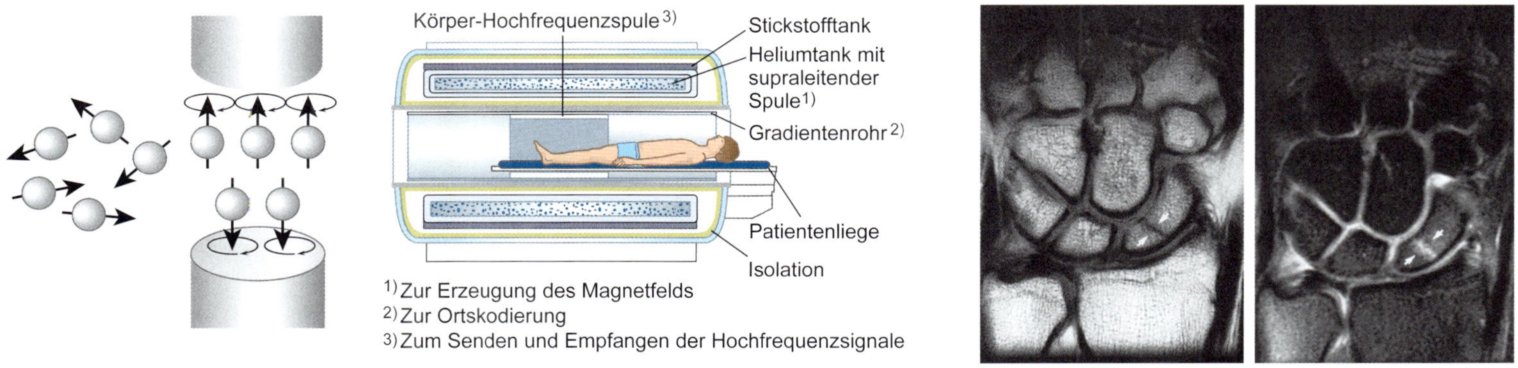

Abb. 4.19 Magnetresonanztomografie. Ganz links ungeordnete Spinrichtungen ohne Magnetfeld, zweites Bild von links „kreiselnde" Kernspins um eine parallel zum Magnetfeld ausgerichtete Achse. Mitte Aufbau eines Magnetresonanztomografen. Rechts Kahnbeinfraktur in der Magnetresonanztomografie (zweites Bild von rechts T1-, ganz rechts T2-gewichtetes Bild), die in der konventionellen Röntgenaufnahme nicht sichtbar war. [L138, G768]

Stoffwechselaktivität eines Gewebes zu erfassen. Die Magnetisierbarkeiten von oxygeniertem und desoxygeniertem Hämoglobin (➤ 12.2.2) sind unterschiedlich. Je höher die Stoffwechselaktivität ist, desto höher ist der Sauerstoffverbrauch und damit der Anteil des desoxygenierten Hämoglobins im Blut. Auf diese Weise können mit der MRT z. B. die Aktivitäten verschiedener Gehirnareale dargestellt werden. Eine Hauptindikation ist der Nachweis von Stoffwechselstörungen des Gehirns ohne strukturelle Veränderungen, z. B. bei Schizophrenie. In der neurophysiologischen Forschung werden diese Methoden auch angewendet, um spezifische Hirnfunktionen (z. B. Sprache, Emotionen) bestimmten Hirnarealen zuzuordnen **(brain mapping).**

Patientenbelastungen Obwohl bei der MRT das statische Magnetfeld bis zu 300.000-mal stärker ist als das Magnetfeld der Erde, ist es für den Menschen unschädlich. Nebenwirkungen sind nicht bekannt. Die bei der Untersuchung auftretenden Klopfgeräusche sowie die Enge der Röhre können bei empfindlichen Menschen psychische Probleme auslösen. Dabei ist die relativ lange Untersuchungszeit von bis zu ca. 20 Minuten zusätzlich belastend. Die Klopfgeräusche können aber durch über Kopfhörer eingespielte Musik gemildert werden. Nicht mit MRT untersucht werden dürfen Patienten, die eisenhaltige oder andere magnetische Stoffe im Körper haben, da diese durch das starke Magnetfeld in Bewegung gesetzt werden können. Nichtmagnetische Metalle sind meist problemlos, können sich aber durch die Hochfrequenzimpulse leicht erwärmen. Die Funktion elektronischer Geräte, etwa Herzschrittmacher oder Cochlea-Implantate, kann durch die elektromagnetischen Felder beim MRT gestört werden.

Reversible Gadolinium-Nebenwirkungen (z. B. Schwindel, Kopfschmerzen, Hitzegefühl, Übelkeit) sind nicht selten, aber ganz überwiegend leicht. Besondere Vorsicht ist beim Einsatz von Gadolinium bei niereninsuffizienten Personen erforderlich.

4.7.3 Nuklearmedizinische Verfahren

Nuklearmedizinische *(NUK)* **Untersuchungen** nutzen radioaktive Isotope (**Radionuklide** ➤ 1.2), die beim Kernzerfall ionisierende Strahlung aussenden. Biologische Moleküle werden mit kurzlebigen radioaktiven Atomen gekoppelt und diese als **Radiopharmakon** in den Körper gegeben. Diese auch **Tracer** genannten Stoffe werden im Körper genauso verarbeitet wie die nichtradioaktiven Isotope des gleichen Elements und reichern sich je nach Beschaffenheit in unterschiedlichen Organen oder krankhaften Prozessen des Körpers an. Von dort senden sie ihre Strahlung aus, die dann mit außerhalb des Körpers befindlichen Detektoren erfasst wird. Nuklearmedizinische Untersuchungen wurden in den Sechzigerjahren des letzten Jahrhunderts eingeführt.

Szintigrafie Bei der Szintigrafie wird von den Tracern ausgesendete *Gammastrahlung* außerhalb des Körpers zweidimensional von Detektoren mit einer sog. **Gammakamera** erfasst, in elektrische Signale umgewandelt und ihre Intensitätsverteilung meist farbcodiert als Bild dargestellt. So wird z. B. radioaktives Jod (^{123}J) in die Schilddrüse aufgenommen und zeigt dort Bereiche besonders hoher oder niedriger Hormonproduktion an (➤ Abb. 4.20). Ähnlich wie bei der zweidimensionalen Röntgenaufnahme ist aber der Ort der Tracer-Anreicherung nicht eindeutig bestimmbar und verfälschen andere im Strahlengang liegende andere Strukturen das Bild.

Single-Photon-Emissions-Computer-Tomografie (SPECT) Die Single-Photon-Emissions-Computer-Tomografie (SPECT) liefert dreidimensionale szintigrafische Bilder. Die Gammakameras werden um den Körper herumbewegt und pro Umlauf bis zu 360 Signale registriert. Diese werden anschließend, wie bei der Computertomografie, in einem Rechner zu einem räumlichen Bild verarbeitet. Eingesetzt wird die SPECT z. B. zur Untersuchung der Blutversorgung des Herzmuskels: Der Tracer, oft mit Technetium (^{99m}Tc) als Radionuklid, reichert sich je nach Durchblutungsstärke in unterschiedlicher Konzentration im Myokard an und liefert so Informationen zur Herzmuskeldurchblutung. Auch zur Diagnose von Knochentumoren oder -entzündungen wird ein mit Tc-gekoppeltes Radiopharmakon verwendet. Stoffwechselstörungen des Gehirns, die ohne Strukturveränderungen auftreten, wie z. B. die Epilepsie, können ebenfalls mittels SPECT untersucht werden.

Die räumliche Auflösung der SPECT ist mit ca. 10 mm nicht sehr hoch, die Messdauer mit bis zu 30 Minuten relativ lang. Dazu kommt eine Vorlaufzeit von bis zu mehreren Stunden, die nach der Verabreichung des Tracers abgewartet werden muss, bis sich genügend Aktivität im zu untersuchenden Volumen angereichert hat und ein Großteil des nicht gebundenen Tracers, der sonst Störsignale aussende würde, über die Nieren wieder ausgeschieden ist.

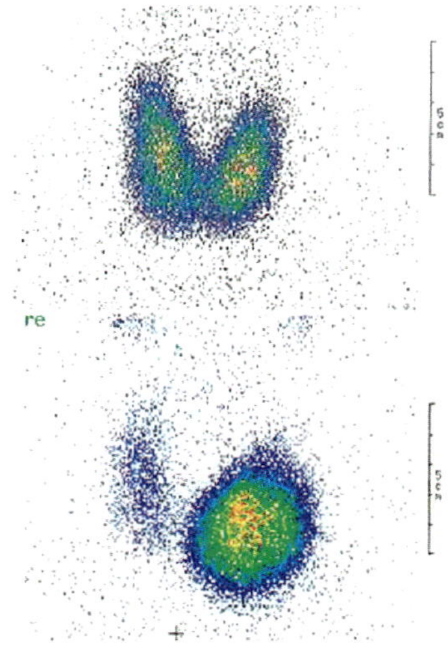

Abb. 4.20 Schilddrüsenszintigrafie. Oben Normalbefund mit typischem schmetterlingsförmigen Bild. Unten Bild bei heißem Knoten, der ungehemmt Schilddrüsenhormone produziert. Dadurch wird das übrige Schilddrüsengewebe gehemmt und stellt sich kaum mehr dar. [T571]

Positronen-Emissions-Tomografie (PET) Eine bessere Darstellung und Lokalisation von Strukturen ermöglicht die Positronen-Emissions-Tomografie. Verwendet werden spezielle Radionuklide, bei deren Zerfall **Positronen** entstehen, also positive Atomteilchen mit der Masse eines Elektrons. Trifft ein Positron auf ein Elektron, tritt sog. **Paarvernichtung** *(Annihilation)* ein, bei der zwei Gammastrahlen in genau entgegengesetzte Richtungen abgestrahlt werden. Diese Strahlen werden durch einen feststehenden ringförmigen Detektor registriert. Alle Strahlen, die aus sich genau um 180 Grad unterscheidenden Richtungen stammen, werden ausgewertet. Ihr Schnittpunkt ist der Ursprungsort des zerfallenden Tracers, wodurch der Ort der markierten Struktur eindeutig zu ermitteln ist. Das meist verwendete Nuklid in der PET ist der Positronenstrahler Fluor 18 (^{18}F). Häufig verwendet wird F-18-markierter Zucker *(Fluor-Desoxy-Glukose, FDG),* der sich in stark Zucker verbrauchenden Geweben anreichert. Damit können beispielsweise Tumore erkannt werden, da sie oft einen erhöhten Energieumsatz haben. F-18-markierte Aminosäuren werden vorrangig zur Darstellung von Hirntumoren verwendet. Das Auflösungsvermögen der PET liegt bei 3–6 Millimetern.

Die nuklearmedizinischen Verfahren bieten eine hohe Empfindlichkeit und Spezifität zur Untersuchung einer Körperstruktur, die räumliche Auflösung ist aber schlechter als bei der CT oder MRT. Deshalb werden auch beide Methoden gekoppelt durchgeführt, z. B. PET-CT (➤ Abb. 4.21) oder PET-MRT. Da es sich um recht aufwändige, teure und strahlenbelastende Verfahren handelt, wird die Indikation hierzu streng geprüft.

Patientenbelastungen Alle nuklearmedizinischen Untersuchungen führen zu einer Strahlenbe-

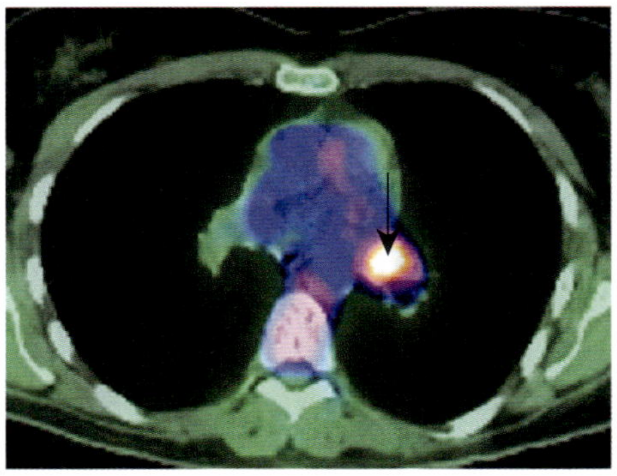

Abb. 4.21 PET-CT einer Patientin mit metastasiertem Lungenkarzinom. Der hell leuchtende Bereich in der Mitte der rechten Bildhälfte (Pfeil) zeigt eine Lymphknotenmetastase. [E393]

lastung. Um diese so niedrig zu halten, werden möglichst schnell zerfallende Isotope eingesetzt. Die Halbwertszeit (➤ 1.2) von ^{123}J beträgt 13 Stunden, die von ^{99m}Tc sechs Stunden und die von ^{18}F nur 110 Minuten (diese Radionuklide müssen also erst kurz vor ihrer Verwendung hergestellt und schnell an den Verwendungsort transportiert werden). Außerdem nimmt die Aktivität im Körper durch Ausscheidung des Radiopharmakons durch die Nieren ab, die durch reichliches Trinken erhöht wird. Die Belastung durch Radioaktivität ist bei einer SPECT oder PET ähnlich hoch wie die Röntgenstrahlenbelastung einer CT und entspricht in etwa der jährlichen natürlichen Strahlenbelastung.

4.7.4 Sonografie

Auch mit **Schallwellen** kann man das Köperinnere untersuchen. Die ersten medizinischen Verfahren wurden Ende der Vierzigerjahre des vorigen Jahrhunderts entwickelt. Die **Sonografie** *(Ultraschalldiagnostik)* funktioniert nach dem Prinzip des Echolots. Von einem piezoelektrischen Schallkopf werden Schallwellenimpulse mit Frequenzen von 1–15 Megahertz, also weit oberhalb des menschlichen Hörbereichs, in den Körper ausgesendet. Die Gewebe im Körper setzen der Schallausbreitung unterschiedlichen Widerstand entgegen. Je nach Widerstandsunterschied kommt es an den Grenzflächen zweier Gewebe zu unterschiedlich starker Schallreflexion **(Echogenität).** Sie ist z. B. hoch beim Übergang von Weichteilen zu Knochen. Aus der Zeit, die die Echos bis zur Rückkehr in den dann als Empfänger dienenden Schallkopf benötigen, kann die Tiefe der reflektierenden Strukturen im Körper berechnet werden. Die unterschiedliche Echointensität, die sich durch gewebeabhängige Reflexion und Absorption der Schallenergie ergibt, wird beim Aufbau eines Bildes auf einem Monitor in unterschiedliche Helligkeit umgesetzt (➤ Abb. 4.22, ➤ Abb. 14.5, ➤ Abb. 17.36, ➤ Abb. 19.18, ➤ Abb. 20.27). Überstreicht der Schallstrahl kontinuierlich einen bestimmten Winkelbereich, lässt sich eine zweidimensionale Darstellung erzeugen. So entstehen die typischen bewegten Schnittbilder, z. B. vom schlagenden Herzen *(Echokardiografie)* oder vom Feten im Mutterleib (➤ Abb. 21.18). Dabei muss der Schallkopf immer in direktem Kontakt mit der Körperoberfläche sein, da sonst alle Schallwellen schon an der Grenzfläche Schallkopf-Luft reflektiert würden (➤ Abb. 4.22). Zur optimalen Ankopplung an den Körper wird ein Gel verwendet.
Durch entsprechende Rechenverfahren ist auch eine **3D-Sonografie** möglich. So können z. B. die Gesichtszüge eines Ungeborenen sichtbar gemacht werden (➤ Abb. 21.19). Werden zusätzlich die zeitlichen Änderungen der Struktur erfasst, spricht man von **4D-Sonografie.**
Auch Blutströmungen lassen sich mit Ultraschall darstellen. Dazu wird ausgenutzt, dass die Frequenz einer von einem sich bewegenden Objekt reflektierten Welle von der der einfallenden Welle abweicht **(Doppler-Effekt).** Bewegt sich das Objekt auf den Sender zu, erhöht sich die Frequenz, entfernt es sich, wird sie niedriger. Wie bei einer Radarmessung im Straßenverkehr können aus dem Frequenzunterschied die Richtung und die Geschwindigkeit des Objekts ermittelt werden. Die Objekte, die im Blut die Schallwellen reflektieren, sind die roten Blutkörperchen. Diese Information wird in das zweidimensionale Sonografie-Graustufenbild farbcodiert eingeblendet. Fluss zum Schallkopf hin wird üblicherweise in Rottönen dargestellt, Fluss vom Schallkopf weg in Blautönen. Dabei werden die verschiedenen Geschwindigkeiten in verschiedenen Farbstufen wiedergegeben, je heller die Farbe, desto höher die Geschwindigkeit. Da die durch den Blutfluss erzeugte Doppler-Frequenzverschiebung im hörbaren Bereich liegt, kann man die Strömung zischend und herzschlagsynchron hören. Mit dieser **Doppler-** bzw. **Farb-Duplex-Sonografie** (➤ Abb. 4.22, ➤ Abb. 14.10) können z. B. sehr gut Engstellen (Stenosen) in Blutgefäßen und nicht komplett schließende Herzklappen diagnostiziert werden.
Sonografie von gasgefüllten Organen (Lunge, Darm) und von Knochen umgebenden Strukturen (Schädel, Rückenmark) ist kaum möglich, da die Schallwellen an ihnen fast vollständig reflektiert werden. Solange bei Feten und Neugeborenen die Fontanellen (➤ 6.2.4) geöffnet sind, kann bei Ihnen auch das Gehirn „geschallt" werden.
Auflösungsvermögen und Eindringtiefe bei der Sonografie hängen stark von der verwendeten Schallfrequenz ab. Bei zwei Megahertz kann bis etwa zwölf Zentimeter tief und mit einer Ortsauflösung von drei Millimetern gearbeitet werden, bei 15 Megahertz dagegen nur 1,6 Zentimeter tief, aber mit einer Auflösung von 0,4 Millimetern. Eine Kontrasterhöhung von Blutgefäßen kann durch intravenöse Gabe von gasgefüllten Mikrobläschen *(microbubbles)* erreicht werden.
Patientenbelastungen Sonografien sind unschädlich, da Intensitäten weit unterhalb der Schwelle verwendet werden, bei der Gewebe oder Moleküle verändert werden könnten. Lange Doppler-Untersuchungen an fetalen Hirngefäßen sollen allerdings nicht erfolgen, um eine zu starke Erwärmung zu vermeiden.

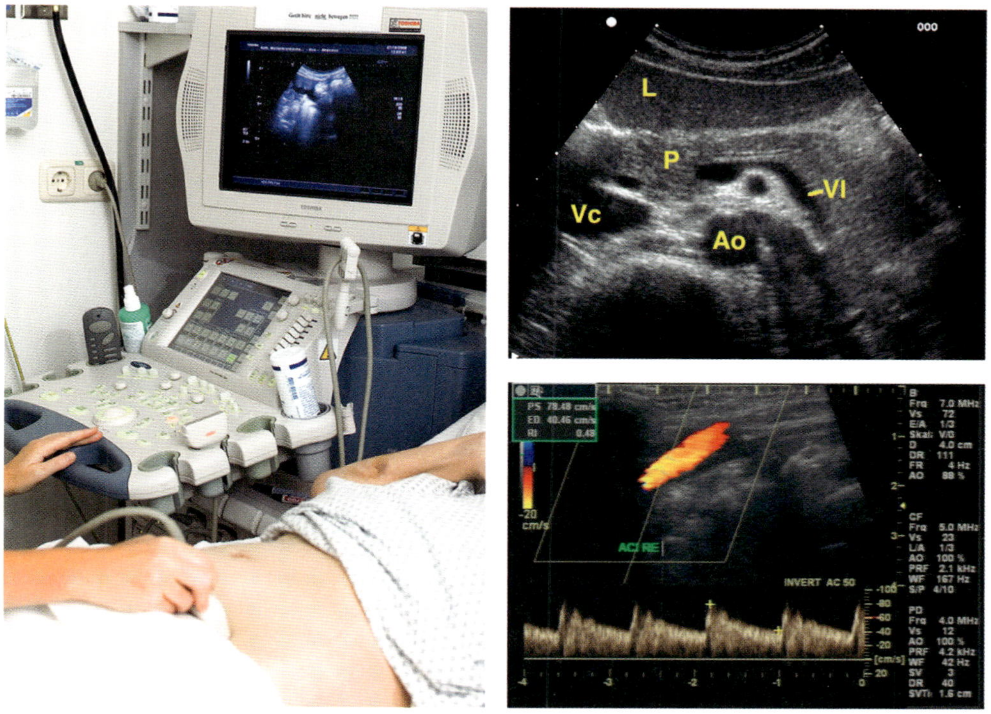

Abb. 4.22 Sonografie. Links Untersuchungssituation. Rechts oben Normalbefund einer Oberbauchsonografie (L = Leber, P = Pankreas = Bauchspeicheldrüse, Ao = Aorta, Vc = V. cava inferior = untere Hohlvene, VI = V. lienalis = Milzvene. Rechts unten Normalbefund einer Farb-Duplex- und Dopplersonografie der A. carotis communis. [K115, L231, T824]

4.7.5 Untersuchungen mit Licht

In Hohlräume des Körpers lässt sich direkt hineinleuchten und damit hineinblicken, je nach Lage des Hohlraums mit recht einfachen, starren oder schlauchförmigen, biegsamen Instrumenten. Untersuchungen direkt einsehbarer Hohlräume belasten den Patienten nicht, z. B. die Inspektion der Nase mit dem **Rhinoskop,** die des Ohres mit dem **Otoskop** oder die von Scheide und Gebärmuttermund mit dem **Kolposkop.** Andere Verfahren hingegen zählen zu den minimal-invasiven Untersuchungen und erfolgen üblicherweise je nach Untersuchung und Wunsch des Patienten mit lokaler Schleimhautbetäubung, unter Gabe von Schmerz- und Beruhigungsmitteln oder unter kurzer Allgemeinanästhesie. Zu diesen **Endoskopien** (im engeren Sinn) zählen unter anderem die Spiegelung von Speiseröhre

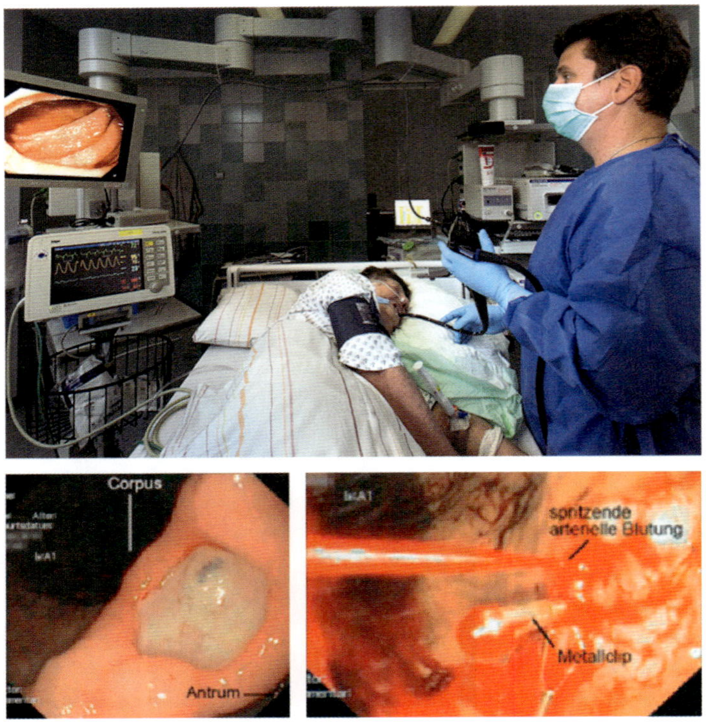

Abb. 4.23 Gastroskopie. Die Patientin „verschläft" die Untersuchung durch eine Kurznarkose. Links unten Befund eines Magengeschwürs, rechts unten mit zusätzlich spritzender arterieller Blutung, eine endoskopische Blutstillung wird versucht. [K115, T824]

und Magen-Darm-Trakt **(Ösophago-, Gastroduodeno-, Koloskopie)**, unteren Atemwegen **(Bronchoskopie)**, Bauchhöhle **(Laparoskopie)** oder Gelenken **(Arthroskopie).** Licht wird über ein Glasfaserbündel eingekoppelt. Die Bilder werden zumeist mit einer sehr kleinen Videokamera aufgenommen und auf einen Monitor übertragen (➤Abb. 4.23, ➤Abb. 17.43). Über weitere Kanäle in den Instrumenten können *Gewebeproben* **(Biopsien)** entnommen und kleine Eingriffe vorgenommen werden.

Bei der **optischen Kohärenztomografie** *(OCT)* werden durch Reflexion von sichtbarem Licht die Gewebsschichten der Netzhaut vermessen.

Mit Infrarotstrahlen, also Wärmestrahlen, statt sichtbarem Licht arbeitet die **Thermografie.** Die von der Hautoberfläche abgestrahlte Wärme ist von der Wärmeproduktion im darunter gelegenen Gewebe abhängig, zeigt also z. B. entzündliche Prozesse oder Durchblutungsstörungen an. Die von einer Thermografiekamera aufgenommenen Bilder werden als Farbstufenbilder wiedergegeben, wobei die Temperatur von Rot nach Blau abnimmt. Eine Weiterentwicklung ist die **Hyperspektralkamera,** mit der Aufnahmen selektiv bei verschiedenen Wellenlängen im sichtbaren und im Infrarotbereich gemacht werden können.

5 Knochen, Gelenke, Muskeln

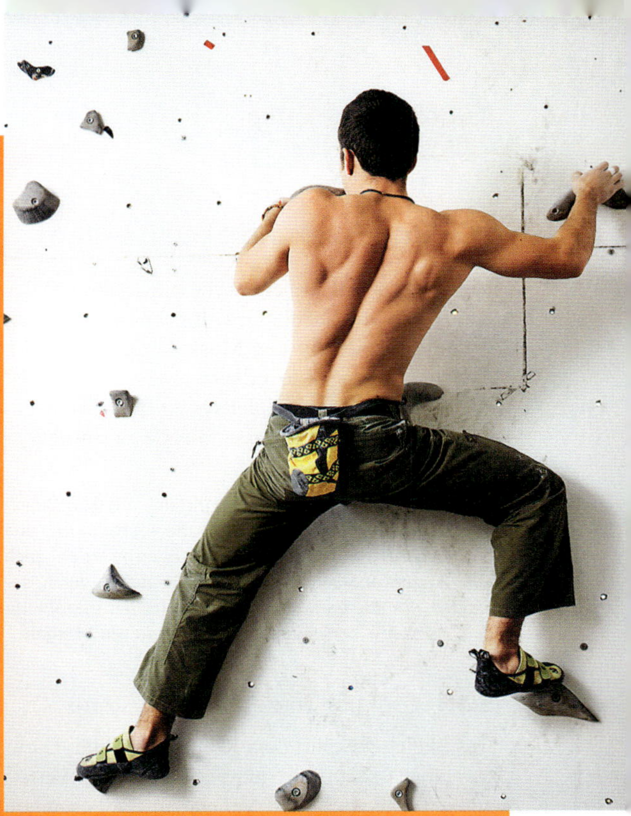

5.1 Knochen und Skelettsystem

Knochen- und Knorpelgewebe bilden ein stabiles Gerüst, das die äußere Gestalt beeinflusst und im Zusammenspiel mit den Muskeln die Bewegung einzelner Körperteile erlaubt. Dieses Gerüst ist das **Skelettsystem.** Skelettsystem und Muskulatur werden zusammenfassend als **Bewegungsapparat** bezeichnet.

Die medizinischen Fachgebiete, die sich mit dem Bewegungsapparat beschäftigen, sind die **Orthopädie** und **Unfallchirurgie.** Einige Erkrankungen werden auch von Ärzten anderer chirurgischer Fachrichtungen behandelt, vor allem im Bereich rheumatischer Erkrankungen bestehen Überschneidungen zur **Inneren Medizin.**

5.1.1 Funktionen des Skelettsystems

Das Skelett gewährt dem Körper Stabilität. Darüber hinaus schützt es innere Organe vor Verletzungen und speichert Mineralien, insbesondere Kalzium und Phosphat. Viele Strukturen im Körper brauchen Kalzium für ihre Funktion. So besteht ein ständiger Austausch von Kalzium zwischen Blut und Knochengewebe (➤ 11.4.3). Schließlich bietet das Skelettsystem im Inneren vieler Knochen *(Knochenmarkhöhle)* die Produktionsstätte für die meisten Blutzellen (➤ 12.1.3).

5.1.2 Knochentypen und -formen

Es liegt nahe, die über 200 Knochen des Menschen nach ihrer Form in **Knochentypen** einzuteilen:

Röhrenknochen *(lange Knochen),* etwa der Oberschenkelknochen, bestehen aus einem langen Schaft mit zwei meist verdickten Enden. Sie haben außen eine sehr dichte Knochenstruktur (*Kortikalis,* ➤ 4.3.7, ➤ 5.1.3). An den Enden ist die Knochenstruktur innen aufgelockert *(Spongiosa).* Der Schaft ist hohl (➤ Abb. 5.1), in dieser Höhle befindet sich das Knochenmark.

Kurze Knochen sind meist würfel- oder quaderförmig, z. B. die Handwurzelknochen. Ihre Außenschicht ist dünner als bei einem Röhrenknochen und geht ohne scharfe Grenze in die schwammartige (spongiöse) Innenschicht über.

Flache, kompakte Knochen heißen **platte Knochen.** Zwischen zwei festen Außenschichten befindet sich eine schmale spongiöse Innenschicht. Neben den Knochen des Hirnschädels gehören das Brustbein, die Rippen, die Schulterblätter und die Darmbeinschaufeln zu den platten Knochen.

Sesambeine sind kleine, in Muskelsehnen eingebettete Knochen. Sie finden sich bevorzugt dort, wo Sehnen besonders belastet sind, etwa im Handgelenk. Sie verändern aber auch den Sehnenfaserverlauf und erhöhen dadurch die Muskelwirkung. Die Zahl der Sesambeine eines Menschen kann variieren, die *Kniescheiben* als größte Sesambeine sind jedoch immer vorhanden.

Außerdem gibt es noch Knochen, die in kein Schema passen und meist als *komplizierte* oder **irreguläre** (unregelmäßig geformte) **Knochen** bezeichnet werden. Hierzu zählen die Wirbel und viele Knochen des Gesichtsschädels.

Durchtrittstellen von Leitungsbahnen

Viele Knochen haben spezielle Ausformungen, um Leitungsbahnen hindurchzulassen:

- Ein *Loch* **(Foramen)** ist eine Öffnung, durch die Gefäße, Nerven, Bänder oder, z. B. beim großen Hinterhauptloch (➤ Abb. 6.11), das Rückenmark hindurchziehen
- Andere Knochen besitzen eine *Grube* **(Fossa)** oder einen *Einschnitt* (**Incisura** ➤ Abb. 6.23), in der Muskeln oder andere Strukturen versenkt und geschützt verlaufen
- Durch einen längeren *Gang* **(Meatus)** im Inneren eines Knochens verläuft beispielsweise der knöcherne Anteil der Ohrtrompete (➤ Abb. 9.25).

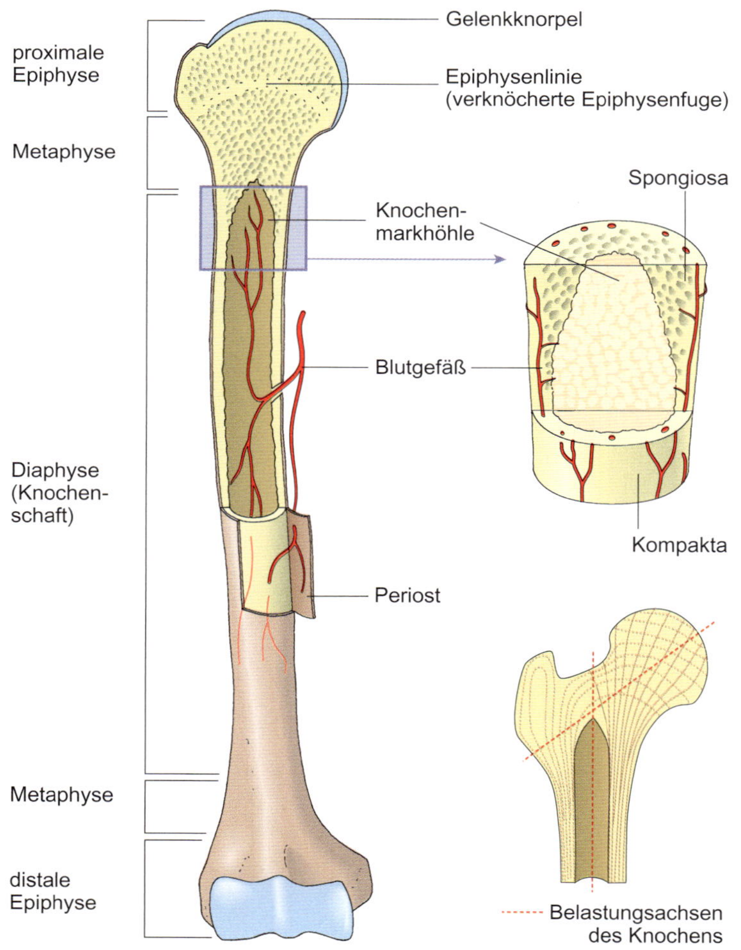

Abb. 5.1 Aufbau eines Röhrenknochens.
Links: Teilweise längs eröffnet. Rechts oben: Vergrößerter Ausschnitt mit Knochenmarkhöhle. Rechts unten: Schnitt durch den Hüftkopf des Oberschenkelknochens. Die Knochenbälkchen sind in den Richtungen der Hauptbelastungsachsen (rot) angeordnet.

5.1.3 Knochenaufbau

Äußere Struktur eines Röhrenknochens beim Erwachsenen

Den Schaft eines Röhrenknochens nennt man **Diaphyse,** seine beiden Enden heißen **Epiphyse,** der Abschnitt zwischen Epi- und Diaphyse **Metaphyse.** Zwischen Epiphyse und Metaphyse liegt die **Epiphysenfuge,** im Kindes- und Jugendalter die Längenwachstumszone des Knochens.

Die beiden Epiphysen werden von einer dünnen Schicht aus hyalinem Knorpel bedeckt. Dieses Knorpelgewebe setzt die Reibung herab, wenn der Knochen mit einem anderen ein Gelenk bildet.

Periost und Endost

Außerhalb der Gelenkflächen wird der Knochen von *Knochenhaut* **(Periost)** umgeben. Das Periost liegt dem Knochen als dünne Faserschicht fest an. Es setzt sich aus zwei Schichten zusammen, die jedoch nur in der Wachstumsphase zu unterscheiden sind: Die äußere besteht aus Kollagen und elastischen Fasern, die innere enthält die Nerven und die Gefäße, die das Innere des Knochens mit Nährstoffen versorgen. Deswegen ist das Periost – im Gegensatz zum Knochen selbst – schmerzempfindlich. Neben der Schutz- und Ernährungsfunktion für den Knochen dient das Periost dem Ansatz von Sehnen und Bändern, mit denen es sich reißfest verbindet.

Die inneren Knochenoberflächen sind von **Endost** *(innere Knochenhaut)* überzogen, einer dünnen Faserschicht mit flachen **endostalen Saumzellen** darauf.

Kortikalis, Kompakta und Spongiosa

Bei den meisten größeren Knochen ist nur die Außenschicht, die *Kortikalis,* aus dichtem Knochengewebe aufgebaut (➤ 4.3.7, ➤ Abb. 5.1, ➤ Abb. 5.2). Ihre Dicke variiert je nach funktioneller Erfordernis. Bei den Röhrenknochen ist die Kortikalis im Bereich der Diaphyse relativ breit und wird dort **Kompakta** genannt.

Der wesentlich größere Anteil im Inneren des Knochens besteht dagegen aus zarten *Knochenbälkchen,* der **Spongiosa** (➤ Abb. 5.1, ➤ 4.3.7). Auch die Anordnung der Knochenbälkchen in der Spongiosa folgt funktionellen Anforderungen: Durch die einwirkenden Kräfte wird sie so beeinflusst, dass für jede Belastungsart genau die nötige Anzahl und Stärke an verstrebenden Knochenbälkchen gebildet werden. Dadurch wird einerseits ohne Stabilitätseinbußen (ein Rohr ist fast genauso biegesteif wie ein gleich dicker Stab) enorm an Gewicht eingespart – durchschnittlich wiegt unser Skelett nur 7 kg! Andererseits wird so Platz gewonnen für das blutbildende Knochenmark.

Knochenmarkhöhle

Die Hohlräume zwischen den Knochenbälkchen der Spongiosa heißen **Knochenmarkhöhle** *(Markhöhle, Markraum).* In den meisten kurzen, platten oder irregulären Knochen ist hier **rotes blutbildendes Knochenmark** angesiedelt, außerdem in den Epiphysen der Röhrenknochen von Oberarm und Oberschenkel. Die Knochenmarkhöhlen der übrigen Knochen enthalten nur im Kindesalter rotes Knochenmark, das später nach und nach in fetthaltiges **gelbes Knochenmark** *(Fettmark)* umgewandelt wird.

Pneumatisierte Hohlräume

Um Gewicht zu reduzieren, enthalten einige Schädelknochen luftgefüllte und mit Schleimhaut ausgekleidete Hohlräume, z. B. die Nasennebenhöhlen (➤ Abb. 6.13).

Ernährung des Knochens

Der Knochen wird auf zwei Wegen mit Blut und damit Nährstoffen versorgt: Zum einen sprießen aus dem Periost winzige Blutgefäße in den Knochen ein und versorgen ihn von außen. Zum anderen durchbohren größere Arterien die Kortikalis, ziehen zum Markraum und verzweigen sich dort zu einem Gefäßnetz, das den Knochen von innen versorgt.

In der Kompakta verlaufen die kleinen Gefäße in den längs gerichteten *Havers-Kanälen* (➤ 4.3.7, ➤ Abb. 4.12, ➤ Abb. 5.2). Die Querverbindungen zwischen den Havers-Kanälen, die *Volkmann-Kanäle* (➤ Abb. 4.11), enthalten ebenfalls Blutgefäße, welche auch die beiden Versorgungssysteme miteinander verbinden.

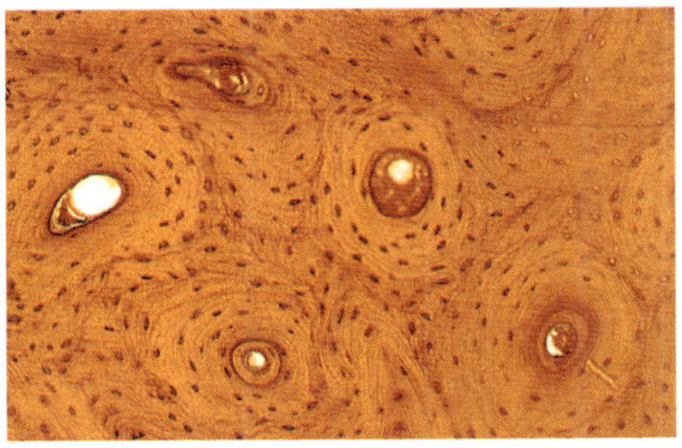

Abb. 5.2 Lichtmikroskopisches Bild der Kortikalis eines Lamellenknochens mit mehreren quer geschnittenen Osteonen. Der zentrale Havers-Kanal (➤ 4.3.7) ist von Osteon-Lamellen kreis- bzw. röhrenförmig umgeben. [M375]

> **Osteomyelitis**
> Entweder mit dem Blutstrom (im Rahmen einer Allgemeininfektion) oder von außen (z. B. bei offenen Knochenbrüchen) können Infektionserreger, überwiegend Bakterien, ins Knocheninnere gelangen und eine schwere *Knochenmarkentzündung* **(Osteomyelitis)** hervorrufen. Meist sind auch die umgebenden Knochenstrukturen beteiligt.
> Grundpfeiler der meist monatelangen Therapie sind Schonung des betroffenen Knochens, Antibiotikagabe und meist eine operative Ausräumung des Infektionsherdes. Anschließend wird die Knochenhöhle oft mit einer Spül-Saug-Drainage gespült oder es werden antibiotikahaltige Ketten oder Schwämme eingelegt.

Bildung und Auflösung von Knochengewebe

Drei verschiedene Arten von Knochenzellen sind am Auf-, Um- und Abbau des Knochens beteiligt. Die **Osteoblasten** sind für den Auf- und Umbau der *Knochenmatrix (Knochengrundsubstanz)* zuständig: Sie bilden Kollagen und scheiden Kalziumphosphate und Kalziumkarbonate in den interstitiellen Raum aus. Diese kristallisieren dann aufgrund ihrer schlechten Löslichkeit entlang der Kollagenfasern aus und mauern damit die Osteoblasten ein. Von der Umgebung weitgehend abgeschnitten, verlieren die Osteoblasten ihre Fähigkeit zur Zellteilung und heißen nun **Osteozyten.** Schließlich verhärtet sich das Gewebe und bildet so die „fertige", sehr belastbare Knochenmatrix. Dieser Prozess der Verknöcherung dauert je nach Knochen mehrere Monate bis viele Jahre. Deswegen besitzen kleine Kinder ein weicheres, biegsameres Skelett als Erwachsene.

Gegenspieler der Osteoblasten bzw. Osteozyten sind die mehrkernigen **Osteoklasten** (➤ Abb. 5.3). Sie lösen Knochen wieder auf, was in Umbauphasen des Skeletts, z. B. in Wachstumsphasen, aber auch in der Heilungsphase nach Knochenbrüchen notwendig ist.

Auch nach Abschluss des Wachstums (➤ 22.5.1) wird Knochengewebe durch Osteoblasten gebildet und durch Osteoklasten aufgelöst. Es besteht ein *dynamisches Gleichgewicht,* durch das der Knochen sich erhöhten bzw. veränderten Anforderungen anpassen oder während einer Schwangerschaft Knochenminerale zur Verfügung stellen kann. Verstärkte Belastung etwa führt zur Neubildung von Knochenbälkchen.

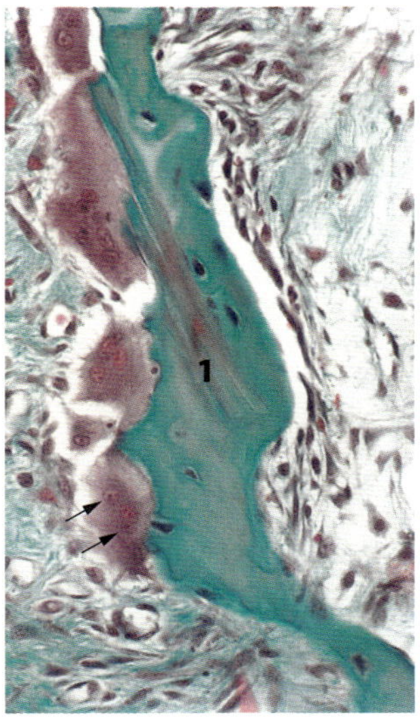

Abb. 5.3 Mikroskopisches Bild dreier großer, mehrkerniger (→) Osteoklasten an der Grenze zu einem (grün gefärbten, entkalkten) Knochenbälkchen (1). [M375]

5.1.4 Knochenentwicklung

Der Vorgang der Knochenbildung heißt **Ossifikation** oder *Verknöcherung.* In einem frühen Entwicklungsabschnitt, in dem aber schon Muskeln, Blutgefäße und Nerven ausgebildet sind, befinden sich an den Orten der späteren Knochen zusammenhängende Stränge aus *embryonalem Bindegewebe* (➤ 4.3, ➤ 4.3.3). Von diesem Stadium aus gibt es zwei Möglichkeiten zur Knochenbildung:

Direkte Verknöcherung (desmale Ossifikation)

Die Knochen des Schädeldaches, die Mehrzahl der Gesichtsknochen und das Schlüsselbein verknöchern auf direktem Wege **(desmale Ossifikation):** Die Osteoblasten häufen sich im embryonalen Bindegewebe an und bilden Knochenmatrix. Die Matrix verkalkt vor und teilweise nach der Geburt und es entstehen die erwähnten **Knochenbälkchen** *(Trabekel).* Verschiedene Knochenbälkchen verschmelzen nun netzartig miteinander und bilden die typische Struktur der **Geflechtknochen** *(Deck-, Bindegewebsknochen).*

Verknöcherung über knorpelige Zwischenstufen (chondrale Ossifikation)

Die meisten Knochen des Körpers werden über einen Umweg gebildet (➤ Abb. 5.4): Zunächst entstehen aus den embryonalen Bindegewebssträngen Stränge aus glasartigem *hyalinem Knorpel* (➤ 4.3.5). Der Knorpel wird dann in einem zweiten Schritt Stück für Stück durch Knochengewebe ersetzt **(chondrale Ossifikation).** Bei dieser Ossifikationsform unterscheidet man eine im Knorpelinneren ablaufende Verknöcherung **(enchondrale Ossifikation)** und eine von der *Knorpelhaut,* dem **Perichondrium** (➤ 4.3.5), ausgehende äußere Verknöcherung **(perichondrale Ossifikation),** die parallel zueinander stattfinden:

- Bei der enchondralen Ossifikation entsteht im Innern des Knorpels ein **primärer Knochen-**

5

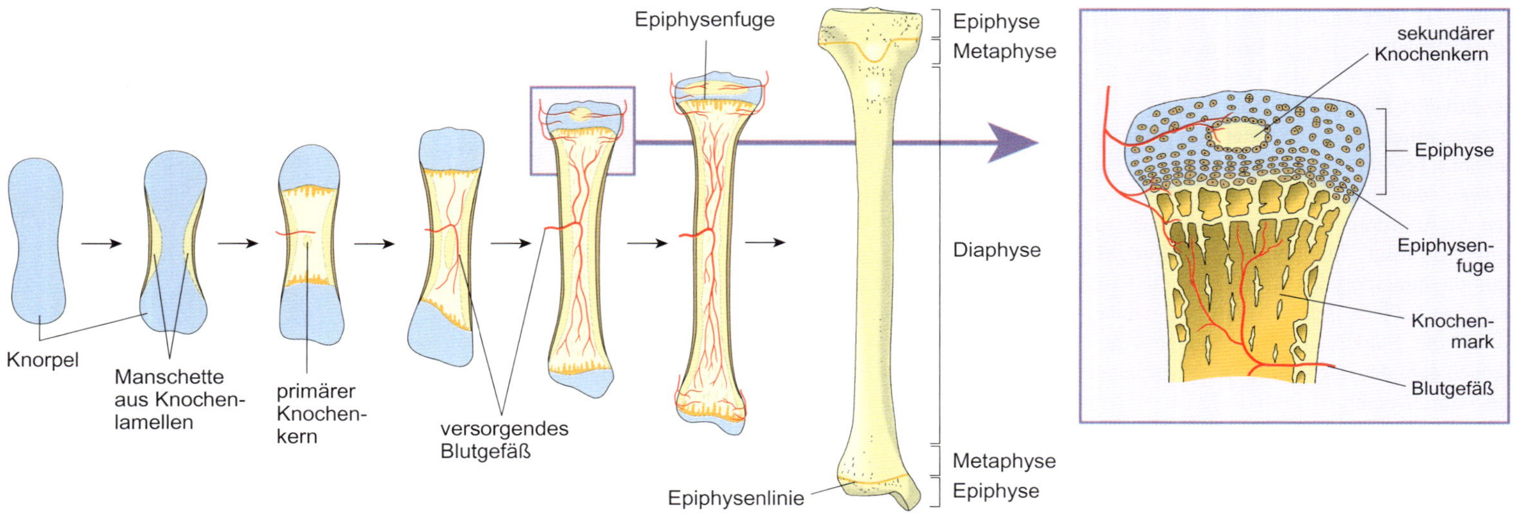

Abb. 5.4 Der Ablauf der chondralen Ossifikation.

kern, der durch schichtweise Auflösung von Knorpel und Anlagerung von Knochen allmählich größer wird. Später dringen Blutgefäße auch in die Knorpelenden (Epiphysen) ein, und es entstehen **sekundäre Knochenkerne,** die (zum Teil) erst nach der Geburt die Räume der beiden Epiphysen ausfüllen (➤ Abb. 5.4)

- Bei der perichondralen Ossifikation bildet sich an der Innenhaut des Perichondriums eine Hülle aus Osteoblasten, die über die gleichen Vorgänge wie bei der desmalen Ossifikation eine dünne Knochenmanschette erzeugen.

Die perichondrale Knochenmanschette verschmilzt später mit den aus dem Knocheninneren herauswachsenden primären und sekundären Knochenkernen. Oberflächennah bildet sich durch weiteren Umbau die sehr dichte Kortikalis (➤ 4.3.7, ➤ 5.1.3). Im Zentrum größerer Knochen entstehen schon bald wieder neue Hohlräume, in denen die Knochensubstanz nur in Form von lockeren Bälkchen, der Spongiosa, erhalten bleibt.

Beim Neugeborenen bestehen noch nennenswerte Teile des Skeletts aus Knorpel (➤ Abb. 5.5). Die weitere Verknöcherung (Ossifikation) folgt einem regelmäßigen Ablauf und ist erst nach Wachstumsabschluss beendet.

Epiphysenfugen

Nach Ausbildung der sekundären Knochenkerne ist das Knorpelgewebe des Epiphysenraums mit zwei Ausnahmen vollständig durch Knochen ersetzt: Auf der Gelenkfläche der Epiphyse bleibt der hyaline Knorpel als hochbelastbarer **Gelenkknorpel** erhalten, in Richtung Diaphyse bleibt die knorpelige *Wachstums-* oder **Epiphysenfuge** übrig (➤ Abb. 5.4). Von ihr geht das weitere Längenwachstum des Röhrenknochens aus. Ist auch dieser Bereich verknöchert (die Epiphysenfuge wird zur **Epiphysenlinie**), ist das Skelettwachstum abgeschlossen.

> **Schäden der Epiphysenfuge** (M)
> Nur im Bereich der Epiphysenfuge wächst der Knochen. Wird sie in Kindheit oder Jugend (dauerhaft) geschädigt, beispielsweise durch einen Knochenbruch, können Wachstumsstörungen, z. B. mit Beinlängendifferenz, die Folge sein.

5.1.5 Knochenwachstum und Wachstumshormon

Die Wachstumsgeschwindigkeit des Knochens wird vor allem durch das *Wachstumshormon* bestimmt (➤ 11.2.3). Solange Wachstumshormon ausgeschüttet wird, also bis zum Ende der Pubertät, bilden sich auf der zur Epiphyse zeigenden Grenzfläche der Epiphysenfuge neue Knorpelzellen. Diese werden auf der zur Diaphyse zeigenden Grenzfläche der Fuge durch Knochenzellen ersetzt. So bleibt die Dicke der Wachstumsfuge ziemlich konstant, während der knöcherne Anteil auf der Diaphysenseite wächst. Zu Beginn der Pubertät kommt es dann durch das Zusammenwirken von Wachstumshormonen mit den Androgenen der Nebennierenrinde (➤ 11.5) und später den Sexualhormonen Östrogen und Testosteron (➤ 20.3.7, ➤ 20.2.3) aus Eierstock und Hoden zum pubertären Wachstumsschub (➤ Abb. 22.11). Am Ende der Pubertät werden durch die Sexualhormone und das Absinken des Wachstumshormonspiegels die epiphysären Knorpelzellen zunehmend inaktiv. Schließlich hören sie auf, sich zu teilen, und die knorpelige Wachstumsfuge wird knöchern durchbaut. Zurück bleibt die Epiphysenlinie (➤ Abb. 5.1), und das Längenwachstum des entsprechenden Knochens ist unwiderruflich beendet.

Röntgenologische Altersbestimmung

Bei Kindern, die im Vergleich zu Gleichaltrigen sehr groß oder klein sind, besteht oft die Frage

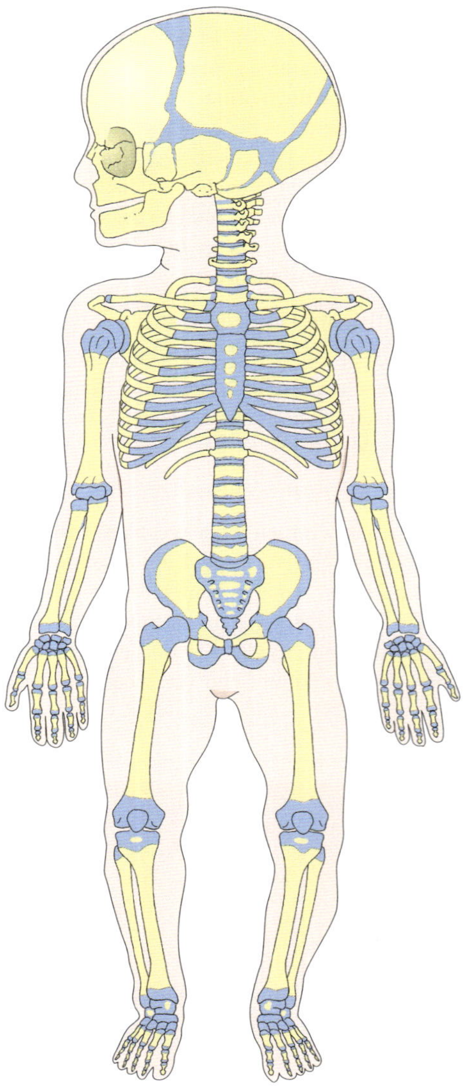

Abb. 5.5 Verteilung von Knorpel- und Knochensubstanz (blau bzw. gelb gefärbt) bei einem Neugeborenen.

nach einer Behandlung des Hoch- oder Minderwuchses. Entscheidende diagnostische Hilfe ist die **röntgenologische Skelettalterbestimmung** (➤ Abb. 5.6).

An einem Röntgenbild der linken Hand wird festgestellt, wie weit die knöcherne Durchbauung schon vorangeschritten ist. Auftreten und Größe von Knochenkernen sowie Schluss der Epiphysenfugen folgen einem festen, genetisch vorbestimmten Muster, sodass durch Vergleich des Röntgenbildes mit Standardbildern das röntgenologisch ermittelte (Skelett-)Alter errechnet werden kann. Berücksichtigt man dazu die aktuelle Körpergröße, lässt sich die Endgröße recht genau vorherbestimmen und eine Therapieentscheidung leichter treffen.

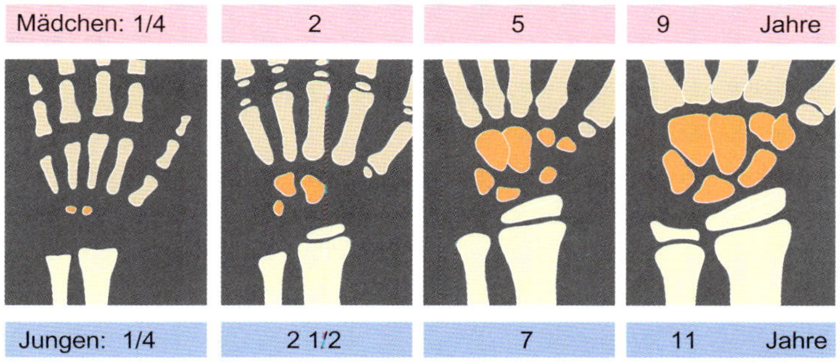

Abb. 5.6 Röntgenologische Skelettalterbestimmung mithilfe der Handwurzelknochen. Gelb dargestellt ist die knöcherne Durchbauung der Handwurzelknochen, angegeben sind Durchschnittswerte für Jungen und Mädchen. Die Knochenentwicklung verläuft in einer regelmäßigen Abfolge und bei Mädchen schneller als bei Jungen.

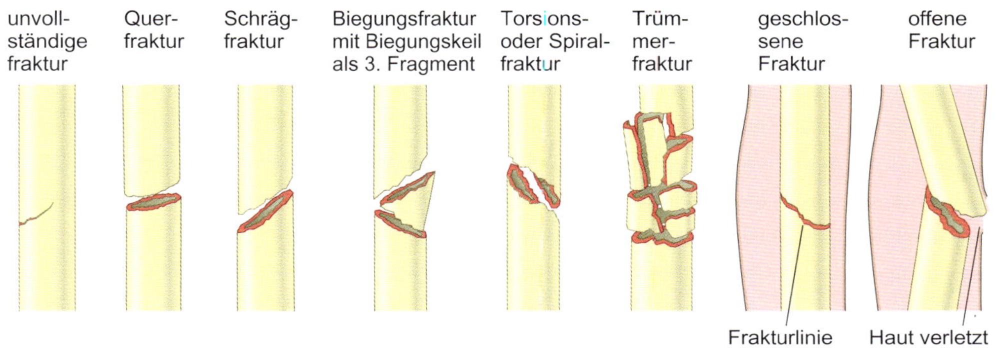

Abb. 5.7 Verschiedene Frakturformen.

5.1.6 Mineralhaushalt des Knochens

Der ständige Auf- und Abbau von Knochengewebe muss auch nach Abschluss des Knochenwachstums fein reguliert werden, damit es nicht zu Funktionsstörungen kommt. Für ein gesundes Knochengewebe sind vor allem folgende Substanzen verantwortlich:

- Als Grundvoraussetzung muss die Nahrung ständig ausreichend **Kalzium** und **Phosphate** enthalten – sie verleihen der Knochenmatrix Festigkeit. Vor allem in Schwangerschaft, Stillperiode und im Alter sollte auf eine ausreichende Kalziumzufuhr geachtet werden (➤ 5.4, ➤ 18.9). Ein Mangel an Phosphat dagegen existiert fast nur bei Alkoholmissbrauch
- **Vitamin-D-Hormon** (*Kalzitriol,* ➤ 11.4.4) entsteht aus Vitamin-D-Vorstufen, die unter UV-Bestrahlung in der Haut gebildet und mit der Nahrung zugeführt (➤ Abb. 11.13) werden. Der Körper braucht das Vitamin-D-Hormon unter anderem für die Resorption von Kalzium aus dem Verdauungstrakt. Vitamin-D-Mangel kann beim Kind zu einem schweren Krankheitsbild, der *Rachitis* (➤ 11.4.4), führen
- Reguliert wird der Kalziumhaushalt durch die Hormone **Parathormon** (aus der Nebenschilddrüse) und **Kalzitonin** (aus der Schilddrüse) unter Mitwirkung von Vitamin-D-Hormon (Details ➤ 11.4.4)
- Auch die Sexualhormone Östrogen und Testosteron unterstützen beim Erwachsenen den Knochenerhalt (➤ 20.2.3, ➤ 20.3.7)
- Schließlich sind auch die **Vitamine A, B_{12}** und **C** (➤ 18.9) für die Regulation der Osteoblasten- und Osteoklastentätigkeit und die Aufrechterhaltung der Knochenmatrix von Bedeutung.

Bei Mangel oder Überschuss an einem der genannten Hormone kommt es fast immer zu Störungen des Knochenstoffwechsels. Folge können z. B. *pathologische Frakturen* (➤ 5.1.7) sein.

5.1.7 Frakturen

Einen *Knochenbruch* bezeichnet man in der Medizin auch als **Fraktur.** Um sie richtig zu behandeln, müssen folgende Fragen geklärt werden (➤ Abb. 5.7):

- Ist der Bruch *vollständig* oder *unvollständig?* Im letzteren Fall ist der Knochen nur angebrochen. Besonders bei Kindern ist dabei oft das Periost intakt, was als **Grünholzfraktur** bezeichnet wird
- Sind die Bruchstücke in der ursprünglichen Position oder verschoben *(disloziert)?*
- Ist die Fraktur *offen,* besteht also eine Hautverletzung im Frakturbereich, oder liegt ein Bruch bei unverletzter Haut vor *(geschlossene Fraktur)?*
- Ist die Fraktur *traumatisch* oder *pathologisch* bedingt? Im ersten Fall sind starke äußere Kräfte wie ein Sport- oder Autounfall oder eine Schlägerei die Ursache, im letzteren ein z. B. durch Knochentumor/-metastase, Osteoporose oder eine hormonelle Störung brüchig gewordener Knochen. Pathologische Frakturen sind also Folge *vorbestehender* Erkrankungen.

Frakturzeichen

Nur wenige Symptome, die **sicheren Frakturzeichen,** sind beweisend für eine Fraktur:
- Fehlstellung durch Frakturverschiebung
- Abnorme Beweglichkeit
- Fühl- oder hörbares Knochenreiben **(Krepitation)**
- Offene Fraktur.

Viel häufiger sind die **unsicheren Frakturzeichen** wie Schmerzen, Schwellungen, Hämatome oder Beweglichkeitsstörungen. Zum Ausschluss oder Beweis einer Fraktur sowie zur Therapieplanung werden daher stets Röntgenaufnahmen angefertigt.

Therapieprinzipien bei Frakturen

Ziel jeder Frakturbehandlung ist eine möglichst rasche Remobilisation des Patienten bei bestmöglicher Funktion der betroffenen Körperteile. Die Frakturbehandlung basiert auf drei Säulen: Reposition, Retention und Rehabilitation.

Bei der **Reposition** wird die Fraktur eingerichtet, d. h. die Knochenstücke werden wieder in die anatomisch korrekte Lage gebracht. Dies ist vor allem bei Gelenkbeteiligung wichtig, da sonst eine posttraumatische Arthrose (➤ 4.3.6) droht.

Die **Retention** (hier *Ruhigstellung*) der Fraktur bis zur Verheilung erfolgt je nach Lokalisation und Art der Fraktur konservativ oder operativ. Das bekannteste konservative Verfahren ist die Ruhigstellung in einem **Weißgips- oder Kunststoffverband,** oft kurz als **Gips** zusammengefasst (Aufbau ➤ Abb. 5.8). Weißgipsverbände sind preiswerter und besser modellierbar, Kunststoffverbände schneller belastbar, leichter und in verschiedenen Farben erhältlich – vor allem wichtig für Kinder. Bei bestimmten Frakturen werden zunehmend **Entlastungsschuhe** oder **Orthesen** eingesetzt, vorgefertigte orthopädische Hilfsmittel aus Schienen, die mit Klettverschlüssen oder Spangen befestigt werden und z. B. den verletzten Fuß wie ein fester Stiefel umschließen. Sie sind für den Patienten deutlich bequemer.

Bei der häufigen *operativen Retention* (**Osteosynthese,** ➤ Abb. 5.9) werden die Frakturteile mit Schrauben, Nägeln, Metallplatten oder Drähten zusammengefügt. Vorteile sind hohe Stabilität und meist schnelle Mobilisation. Ausgeprägte

5

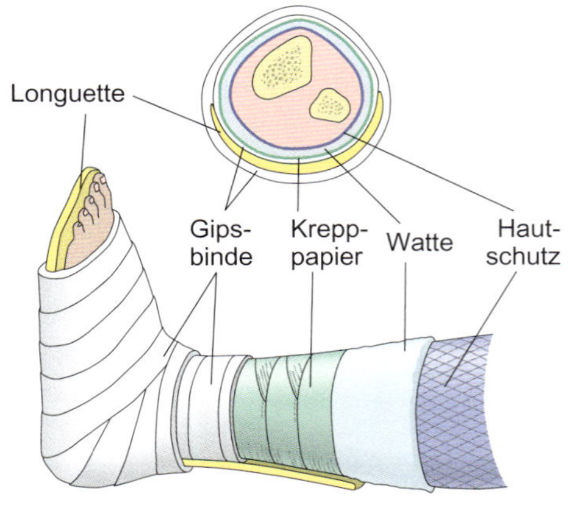

Abb. 5.8 Aufbau eines Gipsverbandes.

Frakturdefekte können auch eine **Knochentransplantation** erforderlich machen. Hierzu entnimmt man z. B. Knochenspäne aus dem Beckenkamm des Betroffenen und unterfüttert damit den Defekt.

Die **Rehabilitation** des Patienten beginnt bereits sehr früh, etwa wenn der Physiotherapeut mit dem Patienten die nicht fixierten Gelenke bewegt oder die Pflegenden den Patienten zu weitestmöglicher Selbstständigkeit anleiten.

Wie lange es dauert, bis der verletzte Knochen wieder voll belastbar ist, hängt von vielen Faktoren ab: Knochenbrüche bei Kindern heilen z. B. doppelt so schnell wie diejenigen älterer Menschen, und Frakturen der unteren Extremität brauchen im Durchschnitt wesentlich länger als Frakturen der oberen Extremität.

Primäre und sekundäre Frakturheilung

Ziel jeder Frakturbehandlung ist es, dass der Knochen über den Frakturspalt hinweg wieder stabil durchbaut wird, d. h. neue Knochenbälkchen bildet, die den Frakturspalt überbrücken und ggf. auffüllen.

Werden die Knochenbruchstücke durch Osteosynthese unter Druck genau passend aufeinandergepresst, so erfolgt der Durchbau direkt (**primäre Frakturheilung** ➤ Abb. 5.10). Diese schnellste Form der Frakturheilung funktioniert jedoch nur, wenn die Fraktur absolut ruhig gestellt und gut durchblutet ist.

Oft jedoch sind diese Voraussetzungen nicht erfüllt. Dann entsteht zunächst über Entzündungsprozesse ein knorpelartiger **Kallus** (➤ Abb. 5.10), der die Bruchstelle nach und nach verlötet und sich sekundär über viele Monate wie bei der chondralen Ossifikation (➤ 5.1.4) in Knochen umwandelt **(sekundäre Frakturheilung).**

Aufgaben der Pflegenden

Die Pflegenden überwachen die Ruhigstellung des betroffenen Körperteils zum Erhalt der anatomisch korrekten Stellung der Bruchenden.
Gleichzeitig muss der übrige Bewegungsapparat des Patienten durch gezielte Krankengymnastik beweglich bleiben. Bewegung regt den Kreislauf an und verschafft dem Patienten das Gefühl, nicht ganz „gefesselt" zu sein. Außerdem wird hierdurch Komplikationen vorgebeugt, z. B. einer Thrombose (medikamentöse Thromboseprophylaxe ➤ 12.5.8).

Bei einem Gipsverband gilt neu auftretenden Schmerzen unter dem Gips oder Gefühlsstörungen distal der Fraktur besonderes Augenmerk. Oft sind sie Warnhinweise, z. B. auf einen zu engen oder unzureichend gepolsterten Gipsverband. Der Gips muss sofort entfernt und die Ursache geklärt werden. Die Pflegenden überprüfen daher regelmäßig Durchblutung (Hauttemperatur, Farbe, Pulse) und Empfindungsvermögen distal einer Fraktur, um eventuelle Risiken oder Folgeschäden rechtzeitig zu erkennen.

Wunden werden sorgfältig und steril gepflegt, da sie eine mögliche Eintrittspforte für Krankheitserreger darstellen.

5.2 Gelenke

5.2.1 Überblick

Körperbewegung ist nur an den Verbindungsstellen zwischen den Knochen möglich – den **Gelenken.** Ein Gelenk besteht aus den knorpeligen Gelenkflächen, der Gelenkkapsel und der Gelenkhöhle sowie den bindegewebigen Strukturen zwischen den gelenkbildenden Knochen (z. B. Bänder).

Einteilung nach der Beweglichkeit

Nicht alle Gelenke sind gleich beweglich: Manche erlauben Bewegungen in mehreren, andere nur in einer Ebene, einige Gelenke sind kaum beweglich.

Die häufigsten Gelenke des menschlichen Körpers sind die **Diarthrosen** *(echte, freie Gelenke).* Sie sind durch einen mit „Gelenkschmiere" (Synovia) gefüllten Gelenkspalt gekennzeichnet (➤ 5.2.2, ➤ Abb. 5.11). Diarthrosen, die aufgrund ihrer Form und der Einbindung in straffe Bandstrukturen nur gering beweglich sind, heißen **Amphiarthrosen** *(straffe Gelenke).* Zu ihnen gehört

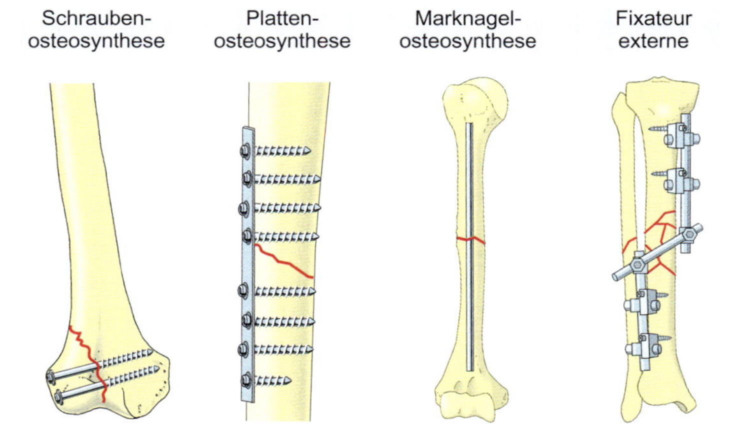

Abb. 5.9 Osteosyntheseverfahren. Durch Schrauben und Metallplatten lassen sich getrennte Knochenteile aneinander fixieren. Die Marknagelosteosynthese eignet sich für Brüche an langen Röhrenknochen. Der Fixateur externe, ein äußeres Festhaltesystem, wird vor allem bei infizierten Wundverhältnissen eingesetzt.

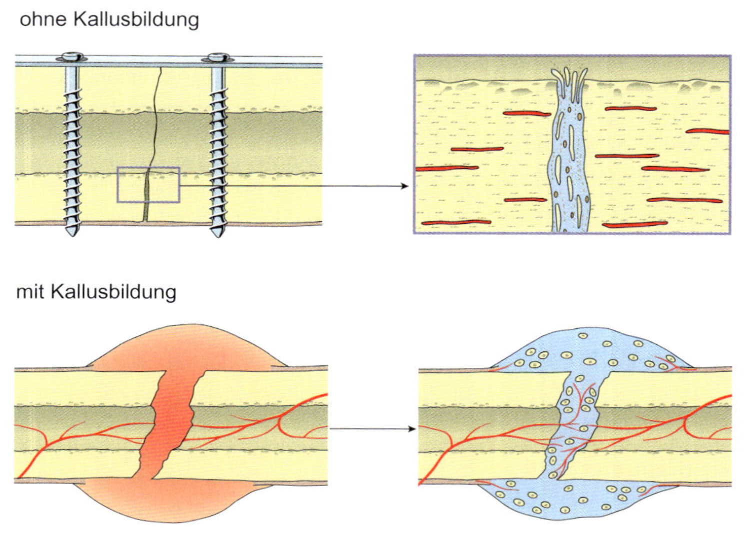

Abb. 5.10 Primäre Frakturheilung ohne und sekundäre Frakturheilung mit Kallusbildung.

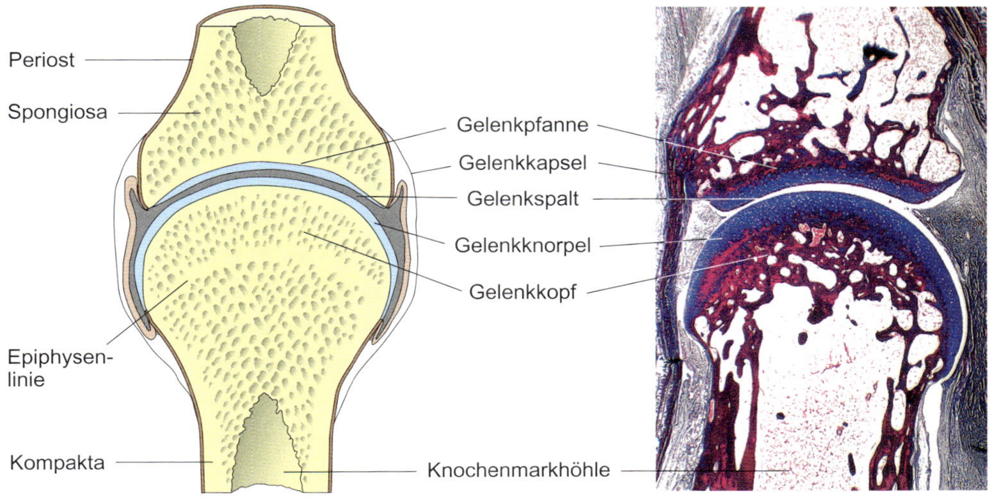

Abb. 5.11 Aufbau einer Diarthrose. Links Schemazeichnung, rechts ein kleines Fingergelenk als Beispiel einer Diarthrose im mikroskopischen Bild. [L190, M375]

das Iliosakralgelenk *(Sakroiliakalgelenk)* zwischen Darm- und Kreuzbein (➤ Abb. 6.50).

Synarthrosen *(Fugen, Haften)* sind *unechte* Gelenke ohne Gelenkspalt, bei denen die Knochen mit Knorpel- oder straffem Bindegewebe verbunden sind. Sie sollen Knochen möglichst unverrückbar zusammenzuhalten (z. B. die Symphyse ➤ 6.7.1).

Die Synarthrosen werden weiter unterteilt in:

- **Syndesmosen** *(Bandhaften).* Hier überbrückt festes, sich verzahnendes Bindegewebe die Knochenlücke, z. B. zwischen den Schädelknochen (➤ Abb. 6.12)
- **Synchondrosen** *(Knorpelhaften).* Es besteht eine knorpelige Verbindung, z. B. an der Symphyse (Schambeinfuge ➤ 6.7.1) oder zwischen Rippen und Brustbein
- **Synostosen** *(Knochenhaften).* Sie entstehen, wenn das ursprünglich faserige Bindegewebe zwischen zwei Knochen im Laufe der Entwicklung durch Knochen ersetzt wird, etwa bei der Verknöcherung des Kreuzbeins aus fünf Wirbelsegmenten (➤ Abb. 6.25).

Die Beweglichkeit hat allerdings ihren Preis: Ist die Gelenkverbindung nur lose, so ist die Beweglichkeit größer, jedoch steigt auch die Gefahr von Gelenkauskugelungen (Luxationen ➤ 5.2.5, ➤ 6.5). Sehr beweglich ist z. B. das Schultergelenk – die Schultergelenkluxation ist die häufigste Luxation überhaupt (➤ Abb. 5.13).

5.2.2 Gelenkaufbau

Die freie Beweglichkeit in den Diarthrosen wird durch drei Grundstrukturen ermöglicht (➤ Abb. 5.11):

- **Gelenkflächen,** glatte, von hyalinem Knorpel überzogene Epiphysenaußenflächen
- **Gelenkkapsel,** eine Hülle aus straffem Bindegewebe um den Gelenkraum
- **Gelenkhöhle** *(Cavitas articularis),* ausgefüllt von *Gelenkflüssigkeit* (**Synovia,** „Gelenkschmiere"). **Gelenkspalt** bezeichnet üblicherweise den zwischen den gelenkbildenden Knochenflächen befindlichen Teil der Gelenkhöhle.

Die Synovia ist eine klare, fadenziehende, eiweiß- und muzinhaltige (*lat.* mucus = Schleim) Flüssigkeit. Sie schmiert wie ein Getriebeöl die Gelenkflächen und ernährt zudem den gefäßlosen Knorpel. Ihre Bildung hängt wesentlich mit Bewegung zusammen. Vor allem bei Abnutzungserscheinungen in Gelenken (degenerative Veränderungen, *Arthrose,* ➤ 4.3.6) ist Bewegung auch gegen den Schmerz wichtig, um das Gelenk „geschmeidig" zu halten.

Gelenkkapsel

Um die Gelenke vor dem Auskugeln (Luxation) zu schützen, werden die meisten Diarthrosen von einer straffen **Gelenkkapsel** umhüllt. Sie setzt sich aus zwei Schichten zusammen: Außen liegt die *Membrana fibrosa* aus kollagenem Fasermaterial, die durch ihren festen Halt vor Verrenkungen schützt. Innen liegt die *Membrana synovialis* **(Synovialmembran),** sie enthält elastische Fasern, Gefäße sowie Nerven und sondert die Synovia ab.

In die Gelenkkapseln sind oft *Bänder* eingeflochten, derbe Verstärkungsstränge, die die Epiphysen der beiden gegenüberstehenden Knochen direkt verbinden und das Gelenk in ungünstigen Belastungssituationen stabilisieren (➤ 5.2.4). Diese Verstärkungszüge schützen z. B. als Innen- und Außenband des oberen Sprunggelenks vor dem „Umknicken" des Fußes.

Bei kleinen Gelenken ist die Gelenkkapsel oft gar nicht als solche erkennbar, weil sie mit den die beiden Knochen verbindenden Bandstrukturen zu einer Art Faserschlauch verflochten ist.

Schleimbeutel

Um Gewebeschäden durch Reibungskräfte bei Körperbewegungen zu verhindern, sind besonders an (druck)belasteten Stellen in der Nähe oder am Rand der Gelenkhöhle dünnwandige, von Synovialmembran ausgekleidete Hohlräume ausgebildet, die **Schleimbeutel** *(Bursae synoviales).* Sie enthalten schleimiges Sekret, verteilen den Druck gleichmäßiger, erleichtern das Aufeinandergleiten der beteiligten Strukturen und dienen als Puffer bei Bewegungen. Eine Entzündung dieser Schleimbeutel nennt man **Bursitis.**

Menisken

In manchen Gelenkhöhlen liegt ein scheiben- und ringförmiger Zwischenknorpel, der den Gelenkspalt vollständig **(Diskus)** oder teilweise **(Meniskus)** unterteilt. Disken und Menisken schonen den Gelenkknorpel, indem sie den Druck gleichmäßiger verteilen und Krümmungsungleichheiten *(Inkongruenzen)* zwischen den Gelenkflächen ausgleichen. Klinisch bedeutsam sind vor allem die Menisken des Knies (➤ Abb. 6.63).

5.2.3 Gelenkformen

Die Beweglichkeit des Gelenks wird entscheidend von der Gestalt der sich gegenüberstehenden Gelenkflächen bestimmt. Die Bewegungsmöglichkeiten eines Gelenks heißen auch **Freiheitsgrade.** Insgesamt gibt es sechs verschiedene Grundformen (➤ Abb. 5.12):

Scharniergelenk

Wird eine nach außen gewölbte **(konvexe)** Gelenkfläche in Rollenform von einer nach innen gewölbten **(konkaven)** Gelenkfläche schalenförmig umgriffen, so sind Scharnierbewegungen möglich. Ähnlich wie das Öffnen oder Schließen einer Tür *eine* einzige Bewegung in zwei Richtungen ermöglicht, haben auch **Scharniergelenke** nur *einen* Freiheitsgrad:

- Bei der **Beugung** oder *Flexion* nimmt der Winkel zwischen den artikulierenden Knochen ab (wenn wir z. B. unseren Zeigefinger beugen)
- Bei der **Streckung** oder *Extension* vergrößert sich der Winkel (wenn wir z. B. den Finger wieder strecken).

Scharniergelenke finden sich z. B. zwischen allen Finger- und Zehengliedern.

Zapfen- und Radgelenke

Auch bei Zapfen- und Radgelenken steht eine *konvexe,* zylindrisch geformte Gelenkfläche einer *konkaven* gegenüber. Sie haben ebenfalls nur einen Freiheitsgrad:

- Beim **Zapfengelenk** dreht sich die konvexe Gelenkfläche innerhalb eines Bandes, das die konkave Gelenkfläche zum Ring ergänzt. Ein Beispiel hierfür ist das proximale Radio-Ulnar-Gelenk am Ellenbogen (➤ Abb. 6.42)
- Beim **Radgelenk** bewegt sich die konkave Gelenkfläche um die konvexe (z. B. das distale Radio-Ulnar-Gelenk ➤ Abb. 6.42).

Gleitgelenk

Die Gelenkflächen von **Gleitgelenken** sind im Allgemeinen flach. Gleitgelenke ermöglichen in geringem Maße eine Gleitbewegung nach vorne

5

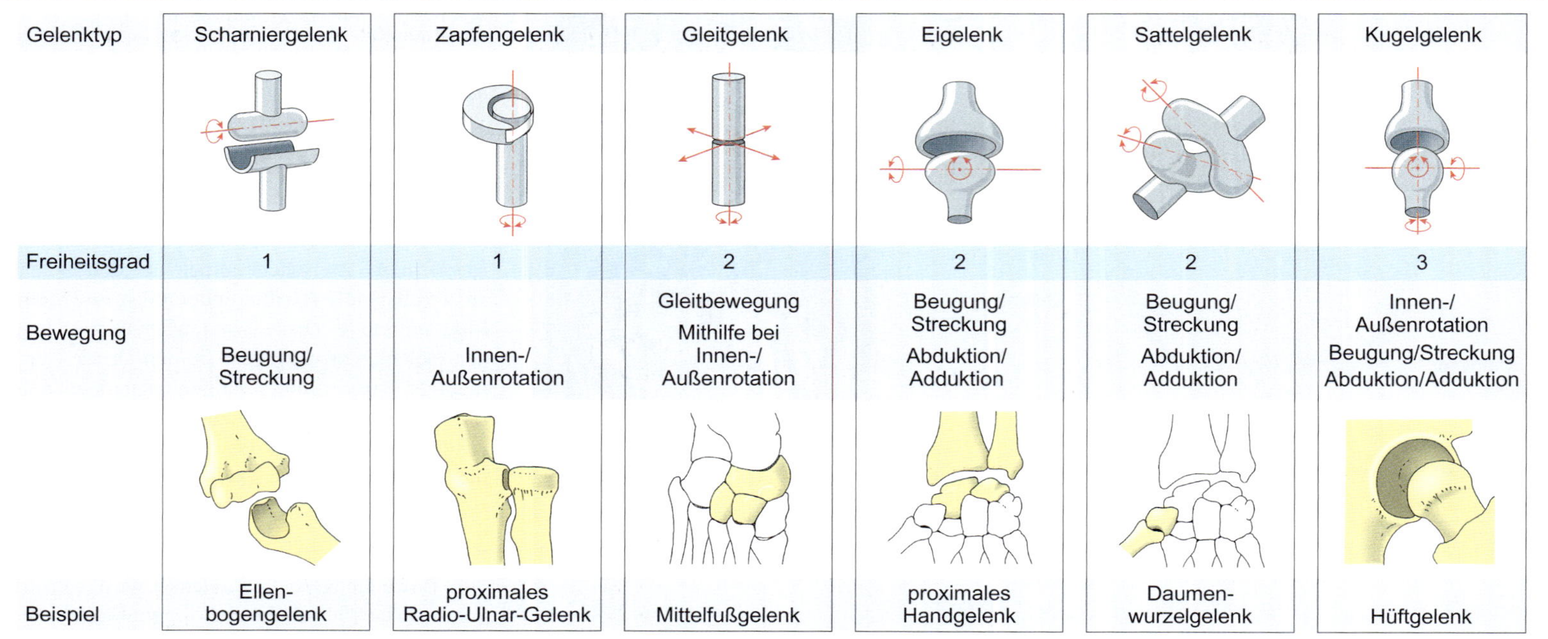

Abb. 5.12 Verschiedene Gelenkformen. Die roten Linien und Pfeile zeigen die Achsen, um die Bewegungen möglich sind, bzw. die dazugehörigen Bewegungen.

5

und hinten und von Seite zu Seite und lassen eine geringe Rotation zu, erlauben jedoch keine Beuge- bzw. Streckbewegung. Gleitgelenke haben somit *zwei* Freiheitsgrade. Sie befinden sich z. B. in Hand- und Fußwurzel, auch die Zwischenwirbelgelenke sind Gleitgelenke.

Eigelenk

Beim **Eigelenk** (oder *Ellipsoidgelenk*) stehen *ellipsenförmige* konvexe und konkave Gelenkflächen einander gegenüber. Eigelenke erlauben sowohl die Beuge-Streck- als auch die Seit-zu-Seit-Bewegung (Ab- bzw. Adduktion). Sie besitzen also *zwei* Freiheitsgrade. Das proximale Handgelenk zwischen Speiche und Elle (bzw. dem ihr vorgelagerten Diskus) einerseits und Handwurzelknochen andererseits ist ein solches Eigelenk. Das daumenseitige Abspreizen der Hand ist eine Radialabduktion, das kleinfingerseitige Abspreizen eine Ulnarabduktion.

Sattelgelenk

Beim **Sattelgelenk** hat eine Gelenkfläche die Form eines Sattels, während die andere der Form eines Reiters auf seinem Sattel ähnelt. Dieses Gelenk erlaubt die Seit-zu-Seit-Bewegung und die Vorwärts-Rückwärts-Bewegung, hat also *zwei* Freiheitsgrade. Beispiel ist das Daumenwurzelgelenk.

Kugelgelenk

Die meisten Bewegungsmöglichkeiten bietet ein **Kugelgelenk.** Hier sitzt eine kugelige Gelenkfläche, der **Gelenkkopf,** in einer kugelförmig ausgehöhlten **Gelenkpfanne.** Mit einem Kugelgelenk, z. B. dem Schulter- oder dem Hüftgelenk, sind Bewegungen in allen *drei* Freiheitsgraden möglich:

- Beugung und Streckung (Flexion und Extension)
- Abduktion und Adduktion
- Innen- und Außenrotation.

Eine Sonderform des Kugelgelenks ist das **Nussgelenk** *(Napfgelenk, Enarthrose),* bei der die Gelenkpfanne über den Äquator des Gelenkkopfes hinausreicht (Beispiel Hüftgelenk).

5.2.4 Sehnen und Bänder

Die Knochen sind passive Elemente des Bewegungssystems, an denen die Muskeln als aktive Komponenten Arbeit verrichten und über die Gelenke gezielte Bewegungen ermöglichen. Hierzu sind die Muskeln über bindegewebige, derbe **Sehnen** (*Tendines,* Sing. *Tendo*) an die Knochen angeheftet. An vielen Körperstellen sind auch Knochen untereinander zum Zweck einer besseren Stabilität direkt durch sehnenähnliche derbe Bindegewebszüge verknüpft – diese Bindegewebszüge heißen **Bänder** (*Ligamenta,* Sing. *Ligamentum*).

Die Anhaftungsstellen von Sehnen und Bändern an der Knochenoberfläche müssen hohen mechanischen Belastungen standhalten. An solchen **Knochenanhaftungsstellen** bildet der Knochen spezielle *Oberflächenstrukturen* aus. Beispiele sind:

- Knochenleisten (**Crista,** z. B. die Crista iliaca des Hüftknochens ➤ Abb. 6.49)
- Knochenvorsprünge (**Kondylus** bzw. **Epikondylus,** z. B. beim Oberarmknochen ➤ Abb. 6.38)
- Aufrauungen zum Ansatz von Bändern oder Sehnen (**Tuberositas** ➤ Abb. 6.63)
- Schmale spitze Ausläufer (etwa Dornfortsätze der Wirbelkörper ➤ Abb. 6.23).

Kontrakturenprophylaxe (P)

Werden Gelenke längere Zeit unzureichend oder gar nicht bewegt (etwa bei Ruhigstellung, schmerzbedingter Schonhaltung oder lähmungsbedingtem Muskelungleichgewicht), kann es zur dauerhaften Verkürzung von Muskeln, Sehnen und Bändern mit der Folge einer *bleibenden Gelenkversteifung* **(Kontraktur)** kommen. Pflege hat bei gefährdeten Patienten also nicht nur das bequeme Liegen des Patienten zum Ziel, sondern auch die **Kontrakturenprophylaxe.** Die wichtigste Grundlage hierfür sind neben der korrekten Lagerung und Umlagerung des Patienten regelmäßige Bewegungsübungen oder passives Durchbewegen gefährdeter Gelenke.

5.2.5 Luxation und Distorsion

Als **Luxation** oder *Dislokation* bezeichnet man die vollständige *Auskugelung (Verrenkung)* eines Gelenks (➤ Abb. 5.13). Sie wird oft von einem Gelenkkapselriss begleitet. Eine unvollständige Luxation heißt **Subluxation.**

Meist nehmen Patienten mit einer Luxation eine typische Schonhaltung ein und vermeiden wegen der Schmerzen jede Bewegung der betroffenen Extremität. Die Behandlung besteht in der schnellstmöglichen **Reposition** (hier *Wiedereinrenkung*) des Gelenks durch Zug und Gegenzug. Gelingt dies nicht oder liegen Band- oder Knochenverletzungen vor, ist in der Regel eine Operation erforderlich.

Eine *Dehnung von Bändern* heißt *Bänderzerrung* oder **Distorsion.** Häufig ist beispielsweise die Zerrung der Außenbänder des Sprunggelenks durch Umknicken des Fußes nach innen (➤ Abb. 6.71).

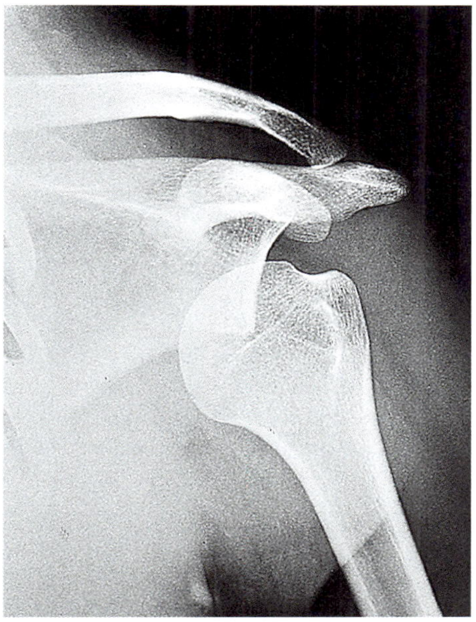

Abb. 5.13 Röntgenbild einer typischen Schulterluxation nach vorne und unten. Die Gelenkflächen haben keinen Kontakt mehr zueinander. [M502]

Der Übergang zwischen Dehnung und Zerreißen **(Ruptur)** von Gelenkbandanteilen ist fließend, eine Unterscheidung klinisch oft nicht möglich. Bildgebendes Verfahren erster Wahl ist häufig die Magnetresonanztomografie (➤ 4.7.2), welche die Bänder direkt darstellt. Dadurch ist die „gehaltene" Röntgenaufnahme, bei der nach einer übermäßigen *Aufklappbarkeit* des Gelenks geschaut wurde, weitestgehend verdrängt. Die Behandlung (konservativ durch Ruhigstellung oder operativ) hängt vom Ausmaß der Bandverletzung, Begleitverletzungen, Alter und Aktivität des Patienten ab.

5.3 Muskulatur

Es gibt drei Grundtypen von Muskelgewebe (➤ 4.4):

- Quergestreifte oder Skelettmuskulatur (➤ 5.3.1, ➤ 5.3.2, ➤ 5.3.3)
- Herzmuskelgewebe (➤ 5.3.9)
- Glatte Muskulatur (➤ 5.3.10).

5.3.1 Skelettmuskulatur

Die aktive Bewegung des Körpers kommt durch den Wechsel zwischen Kontraktion und Erschlaffung der quergestreiften **Skelettmuskulatur** zustande (➤ 5.3.5). Die Skelettmuskulatur macht ca. 40 % der Körpermasse aus. Sie besteht aus hochspezialisierten Zellen (➤ 4.4.2), die vier Grundeigenschaften aufweisen:

- Sie sind *erregbar,* d. h. sie können auf Nervenreize reagieren
- Sie sind *kontraktil,* d. h. sie können sich zusammenziehen (verkürzen)
- Sie sind *dehnbar,* d. h. sie lassen sich auseinanderziehen
- Sie sind *elastisch,* d. h. sie kehren nach Dehnung oder Kontraktion in ihre ursprüngliche Ruhelage zurück.

Durch seine Fähigkeit zur **Kontraktion** kann der Skelettmuskel gleich mehrere Aufgaben erfüllen:

- Die **aktive Bewegung des Körpers.** Sie ist sichtbar z. B. beim Laufen oder Ergreifen eines Gegenstands
- Die **aufrechte Körperhaltung.** Die Skelettmuskulatur ermöglicht den aufrechten Gang. Infolge einer kontinuierlichen Stimulation von Muskelzellen durch das zentrale Nervensystem wird der Körper in sitzender oder stehender Position gehalten, ohne dass wir bewusst darauf achten
- **Wärmeproduktion.** Bereits in Ruhe entfallen ca. 20–25 % des Energieumsatzes auf die Skelettmuskulatur. Von der Energie, die zur Muskelarbeit aufgewendet wird, können jedoch nur 45 % für die Kontraktion verwendet werden (➤ 18.2). Auch die Kontraktion selbst hat einen schlechten Wirkungsgrad (➤ 5.3.6). Als „Abfallprodukt" entsteht Körperwärme. Bei Unterkühlung oder ansteigendem Fieber werden die Muskeln jedoch fast *ausschließlich* zur Wärmeproduktion kontrahiert (*Kältezittern* bzw. *Schüttelfrost*) und so bis zu 85 % der Körperwärme erzeugt.

Muskulatur von Mann und Frau

Männer haben wesentlich mehr (Skelett-)Muskelgewebe als Frauen: durchschnittlich 30 kg gegenüber etwa 24 kg bei der Frau. Ursächlich hierfür ist vor allem das Sexualhormon *Testosteron* (➤ 20.2.3), das stark muskelaufbauend *(anabol)* wirkt. Noch stärker weicht die maximale muskuläre Kraftentwicklung voneinander ab – Frauen vermögen durchschnittlich nur 65 % der Kraft des „Durchschnittsmannes" zu entwickeln.

5.3.2 Mechanik

Ansatz und Ursprung eines Skelettmuskels

Muskelkontraktionen erzeugen Bewegung durch Ausüben von Zug auf Sehnen. Diese übertragen den Zug auf die Knochen, an denen sie angeheftet sind (➤ 5.2.4).

Als **Ursprung** eines Muskels wird in der Regel die körpernahe Verankerung eines Muskels definiert, als **Ansatz** die Befestigung an körperfernen Punkten. Die zwischen den Sehnen bzw. zwischen Ansatz und Ursprung liegende fleischige Portion des Muskels wird **Muskelbauch** genannt.

Agonist und Antagonist

Zur gleichmäßigen Ausführung der meisten Bewegungen ist das Zusammenspiel gegensätzlich wirkender Muskeln erforderlich. Ein **Agonist** *(Spieler)* führt eine bestimmte Bewegung aus, sein **Antagonist** *(Gegenspieler)* ist für die entgegengesetzte Bewegung verantwortlich. Je nach beabsichtigter Bewegungsrichtung wirkt ein und derselbe Muskel entweder als Agonist oder als Antagonist.

Dies soll am Beispiel des Ellenbogens erklärt werden (➤ Abb. 5.14):

Soll der Unterarm gebeugt werden, muss sich der *M. biceps brachii* (Bizeps, zweiköpfiger Armmuskel) zusammenziehen, er ist Agonist. Während er sich kontrahiert, muss sich sein Gegenspieler, der *M. triceps brachii* (Trizeps, dreiköpfiger Armmuskel), entspannen. Er ist Antagonist.

Soll das Ellenbogengelenk nun gestreckt werden, ist der M. triceps brachii der Agonist, während der M. biceps brachii die Aufgabe des (sich entspannenden) Antagonisten übernimmt.

Kontrahieren sich Agonist und Antagonist gleichzeitig mit gleicher Kraft, so entsteht keine Bewegung, sondern eine *isometrische Kontraktion* (➤ 5.3.7).

Muskeln, die sich gegenseitig in ihrer Arbeit unterstützen, heißen **Synergisten.** So beugt der M. brachialis (Armbeuger) das Ellenbogengelenk ebenso wie der M. biceps brachii und der M. brachioradialis (Oberarmspeichenmuskel).

5.3.3 Namensgebung

Die meisten der ca. 650 Skelettmuskeln werden nach einem oder mehreren der folgenden Kriterien benannt:

- **Faserverlauf.** Beispiele: Die Fasern des M. *transversus* abdominis verlaufen rechtwinklig (*lat.* transversus = quer) zur Körpermittellinie. Die Fasern des M. *obliquus* externus abdominis liegen diagonal (*lat.* obliquus = schräg) zur Mittellinie

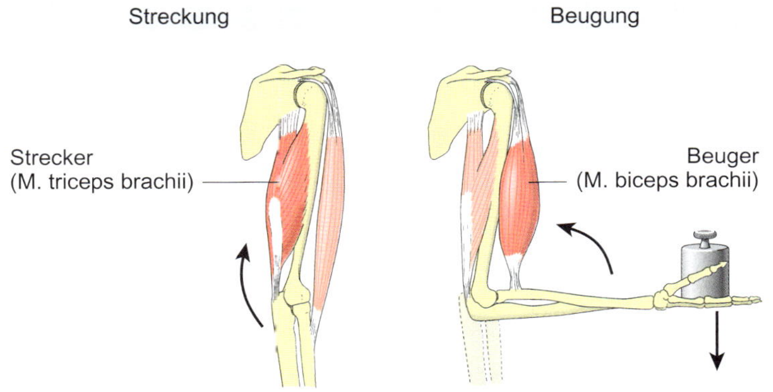

Abb. 5.14 Die Beziehung zwischen Agonist und Antagonist am Beispiel des Zusammenspiels von Beuger (M. biceps brachii) und Strecker (M. triceps brachii) am Ellenbogengelenk.

5

- **Lage** des Muskels. Der M. *temporalis* liegt nahe dem Os temporale (*lat.* tempus = Schläfe). Der M. *tibialis anterior* verläuft am vorderen Anteil der Tibia (*lat.* tibia = Schienbein, anterior = der vordere)
- **Größe** bzw. **Länge** des Muskels. *Maximus* kommt aus dem Lateinischen und bedeutet der größte, *minimus* der kleinste, *longus* der lange und *brevis* der kurze. Beispiele hierfür sind der M. glutaeus *maximus,* M. glutaeus *minimus,* M. fibularis (peronaeus) *longus* und M. fibularis (peronaeus) *brevis*
- **Zahl der Ursprünge.** Der M. *bi*ceps brachii besitzt zwei, der M. *tri*ceps brachii *drei* und der M. *quadri*ceps femoris *vier* Ursprünge (*lat.* bi- = zwei-, tri- = drei, quadri- = vier-)
- **Muskelform,** z. B. beim M. *deltoideus* (*lat.* deltoideus = delta-, dreieckförmig), M. *trapezius* (*gr.* trapeza = Tisch) oder M. *serratus* anterior (*lat.* serra = Säge)
- **Lokalisation von Ursprung** (bzw. Ursprüngen) **und Ansatz,** z. B. entspringen der M. *obturatorius* externus und internus an der Membrana obturatoria.

5.3.4 Aufbau

Der elementare Baustein des Skelettmuskels (➤ Abb. 5.15a) ist die **quergestreifte Muskelfaser.** Sie ist eine riesige vielkernige Zelle, die bis zu 15 cm lang und ca. 0,1 mm dick werden kann und daher oft mit dem bloßen Auge zu erkennen ist.

Hüllstrukturen

Jede einzelne Muskelfaser wird von einem feinen Bindegewebsmantel umhüllt, dem **Endomysium.** Mehrere Muskelfasern werden durch stärkere Bindegewebssepten, das **Perimysium,** zu **Muskelfaserbündeln** zusammengefasst, und jeder einzelne anatomisch benannte Muskel (bestehend aus vielen Muskelfaserbündeln) besitzt eine äußere Bindegewebshülle, das **Epimysium** (➤ Abb. 5.15b). Das Epimysium mit der weiter außen aufliegenden **Muskelfaszie** *(Muskelhülle)* hält den Muskel in seiner anatomischen Form; zusammen mit Auslä-

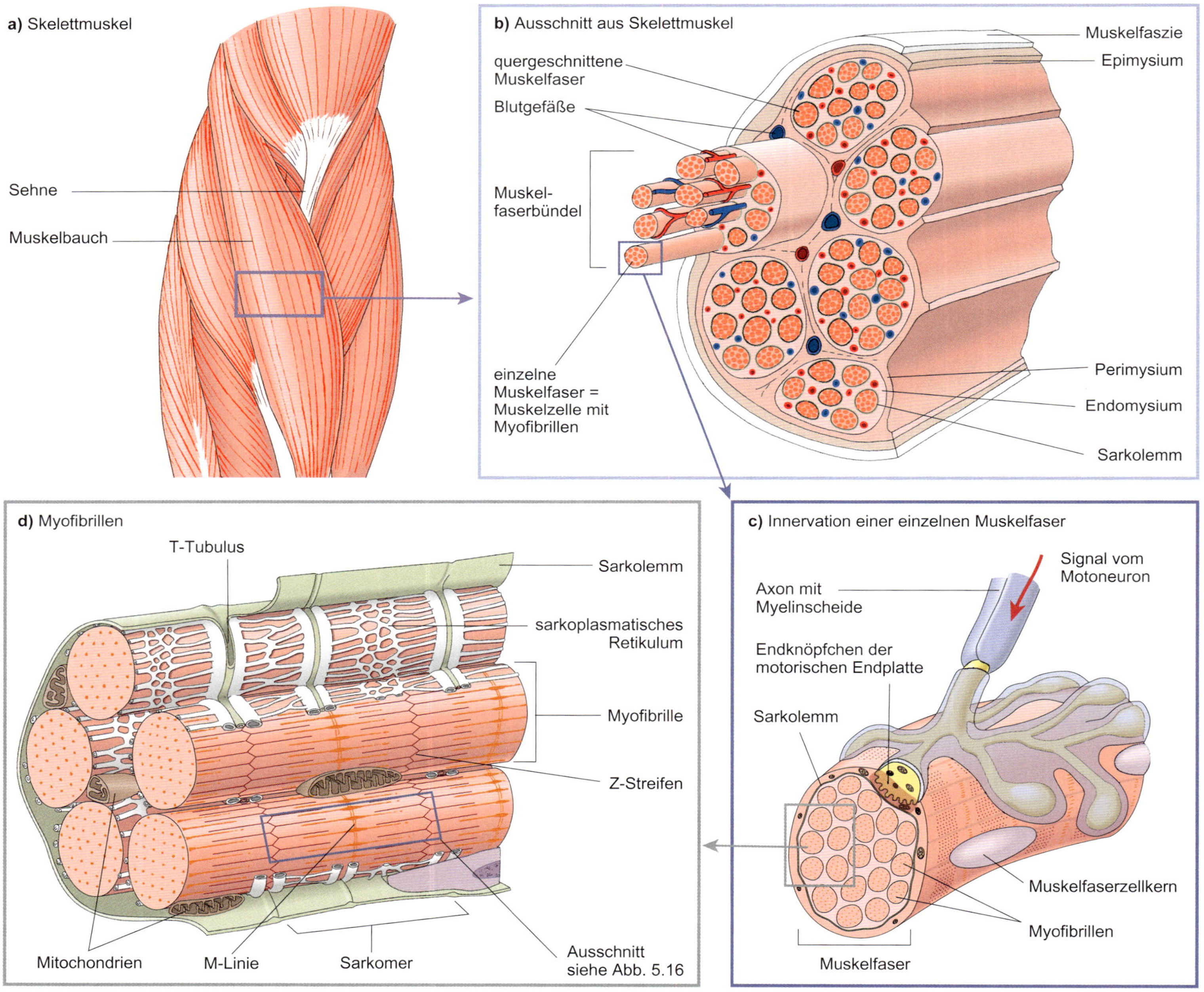

Abb. 5.15 Aufbau eines Skelettmuskels vom ganzen Muskel (➤ Abb. 5.15a) über mehrere Muskelfaserbündel (➤ Abb. 5.15b) und Muskelfaser (➤ Abb. 5.15c) zu den Myofibrillen (➤ Abb. 5.15d).

fern von Perimysien und Endomysien setzt sich die Muskelfaszie am Muskelende als *Sehne* (➤ 5.2.4) aus zugfestem kollagenem Bindegewebe fort, die dann in der Regel an einem Knochen ansetzt.

Nerven- und Blutversorgung

Der Skelettmuskel ist reich an Nerven und Blutgefäßen. Im Allgemeinen begleiten eine Arterie und 1–2 Venen jeden Nerv, der durch das Bindegewebe in den Muskel eindringt. Dort zweigen sich die zuführenden Gefäße in ein Kapillarnetz auf, das im Endomysium verlaufend jede einzelne Muskelfaser umspinnt.

Die rote Farbe verdankt der Muskel seinem Blutreichtum und dem roten Farbstoff **Myoglobin,** der ähnlich dem *Hämoglobin* (➤ 12.2.2) als Sauerstoffträger fungiert und in Herz- und Skelettmuskel enthalten ist, vor allem in den unter Dauerbelastung stehenden Haltemuskeln. Die Nerven teilen sich wie die Gefäße auf, nähern sich der Muskelfaserwand und treten über eine in mehrere *Endknöpfchen (Boutons)* verzweigte Synapse, die *motorische Endplatte,* in Kontakt mit der Zellmembran der Muskelfaser, dem **Sarkolemm** (➤ Abb. 5.15c, d).

Histologischer Aufbau der Muskelfasern

Jede Muskelfaser enthält als Hauptbestandteil fadenförmige Strukturen, die **Myofibrillen,** die die Faser parallel in Längsrichtung durchziehen und sich kontrahieren können. Wichtige Bestandteile der Myofibrillen wiederum sind lange Ketten von zwei sich zum Teil überlappenden Strukturen, den dünnen und den dicken **Myofilamenten,** *Aktin- und Myosinfilamente* genannt. Durch deren regelmäßige Anordnung entstehen im mikroskopischen Bild helle und dunkle Streifen, die der quergestreiften Muskulatur ihren Namen geben. Diese Streifen bilden, auf die Gesamtlänge der Muskelfaser bezogen, viele aneinandergereihte funktionelle Untereinheiten, die **Sarkomere** (➤ Abb. 5.15d, ➤ Abb. 5.16). Ihre Begrenzungen sind mikroskopisch als feine Querlinien – sog. **Z-Streifen** – erkennbar. Jede Myofibrille ist von feinen Röhrchensystemen umschlossen. Diese überwiegend längs verlaufenden Röhrchen, die **L-Tubuli** (L = longitudinal = längs), sind eine Spezialform des glatten endoplasmatischen Retikulums (➤ 2.5.3), das als Kalziumspeicher dient und als **sarkoplasmatisches Retikulum** bezeichnet wird. Es steht mit quer dazu angeordneten **Terminalzisternen** in Verbindung, sodass ein netzförmiges Bild entsteht (➤ Abb. 5.15d). Im Zytoplasma jeder Muskelfaser, **Sarkoplasma** genannt, befinden sich neben den Myofibrillen und vielen Zellkernen auch zahlreiche *Mitochondrien.* Ihre Zahl steht in direktem Verhältnis zum Energiebedarf des jeweiligen Muskels. Das Sarkoplasma jeder Muskelfaser ist umschlossen vom **Sarkolemm,** der Zellmembran der Muskelfaser. Quere Einstülpungen des Sarkolemms bilden die **T-Tubuli** (T = transversal = quer).

Das Sarkomer

Definitionsgemäß ist das Sarkomer von den Z-Streifen, auch Z-Scheiben genannt, begrenzt, an denen die Aktinfilamente mithilfe anderer Proteine verbunden und verankert sind (➤ Abb. 5.16). Jedes Sarkomer ist aus drei verschiedenen Myofilamenten aufgebaut:

- Das dicke **Myosinfilament** ist aus golfschlägerähnlichen Untereinheiten geformt. Die Kopfteile der „Golfschläger" ragen nach außen (➤ Abb. 5.16, ➤ Abb. 5.17) und besitzen eine Bindungsstelle für den bei jeder Kontraktion benötigten „Energiespender" ATP. Die Myosinfilamente werden in der Mitte an der sog. M-Linie in Position gehalten.
- Zwischen diese dicken Myosinfilamente ragen die dünnen **Aktinfilamente.** Sie berühren sich in der Mitte jedoch nicht. Die Aktinfilamente sind mit weiteren Proteinen verbunden, welche die Filamente stabilisieren und an der Kontraktion und deren Regulation beteiligt sind. Hierzu zählen z. B. das **Troponin** und das **Tropomyosin**
- Durch das gesamte Sarkomer erstrecken sich die langen **Titinfilamente.** Die Titin-Moleküle überspannen den Abstand zwischen Z-Scheiben und Myosinfilamenten als *elastische* Federn und verlaufen dann, gebunden an Myosin, als *steife* Fäden bis zur Sarkomermitte. So stabilisieren sie einerseits das Sarkomer und sind andererseits mitverantwortlich für die elastische Rückstellkraft (und damit die reversible Dehnbarkeit) und Ruhespannung des Muskels.

5.3.5 Kontraktion

Damit sich ein Skelettmuskel kontrahiert, muss er von einer *Nervenzelle* (**Neuron** ➤ 4.5.1) einen elektrischen Reiz (ein *Aktionspotenzial* ➤ 8.1.4) erhalten. Dieser besondere Typ von Nervenzelle heißt **Motoneuron** *(motorisches Neuron).* Das Motoneuron nähert sich mit seinem Ausläufer *(Axon)* dem Sarkolemm, ohne dieses jedoch zu berühren. Die Erregungsübertragung vom Motoneuron zur Muskelfaser findet an einer speziellen Synapse (Kontaktstelle ➤ 4.5.1) statt, der **motorischen Endplatte** (➤ Abb. 5.15c, ➤ Abb. 8.7). Dort befinden sich Sekretbläschen, *synaptische Vesikel* genannt, die einen Überträgerstoff enthalten, den **Neurotransmitter Azetylcholin** (➤ 8.2.3).

Kommt eine Nervenerregung am Axonende an, dringen Kalzium-Ionen aus der Umgebung der motorischen Endplatte in die synaptischen Endknöpfchen ein und verursachen die Ausschüttung von Azetylcholin in den *synaptischen Spalt,* den Zwischenraum zwischen Motoneuron und Sarkolemm (➤ Abb. 8.8).

Am Sarkolemm binden die Azetylcholinmoleküle an Rezeptoren. Dadurch verändert sich die Durchlässigkeit des Sarkolemms für Natrium- und Kalium-Ionen, wodurch die elektrische Erregung des Motoneurons auf die Myofibrillen der Skelettmuskelfaser weitergeleitet wird (➤ 8.2.1).

Durch die Erregung wird Kalzium aus dem sarkoplasmatischen Retikulum freigesetzt, sodass dessen Konzentration im Zytosol (➤ 2.3) ansteigt. Das Kalzium wird an **Troponin** gebunden, welches dann über eine Art Hebelwirkung das fadenförmige **Tropomyosin** (➤ Abb. 5.17) verlagert. Dadurch gleiten die Aktinfilamente tiefer zwischen die Myosinfilamente **(Filament-Gleitmechanismus):** Der Kopfteil des Myosinfilaments verbindet sich unter Verbrauch von ATP mit dem Aktinfilament und bewegt sich dabei ruderschlagförmig auf der Oberfläche des Aktinfilaments (➤ Abb. 5.17). Weil die dünnen Aktinfilamente so stärker zwischen die Myosinfilamente gezogen werden, nähern sich die *Z-Streifen* (➤ Abb. 5.15d, ➤ Abb. 5.16) einander und das Sarkomer verkürzt sich. Die Umsetzung der Nervenerregung in die mechanische Kontraktion wird als **elektromechanische Koppelung** zusammengefasst.

Kontrahieren sich viele Myofibrillen gleichzeitig, verkürzt sich dadurch der gesamte Skelettmuskel. Zwischen Azetylcholinausschüttung und Beginn der Muskelkontraktion vergeht nur etwa 1 ms (1/1.000 s). Diese Zeit heißt **Latenzzeit.**

Solange Azetylcholin im synaptischen Spalt vorhanden ist, wird die Muskelfaser erregt. Erst wenn das Azetylcholin durch das Enzym **Azetylcholinesterase** gespalten ist, erreicht der Muskel wieder seinen Ruhezustand. Das Spaltprodukt Cholin kann wieder im Axonende aufgenommen und für die Neusynthese von Azetylcholin verwendet werden. Auch Kalzium wird aktiv in das sarko-

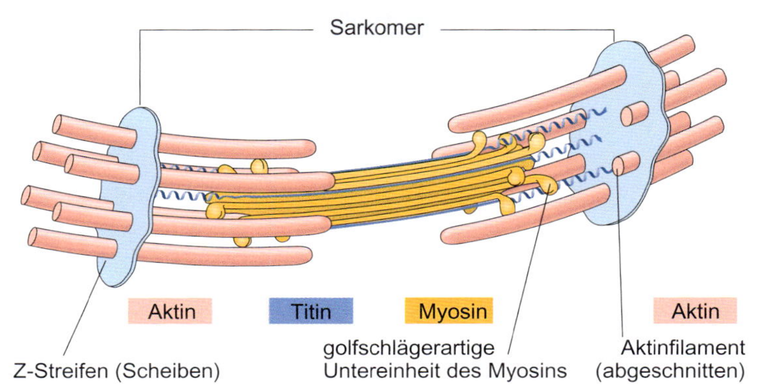

Abb. 5.16 Sarkomer und Prinzip der Muskelkontraktion. Durch das Ineinandergleiten von Aktin- und Myosinfilamenten verkürzen sich die Sarkomere, und es entsteht eine Muskelkontraktion. Für die Kontraktion werden Nervenimpulse von Motoneuronen, ATP-Moleküle und Kalzium gebraucht, das aus dem sarkoplasmatischen Retikulum freigesetzt wird.

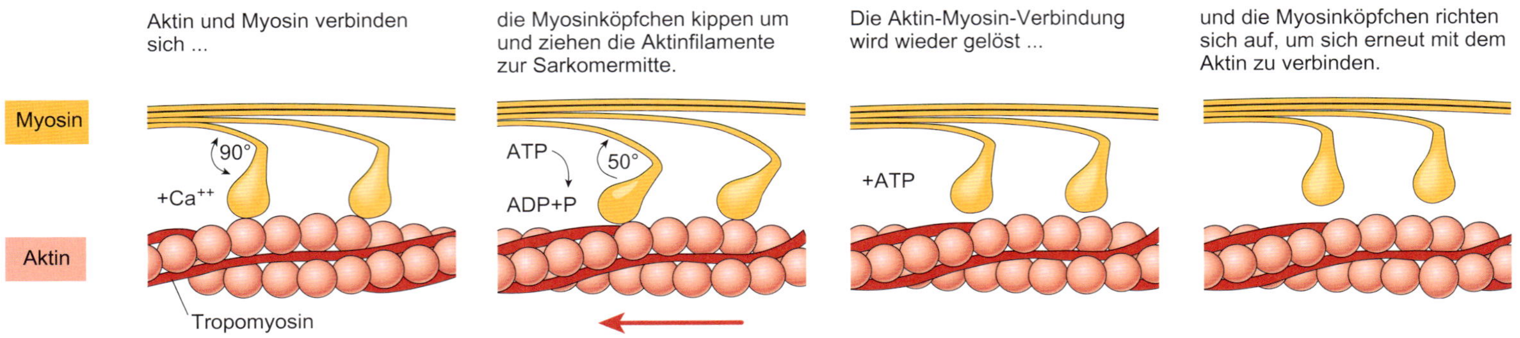

Abb. 5.17 Der Mechanismus der Muskelkontraktion nach dem traditionellen Modell des sog. Querbrückenzyklus.

plasmatische Retikulum zurückgepumpt, damit es bei der nächsten Nervenerregung wieder ausgeschüttet werden und eine weitere Muskelkontraktion einleiten kann.

Motorische Einheit

Eine **motorische Einheit** besteht aus einem Motoneuron und der von ihm innervierten Gruppe von Muskelfasern. Ein einzelnes motorisches Neuron versorgt also viele Muskelfasern. Bei Muskeln, die einer äußerst präzisen Steuerung bedürfen, z. B. den Augenmuskeln, bilden weniger als zehn Muskelfasern eine motorische Einheit. In anderen Muskeln gehören bis zu 2.000 Muskelfasern zu einer motorischen Einheit (➤ Abb. 5.18).
Jede *Muskelfaser* einer motorischen Einheit kontrahiert sich, sobald ein ausreichend starker Reiz (ein Aktionspotenzial) die motorische Endplatte erreicht. Es gibt also keine „halbe" Kontraktion einer motorischen Einheit.
Die *Muskeln* hingegen können sich in verschiedenem Ausmaß zusammenziehen: Da ein Muskel aus vielen hundert motorischen Einheiten besteht, wird eine abgestufte Kontraktion erreicht, indem sich einmal beispielsweise zehn, ein andermal vielleicht 20 und bei maximaler Anstrengung z. B. 100 motorische Einheiten gleichzeitig kontrahieren. Außerdem kann die Kraft einer einzelnen motorischen Einheit abgestuft werden, indem die Zahl der pro Zeiteinheit einlaufenden Aktionspotenziale variiert (Superposition und Tetanus, ➤ 5.3.7).
In der Regel kontrahieren sich nicht *alle* motorischen Einheiten eines Muskels gleichzeitig, da das zentrale Nervensystem (ZNS) immer nur einen Teil der motorischen Einheiten eines Muskels zur selben Zeit reizt. In der nächsten Zehntelsekunde aktiviert das ZNS die nächste motorische Einheit, sodass die zuerst gereizte sich wieder erholen kann. Die abwechselnde Aktivierung von jeweils nur einem Teil der motorischen Einheiten eines Skelettmuskels verhindert, dass der Muskel frühzeitig ermüdet. Nur so sind ruckfreie Bewegungen und Dauerleistungen wie langes Stehen und Tragen von Lasten möglich.

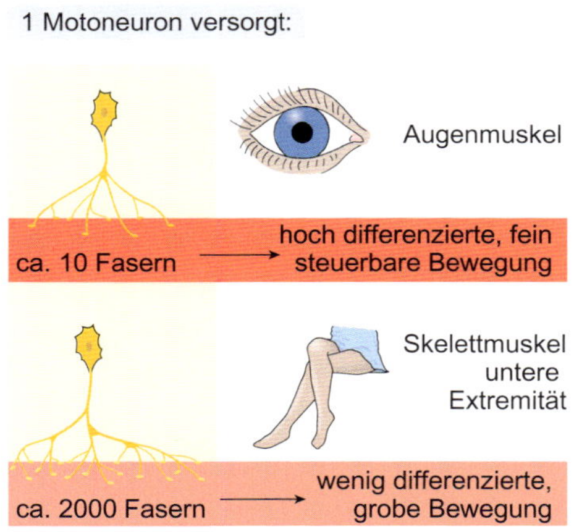

Abb. 5.18 Motorische Einheit beim Augen- und beim Skelettmuskel der unteren Extremitäten. Je nach funktioneller Erfordernis innerviert ein Motoneuron über eine entsprechende Zahl von Verzweigungen seines Axons zwischen 10 und 2.000 Muskelfasern.

Refraktärzeit

Wird eine motorische Einheit zweimal unmittelbar hintereinander gereizt, reagieren ihre Muskelfasern auf den ersten, jedoch nicht auf den zweiten Reiz. Nach dem ersten Reiz befindet sich das Axon der motorischen Einheit in der *Refraktärperiode,* einer Art Schutzpause (➤ 8.1.5). Sie dauert ca. 1 ms, danach reagiert die motorische Einheit wieder auf einen neuen Reiz.

Totenstarre

Bei der **Totenstarre** *(Leichenstarre, Rigor mortis)* handelt es sich um eine Kontraktur (Versteifung) der Muskulatur nach dem Tod (postmortal). Sie beginnt 1–3 Stunden nach Eintritt des Todes im Kiefergelenk und breitet sich von dort über den gesamten Körper nach unten aus. Da nach dem Tod kein ATP mehr in den Muskelzellen bereitgestellt werden kann, bleiben die Myosinköpfchen mit dem Aktinfilament fest verknüpft, und eine Muskelentspannung ist nicht mehr möglich. Nach 5–6 Stunden ist die Totenstarre voll ausgeprägt. Nach etwa 2–4 Tagen (extrem abhängig von der Umgebungstemperatur) löst sich die Leichenstarre durch Autolyse (Gewebezersetzung) in der gleichen Reihenfolge, in der sie eingetreten ist.

5.3.6 Energiestoffwechsel des Muskels

Kurzzeitige Muskelarbeit

Obwohl ATP als unentbehrlicher Energielieferant für die Muskelkontraktion reichlich in jedem Skelettmuskel vorhanden ist, enthalten die meisten Muskelfasern nur für 5–6 Sekunden Daueraktivität genügend ATP. Sodann greift die Skelettmuskelfaser auf das energiereiche **Kreatinphosphat** zurück. Durch dessen Spaltung können die ATP-Speicher rasch wieder regeneriert werden. Damit hat der Muskel bei maximaler Arbeitsbelastung aber auch nur für etwa 15 Sekunden Energie.

Länger andauernde Muskelarbeit

Dauert die Muskelarbeit länger, erschöpft sich auch der Kreatinphosphatvorrat, und es muss **Glukose** *(Traubenzucker)* als Energieträger verstoffwechselt werden (➤ 1.8.1). Im Skelettmuskel wird Glukose in seiner Speicherform **Glykogen** gelagert. Bei Bedarf wird dieses in der **Glykogenolyse** zu Glukose gespalten (➤ 1.8.1), die dann als Energielieferant zur Verfügung steht.
Die Glukose kann jedoch nicht direkt für die Regeneration von ATP herangezogen werden. Zuvor muss sie weiter zerlegt werden (➤ Abb. 5.19):

- Bei Sauerstoffmangel geschieht der Abbau über die **Glykolyse** (➤ 1.8.1) zum Pyruvat und weiter zum Laktat (Salz der Milchsäure), hierbei entstehen 2 mol ATP pro mol Glukose. Die Glykolyse benötigt keinen Sauerstoff, sie ist ein anaerober Prozess. Daher wird sie auch als **anaerober Energiestoffwechsel** bezeichnet
- Ist genügend Sauerstoff verfügbar, wird das immer noch energiereiche Pyruvat nicht zu Laktat umgewandelt, sondern unter weit höherer ATP-Ausbeute in **Zitratzyklus** und **Atmungskette** (➤ 1.8.1) vollständig zu Kohlendioxid (CO_2) und Wasser zerlegt. Der Zitratzyklus benötigt Sauerstoff und heißt deshalb **aerober Energiestoffwechsel.**

Die Glukoseverwertung über die Glykolyse hinaus bis zum CO_2 erfordert also die *Verfügbarkeit von Sauerstoff* im Muskel. Der limitierende Faktor hierbei ist nicht die Aufnahme von Sauerstoff über die Lungen, sondern seine Bereitstellung in der Muskelfaser durch den Blutkreislauf.

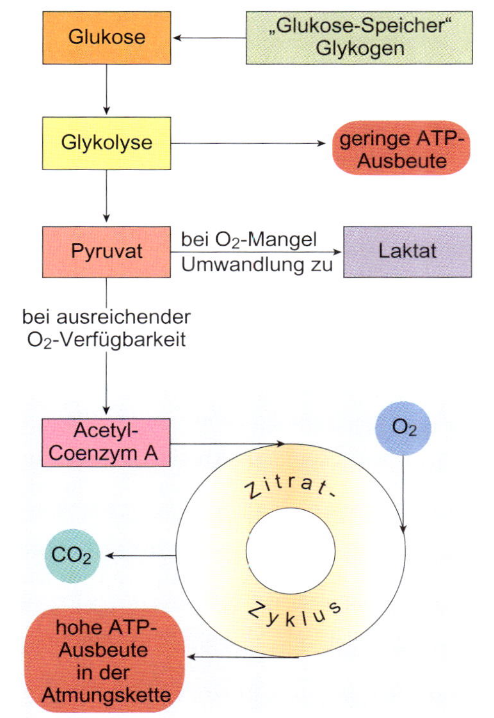

Abb. 5.19 Muskelstoffwechsel. Der Muskel benötigt Glukose und Sauerstoff, um Energie zu gewinnen. Wasser und Kohlendioxid bleiben nach der Oxidation übrig.

Zu Beginn der Muskelarbeit dauert es 2–4 Minuten, bis sich Muskeldurchblutung und Sauerstofftransport dem gesteigerten Bedarf angepasst haben. Bis dahin wird der Energiebedarf durch Kreatinphosphat und anaerobe Glykolyse gedeckt und der an Myoglobin gebundene Sauerstoff für die Energiegewinnung genutzt. Durch die Glykolyse wird Laktat (Milchsäure) gebildet, das nach Beendigung der Muskelarbeit durch zusätzliche Sauerstoffzufuhr wieder abgebaut werden muss. Außerdem müssen die ATP-, Kreatinphosphat- und Glykogenspeicher aufgefüllt werden, was ebenfalls Sauerstoff erfordert. Der sich hieraus ergebende Sauerstoffbedarf heißt **Sauerstoffschuld** (➤ Abb. 5.20). Braucht ein Muskel während einer Dauerleistungsphase mehr Energie, als er durch seine Sauerstoffzufuhr erzeugen kann, so muss er auch diese durch anaeroben Stoffwechsel herstellen, die Sauerstoffschuld vergrößert sich entsprechend. Die Schuld wird durch verstärkte Atmung nach Beendigung der Arbeit beglichen. Bei Arbeit über der **Dauerleistungsgrenze** nimmt die Sauerstoffschuld stetig zu, was nach einiger Zeit zum Abbruch der Arbeit führt (➤ Abb. 5.20, ➤ 15.3.4). Durch Muskeltraining, insbesondere Ausdauertraining, erhöht sich unter anderem die Zahl der Mitochondrien und das Kapillarbett erweitert sich. Dadurch kann mehr Sauerstoff „vor Ort“ gebracht werden, Glukose kann in größerem Umfang aerob verbrannt werden, und es kommt weniger zur Laktatbildung: Die Dauerleistungsfähigkeit („Kondition“) steigt.

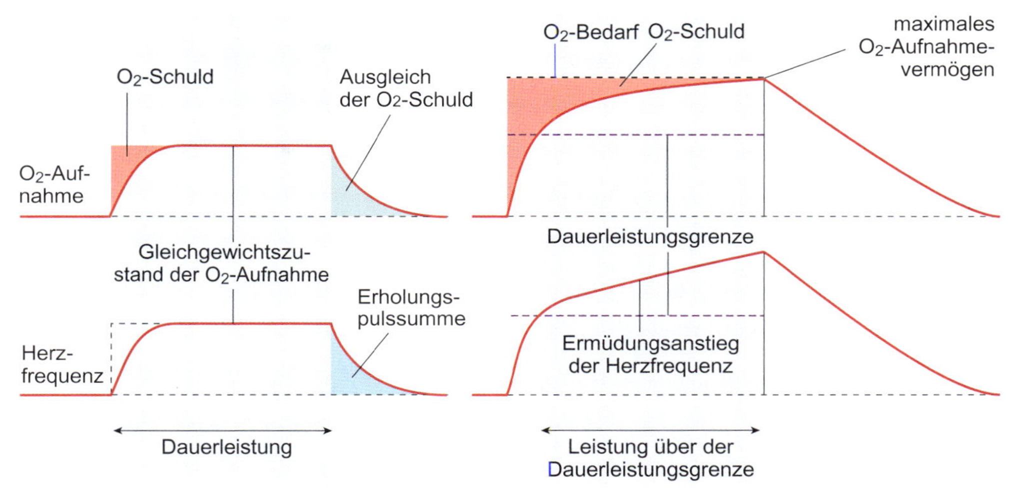

Abb. 5.20 Herzfrequenz und O_2-Aufnahme bei nicht-ermüdender Arbeit (links) und bei Arbeit oberhalb der Dauerleistungsgrenze (rechts).

Erst durch Hochleistungssport steigen auch Herzgewicht und Herzvolumen, bei Ausdauersport bis auf das Doppelte. Auch die Lungen passen sich im Training an (ohne dabei aber äußerlich zu wachsen). Das *Atemminutenvolumen* (➤ 16.8.5), also die während einer Minute geatmete Luftmenge, kann von 5–6 Liter pro Minute in Ruhe auf ca. 50 Liter pro Minute bei Dauerleistung und über 100 Liter pro Minute bei maximaler körperlicher Arbeit ansteigen.

Wieviel von der zur Muskelarbeit benötigten Energie tatsächlich in mechanische Muskelarbeit umgesetzt wird, hängt sehr von der Art der Tätigkeit ab. Beim Rad fahren sind es ca. 25%, beim Laufen und Schwimmen nur etwa 10%. Der Rest wird als Wärme frei. Das Verhältnis von mechanisch abgegebener zu aufgewendeter Energie wird als **Wirkungsgrad** bezeichnet (➤ 1.9).

Muskuläre Ermüdung

Wird ein Muskel für eine längere Periode gereizt, so werden die Kontraktionen nach und nach schwächer, bis der Muskel nicht mehr reagiert. Das Unvermögen, immer weiter zu kontrahieren, wird „muskuläre Ermüdung“ genannt. Dies wird auf ungenügende Sauerstoffzufuhr, Erschöpfung der Glykogenreserven, Anstieg der intrazellulären Phosphatkonzentration (durch die ATP-Spaltung) und/oder Anstieg der Laktatkonzentration zurückgeführt. Ein sehr hoher Laktatanstieg würde zu einem starken pH-Abfall (also zu Übersäuerung) in der Zelle führen. Daher kann die muskuläre Ermüdung auch als ein Schutzmechanismus betrachtet werden, der verhindert, dass der pH-Wert auf einen für die Muskelfasern schädlichen Wert fällt.

Muskelkater (M)

Ungefähr einen Tag nach ungewohnter Muskelarbeit treten nicht selten belastungsabhängige Muskelschmerzen auf. Ursache dieses **Muskelkaters** sind kleinste Verletzungen *(Mikroläsionen)* an überstrapazierten Muskelfasern. Dort ist das Sarkolemm undicht geworden, Flüssigkeit dringt in die Muskelfasern ein und schmerzauslösende Substanzen werden freigesetzt. Es entsteht eine lokale Entzündungsreaktion (➤ 3.5), die den Heilungsprozess einleitet.

5.3.7 Formen der Muskelkontraktion

Zuckung

Jede ausreichend starke elektrische Reizung einer motorischen Einheit eines Skelettmuskels bewirkt nach einer sehr kurzen Latenzperiode von 1 ms eine kurzzeitige Kontraktion **(Zuckung).**

Dauerkontraktion (Tetanus)

Wird ein Muskel zweimal nacheinander gereizt, wobei der zweite Reiz nach der Refraktärzeit des ersten (➤ 5.3.5) eintrifft, so reagiert der Muskel auf jeden Reiz mit einer Kontraktion. Wird der Muskel so rasch ein zweites Mal gereizt, dass zwar die Refraktärzeit, nicht aber die Muskelzuckung abgeschlossen ist, so überlagert die zweite Zuckung die erste und die erzielte Gesamtkontraktion ist stärker als bei der Einzelzuckung. Man spricht von **Superposition** der Einzelkontraktionen oder *zeitlicher Summation,* da sich erste und zweite Kontraktion „aufsummieren“.

Wird ein Muskel mit mindestens 20 Reizen pro Sekunde erregt, verschmelzen die einzelnen Zuckungen zunehmend miteinander, und der Muskel kann sich zwischen den Reizen nur teilweise oder gar nicht mehr entspannen. Diese andauernde Kontraktion heißt **Tetanus.** Durch die jeweils nachfolgende Reizung werden erneut Kalzium-Ionen ausgeschüttet, während die Kalzium-Ionen der vorausgehenden Reizung noch nicht in die Speicher zurückgekehrt sind, sodass die einzelnen

Zuckungen miteinander verschmelzen. Interessanterweise sind alle bewusst gesteuerten Bewegungen, wie das Anspannen des Oberarmmuskels, kurzzeitige *tetanische Kontraktionen.*

Muskeltonus

Unter normalen Bedingungen sind immer einige Muskelfasern eines Muskels kontrahiert, während andere entspannt sind. Durch diese Kontraktionen wird der Muskel zwar angespannt, jedoch nicht genügend, um eine Bewegung zu erzeugen. Diese Teilanspannung des Muskels erzeugt den **Muskeltonus** *(Muskelgrundtonus, Muskelgrundspannung),* der unter anderem die aufrechte Haltung des Körpers ermöglicht. Zum Beispiel verhindert so die Nackenmuskulatur, dass der Kopf beim Sitzen vornüberkippt; sie zieht den Kopf aber nicht nach hinten.

M

Abnormer Muskeltonus

Abweichungen vom normalen Tonus sind die **Muskelhypotonie** (abnorme Schlaffheit der Muskeln) und die **Muskelhypertonie.** Bei der Muskelhypertonie unterscheidet man zwei Formen:

- Die **Spastik,** bei der der Muskeltonus zu Beginn einer passiven Bewegung besonders hoch ist und im weiteren Bewegungsverlauf plötzlich nachlassen kann *(Taschenmesserphänomen)* und bei der häufig pathologische Reflexe (➤ 8.6.3) vorhanden sind (z. B. bei Patienten nach Schlaganfall ➤ 8.12)
- Den **Rigor,** bei dem die Tonuserhöhung bei passiver Bewegung während des gesamten Ablaufs erhalten bleibt oder rhythmisch nachlässt *(Zahnradphänomen).* Die Reflexe sind normal (etwa bei Parkinson-Patienten ➤ 8.2.3).

G

Muskelverspannungen und Psyche

Im Jahr 1956 brach unter Bergarbeitern in Belgien eine „Epidemie" aus. Viele Bergleute klagten über Muskelschmerzen, insbesondere in Rücken und Nacken. Das Leiden ließ sich mit einer zuvor stattgefundenen Katastrophe im Bergwerk Marcinelle in Verbindung bringen – den Bergleuten saß die „Angst im Nacken" und verursachte Muskelhartspann und Verkrampfungen.

Einen muskulären Hartspann findet man häufig bei Patienten, die aufgrund seelischer Anspannung „verspannt" sind. Oft sind die Muskeln im Schulter-Nacken-Bereich betroffen, was zu starken Schmerzen und Bewegungseinschränkungen führen kann. Im akuten Stadium helfen oft Wärme (etwa durch Fango), Massagen sowie entzündungshemmende Schmerzmittel und muskelentspannende Medikamente, die aber nur für kurze Zeit genommen werden sollen. Auf Dauer sind physiotherapeutische (Eigen-) Übungen und – insbesondere bei Auslösung der Beschwerden durch Stress – Entspannungsverfahren anzuraten. Eine weitere Möglichkeit ist die Reizung von Nerven und Muskeln durch elektrische Impulse, die über Hautelektroden zugeführt werden (*transkutane elektrische Nervenstimulation,* kurz *TENS*). Die Muskelentspannung stellt sich nach mehrfacher Anwendung wahrscheinlich dadurch ein, dass durch die starke Reizung der Afferenzen im Gehirn durch entsprechende synaptische Vorgänge die efferenten Bahnen gehemmt werden (➤ 8.4).

Isotonische und isometrische Kontraktionen

Nach außen hin kann eine muskuläre Kontraktion zwei Effekte haben (➤ Abb. 5.21):

- Bei einer **isotonischen Kontraktion** verkürzt sich der Muskel und erzeugt somit eine Bewegung. Der Muskeltonus (die Muskelspannung) verändert sich dabei nur wenig. Beispiel: Kontraktionen der Beinmuskulatur beim Gehen
- Bei einer **isometrischen Kontraktion** wird der Muskel fixiert (z. B. durch Antagonisten) und kann sich nicht oder nur minimal verkürzen, die Muskelspannung steigt dabei erheblich an. Obwohl sich der Gesamtmuskel nicht bewegt, wird Energie verbraucht, da sich die Sarkomere verkürzen und dabei die Muskelsehnen gedehnt werden. Beispiel: Fingerhakeln am Stammtisch, Tragen einer Tasche am hängenden Arm.

P

Isometrische Übungen

Isometrische physiotherapeutische Übungen wirken bei längerer Bettlägerigkeit dem Muskelabbau entgegen und regen den Kreislauf an. Pflegende können den Patienten – in Absprache mit den Physiotherapeuten – gezielt anleiten, selbstständig zu üben: Einzelne Muskelgruppen werden für 7–8 Sekunden angespannt und für maximal zwölf Sekunden entspannt. Geübt wird mindestens 3- bis 5-mal pro Tag mit jeweils mindestens zehn Wiederholungen.

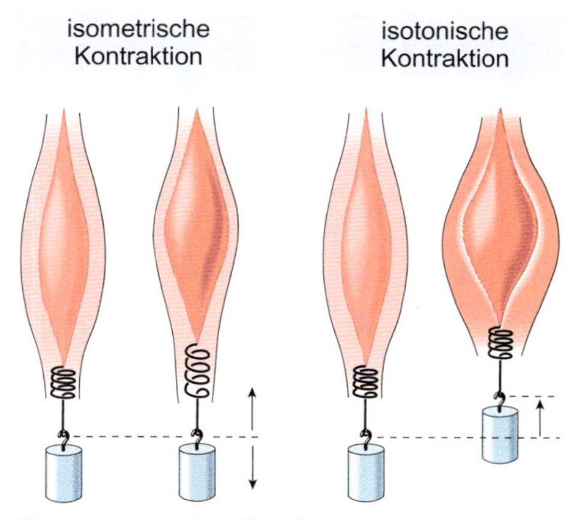

Abb. 5.21 Muskel in Ruhe, bei isometrischer Kontraktion (links) und bei isotonischer Kontraktion (rechts). Die Federn spiegeln die mechanische Spannung in den Muskelsehnen wider. Sie ist bei einer rein isotonischen Kontraktion konstant.

Pathologische Kontraktionen

Zu den pathologischen Kontraktionen gehört der **Spasmus,** die plötzliche unwillkürliche Kontraktion einer großen Muskelgruppe. Er tritt beispielsweise während eines epileptischen Anfalls auf.

Als **Tremor** bezeichnet man rhythmische, ungewollte Kontraktionen antagonistisch wirkender Muskelgruppen. Charakteristisch ist der *Parkinsontremor* bei Parkinson-Patienten.

Unter **Faszikulieren** versteht man ungewollte, sichtbare, kurze Zuckungen von Muskelfaserbündeln unter der Haut, z. B. im Gesicht. Sie finden unregelmäßig statt, führen nicht zur Körperbewegung und sind ganz überwiegend ohne Krankheitswert. Seltener deuten sie auf Erkrankungen des den Muskel versorgenden Motoneurons hin.

Ein **Tick** ist eine stereotype, sich wiederholende, nicht-rhythmische Bewegung vor allem in der Augen- und Stirnregion (z. B. Blinzeltick), die meist automatisch erfolgt, jedoch in Grenzen beeinflussbar ist. Ticks treten häufig bei Kindern oder begleitend bei psychiatrischen Erkrankungen auf.

5.3.8 Muskelatrophie

Muskelatrophie bezeichnet das Schwinden von Muskelmasse durch die Verschmälerung der Muskelfasern.

Muskeln atrophieren z. B., wenn sie nicht beansprucht werden; so bei bettlägerigen Patienten oder Menschen mit Gipsverband. Diese **Inaktivitätsatrophie** (➤ 3.3) ist *reversibel,* d. h. durch Training wieder rückgängig zu machen.

Wenn die versorgenden Nerven eines Muskels degenerieren, atrophiert der Muskel vollständig. Diese **neurogene Muskelatrophie** lässt den Muskel in sechs Monaten bis zwei Jahren auf etwa ein Viertel seiner ursprünglichen Größe schrumpfen. Die abgebaute Muskelfasermasse wird teilweise durch Bindegewebe ersetzt. Dieser Vorgang ist *irreversibel* (unumkehrbar).

Elektromyografie

Die **Elektromyografie** *(EMG)* registriert die Reaktion von Muskelgewebe auf elektrische Reize, entweder über Hautelektroden oder über in den Muskel eingestochene Elektroden. Die Ableitung erfolgt sowohl bei völliger Entspannung als auch bei willkürlicher Muskelanspannung.

Die klinische Bedeutung der Elektromyografie liegt in der Differenzierung von Lähmungen und Erkrankungen mit Muskelschwund.

5.3.9 Herzmuskelgewebe

Die Herzwand besteht hauptsächlich aus Herzmuskelgewebe, dem **Myokard** (➤ 14.3.2). Dieses ist quergestreift wie die Skelettmuskulatur. Das Herzmuskelgewebe zeichnet sich jedoch durch einige anatomische und funktionelle Besonderheiten aus (➤ 4.4.3, ➤ 14.5.4, ➤ Abb. 5.22):

- Im Gegensatz zu den vielen peripher gelegenen Zellkernen der Skelettmuskelzellen besitzen

5

	glatter Muskel	Herzmuskel	Skelettmuskel
motorische Endplatte	keine	keine	ja
Fasern	kurz (max. 0,4 mm) verzweigt	spiralförmig verzweigt	lang (max. 15 cm) unverzweigt
Mitochondrien	wenige	viele	viele (abhängig vom Muskeltyp)
Zellkerne je Faser	1	1	viele
Schrittmacher	ja, beim Single-unit-Typ	ja, im Erregungs-leitungssystem	nein (benötigt Nervenreiz)

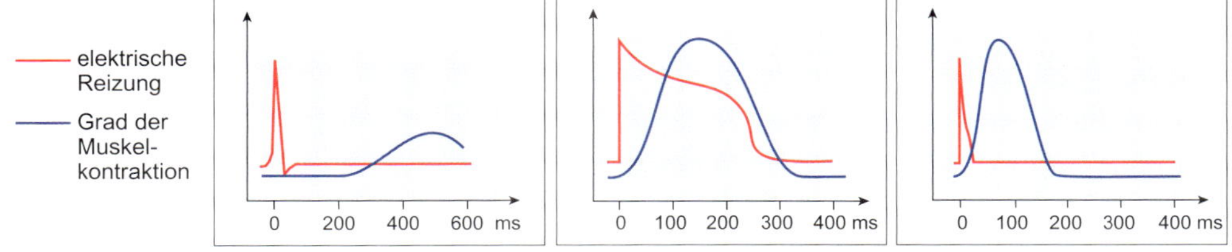

Abb. 5.22 Anatomische und funktionelle Unterschiede der drei Muskelfasertypen.

die meisten Herzmuskelzellen nur einen einzigen, zentral liegenden Zellkern. Gelegentlich kommen 2–3 Zellkerne in einer Herzmuskelzelle vor

- Die Herzmuskelzellen sind im Gegensatz zu den Skelettmuskelfasern unregelmäßig verzweigt und haben untereinander End-zu-End-Verbindungen, wodurch sie ein Netzwerk bilden und elektrische Impulse untereinander weiterleiten können (➤ Abb. 4.11)
- Während die Skelettmuskulatur sich normalerweise willkürlich, d. h. gewollt als Reaktion auf Nervenimpulse kontrahiert, kontrahiert sich der Herzmuskel unwillkürlich, kontinuierlich und rhythmisch, in Ruhe ungefähr 70-mal pro Minute; dies ist die Folge innerer Impulsbildungszentren (*Schrittmacher* ➤ 14.5.2)
- Das Herzmuskelgewebe besitzt eine mehr als 100-mal längere Refraktärzeit (ca. 300 ms) als die Skelettmuskulatur. Diese lange Refraktärperiode garantiert dem Herzen ausreichend Erholung zwischen den Herzschlägen und beugt einer tetanischen Kontraktion (➤ 5.3.7) der Herzmuskulatur vor, die nutzlos, ja tödlich wäre, weil weder eine Füllung der Herzkammern noch ein Blutauswurf in den Kreislauf möglich wäre.

5.3.10 Glattes Muskelgewebe

Glattes Muskelgewebe findet sich unter anderem in den Wänden des Magen-Darm- und des Urogenitaltrakts, der Blut- und Lymphgefäße, der Bronchiolen sowie im Auge.

Glattes Muskelgewebe weist einige physiologisch wichtige Unterschiede zur Skelettmuskulatur auf (➤ Abb. 5.22):

- Die glatte Muskelfaser ist beträchtlich kleiner und kürzer als die Skelettmuskelfaser. Sie hat eine Spindelform, d. h. im mittleren Bereich ist sie breit, an ihren Enden läuft sie spitz zu
- In jeder Faser befindet sich nur ein einzelner ovaler, in der Mitte liegender Kern
- Die Kontraktionen des glatten Muskelgewebes werden unwillkürlich ausgelöst (➤ 4.4.1)
- Die Kontraktionen sind 5- bis 500-mal langsamer als die der Skelettmuskelfaser. Je nach Organ können sie rhythmisch aktiv sein, eine Dauerkontraktion **(Tonus)** erzeugen oder abgestuft Kräfte entwickeln.
- Beim *myogenen Typ* **(Single-unit-Typ)** sind die Muskelfasern elektrisch gekoppelt. Wird eine Faser aktiviert, so wird diese Erregung von Faser zu Faser über das gesamte Netzwerk weitergeleitet. Dadurch kommt es, z. B. am Verdauungstrakt, zur *wellenförmigen* **(peristaltischen)** Kontraktion vieler benachbarter Fasern. Ausgelöst werden die Kontraktionen durch *spontane rhythmische Aktivität* von **Schrittmacherzellen,** die durch das vegetative Nervensystem moduliert wird. Außerdem reagieren die Muskeln auf Dehnung (z. B. im Verdauungstrakt) und chemische Parameter wie pH-Wert oder Sauerstoff- und Kohlendioxidkonzentration des Blutes (z. B. in den Blutgefäßen). Diese selbsttätige Anpassung ermöglicht es, die Aktivität eines Organs bedarfsgerecht einzustellen und die Durchblutung an seine jeweilige Stoffwechsellage anzupassen
- Beim *neurogenen Typ* **(Multi-unit-Typ)** sind die Muskelfasern gegeneinander isoliert. Die Kontraktion wird durch Transmitterausschüttung des vegetativen Nervensystems ausgelöst. Sie bleibt auf die aktivierten Muskelfasern begrenzt. Die Muskelkraft kann neuronal abgestuft werden, wie z. B. beim Ziliarmuskel und den Irismuskeln des Auges.
- Mischformen beider kommen vor.

5

Aktuelles & Spezielles

5.4 Osteoporose – der schleichende Substanzverlust

Es ist ein leiser Zerfall, bei dem ein filigranes Gebilde des menschlichen Körpers zerbröselt. *Knochenschwund* heißt die Krankheit im Volksmund. „Stille Epidemie" wird sie auch genannt. „Still", weil sie lange Jahre nur wenige und uncharakteristische Beschwerden bereitet und entsprechend viele Betroffene nichts von ihr wissen. Und Epidemie, weil sie weit um sich greift. Denn **Osteoporose** ist häufig, die häufigste Knochenerkrankung im höheren Alter. Alle Angaben dazu sind Schätzungen, denn der stille Beginn wird selten erfasst. Meist erst die Folgen führen zur Diagnose Osteoporose: Immer-kleiner-werden, Rundrücken (➤ Abb. 5.23), starke (Rücken-)Schmerzen und Knochenbrüche. Objektiviert wird die Osteoporose durch die röntgenologische Knochendichtemessung. Die Zahl der Betroffenen liegt zwischen 25 und 30 % bei Frauen über 60 Jahren und bei 20 % bei Männern über 75 Jahren. Insgesamt sind schätzungsweise 6–8 Millionen Menschen in Deutschland betroffen, 80 % davon sind weiblich. Nach Ansicht von Fachleuten sind mehr Frauen von Osteoporose und Knochenbrüchen betroffen als von Brustkrebs, Schlaganfall und Herzinfarkt zusammen.

Was ist Osteoporose?

Osteoporose ist charakterisiert durch abnehmende **Knochendichte**, Verlust von Knochensubstanz *und* -architektur, mangelhafte Reparaturmechanismen und schwache Knochenstabilität. Wie in ➤ 5.1.3 dargestellt, besteht ein dynamisches Gleichgewicht zwischen aufbauenden Osteoblasten bzw. Osteozyten und ab- und umbauenden Osteoklasten, sinnvoll um älteres Knochengewebe gegen neues zu tauschen. Wird dieses Gleichgewicht gestört, kommt es zur Osteoporose.

Gefürchtet sind *Oberschenkelhalsbrüche* durch banale Stürze. Meist unauffälliger ereignen sich *Kompressionsfrakturen,* bei denen vor allem Lendenwirbel dem Druck des Körpereigengewichts nicht mehr standhalten können und zusammenbrechen. Das Zusammensintern der Wirbel führt zur Abnahme der Körpergröße und zu Rückenschmerzen, die bei raschem Zusammensinken des Wirbels sehr stark sein können.

Gesichert wird die Osteoporose röntgenologisch, am häufigsten durch die **Doppelröntgenabsorptiometrie** (*DXA, DEXA, von engl.* **d***ual* **e***nergy* **X***-ray* **a***bsorptiometry,* ➤ 4.7.1), meist im Bereich der Lendenwirbel oder der Hüfte. Der Körperabschnitt wird mit zwei energetisch unterschiedlichen

Röntgenstrahlungen durchstrahlt. Mit der geringeren Strahlungsenergie werden die Weichteile dargestellt, mit der höheren Weichteile und Knochen. Subtraktion der ersten Aufnahme von der zweiten ergibt eine selektive Darstellung der Knochen. Dann wird bestimmt, wie stark die Passage durch die Knochen die Röntgenstrahlen abschwächt und wieviel *Standardabweichungen (SD)* dieser Wert vom Mittelwert eines gesunden 30-jährigen Mannes abweicht. Osteoporose ist definiert als eine Verringerung der Dichte von mehr als 2,5 Standardabweichungen.

Risikofaktoren

Es gibt beeinflussbare und unbeeinflussbare Risikofaktoren. Alter, Geschlecht und genetische Ausstattung gehören zu den unbeeinflussbaren. Dass die Frauen in der Überzahl sind, hängt mit der hormonellen Umstellung nach der Menopause zusammen – Östrogenmangel ist das größte Risiko für die *primäre Osteoporose.* Körperliche Inaktivität ist ein weiterer Risikofaktor. Bei der *sekundären Osteoporose* zählen insbesondere Langzeitbehandlung mit Glukokortikoiden (➤ Abb. 8.7), Alkoholmissbrauch, Diabetes mellitus, Schilddrüsenüberfunktion und Tumoren zu den Verursachern. Nicht zu vergessen Mangelernährung, die Ergebnis einer Essstörung (➤ 18.4.3, ➤ 10.11.2) sein kann. Eine Besonderheit ist die sehr häufige Osteoporose bei Balletttänzerinnen bereits in jungen Jahren. Nahrungseinschränkung bis zum Hungern, um knabenhaft schlank und leicht zu bleiben, führt zum Ausbleiben der Menarche (➤ 20.4). Aus der ausbleibenden Produktion der Östrogene und/oder dem fehlenden Fettgewebe für die Hormonspeicherung resultiert ein Östrogenmangel, der eine Osteoporose entstehen lässt.

Vorbeugung und Behandlung

Insbesondere die Vorbeugung, wenn noch keine Symptome da sind, erfordert viel Eigeninitiative. Dazu gehören genügend Kalzium und Vitamin D, eine insgesamt ausgewogene Ernährung (➤ Abb. 8.13), Vermeidung von Kalzium-Räubern, ausreichend Alltagsbewegungen und regelmäßig Sport, der Druck auf die Knochen ausübt.

Das wichtigste Baumaterial für den Knochen ist Kalzium. Nach der Empfehlung der *Deutschen Gesellschaft für Ernährung* beträgt für Erwachsene der Richtwert täglicher Zufuhr 1.000 mg. Auch Vitamin D ist wichtig. Sonnenlicht bildet Vitamin D in der Haut (➤ 7.1). Täglich eine halbe Stunde Gesicht, Hände und Unterarme der Sonne entgegenzustrecken reicht, um den Tagesbedarf von 20 µg Vitamin D zu decken. Trotzdem ist die Vitamin-D-Versorgung vieler Menschen grenzwertig oder zu gering. Dann sollte die Zufuhr durch Tabletteneinnahme gesteigert werden, mit 800–1.000 IE Vitamin D_3 pro Tag.

Leider hat Kalzium einige „Feinde“: Bei allzu reichlichem Genuss koffeinhaltiger Getränke wie Kaffee oder Tee wird weniger Kalzium aus dem Darm aufgenommen. Cola-Getränke enthalten viel Phosphat, was die Kalzium-Aufnahme in die Knochen verringert. Stark Oxalsäure enthaltende Lebensmittel wie Spinat, Rhabarber oder Mangold sollte man nur in Maßen zu sich nehmen, da Oxalat Kalzium bindet.

Kinder, die Ball spielen und herumtollen, tun genau das Richtige für ihre Knochen: Sie regen den Knochenstoffwechsel an. Je stärker ihr Skelett am Ende des Wachstums ist (je höher ihre **Peak Bone Mass** ist), desto länger dauert es, bis der Abbauprozess, der ab 35 Jahren langsam einsetzt, zu kritisch niedriger **Knochendichte** führt.

Auch Erwachsene sollten sich bewegen. Wer täglich mindestens vier Stunden auf den Beinen ist, reduziert sein Osteoporoserisiko. Sehr wichtig für den Erhalt der Knochensubstanz besonders im Alter ist gezieltes Kraft-, Ausdauer- *und* Koordinationstraining – es erhöht die Knochendichte, außerdem bleiben Muskelmasse und Koordinationsfähigkeit erhalten. So lassen sich die gefürchteten Stürze am ehesten vermeiden.

Training sollte, wenn irgend möglich, auch die medikamentöse Behandlung der manifesten Osteoporose begleiten. Auf der Basis einer ausreichenden Kalzium- und Vitamin-D-Zufuhr sind **Bisphosphonate** (z. B. Fosamax®) und – für Frauen nach der Menopause – **SERMs** *(Selektive* **Ö[E]***strogen-***R***ezeptor-***M***odulatoren)* die am häufigsten eingesetzten Medikamente. Beide wirken antiresorptiv, d. h. sie hemmen die Wirkung der knochenabbauen Zellen und führen so zur Zunahme der Knochenmasse und zu weniger Knochenbrüchen. SERMs besetzen die Östrogenrezeptoren in den Geweben, entfalten dort aber je nach Substanz unterschiedliche Wirkungen. An den Knochen wirken fast alle SERMs wie Östrogene, häufig eingesetzt gegen Osteoporose wird beispielsweise Raloxifen (z. B. Evista®). SERMs sind aber keine Hormone und greifen auch nicht in den Hormonstoffwechsel ein. Die Hoffnung, man könne den Verlust an Östrogenen nach der Menopause *problemlos* durch eine **Hormonersatztherapie** (*HRT,* ➤ 11.1.7) wettmachen, hat sich nicht erfüllt. Die HRT kann zwar den Knochenschwund aufhalten, dies wird aber mit Nachteilen erkauft. Das Risiko für bestimmte Tumore nimmt zu, der vermutete Schutz vor Herz-Kreislauf-Erkrankungen fehlt. Zur alleinigen Osteoporoseprophylaxe ist sie nur in Ausnahmefällen sinnvoll.

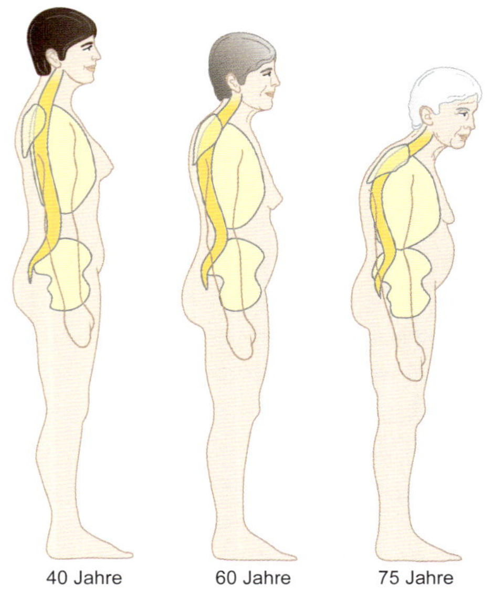

Abb. 5.23 Warnzeichen einer Osteoporose: das Immer-Kleiner-Werden und eine zunehmende Rundrückenbildung („Witwenbuckel“) mit Hervortreten des Abdomens und Hautfaltenbildung am Rumpf. [L231, L190]

6 Bewegungsapparat

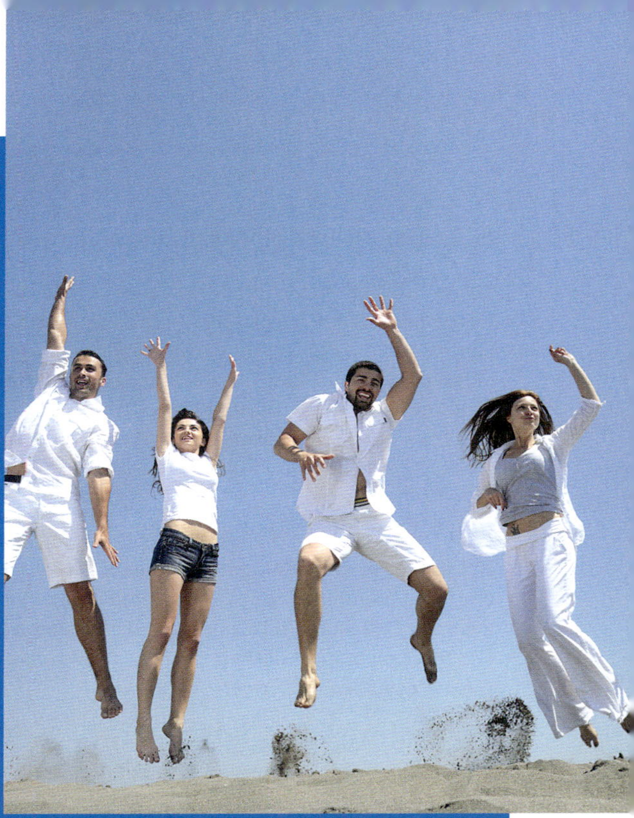

6.1 Die menschliche Gestalt

Schon auf den ersten Blick erkennen wir große Unterschiede in Körpergröße, -bau und -gestalt unserer Mitmenschen. Diese Merkmale sind im Wesentlichen genetisch festgelegt und bilden sich dann im Laufe des Wachstums aus. Umweltfaktoren, etwa das Nahrungsangebot, wirken beeinflussend.

6.1.1 Orientierung am Körper

Bei fast jeder Erkrankung ist die genaue Kenntnis der Lage erkrankter Körper- und Organteile von zentraler Bedeutung für Diagnostik und Therapie. Die Medizin braucht deshalb ein System *anatomischer Positionen* und *Lagebeschreibungen.*

Hauptachsen und -ebenen

Denkt man sich den Menschen in ein dreidimensionales Koordinatennetz gestellt, so kann man drei rechtwinklig aufeinandertreffende **Hauptachsen** unterscheiden (➤ Abb. 6.1):

- Die *Längs-* oder **Longitudinalachse**
- Die **Horizontalachse** *(Quer-, Transversalachse).* Sie steht senkrecht auf der Longitudinalachse und verläuft von links nach rechts
- Die **Sagittalachse** von der Hinter- zur Vorderfläche des Körpers (*lat.* sagitta = Pfeil). Sie steht jeweils senkrecht zu den beiden anderen Achsen.

Entsprechend kann man auch **Hauptebenen** des Körpers definieren, wobei jede Ebene aus zwei der drei genannten Körperachsen gebildet wird.

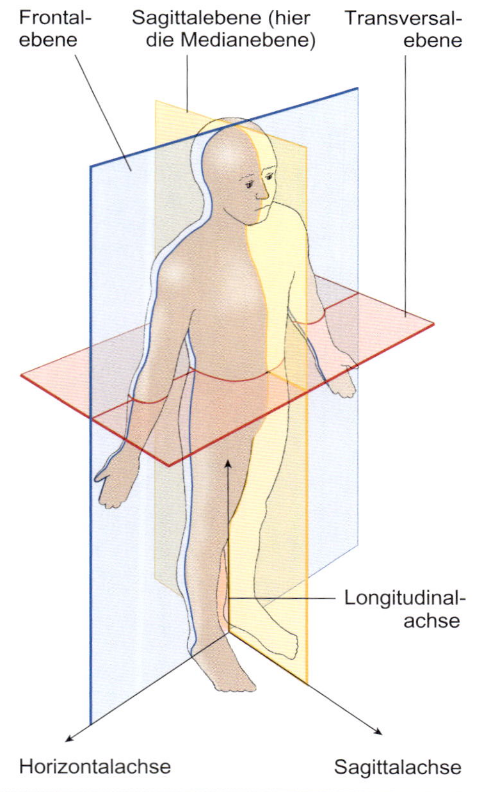

Abb. 6.1 Die Hauptebenen und -achsen des Körpers.

Die **Sagittalebene** wird durch die Longitudinal- und Sagittalachse gebildet. Die Schnittfläche einer Schweinehälfte bildet beispielsweise eine Sagittalebene. Die genau durch die Körpermitte verlaufende Sagittalebene heißt **Medianebene.**
Eine parallel zur Stirn liegende Ebene, welche die Longitudinal- und Horizontalachse einschließt, nennt man **Frontalebene.** Ein Beispiel hierfür sind die Brillengläser.
Transversalebenen werden aus Sagittal- und Horizontalachse gebildet. Bei aufrechtem Stand liegen sie „quer“ oder *horizontal,* weshalb sie auch als *Horizontalebenen* bezeichnet werden. Man kann es sich auch so vorstellen: Wäre der Mensch eine Salami, so wären die Salami*scheiben* die *Transversalebenen.*

Richtungsbezeichnungen

Die Begriffe oben, unten, vorne und hinten orientieren sich an der **anatomischen Standardposition.** Hierbei steht der Mensch aufrecht, sein Gesicht ist dem Betrachter zugewandt. Der Kopf befindet sich demnach immer „oben“, auch wenn er beim Liegenden im Bett eher „unten“ zu sehen ist. An jeder Achse werden zwei einander entgegengesetzte Richtungen festgelegt (➤ Abb. 6.2):

- Für die Longitudinalachse **superior** (oben, nach oben) und **inferior** (unten, nach unten) oder alternativ **kranial** (kopfwärts) und **kaudal** (steißwärts)
- Für die Sagittalachse **ventral** (bauchwärts) oder **anterior** (vorne, nach vorne) und **dorsal** (rückenwärts) oder **posterior** (hinten, nach hinten)
- Für die Horizontalachse **dexter** (rechts) und **sinister** (links) oder **lateral** (seitwärts) und **medial** (zur Mitte hin). „Links“ und „rechts“ werden immer aus Sicht des Patienten und nicht des Betrachters bezeichnet.

Für weitere Richtungsbezeichnungen gelten folgende Fachbegriffe (Auswahl):

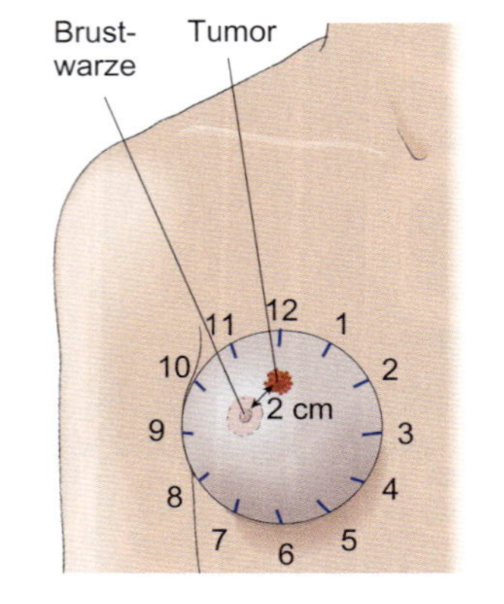

Abb. 6.3 Beschreibung der Lokalisation eines Brusttumors analog zu einem Uhrzifferblatt und mit Angabe des Abstandes von der Brustwarze: Der Tumor liegt bei 12 Uhr, 2 cm von der Brustwarze entfernt.

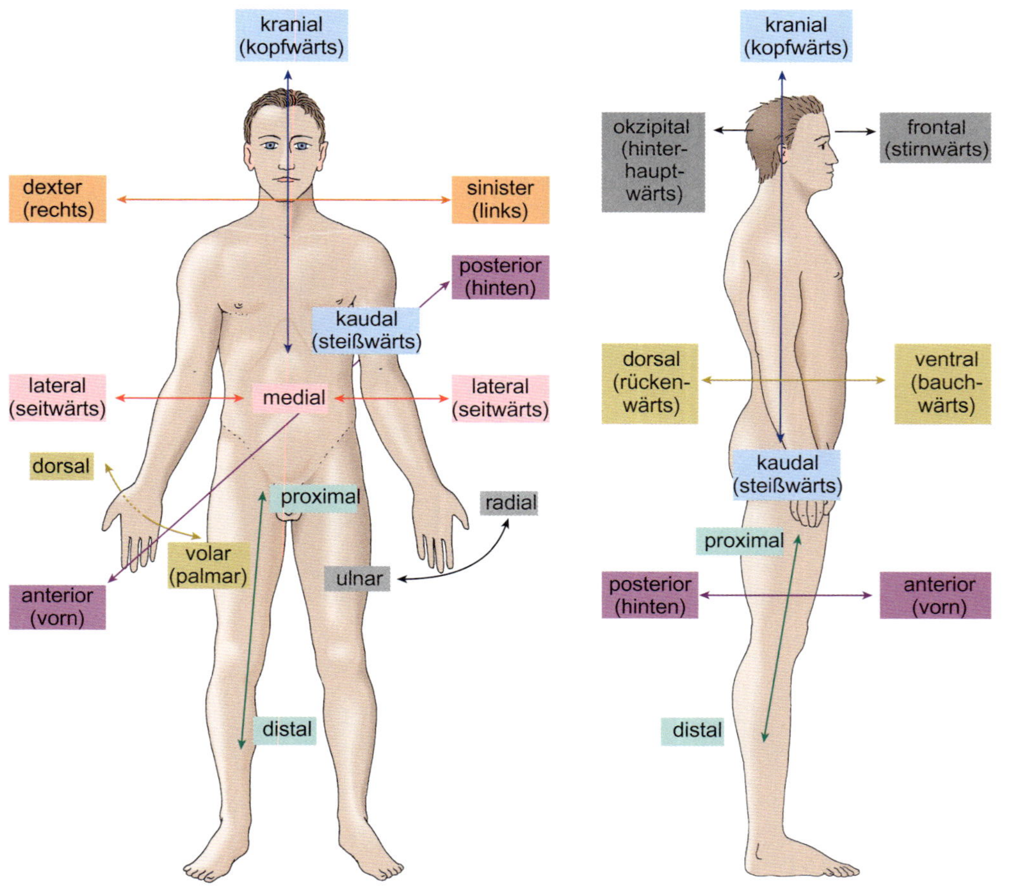

Abb. 6.2 Gebräuchliche anatomische Richtungsbezeichnungen.

6

- **Zentral:** auf das Innere des Körpers zu, zur Mitte hin
- **Peripher:** auf den Rand des Körpers zu, von der Mitte weg
- **Median:** innerhalb der Medianebene
- **Proximal:** nah liegend (zum Körper)
- **Distal:** vom Körper entfernt liegend
- **Palmar** *(volar):* zur Hohlhand hin
- **Plantar:** zur Fußsohle hin
- **Dorsal:** zum Hand-/Fußrücken hin
- **Radial:** zur Speiche (Radius) hin
- **Ulnar:** zur Elle (Ulna) hin.

Bei runden Körperteilen (z. B. Brust) oder Körperausgängen (z. B. Darmausgang) wird die Lokalisation beispielsweise eines Tumors analog den Uhrzeiten auf einem Zifferblatt beschrieben (➤ Abb. 6.3). Dabei muss immer angegeben werden, wo sich anatomisch „12 Uhr" befindet.

Bewegungsrichtungen

Die Gelenke des Körpers erlauben Bewegungen in den Raumebenen in jeweils zwei Richtungen und um die Raumachsen in jeweils zwei Rotationsrichtungen (➤ Abb. 6.4):

- **Abduktion:** Bewegung vom Körper weg
- **Elevation:** Hebung des Arms über 90°
- **Adduktion:** Bewegung zum Körper hin
- **Extension:** Streckung
- **Flexion:** Beugung
- **Innenrotation:** Einwärtsdrehung
- **Außenrotation:** Auswärtsdrehung
- **Anteversion:** Heben nach vorne
- **Retroversion:** Heben nach hinten.

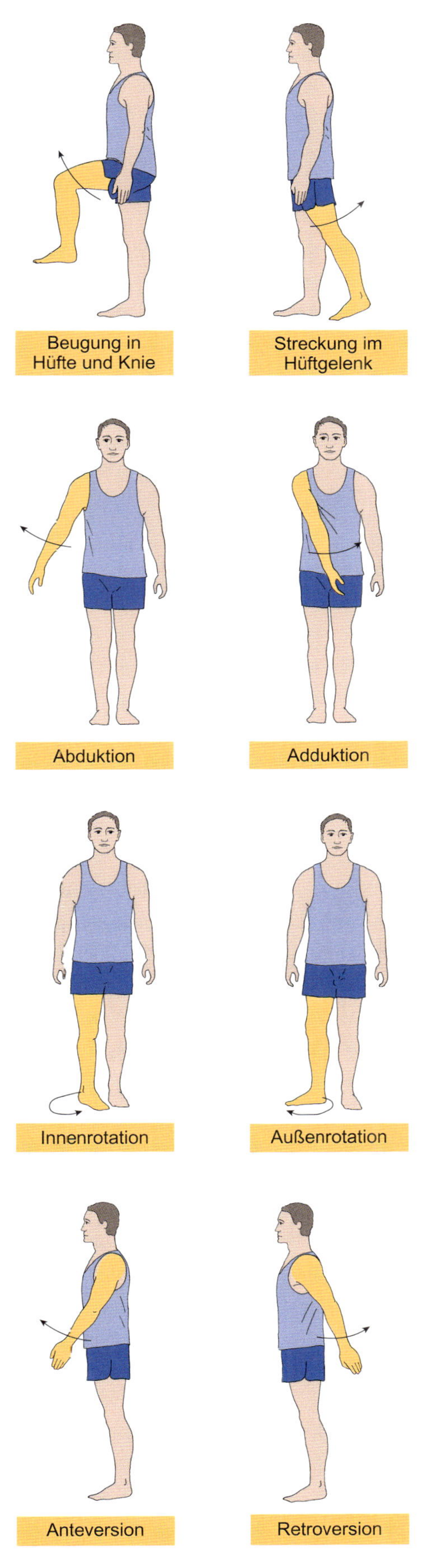

Abb. 6.4 Die Bezeichnung der Extremitätenbewegungen.

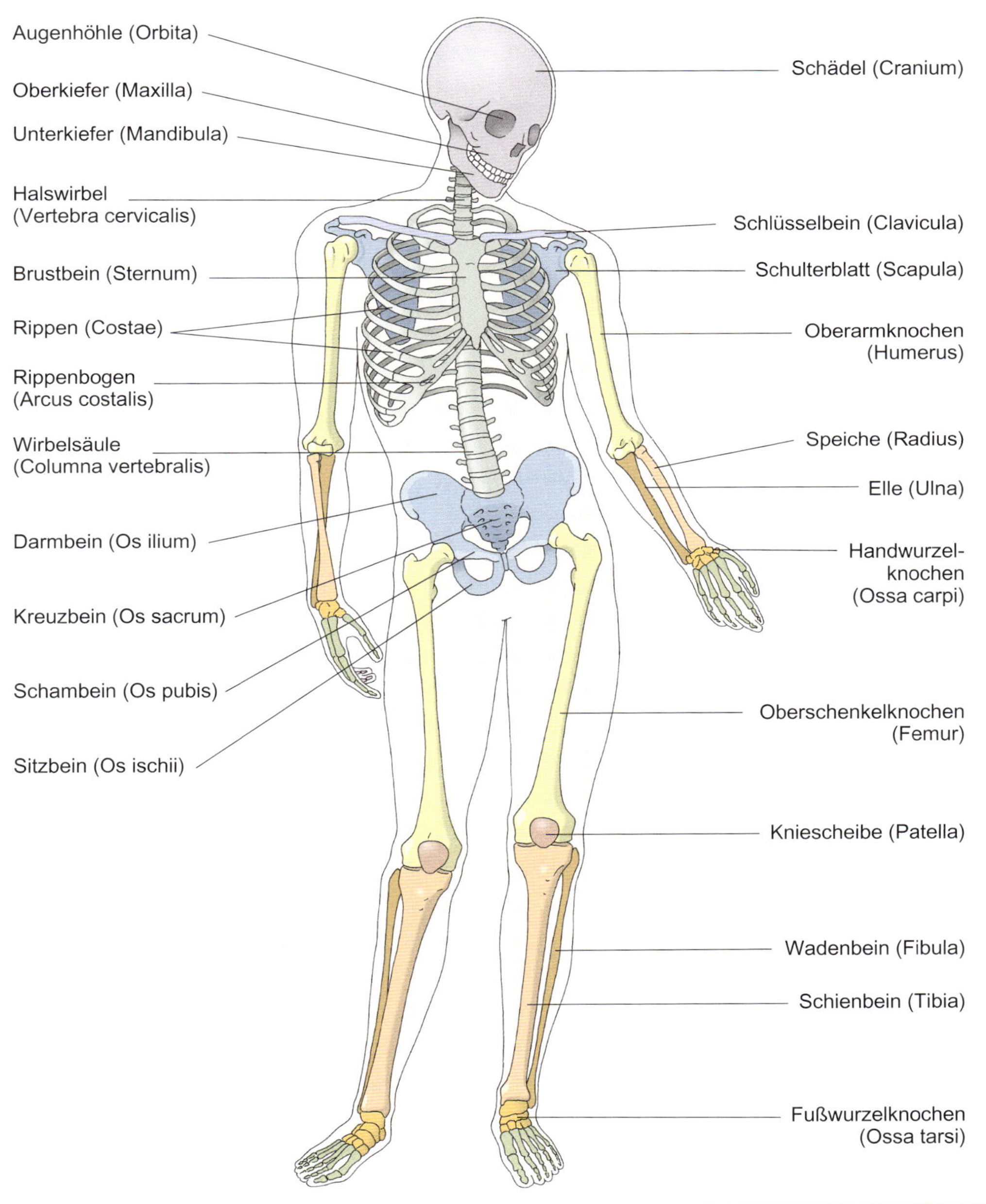

Abb. 6.5 Das menschliche Skelett (Ansicht von vorn).

Sonderformen der Rotation sind **Pronation** und **Supination** an Händen und Füßen (➤Abb. 6.42).

6.1.2 Übersicht über das Skelett

Das **Skelett** (➤Abb. 6.5) besteht aus über 200 Knochen, von denen einige im Laufe des Wachstums miteinander verschmelzen, z. B. beim Hüftknochen. Zusammen mit Muskeln und Bändern verleiht das Skelett dem Körper gleichzeitig Stabilität *und* Beweglichkeit. Es wird in folgende Knochengruppen eingeteilt:

- **Schädel** *(Cranium)*
- **Wirbelsäule** *(Columna vertebralis)*
- **Knöcherner Brustkorb** *(Thorax)*
- **Schulter-** und **Beckengürtel**
- **Arme** *(freie obere Extremitäten)*
- **Beine** *(freie untere Extremitäten).*

Kopf, Hals und Rumpf werden zusammenfassend als **Körperstamm** bezeichnet. Dabei werden am Rumpf nochmals **Brust, Bauch** *(Abdomen)* und **Becken** *(Pelvis)* differenziert. Die **Extremitäten** *(Gliedmaßen)* bestehen jeweils aus **Gürtelknochen** (das sind *Schulter- bzw. Beckengürtel*) und **freien Extremitäten** *(also Armen bzw. Beinen).* Die Gürtelknochen verbinden Stamm und freie Extremitäten.

Weibliches und männliches Skelett

Im Vergleich zum weiblichen enthält das männliche Skelett längere und schwerere Knochen. Diese haben größere Rauigkeiten und Knochenvorsprünge, da dort auch größere Muskeln ansetzen. Außerdem ist das Becken der Frau anders geformt als das des Mannes (➤Abb. 6.52).

6

6.1.3 Übersicht über die Skelettmuskulatur

Kontraktionen der Skelettmuskeln ermöglichen Bewegungen, sei es das Händeschütteln, ein Lächeln oder das Atmen. Der Körper ist mit insgesamt ca. 650 Muskeln ausgestattet (oberflächliche Skelettmuskulatur ➤Abb. 6.6, ➤Abb. 6.7).

6.2 Kopf

6.2.1 Übersicht über den Schädel

Der Schädel (➤Abb. 6.8, ➤Abb. 6.9, ➤Abb. 6.10) sitzt auf der Wirbelsäule und besteht aus zwei Knochengruppen:

- Dem **Hirnschädel** *(Neurocranium)*
- Dem **Gesichtsschädel** *(Viscerocranium).*

Zum Hirnschädel zählen:

- **Stirnbein** *(Os frontale)*
- **Scheitelbein** (*Os parietale,* paarig)
- **Schläfenbein** (*Os temporale,* paarig)
- **Hinterhauptbein** *(Os occipitale)*
- **Keilbein** *(Os sphenoidale)*
- **Siebbein** *(Os ethmoidale).*

Zum Gesichtsschädel gehören:

- **Nasenbein** *(Os nasale)*
- **Oberkiefer** *(Maxilla)*
- **Jochbein** (*Os zygomaticum,* paarig)
- **Unterkiefer** *(Mandibula)*
- **Tränenbein** (*Os lacrimale,* paarig)
- **Gaumenbein** *(Os palatinum)*
- **Untere Nasenmuschel** (*Concha nasalis inferior,* paarig)
- **Pflugscharbein** *(Vomer)*
- **Zungenbein** *(Os hyoideum)*
- **Gehörknöchelchen** (*Ossicula auditiva,* ➤9.7.3), paarig.

Der Hirnschädel und die ihm innen anliegenden *Hirnhäute* (➤8.11.1) umschließen die längsovale **Schädelhöhle,** die das empfindliche Gehirn enthält und schützt. Dieses ruht auf der knöchernen **Schädelbasis** (*Schädelgrundplatte,* ➤Abb. 6.11) und wird von der **Schädelkalotte** *(Schädeldach)* kapselartig eingeschlossen. An der Schädelkalotte sind die Knochen platt, an der Schädelbasis zum Teil bizarr geformt und mit Hohlräumen.

6.2.2 Knochen des Hirnschädels

Stirn- und Scheitelbein

Das **Stirnbein** *(Os frontale)* bildet die Stirn, das Dach der **Augenhöhle** *(Orbita)* und den größten Teil der vorderen Schädelgrube. Im mittleren Stirnbereich sind meist asymmetrisch die **Stirnhöhlen** (*Sinus frontales* ➤Abb. 6.10, ➤Abb. 6.13) angelegt. Diese mit Epithel ausgekleideten, luftgefüllten Kammern stehen mit der Nasenhöhle in Verbindung. Die beiden **Scheitelbeine** *(Ossa parietalia)* bilden den größten Teil der Schädelkalotte.

Schläfenbein

Die beiden **Schläfenbeine** *(Ossa temporalia)* bilden einen Teil der Schädelbasis und des Schädeldachs. Die **Kiefergelenkpfanne** (*Fossa mandibularis* ➤Abb. 6.9, ➤Abb. 6.11) umfasst den Gelenkfortsatz des Unterkiefers und bildet mit ihm das Kiefergelenk. Ein (vorspringender) Teil des Schläfenbeins, **Felsenbein** genannt, trennt an der Oberseite der Schädelbasis mittlere und hintere Schädelgrube (➤Abb. 6.11). Im Felsenbein liegen das Hör- und Gleichgewichtsorgan sowie der **innere Gehörgang** *(Meatus acusticus internus).* Durch den inneren Gehörgang verläuft der vom Innenohr kommende Hör- und Gleichgewichtsnerv (N. vestibulocochlearis, ➤8.7.1, ➤9.7.4), der dann weiter durch den *Porus acusticus internus* (➤Abb. 6.11)

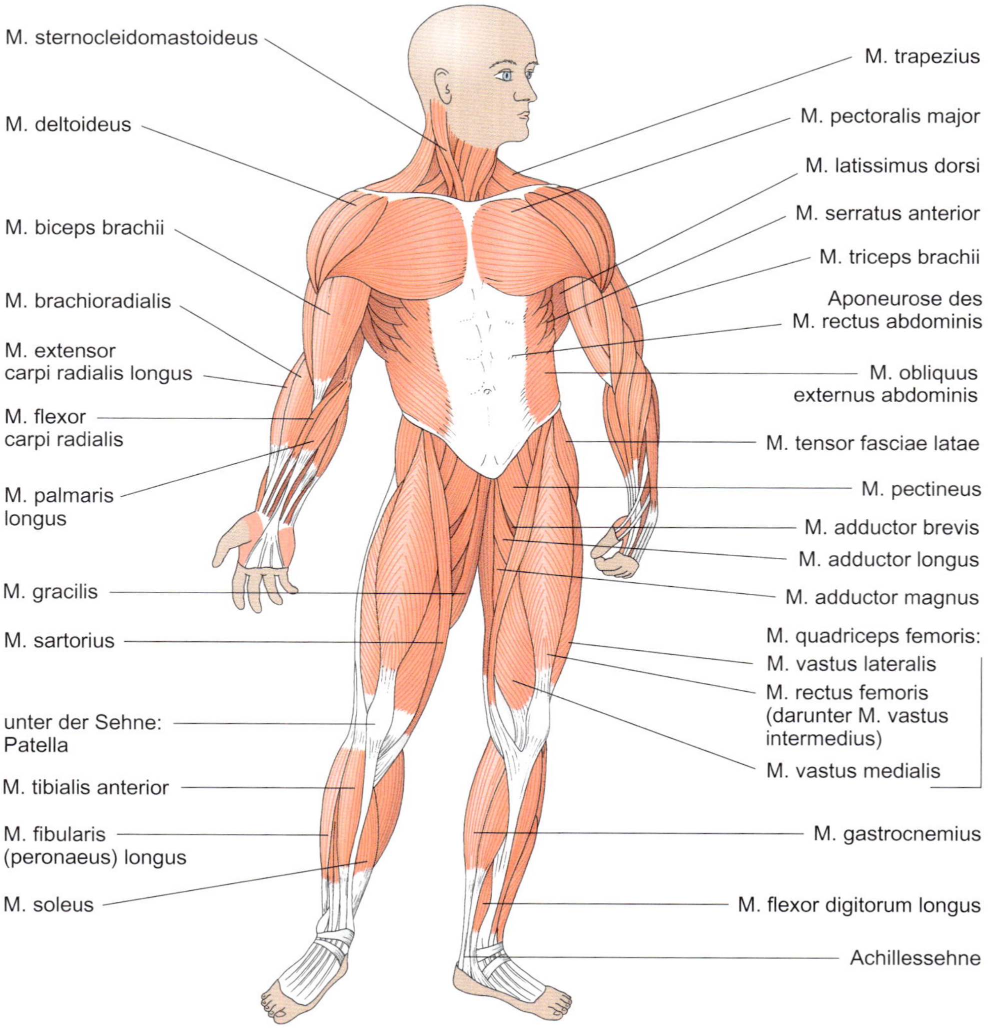

Abb. 6.6 Oberflächliche Skelettmuskulatur (von vorn).

in die hintere Schädelgrube zieht. Der **äußere Gehörgang** *(Meatus acusticus externus)* ist ein Kanal im Schläfenbein, der die Ohrmuschel mit dem Mittelohr verbindet. Der **Warzenfortsatz** *(Processus mastoideus)* ist ein abgerundeter, hinter der Ohrmuschel tastbarer Knochenvorsprung (➤ Abb. 6.9, ➤ Abb. 6.10). Er enthält, wie das Stirnbein, luftgefüllte, mit Schleimhaut ausgekleidete Hohlräume (**Warzenfortsatzzellen,** *Cellulae mastoideae*), die mit der Paukenhöhle des Mittelohrs in Verbindung stehen. Am Warzenfortsatz setzen mehrere Halsmuskeln an. Ein zweiter Vorsprung, der **Griffelfortsatz** (*Processus styloideus* ➤ Abb. 6.9), liegt an der Unterfläche des Schläfenbeins und dient als Ansatzstelle für die Muskeln und Bänder von Zungenbein und Nacken.
Fortsätze des Schläfenbeins und des davor gelegenen **Jochbeins** *(Os zygomaticum)* bilden zusammen den **Jochbogen** (*Arcus zygomaticus,* ➤ Abb. 6.9).

Hinterhauptbein

Das **Hinterhauptbein** *(Os occipitale)* macht den hinteren Teil der Schädelhöhle aus. Durch das **große Hinterhauptloch** *(Foramen occipitale magnum)* ziehen das verlängerte Mark sowie die Vertebralarterien und -nerven (➤ Abb. 6.11). Beidseits neben dem großen Hinterhauptloch liegt je ein ovaler Vorsprung (**Condylus occipitalis,** ➤ 6.2.3, ➤ Abb. 6.11) mit der Gelenkfläche für den ersten Halswirbel (Atlas).
Am seitlichen Übergang des Hinterhauptbeins zum Schläfenbein klafft etwa in der Mitte eine Lücke **(Foramen jugulare),** durch die die Vena jugularis und die Hirnnerven IX, X und XI (➤ Abb. 6.11, Funktion ➤ 8.7) durchtreten.
An der Außenfläche des Hinterhauptbeins setzen Teile der Nackenmuskulatur an. Der **äußere Hinterhaupthöcker** *(Protuberantia occipitalis externa)* ist vor allem bei Männern gut durch die Haut zu tasten.

Keilbein

Das **Keilbein** (*Os sphenoidale,* ➤ Abb. 6.8, ➤ Abb. 6.10, ➤ Abb. 6.11) liegt in der Mitte der Schädelbasis und ist mit allen anderen Knochen des Hirnschädels verbunden. Seine Form erinnert an eine Fledermaus mit ausgestreckten Flügeln **(große Keilbeinflügel).** Der innere würfelförmige Anteil des Keilbeins enthält die **Keilbeinhöhle** (*Sinus sphenoidalis,* ➤ Abb. 6.10, ➤ Abb. 6.13), die mit der Nasenhöhle verbunden ist. Im hinteren Bereich des Keilbeinkörpers befindet sich eine Vertiefung, die an einen türkischen Pferdesattel erinnert: der **Türkensattel** (*Sella turcica,* ➤ 6.2.3). Davor liegen die **kleinen Keilbeinflügel,** an deren Wurzel die **Sehnervenkanäle** (*Canales optici* ➤ Abb. 6.11) verlaufen: Diese verbinden die Augenhöhlen (Orbitae) mit der Schädelgrube und enthalten die Sehnerven und die Augenarterien *(Aa. ophthalmicae).*

Siebbein und Nasenmuscheln

Das **Siebbein** *(Os ethmoidale)* liegt zwischen den beiden Augenhöhlen. Es enthält 3–18 Hohlräume, die **Siebbeinzellen** (*Cellulae ethmoidales* ➤ Abb. 6.13), die in ihrer Gesamtheit **Siebbeinhöhle** *(Sinus ethmoidalis)* heißen. Nach unten ist das Siebbein zur **Lamina perpendicularis** (*senkrechte Platte,* ➤ Abb. 6.8, ➤ Abb. 6.10) verlängert. Diese bildet den oberen Teil der Nasenscheidewand. Die obere Begrenzung des Siebbeins, die **Siebbeinplatte** *(Lamina cribrosa),* bildet das Dach der Nasenhöhle zur Schädelgrube hin. Durch kleine Löcher darin ziehen die Axone der Riechzellen als **Riechnerv** *(N. olfactorius)* von der Nasenschleimhaut zum Riechhirn (➤ Abb. 9.8).
Am Siebbein hängen zwei dünne, wie Papierrollen eingerollte Knochen. Sie ragen in die Nasenhöhle und heißen **obere** und **mittlere Nasenmuschel** (*Concha nasalis superior* und *media*). Sie vergrößern die Oberfläche der Nasenhöhlenwände, was für Reinigung, Erwärmung und Anfeuchtung der Atemluft wichtig ist (➤ 16.1.2, ➤ Abb. 16.2). Die **untere Nasenmuschel** *(Concha nasalis inferior)* ist die längste Nasenmuschel und wird von einem eigenständigen Knochen gebildet.

6.2.3 Schädelbasis

Die **Schädelbasis** lässt sich von oben (innen) und von unten (außen) betrachten:

Schädelbasis von oben

Die Schädelbasis besitzt an ihrer oberen Fläche (➤ Abb. 6.11) drei treppenförmig angeordnete Einsenkungen, die **Schädelgruben,** die die verschiedenen Lappen des Gehirns aufnehmen.
Die **vordere Schädelgrube** *(Fossa cranii anterior)* liegt am höchsten und wird von Teilen des Stirnbeins, des Siebbeins und den kleinen Keilbeinflügeln gebildet. In ihr liegen das Riechhirn und die Stirnlappen des Großhirns (➤ 8.8.8). Unter der vorderen Schädelgrube befinden sich die Augenhöhlen (Orbitae).
Die **mittlere Schädelgrube** *(Fossa cranii media)* trägt die Schläfenlappen des Gehirns. Sie wird in der Mitte vom Keilbeinkörper und an den Seiten von den großen Keilbeinflügeln und den Felsenbeinen gebildet. Der Keilbeinkörper senkt sich zwi-

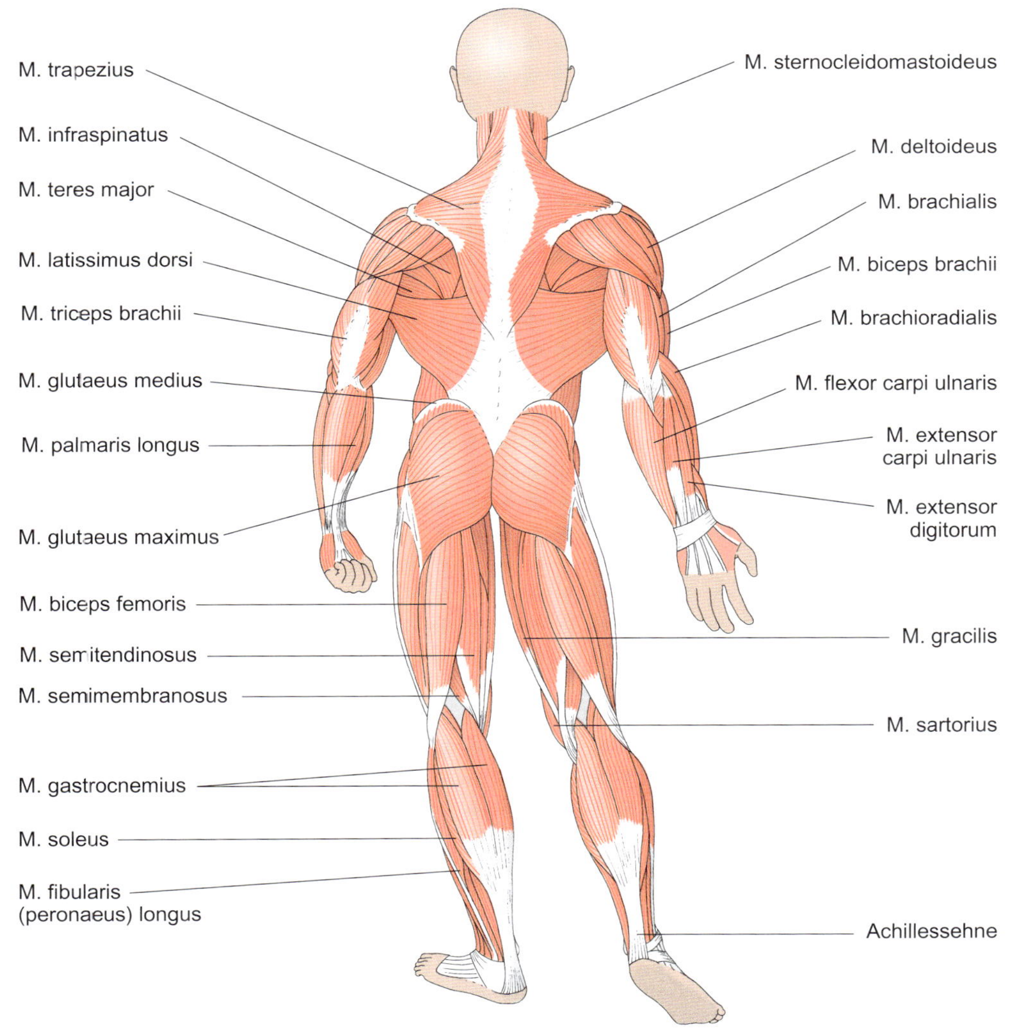

Abb. 6.7 Oberflächliche Skelettmuskulatur (von hinten).

6

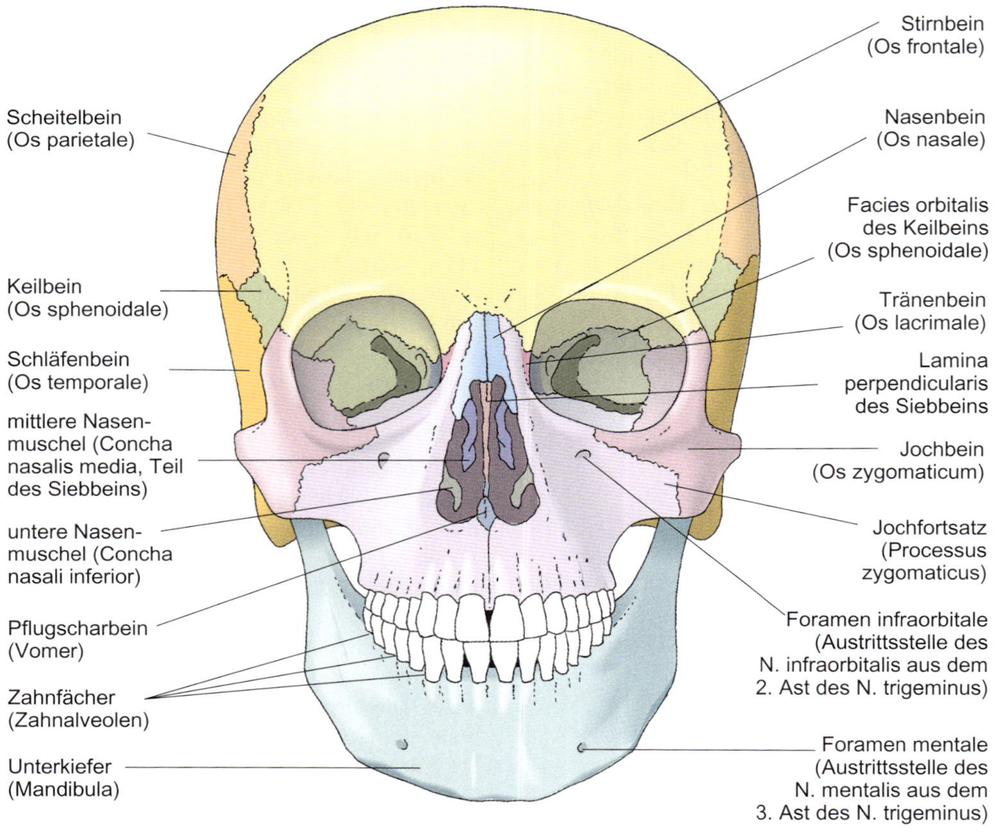

Abb. 6.8 Schädel in der Vorderansicht (frontal).

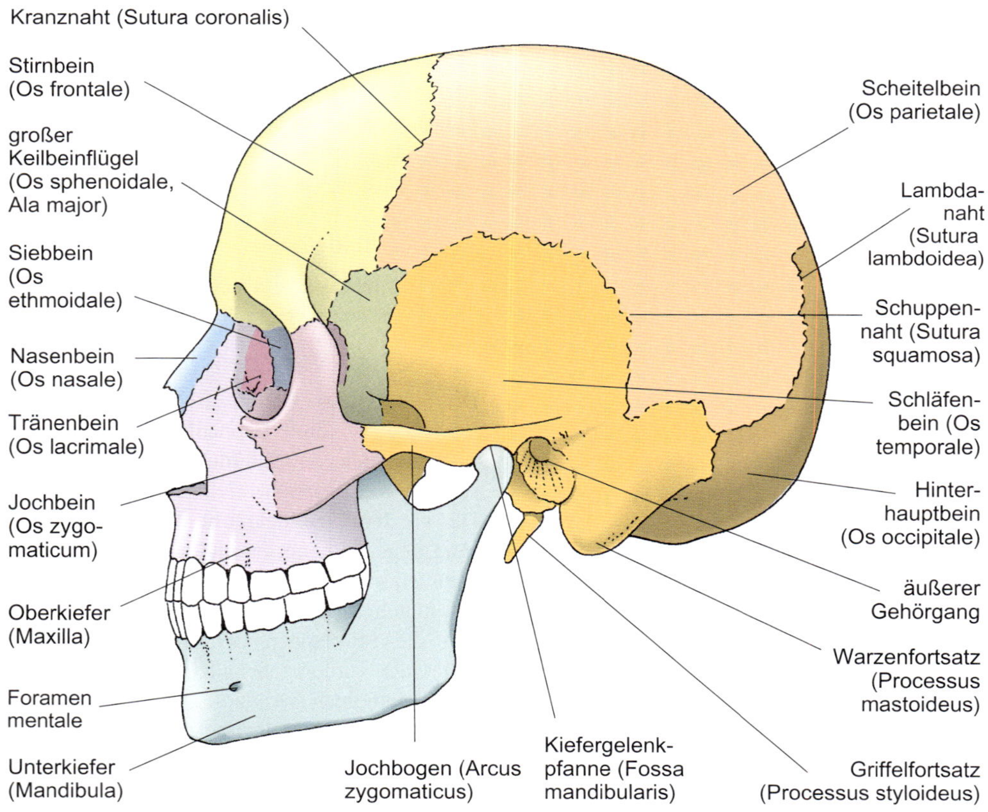

Abb. 6.9 Schädel in der Seitenansicht.

schen Vorder- und Hinterrand ab und bildet dadurch den erwähnten *Türkensattel*. In einer Vertiefung *(Fovea hypophysalis)* liegt hier gut geschützt die **Hypophyse** (*Hirnanhangdrüse*, ➤ 8.8.4, ➤ 11.2). Vorspringende Knochenkämme an den Oberrändern der Felsenbeine (den **Felsenbeinpyramiden**) trennen die mittlere von der **hinteren Schädelgrube** *(Fossa cranii posterior)*. Diese wird von den Rückseiten des Türkensattels und der Felsenbeinpyramiden sowie vom Hinterhauptbein gebildet. Der hinteren Schädelgrube liegt das Kleinhirn auf (➤ 8.8.5, ➤ Abb. 8.29).

Die Schädelbasis zeigt außerdem viele Löcher und Furchen, die Gefäße und Nerven durchtreten lassen (➤ Abb. 6.11).

Schädelbasis von unten

Die Unterfläche der Schädelbasis setzt sich aus Knochen von Hirn- und Gesichtsschädel zusammen (➤ Abb. 6.11). Sie hat zwei große paarige Gelenkflächen:

- Beidseits des großen Hinterhauptlochs bildet das Hinterhauptbein am *Condylus occipitalis* mit dem ersten Wirbelkörper (Atlas) der Halswirbelsäule ein Gelenk
- Weiter lateral finden sich die Gelenkpfannen der Kiefergelenke.

> **Schädelbasisbruch** (M)
>
> Bei stumpfer Gewalteinwirkung auf den Schädel, etwa beim Sturz mit dem Motorrad, kommt es häufig zum **Schädelbasisbruch.** Werden dabei Gefäße zerrissen, sind Blutungen in Innen- oder Mittelohr oder die Nasenhöhlen möglich. Liquor (Flüssigkeit, die das Hirn umspült ➤ 8.11.2) kann beim Einriss der Hirnhäute nach außen fließen, z. B. durch die Nase. Schwere Schädelbasisbrüche führen oft zum Tode.

6.2.4 Schädelnähte

Der Schädel des Fetus und Neugeborenen besteht aus schollenartigen Knochenplatten, die über *desmale Ossifikation* aus Bindegewebe entstanden sind (➤ 5.1.4) und nicht aneinanderstoßen. Die Spalträume dazwischen, **Schädelnähte** *(Suturae)* genannt, sind bei der Geburt nur durch Bindegewebe verschlossen, d. h. die Knochenplatten lassen sich noch gegeneinander verschieben (➤ Abb. 5.5, ➤ Abb. 6.12). Dies erleichtert den Durchtritt durch den Geburtskanal und ermöglicht das weitere Hirnwachstum nach der Geburt.

- Die **Stirnnaht** *(Sutura frontalis)* trennt die beiden Stirnbeinhälften voneinander. Sie ist nach dem 6. Lebensjahr nicht mehr sichtbar
- Die **Kranznaht** *(Sutura coronalis)* grenzt das Stirnbein von den beiden Scheitelbeinen ab
- Die **Pfeilnaht** *(Sutura sagittalis)* liegt zwischen den beiden Scheitelbeinen, wie ein Mittelscheitel
- Die **Lambdanaht** *(Sutura lambdoidea)* ist die Grenze zwischen Scheitelbeinen und Hinterhauptbein

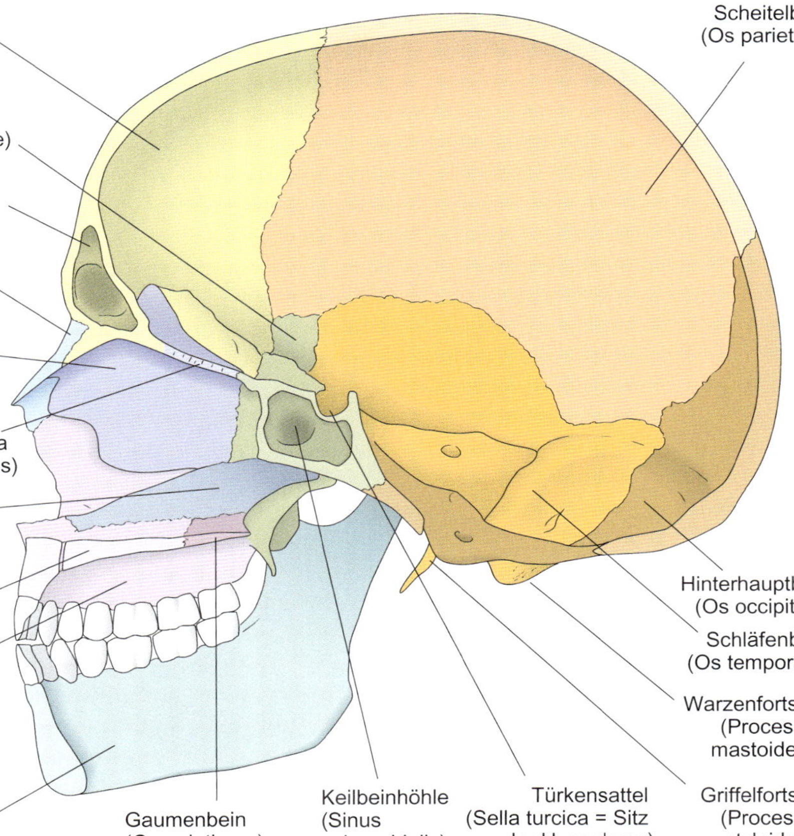

Abb. 6.10 Schädelschnitt seitlich.

- Die **Schuppennaht** *(Sutura squamosa)* liegt zwischen Schläfen- und Scheitelbein.

Fontanellen

Bei der Geburt klaffen dort, wo drei oder mehr Knochenplatten aneinanderstoßen, relativ weite Lücken. Diese weichen, bindegewebig überbrückten Stellen heißen **Fontanellen** (➤ Abb. 6.12). Durch ihre charakteristische Form kann der Geburtshelfer unter der Geburt die Einstellung des kindlichen Kopfes im mütterlichen Becken ertasten.

- Die rautenförmige **Stirnfontanelle** *(große Fontanelle, Fonticulus anterior)* befindet sich vorne zwischen Scheitel- und Stirnbeinen. Sie ist die größte Fontanelle
- Die **Hinterhauptfontanelle** *(kleine Fontanelle, hintere Fontanelle, Fonticulus posterior)* liegt am Hinterkopf des kindlichen Schädels zwischen Hinterhauptschuppe und Scheitelbeinen. Sie ist dreieckig
- Zu den Seitenfontanellen zählen die **vordere Seitenfontanelle** *(Fonticulus sphenoidalis)* beidseits zwischen Stirn-, Scheitel- und Keilbein sowie die **hintere Seitenfontanelle** *(Fonticulus mastoideus)* zwischen Scheitel-, Schläfen- und Hinterhauptbein.

Während sich Hinterhaupt- und Seitenfontanellen in der Regel schon im zweiten Lebensmonat schließen, kann die Stirnfontanelle bis in das zweite Lebensjahr hinein offen bleiben.

Beobachtung des Säuglings (P)

Bei der Beobachtung des Säuglings gibt die Stirnfontanelle (große Fontanelle) Hinweise auf den Zustand des Wasserhaushalts: Hat der kleine Organismus zu wenig Flüssigkeit, z. B. durch Wasserverlust bei Fieber, Erbrechen oder Durchfall, so ist die Fontanelle eingefallen. Bei ausgeglichenem Wasserhaushalt liegt sie im Hautniveau, und der Pulsschlag ist bei aufgelegtem Finger zu spüren. Eine vorgewölbte, gespannte Fontanelle kann auf einen erhöhten Hirndruck hinweisen, z. B. bei gestörtem Liquorabfluss.

6.2.5 Gesichtsschädel

Die paarigen **Tränenbeine** (*Ossa lacrimalia, lat.* lacrima = Träne, ➤ Abb. 6.8, ➤ Abb. 6.9) sind fingernagelgroße, dünne Knochen an den Innenseiten der Augenhöhlen. Sie sind die kleinsten Knochen des Gesichts.

Der **Oberkiefer** *(Maxilla)* bildet das Mittelstück des Gesichtsschädels und ist mit allen übrigen Knochen verbunden. Er umschließt beidseits die **Kieferhöhlen** *(Sinus maxillares)*, die mit der gleichseitigen Nasenhöhle in Verbindung stehen (➤ Abb. 16.3). Der **Zahnfortsatz** *(Processus alveolaris)* verstärkt den Unterrand des Oberkieferkörpers und nimmt in 16 **Zahnfächern** *(Zahnalveolen, Alveoli dentales)* die obere Zahnreihe auf. Nach hinten oben ragt der **Jochfortsatz** *(Processus zygomaticus)* hervor. Er formt mit dem **Jochbein** *(Os zygomaticum)* das Wangenprofil. Im vorderen Teil des Oberkiefers befindet sich der **Gaumenfortsatz** *(Processus palatinus)*, der zusammen mit dem **Gaumenbein** *(Os palatinum)* den **harten Gaumen** (*Palatum durum,* ➤ Abb. 6.13) bildet. Die beiden L-förmigen Gaumenbeine bilden den hinteren Teil des harten Gaumens (➤ Abb. 6.10, ➤ Abb. 6.11).

Gesichtsspalten (M)

Rechte und linke Seite des Oberkiefers und die sie umgebenden Weichteile wachsen während der Embryonalentwicklung zusammen. Gelingt dies nur unvollständig, entsteht eine ein- oder doppelseitige **Gesichtsspalte.** In leichten Fällen besteht nur eine Kerbe an der Oberlippe. Die schwerste Form ist die **Lippen-Kiefer-Gaumen-Spalte,** bei der Schlucken, Atmung, Hören und Sprachentwicklung des Kindes beeinträchtigt sind. Chirurgische Eingriffe im Säuglings- und Kindesalter, begleitet je nach Bedarf z. B. von Logopädie, führen heute meist zu guten kosmetischen und funktionellen Ergebnissen.

Knöcherne Begrenzung der Nase

Das paarig angelegte **Nasenbein** *(Os nasale)* bildet den oberen Teil des Nasenrückens (➤ Abb. 6.8, ➤ Abb. 6.9, ➤ Abb. 6.10 , ➤ Abb. 6.13). Der untere Anteil des Nasenrückens besteht aus Knorpel (**Nasenknorpel,** *Cartilago nasi*). Knorpel bildet auch den Hauptanteil der *Nasenscheidewand* **(Nasenseptum),** an der sich außerdem das Siebbein und das **Pflugscharbein** *(Vomer)* beteiligen (➤ Abb. 6.8, ➤ Abb. 6.10). Die knöcherne Nasenhöhle wird durch das Nasenseptum in eine rechte und eine linke Höhle geteilt.

Die **untere Nasenmuschel** *(Concha nasalis inferior)* ist ein rinnenförmiger Knochen und über einen Fortsatz *(Processus maxillaris)* mit der Kieferhöhle verbunden. Sie dient wie die mittlere und obere Nasenmuschel (➤ Abb. 6.8) der Oberflächenvergrößerung der Nasenschleimhaut.

Das **Pflugscharbein** *(Vomer)* ist ein rechteckiger, von vorne zur Keilbeinhöhle ziehender Knochen, der den unteren und hinteren Anteil des Nasenseptums bildet (➤ Abb. 6.10). Vorne und unten grenzt es an den harten Gaumen, oben an die Lamina perpendicularis (vertikale Platte) des Siebbeins, hinten an das Keilbein.

Nasennebenhöhlen

Die jeweils paarigen **Nasennebenhöhlen** (*Sinus paranasales,* ➤ Abb. 6.13) befinden sich in den die Nasenhöhle umgebenden Knochen und sind von Schleimhaut ausgekleidet. Zu den Nasennebenhöhlen gehören:

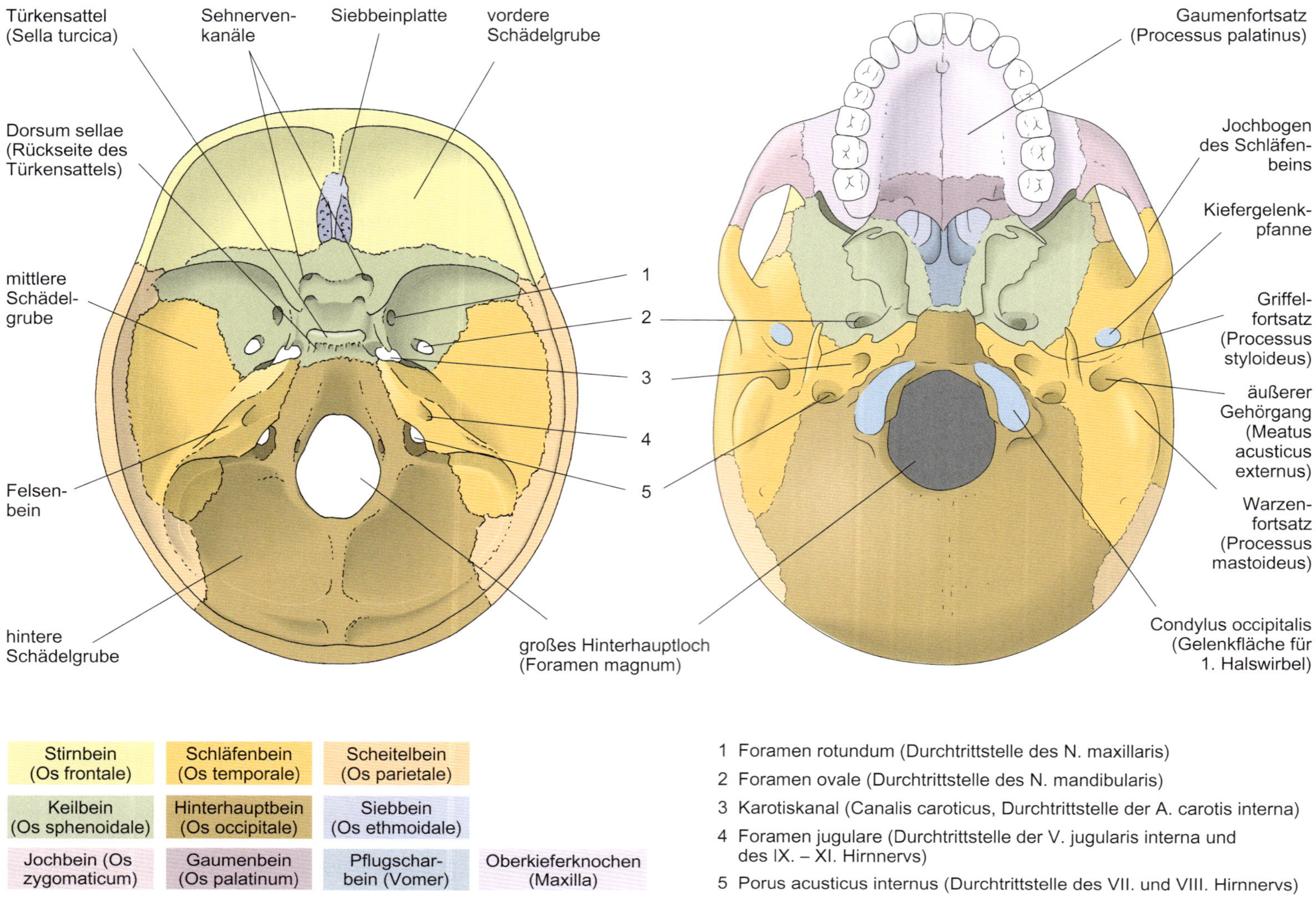

Abb. 6.11 Schädelbasis, links Ansicht von oben (nach Entfernung der Kalotte und des Gehirns), rechts Ansicht von unten.

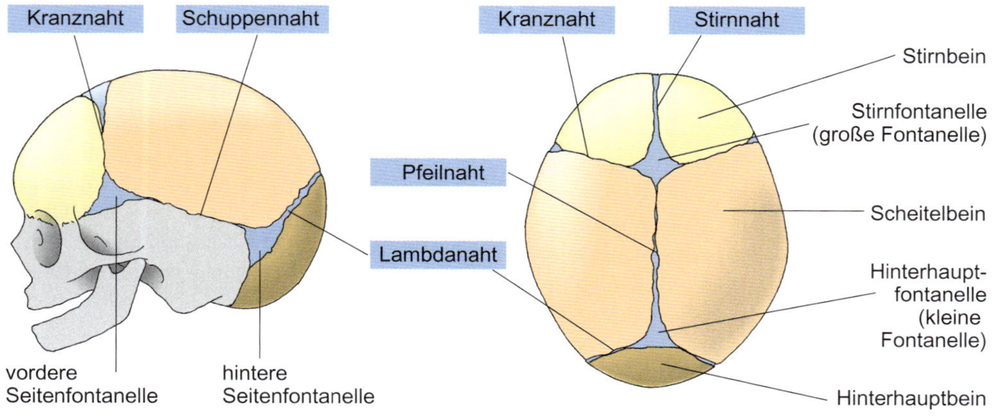

Abb. 6.12 Fontanellen und Schädelnähte.

- **Stirnhöhle** *(Sinus frontalis)*
- **Kieferhöhle** *(Sinus maxillaris)*
- **Siebbeinhöhle** *(Sinus ethmoidalis)*, bestehend aus den **Siebbeinzellen** *(Cellulae ethmoidales)*
- **Keilbeinhöhle** *(Sinus sphenoidalis)*.

Die Nasennebenhöhlen machen die Schädelknochen leichter und dienen als Resonanzraum für den Klang der Sprache. Die Sekrete aus den Nasennebenhöhlen fließen, außer manchmal im Fall einer *Nasennebenhöhlenentzündung,* in die Nasenhöhle ab (➤ 16.1.3).

Nasenseptumdeviation M

Häufig verläuft das Nasenseptum nicht gerade in der Nasenmittellinie **(Nasenseptumdeviation).** Ausgeprägte Abweichungen können die Nasenatmung erschweren oder durch Behinderung des Sekretabflusses zu Kopfschmerzen, Sekretstauung oder wiederholten Nasennebenhöhlenentzündungen führen.

Unterkiefer

Der **Unterkiefer** *(Mandibula,* ➤ Abb. 6.8, ➤ Abb. 6.9, ➤ Abb. 6.14) ist der größte und der einzige frei bewegliche Knochen des Gesichtsschädels. Er besteht aus dem hufeisenförmig nach hinten gebogenen **Unterkieferkörper** *(Corpus mandibulae)* und zwei Seitenästen *(Rami mandibulae),* die vom (unterhalb des Ohrs leicht fühlbaren) **Unterkieferwinkel** *(Angulus mandibulae)* aus fast senkrecht nach oben steigen (➤ Abb. 6.14). Jeder Seitenast besitzt an seinem oberen Ende zwei Fortsätze: Auf dem weiter hinten gelegenen **Gelenkfortsatz** *(Processus condylaris)* liegt die

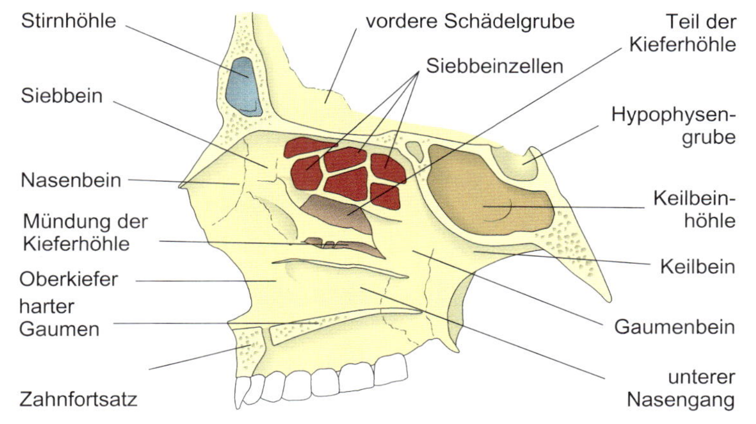

Abb. 6.13 Nasennebenhöhlen. Sagittalschnitt mit entfernten Nasenmuscheln (Frontalansicht ➤ Abb. 16.3). Kaum zu sehen ist die Kieferhöhle.

Gelenkfläche, die mit der Kiefergelenkpfanne des Schläfenbeins und einer kleinen Knorpelscheibe das Kiefergelenk bildet. An dem weiter vorn gelegenen **Kronenfortsatz** *(Processus coronoideus)* setzt der Schläfenmuskel (M. temporalis ➤ Abb. 17.17) an.

Der **Zahnfortsatz** *(Pars alveolaris)* am Oberrand des Unterkieferkörpers nimmt die Zahnwurzeln des Unterkiefergebisses auf. Der untere, kräftigere Teil des Unterkieferkörpers besitzt zwei Löcher an seiner Vorderseite *(Foramina mentalia)*, durch die der N. mentalis (*Unterkiefernerv*, aus dem 3. Ast des N. trigeminus ➤ 8.7.3) austritt.

6.2.6 Zungenbein

Das **Zungenbein** (*Os hyoideum*, *gr.* hyoides = Y-förmig) befindet sich im Hals zwischen Unterkiefer und Kehlkopf (*Larynx* ➤ Abb. 6.15, ➤ Abb. 16.1). Es ist der einzige Knochen des Körperstamms, der nicht in direkter Nachbarschaft oder gelenkiger Verbindung mit einem anderen Knochen steht. Über viele Muskeln ist das Zungenbein mit dem Mundboden und dem Griffelfortsatz des Schläfenbeins, dem Kehlkopf, dem Brustbein und sogar mit dem Schulterblatt verbunden. Deshalb ist es hochbeweglich und unterstützt so wirkungsvoll den Kauakt und die Zungenbewegungen beim Sprechen.

Bei der Zungenbeinmuskulatur unterscheidet man eine *obere* und eine *untere Zungenbeinmuskelgruppe* (➤ Abb. 6.20). Zu den **oberen Zungenbeinmuskeln** zählen: **M. digastricus** *(zweibäuchiger Muskel)*, **M. stylohyoideus** *(Griffelfortsatz-Zungenbein-Muskel)*, **M. mylohyoideus** *(Unterkiefer-Zungenbein-Muskel)* und **M. geniohyoideus** *(Kinn-Zungenbein-Muskel)*.

Die **unteren Zungenbeinmuskeln** (auch *Rectus-Gruppe* genannt) zählen zu den Halsmuskeln und werden dort erläutert (➤ 6.3.1).

6.2.7 Mimische Muskulatur

Die **mimische Muskulatur** (*Gesichtsmuskeln* ➤ Tab. 6.1, ➤ Abb. 6.16) ermöglicht uns, Gefühlsregungen wie Staunen, Entsetzen, Freude oder Trauer auszudrücken. Die meisten mimischen Muskeln nehmen eine Sonderstellung unter den

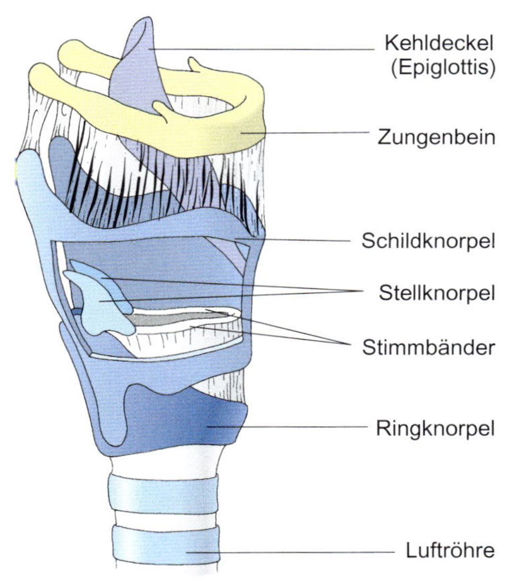

Abb. 6.15 Zungenbein. Außerdem dargestellt ist der knorpelige Kehlkopf (zum Teil aufgeschnitten) mit dem Kehldeckel in Mittelstellung.

Skelettmuskeln ein, da sie nicht über Gelenke hinwegziehen, sondern – oft ohne Sehne – *direkt* an der Gesichtshaut ansetzen. Sie bewegen deshalb Gesichtshautpartien und lassen Falten, Runzeln und Grübchen entstehen, wodurch sie dem Gesicht seinen Reichtum an Ausdrucksmöglichkeiten verleihen *(Mimik)*.

> **G** **Spiegel des Inneren**
> Die Beobachtung der Mimik gehört zur ganzheitlichen Krankenbeobachtung, da sie wichtige Informationen über Befinden und Stimmungslage eines Menschen gibt.

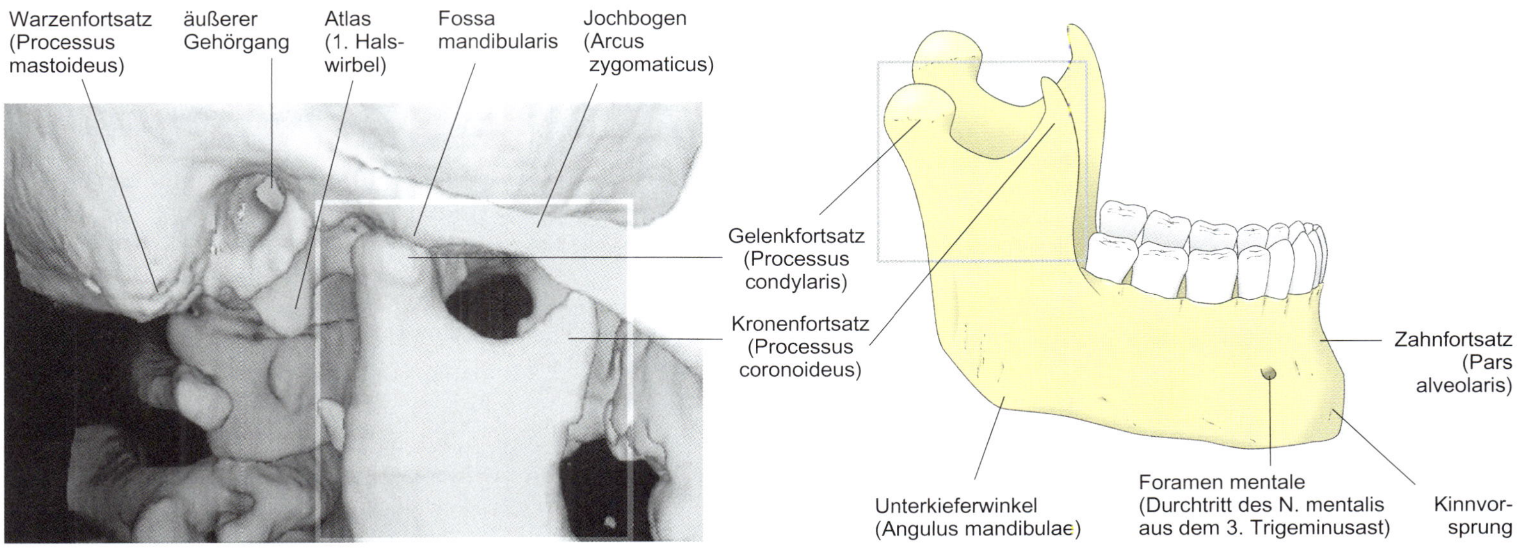

Abb. 6.14 Links 3D-CT des Kiefergelenks, rechts Unterkiefer (Mandibula) seitlich mit Zahnreihe. [V543-002, L190]

6.2.8 Kaumuskulatur

Die **Kaumuskulatur** bewegt den Unterkiefer. Sie ermöglicht das Beißen und Kauen und beteiligt sich auch an Lautbildung und Sprechen. Beim Kauen spielen folgende Bewegungen in drei verschiedene Richtungen eine Rolle:

- Öffnen und Schließen des Mundes
- Seitliches Verschieben und Zurückziehen des Mundes
- Kreisförmige Mahlbewegungen.

Für diese Bewegungen im Kiefergelenk sind im Wesentlichen drei am Unterkiefer ansetzende Muskeln bzw. Muskelgruppen verantwortlich (➤ Abb. 17.17):

- **M. masseter** *(Kaumuskel)*
- **Mm. pterygoideus medialis** und **lateralis** (*mittlerer* und *seitlicher Flügelmuskel,* auch *innerer* und *äußerer Flügelmuskel* genannt)
- **M. temporalis** *(Schläfenmuskel).*

Ferner beteiligen sich auch die Wangen-, Mundboden-, Lippen-, Zungenbein- und Zungenmuskeln als *akzessorische Kaumuskeln* am Kauvorgang.

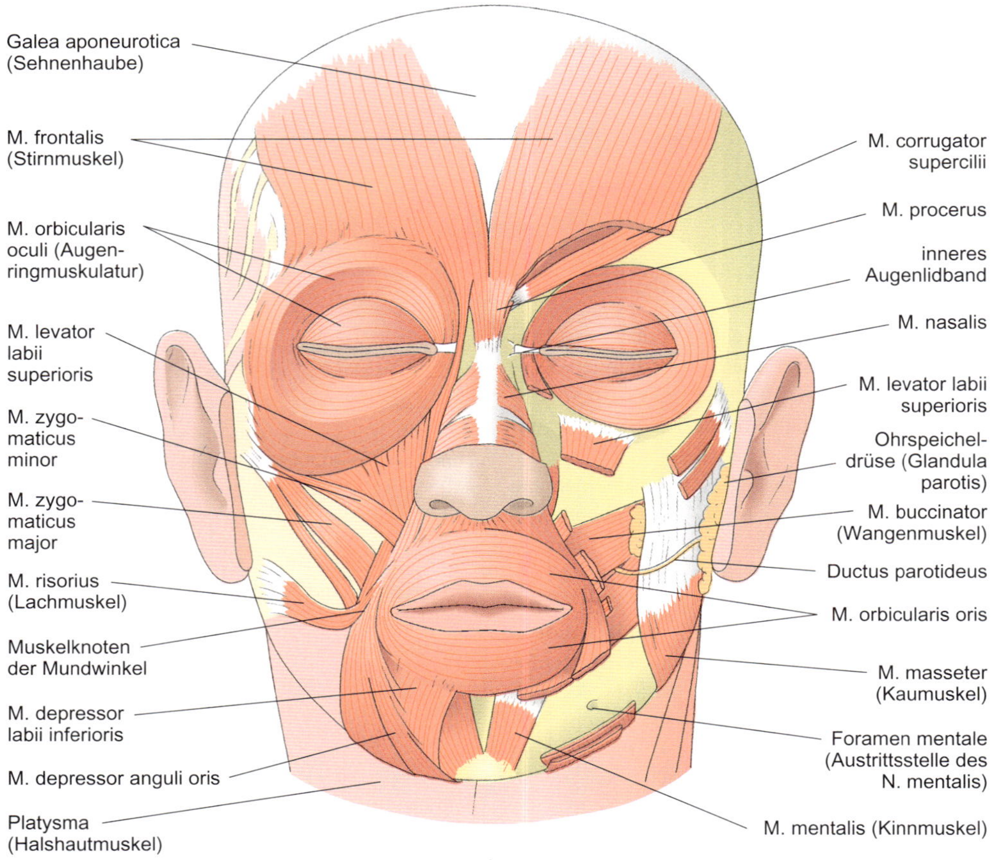

Abb. 6.16 Mimische Muskulatur. Die rechte Gesichtshälfte zeigt die oberflächliche, die linke die tiefere Muskelschicht. Man erkennt in der linken Gesichtshälfte den M. masseter (Kaumuskel) und die Ohrspeicheldrüse mit ihrem Ausführungsgang (Ductus parotideus).

MUSKEL	URSPRUNG	ANSATZ	FUNKTION
Stirnmuskel (= *Venter frontalis des M. occipitofrontalis,* Teil des *M. epicranius*)	Haut der Augenbrauen	Galea aponeurotica (Sehnenplatte, die den oberen und seitlichen Teil des Schädels bedeckt, ➤ Abb. 6.16)	Kopfhautverschiebung, Augenbrauenhebung, Stirnrunzeln
M. orbicularis oculi *(Augenringmuskel)*	Medialer Teil der Augenhöhle (Orbita)	Verläuft kreisförmig um das Auge und in den Lidern	Augenschluss, Pars lacrimalis beeinflusst Tränenfluss
M. orbicularis oris *(Ringmuskel des Mundes)*	Lateral der Mundwinkel an Bindegewebsstreifen in der Schleimhaut	Haut in der Mitte von Ober- und Unterlippe; Muskelverflechtungen	Zusammenpressen, Schließen und Vorziehen der Lippen, Formen der Lippen beim Sprechen
M. zygomaticus *(Jochbeinmuskel)* mit zwei Anteilen (*major* und *minor*)	Jochbein (Os zygomaticum)	Mundwinkel, Haut der Oberlippe	Hebt den Mundwinkel nach oben lateral, sodass ein Lachen oder Lächeln entsteht
M. buccinator *(Wangenmuskel)*	Ober- und Unterkiefer	Mundwinkel	Zieht den Mundwinkel nach außen, Aufblasen der Backen, Aufspannen der Wangenschleimhaut, um Verletzung beim Kauen zu vermeiden
M. risorius *(Lachmuskel)*	Wangenhaut, Faszie der Ohrspeicheldrüse	Oberlippenhaut, Muskelknoten des Mundwinkels	Zieht die Mundwinkel nach außen; verursacht „Lachgrübchen“
Platysma *(Halshautmuskel)*	Unterkieferrand, Gesichtshaut, Faszie der Ohrspeicheldrüse	Hals- und Brusthaut bis zur 2.–3. Rippe	Zieht den unteren Teilbereich der Unterlippe nach unten und hinten, v. a. beim Erschrecken

Tab. 6.1 Die wichtigsten Muskeln der mimischen Muskulatur.

6.2.9 Tiefe Nackenmuskeln

Die **tiefen** *(kurzen)* **Nackenmuskeln** (➤ Abb. 6.17) verlaufen zwischen dem ersten oder zweiten Halswirbel und dem Hinterhauptbein. Sie zählen zur *autochthonen Rückenmuskulatur* (➤ 6.3.5) und wirken sowohl bei der Kopfhaltung als auch bei verschiedenen Kopfbewegungen mit.

Links und rechts werden unterschieden:

- **M. rectus capitis posterior major** *(großer hinterer gerader Kopfmuskel):* dreht und neigt den Kopf zur gleichen Seite, beugt ihn bei beidseitiger Kontraktion dorsalwärts (Dorsalflexion)
- **M. rectus capitis posterior minor** *(kleiner hinterer gerader Kopfmuskel):* dreht und neigt den Kopf geringgradig zur gleichen Seite und hilft bei beidseitiger Kontraktion bei der Dorsalflexion des Kopfes
- **M. obliquus capitis superior** *(oberer schräger Kopfmuskel):* neigt den Kopf zur gleichen Seite, hilft bei beidseitiger Kontraktion bei der Dorsalflexion
- **M. obliquus capitis inferior** *(unterer schräger Kopfmuskel):* dreht den Atlas (und damit den Kopf) zur gleichen Seite.

6.3 Körperstamm

6.3.1 Hals

Der **Hals** als Verbindungsabschnitt zwischen Kopf und Schultergürtel enthält als knöcherne Strukturen die sieben Halswirbel und das Zungenbein (➤ Abb. 6.15) sowie unter dem Zungenbein den aus Knorpeln bestehenden Kehlkopf (➤ Abb. 16.1, ➤ 16.3).

Im Gegensatz zum 3.–7. Halswirbel, die in der Form den übrigen Wirbeln entsprechen (➤ 6.3.2), weisen die ersten beiden Halswirbel besondere Formen auf.

Atlas und Axis

Der *erste Halswirbel* **(Atlas)** hat die Form eines knöchernen Rings, auf dessen Oberfläche sich zwei Gelenkflächen befinden (➤ Abb. 6.18). Auf diesen liegt der knöcherne Schädel mit den entsprechenden Gelenkflächen des Hinterhauptbeins (➤ Abb. 6.11).

6

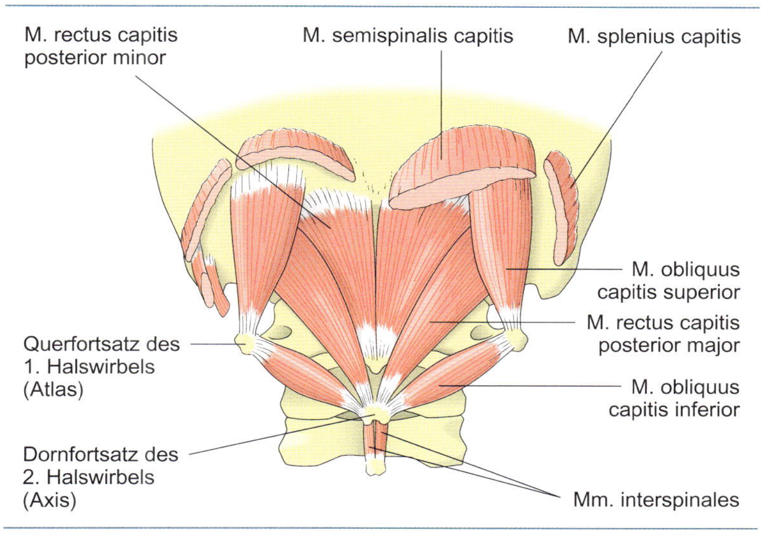

Abb. 6.17 Tiefe Nackenmuskulatur. Ansicht von hinten nach Entfernung des M. semispinalis capitis und des M. longissimus capitis. Neben den tiefen Nackenmuskeln sind Anteile der Mm. interspinales zu erkennen. Sie verlaufen zwischen den Dornfortsätzen der Wirbel und gehören zum medialen Trakt der autochthonen Rückenmuskulatur (➤ 6.3.5).

Der *zweite Halswirbel,* **Axis** genannt, hat als Besonderheit einen in den Ring des Atlas emporragenden Knochenzapfen (➤ Abb. 6.18). Um diesen **Dens axis** oder *Zahn* kann sich der Atlas drehen (Zapfengelenk), wodurch Drehbewegungen des Kopfes möglich werden. Der Dens füllt jedoch nur den vorderen Teil des Atlasrings aus. Getrennt durch eine Bindegewebsmembran verläuft im hinteren, größeren Teil des Atlasrings das Rückenmark.

Halsmuskulatur

Die feingliedrige Halsmuskulatur kann in zwei Gruppen eingeteilt werden, die durch die großen Halsleitungsbahnen (Speise- und Luftröhre) getrennt sind (➤ Abb. 6.19). Vor den bzw. seitlich der Leitungsbahnen liegen die **vorderen Halsmuskeln** (➤ Abb. 6.20):

- **Platysma** *(Halshautmuskel),* ein großer flächiger Muskel, der funktionell und entwicklungsgeschichtlich der mimischen Muskulatur zuzurechnen ist (➤ Tab. 6.1)
- **M. sternocleidomastoideus** *(Kopfwender),* der den Brustkorb mit dem Kopf verbindet und das Drehen und Vorbeugen des Kopfes ermöglicht
- Die überwiegend gerade verlaufenden **unteren Zungenbeinmuskeln** *(Rectusgruppe),* welche die Bewegungen des Zungenbeins und des Kehlkopfes unterstützen.

Zur Rectusgruppe gehören der **M. sternohyoideus** *(Brustbein-Zungenbein-Muskel),* der **M. sternothyroideus** *(Brustbein-Schildknorpel-Muskel),* der **M. thyrohyoideus** *(Schildknorpel-Zungenbein-Muskel)* sowie der **M. omohyoideus** *(Schulterblatt-Zungenbein-Muskel),* der als Einziger Verbindung zum Schulterblatt hat.

Hinter den großen Halsleitungsbahnen liegen die **hinteren Halsmuskeln.** Zu ihnen gehören die **Treppenmuskeln** *(Mm. scaleni)* seitlich am Hals (➤ Abb. 6.19, ➤ Abb. 6.21). Diese bestehen aus dem **M. scalenus anterior, medius** und **posterior** (*vorderer, mittlerer* und *hinterer Treppenmuskel*). Sie unterstützen die Einatmung, indem sie die ersten Rippen anheben. Außerdem wirken sie bei Beugung und Seitwärtsdrehung der Halswirbelsäule mit. In ihrem Verlauf von den Querfortsätzen der sieben Halswirbel bis zur ersten und zweiten Rippe überziehen sie zeltförmig einen Teil des oben offenen knöchernen Thorax und schützen so

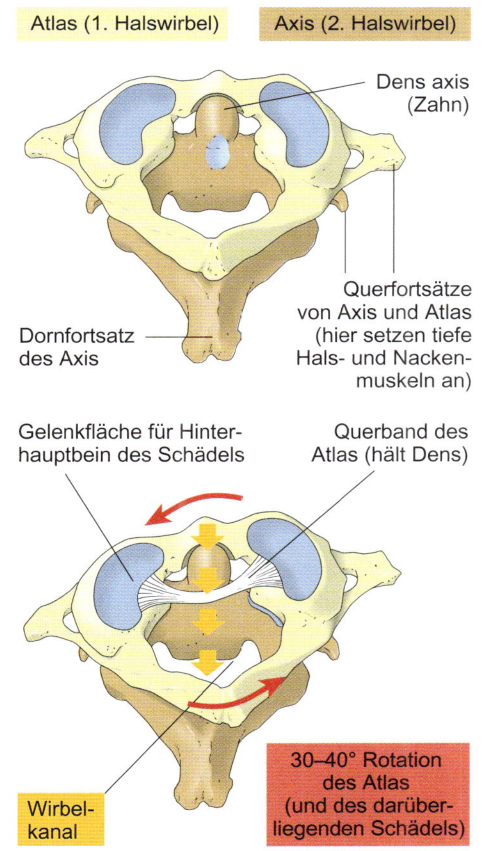

Abb. 6.18 Gelenk zwischen Atlas und Axis (Atlanto-Axial-Gelenk). Drehung des Atlas um den Dens axis ermöglicht die Kopfdrehung. Das Querband verhindert ein Abgleiten des Atlas in Richtung Rückenmark.

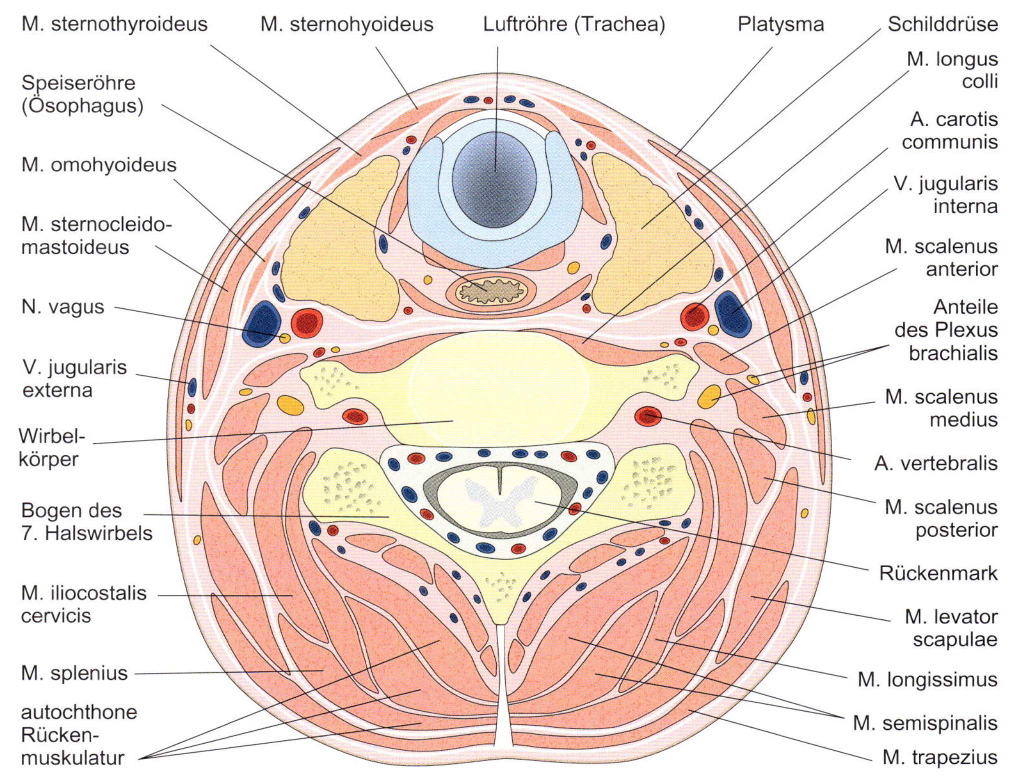

Abb. 6.19 Hals im Querschnitt unterhalb des Kehlkopfes. Von vorn (hier oben) nach hinten erkennt man Luftröhre, Speiseröhre, die prävertebrale Halsmuskulatur (nur M. longus colli angeschnitten), den siebten Halswirbelkörper, den Wirbelkanal mit dem Rückenmark und Anteile der autochthonen Rückenmuskulatur. Seitlich liegen die Skalenusgruppe und Muskeln des Schultergürtels. Beidseits der Luftröhre ist die Schilddrüse angeschnitten.

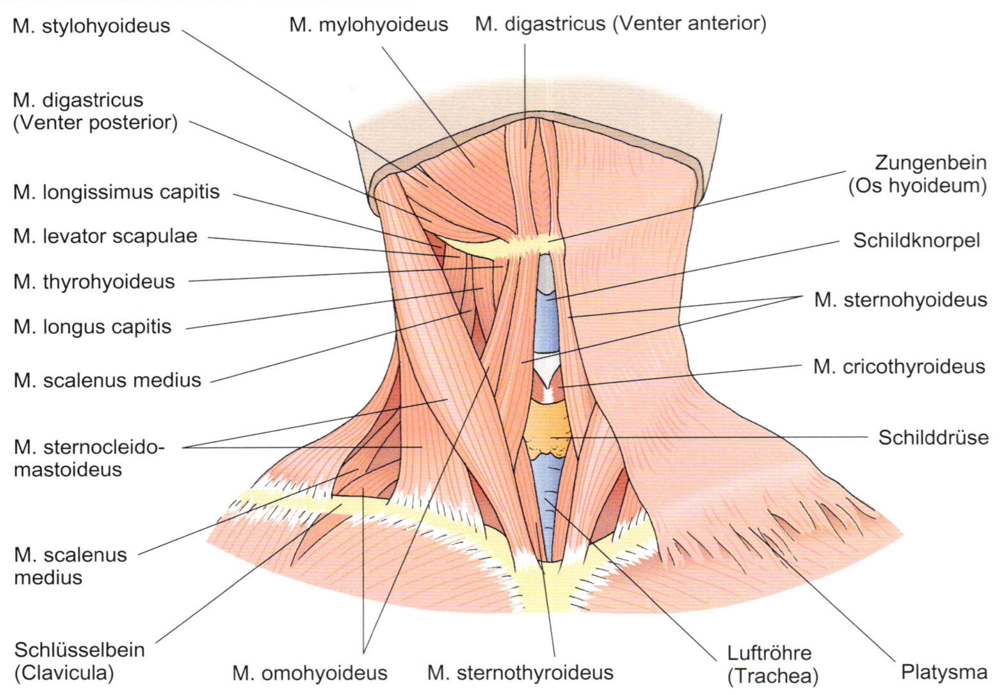

Abb. 6.20 Vordere Halsmuskulatur. Auf der rechten Halsseite ist das Platysma entfernt worden. Die obere und untere Zungenbeinmuskulatur verbindet das Zungenbein mit Kehlkopf, Mundboden, Schläfenbein, Schlüsselbein und Brustbein.

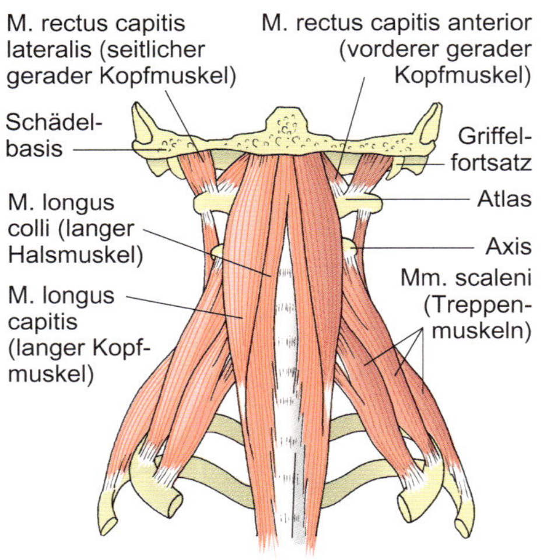

Abb. 6.21 Prävertebrale Halsmuskulatur. Ansicht von vorn nach Entfernung des Brustkorbes und der Halseingeweide. Abgesehen von der prävertebralen Halsmuskulatur ist die Skalenusgruppe mit ihren drei Anteilen dargestellt.

das darunterliegende Lungengewebe und die dort verlaufenden Gefäße.

Durch die **Skalenuslücke** zwischen M. scalenus anterior und medius ziehen A. subclavia und Plexus brachialis zum Arm. Vor dem M. scalenus anterior und nach ventral vom Schlüsselbein begrenzt, zieht die V. subclavia durch eine weitere Lücke, die teils auch als „vordere Skalenuslücke" bezeichnet wird.

Eine weitere Gruppe der hinteren Halsmuskeln sind die *tiefen* oder **prävertebralen Halsmuskeln** direkt vor der Wirbelsäule (➤ Abb. 6.21). Sie unterstützen die Vorbeugung und Seitwärtsbewegung des Kopfes.

Zu ihnen zählen:

- Der kurze **M. rectus capitis anterior** *(vorderer gerader Kopfmuskel)* zwischen Querfortsatz des Atlas und Hinterhauptbein
- Der spindelförmige **M. longus capitis** *(langer Kopfmuskel)* zwischen den Querfortsätzen des 3.–6. Halswirbels und Hinterhauptbein
- Der schlanke **M. longus colli** *(langer Halsmuskel)*, dessen drei Anteile die Wirbelkörper und Querfortsätze sämtlicher Halswirbel sowie der oberen Brustwirbel miteinander verbinden.

Die dorsolateral der Wirbelsäule gelegene **autochthone Rückenmuskulatur** wird in ➤ 6.3.5 beschrieben.

6.3.2 Übersicht über die Wirbelsäule

Die **Wirbelsäule** *(Columna vertebralis)* bildet die große Längsachse des Skeletts. Sie besteht aus 24 segmentförmigen Knochen, den **Wirbeln** *(Vertebrae)*, sowie dem **Kreuzbein** und dem **Steißbein.** Die Wirbel sind gegeneinander beweglich und erlauben dadurch Bewegungen nach vorn, hinten, links, rechts und um die Längsachse. Diese Beweglichkeit wird von den *Bandscheiben (Zwischenwirbelscheiben, Disci intervertebrales)* unterstützt, die außerdem zusammen mit vielen Bändern die Wirbelsäule stabilisieren. Die Wirbelsäule umschließt und schützt das Rückenmark, sie trägt den Kopf und dient außerdem der Anheftung der Rippen und der Rückenmuskulatur.

Die Wirbelsäule hat fünf Abschnitte (➤ Tab. 6.2):

WIRBELSÄULENABSCHNITT	ANZAHL DER WIRBEL	BESONDERHEITEN
Halswirbelsäule (HWS)	7	Atlas und Axis, größte Beweglichkeit, Querfortsatzlöcher, gespaltene Dornfortsätze
Brustwirbelsäule (BWS)	12	Geringe Beweglichkeit, gelenkige Verbindung mit den Rippen, steil stehende Dornfortsätze
Lendenwirbelsäule (LWS)	5	Größte Wirbelkörper, Rippenfortsätze, rudimentäre Querfortsätze, Übergang zum Kreuzbein im Promontorium
Kreuzbein	5	Wirbelfusion, Gelenkverbindung mit Becken (Iliosakralgelenk), Kreuzbeinkanal
Steißbein	3–5	Teilweise verschmolzene Wirbelrudimente

Tab. 6.2 Charakterisierung der Wirbelsäulenabschnitte.

- **Halswirbelsäule** *(HWS)* mit sieben **Halswirbeln** (kurz C1–C7, C = cervix = *lat.* Hals)
- **Brustwirbelsäule** *(BWS)* mit zwölf **Brustwirbeln,** die mit den Rippen gelenkig verbunden sind (Th1–Th12, Th = Thorax = *lat.* Brustkorb)
- **Lendenwirbelsäule** *(LWS)* mit fünf **Lendenwirbeln** (L1–L5, L = lumbal, *lat.* lumbus = Lende)
- **Kreuzbein** *(Os sacrum)* – fünf **Sakralwirbel** (S1–S5), verschmolzen zu einem kompakten Knochen
- **Steißbein** *(Os coccygis)*, gebildet aus etwa vier verschmolzenen Steiß-„Wirbeln".

Krümmungen der Wirbelsäule

Von vorn gesehen ist die gesunde Wirbelsäule nahezu gerade. Betrachtet man die Wirbelsäule jedoch von der Seite, zeigt sie vier charakteristische Krümmungen (➤ Abb. 6.22). Zwei von ihnen sind nach hinten gewölbt; sie heißen **Brustkyphose** und **Sakralkyphose.** Bei den anderen beiden weist die Bogenkrümmung nach vorn. Sie werden als **Halslordose** und **Lendenlordose** bezeichnet.

Diese Krümmungen verleihen der Wirbelsäule eine hohe Stabilität, da durch sie die Belastungen bei den verschiedenen Bewegungen auf alle Wirbel gleichmäßig verteilt werden.

Wirbel

Die Wirbel sind vom dritten Hals- bis zum fünften Lendenwirbel einheitlich aufgebaut, auch wenn sie sich, je nach den funktionellen Erfordernissen der einzelnen Wirbelsäulenabschnitte, in Größe und Form unterscheiden (➤ Abb. 6.23, ➤ Tab. 6.2).

Der **Wirbelkörper** *(Corpus vertebrae)* ist eine dicke rundliche Knochenscheibe. Die Wirbelkörper bilden den Gewicht tragenden Teil der Wirbelsäu-

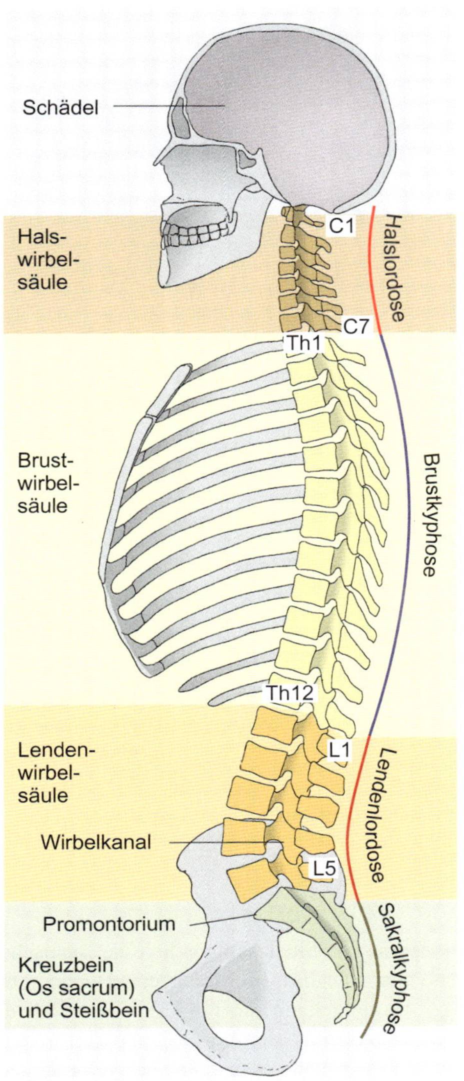

Abb. 6.22 Aufbau der Wirbelsäule. Man erkennt Halslordose, Brustkyphose, Lendenlordose und Sakralkyphose.

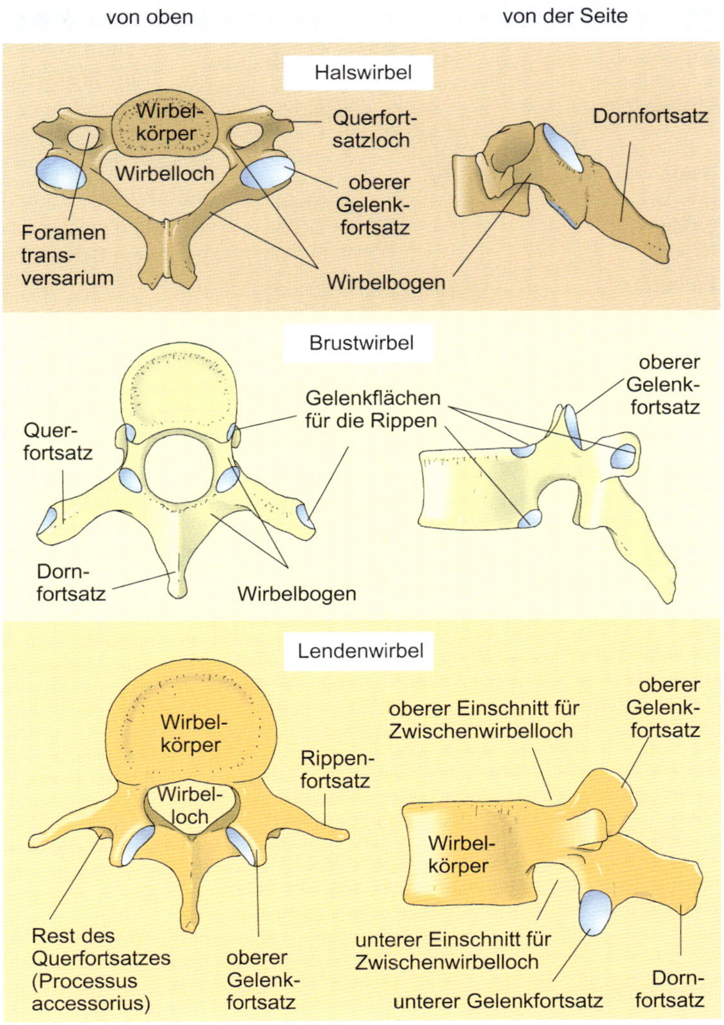

Abb. 6.23 Hals-, Brust- und Lendenwirbel im Vergleich, jeweils links von oben und rechts von der Seite.

le. Da alle Wirbelkörper übereinander liegen, sind sie für die charakteristische Säulenform verantwortlich.

An der Hinterfläche des Wirbelkörpers setzt eine Knochenspange an, der **Wirbelbogen** *(Arcus vertebrae)*. Er umgibt das **Wirbelloch** *(Foramen vertebrale)*. Alle Wirbellöcher zusammen bilden den **Wirbelkanal** *(Spinalkanal)*, durch den das Rückenmark vom großen Hinterhauptloch nach unten zieht.

Vom Wirbelbogen gehen drei Knochenfortsätze aus, an denen Muskeln entspringen und ansetzen: der nach hinten unten zeigende **Dornfortsatz** *(Processus spinosus)* und links und rechts je ein **Querfortsatz** *(Processus transversus)*.

Etwa auf Höhe der Querfortsätze entspringen dem Wirbelbogen ferner je zwei **Gelenkfortsätze** nach oben und unten (*Processus articularis superior* und *inferior*). Sie verbinden die Wirbel in den **Wirbelbogengelenken** untereinander. Zwischen den unteren Gelenkfortsätzen und dem zugehörigen Wirbelkörper bleibt immer ein Freiraum, der oben vom Wirbelbogen abgeschlossen ist *(Incisura vertebralis inferior)*. Ein sehr viel kleinerer Einschnitt befindet sich auch zwischen oberem Gelenkfortsatz und Wirbelkörper *(Incisura vertebralis superior)*. Diese beiden Einschnitte liegen bei benachbarten Wirbeln direkt übereinander und umschließen das jeweilige **Zwischenwirbelloch** (*Foramen intervertebrale* ➤ Abb. 6.26). Durch die Zwischenwirbellöcher verlassen die *Spinalnerven* (➤ 8.5) den Wirbelkanal.

6.3.3 Wirbelsäulenabschnitte

Halswirbelsäule

Die Halswirbelsäule ist der beweglichste Teil der Wirbelsäule. Atlas und Axis, also erster und zweiter Halswirbel, haben eine besondere Form und Funktion (➤ 6.3.1). Die darunterliegenden Wirbelkörper der Wirbel C3–C7 sind relativ klein im Vergleich zu ihrem Wirbelloch.

Die Querfortsätze sind platt und haben im Gegensatz zur restlichen Wirbelsäule je ein **Querfortsatzloch** *(Foramen transversarium)*, durch das hirn- und rückenmarkversorgende Gefäße (A. und V. vertebralis) ziehen.

Die Dornfortsätze von C2–C6 sind meist an ihren Enden zweigeteilt. Der siebte Halswirbel (C7) wird auch *Vertebra prominens* genannt, da sein Dornfortsatz weit nach dorsal vorspringt. Er bietet beim Tasten einen guten „geografischen“ Anhaltspunkt für den Übergang zwischen HWS und BWS.

Brustwirbelsäule

Die Brustwirbelsäule ist wenig beweglich – die Haltefunktion für den Brustkorb steht im Vordergrund. Die Brustwirbel sind beträchtlich größer und stärker gebaut als die Halswirbel. Das Wirbelloch ist annähernd rund und etwa fingerdick. Außer Th11 und Th12 besitzen alle Brustwirbel an ihrem Körper und am Querfortsatz Gelenkflächen für die Verbindung mit den Rippen (➤ Abb. 6.24). Th11 und Th12 tragen nur Gelenkflächen am Wirbelkörper.

Lendenwirbelsäule

In der Lendenwirbelsäule befinden sich die größten Wirbel des Menschen. Sie besitzen einen mas-

6

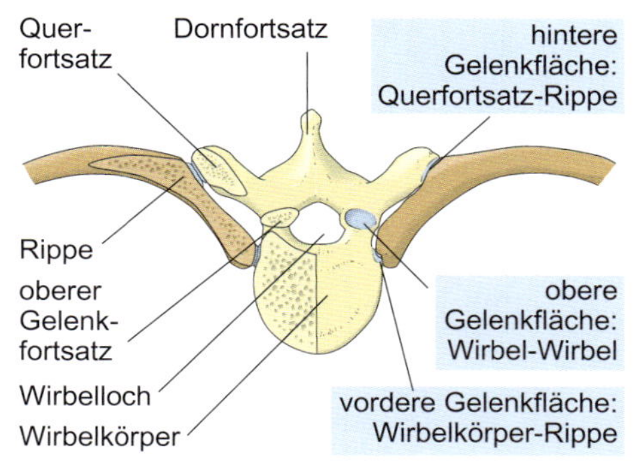

Abb. 6.24 Wirbelkörper-Rippen-Gelenk.

sigen Körper und ein vergleichsweise kleines, annähernd dreieckiges Wirbelloch. Sie sind nicht mehr mit Rippen verbunden, besitzen aber einen **Rippenfortsatz** *(Processus costalis),* der entwicklungsgeschichtlich einer verkümmerten Rippe entspricht. Von den ursprünglichen Querfortsätzen sind nur die kleinen **Processus accessorii** übriggeblieben. Die Dornfortsätze der Lendenwirbel zeigen relativ gerade nach hinten. Beugt man den Rumpf weit nach vorn, wird der Abstand zwischen den Dornfortsätzen der Lendenwirbelsäule so groß, dass eine Punktion des Spinalkanals möglich ist (Lumbalpunktion ➤ Abb. 8.55). Der fünfte Lendenwirbelkörper ist keilförmig, ebenso der darunterliegende erste Kreuzbeinwirbel. Sie bilden den markanten Übergang von der Lendenlordose zur Sakralkyphose, das **Promontorium** (➤ Abb. 6.22).

Kreuzbein und Steißbein

Das **Kreuzbein** (*Os sacrum,* ➤ Abb. 6.25) ist ein dreieckiger abgeplatteter Knochen aus fünf miteinander verschmolzenen Wirbeln. Die Fusion der Wirbel beginnt im 16.–18. Lebensjahr und ist um das 25. Lebensjahr beendet. Das Kreuzbein bildet den hinteren Mittelteil des Beckens und ist mit beiden Hüftknochen über das nahezu unbewegliche **Iliosakralgelenk** (➤ Abb. 6.50) verbunden. Entsprechend den Zwischenwirbellöchern der übrigen Wirbelsäule stehen vier paarige **Kreuzbeinlöcher** *(Foramina sacralia)* mit dem **Kreuzbeinkanal** *(Canalis sacralis)* in Verbindung. Durch sie verlaufen die *Sakralnerven,* wie die Spinalnerven in diesem Bereich heißen. Der Kreuzbeinkanal ist die Verlängerung des Wirbelkanals und nach unten offen. An der Hinterfläche des Kreuzbeins befinden sich verkümmerte Dorn- und Rippenfortsätze, die leistenähnlich angeordnet sind.

Nach oben ist das Kreuzbein außer durch die beiden Wirbelbogengelenke über eine relativ große Wirbelkörperfläche und die Zwischenwirbelscheibe (klinisch *Lumbosakralgelenk* genannt) mit dem fünften Lendenwirbelkörper elastisch verbunden, nach unten über ein weitestgehend unbewegliches Gelenk mit dem **Steißbein** *(Os coccygis).*

Die typische Wirbelform der Steißbeinwirbel ist nicht mehr erkennbar. Die Wirbelrudimente können einzeln oder verschmolzen sein.

Bandscheiben

Zwischen den Wirbelkörpern der Hals-, Brust- und Lendenwirbelsäule sowie zwischen dem fünften Lendenwirbelkörper und dem Kreuzbein liegen die **Bandscheiben** *(Zwischenwirbelscheiben, Disci intervertebrales).* Jede Bandscheibe ist etwa 5 mm dick und besteht aus zwei bindegewebigen Schichten:

- Einem Außenring, dem **Anulus fibrosus,** aus derben kollagenen Fasern und Faserknorpel
- Einem Gallertkern, dem **Nucleus pulposus.** Er gleicht wie ein Wasserkissen Druckunterschiede zwischen zwei Wirbeln aus, wenn diese sich gegeneinander bewegen (➤ Abb. 6.26).

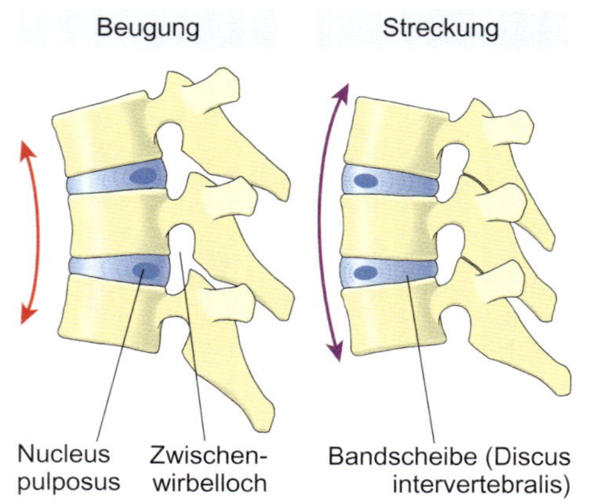

Abb. 6.26 Bandscheibenfunktion. Der Nucleus pulposus verschiebt sich geringgradig innerhalb der Bandscheibe je nach Beugung oder Streckung der Wirbelsäule (zum besseren Verständnis hier verstärkt dargestellt).

Die Bandscheiben bilden elastische Verbindungen der Wirbelkörper untereinander. Sie erhöhen die Beweglichkeit der Wirbelsäule, indem sie sich entsprechend mit verformen, und fangen wie ein Stoßdämpfer Stauchungen der Wirbelsäule ab, z. B. beim Springen.

6.3.4 Wirbelsäulenerkrankungen

Bandscheibenvorfall

Unbegrenzte Fehlbelastungen hält die Bandscheibe nicht aus. Insbesondere schweres Heben in falscher Haltung kann dazu führen, dass sich der Nucleus pulposus durch eine Schwachstelle in seinem Fasermantel nach außen vorwölbt oder sogar austritt. Ein solcher **Bandscheibenvorfall** *(Diskusprolaps)* geschieht meist in Richtung Dornfortsatz, wenn der Nucleus pulposus beim Heben in nach vorn gekrümmter Haltung nach hinten gedrückt wird (➤ Abb. 6.26). Die meisten Bandscheibenvorfälle treten zwischen L4 und L5 bzw. L5 und S1 auf, da dort die Druckbelastung der Bandscheiben am größten ist.

Drückt die vorgefallene Bandscheibe auf Nervenwurzeln (➤ Abb. 8.20), kommt es zu starken Schmerzen, Sensibilitätsstörungen und/oder Lähmungen.

> **Stufenbettlagerung** (P)
>
> **Stufenbettlagerung** (Rückenlage, Beugung der Hüft- und Kniegelenke um je 90°) vermindert den Druck auf den Nucleus pulposus und damit den Schmerz.

Hat der Patient Schmerzen und Missempfindungen, aber keine Lähmungen, besteht die Behandlung in kurzzeitiger Stufenbettlagerung, Schmerztherapie sowie frühzeitiger Mobilisation und Physiotherapie. Langfristig steht die Stärkung der Rücken- und Bauchmuskulatur im Vordergrund,

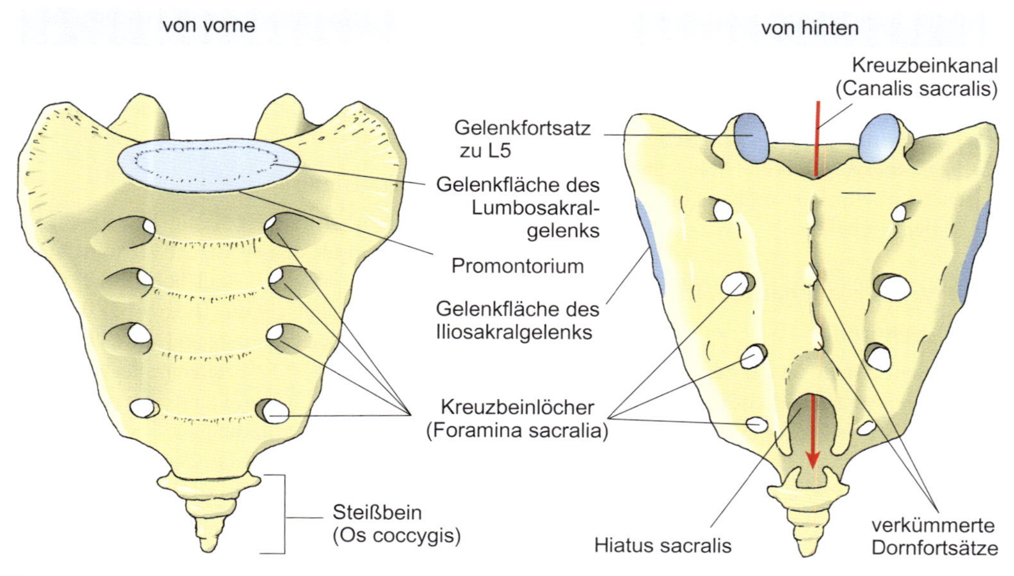

Abb. 6.25 Kreuzbein und Steißbein.

6

da diese die Bandscheiben stabilisieren. Oft kann dadurch eine Operation umgangen und Rückfälle können vermieden werden. Bei Lähmungen muss meist operiert werden. Auch nach operativer Behandlung ist gezielte Physiotherapie ein „Muss".

Fehlhaltungen der Wirbelsäule

Durch Fehlbelastungen können sich die physiologischen Krümmungen der Wirbelsäule nach vorn bzw. hinten krankhaft verstärken (➤ Abb. 6.27): Es kann dann ein **Hohlkreuz** bei durch Fehlhaltung verstärkter Lendenlordose oder ein **Rundrücken** (Buckel) bei stärkerer Brustkyphose entstehen. Solche Fehlhaltungen begünstigen das Auftreten von *chronischen Rückenschmerzen,* vor allem im LWS-Bereich.

Rückenschule

Wirbelsäulenschäden mit daraus resultierenden Rückenschmerzen zu verhindern, hat jeder ein Stück weit selbst in der Hand. Von zentraler Bedeutung sind dabei drei Punkte: richtiges Heben, sei es beim privaten Großeinkauf oder im Beruf (z. B. in der Pflege, ➤ Abb. 6.28), viel Bewegung für die Wirbelsäule (auch z. B. durch verschiedene Sitz- und Stehpositionen am Schreibtisch) und gezieltes, konsequentes Training der Bauch- und Rückenmuskulatur, die zusammen die Wirbelsäule stabilisieren. Menschen mit Rückenproblemen sollten sich auf jeden Fall in speziellen Kursen, Studios oder durch Physiotherapeuten anleiten lassen und die Übungen zu einem festen Bestandteil des Tagesablaufs machen.

Nicht zu vergessen sind auch psychische Faktoren: Unlösbar scheinende Probleme können nicht nur die Stimmung, sondern auch den Rücken niederdrücken und in chronischen Rückenschmerzen ihren Ausdruck finden. Umgekehrt können primär organisch bedingte Rückenschmerzen durch psychische Faktoren aufrechterhalten werden.

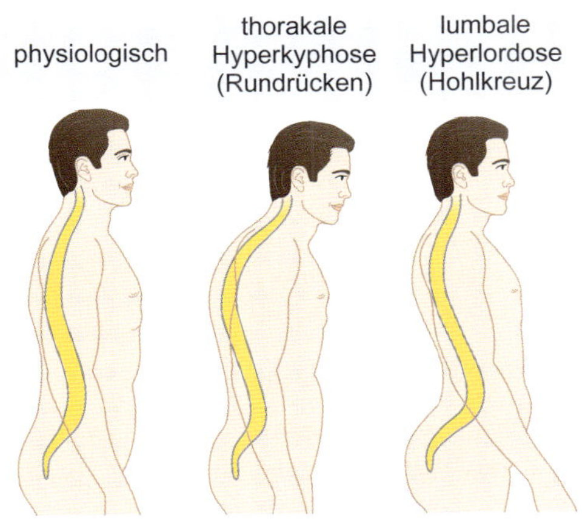

Abb. 6.27 Häufige Fehlhaltungen der Wirbelsäule. [L231, L190]

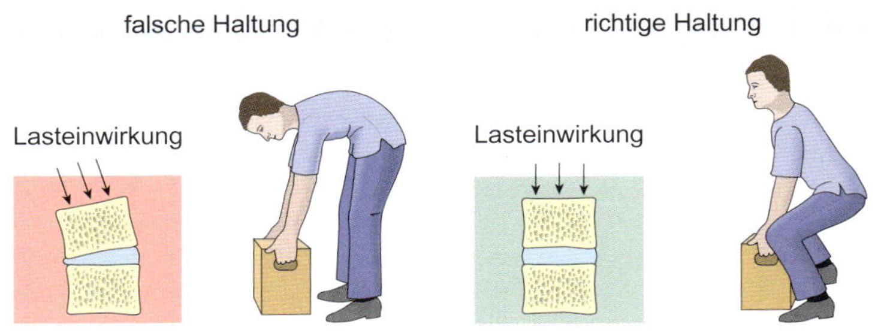

Abb. 6.28 Richtiges Heben. Zur Vorbeugung von Wirbelsäulenschäden sollten falsche Bewegungsmuster, etwa beim Heben, vermieden werden. Ganz wichtig ist darüber hinaus viel Bewegung. [L157]

Wirbelsäulenskoliose

Achsenabweichungen der Wirbelsäule zur Seite werden **Skoliosen** genannt. Sie können Folge von Infektionen, Muskel- und Skeletterkrankungen sein, häufig bleibt die Ursache unbekannt *(idiopathische Skoliose).* Meist ist die Brust- oder die Lendenwirbelsäule betroffen (➤ Abb. 6.29).

Leichte bis mittelgradige Skoliosen werden mit Physiotherapie und eventuell einer Rumpforthese (Korsett) behandelt. Eine hochgradige Skoliose der Brustwirbelsäule kann die Atembewegungen behindern. Um Spätfolgen zu verhindern, muss dann rechtzeitig operiert werden.

6.3.5 Autochthone Rückenmuskulatur

Obwohl die Wirbel gegeneinander nur begrenzt beweglich sind, ist die Beweglichkeit der Wirbelsäule insgesamt erheblich. Diese Beweglichkeit wird vor allem durch ein komplexes System aus sich überlappenden Muskelfaserzügen entlang der Wirbelsäule möglich, das in seiner Gesamtheit als **autochthone** *(ortsständig entwickelte, nicht eingewanderte)* **Rückenmuskulatur** *(Rumpfaufrichter, M. erector spinae)* bezeichnet wird. Die Muskeln dieses mächtigsten Muskelsystems des Menschen strecken die Wirbelsäule und drehen sie um die eigene Achse. Ferner stabilisiert die autochthone Rückenmuskulatur zusammen mit dem Bandapparat die Wirbelsäule und formt ihre physiologischen Krümmungen. Als Gegenspieler (Antagonist) zur Muskulatur der Bauchwand (➤ 6.3.8) stabilisiert sie den aufrechten Gang.

Gebeugt wird die Wirbelsäule vor allem durch die vordere Bauchwandmuskulatur (➤ 6.3.8) und den M. iliopsoas (➤ 6.7.3).

Die autochthone Rückenmuskulatur gliedert sich in zwei Gruppen (*Trakte,* ➤ Abb. 6.30):

Der **mediale Trakt** nahe der Wirbelsäule wird von fünf Einzelmuskeln bzw. Muskelgruppen gebildet. Sie verspannen sämtliche Wirbel untereinander sowie die Wirbelsäule mit Hinterkopf und Kreuzbein.

Dazu gehören:

- **Mm. interspinales** *(Zwischendornmuskeln)* – Streckung der Wirbelsäule
- **Mm. spinales** *(Dornmuskeln)* – Sichern der Krümmungen, Streckung und Neigung zur Seite
- **Mm. rotatores** *(Drehmuskeln)* – Drehung der Wirbelsäule zur Gegenseite
- **M. semispinalis** *(Halbdornmuskel)* – Drehung und Streckung von Kopf, Hals- und Brustwirbelsäule
- **M. multifidus** *(vielgefiederter Muskel)* – Drehung zur Gegenseite und Streckung.

Der **laterale Trakt** besteht ebenfalls aus fünf Muskelgruppen. Diese verbinden Wirbel und Rippen, Hinterhaupt und Kreuzbein miteinander.

Zum lateralen Trakt zählen:

- **Mm. intertransversarii** *(Zwischenquerfortsatzmuskeln)* – Seitwärtsneigung
- **M. iliocostalis** *(Darmbein-Rippen-Muskel)* – unterstützt unter anderem Streckung und Seitwärtsneigung in Hals- und Brustwirbelsäule
- **M. longissimus** *(längster Muskel)* – Seitwärtsneigung, Drehung zur selben Seite, sowohl im Wirbelsäulen- als auch im Kopfbereich, außerdem Streckung von Wirbelsäule und Kopf
- **M. splenius** *(Riemenmuskel)* – unterstützt Seitwärtsneigung, -drehung und Streckung von Kopf und Halswirbelsäule
- **Mm. levatores costarum** *(Rippenheber)* – beteiligen sich an der Streckung.

Zur autochthonen Rückenmuskulatur zählen auch die tiefen Nackenmuskeln (➤ 6.2.9).

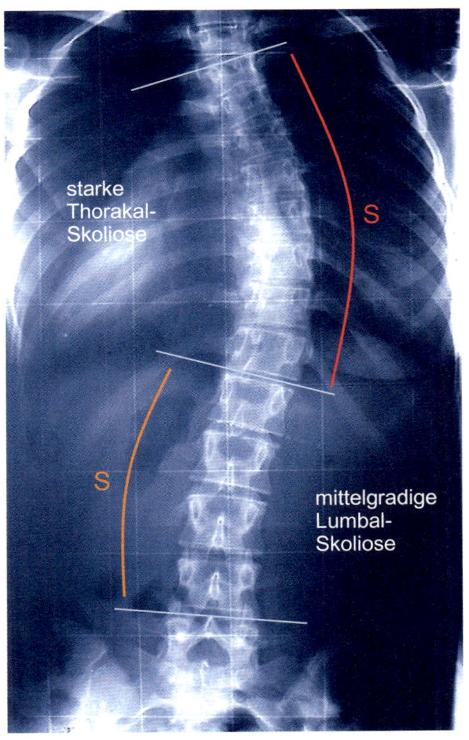

Abb. 6.29 Formen der Skoliose. Das „S" gibt jeweils den Scheitelpunkt der Wirbelsäulenkrümmung an. [M158]

6

6.3.6 Knöcherner Brustkorb

Der knöcherne *Thorax* oder **Brustkorb** wird von **Brustbein** *(Sternum),* **Rippen** *(Costae)* und Brustwirbelsäule gebildet (➤Abb. 6.31). Der Brustkorb umschließt die Brusthöhle mit Herz und Lungen und den oberen Anteil der Bauchhöhle. Er hat die Form eines nach oben offenen, ovalen Bienenkorbes, d. h. sein Umfang vergrößert sich von oben nach unten. Dorsal in der Mitte liegt die Brustwirbelsäule, deren Wirbelkörper in den Thorakalraum hineinragen. Nach unten wird der Brustkorb durch das **Zwerchfell** *(Diaphragma)* verschlossen.

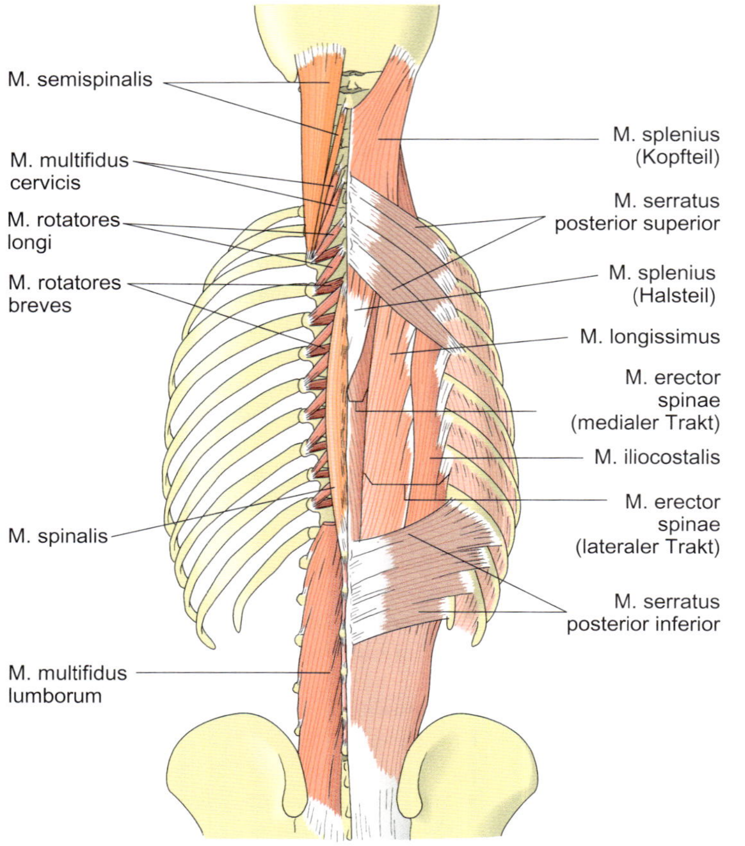

Abb. 6.30 Autochthone Rückenmuskulatur (M. erector spinae). Darüber legen sich M. serratus posterior superior und M. serratus posterior inferior. Sie ziehen von der Wirbelsäule zu den Rippen, heben die Rippen und fördern damit die Einatmung.

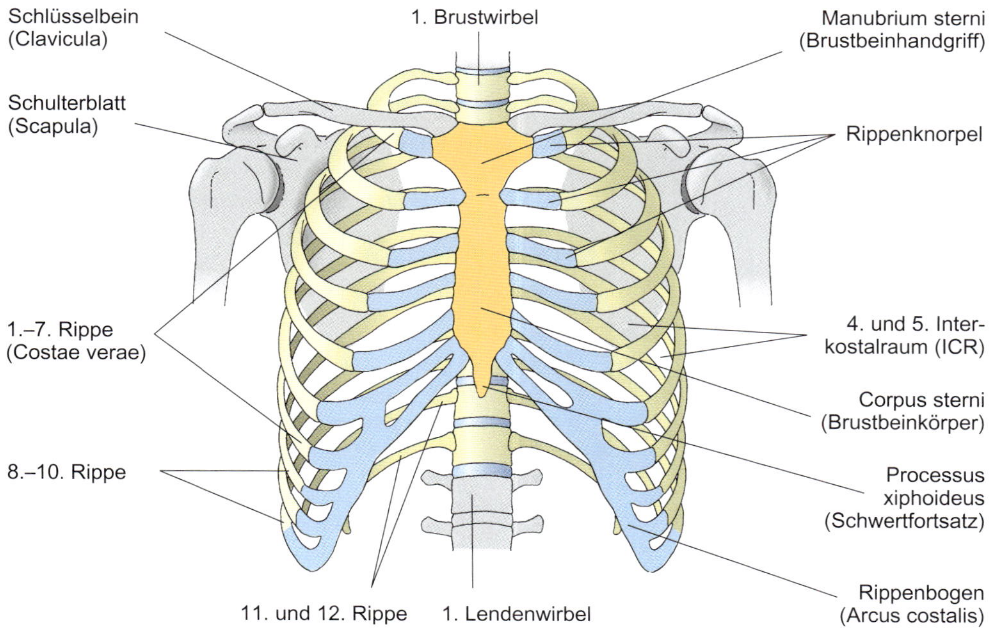

Abb. 6.31 Brustkorb in der Vorderansicht.

Rippen

Am Aufbau des Brustkorbes beteiligen sich zwölf Rippenpaare. Jede Rippe besteht aus einem dorsalen knöchernen und einem ventralen knorpeligen Anteil, die zusammen etwa die Form eines halben Herzens bilden. Ihre Länge nimmt bis zur siebten Rippe zu, danach wieder ab. Die ersten zehn Rippen sind über jeweils zwei Gelenke mit Wirbelkörper und Querfortsatz „ihres" Brustwirbels verbunden, die 11.–12. Rippe nur mit den entsprechenden Wirbelkörpern.

Die Knorpel der 1.–7. Rippe stehen in direkter gelenkiger Verbindung mit dem Brustbein. Diese Rippen nennt man **echte Rippen** *(Costae verae).* Die restlichen fünf Rippen heißen **falsche Rippen** *(Costae spuriae),* weil sie nur indirekten Kontakt zum Brustbein haben (8.–10. Rippe) oder frei enden (11.–12. Rippe, **freie Rippen** oder *Costae fluctuantes*). Die Knorpel der 8.–10. Rippen sind untereinander über Knorpelstege verbunden, die den **Rippenbogen** *(Arcus costalis)* bilden. Ein solcher Steg führt auch zur siebten Rippe und stellt so die Verbindung zum Brustbein her.

Die Gelenkverbindungen der Rippen gewährleisten die Beweglichkeit des knöchernen Brustkorbes, sodass er sich bei Rippenhebungen ausdehnen und umgekehrt auch wieder zusammenziehen kann. Das ist sehr wichtig für die Atemmechanik (➤16.8).

Der schmale Zwischenraum zwischen den einzelnen Rippen wird **Interkostalraum** *(ICR, Zwischenrippenraum)* genannt. Er wird von den **Interkostalmuskeln** *(Zwischenrippenmuskeln)* überspannt. Am Oberrand jedes Interkostalraums verlaufen eine Arterie, eine Vene und ein Nerv.

Brustbein

Das **Brustbein** *(Sternum)* ist ein flacher, schmaler Knochen und bildet das ventrale Mittelstück des Brustkorbes. Es besteht von oben nach unten aus drei Teilen:

- Dem *Handgriff,* **Manubrium sterni,** einer kurzen breiten Knochenplatte, die sich vertikal vom Schlüsselbein bis zum zweiten Rippenpaar erstreckt und an der viele der vorderen Hals- und Zungenbeinmuskeln entspringen
- Dem *Brustbeinkörper* oder **Corpus sterni,** einer längs verlaufenden schmalen Knochenplatte mit Gelenkflächen für die 3.–7. Rippe (die zweite Rippe setzt direkt am Übergang zwischen Manubrium und Corpus an)
- Dem frei nach unten ragenden *Schwertfortsatz* **(Processus xiphoideus),** der als Ansatzstelle für Bauchmuskeln dient.

6.3.7 Atemmuskulatur

Am wichtigsten für die Aus- und Einatmung ist das **Zwerchfell** *(Diaphragma),* das kuppelförmig zwischen Brustbein, unteren sechs Rippen und Lendenwirbelsäule verspannt ist und die Brust- von der Bauchhöhle trennt (➤Abb. 6.32). Aorta, Speiseröhre und V. cava inferior (untere Hohlve-

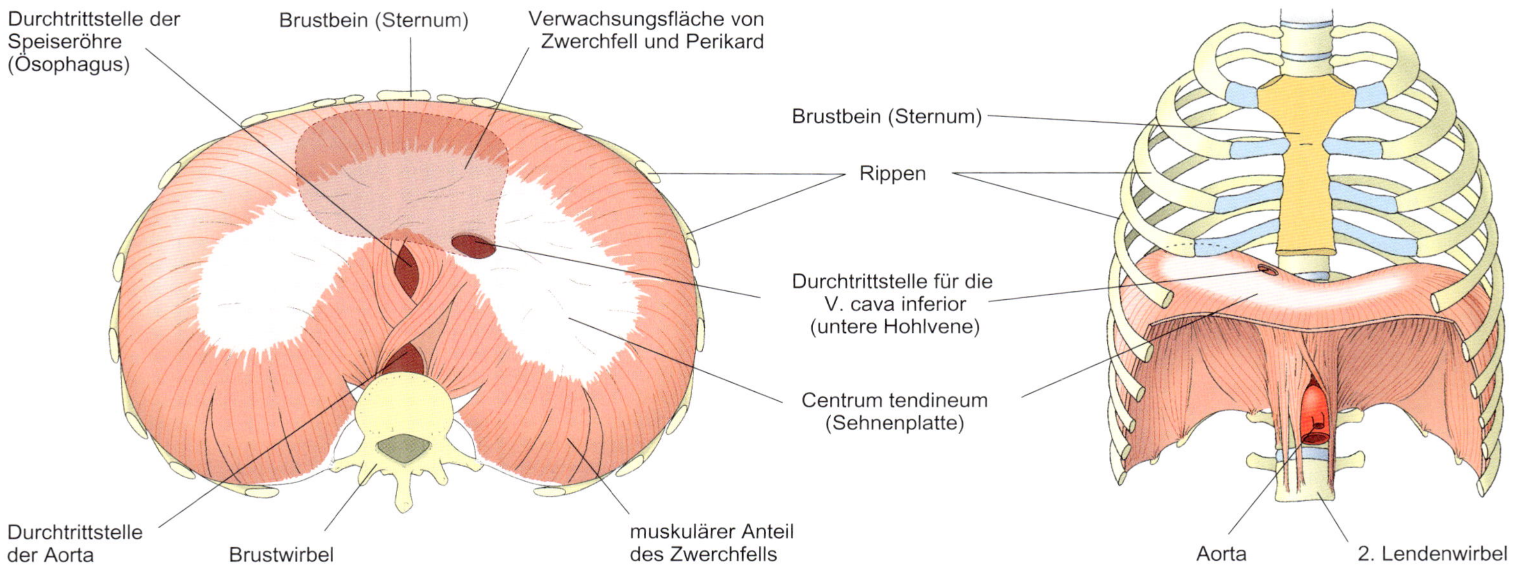

Abb. 6.32 Zwerchfell. Links Zwerchfell und Zwerchfelldurchtrittspforten, Ansicht von kranial. Rechts Zwerchfell und knöcherner Thorax, Ansicht von ventral (vorne).

ne) treten an verschiedenen Stellen durch das Zwerchfell (➤ Abb. 6.32).

Unterstützend wirken die Interkostalmuskeln (➤ Tab. 6.3). Sie sind aktiv an der Atmung beteiligt, indem sie die Rippen heben und so den Brustraum erweitern bzw. die Rippen senken und ihn damit verkleinern (➤ Abb. 16.18).

Atemhilfsmuskulatur

Bei Atemnot, z. B. durch eine Lungenerkrankung, können noch andere Muskelgruppen die Atmung unterstützen. Diese **Atemhilfsmuskulatur** kann bei vorgebeugtem Oberkörper mit aufgestützten Armen *(Kutschersitz)* den Brustkorb erweitern oder verengen, obwohl das nicht ihre Hauptaufgabe darstellt.

Zur Atemhilfsmuskulatur gehören prinzipiell alle Muskeln, die mit dem Brustkorb verbunden sind:

- **Mm. pectorales major** und **minor** (*großer* und *kleiner Brustmuskel* ➤ Abb. 6.33, ➤ Tab. 6.5)
- **M. serratus posterior superior** und **M. serratus posterior inferior** (*hinterer oberer* bzw. *hinterer unterer Säge[zahn]muskel* ➤ Abb. 6.30). Sie ziehen von den Dornfortsätzen C7–Th2 bzw. Th11–L2 zu den oberen bzw. unteren Rippen, vergrößern bei Kontraktion den Brustkorb und helfen so bei der Einatmung.
- **Mm. scaleni** (*Treppenmuskeln* ➤ 6.3.1, ➤ Abb. 6.20, ➤ Abb. 6.21)
- **M. sternocleidomastoideus** (*Kopfwender* ➤ Abb. 6.20)
- **M. serratus anterior** (*vorderer Säge[zahn]-muskel* ➤ Abb. 6.33, ➤ Tab. 6.5)

6.3.8 Vordere Bauchwandmuskulatur

Die **Bauchwand** schließt die Bauchhöhle nach vorn und zur Seite ab. Sie besteht aus mehreren Muskelschichten (➤ Tab. 6.4, ➤ Abb. 6.33), die zwischen dem unteren Rippenbogen und dem Becken verlaufen. Je nach Verlauf wirken sie bei der Rumpfbeugung und der Rumpfdrehung mit. Ziehen sich alle Muskelschichten zusammen, werden die Bauchorgane zusammengepresst (*Bauchpresse* ➤ 16.8.4) und so die Darm- und Harnblasenentleerung unterstützt. Die Bauchmuskeln werden auch unter der Geburt stark beansprucht. Über ihren Ansatz am Brustkorb wirken sie bei der Ausatmung (Exspiration) als Hilfsmuskeln mit.

Der **M. rectus abdominis** *(gerader Bauchmuskel)* liegt am oberflächlichsten und spannt sich zwischen den Rippenknorpeln 5–7, dem Processus xiphoideus des Brustbeins und dem Schambein (Os pubis) aus. In diesem langen Verlauf wird er von drei Zwischensehnen unterbrochen (➤ Abb. 6.33). Der M. rectus abdominis kann bei wenig Fettgewebe und nach meist hartem Training als „Waschbrett-Bauch" oder „Sixpack" (wegen der drei Wölbungen auf jeder Seite) von außen sichtbar sein.

Seitlich des M. rectus abdominis verlaufen die beiden *schrägen Bauchmuskeln* (**M. obliquus externus abdominis** und **M. obliquus internus abdominis** ➤ Abb. 6.33, ➤ Abb. 6.34). Als Merkregel für den Verlauf des M. obliquus externus gilt, dass dieser der Armhaltung bei in den Hosentaschen steckenden Händen entspricht. Der M. obliquus internus verläuft fächerförmig vom Darmbein(stachel) zur Mitte und unterkreuzt dabei teilweise die Faserzüge des M. obliquus externus. Die sehnigen Ansätze beider Muskeln vereinigen sich vorn zu einem breiten Sehnenband *(Aponeurose)*.

Die tiefste Schicht der Bauchwandmuskeln wird vom *queren Bauchmuskel* (**M. transversus abdominis**) gebildet (➤ Abb. 6.34). Er verläuft gürtelförmig von der Seite zur vorderen Bauchwand und setzt dort, ähnlich wie die schrägen Bauchmuskeln, in einer breiten Sehnenplatte an.

Der M. rectus abdominis wird von den Sehnenplatten der Obliquus-Muskeln und des Transversus-Bauchmuskels umschlossen. Weil er so an ein Schwert in der Scheide erinnert, wird dieser Bereich auch *Rektusscheide* genannt. In der Mitte zwischen linkem und rechtem geradem Bauchmuskel vereinigen sich die drei Sehnenplatten. Dieser straffe Bindegewebsstreifen heißt **Linea alba** (*weiße Linie* ➤ Abb. 6.33). Ein Auseinanderweichen der Fasern des M. rectus abdominis in der Linea alba, wie es z. B. bei Frauen nach Schwangerschaften und Geburten auftreten kann, wird als **Rektusdiastase** bezeichnet.

MUSKEL	URSPRUNG	ANSATZ	FUNKTION
Zwerchfell *(Diaphragma)*	Brustbein, Knorpel der unteren sechs Rippen, Lendenwirbel	Centrum tendineum (Sehnenplatte in der Mitte des Zwerchfells)	Wichtigster Atemmuskel: Kontraktion führt zur Einatmung
Mm. intercostales externi *(äußere Zwischenrippenmuskeln)*	Unterer hinterer Rand der 1.–11. Rippe (schräger Verlauf)	Oberer Rand der 2.–12. Rippe	Heben die Rippen beim Einatmen. Dadurch Brustkorbvergrößerung (Einatmung)
Mm. intercostales interni *(innere Zwischenrippenmuskeln)*	Oberer hinterer Rand der 2.–12. Rippe	Unterer Rand der 1.–11. Rippe	Ziehen Rippen aneinander. Dadurch Brustkorbverkleinerung (Ausatmung)

Tab. 6.3 Die Atemmuskulatur. Wichtigster Atemmuskel ist das Zwerchfell: Bei seiner Kontraktion wird die Lunge nach unten gezogen (Einatmung), bei der Erschlaffung steigt sie passiv nach oben (Ausatmung).

Bauchdeckenentlastende Lagerung
Nach operativen Eingriffen im Bauchraum (Abdomen) wird die Bauchdecke bei flacher Rückenlagerung des Patienten unnötig angespannt, wodurch zusätzlicher Druck auf das Operationsgebiet ausgeübt und Schmerzen verstärkt werden. Hier hilft eine *bauchdeckenentlastende Lagerung:* Die Pflegenden legen dem liegenden Patienten ein Kissen oder eine zusammengerollte Decke unter die Knie. So wird die Bauchmuskulatur entlastet, der Druck auf die Bauchorgane verringert und Schmerzen werden gemildert.

6.3.9 Leistenkanal

Der **Leistenkanal** *(Canalis inguinalis)* ist eine 4–5 cm lange röhrenförmige Verbindung zwischen Bauchhöhle und äußerer Schamgegend. Er durchstößt alle Muskelschichten der Bauchdecke, und zwar von lateral oben innen nach medial unten außen. Die Lücke im M. obliquus externus abdominis wird als **äußerer Leistenring,** der Durchtritt durch die Sehne des M. transversus abdominis als **innerer Leistenring** bezeichnet (➤Abb. 6.35).

Beim Mann verläuft der *Samenstrang* auf seinem Weg vom Hoden zur Prostata durch den Leistenkanal. Vor der Geburt wandern durch den Leistenkanal die Hoden aus der Bauchhöhle in den Hodensack. Bei der Frau hingegen enthält der Leistenkanal neben Fettgewebe ein Band, das zum bindegewebigen Halteapparat der Gebärmutter gehört (Ligamentum teres uteri) und von Lymphgefäßen aus dem kleinen Becken begleitet wird.

Hernien

An Schwachstellen der Bauchmuskulatur kann es zu abnormen Ausstülpungen des Bauchfells kommen, die man als *Brüche* oder **Hernien** bezeichnet. Als **Bruchinhalt** enthalten sie Bauchorgane oder Teile davon, z. B. Darmschlingen. Die Durchtrittstelle des **Bruchsacks** wird **Bruchpforte** genannt.

Die häufigste Hernienform, vor allem bei Männern, ist die **Leistenhernie** (➤Abb. 6.35). Der Bruchsack tritt dabei entweder durch den Leistenkanal *(indirekte Leistenhernie)* oder medial davon durch die Bauchdecke in Richtung des äußeren Leistenrings *(direkte Leistenhernie).* Während Leistenhernien immer oberhalb des *Leistenbandes* – eines straffen Bandes zwischen Scham- und Darmbein – durchtreten, verlassen die **Schenkelhernien** den Intraperitonealraum darunter: Sie treten durch die *Lacuna vasorum,* eine bindegewebige Durchtrittstelle für Gefäße und Nerven, in den Oberschenkel.

Hernien führen oft zu Schmerzen. Außerdem besteht die Gefahr der Entzündung oder der Einklemmung des Bruchsackes. Die dadurch gedrosselte Blutversorgung kann zum Absterben des Bruchsackinhaltes und einer lebensgefährlichen *Peritonitis* (➤17.1.3) führen. Deshalb entschließt man sich meist zur frühzeitigen Operation *(Herniotomie).*

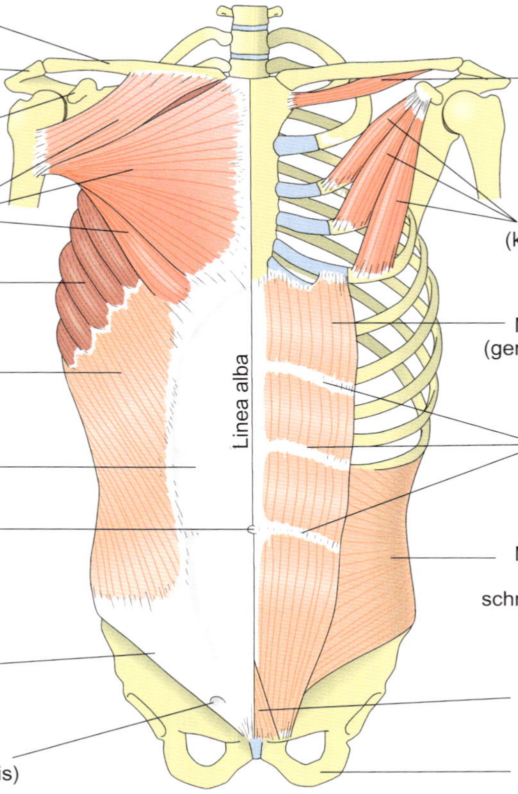

Abb. 6.33 Muskulatur der vorderen Rumpfwand. Durch Abtragen der oberflächlichen Sehnenplatte und des M. pectoralis major erkennt man auf der linken Körperseite den M. rectus abdominis, den M. obliquus internus abdominis und den M. pectoralis minor. Der unter dem M. obliquus internus abdominis liegende M. transversus abdominis ist nicht sichtbar.

MUSKEL	URSPRUNG	ANSATZ	FUNKTION
M. rectus abdominis *(gerader Bauchmuskel)*	Knorpel der 5.–7. Rippe, Processus xiphoideus	Oberer Rand des Schambeins zwischen Tuberculum pubicum und Symphyse	Bauchpresse, nähert Thorax und Becken einander an, beugt also den Rumpf oder hebt das Becken
M. obliquus externus abdominis *(äußerer schräger Bauchmuskel)*	Untere acht Rippen	Darmbeinkamm, Spina iliaca anterior superior (vorderer oberer Darmbeinstachel), Leistenband, Tuberculum pubicum	Bauchpresse, Neigung des Rumpfes nach vorne, Hebung des Beckens; bei einseitiger Kontraktion Rumpfdrehung zur entgegengesetzten Seite, seitliche Rumpfbeugung
M. obliquus internus abdominis *(innerer schräger Bauchmuskel)*	Fascia thoracolumbalis, Crista iliaca, Spina iliaca anterior superior, Leistenband	Knorpel der letzten drei bis vier Rippen, Linea alba	Bei doppelseitiger Kontraktion wie M. obliquus externus; bei einseitiger Rumpfdrehung zur gleichen Seite, seitliche Rumpfbeugung
M. transversus abdominis *(querer Bauchmuskel)*	Knorpel der sechs letzten Rippen, Processus costales der LWS, Crista iliaca, Spina iliaca ant. sup., Leistenband	Linea alba	Einziehen und Spannen der Bauchwand, Bauchpresse

Tab. 6.4 Muskulatur der vorderen Bauchwand.

6.4 Übersicht über die Extremitäten

In der Entwicklungsgeschichte der höheren Wirbeltiere haben sich Form und Funktion der Extremitäten stark geändert: Mit der Entstehung des aufrechten Gangs bei den Vorfahren des heutigen Menschen wurde die *obere Extremität* als Stütz- und Geh-Organ überflüssig. Stattdessen hat sie sich zu einem komplexen Greif- und Tast-Organ entwickelt, was die Entwicklung der Zivilisation beschleunigt haben dürfte.

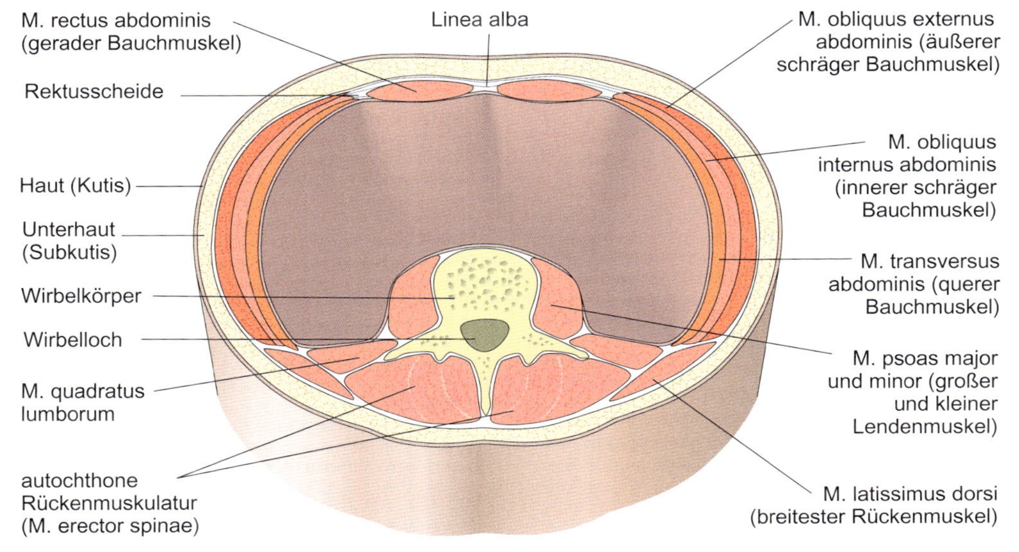

Abb. 6.34 Querschnitt durch den Rumpf im Lendenbereich mit Bauch- und Rückenmuskulatur.

Die *untere Extremität* wurde dadurch allein für das Gehen und Laufen verantwortlich und ihre Halte- und Stützfunktion noch wichtiger. Da die Beine nun das gesamte Körpergewicht tragen mussten, wurden die Knochen und Gelenke im Verlauf der Evolution kräftiger ausgebildet.

6.5 Schultergürtel

Der **Schultergürtel** verbindet die Knochen der Arme als freie obere Extremitäten mit denen des Körperstamms. Er besteht auf jeder Seite aus zwei Knochen, dem **Schlüsselbein** *(Clavicula)* und dem **Schulterblatt** *(Scapula)*. Das Schlüsselbein ist ein relativ dünner, annähernd S-förmiger Knochen, der an beiden Enden Gelenkflächen besitzt. Er liegt dem Brustkorb vorn oben auf und ist medial über das **Sternoklavikulargelenk** mit dem Brustbein (Sternum) verbunden. Lateral bildet das Schlüsselbein ein Gelenk mit dem dorsal liegenden Schulterblatt, das **Akromioklavikulargelenk.**

Schulterblatt und Schultergelenk

Das **Schulterblatt** *(Scapula)* ist ein etwa dreieckiger, platter Knochen, an dessen Rückseite die **Spina scapulae** *(Schulterblattgräte)* hervorspringt. Deren freies Ende, das **Akromion** *(Schulterhöhe)*, steht mit dem Schlüsselbein in Verbindung. Eine muldenförmige Vertiefung in der oberen äußeren Schulterblattecke bildet die **Schultergelenkpfanne** *(Cavitas glenoidalis)*, die mit dem Kopf des Oberarmknochens ein Kugelgelenk bildet. Über die Schultergelenkpfanne besteht die einzige Verbindung des Arms zum Rumpfskelett. Da sie relativ klein und flach ist, kann sie nicht den ganzen Oberarmkopf aufnehmen. Damit das Gelenk stabil bleibt, ist es von stabilisierenden Muskeln und Bändern umschlossen. Auch die Sehne des langen Bizepskopfes sichert das Gelenk mit (➤ Abb. 6.36).

Schultergelenkluxation

Trotz Sicherung durch Muskeln und Bänder kann das Schultergelenk auskugeln *(luxieren)*, wobei der Gelenkkopf aus der Pfanne springt (➤ Abb. 5.13). Typischerweise luxiert der Oberarmkopf nach vorne unten, da hier die schwächste Stelle des Muskel- und Bandapparates ist. Eine **traumatische Schultergelenkluxation** ist unfallbedingt. Meist reicht eine manuelle Einrenkung als Therapie aus. Operiert wird nur bei zusätzlichen Band- oder Knochenverletzungen.

Sind die Haltebänder für das Schultergelenk nicht ausreichend straff angelegt, springt der Gelenkkopf auch bei einfachen Bewegungen immer wieder aus der Pfanne. Diese **habituelle** („gewohnheitsmäßige") **Schultergelenkluxation** kann je nach Häufigkeit des Auftretens eine operative Straffung der Bandstrukturen erfordern.

Schultergürtelmuskulatur

Die Muskulatur des Schultergürtels fixiert das Schulterblatt und ermöglicht Gleitbewegungen auf der hinteren Brustwand. Diese Fixierung ist die Voraussetzung für die Funktion der vom Schulterblatt entspringenden Armmuskeln: Um

6

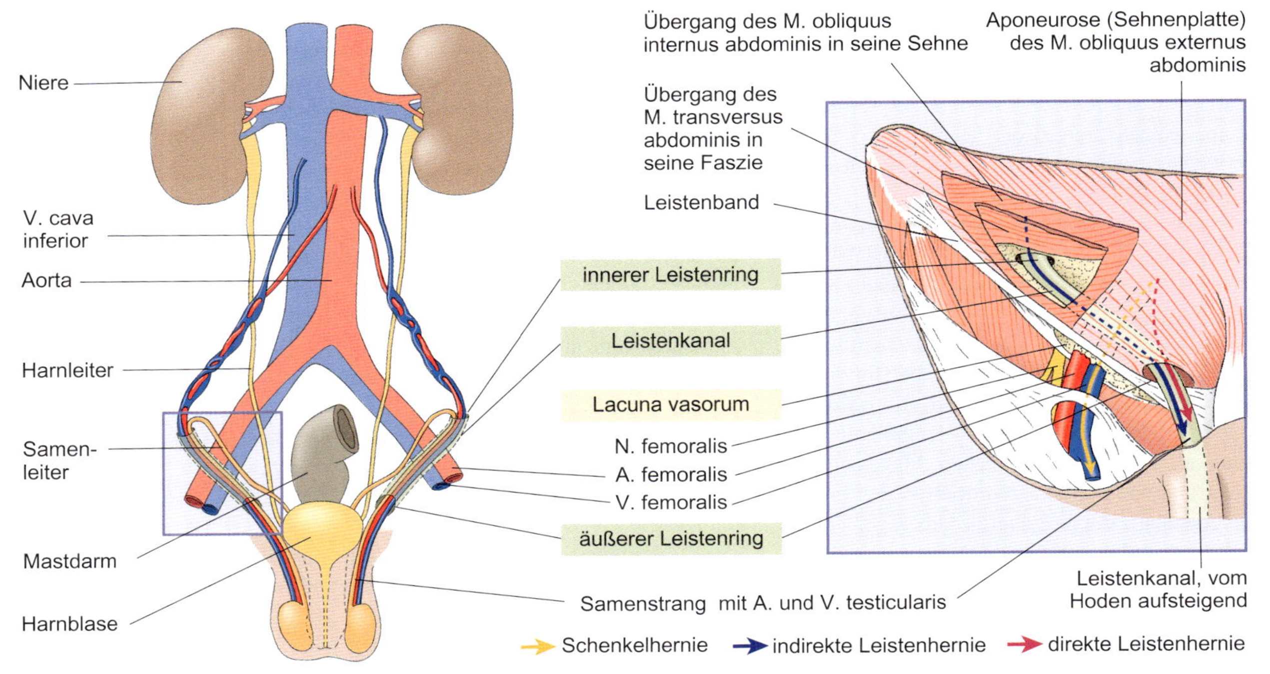

Abb. 6.35 Leistenkanal beim Mann. Links Übersichtszeichnung ohne Muskulatur. Rechts Detailzeichnung mit Bauchwandmuskulatur und Darstellung der Hernientypen.

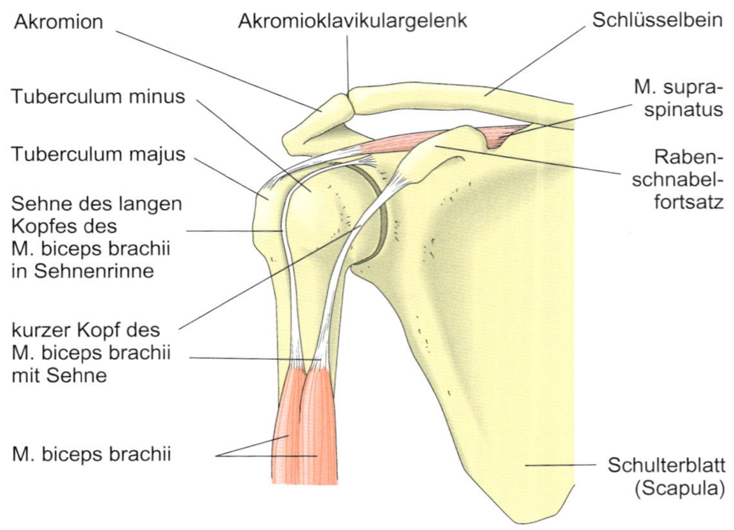

Abb. 6.36 Schultergelenk, Ansicht von vorn mit Verlauf der Sehnen des M. biceps brachii. Die Sehne des langen Muskelkopfes zieht durch eine Knochenrinne zwischen Tuberculum majus und minus. Die Sehne des kurzen Kopfes verläuft dagegen direkt abwärts vom Rabenschnabelfortsatz (Processus coracoideus), einem nach vorne herausragenden Knochenvorsprung des Schulterblatts.

den Arm im Schultergelenk bewegen zu können, müssen sie einen „festsitzenden" Ursprung als Widerlager haben, gegen das sie den Arm ziehen. Das Schlüsselbein wird dabei passiv mitbewegt.

Man unterscheidet eine **vordere** *(ventrale)* und eine **hintere** *(dorsale)* **Schulter(gürtel)muskulatur** (➤ Tab. 6.5, ➤ Abb. 6.33, ➤ Abb. 6.37, Übersicht über die Bewegungen im Schultergelenk ➤ Tab. 6.6).

Zur vorderen Gruppe gehören der **M. pectoralis minor** *(kleiner Brustmuskel)* und der **M. serratus anterior** *(vorderer Säge[zahn]muskel),* die beide von den Rippen zum Schulterblatt ziehen (➤ Abb. 6.33). Außerdem zählt der **M. subclavius** *(Unterschlüsselbeinmuskel)* dazu. Er zieht von der ersten Rippe zum Schlüsselbein (➤ Abb. 6.33).

6

Auf der hinteren Seite ziehen viele Muskeln zum Schulterblatt (➤ Abb. 6.37, ➤ Abb. 6.40): Der wichtigste Muskel ist der **M. trapezius** *(Kapuzenmuskel),* der wie ein großer Fächer von Hinterhauptbein und sämtlichen Dornfortsätzen der HWS und BWS zur Spina scapulae, zum Akromion und zum Schlüsselbein zieht. Bei dieser großen Ursprungsfläche zeigen die Fasern unterschiedliche Verläufe und unterstützen somit auch unterschiedliche Bewegungen. So ziehen die quer verlaufenden Fasern das Schulterblatt nach medial, während der obere und untere Anteil des Muskels das Schulterblatt so drehen, dass die Gelenkpfanne höher bzw. tiefer tritt. Die Aufwärtsbewegung tritt beispielsweise dann in Kraft, wenn der seitlich abgewinkelte (abduzierte) Arm über die Horizontale (Schulterblattniveau) gehoben wird (Elevation). In diesem Fall muss die Schultergelenkpfanne „mitwandern". Hierfür ist in gleichem Maße auch der M. serratus anterior verantwortlich.

Zur dorsalen Gruppe gehören außerdem der **M. levator scapulae** *(Schulterblattheber)* und der **M. rhomboideus** (*Rautenmuskel).*

Wenn einer der Muskeln, die das Schulterblatt am Brustkorb fixieren (M. serratus anterior, Mm. rhomboidei), gelähmt ist, kommt es zu dem Bild einer **Scapula alata,** bei der die Schulterblätter flügelartig abstehen.

6.6 Arm

Der Arm, die freie obere Extremität, hat mehr als 24 Knochen. Er wird in drei Abschnitte eingeteilt:

- Den **Oberarm** mit dem **Oberarmknochen** *(Humerus)*
- Den **Unterarm** mit **Elle** *(Ulna)* und **Speiche** *(Radius)*
- Die **Hand** mit den **Handwurzelknochen** *(Ossa carpi, Karpalknochen),* **Mittelhandknochen** *(Ossa metacarpi, Metakarpalknochen)* und **Fingerknochen** *(Ossa digitorum manus, Phalangen).*

6.6.1 Oberarm

Oberarmknochen

Der **Oberarmknochen** (*Humerus,* ➤ Abb. 6.38) ist der längste und größte Knochen der oberen Extremität. Das obere Ende ist im *Schultergelenk* mit dem Schulterblatt, das untere über das *Ellenbogengelenk* mit Elle und Speiche verbunden.

Der **Humeruskopf** *(Caput humeri)* liegt etwas schräg medial am proximalen Ende des Oberarmknochens. Fast auf gleicher Höhe befinden sich lateral ein *großer* und ein *kleiner Knochenhöcker* (**Tuberculum majus** und **minus**). Der kurze Steg zwischen Kopf und Höckern bzw. Humerusschaft wird *Collum anatomicum* genannt. Der sich anschließende **Humerusschaft** *(Corpus humeri)* ist röhrenförmig und der längste Teil des Oberarmknochens. Mehrere Knochenleisten und Aufrauungen sowie die beiden schon erwähnten Höcker dienen dem Ansatz von Oberarmmuskeln und -bändern.

Distal verbreitert sich der Humerusschaft wieder und läuft innen und außen in den *inneren* und *äußeren Oberarmknorren* (**Epicondylus medialis** und **lateralis humeri**) aus. Die Epikondylen liegen außerhalb des Ellenbogengelenks und dienen verschiedenen Muskeln als Ursprung. Dazwischen liegt die Gelenkfläche für das *Ellenbogengelenk.* Die Gelenkfläche wird in die *Rolle* **(Trochlea humeri)** und das *Oberarmköpfchen* **(Capitulum humeri)** unterteilt.

Oberhalb des Gelenks befindet sich dorsal eine Knochengrube **(Fossa olecrani),** die den *Hakenfortsatz* der Elle (*Ellenhaken,* **Olekranon**) aufnimmt. In gleicher Höhe befinden sich vorn zwei kleinere Gruben. Die *mediale Grube* **(Fossa coronoidea)** bietet Platz für den Kronenfortsatz der Elle bei Beugestellung des Gelenks. Die *laterale Grube* **(Fossa radialis)** nimmt während bestimmter Armbewegungen den *Speichenkopf* auf.

Ellenbogengelenk

Außer dem Oberarmknochen beteiligen sich Elle und Speiche am **Ellenbogengelenk** *(Articulatio cubiti).* Dieses wird dadurch zu einem aus drei Teilgelenken zusammengesetzten Gelenk, die aber eine gemeinsame Gelenkhöhle bilden und von einer gemeinsamen Gelenkkapsel umhüllt sind (➤ Abb. 6.39).

Die Teilgelenke sind:

- Das **Humero-Ulnar-Gelenk** *(Oberarm-Ellen-Gelenk)* zwischen Oberarmknochen und Elle, ein *Scharniergelenk* (➤ Abb. 5.12)
- Das **Humero-Radial-Gelenk** *(Oberarm-Speichen-Gelenk)* zwischen Oberarmknochen und Speiche, das zwar anatomisch ein Kugelgelenk ist, praktisch durch die Bänder zwischen Elle und Speiche jedoch nur Scharnier- und Drehbewegungen ausführen kann
- Das **obere Radio-Ulnar-Gelenk** *(oberes Speichen-Ellen-Gelenk),* das zwischen Elle und Speiche ein *Radgelenk* (➤ Abb. 5.12) bildet, in dem nur Drehbewegungen und keine Scharnierbewegungen möglich sind.

Dadurch sind die Bewegungsmöglichkeiten des Ellenbogengelenks auf die beiden Hauptachsen Beugung und Streckung sowie Pronation und Supination festgelegt, weshalb es auch als *Drehscharniergelenk* bezeichnet wird.

Oberarmmuskulatur

Nur zwei der Muskeln, die über das Schultergelenk zum Oberarmknochen ziehen (**M. pectoralis major** und **M. latissimus dorsi**), entspringen am Körperstamm. Die übrigen Muskeln haben ihren Ursprung am Schulterblatt (➤ Tab. 6.7).

Die Stabilisierung des Schultergelenks – des beweglichsten Gelenks unseres Körpers – erfolgt hauptsächlich durch die Schultermuskeln und ihre Sehnen, die es wie ein Mantel umhüllen. Man spricht von einem *muskelgeführten Gelenk.*

M. deltoideus

Der größte Oberarmmuskel ist der **M. deltoideus** (*Deltamuskel* ➤ Abb. 6.6, ➤ Abb. 6.40). Er verläuft dreiecksförmig von einer breiten Ursprungsfläche an Spina scapulae, Akromion und Außenrand des Schlüsselbeins zur Außenfläche des Oberarmknochens. Der Faserverlauf umfasst ent-

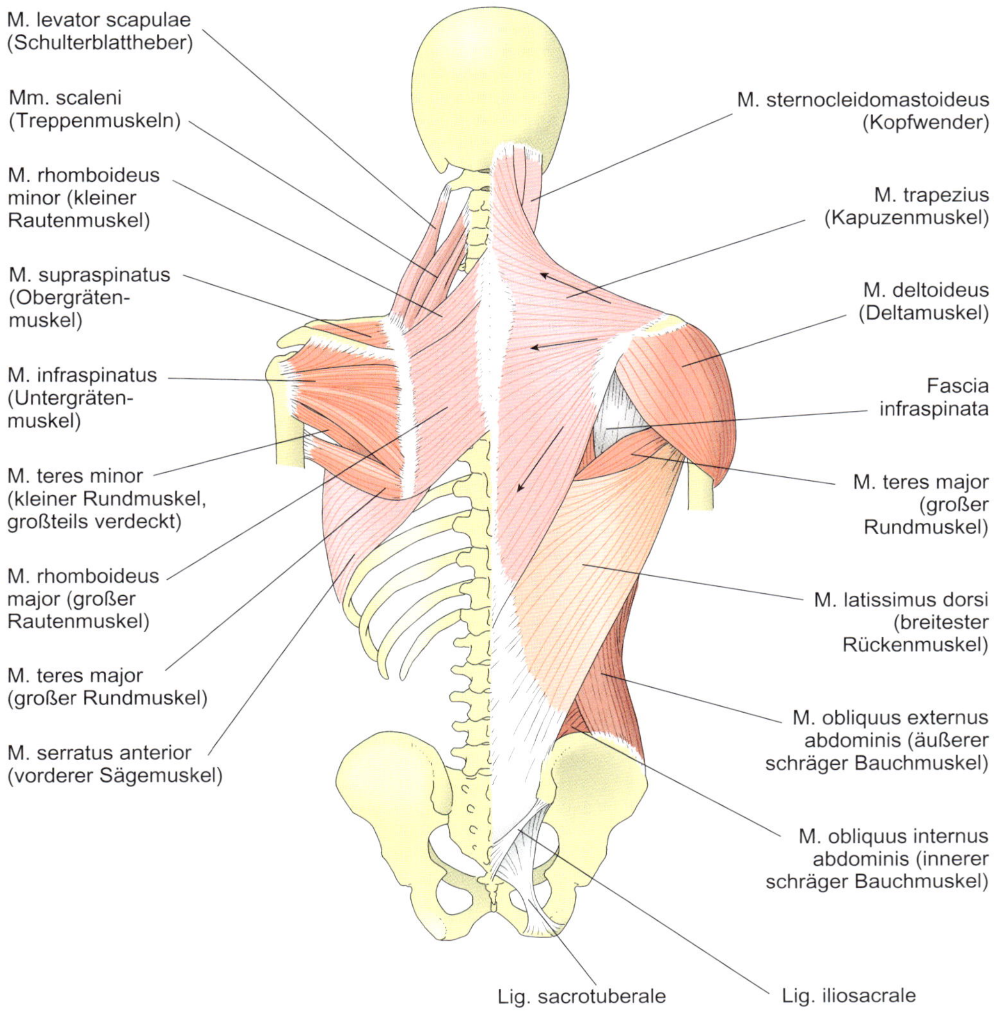

Abb. 6.37 Hintere Schultergürtelmuskulatur; rechts oberflächliche, links tiefe Schicht.

MUSKEL	URSPRUNG	ANSATZ	FUNKTION
Vordere (ventrale) Schulter(gürtel)muskulatur			
M. pectoralis minor *(kleiner Brustmuskel)*	3.–5. Rippe	Schulterblatt	Zieht das Schulterblatt nach vorne unten. Bei fixiertem Schulterblatt Hebung 3.–5. Rippe (Hilfsmuskel bei der Einatmung)
M. serratus anterior *(vorderer Säge[zahn-]muskel)*	1.–9. Rippe	Schulterblatt	Rotiert das Schulterblatt aufwärts und nach lateral, dadurch Hebung des Arms über die Horizontale (Elevation). Fixierung des Schulterblattes am Brustkorb, hebt die Rippen bei fixiertem Schulterblatt (Hilfsmuskel bei der Einatmung)
Hintere (dorsale) Schulter(gürtel)muskulatur			
M. trapezius *(Kapuzenmuskel)*	Hinterhauptbein, Dornfortsätze der Hals- und Brustwirbel	Schlüsselbein und Schulterblatt (Akromion)	Hebt durch Abduktion des Armes mit absteigenden Faseranteilen Schlüsselbein und Schulterblatt (Koffertragen), adduziert den Arm (aufsteigende Faseranteile), fixiert und rotiert das Schulterblatt (horizontale Faseranteile). Dreht Kopf, HWS und BWS; streckt Kopf und HWS
M. levator scapulae *(Schulterblattheber)*	Obere 4.–5. Halswirbel	Schulterblatt	Hebt das Schulterblatt und rotiert es leicht abwärts
M. rhomboideus major und **minor** *(großer* und *kleiner Rautenmuskel)*	Dornfortsätze der unteren zwei Hals- und oberen vier Brustwirbel	Schulterblatt	Medial- und Aufwärtsbewegung des Schulterblatts, Fixierung des Schulterblattes am Brustkorb

Tab. 6.5 Vordere und hintere Schulter(gürtel)muskulatur.

BEWEGUNG	MUSKELN
Abduktion *(Armhebung)*	• M. deltoideus (Fasern vom Akromion kommend) • M. supraspinatus
Adduktion *(Anziehung = Arm senken)*	• M. pectoralis major • M. latissimus dorsi • M. teres major • M. deltoideus (Fasern von Spina scapulae und Schlüsselbein kommend)
Anteversion *(Vorführung)*	• M. deltoideus (Fasern von Akromion und Schlüsselbein kommend) • M. pectoralis major • M. coracobrachialis
Retroversion *(Rückführung)*	• M. deltoideus (Fasern von Spina scapulae kommend) • M. latissimus dorsi • M. teres major
Innenrotation *(Einwärtsdrehung)*	• M. subscapularis • M. pectoralis major • M. deltoideus (Fasern vom Schlüsselbein kommend) • M. teres major • M. latissimus dorsi
Außenrotation *(Auswärtsdrehung)*	• M. infraspinatus • M. teres minor • M. deltoideus (Fasern von Spina scapulae kommend)

Tab. 6.6 Die sechs Bewegungsrichtungen im Schultergelenk und die daran hauptsächlich beteiligten Muskeln.

sprechend drei Richtungen, weshalb der M. deltoideus an allen sechs Bewegungen im Schultergelenk beteiligt ist (➤ Tab. 6.6). Seine wichtigste Funktion ist die Armhebung. Mit Unterstützung weiterer Muskeln kann der M. deltoideus den Arm im Schultergelenk auch drehen, vor- und zurückführen sowie heranziehen.

Beuger und Strecker im Ellenbogengelenk

Weitere Oberarmmuskeln entspringen am Oberarmknochen sowie am Schultergürtel unter Umgehung des Schultergelenks und ziehen zu den Unterarmknochen. Sie sind für die Bewegungen im Ellenbogengelenk zuständig. Da dieses ein Drehscharniergelenk ist, handelt es sich hier um Streck- und Beugemuskeln sowie Muskeln, welche den Unterarm drehen.

Der wichtigste Unterarmbeuger ist der **M. biceps brachii** (*Bizeps, zweiköpfiger Armmuskel,* ➤ Abb. 6.6, ➤ Abb. 6.40). Wie der Name sagt, besitzt er zwei Muskelköpfe (➤ Abb. 6.36). Sie entspringen zwar getrennt oberhalb des Schultergelenks, setzen aber über eine gemeinsame Sehne am Speichenkopf an. Der lange Bizepskopf zieht mit seiner Sehne durch das Schultergelenk hindurch und ist daher bei Verletzungen des Gelenks oft mit betroffen. Neben der Beugung im Ellenbogengelenk ist der M. biceps brachii sehr wichtig für die Auswärtsdrehung des Unterarms (Supination), allerdings nur bei Beugung im Ellenbogengelenk. Weitere Beuger im Ellenbogengelenk sind der **M. brachialis** *(Armbeuger)* und der **M. brachioradialis** *(Oberarm-Speichen-Muskel).*

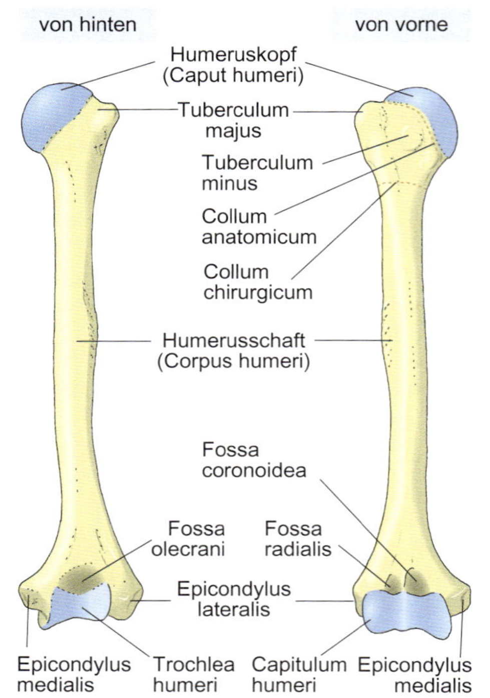

Abb. 6.38 Rechter Oberarmknochen (Humerus); links Ansicht von hinten, rechts Ansicht von vorn.

Der **M. triceps brachii** (*Trizeps, dreiköpfiger Armmuskel,* ➤ Abb. 6.40) läuft an der Hinterseite des Oberarms und setzt an der Ellenhinterseite an. Er streckt den Unterarm im Ellenbogengelenk, ist also Antagonist (Gegenspieler) zum M. biceps brachii.

MUSKEL	URSPRUNG	ANSATZ	FUNKTION
Vom Stamm zum Oberarm			
M. pectoralis major *(großer Brustmuskel)*	Schlüsselbein, Brustbein, Knorpel der 2.–6. Rippe	Oberarmknochen	Anteversion, Adduktion, Innenrotation
M. latissimus dorsi *(breitester Rückenmuskel)*	Dornfortsätze 7. Brust- bis 5. Lendenwirbel, Kreuzbein, Darmbein, untere vier Rippen	Oberarmknochen	Retroversion, Adduktion, Innenrotation; zieht den Arm nach hinten unten („Schürzengriff"), Hilfsmuskel bei der Ausatmung („Hustenmuskel")
M. deltoideus *(Deltamuskel)*	Schlüsselbein und Schulterblatt	Oberarmknochen	Abduktion, Adduktion, Anteversion, Retroversion, Innen- und Außenrotation
M. subscapularis *(Unterschulterblattmuskel)*	Schulterblatt (Innenfläche)	Oberarmknochen	Innenrotation
M. supraspinatus *(Obergrätenmuskel)*	Schulterblattaußenfläche (oberhalb der Spina scapulae)	Oberarmknochen	Abduktion
M. infraspinatus *(Untergrätenmuskel)*	Schulterblatt (unterhalb der Spina scapulae)	Oberarmknochen	Außenrotation
M. teres major *(großer Rundmuskel)*	Schulterblatt	Oberarmknochen	Retroversion mit gleichzeitiger Innenrotation, Adduktion
Vom Schulterblatt bzw. Oberarmknochen zum Unterarm			
M. biceps brachii *(zweiköpfiger Armmuskel)*	Schulterblatt	Speiche, Unterarmfaszie (über flächige Sehne = Aponeurose)	Funktion im Schultergelenk: • Langer Kopf: Abduktion, Anteversion • Kurzer Kopf: Adduktion, Anteversion, Innenrotation Funktion am Unterarm: • Beugung, Supination bei gebeugtem Unterarm
M. brachialis *(Armbeuger)*	Oberarmknochen	Elle	Unterarmbeugung
M. triceps brachii *(dreiköpfiger Armstrecker)*	Schulterblatt und Oberarmknochen	Elle	Unterarmstreckung, Retroversion, Adduktion im Schultergelenk

Tab. 6.7 Schulter- und Oberarmmuskulatur.

6.6.2 Unterarm

Der **Unterarm** erstreckt sich vom Ellenbogengelenk bis zur Handwurzel. Er besteht aus zwei Knochen: **Elle** *(Ulna)* und **Speiche** *(Radius).*

Elle

An ihrem oberen Ende, also am Ellenbogengelenk, weist die Elle einen tiefen, halbrunden Ausschnitt auf, der vorn von einem kleinen hakenförmigen Fortsatz (**Processus coronoideus** oder *Kronenfortsatz*) und hinten von einem großen hakenförmigen Fortsatz (dem erwähnten Olekranon) begrenzt bzw. überragt wird. Der Einschnitt dient als Gelenkpfanne für das Ellenbogengelenk und nimmt die Rolle (Trochlea) des Oberarmknochens auf (➤ 6.6.1, ➤ Abb. 6.39). Das Olekranon ist als „Ellenbogenspitze" von außen gut zu tasten.

Ein kleiner Einschnitt neben dem Processus coronoideus, die **Incisura radialis,** dient als Gelenkfläche für das **Radiusköpfchen** *(Caput radii)* und beteiligt sich am *oberen Radio-Ulnar-Gelenk*

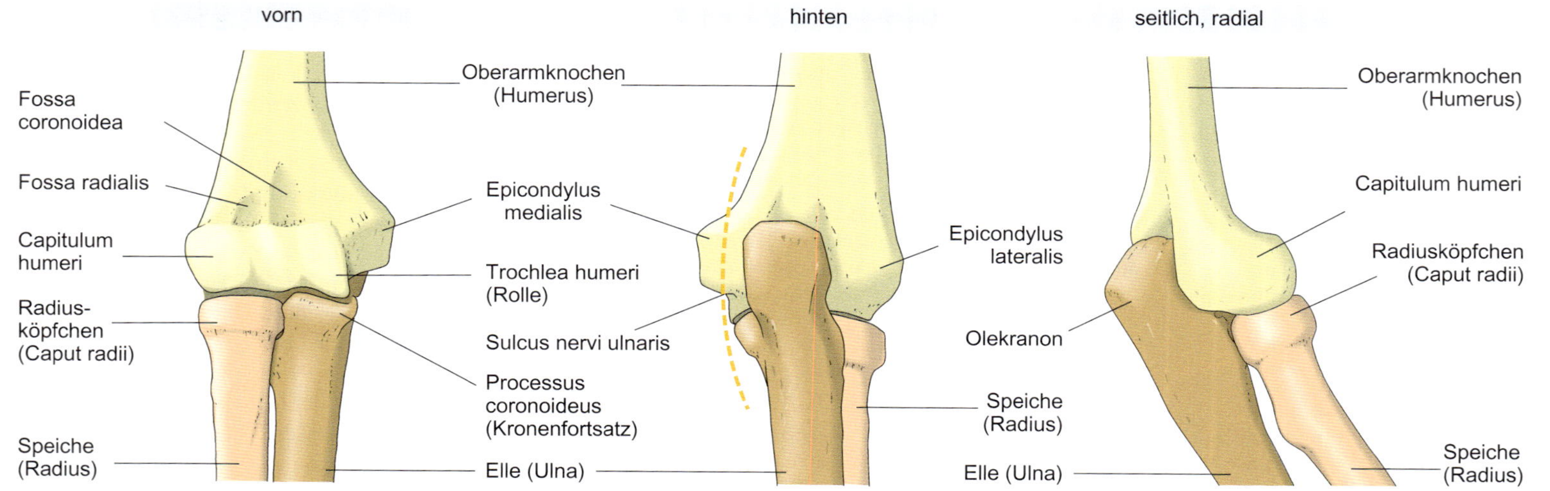

Abb. 6.39 Ellenbogengelenk von vorn, hinten und von der Seite. Die gestrichelte Linie skizziert den Verlauf des in diesem Abschnitt leicht verletzbaren N. ulnaris (Ellennerv). Der N. ulnaris lässt sich leicht als druckschmerzhafte Stelle zwischen Olekranon und Epicondylus medialis ertasten.

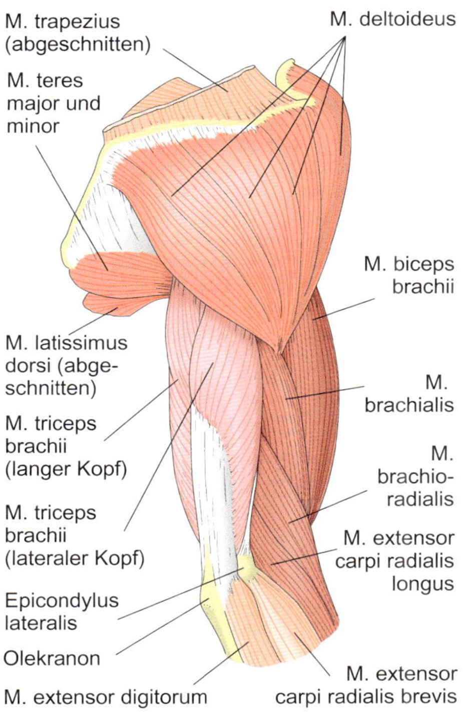

Abb. 6.40 Muskeln des rechten Oberarms von dorsolateral (seitlich hinten).

(➤ Abb. 6.39, ➤ Abb. 6.42). An der Elle befinden sich verschiedene Knochenleisten und Aufrauungen für den Ansatz von Muskeln. Am unteren schmalen Ende sitzt das **Ellenköpfchen** *(Caput ulnae),* das an seiner Rückseite einen kleinen Knochenfortsatz **(Processus styloideus ulnae)** besitzt.

Speiche

Die Speiche liegt lateral der Elle, also auf der Seite des Daumens. An ihrem proximalen Ende befindet sich das Radiusköpfchen, das etwa die Form einer dicken, oben eingedellten Scheibe hat. Es bildet mit der Elle ein Zapfengelenk (➤ 5.2.3, ➤ Abb. 5.12). Der Speichenschaft bietet Ansatz für mehrere Muskeln und weist entsprechende Leisten und Aufrauungen auf. Er ist etwas kantiger und schmaler als die Elle. Das untere Ende ist kolbig verdickt und trägt dort die Gelenkflächen für die Handwurzelknochen. Ähnlich wie bei der Elle findet sich auch an der Speiche ein **Processus styloideus (radii),** hier jedoch am lateralen Ende. Elle und Speiche sind über eine *Zwischenknochenmembran* **(Membrana interossea)** miteinander verbunden.

> **Speichenbruch** (M)
> Die distale Speichenfraktur ist der häufigste Knochenbruch. Ursache ist oft ein Sturz auf die ausgestreckte Hand, sodass es zur *distalen Radiusfraktur Typ Colles* (➤ Abb. 6.41) kommt. Die ineinandergeschobenen Knochenteile werden reponiert (in die richtige Stellung gebracht). Anschließend wird der Unterarm für 5–6 Wochen ruhiggestellt, meist im Gips. Eine Operation ist überwiegend nicht erforderlich.

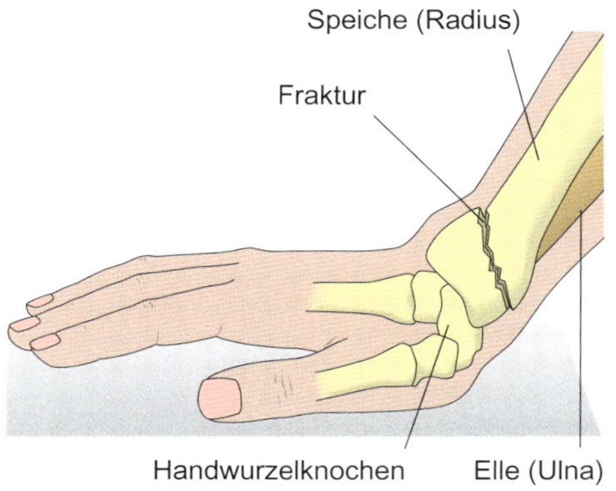

Abb. 6.41 Speichenfraktur. Die distale Speichenfraktur Typ Colles ist Folge eines Sturzes auf die gestreckte Hand und der häufigste Typ distaler Speichenfrakturen.

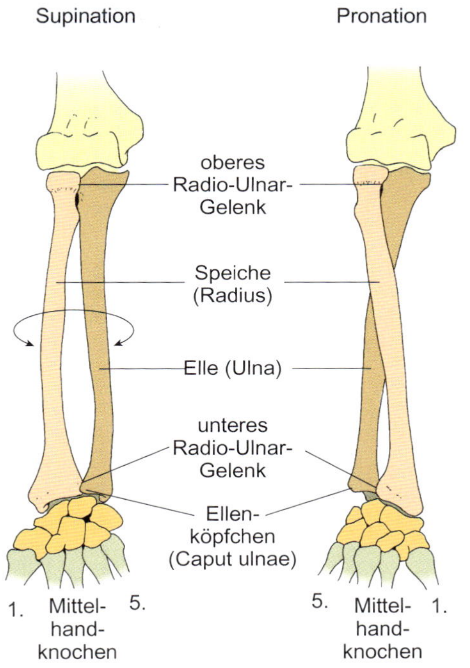

Abb. 6.42 Pronation und Supination. Im oberen und unteren Radio-Ulnar-Gelenk werden Unterarm und Hand um ihre Längsachse gedreht.

An ihren distalen Enden sind Speiche und Elle durch ein Radgelenk (➤ 5.2.3) miteinander verbunden (**unteres Radio-Ulnar-Gelenk** oder *unteres Speichen-Ellen-Gelenk* ➤ Abb. 6.42).

Supination und Pronation

Betrachtet man den eigenen Unterarm mit nach oben weisender Handinnenfläche, so liegen dabei Elle und Speiche parallel nebeneinander. Dreht man nun die Handfläche nach unten, überkreuzt die Speiche die Elle, die laterale Handkante (Daumenseite) zieht also die Speiche mit nach medial. Diese (Einwärts-)Bewegung heißt **Pronation.** Die umgekehrte (Auswärts-)Bewegung heißt **Supination** (➤ Abb. 6.42). Dabei fungiert das untere Radio-Ulnar-Gelenk als Radgelenk, d. h. der konkave Gelenkanteil der Speiche dreht sich um den konvexen Anteil der Elle. Das obere Radio-Ulnar-Gelenk wirkt als Zapfengelenk; das Speichenköpfchen dreht sich innerhalb eines Bandes *(Ligamentum anulare radii)* sowie auf der Gelenkfläche der Elle um seine eigene Längsachse.

> **Merkspruch** (W)
> Bei der **Supination** wird die Hand wie eine **Sup**penschüssel gehalten, bei der **Pronation** so, wie man **Bro**t schneidet.

Unterarmmuskulatur

Die **Unterarmmuskeln** können ihrer Funktion nach in vier Gruppen eingeteilt werden (➤ Abb. 6.43, ➤ Abb. 6.44):

- **Pronatoren.** Sie drehen Elle und Speiche um ihre Längsachse nach innen (Pronation). Vom Epicondylus medialis des Oberarms zieht der **M. pronator teres** *(runder Einwärtsdreher)* über die Elle hinweg und um die Speiche herum zu deren Hinterfläche. Ein kurzer quer verlaufender Muskel verläuft im distalen Viertel der Knochen von der Vorderfläche der Elle zur Vorderfläche der Speiche (**M. pronator quadratus,** *viereckiger Einwärtsdreher*)
- **Supinatoren.** Die Supinatoren drehen den Unterarm nach außen (Supination). Stärkster Supinator des Unterarms bei gleichzeitiger Beugung im Ellenbogengelenk ist der **M. biceps brachii** (➤ 6.6.1). Der **M. supinator** *(Auswärtsdreher)* führt vom Epicondylus lateralis des Oberarms zur Vorderfläche der Speiche
- **Hand- und Fingerbeuger.** Sie haben im Wesentlichen ihren Ursprung am Epicondylus medialis des Oberarmknochens (➤ 6.6.3)
- **Hand- und Fingerstrecker.** Sie entspringen am Epicondylus lateralis des Oberarmknochens.

6.6.3 Hand

Handwurzelknochen

Die **Handwurzel** *(Carpus)* besteht aus acht **Handwurzelknochen** *(Ossa carpi).* Diese sind untereinander durch Bänder verbunden und in zwei Reihen zu je vier Knochen angeordnet (➤ Abb. 6.45). Jeweils von radial (Daumenseite) nach ulnar (Kleinfingerseite) gezählt sind das:

- In der proximalen Reihe: **Kahnbein** *(Os scaphoideum),* **Mondbein** *(Os lunatum),* **Dreieckbein** *(Os triquetrum),* **Erbsenbein** *(Os pisiforme)*
- In der distalen Reihe: **Großes Vieleckbein** *(Os trapezium, Trapezbein),* **kleines Vieleckbein** *(Os trapezoideum, trapezähnliches Bein),* **Kopfbein** *(Os capitatum),* **Hakenbein** *(Os hamatum).*

> **Merkspruch** (W)
> Ein Kahn, der fuhr im Mondenschein im Dreieck um das Erbsenbein; Vieleck groß, Vieleck klein – am Kopf, da muss ein Haken sein (von daumen- nach kleinfingerwärts gelesen).

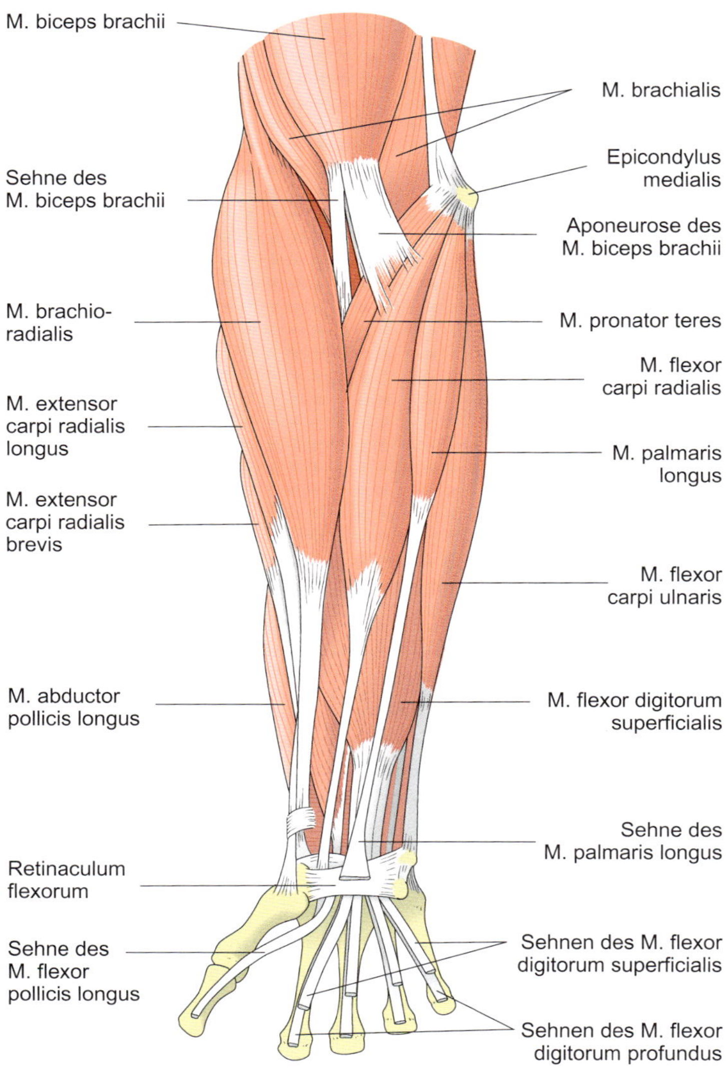

Abb. 6.43 Die Unterarmmuskeln von vorn (ventral) in Supinationsstellung.

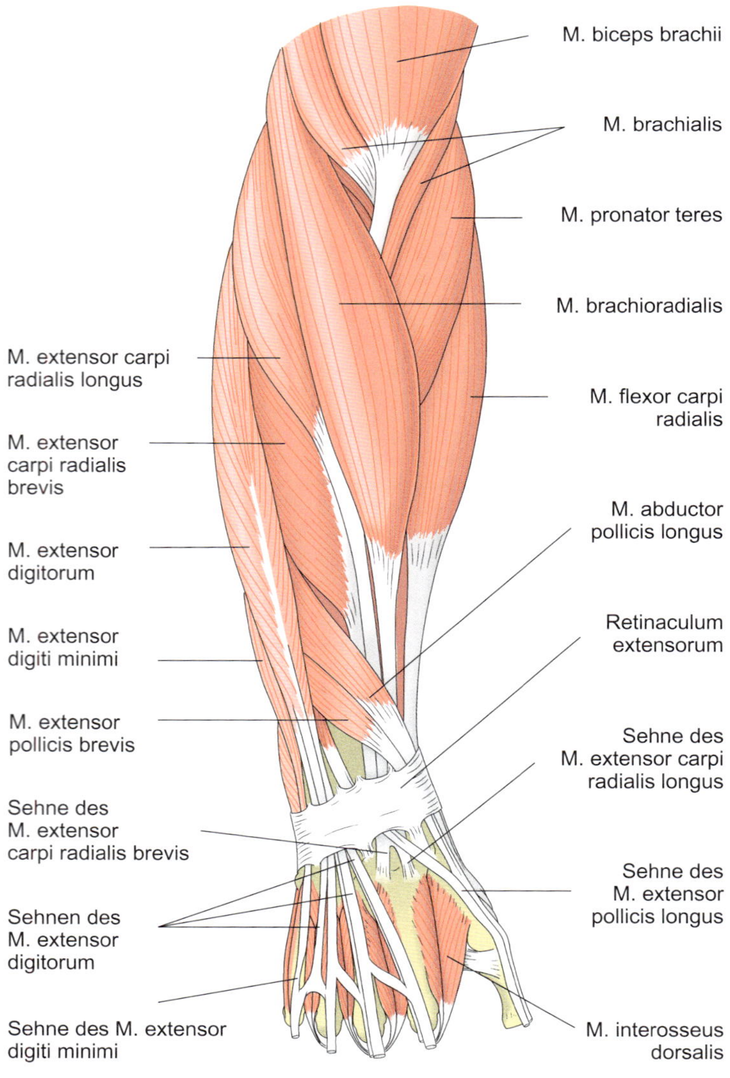

Abb. 6.44 Die Muskeln des Unterarms in Pronationsstellung.

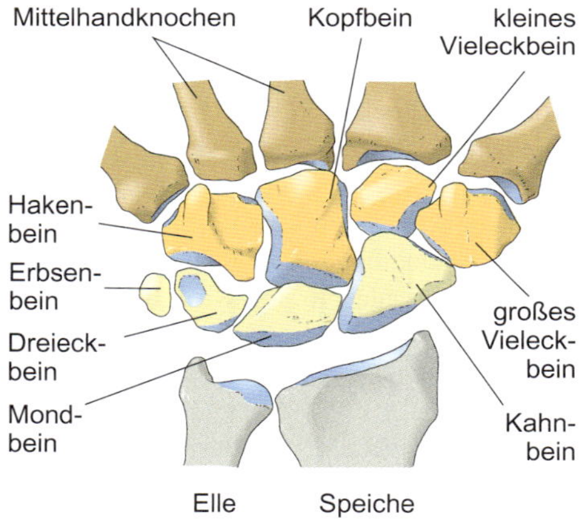

Abb. 6.45 Handwurzelknochen der rechten Hand in „Explosionsansicht" von palmar (Blick auf die Hohlhand).

Kahnbein, Mondbein und Dreieckbein weisen auf ihrer proximalen Seite jeweils eine Gelenkfläche auf; diese Flächen bilden zusammen mit der Gelenkfläche der Speiche das **proximale Handgelenk.** Dieses wirkt als Eigelenk (➤Abb. 5.12), weil die drei Gelenkflächen der Handwurzelknochen zusammengenommen eine Eiform bilden. Das Ellenköpfchen ist am proximalen Handgelenk nicht beteiligt, sondern nur indirekt über eine Knorpelscheibe mit ihm verbunden.

Mittelhandknochen

An die vielkantigen Handwurzelknochen schließen sich die Röhrenknochen der Mittelhand an (➤Abb. 6.46). Proximale (Basis) und distale Enden (Köpfchen) dieser **Mittelhandknochen** *(Ossa metacarpalia)* tragen Gelenkflächen zur Verbindung mit der Handwurzel bzw. den Fingerknochen. Der Mittelhandknochen des ersten Fingers (Daumen) ist über ein *Sattelgelenk* (➤Abb. 5.12), das **Daumenwurzelgelenk,** mit der Handwurzel verbunden. Dabei stellt die Gelenkfläche des großen Vieleckbeins den Sattel dar, auf dem der Mittelhandknochen „reitet". In diesem Gelenk wird der Daumen den anderen Fingern gegenübergestellt (Opposition). Nur so kann man mit der Hand etwas greifen und festhalten. Die anderen Gelenke zwischen Handwurzel und Mittelhand sind durch straffe Bänder fixiert und praktisch unbeweglich.

Fingerknochen

Auf die fünf Mittelhandknochen folgen die Finger, die beim Daumen aus zwei, sonst aus drei **Fingergliedern** oder *Phalangen* bestehen (➤Abb. 6.46). Von der Mittelhand nach distal gesehen werden diese **Grund-, Mittel-** und **Endglied** (*Grund-, Mittel-* und *Endphalanx,* beim Daumen *Grund-* und *Endphalanx*) genannt. Sie sind über kleine Gelenke miteinander verbunden. Die Gelenke zwischen Mittelhandknochen und Grundgliedern heißen **Fingergrundgelenke** (*Metakarpo-Phalangeal-Gelenke,* kurz *MCP*), die zwei Gelenkreihen zwischen den Gliedern **Fingermittelgelenke** bzw. **Fingerendgelenke** (*proximale* bzw. *distale Interphalangealgelenke,* kurz *PIP* bzw. *DIP*).

Die Fingergrundgelenke sind mit Ausnahme des Daumengrundgelenks nach ihrer *Form* Kugelge-

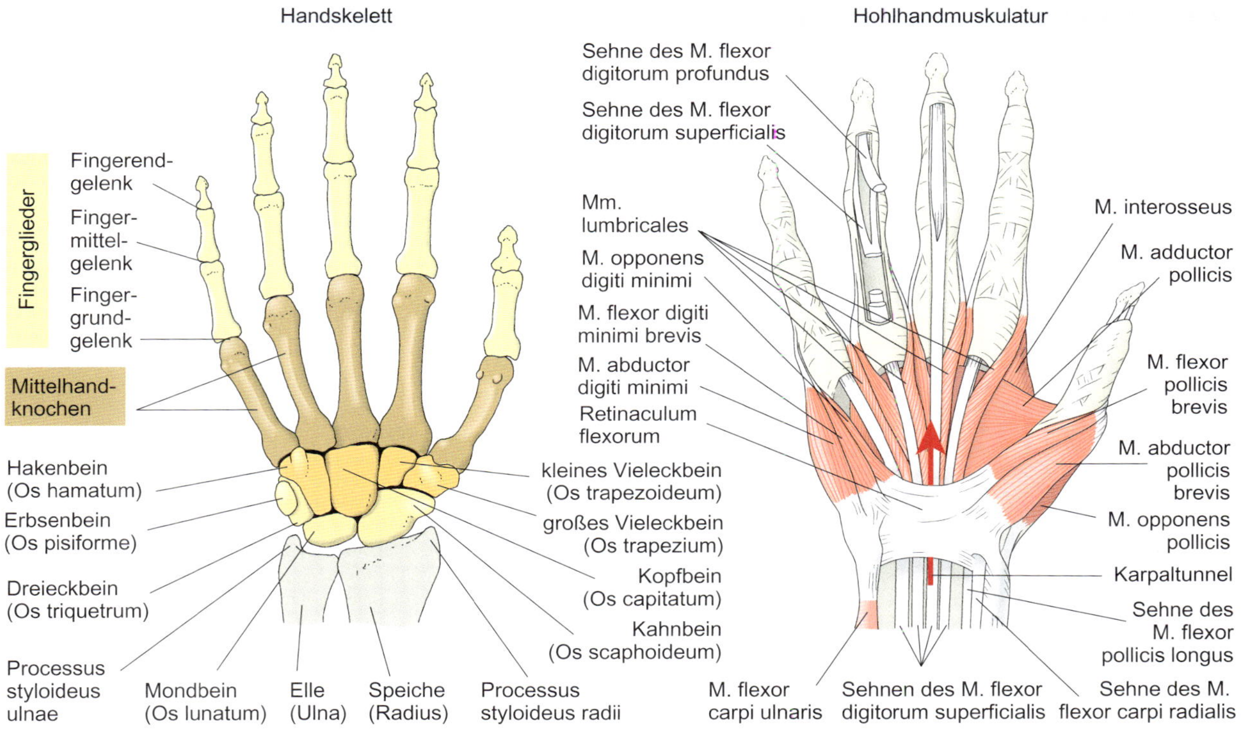

Abb. 6.46 Handskelett und Muskulatur der Hohlhand. Unter dem Ligamentum carpi transversum liegt der Karpaltunnel, durch den die Beugesehnen und der Nervus medianus verlaufen (roter Pfeil).

lenke, d. h. sie sind von der Anlage her in alle drei Freiheitsgrade beweglich. Die Drehung um ihre Längsachse ist allerdings nur passiv möglich, weil für diese Bewegung keine Muskulatur existiert. Aktiv kann man die Finger zur Handinnenfläche hin beugen (Flexion) und wieder strecken (Extension) sowie seitlich spreizen (Abduktion) und wieder zusammenführen (Adduktion). Beim Daumengrundgelenk und allen Interphalangealgelenken handelt es sich dagegen um reine Scharniergelenke (➤ Abb. 5.12). Hier sind nur Beugung und Streckung möglich.

Hand- und Fingermuskulatur

Die **Hand- und Fingerbeuger** (➤ Abb. 6.43, ➤ Abb. 6.44) entspringen vor allem am medialen Epikondylus des Oberarms, den Vorderflächen von Speiche, Elle und der diese verbindenden Membrana interossea und ziehen zur Hohlhand bzw. den Fingern. Sie sind für die Palmarflexion zuständig. Außerdem ziehen die meisten von ihnen die Hand zusätzlich zu Speiche oder Elle hin (Ulnar-, Radialabduktion). Innerviert werden die Beuger vom N. ulnaris und vom N. medianus.

Zu den Hand- und Fingerbeugern zählen der **M. flexor carpi radialis** und **ulnaris** (*speichen- und ellenseitiger Handbeuger*), der **M. palmaris longus** *(langer Hohlhandmuskel)* und die *oberflächlichen* und *tiefen Fingerbeuger* (**M. flexor digitorum superficialis** und **profundus**). Als Besonderheit spaltet sich die Sehne des oberflächlichen Fingerbeugers in seinem Ansatz am Mittelglied auf und wird von der Sehne des tiefen Fingerbeugers durchbohrt (➤ Abb. 6.46, ➤ Abb. 6.47), der am Endglied des Fingers ansetzt. So beugt der M. flexor digitorum superficialis den Finger im Grund- und Mittelgelenk, der M. flexor digitorum profundus zusätzlich im Endgelenk. Der Daumen wird separat von einem langen Beugemuskel **(M. flexor pollicis longus)** versorgt.

Die **Hand- und Fingerstrecker** verlaufen analog vom lateralen Epikondylus des Oberarms, der Rückflächen von Speiche, Elle und der diese verbindenden Membrana interossea zu Handrücken und Fingern. Sie führen die Dorsalextension sowie wiederum teilweise Radial- und Ulnarabduktion aus. Einige dieser Muskeln *beugen* zusätzlich im Ellenbogengelenk. Alle Strecker werden vom N. radialis innerviert.

Wichtige Vertreter dieser Gruppe (➤ Abb. 6.7, ➤ Abb. 6.44) sind **M. extensor carpi radialis longus** und **brevis** (*langer* und *kurzer speichenseitiger Handstrecker*), **M. extensor carpi ulnaris** *(ellenseitiger Handstrecker)*, die verschiedenen *Finger- und Daumenstreckermuskeln* (**M. extensor digitorum, M. extensor indicis, M. extensor digiti minimi, M. extensor pollicis longus** und **brevis**). Der Daumen besitzt außerdem einen langen Abspreizer **(M. abductor pollicis longus).**

Sowohl Beuge- als auch Strecksehnen verlaufen zum großen Teil durch eine Art Führungsschienen, die durch Haltebänder zur Oberfläche hin begrenzt werden. So überdeckt das **Retinaculum extensorum** die Strecksehnen an der Dorsalseite der Handwurzel; das **Retinaculum flexorum** *(Ligamentum carpi transversum, queres Handwurzelband)* überspannt die Beugesehnen auf der Ventralseite der Handwurzel. Die Handwurzelknochen bilden in diesem Bereich eine Längsrinne *(Sulcus carpi),* durch welche die Beugesehnen verlaufen. Dieser, wie ein Tunnelgewölbe vom Retinaculum flexorum überdachte Raum wird auch **Karpaltunnel** genannt (➤ Abb. 6.46). Im Karpaltunnel verläuft zwischen den Sehnen des oberflächlichen und des tiefen Fingerbeugers der wichtigste Nerv für die Hand, der *N. medianus* (➤ 8.5.2, ➤ Abb. 8.21).

Die Handfläche wird von einer festen Sehnenplatte, der **Palmaraponeurose,** überspannt.

Damit trotz der ständigen Sehnenbewegungen in den Haltebändern keine Reizung der Umgebung auftritt, sind die Sehnen hier von bindegewebigen *Sehnenscheiden* umschlossen, die durch einen Flüssigkeitsfilm an der Innenseite das reibungslose Gleiten der Sehnen ermöglichen.

Karpaltunnelsyndrom (M)

Entzünden sich die Sehnenscheiden *(Tendovaginitis)* oder vermehrt sich der bindegewebige Inhalt des Karpaltunnels, so kann es zu Missempfindungen (Kribbeln in der Handinnenfläche) und Handlähmungen (vor allem Lähmungen der Daumenmuskulatur) infolge Druckschädigung des Medianusnerven kommen. Bei einem solchen **Karpaltunnelsyndrom** muss bei starken Beschwerden das Retinaculum flexorum durchtrennt werden, um den Nerv zu entlasten.

Kurze Handmuskulatur

Entsprechend der anatomischen Lage unterscheidet man bei der **kurzen Handmuskulatur** (➤ Abb. 6.46, ➤ Abb. 6.48).

- **Muskeln des Daumenballens** *(Thenar):* **M. flexor pollicis brevis** *(kurzer Daumenbeuger),*

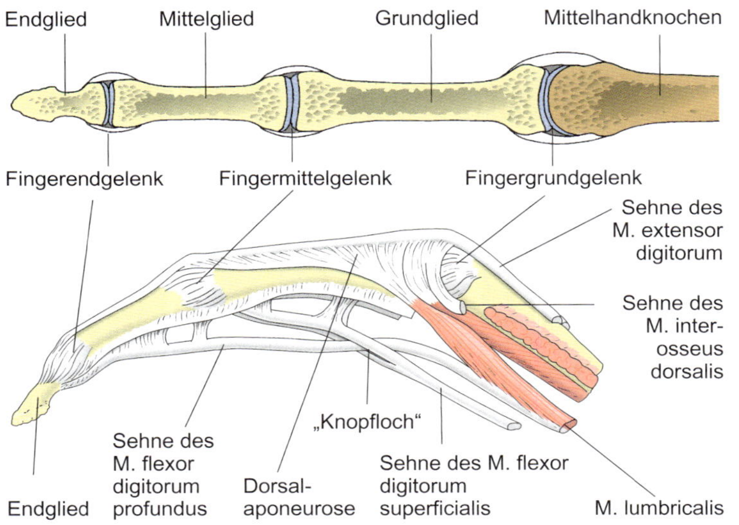

Abb. 6.47 Skelett sowie Beuge- und Strecksehnenapparat eines Fingers. Die Sehne des M. flexor digitorum profundus zieht durch die aufgespaltene Sehne des M. flexor digitorum superficialis („Knopfloch“).

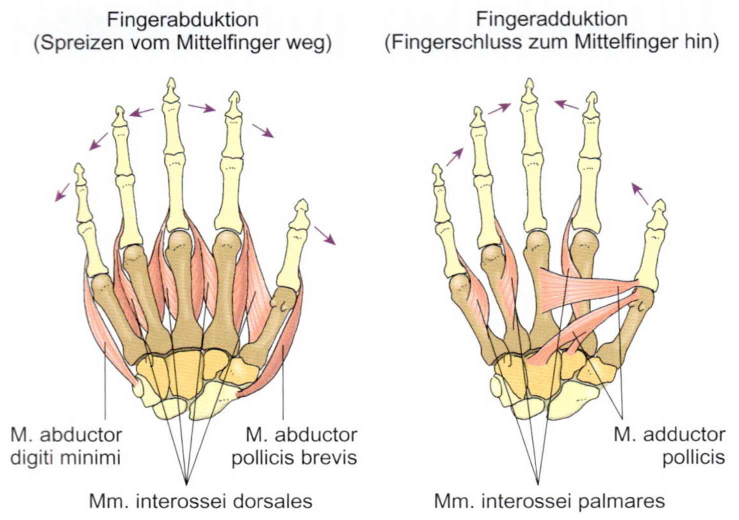

Abb. 6.48 Ab- und Adduktion der Finger. M. abductor digiti minimi, M. abductor pollicis brevis und die Mm. interossei dorsales spreizen die Finger. Mm. interossei palmares und M. adductor pollicis adduzieren die Finger.

M. abductor pollicis brevis *(kurzer Daumenabspreizer),* **M. adductor pollicis** *(Daumenanzieher),* **M. opponens pollicis** *(Daumengegensteller)*

- **Muskeln der Hohlhand** *(Palma manus):* **Mm. interossei** *(Zwischenknochenmuskeln),* **Mm. lumbricales**
- **Muskeln des Kleinfingerballens** *(Hypothenar):* **M. abductor digiti minimi** *(Kleinfingerabspreizer),* **M. flexor digiti minimi brevis** *(kurzer Kleinfingerbeuger),* **M. opponens digiti minimi** *(Kleinfingergegensteller).* Alle kurzen Handmuskeln werden vom N. ulnaris und N. medianus innerviert.

Die **Mm. interossei dorsales** und **palmares** verlaufen zwischen Mittelhandknochen und erstem Fingerglied. Die Mm. interossei dorsales spreizen die Finger in den Grundgelenken, die Mm. interossei palmares ziehen sie wieder aneinander. Außerdem beugen beide die Finger zusammen mit den **Mm. lumbricales** im Grundgelenk und strecken sie im Mittel- und Endgelenk.

Am **Retinaculum flexorum** entspringen mehrere Muskeln, die zu Daumen bzw. Kleinfinger ziehen. Dies sind der **M. flexor pollicis brevis** bzw. **M. flexor digiti minimi brevis** sowie der **M. abductor pollicis brevis** und **M. abductor digiti minimi.** Auf die Daumenrückseite zieht der **M. opponens pollicis,** der den Daumen den anderen Fingern gegenüberstellt und Greifbewegungen möglich macht.

Der **M. adductor pollicis** führt den Daumen wieder an die anderen Finger heran. Er verläuft quer unterhalb der langen oberflächlichen Beugesehnen des Mittel- und Zeigefingers zum Daumen.

Auch der kleine Finger besitzt einen Gegenstellmuskel **(M. opponens digiti minimi).** Dieser wirkt mit, wenn Daumen und Kleinfinger zueinander geführt werden.

6.7 Becken

6.7.1 Knöchernes Becken

Über das **Becken** *(Pelvis)* stehen die Beine (freie untere Extremitäten) mit dem Rumpfskelett in Verbindung. Es wird auch *Beckenring* oder *Beckengürtel* genannt, weil die drei beteiligten Knochen ringförmig zusammengeschlossen sind.

Das **Kreuzbein** (*Os sacrum* ➤ Abb. 6.25) bildet die Rückwand des knöchernen Beckens. Es liegt zwischen den beiden **Hüftbeinen** *(Ossa coxae),* deren Ausläufer in einem Bogen nach vorne führen und dort über eine etwa 1 cm breite knorpelige Verbindung, die **Symphyse** *(Schambeinfuge),* zusammengefügt sind. Die beiden **Iliosakralgelenke** (*ISG,* auch *Sakroiliakalgelenke* oder *Kreuzbein-Darmbein-Gelenke*) zwischen Kreuz- und Hüftbein sind durch einen festen Bandapparat gesichert und nahezu unbeweglich.

Die Hüftbeine bestehen aus jeweils drei miteinander verschmolzenen Knochen (➤ Abb. 6.49, ➤ Abb. 6.50): **Darmbein** *(Os ilium),* **Sitzbein** *(Os ischii)* und **Schambein** *(Os pubis).* Im Laufe der Wachstumsperiode wachsen diese drei Knochen zusammen, sodass ihre Grenzen im Erwachsenenalter nicht mehr sichtbar sind.

Darmbein

Das **Darmbein** *(Os ilium)* als größter dieser drei Knochen bildet eine schaufelähnliche Platte, die **Darmbeinschaufel** *(Ala ossis ilii).* Sie umgibt die Organe des Unterbauches. Die obere Begrenzung, der **Darmbeinkamm** *(Crista iliaca),* ist bei den meisten Menschen gut im Lendenbereich zu tasten.

Da das Darmbein rotes, also blutbildendes Knochenmark enthält, ist der Darmbeinkamm eine gut zugängliche Stelle zur Knochenmarkpunktion.

Das Darmbein hat vier charakteristische Knochenvorsprünge: Die dorsalen Knochenvorsprünge heißen **hinterer unterer Darmbeinstachel** *(Spina iliaca posterior inferior)* und **hinterer oberer Darmbeinstachel** *(Spina iliaca posterior superior).* Der am weitesten vorspringende und als einziger leicht durch die Haut tastbare Vorsprung des Darmbeins wird **vorderer oberer Darmbeinstachel** *(Spina iliaca anterior superior)* genannt. Darunter liegt der **vordere untere Darmbeinstachel** (*Spina iliaca anterior inferior* ➤ Abb. 6.49, ➤ Abb. 6.50).

Sitz- und Schambein

Unterhalb des Darmbeins schließt sich das **Sitzbein** *(Os ischii)* an. Es ist ein gedrungener, etwas bogenförmiger Knochen, der an seinem Dorsalrand den **Sitzbeinstachel** *(Spina ischiadica)* sowie unten eine Verdickung besitzt, den **Sitzbeinhöcker** *(Tuber ischiadicum).* Dieser Höcker bildet den tiefsten Knochenpunkt unseres Beckens und ist beim Sitzen auf einem harten Stuhl gut zu spüren (im Stehen bedecken ihn die Gesäßmuskeln).

Als ebenfalls gebogener Knochen schließt sich das **Schambein** *(Os pubis)* an. Zwischen einer nach vorn medial gerichteten Fläche und dem Schambein der Gegenseite bleibt ein mit Knorpel ausgefüllter Spalt, die **Symphyse** *(Schambeinfuge).* Ein kleiner Vorsprung oberhalb dieser Gelenkfläche wird **Schambeinhöcker** *(Tuberculum pubicum)* genannt. Er ist der Teil des Schambeins, den man durch die Haut tasten kann.

Hüftgelenk und umgebende Strukturen

Anteile aller drei Hüftknochen bilden gemeinsam die **Hüftgelenkpfanne** *(Acetabulum),* eine schüsselförmige Vertiefung, die den Kopf des Oberschenkelknochens aufnimmt und mit ihm das Hüftgelenk bildet (➤ Abb. 6.49).

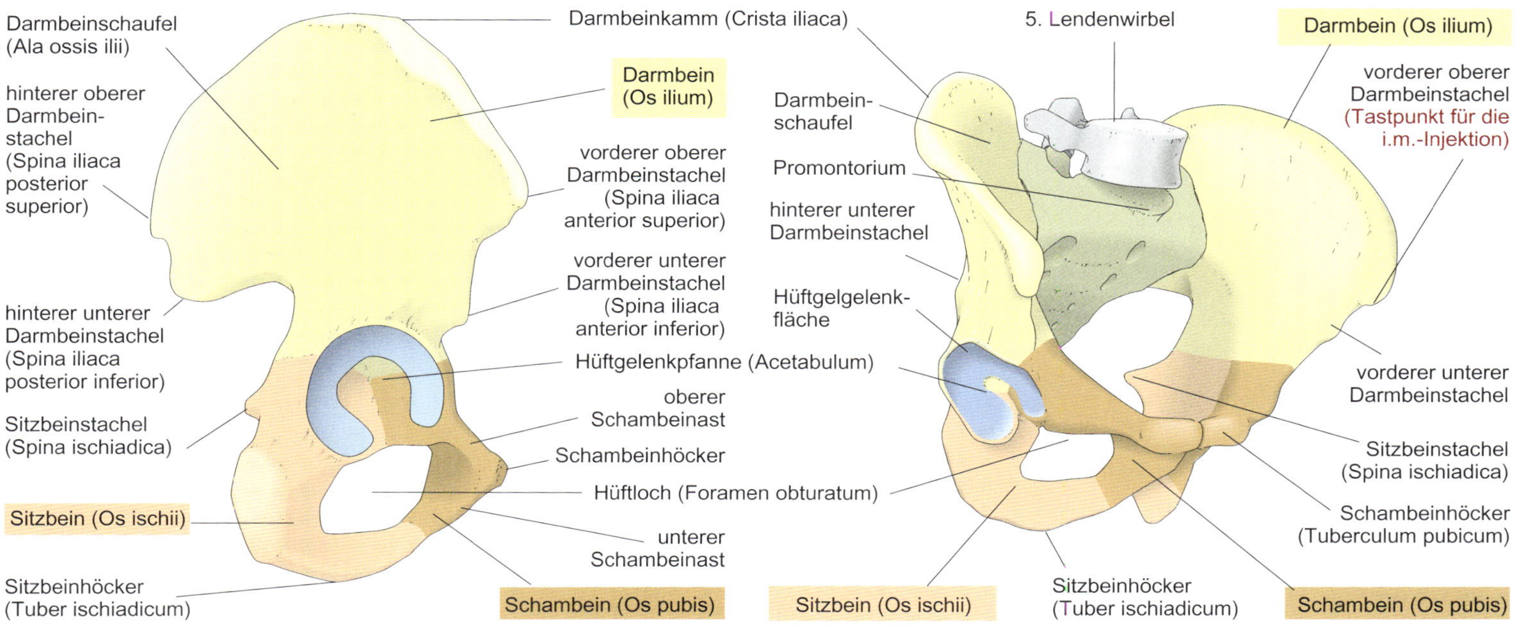

Abb. 6.49 Hüftbein (Os coxae), links Ansicht von der Seite, rechts Ansicht schräg von vorn. Darmbein, Sitzbein und Schambein bilden gemeinsam die Hüftgelenkpfanne.

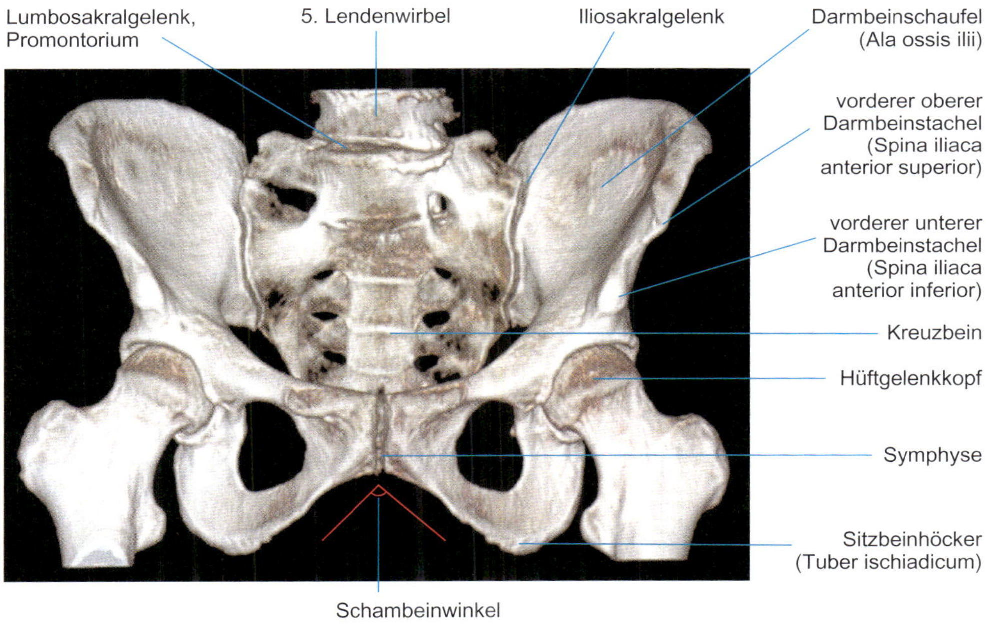

Abb. 6.50 Dreidimensionale Computerrekonstruktion eines weiblichen Beckens auf der Grundlage von Computertomografien. [T339]

Da dieses Kugelgelenk nicht nur viele Bewegungen ermöglichen (➤ 6.7.3), sondern auch starke Gewichts- und Bewegungsbelastungen aushalten muss, ist es durch einen kräftigen Bandapparat gesichert.

Der Bandapparat führt nicht nur die Bewegungen, sondern verhindert auch ein Abgleiten des Oberschenkelkopfes aus seiner Pfanne sowie eine Überstreckung des Gelenks. Deshalb kippt das Becken nicht nach hinten ab, wenn man entspannt aufrecht steht.

Die rahmenförmigen Bögen von Sitz- und Schambein sowie der Acetabulumrand umschließen das **Hüftloch** *(Foramen obturatum).* Es ist durch eine derbe Bindegewebsmembran **(Membrana obturatoria)** verschlossen, die Gefäße und Nerven durchtreten lässt und den Ursprung für mehrere Muskeln bietet.

Angeborene Hüftdysplasie

Die häufigste angeborene Skeletterkrankung ist die **angeborene Hüftdysplasie.** Aus ungeklärter Ursache ist die Hüftgelenkpfanne zu steil und nicht tief genug. Durch die mangelnde Formgebung der Pfanne kommt es oft schon im Säuglingsalter zur Luxation (Auskugelung), in schweren Fällen besteht sie bereits bei der Geburt **(angeborene Hüftluxation).**

Die Prognose hängt vor allem von einer frühzeitigen Diagnose ab, weshalb die Ultraschalluntersuchung der Hüfte mittlerweile zum kinderärztlichen Vorsorgeprogramm für Neugeborene gehört. Dadurch kann heute meist durch spreizende Verbände (➤ Abb. 6.51) eine Reposition (Wiedereinrenkung) und damit eine günstige Stellung für das weitere Wachstum erreicht werden. Eingreifendere Behandlungen sind weit seltener als früher erforderlich. Insbesondere bei verspäteter oder inkonsequenter Behandlung drohen Spätschäden, vor allem eine frühzeitige *Hüftgelenkarthrose* (➤ 4.3.6).

Großes und kleines Becken

Das knöcherne Becken erinnert an einen kurzen Trichter. Die großen Darmbeinschaufeln bilden seine obere Öffnung. Unterhalb der Darmbeinschaufeln wird der Trichter an der **Linea terminalis** deutlich enger. Die Linea terminalis verläuft vom Promontorium beidseits über seitliches Kreuzbein, Untergrenzen der Darmbeinschaufeln und Oberränder der Schambeine bis zum Oberrand der Symphyse. Der Bereich oberhalb der Linea terminalis wird als **großes Becken** bezeichnet. Unterhalb der Linie folgen ein Teil des Kreuzbeins mit Steißbein und die Bögen der Sitz- und Schambeine. Dieser engere Bereich des „Trichters“ heißt **kleines Becken.** In der klinischen Medizin meint man meist das kleine Becken, wenn man nur von „Becken“ spricht.

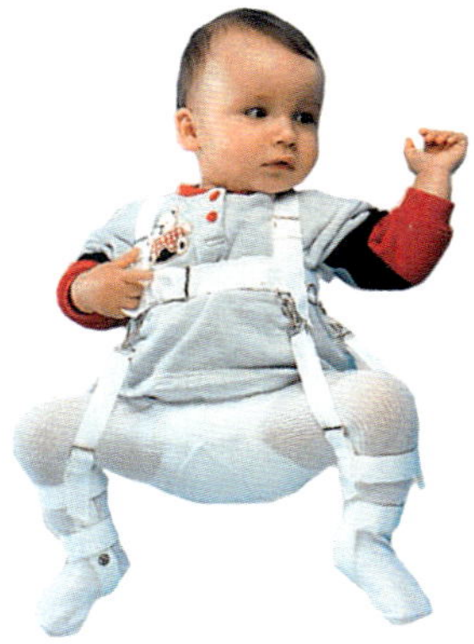

Abb. 6.51 Spreizbandage/-hose bei Hüftdysplasie. Sie wird über der normalen Kleidung getragen und nur zur Körperpflege abgenommen. Das Kind ist hierdurch nur wenig beeinträchtigt. [V585]

Weibliches und männliches Becken

Das Becken der Frau unterscheidet sich erheblich von dem des Mannes (➤ Abb. 6.52):

- Das weibliche Becken ist niedriger und leichter mit weiteren, flacher gestellten Darmbeinschaufeln
- Bei der Frau steht das Promontorium nicht so weit hervor wie beim Mann
- Der weibliche **Beckeneingang,** die von der Linea terminalis (➤ 6.3.3, ➤ Abb. 6.52) markierte Grenze zwischen großem und kleinem Becken, ist größer und rundlich-oval, hingegen ist der männliche Beckeneingang herzförmig
- Der weibliche **Beckenausgang** – von Unterrand der Symphyse, Sitzbeinhöckern und Steißbeinspitze markiert – ist wesentlich weiter
- Der **Schambeinwinkel** (der Winkel zwischen den beiden unteren Schambeinästen ➤ Abb. 6.50, ➤ Abb. 6.52) ist bei der Frau stumpf (> 90°, deshalb auch *Schambogen, Arcus pubis*), beim Mann spitzwinklig (< 90°, *Angulus pubis*)
- Das weibliche Kreuzbein ist kürzer, breiter und im unteren Teil nach vorne gebogen.

Diese Unterschiede lassen sich aus den Erfordernissen des Geburtsvorgangs verstehen. Der quer-ovale Beckeneingang muss ausreichend weit sein, damit der längs-ovale Kopf des Kindes bei der Geburt ins kleine Becken eintreten kann (➤ Abb. 21.23). Dann verläuft der Geburtskanal bogenförmig nach vorne zur Symphyse. Dort bildet der längs-ovale Beckenausgang, der eine 90°-Rotation des Kindes erfordert, die zweite Engstelle des Geburtskanals (➤ Abb. 21.23). Außerdem wird das Bindegewebe in der Schwangerschaft durch hormonelle Einflüsse (➤ 21.7) lockerer, sodass die sehr straffen Bänder und knorpeligen Verbindungen des Beckenrings elastischer werden. Das Becken kann sich so während der Geburt etwas weiten und das Kind leichter den engen Geburtskanal passieren.

6.7.2 Beckenboden

Da der knöcherne Beckenausgang offen ist, auf ihm aber das Gewicht sämtlicher innerer Organe lastet, muss er durch eine Platte aus Muskeln und Bändern abgeschlossen werden. Diese untere Begrenzung des kleinen Beckens heißt **Beckenboden.** Die Muskeln des Beckenbodens halten dabei durch einen relativ straffen Grundtonus das Gewicht der Eingeweide. Zu ihnen zählen (➤ Abb. 6.53):

- **M. levator ani** *(Afterhebermuskel),* der bis auf einen vorderen symphysennahen Bereich, den *Levatorschlitz,* den gesamten Beckenausgang auskleidet. Zusammen mit seinen Faszien wird er auch **Diaphragma pelvis** genannt. Der Levatorschlitz wird von unten durch das **Diaphragma urogenitale,** eine muskulös-sehnige Platte, verschlossen
- **M. transversus perinei profundus** *(tiefer querer Damm-Muskel),* der sich zwischen beiden unteren Schambeinästen erstreckt (Teil des Diaphragma urogenitale)
- **M. transversus perinei superficialis** *(oberflächlicher querer Damm-Muskel),* der mit dem Diaphragma urogenitale verflochten ist
- **M. bulbospongiosus** *(Vorhofschwellkörpermuskel),* der zusammen mit dem *äußeren Afterschließmuskel* **(M. sphincter ani externus)** das Schließmuskelsystem für die im Becken liegenden Organe Blase, Darm sowie Gebärmutter und Scheide unterstützt
- **M. ischiocavernosus** *(Sitzbein-Schwellkörper-Muskel),* der zwischen seitlichem Sitzbeinast und Schwellkörper von Penis bzw. Klitoris verläuft.

Beckenbodenschwäche (M)

Unter der Geburt wird die Beckenbodenmuskulatur der Frau stark gedehnt, oft sogar überdehnt. Kehren die Beckenbodenmuskeln nicht mehr zu ihrem straffen Grundtonus zurück, was vor allem nach mehreren Geburten vorkommt, so senken sich in den folgenden Jahrzehnten die Organe im kleinen Becken durch die Last der Eingeweide ab. Diese Senkung beeinträchtigt die Funktion der Schließmuskelsysteme. Folge können eine *Harninkontinenz* (unwillkürlicher Urinabgang ➤ 19.5.5), eine *Stuhlinkontinenz* (unwillkürlicher Stuhlabgang ➤ 17.8.7) oder ein Gebärmuttervorfall *(Uterusprolaps)* sein. Vorbeugend sollte jede Frau nach der Geburt deshalb *Beckenbodengymnastik* betreiben, d. h. ihre Beckenbodenmuskulatur nach Anleitung durch regelmäßig wiederholtes Anspannen und Entspannen trainieren.

6.7.3 Muskeln der Hüftregion

Die meisten Muskeln der Hüftregion ziehen zum Oberschenkel und bewegen das Bein im Hüftgelenk, dem größten Kugelgelenk des Menschen, um alle drei Achsen:

- Um die Horizontalachse: Beugung des Beines nach vorn gegen den Rumpf (Anteversion), Streckung des Beines nach hinten vom Rumpf weg (Retroversion)

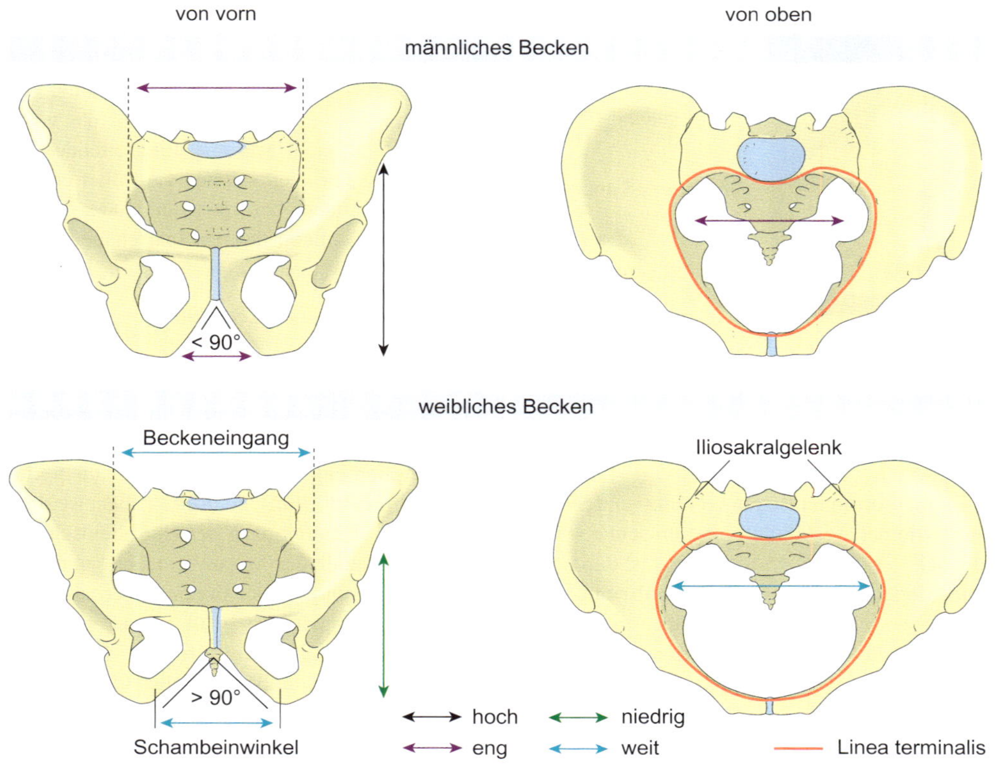

Abb. 6.52 Becken von Mann und Frau im Vergleich.

6

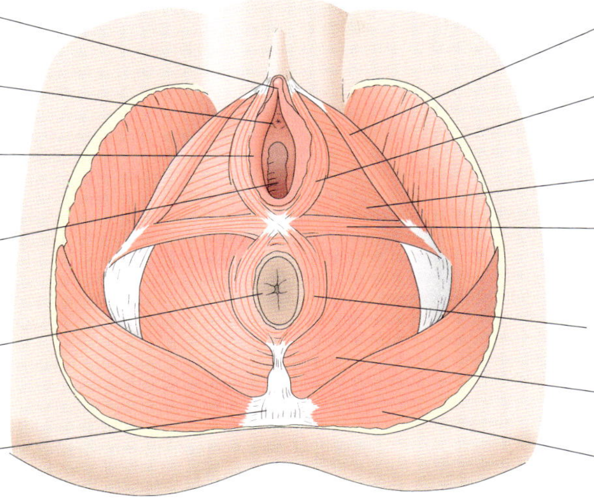

Abb. 6.53 Beckenboden der Frau.

- Um die Sagittalachse: Abspreizen des Beines zur Seite (Abduktion), Heranziehen des Beines (Adduktion)
- Um die Longitudinalachse: Drehung des Beines nach innen (Innenrotation) und nach außen (Außenrotation).

An jeder dieser Bewegungen sind mehrere Muskeln beteiligt. Einige davon ziehen über das Hüftgelenk; ein Teil setzt nicht am Oberschenkel an, sondern zieht weiter bis über das Kniegelenk zum Unterschenkel. Diese Muskeln können das Bein sowohl im Hüft- als auch im Kniegelenk bewegen.

Beuger des Hüftgelenks

Der wichtigste Beugemuskel des Hüftgelenks ist der **M. iliopsoas** *(Darmbein-Lenden-Muskel,* ➤ Tab. 6.8). Er hat zwei Anteile, den **M. iliacus** *(Darmbeinmuskel)* und den **M. psoas major** *(großer Lendenmuskel),* die funktionell eine Einheit bilden (➤ Abb. 6.54). Der M. iliopsoas und der kleine unbedeutende **M. psoas minor** werden zusammen als **innere Hüftmuskulatur** bezeichnet (➤ Abb. 6.54, ➤ Abb. 6.55). Alle anderen Hüftmuskeln rechnet man zur **äußeren Hüftmuskulatur** (➤ Abb. 6.55, ➤ Abb. 6.56, ➤ Tab. 6.9).

Ein weiterer bedeutender Beugemuskel des Hüftgelenks ist der **M. rectus femoris** *(gerader Oberschenkelmuskel* ➤ Abb. 6.61). Wegen seines Verlaufs über Hüft- und Kniegelenk kann er sowohl im Hüftgelenk beugen als auch im Kniegelenk strecken. Der M. rectus femoris ist ein Teil des mächtigen **M. quadriceps femoris** *(vierköpfiger Oberschenkelmuskel).* Alle vier Anteile dieses Muskels setzen mit einer gemeinsamen breiten Sehne an der Vorderseite des oberen Schienbeinendes an. Diese Sehne enthält über dem Kniegelenk ein Sesambein (➤ 5.1.2), die **Kniescheibe** *(Patella),* und wird deshalb auch **Patellarsehne** genannt. Bei der neurologischen Untersuchung wird der *Patellarsehnenreflex* (➤ 8.6.1) ausgelöst.

Strecker des Hüftgelenks

Die Streckmuskeln ziehen *hinter* dem Hüftgelenk vom Becken zum Oberschenkelknochen. Der wichtigste Strecker ist der **M. glutaeus maximus** *(größter Gesäßmuskel* ➤ Abb. 6.7, ➤ Abb. 6.55, ➤ Abb. 6.61), ein mächtiger Muskel, der zudem bei der Hebung des Oberkörpers mitwirkt und verhindert, dass der Rumpf beim Stehen nach vorn kippt. Er ist maßgeblich für die typische Form der Gesäßbacken verantwortlich.

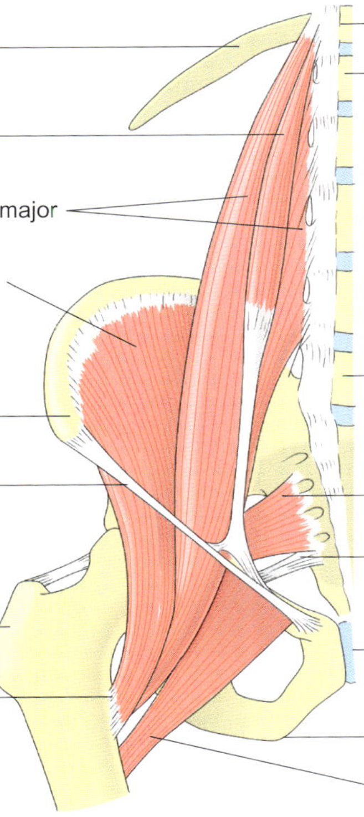

Abb. 6.54 Innere Hüftmuskulatur, Beuger im Hüftgelenk. Der schlanke M. psoas minor strahlt in die Faszie des M. iliopsoas ein – er hat beim Menschen untergeordnete Bedeutung. Der M. pectineus ist neben Hüftbeuger auch ein Adduktor und wird zu diesen gezählt.

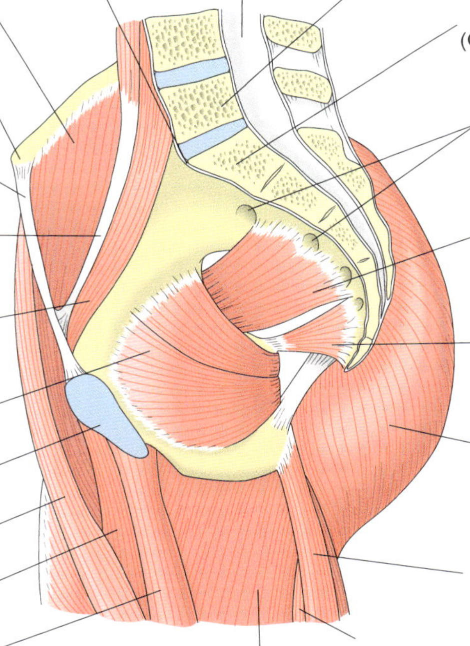

Abb. 6.55 Innere und äußere Hüftmuskulatur. Blick von innen auf die längs aufgeschnittene Hüfte. Der M. obturatorius internus und der M. piriformis werden sichtbar – sie sind beide Außenrotatoren. Der M. coccygeus ist bei vielen Menschen nur verkümmert angelegt.

MUSKEL	URSPRUNG (U)	ANSATZ	FUNKTION
Beuger des Oberschenkels im Hüftgelenk			
M. iliacus *(Darmbeinmuskel)*	Innenseite des Darmbeinkamms	Trochanter minor des Oberschenkelknochens	Wichtigster Beuger im Hüftgelenk (zusammen mit M. psoas major), Außenrotation
M. psoas major *(großer Lendenmuskel)*	Lendenwirbelkörper	Trochanter minor des Oberschenkelknochens	Wichtigster Beuger im Hüftgelenk (zusammen mit M. iliacus), Beugung der Wirbelsäule
M. quadriceps femoris *(vierköpfiger Oberschenkelmuskel)* mit **M. rectus femoris** *(gerader Oberschenkelmuskel*, U: Darmbein), **M. vastus medialis, intermedius** und **lateralis** *(innerer, mittlerer* und *äußerer Oberschenkelmuskel*, alle U: Oberschenkelknochenschaft)		Patella, über das Ligamentum patellae an der Tuberositas tibiae	Streckung des Kniegelenks; M. rectus femoris zudem Beugung im Hüftgelenk
M. sartorius *(Schneidermuskel)*	Spina ilica anterior superior des Darmbeins	Medial der Tuberositas tibiae	Beugung, Abduktion und Außenrotation im Hüft-, Innenrotation im Kniegelenk
Strecker des Oberschenkels im Hüftgelenk			
M. glutaeus maximus ➤ Tab. 6.9			
M. biceps femoris *(zweiköpfiger Oberschenkelmuskel)* mit zwei Köpfen: • Caput longum, U: Hinterfläche Sitzbein • Caput breve, U: Linea aspera		Wadenbeinköpfchen	Beugung und Außenrotation im Kniegelenk. Caput longum zusätzlich Hüftstreckung
M. semitendinosus *(Halbsehnenmuskel)*	Hinterfläche Sitzbein	Medial der Tuberositas tibiae	Streckung im Hüftgelenk, Beugung im Kniegelenk
M. semimembranosus *(Plattsehnenmuskel)*	Hinterfläche Sitzbein	Medialer Kondylus des Schienbeins, hinterer Anteil der Gelenkkapsel	Streckung im Hüft-, Beugung und Innenrotation im Kniegelenk

Tab. 6.8 Beuger und Strecker im Hüftgelenk.

Drei weitere Muskeln unterstützen den M. glutaeus maximus in seiner Streckfunktion (➤ Tab. 6.8):

- **M. biceps femoris** *(zweiköpfiger Oberschenkelmuskel)*
- **M. semitendinosus** *(Halbsehnenmuskel)*
- **M. semimembranosus** *(Plattsehnenmuskel)*.

Alle drei Muskeln verlaufen hinter dem Hüft- und Kniegelenk zum Unterschenkel und fungieren deshalb zusätzlich als Kniebeuger. Da sich ihr Ansatz hinten medial und seitlich unterhalb des Kniegelenks befindet, können sie im Kniegelenk auch nach innen bzw. außen rotieren.

Abduktoren und Adduktoren des Hüftgelenks

Als Abspreizer bzw. **Abduktoren** des Beins im Hüftgelenk verlaufen der *mittlere* und *kleinste Gesäßmuskel* (**M. glutaeus medius** und **minimus**), fast ganz bedeckt vom großen Gesäßmuskel, von der Außenfläche der Darmbeinschaufel hinab zum Trochanter major (➤ 6.8.1) des Oberschenkelknochens. Sie haben eine wichtige statische Aufgabe: Sie verhindern beim Laufen ein Abkippen des Beckens zur Spielbeinseite (Seite, auf der das Bein gehoben und der nächste Schritt eingeleitet wird). Die Mm. glutaeus medius und minimus unterstüt-

6

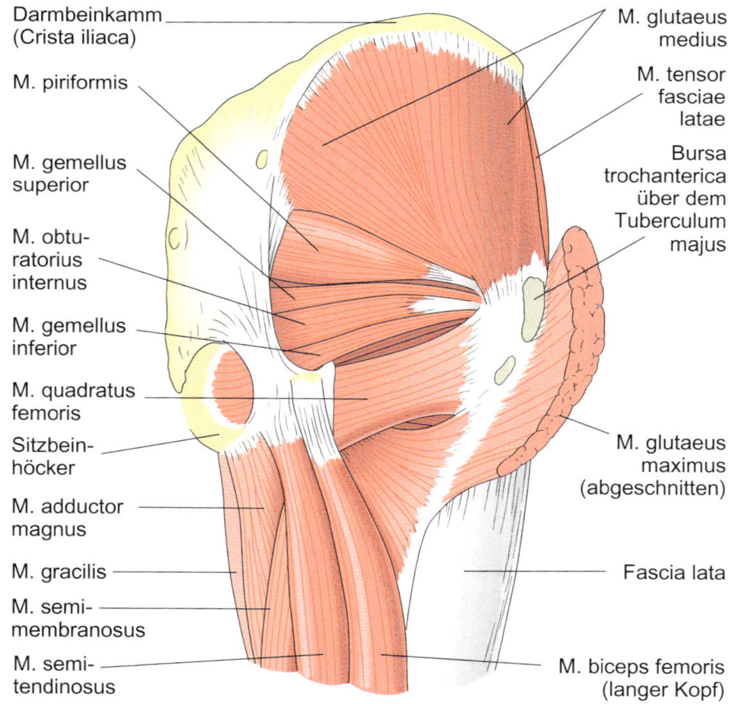

Abb. 6.56 Äußere Hüftmuskulatur. Blick von hinten auf die Hüfte. Der M. glutaeus maximus ist entfernt. Darunter wird der breit ansetzende M. glutaeus medius sichtbar. Die Fascia lata ist auf der Außenseite des Oberschenkels angedeutet.

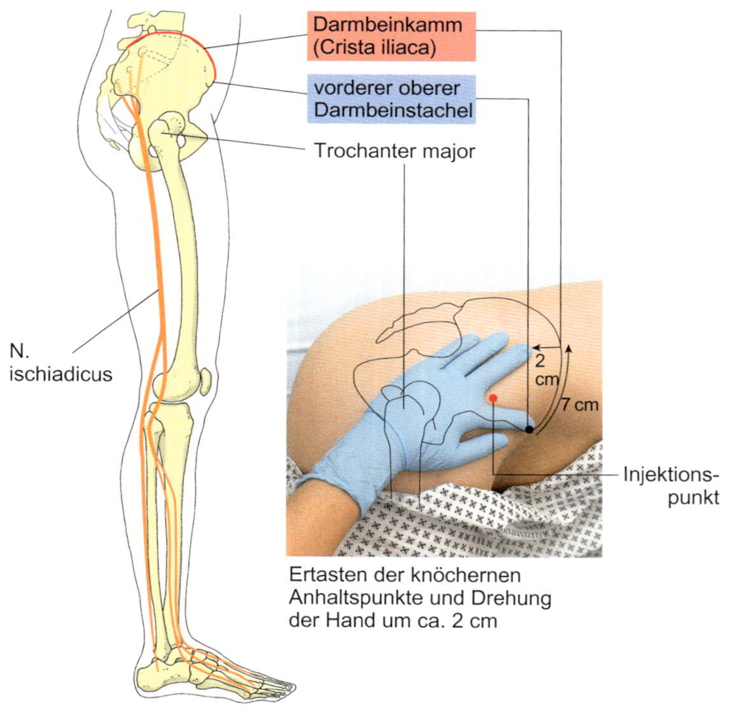

Abb. 6.57 Intramuskuläre Injektion (ventroglutäale Injektion nach von Hochstetter). Nach Tasten von Crista iliaca, Spina iliaca anterior superior und Trochanter major wird die Hand aufgelegt und zur Ermittlung der Injektionsstelle ca. 2 cm gedreht. [K115, L190]

zen auch die Innen- und Außenrotation des Beines im Hüftgelenk. Sind diese Muskeln einseitig gelähmt oder insuffizient, kommt es zum Absinken des Beckens auf die gesunde Spielbeinseite *(Trendelenburg-Zeichen)*. Bei beidseitiger Lähmung oder Insuffizienz resultiert ein „Watschelgang" *(Duchenne-Hinken)*, weil das Becken bei jedem Schritt zur Seite abkippt.

Intramuskuläre Injektion (P)

Die meisten intramuskulären Injektionen werden in den gut durchbluteten mittleren Gesäßmuskel (M. glutaeus medius) verabreicht *(ventroglutäale Injektion nach von Hochstetter)*. Um große Gefäße und Nerven sicher zu schonen, kommt aber hier für nur ein kleiner Bezirk in Frage. Als tastbare knöcherne Orientierungspunkte dienen vorderer oberer Darmbeinstachel, Darmbeinkamm und Trochanter major. Der sichere Injektionspunkt nach von Hochstetter liegt zwischen den Grundgliedern der beiden tastenden Finger (➤ Abb. 6.57).
Alternativen für die intramuskuläre Injektion sind der M. vastus lateralis des Oberschenkels und (vor allem für Impfungen) der M. deltoideus am Oberarm.

Fünf Muskeln **(Adduktoren)** ziehen das Bein nach Spreizung wieder an den Körper heran (➤ Abb. 6.58). Vier davon ziehen von Sitz- und Schambein zur Innenseite des Oberschenkelknochens und setzen dort an einer rauen Knochenleiste an. Diese verläuft längs über den gesamten Oberschenkelschaft und wird **Linea aspera** genannt. Der M. adductor magnus zieht außerdem bis zum Epicondylus medialis des Oberschenkelknochens, der M. gracilis setzt am Schienbein an (➤ Abb. 6.62). Zu den Adduktoren gehören:

- **M. adductor longus** *(langer Oberschenkelanzieher)*
- **M. adductor brevis** *(kurzer Oberschenkelanzieher)*
- **M. adductor magnus** *(großer Oberschenkelanzieher)*
- **M. gracilis** *(Schlankmuskel)*
- **M. pectineus** *(Kamm-Muskel)*.

Fascia lata

Alle Muskeln, die außen am Oberschenkel entlang ziehen (äußere Hüftmuskulatur, ➤ Abb. 6.56, ➤ Tab. 6.9), werden durch eine derbe Bindegewebshülle, die **Fascia lata** *(Oberschenkelbinde)*, zusammengehalten. Diese ist an der Außenseite des Oberschenkels verstärkt **(Tractus iliotibialis)** und wird dort durch einen eigenen Muskel (**M. tensor fasciae latae** ➤ Abb. 6.61) gespannt. Von der Spina iliaca anterior superior kommend, strahlt der M. tensor fasciae latae sehnig in die seitliche Fascia lata ein und setzt über diese an der Außenseite des Unterschenkels an. So hat er zusätzlich im Hüftgelenk beugende und im Kniegelenk außenrotierende Funktion. Er führt beim Gehen das Bein nach vorn. Der M. tensor fasciae latae reduziert außerdem die Biegebelastung des Oberschenkelknochens.

6.8 Bein

Auch am Bein, der freien unteren Extremität, lassen sich drei Abschnitte unterscheiden: der über das Becken mit dem Rumpf verbundene Oberschenkel, der Unterschenkel und der Fuß.

6.8.1 Oberschenkel

Der **Oberschenkelknochen** (*Femur,* ➤ Abb. 6.59) ist der längste und schwerste Knochen des Körpers. Am proximalen Ende befindet sich der **Oberschenkelkopf** *(Caput femoris)*, der mit dem Acetabulum des Beckens das Hüftgelenk bildet.
Der Knochenschaft ist über den schräg abzweigenden **Schenkelhals** *(Collum femoris)* mit dem Oberschenkelkopf verbunden. Am Übergang vom Schenkelhals zum Schaft befinden sich zwei Knochenvorwölbungen: oben-seitlich der *große* und dorsomedial der *kleine Rollhügel* (**Trochanter major** und **minor**). Der Trochanter major ist gut durch die Haut tastbar. An beiden setzen Hüftmuskeln an.
Auf dem sich anschließenden **Oberschenkelschaft** *(Corpus femoris)* finden sich mehrere Rauigkeiten und Knochenleisten, an denen ebenfalls Hüftmuskeln ansetzen (Linea aspera, ➤ Abb. 6.58, ➤ Abb. 6.59). Der Oberschenkelschaft zieht schräg von lateral oben nach medial unten. An seinem distalen Ende verbreitert sich der Oberschenkelknochen kolbenförmig. Ähnlich wie der Oberarmknochen (➤ 6.6.1) besitzt der Oberschenkelknochen einen *inneren* und *äußeren Gelenkknorren* (**Epicondylus medialis** und **lateralis femoris**).
Das distale Ende des Oberschenkelknochens steht mit dem **Schienbein** *(Tibia)* in gelenkiger Verbindung, wobei die gekrümmten Gelenkflächen noch ein kleines Stück auf die Hinterfläche des Oberschenkelknochens ziehen. Dieser Verlauf ermöglicht eine „Rollbewegung" auf den Gelenkflächen des Schienbeins beim Beugen und Strecken im Kniegelenk (➤ 6.8.2).

Dekubitusprophylaxe (P)

Der Trochanter major gehört, wie andere nicht durch Fettgewebe abgepolsterte Knochenvorsprünge (Kreuzbein, Wadenbeinköpfchen, Ferse, Ellenbogen und Hinterhaupt), zu den dekubitusgefährdeten Stellen (Dekubitus = Folge des Wundliegens ➤ 7.5.9). Bei bettlägerigen Patienten unterpolstern die Pflegenden diese Stellen gut oder lagern sie frei und entlasten sie von Druck durch regelmäßiges Umlagern.
Ergänzend beobachten die Pflegenden sorgfältig die gefährdeten Körperstellen beim Umlagern und bei der Körperpflege.

Schenkelhalsfraktur

Eine der häufigsten Frakturen bei älteren Menschen ist die **Schenkelhalsfraktur** *(SHF)*. Der Schenkelhals ist durch Druck- und Scherkräfte sehr belastet. Werden die Knochen im höheren Alter durch Osteoporose (➤ 5.4) brüchig, bricht der

MUSKEL	URSPRUNG	ANSATZ	FUNKTION
M. glutaeus maximus *(größter Gesäßmuskel)*	Darm-, Kreuz-, Steißbein, Aponeurosis sacrospinalis	Tractus iliotibialis der Fascia lata, Oberschenkel	Streckung, Außenrotation und Abduktion des Oberschenkels
M. glutaeus medius *(mittlerer Gesäßmuskel)*, **M. glutaeus minimus** *(kleinster Gesäßmuskel)*	Darmbein	Oberschenkel (Trochanter major)	Abduktion des Oberschenkels, teils Innen-, teils Außenrotation
M. tensor fasciae latae *(Spanner der Oberschenkelbinde)*	Spina iliaca anterior superior	Über den Tractus iliotibialis lateral von der Tuberositas tibiae	Beugung und Abduktion des Oberschenkels
M. piriformis *(birnenförmiger Muskel)*	Innenfläche des Kreuzbeines	Trochanter major	Außenrotation und Abduktion in Beugestellung
M. obturatorius internus *(innerer Hüftlochmuskel)*, **M. obturatorius externus** *(äußerer Hüftlochmuskel)*	Verschlussmembran und Rahmen des Foramen obturatum (Innen- bzw. Außenfläche)	Zwischen den Trochanteren	Außenrotation
M. gemellus superior *(oberer Zwillingsmuskel)*, **M. gemellus inferior** *(unterer Zwillingsmuskel)*	Sitzbeinstachel bzw. Sitzbeinhöcker	Sehne des M. obturatorius internus	Außenrotation
M. quadratus femoris *(viereckiger Oberschenkelmuskel)*	Sitzbeinhöcker	Zwischen den Trochanteren	Außenrotation

Tab. 6.9 Die äußeren Hüftmuskeln.

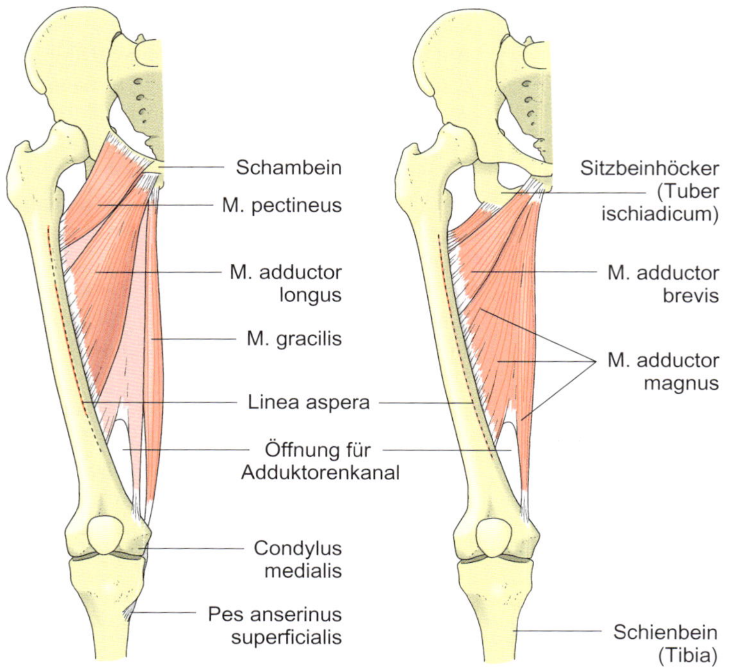

Abb. 6.58 (links): Adduktoren des Oberschenkels. Links die oberflächliche, rechts die tiefere Schicht. Der Adduktorenkanal ist ein durch die Adduktoren und ein Septum gebildeter Kanal, durch den Blutgefäße von vorne nach hinten in die Kniekehle ziehen.

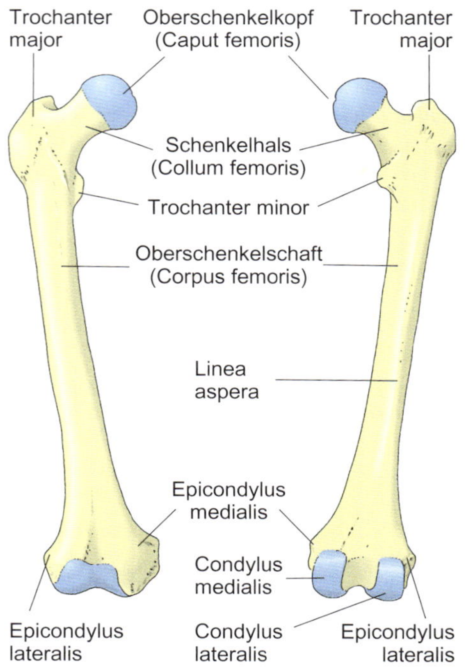

Abb. 6.59 (rechts): Rechter Oberschenkelknochen (Femur); links Ansicht von vorn, rechts Ansicht von hinten.

Schenkelhals schon bei geringfügigen Unfällen, z. B. beim Ausrutschen auf nassem Laub.

Älteren Patienten mit Schenkelhalsfrakturen wird heute fast immer operativ eine *Endoprothese* (➤ Abb. 6.60) eingesetzt, ganz überwiegend eine **Totalendoprothese** (*TEP,* also Kopf- und Pfannenprothese). Dadurch kann der Patient in der Regel schnell mobilisiert werden. Komplikationen durch längere Bettlägerigkeit werden verringert.

Bricht sich ein jüngerer Mensch den Schenkelhals, so wird ebenfalls meist operiert. Hier werden die Knochenteile jedoch bevorzugt operativ zusammengeführt *(Osteosynthese),* da Endoprothesen mit einer für jüngere Patienten erforderlichen Haltbarkeit von 30–50 Jahren noch nicht existieren.

Oberschenkelmuskulatur

Die Muskeln der unteren Extremität sind viel mächtiger als die der oberen, da jedes Bein große Gewichte stabilisieren, halten und bewegen muss. Die meisten Muskeln des Oberschenkels entspringen schon oberhalb des Hüftgelenks und verlaufen häufig über zwei Gelenke, also über das Knie hinaus. Sie ermöglichen so Bewegungen sowohl im Hüftgelenk als auch im Kniegelenk (➤ Abb. 6.61, ➤ Abb. 6.62, ➤ Tab. 6.10).

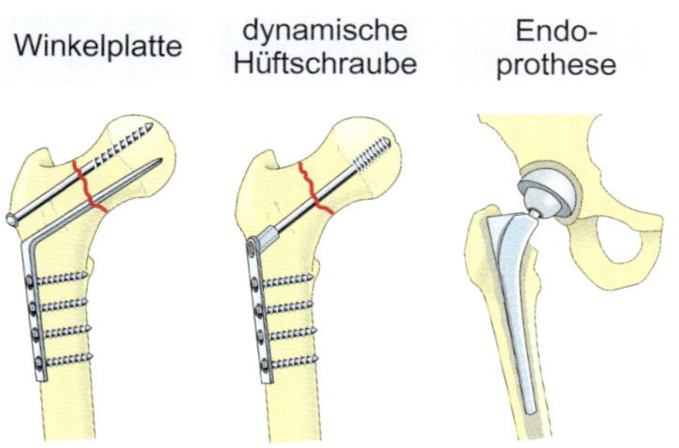

Abb. 6.60 Verschiedene Operationsverfahren bei Schenkelhalsfraktur. Das im Einzelfall angewandte Verfahren hängt von der Lokalisation der Fraktur und vom Zustand und Alter des Patienten ab.

6.8.2 Kniegelenk

Das **Kniegelenk** (➤ Abb. 6.63) ist das größte Gelenk des menschlichen Körpers. Beteiligt sind die Gelenkflächen der Kondylen von Oberschenkelknochen und Schienbein. Anders als im Hüftgelenk sind im Kniegelenk wegen der engen Bandführung fast nur Beuge- und Streckbewegungen ausführbar. Nur im gebeugten Zustand ist zusätzlich eine geringe Innen- und Außenrotation möglich. Geführt wird das Kniegelenk vor allem durch Bänder.

Zur Vergrößerung der Gelenkfläche und zum Ausgleich von Knochenunebenheiten sind zwei knorpelige Strukturen, die *Menisken,* zwischengeschaltet (➤ 5.2.2). Diese liegen medial und lateral und werden demgemäß als **Innen-** und **Außenmeniskus** bezeichnet. Der innere hat eine Halbmond-, der äußere eine nahezu geschlossene Kreisform (➤ Abb. 6.63). Sie sind zwar an ihrem verdickten Außenrand mit der Gelenkkapsel verwachsen, aber doch so beweglich, dass sie auf den Gelenkflächen des Schienbeins noch verschieblich sind. So bieten sie dem Oberschenkelknochen eine der jeweiligen Gelenkstellung angepasste Pfanne. Weil die Menisken außerdem eine gewisse Elastizität besitzen, gleichen sie Belastungen aus, die auf das Knie einwirken und ermöglichen so eine bessere Verteilung der auf den Knorpel einwirkenden großen Druckkräfte.

Innerhalb des Gelenks befinden sich auch die **Kreuzbänder** (➤ Abb. 6.63), zwei starke, sich überkreuzende Bänder (*vorderes* und *hinteres Kreuzband*), die eine Verschiebung der beiden Gelenkanteile nach vorn oder hinten verhindern. Medial und lateral wird die Kniegelenkkapsel durch das **innere** und das **äußere Seitenband** (kurz *Innen-* bzw. *Außenband*) verstärkt, deren kräftige Faserzüge die vorn gelegene Patellarsehne ergänzen.

Unter maximalen Belastungen, z. B. während des Sports, können sowohl Menisken als auch Kreuzbänder und Seitenbänder an- oder durchreißen. Am häufigsten ist davon der Innenmeniskus betroffen, da er über die Gelenkkapsel mit dem Innenband verwachsen und deshalb etwas weniger flexibel ist (➤ Abb. 6.64, ➤ Abb. 6.65).

Am Kniegelenk ist außerdem die knorpelige Rückseite der **Kniescheibe** *(Patella)* beteiligt. Diese ist in die Sehne des M. quadriceps femoris (Patellarsehne) eingelagert, die das Kniegelenk ventral überzieht und an einer Rauigkeit des Schienbeins unterhalb des Kniegelenks ansetzt.

Unterhalb der Patella befindet sich ein verformbarer Fettkörper, dessen Gestalt sich der Stellung des Kniegelenks anpasst (➤ Abb. 6.63). Damit keine Schäden an den über das Gelenk ziehenden Sehnen entstehen, sind an besonderen Reibungspunkten oberhalb, vor und unterhalb des Knies mehrere Schleimbeutel (➤ 5.2.2) eingelassen (*Recessus suprapatellaris* sowie *Bursa prae-* und *infrapatellaris*). Der Recessus steht mit der Gelenkhöhle in Verbindung, die Bursen nicht.

Das Kniegelenk wird schließlich auch durch die darauf wirkende Muskulatur stabilisiert und in physiologischen Bewegungsmustern geführt (➤ 6.7.3, ➤ Tab. 6.9, ➤ Tab. 6.10). Diese Muskeln entspringen größtenteils im Beckenbereich. Ein einziger kleiner Muskel, der **M. popliteus** *(Kniekehlenmuskel),* ge-

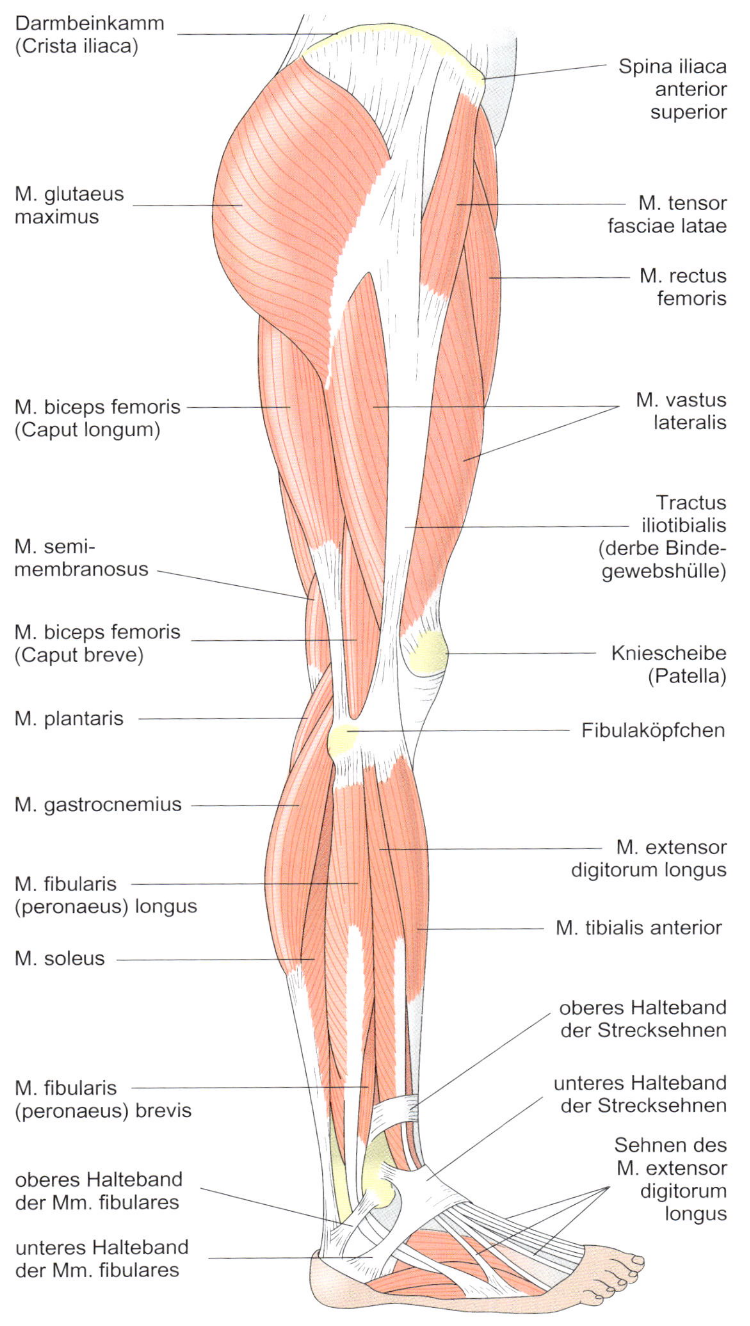

Abb. 6.61 Beinmuskulatur, Ansicht von lateral.

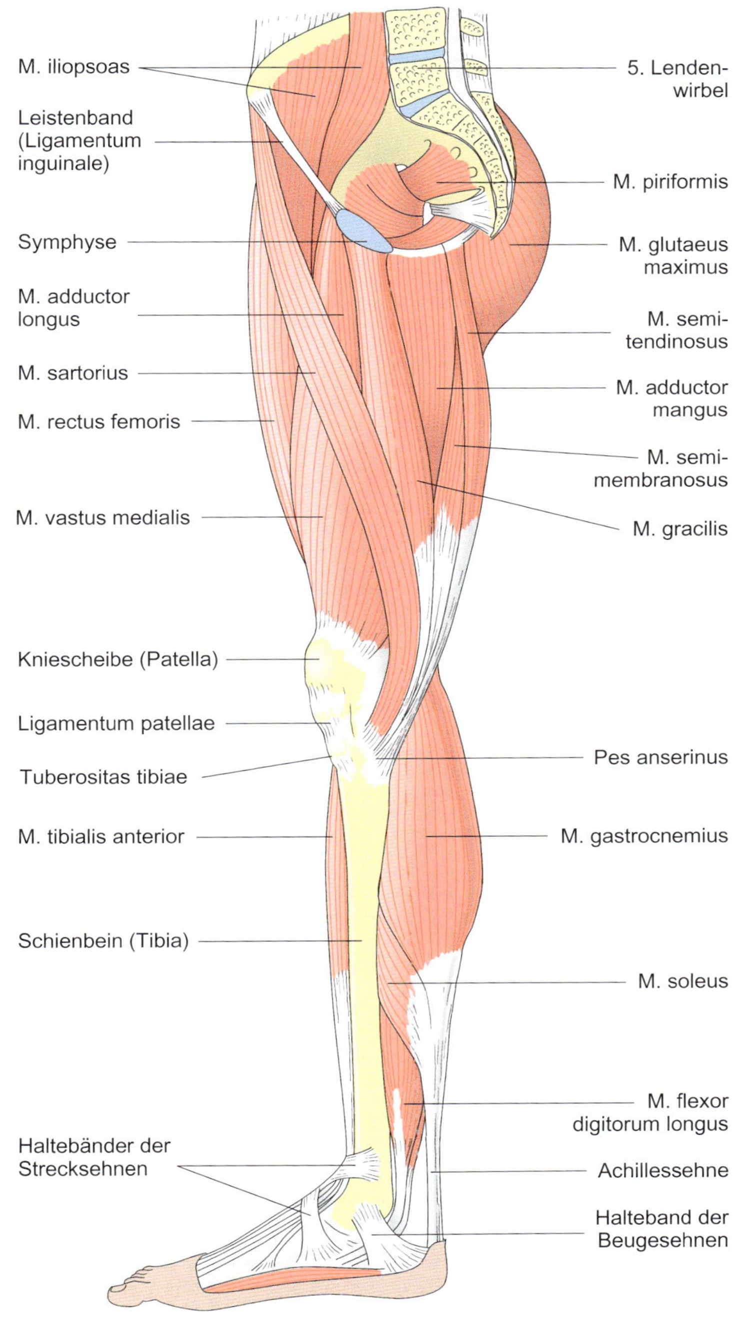

Abb. 6.62 Beinmuskulatur, Ansicht von medial.

hört ausschließlich zum Kniegelenk und unterstützt dort die Beugung und die Innenrotation des Unterschenkels. Außerdem zieht er den Außenmeniskus bei der Kniebeugung nach hinten und verhindert die Einklemmung der Gelenkkapsel.

6.8.3 Unterschenkel

Der Unterschenkel enthält das Unterschenkelskelett mit zwei Röhrenknochen, dem **Schienbein** *(Tibia)* und dem **Wadenbein** (*Fibula,* ➤ Abb. 6.66), und eine um diese Knochen angeordnete Muskulatur, die größtenteils hinunter zum Fuß zieht (➤ Abb. 6.68).

Schienbein

Das **Schienbein** ist der kräftigere von beiden Knochen. Der **Schienbeinschaft** *(Corpus tibiae)* hat im Querschnitt die Form eines nach vorn spitz zulaufenden Dreiecks. Die Vorderkante *(Margo anterior)* ist durch die Haut gut tastbar und Zielort des schmerzhaften „Tritts vor das Schienbein".
Das proximale Schienbeinende, der **Schienbeinkopf** *(Caput tibiae),* ist zum **Condylus medialis** und **Condylus lateralis tibiae** aufgetrieben. Zwischen beiden Kondylen trägt der Schienbeinkopf eine abgeflachte Gelenkfläche. Diese bildet mit ihrem Gegenstück am distalen Femurende das *Kniegelenk.* In der Mitte des Tibiaplateaus befindet sich eine knöcherne Erhebung, an der die Kreuzbänder des Gelenks befestigt sind.
Am lateralen Kondylus befindet sich hinten seitlich eine weitere sehr kleine Gelenkfläche, die mit dem *Wadenbeinkopf* in Verbindung steht.
An der Vorderseite des Schienbeinkopfes befindet sich eine Rauigkeit **(Tuberositas tibiae),** an der die Patellarsehne ansetzt.
Das untere Ende des Schienbeins ist ebenfalls etwas verbreitert und besitzt medial einen Knochenzapfen *(Malleolus medialis),* der von außen als **Innenknöchel** zu tasten ist.

MUSKEL	URSPRUNG (U)	ANSATZ	FUNKTION
M. biceps femoris *(zweiköpfiger Oberschenkelmuskel)*	Zweiköpfig: • Caput longum: Hinterfläche Sitzbein • Caput breve: Linea aspera	Wadenbeinköpfchen	Beugung und Außenrotation im Kniegelenk, Caput longum zusätzlich Hüftstreckung
M. sartorius *(Schneidermuskel)*	Spina iliaca anterior superior	Medial der Tuberositas tibiae als Pes anserinus superficialis (mit M. semitendinosus und M. gracilis)	Beugung und Abduktion im Hüftgelenk, Innenrotation im Knie
M. gracilis *(Schlankmuskel)*	Unterer Schambeinast	Medial der Tuberositas tibiae (Pes anserinus superficialis)	Adduktion im Hüftgelenk, Beugung und Innenrotation im Kniegelenk
M. semitendinosus *(Halbsehnenmuskel)*	Hinterfläche Sitzbeinhöcker	Medial der Tuberositas tibiae (Pes anserinus superficialis)	Streckung im Hüft-, Beugung und Innenrotation im Kniegelenk
M. semimembranosus *(Plattsehnenmuskel)*	Hinterfläche Sitzbeinhöcker	Medialer Kondylus des Schienbeins, hinterer Anteil der Gelenkkapsel	Streckung im Hüft-, Beugung und Innenrotation im Kniegelenk
M. quadriceps femoris *(vierköpfiger Oberschenkelmuskel)* aus **M. rectus femoris** *(gerader Oberschenkelmuskel,* U: Darmbein oberhalb des Hüftgelenks), **M. vastus medialis, M. vastus lateralis** und **M. vastus intermedialis** *(gerader, innerer, äußerer* und *mittlerer Oberschenkelmuskel,* U: Femurschaft)		Tuberositas tibiae (mit Patella als in die Sehne eingelagertem Sesambein)	Streckung des Kniegelenks, M. rectus femoris beugt zudem im Hüftgelenk
M. popliteus *(Kniekehlenmuskel)*	Lateraler Kondylus des Oberschenkelknochens	Kniekehlenfläche des Schienbeins	Beugung und Innenrotation im Kniegelenk
M. gastrocnemius *(Zwillingswadenmuskel)*	Zwei Köpfe: vom lateralen und medialen Kondylus des Oberschenkelknochens	Fersenbeinhöcker über Achillessehne, zusammen mit **M. soleus** *(Schollenmuskel)*, in ihrer Einheit auch als **Triceps surae** *(dreiköpfiger Wadenmuskel)* bezeichnet	Beugung im Knie- und Fußgelenk
M. glutaeus maximus und **M. tensor fasciae latae** ➤ Tab. 6.9. Die Streckwirkung auf das Kniegelenk wird über eine bandförmige Verstärkung der Oberschenkelbinde, den Tractus iliotibialis, ausgeübt.			

Tab. 6.10 Muskeln, die auf das Kniegelenk wirken.

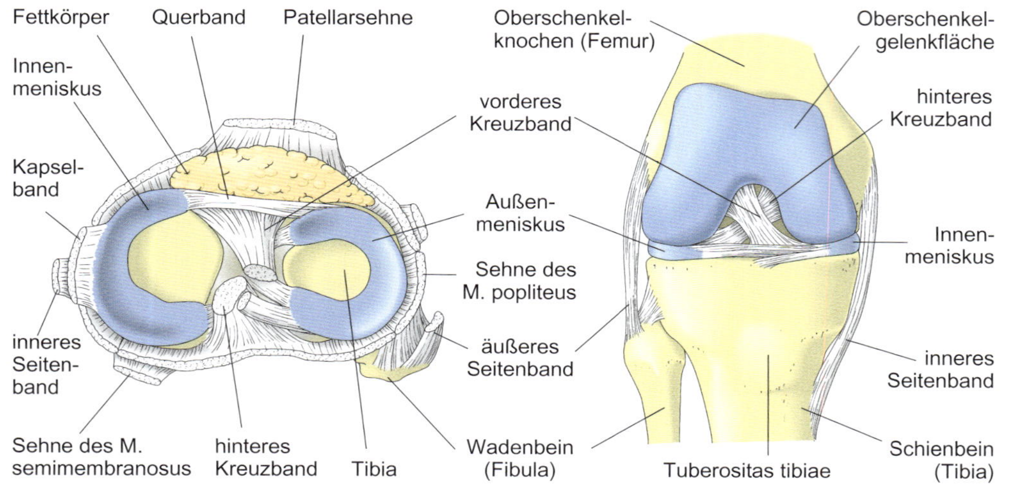

Abb. 6.63 Blick auf das eröffnete rechte Kniegelenk von oben und von vorne. Die beiden Kreuzbänder verlaufen zwar diagonal über Kreuz *durch* das Kniegelenk, werden aber nicht von Synovialmembran überzogen (➤ 5.2.2). Sie liegen also *außerhalb* der eigentlichen Gelenkhöhle.

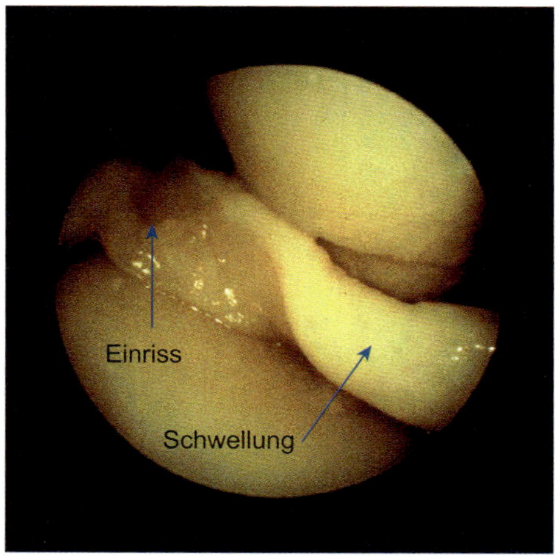

Abb. 6.65 Gelenkspiegelung (Arthroskopie) mit Meniskuseinriss (linker Pfeil) und -schwellung (rechter Pfeil). [M158]

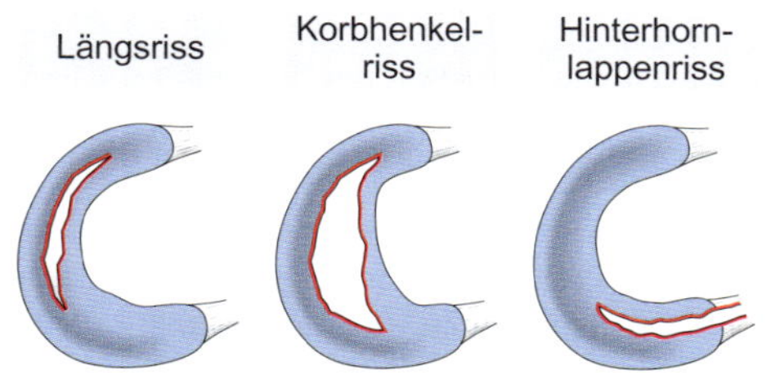

Abb. 6.64 Typische Rissformen des Innenmeniskus.

Seiner Dreiecksform entsprechend, besitzt der Schienbeinschaft neben der Vorderkante auch einen medialen und einen lateralen Rand (*Margo medialis* und *lateralis*). An letzterem setzt auf ganzer Länge ein straffes Band an **(Membrana interossea),** das den Spalt zwischen Schien- und Wadenbein vollständig überbrückt.

Wadenbein

Das **Wadenbein** ist ein sehr dünner Röhrenknochen, der sich lateral vom Schienbein befindet. Sein etwas verbreitertes oberes Ende (*Caput fibulae,* **Wadenbeinkopf**) hat eine gelenkige Verbindung zum lateralen Kondylus des Schienbeins. Es ist als knöcherner Vorsprung seitlich unterhalb des Kniegelenks durch die Haut tastbar. Das deutlich verbreiterte untere Ende des Wadenbeins bildet den gut zu tastenden **Außenknöchel** am Fuß *(Malleolus lateralis).* Am Wadenbeinschaft ist ebenfalls auf voller Länge die Membrana interossea befestigt.

Malleolengabel

Beide Knöchel sowie das zwischen ihnen liegende Schienbeinende sind an der Bildung des **oberen Sprunggelenks** (kurz *OSG*) beteiligt. Die besondere Form der Knochenvorsprünge, die hier die obere Gelenkfläche des Sprungbeins (**Talus** ➤ 6.8.4) umklammern, wird auch **Malleolengabel** genannt. Distal des oberen Sprunggelenks schließt sich das **untere Sprunggelenk** (➤ 6.8.4) an. Beide zusammen bilden eine funktionelle Einheit.

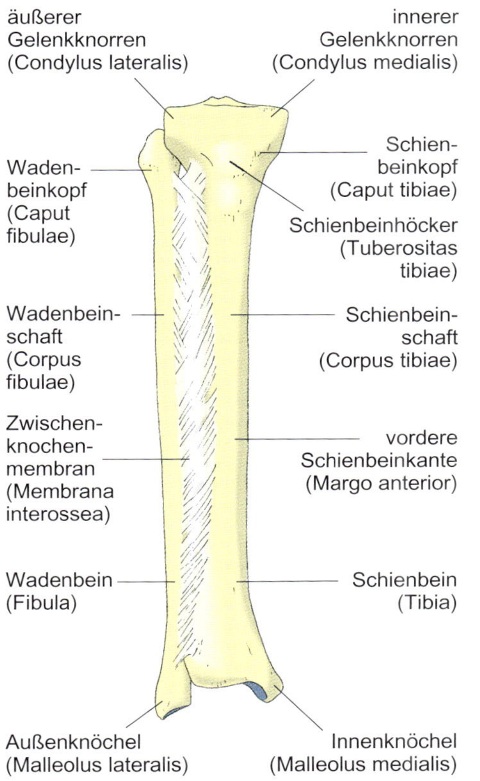

Abb. 6.66 Schienbein (Tibia) und Wadenbein (Fibula) des rechten Unterschenkels, Ansicht von vorn.

Unterschenkelmuskulatur

Die charakteristische Form des Unterschenkels wird von mehreren Muskelbäuchen gebildet, von denen sich die meisten fußwärts verjüngen, woraus sich auch die äußere Form der Wade ergibt (➤ Abb. 6.61, ➤ Abb. 6.62). Die Muskulatur ist durch *bindegewebige Trennwände* **(Septen)** abgeteilt. Dadurch entstehen vier kaum dehnbare **Muskellogen** ➤ Abb. 6.67):

- Vorne (anterior) die **Extensorenloge**
- Seitlich (lateral) die **Fibularis-** oder *Peronaeusloge*
- Zwischen Schien- und Wadenbein und unmittelbar dahinter die **tiefe Flexorenloge**
- Hinten (posterior) an der Wade die **oberflächliche Flexorenloge.**

P

Kompartment-Syndrom

Schwellen die Muskeln ödematös an oder blutet es in eine Loge (z. B. bei einem Knochenbruch), erhöht sich der Druck aufgrund der geringen Dehnbarkeit schnell. Dadurch werden die Weichteile rasch komprimiert. Dies kann zum gefürchteten **Kompartment-Syndrom** mit irreversiblen Muskelnekrosen und Nervenschäden führen.

Um ein Kompartment-Syndrom zu verhindern oder zumindest frühzeitig zu erkennen, werden nach Unterschenkelfrakturen und Neuanlage von Gipsverbänden stündlich Puls, Sensibilität, Beweglichkeit und Hautfarbe des Fußes (bzw. der Zehen) überprüft.

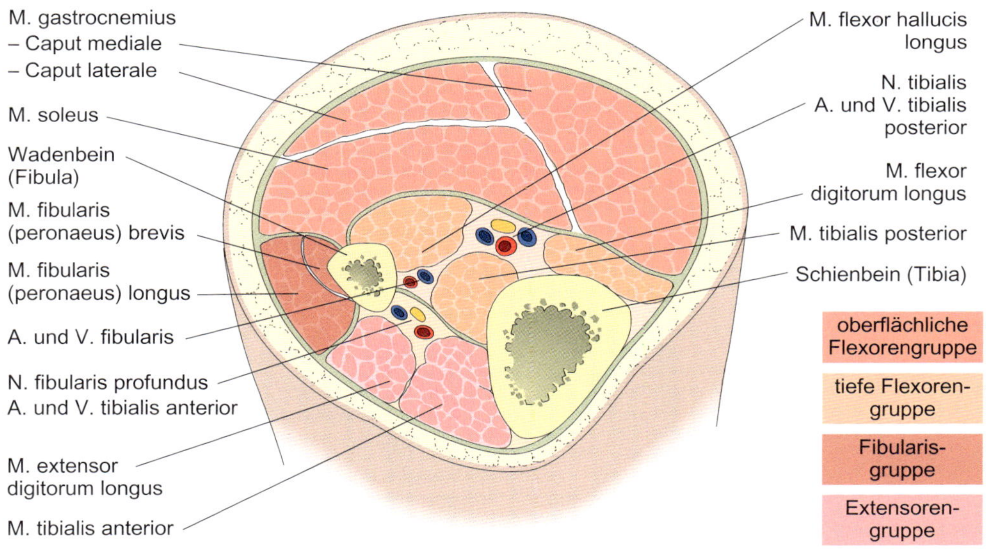

Abb. 6.67 Querschnitt durch den mittleren Teil des Unterschenkels (Blick von oben). Durch Septen zwischen den einzelnen Muskelgruppen bilden sich vier Muskellogen.

Alle **Unterschenkelmuskeln** (➤ Tab. 6.11, ➤ Abb. 6.68, ➤ Abb. 6.69) setzen am Fuß an und bewegen ihn im oberen und unteren Sprunggelenk sowie in den Zehengelenken. Da sie alle am Unterschenkel entspringen und auf die Fußgelenke wirken, werden sie auch *lange Fußmuskeln* genannt – im Gegensatz zu den **kurzen Fußmuskeln,** die ausschließlich am Fuß entspringen und auch dort ansetzen.

Ihrer Funktion entsprechend unterscheidet man bei der Unterschenkelmuskulatur Beuge- und Streckmuskeln.

Die Strecker ziehen sowohl den Fuß als auch die Zehen nach oben **(Dorsalextension),** die Beuger nach unten **(Plantarflexion).**

Sämtliche Beuger mit Ausnahme der Fibularis(Peronaeus)gruppe (➤ Abb. 6.67) neigen auch die Fußunterfläche nach medial **(Supination);** an der **Pronation,** der Bewegung des Fußaußenrandes nach lateral oben, sind nahezu alle Strecker beteiligt.

Alle langen Fußmuskeln gehen noch oberhalb des Sprunggelenks in ihre Sehnen über. Diese ziehen dann zu ihren entsprechenden Ansatzorten. Einige unterstützen – zusammen mit kurzen Fußmuskeln und Fußbändern – auch die Verspannung der Fußgewölbe (➤ Abb. 6.72).

6.8.4 Fuß

Der **Fuß** *(Pes)* ist der am meisten belastete Körperteil, da er unser gesamtes Gewicht tragen muss. Er hat deshalb besonders kompakte Knochen und eine Vielzahl stützender Bänder und haltgebender Muskeln.

Der Fuß besteht, wie die Hand, aus drei Abschnitten (➤ Abb. 6.70):

- **Fußwurzel** *(Tarsus)* mit sieben **Fußwurzelknochen** *(Ossa tarsi)*
- **Mittelfuß** *(Metatarsus)* mit den fünf **Mittelfußknochen** *(Ossa metatarsalia)*

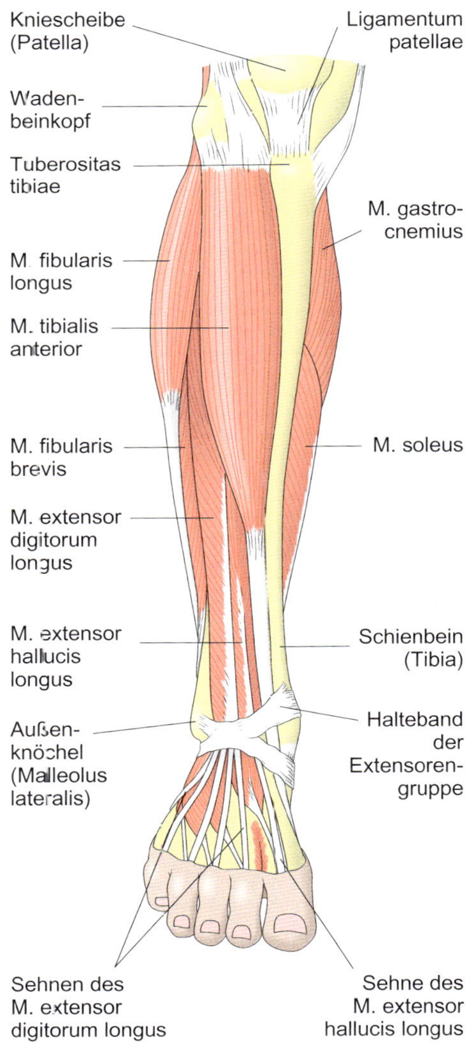

Abb. 6.68 Unterschenkelmuskulatur von vorn.

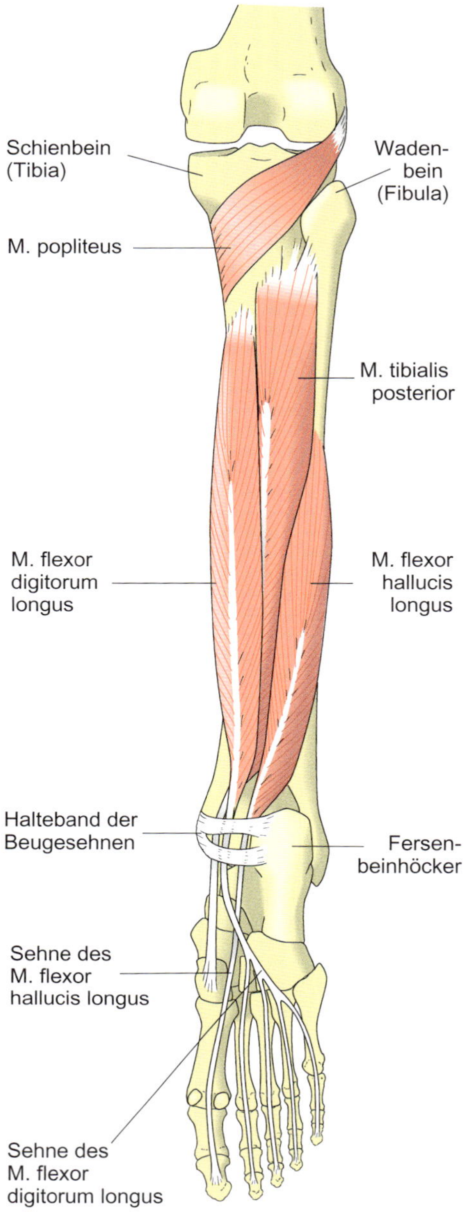

Abb. 6.69 Tiefe Fußbeuger und ihr Sehnenverlauf an der Fußsohle. Ansicht von hinten nach Entfernung des M. gastrocnemius und des M. soleus.

- Fünf **Zehen,** bei denen die **Großzehe** *(Hallux)* zwei, die übrigen Zehen *(Digiti pedis)* jeweils drei Knochen enthalten. Die Zehen werden beginnend bei der Großzehe von 1–5 durchnummeriert.

G

Das unbekannte Organ

Die meisten Menschen haben ein gestörtes Verhältnis zu ihren Füßen. Das Barfußlaufen, früher unsere natürliche Art der Fortbewegung, findet allenfalls noch im Urlaub am Strand statt. Durch Schuhe haben wir die Füße und ihre Fähigkeit als „Sinnesorgan" fast vergessen. Dabei waren die Füße entwicklungsgeschichtlich mit den Händen nahezu gleichberechtigt und erst durch den Zweifüßlergang wurden sie zu bloßen Gehhilfen degradiert, fast ohne jede Greif- und Tastfunktion.

Fußwurzel

Das **Fersenbein** *(Calcaneus)* ist der größte Fußwurzelknochen und liegt am weitesten dorsal (hinten). Seine dorsale Begrenzung, der **Fersenbeinhöcker** *(Fersenhöcker, Tuber calcanei),* dient der Achillessehne als Ansatz und bildet den hinteren Pfeiler des Fußlängsgewölbes. Dem Fersenbein liegt das **Sprungbein** *(Talus)* auf.

Zehenwärts vom Sprungbein bzw. medial vom Fersenbein liegt das **Kahnbein** *(Os naviculare).* Distal von Fersen- und Kahnbein schließen sich die drei **Keilbeine** *(Ossa cuneiformia)* und das **Würfelbein** *(Os cuboideum)* an, die kettenförmig nebeneinanderliegen.

Sprunggelenke

Das Sprungbein *(Talus)* bildet nach proximal mit den unteren Gelenkflächen von Schien- und Wadenbein das **obere Sprunggelenk.** Der Fuß wird im oberen Sprunggelenk gehoben *(Dorsalextension)* und gesenkt *(Plantarflexion).*

M

Häufig: „Umknicken"

Das obere Sprunggelenk wird von einer dünnen Kapsel umgeben, die durch mehrere Bänder verstärkt wird. Trotzdem kommt es beim „Umknicken" häufig zu Zerrung oder Ruptur (Zerreißung) seines Bandapparates (➤ Abb. 6.71). Meist reicht eine konservative Behandlung durch Schonung des Fußes oder Ruhigstellung mittels einer (industriell vorgefertigten) Orthese. Operiert wird vor allem bei Bandeinklemmung oder zusätzlichen Verletzungen.

Das Fersenbein bildet zusammen mit dem oben aufliegenden Sprungbein sowie dem sich medial anschließenden Kahnbein das **untere Sprunggelenk.** Es besteht genau genommen aus einem vorderen und einem hinteren Gelenkanteil, der jeweils eine eigene Kapsel besitzt. Am hinteren Gelenkanteil sind Fersen- und Sprungbein, am vorderen Fersen-, Sprung- und Kahnbein beteiligt. Im unteren Sprunggelenk wird der Fuß supiniert und proniert.

Mittelfuß

An die Keilbeine und das Würfelbein der Fußwurzel schließen sich strahlenförmig nebeneinanderliegend die fünf **Mittelfußknochen** *(Ossa metatarsalia)* an.

Die Mittelfußknochen sind kräftige, kurze Röhrenknochen, die an beiden Enden kolbenförmig verdickt sind. Das proximale Ende wird Basis, das distale Kopf genannt.

Beide Enden tragen Gelenkflächen, die proximal mit der Fußwurzel und distal mit den Grundphalangen der Zehen verbunden sind.

Zehen

Die **Zehenglieder** sind wie die Fingerglieder Röhrenknochen, jedoch weitaus kürzer und plumper. Die Zehengrundgelenke sind Kugel-, die distal davon gelegenen Interphalangealgelenke Scharniergelenke. Die Zehen sind nicht so beweglich wie die Finger.

Fußgewölbe

Das Fußskelett besitzt ein *Quer-* und ein *Längsgewölbe.* Primär entstehen diese Wölbungen aus der Anordnung der Knochen und der Verspannung durch Bänder oder Sehnen der langen Fußmuskeln *(passive Verspannung).* Eine *aktive Verspannung*

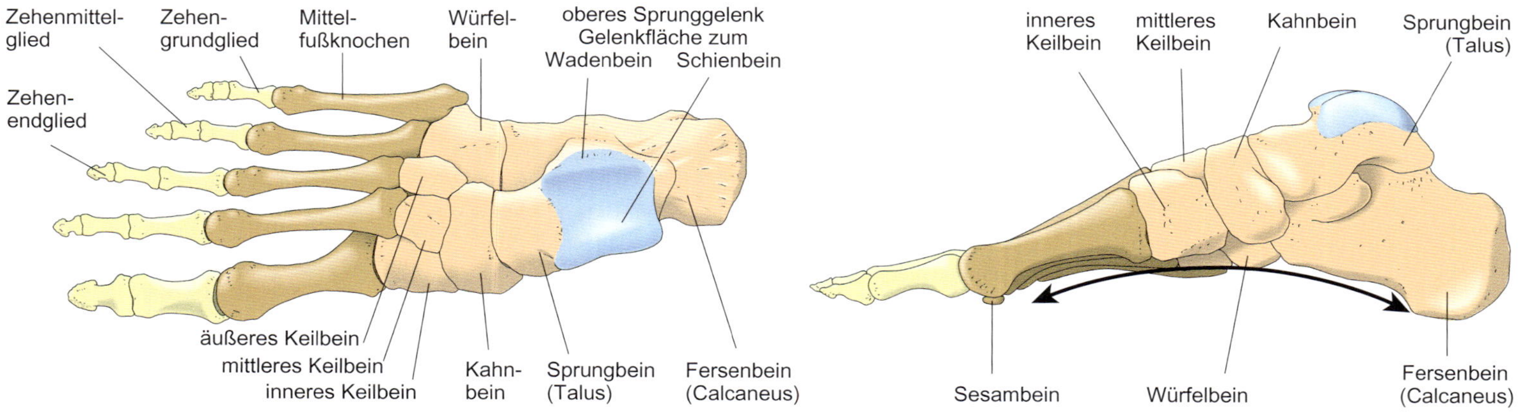

Abb. 6.70 Rechtes Fußskelett, links von oben und rechts von medial. Der Pfeil deutet das normale Fußlängsgewölbe an.

MUSKEL	URSPRUNG	ANSATZ	FUNKTION
Extensorengruppe			
M. tibialis anterior *(vorderer Schienbeinmuskel)*	Seitliches Schienbein, Membrana interossea	1. Mittelfußknochen, äußeres Keilbein	Dorsalextension, Supination und Pronation (je nach Ausgangsstellung)
M. extensor digitorum longus *(langer Zehenstrecker)*	Lateraler Schienbeinkondylus, Membrana interossea, Wadenbein-Vorderrand	Dorsalaponeurose 2.–5. Zehe	Dorsalextension, Pronation in den Sprunggelenken, Streckung der 2.–5. Zehe
M. extensor hallucis longus *(langer Großzehenstrecker)*	Wadenbein, Membrana interossea	Endphalanx der Großzehe	Streckung der Großzehe; Dorsalextension des Fußes
Fibularisgruppe (Peronaeusgruppe)			
M. fibularis *(peronaeus)* **longus** *(langer Wadenbeinmuskel)*	Wadenbeinköpfchen und seitlicher Rand des Wadenbeins	1. Mittelfußknochen, mittleres Keilbein	Pronation, Plantarflexion, Verspannung des Fußgewölbes
M. fibularis *(peronaeus)* **brevis** *(kurzer Wadenbeinmuskel)*	Seitenfläche des Wadenbeins	5. Mittelfußknochen	Pronation, Plantarflexion
Oberflächliche Flexorengruppe			
M. gastrocnemius *(Zwillingswadenmuskel)*. Bildet mit dem *M. soleus* den **M. triceps surae** *(dreiköpfiger Unterschenkelmuskel)*	Zweiköpfig: vom lateralen und medialen Oberschenkelepikondylus	Fersenbeinhöcker (über Achillessehne)	Plantarflexion und Supination in den Sprunggelenken, Beugung im Kniegelenk
M. soleus *(Schollenmuskel)*	Obere Wadenbein- und Schienbeinenden	Wie M. gastrocnemius über Achillessehne	Plantarflexion und Supination in den Sprunggelenken
Tiefe Flexorengruppe			
M. tibialis posterior *(hinterer Schienbeinmuskel)*	Membrana interossea, Schien-, Wadenbein	Kahnbein, alle Keilbeine, 2.–4. Mittelfußknochen	Supination, Plantarflexion, verspannt Quergewölbe
M. flexor digitorum longus *(langer Zehenbeuger)*	Schienbeinrückfläche	Endglieder 2.–5. Zehe	Plantarflexion und Supination. Zehenbeugung
M. flexor hallucis longus *(langer Großzehenbeuger)*	Wadenbeinrückfläche, Membrana interossea	Großzehenendglied	Plantarflexion und Supination, verspannt Längsgewölbe. Zehenbeugung

Tab. 6.11 Unterschenkelmuskulatur.

erfolgt beim Längsgewölbe zusätzlich durch die Binnenmuskulatur der Fußsohle. Die auf den Fuß wirkenden Belastungen können auf diese Weise gut abgefedert werden. Das Längsgewölbe ist an der Innenseite des Fußes stärker ausgeprägt als außen und wird an drei Hauptbelastungspunkten abgestützt: an den Köpfchen des ersten und fünften Mittelfußknochens und am Fersenbein. Ein typischer Fußabdruck, z. B. in feuchtem Sand, bildet nur einen bogenförmigen Verlauf dieser Belastungszonen ab (➤ Abb. 6.72). Das Längsgewölbe wird durch Bänder und Muskelzüge gesichert.

Das Quergewölbe überspannt zwischen den lateralen und medialen Anteilen der Fußwurzel- und Mittelfußknochen quer das Längsgewölbe. Bänder und Sehnen, etwa die Sehne des *M. fibularis (peronaeus) longus,* spannen sich zwischen den Knochen des Quergewölbes aus. Sämtliche Fußwurzel- und Mittelfußknochen sind zusätzlich untereinander durch straffe Bänder verbunden, was die Stabilität des Gewölbes unterstützt und die nötige Elastizität gewährleistet.

Ferse und Vorfuß als hauptsächlich belastete Zonen sind durch eine Fettschicht gepolstert. Diese schützt die darunter liegenden Strukturen vor Druckschäden durch das auf ihnen lastende Körpergewicht.

Fehlfunktionen der Fußgewölbe

Der **Senkfuß** ist durch eine Abflachung beider Gewölbe gekennzeichnet. Wenn beim Gehen fast die ganze Fußsohle dem Boden aufliegt, spricht man vom **Pflattfuß** (➤ Abb. 6.72). Hohe Belastungen und ein zu schwach ausgeprägter Bandapparat begünstigen die Entstehung eines Plattfußes. Oftmals tritt der Plattfuß zusammen mit anderen Fußfehlstellungen auf, z. B. mit einem **Knickfuß,** bei dem das Sprungbein über das Fersenbein nach medial unten abrutscht. Außer der vererbten Anlage begünstigt z. B. eine Berufstätigkeit, bei der viel getragen oder auf harten Böden gegangen werden muss, die Entstehung solch eines **Senk- oder Knickplattfußes.**

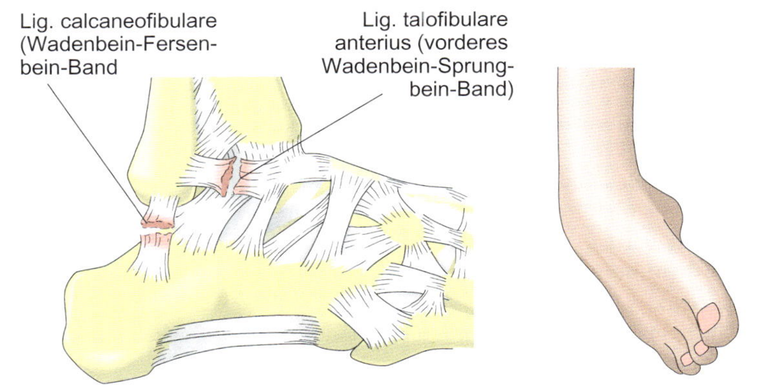

Abb. 6.71 Außenbandruptur des oberen Sprunggelenks durch Supinationstrauma. Links die typischerweise gerissenen Bänder, rechts der Unfallmechanismus („Umknicken").

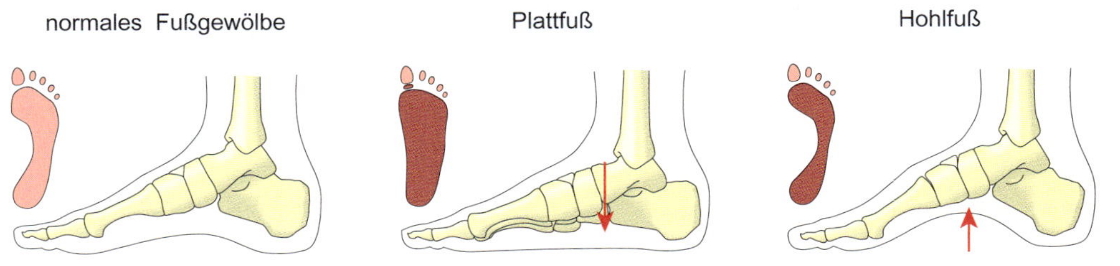

Abb. 6.72 Normales Fußgewölbe, Plattfuß und Hohlfuß in der Seitenansicht mit jeweils typischem Fußabdruck.

6

Umgekehrt ist beim **Hohlfuß** das Längsgewölbe überhöht (➤ Abb. 6.72), etwa wenn die Mittelfußknochen oder das Fersenbein zu steil stehen. Andere Ursachen sind Störungen des Muskelgleichgewichts im Fußgewölbe oder der Ausfall bestimmter Beugemuskeln, z. B. bei einer Lähmung. In diesem Fall ziehen die Streckmuskeln den Mittelfußbereich stärker nach oben, als die Beugemuskeln ihn nach unten ziehen. Dieses Phänomen kann bei angeborenen Nervenerkrankungen, aber auch bei der Spina bifida (➤ Abb. 21.13) auftreten. Durch die Verkleinerung der Auflagefläche des Fußes beim Laufen ist der Fersen- und Vorfußbereich beim Hohlfuß stärker belastet. Dort können dann schmerzhafte Schwielen entstehen.
Wenn sich das Fußquergewölbe abflacht, entsteht ein **Spreizfuß.** Dabei vergrößert sich der Abstand zwischen den Mittelfußknochen, und ihre Köpfchen sind stärkeren Belastungen ausgesetzt.
Die Therapie der Fußdeformitäten reicht von der Verordnung einfacher Einlagen über orthopädische Schuhe bis zur Operation.

Angeborener Klumpfuß

Schätzungsweise jedes 1.000. Neugeborene hat einen **angeborenen Klumpfuß** (➤ Abb. 6.73), wobei die Fehlbildung bei der Hälfte dieser Kinder doppelseitig auftritt.
Der angeborene Klumpfuß (am häufigsten Folge eines Fruchtwassermangels) ist eine komplexe Fußdeformität, nämlich eine Kombination aus dem erwähnten Hohlfuß, einem **Sichelfuß** (Mittelfuß und Zehen sind zu stark nach innen gerichtet), einem **Spitzfuß** (der Fuß ist gewissermaßen im Zehenstand fixiert) und einer zu starken Supination des Fersenbeins. Setzt die Behandlung unmittelbar nach der Geburt ein und wird sie konsequent durchgeführt, so sind in aller Regel gute Erfolge zu erzielen.

6

Kurze Fußmuskulatur

Die **kurze Fußmuskulatur** wird in vier Gruppen eingeteilt:

- **Muskeln des Fußrückens**
- **Muskeln im Großzehenfach** (medialer Fußsohlenbereich)
- **Muskeln im Mittelfach** (mittlerer Fußsohlenbereich)
- **Muskeln im Kleinzehenbereich** (lateraler Fußsohlenbereich).

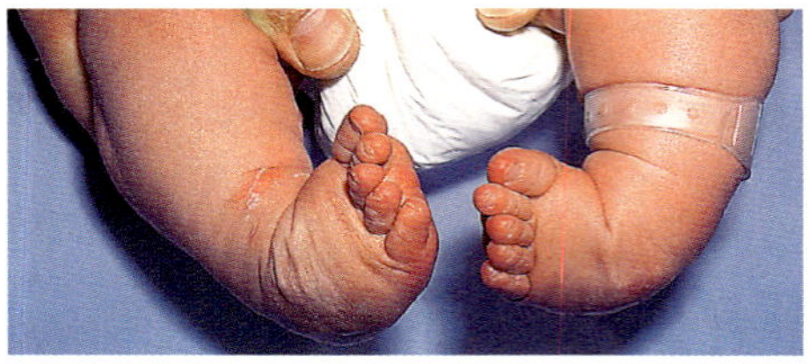

Abb. 6.73 Klumpfüße. Es besteht eine komplexe Fußdeformierung, die unbehandelt in der Fehlstellung verbleibt. [E331]

Die Muskeln des Fußrückens Am Fußrücken verlaufen die kurzen Strecker der Großzehe bzw. der Zehen 2–4 (**M. extensor hallucis brevis** und **M. extensor digitorum brevis,** *kurzer Großzehen-* bzw. *Zehenstrecker*). Sie strecken die Zehen jeweils im Grundgelenk.
Die Muskeln des Großzehenfaches Drei Muskeln ziehen hier zur Großzehe *(Hallux)* und beugen sie (**M. flexor hallucis brevis,** *kurzer Großzehenbeuger*), spreizen sie zur Seite ab (**M. abductor hallucis,** *Großzehenabspreizer*) und ziehen sie wieder an die anderen Zehen heran (**M. adductor hallucis,** *Großzehenanzieher*). Alle drei Muskeln sind an der Verspannung des Fußlängsgewölbes beteiligt, Letzterer auch an der Verspannung des Quergewölbes.
Die Muskeln des Mittelfaches Im Mittelfach verläuft der *kurze Zehenbeuger* (**M. flexor digitorum brevis).** Er setzt an den Mittelgliedern der Zehen 2–5 an und beugt sie sowohl in den Grund- als auch in den Mittelgelenken. Er ist ebenfalls an der Verspannung des Fußlängsgewölbes beteiligt.
Ein nahezu viereckiger Muskel ist der **M. quadratus plantae** *(viereckiger Fußsohlenmuskel).* Er setzt nicht an den Knochen, sondern in den Sehnen des langen Zehenbeugers an und korrigiert so ihren Verlauf.
Wie an der Hand auch verlaufen an der Fußsohle **Mm. lumbricales** und **Mm. interossei** *(Zwischenknochenmuskeln),* die an den Sehnen der tiefen Zehenbeuger bzw. den Mittelfußknochen entspringen. Sie ziehen jeweils zu den Grundgliedern der Zehen und unterstützen Beugung, Abduktion und Adduktion in den Zehengrundgelenken.
Die Muskeln des Kleinzehenfaches In diesem lateralen Fußsohlenfach verlaufen drei Muskeln zur Kleinzehe, die die Kleinzehe abspreizen, beugen und ein kleines Stück den anderen Zehen entgegenstellen können (Opposition):

- **M. abductor digiti minimi** *(Kleinzehenabspreizer)*
- **M. flexor digiti minimi brevis** *(kurzer Kleinzehenbeuger)*
- **M. opponens digiti minimi** *(Kleinzehengegensteller).*

Die drei Muskelgruppen der Fußsohle (➤ Abb. 6.74) werden von einer derben Sehnenplatte bedeckt, der **Aponeurosis plantaris.** Sie entspringt am Unterrand des Fersenbeins und strahlt breitflächig nach vorn aus. Zwei Zwischenwände (Septen) laufen zwischen den Fußsohlenmuskeln senkrecht in die Tiefe zu den Fußknochen. Sie unterteilen die drei Fußsohlenfächer. Zusammen mit einigen Bändern und Fußsohlenmuskeln verstärkt die Plantaraponeurose das Längsgewölbe des Fußes.

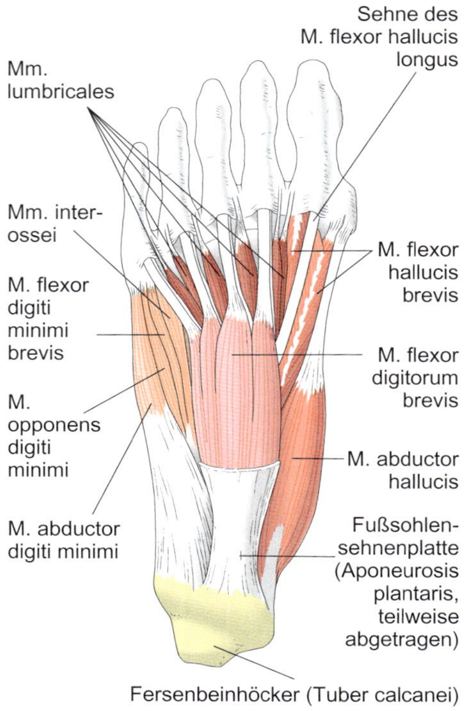

Abb. 6.74 Die drei Muskelgruppen der Fußsohle.

AKTUELLES & SPEZIELLES

6.9 Bewegung – die beste Medizin

Die Medien berichten fast täglich, dass Sport und fordernde Alltagsaktivitäten für Körper und Seele gut sein sollen, ebenso, dass viele Probleme wie etwa Übergewicht, Bluthochdruck, Herzerkrankungen, Typ-2-Diabetes mit Bewegungsmangel zusammenhängen. Seit wenigen Jahren kann Bewegung wie Medizin verordnet werden. Vielen Menschen fehlt es jedoch an Motivation und Einsicht, dass regelmäßige Muskelaktivitäten mit weniger Nebenwirkungen mehr bewirken können als Tabletten. Dabei häufen sich die Beweise, *dass* es so ist, und das Verständnis wächst, *warum* es so ist:

Übergewicht und Typ-2-Diabetes

Vergesellschaftet mit starkem Übergewicht sind oft Bluthochdruck, Herzschwäche und vor allem der Typ-2-Diabetes mit all seinen Komplikationen (➤ 11.6.3). Es ist erwiesen, dass Kalorienreduktion *plus* regelmäßiger Sport dem am besten beikommen. Selbst bei bereits insulinpflichtigem Typ-2-Diabetes kann dadurch der Blutzucker normalisiert werden. Wie kann man sich das vorstellen? Bewegung erfordert Energie. Diese holen sich die Muskeln zunächst aus den Zuckerspeichern im Muskel und erst nach deren Entleerung aus den Fettspeichern. Die Zuckerspeicher bestehen aus Glykogen, das schnell in Glukose (Traubenzucker) gespalten und so Energie für die Muskelarbeit zur Verfügung stellen kann. Einerseits sorgt Kalorienreduktion, insbesondere die Vermeidung von Nahrungsmitteln mit einem hohen glykämischen Index (➤ 18.5) dafür, dass der Blutzucker niedrig bleibt, andererseits führt die Entleerung der Glykogenspeicher im Muskel zum Entzug von Zucker aus dem Blut, um die Speicher wieder zu füllen. Beides reduziert oder vermeidet die Zuckerspeicherung in Form von Fettpolstern.

Herz- und Kreislauf-Erkrankungen

Tierexperimentell war bereits gesichert, dass bei Verschluss einer Herzkranzarterie (*Koronararterie* ➤ 14.7.1) intensives Training zur Bildung und Öffnung kleinerer Arterien in der Umgebung des Verschlusses führt. Dieser *Kollateralkreislauf* übernimmt dann die Sauerstoffversorgung im Verschlussareal. Bei Patienten mit Angina pectoris (➤ 14.7.2) wurde dies im Herzzentrum der Universität Leipzig bestätigt. Nach vier Wochen Training mit überwachter Intensität nahmen Herzdurchblutung und Sauerstoffaufnahme zu. Es entstanden *biologische Bypässe,* quasi eine *Selbstreparatur des Herzens.* Ähnliches lässt sich bei Arterienverengungen in den Beinen beobachten, z. B. infolge Rauchens. Tägliches Gehtraining führt zum Wachstum neuer Blutgefäße und deutlicher Beschwerdebesserung.

Lungenerkrankungen

Kinder mit Asthma werden häufig vom Schulsport befreit. Klinische Erfahrungen und mehrere Studien, z. B. 2015 eine aus Sao Paulo, sprechen jedoch für regelmäßiges körperliches Training. Zwei Gruppen Erwachsener mit Asthma und gleichen Lungenfunktionsausgangswerten nahmen zwölf Wochen an einem Schulungsprogramm und Yoga-Atemübungen teil. Die Trainingsgruppe verbrachte zusätzlich 2-mal pro Woche eine halbe Stunde auf dem Laufband. Das subjektive Befinden und die Leistungsfähigkeit verbesserten sich in der Trainingsgruppe, die notwendige Glukokortikoidmedikation nahm ab. Die Übererregbarkeit der Bronchien (➤ 16.11.2) – beurteilt mittels Histamin-Testung – ging bei der Trainingsgruppe zurück und blieb gleich in der Vergleichsgruppe. Ebenso nahmen entzündungsfördernde Zytokine (➤ 13.3) und die erhöhten Eosinophile (➤ 12.3.1, ➤ 13.1.3) in der Trainingsgruppe ab, Zeichen einer Reduktion der chronisch-allergischen Bronchialentzündung.
Auch bei anderen Lungenerkrankungen, insbesondere die chronisch-obstruktiven Lungenerkrankungen (*COPD* ➤ 16.11.3), bessert sich die Prognose durch ein der jeweiligen Schwere angepasstes Training. Es ist auch erwiesen, dass ein geringer Aktivitätslevel die Lungenfunktion signifikant verschlechtert, und umgekehrt, gemäß einer belgischen Gruppe, eine Besserung eintritt, wenn die tägliche Schrittzahl über 600–1.100 Schritte gesteigert werden kann. Dazu ist allerdings eine große Motivation bei den COPD-Patienten erforderlich, die auch bei bestmöglicher Beratung oft schwer zu erreichen ist.

Gelenkbeschwerden

„Das geht auf die Gelenke" ist ein oft zu hörendes klischeehaftes Urteil über den Nutzen vom Jogging. Es wird befürchtet, dass Bänder, Knorpel und Gelenkflüssigkeit Schaden nehmen, besonders in den Kniegelenken.

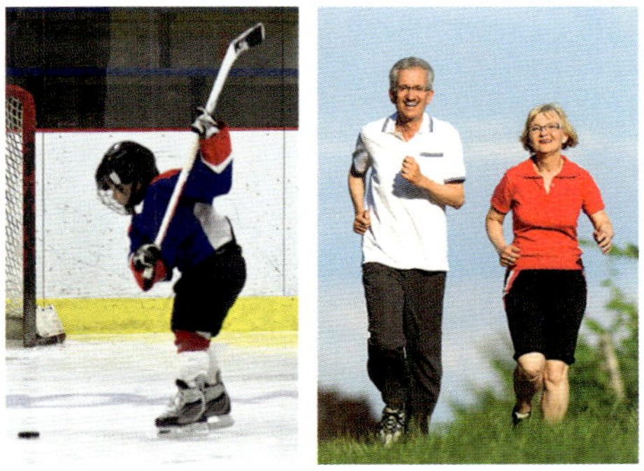

Abb. 6.75 Bewegung in jedem Alter. Ob eher gemächlich oder wettkampforientiert, alleine oder in Gesellschaft – Bewegung ist gut für Jung und Alt. [J787]

In der Sportmedizin ist man zunehmend überzeugt, dass vernünftiges Joggen mit passenden Schuhen und richtiger Lauftechnik sogar gut für die Gelenke ist. In der Synovialflüssigkeit (*Synovia* ➤ 5.2.2), der „Gelenkschmiere", finden sich vor und nach dem Laufen im Vergleich zu unsportlichen Versuchsteilnehmern weniger Entzündungszellen, die letztendlich der gefürchteten Arthrose den Weg bahnen. Auch aus den USA stammt eine Langzeitstudie, die diesen Befund unterstützt. Nach 20-jähriger Beobachtung von Sportlichen und Unsportlichen hatten Letztere doppelt so häufig eine Arthrose wie die Läufer. Vermutet wird unter anderem, dass durch Bewegung körpereigene Stammzellen in den Knorpel wandern und eine Regenerierung bewirken. Laufen ist also nicht nur nicht schädlich, sondern sogar nützlich für die Gelenke.

Depressionen, Angst, Stress, Burnout, Alterung

Intensive Muskelarbeit hat erwiesenermaßen positive Auswirkungen auf das Gehirn. Erfahrungen sprechen dafür, dass das Gehirn eines körperlich aktiven Menschen besonders plastisch und leicht stimulierbar ist (➤ Abb. 6.75).
Lange bekannt ist das Hochgefühl (Runner's High, ➤ Abb. 8.13), die anerkannte Existenz von Schmerzfreiheit und Euphorie während eines Marathons oder ähnlich anstrengenden Ausdauerleistungen. Wenn auch noch einige Befunde widersprüchlich sind, werden messbare Anstiege von Endorphinen (körpereigenen Opioiden ➤ 8.2.4) und endogenen Cannabinoiden im Blut der Sporttreibenden für das rauschartige Hochgefühl verantwortlich gemacht. Auch die Sucht, die sich einstellt, ohne den Ausdauersport nicht leben zu können, wird mit der Ausschüttung von Neuropeptiden erklärt. Die starken Emotionen während und nach dem Laufen verdrängen quasi andere Gedanken, Depressionen, Ängste, Sorgen und wirken wie eine Medizin.
Eine Metaanalyse (Analyse mehrerer Studien zum gleichen Thema) konnte zeigen, dass eine Altersdepression mit regelmäßigem Ausdauersport nachhaltig behandelt werden kann. Sogar auf Zellebene lässt sich der positive Effekt körperlicher Aktivität feststellen. In den weißen Blutkörperchen von Menschen, die regelmäßig Ausdauersport treiben, konnte ein Anstieg des Enzyms Telomerase (➤ 23.1.2) gemessen werden. Die Telomerase verhindert die Verkürzung der Telomere und wirkt so der Zellalterung entgegen. Durch Krafttraining wird darüber hinaus ein Schutzprotein für die Telomere gebildet. Diese Effekte treten auch noch ein, wenn man spät im Leben mit dem Sport beginnt. Man kann so das biologische Alter um Jahre gegenüber dem kalendarischen zurückdrehen. Umgekehrt altert gemäß einer Untersuchung an 1.500 Frauen jemand vorzeitig um

durchschnittlich acht Jahre, der täglich mehr als zehn Stunden sitzt und sich wenig bewegt. Entsprechend waren die Enden der Chromosomen verkürzt.

Nicht ganz alltägliche Beweise zum Nutzen von Bewegung

Schon lange weiß man aus der Raumfahrt, dass fehlende Schwerkraft und Bewegungsarmut zusammen mit anderen Faktoren zum Muskel- und Knochenschwund führen.

60-tägige Bettruhe

Das Deutsche Zentrum für Luft- und Raumfahrt (DLR) führte bei 24 gesunden männlichen Freiwilligen eine Untersuchung über die Auswirkungen 60-tägiger Bettruhe durch. Aufstehen war nicht erlaubt, auch nicht für Duschen und sonstige Verrichtungen. Die gewollte Lethargie führte zum ausgeprägten körperlichen Abbau. Am Ende der 60 Tage waren die Probanden anämisch und konnten nicht mehr stehen und gehen. Die Wadenmuskulatur war um 25% geschrumpft, Herz-, Kreislauf- und nahezu alle körperlichen Parameter waren im Sinne eines körperlichen Verfalls verändert. Die körperliche Inaktivität, teils erlitten, teils genossen, reduzierte zudem das geistige Interesse und die Motivation zur geistigen Betätigung. Diese Ergebnisse spiegeln wie im Zeitraffer wider, was Menschen geschieht, wenn sie ihren Körper viele Jahre oder lebenslang der Trägheit überlassen.

Leben im anderen Kulturkreis

Die große medizinische Fachzeitschrift „The Lancet" berichtete über Untersuchungen an 700 Personen eines Sammler- und Jägervolkes, die im Amazonas-Urwald in kleinen Gruppen sehr einfach leben. Herzkreislaufdaten eines Computertomografen und Blutwerte wurden mit denen von 6.800 Amerikanern verglichen. Die Befunde bei dem Naturvolk: sehr niedriger Blutdruck, meistens um 100/70 mmHg, kaum Verkalkungen der Herzkranzgefäße, niedriges LDL-Cholesterin, Diabetes unbekannt, allerdings bei 50% der Untersuchten ein hohes CRP (Entzündungswert, ➤ 3.5.4). Viele Stunden täglich auf der Jagd, Fisch, Reis und Maniok, dafür wenig Fett in der Nahrung, kein Übergewicht, kein Rauchen, vielleicht gesichertes Leben in einer Gemeinschaft und gute genetische Voraussetzungen lassen das Entstehen der typischen westlichen Zivilisationskrankheiten nicht zu. Andere Lebensgefahren, wie dokumentiert Infektionen, sind hingegen in der westlichen Welt eine viel geringere Bedrohung.

Fazit

Viel Bewegung, regelmäßige sportliche Aktivitäten und fordernde Alltagsbelastungen sind essenziell für die körperliche und geistige Gesundheit.

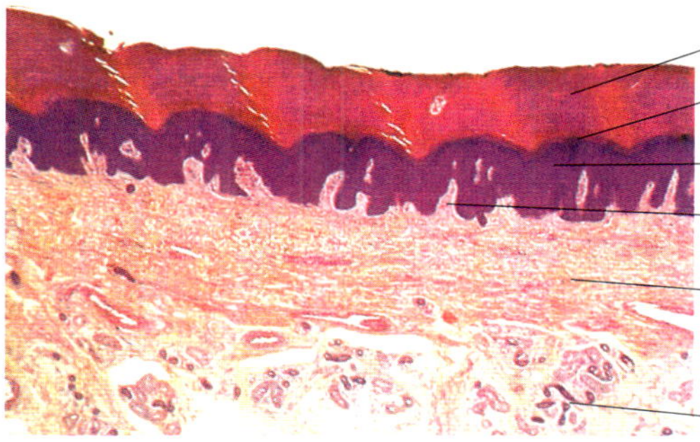

Abb. 7.2 Die Schichten der Haut einer Handinnenfläche im histologischen Schnitt. Die verhornten Anteile sind rot gefärbt, die restlichen Schichten der Oberhaut (Epidermis) violett. Darunter erkennt man rosa die Lederhaut mit Schweißdrüsenanschnitten. [X141]

- **Glanzschicht** *(Stratum lucidum):* Sie findet sich nur an Handtellern und Fußsohlen mit mehreren Reihen von durchsichtigen, flachen Zellen (*lat.* lucidus = leuchtend), die ebenfalls die Haut vor mechanischer Belastung schützen
- **Hornschicht** *(Stratum corneum):* Diese Schicht besteht aus 25–30 Reihen flacher und vollständig mit Keratin gefüllter, kernloser Zellen (Korneozyten). Zwischen den Korneozyten liegt ein Fettfilm, der ähnlich wie Mörtel zwischen Steinen für die Festigkeit der Hornschicht sorgt und außerdem den Körper vor Verdunstung schützt.

Melanozyten

In der Basal- und Stachelzellschicht findet man die **Melanozyten,** auch *Pigmentzellen* genannt. Sie produzieren **Melanin,** ein Pigment, das der Haut seine Farbe verleiht und die tieferen Hautschichten vor UV-Strahlen schützt.

Dendritische Zellen

Die Oberhaut und dabei insbesondere die Stachelzellschicht enthält außerdem **dendritische Zellen** (➤ 13.2.2), die hier auch als *Langerhans-Zellen* bezeichnet werden. Als antigenpräsentierende Zellen (➤ Tab. 13.2) sorgen sie dafür, dass bei Eindringen z. B. von Infektionserregern rasch eine Immunantwort eingeleitet wird.

7.2.2 Verhornung der Oberhaut

Bei der **Verhornung** werden Zytoplasma, Zellkern und Zellorganellen der Keratinozyten im Laufe der Wanderung zur Hautoberfläche durch **Keratin** ersetzt. Zuletzt werden die verhornten Zellen an der Oberfläche abgerieben. Dieser Prozess dauert insgesamt ungefähr vier Wochen.

7.2.3 Hautfarbe

Die Hautfarbe wird bestimmt durch:

- Das **Melanin,** das von den Melanozyten gebildete Pigment der Oberhaut, und – damit zusammenhängend – das Ausmaß der Sonnenexposition
- Das **Karotin,** ein Pigment der Leder- und Unterhaut
- Die **Blutkapillaren** der Lederhaut – damit erlaubt die Hautfarbe Rückschlüsse auf Hautdurchblutung und Sauerstoffsättigung des Blutes. Beispiele sind die Blaufärbung der Lippen bei Sauerstoffmangel (*Zyanose,* ➤ 14.6.4, ➤ 16.9.4) oder die rosigen Wangen bei guter Sauerstoffsättigung und Durchblutung
- Evtl. **Ablagerungen** in der Haut, z. B. **Hämosiderin** (➤ 12.2.2) und andere körpereigene oder -fremde **Pigmente.**

Je nach Melaninanteil der Haut variiert die Hautfarbe zwischen weißlich, gelb und schwarz. Die Melanozytenzahl ist bei allen menschlichen Rassen ungefähr gleich; die Hautfarbe ist auf die unterschiedliche Pigmentmenge zurückzuführen, die diese Melanozyten produzieren. Ist die Melaninbildung aus unbekannten Gründen gestört, entsteht die **Weißfleckenkrankheit** *(Vitiligo).* Der **Albinismus** mit komplettem Fehlen von Melanin in Haut, Haaren und Augen ist eine angeborene, autosomal-rezessive Stoffwechselstörung (➤ 2.13, Häufigkeit etwa 1: 20.000).

7.3 Leder- und Unterhaut

7.3.1 Lederhaut

Die unter der Oberhaut liegende, bindegewebige **Lederhaut** (*Dermis,* früher *Korium*) ist im Bereich der Leistenhaut (Handinneres und Fußsohlen) bis zu 2,4 mm dick, dagegen an Augenlidern, Penis und Hodensack nur 0,3 mm dünn. Sie verleiht der Haut Reißfestigkeit und Elastizität. Der Ausdruck Lederhaut rührt daher, dass aus der Lederhaut tierischer Häute durch Gerben Leder gewonnen wird.

Der obere Abschnitt der Lederhaut, die **Papillarschicht** *(Stratum papillare),* besteht aus lockerem Bindegewebe. Die Grenze zur Oberhaut ist durch zapfenartige Ausziehungen vergrößert, die *dermalen Papillen* (➤ Abb. 7.1, ➤ Abb. 7.2). Sie verzahnen Leder- und Oberhaut und werfen die Oberhaut zu linienartigen Mustern auf, den **Hautlinien.** Neben Blutkapillaren enthalten einige dermale Papillen Berührungssensoren, die *Meissner-Tastkörperchen,* vor allem an den Fingerbeeren.

Der untere Abschnitt der Lederhaut, die **Geflechtschicht** *(Stratum reticulare),* ist aus straffem Bindegewebe aufgebaut, das neben kollagenen und elastischen Fasern für die Stabilität und Elastizität der Haut auch Blutgefäße, Fettgewebe, Haarfollikel, Nerven, Talgdrüsen und Gänge von Schweißdrüsen enthält.

Die wichtigsten Sinnessensoren in der Lederhaut sind *freie Nervenendigungen,* die Schmerz, Juckreiz, Hitze-, Kälte- und Berührungsempfindungen vermitteln. Für Letztere gibt es außerdem spezifische Sensoren. Die Haut ist somit das größte Sinnesorgan des Körpers (➤ 7.7, ➤ 9.2)!

> **M** **Schwangerschaftsstreifen**
> Narbenähnliche **Schwangerschaftsstreifen** (auch *Dehnungsstreifen* oder *Striae distensae gravidarum* genannt) entstehen im Bauch-, Brust- und Gesäßbereich, wenn es bei intakter Oberhaut zu Schäden und Spaltbildungen der elastischen und kollagenen Fasern in der Lederhaut kommt, sodass die darunterliegenden Blutgefäße bläulich-rot durchschimmern. Ursächlich sind die mechanische Hautdehnung und die vermehrte Hormonproduktion der Nebennierenrinde (➤ 11.5.3). Es kann versucht werden, die Elastizität der Haut durch Einfetten zu verbessern. Die Dehnungsstreifen sind irreversibel; sie werden nach der Schwangerschaft aber feiner und blasser und fallen weniger auf.

7.3.2 Unterhaut

Die **Unterhaut** *(Subkutis)* besteht aus lockerem Bindegewebe. Sie ist die Verschiebeschicht der Haut zu darunterliegenden Schichten wie *Muskelfaszien* oder *Periost* (Knochenhaut).

In der Unterhaut liegen die Schweißdrüsen, die unteren Abschnitte der Haarbälge sowie spezielle *Vibrations-Tastkörperchen,* die nach ihren Entdeckern *Vater-Pacini-Lamellenkörperchen* genannt werden (➤ Abb. 9.3). In der Unterhaut verlaufen außerdem größere Blutgefäße und Nerven.

Außerdem sind je nach Körperstelle, Geschlecht und Körperbau unterschiedlich viele Fettzellhaufen eingelagert, zwischen denen straffe Bindegewebszüge verlaufen. Dieses **subkutane Fettgewebe** dient als Stoßpuffer, Kälteschutz, Hormonproduzent, Hormon- und Energiespeicher.

Je lockerer und fettärmer die Unterhaut ist, desto leichter kann sich Flüssigkeit einlagern und ausbreiten, etwa beim Ödem.

> **P** **In und unter die Haut**
> Die Unterhaut (Subkutis) eignet sich als Injektionsort für Medikamente, die länger wirken und deshalb langsam resorbiert werden sollen, z. B. den Blutzuckersenker Insulin (➤ 11.6.1) oder den Gerinnungshemmer Heparin (➤ 12.5.8). Für diese **subkutane Injektion** (*s. c.-Injektion,* ➤ Abb. 7.3) bevorzugt werden die Haut um den Nabel, der Oberschenkel sowie der dorsalen Oberarme, da die Unterhaut hier besonders dick ist (➤ Abb. 7.4). **Intradermale Injektionen** (*intrakutane, i. c.- Injektionen,* ➤ Abb. 7.3) erfolgen z. B. bei Allergietests.

7

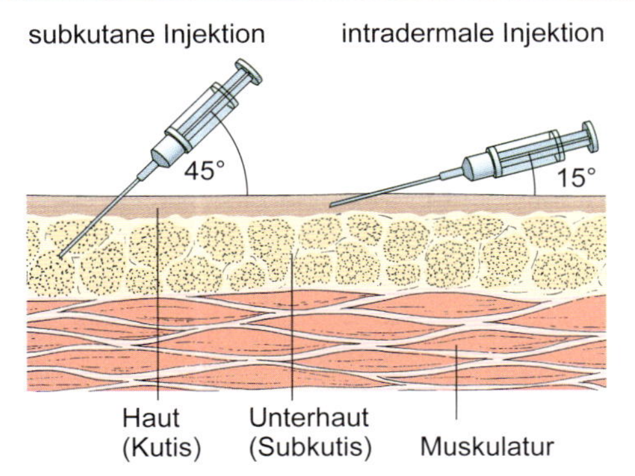

Abb. 7.3 Subkutane und intradermale Injektion.

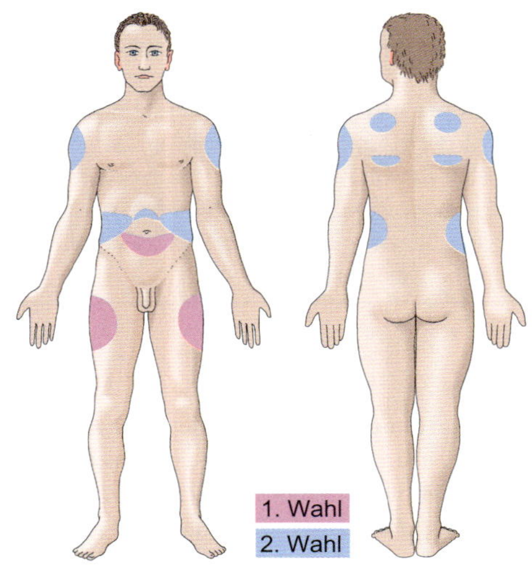

Abb. 7.4 Injektionsstellen für die subkutane Injektion. Für die Selbstinjektion sind die rosa markierten Bereiche am besten geeignet, da der Patient sie gut erreicht.

Die Haut ist zudem Durchtrittspforte für Injektionen in Muskeln (**intramuskuläre Injektionen,** *i. m.-Injektionen,* ➤ Abb. 6.57) und Venen (**intravenöse Injektionen,** *i. v.-Injektionen,* ➤ 15.2.3). I.v. injizierte Medikamente wirken dabei am schnellsten.

7.4 Hautanhangsgebilde

Unsere Haut ist nicht nackt: Sie besitzt **Hautanhangsgebilde,** nämlich Haare, Hautdrüsen und Nägel. Sie durchstoßen die Oberhaut und münden auf der Hautoberfläche.

7.4.1 Haare

Haare *(Pili, Crines)* finden sich an fast allen Körperstellen der Felderhaut. Unbehaart sind nur Handflächen und Fußsohlen. Wichtigste Aufgabe der Haare ist der Schutz des Körpers. Die **Kopfhaare** schützen den Schädel vor zu starker Sonneneinstrahlung oder Kälte. Die **Augenbrauen** und **Augenwimpern** bewahren das Auge vor Fremdkörpern. Haare in den Nasenlöchern verhindern, dass Insekten oder Schmutzpartikel eingeatmet werden. Haare haben zudem große ästhetische und identitätsstiftende Bedeutung (z. B. „Punker"). „Schöne" Haare zu haben, bedeutet gesund, gepflegt und attraktiv zu sein.

Man unterscheidet üblicherweise die:

- **Terminalhaare** *(Langhaare)* auf dem Kopf und im Bartbereich
- **Borstenhaare** als Augenbrauen, Wimpern, im äußeren Gehörgang und am Naseneingang
- **Kräuselhaare** in den Achseln und im Genitalbereich
- **Wollhaare** (*Vellushaare,* **Lanugo** oder *Flaumhaare* beim Feten), die kaum sichtbar den größten Teil der Haut bedecken (bei Frauen und Kindern mehr als bei Männern).

Anatomisch gesehen muss man sich ein Haar als einen Faden von zusammengeflochtenen, verhornten Zellen vorstellen. Es besteht aus **Haarschaft** und **Haarwurzel.** Die Wurzel reicht bis in die Lederhaut, manchmal bis in die Unterhaut. Jedes Haar ist mit einer **Talgdrüse** vergesellschaftet, deren Ausführungsgang am Haarschaft mündet (➤ Abb. 7.5).

Die Haarwurzel wird vom **Haarfollikel** umschlossen. Er besteht aus der **inneren** und **äußeren epithelialen Wurzelscheide.** Umgeben werden die beiden von der **bindegewebigen Wurzelscheide** *(Haarbalg).* Um die Haarfollikel herum enden Nervenfasern (➤ Abb. 7.5). Sie sind sehr empfindlich und registrieren auch feinste Haarbewegungen wie z. B. durch einen leichten Luftzug.

> **P** **Müde oder munter werden?**
> Die Haut hat als größtes Sinnesorgan (➤ 7.7) wesentlichen Einfluss auf das Wohlgefühl des Menschen. Bei der Körperpflege kann diese Wirkung genutzt werden: Waschen und Eincremen gegen die Haarwuchsrichtung wirken belebend, Waschen mit der Wuchsrichtung beruhigend.

Das in der Haut gelegene Ende eines jeden Haares verbreitert sich in eine zwiebelförmige Struktur, die **Haarzwiebel** *(Bulbus).* In ihrem Kern befindet sich die **Haarpapille,** die mit vielen Blutgefäßen das wachsende Haar mit Nahrung versorgt. Die Haarzwiebel enthält außerdem die Zellschicht, von der aus neue Haarzellen gebildet werden, die *Matrix.* Entlang des Haarfollikels verläuft ein Bündel von glatten Muskelzellen, der **M. arrector pili** (➤ Abb. 7.5). Bei Kälte und Stress kontrahieren sich die Muskelfasern und stellen so die Körperhaare senkrecht: Es bildet sich die **Gänsehaut,** ein Überbleibsel aus der Vorzeit, in der die Körperbehaarung des Menschen noch so stark war, dass sie isolierend wirken konnte.

Haare wachsen phasisch, pro Jahr etwa um 15 cm. Man unterscheidet **Wachstumsphase** *(Anagen),* **Rückbildungsphase** *(Katagen)* und **Ruhephase** *(Telogen).* In Letzterer löst sich das Haar aus dem Follikel und fällt schließlich aus. Normalerweise befinden sich 80–90 % der Kopfhaare in der Wachstumsphase.

> **G** **Haare als Archiv**
> Während des Haarwachstums werden auch körperfremde Substanzen *ins* Haar eingelagert, die der Betroffene (längerdauernd) zu sich genommen hat. Dadurch eignet sich die **Haaranalyse** z. B. zum Nachweis bestimmter Drogen, Alkohol, Dopingmittel oder Medikamente. Da die Wachstumsgeschwindigkeit in etwa bekannt ist, sind zudem Rückschlüsse auf Zeitraum und Dauer der Einnahme möglich. Bedeutung hat dies in der Gerichtsmedizin oder z. B. zum Abstinenznachweis.

Verstärkte Körperbehaarung

Hirsutismus bezeichnet eine verstärkte Behaarung bei Frauen mit einem männlichen Behaa-

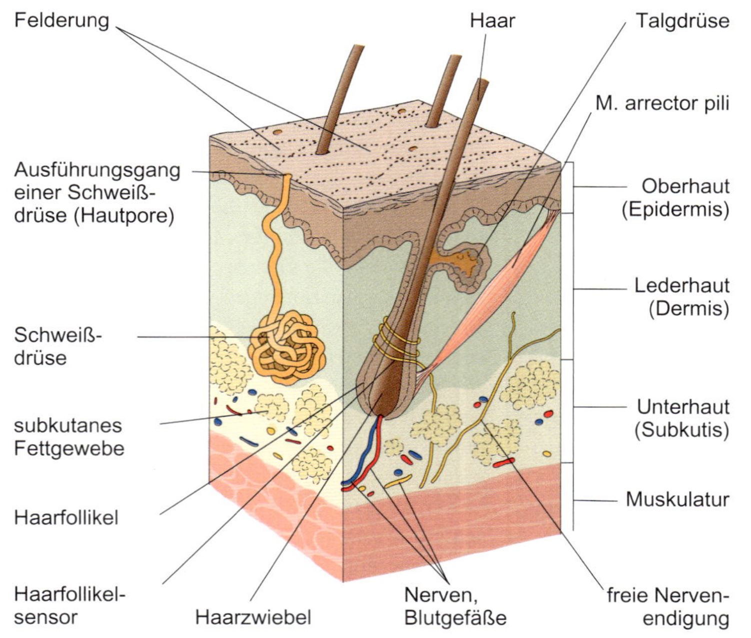

Abb. 7.5 Felderhaut mit Haaren, Talg- und Schweißdrüse. Schweiß- und Duftdrüsen münden auf den Feldern, Haare und Talgdrüsen in den Furchen. Die Haarwurzel entspringt einer bis in die Kutis-Subkutis-Grenze reichenden Ausstülpung der Oberhaut. Jedes Haar besitzt eine Talgdrüse, die ihr Sekret entlang des Haares an die Hautoberfläche abgibt. Bei Überproduktion resultieren fettige Haare. Sensible Nervenfasern umspinnen die Haare und registrieren Haarbewegungen, etwa durch Berührung.

rungstyp („Damenbart“, Brustbehaarung, rautenstatt dreiecksförmige Schambehaarung). Mögliche Ursachen sind z. B. eine vermehrte Androgenproduktion (➤ 20.2.3) oder Medikamente wie z. B. Glukokortikoide (➤ 11.5.3). Eine über das normale Maß hinausgehende Körperbehaaarung bei Männern und Frauen, die nicht hormonell bedingt ist, heißt **Hypertrichose.**

Normaler Haarausfall

Ein gesunder Erwachsener verliert durchschnittlich 80–100 Haare pro Tag. Die normale Wachstumsgeschwindigkeit von ca. 0,4 mm pro Tag und die natürliche Neubildung können diesen Verlust normalerweise kompensieren. Beim Kopfhaar z. B. dauert der natürliche Regenerationszyklus 3–5 Jahre, bei den Wimpern 3–5 Monate.

Haarfarbe

Die **Haarfarbe** wird vom Melaningehalt in den verhornten Zellen bestimmt. Eine verminderte Melaninproduktion und Lufteinschlüsse im Haarschaft sind für den grau-weißen Haarton des alten Menschen verantwortlich.

7.4.2 Hautdrüsen

Man unterscheidet *Talg-, Schweiß-* und *Duftdrüsen* sowie im äußeren Gehörgang Drüsen, die *Ohrenschmalz* produzieren.
Die größte Hautdrüse, die *weibliche Brust,* wird bei den Geschlechtsorganen behandelt (➤ 20.3.9).

Talgdrüsen

Talgdrüsen sind im Allgemeinen an Haarfollikel gebunden. Der sekretproduzierende Anteil der Drüsen liegt in der Lederhaut und öffnet sich in den Haarfollikel. Lippen, Penis, Eichel, kleine Schamlippen, Augen und Augenlider enthalten Talgdrüsen, die unabhängig von Haaren an der Oberfläche münden. Hand- und Fußsohlen besitzen keine Talgdrüsen. Das Sekret, **Talg** *(Sebum)* genannt, ist eine Mischung aus Fetten, Cholesterin, Protein und Elektrolyten. Es bewahrt Haar und Haut vor Austrocknung und erhält die Haut geschmeidig.

Ohrenschmalz

Spezialisierte Talgdrüsen im Gehörgang produzieren ein gelblich-bräunliches Sekret, das **Ohrenschmalz** *(Cerumen).* Es transportiert Schmutzstoffe und kleine Fremdkörper in Richtung Ohrmuschel, kann aber als *Ceruminalpfropf* auch den Gehörgang verlegen und das Hören erschweren.

Schweißdrüsen

Schweißdrüsen verteilen sich über die ganze Körperoberfläche. Lediglich Lippenrand, Nagelbett, Eichel, Klitoriseichel, kleine Schamlippen und Trommelfell sind ausgespart. Besonders dicht finden sich Schweißdrüsen an Handflächen und Fußsohlen. Ihre Ausführungsgänge enden in einer **Hautpore** (➤ Abb. 7.5).

Der **Schweiß** ist eine Mischung aus Wasser, Salz, Harnstoff, Harnsäure, Aminosäuren, Ammoniak, Zucker, Milchsäure und Ascorbinsäure (Vitamin C). An der Hautoberfläche verdunstet er, was den Körper abkühlt (➤ 18.2).
Zusammen mit den Sekreten der anderen Hautdrüsen bildet der saure Schweiß (pH 4,5) den sog. **Säureschutzmantel** der Haut, einen *Hydrolipidfilm.* Für den Infektionsschutz genauso wichtig wie der saure pH sind *bakterizide* (Bakterien abtötende) Eiweiße und Lipide sowie die normale Hautflora.

> **P** **Hautpflege bei der Arbeit**
> Durch häufiges Waschen wird der Hydrolipidfilm der Haut abgetragen, die Haut wird trocken, rissig und anfällig für Entzündungen. Bei häufigem Waschen ist regelmäßiges Eincremen notwendig, um eine gewisse Rückfettung zu erreichen.

Schweiß- und Duftdrüsen

In der Haut, in der Lederhaut (Dermis) bzw. an der Grenze zur Unterhaut *(Subkutis)* (➤ Abb. 7.5), gibt es merokrine (früher ekkrine) und apokrine Schweißdrüsen, letztere werden Duftdrüsen genannt. Ekkrine Schweißdrüsen sind über die gesamte Hautfläche verteilt und sind durch den Effekt der Verdunstungskälte ein Teil der Regelung des Wärmehaushaltes des Körpers. Die Duftdrüsen befinden sich in der Nähe von Haarfollikeln. Sie produzieren ein duftendes Sekret. Die Sekretion ist durch psychische Faktoren beeinflussbar. Zusammen mit dem durch bakterielle Einwirkung entstehenden Schweißgeruch resultiert ein individueller Körpergeruch.

7.4.3 Nägel

Nägel sind Platten von dicht gepackten, harten, verhornten Zellen der Oberhaut. Sie erleichtern das Greifen, den Umgang mit kleinen Gegenständen und verhindern Verletzungen an den Finger- und Zehenenden (➤ Abb. 7.6).
Der überwiegende Teil des sichtbaren Nagels, die **Nagelplatte,** erscheint wegen des darunterliegenden, gut durchbluteten Nagelbettes rosafarben. Während die Kapillaren in der Haut senkrecht auf die Oberfläche zulaufen, verlaufen sie beim Nagel parallel zum **Nagelbett.** Auf diesem schiebt sich der Nagel nach vorne. Der weißliche, halbmondförmige Abschnitt am proximalen Nagelende heißt **Lunula** und ist umgeben vom **Nagelhäutchen** *(Cuticula).* Hier kann das Nagelbett wegen der dazwischen liegenden, hier dichter werdenden Basalzellschicht, der **Nagelmatrix,** nicht mehr rosig durchscheinen.
Der Nagel wächst, indem sich die Oberflächenzellen der Nagelmatrix in verhornte, tote Nagelzellen umwandeln, etwa um 0,5–1 mm pro Woche.

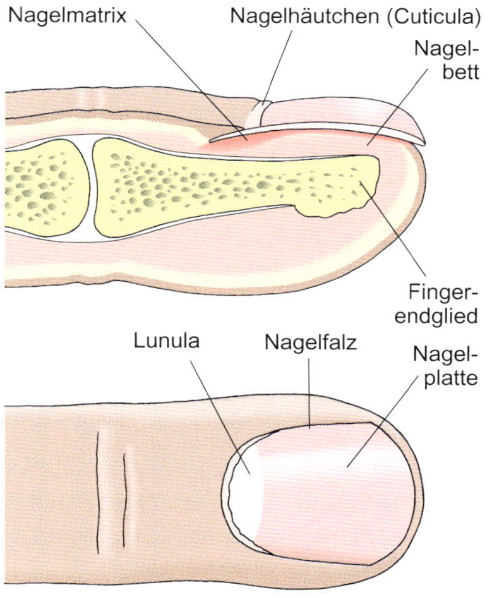

Abb. 7.6 Längsschnitt durch die Fingerspitze und den Nagel (oben) und Aufsicht (unten).

7.5 Hauterkrankungen

Die **Dermatologie** beschäftigt sich mit Hauterkrankungen **(Dermatosen).** Dermatosen können als eigenständige Krankheitsbilder oder bei anderen, vor allem internistischen Erkrankungen auftreten, etwa Infektionen oder Allergien. Die Haut ist hier das Fenster zum Körper und ein Schlüssel zur Diagnose.

> **G** **Hautkrankheiten**
> Für Entstehen und Verlauf von Hauterkrankungen ist oft die Kombination von Krankheitsdisposition (-bereitschaft) und äußeren Einflüssen verantwortlich. Für viele Hautkrankheiten besteht z. B. eine erbliche Disposition oder sie zeigen eine Geschlechts- oder Altersabhängigkeit. Bei Kindern beginnt oft eine Neurodermitis, in der Pubertät ist die Akne besonders häufig, in der Schwangerschaft Striae und Pigmentflecken (Chloasmen), und im hohen Alter sind es Hauttumoren durch lebenslange Einwirkung von UV-Strahlen sowie degenerative Hautveränderungen durch Abnahme von Elastizität und Hautturgor.

Systematik der Hauterkrankungen

Es gibt mehrere Möglichkeiten, Hauterkrankungen einzuteilen: Eine Möglichkeit ist eine rein beschreibende Einteilung aufgrund des Betrachtens (Inspektion) und Betastens (Palpation) der Veränderungen (z. B. „blasenbildende Hauterkrankungen“) durch die **Effloreszenzenlehre**. **Effloreszenzen** *(Hautblüten)* sind alle sicht- und tastbaren Hautveränderungen (➤ Abb. 7.7). Aussehen und Verteilung der Effloreszenzen sind manchmal so charakteristisch *(pathognomonisch),* dass eine

Blickdiagnose möglich ist, z. B. bei Gürtelrose (➤ Abb. 13.30).
Eine Systematik kann auch auf den anatomischen Strukturen der Haut basieren. Erkrankungen können z. B. von den verschiedenen Schichten der Kutis, vom Pigmentsystem der Haut, von den Anhangsgebilden Haare und Nägel, von den Talg- und Schweißdrüsen ausgehen.
Auch eine ursachenorientierte Einteilung ist möglich (z. B. „bakteriell bedingte Hauterkrankungen"). Und schließlich kann auch der Zeitverlauf (akut oder chronisch) in die Einteilung einfließen.

7.5.1 Dermatitis

Dermatitis bezeichnet eine nicht-infektiöse, entzündliche Reaktion der Haut. Synonym wird oft der Begriff **Ekzem** verwendet. Typisch sind Rötung, Schwellung, Bläschenbildung, Nässen und Krustenbildung sowie starker Juckreiz.
Bei der **Kontaktdermatitis** ist die Hautentzündung durch direkten Kontakt mit einer (bestimmten) Substanz bedingt. Nach Ursache unterscheidet man die *toxische Kontaktdermatitis* (➤ Abb. 7.8) durch hautschädigende Substanzen (z. B. scharfe Putzmittel) und die *allergische Kontaktdermatitis* als Ausdruck einer allergischen Reaktion (➤ 13.6.1), z. B. auf Kosmetika oder Schmuck. Beide können chronisch werden.

7.5.2 Neurodermitis

Knapp 5 % der Erwachsenen und 10–20 % der Kinder – Häufigkeit zunehmend – leiden unter **Neurodermitis** *(atopische Dermatitis, endogenes Ekzem)*, einer chronisch wiederkehrenden Entzündung der Haut mit starkem Juckreiz, Rötung, Nässen, Schuppung und Krustenbildung (➤ Abb. 7.9).

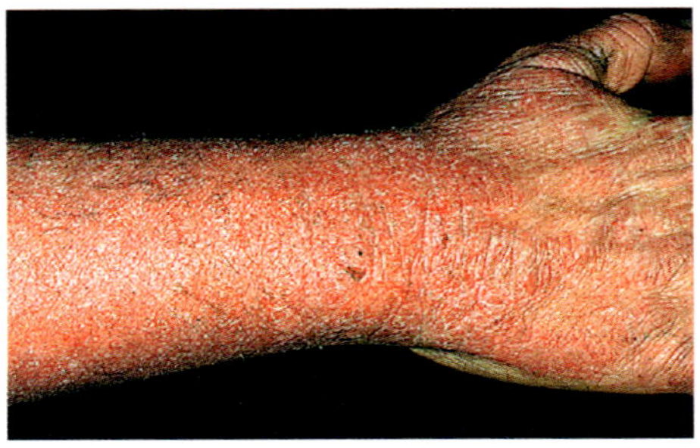

Abb. 7.8 Toxisches Kontaktekzem am Unterarm. [E939]

Die Neurodermitis gehört mit Heuschnupfen und Asthma zum **atopischen Formenkreis** (➤ 13.6.1), dessen Pathogenese noch immer nicht vollständig geklärt ist. Neben einer genetischen Veranlagung spielen bei der Neurodermitis eine veränderte Immunantwort auf Allergene und eine gestörte Barrierefunktion der Haut eine Rolle. Auslöser für Verschlechterungen können z. B. Kleidungsmaterialien, bestimmte Lebensmittel, aber auch psychische Belastungen sein.
Die Erkrankung beginnt oft bereits beim Säugling an Gesicht, Kopf und Extremitäten. Später ist der symmetrische Befall von Gelenkbeugen, Gesicht, Hals, Nacken und Brust charakteristisch.
Wesentlich sind eine (mehrfach) tägliche Hautpflege mit Basiscremes/-salben, Ölbäder und das Meiden individueller Auslöser. Im Schub wird die Lokalbehandlung intensiviert, etwa mit Kortison (z. B. Advantan®) oder Calcineurininhibitoren (z. B. Protopic®). Auch eine Klimakur kann sinnvoll sein. In schwersten Fällen erfolgt eine systemische Behandlung mit Kortison (kurzzeitig), Immunsuppressiva (➤ 13.6.3) oder dem Interleukinrezeptor-Antikörper Dupilumab (z. B. Dupixent®). Bei ca. zwei Drittel der Kinder bessert sich die Neurodermitis bis zur Pubertät.

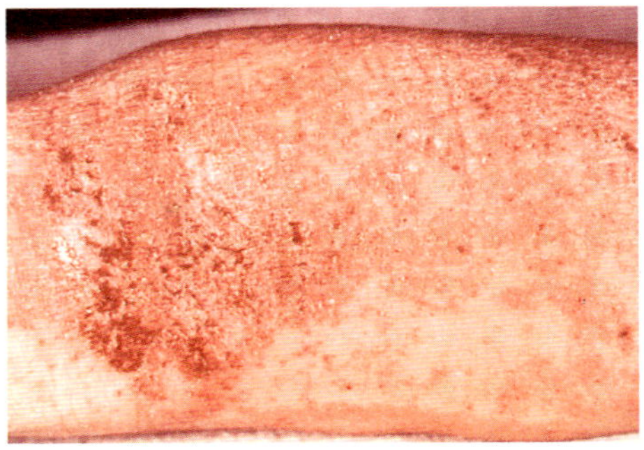

Abb. 7.9 Hautbefund bei Neurodermitis. Charakteristisch sind Rötung, Schuppung, Kratzeffekte infolge des Juckreizes und Krustenbildung. Die Haut ist verdickt, das Hautfaltenrelief vergröbert. [J794]

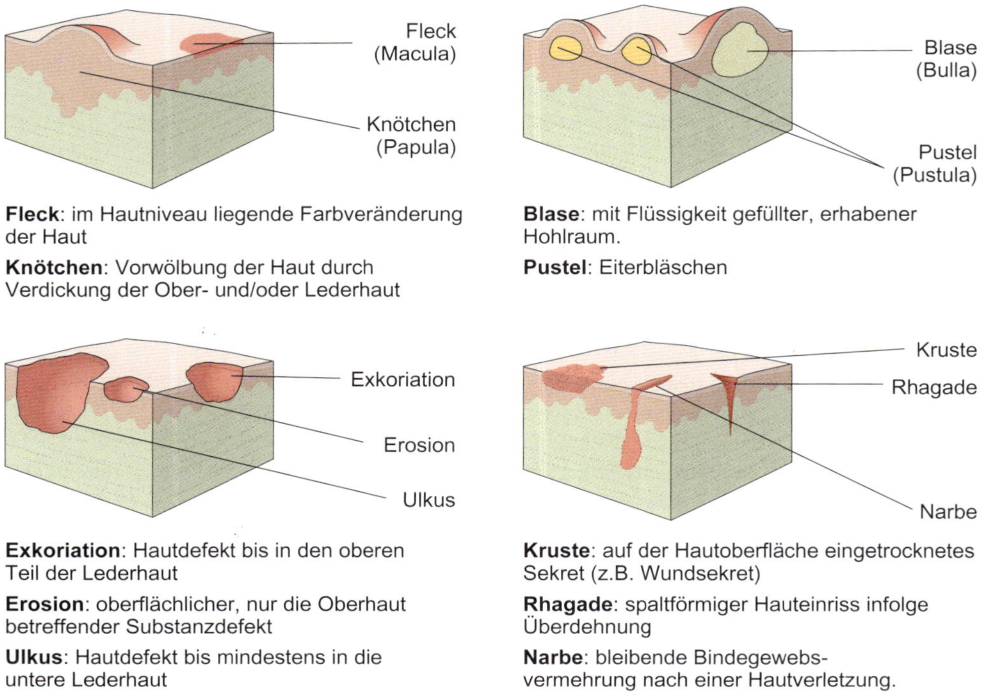

Abb. 7.7 Effloreszenzen.

Juckreiz (M)

Juckreiz *(Pruritus)* ist Begleit- oder sogar Hauptsymptom vieler Hauterkrankungen. Er wird nicht selten quälender als Schmerz empfunden und zwingt den Betroffenen geradezu zum Scheuern, Reiben oder Kratzen. Bei ausgeprägtem Juckreiz prägen die Kratzeffekte das klinische Bild.
Juckreiz kann auch Hinweis auf eine systemische Erkrankung sein, z. B. Diabetes mellitus (➤ 11.6.3) oder Nierenversagen (➤ 19.6.1, ➤ 19.6.2).
Trockene Haut und degenerative Hautveränderungen bei alten Menschen sind ebenfalls häufige Ursachen.
Körpereigene Entzündungsvermittler, allen voran Histamine, und die Reizung der marklosen freien Nervenendigungen in der Haut sind für die Juckreizempfindung verantwortlich. Psychische Einflüsse spielen eine große Rolle.
Die Behandlung ist oft schwierig. Wenn möglich wird die Ursache des Juckreizes angegangen. Lindernd wirken z. B. Kühlung, rückfettende Pflegeprodukte, ggf. mit Harnstoffzusatz zur Erhöhung des Hautwassergehalts, Präparate mit Lokalanästhetika (z. B. Polidocanol) oder Kortison. Systemisch werden Antihistaminika versucht.

7.5.3 Psoriasis

Ca. 2 % der Bevölkerung leiden an **Psoriasis** *(Schuppenflechte)*. Eine genetische Prädisposition ist gesichert. Sind z. B. beide Eltern betroffen, haben ihre Kinder ein Erkrankungsrisiko bis zu 50 %. Die Psoriasis verläuft schubweise (chronisch-rezidivierend), wobei neue Schübe häufig durch Infektionen, Stress oder Medikamente ausgelöst werden. Ursächlich sind wahrscheinlich Autoimmunvorgänge (➤ 13.6.2), die zu Hautentzündung und

7

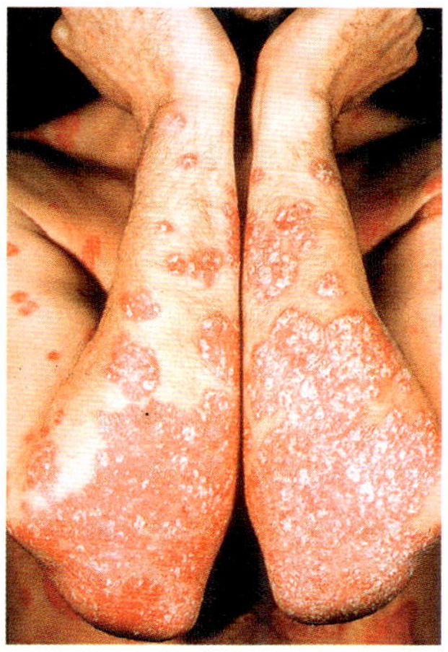

Abb. 7.10 Schwere Form der Psoriasis (Schuppenflechte) mit typischem Verteilungsmuster an den Streckseiten der Extremitäten. [U136]

übermäßiger Verhornung führen. Dadurch kommt es vor allem an Ellenbogen, Knien und in der Kreuzbeinregion zu Herden mit geröteter Haut und silbrigen Schuppen (➤ Abb. 7.10), die oft jucken und entstellend wirken können. Auch Nägel und Gelenke können mit erkranken. Das Gesicht bleibt fast immer ausgespart.

Eine Heilung gibt es nicht. Abhängig vom Schweregrad erfolgt die Lokaltherapie zusätzlich zur Basispflege der Haut unter anderem mit hornauflösenden Substanzen (z. B. Salizylsäure), Kortison, Vitamin D_3, Calcineurininhibitoren sowie speziellen Kombinationen aus Cremes und UV-Bestrahlungen *(PUVA-Behandlung)*. Vielen Betroffenen helfen Badekuren mit Salzsolebädern. Bei unzureichender Wirksamkeit wird systemisch behandelt, z. B. mit Fumarsäure, Immunsuppressiva (➤ 13.6.3) oder sog. Biologika (➤ 4.3.8).

7.5.4 Bakterielle Hautinfektionen

Auf jeder gesunden Haut leben unzählige Bakterien ohne Krankheitswert. Hautrisse und/oder Abwehrschwäche können aber zu einer bakteriellen Hautinfektion **(Pyodermie)** führen.

- **Impetigo** (*Eiter-, Pustelflechte* ➤ Abb. 7.11): Vor allem bei Kindern auftretende eitrige Hautinfektion durch Staphylo- und Streptokokken. Meist im Gesicht auf dem Boden einer vorbestehenden Hauterkrankung oder bei Mundwinkelschleimhauteinrissen. Durch Berühren (Kratzen) mit den Fingern kann die Infektion sowohl auf andere Körperteile als auch auf andere Personen übertragen werden. Sie lässt sich durch gute Hygiene, desinfizierende oder Antibiotika-Salben meist rasch beseitigen
- **Follikulitis:** Meist durch Staphylokokken bedingte Entzündung der Haarfollikel. Breitet sich die Entzündung weiter aus, so kann sich daraus ein **Furunkel** oder ein **Abszess** (abgekapselte Eitereinschmelzung ➤ 3.5.6) entwickeln

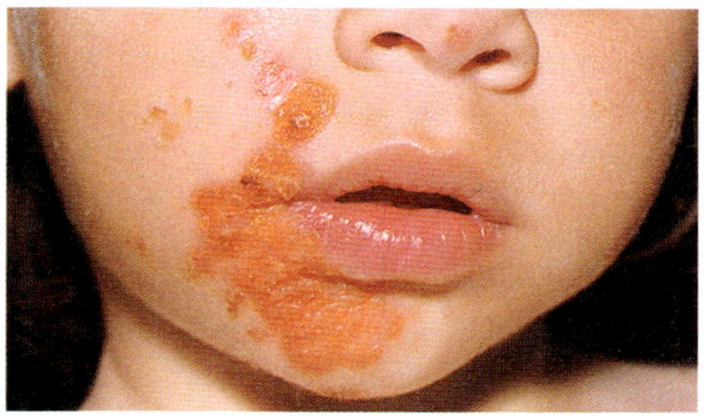

Abb. 7.11 Impetigo bei einem Kleinkind mit den charakteristischen gelben Krusten. [R240]

- **Paronychie:** Schmerzhafte Entzündung des Nagelbettes oder seiner Ränder, oft mit Staphylokokken. Zu spät erkannt, wird die Mitbeteiligung von Knochen und Sehnen gefürchtet
- **Erysipel** *(Wundrose):* Häufig von einem kleinen Hautriss ausgehende, flächige und mit starken Allgemeinbeschwerden einhergehende Hautinfektion durch Streptokokken (➤ 13.9.2). Die Behandlung besteht in hoch dosierter Antibiotikagabe
- **Phlegmone:** Flächige, sich in Gewebsspalten ausbreitende Entzündung durch Staphylokokken oder Streptokokken. Ein Beispiel ist die *Fingerphlegmone,* die sich nach Fingerverletzungen entlang einer Sehnenscheide ausbreitet.

Auch bei **Mitessern** *(Komedonen)* und **Akne** spielen Bakterien eine Rolle, alleinige Ursache sind sie aber nicht: Durch übermäßige Talgproduktion *(Seborrhö)* und verstärkte Verhornung der Oberhaut kommt es zur Abflussstörung des Talgs und damit zu Mitessern. Ihre schwarze Farbe entsteht durch den Farbstoff Melanin und oxidierte Fettanteile. Da Talg ein guter Nährboden für Bakterien ist, können sich die Mitesser entzünden und daraus Knötchen (Papeln) und Pusteln („Pickel") werden (➤ Abb. 7.12). Als Verursacher dafür werden unter anderem die Bakterien *Propionibacterium acnes* und *Staphylococcus epidermidis* angesehen.

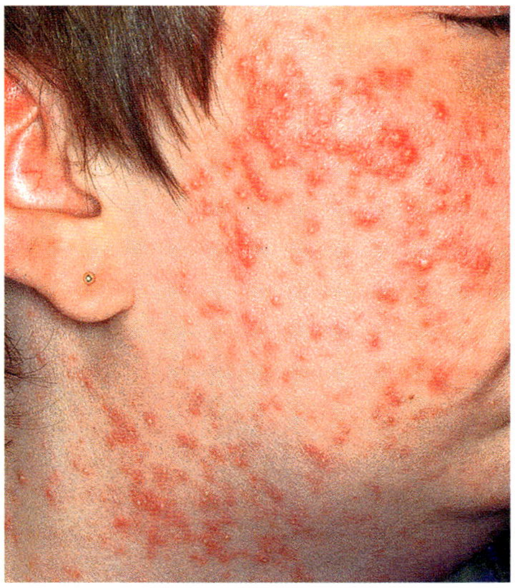

Abb. 7.12 Jugendlicher mit Gesichtsakne. Mitesser mit und ohne Entzündung und entzündete Papeln und Pusteln stehen nebeneinander. [E434-004]

Bei **Akne** liegen viele, zum Teil entzündete Mitesser vor. Betroffen sind vor allem talgdrüsenreiche Bezirke wie Gesicht, Nacken, Brust und Rücken. In der Pubertät nimmt die Talgproduktion vorübergehend zu. Daher neigen Jugendliche besonders zu Pickeln.

7.5.5 Pilzinfektionen der Haut (Dermatomykosen)

Pilze sind häufig „Gäste" auf unserer Haut und führen, wenn sie gute Wachstumsbedingungen finden, zu oberflächlichen Infektionen, den **Dermatomykosen.** Neben feuchter Wärme bevorzugen Pilze einen Ort oder Wirt mit herabgesetzter Resistenz, weshalb besonders abwehrgeschwächte Menschen betroffen sind.

Grundsätzlich sind zwei Pilzarten verantwortlich für die meisten Dermatomykosen: die **Fadenpilze** und die **Sprosspilze,** auch *Hefen* genannt (➤ 13.12). Wegweisend ist zunehmender Juckreiz, wobei ein Pilzbefall der Zehenzwischenräume besonders häufig ist. Etwa die Hälfte der Erwachsenen ist von „Fußpilz" betroffen. Geschlossenes Schuhwerk und Schweißbildung fördern das Wachstum der Pilze. Faden- und Sprosspilzbefall sind hier in der Regel äußerlich nicht voneinander zu unterscheiden.

Aber auch alle anderen „feuchten Kammern" des Körpers werden leicht von Pilzen befallen, so z. B.:

- Leisten (Hodensack, weibliches äußeres Genitale und Innenseite der Oberschenkel)
- Hautfalten unter „Fettschürzen" des Bauches und unter der weiblichen Brust
- Beugefalten
- Bei Babys der Windelbereich (vor allem durch Sprosspilze wie Candida albicans, *Windelsoor*).

Typisch für Fadenpilzerkrankungen am Körper sind meist scharf begrenzte, rötliche, schuppende Herde mit betontem Randwall und zentraler Abblassung, für Sprosspilze nässende Hautläsionen und Pusteln am Herdrand.

Auch die Nägel können befallen sein, bei dieser *Nagelmykose* wird der Nagel gelb-bräunlich und dicker (➤ Abb. 7.13).

Dermatomykosen sind durch mehrwöchige äußerliche Therapie mit Antimykotika (z. B. *Clotrimazol,* etwa in Canesten®) gut behandelbar.

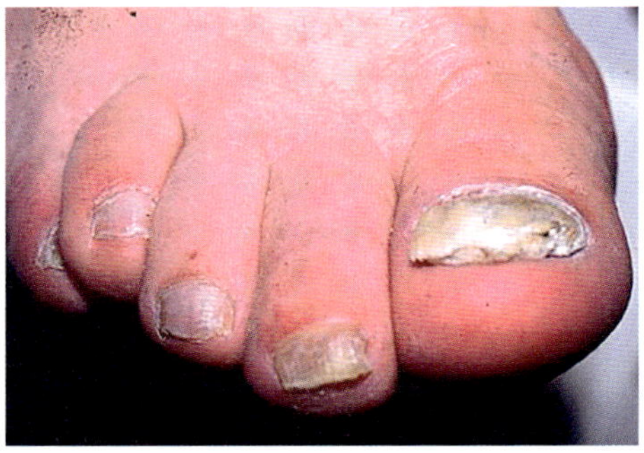

Abb. 7.13 Nagelmykose der Zehennägel. [F664]

7.5.6 Virusinfektionen der Haut

Viren (➤ 13.10) verursachen zum einen Infektionen der Haut selbst (etwa Warzen). Zum anderen treten Hauterscheinungen bei vielen Allgemeininfektionen auf, bei der Erstinfektion und/oder bei Virusreaktivierung. Beispiele hierfür sind Herpesinfektionen (➤ 13.10.3), Gürtelrose (➤ 13.10.3), viele Kinderkrankheiten wie z. B. Windpocken (➤ Abb. 13.29), aber auch die HIV-Infektion (➤ 13.10.7) oder COVID-19 (➤ 13.10.2).

Warzen *(Verrucae)* werden vor allem durch **Papillomaviren** (**h***umane* **P***apilloma***v***iren, HPV*) hervorgerufen. Man unterscheidet je nach Lokalisation und Virustyp:

- **„Gemeine" Warzen** *(Verrucae vulgares)*, harte, gutartige Hautauswüchse mit zerklüfteter Oberfläche, die vor allem Hände und Füße befallen. Sie werden durch Kontakt (auch Kratzen) übertragen und betreffen sehr häufig Kinder und Jugendliche mit einem Erkrankungsgipfel zwischen dem 10. und 15. Lebensjahr. Sie haben eine hohe Spontanheilungsrate
- **Plantarwarzen** *(Verrucae plantares)*, Sonderformen der „gemeinen" Warzen auf der Fußsohle, wo sie durch den gewichtsbedingten Druck wie ein Dorn in die Tiefe wachsen und erheblich schmerzen können (➤ Abb. 7.14)
- **Flachwarzen** *(Verrucae planae juveniles)*, ebenfalls häufig bei Kindern. Die leicht geröteteten und von einer dünnen Hornschicht bedeckten Warzen stehen fast immer in Gruppen, meist im Gesicht oder an den Händen
- **Feigwarzen** *(Condylomata acuminata)* der After- bzw. Geschlechtsgegend, wo sie durch Feuchtigkeit und kleine Hautrisse ideale Wachstumsbedingungen finden. Sie werden durch Geschlechtsverkehr übertragen (HPV-Typ 6 und 11) oder gehen während der Geburt auf das Kind über.

Einige HPV-Typen haben ein hohes *onkogenes (krebserzeugendes) Potenzial* und sind vor allem bei der Entstehung von Gebärmutterhalskrebs (*Zervixkarzinom*, HPV Typ 16, 18, ➤ 20.3.4, ➤ 20.5.6) sowie Plattenepithelkarzinomen von Mund, Rachen, Genitoanalregion und möglicherweise übriger Haut von Bedeutung. Eine HPV-Impfung aller Jugendlichen vor dem ersten Geschlechtsverkehr wird empfohlen (➤ 13.8.2).

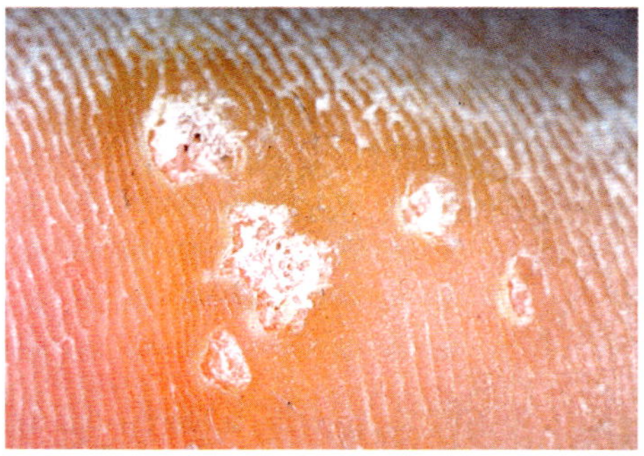

Abb. 7.14 Plantarwarzen. Die nach außen flachen Warzen unterbrechen optisch die Fußsohlenfurchung. [M123]

7.5.7 Krankhafter Haarausfall

Durch Erkrankungen, Medikamente (v. a. *Zytostatika* ➤ 3.7.6), Bestrahlungen, Stress, höheres Alter, hormonelle und genetische Einflüsse kann es zum *verstärkten Haarausfall* **(Effluvium)** bis zur vorübergehenden oder bleibenden *Haarlosigkeit* **(Alopezie)** kommen. Zugrunde liegen z. B. eine Zerstörung des Haarschafts oder Veränderungen im Haarzyklus. Beispielsweise führt eine Verlängerung der Ruhephase im Haarwachstum *während* der Schwangerschaft zu scheinbar stärkerem Haarausfall *nach* der Schwangerschaft.

Fast physiologisch ist die chronische **androgenetische Alopezie**, die bei ca. 45 % der Männer auftritt. Sie beginnt an den Schläfen mit *Geheimratsecken* und kann bis zum völligen Haarverlust fortschreiten. Begünstigend wirken das männliche Sexualhormon *Testosteron* (➤ 20.2.3) und eine genetisch bedingte Veranlagung. Bei Frauen ist diese Alopezieform viel seltener. Man unterscheidet bei ihnen zwei Formen, den *männlichen Typ* mit Geheimratsecken und den *weiblichen Typ* mit diffusem Haarausfall im Scheitelbereich.

Die Therapiemöglichkeiten sind sehr begrenzt. Minoxidil, ein Medikament gegen Bluthochdruck (➤ 15.4.1), hat bei permanenter lokaler Anwendung als Schaum oder Lösung einen gewissen Erfolg. Als Wirkungsmechanismus wird eine Gefäßweitstellung in der Kopfhaut vermutet. Auch Finasterid, als Antiandrogen gegen gutartige Prostatahyperplasie (➤ 20.2.7) eingesetzt, wird als Haarwuchsmittel bei Männern genutzt. Ernste Nebenwirkungen wie Libidoverlust, Impotenz, Depressionen machen den Einsatz angesichts der kosmetischen Indikation sehr fraglich.

7.5.8 Bösartige Hauttumoren

Wie aus allen sich teilenden Zellen können sich auch aus den Zellen der Haut bösartige Tumoren entwickeln.

Das **Basalzellkarzinom** *(Basaliom)* geht von der Basalzellschicht aus. Es entwickelt sich überwiegend auf den „Sonnenterrassen" des Gesichts, beginnend oft als Verhärtung mit sichtbaren Gefäßen. Das Basalzellkarzinom bildet zwar keine Metastasen (*semimaligne* oder *halb-bösartig*), kann aber unbehandelt zu erheblichen Gewebezerstörungen führen.

Das *spinozelluläre* oder **Plattenepithelkarzinom der Haut** leitet sich von Zellen der Stachelzellschicht ab. Die Tumoren sehen unterschiedlich aus und entwickeln sich ebenfalls auf sonnenbeschienen Arealen, oft über die geröteten und schuppenden **aktinischen Keratosen** als Vorstufen. Metastasen bilden sich meist erst spät. Basal- und Plattenepithelkarzinome werden auch *nicht-melanotischer* oder *weißer Hautkrebs* genannt.

Klinisch bösartigster Hauttumor ist das **maligne Melanom,** auch als *schwarzer Hautkrebs* bezeichnet (➤ Abb. 7.15). Es besteht aus entarteten Melanozyten und metastasiert verhältnismäßig rasch. Folgende fünf Kriterien helfen, das Melanom vom harmlosen Leberfleck zu unterscheiden **(ABCDE-Regel):**

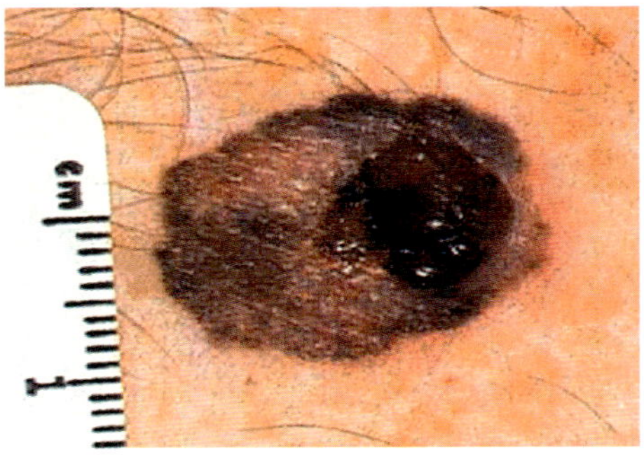

Abb. 7.15 Malignes Melanom mit typisch unregelmäßiger Form, unscharfen Rändern und verschiedenen Farbtönen. [J794–002]

- **A***symmetrie:* unregelmäßige, nicht runde Form
- **B***egrenzung:* ausgefranste, unscharfe Ränder
- **C***olor (Farbe):* ungleichmäßig, verschiedenfarbig, fleckig
- **D***urchmesser:* 5 mm oder mehr
- **E***rhabenheit/Entwicklung:* in kurzer Zeit aus flachem Fleck entstanden.

Die Behandlung ist überwiegend operativ. Beim nicht-melanotischen Hautkrebs kommen auch andere Lokaltherapien in Betracht, unter anderem mit dem Immunmodulator Imiquimod als Creme (z. B. Aldara®). Frühzeitige Behandlung ist insbesondere beim malignen Melanom lebensentscheidend!

Die Zahl der Neuerkrankungen an bösartigen Hauttumoren steigt stetig. Mit mehr als 23.000 Neuerkrankungen jährlich macht das maligne Melanom derzeit knapp 5 % aller Krebsneuerkrankungen in Deutschland aus. Hinzu kommen rund 230.000 nicht-melanotische Hautkrebse (75% Basalzell-, 25% Plattenepithelkarzinome) und geschätzte 1,7 Millionen Fälle von aktinischen Keratosen.

Das Ansteigen hat zunächst mit verbesserter Diagnostik zu tun, denn seit 2008 haben über 35-Jährige in Deutschland Anspruch alle zwei Jahre Anspruch auf eine fachärztliche Hautuntersuchung.

Der zweite Grund ist ein geändertes Freizeitverhalten mit häufigerer Sonnenexposition in südlichen Ländern, großer Höhe und am Meer. Übermäßige Sonnenexposition *(UV-Strahlen)* ist der Hauptrisikofaktor für das Entstehen bösartiger Hauttumoren.

Janusköpfige Sonne (G)

Wir lieben die Sonne, und die Sonne ist auch für unseren Körper nützlich. Das lebensnotwendige Vitamin-D-Hormon wird aus Vorstufen und Sonnenlicht, genauer gesagt aus dem UVB-Anteil des Sonnenlichtes, in der Haut synthetisiert (➤ 11.4.3). Dabei reichen aber beim häufigen Hauttyp 3 (Mischtyp) täglich 15–30 Minuten Sonne auf Gesicht, Arme und Beine. Sonnen-

schein steigert unser Wohlbefinden, Licht wird therapeutisch bei Depressionen eingesetzt. Gebräunte Haut wird mit Gesundsein assoziiert, und dafür legen sich Menschen Jahr für Jahr bis zum *Sonnenbrand*, einer Verbrennung der Haut ersten Grades, in die Sonne, sehr zum Schaden ihres Körpers. Die obersten Hautschichten werden geschädigt und abgestoßen. Im besten Fall entstehen nur Falten. Tiefer eindringende UV-Strahlen zersetzen das Stützgerüst und die elastischen Bestandteile der Lederhaut, die Haut altert vorzeitig. Die UV-Strahlen können außerdem das Erbgut in den Hautzellen schädigen und zur malignen Entartung und damit zu bösartigen Hauttumoren führen.
Konsequenter Sonnenschutz durch Kleidung, Aufenthalt im Schatten und Auftragen von Sonnenschutzmitteln mit hohem Lichtschutzfaktor (mindestens > 15) ist ein Muss bei (längerem) Aufenthalt im Freien. Das gilt besonders für Kleinkinder, die *niemals* einen Sonnenbrand erleiden dürfen. Die Haut vergisst nicht!

7.5.9 Dekubitus

Durch länger dauernden Druck auf die Haut drohen über eine Kompression der hautversorgenden Gefäße Durchblutungsstörungen. Folge ist eine Mangelversorgung der Haut mit Sauerstoff, die zunächst zu einer Rötung führt. Später stirbt die Haut ab, und es bilden sich Hautdefekte, die bis auf Muskeln und Knochen hinunterreichen können **(Dekubitus).**
Dekubitusgefährdet sind vor allem bettlägerige Patienten mit geringer Beweglichkeit. Besonders betroffen sind die Körperregionen, an denen die Haut dem Knochen direkt aufliegt, z. B. Kreuzbein und Ferse (➤ Abb. 7.16).

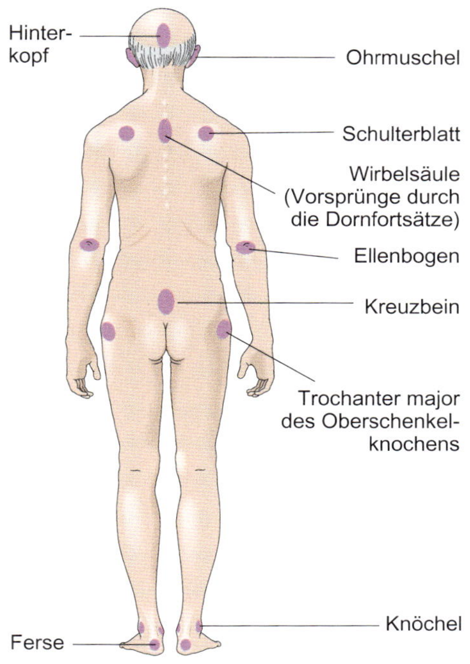

Abb. 7.16 Besonders dekubitusgefährdete Körperregionen.

Dekubitusprophylaxe (P)
Zur Vorbeugung eines Dekubitus lagern die Pflegenden jeden bettlägerigen Patienten regelmäßig um. Die Lagerungsintervalle sind für jeden Patienten individuell zu bestimmen. Wichtig sind außerdem druckreduzierende Lagerung, z. B. auf Spezialmatratzen, sorgfältige Körperpflege, regelmäßige Begutachtung der Haut und durchblutungsfördernde Maßnahmen, vor allem Physiotherapie.

7.6 Therapieprinzipien bei Hauterkrankungen

Viele Hauterkrankungen können durch **Lokaltherapie** behandelt werden, also äußere (externe) Anwendung von Medikamenten (**Lokaltherapeutika** oder *Externa* genannt). Hierdurch kann oft eine hohe Wirkstoffkonzentration am Erkrankungsherd bei gleichzeitig geringer Nebenwirkungsrate am übrigen Körper erreicht werden. Voraussetzung ist allerdings, dass die Medikamente in die erkrankte Haut eindringen können. Seltener sind **systemische Therapien** durch Tabletten oder Spritzen erforderlich.
Lokaltherapeutika bestehen meist aus drei Anteilen: dem *Grundstoff*, dem *Wirkstoff* (eigentliches Medikament) und *Zusatzstoffen.*

Grundstoffe

Der **Grundstoff** dient als Träger und Verdünnungssubstanz für den Wirkstoff. Seine Zusammensetzung hat entscheidenden Einfluss auf die Eindringtiefe und damit die Wirksamkeit. Außerdem pflegt der Grundstoff die Haut und wird deshalb auf die individuelle Hautbeschaffenheit abgestimmt:

- *Fettige Grundstoffe*, z. B. Vaseline, glätten in Form einer **Fettsalbe** raue, spröde Haut und sind zur Behandlung von schuppenden Hauterkrankungen und zum Einbringen von tiefenwirksamen Substanzen sinnvoll. Allerdings behindern sie die Verdunstung und Wärmeabgabe der Haut, ein Anstau von Schweiß und Sekreten ist möglich
- *Flüssige Grundstoffe*, z. B. Wasser oder Alkohol, kühlen, hemmen Entzündungen und mindern Juckreiz. Sie trocknen aber bei häufigem Gebrauch die Haut stark aus. Bei wässrigem Grundstoff spricht man von einer **Lösung**, bei alkoholischem von einer **Tinktur**
- *Feste Grundstoffe*, z. B. Zinkoxid oder Talkum, saugen als **Puder** Sekrete von der Hautoberfläche auf und wirken dadurch austrocknend. Ungeeignet sind Puder bei sehr trockener Haut und bei stark nässenden Hauterkrankungen, weil die Puderteilchen mit Schweiß und Sekret Klumpen bilden, die dann die Haut zusätzlich reizen.

Um eine an den Hauttyp optimal angepasste Salbengrundlage zu erhalten, werden die Grundstoffe häufig kombiniert:

- Eine **Schüttelmixtur** *(Lotio)* ist eine Mischung aus Puder und Flüssigkeit. Nach dem Auftragen verdunstet der flüssige Anteil, während der Puder auf der Haut haften bleibt. Die Schüttelmixtur wirkt also in etwa wie Puder, lässt sich aber gleichmäßiger verteilen
- Die **Paste** ist ein Gemisch aus Puder und fettigem Grundstoff. Je nach relativem Puderanteil gibt es harte Pasten, die stark austrocknend wirken, und weiche, mehr fettende Pasten (z. B. „weiche Zinkpaste"), die die Haut abdecken, schützen und pflegen
- **Lotion, Creme** und **Salbe** sind Mischungen aus fetten und wässrigen Grundstoffen, wobei die Lotion den höchsten Wasseranteil und die Salbe den höchsten Fettanteil besitzt. Die Creme nimmt eine Mittelstellung ein. Je höher der Flüssigkeitsanteil ist, desto stärker wirkt der Grundstoff austrocknend. So empfiehlt es sich bei trockener Haut eher eine Creme oder Salbe, bei fettiger Haut dagegen eine Lotion.

Wirkstoffe

Wirkstoffe werden je nach Hauterkrankung den Grundstoffen zugesetzt. Beispiele sind *Antibiotika* bei bakteriellen Infektionen, *Antimykotika* bei Pilzinfektionen, *Virostatika* bei viralen Infektionen, *Antipruriginosa* (juckreizstillende Medikamente) bei Juckreiz, *Glukokortikoide* zur Unterdrückung unerwünschter Immunreaktionen (➤ 13.6.3) und *Keratolytika* (Hornhautlöser) gegen übermäßige Hornhautbildung.

Zusatzstoffe

Zusatzstoffe sind Hilfsstoffe. *Emulgatoren* verbessern die Vermischung (Emulgation) fetter und flüssiger Anteile, *Stabilisatoren* halten die Substanzen dauerhaft zusammen und *Konservierungsstoffe* verlängern die Haltbarkeit insbesondere von fettigen Grundstoffen. *Geruchsstoffe* sorgen für einen angenehmen Geruch des Präparats.

7

Aktuelles & Spezielles

7.7 Die Haut – ein Organ mit immer neuen Facetten

In der Einführung zu diesem Kapitel wurde bereits dargestellt, welche zahlreichen Fähigkeiten und Aufgaben unsere Haut hat, um unsere „Innenwelt" von der „Außenwelt" zu trennen und zu schützen. Je mehr bildgebende, biochemische und physiologische Messverfahren Einblicke in dieses Organ gestatten, umso größer wird die Erkenntnis, dass die Haut nicht nur eine bloße Hülle unseres Körpers ist, sondern ein eigenständiges, hoch kompliziertes Organ.

Sehen mit der Haut?

Es ist erwiesen, dass die Pigmentzellen der Epidermis, die Melanozyten, das Fotopigment Rhodopsin besitzen, das Lichtreize in eine chemische Reaktion umsetzt. Rhodopsin ist als Fotopigment der lichtempfindlichen Stäbchen der Retina (➤ 9.6.2) bekannt, die für das Dämmerungsehen verantwortlich sind. In der Haut reagiert Rhodopsin innerhalb von Sekunden auf helles Sonnenlicht (UV-Strahlen) und setzt die Bildung von Melanin in Gang, das die Hautzellen vor der Zerstörung durch die UV-Strahlung schützen soll. Dies führt zur Hautbräune, die aber bei übermäßiger Sonnenexposition nicht ausreicht, die Entstehung bösartiger Hauttumoren und der vorzeitigen Hautalterung (➤ 7.5.8) zu verhindern.

Atmen mit der Haut?

Die oberste Hautschicht, die Oberhaut oder Epidermis, ist ohne eigene Blutversorgung. Bis vor wenigen Jahren bestand die Ansicht, dass der notwendige Sauerstoff für die Oberhautzellen aus den Kapillarschlingen stammt, die zapfenartig mit der Lederhaut in die Oberhaut ragen (➤ Abb. 7.1). Neuere Forschungsergebnisse haben aber ergeben, dass Sauerstoff durch Diffusion aus der Umgebungsluft bis in die obersten Lederhautzellen gelangt und Kohlendioxid umgekehrt zurück in die Luft – die Haut atmet also! Für die Sauerstoffversorgung des gesamten Körpers ist dieser Anteil aber bedeutungslos, 99% unseres Sauerstoffbedarfs werden über die Lungen gedeckt. Tiere allerdings, deren Körperoberfläche groß im Verhältnis zum Körperinneren ist und die im feuchten Milieu leben (was die Hautdurchlässigkeit erhöht), können durch Hautatmung vollständig, wie der Regenwurm, oder zum großen Teil, wie einige Amphibien, ihren O_2-Bedarf decken.

Der Tastsinn der Haut – unser größtes Sinnesorgan?

Ja, ohne Frage, nicht nur, wenn wir bedenken, dass sich der Tastsinn auf einer Fläche von nahezu zwei Quadratmetern Haut und Schleimhäuten ausbreitet, sondern auch, welche Vielfalt an Wahrnehmungen erspürt und welch kleinste Strukturen ertastet werden können. Ohne Tastsinn ist kein Existieren denkbar, wie es bei den anderen vier Sinnen, Sehen, Hören, Riechen, Schmecken möglich ist. Kein Säugling wird ohne Tastsinn geboren. Die Entwicklung des Tastsinns beginnt sehr früh in der der vorgeburtlichen Entwicklung und schafft durch die Aufnahme von Reizen mit Sensoren, Weiterleitung der Informationen über afferente Nervenfasern zum Spinalganglion und weiter über aufsteigende Bahnen im Rückenmark (➤ 8.4) zu den sensorischen Rindenfeldern der Großhirnrinde die Basis für die Entwicklung der anderen Sinne.
Tastsinn ist ein Sammelbegriff für verschiedene Wahrnehmungsqualitäten von Haut- und Schleimhäuten:

- **Taktile Wahrnehmung** = passives Wahrnehmen von Berührungen
- **Haptische Wahrnehmung** = aktives Erfühlen, Ertasten eines Objektes

Als **Haptik** wird die Lehre vom Tastsinn bezeichnet, sprachlich angelehnt an Optik (Sehen) oder Akustik (Hören).
In den drei Hautschichten Oberhaut, Lederhaut und Unterhaut finden sich freie Nervenendigungen und Sensoren, die spezifisch auf Reize reagieren und Druck, Berührung, Dehnung, Vibration, Kälte, Wärme, Schmerz oder Juckreiz registrieren. Es sind dies Merkel-Zellen (Druck), Merkel-Tastscheiben (Druck), Ruffini-Körperchen (Druckänderung, Dehnung, Temperatur), Vater-Pacini-Lamellen-Körperchen (Vibration) und freie Nervenendigungen (Druck, Temperatur, Schmerz, Juckreiz, ➤ 7.2, ➤ 7.3, ➤ 9.2). Ihnen wird in neuerer Zeit die Vermittlung einzelner spezifischer Reize abgesprochen. Wahrscheinlicher ist, dass die Summe aller Sensor-Anregungen an die Gehirnstrukturen weitergeleitet wird, anders ist das sehr genaue Empfinden von Art, Ausmaß und Lokalisation eines Reizes nicht vorstellbar. Dazu trägt auch die fast unvorstellbar große Zahl der Sensoren bei: Beispielsweise wird die Zahl der Nervenfasern um Haarfollikel auf etwa 250 Millionen geschätzt (ca. 50 um jedes der etwa 5 Millionen Körperhaare), die der Hautsensoren auf etwa 300–800 Millionen, und die Zahl der freien Nervenendigungen soll sogar im Billionenbereich liegen! Die größte Sensordichte findet man in der unbehaarten Haut, in Fingerspitzen, Zunge und Lippen.
Die haptische Wahrnehmungsfähigkeit ist durch Training zu steigern, wie die Ergebnisse des Haptik-Forschungslabors der Universität Leipzig zeigen. Während der Untrainierte Rillen auf einer Oberfläche im Abstand von 1/10 mm ertasten kann, schafft es der Trainierte, einen Rillenabstand von 1/20 mm zu erkennen. Die Fähigkeit von Blinden, die *Blindenschrift* (*Brailleschrift* ➤ Abb. 7.17) zu erlernen und zu beherrschen, ist ein gutes Alltagsbeispiel für diese großartige Fähigkeit.
Auch die biophysikalischen Grundlagen der taktilen Wahrnehmung, des rein passiven Empfindens, werden zunehmend wissenschaftlich klarer. Berührungen, Streicheln, Umarmungen oder Massagen aktivieren Unmengen von Sensoren in der Haut. Das löst einen Endorphinschub (Endorphine ➤ 8.2.4) im Gehirn und die Ausschüttung des „Kuschelhormons" Oxytocin (➤ 11.2.1) aus. Stressbedingte hohe Kortisolwerte (➤ 11.5.6) werden reduziert. Das erklärt so den großen Stellenwert, den Berührungen für uns Menschen haben.

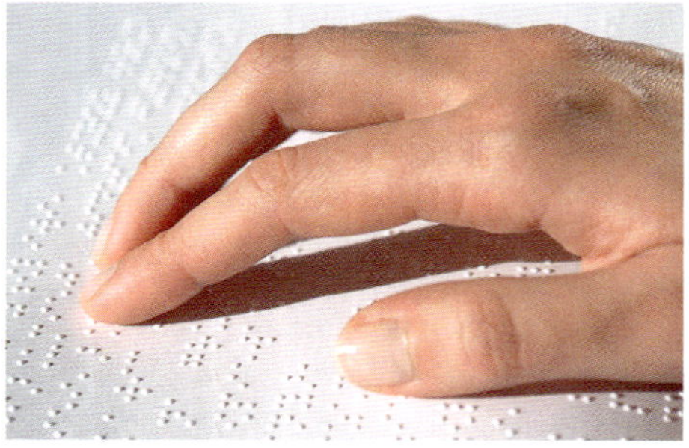

Abb. 7.17 Kaum fassbar – das Wahrnehmungsvermögen über die Haut. Blinde können durch Ertasten der nur ca. 0,5 mm hohen und 2,3 mm voneinander entfernten Punkte der Blindenschrift ganze Bücher lesen. [J787]

8 Nervensystem

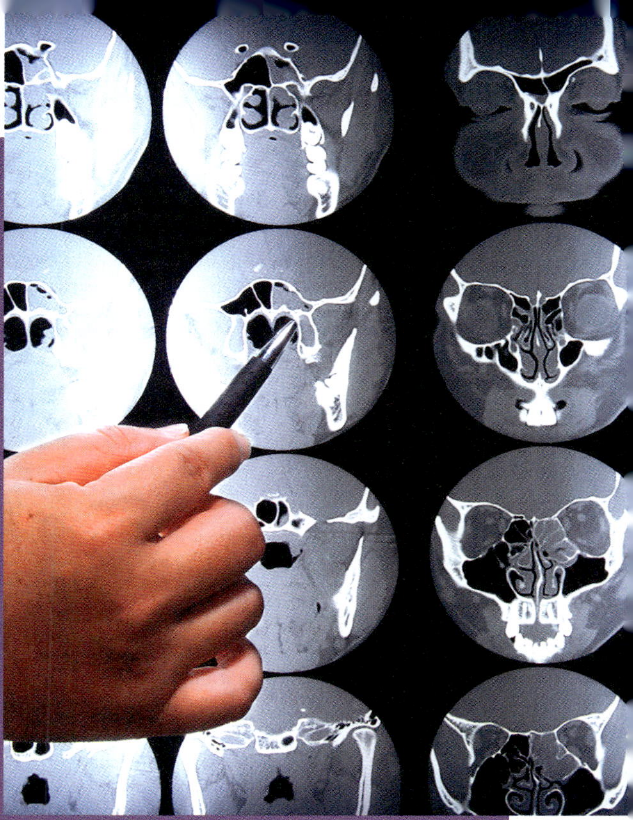

Die Gesamtheit der Nervengewebe des Menschen wird als **Nervensystem** bezeichnet. Das Nervensystem dient der Erfassung, Verarbeitung, Speicherung und Aussendung von *Informationen.* In Zusammenarbeit mit dem Hormonsystem werden dadurch die Leistungen aller Organsysteme gesteuert und der Gesamtorganismus den sich ständig ändernden Anforderungen der Außenwelt angepasst.
Mit spezialisierten Messfühlern *(Sensoren)* nimmt das Nervensystem Veränderungen im Bereich des Körpers und in der Außenwelt auf; es übermittelt sie über **afferente** *(hinführende)* **Nervenfasern** an übergeordnete Zentren, verarbeitet sie dort und antwortet über **efferente** *(wegführende)* **Nervenfasern** mit entsprechenden Reaktionen. Grundelemente dieser Informationsübertragung und -verarbeitung sind die *Nervenzellen* oder **Neurone.**

Details zu Nervenzellen und -gewebe ➤ 4.5

8.1 Funktion des Neurons

8.1.1 Grundelement der Informationsverarbeitung

Die Fähigkeit von Neuronen, Informationen in Form von elektrischen Signalen aufzunehmen, zu verarbeiten und weiterzuleiten, beruht auf elektrischen und biochemischen Vorgängen. An jedem Neuron gibt es eine Empfangs- oder *Eingangsseite* und eine Sende- oder *Ausgangsseite.* Dendriten und Zellkörper gehören zur Empfangsseite des Neurons. Hier entstehen elektrische Signale, die von Sensoren, z. B. der Haut, erzeugt werden und/oder von anderen Nervenzellen übertragen werden, welche über spezielle Kontaktstellen, die **Synapsen** (➤ 4.5.1, ➤ 8.2.1), Verbindungen herstellen. Die Synapsen beeinflussen das **Membranpotenzial** (das *elektrische Potenzial)* des nachgeschalteten Neurons. Das ist die elektrische Spannung, die man zwischen dem Inneren der Nervenzelle und einem geerdeten Punkt außerhalb der Zelle messen kann. Das Membranpotenzial kann fein abgestuft verschiedene Werte annehmen, so wie der Wasserstand eines Sees. Die Höhe (Amplitude) dieses Potenzials verändert sich nun je nach Anzahl und Stärke der über die Synapsen einlaufenden Impulse, hängt also ab vom Informationszufluss durch andere Zellen. Diese „Übersetzung" einer Reizstärke in eine ganz bestimmte Potenzialhöhe wird **Amplitudenmodulation** genannt.
Überschreitet das Potenzial am Zellkörper eine bestimmte Schwelle („tritt das Wasser des Sees über die Ufer"), dann wird an der Ausgangsseite des Neurons, dem **Axonhügel,** *schlagartig* ein **Aktionspotenzial** ausgelöst. Aktionspotenziale entstehen nach dem *Alles-oder-Nichts-Prinzip* und sind mit kurzen elektrischen Impulsen vergleichbar. Die Information auf der Ausgangsseite des Neurons ähnelt deswegen der digitalen Technik z. B. in Computern. Auch dort gibt es nur zwei Schaltzustände (ein oder aus = alles oder nichts). Entsprechend der Höhe der Reizstärke an der Eingangsseite entsteht an der Ausgangsseite des Neurons eine bestimmte *Anzahl* von Aktionspotenzialen pro Zeit, d. h. die Stärke des Reizes wird, sofern sie die Schwellenreizstärke übersteigt, durch die aufnehmende Nervenzelle in eine bestimmte Aktionspotenzialfrequenz übersetzt, man spricht von **Frequenzmodulation.**
Aktionspotenziale breiten sich automatisch über das Axon eines Neurons aus („das Wasser fließt aus dem See ab"). Wenn das Aktionspotenzial an den Synapsen der axonalen Endknöpfchen (➤ 8.2.1) angelangt ist, dann aktiviert die Synapse die Eingangsseite des nächsten Neurons.

Der Grund für diese umständliche Umformung von der fein abgestuften Signalform in die digitale Ein- oder Aus-Signalform in jedem Neuron liegt in den unterschiedlichen Aufgaben, die den beiden Zellabschnitten zukommen: Die Eingangsseite muss meist viele eingehende Signale zusammenführen (integrieren ➤ Abb. 8.1, ➤ Abb. 8.10) und verarbeiten; dazu eignen sich fein abstufbare Signale am besten.
Die Aufgabe der Ausgangsseite hingegen ist es, die Signale zum Teil über sehr weite Strecken zu übertragen. Dazu eignen sich „primitive" Ein- oder Aus-Signale, wie die Aktionspotenziale, sehr gut, weil diese Art der Information über weite Entfernung sicher übermittelt werden kann.

8.1.2 Ruhepotenzial

Damit ein Neuron Informationen in elektrische Impulse übersetzen kann, braucht es mindestens zwei verschiedene Zustände: einen Ruhezustand („Aus") und einen Aktionszustand („Ein").
Dem Ruhezustand entspricht bei der Nervenzelle das **Ruhepotenzial.** Auch in Ruhe besteht nämlich über der Zellmembran jeder lebenden Zelle eine Spannung (Potenzialdifferenz). Dieses Membranpotenzial in Ruhe beträgt bei Neuronen etwa 70 mV (Millivolt; Volt = Einheit der Spannung; handelsübliche Batterie = 1,5 V = 1.500 mV), wobei das Zellinnere gegenüber dem Extrazellulärraum negativ geladen ist (man schreibt deshalb –70 mV, ➤ Abb. 8.2). Dieses Membranpotenzial wird durch unterschiedliche Ionenkonzentrationen innerhalb und außerhalb der Zelle letztlich durch die **Natrium-Kalium-Pumpe** (➤ 2.7.9), aufrechterhalten.

Dieses membranäre Carrier-Protein schafft in einem Pumpzyklus drei Natrium-Ionen (Na^+) aus der Zelle heraus und im Gegenzug zwei Kalium-Ionen (K^+) in die Zelle hinein, sodass schließlich in der Zelle eine etwa 40-fach höhere Kaliumkonzentration herrscht als außerhalb, wohingegen die Natriumkonzentration extrazellulär 12-mal höher ist als intrazellulär. Durch diese Konzentrationsunterschiede entstehen *Diffusionskräfte* (➤ 2.7.4), die z. B. Kalium-Ionen durch die Zellmembran nach außen und Natrium-Ionen ins Zellinnere hinein treiben, soweit die Zellmembran für die genannten Ionen durchlässig ist.

Neurone sind für Ionen viel durchlässiger als andere Zellarten. Dabei sind sie im Ruhezustand etwa 25-mal durchlässiger für Kalium- als für Natrium-Ionen. Für negativ geladene Phosphat-Ionen und Eiweiße im Zellinneren ist die Neuronenmembran *nicht* durchlässig, allerdings besteht eine geringe Durchlässigkeit für die negativen Chlorid-Ionen.
Die vergleichsweise hohe Durchlässigkeit *(Permeabilität)* für Kalium-Ionen lässt infolge der Diffusionskraft positiv geladene Kalium-Ionen durch die Zellmembran nach außen strömen, sodass sich dort positive Ladungen anhäufen. Im Zellinneren dagegen entsteht ein Mangel an positiven Teilchen, sodass dort die negative Ladung überwiegt. Negativ geladene Teilchen verlassen die Zelle nicht, da sie entweder nicht membrangängig sind oder, wie im Falle der Chlorid-Ionen, die Konzentration intrazellulär kleiner ist als extrazellulär.
Der Ausstrom von Kalium-Ionen im Ruhezustand begrenzt sich allerdings selbst: Der zunehmende negative Ladungsüberschuss an der Zellmembran-Innenseite wirkt schließlich einem weiteren Ausstrom von Kalium-Ionen (Kaliumdiffusion) entgegen, da die Anziehungskraft zwischen den extrazellulären positiven und den intrazellulären negativen Ladungen mit steigendem elektrischem Ungleichgewicht zunimmt und so der Kaliumausstrom immer stärker gehemmt wird. Schließlich stellt sich ein Gleichgewichtszustand zwischen Diffusionskraft und elektrischer Anziehungskraft ein, das *Gleichgewichts-* oder *Ruhepotenzial* (➤ Abb. 8.2).

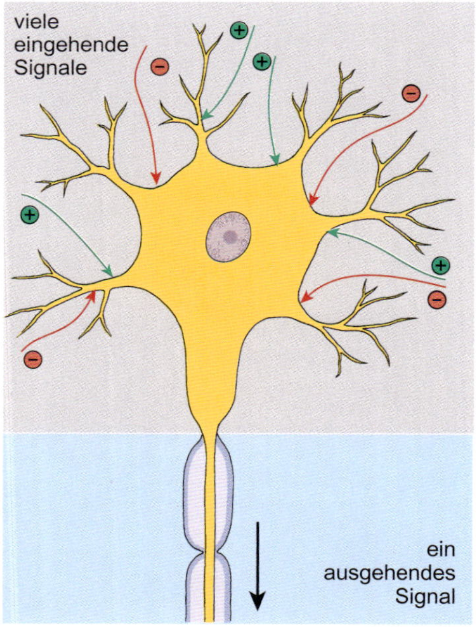

Abb. 8.1 Integrative Funktion eines Neurons in der Schemazeichnung. Ein Neuron erhält typischerweise viele Signale von anderen Neuronen und setzt diese in ein Ausgangssignal um.

Ruhepotenzial W
Das Ruhepotenzial ist vor allem ein **Kaliumdiffusionspotenzial.** Es beträgt bei Neuronen etwa –70 mV.

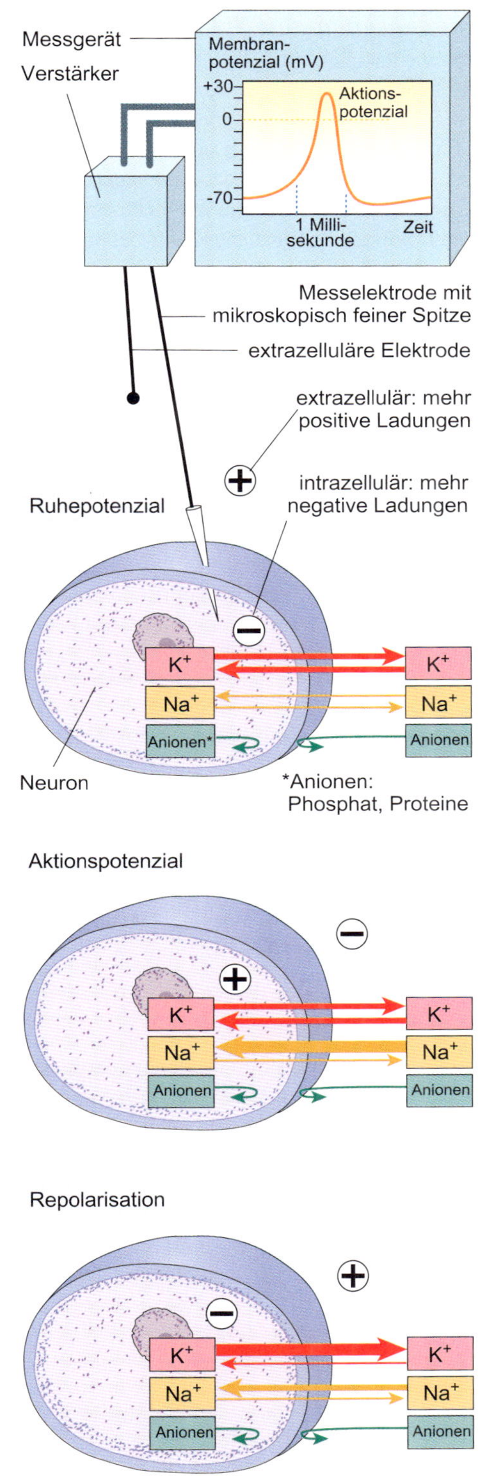

Abb. 8.2 Ruhepotenzial eines Neurons und Ladungsverschiebung im Verlauf eines Aktionspotenzials. Während des Ruhepotenzials ist das Zellinnere negativ gegenüber dem Außenraum geladen. Das Ruhepotenzial ist vorwiegend ein Kaliumdiffusionspotenzial. Durch Öffnung von (spannungsaktivierbaren) Natriumkanälen strömt schnell Na^+ in die Zelle hinein, führt zur Ladungsumkehr und Bildung eines Aktionspotenzials. Am Höhepunkt dieser Ladungsumkehr nimmt die Membranleitfähigkeit für Na^+ plötzlich wieder ab. Gleichzeitig kommt es zu einem verstärkten Kaliumausstrom: Die Ladungsverhältnisse kehren wieder zur Ausgangssituation zurück (Repolarisation).

8.1.3 Generatorpotenzial

Werden die Synapsen auf den Dendriten und dem Zellkörper aktiv, dann ändern sie das Membranpotenzial des Empfängerneurons. Manche Synapsen lassen das Ruhepotenzial ansteigen (man spricht von **Depolarisation** ➤ Abb. 8.3), andere senken es weiter ab **(Hyperpolarisation).** Die meisten Neuronen haben beide Synapsentypen auf ihren Dendriten, und fast immer werden beide mehr oder weniger gleichzeitig aktiviert. Nur wenn der Effekt überwiegend in Richtung Depolarisation geht, kann ein Aktionspotenzial ausgelöst werden. Solange das Nettomembranpotenzial noch nicht den Schwellenwert erreicht hat, spricht man vom **Generatorpotenzial.**

8.1.4 Aktionspotenzial

Neben dem Ruhemembranpotenzial als Ruhezustand („Aus") stellt das **Aktionspotenzial** den zweiten Schaltzustand („Ein") der Nervenzelle dar. Es kommt folgendermaßen zustande:

In die Membran von Axonhügel und Axon sind spezielle spannungsaktivierbare **Natrium-Ionenkanäle** eingelagert, die bei Erreichen eines bestimmten Membranpotenzials für die Natrium-Ionen schlagartig durchlässig werden (➤ Abb. 8.4).

Depolarisation

Wenn der Axonhügel depolarisiert wird, öffnen sich diese Natrium-Ionenkanäle für eine sehr kurze Zeit, und die vorher nur sehr geringe Leitfähigkeit der Nervenzellmembran für Na^+-Ionen nimmt explosionsartig um mehr als das Hundertfache zu. Aufgrund des Konzentrationsgefälles (im Zellinneren ist die Natriumkonzentration kleiner als extrazellulär) und der negativen Ladung im Zellinneren setzt sofort ein starker **Na^+-Einstrom** in die Zelle ein (➤ Abb. 8.2). Die Ladungsverhältnisse kehren sich hierdurch um, kurzzeitig überwiegt an der *Innenseite* der Membran die *positive* Ladung,

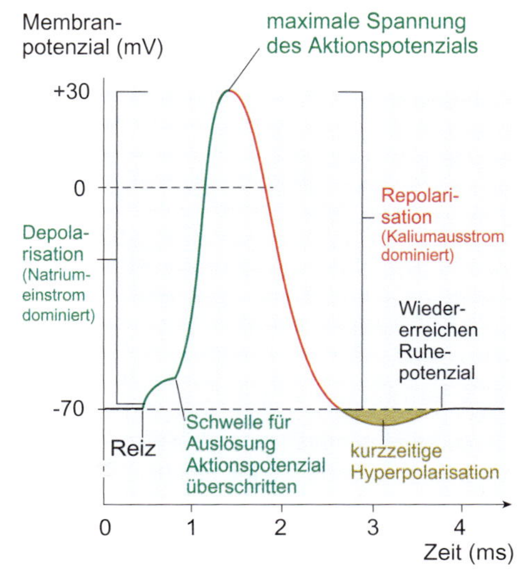

Abb. 8.3 Zeitlicher Ablauf des Aktionspotenzials.

die Spannung beträgt +30 mV. Damit ist das Aktionspotenzial entstanden (➤ Abb. 8.3). Es kann über das Axon an andere Zellen weitergeleitet werden, jedoch nicht zurücklaufen, da Zellkörper und Dendriten kaum oder keine Na^+-Ionenkanäle enthalten. Diese *Ventilfunktion* ist sehr wichtig für die neuronale Informationsverarbeitung.

Repolarisation

Damit sich nach einer solchen Signalgebung der Ruhezustand rasch wieder einstellen kann, nimmt die Leitfähigkeit der Zellmembran für Na^+-Ionen am Höhepunkt einer Depolarisation rasch wieder ab, und die Leitfähigkeit für K^+-Ionen steigt für kurze Zeit sehr stark an. Der Na^+-Einstrom in die Zelle wird dadurch gestoppt, und K^+-Ionen strömen aus der Zelle (➤ Abb. 8.2). Durch diesen *verminderten Einstrom* von Natrium bei gleichzeitig *verstärktem Ausstrom* von Kalium überwiegt an der Innenseite der Membran bereits nach ca. 1 ms

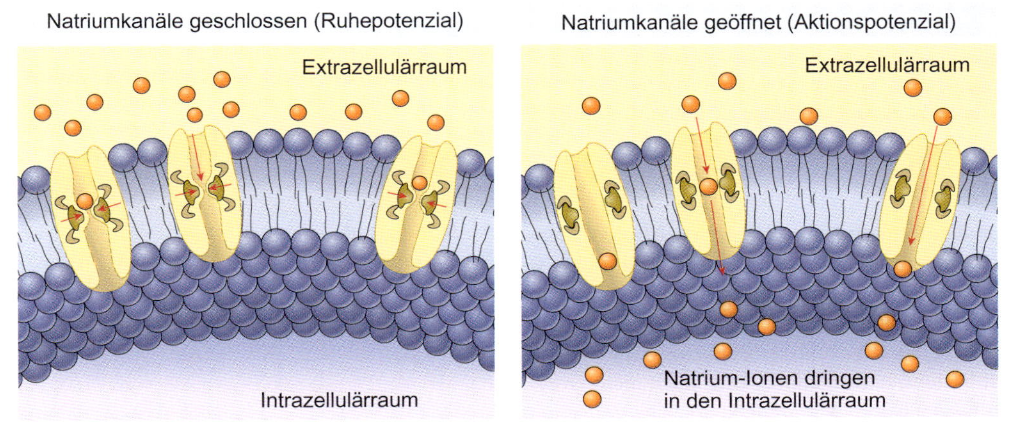

Abb. 8.4 Modellvorstellung der sich ändernden Leitfähigkeit von Nervenzellmembranen. Während des Ruhepotenzials sind die Natrium-Ionenkanäle verschlossen; die Membranleitfähigkeit für Natrium ist gering. Weiten sich die Ionenkanäle, indem sich die dreidimensionale Struktur des den Ionenkanal begrenzenden Tunnelproteins (➤ 2.4.2) ändert, so vergrößert sich die Membranleitfähigkeit, etwa beim Aktionspotenzial.

wieder die negative Ladung. Der ursprüngliche Zustand, das Ruhepotenzial, ist wiederhergestellt. Dieser Vorgang heißt **Repolarisation** (➤ Abb. 8.3).

> **Aktionspotenzial**
> Verantwortlich für die rasche Depolarisation beim Aktionspotenzial ist ein Anstieg der Na^+-Leitfähigkeit, während für die Repolarisation eine Erhöhung der K^+-Leitfähigkeit maßgeblich ist.

8.1.5 Refraktärperiode

Während und unmittelbar nach Ablauf eines Aktionspotenzials ist die Zellmembran und damit die Nervenzelle *nicht* erneut erregbar. In dieser 1–2 ms dauernden **Refraktärperiode** *(Refraktärzeit, -phase)* können einwirkende Reize oder eintreffende Erregungsimpulse aus vorgeschalteten Nervenzellen kein weiteres Aktionspotenzial auslösen.
Die biochemische Grundlage der Refraktärperiode sind die spannungsaktivierbaren Natrium-Ionenkanäle: Sie schließen sich kurz nach Beginn des Aktionspotenzials selbsttätig und sind dann für eine gewisse Zeit nicht aktivierbar. Erst wenn während der Repolarisation das Membranpotenzial wieder auf Werte unter −50 mV abfällt, ist eine erneute Öffnung der Na^+-Kanäle möglich. Die Refraktärperiode stellt einen „Filter"-Mechanismus dar, der die Nervenzelle vor Dauererregung schützt und Erregungen nur in vorgegebenen Abständen zulässt: Von den auf eine Nervenzelle einströmenden Impulsen können nur diejenigen zu einer Erregung führen, die außerhalb der Refraktärperiode eintreffen. Außerdem bildet die Refraktärperiode einen weiteren Ventilmechanismus, indem sie das „Zurücklaufen" von Aktionspotenzialen auf den Axonen verhindert.

> **Ionenkanäle**
> Ionenkanäle spielen nicht nur beim Aktionspotenzial, sondern auch beim Speichern von Informationen (Gedächtnis, ➤ 8.9) eine wichtige Rolle. Sie können sich nämlich unter bestimmten Bedingungen über *längere Zeit* verändern und so Informationen festhalten.

8

8.1.6 Fortleitung von Nervensignalen

Damit Informationen in Form von Aktionspotenzialen übermittelt werden können, müssen diese von ihrem Entstehungsort an der Nervenzellmembran fortgeleitet werden.
Der Membranabschnitt, an dem ein Aktionspotenzial besteht, hat gegenüber dem noch nicht erregten benachbarten Membranbezirk eine entgegengesetzte elektrische Ladung (Aktionspotenzial = +30 mV, Ruhepotenzial = −70 mV, ➤ Abb. 8.3). Diese Spannungsdifferenz führt sowohl im Zellinneren wie auch im Extrazellulärraum zu einem elektrischen Strom vom positiven in den negativen Bereich (➤ Abb. 8.5). Damit ein geschlossener Stromkreis entsteht, muss der Strom auch über die Zellmembran fließen. Dabei kommt es zu einer Umladung am nichterregten Membranabschnitt (ein Kondensator wird umgeladen). Durch diesen **elektrotonischen Stromfluss** (Stromfluss durch Ladungsausgleich) wird der (noch) nicht-erregte Membranabschnitt bis zum Schwellenwert depolarisiert und dadurch dort ein Aktionspotenzial ausgelöst: Der Vorgang beginnt dann am nächsten Membranabschnitt von neuem. So pflanzt sich die Erregung immer weiter fort – das Aktionspotenzial „wandert" über das Axon (zur Erinnerung: das Aktionspotenzial kann nur in eine Richtung wandern, da die gerade zuvor erregten Membranabschnitte noch nicht wieder erregbar sind).
Diese **kontinuierliche Erregungsausbreitung,** wie sie in *marklosen Nervenfasern* (➤ 4.5.3) zu beobachten ist, ist mit ca. 0,5–3 m/s verhältnismäßig langsam, da an eng benachbarten Stellen der Axonmembran Aktionspotenziale entstehen. Größere Strecken können bei rein elektrotonischer Ausbreitung ohne immer wieder neue Auslösung eines Aktionspotenzials nicht überbrückt werden, weil der Umladungsstrom mit steigender Entfernung wegen des zunehmenden elektrischen Widerstands immer kleiner wird und schließlich keine überschwellige Depolarisation mehr erzeugen kann.
Bei *markhaltigen Nervenfasern* (➤ 4.5.3) fließen die oben genannten Ionenströme mit sehr geringem Verlust von Schnürring zu Schnürring (➤ Abb. 8.5). Nur im Bereich der Schnürringe wird die Zellmembran depolarisiert und ein Aktionspotenzial ausgelöst. Das Aktionspotenzial „springt" also von Schnürring zu Schnürring, weshalb diese Form der Erregungsausbreitung **saltatorische Erregungsleitung** (*lat.* saltare = springen) genannt wird. Sie läuft im peripheren Nervensystem sehr schnell ab, beim Menschen mit bis zu 80 m/s.

Der Grund für die höhere Übertragungsgeschwindigkeit markhaltiger Nervenfasern liegt in ihren verbesserten elektrischen Eigenschaften. Nur an den Schnürringen müssen Kondensatoren umgeladen und Ionenkanäle geöffnet und geschlossen werden (Vorgänge, die verhältnismäßig viel Zeit beanspruchen). In den dazwischen liegenden myelinisierten Abschnitten – die wie elektrische Isolierungen wirken und in denen kein nennenswerter Strom über die Zellmembran fließen kann – fließt der elektrische Strom ohne merkliche Verzögerung. Auf diese Weise wird Erregungsleitungszeit eingespart.

> **Lokalanästhesie**
> Medikamente zur **Lokalanästhesie** *(örtlichen Betäubung)*, z. B. Lidocain (Xylocain®), blockieren örtlich begrenzt die Na^+-Kanäle der Nervenzellmembran. Dadurch kann kein Na^+ mehr in die Zelle einströmen, sodass an der betroffenen Stelle keine Aktionspotenziale entstehen und somit auch nicht weitergeleitet werden können. Die Nervenleitung ist unterbrochen.

Erregungsleitungsstörungen des Nervengewebes

Axon *und* Markscheide sind also ganz wesentlich für die schnelle Ausbreitung von Aktionspotenzialen. Krankhafte Erregungsleitungsstörungen des Nervensystems können entsprechend durch Schädigung des Axons oder der Myelinisierung (schlechtere elektrische Isolation, ➤ 4.5.3) bedingt sein.

Polyneuropathien

Nicht wenige Patienten im mittleren oder höheren Alter leiden unter zunehmenden Missempfindungen an Armen und Beinen (Brennen und Kribbeln, vor allem nachts) sowie strumpf- und handschuhförmigen Sensibilitätsstörungen. Weitere Leitbeschwerden sind Gangunsicherheit und (schlaffe) Lähmungen, vom Patienten selbst oft als „Muskel-

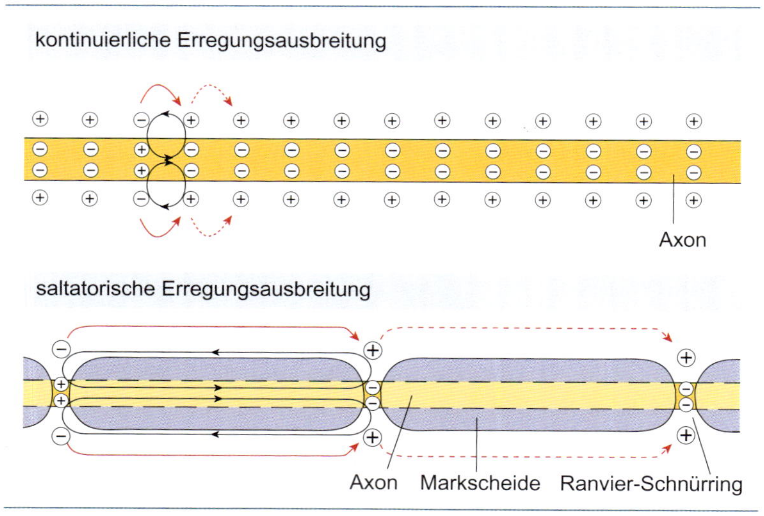

Abb. 8.5 Oben: Kontinuierliche Erregungsausbreitung einer marklosen Nervenzelle.
Unten: Saltatorische Erregungsausbreitung einer markhaltigen Nervenzelle (Schema).
Die schwarzen Pfeile bezeichnen den elektrotonischen Stromfluss, die roten die Fortbewegung des Aktionspotenzials.

schwäche" bezeichnet. Muskelschmerzen und vegetative Störungen bis zu Blasen- und Darmentleerungsstörungen (Inkontinenz) sind seltener.
Zugrunde liegt oft eine **Polyneuropathie** *(PNP)*, bei der ohne Verletzung an vielen verschiedenen Stellen des peripheren Nervensystems Axone degenerieren oder sich Markscheiden auflösen. Die häufigsten Ursachen sind Diabetes mellitus (➤ 11.6.3) und Alkoholmissbrauch (meist verbunden mit Vitaminmangel, vor allem Vitamin-B_{12}- und Folsäuremangel, ➤ 18.9). Weitere Ursachen sind unter anderem Niereninsuffizienz, Infektionen (z. B. Borreliose), Tumoren oder Arzneimittel. Nicht selten bleibt aber die Ursache unklar.
Das weitere Fortschreiten einer Polyneuropathie lässt sich nur durch Bekämpfung der Ursache hemmen – also z. B. durch strikten Alkoholverzicht oder konsequente Blutzuckereinstellung.

Multiple Sklerose

Eine der häufigsten Erkrankungen des Zentralnervensystems ist die **Multiple Sklerose** (kurz *MS*, auch *Encephalomyelitis disseminata*).
Nach heutigem Wissen handelt es sich um einen autoimmun bedingten Entzündungsprozess, bei dem sich T-Zellen (➤ 13.4.1) gegen die Markscheiden in Gehirn und Rückenmark richten. Die Ursache ist unklar. Als mögliche *Auslöser* werden unter anderem Virusinfektionen diskutiert, etwa mit Herpes- oder Epstein-Barr-Viren. Eine familiäre Häufung deutet auf eine erbliche Veranlagung hin.
Zunächst kommt es zu einer herdförmigen Zerstörung von Markscheiden *(Entmarkung)*, schon bald aber auch zur Schädigung von Axonen. Durch den Verlust der Markscheiden ist die Erregungsweiterleitung in den betroffenen Bezirken verlangsamt oder sogar unterbrochen.
Die Entmarkungsherde können in *allen* Bereichen von Gehirn und Rückenmark auftreten (➤ Abb. 8.6) und führen daher, je nach dem Ort ihres Vorkommens, zu ganz unterschiedlichen Symptomen.
Häufig beginnt die Erkrankung mit Seh- und Sensibilitätsstörungen. Später treten oft Lähmungen, Sprech- und Koordinationsschwierigkeiten, möglicherweise auch Störungen der Blasen- und Darmfunktion und psychische Veränderungen

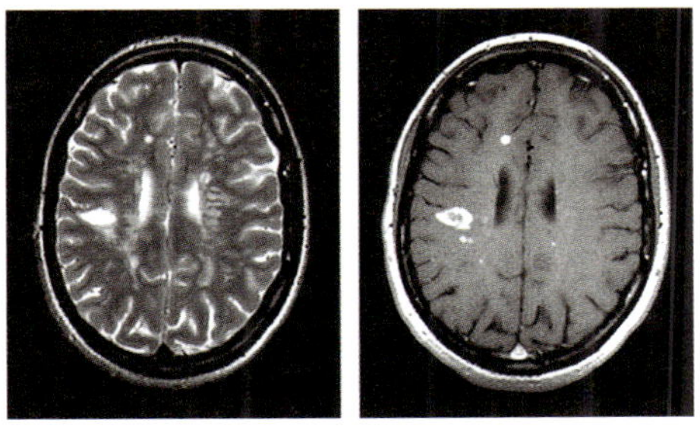

Abb. 8.6 Magnetresonanztomogramm (➤ 4.7.2) des Gehirns bei Multipler Sklerose. Links sind zahlreiche Herde um die Ventrikel („helle Flecken") im T2-gewichteten Bild sichtbar, rechts im T1-gewichteten Bild nach Kontrastmittelgabe die frischen Herde. [R261]

(vor allem Müdigkeit, Depression) hinzu. Typisch ist die Gangstörung: Die spastische Lähmung (➤ 8.8.10) der Beine und die Koordinationsstörungen führen zu einem typischen unsicheren, steifen Gangbild mit breiter Beinstellung.
Am häufigsten ist ein schubweiser Verlauf, d. h. die Beschwerden bessern sich in den *Remissionsphasen* zwischen einzelnen Krankheitsschüben oder verschwinden sogar. Schübe dauern meist Wochen bis Monate, Remissionsphasen teils mehrere Jahre. Im Verlauf werden die Ausfälle jedoch in vielen Fällen immer schwerer.
Im Schub werden entzündungshemmende Glukokortikoide gegeben. Sie lassen den aktuellen Schub schneller abklingen. Eine möglichst frühzeitige Langzeittherapie mit immunmodulierenden Medikamenten, vor allem β-Interferonen (z. B. Betaferon®, Avonex®) und Glatirameracetat (z. B. Copaxone®), soll durch Beeinflussung des Immunsystems die autoimmunbedingte Entzündung bremsen und damit den Langzeitverlauf bessern. Bei hochaktiven Verlaufsformen werden unter anderem monoklonale Antikörper wie Natalizumab (z. B. Tysabri®) oder Immunsuppressiva wie Fingolimod (z. B. Gilenya®) eingesetzt.

> **Regelmäßig üben**
> In der Pflege kommt regelmäßigen physiotherapeutischen Übungen große Bedeutung zu. Hierdurch können Komplikationen oft vermieden, die Selbstständigkeit des Kranken erhalten und so die Prognose verbessert werden.

8.2 Zusammenarbeit von Neuronen

8.2.1 Erregungsüberleitung an den Synapsen

Damit Informationen ausgetauscht werden können, reicht es nicht aus, dass die Erregungsimpulse entlang den Fortsätzen einer *einzelnen* Nervenzelle fortgeleitet werden, sondern es muss auch eine Übermittlung an *andere Zellen* stattfinden (➤ Abb. 8.7). Dies geschieht an besonderen Verbindungsstellen zwischen benachbarten Zellen, den **Synapsen** (➤ 4.5.1). Synapsen verbinden vor allem Neurone (Nervenzellen) miteinander – z. B. das Axon eines Neurons mit dem Dendriten eines anderen Neurons. Synapsen können aber auch Nervenzellen mit quergestreiften Muskel- oder Drüsenzellen verbinden. Die synaptische Verbindung zwischen Axon und quergestreifter Muskelzelle wird *motorische Endplatte* genannt (➤ 5.3.5, ➤ Abb. 8.8).
Die meisten Synapsen beim Menschen sind **chemische Synapsen.** Sie sollen daher im Folgenden näher erläutert werden. **Elektrische Synapsen,** bei denen die Zellmembranen der beteiligten Neurone über spezielle Kontaktstellen *direkt* miteinander

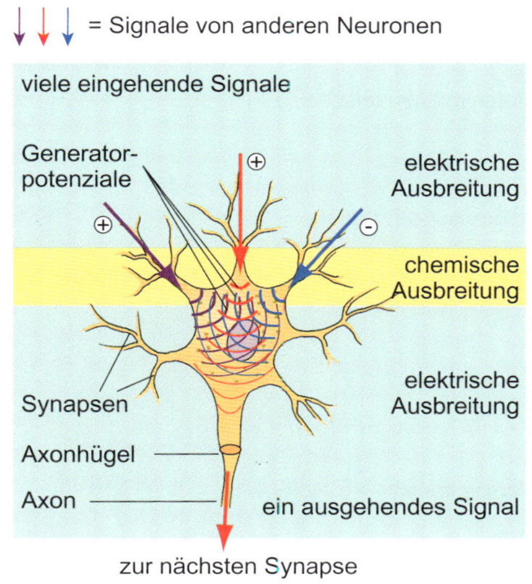

Abb. 8.7 Erregungsleitung durch Nerven. Die am Axon elektrisch fortgeleitete Erregung wird an der Synapse chemisch übertragen. An der Membran des nachgeschalteten Neurons werden die eingegangenen Informationen dann wieder elektrisch weitergeleitet.

verbunden sind und die Erregung durch elektrotonischen Stromfluss übertragen wird (➤ Abb. 8.5), sind im menschlichen Nervensystem selten.

Aufbau einer chemischen Synapse

Eine (chemische) Synapse besteht aus:

- Dem **präsynaptischen Neuron** (*lat.* prae = vor). An jeder Schaltstelle sind die zahlreichen Endverzweigungen der Axone knopfförmig zu **präsynaptischen Endknöpfchen** aufgetrieben. Die Endknöpfchen enthalten Bläschen **(synaptische Vesikel),** in denen die Überträgerstoffe für die synaptische Übermittlung, die **Neurotransmitter** (➤ 8.2.3), gespeichert werden
- Der nachgeschalteten **postsynaptischen Zelle** (*lat.* post = nach) mit der **postsynaptischen Membran;** diese besitzt die Rezeptoren für die Transmitter
- Dem **synaptischen Spalt** zwischen prä- und postsynaptischer Zelle; dieser nur ca. 20 nm weite Spalt ist mit Extrazellulärflüssigkeit gefüllt.

Was passiert im synaptischen Spalt?

Ein Erregungsimpuls, d. h. ein Aktionspotenzial, trifft an den Endaufzweigungen des präsynaptischen Axons ein, öffnet dort spannungsabhängige Kalzium-Ionenkanäle und löst so einen Einstrom von Kalzium-Ionen in das präsynaptische Endknöpfchen aus (➤ Abb. 8.9). Daraufhin verschmelzen mit Transmittermolekülen gefüllte Bläschen *(Vesikel)* mit der präsynaptischen Membran, wobei sich der Inhalt – der **Neurotransmitter** (➤ 8.2.3) – in den synaptischen Spalt ergießt (*Exozytose* ➤ 2.7.10). An der Transmitterausschüttung sind insgesamt ca. 20 verschiedene Proteine beteiligt. Die Neurotransmittermoleküle passieren innerhalb einer Tausendstelsekunde den synaptischen Spalt und binden sich an die **Rezep-**

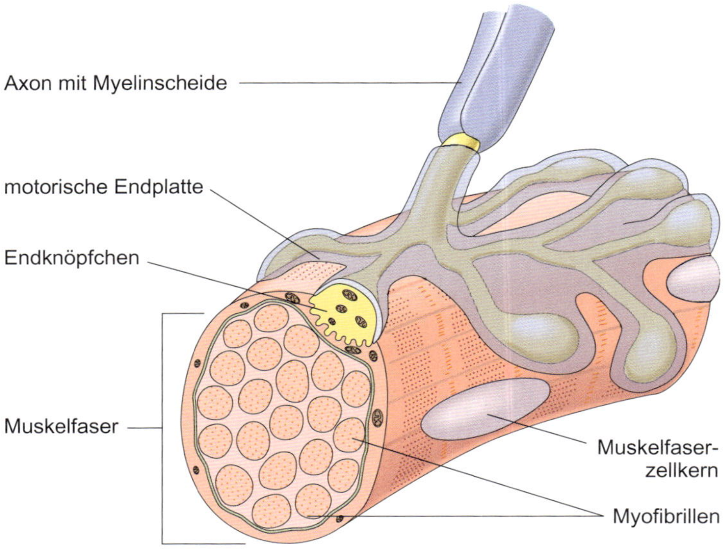

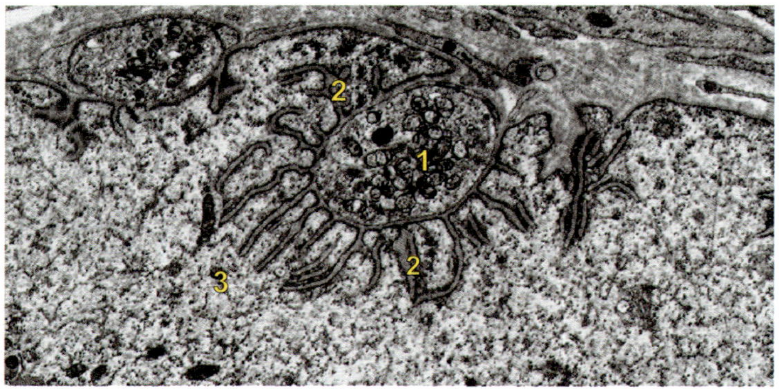

Abb. 8.8 Die motorische Endplatte.
Oben: Eine motorische Nervenfaser verzweigt sich in mehrere knopfförmige Axonendigungen (Endknöpfchen, Boutons). Die Endknöpfchen werden von einer isolierenden Hülle (Schwann-Zellen) überzogen und bilden in ihrer Gesamtheit die motorische Endplatte.
Unten: Teil einer motorischen Endplatte im elektronenmikroskopischen Bild. In den Axonendigungen (1) sind viele synaptische Vesikel und Mitochondrien sichtbar. Die postsynaptische Membran (2) der Muskelzelle (3) ist vielfach gefaltet, was die synaptische Kontaktfläche erheblich vergrößert. [L190, M375]

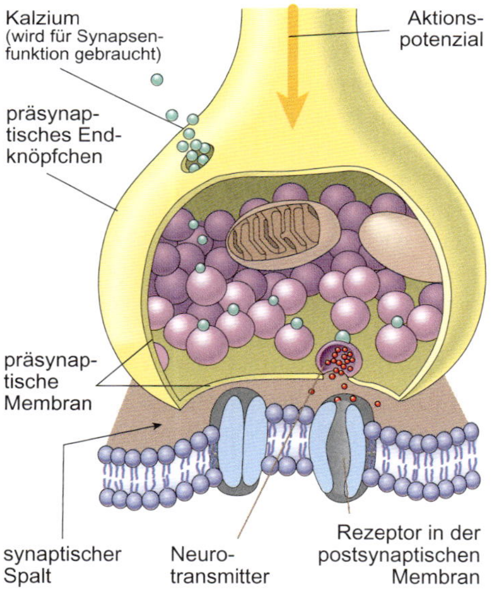

Abb. 8.9 Der Aufbau einer Synapse. Die Erregung bewirkt mit Hilfe von Kalzium die Ausschüttung des im Ruhezustand in den synaptischen Bläschen gespeicherten Neurotransmitters in den synaptischen Spalt. Auf der postsynaptischen Membran befinden sich Rezeptoren, an die sich der Transmitter anheftet.

toren der postsynaptischen Membran. Diese Rezeptoren sind jeweils an Ionenkanäle gekoppelt, die durch die Bindung des Neurotransmitters verändert, d. h. für bestimmte Ionenarten durchlässig werden. Durch diese Veränderung der Durchlässigkeit, d. h. der Leitfähigkeit, der postsynaptischen Membran entsteht ein bestimmtes **postsynaptisches Potenzial.**

Nach der Reaktion mit dem Rezeptor diffundiert der Neurotransmitter weg oder wird rasch inaktiviert, entweder durch enzymatischen *Abbau* im synaptischen Spalt oder durch *Rücktransport* in das präsynaptische Endknöpfchen.

Botulinumtoxin (M)

Eines der stärksten **Neurotoxine** *(Nervengifte)* ist das **Botulinumtoxin,** gebildet v. a. durch das Bakterium *Clostridium botulinum.* Es verhindert an den motorischen Endplatten die Freisetzung der neurotransmitterhaltigen Vesikel und führt schon in sehr kleinen Mengen zur Muskellähmung. Gefürchtet sind Vergiftungen durch verdorbene Fleisch- und Gemüsekonserven. Stark verdünnt wird Botulinustoxin als Medikament (z. B. Botox®) eingesetzt, etwa zur Linderung von Muskelkrämpfen an Hals und Kopf, bei kindlichem Schielen oder zum Glätten von Hautfalten. Die Wirkung hält etwa zwei Monate an.

8.2.2 Postsynaptische Potenziale

Je nach Art des Neurotransmitters und des Rezeptortyps können unterschiedliche Effekte an der postsynaptischen Membran eintreten:

Erregende Synapsen

Der Neurotransmitter kann zum einen die postsynaptische Membran *depolarisieren* und somit die Auslösung eines Aktionspotenzials fördern. Diese Depolarisation heißt *erregendes* oder *exzitatorisches postsynaptisches Potenzial,* kurz **EPSP.** Zur Auslösung eines Aktionspotenzials reicht aber ein einzelnes EPSP in aller Regel nicht (Ausnahme motorische Endplatte, ➤ 5.3.5). Es müssen *mehrere* Impulse aus einer Synapse in kurzer Folge *(zeitliche Summation)* oder aus mehreren Synapsen gleichzeitig *(räumliche Summation,* ➤ Abb. 8.7, ➤ Abb. 8.10) einlaufen. Erst dann werden die Generatorpotenziale in der postsynaptischen Membran groß genug, um am postsynaptischen Axonhügel ein Aktionspotenzial auszulösen.

Die Dauer der EPSP variiert. Die EPSP der mit den motorischen Endplatten verknüpften Neurone sind z. B. sehr kurz, möglicherweise weil die muskuläre Kontraktion ebenfalls kurz sein soll. An peripheren Neuronen des vegetativen Nervensystems beobachtet man bemerkenswert lang anhaltende EPSP (viele Sekunden bis Minuten), entsprechend der eher langsamen „Gangart" bei der Regulation innerer Organe.

Hemmende Synapsen

Der Überträgerstoff kann die postsynaptische Membran auch *hyperpolarisieren,* d. h. ihr Ruhepotenzial weiter absenken (z. B. von –70 mV auf –100 mV). Man spricht dann vom *hemmenden* oder *inhibitorischen postsynaptischen Potenzial* **(IPSP).** Die Auslösung eines Aktionspotenzials ist dadurch erschwert, die Erregbarkeit der postsynaptischen Zelle herabgesetzt. Konkret heißt dies, dass hier in der Folgezeit noch mehr erregende Potenziale eintreffen müssen, damit ein Aktionspotenzial entstehen kann.

Integrationsfunktion (W)

An der Membran des nachgeschalteten Neurons findet eine Verrechnung (Integration) aller eingehenden Impulse statt. Die Information wird zunächst als Generatorpotenzial gespeichert und dann ggf. als Aktionspotenzial elektrisch weitergegeben (➤ Abb. 8.7).

Ventilfunktion des synaptischen Spalts

Da sich die synaptischen Bläschen mit dem Neurotransmitter ausschließlich in den Endverzweigungen der *präsynaptischen* Axone finden und nur die *postsynaptische* Membran entsprechende Rezeptoren besitzt, kann sich die Erregung über die Synapsen nur *in eine Richtung* ausbreiten. Die chemische Übertragung an der Synapse verhindert also eine rückläufige Ausbreitung des Erregungsimpulses, sie wirkt als ein weiteres *Ventil* (➤ 8.1.5, ➤ Abb. 8.9).

8

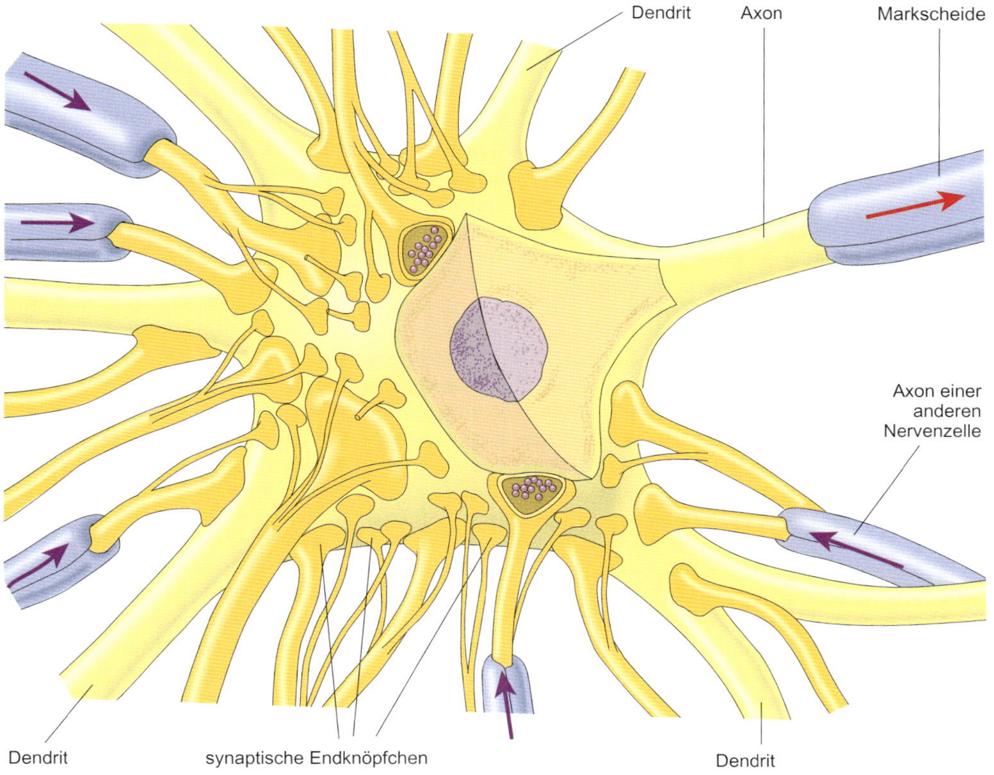

Abb. 8.10 Synapsen auf einem Neuron (Schemazeichnung). Die Oberfläche des Nervenzellleibes ist fast völlig mit synaptischen Endknöpfchen bedeckt, wobei jeweils mehrere aus einem Axon entspringen. Viele erregende und hemmende Synapsen beeinflussen die postsynaptische Membran.

8.2.3 Neurotransmitter

Es gibt zahlreiche verschiedene Neurotransmitter. Zu den wichtigsten zählen:

- Azetylcholin
- Die *Aminosäuren* Gamma-Aminobuttersäure (GABA), Glutamat und Glycin
- Vom Körper modifizierte Aminosäuren *(biogene Amine),* z. B. die *Katecholamine* Dopamin, Noradrenalin und Adrenalin aus Tyrosin oder das Serotonin aus Tryptophan
- Verschiedene *Neuropeptide* wie z. B. die Endorphine (➤ 8.2.4).

Viele Neurone haben neben diesen klassischen Transmittern noch **Kotransmitter,** die immer Neuropeptide sind. Die gemeinsame Freisetzung beider heißt *Kotransmission.* Während die klassischen Transmitter die schnelle synaptische Übertragung übernehmen, werden die Kotransmitter höchstwahrscheinlich erst bei höheren Entladungsfrequenzen freigesetzt und verändern nicht die Ionenkanäle selbst, sondern beeinflussen für Sekunden bis Minuten die Wirkung der (klassischen) Neurotransmitter. Sie sind somit für die „Langzeiteinstellung" der Erregbarkeit verantwortlich. Diese Funktion wird als *synaptische Modulation* **(Neuromodulation)** bezeichnet, sie spielt bei Lernvorgängen eine wesentliche Rolle.

Gleichgewicht M

Da Neurotransmitter überall im Nervensystem unabdingbar für die Informationsübertragung sind, spielen sie letztlich bei der Steuerung *aller* Organfunktionen (z. B. Muskeltätigkeit, Antrieb, Schlaf-Wach-Rhythmus, Appetit, Gefühle, Gedächtnis) eine Rolle und haben somit Bedeutung für unser *gesamtes körperliches und seelisches Befinden.*

Bei vielen neurologischen und psychiatrischen Krankheiten (z. B. Parkinson-Syndrom, ADHS, Depression, Schizophrenie) sind Ungleichgewicht, Mangel oder Wirkungslosigkeit einer oder mehrerer Neurotransmitter am Zustandekommen der Beschwerden beteiligt.

Azetylcholin

Azetylcholin ist der Neurotransmitter für die Übertragung des Nervensignals vom efferenten Neuron auf den Muskel. Es wirkt also klassischerweise an der motorischen Endplatte, wo ein einziges ankommendes Aktionspotenzial so viel Transmitter freisetzt, dass postsynaptisch auf dem Skelettmuskel auch wieder ein Aktionspotenzial entsteht. Darüber hinaus spielt Azetylcholin eine große Rolle im vegetativen Nervensystem (➤ 8.10). Es wirkt grundsätzlich erregend auf die nachgeschalteten Strukturen. Azetylcholin wird durch das Enzym *Azetylcholinesterase* rasch wieder abgebaut.

Myasthenia gravis

Bei der **Myasthenia gravis,** einer Autoimmunerkrankung der motorischen Endplatte (➤ 13.6.2), besetzen und zerstören körpereigene Antikörper die postsynaptischen Azetylcholin-Rezeptoren, sodass es zu Muskellähmungen kommt. Klassischerweise beginnt die Erkrankung mit einem Befall der Augenmuskeln, was sich in Doppelbildern und einem „Schlafzimmerblick" äußert, da die Augenlider nicht mehr vollständig angehoben werden können (➤ Abb. 8.11). Gefürchtet ist ein Befall der Schluck- und der Atemmuskeln, der zum Ersticken des Patienten führen kann.

Die Lähmungssymptome können durch Gabe von *Azetylcholinesterasehemmern* (z. B. Pyridostigmin = Mestinon®) gelindert werden. Durch den verminderten Abbau des Azetylcholins erhöht sich die postsynaptische Azetylcholinkonzentration, und die Muskelleistung wird für einige Stunden besser. Zur Behandlung der zugrunde liegenden Autoimmunvorgänge werden Immunsuppressiva, z. B. Glukokortikoide, eingesetzt.

(Pfeil-)Gift für die Synapsen

Klinisch werden Abkömmlinge des Pfeilgiftes der Indianer, des *Curare,* zur Muskelentspannung bei Narkosen eingesetzt. Sie blockieren an der motorischen Endplatte *kompetitiv* die Azetylcholin-Rezeptoren (d. h. sie konkurrieren mit Azetylcholin um den Bindungsplatz an den Rezeptoren) und verhindern so die Depolarisation der postsynaptischen Membran. Dadurch werden alle Muskeln entspannt (was für die Operation erwünscht ist), allerdings auch die Spontanatmung unterdrückt (weshalb der Patient beatmet werden muss). Gegen Ende der Narkose kann als „Gegenmittel" ein Azetylcholinesterasehemmer gegeben werden. Die Azetylcholinkonzentration an der postsynaptischen Membran steigt dadurch stark an und Azetylcholin verdrängt das Muskelrelaxans von den Rezeptoren der motorischen Endplatte.

Tödliche Insektizide

Das als Insektengift unter dem Handelsnamen E 605® bekannte *Parathion* hemmt irreversibel (unumkehrbar) die Azetylcholinesterase. Azetylcholin kann nicht mehr abgebaut werden, seine Konzentration an den motorischen Endplatten erhöht sich, tödliche Muskelkrämpfe infolge einer Dauererregung der Azetylcholin-Rezeptoren sind die Folge. Parathion wurde nicht selten zum

8

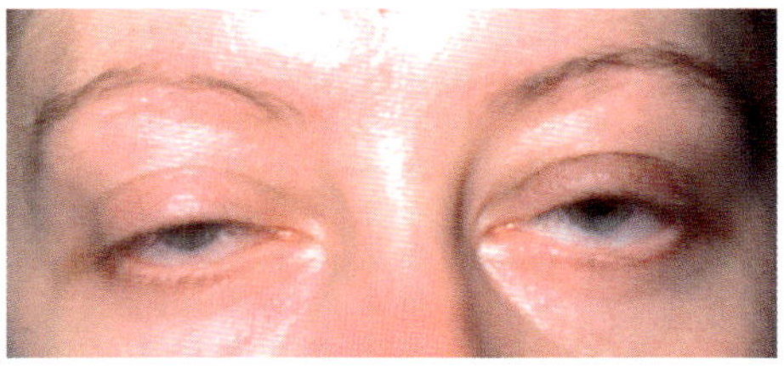

Abb. 8.11 Junge Frau mit herabhängenden Oberlidern und müdem Gesichtsausdruck bei Myasthenia gravis. [R392]

Suizid (Selbsttötung), aber auch in krimineller Absicht missbraucht. Verkauf und Anwendung von Parathion sind in Deutschland verboten.

Noradrenalin

Noradrenalin wirkt vorwiegend als erregender Neurotransmitter. Es wird vor allem im *Locus coeruleus,* einem Kerngebiet im Mittelhirn (➤ 8.8.2), gebildet. Von dort strahlen Nervenfasern weit bis in die gesamte Großhirnrinde aus. Über ihre Aktivität wird unser Aufmerksamkeits- und Wachheitsgrad reguliert, insbesondere auch die Anpassung an Stresssituationen.
Noradrenalin wird zudem zusammen mit Adrenalin als Hormon vom Nebennierenmark ausgeschüttet (➤ 11.5.5). Dieses kann jedoch nicht die Blut-Hirn-Schranke überwinden und erreicht daher nicht das ZNS. Ferner verwenden die efferenten Neurone des zum vegetativen Nervensystem gehörenden Sympathikus Noradrenalin (➤ 8.10.2) als Überträgerstoff.

Serotonin

Serotonin wird vor allem von den Zellen des Hirnstammes und des Hypothalamus gebildet und erreicht, ähnlich wie Noradrenalin, mehrere andere Hirngebiete. Serotonin hat zahlreiche zentrale und periphere Wirkungen. So ist es an der Regelung des Verdauungstrakts, der Körpertemperatur, des Schlafs, des Appetits und auch Aspekten unseres Gefühlslebens beteiligt.

Depression

Depressionen (➤ 10.7) werden heute als *multifaktoriell* bedingt angesehen, also durch mehrere innere und äußere Faktoren verursacht (➤ 3.2). Als *eine* Mitursache gilt dabei ein Neurotransmitter-Ungleichgewicht, insbesondere ein Mangel an Noradrenalin und Serotonin, an bestimmten zentralen Synapsen.
Antidepressiva (➤ 10.15.5) beeinflussen über verschiedene Angriffspunkte das Transmittergleichgewicht und hellen dadurch die Stimmung depressiver Patienten auf. Durch Hemmung der Noradrenalin- und/oder der Serotoninwiederaufnahme oder des die Transmitter abbauenden Enzyms **Monoaminoxidase** *(MAO)* nimmt die Transmitterkonzentration im synaptischen Spalt zu. Neuere Antidepressiva erhöhen die Transmitterkonzentration im Spalt zusätzlich durch eine präsynaptische Aktivierung der Noradrenalin- und Serotonin-Freisetzung. Antidepressiva führen entgegen einer gelegentlich geäußerten Ansicht nicht zu einer Toleranz- oder Abhängigkeitsentwicklung.

Migräne

Die **Migräne** ist gekennzeichnet durch wiederkehrende, überwiegend einseitige Kopfschmerzanfälle. Der Kopfschmerz ist pulsierend-pochend und wird oft von Übelkeit und Erbrechen sowie Licht- und Lärmempfindlichkeit begleitet. In unserer Bevölkerung ist gut jeder Zehnte betroffen, Frauen doppelt so oft wie Männer. Oft liegt eine genetische Veranlagung vor. Verschiedenste Faktoren, etwa Stress, Schlafmangel, Urlaub, Alkohol (Rotwein), Schokolade, bestimmte Käsesorten, körperliche Belastung oder bei Frauen die Menstruation können die einzelnen Anfälle auslösen.
Die Migräne scheint mit einer Störung des Serotonin-Gleichgewichts einherzugehen. Es kommt zu einer Freisetzung von entzündungsvermittelnden Stoffen, unter anderem des Neuropeptids *Calcitonin Gene-Related Peptide* **(CGRP),** aus Nervenfasern des Trigeminusnerven (➤ 8.7.3) und einer Blutgefäßerweiterung im Gehirn. Eine lokale Entzündung und die Erregung von Schmerzsensoren der Gefäße lösen dann den Schmerz aus. Ruhe in einem abgedunkelten Raum und Schlaf allein reichen zwar selten zur Beendigung eines Migräneanfalls, fast alle Patienten empfinden sie aber als zusätzlich lindernd. Auch kalte Kompressen oder Pfefferminzöl können helfen. Bei einer leichten Migräneattacke empfiehlt sich ansonsten die Einnahme eines Mittels gegen Übelkeit *(Antiemetikum)* und eines „einfachen", ausreichend hoch dosierten Schmerzmittels (➤ 9.3.3). Bei einer mittelschweren oder schweren Migräneattacke werden Substanzen eingesetzt, die mit dem Botenstoff Serotonin verwandt sind (*Serotonin-Rezeptor-Agonisten,* **Triptane,** z. B. Imigran®). Präventiv werden z. B. bestimmte Beta-Rezeptoren-Blocker oder der Kalziumantagonist Flunarizin gegeben; neu sind monoklonale Antikörper gegen den CGRP-Rezeptor, wie Erenumab (z. B. Aimovig®).

Dopamin

Der erregende Transmitter **Dopamin** wird vor allem in Teilen des Mittelhirns, der Substantia nigra (➤ 8.8.2), gebildet. Dopamin ist für eine normale Bewegungssteuerung unabdingbar. Außerdem spielt es bei Antrieb und Motivation eine Rolle und hat Bedeutung für das „Belohnungs- und Lustsystem" unseres Gehirns, das positive Gefühle auslösen kann.

Parkinson-Syndrom

Die häufigste neurologische Erkrankung des älteren Menschen überhaupt ist das **Parkinson-Syndrom,** an dem in Deutschland ca. 400.000 Menschen leiden. Die dabei auftretenden Störungen sind durch Untergang *dopaminerger* Neurone im Mittelhirn (➤ 8.8.2, ➤ Abb. 8.28) bedingt, die normalerweise hemmend auf die Neurone im Streifenkörper (➤ 8.8.6) einwirken. Die „Balance" im *extrapyramidal(motorisch)en System,* das vor allem die *unwillkürlichen Muskelbewegungen* steuert (➤ 8.8.9), geht dadurch verloren. Meist bleibt die Ursache des Nervenzelluntergangs unklar (**idiopathisches** oder *primäres* **Parkinson-Syndrom,** auch *Morbus Parkinson*). Das **symptomatische** *(sekundäre)* **Parkinson-Syndrom** ist z. B. Folge von Gehirnentzündungen oder Vergiftungen, kann aber auch Nebenwirkung bestimmter Medikamente sein.

> **Charakteristische Trias** (M)
> Die Leitsymptome des Parkinson-Syndroms sind Akinese, Rigor und Ruhetremor.

Unter **Akinese** versteht man eine allgemeine Bewegungsarmut, unter anderem mit starrem, maskenhaftem Gesicht und kleinschrittigem Gang ohne die normalen Mitbewegungen der Arme. **Rigor** bezeichnet eine erhöhte Grundspannung der Muskulatur (➤ 5.3.7), welche Bewegungen erschwert. Akinese, Rigor und eine zusätzliche Beeinträchtigung der Stellreflexe zur Regulation der aufrechten Körperhaltung führen zu einer typischen Körperhaltung und einem charakteristischen Gangbild der Patienten (➤ Abb. 8.12). Drittes Leitsymptom ist der **Ruhetremor,** ein unwillkürliches, rhythmisches Zittern, das in Ruhe vor allem an den Händen auftritt und dessen Bewegungen an diejenigen des Geldzählens erinnern *(Münzenzähler-, Pillendrehertremor).*

> **Erhöhtes Sturzrisiko** (P)
> Viele Parkinson-Patienten haben Schwierigkeiten, Bewegungen zu beginnen oder zu beenden. Zusammen mit Akinese, Rigor und Beeinträchtigung der reflektorischen Ausgleichsbewegung führt dies zu einer erhöhten Sturzgefahr. Die Pflegenden achten daher auf größtmögliche Sicherheit der Umgebung.

Eine Heilung des idiopathischen und der meisten symptomatischen Parkinson-Syndrome gibt es zurzeit nicht. Die idiopathische Form nimmt einen allmählich fortschreitenden Verlauf. Medi-

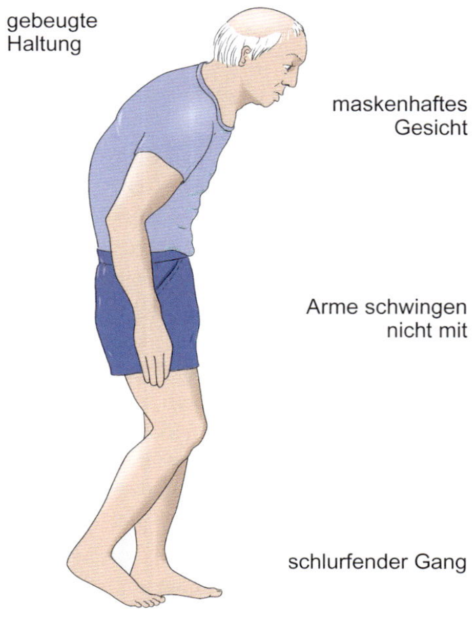

Abb. 8.12 Charakteristische Körperhaltung beim Parkinson-Syndrom.

8

kamentöse Behandlung bessert aber die Beschwerden, oft über lange Zeit. Erste Wahl sind je nach Alter des Patienten die Dopaminvorstufe *L-Dopa* (etwa Madopar®) zum Dopaminersatz und *Dopamin-Agonisten* (z. B. Requip®), die im Gehirn an den gleichen Rezeptoren angreifen wie Dopamin. Weitere Möglichkeiten sind *MAO-B-Hemmer* wie Azilect® und *COMT-Hemmer* wie Comtess®, welche den Dopamin- bzw. L-Dopa-Abbau hemmen und dadurch deren Wirkung verstärken. Der *NMDA-Rezeptor-Antagonist* Amantadinsulfat (z. B. PK Merz®, *NMDA-Rezeptoren* gehören zu den Glutamat-Rezeptoren) verschiebt das Gleichgewicht der Neurotransmitter Dopamin und Glutamat zugunsten des Dopamins. Bei sehr schweren und medikamentös schwierig zu behandelnden Fällen kann eine *tiefe Hirnstimulation* durchgeführt werden. Elektroden werden tief ins Gehirn vorgeschoben. Durch ein elektrisches „Sperrfeuer" blockiert dieser sog. *Hirnschrittmacher* dort die krankhaft aktiven Neurone. Behandlungsversuche mit Stammzellen (➤ 2.16) befinden sich nach wie vor in frühen Forschungsstadien.

Nötig: Physiotherapie

Die Physiotherapie gehört mit zu den ersten Behandlungsmaßnahmen beim Parkinson-Syndrom. Sie soll Fehlhaltungen korrigieren, die Beweglichkeit verbessern und Bewegungsabläufe weitestmöglich normalisieren, damit die Patienten möglichst lange selbstständig bleiben und Komplikationen durch Immobilität verzögert oder verhindert werden. Dabei werden auch Elemente der Musiktherapie und Rhythmik eingesetzt. Bei Sprech- und Schluckstörungen kann eine logopädische Behandlung helfen.

Auch bei der **Schizophrenie** wird eine Dysfunktion des Dopaminsystems vermutet (➤ 10.6).

Aufmerksamkeits-Defizit-(Hyperaktivitäts)-Syndrom

Wer kennt es nicht – das Märchen vom Struwwelpeter? Der ruhelose Zappler galt einst als ungezogen. Aber damit haben ihm seine Eltern nach heutiger Kenntnis Unrecht getan: Der Struwwelpeter litt wohl an einem **Aufmerksamkeits-Defizit-(Hyperaktivitäts-)Syndrom,** kurz *AD(H)S.* Das AD(H)S wird heute auf biologische, psychische *und* soziale Ursachen zurückgeführt. Neurobiologisch werden vor allem ein Dopaminmangel im synaptischen Spalt und eine verminderte Ansprechbarkeit der postsynaptischen Dopamin-Rezeptoren gesehen. Medikamentös eingesetzt werden Methylphenidat (z. B. Ritalin®), das durch Wiederaufnahmehemmung von Noradrenalin und Dopamin deren Konzentration im synaptischen Spalt steigert, oder Atomoxetin (z. B. Strattera®), welches die Wiederaufnahme von Noradrenalin hemmt (Weiteres zum ADHS ➤ 10.13).

GABA

Zahlreiche Synapsen im Zentralnervensystem benutzen als Neurotransmitter *Gamma-Aminobuttersäure,* kurz **GABA.** Die postsynaptischen Zellen werden durch GABA hyperpolarisiert, d. h. ihre Erregung wird erschwert bzw. die Transmission wird gehemmt. GABA ist der wichtigste Gegenspieler von Glutamat im ZNS.

Auch in den GABA-Haushalt kann medikamentös eingegriffen werden. **Benzodiazepine** (z. B. Diazepam) und ähnlich wirkende Substanzen wie Zolpidem und Zopiclon (➤ 8.14) beeinflussen die GABA-Rezeptoren, sodass es zu einer verstärkten GABA-Wirkung kommt. Dadurch haben sie einen zentral beruhigenden und dämpfenden Effekt. Benzodiazepine finden breite, teils missbräuchliche Anwendung bei Angst und Schlaflosigkeit und werden gelegentlich bei Epilepsie sowie zur Narkoseeinleitung eingesetzt.

Glutamat

Die Aminosäure **Glutamat** ist der häufigste erregende Transmitter im ZNS. Er ist unter anderem an den Lern- und Gedächtnisfunktionen (➤ 8.9) beteiligt. Eine krankhafte Überproduktion wird mit der Entstehung von Krampfanfällen (➤ 8.8.9) in Verbindung gebracht.

8.2.4 Neuropeptide

Neben den Neurotransmittern gibt es noch eine weitere Gruppe von Botenstoffen im Gehirn: die **Neuropeptide.** Diese bestehen aus Aminosäureketten mit etwa 5–30 Aminosäureresten und sind damit um ein Vielfaches größer als die (klassischen) Neurotransmitter.
Neuropeptide wirken vor allem als Neuromodulatoren (➤ 8.2.3) und regulieren somit die Wirkung der Neurotransmitter.

Endorphine

Die bekanntesten der ca. 60 bisher entdeckten Neuropeptide sind die *körpereigenen Opioide* (**end***ogenen* **M***orphine*), kurz **Endorphine.** Sie scheinen nicht nur für den Gefühlshaushalt wichtig zu sein, sondern sind auch wesentlich an der Schmerzregulation (➤ 9.3.3) beteiligt. Endorphine umfassen mehrere Substanzen: die *Enkephaline, Dynorphin* und *β-Endorphin.* Endorphine kommen an verschiedenen Orten des Großhirns, in der Hirnanhangdrüse (Hypophyse ➤ 11.2) sowie im Rückenmark und im Verdauungstrakt vor. Endorphine binden wie Morphin und andere körperfremde Opiate (z. B. Heroin) an verschiedene Typen von Opiat-Rezeptoren in den Membranen schmerzvermittelnder Neurone und modulieren im ZNS die Schmerzaufnahme und -wahrnehmung (➤ 9.3.1).
Andere eher komplexe Funktionen, an denen Endorphine beteiligt sind, gehen vom sog. Belohnungszentrum des Gehirns aus. Dort beeinflussen die Endorphine die Dopaminfreisetzung und führen letztlich zur „Rauschwirkung" der genannten Drogen. Außerdem wirken die Endorphine auch bei der Atemsteuerung und bei der Regulation der Körpertemperatur mit.

Körpereigener Schutz

Bei schweren Verletzungen oder körperlichen Stresssituationen (z. B. Geburt) werden Endorphine ausgeschüttet, sodass die Schmerzen gelindert oder, z. B. im ersten Moment eines Unfalls, gar nicht wahrgenommen werden. Der rasche Endorphinabfall nach der Geburt kann durch den Wegfall der euphorisierenden Wirkung zusammen mit den anderen hormonellen Veränderungen eine Mitursache der Post-Partum-Verstimmung („Heultage" ➤ 21.9.1) sein.

Endorphine und Sport

Auch Sport regt die Endorphinproduktion an: Obwohl physisch anstrengend und manchmal bis zur Erschöpfung betrieben, erleben die meisten Sporttreibenden während und nach dem Sport ein rauschartiges Hochgefühl („Runner's High" ➤ Abb. 8.13) – was auf einer vermehrten Endorphinausschüttung beruht.

Endorphine und Essen

Das Wohlgefühl beim Essen von leckeren Speisen wird durch die Endorphin- und Dopaminwirkung im Belohnungszentrum vermittelt. Dies macht es so schwierig, auf diese leicht herbeizuführende „Belohnung" zu verzichten, und es kann im Extremfall zu regelrechtem Suchtverhalten kommen („Fresssucht" ➤ 18.4).

Glück, was ist das?

Dem Phänomen Glück kann man sich literarisch, philosophisch und auch naturwissenschaftlich nähern – vollständig ergründen wird man es nie. Hirnforscher haben bei der Suche nach den biochemischen oder elektrophysiologischen Substraten euphorischer Glückseligkeit und den Hirnwindungen, in denen die Liebe nistet, verschiedene Botenstoffe identifiziert, die Informationen zwischen den 100 Milliarden Nervenzellen des Gehirns vermitteln und das Empfinden modulieren. Biochemisch scheinen sich die Vorgänge während unterschiedlicher Glücksmomente zu gleichen: Wenn die grauen Zellen *high* sind, docken *Transmitter* an *Rezeptoren* an und erregen Hirnareale im limbischen System (➤ 8.8.7). An einer Untergruppe dieser Rezeptoren, den Opioid-Rezeptoren, greifen Rauschgifte in unser Nervensystem ein und rufen einen rauschartigen, mit Glücksgefühlen einhergehenden Zustand hervor.

Weitere Neuropeptide

Außer den Endorphinen und dem erwähnten CGRP gibt es noch viele weitere Neuropeptide, so z. B. **Substanz P, Neuropeptid Y** und **Neurotensin.** Sie spielen wahrscheinlich unter anderem bei

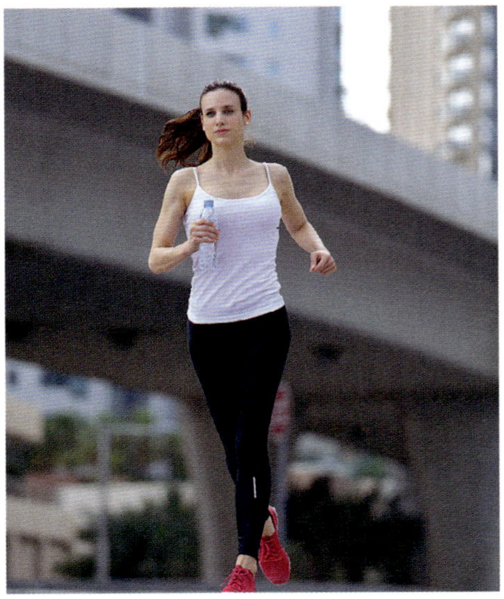

Abb. 8.13 Endorphine. Während oder nach dem Sport kann durch Endorphinausschüttung ein rauschartiges Hochgefühl entstehen, das „Runner's High". [J787-011]

der Schmerzwahrnehmung sowie bei Lernvorgängen eine Rolle.

Interessanterweise werden viele dieser Neuropeptide nicht nur von Nervenzellen hergestellt, sondern auch in Geweben des Magen-Darm-Trakts oder von Zellen des Immunsystems. Durch diese Entdeckung hat sich die funktionelle Grenze zwischen ZNS und den übrigen Organsystemen verwischt: Wenn beide Systeme die gleichen Botenstoffe benutzen, erscheint noch mehr als früher plausibel, dass Störungen der Psyche auch Störungen des Körpers („Soma"), etwa des Magen-Darm-Trakts, nach sich ziehen (also *psychosomatisch* werden, ➤ 10.11) und dass umgekehrt „somatische" Ereignisse die Psyche verändern können.

Man hofft, durch zunehmendes Wissen über die Wirkungen der Peptidhormone im Gehirn nicht nur die Wechselwirkungen zwischen körperlichen und psychischen Vorgängen besser zu verstehen, sondern auch neue Erkenntnisse über die Wirkungen und Nebenwirkungen von Medikamenten zu gewinnen.

8.3 Organisation des Nervensystems

Zentrales und peripheres Nervensystem

Aufgrund seines Aufbaus wird das Nervensystem in ein zentrales und ein peripheres Nervensystem unterteilt. Zum **zentralen Nervensystem** *(ZNS)* gehören die übergeordneten Zentren Gehirn und Rückenmark, zum **peripheren Nervensystem** *(PNS)* alle außerhalb dieser zwei Zentren liegenden Nervenzellen und Nervenbahnen (Hirnnerven, Spinalnerven und ihre Verzweigungen, ➤ 8.5, ➤ 8.7). Sie verbinden die Peripherie („außen") mit dem ZNS („innen", ➤ Abb. 8.14, ➤ Abb. 8.15).

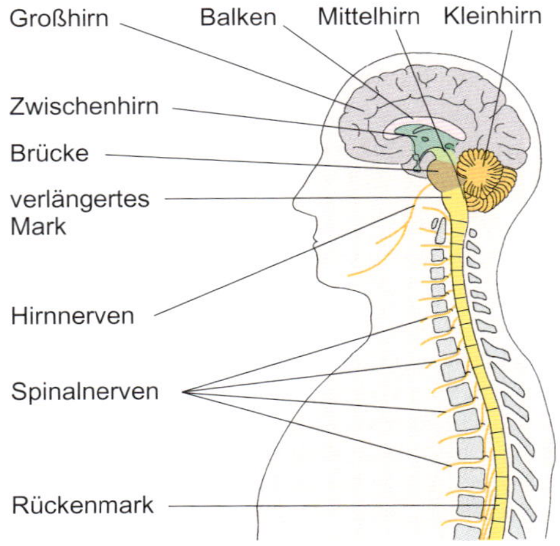

Abb. 8.14 Zentrales und peripheres Nervensystem. Gehirn und Rückenmark gehören zum zentralen Nervensystem (ZNS). Spinal- und die Hirnnerven und alle weiteren außerhalb davon liegenden Nervenzellen und -bahnen rechnet man zum peripheren Nervensystem.

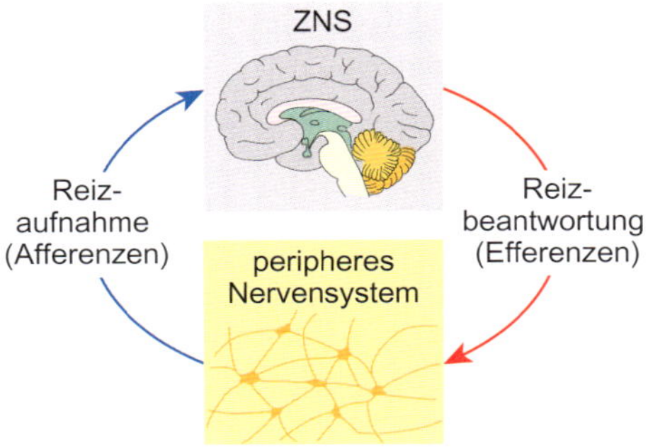

Abb. 8.15 Reize der Außenwelt erreichen über das periphere Nervensystem das ZNS. Nach der Verarbeitung und dem Entwurf einer sinnvollen Reaktion im ZNS werden die notwendigen Muskeln und/oder inneren Organe für die Reizbeantwortung mit Hilfe des peripheren Nervensystems erregt.

Willkürliches und vegetatives Nervensystem

Nach der Funktion und der Art der Steuerung unterscheidet man das *somatomotorische* oder **willkürliche Nervensystem,** das alle dem Bewusstsein und dem Willen unterworfenen Vorgänge (z. B. die Bewegung von Muskeln) steuert, und das *autonome* oder **vegetative Nervensystem** (➤ Abb. 8.16). Das vegetative Nervensystem wirkt vor allem auf die Arbeit der inneren Organe ein und reguliert wesentliche Teile des Inneren Milieus (➤ 2.8). Es ist durch den Willen nur sehr wenig beeinflussbar (autonom = unabhängig).

Eine Sonderstellung nimmt das **Darmnervensystem** ein, das weitgehend autonom die Verdauungsvorgänge steuert und vom vegetativen Nervensystem in seiner Aktivität moduliert wird (➤ 8.10.4).

Willkürliches und vegetatives Nervensystem haben beide enge Beziehungen zum Hormon- und Immunsystem und sind weder von der Funktion

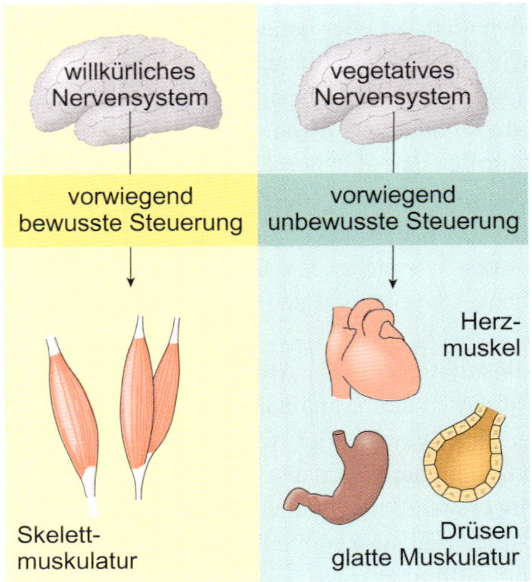

Abb. 8.16 Willkürliches und vegetatives Nervensystem im Vergleich. Während über das willkürliche Nervensystem die Skelettmuskulatur gesteuert wird, beeinflusst das vegetative Nervensystem die inneren Organe sowie die glatte Muskulatur und die Drüsen.

noch vom Aufbau her vollständig trennbar. Sie gehen beispielsweise nur im peripheren Nervensystem überwiegend getrennte Wege, wohingegen beide im zentralen Nervensystem weitgehend miteinander verflochten sind.

8.4 Rückenmark

Das **Rückenmark** *(Medulla spinalis)* bildet die große „Autobahn" zwischen dem Gehirn (➤ 8.8) und den Spinalnerven (Rückenmarksnerven, ➤ 8.5). Es leitet mit teils sehr hoher Geschwindigkeit Nervenimpulse vom Gehirn zur Peripherie und umgekehrt. Dies geschieht über große auf- und absteigende Leitungsbahnen, die die *weiße Substanz* des Rückenmarks ausmachen.

Das Rückenmark ist aber nicht nur der mächtigste *Nervenleitungsstrang,* sondern mit seiner *grauen Substanz* auch *Schaltzentrum.* Die Schaltstellen steigern die Effizienz der Rückenmarksfunktionen, indem z. B. besonders schnell erforderliche motorische Reaktionen sofort durch die **Rückenmarksreflexe** ausgelöst werden; das Rückenmark fungiert also auch als *Reflexzentrum.*

Aufbau des Rückenmarks

Das Nervengewebe des Rückenmarks hat beim Erwachsenen eine Länge von etwa 45 cm. Es geht in Höhe des großen Hinterhauptlochs (➤ Abb. 6.11) als zentimeterdicker Strang aus dem untersten Gehirnabschnitt, dem *verlängerten Mark* (➤ 8.8.2), hervor und zieht im Wirbelkanal bis zur Höhe des zweiten Lendenwirbelkörpers hinab.

Über die gesamte Rückenmarklänge entspringen beidseits in regelmäßigen Abständen insgesamt ca. 31 Paare von Nervenfaserbündeln, die **Nervenwurzeln,** die sich dann jeweils zu den **Spinalnerven** (➤ 8.5) vereinigen. Durch die Nervenwurzelabgänge wird das Rückenmark in 31 **Rückenmarksegmente** unterteilt. Jedes Rückenmarksegment enthält dabei eigene Reflex- und Verschaltungszentren.

Man kann folgende Segmente unterscheiden (➤ Abb. 8.17):

- Acht **Halssegmente** (*Cervicalsegmente*) C1–C8, die neben der Atemmuskulatur insbesondere die oberen Extremitäten versorgen. Es gibt 8 Halssegmente bei nur 7 Halswirbelkörpern, da oberhalb vom 1. und unterhalb vom 7. Wirbelkörper Nerven austreten
- Zwölf **Brustsegmente** (*Thorakalsegmente*) Th1–Th12, deren Nervenwurzeln unter anderem den größten Teil der Rumpfwand innervieren
- Fünf **Lendensegmente** (*Lumbalsegmente*) L1–L5, die zusammen mit den
- Fünf **Kreuzbeinsegmente** (*Sakralsegmente*) S1–S5, die untere Extremitäten, äußeres Genitale und Anus versorgen
- 1–3 **Steißbeinsegmente** (*Coccygealsegmente*) Co1–Co3, die den Hautbereich über dem Steißbein versorgen.

Das Rückenmark ist nicht überall gleich dick. Im Hals- und im Lendenbereich ist es keulenförmig verdickt, da hier eine größere Masse von Neuronen und Nervenfasern zur Versorgung der oberen bzw. unteren Extremitäten vorhanden ist.

Graue und weiße Substanz des Rückenmarks

Betrachtet man das Rückenmark im Querschnitt, so erkennt man im Zentrum die schmetterlingsförmige **graue Substanz.** Wie in allen anderen Abschnitten des zentralen Nervensystems befinden sich in der grauen Substanz die Nervenzellkörper, während um den „Schmetterling" herum auf- und absteigende Fasersysteme als **weiße Substanz** gruppiert sind (➤ Abb. 8.18).

Die äußeren Anteile der grauen Substanz heißen „Hörner" bzw. nach ihrer Lage **Vorderhorn, Seitenhorn** und **Hinterhorn**.

- Im Vorderhorn liegen *motorische Nervenzellen,* **Motoneurone** genannt. Die Axone dieser **Vorderhornzellen** bilden die **Vorderwurzel** eines Spinalnervs und ziehen im Spinalnerv bzw. seinen Ästen zur quergestreiften Muskulatur. Die größeren **α-Motoneurone** versorgen dabei die Skelettmuskelfasern, die kleineren **γ-Motoneurone** die Muskelspindelfasern (➤ 8.6.1, ➤ 9.4)
- Zum Hinterhorn ziehen *sensible* Nervenfasern. Sie leiten Nervenimpulse aus der Peripherie über den Spinalnerven und die **Hinterwurzel** zum Rückenmark. Ihre Zellkörper liegen im **Spinalganglion** (➤ Abb. 8.19, ➤ Abb. 8.20). Als **Ganglion** bezeichnet man eine Ansammlung

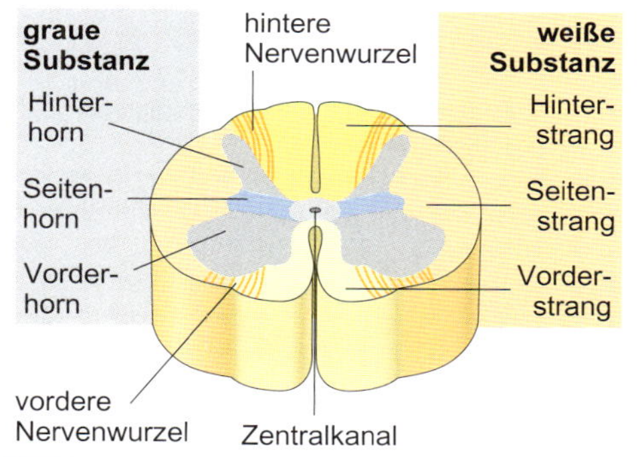

Abb. 8.18 Das Rückenmark im Querschnitt (Vorder- und Hinterwurzel abgetrennt). In der Mitte des Rückenmarksquerschnittes erkennt man ein kleines Loch, den Zentralkanal. Er durchzieht das gesamte Rückenmark und ist mit den Liquorräumen des Gehirns verbunden (➤ Abb. 8.53, ➤ Abb. 8.54).

von Nervenzellkörpern außerhalb des zentralen Nervensystems

- Im Seitenhorn liegen Nervenzellen des *vegetativen Nervensystems* (➤ 8.10). Die Axone seiner efferenten Zellen verlassen das Rückenmark wie die motorischen Nervenfasern über die vordere Wurzel, trennen sich aber kurz nach dem Austritt aus dem Wirbelkanal vom Spinalnerv und ziehen zu den Grenzstrangganglien (➤ Abb. 8.45, ➤ Abb. 8.46).

Eine vordere und eine hintere Spalte unterteilen die **weiße Substanz** in zwei Hälften. Durch den Austritt der vorderen und hinteren Nervenwurzeln wird jede Hälfte wiederum in drei **Stränge** *(Funiculi)* unterteilt. Sie werden nach ihrer Lage **Vorderstrang, Seitenstrang** und **Hinterstrang** genannt. Vorder- und Seitenstrang werden meist zum **Vorderseitenstrang** zusammengefasst. Jeder Strang enthält entsprechend der Richtung der Signalleitung aufsteigende und/oder absteigende Bahnen. Dabei verlaufen Bahnen, die Impulse zu den gleichen Orten leiten, in *Bündeln* **(Tractus)** zusammen.

Aufsteigende Bahnen des Rückenmarks

Die **aufsteigenden** *(afferenten)* **Rückenmarksbahnen** übermitteln ständig Informationen aus dem Körper und der Außenwelt an das Gehirn. Die Nervenimpulse gelangen dabei über die *hintere Wurzel* der Spinalnerven zum Rückenmark. Von dort aus gibt es im Rückenmark drei mögliche Leitungswege:

Der erste Weg mündet in den sog. **Eigenapparat des Rückenmarks.** Die Fasern enden in demselben oder einem benachbarten Segment und werden dort direkt auf ein in die Peripherie führendes, motorisches Neuron umgeschaltet. Auf diese Weise entstehen die Reflexe (➤ 8.6), die einer willkürlichen Kontrolle des Großhirns weitgehend entzogen sind.

Die beiden anderen Wege der sensiblen Fasern sind die **Hinterstrangbahnen** und die **Vorderseitenstrangbahnen.** Sie steigen zum Gehirn auf:

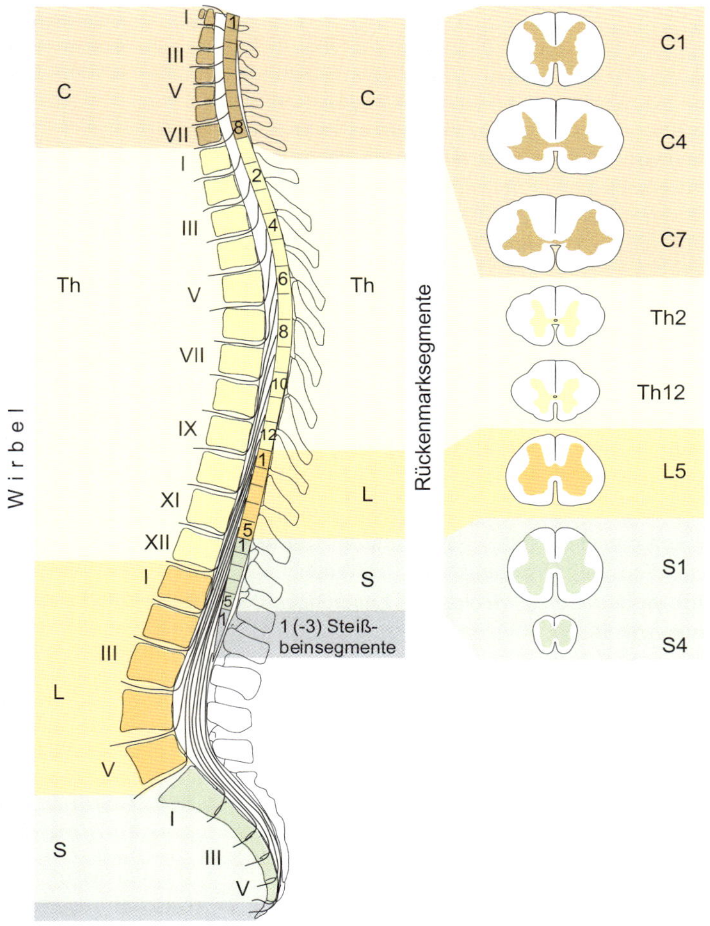

Abb. 8.17 Das Rückenmark und die Spinalnerven in der Seitenansicht. Das Rückenmark erstreckt sich im Wirbelkanal vom ersten Hals- bis zum zweiten Lendenwirbel. Darunter findet man die Cauda equina – ein Bündel von Spinalnervenwurzeln, die zu ihrem jeweiligen Zwischenwirbelloch ziehen. Da das Rückenmark auf Höhe des zweiten Lendenwirbels endet, sind somit alle Rückenmarksegmente gegenüber den zugehörigen Wirbelkörpern nach oben versetzt. Beispiel: Bei einer Wirbelsäulenverletzung des neunten Brustwirbels ist nicht das neunte Brustsegment, sondern das auf dieser Höhe liegende erste Lendensegment gefährdet. Rechts einzelne Rückenmarkabschnitte im Querschnitt. Im Hals- und Lendenbereich ist die graue Substanz stärker ausgeprägt, weil dort die Schaltstationen für die Arme und Beine liegen.

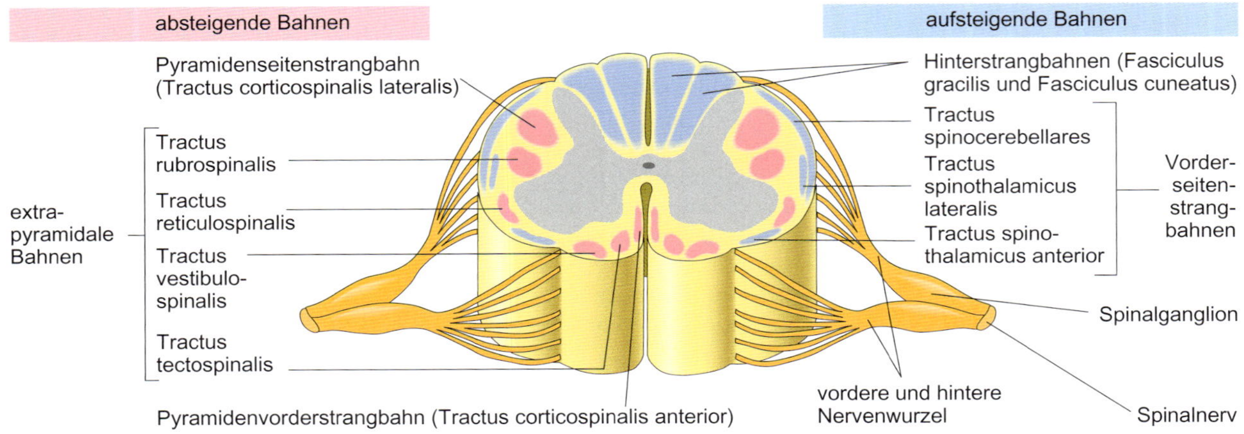

Abb. 8.19 Funktionsfelder des Rückenmarks (Querschnitt). In der weißen Substanz unterscheidet man aufsteigende (sensible) und absteigende (motorische) Bahnen. Zu den aufsteigenden Bahnen (blau) gehören die Hinterstrangbahnen und die Vorderseitenstrangbahnen. Die absteigenden Bahnen (rot) unterteilen sich in die Pyramidenbahnen (Pyramidenseitenstrang- und -vorderstrangbahn) und die extrapyramidalen Bahnen.

- Die Fasern der Hinterstrangbahn übermitteln Informationen aus Sensoren von Haut (Druck, Berührung, Vibration), Muskeln, Sehnen und Gelenken. Sie kreuzen im untersten Gehirnabschnitt, dem verlängerten Mark, auf die Gegenseite
- Die Fasern der Vorderseitenstrangbahn leiten Informationen über Schmerz und Temperatur. Sie kreuzen unmittelbar nach Eintritt ins Rückenmark noch auf derselben Höhe auf die Gegenseite.

Absteigende Rückenmarksbahnen

Die **absteigenden** *(efferenten)* **Rückenmarksbahnen** leiten Informationen über auszuführende Bewegungen von motorischen Zentren im Gehirn (➤ 8.8.2) zu den Vorderhörnern des Rückenmarks *(erstes motorisches Neuron)*. Dort werden sie auf die motorischen Neurone der Vorderhörner *(zweites motorisches Neuron)* übertragen, deren Axone mit den Spinalnerven und ihren Ästen zu den ausführenden Skelettmuskeln ziehen.

Dabei werden zwei große motorische Systeme unterschieden: die **Pyramidenbahn** für die Willkürbewegungen und die **extrapyramidalen Bahnen** für die unwillkürliche Bewegungssteuerung (➤ 8.8.9).

Diese Bahnen **(Tractus)** heißen nach ihrem Ursprungsort und ihrem Zielpunkt, zudem geht ihre Lage innerhalb des Rückenmarks in den Namen ein. So wird die Pyramidenbahn in eine Pyramiden*seitenstrang*bahn – Tractus corticospinalis *lateralis* – und eine Pyramiden*vorderstrang*bahn – Tractus corticospinalis *anterior* – unterteilt (Lage im Rückenmarksquerschnitt ➤ Abb. 8.19).

Zum extrapyramidal(motorisch)en System gehören viele kleine Bahnen (➤ 8.8.9), die von den Basalganglien (➤ 8.8.6) zum Rückenmark ziehen. Zu ihnen kommen weitere Faserzüge hinzu, so z. B. vom Kleinhirn und den *Gleichgewichtskernen*, z. B. Tractus *vestibulo*spinalis.

Absteigende Bahnen des vegetativen Nervensystems ➤ *8.10.2*

8.5 Spinalnerven

8.5.1 Aufbau und Äste der Spinalnerven

Aus jedem Rückenmarksegment (➤ 8.4) gehen links und rechts je eine *vordere* und eine *hintere Nervenwurzel* hervor. Beide Wurzeln schließen sich nach wenigen Millimetern zu einem **Spinalnerv** *(Rückenmarksnerv)* zusammen. Die Spinalnerven – als Teil des peripheren Nervensystems – verlassen den Wirbelkanal der Wirbelsäule seitlich durch die *Zwischenwirbellöcher* (➤ Abb. 6.26).

Da die Wirbelsäule vor der Geburt und in der Kindheit schneller wächst als das Rückenmark, endet das Rückenmark beim Erwachsenen schon auf der Höhe des zweiten Lendenwirbelkörpers. Die Nervenwurzeln aus den unteren Abschnitten des Rückenmarks müssen also, um zu ihren Zwischenwirbellöchern zu gelangen, im Wirbelkanal schräg nach unten ziehen. Auf diese Weise entsteht ein Nervenfaserbündel, das in seinem Aussehen an ein Haarbüschel erinnert. Dieses Nervenfaserbündel wird deshalb auch „Pferdeschweif" – **Cauda equina** – genannt (➤ Abb. 8.17, ➤ Abb. 8.21).

Bandscheibenvorfall

Rückenmark oder Spinalnervenwurzeln können durch einen **Bandscheibenvorfall** im Hals- oder Lendenwirbelsäulenbereich komprimiert werden (➤ Abb. 8.20, ➤ 6.3.4). Leitsymptome sind starke Rückenschmerzen mit Ausstrahlung in Arm bzw. Bein, Sensibilitätsstörungen (z. B. Taubheitsgefühl) im betroffenen Gebiet und Lähmungen der Arme bzw. Beine.

> N
> **Neurologischer Notfall**
> Alarmsymptome beim Bandscheibenvorfall sind vor allem rasch zunehmende Lähmungen, Blasen- und Mastdarmstörungen. Solche Patienten müssen unverzüglich in eine neurochirurgische Klinik transportiert werden.

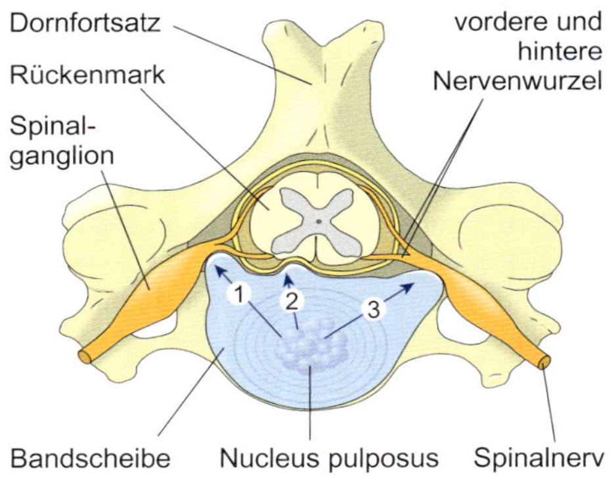

Abb. 8.20 Bandscheibenvorfall. Je nach Richtung des Bandscheibenvorfalls (1 medio-lateral, 2 medial, 3 lateral) werden unterschiedliche Strukturen komprimiert und in ihrer Funktion beeinträchtigt. Dargestellt ist ein Bandscheibenvorfall im Halswirbelsäulenbereich. Die häufigeren Vorfälle im Lendenwirbelbereich gefährden meist nicht mehr das Rückenmark, sondern die Cauda equina.

Äste der Spinalnerven

Unmittelbar nach seinem Austritt aus dem Zwischenwirbelloch teilt sich jeder Spinalnerv in verschiedene Äste auf:

Die **hinteren Äste** versorgen die Haut und die tiefen Rückenmuskeln vom Hals bis zur Kreuzbeinregion.

Die **vorderen Äste** der Spinalnerven haben unterschiedliche Funktionen und Verläufe:

Aus dem 2.–11. Brustsegment (➤ 8.4) versorgen sie als **Interkostalnerven** *(Zwischenrippennerven, Nn. intercostales)* die Haut und die Muskeln im Bereich des Brustkorbes und des Bauches. Die vorderen Äste der übrigen Spinalnerven bilden zunächst Nervengeflechte, **Spinalnervenplexus** genannt, bevor sie durch erneute Aufteilung einzelne **periphere Nerven** bilden, welche die Extremitäten (Arme und Beine) sowie die Genitalregion versorgen (➤ Abb. 8.21).

8.5.2 Spinalnervenplexus und wichtige periphere Nerven

Die Plexus der Spinalnerven werden nach dem Abschnitt des Rückenmarks (➤ 8.4) benannt, aus dem sie entspringen:

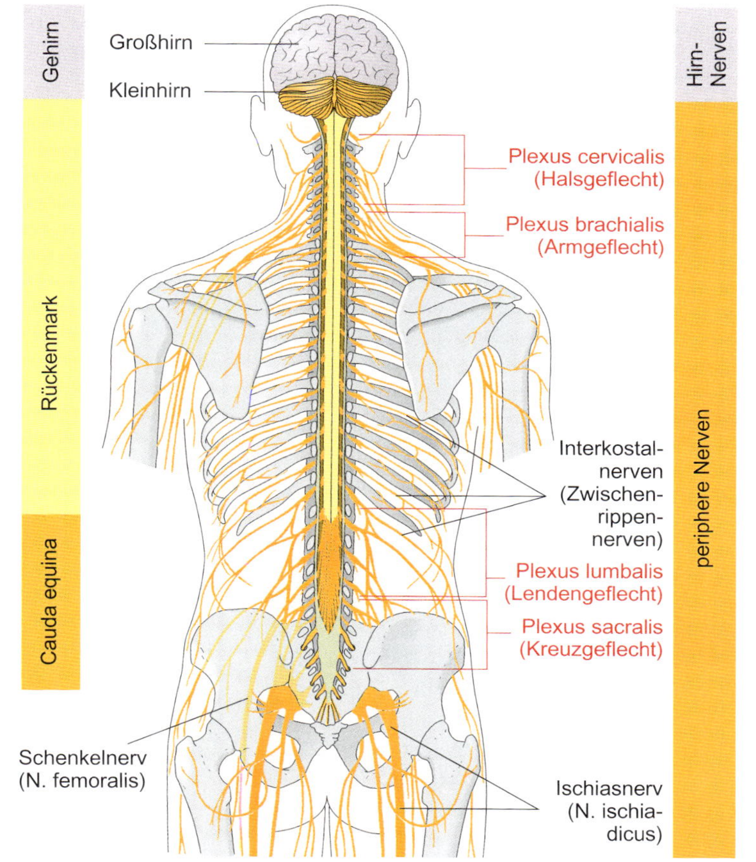

Abb. 8.21 Periphere Nerven. Zum peripheren Nervensystem zählen die zwölf Hirnnerven und die Spinalnerven mit ihren vielen Verzweigungen. Während die Hirnnerven hauptsächlich die Kopfregion motorisch und sensibel versorgen, verteilen sich die anderen peripheren Nerven über den restlichen Körper. Im Brustmarkbereich bleiben die Spinalnerven streng segmental, d. h. sie verzweigen sich nicht nennenswert und versorgen motorisch und sensibel ihre jeweilige Segmenthöhe. Die Spinalnerven des Hals-, Lenden- und Kreuzbeinmarks verzweigen sich dagegen und bilden komplexe Geflechte (Plexus). Die Abbildung zeigt den Plexus cervicalis, den Plexus brachialis, den Plexus lumbalis und den Plexus sacralis. Als dickster Nerv aus dem Plexus sacralis zieht der N. ischiadicus am Bein abwärts.

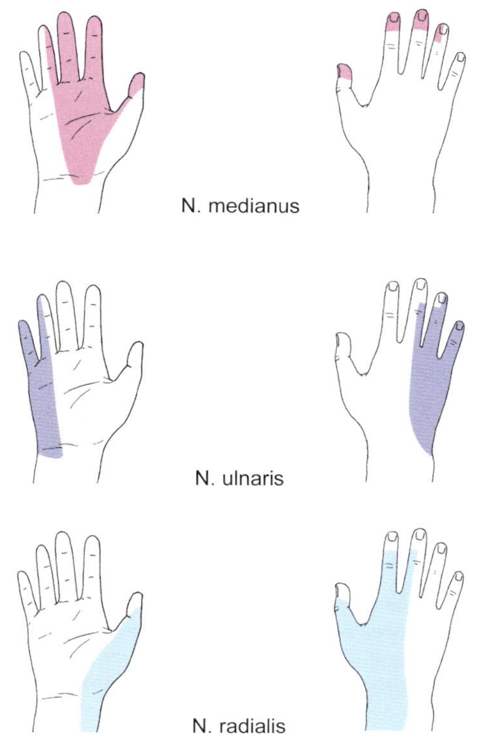

Abb. 8.22 Sensible Versorgungsgebiete der drei Handnerven N. radialis, N. ulnaris und N. medianus.

Plexus cervicalis

Das *Halsgeflecht* **(Plexus cervicalis)** aus den Halssegmenten C1–C4 versorgt Haut und Muskeln in der Hals- und Schulterregion. Der wichtigste Nerv aus diesem Geflecht ist der *Nervus phrenicus* **(Zwerchfellnerv)**. Er innerviert das Zwerchfell, spielt also eine wichtige Rolle für die Atmung (➤ 6.3.7, ➤ 16.8.1).

Solange seine Funktion erhalten ist, kann ein Patient auch bei einer hohen Querschnittslähmung mit Ausfall der Zwischenrippenmuskeln noch spontan atmen. Erst bei einer Rückenmarksläsion oberhalb von C4, also oberhalb des Abgangs des Nervus phrenicus, tritt eine vollständige Atemlähmung ein, sodass der Patient künstlich beatmet werden muss.

Plexus brachialis

Aus dem *Armgeflecht* (**Plexus brachialis,** C5–Th1) entspringen neben kleineren Ästen zum Nacken und zur Schulter die drei großen Armnerven (➤ Abb. 8.22):

- Der *Speichennerv* **(Nervus radialis)** zieht an der Streckseite des Armes (d. h. an der Seite, auf der die Streckermuskeln liegen) zum Unterarm; er versorgt motorisch die Strecker des Ober- und Unterarms, sensibel die Streckseite von Ober- und Unterarm sowie einen Teil des Handrückens. Ist er gelähmt, etwa durch Druckbelastung oder durch eine Verletzung im mittleren Oberarmdrittel, wo sich der Nerv um den Oberarmknochen windet, kann die Hand nicht mehr handrückenwärts gestreckt werden *(Fallhand).*
- Der *Ellennerv* **(Nervus ulnaris)** verläuft an der inneren Beugeseite des Armes (d. h. an der Seite, auf der die Beugemuskeln liegen); er versorgt motorisch Beugemuskeln am Unterarm sowie Handmuskeln, sensibel Hautbezirke der Finger 4 und 5 und des angrenzenden Handrückens. Ein Ausfall des Ulnarisnerven führt zur *Krallenhand,* weil die von ihm versorgten kleinen Handmuskeln verkümmern und dadurch die Finger in ihren Fingergrundgelenken überstreckt und in den Mittel- und Endgelenken gebeugt werden. Die Ursache ist meist eine Schädigung im Ellenbogen, wo der Nerv sehr oberflächlich verläuft und leicht als schmerzhafter Punkt medial des Olekranons (➤ Abb. 6.39) getastet werden kann.
- Der *Mittelnerv* **(Nervus medianus)** verläuft weiter daumenwärts an der Beugeseite des Armes und versorgt Beugemuskeln an Unterarm und Daumen und Hautbezirke der Finger 1–4. Eine Medianuslähmung führt zur *Schwurhand,* weil vor allem die Daumenmuskulatur atrophiert (verkümmert). Ursachen können Schultergelenksluxationen, distale Radiusfrakturen (➤ Abb. 6.41) oder ein Karpaltunnelsyndrom (➤ 6.6.3) sein.

Merksatz

Ich schwöre beim Heiligen Medianus (Schwurhand – Medianus), dass ich mir die Augen mit der Ulna auskratze (Krallenhand – Ulnaris), wenn ich vom Rad falle (Fallhand – Radialis).

Plexus lumbalis

Die Nerven aus dem *Lendengeflecht* (**Plexus lumbalis,** L1–L4) versorgen die untere Bauchwand, die äußeren Geschlechtsorgane sowie Hautgebiete und Streckmuskeln an den Beinen. Der wichtigste Nerv aus diesem Geflecht ist der *Schenkelnerv* **(Nervus femoralis).** Er verläuft durch die Leistenbeuge zur Vorderseite des Oberschenkels und versorgt dort die Haut und die Streckermuskeln, darunter den M. quadriceps femoris.

Plexus sacralis

Das *Kreuzgeflecht* (**Plexus sacralis,** L4–S3) ist das größte Nervengeflecht des Menschen. Von ihm werden Gesäß, ein Teil des Damms und die unteren Gliedmaßen mit Nervenästen versorgt. Auch der längste und dickste Nerv des Menschen, der **Ischiasnerv** *(Nervus ischiadicus)* entspringt aus diesem Geflecht. Er verläuft im Gesäßbereich schräg abwärts zur Rückseite des Oberschenkels und versorgt dort die Beugemuskeln. Oberhalb der Kniekehle teilt er sich in zwei Äste auf: den *Schienbeinnerven* **(Nervus tibialis)** und den seitlich abzweigenden *Wadenbeinnerven* (**Nervus fibularis** oder *peronaeus*). Diese Nerven versorgen

Hautgebiete und Muskeln an Unterschenkel und Fuß.

Gefahr der Spritzenlähmung
Der Ischiasnerv war durch die früher übliche intramuskuläre Injektionsmethode in den M. glutaeus maximus („klassische" Injektion in das Gesäß) gefährdet. Deshalb wird heute die risikoarme Methode der ventroglutäalen Injektion nach von Hochstetter empfohlen (➤ Abb. 6.57).

Plexus pudendus

Das *Schamgeflecht* (**Plexus pudendus,** S3–S5) versorgt Beckeneingeweide, Damm und äußere Genitalien.

8.6 Reflexe

Neben der Weiterleitung von Nervenzellaktivität ist die zweite Grundfunktion des Rückenmarks die Steuerung von Muskelkontraktionen durch Vermittlung von Reflexen:

Reflexe
Reflexe sind stereotyp (immer gleich) ablaufende Reaktionen auf spezifische Reize. Sie können nicht unterdrückt werden, unterstehen also nicht der Kontrolle unserer Willkür, können durch diese jedoch innerhalb gewisser Grenzen moduliert (beeinflusst) werden.

Viele Reflexe vermitteln schnelle Schutzreaktionen – wir stützen uns z. B. beim Fallen „automatisch" ab. Reflexe beeinflussen aber außer der *Stützmotorik* auch rhythmische Bewegungen der Extremitäten *(Gangmotorik)* sowie zielgerichtete Bewegungen *(Zielmotorik)*. Sie laufen zudem nicht nur in solchen besonderen Situationen ab, sondern regeln darüber hinaus ständig Körperfunktionen (z. B. die Muskelspannung). Unser Bewusstsein wird so durch Reflexe entlastet und ist frei für komplexere Aufgaben.

Reflexbogen

Die Vermittlung eines Reflexes funktioniert wie ein Regelkreis, der für das Konstanthalten einer Regelgröße (wie z. B. der Muskelspannung) benötigt wird (➤ 2.9):

- Ein *Sensor* nimmt einen Reiz auf und übersetzt ihn in neuronale Erregungen
- *Sensible Nervenfasern* leiten den Impuls vom Sensor zu einem
- *Reflexzentrum* im ZNS, z. B. dem Rückenmark, das die Reflexantwort bildet
- *Motorische Nervenfasern* übermitteln die Reflexantwort zum
- *Effektor* (ausführendes Organ), einem Muskel.

8.6.1 Eigenreflexe

Im einfachsten Fall trifft ein im ZNS eintreffender Erregungsimpuls *direkt* auf ein die Reflexantwort übermittelndes motorisches Neuron. Es ist also nur *eine zentrale Synapse* zwischengeschaltet, man spricht deshalb von einem *monosynaptischen Reflex* (*gr.* monos = ein). Monosynaptische Reflexe kommen nur dann vor, wenn Reizaufnahme und Reizantwort an demselben Muskel erfolgen; sie heißen daher auch **Eigenreflexe.**
Ein Beispiel für einen Eigenreflex ist der bei neurologischen Untersuchungen geprüfte **Patellarsehnenreflex** (*PSR,* auch *Quadriceps-femoris-Reflex*): Ein kurzer Schlag mit einem Reflexhammer auf die Sehne des M. quadriceps femoris unterhalb der Kniescheibe bei lose herabhängendem Unterschenkel bewirkt eine Verkürzung des M. quadriceps femoris. Das vorher im Kniegelenk gebeugte Bein wird schlagartig gestreckt, der Unterschenkel bewegt sich nach oben. Dieser Reflex regelt die Spannung des M. quadriceps femoris (➤ Abb. 8.23).
Eigenreflexe gibt es in allen Muskeln, die **Muskelspindeln** haben. Muskelspindeln arbeiten als **Dehnungssensoren** in den Muskeln (➤ 9.4), d. h. sie werden durch Dehnung gereizt. Der Schlag auf die Sehne dehnt die Muskelspindel im dazugehörigen Muskel und aktiviert sie. Die Erregung wird über afferente Nervenfasern und die hintere Wurzel dem Rückenmark übermittelt und dort unmittelbar auf die Vorderhornzellen umgeschaltet, die denselben Muskel innervieren. Über deren efferente Nervenfasern kommt es als Folge zu einer Kontraktion des gedehnten Muskels (➤ Abb. 8.23).

Die Muskelspindeln werden nicht nur durch plötzliche Dehnungsreize aktiviert, sondern in geringerem Ausmaß ständig. Das ZNS wird zu jeder Zeit über den jeweiligen Spannungszustand aller Muskeln informiert. Erschlafft z. B. ein Streckmuskel, der uns gegen die Schwerkraft aufrecht hält, so werden dessen Muskelspindeln gedehnt, der Streckmuskel kontrahiert sich reflektorisch. So werden die Muskeln in einem bestimmten Spannungszustand (Tonus) gehalten und die Körperhaltung gesteuert. Damit keine überschießenden Reaktionen auftreten, wird das Ausmaß der Reflexe durch höher gelegene Hirnzentren begrenzt und beeinflusst.

Die Empfindlichkeit der Muskelspindeln wird durch die γ-Motoneurone reguliert (➤ Abb. 8.24): So werden z. B. bei einer willkürlichen Muskelkontraktion auch die Muskelspindeln in diesem Muskel kürzer. Ohne weitere Maßnahmen würden keine Meldungen von ihnen das ZNS mehr erreichen und die Längenregulation käme zunächst zum Erliegen. Die γ-Motoneurone des Rückenmarks innervieren nun gleichzeitig die muskulären Anteile **(intrafusale Muskelfasern)** der Muskelspindeln. Dadurch kontrahieren sich die peripheren Anteile der Muskelspindeln und dehnen den zentralen Teil, der den Dehnungssensor enthält – die Empfindlichkeit steigt. Wie stark die γ-Motoneurone die Muskelspindeln „vorspannen", bestimmt das ZNS. Bei vielen Bewegungsabläufen werden α- und γ-Motoneurone gleichzeitig aktiviert, man spricht von α-γ-**Koaktivierung.**

8.6.2 Fremdreflexe

Bei komplizierteren Reflexbögen liegen im ZNS mehrere Verbindungsneurone zwischen den sensiblen und den motorischen Neuronen. *Mehrere zentrale Synapsen* sind beteiligt, man spricht deshalb von *polysynaptischen Reflexen* (*gr.* polus, polys = mehrere, viele). Der Sensor liegt in einem

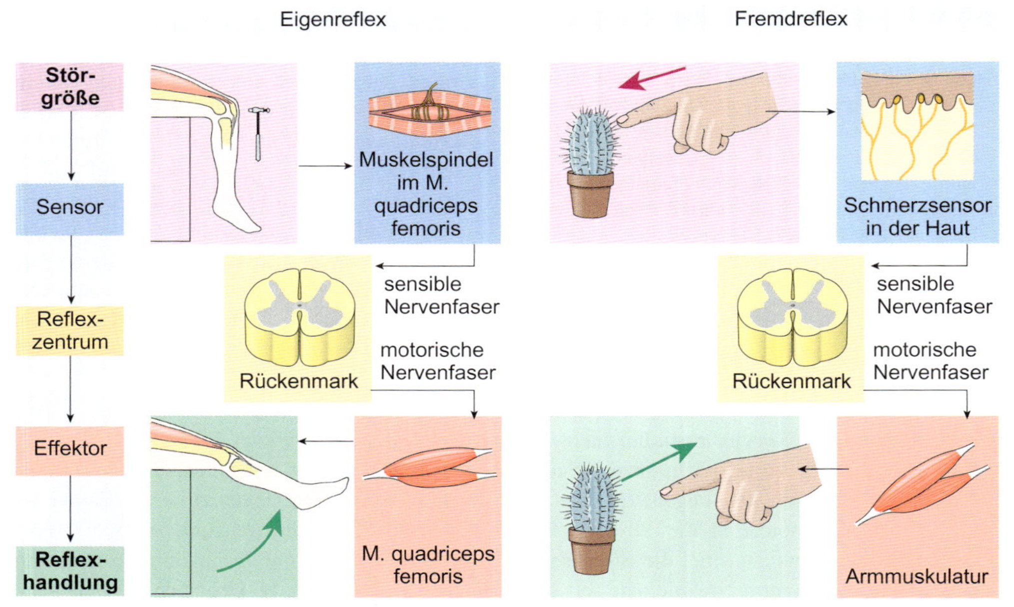

Abb. 8.23 Oben Schema eines Reflexbogens. Unten links Eigenreflex am Beispiel des Patellarsehnenreflexes. Sensor und Effektor sind im M. quadriceps femoris lokalisiert. Unten rechts Schema eines Fremdreflexes am Beispiel des Wegziehreflexes – einer Art Fluchtreaktion – nach Schmerzreiz. Sensor und Effektor liegen in verschiedenen Organen.

anderen Organ als der Effektor, weshalb diese Reflexe **Fremdreflexe** genannt werden. Das Zurückziehen des Armes bei schmerzhafter Berührung der Hand oder das Husten sind beispielsweise Fremdreflexe (➤ Abb. 8.23).

Auch im vegetativen Nervensystem laufen Reflexe ab. Sie sind an der Regelung der Funktion der inneren Organe beteiligt (➤ 8.10).

8.6.3 Reflexprüfungen

Muskeleigenreflexe, die bei der neurologischen Untersuchung geprüft werden, sind am Bein neben dem Patellarsehnenreflex (*PSR,* ➤ Abb. 8.23) vor allem der **Achillessehnenreflex** *(ASR)* sowie am Arm der **Bizepssehnenreflex** *(BSR)* und der **Trizepssehnenreflex** *(TSR).*

Ein häufig geprüfter *Fremdreflex* ist der **Bauchhautreflex:** Reizung der Bauchhaut durch leichtes Bestreichen löst eine Anspannung der Bauchmuskeln aus.

Krankhaft sind insbesondere ein völliges Fehlen physiologischer Reflexe, Seitenunterschiede in der Reflexantwort und – bei Muskeleigenreflexen – überschießende Reaktionen („Nicht-mehr-Aufhören des Reflexes").

Die Reflexe des Kopfbereichs, etwa der **Lidschlussreflex** oder der **Schluckreflex,** laufen über die Hirnnerven (➤ 8.7) und ihre Umschaltstationen im Gehirn ab. Auch ihre Prüfung wird zur Diagnose von Störungen verwendet.

Außerdem wird geprüft, ob **pathologische Reflexe** vorhanden sind. Dies sind beim Gesunden nicht auslösbare Fremdreflexe, die in der Regel im Zusammenhang mit Schädigungen der bereits erwähnten Pyramidenbahn (➤ 8.8.9) auftreten und daher **Pyramidenbahnzeichen** heißen.

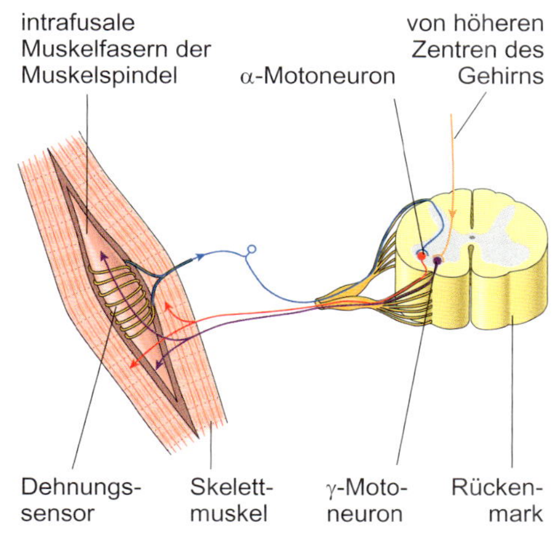

Abb. 8.24 Bedeutung der Muskelspindeln beim Eigenreflex. Muskelspindeln registrieren die Muskellänge. Bei Dehnung senden sie Erregungsimpulse (blau) über die Hinterwurzel zur grauen Substanz. Im Vorderhorn findet die Umschaltung auf ein α-Motoneuron (rot) statt. Der Erregungsimpuls läuft über Vorderwurzel und Spinalnerv zum Muskel zurück und bewirkt dort die Reflexantwort (Kontraktion). Über die γ-Motoneurone (violett) wird die Empfindlichkeit der Muskelspindeln eingestellt.

Babinski-Reflex (M)

Klinisch bedeutsamstes Pyramidenbahnzeichen beim Erwachsenen ist der **Babinski-Reflex:** Bestreichen des lateralen Fußrandes führt bei Schädigung der Pyramidenbahn zur Überstreckung der Großzehe sowie häufig zur Beugung und Spreizung der übrigen Zehen („Babinski positiv").

8.7 Hirnnerven

Zusammen mit den Spinalnerven (➤ 8.5) und deren Verzweigungen gehören die **Hirnnerven** zum peripheren Nervensystem.

Die Hirnnerven umfassen alle Nervenfaserbündel, die das zentrale Nervensystem *oberhalb* des Rückenmarks verlassen. Sie versorgen den Kopf- und Halsbereich sowie einen Großteil der inneren Organe und verbinden die Sinnesorgane des Kopfes mit dem Gehirn (➤ Abb. 8.25, ➤ Abb. 8.27).

Es gibt *zwölf Paare* von Hirnnerven. Da ihre vollen Namen recht lang und umständlich sind, werden sie meist nur nach der Reihenfolge ihres Austritts aus dem Schädelraum von oben nach unten mit römischen Ziffern von N. (= Nervus) I bis N. XII benannt.

Der erste Hirnnerv zieht ins Großhirn, der zweite ins Zwischenhirn; die übrigen zehn entspringen im bzw. ziehen in den Hirnstamm. Alle Hirnnerven verlassen das Gehirn durch kleine Öffnungen im knöchernen Schädel (➤ Abb. 6.11).

Funktionelle Einteilung der Hirnnerven

Nach ihrer Funktion unterscheidet man (➤ Abb. 8.25):

- *Sensorische* Hirnnerven (N. I, N. II, N. VIII), welche die Empfindungen von den Sinnesorganen zum Gehirn leiten
- Überwiegend *willkürmotorische* Hirnnerven (N. III, N. IV, N. VI, N. XI und N. XII)
- *Gemischte* Hirnnerven (N. V, N. VII, N. IX und N. X), die sich aus verschiedenen Fasern zu-

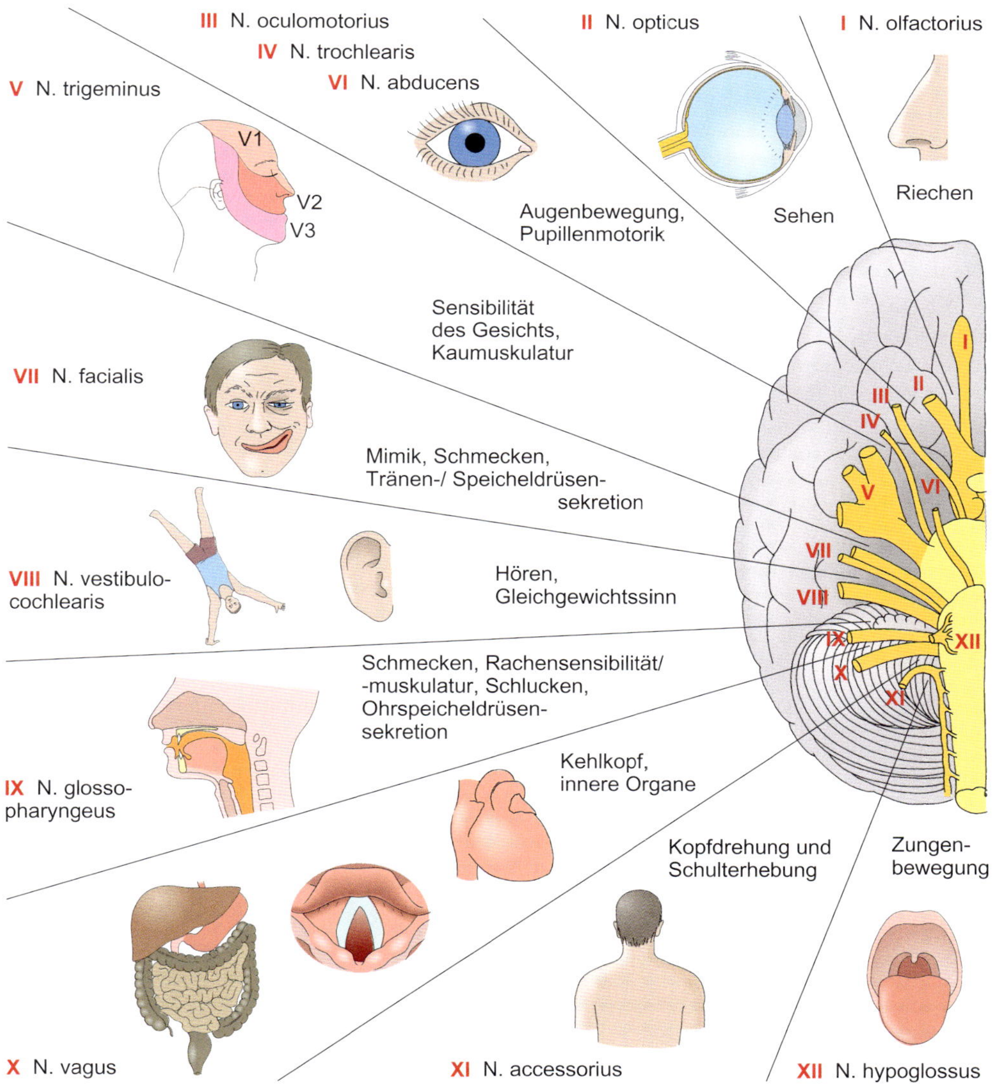

Abb. 8.25 Übersicht über die zwölf Hirnnerven und ihre Funktionen.

sammensetzen (willkürmotorisch, sensorisch und parasympathisch).

8.7.1 Sensorische Nerven

Riechnerv

Der *Riechnerv* (**Nervus olfactorius,** *N. I*) ist ein rein sensorischer Nerv, der die Geruchsempfindungen übermittelt. Er beginnt mit Sensoren in der Nasenschleimhaut, deren Axone als Riechnerv zum **Riechkolben** *(Bulbus olfactorius)* ziehen (➤ Abb. 8.35, ➤ Abb. 9.8). Von dort werden die Signale direkt an die **primäre Riechrinde** *(olfaktorischer Cortex)* (➤ 9.5.4) weitergeleitet, die eng mit dem limbischen System (➤ 8.8.7) verbunden ist. Im Gegensatz zu den übrigen Sinneseindrücken, die den Signalfilter des Thalamus (➤ 8.8.4) passieren müssen, können die Geruchsinformationen die Hirnrinde *direkt* erreichen. Vom primären Riechhirn ziehen Bahnen zum Thalamus und zu weiteren Zentren des Großhirns.

Sehnerv

Der *Sehnerv* (**Nervus opticus,** *N. II*) ist ebenfalls ein rein sensorischer Nerv. Er beginnt in der Netzhaut des Auges (➤ Abb. 9.10) und kreuzt in der **Sehnervenkreuzung** (*Chiasma opticum,* 9.6.8) teilweise auf die andere Gehirnhälfte. Nach der ersten Umschaltung im Thalamus (➤ 8.8.4) laufen die Bahnen als **primäre Sehstrahlung** zur **primären Sehrinde** im Hinterhauptlappen des Großhirns (➤ 8.8.8).

Hör- und Gleichgewichtsnerv

Der *Hör- und Gleichgewichtsnerv* (**Nervus vestibulocochlearis,** *N. VIII*) ist neben dem Riechnerv und dem Sehnerv der dritte rein sensorische Hirnnerv. Er leitet die Erregungen aus dem Gleichgewichtsorgan *(Vestibularorgan)* und dem Hörorgan im Innenohr (*lat.* cochlea = Schnecke). Erstere gelangen über die vier Vestibulariskerne (Gleichgewichtskerne) des verlängerten Marks (➤ 8.8.2) vor allem zum Kleinhirn (➤ 8.8.5), zum Rückenmark, zu den Augenmuskelkernen und zur hinteren Zentralwindung (➤ 8.8.9). Die Erregungen aus dem Hörorgan gelangen über zahlreiche Umschaltstationen zur Hirnrinde (Details ➤ 8.8.9, ➤ 9.7).

Im Bereich des Nervus vestibularis (Teil des N. vestibulocochlearis) entsteht relativ häufig ein gutartiger, aber wegen seiner Lokalisation problematischer Tumor, das **Akustikusneurinom.** Leitsymptome sind zunehmende, einseitige Schwerhörigkeit Ohrensausen *(Tinnitus)* und Schwindel. Ohne Behandlung kann es zum Anstieg des Hirndrucks kommen.

8

8.7.2 Augenmuskelnerven

Als erster von drei *Augenmuskelnerven* ist der **Nervus oculomotorius,** *N. III,* ein vorwiegend willkürmotorischer Nerv mit parasympathischen Anteilen (➤ 8.10.2). Er versorgt den *Lidhebermuskel* und vier der sechs äußeren Augenmuskeln (➤ Tab. 9.1). Seine parasympathischen Fasern steuern den *Ziliarmuskel,* der die Anpassung der Augenlinse an unterschiedliche Entfernungen bewirkt (Nah-Fern-Akkommodation), und verengen über den *Sphinktermuskel* der Iris die Pupille (➤ 9.6.5).

Ebenfalls ein Augenmuskelnerv ist der **Nervus trochlearis** *(N. IV).* Er innerviert den über die Trochlea (*lat.* Rolle) der Augenhöhle ziehenden Musculus obliquus superior (➤ Abb. 9.22).

Der **Nervus abducens,** *N. VI,* ist der dritte Augenmuskelnerv. Er versorgt den Musculus rectus lateralis. Durch ihn wird der Augapfel zur Seite bewegt (*lat.* abducere = wegführen, ➤ Abb. 9.22, ➤ Tab. 9.1).

8.7.3 Gesichtsnerven

N. trigeminus

Der *Drillingsnerv* (**Nervus trigeminus,** *N. V*) teilt sich nach dem Austritt aus der Schädelhöhle in drei große Äste:

- Der Ast V1 ist der **Augenhöhlennerv** *(Nervus ophthalmicus).* Er versorgt sensibel die Augenhöhle und die Stirn
- Der Ast V2 heißt **Oberkiefernerv** *(Nervus maxillaris).* Als ebenfalls sensibler Nerv versorgt er in dem unterhalb der Augenhöhle liegenden Bereich die Gesichtshaut, die Schleimhaut der Nase, die Oberlippe und die Zähne des Oberkiefers
- Der dritte Ast V3 ist der **Unterkiefernerv** *(Nervus mandibularis).* Er ist ein gemischter Nerv, der sensibel den Unterkieferbereich (Unterlippe, Zahnfleisch und Zähne) und motorisch alle Kau- und Mundbodenmuskeln versorgt (Austrittspunkt ➤ Abb. 6.8).

Trigeminusneuralgie

Neuralgien sind Schmerzen, die auf das Ausbreitungsgebiet eines Nerven beschränkt sind. Die häufigste Neuralgie im Gesicht ist die **Trigeminusneuralgie:** Es kommt klassischerweise zu plötzlich einschießenden, äußerst starken Schmerzen, meist im Innervationsbereich eines der beiden unteren Trigeminusäste. Die Schmerzattacken dauern oft nur wenige Sekunden, können sich aber im Abstand von Minuten wiederholen und den Patienten zermürben. Faktoren wie Berührung, Kältereize, Sprechen, Kauen oder Zähneputzen können den Schmerz auslösen *(triggern).*

Lässt sich eine Ursache wie etwa ein Tumor feststellen, wird diese möglichst beseitigt. Ist dies nicht der Fall, werden medikamentös vor allem Antiepileptika (➤ 8.8.9) eingesetzt.

Bei nachgewiesenem engem Kontakt zwischen einem Blutgefäß und einem Ast des N. trigeminus im Bereich des Hirnstamms kann eine operative Trennung (mikrovaskuläre Dekompression) oft helfen. Da aber auch bei einem nennenswerten Teil der Gesunden ein solcher Gefäßkontakt besteht, wird erst bei Erfolglosigkeit oder starken Nebenwirkungen der Medikamente operiert.

N. facialis

Der *Gesichtsnerv* (**Nervus facialis,** *N. VII*) ist ein gemischter Nerv. Er tritt mit einem sensiblen Ast ins Gehirn ein und mit einem motorischen Ast aus ihm aus (➤ Abb. 8.25).

Seine motorischen Anteile versorgen die mimische Muskulatur des Gesichts, parasympathische Fasern ziehen zur Tränendrüse (➤ 9.6.10) und zur Unterkiefer- und Unterzungendrüse (➤ 17.2.4). Sensorische Fasern leiten die Geschmacksempfindungen von den Sensoren in den vorderen zwei Dritteln der Zunge zum Hirnstamm, von wo aus sie an die Großhirnrinde übermittelt werden (➤ 8.8.9).

Fazialislähmung

Die **periphere Fazialislähmung** (➤ Abb. 8.26) ist die häufigste periphere Nervenlähmung. In ca. zwei Drittel der Fälle liegt eine **idiopathische Fazialisparese** mit unbekannter Ursache vor, wobei unter anderem eine autoimmun bedingte Entzündung und das Wiederaufflackern einer Herpes-simplex-Infektion ursächlich diskutiert werden.

Bei der idiopathischen Fazialisparese bildet sich meist innerhalb weniger Stunden das typische Bild einer einseitigen Gesichtsnervenlähmung aus: Das Auge der betroffenen Seite kann nicht mehr geschlossen und die Stirn nicht mehr gerunzelt werden, der Mundwinkel hängt herab. Das Geschmacksempfinden ist häufiger beeinträchtigt, auch Speichel- und Tränensekretion können gestört sein. In den meisten Fällen bilden sich die Erscheinungen langsam spontan zurück, Restsymptome sind aber möglich. Bei frühem Therapiebeginn sind antientzündlich wirkende Glukokortikoide (➤ 11.5.3) von Nutzen.

Im Unterschied zur peripheren Fazialislähmung, bei der die Störung im Verlauf des N. facialis selbst liegt, fallen bei der **zentralen Fazialislähmung** (z. B. beim Schlaganfall) die stimulierenden Neurone des Gehirns auf einer Seite aus. Dabei findet sich eine Lähmung der mimischen Mus-

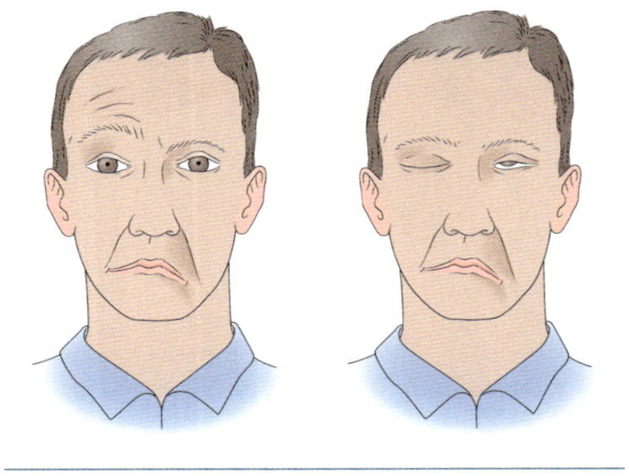

Abb. 8.26 Linksseitige periphere Fazialislähmung. Links wurde der Patient aufgefordert, die Stirn zu runzeln, rechts sollte er die Augen fest schließen. Der Ausprägungsgrad einer Fazialislähmung kann unterschiedlich sein.

kulatur der Gegenseite, wobei das Stirnrunzeln meist nur abgeschwächt ist, da die Stirnmuskulatur von beiden Seiten innerviert wird.

Pflege bei Fazialisparese

Bei Patienten mit Fazialisparese ist der Lidverschluss unvollständig und evtl. die Tränensekretion vermindert, sodass die Hornhaut leicht austrocknen kann (Erblindungsgefahr!). Hier helfen das regelmäßige Einbringen spezieller Augentropfen oder -salben sowie ein Uhrglasverband (Augenverband mit Sichtfenster aus Kunststoff) zur Nacht.

Je nach Ausprägung der Lähmung können sich Speisereste in der betroffenen Wangentasche ansammeln, die in die Lunge aspiriert werden können. Teilweise ist infolge einer Funktionsbeeinträchtigung der Ohrspeicheldrüse (Glandula parotis) das Risiko einer Parotitis (Ohrspeicheldrüsenentzündung) erhöht. Eine sorgfältige Mundpflege beugt beiden Komplikationen vor.

8.7.4 Rachen-, Hals- und Zungennerven

Der **Nervus glossopharyngeus** *(Zungen-Rachen-Nerv, N. IX)* ist ein gemischter Nerv: Seine parasympathischen Fasern ziehen zur Ohrspeicheldrüse (➤ 17.2.4), motorische Fasern versorgen die Rachenmuskeln und sensible Fasern Rachenschleimhaut und Trommelfell. Über sensorische Fasern werden die Geschmacksempfindungen des hinteren Zungendrittels übermittelt.

Der **Nervus accessorius** *(N. XI)* innerviert als rein motorischer Nerv zusammen mit Ästen des Plexus cervicalis zwei Muskeln des Halses, den Musculus sternocleidomastoideus (Kopfwendermuskel) und den Musculus trapezius (Kapuzenmuskel ➤ Abb. 6.37).

Der **Nervus hypoglossus** (*Zungennerv, N. XII*) versorgt mit seinen motorischen Fasern vor allem die Muskulatur der Zunge.

8.7.5 Nervus vagus

Der **Nervus vagus** *(Eingeweidenerv, N. X)* innerviert als Hauptnerv des parasympathischen Systems (➤ 8.10.2) einen Teil der Halsorgane, die Brust- und einen großen Teil der Baucheingeweide. Nur wenige seiner Fasern versorgen motorisch und sensibel den Kehlkopfbereich, wo sie am Sprechen und Schlucken beteiligt sind. Der Vagus leitet efferente Impulse für die Motorik glatter Muskeln und für die Sekretion zu den inneren Organen (➤ Abb. 8.45). In ihm verlaufen auch sensible Fasern, die *viszeralen Afferenzen,* die sensible Impulse von den Organen zum ZNS leiten.

Linker und rechter Vagus ziehen zunächst entlang der Halsschlagadern in Richtung Herz. Beide geben einen N. (laryngeus) recurrens zum Kehlkopf ab, wobei sich der linke um den Aortenbogen schlingt (➤ Abb. 8.47, ➤ Abb. 11.7). Andere Äste ziehen weiter zu Lunge und Speiseröhre. Die Hauptäste des N. vagus ziehen weiter zum Herzen, wo sie unter anderem den rechten Vorhof versorgen. Entlang der Speiseröhre tritt der N. vagus durch das Zwerchfell, erreicht den Bauchraum und versorgt Magen, Darm und Nieren (➤ Abb. 8.45).

8.8 Gehirn

In dieser Sekunde laufen über eine Million chemischer Reaktionen ab. Wo? Auf Ihrer Netzhaut und in Ihrem Gehirn, wenn Sie diese Zeilen lesen. Das menschliche Gehirn ist die wohl komplexeste Ansammlung von Materie auf unserem Planeten; und obwohl es nur 2 % unseres Körpergewichts ausmacht, entfallen rund 20 % des gesamten Sauerstoff- und Energiebedarfs (in Ruhe) auf das Gehirn.

8.8.1 Differenzierung des Gehirns in der Entwicklungsgeschichte

Das Gehirn der Säugetiere hat sich im Laufe von Jahrmillionen immer weiter entwickelt.

Gehirne „niederer" Tiere

„Niedere" (genauer: entwicklungsgeschichtlich ältere) Tiere sind in ihrem Verhalten ganz wesentlich von festen Handlungsabläufen, den *Instinkten,* gesteuert. Anatomische Grundlage für Instinkthandlungen sowie für die Regulation von Vitalfunktionen wie Atmung und Blutdruck ist vor allem der **Hirnstamm,** der bei diesen Tieren noch den Großteil der Hirnmasse ausmacht. Zu diesem ältesten Hirnabschnitt zählen:

- Das **verlängerte Mark** *(Medulla oblongata),* das Übergangsstück zwischen Rückenmark und Brücke
- Die **Brücke** *(Pons),* die vor allem den Hirnstamm mit dem Kleinhirn verknüpft
- Das **Mittelhirn** *(Mesencephalon).*

Mit fortschreitender *Evolution* (➤ 2.15) gewannen neuere Hirnstrukturen immer mehr an Bedeutung. Zu ihnen zählen das **Kleinhirn** *(Cerebellum),* das **Zwischenhirn** *(Diencephalon)* und vor allem das **Großhirn** *(Telencephalon):*

- Das *Kleinhirn* wurde besonders wichtig für die motorische Feinsteuerung des Körpers. Mit seiner Hilfe konnten Tiere komplexere Fortbewegungsarten entwickeln (Fliegen, Klettern, Zwei-Füßler-Gang)
- Das *Großhirn* wurde oberstes Hirnzentrum. Es besitzt neben vielen auf- und absteigenden Bahnen, die zu allen übrigen Hirnteilen ziehen, großflächige Kerngebiete und Rindenfelder (➤ 8.8.9), die auf bestimmte Aufgaben spezialisiert sind, und es ist Entstehungsort *bewusster Empfindungen, bewusster Bewegungen* und des *Gedächtnisses*
- Das *Zwischenhirn* gewann unter anderem als Schaltstelle zwischen Hirnstamm und Großhirn zunehmend an Bedeutung. Zusammen mit dem Hirnstamm erzeugt es unter anderem die **Rhythmen** für Leistungs- und Erholungsphasen (Schlaf-Wach-Rhythmus).

Diese neuen Hirnstrukturen ermöglichten flexiblere Antworten auf unterschiedliche Lebensbedingungen als die starren Instinkthandlungen und schufen damit Vorteile beim Überlebenskampf. Viele Instinkte hingegen sind im Rahmen der Evolution verloren gegangen.

Während bei „niederen" Tieren der *Riechsinn* stark ausgeprägt ist, gewannen bei den „höheren" Tieren für die Orientierung in der Umwelt der *Seh-* und der *Hörsinn* die größere Bedeutung.

Besondere Leistungen des menschlichen Gehirns

Die Besonderheit des menschlichen Gehirns ist, dass es nicht nur instinktive Handlungsimpulse, die **Triebe,** erzeugt, wie z. B. den Trieb zur Nahrungsaufnahme oder zur Fortpflanzung, sondern dass durch **Denkvorgänge** sehr komplexe Handlungen, z. B. das *Lösen von Problemen* unterschiedlichster Art, ermöglicht werden. Andere höhere Hirnleistungen des Menschen sind unter anderem:

- Das **Bewusstsein,** d. h. der Mensch weiß z. B., dass er existiert und dass er sterben muss, er kann über sich selbst und seine Umgebung nachdenken
- Die Fähigkeit zur **Sprache** und damit zur hochdifferenzierten Kommunikation
- Ein weit entwickeltes **Abstraktionsvermögen,** d. h. er kann von einem konkreten Fall auf Allgemeines schließen
- Ethische **Wertvorstellungen,** d. h. er nimmt z. B. bei seinen Handlungen Rücksicht auf andere Menschen und die Umwelt
- **Seelisches Empfinden,** d. h. der Mensch nimmt Sinnesreize nicht nur wahr, sondern verknüpft sie auch mit Gefühlsqualitäten wie z. B. Freude, Angst oder Ekel
- **Motivation** und **Antrieb,** d. h. er entwickelt Handlungsimpulse ohne äußeren Reiz
- **Kreativität,** d. h. er kann schöpferisch aus Informationen neuartige Handlungsmuster entwerfen.

Diese Fähigkeiten sind beim Menschen im Gegensatz zu den Tieren in sehr hohem Maß entwickelt, wobei es allerdings schwierig ist, ihr Ausmaß bei Tieren abzuschätzen (auch viele Tiere können beispielsweise miteinander kommunizieren). Das menschliche Gehirn hat für seine zusätzlichen komplexen Fähigkeiten viele Instinkte verloren. Entsprechende Handlungsmuster (wie z. B. das Schwimmen) müssen erst mühsam erlernt werden.

„Chemische Anatomie" des Gehirns

Das Gehirn kann nicht nur in *anatomisch abgrenzbare Einheiten* wie etwa Groß-, Mittel- oder Zwischenhirn oder bestimmte Leitungsbahnen eingeteilt werden. Strukturprinzipien des ZNS lassen sich auch durch *chemische* Abgrenzungen aufzeigen. Solche *chemischen Systeme* zeichnen sich vor allem dadurch aus, dass sie *einen bestimmten* Neurotransmitter (etwa Serotonin, Dopamin, Noradrenalin ➤ 8.2.3) benutzen; entsprechend werden diese Systeme dann auch benannt (z. B. *serotoninerges* oder *dopaminerges System*). Die „chemische Anatomie" des Gehirns spiegelt also seine funktionelle Gliederung wider und lässt Rückschlüsse auf die Kommunikation im Gehirn zu. Auch die Wirkungen von Psychopharmaka und bestimmte neurologische Erkrankungen lassen sich über die „chemischen Systeme" leichter verstehen (➤ 8.2.3, ➤ 10.15.5). Die „chemischen Systeme" ziehen häufig von entwicklungsgeschichtlich älteren Anteilen in „höhere", jüngere Hirnabschnitte und bilden weit verstreute, anatomisch schlecht abgrenzbare und damit nur schwer vorstellbare „Landkarten".

8.8.2 Hirnstamm

Der **Hirnstamm** ist der unterste und älteste Gehirnabschnitt. Er wird in drei Anteile gegliedert: Mittelhirn, Brücke und verlängertes Mark. Letzteres geht auf der Höhe des Hinterhauptlochs ohne scharfe Grenze in das Rückenmark über (➤ Abb. 8.27, ➤ Abb. 8.29). Der Hirnstamm besteht aus auf- und absteigenden Leitungsbahnen (weiße Substanz) und aus Ansammlungen von Nervenzellen (graue Substanz).

Verlängertes Mark

Das **verlängerte Mark** *(Medulla oblongata)* bildet den unteren Anteil des Hirnstamms und damit den Übergang zum Rückenmark. Es enthält in seiner weißen Substanz auf- und absteigende Bahnen vom und zum Rückenmark. Ein großer Teil dieser Bahnen dient der Willkürmotorik. Diese bilden im Bereich des verlängerten Marks zwei Vorwölbungen, die **Pyramiden** (➤ Abb. 8.27). Sie geben den vom Großhirn kommenden willkürmotorischen Nervenbahnen den Namen *Pyramidenbahn* (➤ 8.8.9).

Die Pyramidenbahnfasern kreuzen in diesem Bereich zum größten Teil auf die Gegenseite, sodass die motorischen Nervenfasern aus der *linken* Großhirnhälfte die Muskeln der *rechten* Körperhälfte versorgen und umgekehrt. So wird verständlich, dass bei einem Schlaganfall (➤ 8.12) in der rechten Hirnhälfte die linke Körperseite betroffen ist. Auch ein großer Teil der sensiblen, aufsteigenden Bahnen kreuzt in der Medulla oblongata zur Gegenseite, sodass ca. 80 % der Empfindungen aus einer Körperhälfte in der *entgegengesetzten* Hirnhälfte aufgenommen werden.

Lebenswichtige Regelzentren

Neben diesen Bahnsystemen enthält das verlängerte Mark in seiner grauen Substanz Steuerungszentren für lebenswichtige Regelkreise (➤ 2.9): Das **Herz-Kreislauf-Zentrum** beeinflusst Herzschlag und Kontraktionskraft des Herzens und steuert die Weite der Blutgefäße und den Blutdruck. Das **Atemzentrum,** dessen neuronales Netzwerk sich bis in die Brücke erstreckt, reguliert den Grundrhythmus der Atmung. Weitere wichtige **Reflexzentren,** so z. B. **Schluck-, Husten-, Nies-** und **Brechzentren,** vermitteln lebenswichtige motorische Reflexhandlungen.

Diese Zentren erhalten die zu ihrer Aufgabenerfüllung erforderlichen Informationen (Blutdruck und Blutgase) über afferente Bahnen (z. B. von Presso- und Chemosensoren über die IX. und X. Hirnnerven, ➤ Abb. 15.14). Zum Teil befinden sich die Sensoren (z. B. für pH-Wert und Kohlendioxidpartialdruck) auch direkt im verlängerten Mark (➤ 16.10.2).

Durch die Konzentration lebenswichtiger Zentren im verlängerten Mark kann unter Umständen ein einzelner harter Schlag auf die umgebende Schädelbasis (etwa bei einem Boxkampf) tödlich sein. Auch die Einklemmung des verlängerten Marks im großen Hinterhauptloch bei einer Drucksteigerung im Schädelraum, z. B. infolge einer Blutung, kann rasch zum Tode führen.

Schließlich liegen im verlängerten Mark die Kerngebiete des VIII., IX., X., XI. und XII. Hirnnerven, über deren vegetative Anteile (➤ 8.10) ebenfalls Steuersignale der besprochenen Regelzentren zu den inneren Organen ziehen.

Brücke

In der **Brücke** *(Pons)* setzen sich die längs verlaufenden Bahnsysteme vom Großhirn zum Rückenmark (bzw. umgekehrt) fort. In quer verlaufenden Faserbündeln verbindet die Brücke außerdem das Großhirn mit dem Kleinhirn. In der Brücke liegen die Kerngebiete des V., VI., VII. und zum Teil diejenigen des VIII. Hirnnerven (➤ 8.7). Das Regulationszentrum für die Atmung erstreckt sich über verlängertes Mark und Brücke.

Mittelhirn

Als **Mittelhirn** *(Mesencephalon)* bezeichnet man das nur 1,5 cm lange „Mittelstück" zwischen dem Oberrand der Brücke und dem Zwischenhirn. Im Querschnitt durch das Mittelhirn lassen sich zwei Zonen abgrenzen:

- Das **Mittelhirndach** *(Tectum mesencephali),* das vier Erhebungen enthält **(Vierhügelplatte),** die als akustisches und optisches Reflexzentrum dienen
- Die **Hirnstiele** *(Pedunculi cerebri).* Sie bestehen im vorderen Teil aus langen Leitungsbahnen, die in zwei Wülsten zur Großhirnbasis verlaufen und die Fasermassen der Groß- und Kleinhirnverbindungen sowie die Pyramidenbahn enthalten. Diese **Hirnschenkel** *(Crura cerebri)* dienen dem Austausch von motorischen und sensiblen Informationen zwischen Rückenmark, verlängertem Mark, Brücke, Kleinhirn, Zwischenhirn und Großhirn. Sie sind der Hauptverbindungsweg zwischen höheren und tiefer gelegenen Hirnteilen und Rückenmark. Im hinteren Anteil der Hirnstiele liegt die **Mittelhirnhaube** *(Tegmentum mesencephali),* die Ursprungszellen des III. und IV. Hirnnerven enthält (➤ Abb. 8.28).

Das Mittelhirn enthält im Gebiet von Mittelhirnhaube und -dach auch Kerngebiete des extrapyramidal(motorisch)en Systems (➤ 8.8.9). Sie heißen wegen ihrer Färbung in mikroskopischen Hirnschnitten **Substantia nigra** (*schwarze Substanz,* schwarz durch Melanin) und **Nucleus ruber** (*roter Kern,* rot infolge des hohen Eisengehalts). Beide sind Schaltzentren, die reflexartig – also ohne willentliche Beeinflussung – Bewegungen der Augen, des Kopfes und des Rumpfes auf die Gleichgewichtseindrücke von Augen und Innenohren abstimmen.

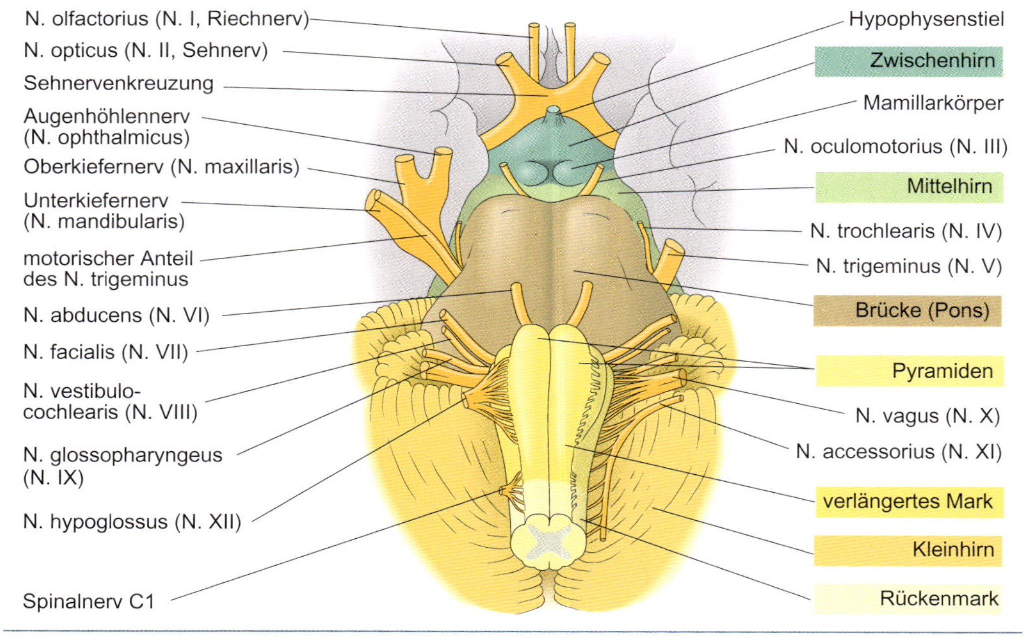

Abb. 8.27 Hirnstamm und Hirnnerven.

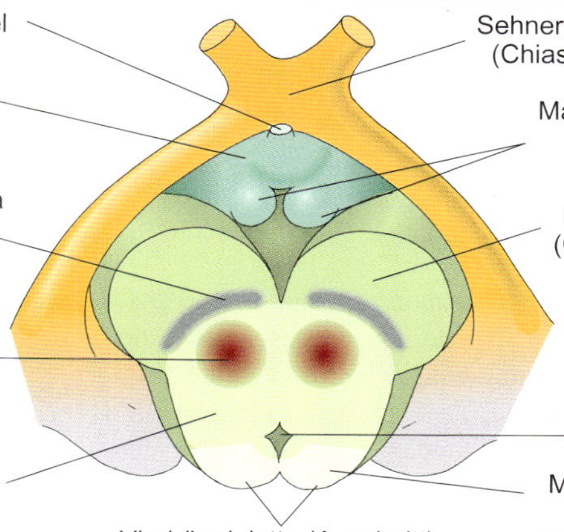

Abb. 8.28 Schnitt durch das Mittelhirn, Blick von kaudal. Mit etwas Fantasie lassen sich die Strukturen als „Gesicht" deuten: Die Augen entsprechen dem Nucleus ruber, die Augenbrauen der Substantia nigra, der Mund dem Aquädukt und die (etwas zu großen) Ohren den Hirnschenkeln.

Zwischen Mittelhirndach und Mittelhirnhaube wird das Mittelhirn vom **Aquädukt** durchzogen, dem feinen, Liquor führenden Kanal zwischen dem 3. und dem 4. Ventrikel (➤ 8.11.2).

8.8.3 Formatio reticularis

Im gesamten Hirnstamm bis zum Thalamusbereich des Zwischenhirns (➤ 8.8.4) liegen Neuronenverbände, die in nicht scharf abgegrenzten Kerngebieten konzentriert sind. Mit ihren zugehörigen Nervenfasern haben sie ein netzartiges Aussehen und werden deshalb **Formatio reticularis** („netzartiges Gebilde") genannt (➤ Abb. 8.29). Die Nervenzellen der Formatio reticularis erhalten aus allen Hirngebieten Informationen, die sie verarbeiten und ihrerseits mit Erregungsimpulsen zu allen Hirngebieten beantworten.

Die Formatio reticularis ist von zentraler Bedeutung bei der Steuerung der Bewusstseinslage und des Wach-Schlaf-Rhythmus. Dabei wird die Großhirnrinde durch das sog. **aufsteigende retikuläre Aktivierungssystem** der Formatio reticularis (abgekürzt *ARAS,* auch *unspezifisches sensibles System* genannt) aktiviert.

Bewusstseinslagen

Je nach der Aktivität dieses Systems entstehen die unterschiedlichen Bewusstseinslagen, z. B. von „gespannter Aufmerksamkeit" über „gedankliches Abschalten" bis hin zum Schlaf. Der Bewusstseinszustand kann durch Alkohol und Drogen, durch Medikamente wie z. B. Narkosemittel, aber auch durch Meditation beeinflusst werden.

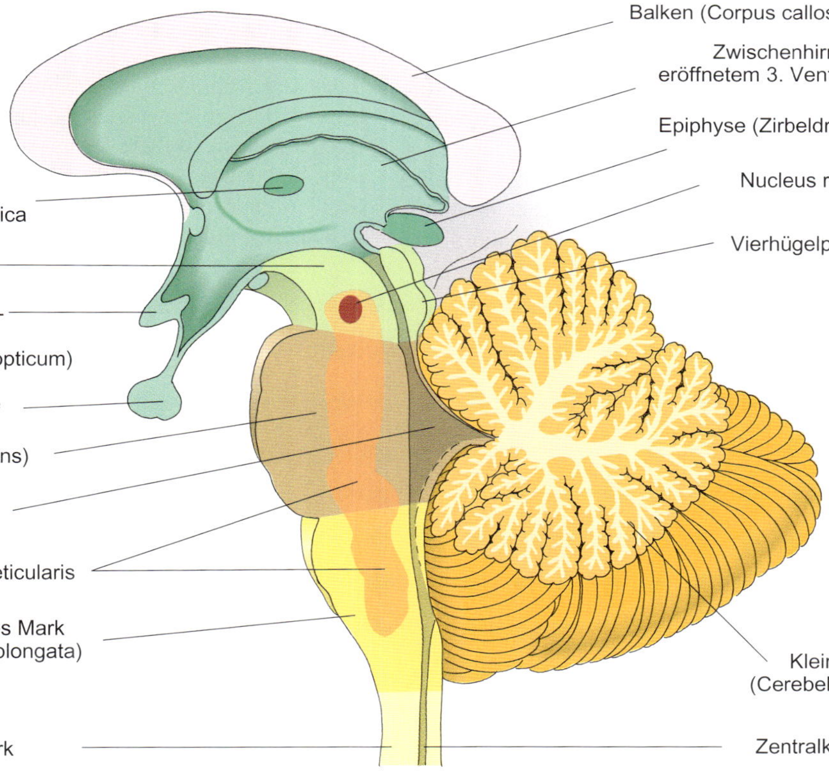

Abb. 8.29 Funktionszentren im Hirnstamm. Die Formatio reticularis (orange) erstreckt sich vom Mittelhirn über die Brücke bis in das verlängerte Mark.

Bewusstseinsstörungen

Schädigungen des Gehirns können zu einer „verminderten Wachheit" bis hin zur völligen Ausschaltung des Bewusstseins führen. Folgende Bezeichnungen sind zur Abstufung dieser **quantitativen Bewusstseinsstörungen** üblich (häufige Ursachen ➤ 10.3, ➤ 24.5.2):

- **Benommenheit** *(leichte Bewusstseinsstörung)* mit verlangsamtem Denken und Handeln und ungenauen Reaktionen
- **Somnolenz** *(krankhafte Schläfrigkeit).* Der Patient ist durch Reize leicht weckbar und kann dann (einfache) Fragen beantworten
- **Sopor** *(stärkere Bewusstseinsstörung).* Der Patient ist nicht mehr durch Ansprache, sondern nur noch durch starke Reize (Schmerzreize) kurz weckbar und kann auch einfachste Fragen nicht mehr beantworten
- **Koma** *(Bewusstlosigkeit).* Der Patient ist nicht weckbar und zeigt allenfalls noch ungezielte Abwehrreaktionen auf Schmerzreize.

Zur genauen Abstufung dienen standardisierte Skalen, vor allem die *Glasgow-Koma-Skala.*

Abgegrenzt werden muss das **Syndrom der reaktionslosen Wachheit** (*Wachkoma,* früher *apallisches Syndrom*). Ursache ist eine schwere Großhirnschädigung, z. B. infolge Sauerstoffmangels. Die vom Hirnstamm gesteuerten Funktionen (Atmung, Herz-Kreislauf-Regulation, Schlaf-Wach-Rhythmus) sowie einige Reflexe sind erhalten. Die Patienten liegen mit geöffneten Augen scheinbar wach im Bett, sind aber durch äußere Reize nicht (sichtbar) erreichbar und auch zielgerichtete Muskelbewegungen sind nicht erkennbar. Viele Fragen zum Wachkoma sind noch ungeklärt (was nimmt der Betroffene tatsächlich wahr?), und es ist schwierig zu diagnostizieren. Ein Wachkoma kann kurze Zeit, aber auch zeitlebens andauern. Die Betroffenen sind vollständig von der Pflege anderer abhängig.

Bei **qualitativen Bewusstseinsstörungen** hingegen ist das Bewusstsein *vom Inhalt her* anders als normal. Bei der **Desorientiertheit** weiß der Patient z. B. nicht mehr das Datum, wo oder wer er ist. Desorientiertheit ist auch ein Leitsymptom des **Delirs,** einer akuten organischen Störung (➤ 10.5.1), die etwa bei Alkoholmissbrauch auftritt. Zusätzliche Symptome sind hier meist **Halluzinationen** (Trugbilder, z. B. die bekannten kleinen Tiere auf der Bettdecke), Gedächtnisstörungen, Unruhe und vegetative Störungen wie etwa Schwitzen.

Schlaf

Ein physiologischer Zustand zeitweiser „Unbewusstheit" ist der **Schlaf,** in dem wir ein Drittel unseres Lebens verbringen. Er ist unsere lebensnotwendige Aufbau- und Erholungsphase (➤ 8.14). Der Schlafbedarf beträgt bei der Geburt bis zu 18 Stunden täglich und reduziert sich bis zum Jugendalter auf ca. 9–10 Stunden. Bei Erwachsenen bleibt er dann mit meist 6–9 Stunden individuell konstant (➤ 8.14, ➤ 23.3.4).

Man kann beim Schlaf verschiedene Phasen unterscheiden: Phasen, die durch typische schnelle Bewegungen der Augäpfel charakterisiert sind (*rapid eye movements,* daher **REM-Schlaf**), und ruhigere Schlafphasen ohne diese Augenbewegungen **(Non-REM-Schlaf).**

Im *REM-Schlaf* werden Puls und Atmung schneller und unregelmäßig, der Blutdruck zeigt große Schwankungen, der Muskeltonus ist herabgesetzt, und der Betroffene *träumt* häufig.

Die *Non-REM-Phasen* lassen sich weiter in vier **Schlafstadien** einteilen, die durch unterschiedliche Weckschwellen und unterschiedliche Wellen im Elektroenzephalogramm (EEG, ➤ 8.13) gekennzeichnet sind: *Einschlafen (Stadium 1), leichter Schlaf (Stadium 2), mitteltiefer Schlaf (Stadium 3)* und *Tiefschlaf (Stadium 4)*. In der ersten Hälfte der Nacht werden mehrere Tiefschlafphasen erreicht, d. h. die Weckschwelle ist in diesen Stadien besonders hoch. In der zweiten Hälfte nimmt der Anteil des REM-Schlafes deutlich zu. REM-Schlaf-Phasen und Non-REM-Schlaf-Phasen wechseln sich ab. 4–5 solcher Zyklen werden während einer Nacht durchlaufen und zwar so, dass die REM-Phasen allmählich länger und die Non-REM-Phasen kürzer werden. Der Tiefschlaf ist nur bei Schlafbeginn ausgeprägt und verschwindet im Laufe der Nacht allmählich (➤ Abb. 8.30). Nach einer Zeit des Schlafmangels wird vor allem der Tiefschlaf nachgeholt (➤ 8.14).

Biorhythmen

Beim Gesunden folgt nicht nur der Wechsel von Schlafen und Wachen einem regelmäßigen, etwa 24-stündigen Rhythmus, dem **zirkadianen Rhythmus** (*lat.* dies = Tag). Auch zahlreiche weitere körperliche und psychische Funktionen wie etwa der Blutdruck unterliegen dieser Rhythmik.

Der zirkadiane Rhythmus wird vom *suprachiasmatischen Nucleus (SCN)* gesteuert, einem Hirnareal oberhalb der Sehnervenkreuzung im Hypothalamus (➤ 8.8.4, ➤ 11.2). Unterstützend wirkt dabei unter anderem die Epiphyse (➤ 11.3) mit ihrem Hormon **Melatonin.** Der Rhythmus ist lichtabhängig, bleibt aber auch bei Abkopplung vom Tag-Nacht-Wechsel zunächst bestehen – eine Erklärung für die Anpassungsschwierigkeiten an Schicht- und insbesondere Nachtdienste. Zirkadiane Rhythmen können auch Einfluss haben auf die Medikamentenwirkung *(Chronopharmakologie),* bekannt ist dies z. B. bei Zytostatika.

Biorhythmen können aber sehr unterschiedlich lang sein – als Beispiele genannt seien etwa die pulsatile Freisetzung einiger Hormone wie Kortisol oder LH (➤ 11.5.3, ➤ 11.2.2), die einen Rhythmus von einigen Stunden aufweist, oder der Menstruationszyklus der Frau (➤ 20.3.8) mit einer Dauer von rund vier Wochen.

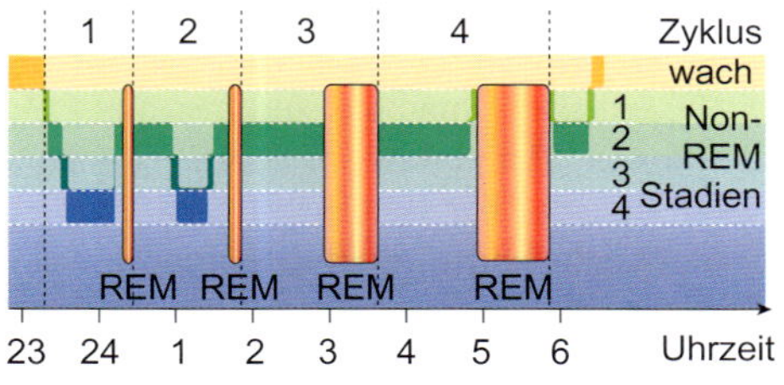

Abb. 8.30 Das Schlafprofil einer ganzen Nacht mit vier vollständigen Non-REM/REM-Schlafzyklen (durch senkrechte Striche abgegrenzt).

Narkolepsie

Bei der genetisch und autoimmun bedingten **Narkolepsie** ist der Schlaf-Wach-Rhythmus gestört. Die Erkrankung beginnt mit ausgeprägter Tagesschläfrigkeit *(Schlafdrang)* bis zu wiederkehrendem Einschlafen *(Schlafzwang)* über Tag, auch in völlig unpassenden Situationen. Menschen mit Narkolepsie schlafen zuweilen mitten in einer Handlung ein und führen sie im Schlaf fort (erhöhte Unfall- und Verletzungsgefahr!). Nicht selten werden die Beschwerden als Unwille oder Faulheit verkannt. Bei mehr als 80% der Betroffenen treten *Kataplexien* hinzu, Phasen plötzlicher Muskeltonusabnahme und Bewegungsunfähigkeit bei erhaltenem Bewusstsein, oft ausgelöst durch starke Gefühle (z. B. Freude, Ärger, Überraschung). Der Nachtschlaf ist gestört, die Schlafzyklen sind verändert, evtl. kommt es beim Einschlafen oder Aufwachen zu Lähmungen *(Schlaflähmungen)* oder traumähnlichen Halluzinationen.

Eine Heilung ist nicht möglich. Wichtig sind Aufklärung der Umgebung, regelmäßiger Nachtschlaf, „geplante" kurze Schlafphasen über Tag und Anpassung des Umfelds, um das Unfallrisiko zu mindern. Medikamente, unter anderem Stimulanzien wie Methylphenidat (z. B. Ritalin®) und Modafinil (z. B. Vigil®), bessern die Tagesschläfrigkeit. Der Dopamin-Noradrenalin-Wiederaufnahmehemmer Solriamfetol (z. B. Sunosi®) erhöht den Wachheitsgrad und bessert ein Schlaf-Apnoe-Syndrom (➤ 8.14).

8.8.4 Zwischenhirn

Das **Zwischenhirn** *(Diencephalon)* ist die Schaltstelle zwischen Großhirn und Hirnstamm. Hauptbestandteile des Zwischenhirns sind der **Thalamus** und der **Hypothalamus,** an dem wie ein dicker Tropfen die **Hypophyse** *(Hirnanhangdrüse)* hängt (➤ Abb. 8.29, ➤ Abb. 8.31).

An der dorsalen Seite des Zwischenhirns liegt an der Hinterwand des 3. Ventrikels als kleine Vorwölbung die *Zirbeldrüse* oder auch **Epiphyse** (➤ Abb. 8.29, ➤ Abb. 8.38, ➤ 11.3). Weitere Kerngebiete des Zwischenhirns gehören zum extrapyramidal(motorisch)en System (➤ 8.8.9).

Thalamus

Der **Thalamus** besteht hauptsächlich aus grauer Substanz, also Neuronen, die in knapp 200 Kerngebiete **(Thalamuskerne)** gruppiert sind. Einer der größten Thalamuskerne ist der **vordere Thalamuskern** (➤ Abb. 8.35). Linker und rechter Thalamus umschließen den *3. Ventrikel* (➤ Abb. 8.34, ➤ Abb. 8.53) und sind durch eine zentrale „Brücke", die *Adhaesio interthalamica* (➤ Abb. 8.29, ➤ Abb. 8.38), miteinander verbunden.

Alle Informationen aus der Umwelt oder der Innenwelt des Körpers mit Ausnahme der Geruchseindrücke (➤ 8.7.1) gelangen über aufsteigende Bahnsysteme zunächst zu den Thalamuskernen. Dort werden sie gesammelt, miteinander verschaltet und verarbeitet, bevor sie über afferente Bahnen (➤ Abb. 8.42) der Großhirnrinde zugeleitet und dort zu bewussten Empfindungen verarbeitet werden. Weitere Verbindungen bestehen zum limbischen System (➤ 8.8.7). Damit die Großhirnrinde und das Bewusstsein nicht von Signalen „überflutet" werden, wirkt der Thalamus

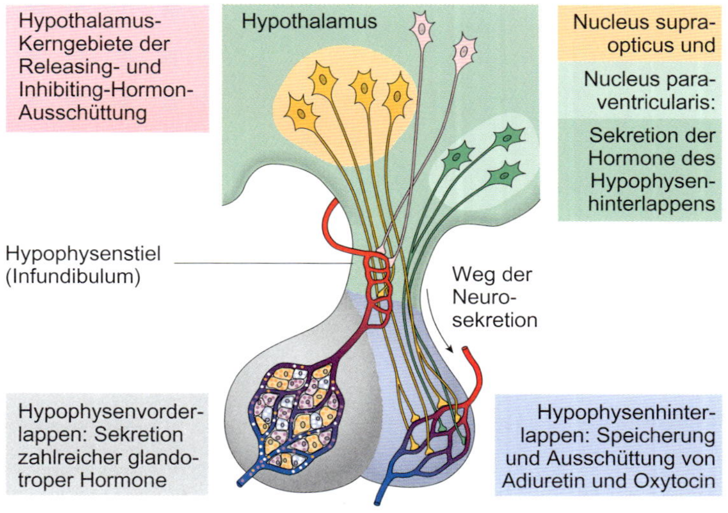

Abb. 8.31 Hypophyse und Hypothalamus. Im Hypothalamus werden verschiedene Hormone gebildet: mehrere Releasing- und Inhibiting-Hormone, die den Hypophysenvorderlappen beeinflussen; sowie Adiuretin und Oxytocin, die zum Hypophysenhinterlappen gelangen und dort ins Blut abgegeben werden.

wie ein *Filter*, den nur für den Gesamtorganismus bedeutsame Erregungen passieren können. Der Thalamus wird deshalb auch das *Tor zum Bewusstsein* genannt. Eine Störung dieser Filterfunktion wird für einen Teil der Symptome bei der Schizophrenie verantwortlich gemacht (➤ 10.6).

Hypothalamus und Hypophyse

Der **Hypothalamus** liegt als unterster Abschnitt des Zwischenhirns unterhalb des Thalamus.

Herausragende Bedeutung

Vom Hypothalamus werden viele Körperfunktionen kontrolliert:

- Die Körperkerntemperatur, die über Thermosensoren erfasst wird
- Wasser- und Salzhaushalt, kontrolliert über Osmosensoren
- Kreislauffunktionen, Funktion des Gastrointestinaltrakts und Blasenfunktion, überwacht durch Hormon- und andere Sensoren
- Die Nahrungs- und Flüssigkeitsaufnahme, gesteuert über ein Durst-, Hunger- und Sättigungszentrum.

Außerdem ist der Hypothalamus als Teil des limbischen Systems (➤ 8.8.7) an der Entstehung elementarer Gefühle und Triebe wie Wut, Aggression und Furcht beteiligt.

Trotz seiner geringen Größe ist der Hypothalamus ein lebensnotwendiger Teil des Gehirns, der bei der Steuerung zahlreicher körperlicher und psychischer Lebensvorgänge überragende Bedeutung hat. Diese Steuerung geschieht zum Teil auf *nervalem* Wege über das vegetative Nervensystem (➤ 8.10), zum Teil *hormonell* über den Blutweg. Entsprechend schüttet der Hypothalamus sowohl Neurotransmitter als auch Neuropeptide und Hormone aus. Der Hypothalamus stellt dadurch das zentrale Bindeglied zwischen dem Nerven- und Hormonsystem dar.

Über eine untere Ausstülpung, den **Hypophysenstiel** *(Infundibulum)*, steht der Hypothalamus mit der **Hypophyse** *(Hirnanhangdrüse)* in Verbindung. In besonders gut durchbluteten Kerngebieten des Hypothalamus werden Hormone gebildet: Im paarigen **Nucleus supraopticus** hauptsächlich **Adiuretin** (➤ 11.2.1), in den beiden **Nuclei paraventriculares** vor allem **Oxytocin** (➤ 11.2.1, ➤ 21.8, ➤ 21.9.2).

Beide Hormone gelangen auf *nervalem* Weg – transportiert durch zugehörige Axone – über den Hypophysenstiel zum *hinteren* Anteil der Hypophyse, dem **Hypophysenhinterlappen** *(Neurohypophyse)*. Dort werden sie gespeichert und bei Bedarf ins Blut abgegeben. Diese Art der Hormonabgabe von Nervenzellen über Nervenfasern nennt man **Neurosekretion.**

Hypophysenvorderlappen

In anderen Kerngebieten des Hypothalamus werden weitere Hormone gebildet, die jedoch nicht direkt wirken, sondern als **Releasing-Hormone** (freisetzende Hormone ➤ 11.2.1) und als **Inhibiting-Hormone** (freisetzungshemmende Hormone) die Ausschüttung von Hypophysenvorderlappenhormonen stimulieren bzw. hemmen. Sie erreichen über ein spezielles Blutgefäßsystem, den *hypophysären Portalkreislauf* (➤ 11.2.1), den *vorderen* Anteil der Hypophyse, den **Hypophysenvorderlappen.** Er gehört entwicklungsgeschichtlich nicht zum Nervengewebe. Der Hypophysenvorderlappen ist die wichtigste übergeordnete *Hormondrüse* des Körpers (➤ 11.2.2).

8.8.5 Kleinhirn

Das **Kleinhirn** *(Cerebellum)* liegt in der *hinteren Schädelgrube* (➤ Abb. 6.11) unterhalb des Hinterhauptlappens des Großhirns und hinter der Brücke (➤ Abb. 8.29, ➤ Abb. 8.38).

Es besteht aus einem wurmförmigen Mittelteil, dem **Kleinhirnwurm** *(Vermis cerebelli)*, und zwei **Kleinhirnhemisphären.** Die Kleinhirnoberfläche ist von feinen Furchen und Windungen geprägt.

An der Oberfläche des Kleinhirns liegt eine nur 1 mm dicke **Kleinhirnrinde** aus grauer Substanz (➤ Abb. 8.32). Sie ist streng schichtweise angeordnet. Darunter liegen die Nervenfasern der weißen Substanz, in die beidseits vier **Kleinhirnkerne** eingelagert sind. Das Kleinhirn ist durch auf- und absteigende Bahnen, die über drei paarige **Kleinhirnstiele** verlaufen, mit dem verlängerten Mark (überwiegend afferente Fasern), dem Mittelhirn (überwiegend efferente Fasern), den Vestibulariskernen und dem Gleichgewichtsorgan (efferente und afferente Fasern) sowie über die Brücke mit dem Großhirn verbunden. Diese Verbindungen ermöglichen die Arbeit des Kleinhirns als *koordinierendes motorisches Zentrum.*

Kleinhirn als Koordinationssystem

Das Kleinhirn reguliert gemeinsam mit dem Großhirn über Fasern des extrapyramidal(motorisch)en Systems die Grundspannung der Muskeln und stimmt Bewegungen aufeinander ab. Mit Hilfe der Informationen aus dem Gleichgewichtsorgan (➤ 8.7.1, ➤ 9.7) ist es wesentlich an der Aufrechterhaltung des Gleichgewichts beteiligt.

Damit es diese Aufgaben erfüllen kann, wird das Kleinhirn ständig über aufsteigende Kleinhirnbahnen des Rückenmarks (➤ 8.4) aus peripheren Sensoren über die Muskel- und Gelenkstellungen informiert (*Tiefensensibilität* ➤ 9.4). Auch mit der absteigenden Pyramidenbahn ist es im Nebenschluss verbunden und kann so auf beabsichtigte Bewegungen regulierend Einfluss nehmen. Es koordiniert die Zielmotorik, ohne sie jedoch direkt auszulösen.

Kleinhirnschädigungen

Viele Erkrankungen und Vergiftungen, insbesondere auch Alkoholmissbrauch, führen zu **Kleinhirnschädigungen.** Folgen sind vor allem eine

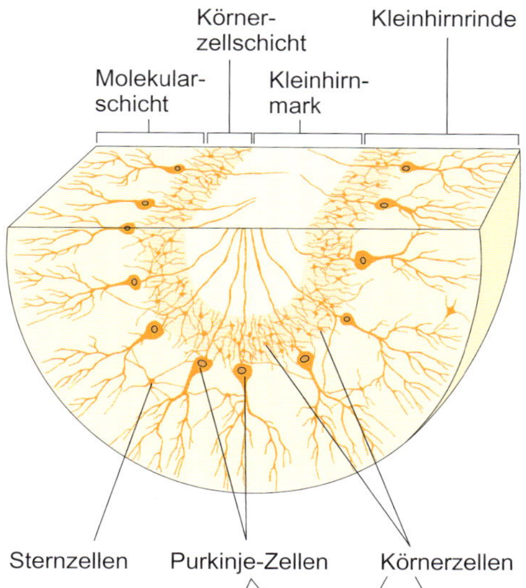

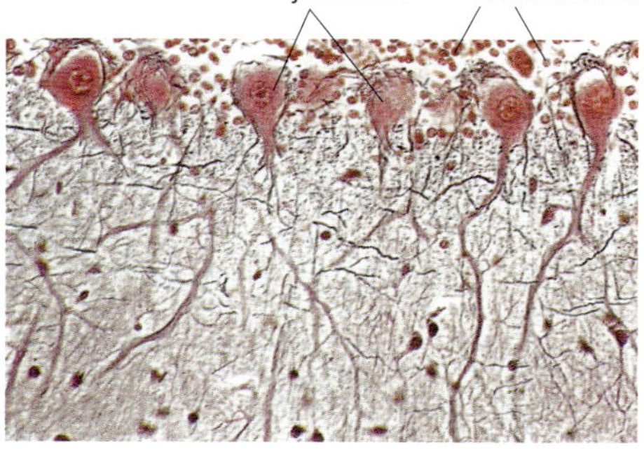

Abb. 8.32 Kleinhirn. Oben Zeichnung von Kleinhirnrinde und -mark. Die Kleinhirnrinde teilt man in Molekular- und Körnerzellschicht ein. Im Grenzbereich stehen die Purkinje-Zellen wie Bäumchen mit stark verzweigtem Geäst, das in die Molekularschicht zieht. Ihre Axone ziehen zum größten Teil in die Kleinhirnkerne. Die Sternzellen verbinden die Purkinje-Zellen miteinander. Unten mikroskopisches Bild mit Purkinje-Zellen. [L190, M375]

herabgesetzte Muskelspannung *(Hypotonie)*, Muskelzittern bei zielgerichteten Bewegungen (*Intentionstremor*, ➤ Abb. 8.33) und eine gestörte Muskelkoordination *(Dyssynergie)* mit Gangunsicherheit *(Gangataxie)* sowie Bewegungen, die über das Ziel hinausschießen oder es umgekehrt nicht erreichen *(Dysmetrie)*. Auch die Fähigkeit, bestimmte Bewegungsmuster schnell hintereinander zu wiederholen, etwa das Ein- und Auswärtsdrehen des Unterarms (Pro- und Supination, ➤ 6.6.2), ist eingeschränkt *(Dysdiadochokinese)* oder verloren *(Adiadochokinese)*. Viele Patienten klagen auch über Schwindel.

8.8.6 Basalganglien

Die **Basalganglien** *(Stammganglien)* sind tief gelegene Kerngebiete des Großhirns und des Zwischenhirns. Sie bilden die obersten Befehlsstellen, gewissermaßen den „Kopfteil" des *extrapyramidal(motorisch)en Systems* (➤ 8.8.9), welches die unwillkürlichen Muskelbewegungen und den Muskeltonus steuert und die Willkürmotorik modifiziert. Als tiefer gelegene Anteile gehören auch Kerngebiete im Mittelhirn (➤ 8.8.2) zu den Basalganglien.

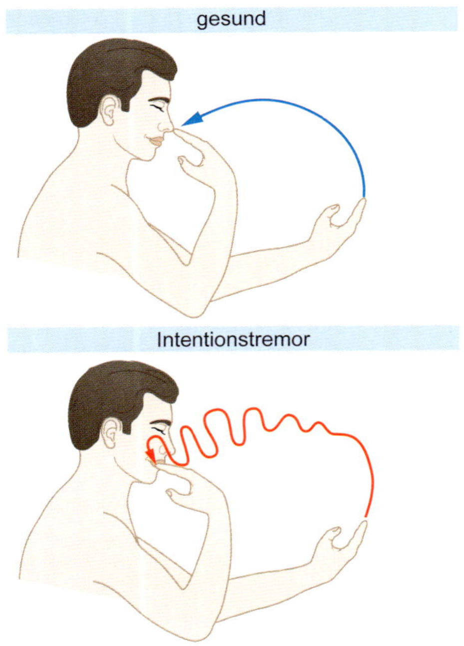

Abb. 8.33 Koordinationsstörungen bei Kleinhirnschädigung. Menschen mit Kleinhirnschädigung gelingt es typischerweise nicht mehr, bei geschlossenen Augen mit dem Zeigefinger in einer ausholenden Bewegung die eigene Nasenspitze zu berühren. Sie zittern (Intentionstremor) und treffen die Nase nicht. [L231, L190]

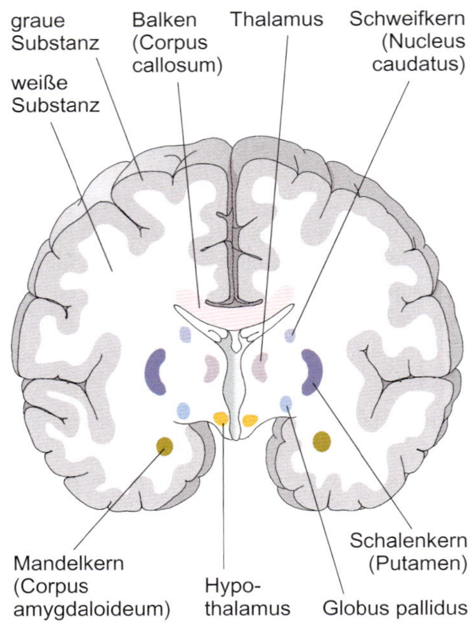

Abb. 8.34 Lage der Basalganglien im Hirnquerschnitt, stark schematisiert. Schweif- und Schalenkern (zusammen als Streifenkörper bezeichnet) sind Kerngebiete des Großhirns. Schalenkern und Globus pallidus bilden den Linsenkern.

Die größte Kernanhäufung der Basalganglien ist der **Streifenkörper** *(Corpus striatum).* Er wird durch die dicken Faserzüge der Pyramidenbahn, in der die Axone der Willkürmotorik verlaufen, in zwei Anteile aufgeteilt (➤ Abb. 8.34, ➤ Abb. 8.40): den **Schweifkern** *(Nucleus caudatus)* und den **Schalenkern** *(Putamen).* Der Schalenkern bildet zusammen mit dem „blassen Kern" (**Globus pallidus,** *Pallidum*) den **Linsenkern** *(Nucleus lentiformis).* Schalenkern und Globus pallidus gehören jedoch nur topografisch (der Lage nach) zusammen. Entwicklungsgeschichtlich und funktionell unterscheiden sie sich stark: der Schalenkern wird zum Großhirn, der Globus pallidus zum Zwischenhirn gerechnet. Weitere Kerne der Basalganglien sind der **Nucleus subthalamicus,** der zum extrapyramidal(motorisch)en System gehört, und der **Mandelkern** *(Corpus amygdaloideum),* der Teil des limbischen Systems ist (➤ 8.8.7).

Entsprechend den genannten Aufgaben des extrapyramidalen Systems führen Störungen im Bereich der Basalganglien zu abnormen Bewegungsabläufen, etwa beim Parkinson-Syndrom ➤ 8.2.3).

8.8.7 Limbisches System

Das **limbische System** ist eine *funktionelle* Einheit, die aus Strukturen des Großhirns, des Zwischenhirns und des Mittelhirns gebildet wird. Es umgibt die Kerngebiete des Hirnstamms und den die beiden Großhirnhälften verbindenden Balken („Brücke" von Nervenfasern, ➤ 8.8.8) wie ein Saum (*lat.* limbus = Saum, ➤ Abb. 8.35). Zum limbischen System gehören unter anderem:

- Der **Mandelkern** *(Corpus amygdaloideum)*
- Der **Hippocampus** *(Ammonshorn)*
- Teile des **Hypothalamus,** etwa die **Mamillarkörper** *(Corpora mamillares),* die über eine Faserbahn, den **Fornix** *(Gewölbe),* Signale vom Hippocampus erhalten.

Dieses entwicklungsgeschichtlich sehr alte System spielt eine führende Rolle bei der Entstehung von Gefühlen (etwa Furcht, Wut, sexuelle Wünsche) sowie den damit ggf. verbundenen vegetativen Reaktionen und Verhaltensweisen.

Entwicklungsgeschichtlich sind die Rindenanteile des limbischen Systems aus dem *Riechhirn* hervorgegangen, zu dem beim Menschen noch der Riechkolben und der Tractus olfactorius zählen (➤ 9.5.4). Die bei Tieren noch enge Beziehung von Gerüchen und Emotionen kommt auch beim Menschen noch in Redewendungen wie „jemanden nicht riechen können" (➤ 9.5.1) zum Ausdruck.

Über den Hypothalamus nimmt das limbische System auf zahlreiche Organfunktionen Einfluss. Beispiele hierfür sind der Durchfall, der Blutdruckanstieg und die erhöhte Herzfrequenz vor Prüfungen. Man sieht das limbische System deshalb auch als übergeordnete Zentrale der endokrinen, vegetativen und emotionalen Regulation an *(visceral brain).* Gemeinsam mit anderen Großhirnstrukturen spielt das limbische System außerdem für das Gedächtnis (➤ 8.9) eine zentrale Rolle.

8.8.8 Aufbau des Großhirns

Das **Großhirn** (oft auch als *Endhirn* oder *Telencephalon* bezeichnet) stülpt sich als größter Hirnabschnitt wie der Hut eines Pilzes über Mittelhirn und Zwischenhirn. Es bildet so die äußere Hirnoberfläche unter der knöchernen Schädelkapsel. Das Großhirn ist als entwicklungsgeschichtlich jüngster Teil des Gehirns die Grundlage für die „höheren" Hirnfunktionen: Es ist der Sitz des *Bewusstseins,* d. h. aller bewussten Empfindungen, des (selbst)bewussten Handelns, des Willens, der Kreativität und des Gedächtnisses.

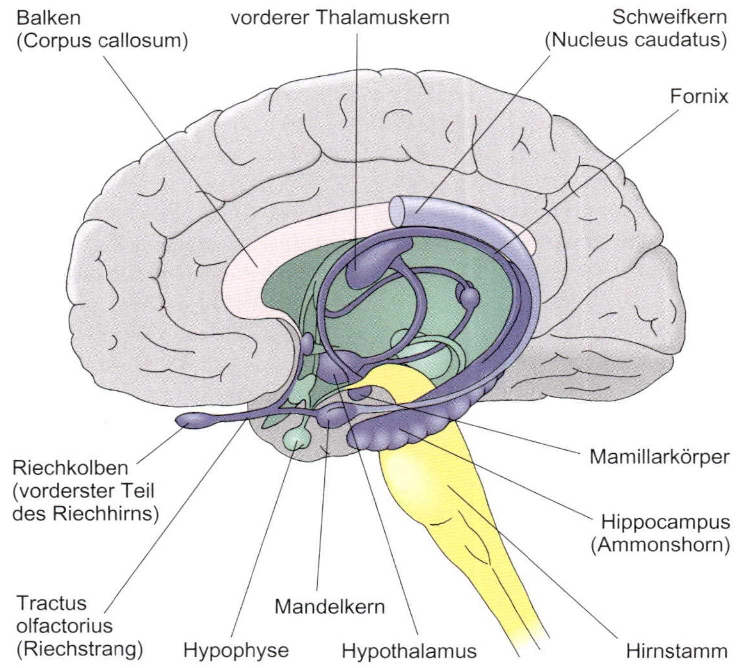

Abb. 8.35 Limbisches System (vereinfacht). Violett dargestellt sind die zum limbischen System zählenden Strukturen, die sich wie ein Saum um Balken und Hirnstamm formieren, sowie der Riechkolben und der Riechstrang (Bulbus und Tractus olfactorius).

8

Ein Schnitt durch das Großhirn (➤Abb. 8.34, ➤Abb. 8.40) zeigt drei unterschiedliche Strukturen:

- Die **Großhirnrinde** *(Cortex cerebri)*, eine dünne äußere Schicht aus *grauer Substanz*
- Die **Leitungsbahnen** *(weiße Substanz)* als Verbindungswege innerhalb des ZNS
- Die **Großhirnkerne** als Anhäufungen von *grauer Substanz* in der Tiefe des Gehirns.

Die Großhirnrinde an der äußeren Oberfläche des Großhirns zeigt Auffaltungen und Furchen, die Folge der entwicklungsgeschichtlichen Größenzunahme der Rinde sind, da bei begrenztem Schädelraum eine große Hirnoberfläche (ca. 2.200 cm^2) nur durch Auffaltungen erreicht werden kann. Die aufgefalteten, erhabenen Hirnabschnitte heißen **Hirnwindungen** (*Gyri*, Einzahl *Gyrus*), die **Furchen** dazwischen heißen *Sulci* (Einzahl *Sulcus*).

Furchen und Lappen

Besonders tiefe Furchen werden **Fissuren** genannt. Die augenfälligste, von vorne nach hinten verlaufende Fissur (*Fissura longitudinalis* oder **Längsfurche**) teilt das Großhirn in zwei Hälften, die rechte und die linke **Großhirnhemisphäre** (➤Abb. 8.36). Die der Mittelebene zugewandte Fläche der beiden Hemisphären *(Facies medialis)* geht an der **Mantelkante** (➤Abb. 8.38) in die der Schädelkalotte zugewandte *Facies lateralis* über. Nur in der Tiefe sind die beiden Hemisphären durch ein breites, quer verlaufendes Fasersystem, den **Balken** (*Corpus callosum* ➤Abb. 8.37, ➤Abb. 8.38), miteinander verbunden.

Neben der großen Längsfurche gibt es weitere Fissuren, welche die Großhirnhemisphären in jeweils vier **Großhirnlappen** (*Lobi*, Einzahl *Lobus*) unterteilen (➤Abb. 8.41):

- Die **Zentralfurche** *(Sulcus centralis)* bildet eine markante Trennungslinie zwischen **Stirnlappen** *(Lobus frontalis)* und **Scheitellappen** *(Lobus parietalis)*
- Die **seitliche Großhirnfurche** *(Sulcus lateralis)* trennt den **Schläfenlappen** *(Lobus temporalis)* vom Scheitellappen ab
- Die **Scheitel-Hinterhaupt-Furche** *(Sulcus parieto-occipitalis)* begrenzt den **Hinterhauptlappen** *(Lobus occipitalis)* nach vorn.

Der Cortex wird nach *Brodmann* entsprechend seiner strukturellen Untergliederung in 52 Areale (Areae 1–52) aufgeteilt, von denen sich viele auch funktionell unterscheiden.

Graue Substanz des Großhirns

Die *Großhirnrinde* bedeckt als etwa 1,5–4,5 mm dicke Schicht die gesamte Großhirnoberfläche, die gewölbte Fläche zur Schädelkalotte *(Hirnkonvexität)* genauso wie die flache Unterseite. Trotz ihrer geringen Dicke enthält sie 70 % aller Neurone des Gehirns. Durch die hohe Dichte an Neuronen erscheint die Großhirnrinde im Schnittpräparat grau und ist deshalb Teil der grauen Substanz des ZNS. Mikroskopisch besteht die Großhirnrinde typischerweise aus sechs übereinanderliegenden Schichten von Nervenzellen.

Dabei liegen Verbände von Nervenzellen mit ähnlichen Funktionen in **Rindenfeldern** beieinander (➤Abb. 8.41). Die Rindenfelder sind jedoch äußerlich nicht voneinander abgrenzbar – erst moderne Forschungsmethoden haben ein halbwegs präzises Bild von der Gliederung der Großhirnrinde geliefert. Nach der Funktion unterscheidet man

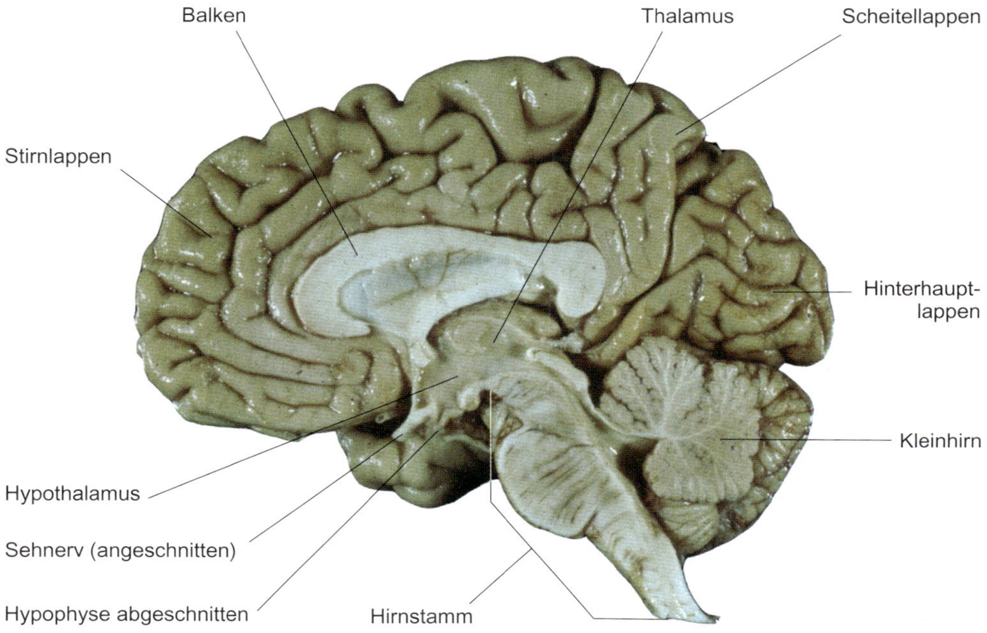

Abb. 8.37 Sagittalschnitt durch das Gehirn (anatomisches Präparat). [E332]

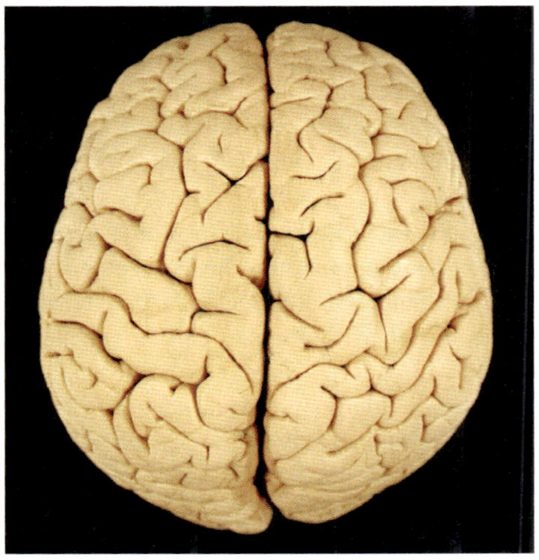

Abb. 8.36 Das menschliche Großhirn von oben. Deutlich zu sehen ist die durch Hirnwindungen und Furchen aufgefaltete Großhirnrinde. Rechte und linke Hemisphäre sind durch die tiefe Längsfurche getrennt. [R247]

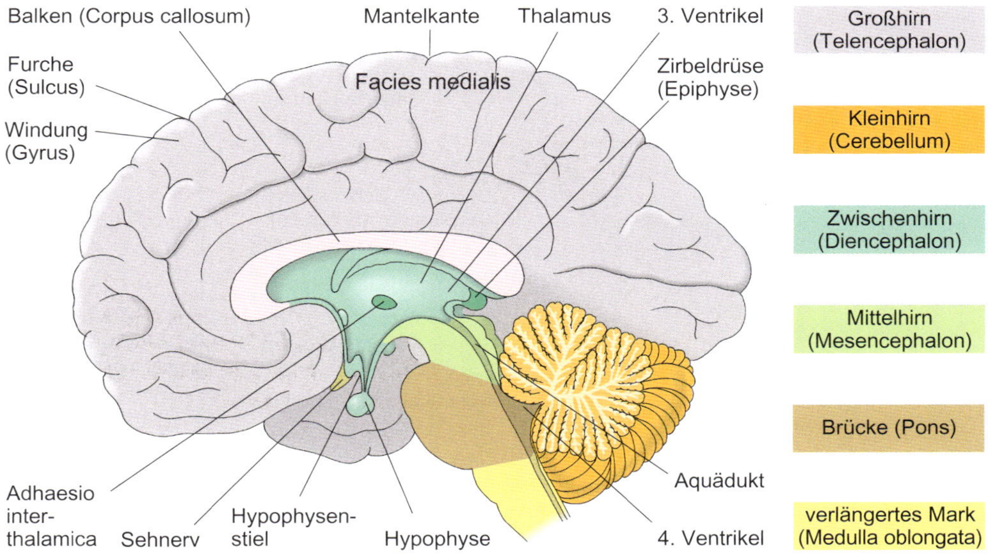

Abb. 8.38 Sagittalschnitt durch das Gehirn.

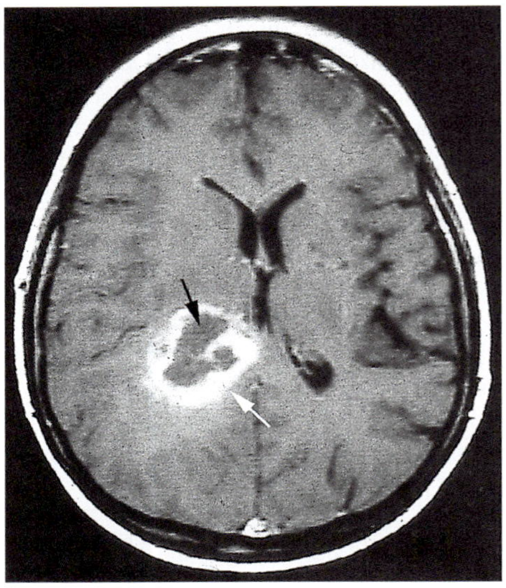

Abb. 8.39 Magnetresonanztomogramm eines Gliazelltumors im Gehirn. Dieses sehr bösartige *Glioblastoma multiforme* ist schon in den Balken eingewachsen. Typisch ist die zentrale Nekrose (schwarzer Pfeil), umgeben von einem girlandenförmigen Saum (weißer Pfeil), der stark Kontrastmittel aufnimmt. [M443]

motorische und **sensorische Rindenfelder** sowie **Assoziationsfelder:**

- In den *motorischen* Rindenfeldern liegen Neurone, die Verbindungen zu sämtlichen Skelettmuskeln des Körpers besitzen und deren Kontraktionen steuern
- Die in den *sensorischen* Rindenfeldern liegenden Neurone verarbeiten die Sinneseindrücke von allen Sinnesorganen (einschließlich Haut-, Muskel- und Gelenksensoren), die zum Gehirn geleitet werden
- *Assoziationsfelder* führen die Erregungen der verschiedenen Rindenfelder zusammen und verarbeiten sie zu motorischen, emotionalen und intellektuellen Reaktionen.

Die graue Substanz des Großhirns ist nicht auf die Großhirnrinde beschränkt. Weitere zum Teil mächtige „graue" Nervenzellanhäufungen liegen in der Tiefe des Großhirns, also in der Nähe zum Zwischenhirn, inmitten der weißen Substanz. Sie werden **Kerne** *(Nuclei)* genannt und sind paarig, also in jeder Hemisphäre, angeordnet. Dem Großhirn zugerechnete Kerne sind z. B.:

- Ein Teil der *Basalganglien* (➤ 8.8.6)
- Strukturen des *limbischen Systems* wie z. B. der *Mandelkern* (➤ 8.8.7).

Weiße Substanz des Großhirns

Die weiße Substanz des Großhirns besteht aus Nervenfaserbündeln, die verschiedene Hirnabschnitte miteinander verbinden:

- Die **Kommissurenbahnen** verlaufen quer und verbinden linke und rechte Großhirnhemisphäre miteinander. Die mächtigste Kommissurenbahn ist der erwähnte *Balken* (➤ Abb. 8.34, ➤ Abb. 8.37, ➤ Abb. 8.38)
- Die **Assoziationsbahnen** (*lat.* sociare = verbinden) leiten Impulse innerhalb einer Hemisphäre hin und her
- Die **Projektionsbahnen** verbinden das Großhirn mit tiefer gelegenen Gehirnabschnitten und dem Rückenmark.

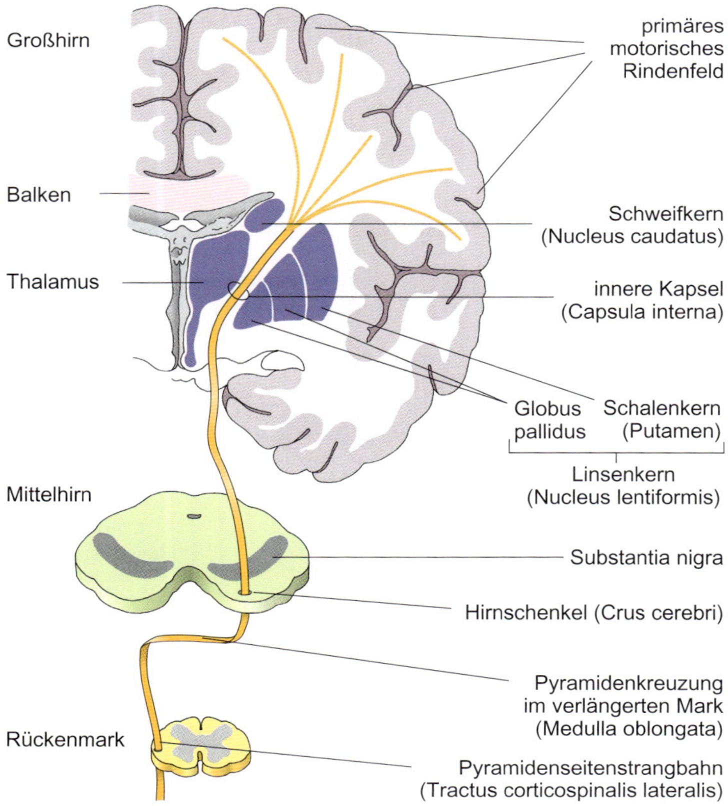

Abb. 8.40 Verlauf der Pyramidenbahn. Ausgehend vom primären motorischen Rindenfeld durchläuft die Pyramidenbahn die Capsula interna und zieht im Hirnschenkel weiter durch den Hirnstamm; 80 % der Fasern kreuzen in der Medulla oblongata zur Gegenseite. Die 20 % weiter unten kreuzenden Fasern sind hier nicht dargestellt.

Hirntumoren

Das Großhirn ist bei Erwachsenen die Hauptlokalisation von **Hirntumoren.** Am häufigsten sind die durch Entartung von Gliazellen (Stützzellen des Nervengewebes ➤ 4.5.2) entstehenden **Gliome** und die von den Hirnhäuten ausgehenden **Meningeome.** Während Meningeome meist gutartig sind, also ausschließlich verdrängendes Wachstum zeigen, zerstören Gliazelltumoren oft das gesunde Hirngewebe durch *invasives* Wachstum (➤ 3.7.1). Am aggressivsten wachsen die **Glioblastome,** die immer noch als unheilbar gelten. Noch häufiger sind **Gehirnmetastasen** (Tochtergeschwülste von Primärtumoren außerhalb des ZNS). Im Schädelinnern können auch gutartige Tumoren bei Lokalisation in der Nähe wichtiger Zentren oder aufgrund einer raumfordernden Wirkung mit Hirndrucksteigerung lebensbedrohlich sein (➤ 8.11.2, ➤ Abb. 8.39).

Warnzeichen

Leitsymptome von Hirntumoren sind zerebrale Krampfanfälle, (zunehmende) Kopfschmerzen und Persönlichkeitsveränderungen wie etwa Interesselosigkeit oder Reizbarkeit. Einige Tumoren führen darüber hinaus zu lokalen Symptomen, die oft auf den Ort des Tumors hinweisen, z. B. zu Lähmungen.

8.8.9 Funktionsfelder des Großhirns, Pyramidenbahn und extrapyramidale Bahnen

Wie bereits erwähnt, unterteilt man die Rindenfelder im Großhirn entsprechend ihren unterschiedlichen Funktionen in motorische und sensorische Rindenfelder und Assoziationsfelder. Bei den motorischen und sensorischen Feldern werden wiederum jeweils **primäre** und **sekundäre Rindenfelder** unterschieden (➤ Abb. 8.41, ➤ Abb. 8.42):

Die primären Rindenfelder haben eine Art Punkt-zu-Punkt-Verbindung mit der Körperperipherie, d. h. sie senden ihre Signale zu den einzelnen quergestreiften Muskeln bzw. empfangen Nervenimpulse von den verschiedenen Sensoren. In den sekundären Feldern sind Erfahrungen, Erinnerungen und Handlungsentwürfe gespeichert, wie sie zur Ausführung von komplexen Bewegungsabläufen – z. B. Schreiben – bzw. für die Interpretation eingehender Informationen – z. B. das Wiedererkennen von Buchstaben beim Lesen – erforderlich sind. Entsprechend sind sie den primären Rindenfeldern über Assoziationsfasern jeweils vor- bzw. nachgeschaltet.

Über große Projektionsbahn-Systeme, z. B. die Pyramidenbahn (➤ Abb. 8.40), sind die Rindenfelder mit der Körperperipherie und mit den tiefer liegenden Hirngebieten verbunden.

Primäres motorisches Rindenfeld

Der Großteil des **primären motorischen Rindenfeldes** (➤ Abb. 8.42) liegt in der Hirnwindung vor der Zentralfurche. Sie wird **vordere Zentralwindung** *(Gyrus praecentralis)* genannt. Übertragen auf die Kopfoberfläche erstreckt sich dieses Gebiet von einem Ohr über den Scheitel bis zum anderen Ohr. Im primären motorischen Rindenfeld liegen die Neurone für die Steuerung willkürlicher Bewegungen auf engem Raum beieinander. Jede Körperregion hat dort ihren eigenen Abschnitt, die für einzelne Bewegungen bestimmter Muskeln zuständigen Neurone liegen jeweils benachbart. Die einzelnen Muskelgruppen sind allerdings ganz unterschiedlich vertreten: Nicht ihre *Größe* ist für die Neuronenzahl im Gyrus praecentralis maßgebend, sondern die bei der Bewegung erforderliche *Präzision.* So werden z. B. die Muskeln für die Hand, die motorische Sprachbildung, die Mimik und die Augenmuskeln aus großen Rindengebieten versorgt, der Rumpf dagegen nur aus einem kleinen Gebiet. Die „Abbildung" des Körpers (**Homunkulus,** *lat.* homunculus = Menschlein) auf dem primären motorischen Rindenfeld ist also durch die unterschiedliche Gewichtung der einzelnen Körperregionen verzerrt (➤ Abb. 8.42).

Pyramidenbahn

Von den Neuronen im primären motorischen Rindenfeld ziehen die Nervenfasern über eine große Bahn, die **Pyramidenbahn** (➤ Abb. 8.40), zu den motorischen Kernen der Hirnnerven *(Fibrae corticonucleares)* und zum Rückenmark *(Fibrae corticospinales).* Die Pyramidenbahn übermittelt somit die Steuerung der bewussten Bewegungen. Die Pyramidenbahn durchläuft auf ihrem Weg die **innere Kapsel** *(Capsula interna)* im Bereich der Stammganglien und des Zwischenhirns und dann die verschiedenen Abschnitte des Hirnstamms. Im unteren Hirnstammbereich, dem verlängerten Mark, kreuzen über 80 % der Pyramidenbahnfasern zur Gegenseite und ziehen dann als **Pyramidenseitenstrangbahn** (*Tractus corticospinalis lateralis* ➤ Abb. 8.19, ➤ 8.4) im Rückenmark zu den Motoneuronen für die Körperperipherie. Die übrigen Fasern verlaufen ungekreuzt in der **Pyramidenvorderstrangbahn** (*Tractus corticospinalis anterior* ➤ Abb. 8.19) und kreuzen erst auf Rückenmarksebene zur Gegenseite.

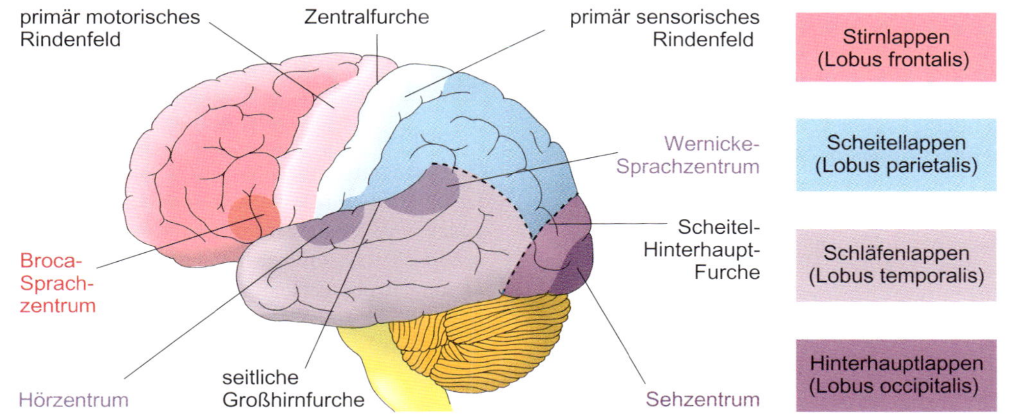

Abb. 8.41 Morphologische und funktionale Aufteilung der Hirnlappen des Großhirns. Seitenansicht.

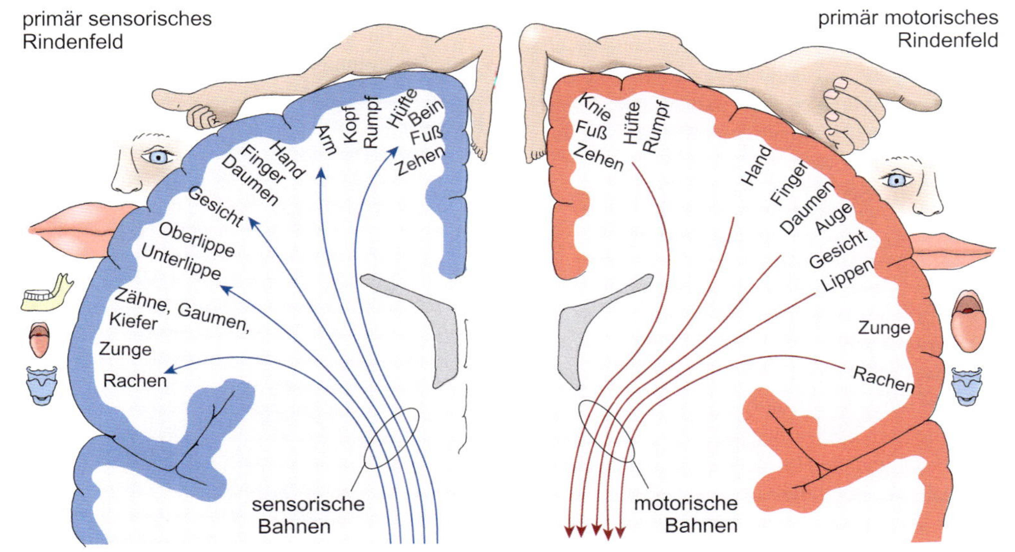

Abb. 8.42 Homunkulus im Bereich des primären sensorischen und des primären motorischen Rindenfeldes. In beiden Fällen steht das Körperschema „auf dem Kopf".

Extrapyramidale Bahnen

Das pyramidale Leitungssystem, das die bewussten Bewegungen steuert, arbeitet eng mit dem mehrfach erwähnten **extrapyramidal(motorisch)en System** zusammen. Dessen Neurone liegen in Kerngebieten unterhalb der Hirnrinde, unter anderem in den Basalganglien des Großhirns und im Hirnstammbereich. Seine Fasern ziehen ebenfalls vom Großhirn zum Rückenmark, jedoch *außerhalb* der Pyramidenbahnen – daher *extra*pyramidales System.

Das extrapyramidale System ist, wie erwähnt, vor allem für die *unwillkürlichen* Muskelbewegungen zuständig und dem pyramidalen Bewegungssystem parallel geschaltet. Das extrapyramidale System greift aber auch in die *Willkürmotorik* ein: So modifiziert es die bewusste Motorik und steuert den Muskelgrundtonus. Da die extrapyramidalen Kerngebiete mit der Großhirnrinde, dem Kleinhirn (➤ 8.8.5), dem Sehsystem sowie dem Gleichgewichtssinn verschaltet sind, können auch komplexe Bewegungen gesteuert und z. B. das Gleichgewicht erhalten werden.

Epilepsie

Die **Epilepsie** *(zerebrales Krampfleiden)* ist gekennzeichnet durch *wiederkehrende, plötzliche* und *gleichzeitige* Erregung großer Neuronengruppen im Gehirn.

Je nach Ursache werden *genetische, strukturelle* (z. B. durch Tumor), *metabolische* (durch Stoffwechselstörung), *infektiöse* (z. B. bei HIV-Infektion), *immunologische* und *ursächlich unklare Epilepsien* unterschieden.

Die bekannteste Anfallsform ist der **Grand-Mal-Anfall** *(tonisch-klonischer Anfall)* mit plötzlichem Bewusstseinsverlust und anfänglicher Streckung der Rücken- und Extremitätenmuskulatur *(tonische Phase),* gefolgt von Zuckungen der Extremitäten *(klonische Phase).* Zusätzlich kommt es häufig zu Zungenbiss, zur Absonderung von schaumigem Speichel sowie zu Urin- und manchmal auch Stuhlabgang.

Erste-Hilfe-Maßnahmen ➤ *24.5.4*

Da die klinischen Erscheinungen von der Zahl der betroffenen Neurone und deren Funktionen abhängen, gibt es neben den Grand-Mal-Anfällen zahlreiche weitere Anfallsformen. Sie verlaufen teilweise ohne die namensgebenden Muskelkrämpfe, etwa mit Wahrnehmung von Gerüchen oder ganz kurzem Bewusstseinsverlust (z. B. Absencen).

Gelegenheitskrämpfe
Von den Epilepsien abzugrenzen sind die wesentlich häufigeren **Gelegenheitskrämpfe,** die *ausschließlich* bei besonders hohen Belastungen des Gehirns auftreten (z. B. bei einer Hirnhautentzündung, bei Kindern auch bei hohem Fieber).

Eine fassbare Ursache wird behandelt. Ist dies nicht möglich oder handelt es sich um eine genetische oder ursächlich unklare Epilepsie, wird versucht, die epileptischen Anfälle *prophylaktisch* durch Medikamente **(Antiepileptika)** zu unterdrücken. Antiepileptika blockieren potenzialabhängige Na^+- oder Ca^{2+}-Kanäle, verstärken die hemmende Wirkung von GABA oder hemmen die erregende Wirkung von Glutamat auf die Nervenzellen (➤ 8.2.3). Auf diese Weise kann bei vielen Patienten Anfallsfreiheit erzielt werden.

Sekundäre motorische Rindenfelder

Das primäre motorische Rindenfeld steht mit **sekundären motorischen Rindenfeldern** in Verbindung, in denen die Muster für komplexe Bewegungsabläufe gespeichert sind: So kennt man ein *supplementär-motorisches Areal* nahe der Mantelkante, das bei Ausfall des primären motorischen Rindenfeldes dessen Funktionen teilweise übernehmen kann. Ferner weiß man von *prämotorischen Arealen* für die *Bewegungsplanung* und einem speziellen motorischen Rindenzentrum für die Sprache, das vom Feldarzt *Pierre Paul Broca* beschriebene und nach ihm benannte **Broca-Sprachzentrum** (➤ Abb. 8.41).

Motorische Aphasie
Fällt das motorische Sprachzentrum aus, etwa im Rahmen eines Schlaganfalles (➤ 8.12), so kann der Patient nicht mehr flüssig sprechen, obwohl die Sprechmuskulatur vollständig intakt ist. Es besteht eine Störung der Sprachsteuerung, eine **motorische Aphasie** (*Broca-Aphasie, Aphasie* = „ohne das Sprechen").

Primäres sensorisches Rindenfeld

Das **primäre sensorische Rindenfeld** für die **bewussten Empfindungen** liegt in der Hirnwindung hinter der Zentralfurche, der **hinteren Zentralwindung** (*Gyrus postcentralis,* ➤ Abb. 8.41). Es erhält seine Informationen von den peripheren Sensoren, z. B. in der Haut, den Muskeln und Gelenken oder auch den inneren Organen. Diese Informationen werden über aufsteigende Bahnen zunächst bis zum Thalamus im Zwischenhirn geleitet und dort auf weitere Neurone umgeschaltet, deren Axone durch die innere Kapsel zur hinteren Zentralwindung und zu ihren Nachbargebieten ziehen.
Dabei sind die einzelnen Körperregionen wiederum jeweils speziellen Abschnitten dieses Areals zugeordnet (➤ Abb. 8.42). Wie bei den motorischen Rindenfeldern korreliert die Größe der Rindenfelder nicht mit der Größe der repräsentierten Körperregionen, sondern hängt von der Dichte der Sensoren, d. h. von der *Empfindsamkeit* der betreffenden Region, ab. So sind z. B. Lippen und Finger in großen, Rücken und Rumpf hingegen nur in kleinen Rindenbezirken repräsentiert.

Sekundäre sensorische Rindenfelder

Die genannten primären sensorischen Rindenfelder stehen mit **sekundären sensorischen Rindenfeldern** in Verbindung. Hier sind Erfahrungen über frühere Empfindungen gespeichert, sodass neu eintreffende Informationen, z. B. über Gelenkstellung, Muskellänge und Gleichgewicht, damit verglichen, erkannt und gedeutet werden können.

Rindenfelder der Sinnesorgane

Sehzentrum

Das **Sehzentrum** liegt im Hinterhauptlappen des Großhirns (➤ Abb. 8.41). Man unterscheidet eine **primäre** und eine **sekundäre Sehrinde.** In der primären Sehrinde endet die Sehbahn. Hier geht also das von der Netzhaut gelieferte und vom Thalamus gefilterte „Bildmaterial" ein (➤ 9.6.8) und werden Farben, Formen und Bewegungen räumlich getrennt verarbeitet. In der sekundären Sehrinde *(visuelles Assoziationsgebiet)* werden die Bilder weiterverarbeitet, z. B. mit früheren optischen Eindrücken verglichen, sodass das Gesehene nicht nur wahrgenommen („großer Mann mit Schnurrbart und weißem Kittel"), sondern auch identifiziert („Chefarzt Dr. Klein") werden kann. Zu den sekundären Sehzentren gehört auch das **Lesezentrum** im hinteren Scheitellappen.

Rinden-/Seelenblindheit
Fällt das primäre Sehzentrum beidseits aus, so ist man blind – auch wenn Augen und Sehbahnen intakt sind. Eine solche durch Rindenausfall bedingte Blindheit heißt **Rindenblindheit** *(kortikale Blindheit).* Fällt dagegen das sekundäre Sehzentrum aus, so kann man zwar sehen, das optische Erkennen ist jedoch gestört (der „Mann im weißen Kittel" kann also nicht als „Chefarzt Dr. Klein" erkannt werden). Diese Art der Blindheit wird **Seelenblindheit** *(visuelle Agnosie)* genannt.

Hörzentrum

Das **Hörzentrum** liegt im Schläfenlappen des Großhirns (➤ Abb. 8.41). Das **primäre Hörzentrum** liegt direkt unterhalb der seitlichen Großhirnfurche (➤ 8.8.8) in der sog. *Heschl-Querwindung.* Dort endet die Hörbahn, d. h. dort gehen die vom Thalamus gefilterten akustischen Informationen aus den Hörorganen ein. Das **sekundäre Hörzentrum** ermöglicht die Identifizierung der Höreindrücke. Dem sekundären Hörzentrum benachbart und funktionell eng mit diesem verbunden ist ein besonderes sensorisches Sprachzentrum, das **Wernicke-Zentrum** für das Sprachverständnis (➤ Abb. 8.41).

Sensorische Aphasie
Ein Ausfall des Wernicke-Zentrums führt klassischerweise zur **sensorischen Aphasie** *(Wernicke-Aphasie),* bei der die Bedeutung gesprochener Wörter nicht verstanden wird, obwohl sie gehört werden können (wie eine fremde Sprache). Auch die sprachnahen Fähigkeiten des Lesens und Schreibens sind oft beeinträchtigt. Das eigene Sprechen ist zwar flüssig, aber oft nicht sinnvoll, da viele Begriffe falsch gebraucht werden.

Unter physiologischen Bedingungen arbeiten Broca- und Wernicke-Zentrum (➤ Abb. 8.41) eng zusammen und helfen sich gegenseitig sowohl bei der Sprachproduktion als auch beim Sprachverständnis.
Ein Ausfall des primären Hörzentrums im Bereich der Heschl-Querwindung führt zur Taubheit bei intakten Hörorganen und Hörbahnen. Entsprechend dem für das Sehen Gesagten spricht man hier von **Rindentaubheit.**

Geruchs-, Geschmackssinn ➤ 9.5

Assoziationsgebiete

Die **Assoziationsgebiete** des Großhirns dienen der *Integration* (d. h. der Zusammenführung und weiteren Verarbeitung) von Sinneseindrücken und motorischen Handlungsentwürfen. Durch die Verbindungen der verschiedenen sensorischen Rindenfelder aller Sinne untereinander sowie zu den motorischen Rindenfeldern bilden sie die Grundlage für viele Hirnleistungen wie beispielsweise logisches Denken und Kreativität. Die Assoziationsgebiete machen einen großen Anteil der Hirnrinde aus. So gehören zu ihnen zahlreiche Rindenfelder der vier Großhirnlappen einschließlich von Anteilen des limbischen Systems, das für unser Gefühlsleben und auch für das Gedächtnis große Bedeutung hat (➤ 8.8.7).

Narkose
Narkosemittel **(Narkotika,** *Allgemeinanästhetika*) lösen sich gut in den Nervenzellmembranen und beeinflussen dort wahrscheinlich die Funktion von Ionenkanälen. Dadurch wird die Erregbarkeit von Nervenzellen des zentralen Nervensystems unterbunden, was zu Bewusstlosigkeit, Schmerzunempfindlichkeit *(Analgesie),* Muskelentspannung *(Muskelrelaxation)* und Dämpfung der Reflexe führt. Operative Eingriffe sind so möglich, ohne dass der Patient das Geschehen miterlebt, erinnert oder dass Abwehrreaktionen auftreten. Um die Medikamente möglichst niedrig dosieren und so ihre Nebenwirkungen minimieren zu können, wird heute meist eine Medikamentenkombination eingesetzt, z. B. ein **Inhalationsanästhetikum** (zum Einatmen), ein **i. v.-Anästhetikum**

(zum Spritzen), ein **Analgetikum** (Schmerzmittel) *und* ein **Muskelrelaxanz** (Medikament zur Muskelentspannung). Für eine Kurzzeitnarkose, z. B. bei einer Gastro- oder Koloskopie (Magen- bzw. Darmspiegelung), eignet sich besonders der Wirkstoff Propofol.

Links und Rechts

Die beiden Großhirnhemisphären sind bezüglich ihrer spezifisch menschlichen Funktionen nicht identisch. Die linke Hemisphäre ist in den überwiegenden Fällen Sitz von symbolischen Kategorien wie Sprachverständnis, Sprechen, Schreiben, Lesen und Rechnen; auch die Gebärdensprache von Taubstummen ist links lokalisiert. Bei 95 % der Rechtshänder befindet sich das Broca-Sprachzentrum links, bei 70 % der Linkshänder ebenfalls links und jeweils zu 15 % auf der rechten Seite bzw. auf beiden Seiten. In der rechten Hirnhälfte werden komplexe räumliche Muster (z. B. Gesichter), die Raumorientierung und auch musikalische Strukturen verarbeitet. Zur Kommunikation zwischen den beiden funktionalen Kategorien dient der Balken (➤ 8.8.8, ➤ Abb. 8.34, ➤ Abb. 8.38) als Informationsleitung. Auch unser Gedächtnis kann in verbale (links) und non-verbale (rechts) Inhalte aufgeteilt werden (➤ 8.9).

8.8.10 Lähmungen

Periphere Lähmung

Bei einer Schädigung des *zweiten* motorischen Neurons – der motorischen Vorderhornzelle im Rückenmark oder der zugehörigen motorischen Nervenfasern – können keinerlei Impulse mehr zu den Muskeln geleitet werden. Da dadurch auch die Reflexbögen unterbrochen sind, kann keine Muskelgrundspannung aufrechterhalten werden. Die gelähmten Muskeln sind schlaff und bilden sich zurück (atrophieren). Die rein **periphere Lähmung** ist immer eine *schlaffe Lähmung.*

Ein Beispiel für eine periphere Lähmung ist die **Poliomyelitis** *(Kinderlähmung).* Bei dieser Infektionskrankheit werden Vorderhornzellen des Rückenmarks durch Poliomyelitis-Viren zerstört.

Zentrale Lähmung

Ein ganz anderes Bild tritt beim Ausfall des *ersten* motorischen Neurons auf, das vom Gehirn zur motorischen Vorderhornzelle des Rückenmarks zieht. Hier sind die Muskelreflexe erhalten, die Muskelgrundspannung (Ruhetonus) ist aber wegen wegfallender hemmender Einflüsse des Zentralnervensystems gesteigert, es entsteht eine **Spastik** (*gr.* spasmos = Krampf). Eine solche **zentrale Lähmung** ist eine *spastische Lähmung.* Die gelähmten Muskeln setzen passiven Bewegungen einen erhöhten Widerstand entgegen und atrophieren nicht. Häufige Ursachen sind ein Schlaganfall (➤ 8.12), eine Multiple Sklerose (➤ 8.1.6) sowie – beim Säugling – ein vorgeburtlicher oder unter der Geburt erlittener Sauerstoffmangel (Zerebralparese ➤ 21.8.2).

Unabhängig von der Schädigungsursache bedeutet der Ausdruck **Plegie** oder *Paralyse,* dass die entsprechenden Muskeln vollkommen bewegungsunfähig sind. Bei einer **Parese** hingegen ist die Bewegungsfähigkeit vermindert, aber nicht völlig aufgehoben.

Querschnittslähmung

Die **Querschnittslähmung** ist ein Beispiel für eine überwiegend zentrale Lähmung mit peripherem Lähmungsanteil. Sie entsteht durch eine Unterbrechung des Rückenmarks, z. B. durch einen Unfall.

Entsprechend fallen alle sensiblen Empfindungen und alle willkürlichen Bewegungen unterhalb des Schädigungsortes aus. Die Lähmungen *unterhalb* der Schädigung sind zentrale, also *spastische Lähmungen,* bedingt durch die Schädigung der Pyramidenbahnen. Die Eigenreflexe sind gesteigert. *Auf Höhe* der Schädigung kommt es durch die Zerstörung der motorischen Vorderhornzellen zu peripheren, also *schlaffen* Lähmungen und einem Ausfall der Reflexe.

Neben Sensibilität und Willkürmotorik sind bei der Querschnittslähmung auch vegetative Funktionen betroffen. So können Blasen- und Darmfunktion, Sexualfunktionen, Hautdurchblutung sowie Blutdruck- und Temperaturregulation gestört sein, weshalb man auch von **Querschnittssyndrom** spricht.

Das Ausmaß der Ausfälle wird von der Höhe der Rückenmarksschädigung bestimmt. Eine Rückenmarksunterbrechung oberhalb von C6 führt zur Lähmung beider Arme und beider Beine, zur **Tetraplegie** (*gr.* tetra = vier). Bei Unterbrechung unterhalb von Th1 bleiben die Plexus brachiales (➤ Abb. 8.17, ➤ Abb. 8.21) und damit die Arme verschont, es kommt „nur" zur Lähmung der Beine **(Paraplegie).**

P

Komplexe Betreuung

Die Pflege und Rehabilitation Querschnittsgelähmter ist technisch wie personell sehr aufwändig. Deshalb werden die Patienten am besten in entsprechenden **Querschnittsgelähmten-Zentren** *(Paraplegikerzentren)* betreut.

Amyotrophe Lateralsklerose

Die ursächlich unklare **amyotrophe Lateralsklerose** *(ALS)* ist eine fortschreitende degenerative Erkrankung von motorischen Nervenzellen in Gehirn und Rückenmark, die zur Atrophie der Skelettmuskulatur führt.

Bereits frühzeitig fallen ein Schwund sowie eine Lähmung der kleinen Handmuskeln auf. Mit Voranschreiten der Erkrankung werden weitere Muskelgruppen einbezogen, vorwiegend an Armen und Beinen sowie am Schulter- und Beckengürtel. Die Patienten fühlen sich kraftlos und sind in vielen Bewegungen stark eingeschränkt. Erfassen die Lähmungen auch die Schluck- und Atemmuskulatur, häufen sich Komplikationen wie etwa Aspiration von Speisen in die Luftwege oder Lungenentzündungen. Die Wahrnehmung der Patienten, ihr Bewusstsein und ihre intellektuellen Fähigkeiten werden nicht beeinträchtigt.

Das Voranschreiten der Krankheit kann durch das nervenzellenschützende (neuroprotektive) Medikament Riluzol (z. B. Rilutek®) verzögert werden. Die ALS ist jedoch bislang unheilbar und endet nach mehrjährigem Leiden tödlich.

8.9 Gedächtnis

Eine wesentliche Leistung unseres Gehirns ist die Fähigkeit, neue Gedächtnisinhalte aufzunehmen *(Lernen)* und sie wieder abzurufen *(Erinnern).* Dazu gehört die Aufnahme von Informationen aus der Umwelt, deren Speicherung und Strukturierung (**Informationsaufnahme, Informationsspeicherung** und **Informationsverarbeitung**).

Deklaratives und nicht-deklaratives Gedächtnis

Beim Menschen unterscheidet man zwei qualitativ verschiedene Arten von Gedächtnis. Das **deklarative** oder *explizite* **Gedächtnis** beinhaltet das Faktenwissen, z. B. Namen, Zahlen, Ereignisse und deren Bedeutung. Diese Inhalte können in Sprachform, also deklarativ, wiedergegeben werden. Beteiligte Hirnstrukturen sind der Hippocampus, Teile des Thalamus und der Schläfenlappen des Großhirns. Das **nicht-deklarative** oder *implizite (prozedurale)* **Gedächtnis** speichert unter anderem Informationen über die Fähigkeiten, bestimmte Dinge auszuführen, z. B. zu schreiben oder ein Instrument zu spielen. Je nach Lernaufgabe sind die Großhirnrinde, der Streifenkörper, der Mandelkern und das Kleinhirn beteiligt. Sich an den Namen einer Person zu erinnern ist eine Leistung des deklarativen Gedächtnisses, ihn aufschreiben zu können eine des nicht-deklarativen.

Kurz- und Langzeitgedächtnis

Das Gedächtnis hat keine unbegrenzte Kapazität. Daher werden nur solche Inhalte gespeichert, bei denen die Umstände dies dem Gehirn nahelegen. So werden wir beim Radfahren einen Stein auf der Fahrbahn nur so lange im Gedächtnis behalten, bis wir ihn erfolgreich umfahren haben. Unser eigenes Geburtsdatum werden wir hingegen langfristig abspeichern.

Zusätzlich zu den qualitativen Kategorien teilt man daher das Gedächtnis in drei zeitliche Stadien ein. Man kann es sich als mehrere Speicher vorstellen, die sich in Speicherkapazität und Speicherzeit unterscheiden (➤ Abb. 8.43).

- Der **sensorische Informationsspeicher** *(Ultrakurzzeitgedächtnis)* speichert automatisch aktuelle Informationen, die für kurzfristige Reaktionen auf Umweltreize („Stein auf der Fahrbahn") wichtig sind. Der Inhalt des sensorischen Speichers wird fortlaufend durch die ständig eingehenden sensorischen Signale aktualisiert. Nur ausgewählte Informationen werden innerhalb von Sekunden in das Kurzzeitgedächtnis überführt

- Das **Kurzzeitgedächtnis**, auch *Arbeitsgedächtnis* genannt, hat nur eine sehr begrenzte Kapazität. Es stellt die Verbindung zwischen Gegenwart und unmittelbarer Vergangenheit her. Seine Speicherinhalte überdauern maximal Minuten und ändern sich wie die des sensorischen Speichers ständig. Neu aufgenommene Informationen verdrängen die schon vorhandenen
- Das **Langzeitgedächtnis** nimmt im Vergleich zu den anderen Speichern neue Informationen nur sehr langsam auf. Andererseits können seine Inhalte offenbar lebenslang fixiert sein – lediglich der *Zugriff* auf die Information kann vergessen werden (weswegen man von „verschütteten" Gedächtnisinhalten spricht). Allerdings können Inhalte verloren gehen, wenn die Informationen lange nicht mehr abgerufen werden. Des Weiteren geht Wissen verloren, wenn neue Informationen altes Wissen überlagern, da sie einer Verknüpfung etwas anderes zuweisen (z. B. erinnert man sich nur eine begrenzte Zeit daran, was man an den letzten Tagen zu Mittag gegessen hat).

Die Langzeitspeicherung wird durch Wiederholung einer Information („üben") gefördert, besonders wenn sie mit bereits Gespeichertem verknüpft werden kann. Lerninhalte, die mit einer positiven oder negativen affektiven Komponente verbunden sind, bleiben besonders schnell und anhaltend in unserem Gedächtnis haften. Viele Menschen erinnern sich z. B. daran, was sie am 11. September 2001 (Anschlag auf das World Trade Center) gemacht haben.

Das Langzeitgedächtnis ist verbunden mit dem Aufbau neuer chemischer Moleküle, die für die Bildung und Modifikation von Synapsen bzw. Rezeptoren und Transmittern erforderlich sind. Auch das *Vergessen* wird auf molekularer Ebene mit gesteuert.

Die neurobiologische Grundlage sowohl des Kurzzeit- als auch des Langzeitgedächtnisses bilden unter anderem „lernfähige", d. h. *plastische Synapsen (synaptische Plastizität),* die sich im Gegensatz zu den „normalen" Synapsen unter bestimmten Bedingungen längerfristig verändern können. Sie werden nach dem Neuropsychologen *Donald Olding Hebb* als **Hebb-Synapsen** bezeichnet.

Gedächtnis und Gefühl

Entsprechend den weitläufigen Verflechtungen der gedächtnisaktiven Neurone sind auch die verschiedensten gespeicherten Sinneseindrücke sehr weiträumig und über verschiedenste Sinnesmodalitäten (➤ 9.1) hinweg verknüpft. Wir können uns beispielsweise das Gesicht eines Patienten mühelos vorstellen, auch wenn wir gerade nur seine Stimme in der Rufanlage hören.

Gleichzeitig sind etliche Erinnerungen auch gefühlsmäßig besetzt, z. B. je nach Patient eher freudig oder genervt. Die enge Verknüpfung von Gedächtnis und Emotionen ist unter anderem Folge der vielfältigen Verbindungen zwischen Großhirnrinde und „tieferen" Kern- und Rindenregionen, z. B. des Zwischenhirns und des limbischen Systems.

Neuere Untersuchungen haben ergeben, dass im Gegensatz zu anderen Teilen des Zentralnervensystems im Hippocampus im Verlaufe des Lebens ständig neue Nervenzellen gebildet werden. Dieser Teil des limbischen Systems ist entscheidend an Lernprozessen und Gedächtnisbildung beteiligt. Diese Neurogenese scheint eine besondere Flexibilität beim Speichern und Abrufen von Gedächtnisinhalten zu ermöglichen, welche durch gezieltes Training auch im Alter lange erhalten werden kann.

Amnesie

Verletzungen oder Erkrankungen des Gehirns wie z. B. Hirntumore, Schlaganfälle, Gehirnerschütterungen oder chronischer Alkoholmissbrauch *(Korsakow-Syndrom)* können schwerwiegende Störungen von Lernfähigkeit und Gedächtnis zur Folge haben **(Amnesie).** Betrifft der Erinnerungsverlust einen Zeitraum vor dem Eintritt des schädigenden Ereignisses, spricht man von **retrograder Amnesie.** Vermindert die Schädigung die Fähigkeit, neue Informationen zu lernen und zu speichern, spricht man von **anterograder Amnesie.**

Demenz

Zunehmender Gedächtnisverlust ist eines der Leitsymptome der **Demenz,** die vor allem bei älteren Menschen auftritt (➤ 23.4.3).

8.10 Vegetatives Nervensystem

Die Aufgabe des *autonomen* oder **vegetativen Nervensystems** ist die „automatische" Steuerung lebenswichtiger Organfunktionen. Im Gegensatz zum *willkürlichen Nervensystem* (➤ 8.3) arbeitet das vegetative Nervensystem dabei weitgehend ohne Beeinflussung durch den Willen und das Bewusstsein. Funktionen, die das vegetative Nervensystem in Form von Regelkreisen (➤ 2.9) steuert, sind der Kreislauf, die Atmung, der Stoffwechsel, die Verdauung, der Salz- und Wasserhaushalt sowie zu einem gewissen Grad auch die Sexualfunktionen.

Zwei Teilsysteme des vegetativen Nervensystems sind der **Sympathikus** und der **Parasympathikus.** Sie haben oft gegensinnige Wirkungen (➤ Abb. 8.44, ➤ Tab. 8.1).

Der Sympathikus wird vor allem bei solchen Aktivitäten des Körpers erregt, die nach *außen* gerichtet sind, z. B. körperliche Arbeit oder Reaktion auf Stressreize. Der Parasympathikus dominiert dagegen bei nach *innen* gerichteten Körperfunktionen, etwa Essen, Verdauen und Ausscheiden. Durch das Zusammenspiel von Sympathikus und Parasympathikus erfolgt ständig eine optimale Anpassung an die jeweiligen Bedürfnisse des Körpers.

Im peripheren Nervensystem benutzen vegetatives und willkürliches Nervensystem meist ge-

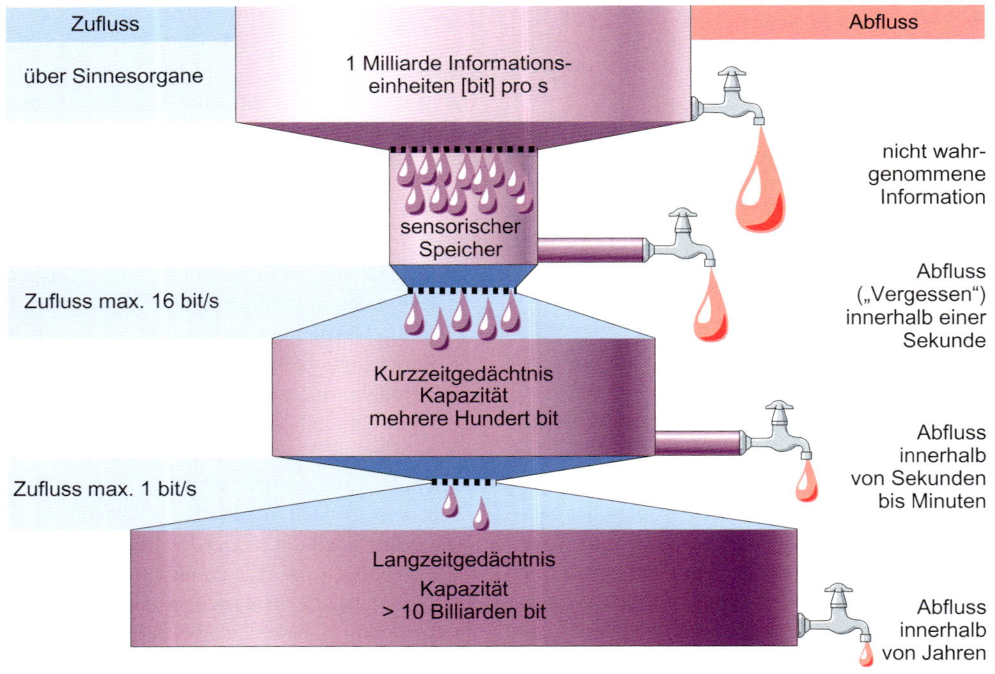

Abb. 8.43 Gedächtnismodell. Die zufließende Information muss mehrere „Filter" durchlaufen, um ins Langzeitgedächtnis zu gelangen. So sammelt sich dort nur eine kleine Auswahl der zugeflossenen Informationen.

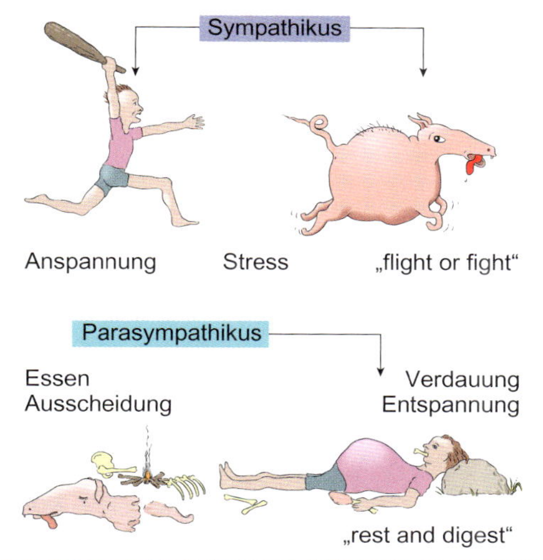

Abb. 8.44 (links): Die gegensätzlichen Funktionen von Sympathikus und Parasympathikus am Beispiel einer Bildergeschichte. Ein Mensch jagt und erlegt ein Tier (Sympathikusphase), um es dann zu verzehren und zu verdauen (Parasympathikusphase).

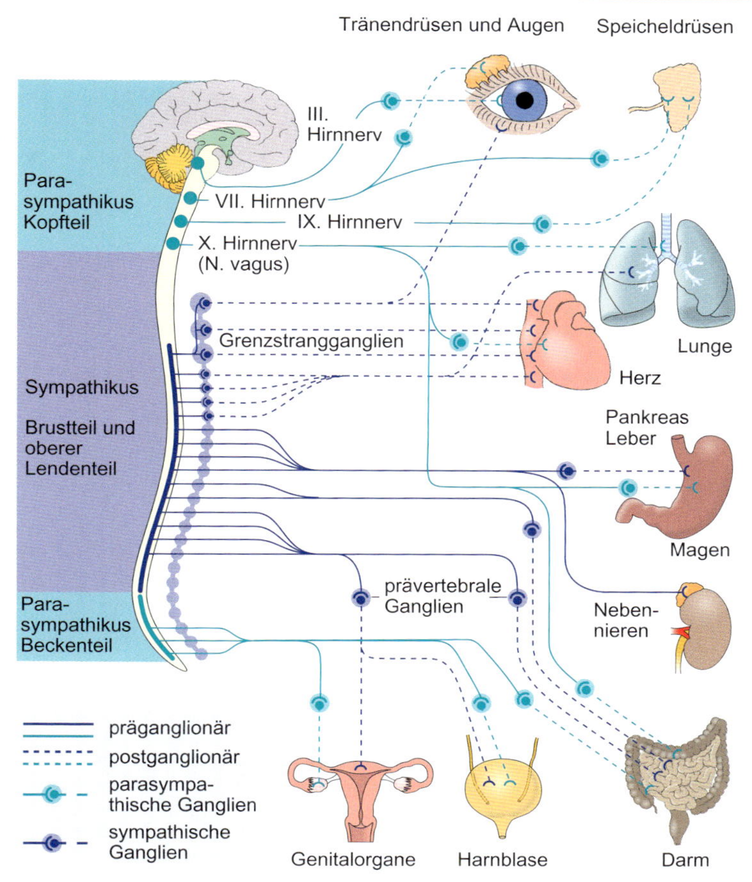

Abb. 8.45 (rechts): Übersicht über das vegetative Nervensystem (Funktionsschema). Die Fasern des Parasympathikus ziehen über die Hirnnerven III, VII, IX und X sowie über Spinalnerven aus dem Sakralmark zu den Organen. Die Fasern des Sympathikus entstammen dagegen dem unteren Halsmark, dem Brust- und oberen Lendenmark und werden in den Grenzstrang- bzw. in den prävertebralen Ganglien umgeschaltet.

trennte Leitungswege, im Hirnstamm und im Großhirn sind sie aber nicht nur funktionell, sondern auch anatomisch aufs Engste miteinander verzahnt (➤ Abb. 8.45).

Ausgewogenes Verhältnis
Damit unsere Organfunktionen optimal ablaufen können, muss zwischen Sympathikus und Parasympathikus ein Gleichgewicht bestehen. Energieverbrauchende und energieliefernde Prozesse, Anspannung und Entspannung müssen sich abwechseln und insgesamt gesehen die Waage halten.

8.10.1 Zentrale Anteile des vegetativen Nervensystems

Die zentralen Anteile des vegetativen Nervensystems regeln die Aktivitäten der durch das periphere vegetative System innervierten Organe. Wie beim willkürlichen Nervensystem kann diese Regelung auf unterschiedlichen Ebenen erfolgen:

- Darm-, Harnblasen- und Sexualfunktionen werden teilweise schon auf Rückenmarks- oder Ganglienebene reflektorisch reguliert, stehen aber unter Kontrolle höherer Hirngebiete
- Die Regulationszentren für Atmung, Herz und den Kreislauf liegen im Hirnstammbereich (➤ 8.8.2)
- Komplexere vegetative Funktionen, z. B. die Regelung der Körpertemperatur, werden vom Zwischenhirn (Hypothalamus) und z. T. von der Großhirnrinde gesteuert.

8.10.2 Periphere Anteile des vegetativen Nervensystems

Afferenter und efferenter Leitungsweg

Informationen aus den inneren Organen – z. B. über den arteriellen Blutdruck oder den Muskeltonus des Darmes – werden von Rezeptoren aufgenommen, in elektrische Impulse umgewandelt und dann zum ZNS weitergeleitet. Diese afferenten sensiblen Bahnen bezeichnet man nicht als vegetative, sondern als **viszerosensible Fasern.** Sie treten wie die sensiblen Bahnen des willkürlichen Nervensystems (z. B. von Tastsensoren der Hautoberfläche) durch die Hinterwurzeln in das Rückenmark ein. Im Kopfbereich schließen sich diese Fasern vor allem dem Verlauf des Nervus vagus an.

Beim vegetativen Nervensystem ist der periphere efferente Leitungsweg im Gegensatz zum willkürlichen Nervensystem aus *zwei* Neuronen aufgebaut, die in einem Ganglion – also einer Ansammlung von Nervenzellen außerhalb des ZNS – über Synapsen miteinander verschaltet werden. Das erste **präganglionäre Neuron** zieht dabei vom Seitenhorn des Rückenmarks oder aus Hirnstammkernen zu einem vegetativen Ganglion. Dort ist es über Synapsen mit dem **postganglionären Neuron** verbunden, das über marklose Fasern zum jeweiligen Erfolgsorgan zieht (➤ Abb. 8.45, ➤ Abb. 8.46).

Als Neurotransmitter wirkt in den ganglionären Synapsen immer *Azetylcholin.* In den postganglionären Synapsen werden zwei unterschiedliche Neurotransmitter freigesetzt (➤ Abb. 8.46): vom Parasympathikus *Azetylcholin,* das an **muskarinische Azetylcholinrezeptoren** (ACh-Rezeptoren) bindet, und vom Sympathikus in der Regel *Noradrenalin* (➤ 8.2.3), das über verschiedene Typen von **α- und β-Rezeptoren** wirkt, welche auch durch Adrenalin aus der Nebenniere stimuliert werden (➤ Tab. 8.1, ➤ 11.1.4).

Peripherer Sympathikus

Der **periphere Sympathikus** hat seinen Ursprung in den Seitenhörnern des unteren *Halsmarks* (C8), des gesamten *Brustmarks* und des oberen *Lendenmarks* (bis L2 ➤ Abb. 8.45).

Die markhaltigen Axone der präganglionären sympathischen Nervenzellen verlassen das Rückenmark über die *Vorderwurzel* (➤ Abb. 8.18) und verlaufen ein Stück zusammen mit dem jeweiligen Spinalnerven. Sie verlassen dann den Spinalnerven über einen kleinen Verbindungsast, den sog. *weißen Verbindungsast* **(Ramus communicans albus),** um zu den nur wenige Zentimeter vom Wirbelkörper entfernten **Grenzstrangganglien** zu ziehen. Diese Ganglien sind segmentartig angeordnet, vergleichbar den Spinalnerven.

Die Grenzstrangganglien des Sympathikus sind im Gegensatz zu denen der Spinalnerven aber perlschnurartig über Nervenfasern miteinander verknüpft. Die so beidseits *neben* der Wirbelsäule (paravertebral) gebildeten Leitungsstränge nennt man jeweils linken und rechten **Grenzstrang** (➤ Abb. 8.47). In den Grenzstrangganglien werden die präganglionären Axone zur Versorgung der Kopf-, Hals- und Brustregion auf postganglionäre Neurone umgeschaltet. Die marklosen (grauen) Axone dieser postganglionären Nerven ziehen jeweils als *grauer Verbindungsast* **(Ramus communicans griseus)** wieder zum Spinalnerven zurück und mit diesem dann zu den einzelnen Wirkorten.

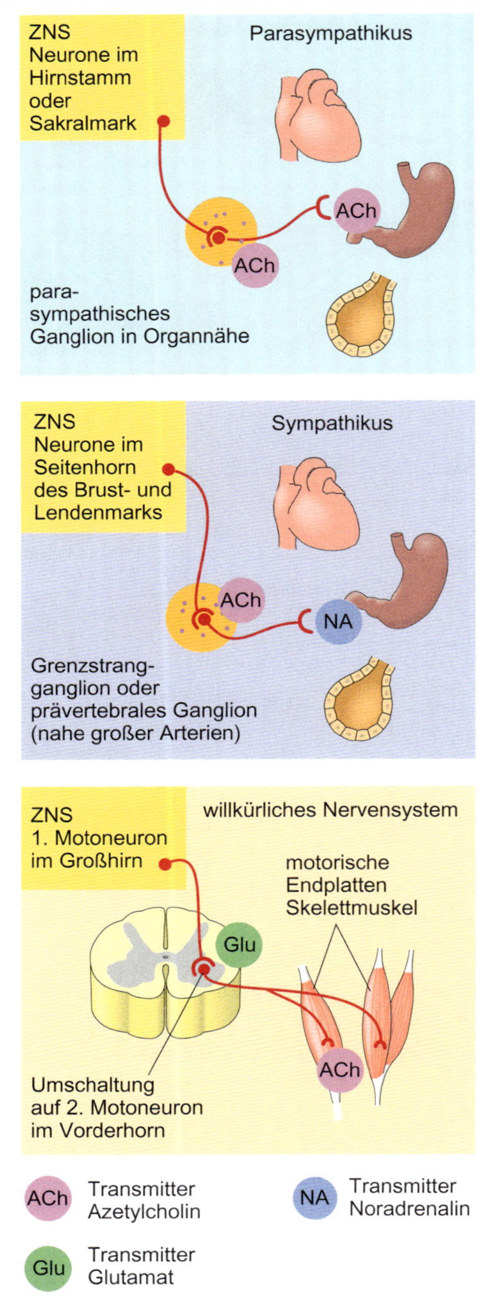

Abb. 8.46 Efferenter Leitungsweg im vegetativen und willkürlichen Nervensystem. Während die Axone des willkürlichen Nervensystems ihr Erfolgsorgan (Skelettmuskel) ohne Umschaltung außerhalb des ZNS erreichen, werden die vegetativen Bahnen in Ganglien umgeschaltet.

ORGAN	SYMPATHIKUSWIRKUNG*	PARASYMPATHIKUS-WIRKUNG*
Pupille	Erweiterung (α_1)	Verengung (ACh)
Herzmuskel	Zunahme von Frequenz und Kontraktionskraft (β_1)	Abnahme der Frequenz, Abnahme der Kontraktionskraft der Vorhöfe (ACh)
Muskelgefäße	Verengung (α_1), Erweiterung (β_2), je nach Beanspruchung	Keine Wirkung bekannt
Haut-, Schleimhaut-, Eingeweidegefäße	Verengung (α_1), Erweiterung (β_2)	Keine Wirkung bekannt
Bronchien	Erweiterung (β_2)	Verengung (ACh)
Speicheldrüsen	Produktion von wenig viskösem Sekret (α_1)	Produktion von viel und wässrigem Sekret (ACh)
Magen-Darm-Trakt	Verminderung von Tonus und Bewegungen (β_2); Kontraktion der Sphinkteren (α_1)	Steigerung von Tonus und Bewegungen, Entspannung der Sphinkteren (ACh)
Verdauungsdrüsen	Verminderung der Sekretion (β_2)	Steigerung der Sekretion (ACh)
Schweißdrüsen	Sekretion (ACh)	Keine Wirkung bekannt
Harnblase	Kontraktion des Sphinkters (α_1), Erschlaffung des Detrusors (β_2)	Kontraktion des Detrusors (ACh)

* In Klammern jeweils der Rezeptortyp, über den die Wirkung vermittelt wird: α_1-, β_1-, β_2-Rezeptoren, muskarinische Azetylcholin-Rezeptoren (ACh)

Tab. 8.1 Wichtige Funktionen von Sympathikus und Parasympathikus.

Die präganglionären Axone für *Bauch* und *Becken* ziehen jedoch ohne Umschaltung durch die Grenzstrangganglien hindurch weiter zu Ganglien, die in enger Nachbarschaft zu den großen Arterien des Bauch- und Beckenbereichs liegen. Diese werden **prävertebrale Ganglien** genannt.
Die postganglionären Fasern, die aus diesen Ganglien hervorgehen, bilden **Nervengeflechte** *(Plexus)* und verlaufen mit den Blutgefäßen zusammen zu den Organen in Bauch und Becken. In diesen vegetativen Nervengeflechten verbinden sich die sympathischen Nervenfasern auch mit Fasern und Ganglien des Parasympathikus. Beispiele sind etwa der **Plexus coeliacus** und der **Plexus aorticus abdominalis** im Bauchraum.
Einen wichtigen Bestandteil und eine Besonderheit des peripheren Sympathikus stellt das **Nebennierenmark** *(NNM)* dar. Die postganglionären Neurone haben sich hier zu den **chromaffinen Zellen** des Nebennierenmarks umgewandelt und geben bei Reizung des Sympathikus – z. B. bei Stress – Adrenalin und Noradrenalin ins Blut ab. Diese wirken dann also nicht mehr als Transmitter, sondern als Hormone (➤ 11.5.5).

Peripherer Parasympathikus

Beim Parasympathikus liegen die Nervenzellen der präganglionären Neurone in Kerngebieten des **Hirnstamms** und in den Seitenhörnern des **Sakralmarks** (S2–S4). Der Parasympathikus bildet also zwei weit voneinander entfernte Zentren, während der Sympathikus fast die ganze Strecke dazwischen ausfüllt.
Die Axone der präganglionären parasympathischen Nervenzellen erreichen ihre parasympathischen Ganglien zusammen mit Hirn- oder Spinalnerven aus dem Hirnstamm bzw. Sakralmark. Diese parasympathischen Ganglien liegen im Gegensatz zu den sympathischen paravertebralen Ganglien weit entfernt vom Rückenmark in unmittelbarer Nähe oder sogar innerhalb der Erfolgsorgane.
Sie können z. B. als *intramurale* Nervengeflechte an oder in der Wand von Hohlorganen liegen. Solche Nervengeflechte, an denen auch sympathische Fasern enden, liegen z. B. in der Wand von Magen, Darm, Blase und Gebärmutter.

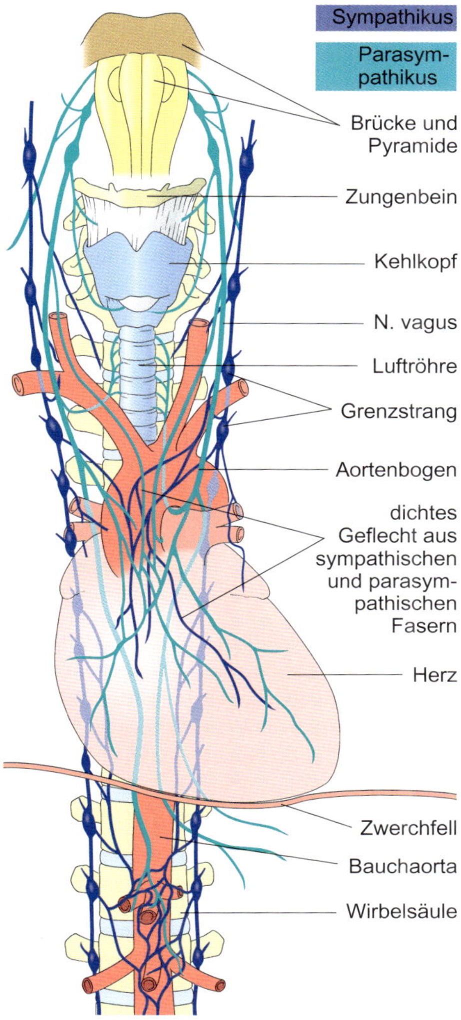

Abb. 8.47 Verlauf von Sympathikus (vor allem Grenzstrang) und Parasympathikus (vor allem N. vagus) im Bereich von Hals und Brust; Ansicht von vorne.

Kopf- und Beckenteil (W)

Die Hirnnerven III, VII und IX versorgen parasympathisch den Kopf (III: Pupillenmotorik, Akkommodation; VII und IX: Tränen-, Nasenschleim-, Speichelsekretion), der X. Hirnnerv (Nervus vagus) versorgt den gesamten Brust- und große Teile des Bauchraums. Unterer Bauchraum und Beckenbereich werden durch die parasympathischen Fasern aus dem Sakralmark versorgt.

8.10.3 Vegetative Reflexe

Auch die inneren Organe werden über Reflexe mit gesteuert. Sie werden über viszerale Afferenzen und das vegetative Nervensystem vermittelt und daher **vegetative Reflexe** genannt. Ein vegetativer Reflex ist z. B. der **Speichelsekretionsreflex,** der beim Anblick oder Geruch von Speisen das Wasser im Munde zusammenlaufen lässt und der die Sekretion von Verdauungssäften in Magen und Bauchspeicheldrüse auslöst.

Betrachtet man die Reflexe im vegetativen Nervensystem näher, lassen sich sehr unterschiedliche Reflexabläufe nachweisen:

- Sind nur die viszeralen Afferenzen und das vegetative Nervensystem am Zustandekommen des Reflexes beteiligt, handelt es sich um einen **viszero-viszeralen Reflex.** Ein Beispiel ist der **Blasenreflex:** Bei zunehmender Harnblasenfüllung werden Dehnungssensoren in der Blasenwand gereizt, die über einen Reflexbogen den Parasympathikus (➤ Abb. 8.45) aktivieren. Unter seinem Einfluss spannt sich die Blasenmuskulatur und die Harnröhre öffnet sich, sodass es zur reflektorischen Blasenentleerung kommt (➤ 19.5.4)
- Sensible afferente Erregungen eines inneren Organs können reflektorische Wirkungen auf Skelettmuskeln haben. So führt eine Appendizitis (Wurmfortsatzentzündung, „Blinddarmentzündung") oft zu einer reflektorischen Anspannung der Bauchmuskulatur, man spricht von **viszero-somatischem Muskelreflex**
- Auch Haut und innere Organe sind miteinander verknüpft (➤ Abb. 8.48).

Organlandkarte der Haut (G)

Haut und innere Organe können sich gegenseitig beeinflussen. So führen beispielsweise Erkrankungen innerer Organe zu Schmerzen in bestimmten Hautgebieten. Typisch sind z. B. die Schmerzen des Herzinfarktpatienten im linken Oberarmbereich. Dies liegt darin begründet, dass die afferenten Nervenbahnen aus den Hautgebieten und den inneren Organen, die von dem gleichen Rückenmarkssegment versorgt werden, im Tractus spinothalamicus in denselben Neuronen „zusammenlaufen" und das Gehirn den Schmerz dann nicht mehr genau lokalisieren kann. Dieses Phänomen wird „übertragener Schmerz" genannt. Die den inneren Organen zugeordneten Hautgebiete heißen **Head-Zonen** (➤ Abb. 8.48). Über vegetative Reflexbögen kann es zudem bei Erkrankungen innerer Organe zu Hautrötungen kommen (**viszero-kutaner Reflex,** *Eingeweide-Haut-Reflex*).

Die Verbindung zwischen inneren Organen und Haut kann nicht nur diagnostisch, sondern auch therapeutisch ausgenutzt werden: Ein altes Hausmittel bei Erkältungen sind z. B. warme Brustwickel. Sie wirken nicht nur durch die Inhalation dabei entstehender Dämpfe, sondern führen über vegetative Reflexbögen auch zu einer verbesserten Durchblutung der Bronchien (**kuti-viszeraler Reflex,** *Haut-Eingeweide-Reflex*).

8.10.4 Darmnervensystem

Das **Darmnervensystem** oder *enterische Nervensystem* (kurz *ENS*) gehört ebenfalls zum vegetativen Nervensystem. Es steuert die Bewegungen des Magen-Darm-Trakts, z. B. die peristaltische Darmbewegung und die Verschlusskraft der

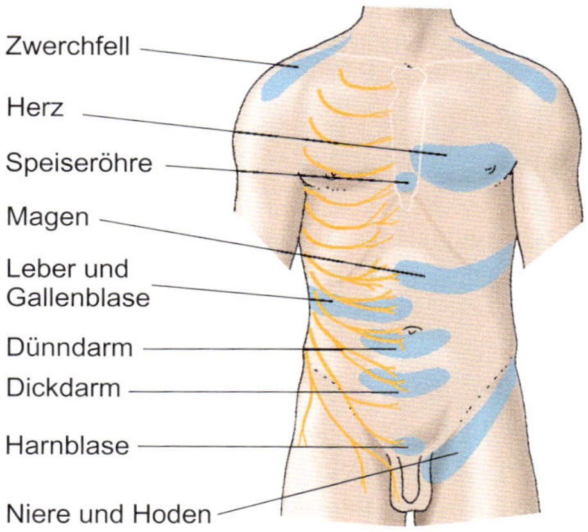

Abb. 8.48 Head-Zonen. Schmerzen in bestimmten Hautarealen können diagnostische Hinweise auf erkrankte innere Organe geben. So können z. B. Schmerzen in linker Schulter und linkem Arm, evtl. mit Ausstrahlung in den Hals, auf Herzerkrankungen hindeuten.

Sphinkteren (Schließmuskeln, ➤ 17.8.3), den gastrointestinalen Blutfluss, die Ausschüttung (Sekretion) von Verdauungssäften und die Absorption der aufzunehmenden Stoffe aus dem Darm.

Das Darmnervensystem nimmt insofern eine Sonderstellung ein, als dass es auch völlig ohne den Einfluss des zentralen Nervensystems funktioniert. Das ZNS kann aber verstärkend oder hemmend auf das Darmnervensystem einwirken und dadurch die Verdauungsfunktionen mit den übrigen Körperfunktionen koordinieren. Mit etwa 100 Millionen hat das Darmnervensystem ebenso viele Neurone wie das Rückenmark! Wegen der Eigenständigkeit und der Größe des Darmnervensystems spricht man auch vom *Darmhirn* (engl. auch *second brain*).

Die Neurone des Darmnervensystems liegen hauptsächlich in zwei Geflechten innerhalb der Darmwand (➤ 17.1.2, ➤ 17.8): dem schleimhautnahen **Plexus submucosus** *(Meissner-Plexus),* der Motilität und Sekretion der Schleimhaut regelt, und dem tiefer gelegenen **Plexus myentericus** *(Auerbach-Plexus),* der die Motorik des Darms steuert.

Reizdarmsyndrom (M)

Mit ca. 10 % der Bevölkerung eine der häufigsten Erkrankungen des Magen-Darm-Trakts ist das **Reizdarmsyndrom.** Es zeichnet sich durch ständig wiederkehrende funktionelle Störungen von Darmmotilität und -sekretion aus, die sich vor allem durch Völlegefühl, Blähungen, Bauchschmerzen, Verstopfung *(Obstipation)* oder Durchfall *(Diarrhö)* bemerkbar machen. Ursache und Krankheitsentstehung sind nicht genau bekannt. Eine Schlüsselrolle scheint aber dem Transmitter Serotonin zuzukommen, da die Symptome sich durch Substanzen beeinflussen lassen, die Serotonin-Rezeptoren des Darms hemmen *(Serotonin-Antagonisten)* oder stimulieren *(Serotonin-Agonisten).* Eine Ernährung, die arm ist an **FODMAPs** (engl. Abkürzung für vergärbare

Mehr-, Zwei- und Einfachzucker sowie mehrwertige Alkohole) wie etwa Laktose, Fruktose und Sorbitol, kann die Symptome bessern. Das Risiko ernsthafter Darmerkrankungen wie z. B. einer Darmkrebserkrankung ist nicht erhöht.

Die Neurone des Darmnervensystems unterscheiden sich durch ihre Transmitter:

- *Adrenerge Neurone* haben Noradrenalin als Überträgerstoff. Sie hemmen die glatte Muskulatur und die Drüsen des Magen-Darm-Trakts und werden vom Sympathikus in ihrer Wirkung verstärkt. Ausnahme sind die Sphinkteren, wo sie den Muskeltonus erhöhen
- Die *cholinergen Neurone* haben Azetylcholin als Transmitter. Sie wirken erregend auf die Muskel- und Drüsenzellen und werden von parasympathischen Nerven in ihrer Wirkung verstärkt
- Ein dritter Typ von Neuronen arbeitet weder mit Adrenalin noch Azetylcholin. Sie heißen deshalb *NANC-Neurone* (non-adrenerg non-cholinerg). Ihre Überträgerstoffe sind Neuropeptide (➤ 8.2.4). Diese Neurone hemmen die Verdauungsfunktionen und werden vom Parasympathikus über spezielle Bahnen aktiviert.

Darüber hinaus werden die gastrointestinalen Funktionen von einer Vielzahl anderer Substanzen beeinflusst, wie von zahlreichen Hormonen und von modulierend wirkenden Transmittern, die auch im zentralen Nervensystem bedeutsam sind.

8.11 Versorgungs- und Schutzeinrichtungen des zentralen Nervensystems

Das empfindliche Nervengewebe von Gehirn und Rückenmark liegt geschützt im knöchernen Schädel bzw. in den knöchernen und bindegewebigen Strukturen des Wirbelkanals. Zusätzlichen Schutz gewähren drei bindegewebige **Hirnhäute,** die *Meningen,* die Rückenmark und Gehirn bedecken. Sie heißen **Pia mater, Arachnoidea** und **Dura mater** (➤ Abb. 8.49, ➤ Abb. 8.50).

8.11.1 Hirnhäute

Dura mater und Epiduralraum

Die aus straffem Bindegewebe (➤ 4.3.3) gebildete *harte Hirnhaut* oder **Dura mater** (kurz *Dura*) bildet die äußere Hülle des ZNS.

Beim Rückenmark besteht die Dura mater aus zwei Blättern. Ihr äußeres Blatt liegt dem Wirbelkanal innen an. Ihr inneres Blatt umgibt als derber bindegewebiger Schlauch das Rückenmark und die Wurzeln der Spinalnerven. Zwischen beiden Blättern liegt der **Epiduralraum** (im Wirbelsäulenbereich auch *Periduralraum* genannt), der Fett und Bindegewebe enthält. Dieses Polster schützt das Rückenmark bei Bewegungen der Wirbelsäule. Die Dura mater reicht im Wirbelkanal tiefer hinab als das Rückenmark, nämlich bis zum zweiten Kreuzbeinwirbel, umgibt also wie ein Sack einen Teil der Cauda equina (➤ Abb. 8.17).

Im Schädelraum sind beide Durablätter größtenteils miteinander *verwachsen,* einen Epiduralraum gibt es hier quasi nicht. Außerdem bildet die Dura im Schädelraum feste, bindegewebige Trennwände **(Durasepten)** zwischen den großen Hirnabschnitten. Die **Großhirnsichel** *(Falx cerebri)* trennt als senkrechte Wand beide Großhirnhemisphären. Sie geht in der hinteren Schädelgrube in die **Kleinhirnsichel** *(Falx cerebelli)* über, die entsprechend die beiden Kleinhirnhemisphären trennt. Zwischen Groß- und Kleinhirn überspannt das **Kleinhirnzelt** *(Tentorium cerebelli)* horizontal das Kleinhirn (➤ Abb. 8.51). Durch diese Verstrebungen werden die Hirnteile bei Kopfbewegungen in ihrer Position gehalten.

An manchen Stellen sind die ansonsten fest verwachsenen Durablätter voneinander getrennt. Dadurch entstehen starrwandige Kanäle, die **Sinus** (➤ Abb. 8.51), die das Venenblut aus dem gesamten Schädelraum aufnehmen und über die Vena jugularis interna (innere Drosselvene ➤ Abb. 15.10) in die obere Hohlvene ableiten.

Arachnoidea und Subduralraum

Die mittlere Hirnhaut heißt wegen ihres spinngewebeartigen Aussehens *Spinnwebenhaut* oder **Arachnoidea.** Sie ist fast gefäßlos und liegt der harten Hirnhaut innen an. Zwischen Dura mater und Arachnoidea liegt der **Subduralraum,** der normalerweise ein kapillarer Spalt ist und nur z. B. bei Einblutungen deutlich zutage tritt. Im Bereich der Sinus stülpen sich knopfförmige Wucherungen der Arachnoidea in den venösen Raum vor: die **Arachnoidalzotten.** Hier wird die *Gehirn-Rückenmark-Flüssigkeit* (**Liquor** ➤ 8.11.2) aus den Hohlräumen von Rückenmark und Gehirn in das Venensystem abgeleitet (➤ Abb. 8.49).

Pia mater

Die zarte innere Hirnhaut, die **Pia mater,** enthält zahlreiche Blutgefäße und liegt dem Gehirn bis in alle Vertiefungen hinein unmittelbar auf. Im Wirbelkanal endet die Pia mater wie das Rückenmark auf Höhe des zweiten Lendenwirbelkörpers. Die beiden inneren Häute – Arachnoidea und Pia mater – werden auch **weiche Hirnhäute** genannt.

Subarachnoidalraum

Zwischen Arachnoidea und Pia mater befindet sich ein mit Liquor gefüllter Raum, der **Subarachnoidalraum.** Feine Fasern der Arachnoidea ziehen dort hindurch und bewirken zusammen mit der umgebenden Flüssigkeit eine stoßsichere Aufhängung des Gehirns im Schädel.

Da im Schädelraum Arachnoidea und Dura mater zusammen die Spalten und Furchen des Hirngewebes überbrücken, während die Pia mater dem

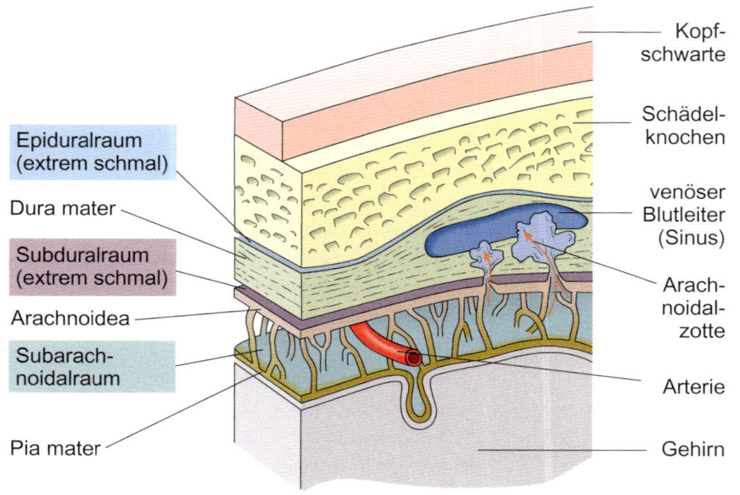

Abb. 8.49 Schädelknochen und Hirnhäute. Die roten Pfeile zeigen den Abfluss des Liquors aus dem Subarachnoidalraum über die Arachnoidalzotten in die Sinus.

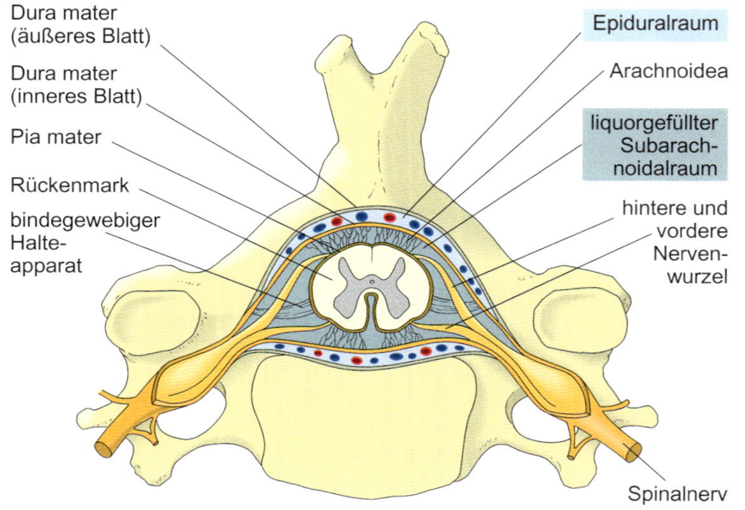

Abb. 8.50 Die Rückenmarkshäute. Im Gegensatz zum Gehirnbereich sind die beiden Durablätter getrennt, sodass ein (größerer) Epiduralraum existiert.

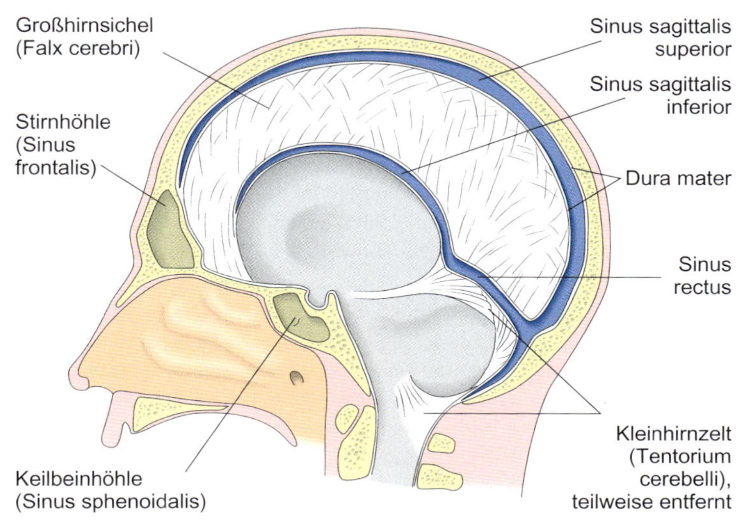

Abb. 8.51 Sagittalschnitt durch den Schädel (Gehirn entfernt). Man erkennt die Auskleidung der Schädelhöhle mit harter Hirnhaut (Dura mater) sowie den Verlauf einiger Sinus, der großen starrwandigen Venenkanäle, die das Blut aus dem Gehirn sammeln und der V. jugularis interna zuführen (➤ Abb. 8.58). Gut sichtbar sind auch zwei der Nasennebenhöhlen, die ebenfalls Sinus genannt werden (➤ Abb. 6.13).

Gehirn dicht anliegt, entstehen an einigen Stellen größere Hohlräume, die **Zisternen.**

Rückenmarksnahe Anästhesien

Durch Punktion des Epiduralraums und Injektion eines Lokalanästhetikums lassen sich die Nervenwurzeln vorübergehend blockieren. Diese *Epiduralanästhesie* (auch **Periduralanästhesie,** kurz *PDA*) wird vor allem in der Geburtshilfe, bei gynäkologischen und urologischen Eingriffen zur Schmerzausschaltung angewendet. Bei operativen Eingriffen an den unteren Extremitäten bevorzugt man die **Spinalanästhesie,** bei der die Dura mater durchstochen wird und die Medikamente (Lokalanästhetikum, Opioide) direkt in den liquorgefüllten Subarachnoidalraum der Cauda equina injiziert werden. Beim Kaiserschnitt sind beide Verfahren möglich.

Subarachnoidalblutung

Eine massive Einblutung in den Subarachnoidalraum ist häufig Folge eines geplatzten *Aneurysmas* (➤ 15.1.6), einer sackförmigen Ausbuchtung von Hirnarterien, meist der Hirnbasis (➤ Abb. 8.56). Der Patient bekommt plötzlich heftigste Kopfschmerzen, muss erbrechen und wird oft bewusstlos. Computer- oder Magnetresonanztomogramm bestätigen die Verdachtsdiagnose. Um weitere Blutungen zu verhindern, wird das Aneurysma möglichst früh durch Operation oder Einbringen kleiner Metallspiralen mittels eines Katheters *(Coiling)* ausgeschaltet.

Subdurales und epidurales Hämatom

Subdurale Hämatome, d. h. Blutungen in den Subduralraum zwischen Dura mater und Arachnoidea, zeigen sich dagegen meist schleichend. Ursache sind häufig venöse Sickerblutungen, betroffen sind meist alte Menschen. Ausgelöst wird die Sickerblutung oft durch ein nur geringes Trauma (z. B. Anstoßen des Kopfes beim Aussteigen aus dem Auto). Diesem kann ein Wochen bis Monate dauerndes (!) symptomfreies Intervall folgen, bevor sich Persönlichkeitsveränderungen, Bewusstseinstrübungen oder eine Halbseitenlähmung bemerkbar machen. Die Therapie besteht in der neurochirurgischen Hämatomausräumung.

Epidurale Hämatome entstehen meist durch das Zerreißen einer Arterie (häufig der *A. meningea media*) zwischen Dura mater und Schädelkalotte bei Unfällen mit oder ohne Schädelfraktur. Nach mehreren Stunden trübt der Betroffene ein und entwickelt Lähmungserscheinungen. Entscheidend ist die *rasche* operative Ausräumung des Hämatoms, da das Gehirn sonst schnell irreparabel geschädigt wird.

Meningitis und Enzephalitis

Bakterien oder Viren, selten auch Pilze oder Protozoen (➤ Tab. 13.3) können in das ZNS gelangen und dort eine **Meningitis** *(Hirnhautentzündung)* oder **Enzephalitis** *(Gehirnentzündung)* hervorrufen, die häufig auch kombiniert auftreten **(Meningoenzephalitis).**

Meningitiden zeigen sich durch Fieber, Kopfschmerzen, Nackensteife (das Kinn kann nicht mehr auf die Brust gelegt werden), Übelkeit und Lichtempfindlichkeit. Später treten Bewusstseinstrübung und *Meningitiszeichen* (➤ Abb. 8.52) hinzu. Bakterielle Meningitiden verlaufen in der Regel schwerer als virale und müssen möglichst rasch antibiotisch behandelt werden, da Tod oder bleibende geistige Schäden drohen.

Enzephalitiden sind häufig viral bedingt und verlaufen dann oft gutartig. Schwerste Bilder treten aber bei der Herpes-simplex-Enzephalitis auf, weshalb hier bereits bei Verdacht ein Virostatikum (z. B. Zovirax®) gegeben werden muss. Trotzdem versterben ca. 25 % der Patienten. Eine Enzephalitis kann auch lebensgefährliche Folge einer Maserninfektion sein.

Zur Diagnose dieser Erkrankungen wird Liquor (➤ 8.11.2) mittels Lumbalpunktion entnommen und untersucht (➤ 8.11.2, ➤ Abb. 8.55).

8.11.2 Liquor und Liquorräume

Der *Liquor cerebrospinalis* (*Gehirn-Rückenmark-Flüssigkeit,* kurz **Liquor**) ist eine klare, farblose Flüssigkeit, welche die Hohlräume im Gehirn sowie den Subarachnoidalraum ausfüllt. Die zirkulierende Liquormenge macht etwa 150 ml aus. Sie enthält außer Ionen nur geringe Mengen an Eiweiß (12–50 mg/dl), Glukose (40–80 mg/dl), Harnstoff und weiße Blutkörperchen (≤ 4/µl).

Der Liquor wird in zottenartigen Kapillargeflechten der Pia mater, den **Plexus choroidei,** im Bereich der **Ventrikel** *(Hirnventrikel, Hirnkammern)* aus Blutplasma filtriert, pro Tag ca. 500 ml. Er durchströmt die Ventrikel und gelangt schließlich in den Subarachnoidalraum der Hirnkonvexität. Dort wird der Liquor von den Arachnoidalzotten ins Venensystem abgeleitet (➤ Abb. 8.49). Ein Teil des Liquors gelangt auch über die Spinalnervenscheiden in das Blutsystem zurück.

Der Liquor stützt das Nervengewebe und schützt es wie ein Wasserkissen vor der Schwerkraft, vor schädigender Stoßeinwirkung, Reibung oder Druck. Daneben ist der Liquor im Sinne einer interstitiellen Flüssigkeit am Stoffaustausch zwischen Blut und Nervengewebe beteiligt: Er erhält

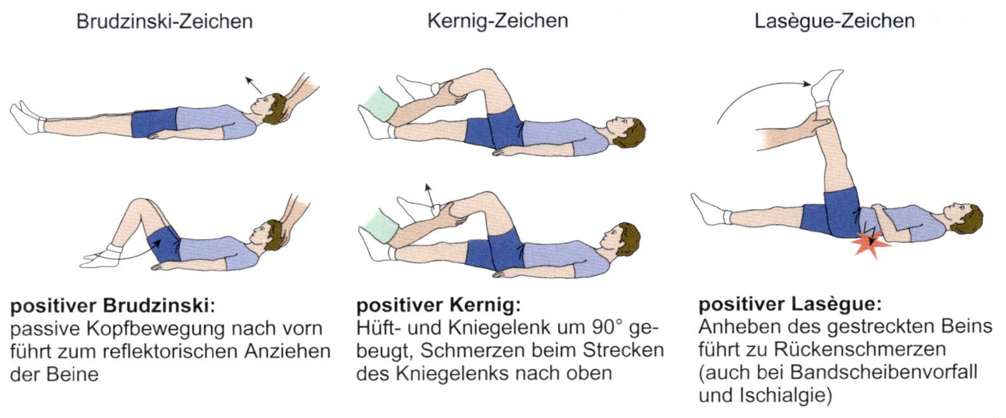

Abb. 8.52 Meningitiszeichen. Bei einer entzündlichen Reizung der Hirnhäute treten charakteristische Untersuchungsphänomene auf, die klinischen Meningitiszeichen.

Nährstoffe für das Hirn aus dem Blut und transportiert Stoffwechselprodukte aus dem Nervengewebe ab.

Liquorräume

Es gibt zwei Liquorräume im ZNS:

- Zu den **inneren Liquorräumen** rechnet man das Ventrikelsystem des Gehirns und den Zentralkanal im Rückenmark (➤Abb. 8.53)
- Den *Subarachnoidalraum* (➤8.11.1) und die *Zisternen* (Erweiterungen des Subarachnoidalraums, z. B. die Kleinhirnzisterne ➤Abb. 8.54) umschließen als **äußere Liquorräume** das Gehirn und das Rückenmark.

Innere Liquorräume

Es gibt vier Ventrikel: Die beiden **Seitenventrikel** (auch als *1.* und *2. Ventrikel* bezeichnet) sind lang gestreckte, bogenförmige Hohlräume in den Großhirnhemisphären (➤Abb. 8.53, ➤Abb. 8.60). Sie stehen über die beiden **Zwischenkammerlöcher** *(Foramina interventricularia)* mit dem **3. Ventrikel** in Verbindung. Dieser liegt spaltförmig im Zwischenhirn und geht über den **Aquädukt,** einen schmalen Verbindungskanal im Mittelhirn, in den **4. Ventrikel** über. Der 4. Ventrikel setzt sich in den (bei Erwachsenen stellenweise verschlossenen) **Zentralkanal** des Rückenmarks fort, hat aber noch zwei kleine seitliche Öffnungen *(Foramina Luschkae)* und eine mittlere Öffnung *(Foramen Magendii)* zum Subarachnoidalraum. Durch sie stehen die inneren Liquorräume mit den äußeren in Verbindung.

Liquorentnahme mittels Lumbalpunktion

Einige Erkrankungen des ZNS und/oder seiner Hüllen, vor allem nicht-infektiöse Entzündungen, wie etwa die Multiple Sklerose, und Infektionen wie Meningitis oder Enzephalitis, führen zu Veränderungen der Liquorzusammensetzung. Bei Verdacht auf diese Erkrankungen kann die laborchemische und mikroskopische Untersuchung von Liquor wichtige diagnostische Hinweise geben.

Der Liquor wird zumeist durch Punktion des Subarachnoidalraums im Bereich der Lendenwirbelsäule gewonnen. Dabei wird eine Nadel zwischen den Dornfortsätzen des dritten und vierten Lendenwirbels in Richtung Wirbelkanal vorgeschoben. Das Rückenmark selbst kann in diesem Bereich nicht mehr verletzt werden, da sich dort nur noch die Cauda equina befindet, deren Fasersstränge der Nadel leicht ausweichen (➤Abb. 8.17, ➤Abb. 8.55).

Blut-Liquor-Schranke

Wie erwähnt wird in den zottenartigen Kapillargeflechten der Pia mater im Bereich der Ventrikel (Plexus choroidei) der Liquor durch Filtration aus Blutplasma gebildet. Damit dabei keine schädlichen Stoffe aus dem Blut zum Nervengewebe gelangen, besteht dort eine der Blut-Hirn-Schranke (➤4.5.2) entsprechende Barriere, die **Blut-Liquor-Schranke.** Diese Grenzmembran im Bereich der Kapillaren wird von Gliazellen und Anteilen der Pia mater gebildet.

Hydrozephalus

Normalerweise besteht zwischen Liquorbildung und -resorption ein Gleichgewicht: Täglich werden etwa 500 ml sowohl produziert als auch absorbiert. Dieses Gleichgewicht ist gestört bei:

- Behindertem Liquorabfluss. Dies ist der häufigste Fall, z. B. durch Tumoren, entzündungsbedingte Verklebungen, angeborene Verschlüsse
- Verminderter Resorption, z. B. nach einer Meningitis
- Erhöhter Liquorproduktion.

Es kommt zum **Hydrozephalus** mit erhöhter Liquormenge und Anstieg des Hirndrucks *(intrakranieller Druck)* in den Ventrikeln *(Hydrocephalus internus)* oder im Subarachnoidalraum *(Hydrocephalus externus).* Bei Kleinkindern mit noch offenen Schädelnähten und Fontanellen gibt der knöcherne Schädel dem erhöhten Druck nach, was zu einer Schädelvergrößerung (umgangssprachlich „Wasserkopf") führt. Dabei können sich die Ventrikelräume extrem erweitern und die Hirnrinde auf eine Dicke von wenigen Millimetern zusammengepresst werden.

Erhöhter intrakranieller Druck

Der Schädelraum ist nach Verknöcherung der Schädelnähte wegen seiner knöchernen Hülle nicht ausdehnbar. Jede Volumenzunahme, etwa durch Blutung, Hydrozephalus oder Tumor, führt daher zu einer Erhöhung des Drucks im Schädelraum (normal unter ca. 15 mmHg) und damit zu Kompression und Durchblutungsstörung des empfindlichen Nervengewebes.

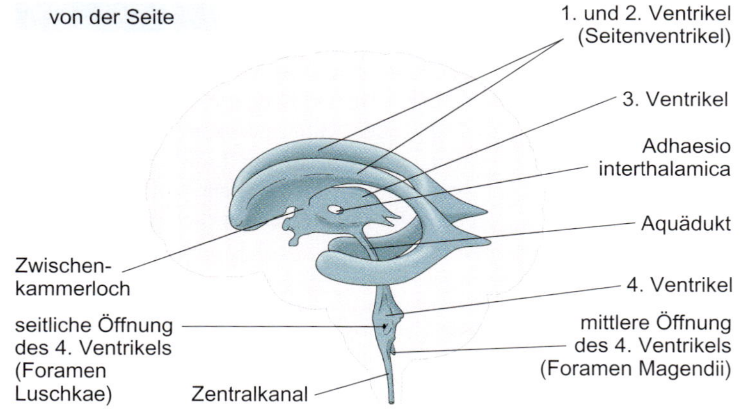

Abb. 8.53 Das Ventrikelsystem des Gehirns. Die beiden Seitenventrikel sind über die Zwischenkammerlöcher mit dem 3. Ventrikel verbunden. Der dünne Aquädukt verbindet den 3. mit dem 4. Ventrikel. Von dort aus bestehen zwei seitliche und eine mittlere Öffnung zum Subarachnoidalraum (Foramina Luschkae und Foramen Magendii).

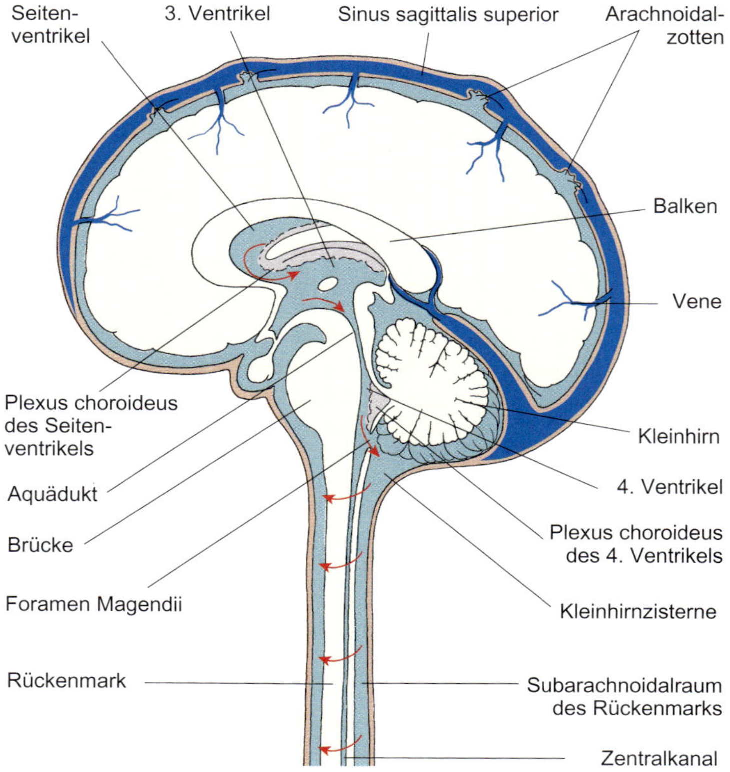

Abb. 8.54 (rechts): Sagittalschnitt durch das Gehirn und das Rückenmark mit Blick in die Liquorräume. Der Liquor wird in den Plexus choroidei der Ventrikel gebildet. Er umspült das gesamte Gehirn und das Rückenmark. Die Pfeile geben die Flussrichtung an. Über die Arachnoidalzotten (hier stark vergrößert) tritt der Liquor ins venöse System über.

8

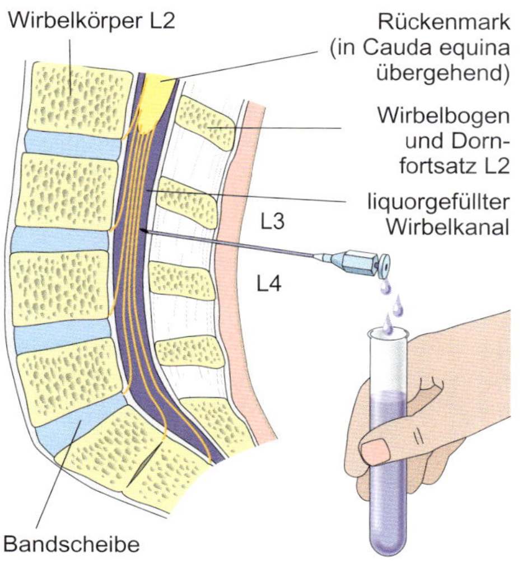

Abb. 8.55 Lumbalpunktion. Der Einstich auf Höhe L3/L4 ist relativ ungefährlich, weil das Rückenmark bereits auf Höhe von L2 endet.

Entwickelt sich die Druckerhöhung *langsam,* z. B. bei einigen Hirntumoren, so leiden die Patienten zunächst an unspezifischen Störungen wie Kopfschmerzen, Sehstörungen (durch Druck auf den Sehnerven), Antriebslosigkeit und Gedächtnisstörungen, Übelkeit und schwallartigem Nüchternerbrechen am Morgen. Da das Hirngewebe durch den erhöhten Druck geschädigt wird, lassen bei Erwachsenen oft die geistigen Fähigkeiten nach, bei Kindern können teils schwere Entwicklungsstörungen die Folge sein. Später kommt es zu Eintrübungen des Bewusstseins bis zum Koma.

Die Untersuchung des Augenhintergrundes ergibt eine *Stauungspapille* (typische Veränderung der Sehnervenpapille, ➤ 9.6.1). Da durch den erhöhten Druck das Hirngewebe in Richtung „Ausgang" – zum großen Hinterhauptloch – gedrängt wird, kann eine lebensgefährliche Situation entstehen: Die lebenswichtigen Zentren des Hirnstammes, z. B. für die Atmungs- und Kreislaufregulation, können eingeklemmt werden **(Hirnstammeinklemmung).**

Eine *akute* Druckerhöhung, etwa nach Schädel-Hirn-Verletzungen oder Hirnblutungen, verläuft ungleich dramatischer, es kommt evtl. binnen kürzester Zeit zu Bewusstlosigkeit, Atem- und Kreislaufstörungen, Lähmungen und Reflexausfall. Trotz maximaler Therapie versterben viele Patienten.

N

Intrazerebrale Blutung

Jede akute Blutung in den Schädelinnenraum bzw. das Hirngewebe hinein ist ein lebensbedrohlicher Notfall, weil sie schnell einen starken Druck auf das empfindliche Gehirn ausübt.

8.12 Blutversorgung des zentralen Nervensystems

Aufgrund des hohen Sauerstoffbedarfs des zentralen Nervensystems verursachen schon Unterbrechungen der Sauerstoffzufuhr von wenigen Minuten irreparable Zellschäden, die zu neurologischen Ausfällen (beispielsweise Lähmungen, Sensibilitätsstörungen) bis hin zum Hirntod (➤ 3.11.1) führen können.

Arterien des Rückenmarks

Das Rückenmark wird über Arterien aus der Arteria vertebralis (Wirbelschlagader), den Interkostalarterien (Zwischenrippenarterien) und der Aorta versorgt. Sie gelangen durch die Zwischenwirbellöcher in den Wirbelkanal und bilden dort ein Arteriennetz.

Arterien des Gehirns

Die lebensnotwendige *kontinuierliche* Sauerstoff- und Nährstoffzufuhr des Gehirns wird über ein Arteriensystem an der **Hirnbasis** (Unterseite des Gehirns) gewährleistet (➤ Abb. 8.56). Es wird aus den paarigen *inneren Halsschlagadern* (**linke** und **rechte A. carotis interna**) und – in geringerem Umfang – aus den *Wirbelschlagadern* **(Arteriae vertebrales)** gespeist.

Die Arteria carotis interna gibt Äste zur Hirnanhangdrüse (Hypophyse) und zu den Augen ab und teilt sich dann in ihre beiden Endäste auf, die *vordere* und die *mittlere Großhirnschlagader* (**Arteria cerebri anterior** und **media**), welche die vorderen und mittleren Hirngebiete versorgen (➤ Abb. 8.57).

Die Arteriae vertebrales versorgen die hinteren Hirnareale und die Hirnbasis (➤ Abb. 8.57). Nach Abgabe von Ästen zum Rückenmark treten sie durch das große Hinterhauptloch in den Schädelraum ein und vereinigen sich an der Hirnbasis zur *Schädelbasisschlagader* **(Arteria basilaris).** Diese gibt mehrere Äste zum Kleinhirn ab, bevor sie

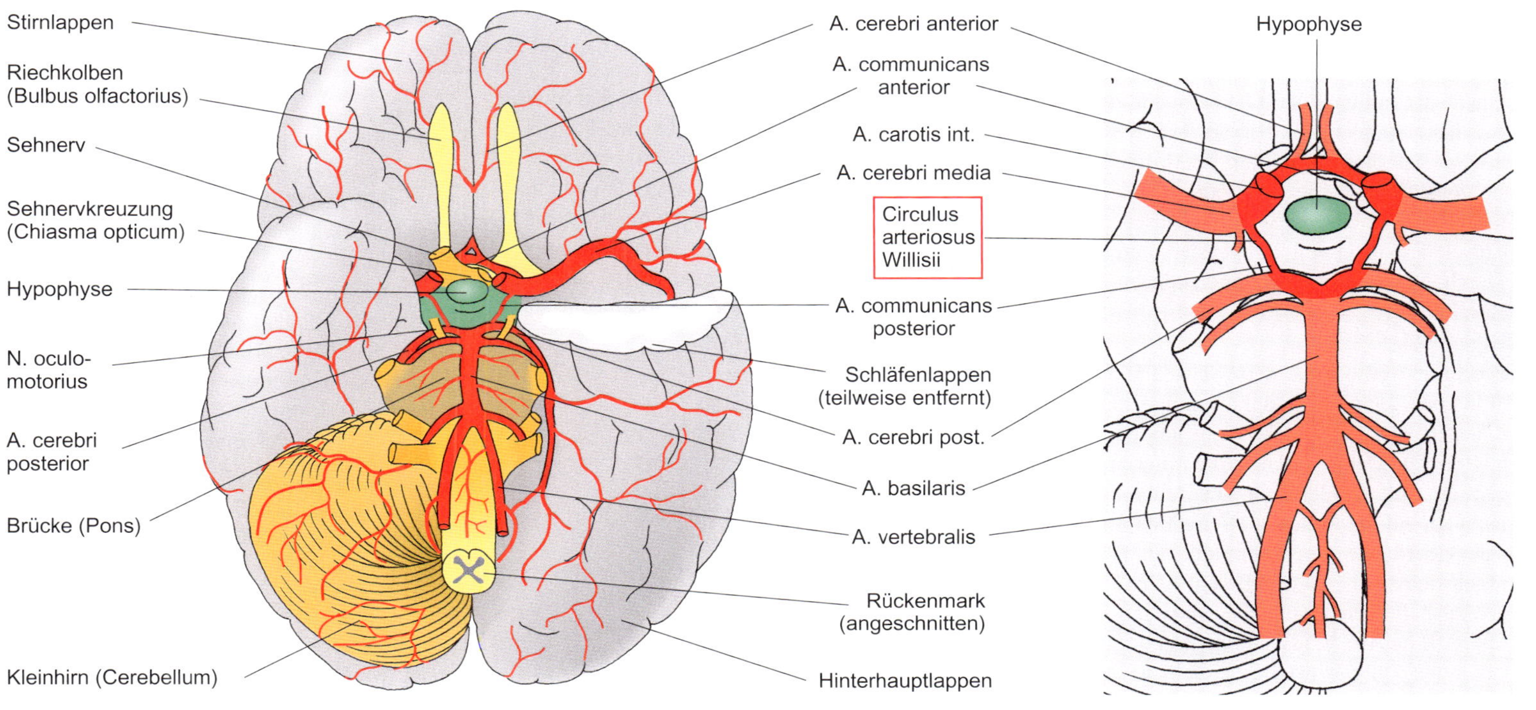

Abb. 8.56 Die Hirnarterien im Bereich der Hirnbasis. Die Äste der wichtigsten hirnversorgenden Arterien sind durch mehrere kleine Verbindungsarterien zu einem Kreis geschlossen, dem Circulus arteriosus Willisii. Links die Hirnarterien in der Ansicht von unten, rechts Circulus arteriosus Willisii im Detail.

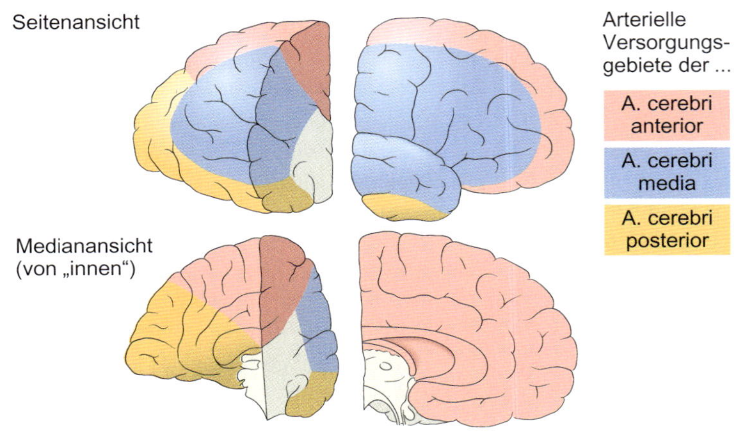

Abb. 8.57 Die arterielle Versorgung des Großhirns. Entsprechend der Funktion der einzelnen Hirnabschnitte bilden sich bei Arterienverschlüssen unterschiedliche neurologische Ausfallerscheinungen aus.

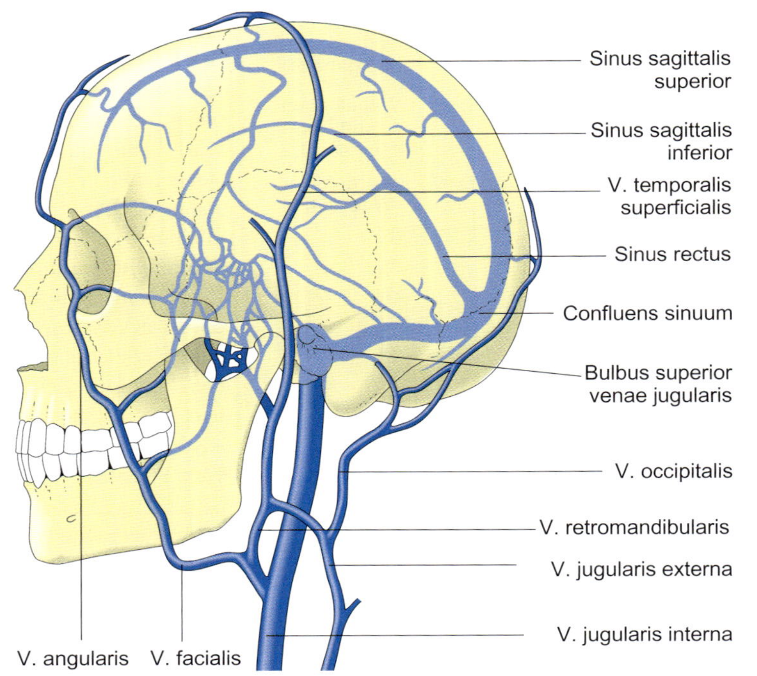

Abb. 8.58 (rechts): Venen des Gehirns und ihre Sammelgefäße (Sinus). Einbettung der Sinus in die Dura (harte Hirnhaut) ➤ Abb. 8.49.

sich in die beiden *hinteren Großhirnschlagadern* **(Arteriae cerebri posteriores)** aufteilt.

Diese paarigen Arterien sind über Verbindungsäste zu einem Gefäßring (**Circulus arteriosus Willisii,** *Circulus arteriosus cerebri*) verbunden: Die **A. communicans posterior** *(hintere Verbindungsarterie)* verbindet die A. cerebri media, den Hauptast der A. carotis, mit der A. cerebri posterior, dem stärksten Gefäß aus dem Vertebralisgebiet. Die beiden Aa. cerebri anteriores sind ebenfalls durch ein Gefäß, die **A. communicans anterior** *(vordere Verbindungsarterie),* verbunden, womit der Ring geschlossen ist (➤ Abb. 8.56). Durch diese Verbindungen führt eine Unterbrechung der Blutzufuhr in einem der zuführenden Gefäße nicht zwangsläufig zum Untergang von Hirngewebe. Bei vielen Menschen ist dieser Circulus arteriosus jedoch nicht vollständig ausgebildet oder nicht ausreichend leistungsfähig, sodass auch einseitige Gefäßverschlüsse nicht voll kompensiert werden und zu Durchblutungsstörungen führen können.

Venen des Gehirns

Der venöse Abfluss aus dem Schädelraum verläuft in erster Linie durch dünnwandige, klappenlose Venen, die meist unabhängig von den Arterien verlaufen. Dabei sammeln die **inneren Hirnvenen** das Blut aus den zentralen Teilen des Gehirns, während die **äußeren Hirnvenen** das Blut von der Oberfläche des Gehirns ableiten. Das Blut sammelt sich dann in muskelfreien, starrwandigen Venenkanälen, den erwähnten **Sinus** (➤ 8.11.1, ➤ Abb. 8.51, ➤ Abb. 8.58). Durch das Foramen jugulare, eine Durchtrittstelle seitlich des großen Hinterhauptlochs (➤ Abb. 6.11), gelangt das venöse Blut zur rechten und linken Vena jugularis interna (➤ 15.2.3).

Der **Sinus sagittalis superior** *(oberer Längsleiter)* verläuft am oberen Ansatz der Hirnsichel *(Falx cerebri)* in Richtung des Hinterkopfes (➤ Abb. 8.51, ➤ Abb. 8.58). Den unteren freien Rand der Hirnsichel bildet der **Sinus sagittalis inferior** *(unterer Längsleiter),* der in den **Sinus rectus** *(gerader Blutleiter)* übergeht. Von hier fließt das venöse Blut gemeinsam mit dem Blut aus dem Sinus sagittalis superior über die beiden **Sinus transversus** *(quere Blutleiter)* , die quer über das Hinterhauptbein ziehen, in die S-förmig geschwungenen **Sinus sigmoidei** *(Sigma-Sinus).*

Sinusthrombose

Wie in anderen Venen kann es auch in den Sinus zu einer Thrombose kommen, entweder nicht-infektiös, z. B. bei erhöhter Gerinnungsneigung des Blutes (➤ 12.5.5), oder durch Übergreifen von Infektionen der umgebenden Hohlräume des Schädelknochens (Warzenfortsatz, Keilbeinhöhle). Die Patienten haben oft als Erstes Kopfschmerz, in schweren Fällen gefolgt von Lähmungen und anderen Ausfällen, epileptischen Anfällen und Bewusstseinstrübung.

Schlaganfall

M

Häufig und folgenschwer

Der **Schlaganfall** (*zerebrovaskulärer Insult,* engl. stroke) ist häufig und folgenschwer: Jährlich erleiden ungefähr 270.000 Menschen in Deutschland einen Schlaganfall. Der Schlaganfall ist die dritthäufigste Todesursache in Deutschland und die häufigste Ursache einer im Erwachsenenalter entstehenden Pflegebedürftigkeit.

Beim Schlaganfall kommt es zu einem Untergang von Gehirngewebe durch eine akute Störung der arteriellen Durchblutung. Mit 85 % häufigste Ursache ist eine *verminderte Blutversorgung* des Gehirns **(Hirninfarkt),** am häufigsten durch Verstopfung einer Arterie durch ein Blutgerinnsel. Dieses kann entweder aus dem Herzen oder der Halsschlagader eingeschwemmt worden sein (Embolus) oder sich im Gehirn selbst auf einer meist arteriosklerotisch bedingten Gefäßwandveränderung (➤ 15.1.4) gebildet haben. In ca. 15 % ist der Schlaganfall Folge einer *arteriellen Blutung* in das Gehirn **(intrazerebrale Blutung).** Hauptrisikofaktor ist hier zu hoher Blutdruck (Hypertonie ➤ 15.4.1).

Vor allem die *Arteria cerebri media* ist häufig von Durchblutungsstörungen betroffen. Gemäß ihrem Versorgungsgebiet (➤ Abb. 8.57) kommt es dann zum Ausfall der Willkürmotorik (**Hemiparese** = *Halbseitenlähmung,* ➤ Abb. 8.59) und/oder der Sensibilität auf der *gegenüberliegenden* Körperseite. Je nach Lokalisation und Ausdehnung des Schlaganfalls können zusätzliche neurologische Ausfälle bestehen, z. B. Sprach- oder Sehstörungen. Die Störungen treten in der Regel akut auf und können sich mit der Zeit zurückbilden. Man erklärt sich dies durch eine Erholung geschädigter, aber nicht abgestorbener Neurone und Übernahme von Funktionen durch unbeschädigte Hirnareale *(Plastizität des Gehirns).*

Warnsignal: flüchtige Ausfälle

Alle genannten Störungen können auch nur kurzzeitig auftreten und innerhalb von Minuten bis Stunden wieder verschwinden. Besonders häufig sind kurzzeitige Sehstörungen auf einem Auge **(Amaurosis fugax),** Sprach- oder Sensibilitätsstörungen sowie Lähmungen. Solche flüchtigen

8

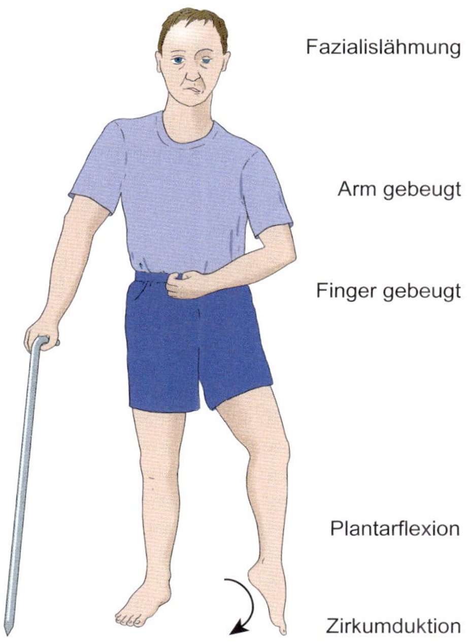

Abb. 8.59 Störungen eines Patienten bei linksseitiger Hemiparese nach Schlaganfall. Bei der typischen spastischen Hemiparese verharrt der Arm mehr in Beuge- und das Bein mehr in Streckstellung. Durch Beinstreckung und Spitzfußstellung würde das betroffene Bein beim Gehen ständig den Boden berühren. Um dies zu verhindern, führen die Betroffenen das gelähmte Bein beim Gehen kreisförmig nach vorn.

Störungen, auch als **TIA** *(transitorische ischämische Attacke)* oder *Streifung* bezeichnet, sind ein Alarmzeichen und müssen diagnostisch abgeklärt werden, bevor es zum „großen" Schlaganfall kommt.

Prophylaxe und Therapie des Schlaganfalls

Da ein Schlaganfall für den Patienten oft folgenschwer ist, ist die Vorbeugung umso wichtiger: Wichtig ist vor allem eine Verminderung der Hauptrisikofaktoren Hypertonie, Hypercholesterinämie und Diabetes mellitus. Medikamentös kommt bei Risikopatienten die Einnahme sog. Plättchenhemmer (Thrombozytenaggregationshemmer) wie Azetylsalizylsäure (z. B. Aspirin®) oder Clopidogrel (z. B. Plavix®) in Betracht, um das Zusammenballen von Blutplättchen zu vermindern (➤ 12.5.4). Bei bestimmten Grunderkrankungen wie etwa Vorhofflimmern (eine Herzrhythmusstörung, ➤ 14.5.8) werden Gerinnungshemmer gegeben (z. B. Marcumar®, ➤ 12.5.8), welche die Blutgerinnungsfähigkeit herabsetzen.
Bei einem Schlaganfall muss der Betroffene schnellstmöglich ins Krankenhaus gebracht werden, am besten in eines mit einer **Stroke-Unit.** Dies ist eine spezielle *Schlaganfallstation* mit besonders geschultem Personal und technischer Ausstattung für Diagnose (sofortige Computer- oder Magnetresonanztomografie, ➤ Abb. 8.60), Überwachung und Therapie von Schlaganfallpatienten. Unter bestimmten Voraussetzungen kann dort eine Wiedereröffnung des verschlossenen Gefäßes mittels Auflösung (Lyse) des Blutgerinnsels durch intravenöse Infusion, versucht werden, ggf. ergänzt um mechanische Gerinnselentfernung (Neurothrombektomie). Allerdings ist dies nur in den ersten Stunden erfolgversprechend und beide Verfahren haben Risiken. Immer werden Herz-Kreislauf- und Atemtätigkeit, Blutzucker und Körpertemperatur optimal eingestellt, weiteren Komplikationen wie etwa einer Thrombose vorgebeugt und möglichst früh mit individuell angepassten Rehabilitationsmaßnahmen begonnen. Letztere müssen oft über Monate fortgesetzt werden.

Pflege eines Patienten mit Schlaganfall

Der Schlaganfallpatient bedarf großen pflegerischen Engagements: Viele Betroffene sind zunächst einmal ohne Sprache, weitgehend gelähmt und müssen sorgfältig gelagert, ggf. künstlich ernährt (über eine Sonde oder intravenös) und katheterisiert werden.
Am Anfang sind die **Dekubitusprophylaxe** (➤ 7.5.9), die **Pneumonieprophylaxe** (➤ 16.11.1) und die **Kontrakturenprophylaxe** (➤ 5.2.4) entscheidend. Kontrakturen entstehen, wenn die Muskulatur und die Gelenke eines Körperteils in einer ungünstigen Position einsteifen, was später oft nicht mehr rückgängig zu machen ist. Die beste Prophylaxe gegen Kontrakturen ist regelmäßiges Durchbewegen aller Gelenke des stärker betroffenen Körperabschnitts bzw. die Lagerung in physiologischer Stellung. Entsprechend ist die beste Prophylaxe gegen den **Spitzfuß** als häufigster Kontraktur das Sitzen im Stuhl.

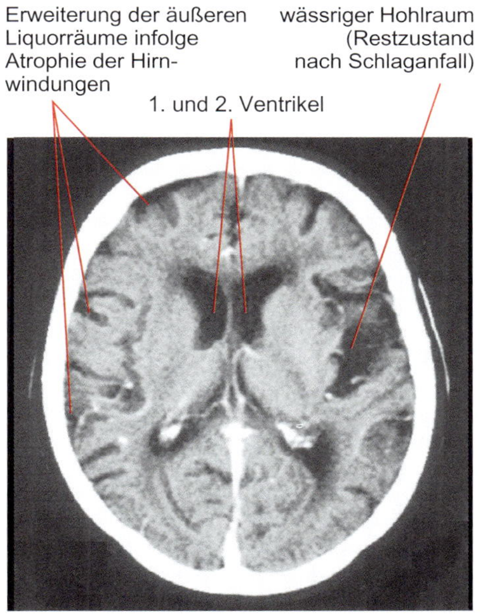

Abb. 8.60 Ausgedehnter Schlaganfall (Computertomogramm, Spätbefund). Die dunkle „Höhle" in der linken Hemisphäre (rechts im Bild) entspricht abgestorbenem Gewebe im Versorgungsbereich der A. cerebri media. Als weiteren Befund erkennt man eine Erweiterung der äußeren Liquorräume infolge einer Atrophie der Großhirnrinde. [B117]

Im weiteren Verlauf treten die Mobilisierung, das Wiedererlernen von Trinken, Essen, Aufsitzen und Gehen (evtl. mit Hilfen) sowie die psychische Betreuung des oft in seinem Lebenswillen zutiefst getroffenen Patienten in den Vordergrund.

P

Bobath-Konzept
Die Pflege des Schlaganfallpatienten orientiert sich am Bobath-Konzept. Hauptziele sind:
- Die *Wahrnehmungsförderung.* Viele Patienten, insbesondere solche mit Sensibilitätsstörungen, nehmen ihre kranke Körperhälfte nicht richtig wahr und „vergessen" sie **(Neglect-Phänomen),** sodass die gelähmte Seite den Betroffenen erst wieder bewusst gemacht werden muss
- Das *Wiedererlernen möglichst normaler Bewegungsabläufe* durch eine am Bobath-Konzept ausgerichtete Unterstützung bei den Alltagsaktivitäten und physiotherapeutische Übungen.

Welche Maßnahmen sinnvoll sind, hängt unter anderem von der Schwere der Störungen ab und wird individuell festgelegt; generell beginnen sie so früh wie möglich. Wichtig ist die Einbindung sämtlicher Bezugspersonen in grundlegende Maßnahmen (z. B. Familienangehörige).

8.13 Diagnostische Methoden

Elektroenzephalografie (EEG)

Die bei der Aktivität von Nervenzellen im Bereich der Hirnrinde auftretenden elektrischen Spannungen – im Wesentlichen die Summe der dort auftretenden postsynaptischen Potenziale – können über Elektroden an der Kopfhaut gemessen, verstärkt und aufgezeichnet werden. Dieses nebenwirkungsfreie Verfahren heißt **Elektroenzephalografie** (*EEG,* ➤ Abb. 8.61).
Beim gesunden Erwachsenen ergibt sich als Normalbefund:
- Bei geöffneten Augen ein typisches regelmäßiges Wellenmuster mit rasch aufeinanderfolgenden β-Wellen, bei Lern- und Aufmerksamkeitsprozessen noch höherfrequente γ-Wellen (im Standard-EEG allerdings nicht sichtbar)
- Im entspannten Zustand und bei geschlossenen Augen ein niederfrequentes Wellenmuster (α-Wellen)
- Im Tiefschlaf (➤ 8.8.3) noch langsamere ϑ-Wellen und δ-Wellen.

Die Aufzeichnung des EEG liefert bei vielen neurologischen Erkrankungen wichtige diagnostische Hinweise, beispielsweise bei der Epilepsie (➤ Abb. 8.61, ➤ 8.8.9). Das Elektroenzephalogramm ist auch einer von mehreren Parametern bei der Feststellung des *Hirntodes* („Null-Linien-EEG" ➤ 3.11.1).

Evozierte Potenziale

Reizt man während der Ableitung eines EEGs ein Sinnesorgan, so lässt sich die aus diesem Reiz resultierende Aktivitätssteigerung **(evoziertes**

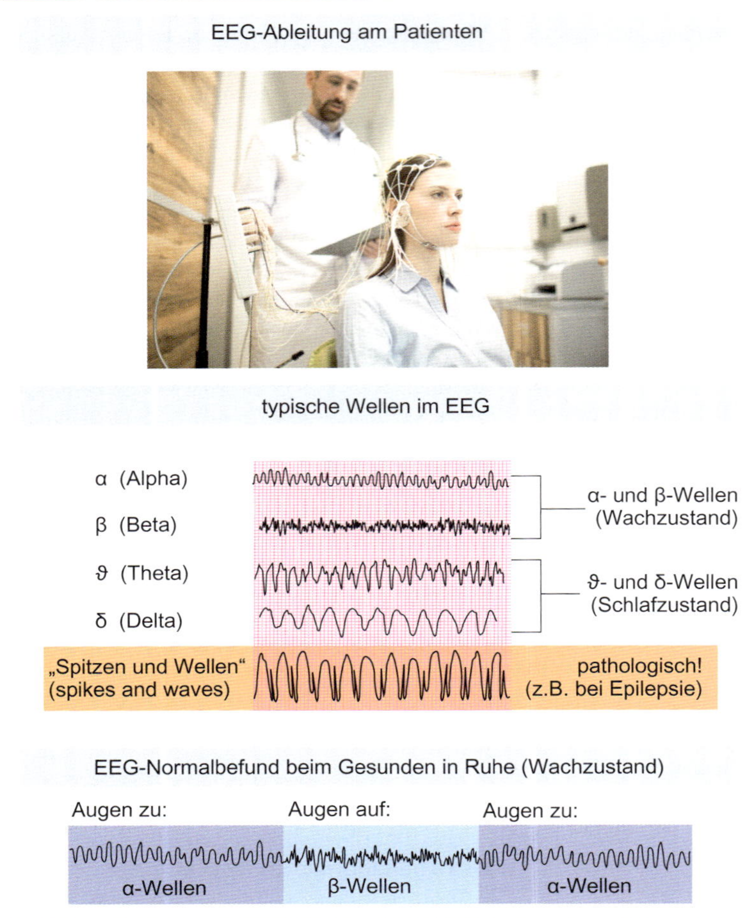

Abb. 8.61 EEG. Über Kopfhautelektroden lassen sich elektrische Spannungen der Hirnrinde aufzeichnen. Die Elektroden werden an 19 definierten Positionen platziert, eine sog. EEG-Haube erleichtert das Anbringen. Bei geöffneten Augen leitet man gewöhnlich einen hochfrequenten β-Rhythmus ab. Werden die Augen geschlossen und entspannt sich der Patient, so erhält man niederfrequente α-Wellen. ϑ- und δ-Wellen kommen bei Erwachsenen nur im Tiefschlaf vor. Menschen mit Epilepsie zeigen während, aber auch manchmal zwischen den Anfällen „Krampfwellen", z. B. ein charakteristisches Muster aus Spikes und Waves („Zacken und Wellen"). [L190, J787]

Potenzial) des Gehirns über das EEG registrieren und durch einen Computer auswerten. **Visuell evozierte Potenziale** *(VEP)* mit Lichtreizen können eine (abgelaufene) Sehnervenentzündung nachweisen, z. B. bei Multipler Sklerose (➤ 8.1.6). **Akustisch evozierte Potenziale** *(AEP)* ermöglichen eine Beurteilung der Hörbahn.

Elektroneurografie und Elektromyografie

Bei der **Elektroneurografie** *(ENG)* wird die Nervenleitgeschwindigkeit in peripheren Nerven, z. B. den großen Armnerven, bestimmt. Durch die Elektroneurografie lassen sich Schäden an Nerven diagnostizieren, da sich insbesondere bei Schädigungen der Markscheiden die Nervenleitgeschwindigkeit bereits in frühen Stadien verlangsamt.

Bei der verwandten **Elektromyografie** *(EMG)* werden Summenaktionspotenziale eines Muskels registriert. Durch das EMG lassen sich insbesondere Lähmungen sicher diagnostizieren und deren Verlauf beobachten.

Bildgebende Verfahren

Überragende Bedeutung in der Neurologie haben die **kraniale Computertomografie** *(CCT,* ➤ Abb. 8.60, ➤ 4.7) und die **Magnetresonanztomografie** *(MRT,* ➤ Abb. 8.6, ➤ 4.7). Beide Untersuchungen stellen z. B. Schlaganfälle oder Tumoren dar und ermöglichen Gefäß- sowie 3D-Darstellungen. Knöcherne Strukturen werden meist durch die Computertomografie besser dargestellt, Weichteile wie kleine Entmarkungsherde bei Multipler Sklerose oder Bandscheibenvorfälle besser durch Magnetresonanztomografie. Eine Weiterentwicklung ist die **funktionelle Magnetresonanztomografie** *(fMRT),* bei der die Nervenzellaktivität bestimmter Hirnbereiche dargestellt wird (➤ 4.7).

*Single-***P***hoton-***E***missions***c***omputer***t***omografie* (kurz **SPECT**) und **P***ositronen-***E***missions-***T***omografie* (kurz **PET**) können anschaulich als Kombination von Szintigrafie und Computertomografie oder als dreidimensionale Szintigrafie beschrieben werden (➤ 4.7). Verschiedene radioaktive Substanzen werden intravenös injiziert und verteilen sich im Hirngewebe. Die Methoden eignen sich zur Darstellung von Durchblutungsstörungen, Stoffwechselstörungen und Tumoren des Gehirns und anderer Organe.

Die **Magnetenzephalografie** *(MEG)* ist ein (noch) sehr aufwändiges Verfahren, das die Tatsache ausnutzt, dass elektrische Ströme, wie sie im Gehirn fließen, kleine magnetische Felder erzeugen. Diese können mit hochempfindlichen Detektoren dargestellt und diagnostisch genutzt werden.

AKTUELLES & SPEZIELLES

8.14 Schlaf: weit mehr als eine Ruhephase

Lkw rast in Stauende – Fahrer fiel in Sekundenschlaf: Derartige Meldungen sind leider allzu häufig in der Zeitung zu lesen. Verkehrsexperten schätzen, dass 25 % der Unfälle im Straßenverkehr durch extreme Müdigkeit und Einschlafen am Steuer verursacht werden. Was immer die Ursache für Müdigkeit ist: 24 Stunden ohne Schlaf oder eine Woche lang pro Nacht 3–4 Stunden Schlaf zu wenig reduziert bei den meisten Menschen die Konzentrationsfähigkeit und das Leistungsvermögen etwa so wie 1 ‰ Alkohol im Blut.

Jeder Mensch braucht pro Tag eine Mindestzeit an Schlaf, um optimal leistungsfähig zu sein. Die Dauer ist individuell unterschiedlich (➤ 8.8.3). 80 % der Erwachsenen brauchen 6–9 Stunden, am häufigsten 7–7,5 Stunden. Diese Zeit nimmt ab ca. dem 20. Lebensjahr nicht mehr wesentlich ab. Kürzerer Nachtschlaf wird bei Älteren häufig durch zusätzliche Nickerchen am Tage ergänzt. Nachgewiesen ist aber auch, dass es Kurzschläfer gibt, die mit nur 4–6 Stunden Schlaf auskommen, ohne irgendwelche gesundheitliche Defizite aufzuweisen. Der Grund dafür scheint in selten vorkommenden Mutationen von Genen zu liegen, die das Schlafverhalten regulieren.

Schlafmangel reduziert aber nicht nur Konzentrations- und Leistungsvermögen, schlechte Stimmung, Reizbarkeit und die Neigung zu Fehlentscheidungen nehmen zu und gefährden so die Gesundheit.

Umfangreiche Untersuchungen der Schlafforschung mit EEG, fMRT und PET (➤ 4.7) haben folgende Funktionen des Schlafes ergeben bzw. sehr wahrscheinlich gemacht:

- Die Verarbeitung und Speicherung von im Wachzustand aufgenommenen Informationen und Fähigkeiten. Während des Tages Erlerntes und Erfahrenes wird nach Wichtigkeit gefiltert und während des Tiefschlafs im Langzeitgedächtnis gespeichert. Das gilt sowohl für das Faktenwissen, das ins deklarative Gedächtnis übernommen wird, als auch für Fähigkeiten, wie Bewegungsabläufe (z. B. ein Musikinstrument zu spielen), die ins prozedurale Gedächtnis übernommen und während des Schlafes sogar noch optimiert werden (➤ 8.9)
- Die Stärkung des Immunsystems. Immunzellen schütten vermehrt Zytokine aus (➤ 13.3) und erhöhen die Aktivität des Abwehrsystems. Zu wenig Schlaf schwächt das System. Bei Schlaf-

mangel ist z. B. nach einer Impfung die Bildung von Antikörpern deutlich geringer als bei ausreichend Schlaf. Auch die Wundheilung findet vorzugsweise im Schlaf statt

- Die Förderung der psychischen und emotionalen Gesundheit. In den Traumschlafphasen findet eine Art nächtlicher Psychotherapie statt, die uns emotional ausgeglichener und sozial kompetenter macht
- Die Ausschüttung von Wachstumshormon aus der Hypophyse (➤ 11.2.3). Bei Kindern findet das Längenwachstum im Schlaf statt. Bei Erwachsenen wachsen Haare, Fuß- und Fingernägel und erneuern sich die Zellen im Schlaf
- Der Abtransport von schädlichen Stoffwechselprodukten aus dem Gehirn durch ein spezielles Entsorgungssystem, das 2013 erstmalig beschriebene **glymphatische System** (abgeleitet von Glia und Lymphe). Im Schlaf erweitern sich die Zellzwischenräume als Kanäle dieses Systems und sorgen so für das Durchspülen mit Liquor. Bei Schlafmangel verbleiben vermehrt schädliche Stoffe im Gehirn, was möglicherweise der Entwicklung einer Demenz Vorschub leistet (➤ 23.4.3)
- Die Regulation der Stoffwechselhormone Ghrelin und Leptin (➤ 18.4.1). Bei Schlafmangel überwiegt nach dem Aufwachen die Aktivität des appetitsteigernden Ghrelins. Das Sättigungshormon Leptin wird hingegen vermindert gebildet. Folge ist eine übermäßige Energiezufuhr durch Essen, was die Bildung von Übergewicht fördert. Auch die Endverdauung im Dickdarm findet im Schlaf vermehrt statt, wenn die Aktivität des Mikrobioms nicht durch erneute Nahrungszufuhr gestört wird (➤ 17.11).

Wenn die Nächte nicht enden wollen

Nicht immer aber kommt der Schlaf, wenn man sich müde zu Bett begibt. Zu den häufigsten **Schlafstörungen** gehören **Ein-** und **Durchschlafstörungen** und vorzeitiges Erwachen, zusammenfassend als **Schlaflosigkeit** *(Insomnie)* bezeichnet. Bis zu 40 % der Deutschen leiden unter leichten bis mittelschweren, schätzungsweise 5 % unter schweren Schlafstörungen.

Die Ursachen sind außerordentlich mannigfaltig: z. B. psychischer Stress wie ungewollt immer wiederkehrende Gedanken (etwa über Konflikte am Arbeitsplatz, die Prüfung am nächsten Tag, bei Depressionen), körperliche Ursachen (Schmerzen, Fieber, Husten), Umweltbedingungen (Verkehrslärm, Hitze), ungewöhnlich intensive körperliche oder geistige Tätigkeiten in den Abendstunden, eine späte schwere Mahlzeit, Medikamente, reichlicher Genuss von Alkohol, Nikotin und Kaffee (Letzterer ein verbreiteter Schlafblockierer, allerdings reagieren ältere Menschen häufig paradox auf Kaffee und können dadurch sogar leichter einschlafen).

Das Einnehmen von **Schlafmitteln** *(Hypnotika)* sollte die Ausnahme sein: Sie „hängen" oft bis in den nächsten Tag nach, erhöhen das Unfallrisiko, führen häufig zur Gewöhnung, und viele Patienten haben nach dem Absetzen sogar verstärkte Schlafstörungen und evtl. Albträume. Wenn es gar nicht ohne Schlafmittel geht, dann sind die sog. **Z-Substanzen** (*Zopiclon, Zolpidem*, ➤ 8.2.3) wegen teils sehr kurzer Halbwertszeit und günstigem Einfluss auf die Schlafarchitektur besser geeignet als Benzodiazepine (➤ 8.2.3, ➤ 10.15.5). Es besteht aber auch bei ihnen das Risiko einer Abhängigkeitsentwicklung. Hilfreich kann auch die Verabreichung von **Melatonin** (➤ 11.3) sein.

Natürliche Einschlafhilfen

Bevor man zur Schlaftablette greift, sollten unbedingt folgende Ratschläge ausprobiert werden (➤ 23.3.4):

- Immer zur gleichen Zeit ins Bett gehen und aufstehen
- Zubettgeh-Rituale etablieren (Lesen, Musikhören, Schlummertrunk ohne/mit wenig Alkohol)
- Auf aufputschende Getränke am Nachmittag und Abend sowie schwere Mahlzeiten am Abend verzichten
- Sich tagsüber ausreichend bewegen, langen Mittagsschlaf vermeiden (maximal ungefähr 20 Minuten)
- Für lärmfreies, angenehmes Schlafzimmer sorgen, vor der Nachtruhe lüften und Heizungen ausschalten bzw. herunterdrehen
- Bei Bedarf Einschlaf-Tee mit Baldrian, Hopfen und Melisse oder Baldriantropfen wählen
- Bei kalten Füßen ein warmes Fußbad oder eine Wärmeflasche nehmen
- Die Bestrahlung mit blauem Licht, wie es von Monitoren und Smartphones ausgesendet wird, vor dem Schlafengehen und während des Schlafs vermeiden.

„Durchsägte" Nächte

Die Situation kennen viele Paare: Der eine Partner schnarcht, der andere wälzt sich infolge der Lärmbelästigung (bis zu 70–90 phon, ➤ 9.7.5) schlaflos im Bett. Die Zahl der Schnarcher nimmt mit dem Alter zu. Von den über 60-Jährigen schnarchen 60 % der Männer und 40 % der Frauen gelegentlich oder regelmäßig.

Doch nicht nur der Lärmgeplagte leidet an Schlafstörungen, der Schnarcher selbst ist oft noch schwerwiegender betroffen. Er fühlt sich morgens wie gerädert und tagsüber überkommen ihn regelmäßig Müdigkeitsattacken. Er leidet, oft ohne es zu wissen, an schlafbezogenen Atmungsstörungen, dem **Schlaf-Apnoe-Syndrom.** Hier kommt es zeitweise, manchmal mehr als 100-mal pro Nacht, durch das Zurückfallen der im Schlaf entspannten Zunge zu einem Verschluss der Atemwege und daher zu Atemaussetzern (➤ 16.11.7). Die Folgen sind ständige Weckreize durch CO_2-Anstieg und O_2-Abfall im Blut. Der Schläfer wacht zwar nicht ganz auf, aber der dringend erforderliche Tiefschlaf wird nicht erreicht. Nicht nur Müdigkeit und Einschlafneigung am Tage, sondern langfristig Bluthochdruck mit Schädigungen des Herz-Kreislauf-Systems und sogar eine verminderte Lebenserwartung sind die Folgen. Häufig ist eine Untersuchung im Schlaflabor für die Diagnose und eine geeignete Therapieempfehlung (➤ 16.11.7) erforderlich.

Frühe Lerchen und späte Eulen

Während der eine schon um sechs Uhr morgens ausgeschlafen den Tag begrüßt (und um zehn Uhr abends ins Bett sinkt), bekommt der andere auch um acht Uhr kaum die Augen auf, bleibt dafür abends aber lange fit. Ob jemand Frühaufsteher oder Langschläfer ist, oder in Analogie zum Tierreich Lerche oder Eule, ist nach heutigem Wissen weitgehend genetisch festgelegt und auch vom Alter abhängig: Kleinkinder und Ältere neigen eher zum Frühaufstehen, Jugendliche sind bekannt dafür, dass sie gern die „Nacht zum Tage machen". Künstliches Licht, Kinos, Diskotheken, Fernsehen und PCs (mit der Möglichkeit zu Online-Spielen rund um die Uhr) erlauben es mehr als früher, das Zubettgehen weit in die Nacht zu verlagern. Arbeits- und Schulbeginn liegen aber in den frühen Morgenstunden – der morgendliche Kampf mit dem Wecker und der folgende „soziale Jetlag" sind damit programmiert. Das zeigt sich nicht nur im Straßenverkehr, sondern auch in der Schule und am Arbeitsplatz. Ca. 70 % der Schüler schlafen pro Nacht etwa 1–2 Stunden weniger, als ihrem Schlafbedürfnis entspricht. Konzentrationsschwierigkeiten bis hin zum Einnicken (➤ Abb. 8.62), mangelnde Motivation und schlechte Laune, vor allem in den ersten beiden Schulstunden, sind die Folge. Obwohl das Schlafdefizit an den Wochenenden oft ausgeglichen wird, können die Lerndefizite nicht mehr kompensiert werden und sind die Schulnoten bei den Kurzschläfern im Mittel schlechter als bei den Normalschläfern – eine Tatsache, die im weiteren Leben entscheidende Nachteile mit sich bringen kann. Modellversuche in den USA haben gezeigt, dass sich durch den um eine Stunde späteren Unterrichtsbeginn (neun statt acht Uhr) die

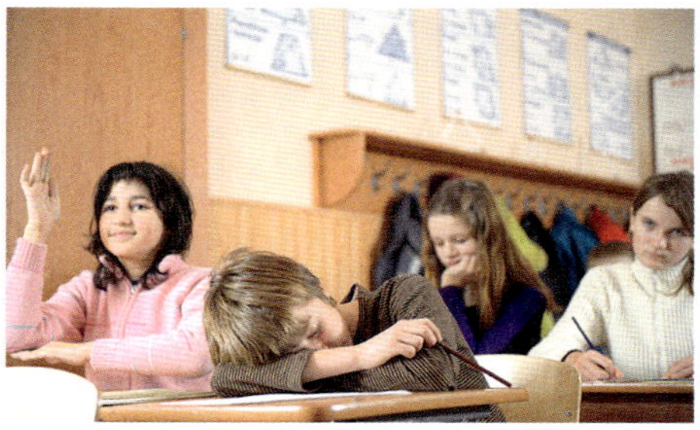

Abb. 8.62 Anlagebedingte Eule oder zu spät ins Bett? Es gibt zweifellos Frühaufsteher und Morgenmuffel. Morgenmüdigkeit kann aber auch durch zu langes PC-Spielen oder Fernsehgucken am Abend verursacht sein. [J787]

8

Schlafdauer der Jugendlichen um ca. eine Stunde verlängern ließ, sie dann also keineswegs noch später schlafen gingen.
Eine Steigerung des Nachteils, sich nicht ausschlafen zu können, findet man beim Schichtdienst, wie er z. B. bei Ärzten und Pflegenden im Krankenhaus unumgänglich ist. Faktum ist, dass der Tagschlaf von Menschen, die in der Nacht arbeiten, um 2–3 Stunden kürzer ist als ihr Nachtschlaf in der Zeit der Tagesschicht. Häufiger Wechsel zwischen Tag- und Nachtschicht erfordert ein ständiges neues Anpassen an die innere Uhr. Aber die zirkadianen Rhythmen von Stoffwechsel und Hormonen (unter anderem Körpertemperatur, Kortisol und Melatonin, ➤ 8.8.2) passen sich nur langsam an die neuen Gegebenheiten an. Der Schlaf ist daher in der ersten Phase der Rhythmusänderung häufig unterbrochen, kurz und wenig erholsam. Stattdessen ist während der Wachzeit der Rhythmus auf Ruhe programmiert, Müdigkeit, Konzentrationsschwäche und Leistungsverminderung sind die Folgen. Es gibt Hinweise darauf, dass langjährige Schichtarbeit mit einem bis zu 50% höherem Brustkrebsrisiko einhergeht, da die DNA-Reparaturmechanismen in der Schlafphase am effektivsten sind.
Je größer die Abweichung vom persönlichen Biorhythmus, desto mehr putschen sich Betroffene auf: durch Kaffee, Tee und Cola, vor allem aber auch durch den Griff zur Zigarette.

Schlau im Schlaf

Schlaf ist ein dynamisches Geschehen. 4- bis 5-mal pro Nacht durchlaufen wir unterschiedliche Schlafstadien (➤ 8.8.3), die sich durch die Schlaftiefe unterscheiden.
Es wurde nachgewiesen, dass der durch die langsamen Deltawellen im EEG charakterisierte Tiefschlaf eine besondere Bedeutung für das deklarative Langzeitgedächtnis (➤ 8.9) hat. In der Tiefschlafphase werden die zunächst im Hippocampus gespeicherten Informationen in das Langzeitgedächtnis der Hirnrinde übernommen. Studenten, die Wortpaare auswendig gelernt hatten, konnten sich nach dem Tiefschlaf an mehr Wortpaare erinnern als am Vortag direkt nach dem Lernen. Dieser Effekt konnte noch deutlich gesteigert werden, wenn die δ-Wellen während des Schlafes über Elektroden von außen verstärkt wurden. Auch das Lösen von mathematischen Problemen gelang den Testpersonen nach einer Tiefschlafphase besser als davor, die Gedächtnisbildung führt also auch zu neuen Einsichten. Mehr noch, wurde während des Lernens zusätzlich ein sensorisch-emotionaler Reiz angeboten, hier der angenehme Duft von Rosen, so führte das Anbieten von Rosenduft während der Tiefschlafphase ebenfalls zu einer verstärkten Gedächtnisbildung.
Es gibt auch Hinweise darauf, dass der Schlaf für die Förderung des prozeduralen Gedächtnisses (➤ 8.9) wichtig ist. „Eine Nacht über etwas schlafen" kann also im wahrsten Sinne des Wortes von Vorteil sein, da man offenbar auch „im Schlafe lernt".
Unser Schlaf mit seinem natürlichen Schlafprofil ist also nicht nur für unser Ausgeruhtsein und Wohlfühlen am Tag verantwortlich, sondern ist auch für Gedächtnis und geistige Fitness entscheidend. Da macht neugierig, was einem die meistgebrauchtesten Medikamente überhaupt, nämlich *Schlafmittel,* antun. Ein ideales Schlafmittel sollte einen Schlaf ermöglichen, der sich nicht vom physiologischen Schlaf unterscheidet. Barbiturate und Benzodiazepine (➤ 10.15.5) reduzieren aber den Tiefschlaf- und die REM-Anteile deutlich, Z-Substanzen beeinflussen die Schlafarchitektur dagegen weniger. Chronischer Schlafmittelkonsum kann in jedem Fall nicht nur zu Abhängigkeit und Katergefühl am Tag führen, sondern auch dem Gedächtnis zusetzen.

Träume sind nicht nur Schäume

Während des gesamten Schlafes, also im REM- und im Non-REM-Schlaf, kommt es zu Traumphasen, an die man sich aber nur, jedoch auch nicht immer, erinnern kann, wenn man kurz nach dem Traum (in der Regel im Anschluss an den REM-Schlaf) erwacht. Träume, die im Non-REM-Tiefschlaf auftreten, lassen im sogenannten **Replay** das zuvor Gelernte verdichtet und im Schnelldurchgang durchlaufen und ins Langzeitgedächtnis überführen. Im REM-Schlaf-Traum hingegen werden zeitlich zum Teil weit auseinanderliegende Ereignisse des Vortags verbunden und auch mit abstrakten und surrealen Sequenzen verknüpft. Dabei werden Bestandteile neu kombiniert und Szenen erzeugt, die es noch nie gegeben hat. Es entstehen dadurch Gedanken und Gefühle im Schlaf, die zu durchleben Vorteile für die psychische Gesundheit hat. Gefühlsbetonte Themen und Sorgen, die uns tagsüber beschäftigen, werden durch Träume weniger schmerzlich und festigen emotional – eine Art nächtliche Therapie. Auch hat man festgestellt, dass der REM-Schlaf-Traum wichtig ist zur Erholung von Gehirnzentren, die für die Erkennung von Mimik und Gefühlen Anderer zuständig sind und sich dadurch das soziale Umfeld besser einschätzen lässt. Im REM-Schlaf-Traum werden auf sehr schöpferische Weise oft extrem übersteigerte Situationen durchgespielt, die zwar meist im Alltag nicht so vorkommen, die aber auf symbolhafte Weise eine Deutung und Bewertung von Erfahrenem darstellen. Daraus können Einsichten und Perspektiven entstehen, die dazu führen, dass einem nach dem Aufwachen Lösungen von Problemen einfallen oder kreative Ideen kommen, die es vorher nicht gab. So sind auch schon bedeutende Entdeckungen im Traum gemacht worden: *August Kekulé* erschien im Traum die von ihm gesuchte Struktur des Benzolrings, *Dmitri Mendelejew* fand träumend die richtige Lösung zur Anordnung der Elemente im Periodensystem.
Die Frage nach dem Sinn und der Notwendigkeit der Träume ist aber noch nicht vollständig geklärt. Sicher werden im Traum Verbindungen zwischen wichtigen Lebenserfahrungen und der aktuellen Gefühls- und Erlebniswelt hergestellt. In der Psychoanalyse (➤ 10.15.2) werden deshalb Trauminhalte schon lange genutzt, um einen Zugang zum Unterbewussten zu bekommen. Dies ist, wenn auch meist nicht aus dem Inhalt direkt, so doch über die von Sigmund Freud eingeführten freien Assoziationen zu den Traumsymbolen (Frage: Was fällt Ihnen spontan dazu ein?) häufig möglich.

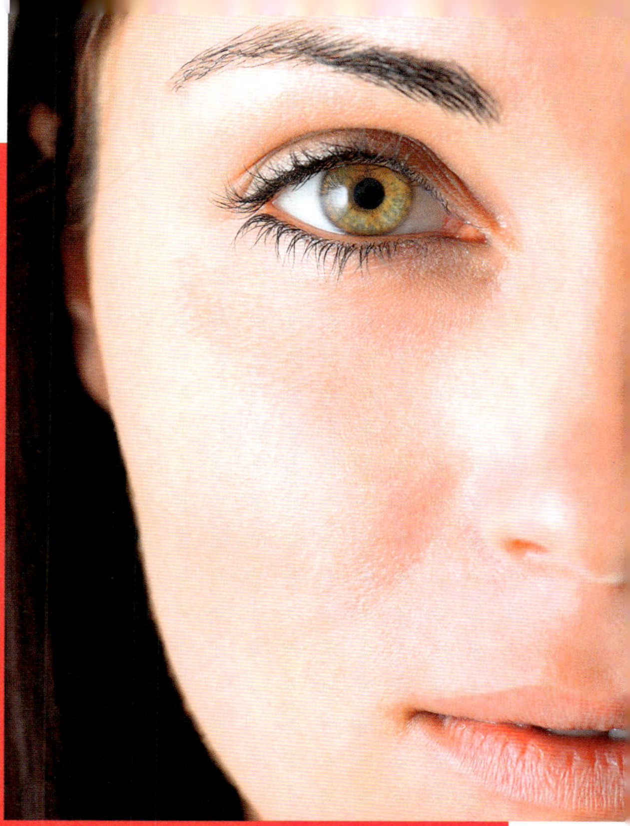

9

Sensibilität und Sinnesorgane

9.1 Einführung

Sensibilität ist die Fähigkeit, Reize aus der Umwelt oder dem Körperinneren über einzelne **Sinneszellen** oder ganze **Sinnesorgane** wahrzunehmen. Das *Bewusstwerden* von Sinneseindrücken verläuft vereinfacht wie folgt:

- Ein Reiz erregt eine **Sinneszelle** oder einen **Sensor**
- Dadurch werden Nervenimpulse ausgelöst, die in der Regel zum ZNS fortgeleitet werden
- Jede Sekunde treffen im ZNS ca. 1 Milliarde Informationseinheiten (1 Gigabit) von den Sensoren ein (➤ Abb. 8.43). Diese Fülle wird im Thalamus gefiltert (➤ 8.8.4)
- Nur Signale, die wichtig für das Individuum sind, werden in der Großhirnrinde *bewusst.* Nachts nehmen wir z. B. Regen kaum wahr, werden aber durch das Springen einer Fensterscheibe (Einbrecher?) sofort wach.

Rezeptortypen

(Sinnes-)Rezeptoren oder *Sensoren* sind spezialisierte Zellen oder Strukturen, die von bestimmten inneren oder äußeren Reizen angeregt werden und diese in Form von elektrischen Impulsen oder chemischen Reaktionen weiterleiten.

Früher wurden sowohl reizaufnehmende Zellen als auch Bindungsstellen auf Zellmembranen (➤ 2.4, ➤ 11.1.4) als Rezeptoren bezeichnet. Zur Vermeidung von Missverständnissen wird für reizaufnehmende Strukturen zunehmend der Begriff Sensor benutzt.

Ein Reiz von ausreichender Stärke an einem für diese Reizart empfänglichen Sensor führt zu einer Veränderung des Membranpotenzials (*Generatorpotenzial* ➤ 8.1.3). Ist das Generatorpotenzial ausreichend stark *(überschwellig),* löst es an der mit dem Sensor verknüpften sensiblen Nervenzelle Aktionspotenziale aus, welche über deren Axon fortgeleitet werden. Die Schnelligkeit aufeinanderfolgender Aktionspotenziale *(Aktionspotenzialfrequenz)* spiegelt je nach Sensortyp die Intensität (**P**roportional- oder **P-Sensoren**) oder die Intensitäts*änderung* des Reizes (**D**ifferenzial- oder **D-Sensoren**) oder eine Kombination aus beiden **(PD-Sensoren)** wider.

Sensoren sind sehr unterschiedlich aufgebaut: Im einfachsten Fall liegen sie als freie Nervenendigungen im Gewebe, in anderen Fällen bilden sie mit spezialisierten Zellen anderer Gewebe komplexe Sinnesorgane wie z. B. die Augen.

Primäre und sekundäre Sinneszellen

Primäre Sinneszellen leiten ihre Impulse über *eigene* Axone ab, sind also Sensor und Nervenzelle in einem. **Sekundäre Sinneszellen** sind dagegen über eine Synapse mit afferenten Nervenfasern einer oder mehrerer Nervenzellen verknüpft, die die Informationen weiterleiten (➤ Abb. 9.1).

Die Bezeichnungen weichen hier von den üblichen und denen in Kap. 8 ab: Normalerweise nehmen kurze Fortsätze eines Neurons, die Dendriten, die Erregungen auf („Eingangsseite") und leiten sie zum Zellkörper weiter, von wo aus sie zum Axon als „Ausgangsseite" gelangen. Bei den Sinnesorganen ist jedoch die Entfernung zum Zellkörper teils sehr lang und oft ist die Nervenfaser der Eingangsseite (obschon funktionell ein „Dendrit") myelinisiert wie ein Axon. Daher ist es am besten, von **afferenter Nervenfaser** zu sprechen.

Worauf Sensoren reagieren

Die Sensoren reagieren jeweils spezifisch auf bestimmte Reize: **Mechanosensoren** (z. B. *Berührungssensoren)* registrieren mechanische Deformierungen (Druck- und Zugkräfte) der Sensorzellen selbst oder der sie umgebenden Zellen. Ein Sonderfall der Mechanosensoren sind die **Dehnungssensoren** in den Muskelspindeln (➤ 8.6.1). **Thermosensoren** reagieren auf Temperaturveränderungen, **Fotosensoren** auf Licht. Geschmacks- bzw. Geruchsstoffe in Mund und Nase reizen **Chemosensoren.** Andere Chemosensoren registrieren z. B. die Sauerstoff-, Kohlendioxid- oder Glukosekonzentrationen in verschiedenen Körperflüssigkeiten. **Nozisensoren** reagieren auf Gewebsschädigungen in Form von Schmerzreizen (*lat.* nocere = schaden).

Die Reize, auf die ein Sensor am besten reagiert (z. B. Lichtreize beim Sehsinn), sind **adäquate Reize.** Es können auch für den Sensor untypische Reize eine Antwort auslösen, z. B. ein Schlag auf das Auge visuelle Empfindungen. Diese heißen **inadäquate Reize.**

Alle Sinneseindrücke, die durch ein bestimmtes Sensorsystem vermittelt werden, bezeichnet man als **Sinnesmodalität,** z. B. Sehen, Hören, Temperaturempfinden. Innerhalb jeder Modalität werden verschiedene **Sinnesqualitäten** differenziert, etwa die unterschiedlichen Farben beim Sehsinn. Außerdem gibt es den Begriff der *Quantität,* das ist die Stärke der Sinnesempfindung.

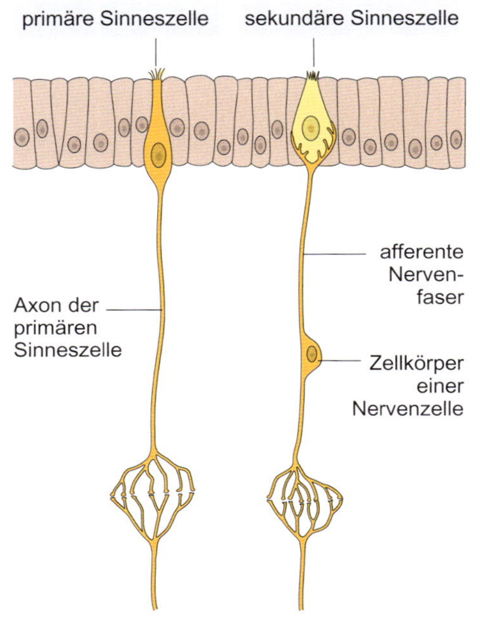

Abb. 9.1 Primäre und sekundäre Sinneszellen.

Reizverarbeitung

Die Informationen bzw. Nervenimpulse aus den Sensoren bewirken auf den verschiedenen Ebenen des ZNS unterschiedliche Reaktionen:

- In Rückenmark und Hirnstamm erfolgen *unbewusste* Antworten in Form von Reflexen (➤ 8.6)
- Impulse, die den Thalamus erreichen, werden nach ihrer Entstehungsart und ihrem Entstehungsort gefiltert und gewichtet
- Nur diejenigen Impulse, die von dort aus an die Großhirnrinde übermittelt werden, bewirken eine *bewusste* Empfindung.

9.2 Hautsensibilität: Berührungs- und Temperaturempfinden

In der Haut – als Grenze zur Außenwelt – liegen zahlreiche Sensoren (➤ Abb. 9.2). Sie ermöglichen die Wahrnehmung *äußerer Gegenstände* und über die „Umweltkontakte" auch die Erfahrung der *eigenen Körperoberfläche.*

Hautsensoren sind die peripheren „Signalstationen" von sensiblen Neuronen, die in der Haut enden und dort in bindegewebige Strukturen eingebettet sind. Die Signale gelangen über afferente Nervenfasern zum Spinalganglion (➤ Abb. 8.19) und von dort über verschiedene Umschaltstationen in die sensorischen Rindenfelder der Großhirnrinde (➤ Abb. 8.42). Es gibt unterschiedliche Hautsensoren, die auf bestimmte Reizarten spezialisiert sind (➤ Abb. 9.3, ➤ Abb. 9.4).

Mechanosensoren

Merkel-Zellen (➤ Abb. 9.3) sind spezialisierte Hautzellen in haarlosen Gebieten (besonders reichlich an Handflächen und Fußsohlen). In der behaarten Haut lagern sie sich zu sog. **Merkel-Tastscheiben** zusammen. Diese Sensoren stehen in Kontakt mit sensiblen Nervenzellen und werden durch mechanische Verformungen der

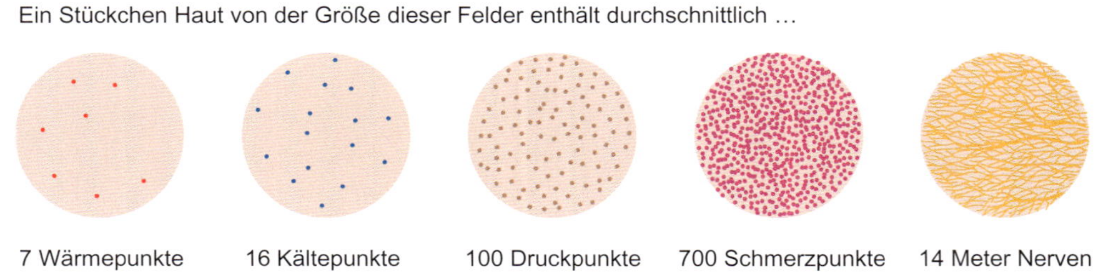

Abb. 9.2 Unterschiedliche Dichteverteilung der Hautsensoren.

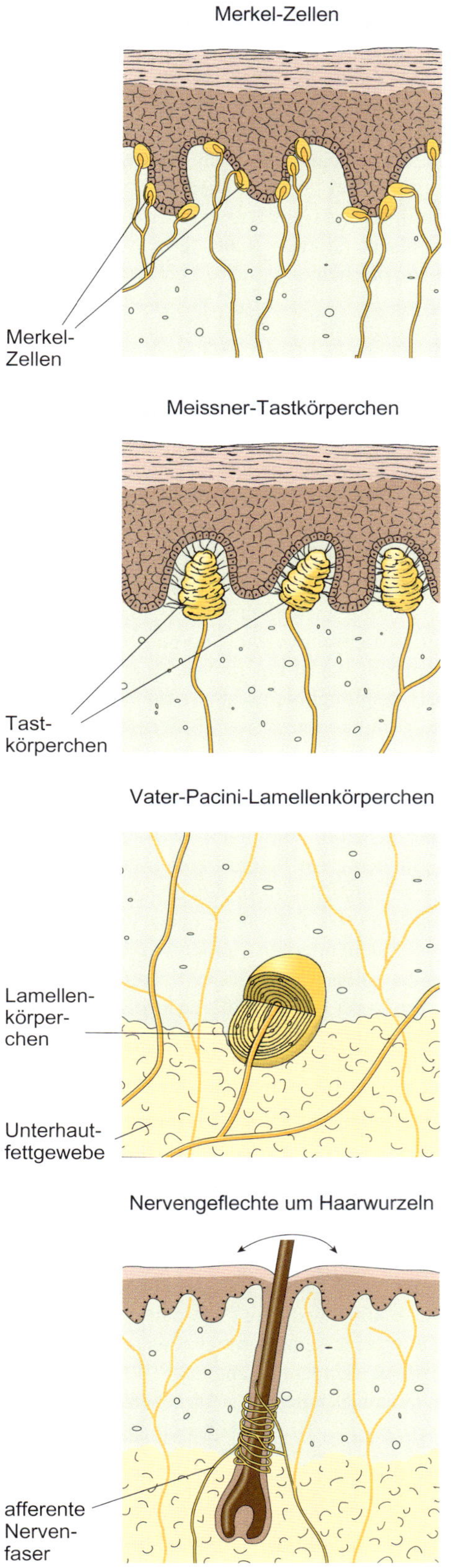

Abb. 9.3 Vier unterschiedliche Mechanosensoren.

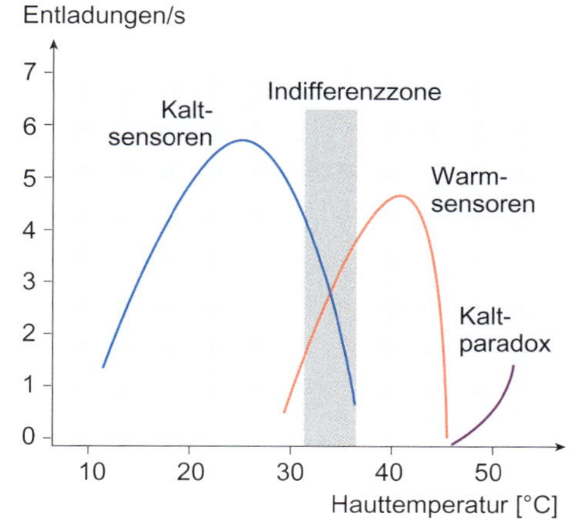

Abb. 9.4 Entladungsraten von Kalt- und Warmsensoren. Manche Kaltsensoren werden auch durch sehr hohe Temperaturen aktiviert, die Bedeutung dieses Phänomens ist noch unklar.

Haut gereizt. Etwas tiefer in der behaarten wie der unbehaarten Haut liegen die **Ruffini-Körperchen.** Ebenso wie die Merkel-Zellen reagieren sie vor allem auf Druck.

Meissner-Tastkörperchen (➤ Abb. 9.3) kommen in der unbehaarten Haut vor, vor allem an Finger- und Zehenspitzen, Lidern und Lippen. Es sind eiförmige Strukturen mit vielen afferenten Nervenfasern. Sie registrieren besonders Berührungsreize. Berührungssensoren der behaarten Haut sind afferente Nervenfasern, welche die Haarwurzeln umgeben **(Haarfollikelsensoren).**

Vater-Pacini-Lamellenkörperchen (➤ Abb. 9.3) bestehen aus zwiebelschalenartig angeordneten Bindegewebslamellen. Ganz im Inneren liegt das Ende einer afferenten Nervenfaser, der eigentliche Sensor, der das Ende einer afferenten Nervenfaser darstellt. Vater-Pacini-Lamellenkörperchen kommen nicht nur in der Unterhaut, sondern auch in inneren Organen, Muskeln und Gelenken vor. Sie reagieren besonders auf Vibrationsreize und *adaptieren* sehr schnell, d. h. werden bei fortgesetzter Reizung schnell unempfindlich.

Freie Nervenendigungen sind afferente Nervenfasern ohne bindegewebige Hülle. Sie sind nicht nur Mechanosensoren, sondern auch für Temperatur- und Schmerzreize sowie für Juckreiz empfänglich.

> **Mechanische Sinnesqualitäten** M
> Bei der Untersuchung werden die drei mechanischen Sinnesqualitäten *Druck* (durch die Unterscheidung stumpf/spitz), *Berührung* (durch Bestreichen der Haut mit einem Wattetupfer) und *Vibration* (mit einer niederfrequenten Stimmgabel) getrennt voneinander getestet.

Thermosensoren

Das ZNS wird über **Thermosensoren** *(Temperatursensoren)* ständig über die Temperatur an der Körperoberfläche und im Körperinneren informiert. Dies sind wahrscheinlich freie Nervenendigungen, die überall in der Haut, im Körperinneren und im ZNS selbst, z. B. im Hypothalamus, vorkommen.

Die einzelnen Thermosensoren sind auf Kälte- oder Wärmereize spezialisiert. Durch das Zusammenspiel von **Warm-** und **Kaltsensoren** können Temperaturen von 10–45 °C registriert werden (➤ Abb. 9.4). Darüber und darunter werden vorwiegend *Schmerzsensoren* stimuliert.

9.3 Schmerzempfinden

Die Sinnesempfindung **Schmerz** unterscheidet sich grundlegend von allen anderen Sinnessystemen, da sie mit einem starken Antrieb zur Vermeidung gekoppelt ist. Weil Schmerzreize von schädigenden Ursachen ausgehen, sind sie ein lebenswichtiges Meldesystem, das aktiv wird, wenn unsere Körperintegrität bedroht ist. Entsprechend kommen **Schmerzsensoren** *(Nozisensoren)* in den meisten Organen vor, Ausnahmen sind z. B. Gehirn- und Lebergewebe.

Menschen, die an einer angeborenen Schmerzunempfindlichkeit leiden (selten), ziehen sich von Kindheit an viele Verletzungen zu. Auch Krankheiten werden (zu) spät erkannt, weil die Betroffenen die warnenden Schmerzen nicht spüren.

9.3.1 Schmerzentstehung

Schmerzempfindungen werden vorwiegend über freie Nervenendigungen vermittelt, die auch *Juckreiz* (histaminvermittelt) wahrnehmen. Schmerzsensoren reagieren auf chemische Stoffe, die bei Gewebsschädigungen oder Entzündungen (➤ 3.5) freigesetzt werden, etwa Prostaglandine, Serotonin, Bradykinin und Histamin. Demnach können *alle* Einwirkungen, die zu einer Gewebsschädigung führen, Schmerzen auslösen. Die im geschädigten Gewebe vorkommende Mischung dieser Substanzen („Schmerzsuppe") ist erheblich wirksamer als jede einzelne Substanz.

Schmerzsensoren zeigen in der Regel keine *Adaptation,* d. h. ihre Empfindsamkeit für die Schmerzreize ist gleichbleibend stark.

Auf- und absteigende Schmerzsysteme

Die Zellkörper der Schmerzsensoren liegen in den Hinterwurzelganglien (➤ Abb. 8.19) und Trigeminuskernen (➤ 8.8.2). Werden Schmerzsensoren gereizt, gelangt das Schmerzsignal über gemischte periphere Nerven (bzw. aus den Organen über Fasern des vegetativen Nervensystems) zunächst zum Rückenmark, wo als Transmitter die Aminosäure *Glutamat* und das Neuropeptid *Substanz P* ausgeschüttet werden (➤ 8.2.3, ➤ 8.2.4). Diese Substanzen fördern die Schmerzempfindung. Die Erregung wird dann über die Vorderseitenstrangbahnen (➤ Abb. 8.19) des Rückenmarks zum Thalamus und weiter zu den sensorischen Rindenfeldern der Großhirnrinde geleitet **(aufsteigendes Aktivierungssystem).** Hier kann die Schmerz-

empfindung durch andere, zum Teil vom Gehirn ausgeschüttete Neuropeptide beeinflusst *(moduliert)* werden (➤ Abb. 9.5).
Außerdem gibt es ein absteigendes schmerzhemmendes System, das die Schmerzen auf Rückenmarksebene unterdrücken kann. Bei diesem **absteigenden Hemmsystem** werden vom Gehirn aus über absteigende Bahnen, die *Serotonin* als Transmitter benutzen, bestimmte Neurone im Rückenmark aktiviert, welche daraufhin **Endorphine** und **Enkephaline** ausschütten (➤ 8.2.4). Diese Substanzen hemmen die schmerzleitenden Synapsen, indem sie die schmerzfördernde Wirkung von Substanz P und Glutamat unterdrücken.

M

Unterschiedlicher Schmerz

Durch das absteigende Hemmsystem werden Schmerzreize bereits an der Eintrittspforte ins Rückenmark moduliert und damit die Schmerzempfindung „angepasst". Angst und Unsicherheit verstärken den Schmerz, Ablenkung hingegen vermindert ihn. In lebensbedrohlichen Situationen können Schmerzen selbst bei ausgedehnten Verletzungen völlig fehlen. Damit wird sichergestellt, dass die komplexen Orientierungs- und Handlungsabläufe, die z. B. für Fluchtreaktionen notwendig sind, nicht unterbrochen werden.

Im Großhirn wird der Schmerz wahrgenommen, wobei die begleitende Gefühlsqualität (Angst, Ekel, unter Umständen auch Freude) von anderen Kerngebieten (etwa aus dem limbischen System) beigesteuert wird.

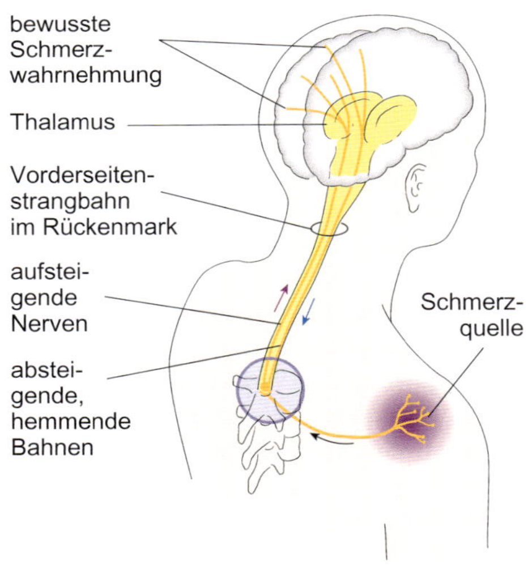

Abb. 9.5 Vom Schmerzreiz bis zur Schmerzwahrnehmung. Die Schmerzsignale werden über die Vorderseitenstrangbahn durch Rückenmark und Thalamus zur Großhirnrinde geleitet. Absteigende, hemmende Bahnen (Transmitter Serotonin) und endorphinproduzierende Zellen im Rückenmark modulieren die Weiterleitung der Schmerzimpulse.

9.3.2 Charakteristika des Schmerzes

Somatischer Schmerz

Rührt die Schmerzempfindung von der Haut, dem Bewegungsapparat oder dem Bindegewebe her, spricht man vom **somatischen Schmerz.** Er wird differenziert in:

- Den **Oberflächenschmerz** durch Schmerzreize in der Haut
- Den von Muskeln, Gelenken, Knochen und Bindegewebe kommenden **Tiefenschmerz.**

Der Oberflächenschmerz, z. B. nach einem Nadelstich, hat zwei nacheinander bewusst werdende Anteile. Der **erste Oberflächenschmerz** hat einen hellen Charakter, kann räumlich und zeitlich gut definiert werden und klingt nach Aufhören des Reizes schnell ab. Er soll vor allem rasch reflektorische Fluchtreaktionen einleiten, etwa das Wegziehen der Hand beim Berühren eines heißen Gegenstandes. Diesem 1. Oberflächenschmerz folgt nach kurzer Pause ein **zweiter Oberflächenschmerz** von eher dumpfem oder brennendem Charakter, der schwerer zu lokalisieren ist und langsamer abklingt. Der Tiefenschmerz unterscheidet sich vom 1. Oberflächenschmerz außerdem durch seine Ausstrahlung in häufig weit entfernte Körperregionen **(übertragener Schmerz),** z. B. beim Herzinfarkt in linke Schulter, linken Arm und Hals (➤ Abb. 8.48).

Neurophysiologisch entsprechen dem 1. Oberflächenschmerz einerseits sowie dem 2. Oberflächenschmerz und Tiefenschmerz andererseits unterschiedliche Arten der *Schmerzleitung:* Der 1. Oberflächenschmerz „benutzt" schnelle markhaltige Nervenfasern für die Weiterleitung, die anderen Schmerzqualitäten laufen über langsamere markarme bis marklose Nervenfasern (➤ 8.1.6).

Viszeraler Schmerz

Der **viszerale Schmerz** *(Eingeweideschmerz)* ähnelt in seinem dumpfen Charakter und den begleitenden vegetativen Reaktionen dem Tiefenschmerz. Seine Ursachen sind Entzündungen, starke Kontraktionen der glatten Muskulatur und Durchblutungsstörungen (Ischämie). Zum viszeralen Schmerz gehören auch **Koliken,** die starken, wiederkehrenden Schmerzen bei Verlegung von Hohlorganen, etwa des Harnleiters oder des Gallenblasenganges durch Steine (➤ 19.4.2, ➤ 17.6.6) oder eines Darmabschnitts. Auch in der Wand von Blutgefäßen kommen Schmerzsensoren vor.
Somatischer und viszeraler Schmerz werden oft als **nozizeptiver Schmerz** zusammengefasst.

Neurogener Schmerz

Der **neurogene** *(neuropathische)* **Schmerz** entsteht durch Reizung von Nervenfasern und -bahnen, wenn diese geschädigt oder unterbrochen werden. Er hat einen „hellen", einschießenden Charakter. Beispiele sind die *Trigeminusneuralgie* (➤ 8.7.3) und der *Phantomschmerz* nach Amputationen: Der Betroffene klagt etwa über Schmerzen im linken Fuß, obwohl das linke Bein auf Kniehöhe amputiert werden musste. Der Schmerzreiz wird hier über die bei der Amputation belassenen Nervenstümpfe erzeugt und von dort ins Zentralnervensystem weitergeleitet.

Psychogener Schmerz

Schmerzursache kann auch eine psychische Störung sein, bei der die Patienten ihre psychischen Konflikte nicht anders verarbeiten können. Die psychische Störung findet also in einer somatischen Erscheinung, dem Schmerz, ihren Ausdruck.

Akuter und chronischer Schmerz

Neben dem Entstehungsort ist es sinnvoll, nach der Schmerzdauer zu unterscheiden:

- Der **akute Schmerz** hat eine begrenzte Dauer und klingt rasch ab. Dieser Schmerz kann selbst bei größerer Schmerzstärke ertragen werden (z. B. beim Zahnarzt, während einer Geburt)
- Der **chronische Schmerz** tritt als Dauerschmerz (z. B. Rücken-, Tumorschmerz) oder als häufig wiederkehrender Schmerz (z. B. Migränekopfschmerzen, Angina-pectoris-Schmerzen) auf. Er ist nur schwer zu ertragen. Oft ist die ursprüngliche Schmerzursache in den Hintergrund getreten, der Schmerz hat sich gewissermaßen verselbstständigt.

Die Einstellung zum Schmerz

Schmerz wird individuell unterschiedlich stark empfunden. Jede Schmerzempfindung wird stark von der *subjektiven Einstellung* beeinflusst. Angst etwa kann das Schmerzerlebnis wesentlich steigern, Ablenkung und vermehrte menschliche Zuwendung können es lindern. Schmerzhafte Erfahrungen in der Kindheit führen zu dauerhaft gesteigerter Schmerzempfindlichkeit.
Die Intensität von Schmerzen kann nur vom Betroffenen selbst angegeben werden. Hilfe bei der Einstufung eines Schmerzes bieten **Schmerzskalen** (➤ 9.8, ➤ Abb. 9.36).

9.3.3 Schmerztherapie

Schmerzen quälen und zermürben und können den Patienten zudem z. B. durch Blutdruckanstieg oder schmerzbedingte Schonatmung gefährden. Eine angemessene **Schmerztherapie** wird heute als Menschenrecht erachtet!
Bei akuten Schmerzen steht neben der Ursachenbeseitigung (z. B. Zahnbehandlung) die Schmerzmittelgabe im Vordergrund. Die Behandlung chronischer Schmerzen, z. B. chronischer Rückenschmerzen, muss hingegen mehrere Ansätze verfolgen. Im Falle der Rückenschmerzen könnten dies beispielsweise Patientenberatung, Bewegungs- und Trainingstherapie, ggf. Entspannungstechniken und spezielle Schmerzbewältigungsprogramme sein. Neben der bestmöglichen Schmerzlinderung ist ein wesentliches Ziel der Behandlung, dass der Patient lernt, mit dem (Rest-)Schmerz umzugehen.

9.3.4 Analgetika (Schmerzmittel)

Analgetika (*Schmerzmittel* ➤ Abb. 9.6) gehören in Deutschland zu den am häufigsten eingenommenen Medikamenten. Obwohl viele rezeptfrei erhältlich sind, ist die Einnahme keineswegs risikolos: Mögliche Nebenwirkungen wie z. B. Magenblutungen, Kopfschmerzen oder Nierenschäden (besonders bei Langzeiteinnahme) müssen ebenso bedacht werden wie eine etwaige Abhängigkeitsentwicklung, die durch Mischpräparate z. B. mit Beruhigungsmitteln verstärkt werden kann.

Nicht-Opioid-Analgetika

Nicht-Opioid-Analgetika wirken in erster Linie peripher (am Ort der Schmerzentstehung), hauptsächlich über eine Hemmung des Enzyms **Zyklooxygenase** *(Cyclooxygenase, COX),* von dem es die Unterformen *COX-1* und *COX-2* gibt. Dadurch sinkt die Bildung der schmerzvermittelnden *Prostaglandine* (➤ 3.5.3).

Paracetamol (z. B. ben-u-ron®) wirkt schmerzlindernd *(analgetisch)* und fiebersenkend *(antipyretisch).* Neben der Prostaglandinsynthesehemmung entfaltet es auch Wirkungen im ZNS. Bei Kindern ist Paracetamol Mittel der ersten Wahl gegen Fieber und Schmerzen. Auch viele Erwachsene bevorzugen es wegen seiner guten Magenverträglichkeit. Allerdings besteht schon bei relativ geringer Überdosierung die Gefahr von Leberschäden.

Nichtsteroidale Antiphlogistika. Die **nichtsteroidalen Antiphlogistika** *(**n**on **s**teroidal **a**nti-**i**nflammatory **d**rugs, NSAID,* ***n**icht**s**teroidale **A**nti**r**heumatika, NSAR)* sind eine uneinheitliche Substanzgruppe, die alle schmerzlindernd, fiebersenkend sowie entzündungshemmend *(antiphlogistisch)* wirken. „Nichtsteroidal" heißen sie, weil sie kein Kortison (= Steroid) enthalten, das ebenfalls entzündungshemmend wirkt (➤ 11.5.3).

Ältestes Mittel dieser Art ist die **Azetylsalizylsäure** (ASS, z. B. Aspirin®). Sie ist z. B. geeignet bei Kopf- und Zahnschmerzen und Fieber. Da sie die Unterform COX-1 irreversibel hemmt, reduziert sie außerdem die Aggregation der Thrombozyten (Blutplättchen ➤ 12.5.4), die mangels eines Zellkerns keine Zyklooxygenase nachbilden können. Deshalb darf ASS vor und nach chirurgischen Eingriffen und nach Verletzungen nicht eingenommen werden (Blutungsgefahr!).

Ebenfalls in geringer Dosierung nicht rezeptpflichtig und gut gegen leichte bis mäßige Schmerzen wirksam ist Ibuprofen (z. B. Imbun®). Es wird wie andere nichtsteroidale Antiphlogistika wie etwa Diclofenac (z. B. Voltaren®) auch bei rheumatischen und degenerativ-entzündlichen Erkrankungen des Bewegungsapparates oder beginnendem Tumorschmerz eingesetzt.

Die meisten NSAID greifen die Magenschleimhaut an, weshalb Magen-Darm-Beschwerden und sogar Blutungen vor allem bei Magenempfindlichen oder längerer Anwendung häufig sind.

Eine Untergruppe der NSAID sind die sog. **Coxibe,** etwa Celecoxib (z. B. Celebrex®), welche überwiegend die COX-2 hemmen. Sie greifen deshalb die Magenschleimhaut weniger an und haben auch keine Wirkung auf die Blutplättchen. Coxibe erhöhen aber wie die meisten anderen NSAID das Herz-Kreislauf-Risiko.

Etwas stärker und besonders gut wirksam gegen viszerale Schmerzen ist **Metamizol** (z. B. Novalgin®), das sich jedoch negativ auf die Blutbildung auswirken kann.

Opioid-Analgetika

Die vom klassischen Rauschgift *Opium* abgeleiteten Schmerzmittel heißen **Opioid-Analgetika.** Sie vermitteln ihre Wirkung im ZNS über Sensoren, die normalerweise von körpereigenen Endorphinen (➤ 8.2.4) besetzt werden, und ahmen so deren Wirkung nach. Die Opioide mindern *zentral* die Schmerzempfindung, dämpfen die Aufmerksamkeit (Gefahr z. B. beim Autofahren) und können zu Stimmungsveränderungen (vor allem Euphorie) führen. Aufgrund der Gefahr der Abhängigkeitsentwicklung (➤ 10.12) und ihrer zahlreichen Nebenwirkungen wie Dämpfung des Atemzentrums, Verstopfung und Harnverhalt ist eine Anwendung nur bei starken Schmerzen indiziert (z. B. OP- und Tumorschmerzen).

Zu den **schwachen Opioid-Analgetika** zählt z. B. Tramadol (etwa Tramal®), zu den **starken Opioid-Analgetika** z. B. Morphin (etwa MST®).

Um einem Missbrauch vorzubeugen, unterstehen fast alle Opioide der **Betäubungsmittel-Verschreibungsverordnung** *(BtMVV).* Sie dürfen also nur unter besonderen Kontrollen verordnet und abgegeben werden.

> **Tumorschmerzen** (M)
> Das Abhängigkeitspotenzial und die besondere Verschreibungsform dürfen kein Grund sein, Tumorkranken mit (chronischen) Schmerzen Opioid-Analgetika vorzuenthalten. Im Gegenteil – gerade diese Patienten können die ihnen verbleibende Lebenszeit oft nur unter angemessener Schmerztherapie sinnvoll und selbstbestimmt gestalten. Für die symptomatische Behandlung von Tumorschmerzen ist das **WHO-Stufenschema zur Schmerztherapie** Standard: 1. Stufe = Nicht-Opioid-Analgetika, 2. Stufe = schwache Opioid-Analgetika, 3. Stufe = starke Opioid-Analgetika. Auf allen Stufen sind weitere Medikamente und nicht-medikamentöse schmerzlindernde Maßnahmen möglich.

Der analgetische Effekt der bisher genannten Substanzen lässt sich zum Teil erheblich durch Kombination mit bestimmten **Psychopharmaka** steigern. Insbesondere Antidepressiva haben auch selbst eine analgetische Wirkkomponente.

> **Akupunktur** (G)
> Die **Akupunktur** gehört zu den traditionellen chinesischen Heilverfahren (Näheres ➤ 3.12). Ein Hauptanwendungsgebiet der verschiedenen Akupunkturtechniken wie etwa klassische Akupunktur, Elektroakupunktur oder Akupressur ist die Schmerztherapie. Mit wissenschaftlichen Methoden sind weder Meridiane noch Energieflüsse nachweisbar, eine schmerzlindernde Wirkung jedoch wohl. Allerdings wirkt auch *Sham-Akupunktur* („Scheinakupunktur"), bei der die gereizten Hautpunkte nicht auf den klassischen Meridianen liegen oder die Nadeln mit einer anderen Technik als der traditionellen eingestochen werden. Der Wirkungsmechanismus ist nicht geklärt. Vermutet werden eine Aktivierung des Endorphinsystems (➤ 8.2.4), die lokale Hemmung von Schmerzsensoren durch Freisetzung des Botenstoffs *Adenosin* sowie andere mit dem Plazeboeffekt einhergehende Mechanismen.

Plazebos

Ein in der Medizin sehr wichtiger und auch therapeutisch genutzter Effekt ist der **Plazeboeffekt**, bei dem ein Therapieerfolg eintritt, ohne dass ein Wirkstoff verabreicht wird (➤ 9.8).

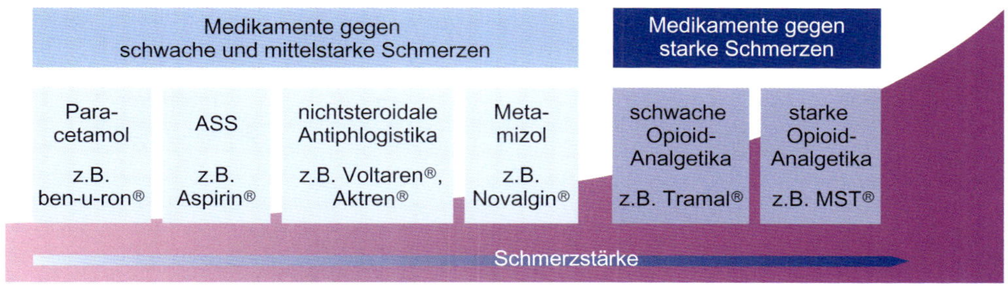

Abb. 9.6 Übersicht über die wichtigsten Analgetika.

9.4 Tiefensensibilität

Im Wachzustand sind wir ständig über unsere Körperhaltung informiert. Wir können passive Bewegungen unserer Gelenke wahrnehmen und haben ein Gefühl für den Widerstand, gegen den

9

unsere Muskeln Bewegungen durchführen. Diese Fähigkeiten werden als **Tiefensensibilität** bezeichnet. Über Mechanosensoren in Muskeln, Sehnen und Gelenken erhält das ZNS Informationen über die Lage und Stellung des Körpers im Raum **(Stellungssinn),** über das Zusammenspiel der Muskeln bei allen Bewegungsabläufen **(Bewegungssinn)** und über die erforderliche Muskelarbeit zum Überwinden von Widerständen, z. B. beim Heben von Gewichten **(Kraftsinn).**
Man unterscheidet folgende Sensortypen:

- **Muskelspindeln** liegen zwischen den Muskelfasern der Skelettmuskulatur. Sie bestehen aus spezialisierten quergestreiften Muskelfasern **(intrafusalen Muskelfasern)** an den Enden und einem zentralen Dehnungssensor, die beide von einer flüssigkeitsgefüllten bindegewebigen Kapsel umgeben sind (➤ Abb. 8.23, ➤ Abb. 8.24). Die Spindeln werden durch *Dehnung* des betreffenden Muskels gereizt, die aus ihnen austretenden Nervenfasern informieren das ZNS somit über die jeweilige *Länge* des Muskels. Die intrafusalen Muskelfasern werden durch die γ-Motoneurone des Rückenmarks zur Kontraktion gebracht, wodurch der zentrale Sensor unabhängig von der Skelettmuskellänge immer eine optimale Dehnungsempfindlichkeit hat (➤ 8.6.1)
- **Golgi-Sehnenorgane** liegen am Übergang zwischen Muskeln und Sehnen. Sie messen die *Spannung* eines Muskels (ein Muskel kann seine Spannung ändern und die Länge beibehalten = isometrische Kontraktion, ➤ Abb. 5.21). Die Golgi-Sehnenorgane ermöglichen durch die Regulation der Muskelspannung feine Bewegungen und verhindern eine zu starke Muskelspannung
- In **Gelenken** bzw. **Gelenkkapseln** liegen weitere unterschiedliche Sensorarten, darunter die *Vater-Pacini-Lamellenkörperchen* (➤ 9.2, ➤ Abb. 9.3). Sie alle registrieren mechanische Verformungen, wie sie bei Bewegungen der Gelenke auftreten, und informieren dadurch über die jeweilige Gelenkstellung.

Die Erregungen aus diesen Sensoren bewirken teilweise *bewusste Empfindungen,* die gegebenenfalls mit *bewussten* Bewegungen beantwortet werden. Viele andere Erregungen, z. B. für die Erhaltung des Muskeltonus und die Koordination komplexer Bewegungsabläufe, bleiben unbewusst, und auch die Reizantworten erfolgen *unbewusst* – reflektorisch (➤ 8.6). Dafür werden die Informationen aus den Sensoren der Tiefensensibilität im Rückenmark verschaltet oder an das Kleinhirn sowie das extrapyramidal(motorisch)e System (➤ 8.8.9) übermittelt.

9.5 Geruchs- und Geschmackssinn

9.5.1 Geruchssinn als Kontrollstation

Der **Geruchssinn** wirkt als „Kontrollstation" für die *Luft* am Anfang der Atemwege. Ein unangenehmer Geruch kann z. B. vor dem Verzehr eines verdorbenen Nahrungsmittels warnen. Umgekehrt können uns Blütendüfte heiter und zuversichtlich stimmen.

Unbewusste Botschaften

Unser „emotionales Gehirn", das limbische System (➤ 8.8.7), ist besonders eng verknüpft mit dem Riechhirn und den Gehirngebieten, die für das Gedächtnis eine Rolle spielen. Deshalb können Begebenheiten leichter erinnert werden, wenn sie im Zusammenhang mit Gefühlen erfahren wurden und mit intensiven Geruchsempfindungen gekoppelt waren: Der Duft von Kerzen und Tannenzweigen kann immer wieder „Weihnachtsgefühle" hervorrufen. Die *Aromatherapie* setzt die Kraft der Düfte bewusst ein: Rosmarindüfte z. B. wirken belebend, Melissendüfte entspannend und beruhigend.

9.5.2 Aufbau der Riechfelder

Die **Riechfelder** liegen in der ca. 5 cm^2 großen **Riechschleimhaut** am Unterrand der Siebbeinplatte im oberen Bereich des Nasenseptums und an der oberen Nasenmuschel (➤ Abb. 6.10, ➤ Abb. 9.7, ➤ Abb. 9.8, ➤ Abb. 16.2). Sie bestehen mikroskopisch aus drei verschiedenen Zellarten (➤ Abb. 9.8):

- **Stützzellen,** säulenförmigen Epithelzellen, die den Hauptanteil ausmachen
- **Riechzellen** mit Rezeptoren für Geruchsstoffe
- **Basalzellen,** den Stammzellen für die sich alle 1–2 Monate erneuernden Riechzellen.

Die Riechschleimhaut ist von kleinen Drüsen durchsetzt, den *Bowman-Drüsen.* Sie sondern ein dünnflüssiges (seröses) Sekret ab, das wahrscheinlich als Lösungsmittel für die zu riechenden Stoffe dient.

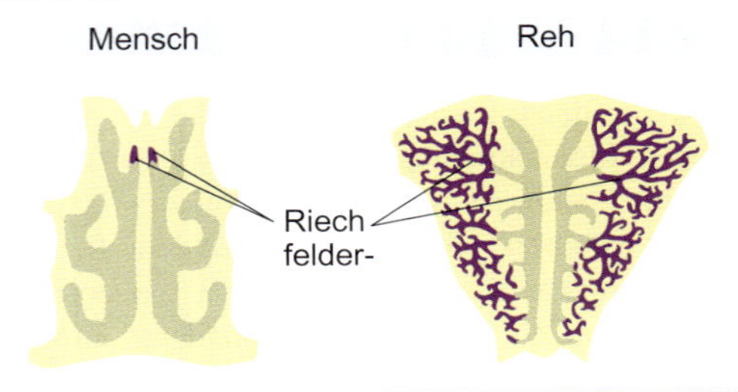

Abb. 9.7 Lage der Riechfelder (Schnitt durch die Nasengänge). Die Riechfelder nehmen beim Menschen im Vergleich zu vielen Säugetieren (z. B. dem Reh) nur einen Bruchteil der Nasenschleimhaut ein.

Die ca. 20 Millionen Riechzellen sind längliche Nervenzellen. Sie sind primäre Sinneszellen und bilden das erste Neuron der **Riechbahn.** Zur Luftseite hin haben sie zahlreiche Zilien **(Riechhärchen),** die mit den Geruchsstoffen aus der Einatemluft sowie dem Mundraum reagieren. Am anderen Ende ziehen ihre Axone als erster Hirnnerv (**Nervus olfactorius** ➤ 8.7.1) durch die Siebbeinplatte (➤ Abb. 9.8) zum **Riechkolben** *(Bulbus olfactorius).*

9.5.3 Über die Theorie des Riechens

Der Mensch hat ca. 350 verschiedene Riechzelltypen, die sich durch die Geruchsrezeptoren in ihren Zilien unterscheiden. Durch unterschiedliche *Kombinationen* der Aktivierung kann er damit mindestens eine Billion verschiedene Gerüche differenzieren! Ein bestimmter Geruchsstoff bindet an *mehrere* verschiedene Rezeptortypen, wodurch in den Sinneszellen ein für diesen Stoff ty-

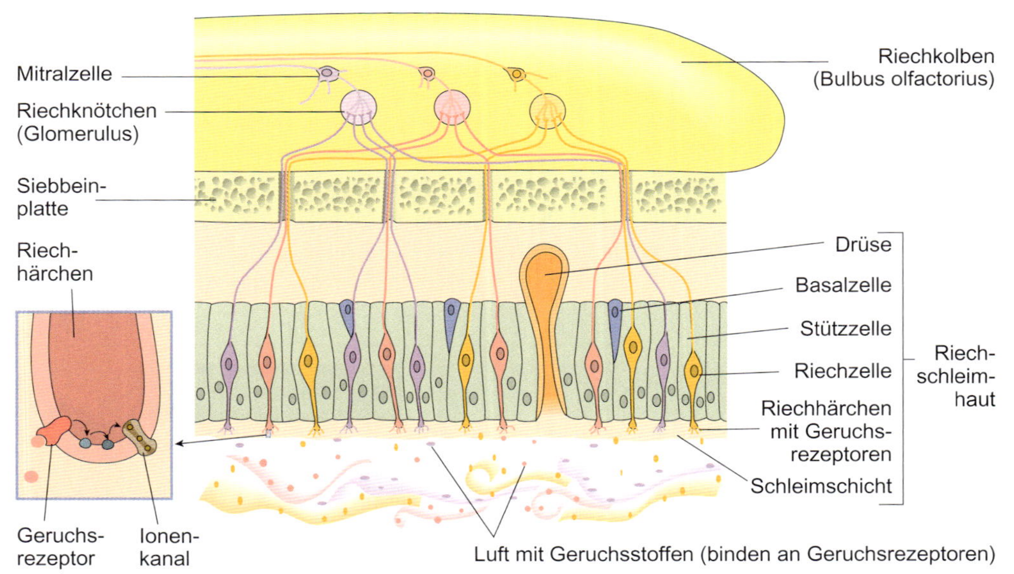

Abb. 9.8 Riechfelder und Riechkolben. Bindung der Geruchsstoffe löst über eine intrazelluläre Signalkaskade in den Riechzellen Aktionspotenziale aus. Die Axone der Riechzellen ziehen zu Riechknötchen (Glomeruli) des Riechkolbens, wobei alle Axone von Riechzellen gleichen Typs in wenigen Riechknötchen „zusammenlaufen". Nach Umschaltung auf ein zweites Neuron gelangen die Riechinformationen zum Gehirn.

pisches Erregungsmuster entsteht. Vergleicht man die einzelnen Rezeptortypen mit Buchstaben, so hat das „Geruchsalphabet“ 350 davon, und das Erregungsmuster eines Geruchsstoffes entspricht einem Wort. Viele Gerüche bestehen aus zahlreichen unterschiedlichen Geruchsstoffen, Kaffee z. B. aus ca. 800; sie entsprechen nach dieser Analogie also Sätzen.

Eine Klassifikation der Gerüche in einzelne wenige Geruchsqualitäten – vergleichbar den Geschmacksqualitäten – ist wegen der Vielzahl der verschiedenen „Wörter“ bzw. „Sätze“ nicht möglich.

Damit ein Stoff gerochen werden kann, muss er in *gasförmigem* Zustand zu den Riechfeldern gelangen und mit den Rezeptoren der Riechzellen reagieren, sodass dort Generator- bzw. Aktionspotenziale (➤ 8.1.3, ➤ 8.1.4) entstehen können.

Das bei vielen Säugetieren vorhandene **Vomeronasalorgan** *(Jacobson-Organ)* zur Wahrnehmung von **Pheromonen** wird beim Menschen in der Embryonalzeit angelegt, bildet sich aber noch vor der Geburt zurück. Pheromone sind chemische Lockstoffe, die das Verhalten beeinflussen. Pheromonähnliche Wirkungen beim Menschen werden wahrscheinlich über spezialisierte Zellen der Riechschleimhaut ausgelöst. Möglicherweise informieren vom Körper abgegebene *MHC-I-Peptide* (➤ 13.4.5) über das Immunsystem eines Menschen und spielen z. B. bei der Partnerwahl eine Rolle. So bevorzugen Frauen um den Eisprung herum unbewusst Männer, deren Immunsystem sich von dem eigenen deutlich unterscheidet, wodurch sich für Kinder der Vorteil einer größeren genetischen Vielfalt von Abwehrmechanismen ergeben würde. Möglicherweise beeinflussen auch Abbauprodukte des Testosterons (➤ 20.2.3) im Schweiß bei Menschen unbewusst Gefühle und (Sexual-)Verhaltensweisen.

9.5.4 Riechbahn

Die Riechkolben liegen beidseits in der vorderen Schädelgrube unter den Stirnlappen des Großhirns. Sie sind Schaltstationen, in denen die Signale der Riechzellen auf die zweiten Neurone der **Riechbahn,** die **Mitralzellen,** umgeschaltet werden.

Die Axone von jeweils ca. 1.000 Riechzellen eines Typs ziehen dabei zu einem gemeinsamen **Riechknötchen** *(Glomerulus).* Jedes Riechknötchen ist auf einen bestimmten Geruchsstoff spezialisiert, empfängt Signale von *vielen* Riechzellen mit Rezeptoren für diesen einen Geruchsstoff und leitet sie zu den Dendriten *einer* Mitralzelle weiter. Die Informationen vieler Riechzellen *konvergieren* also auf eine Mitralzelle (➤ Abb. 9.8).

Die Axone der Mitralzellen ziehen über den **Tractus olfactorius** beidseits zu verschiedenen, entwicklungsgeschichtlich älteren Anteilen der Großhirnrinde. Diese bilden die **primäre Riechrinde,** die eng mit dem **limbischen System** (➤ 8.8.7) verknüpft ist. Durch den unmittelbaren Zugang zum limbischen System können Geruchsreize schneller als andere Sinneseindrücke Emotionen auslösen und Erinnerungen wachrufen. Weitere Nervenbahnen ziehen zu Kernen des vegetativen Nervensystems und zur entwicklungsgeschichtlich jüngeren **sekundären Riechrinde,** wo unter anderem Geruchs- und Geschmacksinformationen zusammenlaufen.

Bei **Anosmie** (Verlust des Geruchssinns) können bestimmte Stoffe trotzdem noch wahrgenommen werden. Sie binden an Rezeptoren des *N. trigeminus,* die *unspezifisch* auf Stoffe wie Menthol (frisch, Kältegefühl), Pfeffer und Chili (scharf, Wärmeempfindung) oder Essig und Ammoniak (stechend) reagieren.

9.5.5 Geschmackssinn

Die *Chemosensoren* des **Geschmackssinns** werden durch *gelöste* Substanzen in der Mundhöhle erregt. Entsprechend dem Geruchssinn als Kontrollsystem für *eingeatmete* Substanzen ist der Geschmack eine Kontrolle für die *Nahrung.*

Geruchs- und Geschmackssinn vermitteln darüber hinaus verschiedene Reflexe. Wie angenehme Gerüche regen wohlschmeckende Speisen bekanntermaßen Appetit, Speichel- und Magensaftsekretion an, ekelhaft Riechendes und/oder Schmeckendes löst Abneigung und Brechreiz aus.

Allerdings ist der Geschmackssinn nur in der Theorie eine unabhängige Sinnesmodalität, denn an allen Geschmacksempfindungen ist der Geruchssinn stark beteiligt. Auch der Tastsinn bzw. Drucksensoren im Mund tragen dazu bei, dass Speisen „schmecken“.

9.5.6 Geschmackssensoren

Die Sensoren für den Geschmackssinn liegen in den **Geschmacksknospen,** die hauptsächlich auf der Zunge und in geringerem Maße im Nasen-Rachen-Raum vorhanden sind. Besonders konzentriert liegen sie in den drei verschiedenen Typen von **Zungenpapillen,** das sind kleine Schleimhauterhebungen für das Geschmacks- und Tastempfinden. Ähnlich wie die Riechfelder sind auch die Geschmacksknospen aus **Stützzellen** und Sinneszellen – den **Geschmackszellen** – aufgebaut, wobei es sich hier allerdings um *sekundäre Sinneszellen* handelt (➤ Abb. 9.1).

Die Stützzellen sind spezialisierte Epithelzellen der Mundschleimhaut, die wie die nur etwa 14 Tage lebenden Geschmackszellen von den **Basalzellen** gebildet werden. Sie formen um die Sinneszellen eine Kapsel. Jede der länglichen Sinneszellen hat an einem Ende einen kleinen Fortsatz, das **Geschmacksstiftchen.** Es ragt an einer Öffnung, dem **Geschmacksporus,** aus der Geschmacksknospe hervor in die Mundhöhle und ist der reizaufnehmende Teil der Sinneszelle (➤ Abb. 9.9).

9.5.7 Reizung der Geschmackssensoren

Damit eine Geschmacksempfindung entstehen kann, müssen Substanzen im Speichel gelöst sein und so zu den Poren der Geschmacksknospen gelangen. Dort reagieren sie im Bereich der Geschmacksstiftchen mit den Sinneszellen: Die unterschiedlichen chemischen Eigenschaften der Geschmacksstoffe führen über die Beeinflussung von Ionenkanälen (bzw. bei salzigen Stoffen auch durch Diffusion) in den Sinneszellen zur Auslösung von Generatorpotenzialen.

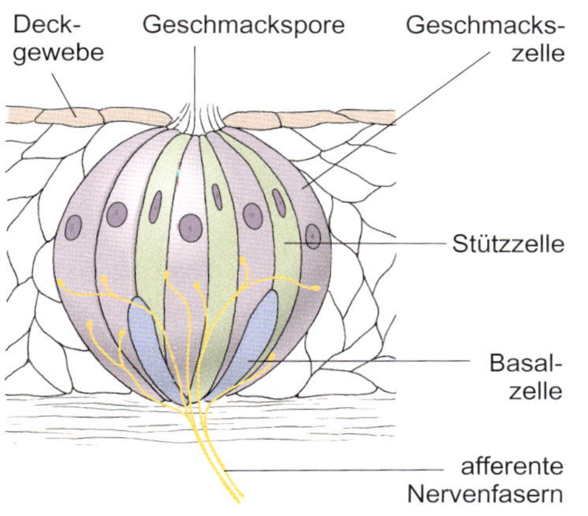

Abb. 9.9 Aufbau einer Geschmacksknospe.

Im Differenzierungsvermögen ist der Geschmackssinn dem Geruchssinn weit unterlegen. Alle Geschmacksempfindungen können auf wenige Grundqualitäten zurückgeführt werden, von denen **süß, salzig, sauer** und **bitter** am längsten bekannt sind. Es folgte als fünfte Geschmacksqualität **umami** (*japanisch* = lecker schmeckend), bei der die Sinneszellen z. B. durch die Aminosäure Glutamat erregt werden und die proteinreiche Nahrung signalisiert. Viel spricht für **fettig** als sechste Geschmacksqualität, hervorgerufen durch bestimmte Fettsäuren. Möglicherweise gibt es noch weitere Geschmacksqualitäten. In der Diskussion ist z. B. **starchy** (*stärkehaltig, engl. starch* = Stärke) für längerkettige Kohlenhydrate. Für jede Geschmacksqualität ist wahrscheinlich ein bestimmter Rezeptortyp bzw. Ionenkanal zuständig.

Entgegen früherer Auffassung sind die verschiedenen Sensortypen ziemlich gleichmäßig auf der Zunge verteilt. Ausnahme ist bitter, das vornehmlich am Zungengrund geschmeckt wird.

9.5.8 Leitungsweg des Geschmackssinnes

Von den (sekundären) Geschmackssinneszellen der Zunge ziehen die Nervenfasern hauptsächlich mit dem VII. und IX. Hirnnerven zum verlängerten Mark, wo sie im **Geschmackskern** *(Nucleus tractus solitarii)* enden. Von dort werden die Geschmacksreize zum Thalamus und weiter zum **primären** und **sekundären Rindenfeld** im Großhirn (➤ 8.8.9) geleitet.

Der Verlust des Geschmackssinns heißt **Ageusie.**

9.6 Auge und Sehsinn

Von allen Sinnesmodalitäten nimmt das Sehen für den Menschen eine Vorrangstellung ein. Beim Sehen werden nicht nur *Helligkeitsunterschiede* und *Farben* erfasst, sondern es entsteht über die Wahrnehmung unterschiedlicher Entfernungen und die Lagebeziehungen von Objekten durch *beide* Augen auch ein *räumliches Bild* der Außenwelt.

Gleichzeitig ist das Auge *zeitlich* hochauflösend: Im Hellen unterscheidet es bis zu 15, im Dunkeln jedoch nur bis zu fünf Bilder pro Sekunde. Ein Flimmern tritt im Hellen bei bis zu 60, im Dunkeln bei bis zu 20 Bildern pro Sekunde auf.

9.6.1 Augapfel

Die **knöcherne Augenhöhle** enthält den **Augapfel** *(Bulbus oculi)* und ihn umgebendes Fettgewebe. Sechs äußere Augenmuskeln bewegen den Augapfel in der Augenhöhle (➤ 9.6.9, ➤ Abb. 9.22).
Der Augapfel ist aus drei Schichten aufgebaut: der *äußeren, mittleren* und *inneren Augenhaut* (➤ Tab. 9.1, ➤ Abb. 9.10, ➤ Abb. 9.11).

Äußere Augenhaut

Zur **äußeren Augenhaut** gehören die **Lederhaut** *(Sklera)* und die **Hornhaut** (*Kornea* ➤ Abb. 9.10, ➤ Abb. 9.11).
Die Lederhaut umgibt den gesamten Augapfel bis auf den vorderen Bereich. Sie ist eine straffe Bindegewebshülle, die dem Augapfel Festigkeit und Form verleiht und ihn schützt. Im Bereich des Nervus opticus (Sehnervs) geht sie in eine *Durascheide* (harte Hirnhaut, ➤ 8.11.1) über, die den Nerven umgibt. Vorne geht die Lederhaut in die gefäßlose, transparente Hornhaut über.
Der vordere, sichtbare Lederhautabschnitt wird bis etwas über den Hornhautrand von einer Epithelschicht bedeckt und geschützt, der **Bindehaut** *(Konjunktiva)*. Die Bindehaut bedeckt auch die Innenseiten der Augenlider und verbindet sie mit dem Augapfel. Sie ist reichlich mit freien Nervenendigungen ausgestattet und daher z. B. bei Fremdkörpern besonders schmerzempfindlich.

Mittlere Augenhaut

Die **mittlere Augenhaut** besteht aus **Aderhaut** *(Chorioidea)*, **Ziliarkörper** *(Corpus ciliare)* und **Iris** (*Regenbogenhaut* ➤ Abb. 9.11).
Die Aderhaut ist eine schwarzbraun pigmentierte Haut und liegt der Lederhaut innen an. Sie enthält zahlreiche Blutgefäße, die die Netzhaut versorgen. Durch ihre schwarzen Pigmente wirkt die Aderhaut wie die Wand einer Dunkelkammer und verhindert so zusammen mit dem Pigmentepithel der Netzhaut Lichtreflexionen innerhalb des Augapfels.
Im vorderen Augenbereich geht die Aderhaut in den Ziliarkörper über. Er besteht aus Bindegewebsfortsätzen, deren Fasern die Augenlinse im Zentrum des Strahlenganges aufhängen, und dem ringförmigen **Ziliarmuskel.** Durch dessen Anspannung werden die Aufhängefasern der Linse **(Zonulafasern)** entspannt. Die Linse kann dann ihrer eigenen Elastizität folgen und nimmt eine kugelähnliche, d. h. stärker gekrümmte Form an. So stellt sich der optische Apparat des Auges vom Sehen in der Ferne auf die Nähe um (➤ 9.6.5).

Kammerwasser

Die Bindegewebsfortsätze des Ziliarkörpers sind sehr reich an Blutgefäßen. In ihnen wird das **Kammerwasser** gebildet. Diese klare Flüssigkeit entspricht in der Zusammensetzung weitgehend dem Liquor (➤ 8.11.2). Das Kammerwasser füllt den vor der Linse liegenden Teil des Augapfels, der durch die *Iris* in eine **vordere** und eine **hintere Augenkammer** (➤ Abb. 9.11) unterteilt wird. Das Kammerwasser ernährt Hornhaut und Linse, die selbst gefäßlos sind.
Der Winkel, den Iris und Hornhaut einschließen, heißt **Kammerwinkel.** Hier liegen zwischen Leder- und Hornhaut kleine Spalträume, über die das Kammerwasser des Auges in einen ringförmigen Kanal, den **Schlemm-Kanal,** und dann in das venöse Blut abfließt. Normalerweise befinden sich Kammerwasserproduktion und -abfluss im Gleichgewicht, sodass der **Augeninnendruck** stets etwa gleich hoch ist (normal 10–20 mmHg).

Glaukom

Beim **Glaukom** *(Grüner Star)* ist der Augeninnendruck erhöht. Häufigste Ursache ist eine altersbedingte Abflussbehinderung des Kammerwassers im Bereich des Kammerwinkels. Der erhöhte Augeninnendruck schädigt Netzhaut und Nervus opticus.

> **M**
> **Augeninnendruckmessung**
> Das Glaukom gehört zu den häufigsten Erblindungsursachen. Da chronische Formen oft lange Zeit keine Beschwerden bereiten oder diese fehlgedeutet werden, sind allen über 40-Jährigen regelmäßige Kontrollen des Augeninnendrucks und des Augenhintergrunds durch den Augenarzt anzuraten.
> Die **Augeninnendruckmessung** *(Tonometrie)* ist durch Aufsetzen eines kleinen Messstempels auf die betäubte Hornhaut oder berührungslos über die Abplattung der Hornhaut durch einen kurzen Luftstoß möglich. Der Augeninnendruck liegt normalerweise bei 10–20 mmHg, unterliegt aber tageszeitlichen Schwankungen, sodass ein *Augendruck-Tagesprofil* oft aufschlussreicher ist als eine einmalige Messung.

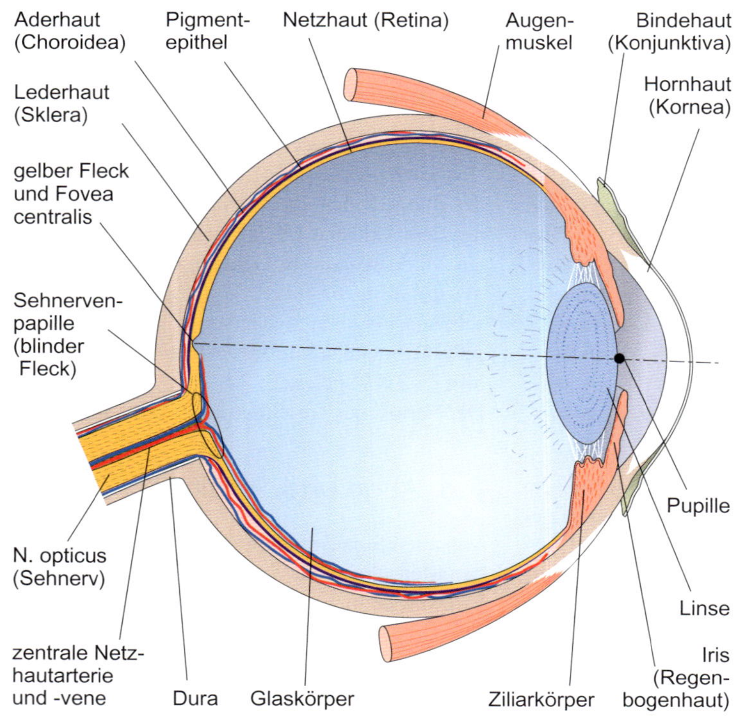

Abb. 9.10 (links): Struktur des Augapfels mit Hornhaut und Sehnerv. Das Licht gelangt durch die Hornhaut ins Innere des Auges. Es muss vordere Augenkammer, Linse und Glaskörper durchdringen, bevor es auf die Netzhaut trifft. Über den Sehnerven werden die Sinnesreize der Netzhaut dann zum Gehirn weitergeleitet.

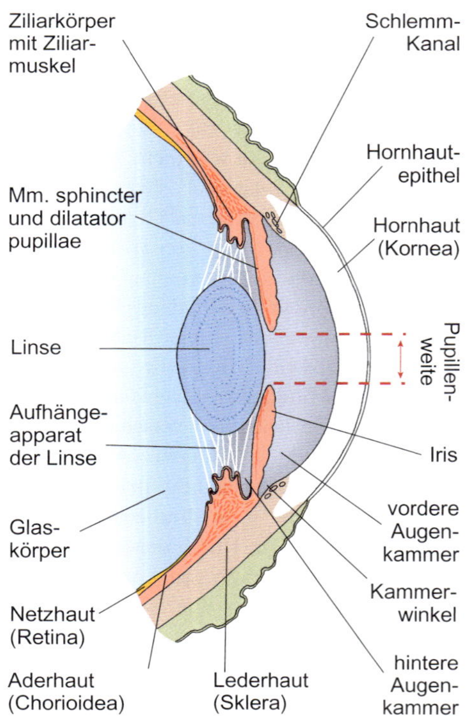

Abb. 9.11 (rechts): Ziliarkörper, Linse und Aufhängeapparat.

Heftige Beschwerden bereitet aber der **akute Glaukomanfall:** Herabsetzung des Sehvermögens mit Nebelsehen und Regenbogenfarbensehen sowie Allgemeinsymptome wie Kopfschmerzen, Übelkeit und Erbrechen.
Die Therapie des chronischen Glaukoms besteht in der Gabe von Augentropfen, welche den Kammerwasserabfluss verbessern und/oder die Kammerwasserproduktion drosseln. Bei unzureichender Drucksenkung ist eine Operation oder Laserbehandlung möglich.

Iris und Pupille

Die **Iris** *(Regenbogenhaut)* ist der sichtbare farbige Anteil des Augapfels. Die individuelle Augenfarbe entsteht durch Pigmenteinlagerungen: Blaue Augen sind wenig, braune stärker pigmentiert. Die Pigmentierung bildet sich erst im Verlauf des ersten Lebensjahres aus.
Die Iris enthält ring- und strahlenförmig angeordnete glatte Muskelfasern und hat in der Mitte ein Loch, die **Pupille.** Die Iris wirkt wie die Blende eines Fotoapparats: Sie passt die Pupillenweite unterschiedlichen Lichtverhältnissen an. Bei zunehmender Helligkeit, Naheinstellung (➤ 9.6.5) sowie starker Müdigkeit bewirkt der Parasympathikus reflektorisch eine Kontraktion der in die Iris eingebetteten Fasern des **M. sphincter pupillae.** Die Pupille wird dadurch enger, der Lichteinfall reduziert **(Miosis).** Bei umgekehrten Reizen (➤ Abb. 9.12) kontrahieren sich unter dem Einfluss des Sympathikus die radiären Muskelfasern der Iris **(M. dilatator pupillae),** und die Pupille erweitert sich **(Mydriasis).**

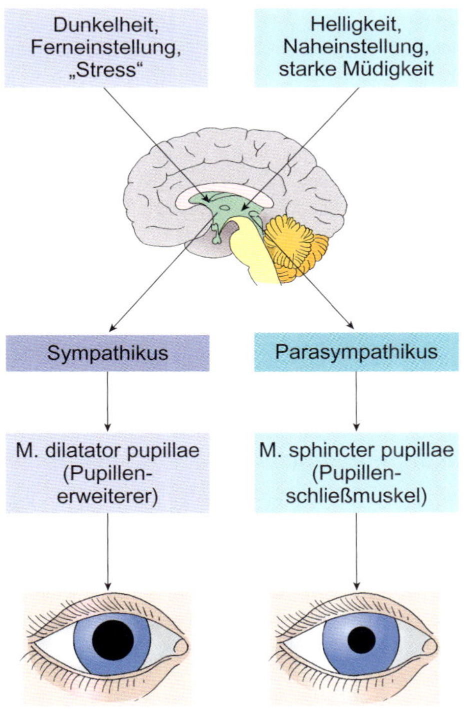

Abb. 9.12 Regulation der Pupillenweite durch Sympathikus und Parasympathikus.

Auch viele Medikamente wirken auf die Pupille. Atropin beispielsweise erweitert die Pupillen, Opiate dagegen verengen sie.

> **Pupillenreflexprüfung** (M)
> Der **Pupillenreflex** wird mit einer Stablampe geprüft, die nach vorgegebenem Schema vor dem Auge des Patienten an- und ausgeschaltet wird. Ein gestörter Pupillenreflex ist ein Zeichen für eine Sehstörung oder neurologische Erkrankung. Deshalb müssen z. B. nach Schädel-Hirn-Traumen Pupillenweite, -form und -reaktion regelmäßig geprüft und dokumentiert werden. Der fehlende Pupillenreflex gilt als *unsicheres* Todeszeichen.

Innere Augenhaut

Zur **inneren Augenhaut** gehören die **Netzhaut** *(Retina)* mit den bildaufnehmenden Sinneszellen sowie das **Pigmentepithel,** das die Netzhaut umkleidet und störende Lichtstreuung aufhebt (➤ Abb. 9.10, ➤ Abb. 9.14). Darüber hinaus bauen die Pigmentzellen die äußeren Abschnitte der Fotosensoren ab, welche ständig nachgebildet werden.
Bei der **Retinitis pigmentosa** führt eine gestörte Phagozytoseaktivität des Pigmentepithels schließlich zur Zerstörung der Fotosensoren.
Die Pigmentepithelschicht ist zwar mit der Aderhaut fest verwachsen, aber nur im Bereich des Sehnervenaustritts **(Papille)** und am Ziliarkörper auch mit der Netzhaut fest verbunden. An den übrigen Stellen wird der notwendige enge Kontakt zwischen diesen beiden Schichten durch den Augeninnendruck gewährleistet.

Netzhautablösung

Durch Verletzungen oder degenerative Prozesse kann sich die Netzhaut von der sie ernährenden Pigmentepithelschicht ablösen. Infolge einer **Netzhautablösung** (*Ablatio retinae* ➤ Abb. 9.13) wird die Retina nicht mehr ernährt, Flüssigkeit dringt zwischen Netzhaut und Pigmentepithel ein. Der Patient bekommt schmerzlose Sehstörungen mit Lichtblitzen, verschleiertem Sehen und Gesichtsfeldausfällen. Therapeutisch müssen die beiden Schichten frühzeitig (bevor sich Flüssigkeit dazwischen sammelt) durch Laserstrahlen miteinander „verklebt" werden.

Netzhautgefäße

Die Netzhaut mit den Sinneszellen wird außer über die Aderhaut wesentlich über die **zentrale Netzhautarterie** *(Arteria centralis retinae),* einen Ast der *Arteria carotis interna* (➤ Abb. 15.9), versorgt. Sie tritt zusammen mit dem Sehnerven in das Auge ein. Die venöse Ableitung erfolgt über die **zentrale Netzhautvene** *(Vena centralis retinae).* Arterien und Venen verlaufen in vier Hauptästen über die gesamte optische Schicht mit Ausnahme der Stelle des schärfsten Sehens, der *Fovea centralis* (➤ Abb. 9.10).

Ein **Zentralarterienverschluss,** z. B. durch die Einschwemmung eines Blutgerinnsels, führt schlagartig zur schmerzlosen Erblindung. Da die Überlebenszeit der Netzhaut nur kurz ist, erfordert dieser augenärztliche Notfall ein sofortiges therapeutisches Eingreifen. Warnzeichen für einen möglichen irreversiblen Arterienverschluss (im Auge und auch an anderer Stelle im Körper, ➤ 8.12) ist die **Amaurosis fugax,** eine wenige Minuten dauernde reversible Erblindung eines Auges.

Augenspiegelung

Im Bereich der Netzhaut können die Augengefäße bei der Augenhintergrunduntersuchung mit einem *Augenspiegel* **(Ophthalmoskop)** direkt eingesehen werden (**Augenspiegelung** ➤ Abb. 9.13). So sind Aussagen über Gefäßveränderungen möglich, wie sie z. B. bei Diabetes mellitus oder Bluthochdruck auftreten können. Außerdem können auch die Netzhaut selbst und die Austrittsstelle des Nervus opticus, die Papille, beurteilt werden. Die Papille kann sich z. B. in Richtung Glaskörper vorwölben **(Stauungspapille)** und so auf eine lebensbedrohliche Druckerhöhung im Schädelraum hinweisen (➤ 8.11.2). Eine Einsenkung der Papille *(Exkavation)* ist dagegen ein Zeichen für einen erhöhten Augeninnendruck (Glaukom).

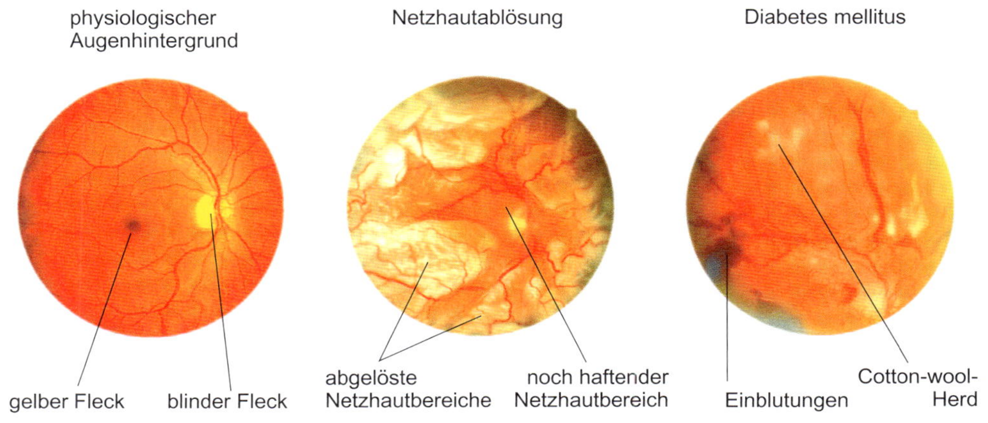

Abb. 9.13 Links Augenhintergrund eines Gesunden mit dem „blinden Fleck" und dem fast gefäßfreien „gelben Fleck". Daneben zwei krankhafte Befunde. [T132]

9.6.2 Feingeweblicher Aufbau und Funktion der Netzhaut

Die Netzhaut ist eine komplex aufgebaute Einheit aus hintereinandergeschalteten Nervenzellschichten.

Ganz außen liegen als erstes Neuron der Sehbahn die **Fotosinneszellen,** die mit ihren Endgliedern in das Pigmentepithel eintauchen. Man unterteilt sie in **Zapfen** und **Stäbchen.** Die Zapfen sind, grob gesagt, für das farbige Sehen am Tage verantwortlich, die Stäbchen für das Dämmerungssehen (➤ Abb. 9.14).

Die meisten der sechs Millionen *Zapfen* liegen im Bereich der optischen Achse im Zentrum der Netzhaut. Dieses Areal heißt **gelber Fleck** oder **Makula** (kurz für *Macula lutea*). Es enthält in einer Vertiefung, der **Fovea centralis** *(Sehgrube),* den Ort des schärfsten Sehens. Hier werden einfallende Lichtstrahlen wegen der hohen Zapfendichte (bis zu 150.000/mm^2) und der geringen Signalkonvergenz (zum Teil ist jeweils *ein* Zapfen über *eine* eigene Nervenzelle mit dem Gehirn verbunden) am genauesten abgebildet. Wenn wir einen Gegenstand fixieren, stellt sich der optische Apparat der Augen jeweils so ein, dass die Lichtstrahlen genau in den Bereich der Fovea centralis gebündelt werden. Die Zapfen vermitteln also neben dem Farbensehen auch eine hohe Bildauflösung. Für ihre Aktivität muss es allerdings ziemlich hell sein, sodass man in der Dämmerung keine Farben mehr wahrnehmen kann.

Zusätzlich ist das Scharfsehen bei Dämmerung durch eine geringere Bildauflösung eingeschränkt. Bei den Stäbchen ist nicht jede Zelle mit einer separaten Nervenzelle verknüpft, sondern es sind etwa 10–100 Stäbchen auf ein nachfolgendes Neuron verschaltet *(Signalkonvergenz).* Das Gesamtbild wird dadurch unschärfer, aber dafür reichen sehr geringe Leuchtdichten. Die größte Dichte der Stäbchen (bis ca. 150.000/mm^2) besteht um die Fovea centralis herum – bei Dunkelheit kann man also besser sehen, wenn man etwas *nicht* genau fixiert.

Den Fotosensoren sind in der Netzhaut als zweites Neuron die **Bipolarzellen** nachgeschaltet. Weitere retinale Neurone sind die **amakrinen Zellen** und **Horizontalzellen.** Sie stellen „Querverbindungen" her (sind also Interneurone, ➤ 4.5.1) und führen erste Verrechnungen der visuellen Information durch, etwa Einstellung auf die Lichtintensität (➤ 9.6.7), Kontrastbildung oder Analyse von Bewegungen.

Die gesammelten Informationen konvergieren dann auf das dritte und letzte Neuron in der Netzhaut, die innen gelegenen **Ganglienzellen** (➤ Abb. 9.14). Die Axone der Ganglienzellen verlassen das Auge im Bereich der **Papille** und bilden den **Nervus opticus** *(Sehnerv).* An seiner Austrittsstelle gibt es keine lichtempfindlichen Zellen, man nennt sie daher den **blinden Fleck.** Diese Stelle wird nicht bewusst wahrgenommen, da sie nicht auf identischen Netzhautorten (➤ 9.6.5) beider Augen liegt und das Gehirn den Ausfall „ergänzt".

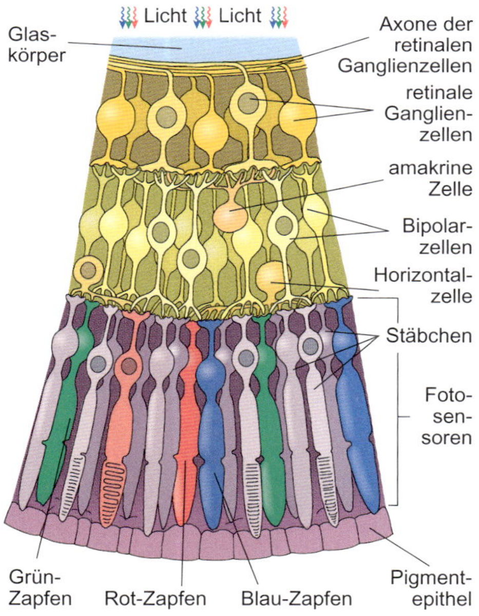

Abb. 9.14 Schichtaufbau der Netzhaut (Retina) im Detail. Das Licht muss die Axone der Ganglienzellen, die Ganglienzellen, die amakrinen Zellen, die Horizontalzellen und die Bipolarzellen der Retina durchdringen, bevor es auf die lichtempfindlichen Stäbchen und Zapfen trifft.

Makuladegeneration

Wird die Makula geschädigt, kommt es zum Verlust des zentralen Sehens und damit des Scharfsehens und des Lesevermögens. Am häufigsten ist die **altersbedingte Makuladegeneration** *(AMD),* die ca. 5 % der über 60-Jährigen betrifft. Da die peripheren Netzhautabschnitte in der Regel erhalten bleiben, ist völlige Erblindung eher selten. Das Sehvermögen in Spätstadien reicht aber nicht zur Orientierung in fremder Umgebung.

Unterschieden werden eine *trockene* und eine *feuchte Form.* Der feuchten Form geht meist die trockene Form voraus. Die feuchte Form macht ca. 20 % der Fälle aus, ist aber für über 90 % der Erblindungen durch AMD verantwortlich. Sie wird durch Injektion von Arzneimitteln wie etwa Ranibizumab (z. B. Lucentis®) in das Auge behandelt, welche das Einsprießen schädlicher Blutgefäße in die Netzhaut hemmen.

9.6.3 Linse

Die **Linse** trägt mit ihrer Brechkraft dazu bei, dass die einfallenden Lichtstrahlen auf der Netzhaut zu einem scharfen Bild vereinigt werden können. Sie ist ein gefäßloser, transparenter Körper aus sehr langen, dünnen *Linsenfasern,* der von einer Bindegewebskapsel umgeben ist. Die Linsenoberfläche ist beidseits konvex gewölbt. Der Aufhängeapparat des Ziliarkörpers hält die Linse in ihrer Position hinter der Pupille.

Katarakt

Beim *Grauen Star* oder **Katarakt** (➤ Abb. 9.15) ist die Linse getrübt. Am häufigsten ist der *Altersstar,* der sich meist um das 60. Lebensjahr bemerkbar

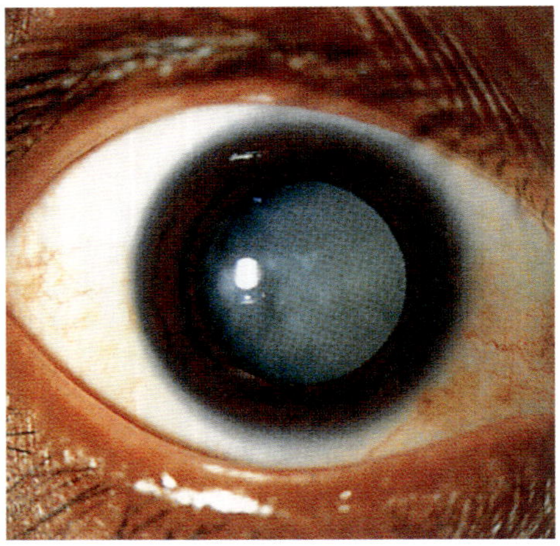

Abb. 9.15 Bei einer Katarakt (grauem Star) ist die Linse getrübt, hier schon mit dem bloßen Auge sichtbar. [E326]

macht. Die Linsentrübung beeinträchtigt zunehmend das Sehvermögen. Therapeutisch ersetzt der Augenarzt in einer *Staroperation* die getrübte Linse durch eine implantierte Kunststofflinse. Dadurch bessert sich das Sehvermögen meist erheblich.

9.6.4 Glaskörper

Der Innenraum des Augapfels hinter der Linse wird vom **Glaskörper** *(Corpus vitreum)* ausgefüllt. Er besteht aus einer durchsichtigen, gallertigen Masse, die die Form des Augapfels erhält und durch ihren Quellungsdruck zusammen mit dem Druck des Kammerwassers den notwendigen engen Kontakt zwischen Netzhaut und Pigmentepithel bewirkt.

Eine normale Alterserscheinung ist die Schrumpfung des Glaskörpers. Bei vielen über 60-Jährigen hebt sich der hintere Glaskörper von der Netzhaut ab, oft verbunden mit dem zunehmenden Auftreten kleiner beweglicher Trübungen (**Mouches volantes**, *„fliegende Mücken")* oder mit vorübergehenden Lichtblitzen oder Sichttrübungen durch kleine Blutungen. Ein seltener Notfall ist es, wenn dabei ein Einriss in der Netzhaut entsteht, der zu dauerhafter Sehstörung führen kann. Bei größeren Netzhautablösungen kann eine operative Entfernung des Glaskörpers **(Vitrektomie)** erforderlich sein. Der Augapfel wird dann meist mit einem schwer resorbierbaren Gas gefüllt, das die Netzhaut wieder an das Pigmentepithel drückt. Das Gas wird allmählich vom Körper durch Kammerwasser ersetzt.

9.6.5 Sehfunktion: Lichtbrechung und Akkommodation

Damit ein Gegenstand scharf gesehen (abgebildet) werden kann, müssen die von einem bestimmten Punkt eines Gegenstandes ausgehenden Lichtstrahlen exakt auf die Netzhaut gebündelt werden. Diese Ablenkung der Lichtstrahlen heißt **Lichtbrechung.** Auf der Netzhaut entsteht dann ein *verkleinertes, spiegelbildliches* und *umgekehrt stehendes* Netzhautbild des betrachteten Gegenstandes (➤ Abb. 9.16). Dieses Netzhautbild wird durch das Gehirn wieder „richtig herum" gedreht.

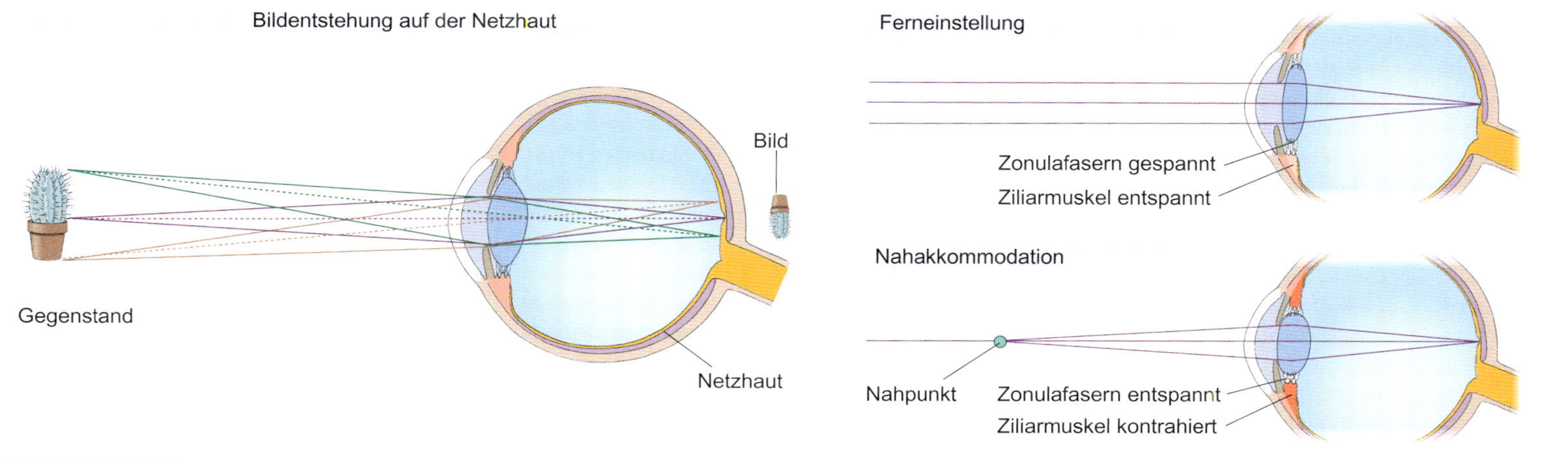

Abb. 9.16 Bildentstehung auf der Netzhaut, Ferneinstellung und Nahakkommodation.

Brechkraft des Auges

Die Brechkraft eines optischen Systems (z. B. einer optischen Linse) gibt an, wie stark das einfallende Licht abgelenkt wird. Maß für die Brechkraft ist die **Dioptrie** (kurz **dpt**). Sie ist definiert als der Kehrwert der Brennweite (in Metern) des optischen (brechenden) Systems. Eine Linse mit einer Brennweite von 10 cm (0,1 m) hat also eine Brechkraft von 10 Dioptrien. Sammellinsen haben positive, Zerstreuungslinsen negative Dioptriewerte.

Die lichtbrechenden Medien des Auges sind Hornhaut, Kammerwasser, Linse und Glaskörper. Die minimale Gesamtbrechkraft des Auges beträgt normalerweise ca. 59 dpt, wobei die Hornhaut mit 43 dpt den Hauptteil ausmacht, gefolgt von der Linse, deren Brechkraft erhöht werden kann (Akkommodation).

Visusprüfung

Die **Sehschärfe** *(Visus)* oder das Auflösungsvermögen des Auges beschreibt die Fähigkeit, zwei Punkte in einer bestimmten Entfernung noch getrennt wahrzunehmen. Sie wird im klinischen Alltag mit *Visustafeln* meist im Abstand von 5 m geprüft, auf denen Buchstaben in unterschiedlicher Größe erkannt werden sollen. Statt der Buchstaben können z. B. auch Ringe mit einer kleinen Aussparung *(Landolt-Ringe)* verwendet werden, wobei der Patient angeben soll, wo die Öffnung des Rings ist.

Nah- und Fernakkommodation

Wir können sowohl weit als auch nah liegende Gegenstände gut sehen, alle werden scharf auf der Netzhaut abgebildet. Diese Anpassung an unterschiedliche Entfernungen geschieht durch eine Veränderung der Linsenkrümmung und damit der Linsenbrechkraft und heißt **Akkommodation.**

Bei der Nahakkommodation führt der vom Parasympathikus innervierte Ziliarmuskel (➤ 9.6.1) durch seine Kontraktion zur Entspannung des Aufhängeapparates der Linse (➤ Abb. 9.11, ➤ Abb. 9.16). Durch ihre *Eigenelastizität* nimmt die Linse einen stärkeren Krümmungsgrad an und ihre Brechkraft nimmt zu. Gleichzeitig verengt sich die Pupille *(Miosis)*. Dadurch fällt nicht nur weniger Licht ins Auge, sondern es werden auch die am Rand der Linse einfallenden Lichtstrahlen abgeblendet. Damit wird bei Nahsicht die „Bildqualität" auf der Netzhaut verbessert, so wie beim Fotoapparat eine kleine Blendenöffnung zu schärferer Abbildung führt.

Bei der **Fernakkommodation** entspannt sich der Ziliarmuskel, wodurch sich die Aufhängefasern der Linse *(Zonulafasern)* straffen und anspannen. Diese Spannung überträgt sich auf die Linse, wodurch sie flacher wird. Ihre Brechkraft nimmt ab, sie wird für Sicht in die Ferne eingestellt.

Die Akkommodationsfähigkeit ist altersabhängig: Ein 20-Jähriger kann seine Linsenbrechkraft bei der Nahakkommodation um ca. 10 dpt erhöhen **(Akkommodationsbreite)** und von unendlich **(Fernpunkt)** bis 10 cm vor dem Auge **(Nahpunkt)** alles scharf sehen. Im Alter nimmt die Akkommodationsfähigkeit ab, der Nahpunkt rückt immer weiter weg (Alterssichtigkeit, ➤ 9.6.6).

Konvergenzreaktion

Beim Blick in die Ferne verlaufen die Sehachsen beider Augen parallel zueinander. Entfernte Gegenstände werden daher auf einander entsprechenden (korrespondierenden) Netzhautorten abgebildet. Werden näher liegende Objekte fixiert, müssen sich die Augäpfel in Richtung Nase hin bewegen, damit die Abbildung auf korrespondierenden Netzhautstellen erfolgt. Eine solche **Konvergenzreaktion** der Augen erfolgt reflektorisch durch die äußeren Augenmuskeln (➤ 9.6.9) gleichzeitig mit Nahakkommodation und Pupillenverengung (Miosis).

Die Konvergenzreaktion ist auch an der *Entfernungsmessung* beteiligt: Die Augen stellen sich immer auf das gerade fixierte Objekt ein. Aus dem dafür notwendigen Ausmaß der Konvergenz- und Akkommodationsreaktionen beider Augen erkennt das Gehirn die *Entfernung* des Gegenstandes.

Da die Augen durch ihren Abstand von etwa 7 cm Gegenstände aus etwas unterschiedlichen Blickwinkeln sehen, liefern sie zwei leicht unterschiedliche Bilder an das zentrale Nervensystem. Dort entsteht durch zentrale Verarbeitung dieser unterschiedlichen Informationen ein *räumliches Bild.*

9.6.6 Sehfehler

Alterssichtigkeit

Die Eigenelastizität der Linse nimmt mit steigendem Alter ab (➤ Abb. 9.17). Dadurch wird die Fähigkeit zur Nahakkommodation eingeschränkt. Die meisten Menschen können ab etwa 50–55 Jahren Gegenstände in der Nähe nicht mehr scharf sehen. Wenn ihr Nahpunkt weiter vor dem Auge liegt, als ihre Arme lang sind, können sie nicht mehr Zeitung lesen. Sie leiden unter **Alterssichtigkeit** *(Presbyopie)* und brauchen zum Lesen eine *Lesebrille* mit einer Sammellinse von einer Brechkraft zwischen 2 und ca. 5 dpt.

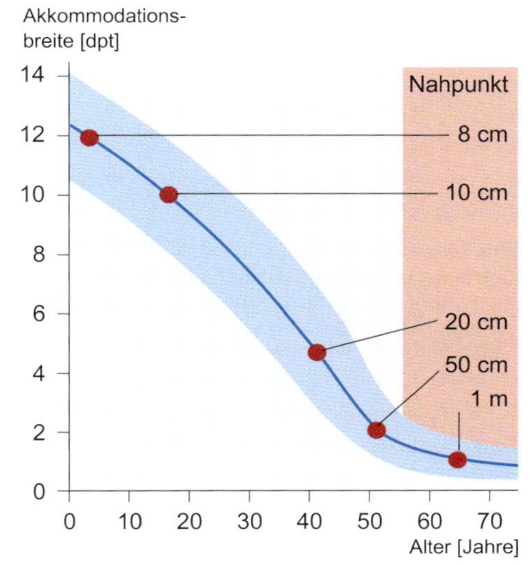

Abb. 9.17 Altersabhängigkeit von Akkommodationsbreite und Nahpunktentfernung (Angaben für Normalsichtige und korrigierte Fehlsichtige).

9

Kurz- und Weitsichtigkeit

Ca. zwei Drittel der deutschen Erwachsenen sind nicht normalsichtig, d. h. ihre Augen bilden die einfallenden Lichtstrahlen aus der Ferne und/oder Nähe nicht scharf auf der Netzhaut ab.
Bei der häufigsten **Fehlsichtigkeit** *(Refraktionsanomalie)*, der **Kurzsichtigkeit** *(Myopie)*, ist der Augapfel anlagebedingt zu lang (häufig) oder die Brechkraft der Linse zu stark (selten). Deshalb werden parallel einfallende Lichtstrahlen schon *vor* der Netzhaut vereinigt. Entfernte Gegenstände können nicht scharf gesehen werden. Die Kurzsichtigkeit wird durch eine *Zerstreuungslinse (konkave Linse)* mit einer negativen Brechkraft ausgeglichen.
Bei einem zu kurzen Augapfel (häufig) oder einer Linse mit zu schwacher Brechkraft (selten) resultiert eine **Weitsichtigkeit** (*Hyperopie*). Die Lichtstrahlen vereinigen sich erst hinter der Netzhaut. Hier muss durch eine Sammellinse (konvexe Linse) mit einer positiven Brechkraft die Brechkraft des Auges erhöht werden, damit das Bild genau in der Netzhautebene entsteht (➤ Abb. 9.18).

Ein Kind mit angeborener Weitsichtigkeit kompensiert die zu schwache Brechkraft für das Sehen in der Ferne durch Akkommodation. Mit dieser geht jedoch die Konvergenzreaktion einher, sodass die Sehachsen der beiden Augen nicht mehr parallel liegen, wie es für das Sehen in die Ferne erforderlich ist. Folgen sind Einwärtsschielen und ein Verlust des räumlichen Sehens (➤ 9.6.9), wenn der Sehfaktor nicht frühzeitig durch eine Brille korrigiert wird.

Astigmatismus

Ist die Hornhaut *nicht gleichmäßig* gewölbt, werden von einem Punkt ausgehende Lichtstrahlen auf der Netzhaut nicht als Punkt, sondern als Linie abgebildet. Diese meist angeborene Fehlbildung heißt **Astigmatismus** *(Stabsichtigkeit)*. Therapeutisch wird der Fehler mit zylindrisch geschliffenen Gläsern oder Kontaktlinsen, in sehr ausgeprägten Fällen durch Hornhauttransplantation korrigiert *(Keratoplastik)*.

Laser-Behandlung der Hornhaut

Kurz- und Weitsichtigkeit wie auch Astigmatismus kann man bis zu einigen Dioptrien durch Anwendung eines Lasers korrigieren *(refraktäre Chirurgie)*. Dazu werden mittels ultravioletten Laserlichts (Excimer-Laser) Teile der ca. 0,5 mm dicken Hornhaut abgetragen und dadurch die Hornhautkrümmung so verändert, dass die Brechkraft der Augapfellänge angepasst bzw. der Astigmatismus beseitigt ist. Nicht immer klappt dies so genau, dass der Patient danach auf Brille oder Kontaktlinsen verzichten kann, zudem sind Komplikationen möglich. Und: Vor einer späteren Alterssichtigkeit ist man nicht gefeit, da diese eine andere Ursache hat.

Blindheit

Von völliger **Blindheit** *(Amaurose)* spricht man, wenn Patienten keinerlei Sehvermögen mehr haben. Ihnen gleichgestellt sind nach dem Bundessozialhilfegesetz Patienten mit hochgradiger Sehschwäche (< 2% der normalen Sehschärfe oder extreme Einschränkung des Gesichtsfeldes), die sich in fremder Umgebung nicht mehr zurechtfinden.
Ursache für eine Blindheit sind meist Erkrankungen von Augen oder Sehnerven, seltener des ZNS, wo die Sinneseindrücke ausgewertet und bewusst werden (*Rinden-, Seelenblindheit* ➤ 8.8.9). *Angeborene Blindheit* kann z. B. Folge einer Rötelnembryopathie (➤ 21.6) sein. Die häufigsten Ursachen für im Erwachsenenalter *erworbene erhebliche Sehbehinderung oder Erblindung* sind Makuladegeneration (➤ 9.6.2), Glaukom (➤ 9.6.1), Diabetes mellitus (➤ 11.6.3) oder Gefäßerkrankungen der Netzhaut im Rahmen einer Hypertonie (➤ 15.4.1).
Da es nur selten gelingt, die Sehfähigkeit wiederherzustellen, kommt dem Schutz der Augen und der Früherkennung von Augen- und Allgemeinerkrankungen, die das Augenlicht gefährden, eine große Bedeutung zu. So sind neben der Behandlung der Grunderkrankung regelmäßige augenärztliche Untersuchungen bei Allgemeinerkrankungen wie z. B. Diabetes mellitus oder Bluthochdruck (Hypertonie) unbedingt erforderlich. Bei Gesunden sollten ab dem 40. Lebensjahr, bei stark Kurzsichtigen schon ab dem 20. Lebensjahr, regelmäßige augenärztliche Kontrollen erfolgen.

Entsprechend der überragenden Bedeutung des Sehsinns stellt Blindheit eine schwere Belastung für den Betroffenen dar. Zu möglichst großer Selbstständigkeit im Alltag verhelfen z. B. Orientierungs- und Mobilitätsschulung unter Zuhilfenahme von Blindenstock oder -hund (➤ Abb. 9.19), das Erlernen der *Punkte-* oder **Braille-Schrift** (➤ Abb. 7.17), Zusatzgeräte für Schreibmaschinen oder Computer, Vorlesegeräte oder sprechende Uhren. Gerade spät erblindete ältere Menschen bleiben aber oft von der Unterstützung Dritter abhängig.
Retina-Implantate mit Chips auf/unter der Netzhaut haben bisher enttäuscht. Geforscht wird an Verbesserungen dieser und neuen Technologien mit Nano-Partikeln sowie dem gentechnischen Einschleusen von Rhodopsinen in sonst lichtunempfindliche Retinazellen.

9.6.7 Stimulation der Fotosensoren

Damit Sehempfindungen entstehen können, müssen Lichtstrahlen, die auf der Netzhaut eintreffen, in Nervenimpulse übersetzt werden. Ein erster Schritt ist die Absorption von Lichtquanten (Photonen) durch die **Fotopigmente** der Stäbchen und Zapfen. Die Photonenaufnahme führt zu molekularen Strukturveränderungen der Fotopigmente und über eine Reihe von Zwischenschritten zu einer Änderung des Membranpotenzials (➤ 8.1) zuerst der Fotosensoren und dann der nachgeschalteten Bipolarzellen. An den Ganglienzellen entstehen daraufhin fortleitbare Aktionspotenziale. Damit ist die „Lichtenergie" in Aktionspotenziale übersetzt worden.

Erregung der Stäbchen

Die Stäbchen als Sensoren für das Dämmerungssehen enthalten als Fotopigment **Rhodopsin** *(Sehpurpur)*. Es setzt sich aus dem Eiweiß **Opsin** und dem Vitamin-A-Abkömmling **Retinal** zusammen. Rhodopsin ist eine instabile Verbindung, die schon bei geringsten Lichteinwirkungen durch eine Kette chemischer Reaktionen in ihre beiden Bestandteile zerfällt. Durch den Zerfall kommt es an den Stäbchen zur Hyperpolarisation (➤ 8.1.3).

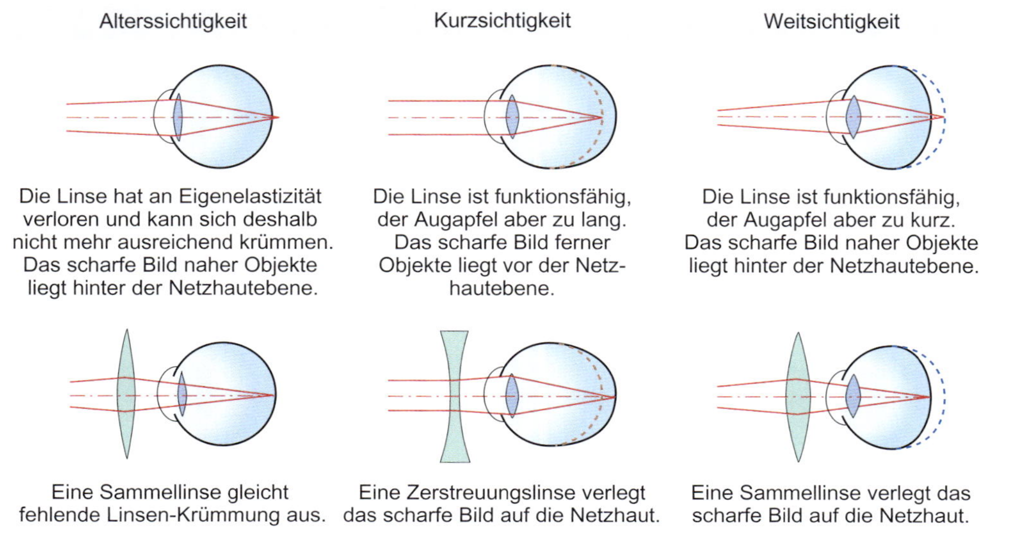

Abb. 9.18 Strahlengang bei Alters-, Kurz- und Weitsichtigkeit, oben jeweils ohne, unten jeweils mit Korrektur.

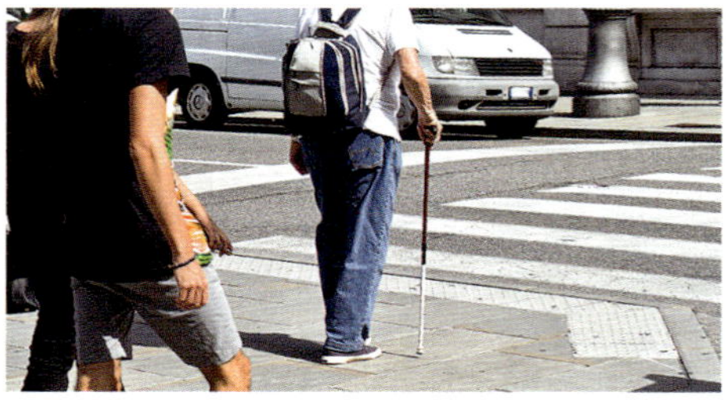

Abb. 9.19 Taktiles Blindenleitsystem. Aufmerksamkeitsfelder/Noppen (Warnfunktion) und Bodenleitlinien/Rippen (Leitfunktion) erleichtern Menschen mit Sehbehinderung und Blinden die Orientierung. [J787]

Das Signal wird an die nachfolgenden Neurone weitergegeben und löst dann in den Ganglienzellen Aktionspotenziale aus. In der Dämmerung wird Rhodopsin rasch wieder aufgebaut und die Stäbchen werden wieder empfangsbereit. Bei Helligkeit hält der Rhodopsinaufbau jedoch mit dem Zerfall nicht Schritt, dadurch sind die Stäbchen bei Tageslicht praktisch nicht erregbar.

Erregung der Zapfen

Die Zapfen als Sensoren für das Farbensehen enthalten in ihren Fotopigmenten ebenfalls Retinal, aber statt des Opsins drei unterschiedliche Eiweißanteile, die jeweils für bestimmte Wellenlängenbereiche des Lichts besonders empfindlich sind. So gibt es Sensoren für den Gelbrot-, Grün- und Blauviolettbereich. Das breite Spektrum wahrnehmbarer Farben entsteht im Gehirn aus der Aufsummierung (additiven Farbmischung) der Erregungen dieser drei Sensortypen. Im Gegensatz zu den Stäbchen werden sie alle nur bei hellem Licht ausreichend gereizt (➤ Abb. 9.20).

Fotosensible Ganglienzellen

Etwa 2 % der Ganglienzellen sind **fotosensible (retinale) Ganglienzellen**, d. h. durch das Fotopigment **Melanopsin** selbst lichtempfindlich. Sie sind an der Steuerung der zirkadianen Rhythmen (➤ 8.8.3) und Pupillenweite beteiligt.

Hell-Dunkel-Adaptation

Das Auge besitzt die Fähigkeit zur **Hell-Dunkel-Adaptation,** d. h. zur Anpassung an unterschiedliche Reizintensitäten (➤ Abb. 9.21). Dies ist sehr wichtig, da der Helligkeitsbereich, den das Auge wahrnehmen kann, außerordentlich breit ist (so ist ein Sonnentag etwa 2 Millionen mal heller als die Dämmerung). Dabei dauert die Anpassung an die Dunkelheit mit ca. 30 Minuten länger als die Anpassung an die Helligkeit, bei der nur ein Blendeffekt von einigen Sekunden auftritt.

Adaptationsmechanismen (➤ Abb. 9.21):

- Am effektivsten ist der **biochemische Prozess.** Bei Dunkelheit zerfällt nur wenig Sehfarbstoff, d. h. bei längerem Aufenthalt im Dunkeln reichert sich dieser in den Fotosensoren an. Die Wahrscheinlichkeit, dass ein Sehfarbstoffteilchen vom Licht getroffen wird, nimmt damit zu (bei Helligkeit verläuft der Prozess umgekehrt). So kann die Lichtempfindlichkeit um ca. den Faktor 1.000 gesteigert werden
- An zweiter Stelle folgt ein **neuronaler Mechanismus.** Wie erwähnt, sind immer wenige Zapfen bzw. 10–100 Stäbchen mit *einem* nachfolgenden Neuron verknüpft. Bei der Dunkeladaptation vergrößert sich die Zahl der Sensoren, die auf ein nachgeschaltetes Neuron konvergieren (➤ 9.6.2). Das Dunkelsehen wird dadurch nochmals ca. um den Faktor 100 verbessert – allerdings auf Kosten der Sehschärfe
- Die **Pupille** verändert durch Verengung oder Erweiterung die einfallende Lichtmenge nur ca. um den Faktor 20, dies aber bei plötzlichem Helligkeitswechsel sehr *schnell* (*Pupillenreflex,* ➤ 9.6.1), wodurch die Gefahr der Blendung reduziert wird.

Farbenfehlsichtigkeit

Bei einer **Farbenfehlsichtigkeit** oder *Farbsinnesstörung* ist das normale Farbensehen gestört. Am häufigsten sind angeborene Störungen mit Mangel **(Farbschwäche)** oder Fehlen **(partielle Farbenblindheit)** eines der drei Fotopigmente für das Farbensehen. Beispielsweise ist bei der Grünschwäche als häufigster Form die Grünempfindlichkeit herabgesetzt, d. h. der Betroffene mischt mehr Grün zu, um eine vorgegebene Farbmischung nachzuahmen, als der Gesunde. Aufgrund der meist X-chromosomal rezessiven (➤ 2.13.3) Vererbung sind wesentlich mehr Männer (8 %) als Frauen (0,4 %) betroffen. **Totale Farbenblindheit** *(Achromatopsie)* ist sehr viel seltener.

Nachtblindheit

Bei **Nachtblindheit** ist das Sehen in der Dämmerung und im Dunkeln abnorm vermindert. Häufige Ursache ist ein Vitamin-A-Mangel mit unzureichender Bildung von Fotopigment. Selten führen Gendefekte zur Synthesestörung von Rhodopsin.

9.6.8 Sehbahn

Die Aktionspotenziale aus den Ganglienzellen der Netzhaut gelangen mit dem **N. opticus** *(Sehnerven)* zur **Sehnervenkreuzung** *(Chiasma opticum)* unterhalb des Zwischenhirns (➤ 8.8.4). Hier tauschen linker und rechter N. opticus je eine Hälfte ihrer Fasern aus, wobei die Fasern aus den beiden inneren (nasalen) Netzhauthälften jeweils zur Gegenseite kreuzen. Die gekreuzten Fasern bilden zusammen mit den jeweils ungekreuzten Fasern aus den äußeren (temporalen) Netzhauthälften die **linke** bzw. **rechte Sehbahn** *(Tractus opticus).* Durch die Kreuzung der Optikusfasern werden linke und rechte Gesichtsfeldhälften, die jeweils

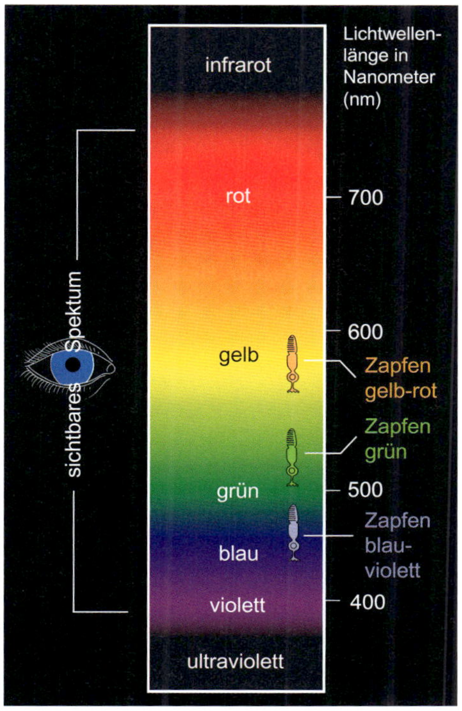

Abb. 9.20 Wellenlänge des sichtbaren Lichts (380–780 nm) mit Empfindlichkeitsmaxima der drei Zapfentypen.

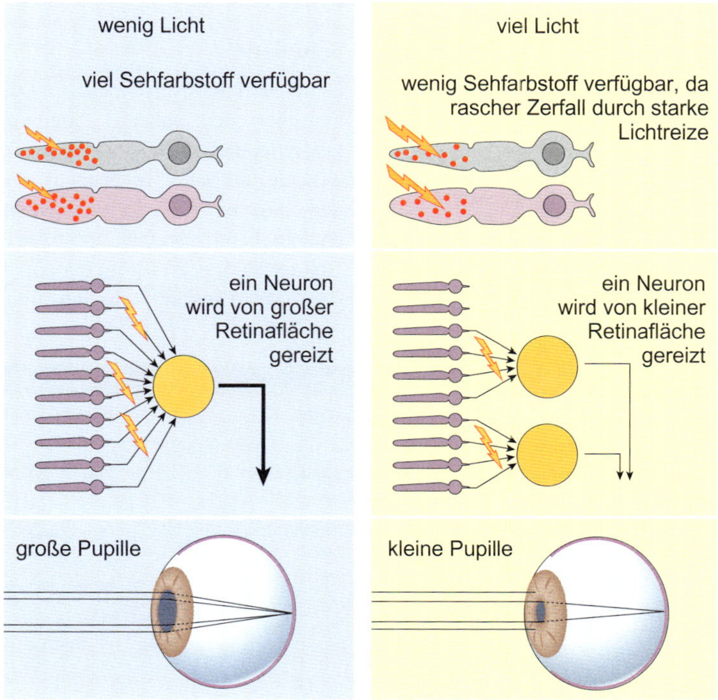

Abb. 9.21 Hell-Dunkel-Anpassungsreaktionen des Auges. Oben Änderung der verfügbaren Sehfarbstoffmenge, in der Mitte Veränderung der Konvergenz auf die nachgeschalteten Neuronen, unten Pupillenreaktion.

9

zunächst in *beiden* Netzhäuten repräsentiert waren, getrennt. Die Fasern aus jeder Fovea centralis verlaufen zum Teil gekreuzt, zum Teil ungekreuzt, d. h. sie erreichen beide Hirnhälften. Der größte Teil der Sehbahnfasern zieht zu einer Struktur des Thalamus, dem **seitlichen Kniehöcker** *(Corpus geniculatum laterale),* wo die Erregungen gefiltert und auf weitere Neurone umgeschaltet werden. Als **Sehstrahlung** erreichen die Axone dieser Nervenzellen dann die **primäre Sehrinde** im Hinterhauptlappen (➤ Abb. 8.41). Dort werden die Informationen aus beiden Augen zu einem einheitlichen Bild verschmolzen. Der übrige Teil der Sehbahnfasern wird im Mittelhirnbereich (➤ 8.8.2) umgeschaltet und vermittelt Reflexe wie z. B. die Pupillen- und die Akkommodationsreflexe.

Die primäre Sehrinde steht in enger Beziehung zur sekundären Sehrinde. Hier wird aus dem Sehen ein bewusstes Erkennen (➤ 8.8.9, ➤ 8.9).

Gesichtsfeld

Das **Gesichtsfeld** ist der Bereich, den man wahrnehmen kann, wenn die Augen einen bestimmten Punkt fixieren, d. h. sich nicht bewegen. Es kann mit verschiedenen Geräten ermittelt werden **(Perimetrie).** Dabei muss der Patient einen bestimmten Punkt fixieren, während verschiedene Leuchtmarken in das Gesichtsfeld eingespielt werden. Der Patient gibt ein Zeichen, wenn er diese sieht, ohne dabei den Blick vom fixierten Punkt im Zentrum zu wenden.

Gesichtsfeldausfälle

Viele Erkrankungen schränken das Gesichtsfeld ein: Schädigungen des Sehnerven (z. B. durch ein Glaukom ➤ 9.6.1), Netzhautablösungen (➤ 9.6.1, ➤ 9.6.2) oder Hirntumoren.

Eine **bitemporale Hemianopsie** (**Hemianopsie** = halbseitiger Gesichtsfeldverlust) entsteht, wenn die mittleren Anteile der Sehnervenkreuzung geschädigt werden. Dies ist häufig durch Hypophysentumoren der Fall, da die Sehnervenkreuzung in unmittelbarer Nachbarschaft zur Hypophyse verläuft.
Weil in den *mittleren* Anteilen der Sehnervenkreuzung die Axone der Ganglienzellen aus den beiden *nasalen* Netzhauthälften liegen, fehlen im Gesichtsfeld des Patienten die seitlichen *(temporalen)* Anteile, der Patient sieht „wie mit Scheuklappen".

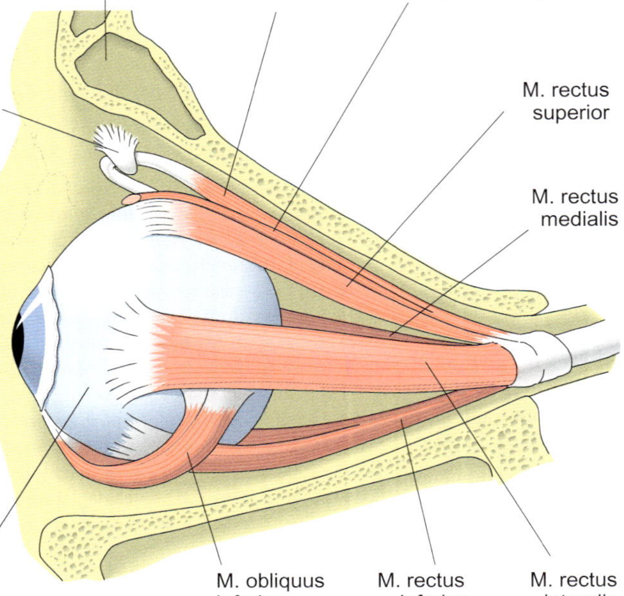

Abb. 9.22 Schnitt durch die Augenhöhle mit Blick von lateral auf die vier geraden und auf die zwei schrägen äußeren Augenmuskeln. Sie bewegen den Augapfel in der Augenhöhle.

9.6.9 Bewegungsapparat des Augapfels

Die Augäpfel werden in den Augenhöhlen durch je sechs quergestreifte Muskeln bewegt, die durch drei verschiedene Hirnnerven (➤ 8.7.2) innerviert werden (➤ Abb. 9.22, ➤ Tab. 9.1). Durch diese äußeren Augenmuskeln können die Augäpfel bewusst und präzise in viele Richtungen gedreht werden. Unbewusst – reflektorisch – koordinieren die Augenmuskeln auch das Zusammenspiel beider Augäpfel bei der Ausrichtung für Nähe und Ferne (*Konvergenzreaktion* ➤ 9.6.5).

Schielen

Beim **Schielen** *(Strabismus)* ist die Koordination zwischen den äußeren Augenmuskeln gestört. Überwiegend sind Kinder betroffen. Die beiden Sehachsen können nicht mehr so eingestellt werden, dass ein fixierter Gegenstand auf einander entsprechenden Netzhautpunkten abgebildet wird. Bei der häufigsten Form, dem *Strabismus convergens* oder **Einwärtsschielen,** überschneiden sich die Sehachsen vor den Augen, beim *Strabismus divergens* oder **Auswärtsschielen** weichen sie auseinander. Als Folge entstehen im Gehirn Doppelbilder, worauf das Gehirn mit der Unterdrückung eines der Bilder reagiert. Die Behandlung muss möglichst früh einsetzen, da eine Schwachsichtigkeit des schwächeren Auges und ein dauerhafter Verlust des räumlichen Sehens drohen.

9.6.10 Schutzeinrichtungen des Auges

Zu den Schutzeinrichtungen des Auges zählen Augenbrauen, Augenlider, Wimpern, Bindehaut (➤ 9.6.1) und Tränendrüsen (➤ Abb. 9.23).
Die **Augenbrauen** bilden oberhalb der Augen einen Schutzwall vor intensiver Sonnenstrahlung, Fremdkörpern und dem salzigen Stirnschweiß.
Schutzfunktionen erfüllen auch die **Augenlider** *(Palpebrae),* die als Ober- und Unterlid die Lidspalte begrenzen. Auf den Lidrändern sitzen die **Augenwimpern.** In die Haarbälge der Augen-

AUGENMUSKEL	FUNKTION	INNERVATION
M. rectus superior *(oberer gerader Augenmuskel)*	Hebung und Innenrollung des Auges	N. oculomotorius (N. III)
M. rectus inferior *(unterer gerader Augenmuskel)*	Blicksenkung und Außenrollung des Auges	N. oculomotorius (N. III)
M. rectus lateralis *(äußerer gerader Augenmuskel)*	Abduktion des Auges (Auswärtsbewegung)	N. abducens (N. VI)
M. rectus medialis *(innerer gerader Augenmuskel)*	Adduktion des Auges (Nasalbewegung)	N. oculomotorius (N. III)
M. obliquus superior *(oberer schräger Augenmuskel)*	Abduktion, Einwärtsrollung, Blicksenkung, Sehne zieht durch die Trochlea (➤ Abb. 9.22)	N. trochlearis (N. IV)
M. obliquus inferior *(unterer schräger Augenmuskel)*	Blickhebung, Abduktion und Außenrollung des Auges	N. oculomotorius (N. III)

Tab. 9.1 Funktion und Innervation (Nervenversorgung) der äußeren Augenmuskeln. (Hirnnerven ➤ 8.7)

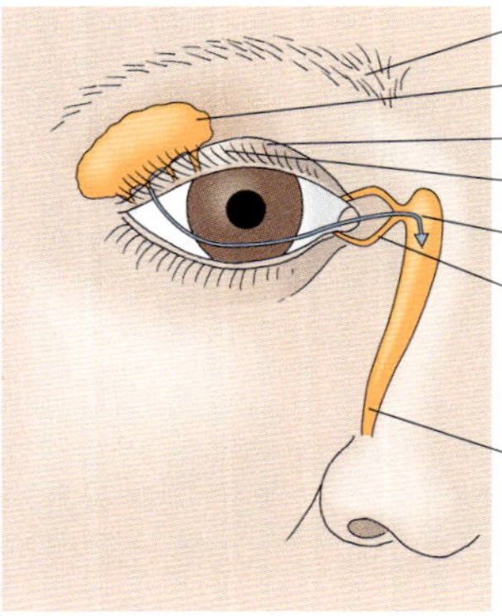

Abb. 9.23 Schutzeinrichtungen des Auges.

wimpern münden verschiedene Drüsen **(Meibom-, Moll-, Zeis-Drüsen),** deren Sekret einen dünnen Film über der Tränenflüssigkeit bildet, der vor Verdunstung schützt. Diese Drüsen können sich entzünden: Es kann ein sehr schmerzhaftes **Gerstenkorn** *(Hordeolum)* oder, vor allem bei Sekretstau in den Meibom-Talgdrüsen, ein schmerzloses **Hagelkorn** *(Chalazion)* entstehen.
Die Augenlider enthalten den Augenringmuskel (*M. orbicularis oculi,* ➤ Abb. 6.16), durch den die Lidspalte geschlossen wird. Dadurch können die Lider die Augen im Schlaf bedecken. Seine Gegenspieler, also Lidöffner, sind der sympathisch innervierte **Tarsusmuskel** *(M. tarsalis, Müller-Lidheber)* und der **Oberlidheber** *(M. levator palpebrae superioris),* der als quergestreifter Muskel willentlich gesteuert werden kann. Bei einer Lähmung dieser Muskeln hängt das Oberlid herab **(Ptose).** Durch den Lidschlag befeuchten die Lider gleichmäßig die der Luft ausgesetzten Augenabschnitte. Dies ist für die Ernährung der Hornhaut unbedingt erforderlich.

Tränenapparat

Die hierfür nötige Flüssigkeit wird von den **Tränendrüsen** *(Glandulae lacrimales)* gebildet. Diese *serösen Drüsen* (➤ 4.2.2) in Form und Größe einer Mandel liegen oberhalb der äußeren Augenwinkel in den Augenhöhlen. Sie sezernieren die **Tränenflüssigkeit** über mehrere Ausführungsgänge in die obere Umschlagfalte der Bindehaut. Die Tränenflüssigkeit ist eine wässrige Lösung und enthält Salze, Schleim und ein bakterizid (bakterienabtötend) wirkendes Enzym, das *Lysozym.* Die Tränenflüssigkeit gleicht Unebenheiten der Hornhaut aus und verbessert so deren optische Eigenschaften, sie schwemmt Fremdkörper wie z. B. Staubpartikel weg, schützt die Hornhaut vor Austrocknung (Trübungsgefahr!), dient der Abwehr von Krankheitserregern (Lysozym, ➤ 13.2.1, Immunglobulin A, ➤ 13.4.3) und wirkt als Schmierfilm für die Lider.
Durch den Lidschlag werden die Tränen über die gesamte vordere Augenfläche verteilt, sammeln sich dann im medialen Augenwinkel und fließen über die Tränenpunkte in die **Tränenkanälchen** *(Canaliculi lacrimales),* die in den **Tränensack** *(Saccus lacrimalis)* münden. Von dort aus fließt das Tränensekret über den **Tränennasengang** *(Ductus nasolacrimalis)* im Bereich des unteren Nasengangs in die Nasenhöhle (➤ Abb. 16.2).

> P
> **Augenpflege**
> Die Reinigung der Augen erfolgt stets in der physiologischen Tränenflussrichtung, also von außen nach innen.

Weinen

Bei Reizung der Horn- oder Bindehaut durch einen Fremdkörper sowie bei emotionaler Erregung werden unter Einwirkung des Parasympathikus die Tränendrüsen zu starker Sekretion stimuliert. Der normale Abflussweg reicht nicht mehr aus, die Tränen fließen über den Lidrand **(Weinen).**

Konjunktivitis

Die **Konjunktivitis** ist eine akute oder chronische Entzündung der Bindehaut. Ursächlich unterscheidet man infektiös bedingte Bindehautentzündungen (durch Bakterien, Viren, Pilze) und nichtinfektiöse, z. B. durch Fremdkörper (Kontaktlinsen), Tabakrauch, Staub oder Allergien. Die Bindehaut ist durch Gefäßerweiterung gerötet und evtl. geschwollen, der Patient spürt Jucken, Brennen, Schmerzen und Fremdkörpergefühl („Sandkörner in den Augen"). Die Behandlung besteht je nach der Ursache z. B. in der Gabe antibiotikahaltiger, gefäßverengender oder antiallergischer Augentropfen bzw. -salben.
Fremdkörper und Verätzungen ➤ 24.6.3, ➤ 24.5.7

9.7 Hör- und Gleichgewichtsorgan

9.7.1 Einbettung in der Schädelbasis

Hör- und Gleichgewichtsorgan gehören zu den feinsten und verletzlichsten Strukturen im Körper des Menschen. Deshalb liegen sie gut geschützt in der Felsenbeinpyramide des Schläfenbeins, einem von der Schädelmitte nach außen ziehenden Knochen der Schädelbasis (➤ Abb. 6.11). Beide Organe haben unterschiedliche Funktionen:
- Das **Gehör** nimmt die Schallreize auf
- Das **Gleichgewichtsorgan** registriert Körperlage und -bewegung im Raum.

Die Informationen aus beiden Organen werden über einen gemeinsamen Leitungsstrang, den *VIII. Hirnnerven* oder **Nervus vestibulocochlearis,** an das ZNS übermittelt. Dieser Nerv verläuft zusammen mit den ohrversorgenden Blutgefäßen vom Innenohr durch den inneren Gehörgang in das Schädelinnere.

9.7.2 Äußeres Ohr

Zum äußeren Ohr gehören **Ohrmuschel** und **äußerer Gehörgang.** Die knorpelige Ohrmuschel (➤ Abb. 9.24) wirkt als schallaufnehmender Trichter und leitet die Schallwellen in den **äußeren Gehörgang,** der leicht abgewinkelt von der Ohrmuschel zum Trommelfell zieht. Er enthält Drüsen, die **Cerumen** *(Ohrenschmalz)* bilden, und einzelne Haare. Sie schützen vor eindringenden Fremdkörpern.

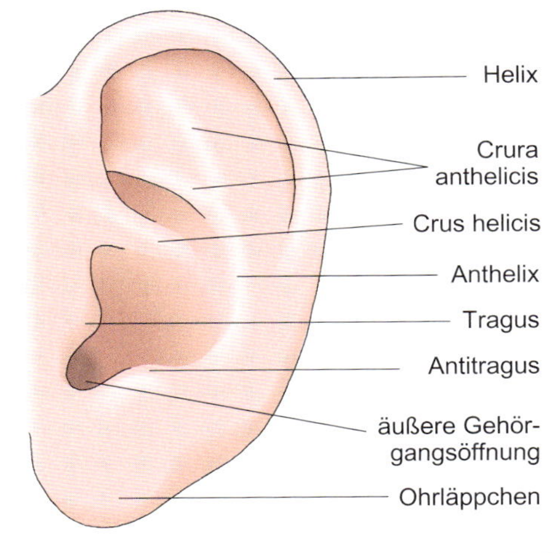

Abb. 9.24 Die Ohrmuschel.

> P
> **Ohrreinigung**
> Die „Reinigung" des Ohrs mit Wattestäbchen ist gefährlich: Zum einen wird Ohrenschmalz eher weiter ins Ohr geschoben anstatt herausbefördert, zum andern kann das Trommelfell dabei durchstoßen werden. Es reicht völlig, den Eingang des äußeren Gehörganges zu reinigen.

Das **Trommelfell** *(Membrana tympani)* ist die Grenze zwischen äußerem Ohr und Mittelohr. Es ist eine dünne Membran aus fibrösem Bindegewebe. Bei der **Ohrenspiegelung** *(Otoskopie)* kann es direkt eingesehen werden.

9.7.3 Mittelohr

Das **Mittelohr** (➤ Abb. 9.25) liegt in einer kleinen, luftgefüllten Knochenhöhle im Felsenbein, deren Hauptteil auch als **Paukenhöhle** *(Cavum tympani)* bezeichnet wird. Sie ist mit Epithel ausgekleidet und erstreckt sich vom Trommelfell bis zu einer knöchernen Wand des Innenohrs. In dieser Wand befinden sich zwei membranverschlossene Knochenfenster: das **ovale** und das **runde Fenster.** Hinter diesen Fenstern schließt sich das Innenohr an. Nach hinten geht die Paukenhöhle in die Hohlräume des **Warzenfortsatzes** *(Mastoidzellen)* über.

Ohrtrompete

Über die **Ohrtrompete** (*Tuba auditiva eustachii* oder *Eustachische Röhre*) besteht eine Verbindung zwischen Mittelohr und oberem Rachenraum (➤ Abb. 16.2). Die Ohrtrompete sorgt für die Angleichung des Drucks im Mittelohr an den äußeren Luftdruck. Dadurch wird eine optimale Trommelfellbeweglichkeit für die Schallleitung gewährleistet und eine Verletzung des Trommelfells durch abrupte Druckschwankungen verhindert. Die Ohrtrompete öffnet sich beim Schlucken und Gähnen oder beim Pressen mit geschlossenem Mund und zugehaltener Nase. Auf diese Weise kann bewusst ein Druckausgleich erzielt werden, wenn unterschiedliche Drücke beidseits des Trommelfells (z. B. im Flugzeug) durch Druckgefühl und Rauschen im Ohr unangenehm werden.

Drei winzige Knochen

Quer durch die Paukenhöhle verläuft die Kette der drei **Gehörknöchelchen,** genannt **Hammer** *(Malleus),* **Amboss** *(Incus)* und **Steigbügel** (*Stapes* ➤ Abb. 9.25). Der *Hammergriff* ist mit dem Trommelfell fest verbunden. Sein *Köpfchen* liegt der Mittelohrwand an. Sein kürzerer *Fortsatz* ist an einem Drehpunkt mit dem Amboss und dieser wiederum gelenkig mit dem Steigbügel verknüpft. Der Steigbügel fügt sich mit seiner „Fußplatte" genau in das ovale Fenster zum Innenohr ein. Die

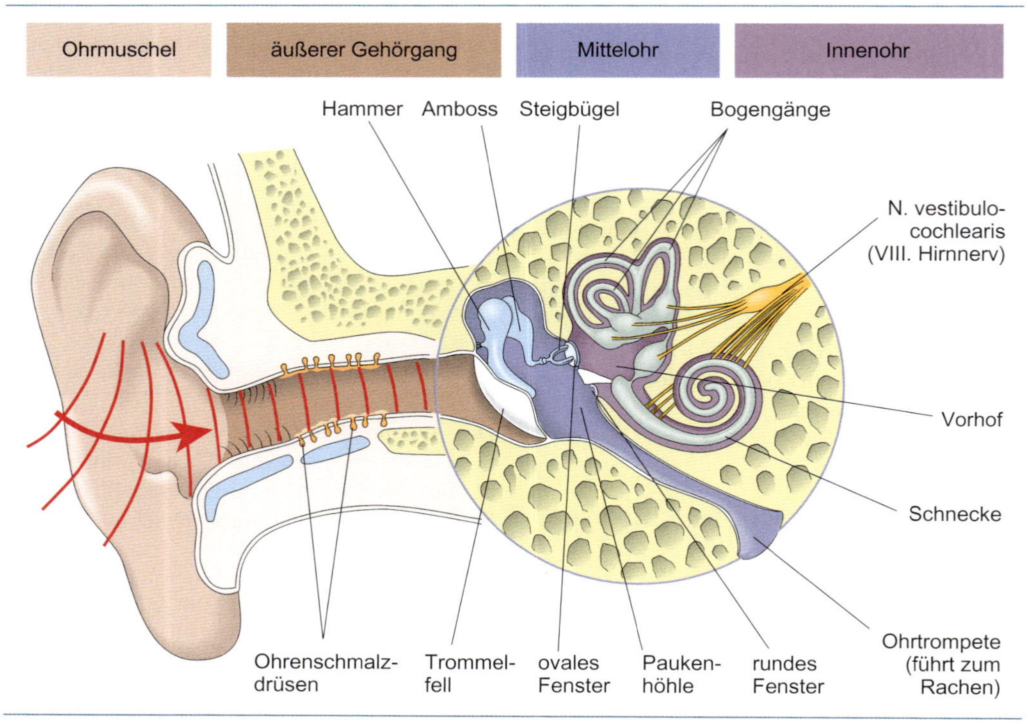

Abb. 9.25 Übersicht über das äußere Ohr, Mittelohr und Innenohr (Innenohr vergrößert dargestellt).

Gehörknöchelchen übertragen die Schallwellen (➤9.7.5) vom Trommelfell auf das wesentlich kleinere ovale Fenster. Die beiden **Mittelohrmuskeln** (*M. tensor tympani* und *M. stapedius*) beeinflussen die Steifigkeit der Gehörknöchelchenkette und schützen das Innenohr durch reflektorische Kontraktion vor allzu starken Schallreizen.

Akute Mittelohrentzündung

Eine **akute Mittelohrentzündung** *(Otitis media acuta)* wird meist durch Nasen-Rachen-Infekte verursacht, die über die Ohrtrompete in die Paukenhöhle aufsteigen. Klinisch zeigen sich Fieber, Ohrenschmerzen und Schwerhörigkeit. Die entzündlichen Sekrete lassen den Druck in diesem beengten Raum ansteigen bis hin zum Zerreißen des Trommelfells **(Trommelfellperforation).** Die Behandlung erfolgt mit schleimhautabschwellenden Nasentropfen (um die Durchgängigkeit der Ohrtrompete zu verbessern) und ggf. Antibiotika.

9.7.4 Innenohr

Das **Innenohr** mit den Sinnessensoren für das Gehör und den Gleichgewichtssinn liegt in einem komplizierten Hohlraumsystem, dem **knöchernen Labyrinth** des Felsenbeins. Es besteht aus den drei Abschnitten *Vorhof, Bogengängen und Schnecke* (➤Abb. 9.25, ➤Abb. 9.26, ➤Abb. 9.27). Im Vorhof und in den Bogengängen liegen die Sinnessensoren des Gleichgewichtsorgans. Die Schnecke enthält im *Corti-Organ* die Sinnessensoren für das Gehör.

Die **Schnecke** *(Cochlea)* ist ein spiralig gewundener Knochenraum **(knöcherne Schnecke),** der mit liquorähnlicher **Perilymphe** gefüllt ist. Der Knochenraum windet sich in 2 ½ Windungen um eine Achse und bildet so den **Schneckengang.** Der „untere" Teil der Schnecke, die *Schneckenbasis,* enthält sowohl das ovale als auch das runde Fenster (➤Abb. 9.25, ➤Abb. 9.26). Der „obere" Teil der Schnecke, die *Schneckenspitze,* wird **Helicotrema** genannt. Eine Zwischenwand teilt den Schneckengang in zwei Etagen: Die obere **Scala vestibuli** *(Vorhoftreppe)* beginnt am ovalen Fenster und verläuft von außen nach innen bis zur Schneckenspitze, wo sie in die unten gelegene **Scala tympani** *(Paukentreppe)* übergeht. Diese verläuft an der Schneckenspirale abwärts bis zum runden Fenster (➤Abb. 9.28).

Zwischen Scala vestibuli und Scala tympani verläuft ein schlauchförmiger Hohlraum, die **häutige Schnecke** *(Ductus cochlearis* ➤Abb. 9.27, ➤Abb. 9.28). Die häutige Schnecke ist ein membranöser Schlauch, im Querschnitt dreieckig und mit **Endolymphe** gefüllt. Die Endolymphe entspricht von der Zusammensetzung her etwa der Intrazellulärflüssigkeit. Die häutige Schnecke wird nach oben zur Scala vestibuli hin von der **Reissner-Membran** begrenzt, nach unten, zur Scala tympani, von der **Basilarmembran.** Die Basilarmembran verbreitert sich in ihrem Verlauf von der Schneckenbasis bis zur Schneckenspitze.

Auf der Basilarmembran liegt das **Corti-Organ** (➤Abb. 9.27, ➤Abb. 9.29). Es besteht aus **Stützzellen** und **Haarzellen,** die an ihrem freien Ende

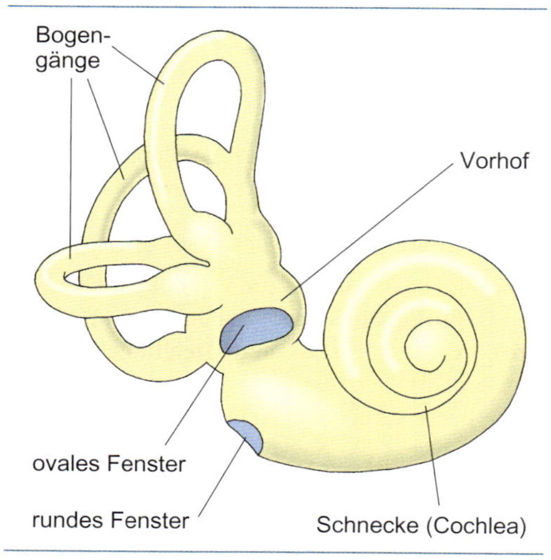

Abb. 9.26 Das knöcherne Labyrinth als Ausgussmodell.

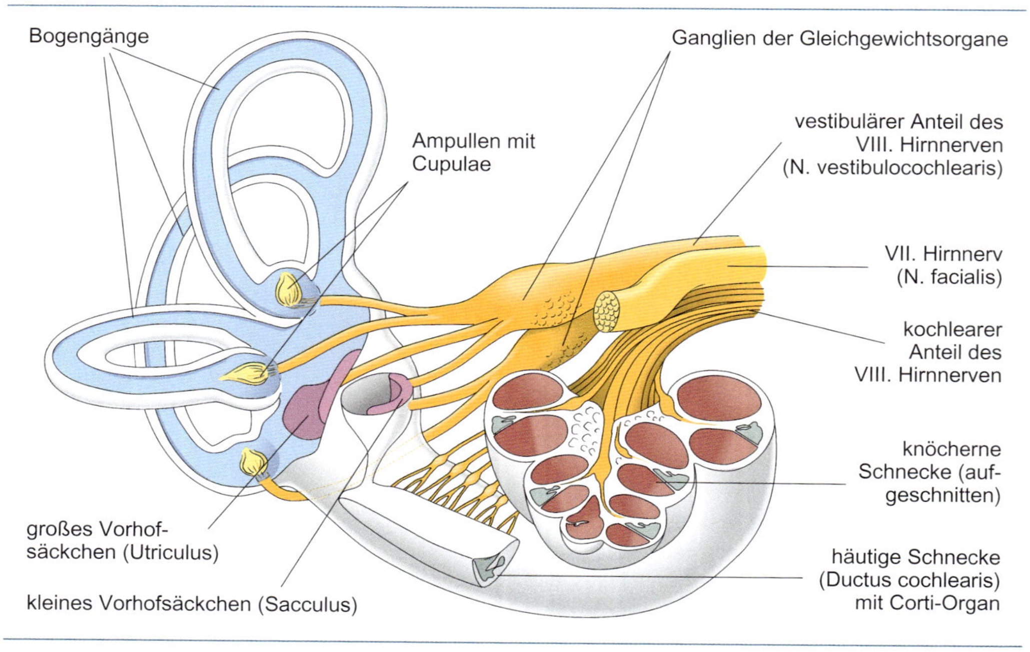

Abb. 9.27 Detailzeichnung von Bogengängen, Schnecke sowie VII. und VIII. Hirnnerven.

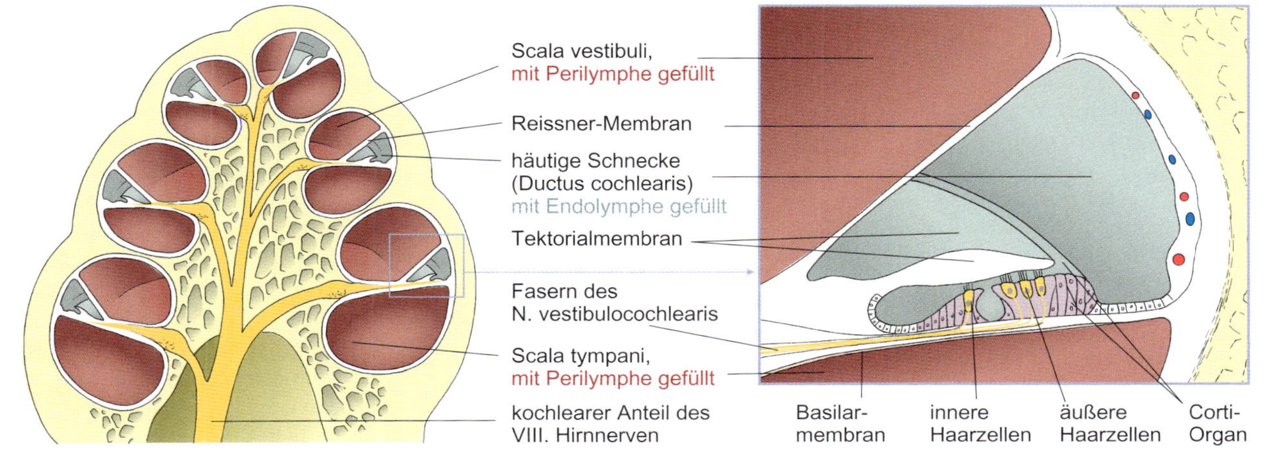

Abb. 9.28 Links Schnitt durch die Schnecke. Man erkennt die Scala vestibuli, die häutige Schnecke und die Scala tympani. Rechts häutige Schnecke im Detail.

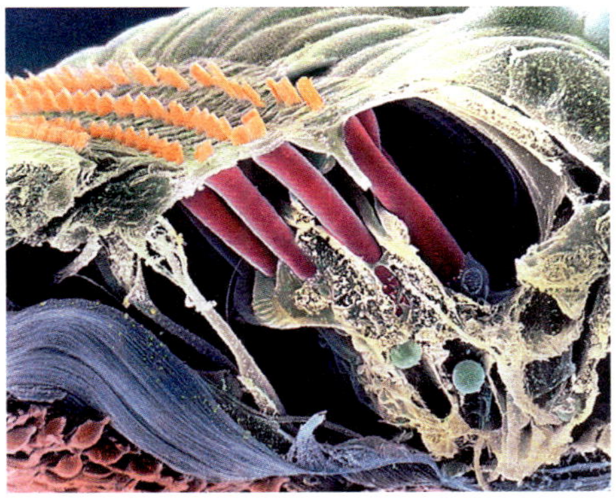

Abb. 9.29 Schnitt durch das Corti-Organ (rasterelektronenmikroskopische Aufnahme). [J600–118]

feine härchenartige Zilien tragen, welche in die Endolymphe des häutigen Schneckengangs ragen. Die Härchen stehen mit der gallertigen **Tektorialmembran** *(Membrana tectoria)* in Verbindung, die das Corti-Organ bedeckt. Unterschieden werden die zahlenmäßig häufigeren **äußeren Haarzellen** von den **inneren Haarzellen.** Die äußeren Haarzellen verstärken die ins Innenohr übertragenen Schwingungen. Die inneren Haarzellen sind sekundäre Sinneszellen: Sie setzen die mechanischen Schwingungen in Nervensignale um und werden an ihrer Basis von Fasern des VIII. Hirnnerven (N. vestibulocochlearis) umfasst.

9.7.5 Schallwellen

Schallwellen sind Druckschwankungen der Luft, die z. B. von Musikinstrumenten oder der menschlichen Stimme erzeugt werden. Die so entstehenden Luftschwingungen breiten sich ähnlich wie Wellen auf einer Wasseroberfläche aus. Die *Tonhöhe* wird bestimmt durch die Anzahl der Schwingungen pro Zeiteinheit *(Frequenz)*, während die Lautstärke von der Größe der Schwingung *(Amplitude)* abhängt.

Der Mensch kann Schallwellen in einem Frequenzbereich von 20–20.000 Hertz wahrnehmen (**Hertz** = Anzahl der Schwingungen pro Sekunde). Die obere Frequenzgrenze nimmt mit dem Alter deutlich ab, entsprechend einem Hörverlust für hohe Töne. Sie liegt bei 50-Jährigen bei ca. 12.000 Hz und bei 80-Jährigen nur noch bei ca. 5.000 Hz. Am empfindlichsten ist unser Gehör bei 2.000–5.000 Hz (➤ Abb. 9.30).

Das physikalische Maß für die Amplitude der Druckschwankungen und damit für die Lautstärke ist der **Schalldruck.** Da unser Gehör einen sehr großen Schalldruckbereich von etwa 10^{-5}–10^{2} Pa wahrnehmen kann, wurde das logarithmische Maß des **Schalldruckpegels** eingeführt, der in der Einheit **Dezibel** *(dB)* angegeben wird. Die subjektiv empfundene **Lautstärke** ist ebenfalls näherungsweise ein logarithmisches Maß und wird in **phon** angegeben. Bei 1.000 Hertz entsprechen sich Dezibel- und Phonwerte. Aufgrund der logarithmischen Beziehung versteckt sich hinter ein paar Dezibel mehr eine viel höhere Schalldruckzunahme, als man aufgrund der niedrigen Dezibel-Zahlen zunächst denken mag: Ist der aktuelle Schalldruck gleich einem definierten Bezugsschalldruck, so haben wir 0 dB. Bei 20 dB ist der aktuelle Schalldruck bereits 10-mal, bei 40 dB 100-mal und bei 60 dB 1.000-mal stärker als der Bezugsschalldruck!

Eine Zunahme der Lautstärke um 10 phon bedeutet für uns jeweils eine Verdoppelung der Lautstärkeempfindung. Um dem Rechnung zu tragen, wurde ein weiteres subjektives Maß für die Lautstärkeempfindung eingeführt, die *Lautheits-* oder **Sone-Skala.** Ein 1.000 Hz-Ton von 40 phon Lautstärke entspricht 1 sone. Bei 50 phon empfinden wir diesen Ton doppelt so laut (2 sone), bei 60 phon vierfach so laut (4 sone) usw.

9.7.6 Physiologie des Hörvorgangs

Auf das Ohr eintreffende **Schallwellen** werden von der Ohrmuschel aufgenommen und durch den äußeren Gehörgang zum Trommelfell geleitet. Das Trommelfell wird durch die Schallwellen entsprechend ihrer Intensität und Frequenz in

Abb. 9.30 Das Hörspektrum des Menschen. Das menschliche Ohr empfindet Lautstärken frequenzabhängig anders, als es ihrer physikalischen Lautstärke entspricht. Man hat deshalb für die subjektive Lautstärkeempfindung eine zweite Maßeinheit neben dem Dezibel eingeführt: das Phon. Dabei wurde festgelegt, dass im 1.000-Hz-Bereich die Phonskala der Dezibelskala entspricht. Außerhalb dieses Bereichs ergeben physikalisch gleich starke Schallreize zum Teil viel geringere subjektive Lautstärkeempfindungen (ganz links und ganz rechts auf der Skala). Gehen die Kurven nach oben, sind sehr viel mehr „Dezibels" für eine bestimmte Lautstärke (Phonzahl) erforderlich.

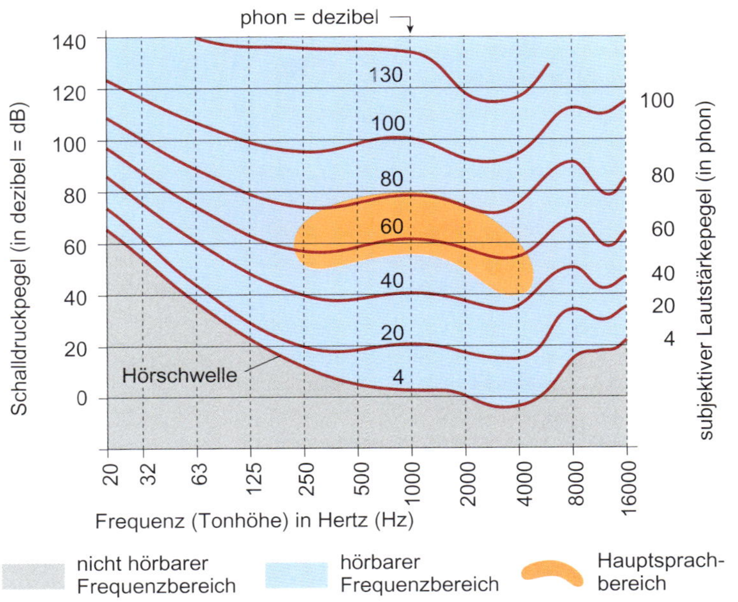

Schwingungen versetzt. Die Trommelfellschwingungen setzen sich über den festverwachsenen Hammergriff auf die Gehörknöchelchenkette fort. Über Amboss und Steigbügel erreichen sie das ovale Fenster. Dieser Weg des Schalls wird auch als *Luftleitung* bezeichnet.

Da der Hammergriff einen längeren Hebelarm hat als der Amboss und die Trommelfellfläche wesentlich größer ist als die des ovalen Fensters, wird der Schalldruck bei der Fortleitung der Schallwellen im Mittelohr etwa 20-fach verstärkt. Würde der Schall direkt auf das ovale Fenster mit der trägen Endolymphe dahinter treffen, so würden nur etwa 2 % der Schallenergie aufgenommen und der Rest reflektiert; der Mittelohrapparat erhöht diesen Wert auf ≥ 60 %.

Die Schallwellen können auch, allerdings wesentlich schlechter, direkt über den Schädelknochen (z. B. von einer aufgesetzten Stimmgabel) unter Umgehung des Mittelohrs auf das Innenohr übertragen werden (*Knochenleitung* des Schalls).

Da der gesamte Raum der Hörschnecke mit (inkompressibler) Flüssigkeit gefüllt ist, folgt der schallwellenabhängigen Eindellung des ovalen Fensters (durch den Steigbügel) gegenläufig eine Ausbauchung des runden Fensters. Die Druckübertragung erfolgt über den beweglichen Ductus cochlearis und lenkt diesen dadurch aus (➤ Abb. 9.31). Steigbügelschwingungen am ovalen Fenster versetzen also die Perilymphe der Scala vestibuli in Schwingungen, die wiederum bei ihrer Übertragung auf die Scala tympani den zwischen Scala vestibuli und Scala tympani liegenden Ductus cochlearis zum Schwingen anregen. Die dabei auf diesem Endolymphschlauch zunächst nah am Steigbügel erzeugte Schwingung läuft dann als sog. *Wanderwelle* in Richtung **Helicotrema** (➤ Abb. 9.31). Mit dem Ductus cochlearis schwingt zwangsläufig die Basilarmembran mit. Dadurch kommt es zu Scherbewegungen zwischen den Haarzellen im Corti-Organ und der gallertigen Tektorialmembran, und die Härchen der Haarzellen werden verbogen. Dieser *mechanische* Biegungsreiz erzeugt in den Haarzellen ein sich im Takt der Schwingung änderndes Generatorpotenzial. Die äußeren Haarzellen reagieren auf diese Potenzialänderungen mit aktiven Längenänderungen. Sie fangen unter Energieverbrauch zu schwingen an und verstärken so die Wanderwelle (vergleichbar einem Kind auf der Schaukel, das durch seine Beinbewegungen den Schwung durchs Anstoßen verstärkt). Die inneren Haarzellen setzen im Rhythmus der mechanischen Schwingungen Transmitter frei, welche dann an den angrenzenden afferenten Nervenfasern Aktionspotenziale hervorrufen.

Unterschiedliche Tonhöhen

Die Basilarmembran ist zu Beginn an der Schneckenbasis schmal und verbreitert sich (obwohl sich die Schneckenwindung insgesamt verjüngt) zunehmend zum Helicotrema hin, wobei sie laufend an Steifigkeit verliert, ihre Masse aber mit der Breite zunimmt. Dadurch geraten die breiteren Abschnitte zwar einerseits leichter in Schwingung als die schmalen, und die Auslenkung der Basilarmembran nimmt zur Schneckenspitze hin zu. Andererseits nimmt aber auch die Massenträgheit der Membran zum Helicotrema hin allmählich zu, was deren Auslenkbarkeit behindert. Aufgrund der ortsabhängigen Kombination von Steifigkeit und Masse gibt es für jede Schwingungsfrequenz auf der Basilarmembran an einer bestimmten Stelle ein Auslenkungsmaximum (Resonanz), d. h. einen Ort, wo die äußeren Haarzellen am stärksten gereizt werden und somit am stärksten die Schwingung verstärken. An dieser Stelle antworten dann auch die inneren Haarzellen am stärksten. Schwingungen hoher Frequenz (entsprechen den hohen Tönen) haben dieses Maximum am Anfang der Basilarmembran nahe dem ovalen Fenster, während es sich bei niedrigeren Frequenzen (entsprechen den tieferen Tönen) immer weiter zur Schneckenspitze hin verschiebt. Jenseits des Ortes, an dem die Wanderwelle ihr Maximum erreicht hat, verlöscht sie komplett, sie kann also nicht an der Schneckenspitze reflektiert werden, was den Hörvorgang stören würde.

Tonotopie

Jeder Schwingungsfrequenz und damit jeder Tonhöhe entspricht ein ganz bestimmter Ort der maximalen Auslenkung der Basilarmembran, man spricht von der *Frequenzauflösung nach dem Ortsprinzip* **(Tonotopie).** Nimmt bei gegebener Frequenz die Lautstärke eines Tones und damit die Auslenkung der Basilarmembran zu, werden die Haarzellen stärker gereizt. Auf den zugehörigen Nervenfasern werden mehr Aktionspotenziale pro Zeit gebildet, und wir empfinden den Ton damit auch subjektiv als lauter.

Hörbahn

Die ausreichend starken, überschwelligen Generatorpotenziale (➤ 8.1.3) der inneren Haarzellen lösen an den Nervenfasern, die die Haarzellen an

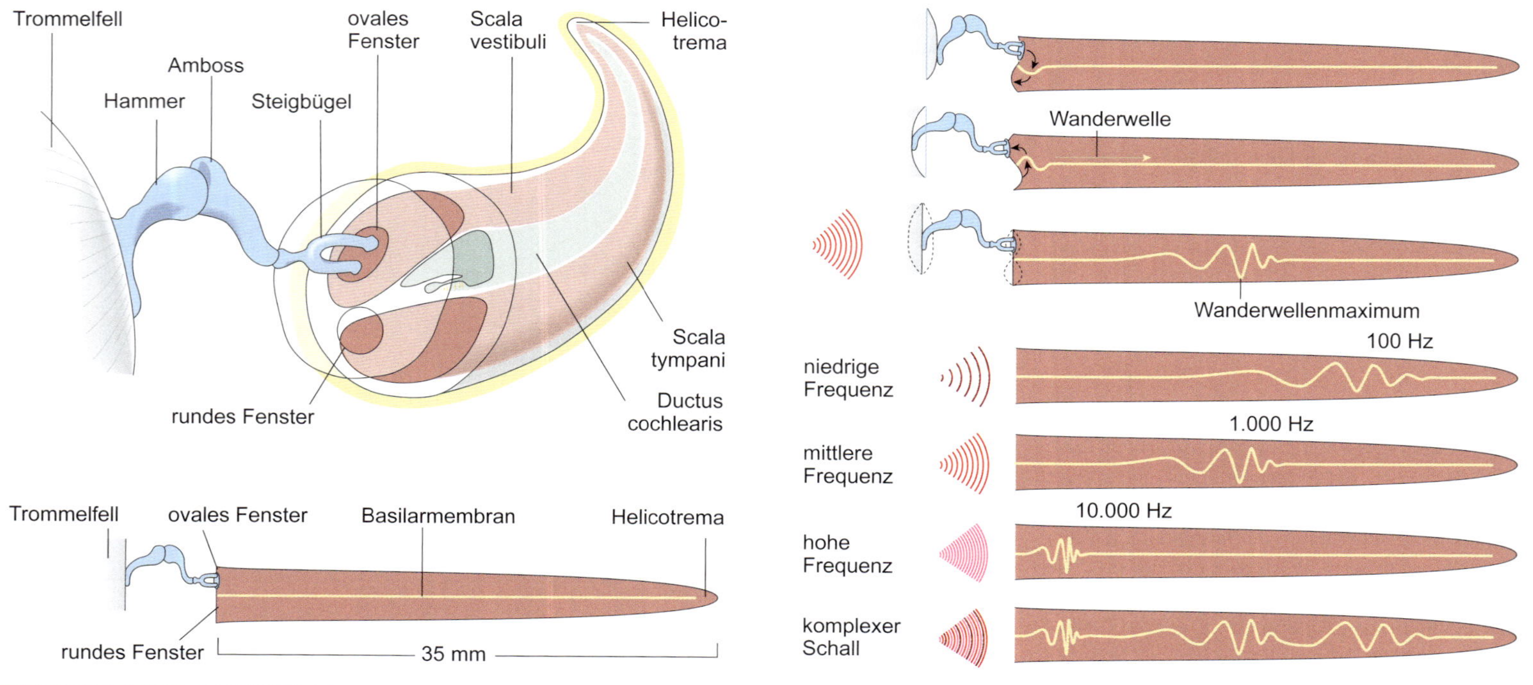

Abb. 9.31 Schema der Hörfunktion nach der Wanderwellentheorie. Die Schneckenspirale ist zur Verdeutlichung lang gestreckt und die Schwingung der Basilarmembran deutlich überhöht dargestellt.

9

der Basis umgreifen, Aktionspotenziale aus. Diese Nervenfasern bilden den kochlearen Anteil des Nervus vestibulo*cochlearis.* Sie verlaufen zu Kerngebieten im verlängerten Mark und kreuzen dort größtenteils zur Gegenseite. Die Fasern ziehen dann zum Teil zum Mittelhirn zur Vermittlung akustischer Reflexe, zum Teil über den Thalamus (Filterung!) zur Schallwahrnehmung ins Hörzentrum des Schläfenlappens (➤ 8.8.9).

Orientierung im Raum

Die gleichzeitige Verarbeitung der akustischen Informationen aus *beiden* Ohren ist entscheidend für das **Richtungshören** und die akustische Orientierung im Raum. Die Signale aus linkem und rechtem Ohr unterscheiden sich geringfügig, da die Ohren von einer Schallquelle meist etwas unterschiedliche Abstände haben. Das der Schallquelle abgewandte Ohr hört den Ton etwas später *(Phasenverschiebung)* und etwas leiser *(Lautstärkenverschiebung).* Durch die Aufarbeitung dieser Unterschiede kann das Gehirn die Richtung einer Schallquelle bis zu 3° genau orten.

Audiometrie

Ein Messverfahren für die Hörfunktion ist die **Audiometrie.** Ein Tongenerator *(Audiometer)* erzeugt Töne bestimmter Frequenz und Intensität. So können die individuellen **Hörschwellen** ermittelt werden, also die Schallintensitäten, mit denen Töne bestimmter Frequenz gerade wahrgenommen werden können (Hörschwellen beim Gesunden ➤ Abb. 9.30). Bei einer Schwerhörigkeit sind die Hörschwellen erhöht (z. B. um 30 dB im 1.000-Hz-Bereich).

Otoakustische Emissionen

Eine einfache und schnelle Gehörprüfung ist die Registrierung der **otoakustischen Emissionen** *(OAE).* Dies sind mit dem bloßen Ohr nicht hörbare Schwingungen, die im Innenohr nach einer kurzen Schallreizung durch die Eigenbewegungen der äußeren Haarzellen entstehen und aus dem Ohr abgestrahlt werden. Ihre Registrierung mittels eines sehr empfindlichen Mikrofons erfordert keinerlei Mitarbeit des Patienten und ist deshalb bereits für das *Neugeborenen-Hörscreening* einsetzbar.

9.7.7 Krankheitsbilder

Schwerhörigkeit

Schwerhörigkeit oder völliger Hörverlust sind für die Betroffenen schwere Behinderungen, da sie die Orientierung in der Umwelt und insbesondere die Kommunikation mit den Mitmenschen sehr beeinträchtigen.

- Bei der **Schallleitungs-Schwerhörigkeit** liegt die Störung im Bereich des äußeren Ohrs oder des Mittelohrs bis hin zum ovalen Fenster. Häufige Ursachen können z. B. ein *Cerumenpfropf* (Schmalzpfropf) im äußeren Gehörgang, eine *Mittelohrentzündung* (➤ 9.7.3) oder eine *Otosklerose* sein. Oft ist eine kausale Therapie möglich und erfolgversprechend
- Die **Schallempfindungs-Schwerhörigkeit** ist durch Störungen im Innenohr (z. B. Zerstörung der Haarzellen bei akustischem Trauma), am Hörnerven (z. B. Akustikusneurinom) oder im Gehirn bedingt. Eine kausale Therapie ist meist nicht möglich.

Hörgeräte können das Sprachverständnis entscheidend verbessern. In den letzten Jahren ist deren Akzeptanz deutlich gestiegen, seit sie sehr viel kleiner und ästhetischer, technisch ausgereifter und bedienungsfreundlicher geworden sind.

Bei höchstgradig Schwerhörigen und Gehörlosen können Hörgeräte allerdings kein Sprachverständnis erreichen. Viele Gehörlose können aber vom Mund des Sprechenden ablesen, wenn langsam, klar und deutlich gesprochen wird. Außerdem ist Kommunikation durch **Gebärdensprachen** möglich. Diese sind nicht Übersetzungen der jeweiligen Landessprache in Gebärden, sondern eigenständige Sprachen.

Bei Gehörlosigkeit kann teilweise das Einsetzen eines **Cochlea-Implantats** *(CI)* Hören ermöglichen. Dazu wird ein flexibler Schlauch, auf dem bis zu 22 Kontaktpunkte (Elektroden) angebracht sind, in die Schnecke implantiert. Über diese Elektroden können unterschiedliche Hörnervenfasern, die entsprechend der Tonotopie für unterschiedliche Tonhöhen (Frequenzen) zuständig sind, elektrisch gereizt werden. Zerlegt man nun den von außen kommenden Schall elektronisch in Frequenzbänder und steuert damit die jeweilig zugehörigen Elektroden an, entsteht ein Höreindruck im Gehirn, der dem physiologischen ähnelt. Kinder mit angeborener Taubheit können so hören und sprechen lernen.

> P
> **Missverständnisse**
> Ist die Schwerhörigkeit eines Patienten nicht bekannt, können durch die Schwerhörigkeit bedingte Missverständnisse als Verwirrtheit des Patienten interpretiert werden, etwa weil er auf Fragen nicht sofort oder falsch antwortet oder in eine andere Richtung läuft, als ihm erklärt wurde. Eine gewissenhafte Pflegeanamnese, genaue Dokumentation und Übergabe an Andere verhindern, dass ein schwerhöriger Patient als verwirrt „abgestempelt" wird.

Otosklerose

Die **Otosklerose** ist eine Erkrankung des knöchernen Labyrinths. Aus ungeklärter Ursache verknöchern Bereiche des ovalen Fensters, sodass der Steigbügel dort fixiert wird und seine Beweglichkeit verliert. Leitsymptom ist eine fortschreitende Schallleitungs-Schwerhörigkeit.

Tinnitus

Unter *Tinnitus aurium* oder kurz **Tinnitus** versteht man die immer wiederkehrende oder dauernde subjektive Wahrnehmung eines Tones oder Geräusches, das objektiv nicht existiert, d. h. es ist von anderen Personen nicht zu hören. Ursachen sind Lärmschädigungen oder Erkrankungen des Mittel- oder Innenohrs, wobei die genauen Mechanismen noch unklar sind. Etwa 8 % aller Erwachsenen leiden unter Tinnitus. Da sich viele junge Menschen durch Musik hohen Lärmpegeln aussetzen (z. B. in Diskotheken), sind auch sie zunehmend betroffen. Stress erhöht das Erkrankungsrisiko. Zur Behandlung werden verschiedenste Therapien angewandt, deren Wirksamkeit allerdings nicht wesentlich höher als die Spontanheilungsrate ist.

Nach sechs Monaten Dauer spricht man von einem *chronischen Tinnitus.* Dann ist es vor allem wichtig, dass der Betroffene lernt, mit dem Ohrgeräusch umzugehen, es nicht mehr so stark wahrzunehmen. Interdisziplinäre Therapiekonzepte unter anderem mit Beratung, verschiedenen Therapien zum Erzielen einer Gewöhnung, psychologischer Hilfe und evtl. Selbsthilfegruppen zeigen recht gute Erfolge.

Lärmbedingte Hörschädigung

In Deutschland sind schätzungsweise 15 Millionen der über 14-Jährigen schwerhörig, meist infolge einer Schädigung der äußeren Haarzellen durch Lärmbelastung. Bei jedem lauten Schallereignis treten in den Haarzellen kleine, aber irreversible Veränderungen auf, die sich mit der Zeit summieren und schließlich zum Untergang der Zilien führen, sodass die Verstärkerfunktion der äußeren Haarzellen ausfällt. Je lauter der Schall, desto schneller tritt der Schaden ein (➤ Abb. 9.32). Während früher Lärm am Arbeitsplatz die Hauptursache war, ist es heute die Beschallung durch Musik über Kopfhörer oder Lautsprecher. Tückisch

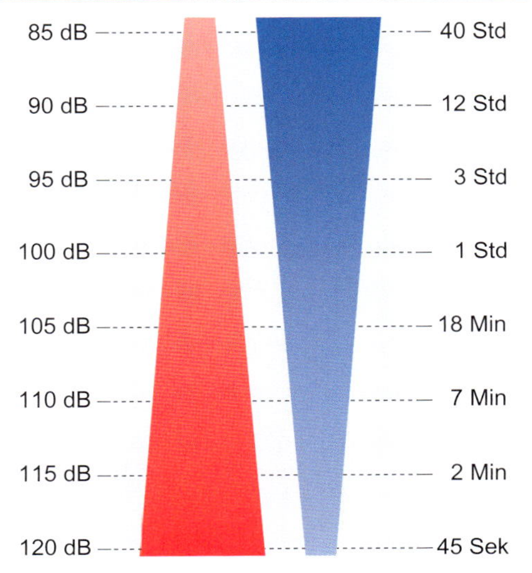

Abb. 9.32 Hörschäden durch Lärm. Die Abbildung zeigt, beim Überschreiten welcher wöchentlicher Einwirkungsdauer (rechts) ein Schallereignis eines bestimmten Schalldruckpegels (links, in dB(A) ≙ phon) einen irreversiblen Hörschaden verursachen kann.

ist, dass die Schädigung erst zeitversetzt bemerkt wird, also nach vielen unmerklichen Teilschädigungen. Eine Lärmprophylaxe, wie das Begrenzen der Lautstärke im Kopfhörer oder das Tragen von Ohrstöpseln in der Diskothek, ist deshalb oft schwer vermittelbar, mit der Folge, dass heute bereits 5 % aller Jugendlichen Hörschäden haben. Straßenverkehr, Flugzeuge und Arbeitsplatz sind weitere Lärmquellen.
Ein akustisches Trauma kann *akut* durch plötzliche sehr laute Geräusche (z. B. Explosionsknall) auftreten. Folge ist eine Schallempfindungs-Schwerhörigkeit, besonders bei den Frequenzen um 4.000 Hertz, die oft von Tinnitus begleitet wird.

M

Ab wann drohen Hörschäden?
Die Schwelle, bei der eine Dauerbelastung (40 Stunden pro Woche) zu Hörschäden führt, liegt bei 85 phon, die akute Schmerzgrenze bei 120 phon (➤ Abb. 9.32). Zum Vergleich: Normale Umgangssprache liegt bei 55–60 phon, Verkehrslärm bei 70–90 phon, Staubsauger bei ca. 70 phon, Pressluftbohrer und Kettensägen ca. 110 phon (in 1 m Entfernung).

Aber nicht nur die Ohren sind gefährdet. Lärmbelästigung führt zur Ausschüttung der Stresshormone Adrenalin und Kortisol (➤ 11.5.3, ➤ 11.5.5). Der Blutdruck steigt. Bereits bei einem Dauerlärmpegel von rund 65 phon nimmt das Risiko für Herz-Kreislauf-Erkrankungen zu. Durch Lärm verursachte Schlafstörungen stellen eine weitere Gesundheitsgefährdung dar.

Altersschwerhörigkeit

Ursache der **Altersschwerhörigkeit** *(Presbyakusis)* ist wahrscheinlich die lebenslange akustische Lärmbelastung zusammen mit einem altersbedingten neuralen und zentralen Abbau. Sie betrifft vorwiegend die Töne im oberen Frequenzbereich der Sprache und darüber.

Hörsturz

Im Gegensatz zur allmählichen Entwicklung der Altersschwerhörigkeit ist der **Hörsturz** ein akutes Ereignis mit plötzlicher, meist einseitiger Schallempfindungs-Schwerhörigkeit bis Taubheit, oft verbunden mit Tinnitus. Zugrunde liegen Durchblutungsstörungen des Innenohrs, deren Ursache nicht genau bekannt ist. Therapeutisch werden vor allem Glukokortikoide eingesetzt.

9.7.8 Gleichgewichtsorgan

Der **Gleichgewichtssinn,** auch Lage- und Drehsinn genannt, dient zusammen mit anderen Sinnesorganen (Augen, Tiefensensibilität) der Orientierung im Raum und der Aufrechterhaltung von Kopf- und Körperhaltung in Ruhe und bei Bewegungen. Zum **Gleichgewichtsorgan** *(Vestibularapparat)* gehören der **Vorhof** *(Vestibulum)* und die drei **Bogengänge.** Sie liegen zusammen mit dem Hörorgan im knöchernen Labyrinth des Felsenbeins (➤ Abb. 9.25, ➤ Abb. 9.26, ➤ Abb. 9.27). Der Vorhof ist der zentrale Teil des knöchernen Labyrinths. Er führt als Vorraum nach hinten zu den drei Bogengängen und nach vorn zur Schnecke des Hörorgans. Wie das gesamte knöcherne Labyrinth ist auch er mit Perilymphe gefüllt, in der mit Endolymphe gefüllte membranöse Strukturen liegen.

Utriculus und Sacculus

Die membranösen Strukturen im Vorhof sind zwei Bläschen, das *große Vorhofsäckchen* **(Utriculus)** und das *kleine Vorhofsäckchen* (**Sacculus,** ➤ Abb. 9.27). Sie sind durch zwei feine Gänge miteinander verbunden. Utriculus und Sacculus (auch Makula-Organe genannt) enthalten in ihrer Wand jeweils ein Sinnesfeld, die **Makula.** Sie liegt im Utriculus horizontal, im Sacculus vertikal. Diese Sinnesfelder sind ähnlich wie das Corti-Organ des Gehörs aus Sinnes- und Stützzellen aufgebaut. Die Sinneszellen sind Haarzellen. Ihre Härchen ragen in eine gallertige Membran, die die gesamte Makula überdeckt. In die Oberfläche dieser Gallertschicht sind feine Kalziumkarbonatkristalle eingelagert, die **Otolithen** oder *Statolithen.*Die Membran heißt deshalb **Otolithenmembran** (*Statolithenmembran* ➤ Abb. 9.33).
Bei ruhiger, aufrechter Kopfhaltung zieht die Statolithenmembran in der *vertikalen* Makula des Sacculus nach unten, dadurch werden die Sinneshärchen nach unten abgeschert, was über Nervenimpulse dem ZNS übermittelt wird. Der Utriculus meldet in dieser Situation nichts: Da seine Makula *horizontal* liegt, werden dort die Sinneshärchen nicht abgeschert. Beim Liegen beispielsweise verändern sich diese Verhältnisse: Nun steht die Utriculus-Makula senkrecht, ihre Sinneshärchen werden also abgeschert. Die Sacculus-Makula ist dagegen jetzt horizontal ausgerichtet und sendet keine Impulse (➤ Abb. 9.34). **Schwerkraft** und andere **Linearbeschleunigungen** (Beschleunigung in gerader Richtung, wie im Auto oder im Fahrstuhl) sind die *adäquaten Reize* für die Sinneszellen der Makula-Organe. Die zentrale Verarbeitung ihrer Informationen vermittelt zum einen bewusste Empfindungen wie z. B. „Aufrechtstehen" oder „Liegen", zum anderen führt sie reflektorisch zur Anpassung von Tonus und Bewegung der Muskulatur, damit die Kopf- und Körperhaltung, z. B. bei Beschleunigungen nach vorne oder nach oben, aufrechterhalten werden.

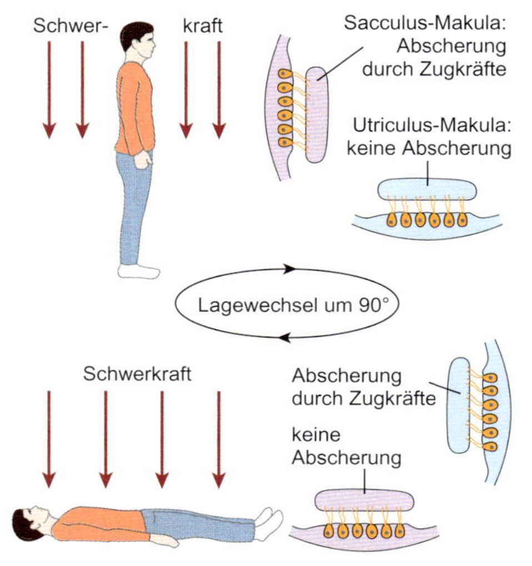

Abb. 9.34 Ablenkung der Statolithenmembran beim Lagewechsel.

Bogengänge

Die drei *Bogengänge* stehen etwa im rechten Winkel zueinander in den drei Raumebenen. Es gibt einen vorderen und einen hinteren *vertikalen* und einen seitlichen *horizontalen* Bogengang. Sie beginnen und enden alle im Vorhofbereich, sodass sie zusammen mit diesem jeweils einen Ring bilden. In den *knöchernen Bogengängen* verlaufen die membranösen, mit Endolymphe gefüllten *häutigen Bogengänge.* Jeder Bogengang ist am Ende zur **Ampulle** erweitert. Dort befinden sich jeweils auf einer vorragenden Leiste **(Crista)** die Sinneszellen des Bogengangsystems. Es sind Haarzellen, die von Stützzellen umgeben sind. Ihre Härchen ragen in eine gallertartige, kuppelförmige Masse, die **Cupula.**
Jede Drehbewegung des Kopfes führt zu einer identischen Bewegung der Cupulae, die über den Bogengang fest mit dem Schädel verbunden sind. Die in den Bogengängen befindliche Endolymphe ist aber – wie jede Flüssigkeit – träge und folgt den Kopfbewegungen (präziser: Kopfbeschleunigungen) nur mit Verzögerung. Die gallertige Cupula mit den eingebetteten Härchen wird dadurch abgebogen und die Haarzellen werden gereizt.

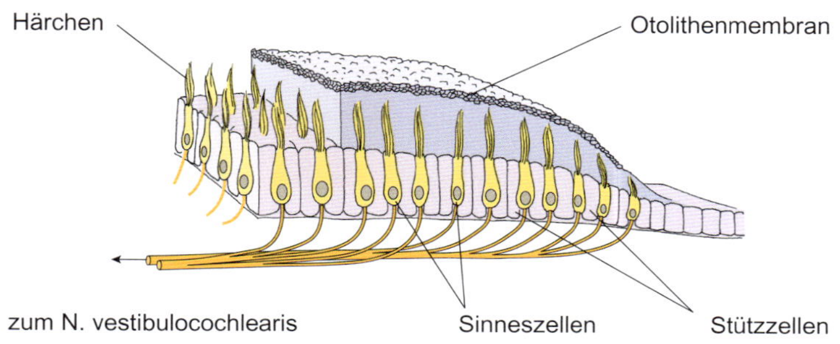

Abb. 9.33 Aufbau der Makula. [L231, L190]

9

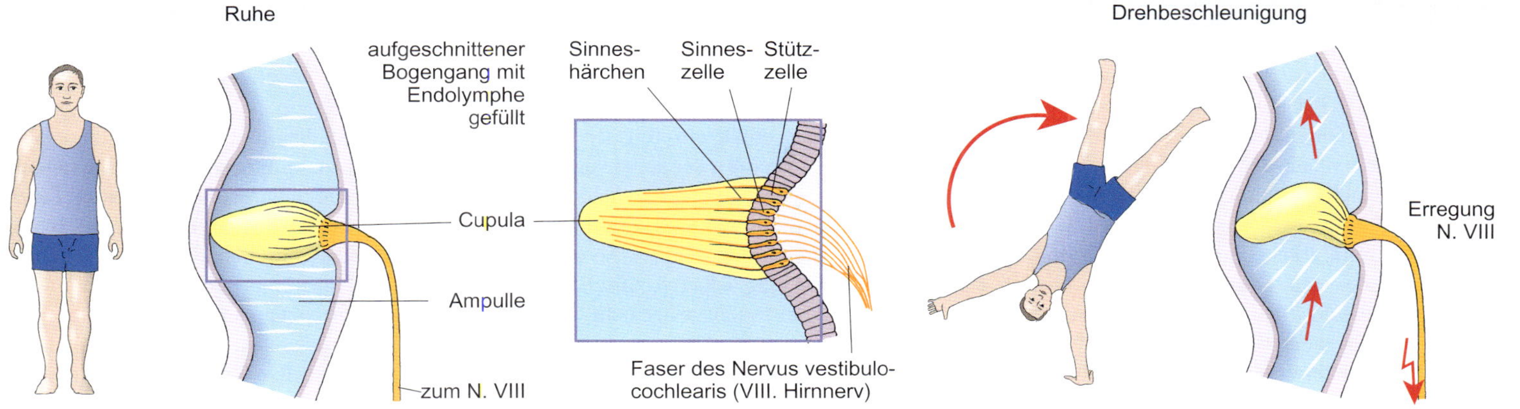

Abb. 9.35 Ablenkung der Cupula bei einer Drehbeschleunigung.

Die Nervenimpulse aus den Haarzellen werden an das ZNS übermittelt. Sie führen zur bewussten Empfindung von *Drehbewegungen* und bewirken reflektorisch die Muskelsteuerung, die zur Anpassung an die Situation erforderlich ist.
Da sich Endolymphe und Cupula nach einiger Zeit aber der Bewegung der Sinnesleiste anpassen, d. h. sich selbst mitdrehen, führen nur *Änderungen* der Drehbewegungen zur Reizung des Bogengangsystems. Somit ist die **Drehbeschleunigung** (bzw. die Abbremsung einer Drehbewegung) der adäquate Reiz für die Bogengangsorgane (➤ Abb. 9.35).

Leitungsbahnen des Gleichgewichtsorgans

Von den Haarzellen des Gleichgewichtsorgans werden die Erregungsimpulse an Nervenzellen übermittelt, deren Zellkörper in einem Ganglion im inneren Gehörgang liegen. Ihre Fasern bilden den vestibulären Anteil des Nervus *vestibulo*cochlearis. Sie ziehen zum größten Teil zu Kerngebieten in der Medulla oblongata, ein kleiner Teil direkt zu Kleinhirnkernen. In den **Vestibulariskernen** der Medulla werden die Erregungen umgeschaltet. Über die sekundären Vestibularisbahnen erfolgt dann die Übermittlung an zahlreiche Hirngebiete: Rückenmark, Kleinhirn, Formatio reticularis, Thalamus und Hirnnervenkerne, vor allem für die Augen- und Halsmuskulatur (über die Nerven III, IV, VI, XI). Über diese Verbindungen werden die Erregungen des Gleichgewichtsapparates mit dem motorischen System verknüpft, sodass die Muskelbewegungen für eine normale Stellung des Kopfes, des Körpers und der Augen reflektorisch gesteuert werden können.

Vom Thalamus werden Informationen aus dem Gleichgewichtsorgan an die Großhirnrinde übermittelt, wo die bewussten Wahrnehmungen der Körperstellungen entstehen.

Gleichgewichts- und Nystagmusprüfung

Zur Abklärung von Gleichgewichtsstörungen lässt man den Patienten mit geschlossenen Augen bestimmte Bewegungen ausführen, z. B. Geradeausgehen oder Auf-der-Stelle-Treten. Aus den dabei auftretenden Abweichungen kann man Rückschlüsse auf den Ursprung der Störung ziehen.
Durch die Verschaltung der Augenmuskelkerne mit dem Vestibularorgan können Störungen im Vestibularbereich unwillkürliche, rhythmische Augenbewegungen zur Folge haben, einen **Nystagmus** *(Augenzittern)*. Er kann auch physiologischerweise auftreten, z. B. als Rückstellbewegung der Augen bei Drehbeschleunigungen. Ein spontaner, d. h. ohne äußere Reize auftretender, Nystagmus ist in der Regel pathologisch.
Die einseitige Prüfung des Gleichgewichtsorgans erfolgt durch Spülung des Gehörgangs z. B. mit kaltem oder warmem Wasser, wodurch (bei 60° gegenüber der Vertikalen nach hinten gelagertem Kopf) im horizontalen Bogengang thermisch eine Endolymphströmung und damit ein Nystagmus ausgelöst wird.

Reisekrankheit (Kinetose)

Das Gleichgewichtsorgan ist auch mit vegetativen Zentren verknüpft. Dadurch kommt es bei wiederholten starken Bewegungen und damit der Reizung des Gleichgewichtsorgans zu vegetativen Reaktionen wie Übelkeit, Erbrechen und Schwindel. Dies tritt häufig auf bei Schiffs- oder Autoreisen, deshalb der Name **Reisekrankheit.**

Lagerungsschwindel

Gelegentlich wird ein Kristall aus der Otolithenmembran herausgelöst und bewegt sich dann frei in der Endolymphe. Gelangt er in einen Bogengang, kann es dort zur Auslenkung der Cupula kommen. Die Folge ist eine Information über eine Drehbewegung an das ZNS, die im Widerspruch zu den Informationen aus den anderen Sinnesorganen steht, wodurch ein Drehschwindelanfall ausgelöst wird. Da die Lage des Kristalls und damit Reizung der Cupula und Schwindel von der Lage oder der Bewegung des Kopfes abhängen, spricht man von **Lagerungsschwindel.** Durch geeignete Kopflagerungsmanöver kann der Otolith wieder aus dem Bogengang herausbefördert werden.

Menière-Krankheit

Die **Menière-Krankheit** ist gekennzeichnet durch plötzliche Drehschwindelattacken, die Minuten bis Stunden anhalten und den Betroffenen z. B. durch Stürze gefährden. Als weitere Symptome bestehen Ohrgeräusche und Schallempfindungsschwerhörigkeit. Auslösend ist eine Schwellung des Endolymphschlauchs im Innenohr, deren Ursache bisher nicht genau geklärt ist. Wegen der engen Verknüpfungen des Vestibularorgans mit vegetativen Zentren kommt es zu vegetativen Symptomen wie Übelkeit und Erbrechen. Die Therapie besteht vor allem in der Gabe von Antiemetika (z. B. Vomex A®) und durchblutungsfördernden Mitteln wie Betahistin (z. B. Vasomotal®). Zur Drucksenkung im Endolymphschlauch werden Diuretika (➤ 19.2.4), wie z. B. Acetazolamid (z. B. Acemit®), eingesetzt.

Aktuelles & Spezielles

9.8 Die Dimension des Schmerzes

Wie schon in ➤ 9.3 dargestellt, hat der Schmerz eine mehrfache Dimension. Er kann akut oder chronisch auftreten, aus der Körpertiefe oder von der Hautoberfläche kommen, unterschiedliche Charakteristika aufweisen, von unterschiedlichen Nervenfasern zum Rückenmark und zur Großhirnrinde geleitet und an den jeweiligen Eingangstoren unterschiedlich moduliert werden.

Aber die ganz besondere Dimension des Schmerzes ist, dass die **Schmerzempfindung,** *(Schmerzperzeption),* also die sensorische oder neurophysiologische Dimension des Schmerzes, und die **Schmerzverarbeitung,** die affektive Dimension des Schmerzes, völlig subjektiv sind. Persönlichkeit, bisherige Erfahrungen des Einzelnen, aber auch wie in seinem engeren Umfeld, der Gesellschaft und Religion mit Schmerz umgegangen wird, fließen in das Schmerzerleben mit ein. Intensität, Art und Erträglichkeit eines Schmerzes sind objektiv nicht zu erfassen. Indirekte Auswirkungen des Schmerzes, z. B. Herzfrequenz-, Atemfrequenz- und Blutdruckanstiege, sind mess- und quantifizierbar, nicht aber der Schmerz selbst. Es gilt immer noch, was im Rheinischen Konversationslexikon Anfang des 19. Jahrhunderts definiert wurde: *Schmerz ist ein körperliches Gefühl, das sich als solches nicht beschreiben lässt. Wer es nicht erfahren hat, wird keine Vorstellung davon aus einer Beschreibung erhalten, und wer es erfahren hat, bedarf keiner Beschreibung.*

Plazebos

Eine große subjektive Komponente hat auch der bei der Schmerzbehandlung nutzbare **Plazeboeffekt.** Er kann Schmerzlinderung, Besserung oder gar Heilung einer Krankheit bewirken. Dass ein Scheinmedikament – *Plazebo* (*lat.* placere = gefallen) – trotz fehlenden Wirkstoffes therapeutisch wirksam sein kann, ist nachgewiesen, der genaue Wirkungsmechanismus aber unklar. Sowohl die persönliche Zuwendung und Ermutigung bei der Behandlung als auch eine positive Erwartungshaltung des Behandelten spielen eine große Rolle und fördern Selbstheilungskräfte. Auch ist der Plazeboeffekt umso stärker, je mehr die Betroffenen dafür investieren müssen: Je teurer die Behandlung oder das verordnete Mittel ist, desto stärker ist seine Wirkung. Neurobiologisch führt die Forschung den Plazeboeffekt unter anderem darauf zurück, dass ein durch die Einnahme ausgelöster unspezifischer Reizeffekt die Endorphinproduktion ➤ 8.2.4) erhöht. Die Plazebowirkung lässt sich nämlich bei Schmerzen zumindest teilweise durch den Endorphin- und Opioid-Antagonisten Naloxon aufheben. In der medizinischen Praxis sind Plazebos ethisch sehr umstritten. Wichtig hingegen sind Plazebos in Arzneimittelforschung und -testung. Bei *plazebokontrollierten Doppelblind-Studien* erhält ein Teil der Probanden den Wirkstoff **(Verum),** der andere ein Plazebo, wobei weder Probanden noch die behandelnde Ärzteschaft (sondern nur die Studienleitung) wissen, wer zu welcher Gruppe gehört. So kann die eigentliche pharmakologische (spezifische) Wirksamkeit von Arzneistoffen festgestellt werden, d. h. die Wirkung, die über die Suggestivwirkung (den unspezifischen Effekt) hinausgeht.

Möglichkeiten zur Erfassung der Schmerzintensität

Hilfsmittel zur Schmerzeinschätzung sind verschiedene Skalen, etwa die **visuelle Analogskala** *(VAS)* ohne Graduierung und – häufiger genutzt – **die numerische Rating-Skala** (*NRS,* ➤ Abb. 9.36) mit Graduierung zwischen den Punkten null (kein Schmerz) und zehn (stärkster vorstellbarer Schmerz).

Die Skalen eignen sich zur ungefähren Abschätzung der Schmerzbelastung und können den Erfolg oder Nicht-Erfolg einer Schmerzbehandlung dokumentieren. Sie eignen sich jedoch nicht, um die Schmerzen z. B. durch eine definierte Erkrankung bei verschiedenen erkrankten Personen zu vergleichen.

Was aber, wenn der Schmerz gar nicht mitgeteilt werden kann, wie es bei z. B. bei Neu-, Früh- und Ungeborenen der Fall ist? Hier blickt die Medizin auf ein trauriges Kapitel zurück. Noch in den 1970er-Jahren wurden Neu- und Frühgeborene ohne Schmerzstillung operiert. Dass sie Schmerz empfinden könnten, war in Forschung und Klinik kaum ein Thema. Man ging davon aus, dass Neugeborene keine ausgereiften anatomischen Strukturen zur Schmerzwahrnehmung hätten und ohnehin kein Gedächtnis, um sich an schmerzliche Erfahrungen erinnern zu können. Auch hielt man die Anwendung von Schmerzmitteln bei diesen kleinen Patienten für gefährlich, sah den Schaden größer an als den Nutzen. Dass diese Vorurteile in den letzten 25 Jahren revidiert wurden, verdanken wir Forschungsergebnissen aus der Embryologie, klinischen Studien und Tierversuchen. Früh- und Neugeborene empfinden nicht nur Schmerzen, sie sind sogar den Schmerzen stärker ausgeliefert als Erwachsene. In dieser Lebensphase aktivieren zum einen die eintreffenden Schmerzsignale größere, sich überlappende Hirnareale, was die Schmerzreize potenziert, zum anderen ist das schmerzhemmende System auf Rückenmarksebene (➤ 9.3.1) noch nicht ausreichend entwickelt. Widerlegt ist auch, dass im Neugeborenenalter erlebte Schmerzen nicht erinnert werden können. Sie können noch Monate später Auswirkungen in der Reaktion des Säuglings auf neue Schmerzreize zeigen. Heute ist es undenkbar, operative Eingriffe, belastende Beatmungen oder andere Maßnahmen ohne Schmerzmittelgabe oder Sedierungen durchzuführen. Opioid-Analgetika sind heute in der neonatologischen Betreuung üblich.

Wenn also Frühgeborene bereits Schmerzen empfinden, wäre es verwunderlich, wenn Embryos und Feten es nicht auch könnten. Vor der 8. Woche p.c. (➤ Kap. 21) sind die morphologischen Voraussetzungen für eine Schmerzleitung aus der Peripherie zum Rückenmark nicht gegeben, eine Schmerzwahrnehmung somit ausgeschlossen. Danach erfolgt bis etwa der 21. Woche p.c. eine funktionell wirksame Vernetzung durch Synapsen und Neurotransmitter bis zum Hirnstamm, was eine **Nozizeption** (➤ 9.1, Erhalt von Schmerzreizen im ZNS) wahrscheinlich macht. Mit der Ausbildung thalamo-kortikaler Fasern (➤ 8.8.4) von der 22. Woche p.c. an, quasi der „Durchschaltung" zur Großhirnrinde, wird ein Schmerzerlebnis des Feten zunehmend wahrscheinlich. Diagnostische und therapeutische Eingriffe am Feten in der Gebärmutter erfolgen daher heute in der zweiten Schwangerschaftshälfte unter medikamentöser Schmerzstillung und/oder Sedierung durch Punktion der Nabelschnur durch die mütterliche Bauchdecke.

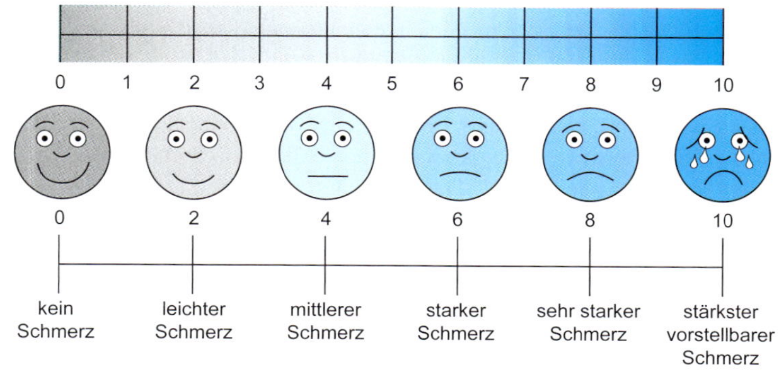

Abb. 9.36 Numerische Rating-Skala zur Selbsteinschätzung der Schmerzintensität durch den Patienten. [L143]

9

10 Psyche und psychische Erkrankungen

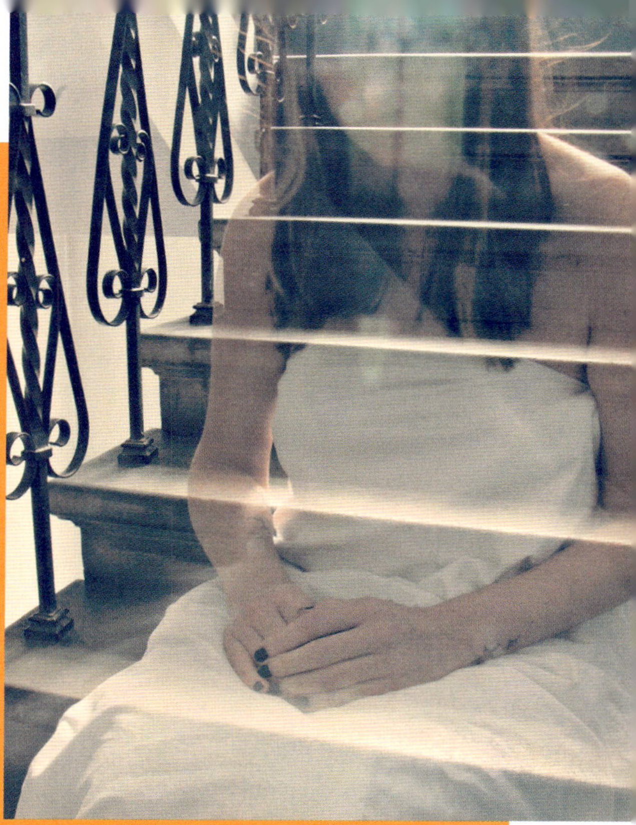

Was ist die Psyche, was macht sie aus, was sind psychische Erkrankungen, wo und wie entstehen Gefühle, wie sind Körper und Psyche verbunden? Fragen zu diesem Thema und das Interesse hieran sind so alt wie die Menschheit. Dieses Kapitel will sich diesem interessanten Thema verständlich annähern.
Wie in anderen Gebieten, so haben sich auch im „Psycho-Bereich" verschiedene Untergebiete mit ähnlich klingenden Bezeichnungen gebildet (➤ Tab. 10.1).

10.1 Grundbegriffe der Psychologie

Psyche ist das griechische Wort für **Seele,** und beide Begriffe werden meist gleichbedeutend benutzt. Was aber genau darunter zu verstehen ist, darüber gibt es keine Einigkeit. Ganz allgemein bezeichnen sie Vorgänge des Denkens, Fühlens und Wollens, Fähigkeiten wie die Intelligenz, das Temperament, Interessen und Einstellungen sowie das Verhalten von Lebewesen. Diese verschiedenen „Bereiche" des Seelenlebens werden in der Wissenschaft voneinander getrennt, sind tatsächlich jedoch in vielfältiger Weise ineinander verflochten.
Auch Lern- und Kommunikationsmodelle sowie die damit verbundenen neurobiologischen Anpassungsvorgänge sind Themen der wissenschaftlichen Psychologie. Sie helfen zu erklären, wie (auffällige) Verhaltensweisen entstehen, und sind Grundlage für die Entwicklung psychotherapeutischer Behandlungsmethoden.

WAS IST EIGENTLICH …	
Psychologie?	Wissenschaft von den (normalen) seelischen Vorgängen im Menschen, seinem Erleben, Denken, Fühlen und Verhalten
Psychotherapie?	Systematische Behandlung mit „seelischen Mitteln", also aus der Psychologie entwickelten Verfahren, z. B. Gesprächs-, Verhaltenstherapien (➤ 10.15.3)
Psychosomatik?	Fachgebiet der Medizin, das sich mit denjenigen körperlichen Symptomen und Krankheiten befasst, die psychisch (mit)bedingt sind (*gr.* soma = Körper)
Psychoanalyse?	Bezeichnung sowohl für die von Sigmund Freud begründete psychologische Theorie (➤ 10.2.1) als auch für eine bestimmte Form der Psychotherapie (➤ 10.15.2)
Psychiatrie?	Fachgebiet der Medizin, das sich mit Vorbeugung, Erkennung und Behandlung psychischer Krankheiten einschließlich der Rehabilitation des psychisch Kranken befasst
Neurologie?	Fachgebiet der Medizin, das sich mit Vorbeugung, Erkennung, Behandlung und Rehabilitation von Krankheiten des Nervensystems (➤ Kap. 8) und der Muskeln befasst

Tab. 10.1 Schnelle Übersicht über die wichtigsten „Psycho"-Gebiete.

10.1.1 Gefühle/Emotionen

Emotionen (*Gemütsbewegungen, Gefühlszustände* und *-reaktionen*) sind ebenso wie ihre körperlichen Begleiterscheinungen jedem geläufig. Die Gefühle des Menschen sind so vielfältig, dass eine allgemeingültige Einteilung schwerfällt.
Emotionales Erleben geht einerseits häufig einher mit (trotz unterschiedlicher Gefühle ähnlichen!) physiologischen Veränderungen, ausgelöst durch das vegetative Nervensystem. Besonders häufig sind Pulsanstieg, Erröten, Pupillenerweiterung/-verengung oder Muskelanspannung. Die Alltagssprache kennt diese Zusammenhänge: Vor Angst oder Aufregung „bekommt man Herzklopfen", man „bebt" (zittert) vor Wut, man „erstarrt wie das Kaninchen vor der Schlange". Andererseits kommt es zu einer persönlichen *kognitiven* („geistigen") Einschätzung der jeweiligen Situation. In der Regel steht für uns das persönliche Erleben des Gefühls im Vordergrund; die körperlichen Reaktionen nehmen wir eher als begleitend wahr. Manchmal treten aber die körperlichen Symptome in den Vordergrund, obwohl psychische Belastungen auslösend sind. Man spricht dann von **Somatisierung.**

Eine wichtige Rolle spielt das *limbische System* (➤ 8.8.7) im Gehirn. Es ist bedeutsam bei der Verarbeitung von Gefühlen, aber auch für Antrieb und Sexualität sowie bei der Gedächtnisbildung, gerade auch in Bezug auf emotional sehr bewegende Situationen.

Angst

Angst bezeichnet den emotionalen Erregungszustand angesichts einer als physisch oder psychisch gefährlich oder bedrohlich erlebten Situation. Dabei muss eine solche Gefährdung oder Bedrohung nicht *tatsächlich* gegeben sein; die *subjektive* Einordnung ist maßgeblich. Hier ist etwa an die Angst vor Hunden zu denken, die z. B. aufgrund eines negativen Erlebnisses auch in Situationen erlebt wird, die objektiv keine Gefährdung darstellen. Selbst die Vorstellung einer entsprechenden Situation kann reichen, Angst auszulösen.
Körperlich äußern sich Angstzustände unter anderem in erhöhter Herzfrequenz, Blutgefäßveränderungen, Kälte- und Hitzeempfinden, beschleunigter Atmung, Zittern, Übelkeit, Gesichtsfeldeinschränkungen oder im Extremfall im Verlust der Schließmuskelkontrolle von Darm und Blase. Oft werden diese vegetativen Reaktionen von schnell und stereotyp ablaufenden motorischen Programmen (Abwehr- und Fluchtreaktionen) begleitet.
In Fällen extremer Angst spricht man von **Panik;** sie hat ausgeprägte Fluchttendenzen zur Folge. Ist kein Entkommen oder Angriff möglich, können massive physiologische Veränderungen bis hin zum **psychogenen Schock** beobachtet werden. In dieser **Schockstarre** *(Freeze)* sind die Betroffenen einerseits überangespannt und aufgewühlt und andererseits gleichzeitig „wie gelähmt".
Es gibt eine Vielzahl von Theorien über die Angstentstehung. Weitgehend Einigkeit besteht, dass Angst entwicklungsgeschichtlich ihren Ursprung in der Zeit hat, als gespannte (ängstliche) Aufmerksamkeit notwendig zum Überleben war. Die physiologischen Veränderungen bei Angst bereiten den Organismus auf die Flucht aus einer objektiv gefährlichen Lage vor. Die Schockstarre hatte vermutlich die Funktion, für den Angreifer uninteressant zu sein oder von einer Tötung nicht mehr viel mitzubekommen.
Dieses alte Reaktionsmuster hilft dem Menschen heute nur noch selten. Weitaus häufiger sind angstauslösende Situationen, denen man sich nicht durch Flucht entziehen kann. Schlimmer noch: Kommt es zu häufig zu der oben dargestellten *Stressreaktion* (➤ 11.5.6), so schadet die (ursprünglich sinnvolle!) Reaktion dem Körper sogar. Daher geht es heute vielfach darum, angstauslösende Situationen zu erkennen und so zu verarbeiten, dass sie ihren bedrohlichen Charakter verlieren **(Angstbewältigung, -reduzierung).** Eine Form der Angstbewältigung ist auch die Minderung der allgemeinen Anspannung, mit der Angst stets gekoppelt ist.

> **W** **Angst ist normal**
> „Normale" Angst (➤ Abb. 10.1) gehört zum Menschen und sollte zugelassen werden, denn sie hat Warnfunktion. Unterdrückte Angst schränkt die geistige und emotionale Beweglichkeit ein und lässt sich schlechter bearbeiten. Entscheidend ist nicht, *dass* man Angst hat, sondern *wie* man mit Angst umgeht. Angst sollte immer im kulturellen Kontext gesehen werden. Angst vor Giftschlangen z. B. ist in Australien anders zu beurteilen als in Deutschland.

Trauer

Trauer bezeichnet die emotionalen Reaktionen nach *Verlust-* oder *Trennungserlebnissen.* Dies kann der Tod eines Menschen sein (➤ Abb. 10.2),

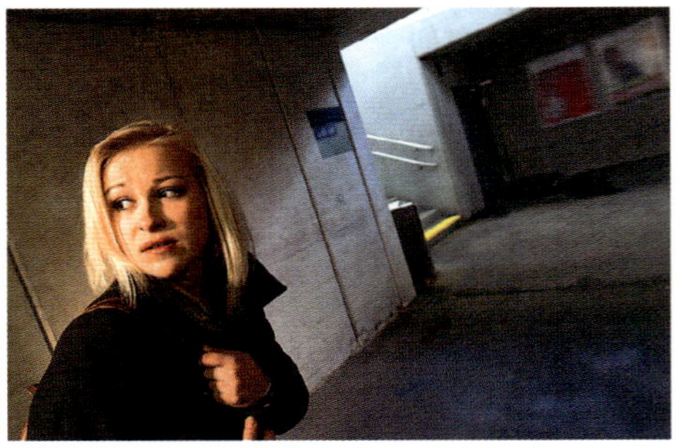

Abb. 10.1 In bestimmten Situationen Angst zu empfinden ist nicht nur normal, sondern manchmal lebensrettend. Angst in objektiv ungefährlichen Situationen hingegen kann Krankheitscharakter erlangen. [J787–014]

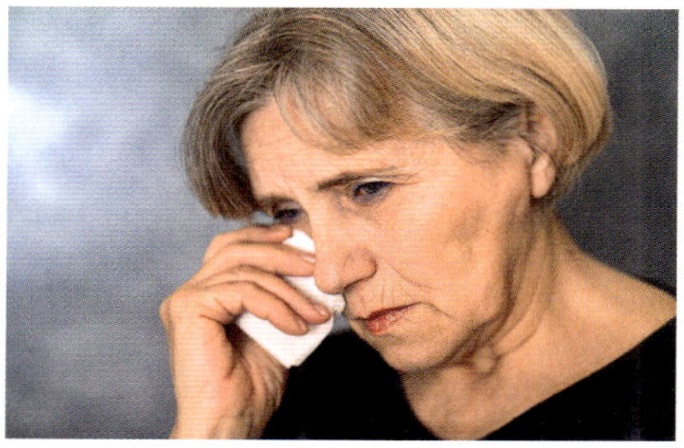

Abb. 10.2 Trauer ist ein Prozess, der sehr unterschiedlich lange dauern kann. [J787]

aber auch Trennung vom Partner, Verlust eines Körperteils, Arbeitsplatzverlust oder Nicht-mehr-Realisierbarkeit einer gewünschten Lebensperspektive (z. B. nach mehrfachem Nicht-Bestehen einer wichtigen Prüfung).

In allen diesen Fällen nehmen wir Abschied von Personen, Gegenständen oder Phasen unseres Lebens, die von Vertrautheit, Sicherheit und positiver Gewohnheit gekennzeichnet waren. Allmählich oder plötzlich geraten wir in eine Lage, die anders ist als vorher und die wir erst annehmen und bewältigen müssen, aus der wir im günstigen Fall aber auch bereichert und gestärkt hervorgehen können. Trauer bezeichnet also auch den **Trauerprozess,** der dem Trauernden ermöglicht, sich in einer Welt neu zu orientieren, die nie mehr so sein wird, wie sie einmal war. Die dafür notwendige psychische Leistung wird nach *Sigmund Freud* (1856–1939) als **Trauerarbeit** bezeichnet. Sie kann je nach Situation und Individuum wenige Monate, aber auch einige Jahre beanspruchen. Es lassen sich dabei immer wiederkehrende Muster erkennen; man spricht von **Trauerreaktionen.** Sie treten in unterschiedlich intensiver Ausprägung alleine oder gemeinsam auf.

Körperliche Trauerreaktionen umfassen:

- Erschöpfung und Müdigkeit
- Schlaf- und Appetitlosigkeit
- Atemlosigkeit und Brustbeklemmungen.

Als *emotionale Trauerreaktionen* findet man:

- Tiefe Traurigkeit, Weinen, aber auch Zorn und Wut
- Schuldgefühle und Angst
- Gefühle der Verlassenheit, Einsamkeit und Hilflosigkeit
- Sehnsucht nach dem Vergangenen/Verlorenen.

Kulturelle Trauerreaktionen sind:

- Totenfeiern und -lieder (z. B. Kirchenlieder)
- Trauergemeinschaften (z. B. bei Trauergottesdiensten)
- Tragen von (meist schwarzer) Trauerkleidung
- Selbst gewählter Ausschluss von gesellschaftlichen Ereignissen (z. B. im *Trauerjahr*).

Trauermodelle. Wissenschaftler, z. B. *Elisabeth Kübler-Ross* oder *John Bowlby,* haben versucht, den Verlauf der Trauer in Modellen zu beschreiben. Die meisten enthalten die Elemente **Schock, Trauerverhalten** (kulturell definiert, z. B. Versorgung der Toten, Gestaltung der Bestattung), **Trauerbewältigung** und **Trauerabschluss.** Allerdings hat jede Trauer ihren persönlichen Charakter und verläuft nicht linear: Die einzelnen Phasen können wiederholt abwechseln oder sich „durchmischen".

Folgende Traueraufgaben sind zu meistern, damit sich Trauernde nach einer gewissen Zeit wieder der Zukunft zuwenden können:

- **Akzeptieren des Verlustes als Realität.** Die Trauernden sollten z. B. aufhören, den Tisch für den Verstorbenen mit zu decken, Räumlichkeiten sollten der neuen Situation angepasst werden (z. B. Kleiderschrank des Verstorbenen aufräumen, Möbel der verstorbenen Person umstellen)
- **Zulassen des Schmerzes.** Die Auseinandersetzung mit dem Verlust findet zuerst „im Kopf" statt. Emotionen werden zurückgedrängt oder geleugnet. Am Ende dieser Phase sollten Betroffene ihren Gefühlen, auch schmerzvollen, Raum geben können
- **Anpassung an die neue Realität.** Vielleicht müssen Hinterbliebene Aufgaben des Verstorbenen übernehmen. Durch den Aufbau neuer Energien und neuer Beziehungen sollte eine neue Lebensphase beginnen.

Trauerarbeit unterstützen P

Pflegende können Trauernden helfen:

- Sie ermutigen Angehörige, den Verstorbenen anzusehen und zu berühren, selbst wenn dieser nach einem Unfall entstellt ist. Das erleichtert, „das Unbegreifliche zu begreifen". Zeigt der Angehörige Ablehnung, wird er aber nicht gedrängt. Durch die Verlagerung des Sterbens in Krankenhäuser ist die Normalität von Sterben und Tod in vielen Kulturen zurückgedrängt worden
- Pflegende lassen die Trauernden spüren, dass sie ihre Gefühle ausdrücken dürfen, sei es durch Klagen, Weinen oder auch Wut, und sollten sie auf Wunsch dabei begleiten. So wird der Schmerz der Trauer erfahrbar
- Sie hören den Trauernden zu
- Sie sind sich bewusst, dass sie den zentralen Wunsch der Trauernden nach dem „Ungeschehen-machen-Können" enttäuschen müssen. Sie halten diese Spannung aus und verzichten auf unangemessene Ablenkung
- Sie dürfen auch eigener Betroffenheit und Trauer vor den Trauernden Ausdruck verleihen (Authentizität), ohne dabei aber den Fokus auf sich zu lenken.

Pathologische Trauerreaktionen

- Manche Betroffene trauern so lange Zeit, dass diese nicht mehr im Verhältnis zu einer „gesunden" Verarbeitung des Verlusts steht. Die Trauerreaktion wird *chronisch*
- Bei anderen tritt die Trauerreaktion erst mit *großer Verzögerung* ein. Auslöser sind dann oft Ereignisse ohne direkten Zusammenhang mit dem Verlusterlebnis
- Gelegentlich lassen sich *übertriebene Reaktionen* finden, die sich z. B. in massiven Verzweiflungsgefühlen äußern. Die Grenze zum „Normalen" ist dabei fließend
- Bei der *larvierten* („maskierten") *Trauerreaktion* zeigen die Betroffenen körperliche Beschwerden (psychosomatische Symptome, Schmerzen), ohne diese bewusst mit dem Verlust in Zusammenhang bringen zu können.

Aggression

Auch für die **Aggression** gilt: Bis heute gibt es keine allgemein anerkannte Theorie zu ihrer Entstehung. Es ist sogar umstritten, was darunter zu verstehen ist. Die ursprüngliche Bedeutung meint, „einen Angriff machen", aber auch „etwas in Angriff nehmen" – also durchaus etwas Positives. Daher sprechen manche Wissenschaftler von *Gewalt* (statt von Aggression), wenn durch aggressive Handlungen *Schäden* entstehen.

Aggression und Trieb. *Sigmund Freud* ging in seiner *Trieblehre* ursprünglich davon aus, dass neben einem das Leben erhaltenden und weiterentwickelnden Trieb **(Erostrieb)** ein gegensätzlicher Trieb existiere, dessen Ziel die Auflösung der lebenstiftenden Einheiten sei (*Todes-* oder **Thanatostrieb**). Diese beiden stünden in permanentem Widerstreit wie auch in ergänzender Funktion zueinander. Aggression sei der nach außen gerichtete und abgelenkte Todestrieb. Spätere Triebtheorien gehen zwar auch von einem angeborenen Aggressions- oder Destruktionstrieb des Menschen aus, sehen diesen jedoch nicht im Zusammenhang mit einem Todestrieb.

Aggression und Frustration. Eine weitere Theorie geht davon aus, dass aggressives Verhalten die Folge von Enttäuschungen ist. Solche „unangenehmen Erfahrungen" lassen sich auch als **Frustration** bezeichnen. Frustration kann auftreten, wenn:

- Ein auf ein bestimmtes Ziel gerichtetes Verhalten im Ablauf gestört wird *(Hindernisfrustration)*
- Ein Bedürfnis (in welchem Bereich auch immer) nicht befriedigt werden kann
- Der Mensch Angriffen und Provokationen, aber auch anderen negativen physischen Einwirkungen wie etwa Lärm ausgesetzt ist (*schädigende Reize*). Die *subjektive* Beurteilung, z. B. des Lärms, ist dabei ebenfalls von Bedeutung.

Dabei bestimmt offenbar die Stärke des Frustrationserlebnisses, ob die Reaktion aggressive Züge trägt oder nicht. So kann mäßig erlebte Frustration zur vermehrten persönlichen Anstrengung führen, um das Ziel zu erreichen, während eine subjektiv massiv empfundene Frustration aggressives, zerstörerisches Verhalten zur Folge haben kann.

Aggression und Lernen. Es ist davon ausgehen, dass Menschen, die in ihrem Leben viele aggressive Vorbilder hatten, selbst auch aggressiver sind als diejenigen, die in einer relativ gewaltlosen Umgebung aufgewachsen sind *(Modelllernen).*
Dieser Punkt ist in den letzten Jahren vor allem durch die Diskussion um die Auswirkungen von Gewaltdarstellungen in den Medien (➤ Abb. 10.3) ins öffentliche Bewusstsein gerückt. Wahrscheinlich ist das Gewalttätigkeitsrisiko bei *bestimmten* Personen aufgrund ihrer Lebenserfahrungen und anderer Faktoren durch die Darstellung in Medien erhöht.
Es ist außerdem wichtig, zwischen dem *Lernen* aggressiver Verhaltensweisen und der *Anwendung* des Gelernten zu unterscheiden:

- Durch entsprechende Modelle kann aggressives Verhalten prinzipiell gelernt und somit nachgeahmt werden (Lernen *neuer Verhaltensweisen*)
- Durch das Beobachten *erfolgreichen* aggressiven Verhaltens wird dieses auch eingesetzt *(Lernen am Effekt).*

Das bedeutet, dass aggressive Akte, die zum angestrebten Ziel geführt haben *(Erfolg),* mit einer größeren Wahrscheinlichkeit nachgeahmt werden als solche, die ihr Ziel nicht erreicht haben oder mit negativen Sanktionen (Strafen) belegt wurden *(Misserfolg).*
Auch *gesellschaftliche Bedingungen* können zur Zunahme von Aggression führen. So steigt z. B. in wirtschaftlich schwierigen Zeiten die Kriminalität.

Vom Umgang mit Aggressionen

Ein Patentrezept für den Umgang mit Aggressionen (den eigenen wie denen anderer) gibt es nicht. Wichtig ist die *Ursachensuche.* Daraus ergeben sich manchmal schon Ansätze zur Bewältigung.
Menschen unter ständiger Anspannung reagieren ebenfalls leichter aggressiv; hier sind Maßnahmen zur Entlastung (z. B. Stressbewältigung) letztlich erfolgreich. Ist die Aggression durch eine psychische Krankheit mitbedingt, bessert sie sich durch fachgerechte Behandlung.

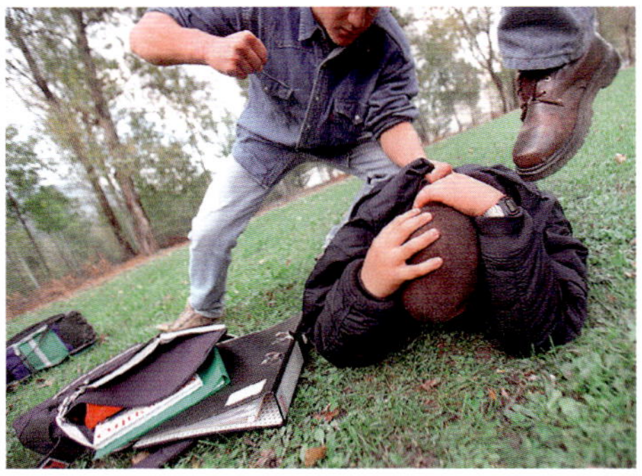

Abb. 10.3 Auch wenn die Ursachen nicht klar sind, nimmt die Gewaltbereitschaft von Jugendlichen seit Jahren zu. Ist Alkohol im Spiel, sinkt die Hemmschwelle weiter. [J787]

Im Klinikalltag können z. B. Gespräche in Supervisions- oder Balintgruppen den dort Tätigen helfen, angestaute Aggressionen zu erkennen und mit ihnen professionell umzugehen. Auch Selbsterfahrungsgruppen können sinnvoll sein. Aggressionen „therapeutisch auszuagieren“ ist allerdings nicht sinnvoll.

10.1.2 Motivation

Warum ergreift man genau diesen und nicht einen anderen Beruf? Wieso ist man bei bestimmten Dingen engagiert, bei anderen nicht?
Für jeden Menschen gibt es treibende Kräfte, die sein Verhalten beeinflussen. Diese Kräfte nennt man **Motivation.** „Motiviert sein“ beinhaltet so verschiedene Bedeutungen wie „ein Bedürfnis haben“, „ein bestimmtes Ziel erreichen wollen“ oder „auf der Grundlage einer Überzeugung handeln“. Die Gründe, die Menschen haben, so und nicht anders zu handeln, heißen **Motive.**
Das Spektrum der **Motivationsmodelle** in der Psychologie ist breit. Es reicht von der einseitigen Hervorhebung angeborener Verhaltensweisen (z. B. durch den Verhaltensforscher *Konrad Lorenz*) bis zu entgegengesetzten Vorstellungen, dass praktisch alles Verhalten und Handeln allein psychologisch und sozial verursacht, also auf gemachte Erfahrungen und Umgebungseinflüsse zurückführen sei.
Einige Theorien seien an dieser Stelle kurz skizziert:

Biologisch verankerte Motivation

Diese Theorie bezieht sich auf **biologische Grundbedürfnisse.** Darunter fallen z. B. die *Hungermotivation* (Suche nach Nahrung bei Hungergefühl) oder die *Durstmotivation* (Suche nach Trinkbarem zur Regulierung des Flüssigkeitshaushalts) oder die Motivation zu schlafen. Vertreter dieser Theorie gehen davon aus, dass der Organismus zum Handeln bewegt wird, wenn das physiologische Gleichgewicht in Gefahr oder gestört ist, mit dem Ziel, dieses Gleichgewicht wiederherzustellen.
Biologisch verankert ist auch die Motivation zum elterlichen Pflegeverhalten und die des Kindes, sich an die Eltern zu binden. Beides dient dem Schutz des Nachwuchses.
Auch die Bereitschaft zu flüchten oder sich dem Kampf zu stellen, um das eigene Überleben zu sichern, ist biologisch motiviert.

Psychologische und soziale Motivation

Anders als biologische Motive, die als angeboren gelten können, sind die Motive der **psychologischen Motivation** erlernt, also erworben. Darunter fällt etwa das *Bedürfnis nach Sicherheit* oder die Entwicklung des *Selbstwerts.*
Eng verwandt ist die **soziale Motivation.** In der Praxis spricht man von sozialen Motiven, wenn sie hauptsächlich durch *soziale Interaktion* (zielgerichteter, wechselseitiger Austausch von Informationen zwischen Individuen) bedingt sind. Dazu zählen neben Motiven aus dem politischen und ideologischen Bereich *Bedürfnisse nach äußerer Sicherheit* oder *gesellschaftlicher Anerkennung.*
Psychologische und soziale Motivation hängen von der jeweiligen Situation und der Lebensgeschichte des Einzelnen ab. Ein Mensch, der in einer liebevollen und anregenden Umgebung aufgewachsen ist, wird andere Motive als handlungsleitend erleben als jemand, der unter repressiven, krank machenden Bedingungen zu leiden hatte.

> **Kaum zu trennen**
> Meist bestimmen biologische, psychische *und* soziale Momente in unterschiedlich starker Ausprägung *gemeinsam* das menschliche Handeln. Hinzu kommt außerdem der Einfluss *unbewusster Motive* (➤ 10.2.1).

Auch **Kommunikation,** miteinander in Verbindung zu treten, sich auszutauschen, sich gegenseitig zu verstehen, ist ein menschliches Grundbedürfnis. Misslungene Kommunikation, Vereinsamung und Isolation können krank machen. Bestimmte psychische Erkrankungen (z. B. Psychosen, affektive Störungen, Autismus) können eine normale Kommunikation erschweren und die Betroffenen erheblich belasten.

10.1.3 Psychohygiene

Professionelle Helfer sind täglich mit Schmerzen, Leiden und Ängsten konfrontiert. Hygieneregeln zu beachten und sich vor der Übertragung von Krankheitserregern zu schützen ist Alltag. Ebenso bewusst sollte man sich vor nachteiligen und möglicherweise krankmachenden Einflüssen schützen, die sich aus den seelischen Belastungen im Arbeitsalltag ergeben.
Unter **Psychohygiene** versteht man alle Maßnahmen, die dazu dienen, Begegnungen mit den oft schweren Schicksalen der Patienten, Hilflosigkeit, aufwühlende Erfahrungen und Gefühle, auch unbefriedigende Situationen bei der Arbeit zu ertragen und zu bewältigen. Diese Maßnahmen schützen davor, durch ständige Überbeanspruchung im Laufe der Jahre selbst „auszubrennen“ (**Burnout-Syndrom,** ➤ 3.10). Psychohygiene soll also die seelische Gesundheit erhalten helfen.
An Arbeitsstellen mit besonderen psychischen Belastungen der dort Tätigen (z. B. psychiatrischen, onkologischen oder Intensivstationen) sind meist Supervisionsgruppen für das Team eingerichtet, die bei der Verarbeitung belastender Erfahrungen helfen. In diesen Gruppen werden unter Leitung von erfahrenen – nicht zum Team gehörenden – Supervisoren schwierige Situationen mit Patienten (oder im Team) besprochen. Ziel ist das bessere Verständnis der Hintergründe dieser Situationen und somit die Entlastung der Betroffenen.

Psychohygiene ist allerdings nicht nur in „helfenden“ Berufen wichtig. Beispielsweise kann **Mobbing** (➤ Abb. 10.4), also systematische, regelmäßige und längerfristige Schikanen und Intrigen gegen eine Person, an praktisch jedem Arbeitsplatz, in der Schule oder im Privatleben auftreten und macht psychohygienische Maßnahmen und Beratung dringend erforderlich. Zunehmend problematisch ist das sog. **Cybermobbing** über Chatrooms und andere mediale Möglichkeiten.

Stress

Wesentlich im Rahmen der Psychohygiene ist der Umgang mit **Stress.** Stress kann im Beruf auftreten, durch die Vielzahl der Erwartungen bedingt sein, welche die verschiedenen Menschen an einen stellen, oder auch durch schwere Krankheiten verursacht werden. Daher sollen die psychologischen Kenntnisse über Stress ausführlicher dargestellt werden (hormonelle Stressreaktion ➤ 11.5.6).

Stress gilt einerseits als wesentlicher Auslöser negativer Emotionen und psychischer wie physischer Erkrankungen. Andererseits können „stressige“ Situationen auch Herausforderungen darstellen. Und: Erfolgreich bewältigte Stresssituationen (etwa eine bestandene Prüfung) führen zu positiven Emotionen, zum Gefühl, das Leben bewältigen zu können, und stärken sogar das Immunsystem. „Positiver Stress“ wird als *Eustress* (*gr.* eu = gut), schädigender Stress als *Dysstress* (*gr.* dys = ungünstig, störend) bezeichnet.

Es ist falsch zu glauben, dass nur solche Ereignisse Stress auslösen, die als belastend und negativ empfunden werden. „Kritisch“ können auch schöne oder als positiv geltende Begebenheiten oder Veränderungen sein. Auch sie führen zu psychischen und physiologischen Stressreaktionen.

Die Psychiater *Richard R. Rahe* und *Thomas H. Holmes* haben in den Sechzigerjahren eine Skala entwickelt, die den Einfluss von Lebensereignissen in Form von *Belastungspunkten* darstellt. Der Tod des Ehepartners „gibt“ 100 Belastungspunkte, der eines nahestehenden Familienmitglieds 63, der Ärger mit dem Chef 23, der Urlaub 13. Sie sagen den Ausbruch einer ernsten Erkrankung innerhalb von zwei Jahren voraus, wenn die Belastung zu einem gegebenen Zeitpunkt 300 Punkte und mehr beträgt.

Jedoch hat die Bewertung von „Stresspunkten“ ihre Tücken; vielerlei Faktoren kommen hinzu, und nicht jeder Mensch mit einer hohen Zahl von Punkten erkrankt. Verantwortlich dafür ist die unterschiedliche Anpassungsfähigkeit, die eine mehr oder weniger gute Verarbeitung bzw. Bewältigung von Stress erlaubt (Resilienz, ➤ 10.16). Auch z. B. die aktuelle Lebenssituation spielt eine Rolle.

Als Anhaltspunkte für die Wirkung von Stressreizen können folgende Faktoren dienen:

- *Reizintensität.* Ein mäßig intensiver Reiz kann Stimulation bedeuten, er bewirkt Aufmerksamkeit und Interesse. Eine hohe Intensität hat negative körperliche Veränderungen zur Folge
- *Dauer und Häufigkeit von Reizen.* Je öfter und/oder länger der Mensch einem Stressreiz ausgesetzt ist, desto wahrscheinlicher haben Mechanismen zur Kompensation nicht mehr den gewünschten Erfolg
- *Möglichkeiten zur Vermeidung oder Bewältigung.* Wenn es gelingt, einem Stressor auszuweichen oder so zu reagieren, dass die Stresswirkung minimiert wird, muss nicht mit Folgeschäden gerechnet werden
- *Vorerfahrungen.* Positive Erfahrungen mit der gleichen oder einer ähnlichen Stresssituation mindern Stress. Hatten jedoch Bewältigungsversuche in der Vergangenheit nicht den gewünschten Erfolg, so werden negative Gefühle (z. B. der Hilflosigkeit) eher zunehmen
- *Persönliche Grundanlage.* Manche Menschen haben in einer Stresssituation „die Ruhe weg“ und lassen sich nicht beeindrucken, während andere die gleiche Situation als kaum erträglich empfinden. Dies hängt nicht nur von den Vorerfahrungen ab, sondern auch von der individuellen Grundstruktur, die sehr variabel ist
- *Aktivierungszustand.* Nicht zu jeder Tages- und Nachtzeit und nicht unter allen Lebensbedingungen fühlt der Mensch sich gleichermaßen in der Lage, auf Stress angemessen zu reagieren. Ausgeruht haben wir eine viel höhere Reizschwelle als nach einem anstrengenden Tag
- *Soziale Unterstützung.* Das Gefühl, nicht allein dazustehen, gehört wohl zu den wichtigsten Voraussetzungen, um Stresssituationen erfolgreich zu begegnen.

10.2 Grundbegriffe der Psychoanalyse

Unter **Psychoanalyse** versteht man sowohl eine eigenständige psychologische Theorie als auch eine bestimmte Form der Psychotherapie. Begründer beider ist *Sigmund Freud.*

10.2.1 Es – Ich – Über-Ich

Von Freud stammt das *Drei-Instanzen-Modell* über die Struktur der Seele (➤ Abb. 10.5). Der „psychische Apparat“ (die Seele) des Menschen besteht danach aus drei Instanzen. Das **Es** ist die Instanz der Triebe und Wünsche. Den aus dem Es auftauchenden Impulsen steht das **Über-Ich** entgegen, die Instanz des Gewissens, d. h. der erworbenen Wertvorstellungen und gesellschaftlichen Forderungen. Dem **Ich** als dritte Instanz kommt die Aufgabe zu, zwischen Es, Über-Ich und Realität zu vermitteln.

Wichtige Grundannahme der Psychoanalyse ist die Existenz des **Unbewussten.** Unbewusste Vorgänge können nur gegen den inneren Widerstand der betroffenen Person und mithilfe besonderer Techniken (etwa der Psychoanalyse) bewusst gemacht werden. Sie können aber trotzdem Tun und Denken beeinflussen.

Beispielsweise erfährt ein Vereinsvorsitzender kurz vor einer Sitzung, dass ein Vereinsmitglied beachtliche Geldbeträge veruntreut hat. Er eröffnet die Sitzung mit: „Meine sehr geehrten Damen und Herren, leider muss

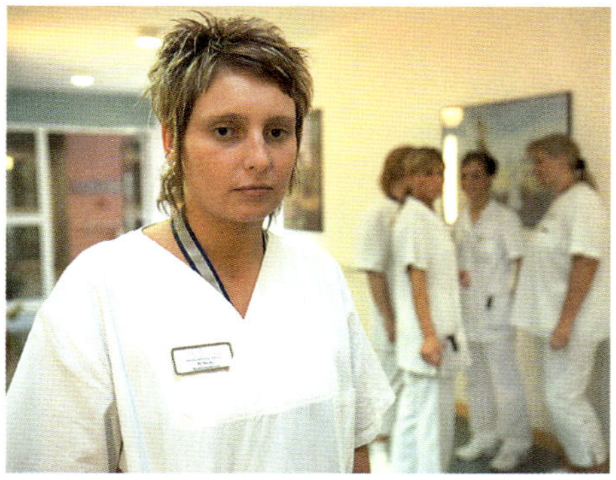

Abb. 10.4 Mobbing hat viele Gesichter – auch abschätzige Blicke, Tuscheln und Ausschließen gehören dazu. [K157]

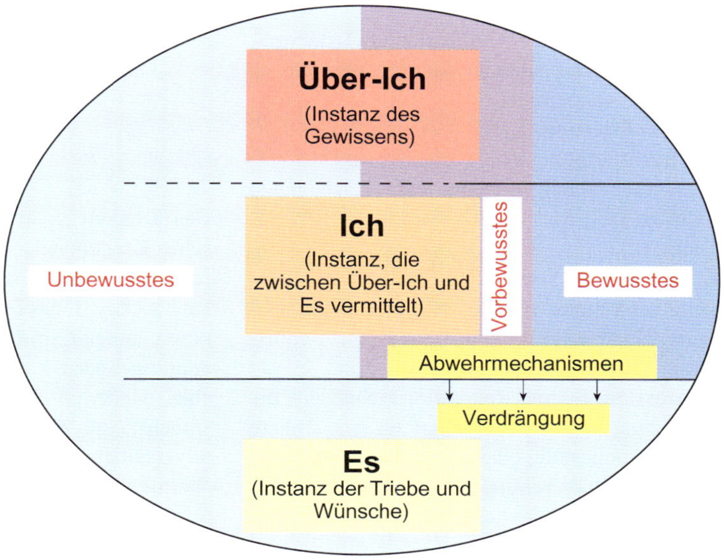

Abb. 10.5 Nach dem Psychoanalytiker Sigmund Freud besteht die menschliche Seele aus drei Instanzen: dem Es, dem Ich und dem Über-Ich. Das Ich hat in diesem Drei-Instanzen-Modell die Aufgabe, zwischen dem Es, dem Über-Ich und der Realität zu vermitteln.

ich Ihnen heute mitteilen, dass schlimme Dinge zum Vorschwein gekommen sind." An den Versprecher konnte er sich nach der Sitzung nicht erinnern. Der Versprecher ist Ausdruck eines Konflikts: Einerseits möchte er seinem Ärger Ausdruck verleihen, dem steht aber die gesellschaftliche Forderung gegenüber, in der Öffentlichkeit keine Kraftausdrücke zu verwenden. Der aggressive Wunsch ist daher ins Unbewusste „verdrängt", also abgeschoben worden. Er wirkte aber weiter und taucht in einer verkleideten, kompromisshaften, dem Vorsitzenden nicht erinnerlichen Form wieder auf.

Demgegenüber sind **vorbewusste** Gedanken, Gefühle und Konflikte zu einem bestimmten Zeitpunkt nicht bewusst, grundsätzlich aber *bewusstseinsfähig.* Sie können ohne großen inneren Widerstand bewusst gemacht werden, ähnlich wie Namen, die man nicht täglich braucht, die man aber mit wenig Mühe „zurückholen" kann.

Kann ein Wunsch aus dem Es vom Über-Ich nicht akzeptiert werden, so entsteht ein **Konflikt.** Konflikte zwischen den verschiedenen Instanzen sind normal und können vom Ich auf verschiedene Weise gelöst werden.

10.2.2 Abwehrmechanismen

Abwehrmechanismen sind *unbewusste* innerseelische Vorgänge, die das Ziel haben, unangenehme Wahrnehmungen, Gefühle oder Impulse nicht bewusst werden zu lassen. Sie haben Schutz- und Bewältigungsfunktion. Entstehen seelischer Schmerz, bestimmte Ängste oder Schuldgefühle aufgrund ungelöster Grundkonflikte immer wieder, können Abwehrmechanismen aber mit der Zeit nicht mehr schützen, sondern behindern evtl. sogar die Lösung des Grundkonflikts und tragen zur Bildung von Krankheitssymptomen bei.

Einige wichtige Abwehrmechanismen sind:

- **Verdrängung.** Verdrängung meint die Unbewusstmachung unerwünschter Impulse, z. B. „Vergessen" eines Zahnarzttermins
- **Reaktionsbildung.** Ein unerwünschter oder unerlaubter Impuls wird in sein Gegenteil verwandelt, z. B. Ärger in Freundlichkeit (jemand ist „scheißfreundlich")
- **Projektion.** Eigene Gefühle oder Tendenzen werden anderen zugeschrieben („Nicht ich bin aggressiv, sondern der Nachbar.")
- **Rationalisierung.** Rationalisierung bezeichnet die Rechtfertigung von Erlebens- oder Verhaltensweisen durch Scheingründe („Ich putze nicht zu viel, das ist nötig zum Werterhalt des Hauses.")
- **Sublimierung.** Sublimierung meint die Umsetzung verdrängter Triebimpulse in sozial akzeptierte Ersatztätigkeiten, z. B. sexuelle Bedürfnisse in Sport oder Geigespielen
- **Regression.** Bei der Regression ziehen sich die Betroffenen (meist) unbewusst auf eine frühere Entwicklungsstufe oder kindliche Verhaltensmuster zurück, schimpfen z. B. mit defekten Geräten und werfen diese gegen die Wand oder zeigenTrotzverhalten.

10.3 Der Weg zur Diagnose beim seelisch Kranken: Erhebung des psychischen Befundes

Sucht jemand wegen seelischer Symptome professionelle Hilfe auf, ist der erste Schritt zu identifizieren, ob es sich überhaupt um eine psychische Störung handelt und, falls ja, welcher Art sie ist. Hierzu liefert der **psychische Befund** wichtige Anhaltspunkte. Die **psychischen Grundfunktionen** werden bei der Kontaktaufnahme, im Gespräch und durch die Verhaltensbeobachtung beurteilt:

Bewusstsein umfasst *alle* psychischen Vorgänge (Gedanken, Gefühle, Wahrnehmungen, Wissen um das eigene Ich). **Quantitative Bewusstseinsstörungen** bezeichnen eine verminderte Wachheit unterschiedlicher Ausprägung (von Benommenheit bis zum Koma ➤ 8.8.3). Bei **qualitativen Bewusstseinsstörungen** sind die Betroffenen zwar wach, aber sie erfassen z. B. die Gesamtsituation nicht mehr.

Orientiertheit gibt an, ob jemand zu Zeit, Ort, Situation und Person korrekt informiert ist. Bei **leichten Orientierungsstörungen** werden Datum oder Jahreszeit falsch benannt, mit zunehmender Schwere kann der Aufenthaltsort nicht mehr angegeben werden (z. B. wird das Krankenhaus mit einem Hotel verwechselt) oder die aktuelle Situation oder Personen werden verkannt (z. B. wird die Krankenschwester als Verwandte angesehen). **Desorientiertheit** kommt z. B. regelmäßig bei fortgeschrittener Demenz vor (➤ 23.4.3).

Die **Gedächtnisfunktionen** *(mnestische Funktionen)* sind Ausdruck der Fähigkeit zur Informationsaufnahme, -speicherung und -wiedergabe. Bei Störungen wird oft zunächst das kurz zuvor Erfahrene vergessen und erst bei schweren Beeinträchtigungen auch das vor langer Zeit ins Langzeitgedächtnis Aufgenommene (➤ 8.9).

> **Warnsignal** (N)
> Plötzliche Bewusstseins-, Orientierungs- oder Gedächtnisstörungen sind Alarmzeichen. Ursache können verschiedene körperliche Erkrankungen innerhalb und außerhalb des Gehirns sein (z. B. Gehirnentzündung, Austrocknung). Solche Störungen müssen umgehend durch entsprechende Untersuchungen abgeklärt werden.

Das **Denken** verändert sich bei vielen psychischen Krankheiten.

Im **Denkablauf** (also der Art, *wie* jemand denkt) kann sich z. B. das *Denktempo* verlangsamen oder beschleunigen, im *Denkfluss* kann es zum Abriss oder zur Sperre kommen, was sich durch plötzliches, wiederholtes, unmotiviertes Stocken im Gespräch zeigt. *Zerfahrenes Denken,* teilweise mit unverständlichem Wortgemisch („Wortsalat") und Wortneubildungen *(Neologismen),* ist typisch bei Schizophrenien (➤ 10.6). Der Zusammenhang eines Gedankens mit dem vorhergehenden ist für die Untersuchenden nicht mehr nachvollziehbar. In der Medizin spricht man von **formalen Denkstörungen.**

Hingegen ist bei **inhaltlichen Denkstörungen** das *Was,* also der Denkinhalt, verändert. Beim **Wahn** bestehen *unkorrigierbare, objektiv falsche* Vorstellungen und Gedanken, gewissermaßen eine „Privatrealität". Beispielsweise glaubt eine Patientin, Queen Elizabeth zu sein. Wahn ist für die Patienten völlig gewiss, zweifelsfrei und nicht zu entkräften, z. B. lässt sich der Wahn, eine Metallsonde im Gehirn zu haben, auch durch ein unauffälliges Röntgenbild nicht zerstreuen.

Die wichtigsten **Wahrnehmungsstörungen** bei psychiatrischen Erkrankungen sind **Halluzinationen** *(Trugwahrnehmungen).* Hier entstehen Sinneseindrücke *ohne* entsprechenden Außenreiz, etwa:

- *Visuelle* (*optische*) *Halluzination,* z. B. Sehen von Tieren an einer weißen Decke, Sehen von bedrohlichen Schatten
- *Akustische Halluzination,* z. B. Hören von Stimmen oder Geräuschen im ruhigen Zimmer
- *Olfaktorische Halluzination,* z. B. Riechen von Gas oder Verwesungsgeruch
- *Gustatorische Halluzination,* z. B. Wahrnehmen eines widerlichen Geschmacks im Mund
- *Taktile Halluzination,* z. B. Empfinden einer körperlichen Berührung, ohne dass jemand in der Nähe ist, oder Fühlen auf der Haut laufender Tiere, ohne dass welche zu sehen sind.

Affektivität beschreibt die Stimmungs- und Gefühlslage, also sowohl die längerfristige Grundstimmung (z. B. ausgeglichen, melancholisch, heiter) als auch aktuelle Emotionen (Ärger, Freude, Angst, Trauer). Dabei achten die Untersuchenden auch auf die emotionale Schwingungsfähigkeit (mimische und gestische Reaktionen, Anpassung der Stimme im Gespräch). Eine **affektive Störung** ist z. B. die Depression mit Freud- und Gefühllosigkeit und (unangemessenem) Bedrückt- und Niedergeschlagensein (➤ 10.7).

Des Weiteren werden Aufmerksamkeit und Konzentrationsfähigkeit sowie Suizidalität beurteilt.

10.4 Einteilung psychischer Störungen und Erkrankungen

Wer ist psychisch krank?

Die Begriffe „abnorm" und „krank" setzen voraus, dass jemand in der Lage ist zu beurteilen, was als „normal" und was als krankhaft (pathologisch) anzusehen ist. Dies ist schon für körperliche Krankheiten nicht einfach (➤ 3.1.1). Doch gibt es hier eher messbare Kriterien wie z. B. Fieber oder veränderte Blutwerte. Beim menschlichen Erleben und Verhalten zu entscheiden, was normal und was krankhaft ist, hängt dagegen stark vom Standpunkt des Betrachters ab, z. B. der Angehörigen, der psychiatrischen Beurteilung, der Gesellschaft und der Kultur.

Noch schwieriger ist es, die Zahl psychisch Kranker zu beziffern. Nicht jeder, der seelische Probleme hat, ist psychisch krank, umgekehrt gibt es psychisch Kranke, die keinen Arzt aufsuchen und somit keinen Eingang in Statistiken finden. Nach Daten der *Deutschen Gesellschaft für Psychiatrie und Psychotherapie, Psychosomatik und Nervenheilkunde* von 2020 haben jedes Jahr knapp 30 % der Erwachsenen in Deutschland (Frauen häufiger als Männer) eine psychische Störung.

Entstehungsmodelle und Einteilung psychischer Erkrankungen

Es ist schwierig, psychische Erkrankungen sinnvoll einzuteilen. Dies liegt unter anderem daran, dass wir bezüglich der Ursachen und des Verlaufs vieler Erkrankungen trotz großer Fortschritte nur über begrenztes Wissen verfügen.

Triadisches System nach Huber. Das **triadische System nach Huber** nutzt drei *Ursachenschwerpunkte* zur Einteilung:

- **Exogene** *(körperlich begründbare)* **Psychosen** sind durch körperliche Erkrankungen (*exogen* = von außen kommend) bedingt, etwa einen Gehirntumor oder eine Stoffwechselerkrankung
- Bei **endogenen Psychosen** (*endogen* = von innen kommend) ist keine Ursache fassbar, ihr Verlauf unterliegt einer gewissen Eigengesetzlichkeit. Hierzu gehören z. B. die Schizophrenien
- **Psychogene Erkrankungen** haben ihren Ursachenschwerpunkt in früheren Erfahrungen und ungelösten Konflikten. Beispiel sind die *Neurosen*.

Psychose bezeichnet üblicherweise solche psychischen Krankheiten, bei denen der Kranke in seinem Kontakt zur Realität erheblich gestört ist und in die sich ein Gesunder nur schwer einfühlen kann.

Neurose ist ein uneinheitlich benutzter Begriff, der meist nicht-organisch bedingte psychische Erkrankungen ohne (wesentliche) Störung des Realitätsbezuges meint. Typisch ist die unscharfe Grenze zwischen „krank" und „gesund". Viele früher als Neurose bezeichneten Erkrankungen werden heute mit der Bezeichnung *Störung* belegt.

Allerdings beruhen psychische Krankheiten selten nur auf *einer* Ursache. Daher wurde das triadische System als *Einteilungs*system verlassen. Die Begriffe des triadischen Systems werden aber teilweise weiterbenutzt.

ICD-10 und DSM V. Haupteinteilungssysteme in Deutschland sind zurzeit die **ICD-10** (*Internationale Klassifikation der Krankheiten, 10. Version*) und das **DSM V** (*Diagnostisches und statistisches Manual für psychische Krankheiten, 5. Auflage*). Beide orientieren sich nicht an den Ursachen, sondern den *Symptomen* psychischer Krankheiten. Die Überlegungen zu den Ursachenschwerpunkten bleiben aber z. B. für die Therapiewahl weiter wichtig.

M

Nicht eine Ursache

Bei Verursachung, Auslösung und Verlauf psychischer Krankheiten spielen fast immer genetische, biologische, psychische *und* soziale Einflüsse eine Rolle. Ihre Gewichtung ist aber unterschiedlich.

Vulnerabilitäts-Stress-Modell. Als Erklärungsmodell für die Entstehung insbesondere der affektiven Störungen und der Schizophrenien wird derzeit das **Vulnerabilitäts-Stress-Modell** (➤ Abb. 10.6) bevorzugt. Danach führen angeborene oder erworbene *körperliche und psychosoziale Faktoren* zu einer individuellen *Anfälligkeit* (*Verletzlichkeit,* **Vulnerabilität,** *lat.* vulnus = Wunde). Umgekehrt gibt es *protektive* (schützende) *Faktoren* wie etwa günstige Bewältigungsstrategien oder soziale Unterstützung, welche die Vulnerabilität mindern. Verschiedenste Belastungen lösen dann die manifeste Erkrankung aus (je höher die Vulnerabilität, desto geringer die notwendige Belastung). Das Vulnerabilitäts-Stress-Modell gehört zu den *bio-psycho-sozialen Krankheitsmodellen* (➤ 3.1.2).

Die psychische „Widerstandsfähigkeit", also die Fähigkeit, Belastungen zu meistern, wird auch als **Resilienz** bezeichnet (➤ 10.16).

Ob die Symptome wieder verschwinden oder andauern, hängt von weiteren Einflüssen ab, den *aufrechterhaltenden Faktoren.* Hierzu gehören z. B. ungünstige Verhaltensmuster des Betroffenen selbst (etwa Vermeidungsverhalten bei einer Angststörung) oder seiner Umgebung (etwa ungünstige Kommunikationsmuster in der Familie). Man spricht auch vom **Drei-Faktoren-Modell** (Vulnerabilität plus Stress plus aufrechterhaltende Faktoren).

10.5 Organische psychische Störungen

Organische psychische Störungen entstehen als Folge körperlicher Erkrankungen (z. B. Schädelverletzung oder Tumor).

Synonyme sind *organische Psychosyndrome* (*OPS*) oder *exogene Psychosen:* Exogen (*von außen kommend*) meint hier organisch verursacht.

Psychische Veränderungen können durch eine Vielzahl *körperlicher* Grunderkrankungen *im* Gehirn (z. B. bei einem Gehirntumor) oder *außerhalb* davon (z. B. bei Leberversagen) entstehen. Meist handelt es sich um eine Kombination von Symptomen (daher *Psychosyndrom*).

Verschiedene körperliche Ursachen können zu ähnlichen psychischen Zustandsbildern führen. Umgekehrt kann sich ein und dieselbe organische Ursache bei verschiedenen Patienten mit unterschiedlichen psychischen Symptomen darstellen.

Nach dem zeitlichen Verlauf werden die meist reversiblen (umkehrbaren) *akuten organischen Störungen* und die meist irreversiblen (unumkehrbaren) *chronischen organischen Störungen* unterschieden:

10.5.1 Akute organische Störungen

Akute organische Störungen *(akute exogene Psychosen)* können in ganz unterschiedlichen Situationen auftreten, so z. B. bei Alkohol- und Medikamentenentzug, bei Vergiftungen, bei Fieber, nach Operationen oder Hirnblutungen. Leitsymptome sind Desorientiertheit, Bewusstseinstrübung

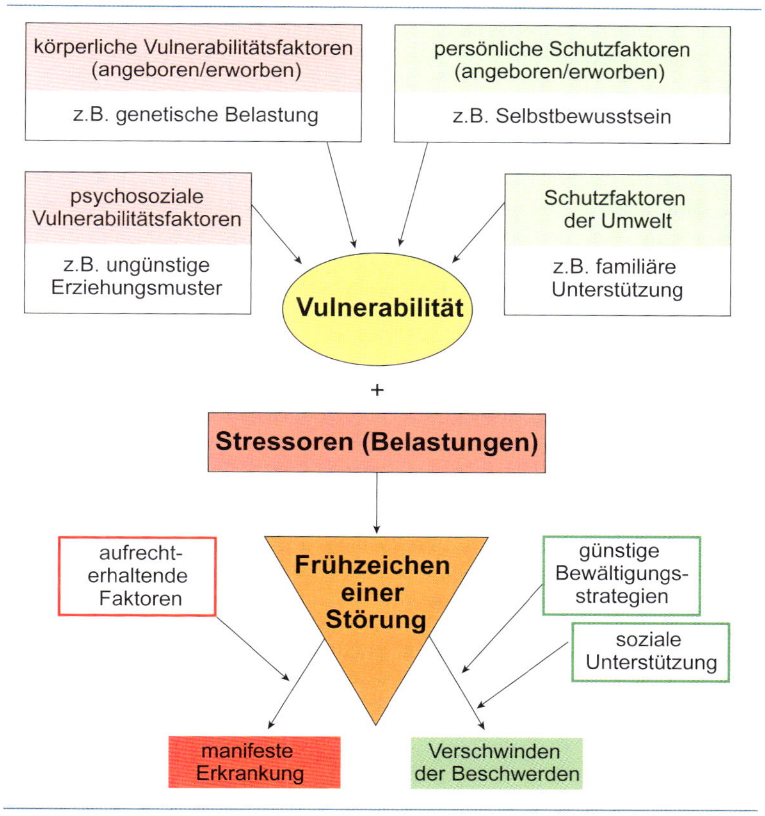

Abb. 10.6 Vulnerabilitäts-Stress-Modell. Verschiedene angeborene und erworbene Faktoren führen zu einer unterschiedlich starken Verletzlichkeit (Vulnerabilität) eines Menschen. Belastungen (Stressoren) führen dann zur manifesten Erkrankung.

und Gedächtnisstörungen, aber auch Unruhe und optische Halluzinationen.
Ursachenbehandlung lässt die psychischen Veränderungen meist abklingen. Vorübergehend können Psychopharmaka (➤ 10.15.5) nötig sein.

N

Dringend!
Akuten psychischen Störungen liegt möglicherweise eine behandelbare Ursache zugrunde! Deshalb müssen körperliche Ursachen immer und rasch abgeklärt werden.

10.5.2 Chronische organische Störungen

Leitsymptome **chronischer organischer Störungen** *(chronischer organischer Psychosyndrome)* sind Persönlichkeitswandel *(Wesensänderung)* und *Demenz* (organisch bedingter, fortschreitender Verlust geistiger Fähigkeiten ➤ 23.4.3). Beide können z. B. Folge eines Schädel-Hirn-Traumas, schwerer Hirndurchblutungsstörungen oder neurodegenerativer Erkrankungen wie etwa der Alzheimer-Demenz (➤ 23.4.3) sein.
Auch bei den chronischen hirnorganischen Störungen ist – soweit möglich – die Beseitigung der organischen Ursache die Therapie der Wahl. Sie wird ergänzt durch eine symptomorientierte Behandlung, die Medikamente und nichtmedikamentöse Verfahren (z. B. Tagesstrukturierung, Anregung zu sinnvoller Aktivität) umfasst.

10.6 Schizophrenien

Etwa 1 % der Bevölkerung erkrankt im Lauf des Lebens an einer **Schizophrenie.** Die Ersterkrankung liegt oft zwischen dem 15. und 35. Lebensjahr. Schizophrenien sind weltweit zu beobachten, selbst bei Naturvölkern – sie sind *keine* zivilisationsbedingten Erkrankungen.
Schizophrene Erlebnisweisen sind so ungewöhnlich, dass man sie kaum mitteilen oder nachvollziehen kann. Nach einem möglicherweise Jahre dauernden Prodromalstadium mit unspezifischen Symptomen (z. B. Rückzug, Leistungsknick, Ängsten, Konzentrationsstörungen) kommt es zu den *typischen Symptomen.* Sie betreffen in der Akutphase das Denken, die Wahrnehmung, das Ich-Erleben und die Affektivität (➤ Abb. 10.7).

- Unzusammenhängendes, *zerfahrenes Denken* mit *Gedankenabrissen* sowie *Wortneubildungen* können die Äußerungen des Betroffenen schwer verständlich oder gar unverständlich machen. Das Gedankenabreißen wird vom Kranken typischerweise als *Gedankenentzug* beschrieben („Der Nachbar saugt ferntelepathisch mit elektronischen Geräten meine Gedanken ab"). Häufig tritt ein Wahn auf, oft ein Beziehungs- oder Verfolgungswahn („Ich werde von der CIA beschattet")
- Wichtigste Wahrnehmungsstörung sind *Halluzinationen.* Besonders häufig sind *akustische*

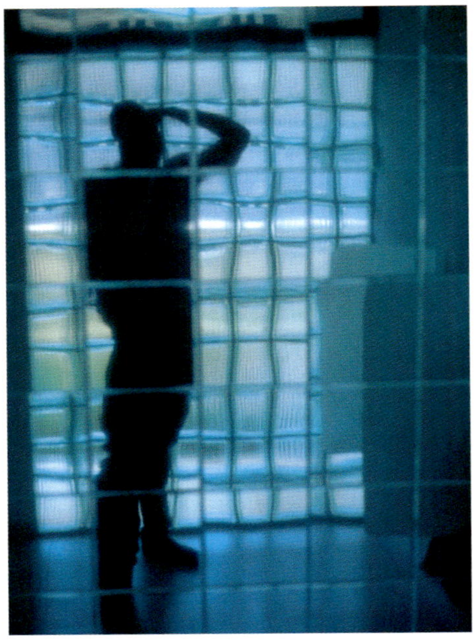

Abb. 10.7 Zerfahrenes Denken und Halluzinationen sind Symptome der Schizophrenie. [O495]

Halluzinationen, es werden flüsternde, kommentierende, schimpfende oder befehlende Stimmen gehört. Solche Wahrnehmungen werden oft in einen Wahn „eingebaut"
- Weiteres Leitsymptom sind *Störungen des Ich-Erlebens.* Der Betroffene erlebt z. B. seine Umgebung oder sich selbst als „eigenartig" oder „fremd", die Grenzen zwischen „Ich" und „Umwelt" sind unscharf, der Kranke hat beispielsweise das Gefühl, alle könnten seine Gedanken hören, seine Gedanken kämen von außen oder würden von außen gesteuert oder eingegeben. Auf eigenartige Weise sind die Betreffenden auf sich bezogen und gefühlsmäßig von der Umwelt abgekapselt *(Autismus).* Auch Störungen der *Affektivität* gehören zum Krankheitsbild. Typisch ist *Ambivalenz,* d. h. das Nebeneinander zweier gegensätzlicher, unvereinbarer Gefühlsregungen, Gefühle oder Bestrebungen (z. B. gleichzeitiges Lachen und Weinen). Als *Parathymie* oder *paradoxer Affekt* wird das „Nichtzueinanderpassen" von Erlebnis und dazugehörigem Gefühl bezeichnet. Der Patient berichtet z. B. lächelnd von grauenhaften oder traurigen Erfahrungen
- Auch der *Antrieb* kann verändert sein (von Starre bis zu Erregungszuständen).

Akute Schübe dauern Wochen, manchmal Monate, sie können einmalig bleiben, treten aber meist wiederholt auf. Oft bleiben die Betroffenen danach weniger belastbar, haben Konzentrationsstörungen und sind schneller erschöpfbar *(Residualsyndrom).*
Die Schizophrenie geht mit einer Dysfunktion des Dopaminsystems (➤ 8.2.3) einher, wobei eine *Überfunktion* in dem einen (unter anderem Thalamus ➤ 8.8.4) und eine *Unterfunktion* in dem anderen dopaminergen Gehirngebiet (unter anderem frontale Großhirnrinde ➤ 8.8.9) besteht.
Zur Behandlung werden vor allem Neuroleptika mit ausgeprägter antipsychotischer Wirkung (➤ 10.15.5) wie etwa Quetiapin (z. B. Seroquel®), Risperidon (z. B. Risperdal®) oder Olanzapin (z. B. Zyprexa®) eingesetzt, welche die Dopaminrezeptoren blockieren. Zusätzlich erfolgen individuell angepasste Psycho- und Soziotherapien, beispielsweise Psychoedukation (Information von Patienten und Angehörigen über die Erkrankung und Warnzeichen eines Rezidivs), kognitives Training, Verhaltenstherapie (etwa Umgang mit Belastungen, Förderung günstiger Verhaltensweisen), Unterstützung z. B. bei der Wohn- und Arbeitssituation oder milieutherapeutische Tagesstrukturierung.

10.7 Affektive Störungen

Bei **affektiven Störungen** stehen krankhafte Veränderungen der Stimmung im Vordergrund. Je nach „Auslenkung" werden *Depression* und *Manie* differenziert.

Depression

Depression bezeichnet einen Zustand niedergedrückter Stimmung, der mit einer Vielzahl körperlicher, psychischer und psychosozialer Symptome einhergehen kann. Schätzungsweise 15–20 % aller Menschen leiden (mindestens) einmal im Leben an einer behandlungsbedürftigen Depression.

Auch die Entstehung der Depressionen erklärt man sich in der Medizin heute durch ein Zusammenspiel verschiedenster und teilweise noch unbekannter innerer *und* äußerer Faktoren (➤ 3.2, ➤ 10.4). Heutige Klassifikationssysteme stellen entsprechend nicht mehr die Ursache (z. B. *organische* oder *endogene Depression*), sondern die Dauer (*depressive Episode, rezidivierende* oder *anhaltende depressive Störung*), den Schweregrad und eventuelle weitere Symptome in den Vordergrund.

Leitsymptom der Depression ist eine länger dauernde niedergedrückte Stimmung, die sich nicht nur in ihrer *Ausprägung,* sondern auch in ihrer *Art* von der normalen Traurigkeit unterscheidet: Typischerweise sprechen die Betroffenen nicht nur von Niedergeschlagenheit, sondern auch von *Leere* oder *Gefühl der Gefühllosigkeit* (➤ Abb. 10.8). Freudige äußere Ereignisse haben kaum Einfluss auf die Stimmung. Schuldgefühle, stark vermindertes Selbstwertgefühl und/oder Ängste sind fast immer vorhanden. So fühlt sich eine Frau beispielsweise schuldig an der völligen Vereinsamung einer alten Tante, weil sie vor Jahren deren Nachbarin gegenüber in einem Satz eine kritische Bemerkung fallen ließ. Solche Überzeugungen können vom Kranken nicht relativiert werden.
Charakteristisches äußerliches Merkmal des depressiv Kranken ist seine *Antriebslosigkeit.* Die Bewegungen sind langsam, alle Aktivitäten fallen schwer. Das Interesse an Hobbys, am Lebenspartner, an Freunden und selbst an den eigenen Kindern kann erlöschen, Haushalt, Körper- und Klei-

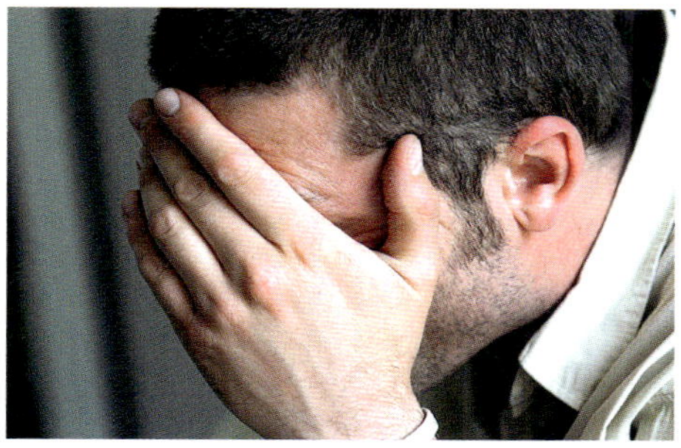

Abb. 10.8 Einige Depressive bezeichnen sich als traurig, andere empfinden noch mehr eine unendliche Leere, ein Gefühl der Gefühllosigkeit. [J787]

derpflege werden möglicherweise vernachlässigt. Gleichzeitig können Patienten aber unter teils erheblicher innerer Unruhe, Angst und Getriebenheit leiden. Dies führt zu unerwarteten Reaktionen bis hin zum Suizid oder Suizidversuchen.

Die Symptomatik ist morgens am schlimmsten *(Morgentief)*. Schlafstörungen sind die Regel.

Vielfach bestehen körperliche Beschwerden, etwa Magenbeschwerden, Kopfschmerzen oder Schwindel. Manchmal dominieren sie sogar, sodass lange nicht an eine Depression gedacht wird.

Bei sehr schweren Depressionen kann sich ein *depressiver Wahn* entwickeln, der meist die oben dargestellten Symptome widerspiegelt. Die Betroffenen haben etwa – entgegen den Tatsachen – die unkorrigierbare Gewissheit zu verarmen, an einer unheilbaren körperlichen Krankheit zu leiden oder mit nicht wiedergutzumachender Schuld beladen zu sein.

Ob eine ambulante Behandlung möglich oder eine Krankenhauseinweisung (wegen erhöhter Suizidgefahr) erforderlich ist, hängt vor allem von der Schwere der Depression ab. Organische Ursachen müssen immer ausgeschlossen bzw. behandelt werden. Psychotherapeutisch können zahlreiche Verfahren eingesetzt werden. Insbesondere bei schweren Depressionen werden *Antidepressiva* (➤ 10.15.5) gegeben, bei Wahn und Unruhe auch Neuroleptika oder Tranquilizer (Abhängigkeitspotenzial beachten!). Bei der Unterform der *saisonalen Depression (Winterdepression)* kann Lichttherapie helfen. Auch die Schlafentzugstherapie ist hilfreich. Zusätzlich sind z. B. stützende Gespräche oder körperliche Aktivierung sinnvoll.

Manie

Leitsymptome der **Manie** sind krankhaft gehobene (euphorische) Stimmung, unerschütterliche Selbstüberschätzung (bis zum Größenwahn) und Antriebssteigerung bei schnell wechselnden Interessen und Gedanken. Die Betroffenen fühlen sich ausgesprochen wohl, sind sorglos heiter, ständig aktiv und schlafen wenig. Die Stimmung kann in Gereiztheit und Aggression umschlagen, vor allem wenn die Umwelt sich den Fantasien und Aktivitäten widersetzt. Erhebliche Probleme können z. B. entstehen, wenn sich der Patient reich glaubt und durch große Einkäufe verschuldet.

Die Kritik- und Urteilsfähigkeit der Kranken ist eingeschränkt und meist eine Krankenhausaufnahme nötig.

Bipolare affektive Störung

Es gibt Menschen, die nacheinander depressive und manische Phasen durchleben, teilweise liegt sogar eine gemischte Symptomatik vor. Diese **bipolare affektive Störung** geht mit einem hohen Suizidrisiko einher!

10.8 Angst- und Zwangsstörungen

Angst gehört zum menschlichen Leben dazu, sie ist oft sogar lebensrettend (➤ 10.1.1). Angst tritt andererseits bei vielen psychischen Erkrankungen auf, entweder als eines von vielen Symptomen oder – bei **Angst- und Zwangsstörungen** – als Leitsymptom. Angststörungen sind häufig: Etwa ein Viertel der Menschen ist im Laufe des Lebens betroffen. Oft ist es nicht leicht zu entscheiden, was „noch normal" oder „schon krankhaft" ist. Als Faustregel kann gelten, dass Ängste oder Zwänge dann krankhaft sind, wenn sie das Alltagsleben einschränken oder wenn der Betroffene und/oder seine Umgebung darunter leiden.

Die Behandlung erfolgt durch Psychotherapie (Verhaltenstherapie), ggf. in Kombination mit Antidepressiva (insbesondere selektive Serotonin-Wiederaufnahme-Hemmer, ➤ 8.2.3, ➤ 10.15.5).

10.8.1 Phobien

Unter **Phobie** versteht man die auf ein bestimmtes Objekt oder eine bestimmte Situation gerichtete Angst, die jedoch im Gegensatz zur „normalen" Angst nicht angemessen und weder durch Erklärungen noch durch Begründungen abbaubar ist. Sie ist nicht kontrollierbar und führt zu einer möglichst totalen *Vermeidung* der angstauslösenden Situation.

Typische Objekte einer Phobie sind z. B. Spinnen **(Arachnophobie)** oder Mäuse **(Murophobie)**, prinzipiell kommen aber unzählige Objekte oder Situationen in Frage (➤ Abb. 10.9). Entsprechend zahlreiche Namen gibt es, etwa **Akrophobie** (Höhenangst), **Agoraphobie** (Angst vor öffentlichen Plätzen, Menschenmengen), **Klaustrophobie** (Angst vor engen Räumen) oder **Zoophobie** (Angst vor Tieren).

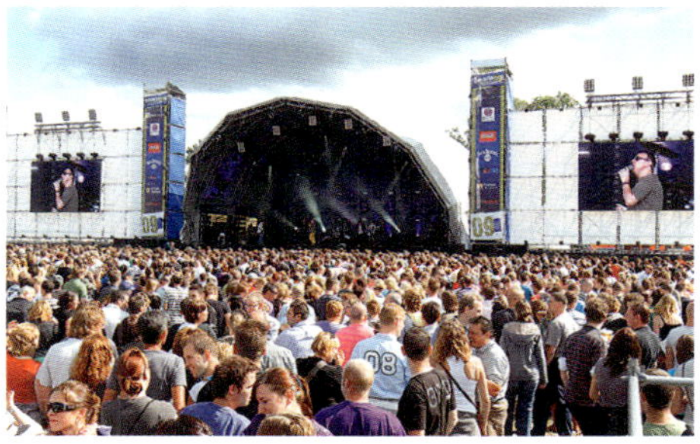

Abb. 10.9 Agoraphobie. Öffentliche Plätze, aber auch Menschenmengen können für Patienten zum Angstauslöser werden. [J787]

Sehen sich Betroffene dem angstbesetzten Objekt oder der gefürchteten Situation gegenüber, sehen sie evtl. auch nur ein Foto davon oder denken sie daran, bekommen sie Angst mit allen damit verbundenen körperlichen Erscheinungen wie Herzklopfen, Schweißausbruch, Zittern, Harndrang oder Durchfall (*Stressreaktion* ➤ 11.5.6). Vermeiden der Angstauslöser verhindert zwar kurzzeitig die Angst, führt aber langfristig zur Ausbreitung und Chronifizierung der Störung. Haben die Betroffenen zunächst nur einen großen Bogen um frei laufende Hunde gemacht, so wechseln sie später die Straßenseite, wenn sie einen kleinen Hund an der Leine sehen, meiden dann die Straßen, von denen sie wissen, dass dort Hundebesitzer wohnen, und wagen sich im Extremfall kaum mehr aus dem Haus, weil sie einem Hund begegnen könnten.

10.8.2 Andere Angststörungen

Bei der **generalisierten Angststörung** ist die Angst nicht auf ein bestimmtes Objekt bezogen, sondern eher unbestimmt und meist länger dauernd. Auch sie wird von vielerlei Sorgen und körperlichen Symptomen begleitet.

Wiederkehrende heftige Angstzustände „aus heiterem Himmel" heißen **Panikattacken.** Scheinbar ohne äußeren Anlass setzen Angst und Beklemmung, Schwindel, Herzklopfen, Atemnot und andere körperliche Beschwerden ein. Nicht selten stehen Herzsymptome im Vordergrund (früher als *Herzneurose* bezeichnet), die wiederholt zur Untersuchung in der Krankenhausambulanz führen. Typischerweise entwickelt sich schnell eine ausgeprägte *Erwartungsangst.*

10.8.3 Zwangsstörung

Die Leitsymptome der **Zwangsstörung** *(Zwangskrankheit, -neurose)* sind **Zwangsphänomene: Zwangsgedanken** sind Ideen, Vorstellungen oder Impulse, die sich gegen den eigenen Willen aufdrängen. Sie sind oft obszön, blasphemisch oder gewalttätig und werden als quälend erlebt. Beispielsweise hat eine Mutter, immer wenn sie ein Messer sieht, den Impuls, damit ihr Kind zu erstechen. Dabei hat sie panische Angst, diesen Impuls eines Tages nicht mehr unterdrücken zu können. In der Regel führen Zwangsimpulse jedoch nicht zu Gewalttätigkeiten. Meist entwickeln sich **Zwangsrituale,** durch die der Impuls abreagiert wird. Die Patienten streichen z. B. mit der Fingerspitze dreimal über die Tapete. Auch „magisches" Denken tritt auf („Wenn jetzt ein rotes Auto kommt, passiert etwas Schlimmes").

Zwangshandlungen sind Tätigkeiten, die ständig wiederholt werden müssen, obwohl sie weder Spaß bereiten noch eine sinnvolle Funktion haben. Am häufigsten sind Wasch-, Ordnungs-, Zähl- oder Kontrollzwänge (➤ Abb. 10.10). Beim

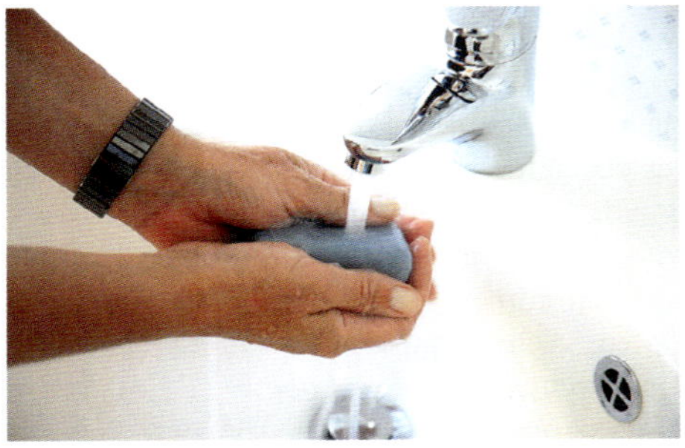

Abb. 10.10 Menschen mit Waschzwang waschen sich aus Angst vor Verschmutzung und Infektion zigmal am Tag die Hände, selbst wenn sie sich nur in der Wohnung aufhalten und Hautschäden auftreten. [J787]

Versuch, die Zwangsphänomene zu unterbinden, bekommt der Betreffende große Angst.

10.9 Belastungs- und Anpassungsstörungen

Posttraumatische Belastungsstörung

Nach schweren Bedrohungen oder Katastrophen (z. B. bei Kriegs- oder Verbrechensopfern, nach Naturkatastrophen, Unfällen) kann mit einer Verzögerung von Wochen bis Monaten eine **posttraumatische Belastungsstörung** *(PTBS)* auftreten.

Typisch sind *Nachhallerinnerungen* (**Flashbacks**), also das wiederholte Erleben des Traumas in sich aufdrängenden Erinnerungen oder Albträumen. Auch Vermeidung aller Reize, die an das Trauma erinnern könnten, emotionaler Rückzug, Gefühlsabstumpfung, vegetative Übererregbarkeit, Schlaflosigkeit, Angst und Depression können zum Bild gehören.

Ursache der PTBS ist ein fehlerhaftes Abspeichern des Geschehens aufgrund eines schockartigen Zustandes (Freeze, ➤ 10.1.1), verbunden mit der Empfindung einer schweren Bedrohung, was eine Verarbeitung des Ereignisses unmöglich macht.

Therapie der Wahl ist die psychotherapeutische Verarbeitung des Traumas mit speziell hierfür entwickelten Verfahren.

Ein Verfahren ist **EMDR** *(Eye Movement Desensitization and Reprocessing, Augenbewegungs-Desensibilisierung und Wiederaufarbeitung).* Nach Einüben der Technik sollen sich die Patienten an eine belastende Szene des Traumas erinnern. Dazu werden sie zu rhythmischen Augenbewegungen angeleitet, etwa indem sie während der Behandlung mit den Augen einem hin und her bewegten Finger folgen sollen. Oft vermindert sich dadurch die Angst oder kann besser in Worte gefasst werden. Die genaue Wirkungsweise der EMDR ist unklar, wahrscheinlich ermöglicht die Stimulierung *beider* Gehirnhälften eine bessere Verarbeitung des Traumas.

Anpassungsstörung

Anpassungsstörungen liegt definitionsgemäß eine einschneidende Lebensveränderung oder länger dauernde Belastung zugrunde, etwa der Verlust nahestehender Menschen oder Entwurzelung durch Flucht, aber auch Wechsel in eine Pflegeeinrichtung. Die Betroffenen sind depressiv und ängstlich, fühlen sich außerstande, den Alltag wie auch die Zukunft zu bewältigen. Die Behandlung besteht in stützenden Maßnahmen (z. B. Gesprächen, Maßnahmen zur Integration), bei stärkerer Ausprägung auch Psychotherapie.

10.10 Persönlichkeitsstörungen

Manche Menschen fallen im Alltag durch die starke Ausprägung einzelner Persönlichkeitszüge auf: Sie sind ordentlicher, besorgter oder emotionaler als der „Durchschnittsmensch". Führen solche dominierenden Persönlichkeitszüge zu Störungen im sozialen Bereich und/oder persönlichem Leid, spricht man von einer **Persönlichkeitsstörung.** Persönlichkeitsstörungen sind also „Extremvarianten" des menschlichen Charakters, die Übergänge zwischen „ausgeprägten Charakterzügen" und Persönlichkeitsstörungen sind fließend.

Grundsätzlich kann jeder Charakterzug zur Persönlichkeitsstörung „entgleisen". Menschen mit **querulatorischer** Persönlichkeit etwa zeichnen sich durch ständige Rechthaberei aus, **anankastische** *(zwanghafte)* Persönlichkeiten halten pedantische Ordnung (➤ Abb. 10.11), **depressive** Persönlichkeiten haben eine pessimistische und negative Grundlebenseinstellung. Kennzeichnend für die **Borderline-Persönlichkeitsstörung** sind unter anderem Identitätsstörung, Instabilität zwischenmenschlicher Beziehungen, starke Stimmungsschwankungen, deutliche Impulsivität, Wut, aber auch Gefühle von Leere.

Die Behandlung erfolgt vor allem psychotherapeutisch, ist schwierig, meist langwierig und beinhaltet auch die Bewältigung akuter Krisen. Medikamente werden symptomorientiert eingesetzt.

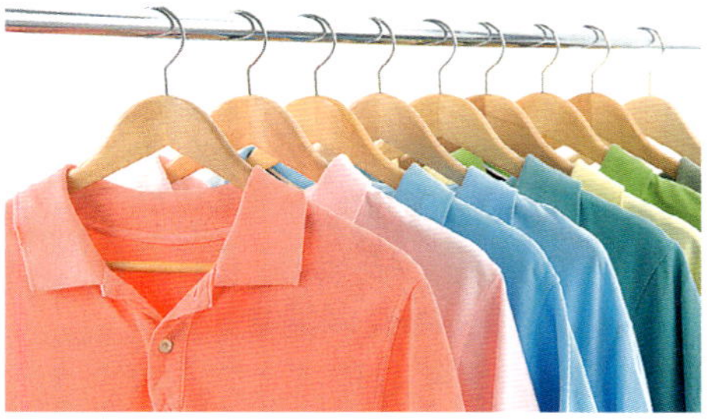

Abb. 10.11 Menschen mit einer zwanghaften Persönlichkeitsstörung sind überaus ordentlich. [J748–072]

10.11 Psychosomatik und psychosomatische Störungen

10.11.1 Überblick

Psychosomatik (W)

Der Begriff *Psychosomatische Medizin,* kurz **Psychosomatik** umfasst:

- Eine **Grundeinstellung,** die bei körperlichen Krankheiten seelische Faktoren stets mit berücksichtigt
- Eine **Forschungsrichtung,** die mit Methoden aus Biologie, Medizin, Psychologie und Psychoanalyse die Bedeutung seelischer Vorgänge für die Entstehung und Fortdauer von körperlichen Krankheiten untersucht
- Ein **Fachgebiet der Medizin,** das sich mit Erkennung und Behandlung von **psychosomatischen Krankheiten** befasst, also solchen körperlichen Beschwerden und Erkrankungen, die durch seelische Faktoren verursacht oder maßgeblich beeinflusst sind.

Im Zentrum der Psychosomatischen Medizin steht das Leib-Seele-Problem. In der westlichen Kultur galten Seele (*gr.* psyche = Seele, Bewusstsein, Leben) und Leib (*gr.* soma = Körper) lange als getrennt *(Leib-Seele-Dualismus).* Diese Trennung wird, auch angesichts der Forschungsergebnisse etwa zu den Neurotransmittern und Neuropeptiden (➤ 8.2.4), zunehmend hinterfragt. Die verschiedenen Konzepte der Psychosomatik sind als Versuche aufzufassen, die Wechselwirkungen zwischen Körper und Seele besser zu verstehen.

Praktisch an jedem Organ können Beschwerden entstehen, die im Wesentlichen psychisch bedingt sind. Welche Erkrankungen zu den psychosomatischen Erkrankungen zählen, hat sich immer wieder geändert, alle Aufzählungen waren und sind umstritten. Vielleicht ist es besser, sich ein Kontinuum vorzustellen mit rein körperlich bedingten Erkrankungen an dem einen und rein psychisch bedingten Erkrankungen an dem anderen Pol.

Hinzu kommt, dass auch primär körperlich bedingte Erkrankungen durch psychische Faktoren in ihrem Verlauf beeinflusst werden.

Schwerpunkte (M)

Schwerpunkte der Psychosomatik als medizinisches Fachgebiet sind vor allem:

- Körperliche Erkrankungen, die durch psychische Faktoren beeinflusst werden wie etwa Asthma bronchiale, Colitis ulcerosa, Morbus Crohn oder Neurodermitis. Bei fast allen chronischen Erkrankungen ist die Lebensqualität der Kranken davon abhängig, wie sie mit der Erkrankung umgehen. Teilweise wird auch der Krankheitsverlauf selbst beeinflusst. Entsprechend steht die Förderung günstiger *Coping-Strategien* (Bewältigungsstrategien) im Vordergrund

- Funktionelle Störungen, die zu körperlichen Beschwerden wie Schmerzen oder Atemnot führen, ohne dass Organveränderungen feststellbar sind. Viele Patienten können *psychische* Faktoren als Ursache ihrer *körperlichen* Beschwerden nicht verstehen oder eingestehen. Hier müssen zuerst ein entsprechendes Krankheitsmodell vermittelt und die Betroffenen zur Psychotherapie motiviert werden
- Ess- und Schlafstörungen.

10.11.2 Essstörungen

Psychosomatische Facheinrichtungen behandeln auch die häufiger werdenden **Essstörungen:**

Anorexie

Von der **Anorexia nervosa** *(Magersucht)* sind am häufigsten heranwachsende Mädchen und junge Frauen betroffen. Ihre Entstehung ist multifaktoriell (genetische Faktoren, Störung des Serotoninhaushalts, überzogenes Schlankheitsideal, familiäre Verhaltensmuster, Persönlichkeit, widersprüchliche Rollenerwartungen an Frauen).

Die Erkrankung beginnt nicht selten nach einer „Fastenkur". Die Patientinnen können jedoch auch nach Erlangen des ursprünglichen Wunschgewichts nicht aufhören zu fasten und aufgrund einer *Körperschemastörung* fühlen sie sich auch bei erheblichem Untergewicht noch zu dick (➤ Abb. 10.12). Das Körpergewicht liegt mindestens 15 % unterhalb des Normalgewichts bzw. der BMI (➤ 18.4.2) unter 17,5 kg/m^2. Viele Betroffene lösen selbst Erbrechen aus, nehmen Abführmittel oder treiben exzessiv Sport. Bei ausgeprägten Verläufen kommt es zu körperlichen Folgeerkrankungen (Mangelerscheinungen, Haarausfall, Zahnschäden durch das häufige Erbrechen), die Sterblichkeit liegt bei ca. 5 %.

Die Behandlung ist langwierig und umfasst neben somatischen Maßnahmen (Beseitigung von Mangelzuständen) verschiedene Psychotherapien (➤ 10.15), die sowohl eine Verbesserung des Essverhaltens als auch die Bearbeitung der letztlich zugrundeliegenden Probleme zum Ziel haben. Medikamentös können Neuroleptika (z. B. Olanzapin, ➤ 10.15.5) zum Einsatz kommen.

Bulimie

Eine weitere psychisch bedingte Essstörung ist die **Bulimie** *(Ess-Brech-Sucht),* die als Komplikation einer Magersucht oder als eigenständige Erkrankung auftritt. Übergänge zwischen beiden sind möglich.

Heimliche „Fressanfälle" wechseln mit selbst herbeigeführtem Erbrechen und/oder Fasten zur Gewichtskontrolle ab. Auch hier sind Frauen deutlich häufiger betroffen, wobei die Erkrankung typischerweise etwas später beginnt als eine Anorexia nervosa. Medikamentöse Option hier sind Antidepressiva (vor allem selektive Serotonin-Wiederaufnahme-Hemmer).

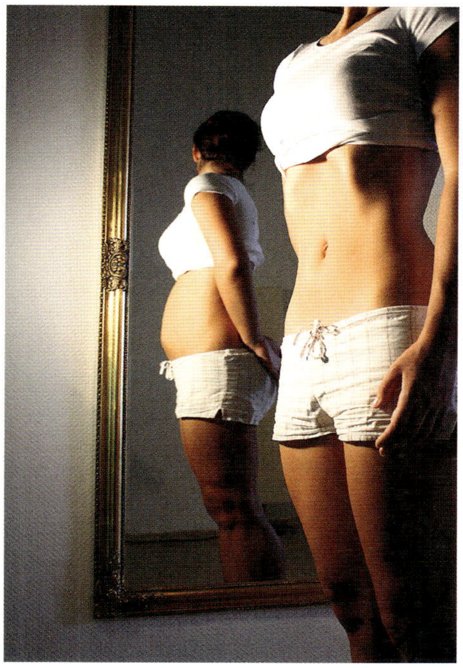

Abb. 10.12 Betroffene mit Anorexia nervosa nehmen ihren Körper verzerrt wahr *(Körperschemastörung).* Wie in einem Zerrspiegel sehen sie sich selbst als zu dick, obwohl sie schlank oder untergewichtig sind. [J748–073]

10.12 Abhängigkeit

Die WHO verwendet den Begriff **Sucht** wegen seines oft diskriminierenden Beigeschmacks nicht mehr. Sie bevorzugt die Bezeichnung **Abhängigkeit.**

Neben den **stoffgebundenen Abhängigkeiten** (z. B. Alkohol, Nikotin, Medikamente, Drogen) gibt es auch die **nichtstoffgebundenen Abhängigkeiten** wie etwa Spiel-, Kauf-, Sex-, Arbeits- oder Internet-/Mediensucht. Sie werden den *Impulskontrollstörungen* zugerechnet.

Die ICD-10 unterteilt stoffgebundene Abhängigkeiten weiter nach Substanz und klinischem Bild, z. B. *akute Intoxikation, schädlicher Gebrauch, Abhängigkeitssyndrom, Entzugssyndrom, psychotische Störung.*

Auch körperliche Folgen drohen

Abhängigkeiten machen nicht nur psychisch krank, sondern ziehen oft schwere körperliche Krankheiten nach sich. Beispiele sind Leberschäden bei Alkoholkonsum oder Abszesse und HIV-Infektion bei i. v.-Drogenkonsum.

Psychische und körperliche Abhängigkeit

Unterschieden werden die psychische und die körperliche Abhängigkeit.

Die **psychische Abhängigkeit** zeichnet sich aus durch:

- Heftiges, unbezwingbares Verlangen, eine Substanz zu konsumieren oder ein Verhalten auszuüben mit dem Ziel, positive Empfindungen herbeizuführen oder unangenehme Empfindungen zu vermeiden **(Craving)**
- Verminderte Kontrolle über Beginn, Ende und Menge des Konsums **(Kontrollverlust)**
- Ausrichtung der Alltagsaktivitäten auf Möglichkeiten zum Konsum
- Vernachlässigung sozialer, familiärer und beruflicher Interessen
- Anhaltender Substanzkonsum, obwohl bei dem Betroffenen eindeutig körperliche, psychische und soziale Folgen nachgewiesen wurden und ihm auch bekannt sind.

Kriterien der **körperlichen** *(physischen)* **Abhängigkeit** sind:

- Zum Erzielen der gleichen Wirkung muss die Dosis zunehmend gesteigert werden **(Toleranzentwicklung)**
- Nach Absetzen des Suchtmittels zeigen sich körperliche und psychische **Entzugserscheinungen.** Um diese zu vermeiden oder zu lindern, werden die Suchtmittel wieder eingenommen.

Welche Substanzen machen abhängig?

Abhängigkeitspotenzial haben vor allem Substanzen, die auf das Zentralnervensystem anregend, beruhigend oder bewusstseinsverändernd wirken.

Psychisch abhängig machen Substanzen vom:
- Amphetamintyp, z. B. Ecstasy
- Cannabistyp (Haschisch, Marihuana)
- Halluzinogentyp, z. B. LSD
- Kokaintyp.

Psychisch und körperlich abhängig machen Substanzen vom
- Alkohol- und Barbiturattyp (einschließlich Nikotin und Benzodiazepinen)
- Morphintyp (Opiate, z. B. Heroin).

Ursachen der Abhängigkeit

Warum wird der eine Mensch abhängig und der andere nicht, obwohl auch sein Leben nicht unproblematisch ist und auch er Zugang zu Alkohol oder Drogen hat? Eine alles erklärende Antwort gibt es bis heute nicht. Bei der Abhängigkeitsentstehung spielen *viele unterschiedliche Faktoren* – teils als Ursache, teils als Auslöser – zusammen (➤ Abb. 10.13):

- *Genetische Veranlagung*
- *Biologische Faktoren,* z. B. im Neurotransmitterhaushalt des Gehirns (Beeinflussung des *dopaminergen Belohnungssystems*)
- *Lernerfahrungen* (Wirkung der Droge als positiver Verstärker; Eltern, die Suchtmittelkonsum als Problemlösungsstrategie vorleben)
- *Psychische Faktoren* wie Persönlichkeitsentwicklung, geringe Frustrationstoleranz, Selbstwertprobleme
- *Gesellschaftliche Faktoren* (regionale „Trinksitten", Verfügbarkeit suchtauslösender Substanzen)

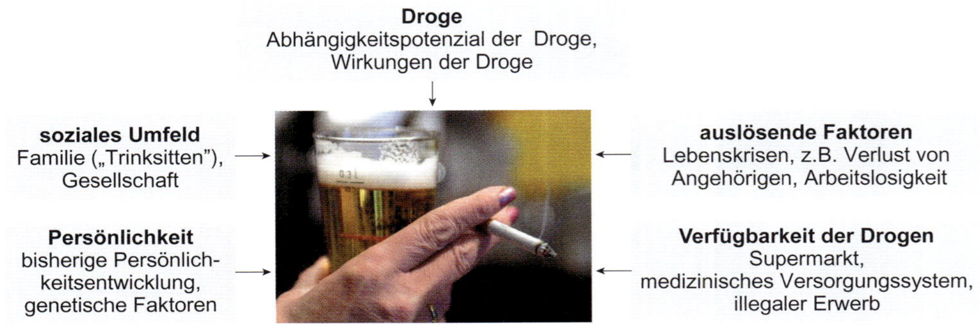

Abb. 10.13 Ob und welche Abhängigkeit sich entwickelt, hängt von vielen Faktoren ab. [L190, J787]

- Lebenskrisen und Belastungssituationen als *Auslöser.* Nicht selten steht eine psychische Belastung oder psychische Erkrankung am Anfang – der Suchtmittelkonsum ist dann ein „dysfunktionaler Selbstmedikationsversuch".

Entwicklung einer Abhängigkeit

Die **Entwicklung einer Abhängigkeit** verläuft typischerweise über mehrere Stadien:

- **Schädlicher Gebrauch/Missbrauch** (übermäßiger Konsum mit körperlichen und psychosozialen Schäden)
- **Gewöhnung** (Toleranzentwicklung)
- **Abhängigkeit** (Craving, Entzugserscheinungen bei Wegfall des Suchtmittels).

Wie schnell diese Stadien „durchlaufen" werden, ist unterschiedlich und auch substanzabhängig.

Wege hinaus

Der Weg aus der Abhängigkeit ist schwierig, aber möglich. Zu Beginn steht immer die Motivation des Betroffenen selbst, von der Abhängigkeit loszukommen **(Motivationsphase).** Oft sind Betroffene *fremdmotiviert,* z. B. durch Verlust von Freunden oder Arbeitsplatz oder weil sie mit dem Gesetz in Konflikt geraten sind. Für die Prognose günstiger ist die *Eigenmotivation.* Diese kann z. B. durch Familie, Freunde, medizinisches Personal und Beratungsstellen unterstützt werden.

Es folgt die *Entgiftungs-* oder besser **Entzugsphase.** Für die fast immer ambulante Tabakentwöhnung gibt es strukturierte Programme, welche die Erfolgschancen deutlich erhöhen. Der Alkoholentzug kann je nach individueller Situation ambulant oder stationär erfolgen. Bei den übrigen stoffgebundenen Abhängigkeiten ist meist ein Krankenhausaufenthalt nötig.

An den Entzug schließt sich eine mehrmonatige **Entwöhnungsphase** an, in der der Patient auch psychisch von der Substanz bzw. Verhaltensweise loskommen soll. Sie kann je nach Einzelfall ambulant oder stationär erfolgen.

Während der Entzugs- und Entwöhnungsphase ist der **Suchtdruck** des Patienten hoch. Das Rückfallrisiko sinkt messbar, wenn neben den psychosozialen Behandlungsansätzen der Suchtdruck medikamentös vermindert wird, entweder durch **Anti-Craving-Substanzen** wie etwa Bupropion (z. B. Zyban®) bei Nikotinentwöhnung oder Acamprosat (z. B. Campral®) bei Alkoholentwöhnung oder durch *Ersatzmittel* **(Substitution),** etwa als Nikotin-Pflaster beim Tabakentzug oder Buprenorphin (z. B. Subutex®) beim Opiat-Entzug. Schwerstheroinabhängigen, bei denen Abstinenzversuche gescheitert sind, kann im Rahmen von Substitutionsprogrammen die Ersatzdroge *Methadon* oder *L-Polamidon* über längere Zeit kontrolliert verabreicht werden – als Weg aus der Illegalität (Beschaffungskriminalität) und zur gesundheitlichen Stabilisierung. Voraussetzungen sind Distanz zur „Szene" und eine sinnvolle Beschäftigung.

Oftmals dauert der Weg aus der Abhängigkeit viele Jahre oder ein Leben lang, denn ein kontrollierter Umgang mit dem Suchtmittel ist dem Betroffenen meist auch nach Jahren nicht möglich. In dieser **Nachsorgephase** ist für viele der regelmäßige Besuch einer Selbsthilfegruppe oder Drogenberatungsstelle eine entscheidende Hilfe.

> **Rückfälle gehören dazu** (W)
> Rückfälle gehören oft zur Suchtbiografie und dürfen keinesfalls als persönliches Scheitern des abhängigen Menschen oder der Mitarbeiter des Suchthilfesystems angesehen werden! Sie sind kein Grund, nicht dennoch auf ein suchtmittelfreies Leben hin zu arbeiten.

Alkohol und Cannabis

Alkohol ist die Droge Nummer 1. 2018 waren etwa 1,6 Millionen der 18- bis 64-Jährigen in Deutschland alkoholabhängig, weitere 1,4 Millionen wiesen Alkoholmissbrauch auf. 2019 sind ca. 14.500 Kinder und Jugendliche zwischen 10 und 18 Jahren wegen akuten Alkoholmissbrauchs stationär behandelt worden. Alkohol geht oft mit Nikotin (➤ 16.13) Hand in Hand.

Rauschsymptome (➤ Abb. 10.14) sind abnehmende Koordinationsfähigkeit und Urteilskraft, Überschätzung mit der Gefahr von Unfällen und Verletzungen, Aggressivität und Gewalt.

Anhaltender Alkoholmissbrauch schädigt praktisch den ganzen Körper, vor allem Leber (bis zur Leberzirrhose), Bauchspeicheldrüse, Immunsystem, Gehirn und Nervensystem. Bei Frauen ist bei gleicher Alkoholmenge die Konzentration des Blutalkohols höher als bei Männern, da sie oft leichter sind und proportional mehr Fettgewebe, aber weniger Körperwasser haben. Zudem wird bei ihnen Alkohol langsamer abgebaut. Trinkt eine Frau in der Schwangerschaft, zwingt sie das Ungeborene mitzutrinken. Alkoholkonsum ist hierzulande die häufigste Ursache für nicht genetisch bedingte Fehlbildungen bei Neugeborenen (➤ 21.6). Auch Jugendliche sind stark gefährdet. Ihr gerade „im Umbau befindliches" Gehirn ist besonders empfindlich für Schädigungen.

> **Jugendliche und Alkohol** (G)
> Etwa mit 14 Jahren sammeln viele Jugendliche erste Erfahrungen mit Alkohol, meist in einer Gruppe. Man will dazugehören, „cool" sein. Der Wunsch nach Abgrenzung von den Eltern, nach Abenteuern und Grenzerfahrungen, die Sehnsucht, sich leicht und glücklich zu fühlen, das sind bei Mädchen wie Jungen Triebfedern, „es mal" zu probieren. Mädchen sind nicht weniger betroffen als Jungen. Ob es bei einigen Versuchen bleibt oder ob die Suche nach Freiheit und Glück letztlich zur Abhängigkeit führt, hängt u. a. ab von Persönlichkeit, eigener Lebenslage, familiärer Situation und sozialem Umfeld.

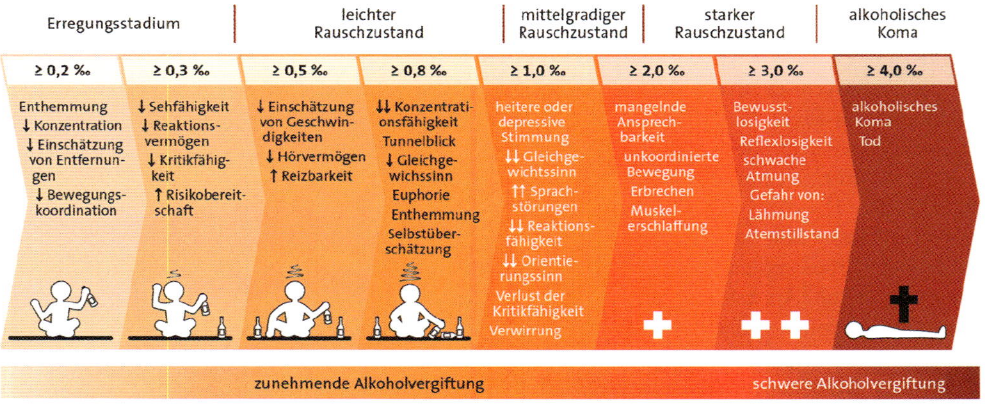

Abb. 10.14 Rauschsymptome in Abhängigkeit von der Alkoholkonzentration im Blut. [G770]

Cannabis enthält mehr als 100 teils psychoaktive **Cannabinoide**, von denen *Tetrahydrocannabinol (THC)* und *Cannabidiol (CBD)* am bekanntesten sind. Cannabis wird zum einen (mit geringer wissenschaftlicher Grundlage) zu Heilzwecken eingesetzt. Zum anderen ist es ein Rauschmittel, als **Haschisch** oder **Marihuana** meist geraucht (als Joint, in Wasserpfeifen), gelegentlich z. B. als Kekse gegessen. Der akute Rausch zeigt sich unter anderem durch veränderte Stimmung (intensivere Gefühle, aber auch Angst), Orientierungs-, Reaktions- und Gedächtnisstörungen, Herzklopfen, Übelkeit, Müdigkeit und Schwindel. Auf Dauer macht Cannabis abhängig und kann z. B. zu körperlichen Störungen oder Persönlichkeitsveränderungen führen, im Extremfall eine Psychose auslösen. In Deutschland sind CBD-Produkte und der medizinische Gebrauch von Cannabis legal, Herstellung und Handel mit THC aber verboten.

Illegale harte Drogen

LSD *(Lysergsäurediäthylamid)* führt zu Halluzinationen und eventuell gefährlicher Bewusstseinserweiterung. Es sind schon LSD-Konsumenten im Glauben, sie könnten fliegen, aus dem Fenster gesprungen. Schizophrenieähnliche Störungen sind möglich.

Heroin ist verwandt mit dem Schmerzmittel Morphin (➤ 9.3.3) und macht sehr schnell abhängig. Es macht rasch euphorisch und dieser „Kick" führt zum Wunsch nach Wiederholung. Die Menge muss ständig erhöht werden, um einen erträglichen seelischen und körperlichen Zustand zu erreichen. Die körperlichen, sozialen und persönlichen Konsequenzen sind oft katastrophal.

Kokain gelangt meist durch „Sniefen" über die Nasenschleimhaut ins Blut, kann aber auch geraucht oder gespritzt werden. „Koks" putscht auf, steigert das Glücksgefühl, kann aber auch Halluzinationen hervorrufen, die in Verfolgungswahn ausarten können.

Crack (aus Kokainsalz und Natriumhydrogencarbonat) wird geraucht und wirkt innerhalb weniger Sekunden. Es wirkt viel stärker als andere Kokainzubereitungen und besitzt das höchste psychische Abhängigkeitspotenzial.

Crystal Meth *(Methamphetamin)* ist ein Stimulans auf Amphetaminbasis. Es unterdrückt Müdigkeit, Hunger und Schmerz, verleiht kurzzeitig Selbstvertrauen und ein Gefühl der Stärke. Nebenwirkungen sind Persönlichkeitsveränderungen, Psychosen und Wahnvorstellungen.

10.13 Autismus und ADHS

Autismus

Der **Autismus** zählt zu den tiefgreifenden Entwicklungsstörungen. Die schwere Form des **frühkindlichen Autismus** *(Kanner-Syndrom)* fällt spätestens nach dem dritten Lebensjahr auf, meist bei Jungen. Es besteht eine schwere Beziehungs-, Kommunikations- und Verhaltensstörung mit fehlender emotionaler Resonanz (z. B. kaum oder keine Aufnahme von Blickkontakt) und stereotypen (gleichförmig sich wiederholenden) Verhaltensmustern. Das **Asperger-Syndrom** gilt als milde Variante ohne Entwicklungsverzögerung bei normaler Intelligenz, aber oftmals mit auffälliger motorischer Ungeschicklichkeit.

Aufmerksamkeits-Defizit-(Hyperaktivitäts-)Syndrom

Mit ca. 5 % betroffener Kinder ist das **Aufmerksamkeits-Defizit-(Hyperaktivitäts-)Syndrom,** kurz *AD(H)S,* eine recht häufige Störung.

Die meisten Kinder fallen spätestens im frühen Grundschulalter durch erhebliche Störungen der Konzentration und der Impulskontrolle auf, sie sind ständig unaufmerksam, sprunghaft, führen keine Aufgabe zu Ende und können bei Spielen oder in der Schule nicht warten, bis sie an der Reihe sind (ADS). Viele, aber nicht alle, sind motorisch hyperaktiv und „zappeln ständig herum" (ADHS). Folgen sind Verhaltens-, soziale und schulische Probleme sowie nicht selten Unfälle.

Bis zu 50 % haben auch noch als Erwachsene Symptome, teilweise ohne dass bis dahin eine Diagnose gestellt wurde. Die Symptome ändern sich aber – chaotisches Verhalten, ständige Stimmungsschwankungen, Jähzorn, Impulsivität, Beziehungsunfähigkeit und auch Abhängigkeitserkrankungen können ADHS-Zeichen sein, die sich wie ein roter Faden durch das Leben ziehen. Evtl. entwickelt sich eine *Chronologie des Scheiterns.*

Um dies zu verhindern ist eine frühe Diagnose wichtig. Die Behandlung setzt immer an mehreren Punkten an und bezieht das soziale Umfeld mit ein, z. B. Information und Schulung von Eltern und anderen Bezugspersonen und Psychotherapie (z. B. Verhaltenstherapie). Bei ausgeprägten Störungen werden zusätzlich Medikamente eingesetzt, vor allem Methylphenidat (z. B. Ritalin®), das die Dopaminwirkung beeinflusst, oder Atomoxetin (z. B. Strattera®), das vor allem am Noradrenalinstoffwechsel ansetzt.

10.14 Selbstverletzung und Suizid (Selbsttötung)

Auch wenn sich **selbstverletzendes Verhalten** und **Suizid** (*Selbsttötung,* veraltet *Selbstmord*) in Motivation und Ziel deutlich unterscheiden, ist ihnen das *autoaggressive* (gegen sich selbst gerichtete) Handeln gemeinsam. Und es gibt fließende Übergänge: Fortgesetzte Selbstverletzungen können in Suizid münden, Suizidversuche wie Selbstverletzungen aussehen.

Selbstverletzendes Verhalten

Bei **selbstverletzendem Verhalten** fügen sich die Betreffenden absichtlich nicht-lebensbedrohliche Verletzungen zu. Besonders häufig ist „Ritzen", das Zufügen von oberflächlichen Schnitten (➤ Abb. 10.15). Es gibt aber eine große Variationsbreite bis hin zu schweren Selbstverstümmelungen.

Selbstverletzendes Verhalten ist nicht typisch für eine bestimmte Erkrankung, es kann als Versuch der Spannungsabfuhr bei jüngeren Menschen mit bestimmten Störungen wie etwa der Borderline-Persönlichkeitsstörung, bei Schizophrenien und posttraumatischen Belastungsstörungen beobachtet werden. Die Behandlung richtet sich nach der zugrundeliegenden Erkrankung.

Suizid

In Deutschland starben 2019 mehr als 9.000 Menschen durch **Suizid,** das sind fast 3-mal so viele wie bei Verkehrsunfällen! Die schwer schätzbare Zahl der *Suizidversuche* liegt noch um das 5- bis 100-Fache höher.

Suizidversuche und tatsächliche Suizide unterscheiden sich oft in ihren Hintergründen: *Suizidversuchen* gehen in vielen Fällen schwere Kränkungserlebnisse voraus, sie sind häufig Kurzschlusshandlungen und können dann wichtigen Signalcharakter („Hilfeschrei") haben. *Vollendete Suizide* werden zu 60 % von psychisch Kranken, Alkohol- oder Drogenabhängigen begangen. Bei ihnen ist daher besondere Aufmerksamkeit angezeigt. Allerdings kommt es auch immer wieder zu Selbsttötungen von Patienten, bei denen selbst erfahrene Psychiater nicht damit gerechnet hätten. Nur wenige Suizide sind echte *Bilanzsuizide,* bei denen ein psychisch Gesunder nach langem Nachdenken seine „Rechnung" mit dem Leben macht (Bilanz zieht) und sich dann das Leben nimmt.

Suizidgefährdete Menschen durchlaufen häufig vor ihrem Suizid(-versuch) ein *präsuizidales Syndrom* (nach *Erwin Ringel*). Sie fühlen sich einsam, ziehen sich von ihrer Umwelt zurück und entwickeln Aggressionen gegen ihre Mitmenschen, denen sie aber keinen Ausdruck verleihen. Schließlich wenden sie ihre aggressiven Gefühle gegen sich selbst.

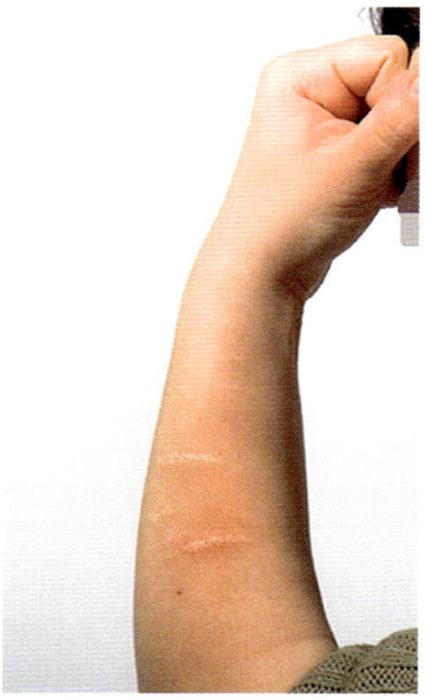

Abb. 10.15 Vernarbungen nach Selbstverletzung durch „Ritzen" des Arms. [J748–074]

Suizidgefährdung
Ein erhöhtes Suizidrisiko haben:
- Psychisch Kranke, Abhängigkeitskranke
- Sehr alte Menschen
- Jugendliche, besonders während der Pubertät oder der Ablösung vom Elternhaus
- Flüchtlinge und rassisch, religiös oder politisch Verfolgte
- Menschen, die bereits einen Suizidversuch in der Vorgeschichte haben oder einen Suizid ankündigen
- Menschen, in deren naher Verwandtschaft ein Suizid durchgeführt wurde
- Menschen ohne enge Beziehungen, besonders ohne familiäre Bindungen
- Chronisch oder unheilbar Kranke.

Bei *Hinweisen auf Suizidgedanken* ist es wichtig, Patienten auf Selbsttötungsgedanken *anzusprechen.* Hinweise können nicht nur offene oder versteckte Suiziddrohungen oder das Verschenken von Gegenständen sein, sondern z. B. auch eine plötzliche auffällige Besserung der Stimmung nach vorheriger Niedergedrücktheit (Betroffene haben sich für den Suizid entschieden, Stimmungsaufhellung durch das Ende der Ungewissheit). Oft reagieren suizidale Menschen hierauf mit Erleichterung. Da eine genaue Gefährdungsbeurteilung sehr schwierig ist, sollte immer eine fachärztliche psychiatrische Einschätzung erfolgen.
Nach einem Suizidversuch erfolgt in der Klinik zunächst die notwendige lebensrettende Behandlung. Entscheidend ist jedoch die *Verhütung weiterer Suizidversuche* durch intensive Nachbetreuung, z. B. durch ambulante oder stationäre Psychotherapie sowie verschiedene psychosoziale Hilfen. Für den Schritt weg vom Suizid ist es notwendig, dass der Betroffene wieder in Beziehung zu anderen kommt. Daher sollten auch Angehörige mit einbezogen werden.

10.15 Therapie von psychiatrischen Erkrankungen

10.15.1 Überblick

Nach wie vor Stigma
Psychisch Kranke haben immer noch mit einer Reihe von Vorurteilen zu kämpfen, die ihre Eingliederung in die Gesellschaft erheblich erschweren. Um das Ziel der „sozialen Heilung" zu erreichen, müssen fast immer verschiedene Behandlungsansätze kombiniert werden und die unterschiedlichen medizinischen und sozialen Einrichtungen eng zusammenarbeiten.

Heute steht eine Vielzahl von Behandlungsmöglichkeiten bei psychischen Störungen zur Verfügung.

- Liegt der Symptomatik eine körperliche Ursache zugrunde, ist die Therapie der organischen Grunderkrankung wichtig
- Für viele Betroffene ist Psychotherapie sinnvoll. Das Verfahren wird individuell nach Krankheitsbild und Patient ausgewählt
- Gerade bei ausgeprägten Störungen sind Psychopharmaka als Akut- oder Dauermedikation unverzichtbar
- Vielfach sind weitere Maßnahmen nötig, insbesondere ist die Gestaltung der *sozialen Rahmenbedingungen* für die Prognose von großer Bedeutung. Hierunter fallen z. B. *Alltags- und lebenspraktisches Training* zur (Wieder-)Erlangung der Selbstständigkeit im Alltag, *Beschäftigungs- und Arbeitstherapie, Wohnmöglichkeiten,* die den Betroffenen weder unter- noch überfordern, aber auch *Partner- und Familienberatung.* Bei Kindern und Jugendlichen können *Jugendhilfemaßnahmen* (ambulant oder stationär) hilfreich bzw. notwendig sein.

Psychotherapieformen
Die **Psychotherapie** ist Behandlung mit „seelischen Mitteln", mit aus der Psychologie entwickelten Verfahren. Die Verfahren lassen sich nach ihrem Ansatz vor allem in *drei Gruppen* einteilen: Tiefenpsychologische Therapien, Verhaltenstherapien und systemische Therapieansätze.

10.15.2 Tiefenpsychologische Therapien

Tiefenpsychologische *(psychodynamische)* **Therapien** arbeiten aufdeckend, versuchen also unbewusste Wünsche und Konflikte ins Bewusstsein zu holen und zu bearbeiten. Sie erfordern verbale Ausdrucksfähigkeit und eine gewisse Belastbarkeit von Seiten des Patienten, da die Aufdeckung von Konflikten schmerzhaft sein kann.
Hierzu gehört z. B. die **klassische Psychoanalyse.** Psychische Störungen entstehen nach *Sigmund Freud* durch unzureichend verarbeitete *Konflikte* zwischen den verschiedenen psychischen Instanzen (➤ 10.2.1). Oft, aber nicht immer, handelt es sich dabei um *frühkindliche Konflikte* während bestimmter Entwicklungsphasen (oral, anal, genital). Bei der **klassischen Psychoanalyse** mit mehreren Gesprächsterminen pro Woche über Jahre hinweg liegt der Patient auf einer Couch, an deren Kopfende der Therapeut sitzt. Der Patient teilt dem Therapeuten in freien Gedankensprüngen alle seine Gedanken, Empfindungen und auch Träume mit. Durch *Deuten* des inneren Zusammenhangs der Äußerungen können unbewusste Konflikte aufgedeckt werden. Wegen ihres hohen Aufwands werden heute aber vor allem kürzer dauernde Verfahren eingesetzt, etwa die **psychoanalytisch orientierte Psychotherapie** und die **psychoanalytische Kurzzeittherapie.** Patient und Therapeut sitzen sich gegenüber und bearbeiten vor allem Konflikte, die für die aktuellen Beschwerden Bedeutung haben (➤ Abb. 10.16). Auch Tagtraumtechniken und eine Vielzahl anderer Methoden werden dazu gerechnet.

10.15.3 Verhaltenstherapien

Eine andere Gruppe arbeitet stützend und „zudeckend", berücksichtigt also nicht unbewusste Konflikte und Phantasien. Hierzu zählen insbesondere die **Verhaltenstherapien,** durch die fehlangepasstes Verhalten „verlernt" und neues Verhalten gelernt werden kann.
Bei der **operanten Konditionierung** werden erwünschte Verhaltensweisen systematisch belohnt und damit bestärkt.
Bekannt (und erfolgversprechend) bei Phobien (➤ 10.8.1) sind **Konfrontationsverfahren.** Der Patient wird einer gefürchteten Situation (z. B. der Begegnung mit einer Spinne oder dem Fahren in einem Aufzug) ausgesetzt und erfährt in der Therapie, dass er die Angst aushalten kann, ja dass sie sogar nachlässt. Es kann mit wenig angsteinflößenden Situationen begonnen werden *(systematische Desensibilisierung),* aber auch mit für den Betroffenen sehr beängstigenden *(Reizüberflutung, Flooding).*
Kognitive Verhaltenstherapien berücksichtigen den Einfluss von Denkprozessen (kognitiven Prozessen) auf Gefühle und Verhalten. Die Patienten sollen ihre „Denkfehler" und falschen Bewertungen erkennen und korrigieren. Dadurch ändern sich auch Gefühle und Verhalten und dadurch wiederum das Denken.
Auch **Übungsprogramme** wie etwa *Stressbewältigungsverfahren* oder *Entspannungstechniken* können den Verhaltenstherapien zugerechnet werden.

Eine Verhaltenstherapie beginnt gewöhnlich mit einer *Verhaltens- und Problemanalyse,* in der die Probleme des Patienten in Abhängigkeit zu ihren aufrechterhaltenden Bedingungen und im Hinblick auf ihre Konsequenzen untersucht werden. Berühmt geworden ist die Verhaltensanalyse nach *Frederick Kanfer,* das *SORKC-Modell.*
- S: Situationen, Reize
- O: Organismus (Kognitionen und biologisch-somatische Bedingungen)
- R: Reaktionen, Verhalten
- K: Kontingenzen (regelhafte Zusammenhänge zwischen Situationen, Verhalten und Konsequenzen)
- C: Konsequenzen.

10.15.4 Systemischer Therapieansatz

Der historisch aus der *Familientherapie* entwickelte **systemische Therapieansatz** sieht das *familiäre System* als *Ressource,* auf deren Boden das einzelne Mitglied sowohl seine Fähigkeiten und Stärken als auch Verhaltensstörungen entwickeln kann. Zeigt *ein* Mitglied der Gruppe psychische oder Verhaltensauffälligkeiten (etwa Konflikte mit dem Partner oder anderen Familienmitgliedern), so wird der Betreffende als **Symptomträger** für das *Gesamt*system betrachtet.
Die Weiterentwicklungen der systemischen Therapie kennen bis heute keine konkrete Störungs-

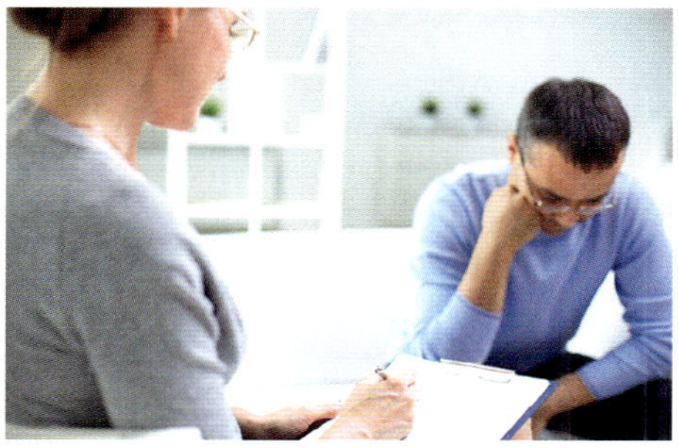

Abb. 10.16 Ein Grundpfeiler der Behandlung psychischer Störungen ist die Psychotherapie. Erfahrung und Persönlichkeit der Behandelnden sind mitentscheidend für den Therapieerfolg. [J787]

PSYCHOPHARMAKA MIT ANTIPSYCHOTISCHER WIRKUNG	PSYCHOPHARMAKA OHNE ANTIPSYCHOTISCHE WIRKUNG
• **Neuroleptika** wirken gegen Halluzinationen, Wahn und psychotische Antriebs- und Affektstörungen • **Antidepressiva** heben eine krankhaft gesenkte Stimmungslage, vermindern Angst und Panik • **Phasenprophylaktika** *(Stimmungsstabilisierer, mood stabilizer)* senken vorbeugend die Häufigkeit manischer und depressiver Phasen	• **Tranquilizer** dämpfen Angst und Erregung, wirken meist auch muskelentspannend und antiepileptisch • **Hypnotika** *(Schlafmittel)* helfen bei Schlafstörungen • **Psychostimulanzien** steigern Aufmerksamkeit und Wachheit • **Entwöhnungsmittel** (*Anticraving-Substanzen*) mindern Suchtdruck • **Antidementiva** (➤ 23.4.3) verbessern geistige Leistungsfähigkeit bei Demenzen

Tab. 10.2 Einteilung der Psychopharmaka nach angestrebter Wirkung.

lehre und lehnen eine Diagnostik von „Störungen“ oder gar „psychischen Krankheiten“ sowie die traditionellen Psychopathologiekonzepte größtenteils als inadäquat ab. Soziale oder psychische Auffälligkeiten werden nicht als „krank“ bzw. pathologisch, sondern als prinzipiell verstehbare Reaktion auf Probleme oder Anforderungen gesehen, die gelegentlich selbst problematisch sein können.

10.15.5 Psychopharmaka

Psychopharmaka wirken im Gehirn und beeinflussen vor allem über Eingriffe in den Transmitterhaushalt die Gefühle und das Denken eines Menschen (➤ Tab. 10.2).

Schlechter Ruf zu Unrecht

Psychopharmaka haben in der Bevölkerung keinen guten Ruf. Dies ist im Wesentlichen durch Unkenntnis bedingt. Richtig eingesetzt, bessern Psychopharmaka bei bestimmten Krankheiten die *Langzeitprognose* und stellen *kurzfristig* oft die einzige Möglichkeit dar, quälende oder gar selbstzerstörerische psychische Symptome zu lindern. Behandlungsziele sind weder die „Ruhigstellung“ unbequemer Patienten noch der Ersatz „aufwendiger“ Therapien durch eine „arbeitssparende“ Pille! Im Gegenteil: Psychopharmaka ermöglichen den Patienten durch die Symptomlinderung oft erst andere Therapien, z. B. eine Psychotherapie.

Tranquilizer

Tranquilizer *(Beruhigungsmittel)* wirken erregungsdämpfend, angst- und spannungslösend. Sie werden bei ausgeprägten, anders nicht beeinflussbaren Ängsten sowie schweren Depressionen gegeben, außerdem zur Prämedikation vor Operationen oder zur Beruhigung z. B. des Herzinfarktpatienten.

Wichtigste Substanzklasse sind die **Benzodiazepine** (➤ 8.2.3). Wegen ihres Abhängigkeitspotenzials (➤ 10.12) sind sie nur zur kurzzeitigen Behandlung geeignet (maximal 2–4 Wochen). Häufig verordnet werden z. B. Oxazepam (etwa Adumbran®), Diazepam (etwa Diazepam AbZ®) und Lorazepam (etwa Tavor®).

Antidepressiva

Antidepressiva sollen die Stimmung aufhellen und die depressiven Symptome lindern. Je nach Typ wirken sie darüber hinaus entweder erregungsdämpfend oder aktivierend. Antidepressiva greifen insbesondere in den Noradrenalin- und Serotoninhaushalt ein (➤ 8.2.3).

Angezeigt sind Antidepressiva bei (ausgeprägten) Depressionen, Panikattacken, Angst- und Zwangsstörungen, Schlafstörungen (bei älteren Menschen) und chronischen Schmerzsyndromen.

Als Nebenwirkungen vor allem der älteren Antidepressiva, etwa Amitriptylin (z. B. Amineurin®) oder Maprotilin (z. B. Ludiomil®), können Mundtrockenheit, Verstopfung, Schwitzen, Müdigkeit und Schwindel auftreten. Neuere Antidepressiva (z. B. *selektive Serotonin-Wiederaufnahme-Hemmer,* kurz *SSRI,* oder *selektive Serotonin-Noradrenalin-Wiederaufnahme-Hemmer,* kurz *SNRI* genannt) sind insgesamt nebenwirkungsärmer. Zu ihnen gehören z. B. Paroxetin (etwa Seroxat®), Citalopram (etwa Cipramil®) und Venlafaxin (etwa Trevilor®).

Suizid trotz Medikation

Die stimmungsaufhellende Wirkung der Antidepressiva setzt erst nach ca. zwei Wochen ein, Nebenwirkungen und Antriebssteigerung jedoch schon früher! Dadurch kann eine Phase hoher Suizidgefährdung entstehen, weshalb die Patienten genau auf entsprechende Signale hin beobachtet werden müssen. Eine Kombination mit einem sedierenden Neuroleptikum kann deshalb in der Anfangsphase sinnvoll sein.

Phasenprophylaktika

Phasenprophylaktika oder *Stimmungsstabilisierer (mood stabilizer)* reduzieren die Häufigkeit depressiver und manischer Phasen. Zu ihnen gehören *Lithium-Salze,* einige *Antiepileptika* (Medikamente gegen Epilepsien), z. B. Valproat (etwa Ergenyl®, Orfiril®), sowie bestimmte *atypische Neuroleptika* (etwa Zyprexa®).

Neuroleptika

Neuroleptika *(Antipsychotika)* greifen vor allem in den Dopaminhaushalt (➤ 8.2.3) ein. Sie wirken in jeweils einem bestimmten „Mischungsverhältnis“ *antipsychotisch* und *erregungsdämpfend. Antipsychotisch* bedeutet die Dämpfung, im besten Falle das Verschwinden von Halluzinationen und Wahnideen.

- *Klassische Neuroleptika* sind lange bekannt. Typische Nebenwirkungen stark antipsychotischer *(hochpotenter)* Neuroleptika wie Haloperidol (etwa Haldol®) sind unwillkürliche Muskelverkrampfungen *(Dyskinesien)* und ein symptomatisches Parkinson-Syndrom (➤ 8.2.3). Schwach antipsychotische *(niederpotente)* Neuroleptika wie etwa Promethazin (etwa Atosil®) und Levomepromazin (etwa Neurocil®) wirken vor allem *erregungsdämpfend* und antriebsmindernd
- Heute kommen oft *atypische Neuroleptika* zur Anwendung, die bei guter antipsychotischer Wirkung kaum motorische Nebenwirkungen zeigen, z. B. Quetiapin (etwa Seroquel®), Olanzapin (etwa Zyprexa®) oder Risperidon (etwa Risperdal®), aber Stoffwechselrisiken wie starke Gewichtszunahme mit sich bringen.

Psychostimulanzien

Psychostimulanzien verbessern die Aufmerksamkeit und reduzieren Müdigkeit. Medizinisch werden sie vor allem zur Behandlung des ADHS (➤ 10.13) eingesetzt. Der Einsatz muss wegen des bestehenden Abhängigkeitspotenzials streng kontrolliert erfolgen.

Aktuelles & Spezielles

10.16 Resilienz – was die Seele stark macht

Es ist ohne Frage so, dass Menschen auf große belastende Anforderungen, die aus den Lebenssituationen Partnerschaft, Familie, Beruf, Gesundheit, Finanzen, Umwelt und vielem mehr resultieren, sehr unterschiedlich reagieren. Ein neueres Beispiel hierfür ist die COVID-19-Pandemie, die für fast alle Menschen spürbare Einschränkungen sozialer Kontakte und persönlicher Freiheiten, eine gesundheitliche Bedrohung sowie oft genug zusätzliche Arbeit, finanzielle Einbußen und andere Belastungen mit sich brachte. Auch Menschen mit vergleichbaren Lebensumständen zeigten unterschiedlichste Verhaltensmuster in dieser Krise. Ein anderes Beispiel ist Stress jeglicher Art, der bei den einen zu Verzweiflung, Schlaf- und Essstörungen, Burnout oder gar einer Depression führt, während andere der Herausforderung gewachsen sind und Wege finden, mit Schicksalsschlägen, widrigen Umständen, Misserfolgen und größeren oder kleineren Alltagsproblemen fertigzuwerden (➤ Abb. 10.17).
Psychologen bezeichnen Letztere als *resilient*. **Resilienz** (*lat.* resilire = zurückspringen, abprallen) meint also die psychische Robustheit und seelische Widerstandskraft eines Menschen gegenüber als Belastung empfundenen Situationen. Sie ist eine Art Immunsystem der Seele.
Die Erforschung der Ursachen und Zusammenhänge von Resilienz hat spannende Ergebnisse erbracht, die zu der großen Popularität des Themas beigetragen haben. Gewisse Persönlichkeitseigenschaften eines Menschen machen es wahrscheinlicher, dass er über Resilienz verfügt. Resilienz ist dennoch nicht *nur* ein Geschenk der Gene und der guten Lebensumstände. Ohne Frage fördert eine liebevoll verbrachte und behütete Kindheit Resilienz bereits im Kindesalter. Und umgekehrt spricht für einen möglichen Einfluss der Gene, dass in manchen Familien psychische Stabilität gehäuft als fehlend auffällt. Aber am wichtigsten: Resilienz kann auch erworben werden durch das Erlernen angepasster Reaktionen auf Lebenskrisen und sie kann durch Training verstärkt werden, genauso wie regelmäßiges körperliches Training die Muskelfunktionen und körperliche Fitness verbessert.

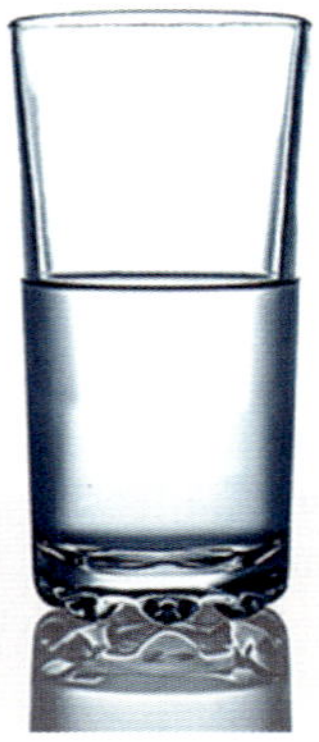

Abb. 10.17 Das berühmte halb gefüllte Glas – ist es für den Betrachter halb leer oder halb voll? Seine Sicht lässt auf die Stärke seiner Resilienz schließen. [J787]

Wie kann seelische Widerstandsfähigkeit trainiert werden?

Wie die zahlreichen für berufliche Führungskräfte und Manager durchgeführten Seminare zur Vermeidung von Überforderung und Burnout zeigen, ist kompetente Anleitung zum Erlernen und Intensivieren von Resilienz gefragt. Und dies ist nicht selten der (erste) Schritt in die richtige Richtung, denn die Fähigkeit zum Suchen und zur Akzeptanz von Hilfe ist bereits ein Charakteristikum eines resilienten Menschen. Als wichtigste Schwerpunkte des Resilienz-Trainings haben sich herausgestellt:

- **(Selbst)Achtsamkeit.** Sich Zeit nehmen, eigene Gefühle und Gedanken zu reflektieren und versuchen, Körper und Geist zu beruhigen. Das kann passiv geschehen durch Massagen oder aktiv durch das Bemühen um Ruhe, Stille und Entspannung durch Lesen, progressive Muskelrelaxation, Zen-Übungen aus dem Buddhismus, autogenes Training, Meditation oder Yoga
- **Gelassenheit.** Um Gelassenheit bemühen durch Verzicht auf Perfektion, ständige Anerkennung und Leistungsmaximierung. Auch Schwächen zulassen und Hilfe erbitten
- **Beruf.** Im Arbeitsbereich um Kontrolle über das eigene Tun bemüht sein, lernen, mit der vorhandenen Zeit rationell umzugehen, Stille schaffen, sofern möglich, Ablenkungen, z. B. durch E-Mail und Telefonate, dosieren.
- **Körperliche Bewegung.** Wer seinen Körper trainiert, stärkt auch seine Seele (➤ 6.9). Eine Bewegungs-/Sportform wählen, die Spaß macht und täglich etwa eine halbe Stunde ausgeübt werden kann.
- **Ernährung.** Nahrungsmittel bewusst wählen (frisches Gemüse und Obst, Fisch und Vollkornprodukte, Joghurt und Quark) und die Mahlzeiten in Ruhe genießen. Irritationen des Magen-Darm-Kanals durch Fettes, Scharfes, Alkohol und zu viel Kaffee vermeiden
- **Sinnerfüllung.** Ziele haben und sich für Ziele einsetzen, für die eigene Aus- und Weiterbildung, im Beruf, in der Familie, für die Gesellschaft, in der Natur.

Resilienz im Umfeld der Medizin

In der medizinischen Wissenschaft findet ein Umdenken statt. Erforscht wird nicht nur, was Menschen krank macht oder was der Krankheitsprävention dient, sondern, wie es auch *Aaron Antonovsky* mit seinem Konzept der Salutogenese (➤ 3.1.5) vorgeschlagen hat, welches Verhalten zum Gesundbleiben beiträgt. Resilienz geht nicht nur mit psychischer Gesundheit einher, sondern sie ist auch Schutzfaktor vor Erkrankungen. Bereits das Zusammenleben mit einem optimistischen und ausgeglichenen Ehepartner, so zwei kürzliche Studien in den USA, fördert die Gesundheit. Optimismus ist die Überzeugung, dass sich vieles zum Guten wenden lässt, so dass z. B. auftretende körperliche Beschwerden nicht durch Panik verstärkt werden.
In der Pflege, der Medizin oder beispielsweise im Rettungswesen wird man oft mit außergewöhnlichen Situationen und Leid konfrontiert, Bildern, die man anschließend nicht mehr aus dem Kopf verbannen kann. Wiederholen sich solche Ereignisse oder ist die Arbeit im Krankenhaus erschöpfend, droht Arbeitsunfähigkeit oder gar Burnout. In diesen Berufsbereichen ist professionelles Resilienz-Coaching sinnvoll und erfolgreich.

11 Hormonsystem

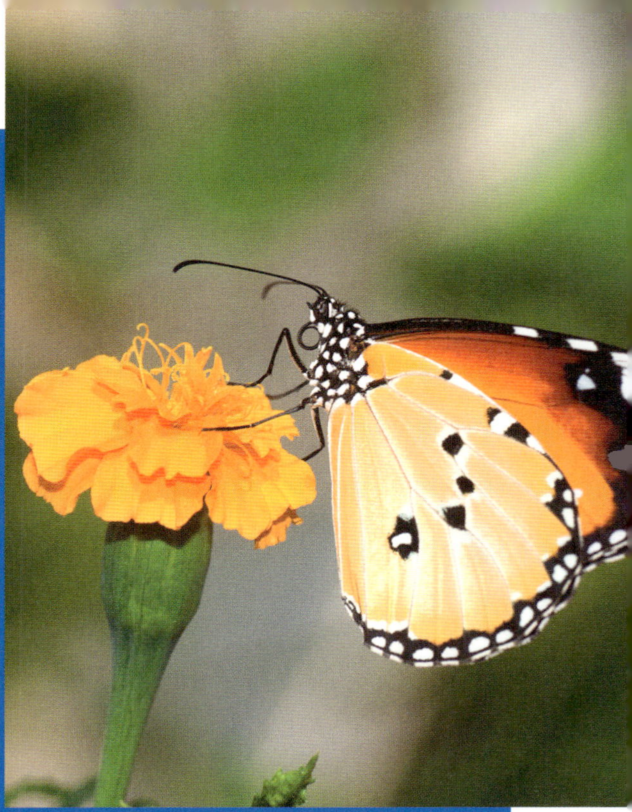

11.1 Funktion und Arbeitsweise der Hormone

Hormone sind Signal- und Botenstoffe („messenger“), welche wie das Nerven- und Immunsystem die Kommunikation zwischen Zellen und Organen ermöglichen und die biologischen Abläufe im Körper sowie das Verhalten und die Empfindungen eines Menschen entscheidend beeinflussen.

> **Lebensnotwendig**
> Hormone erfüllen zahlreiche wichtige Aufgaben im Körper. Sie:
> - Wirken auf die chemische Zusammensetzung des Inneren Milieus (➤ 2.8) ein
> - Regulieren den Organstoffwechsel und die Energiebalance
> - Helfen dem Körper, mit Belastungen wie z. B. Infektionen, Verletzungen, Durst, Hunger und emotionalem Stress fertig zu werden
> - Fördern Wachstum und Entwicklung
> - Steuern die Reproduktionsvorgänge, etwa Eizell- und Spermienbildung, Befruchtung, Schwangerschaft, Geburt und Stillen
> - Beeinflussen Temperament und Verhalten.

Hormone gelangen vorwiegend über das Blut zu ihren Zielzellen und können somit weit entfernt vom Ort ihrer Ausschüttung wirken **(endokriner Weg).** Zahlreiche Hormone erreichen aber auch Zielzellen in ihrer Nachbarschaft über Diffusion **(parakriner Weg)** oder wirken sogar auf die hormonproduzierende Zelle selbst (**autokriner Weg,** ➤ Abb. 4.3).

Hormon- und Nervensignale im Vergleich

Während das Nervensystem seine Informationen in Bruchteilen von Sekunden nur zu ausgewählten Zellen weiterleitet (Muskel-, Drüsen- oder anderen Nervenzellen), erreichen Hormone *alle* Zellen der Umgebung bzw. des Körpers. Im Gegensatz zum Nervensignal arbeiten Hormone dabei relativ langsam: Es kann Minuten, Stunden oder auch Monate dauern, bis die Körperantwort erkennbar wird (➤ Tab. 11.1).

Erkenntnisse zu auto- und parakriner Sekretion sowie Neurotransmittern und Neuropeptiden haben die Grenzen zwischen Hormon- und Nervensystem verschwimmen lassen:
- Es gibt Hormone mit „Doppelfunktion“. Das Wehenhormon Oxytocin und das den Wasserhaushalt regulierende Hormon ADH (Adiuretin) etwa haben außerdem im Zwischenhirn als *Neuropeptide* Einfluss z. B. auf Lernen, Gedächtnis und Verhalten. Auch Noradrenalin wirkt als Hormon *und* Neurotransmitter (➤ 8.2.3)
- Andererseits können auch Nervenzellen Hormone produzieren (**Neurohormone,** z. B. ADH = Adiuretin).

Auch zum Immunsystem bestehen komplexe Verbindungen, denn viele Abwehrzellen produzieren hormonartige Botenstoffe (➤ 13.3).

> **Fließende Übergänge**
> Es gibt fließende Übergänge zwischen Hormonen, Neurotransmittern und Neuropeptiden. Wahrscheinlich sollte man allgemein von *Botenstoffen* sprechen, die je nach dem Ort ihrer Bereitstellung und ihrer Funktion als (Gewebs-)Hormon, Neurotransmitter oder Neuropeptid wirken.

Endokrinologie

Das Teilgebiet der Inneren Medizin, das sich mit Strukturen und Funktionen der Hormone sowie Diagnose und Behandlung von hormonellen Störungen beschäftigt, ist die **Endokrinologie.** Aber es gibt weitere Fachleute für hormonelle Störungen, z. B. in der *Gynäkologie* und *Andrologie,* die auf weibliche bzw. männliche Sexualhormonstörungen und die Behandlung der dadurch verursachten Unfruchtbarkeit spezialisiert sind.

11.1.1 Einteilung der Hormone

Die Hormone können auf verschiedene Art und Weise eingeteilt werden, z. B.:
- Nach dem Bildungsort
- Nach dem chemischen Aufbau
- Nach dem Wirkprinzip.

11.1.2 Bildungsorte von Hormonen

Zahlreiche Hormone werden von speziellen *Hormon-* oder **endokrinen Drüsen** (➤ Abb. 11.1) gebildet und entsprechend als *Drüsen-* oder **glanduläre Hormone** bezeichnet. Im Gegensatz zu exokrinen Drüsen (➤ 4.2.2), die ihre Sekrete an die Oberfläche von Haut oder Schleimhäuten absondern, geben endokrine Drüsen ihre Hormone in den sie umgebenden interstitiellen Raum ab. Dieser ist meist von einem dichten Kapillargeflecht durchzogen. Die Hormone diffundieren vom Interstitium in die Kapillaren und werden mit dem Blut über den gesamten Körper verteilt. So erreichen die Hormone ihre jeweiligen Zielzellen, die über geeignete Rezeptoren die „Botschaft des Hormons“ verstehen können (➤ 11.1.4).

Hormone werden außerdem in großem Ausmaß von spezialisierten Zellen anderer Gewebe gebildet, die als **(diffuse) endokrine Gewebe** (*diffus* = ausgebreitet, ohne feste Umgrenzung) bezeichnet werden (➤ Abb. 11.1, ➤ 11.7). Solche *Gewebshormone (aglanduläre Hormone)* sind z. B. das Erythropoetin und die Prostaglandine (➤ Tab. 11.4).

11.1.3 Chemischer Aufbau der Hormone

Chemisch kann man die Hormone wie folgt unterteilen (➤ Tab. 11.2):
- **Aminosäureabkömmlinge, Peptid- und Proteohormone:** Sie leiten sich von einer *Aminosäure* bzw. *Aminosäurekette* (➤ Abb. 1.28, ➤ Abb. 1.29) ab und sind daher überwiegend wasserlöslich (*hydrophil* ➤ 1.8.2). Die Schilddrüsenhormone sind als Ausnahme fettlöslich (*lipophil* ➤ 1.8.2)
- **Steroidhormone:** Als Abkömmlinge des Cholesterins (➤ Abb. 1.26) sind sie fettlöslich
- **Arachidonsäureabkömmlinge:** Einige Gewebshormone (z. B. die Prostaglandine) leiten sich von der Arachidonsäure ab, einer mehrfach ungesättigten Fettsäure (➤ Abb. 1.24). Sie sind ebenfalls fettlöslich.

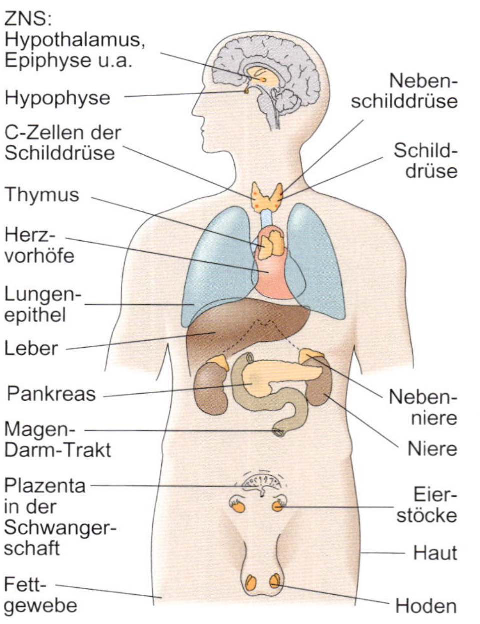

Abb. 11.1 Endokrine Drüsen und Gewebe als Orte der Hormonproduktion im menschlichen Körper (Auswahl). Die Plazenta in der Schwangerschaft nimmt eine Sonderstellung ein. Sie kann fast alle Hormone des Körpers synthetisieren, außerdem noch einige Hormone, die nur während der Schwangerschaft gebildet werden (➤ 21.3.4).

	NERVENSYSTEM	HORMONSYSTEM
Signalübermittlung	Elektrisch (Neuron, Axon) und chemisch (Neurotransmitter)	Chemisch (Hormone)
Zielzellen	Muskelzellen, Drüsenzellen, andere Nervenzellen	Alle Körperzellen mit passendem (spezifischem) Hormonrezeptor
Wirkungseintritt	Millisekunden bis Sekunden	Sekunden bis Monate
Folgereaktion	Muskelkontraktion, Drüsensekretion oder Aktivierung anderer Nervenzellen	Vor allem Änderung der Stoffwechselaktivität (z. B. Wachstum)

Tab. 11.1 Vergleich zwischen Nerven- und Hormonsignalen.

KLASSE	HORMON	HAUPTBILDUNGSORT
Aminosäureabkömmlinge	• Thyroxin, Trijodthyronin	Schilddrüse
	• Adrenalin, Noradrenalin	Nebennierenmark
Peptid- und Proteohormone	• Oxytocin, ADH (Adiuretin) • Releasing-, Inhibiting-Hormone (RH bzw. IH)	Hypothalamus
	• Insulin	Bauchspeicheldrüse
	• Wachstumshormon, Prolaktin, TSH, ACTH, MSH, FSH, LH	Hypophysenvorderlappen
	• Kalzitonin	Schilddrüse (C-Zellen)
	• Parathormon (PTH)	Nebenschilddrüse
Steroidhormone	• Aldosteron, Kortisol, Androgene	Nebennierenrinde
	• Testosteron	Hoden
	• Östrogene und Progesteron	Eierstöcke
	• Vitamin-D-Hormon	Haut, Leber, Niere
Arachidonsäureabkömmlinge	• Prostaglandine, Thromboxan, Leukotriene	Überall im Körper (Leukotriene in Leukozyten)

Tab. 11.2 Einteilung einiger Hormone nach ihrem chemischen Aufbau.

Spritze oder Tablette?
Hormone können therapeutisch eingesetzt werden. Ihr chemischer Aufbau bestimmt dabei wesentlich die Einnahmeform. Peptid- und Proteohormone würden bei oraler Einnahme im Magen-Darm-Trakt zerlegt und damit wirkungslos. Sie müssen *parenteral* (unter Umgehung des Magen-Darm-Trakts) verabreicht werden, z. B. als Spritze. Bei der Magen-Darm-Passage nicht abgebaut werden dagegen Steroidhormone und Aminosäureabkömmlinge. Sie können deshalb geschluckt werden, so z. B. die „Pille" (➤ 20.5.7).

11.1.4 Wirkprinzip und Hormonrezeptoren

Damit eine Zielzelle ein Hormonsignal empfangen kann, muss sie **spezifische Hormonrezeptoren** besitzen, an die sich das Hormon anlagern kann. Hormon und Rezeptor müssen wie Schlüssel und Schloss passen. Diese Bindung löst komplizierte Stoffwechselvorgänge aus, die zur gewünschten Hormonwirkung führen.
Für *ein* Hormon gibt es an Zellen verschiedener Gewebe oder Organe oft *mehrere* Rezeptortypen, sodass ganz unterschiedliche Hormonwirkungen die Folge sind. Dies gilt u.a. auch für die Neurotransmitter des Nebennierenmarks, die als nervale Botenstoffe den Hormonen ähneln (➤ 11.5.5). Adrenalin z. B. bewirkt an vielen Gefäßen über α-Rezeptoren eine Verengung und über β-Rezeptoren eine Erweiterung (➤ 15.3.3, ➤ Tab. 8.1).
Andererseits ist jede Zelle Zielzelle für unterschiedliche Hormone und besitzt entsprechend *verschiedene* Hormonrezeptoren. Jede Körperzelle kann so über unterschiedliche Hormone zu unterschiedlichen, sogar gegensätzlichen Reaktionen veranlasst werden.

Hormonrezeptoren in der Zellmembran

Die meisten Aminosäureabkömmlinge, Peptid- und Proteohormone können wegen ihrer guten Wasserlöslichkeit *(Hydrophilie),* aber schlechten Fettlöslichkeit *(Lipophobie)* nicht durch die lipophile Zellmembran hindurchtreten (➤ 1.8.2). Diese Hormone binden von außen an einen in der Membran sitzenden **Zellmembranrezeptor.** Der Rezeptor ändert dadurch seine räumliche Struktur (er wird „aktiviert") und setzt in der Zelle eine Reaktionskette (Signalkaskade) in Gang, an deren Ende die „gewünschte" Zellantwort steht.
Ein häufiger Weg der Signaltransduktion, also der Botschaftsübermittlung, ist der über das **Adenylatzyklasesystem:** Der durch das Hormon aktivierte Rezeptor aktiviert das Enzym **Adenylatzyklase** an der Innenseite der Zellmembran. Dieses Enzym fördert die Umwandlung von ATP in **cAMP** *(cyclo-AMP, zyklisches Adenosinmonophosphat),* das wie ATP ein Nukleotid ist (➤ 1.8.4). cAMP aktiviert darauf eine **Proteinkinase,** welche durch Phosphorylierung (➤ 1.8.1) andere Enzyme hemmt oder aktiviert und so die Hormonantwort bewirkt (➤ Abb. 11.2). Zur Beendigung der Reaktionskette wird cAMP in der Regel schnell von einem anderen Enzym abgebaut, der **Phosphodiesterase.**
Stoffe wie das cAMP, die als dem Hormon nachgeschalteter, zweiter Botenstoff innerhalb der Zelle fungieren, werden **second messenger** genannt. Dabei können in einer Zelle viele Hormone anfänglich den gleichen second messenger benutzen. Das an der Zellmembran von außen gebundene Hormon heißt entsprechend **first messenger.**

Intrazelluläre Hormonrezeptoren

Steroid- und Schilddrüsenhormone können als lipophile Hormone die Zellmembran durchdringen und an **intrazelluläre Hormonrezeptoren** binden. Die Rezeptoren für Schilddrüsenhormone befinden sich z. B. im Zellkern, die für Steroidhormone im Zytoplasma. Auch im Zytoplasma gebildete Hormon-Rezeptor-Komplexe gelangen in den Zellkern. Die Hormone wirken dort direkt auf die DNA und beeinflussen die Proteinbiosynthese und damit die Zellfunktion.

Antihormone
Bestimmte Medikamente blockieren Hormonrezeptoren, sodass das physiologische Hormon nicht mehr andocken kann und unwirksam wird.

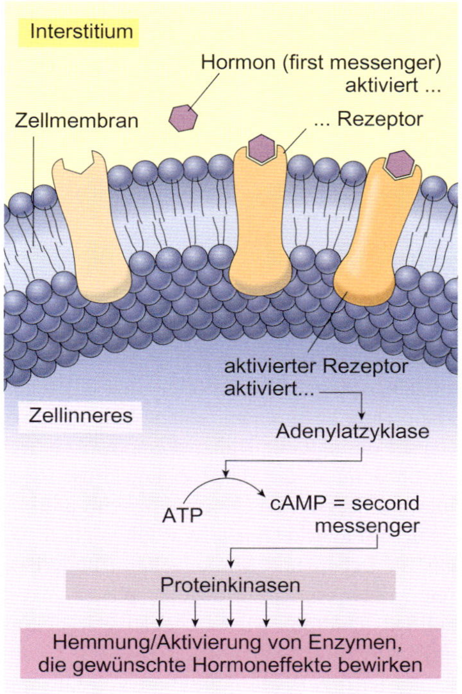

Abb. 11.2 Hormonwirkungsvermittlung über „first und second messenger" bei lipophoben Hormonen.

Das ist *einer* der Mechanismen der sog. **Antihormone,** z. B. zur Behandlung von Tumoren. Wachstum und Ausbreitung des Brustkrebses etwa werden sehr häufig durch Östrogene (weibliche Geschlechtshormone, ➤ 20.3.7) gefördert. Der selektive Östrogenrezeptor-Modulator (➤ 20.3.10) Tamoxifen (z. B. Nolvadex®), der die Rezeptoren besetzt und an der Brust *antiöstrogen* wirkt, hat hier große klinische Bedeutung. Analoges gilt für den Prostatakrebs beim Mann, der mit *Antiandrogenen* (z. B. Cyproteron, etwa Androcur®) therapiert werden kann.

11.1.5 Transportproteine für Hormone

Alle fettlöslichen und die Schilddrüsenhormone müssen im Blut an Albumin oder spezielle Transportproteine gebunden werden, damit sie im Blut zu den Zielzellen gelangen können. So binden z. B. die Schilddrüsenhormone an das **Thyroxin-bindende Globulin** *(TBG).* Biologisch wirksam ist jedoch nur das freie, nicht das proteingebundene Hormon (➤ 11.4).

11.1.6 Abbau der Hormone

Die Inaktivierung der zirkulierenden Hormone erfolgt durch Aufnahme in die Zielzelle oder durch Abbau über verschiedene Reaktionen (z. B. Aufspaltung) in Plasma, Niere und Leber. Steroid- und Schilddrüsenhormone werden überwiegend in der Leber abgebaut. Die Abbauprodukte werden über Nieren und Leber ausgeschieden.

11

11.1.7 Steuerung der hormonellen Sekretion

Die von den Hormondrüsen ins Blut ausgeschütteten Hormonmengen sind minimal, und schon geringfügige Konzentrationsänderungen können tiefgreifende Folgen haben. Die Hormonsekretion muss also exakt gesteuert werden. Dies geschieht durch *Regelkreise.*

Regulation durch Rückkopplung

Von großer Bedeutung für die Steuerung der hormonellen Sekretion ist die **Regulation durch negative Rückkopplung** (➤ 2.9, ➤ Abb. 2.20). Der Blutzuckerspiegel (Regelgröße) etwa soll sich innerhalb einer bestimmten Spanne bewegen (Sollwert). Ist der aktuelle Blutzuckerspiegel (Istwert) zu hoch, schüttet die Bauchspeicheldrüse (Messfühler und Regler) das Hormon Insulin aus, welches den Blutzuckerspiegel vor allem durch Wirkung auf Leber- und Muskelzellen (Stellglieder) senkt. Mit sinkendem Blutzuckerspiegel sinkt die Insulinausschüttung wieder (negative Rückkopplung).
Ähnlich wird z. B. die Sekretion von Glukagon (➤ 11.6.2), Wachstumshormon (➤ 11.2.3) und ADH (Adiuretin ➤ 11.2.1) reguliert.
Positive Rückkopplung, also Stimulation des hormonbildenden Gewebes durch das Hormon, ist selten (➤ 20.3.8).

Hypothalamus-Hypophysen-Achse

Tatsächlich sind die Verhältnisse oft komplizierter. Zum einen wirken meist *mehrere* Regelkreise gleichzeitig auf *ein* Hormon ein. Zum anderen wird die Sekretion vieler Hormone *hierarchisch* geregelt (➤ Abb. 11.3):

- Als oberster Regler fungiert meist der **Hypothalamus.** Dort laufen aus höheren Zentren des ZNS viele Informationen über die Außenwelt und das Innere Milieu zusammen. Der Hypothalamus beeinflusst über *Releasing-Hormone* fördernd und über *Inhibiting-Hormone* hemmend einen zweiten Regler, den Hypophysenvorderlappen
- Der **Hypophysenvorderlappen** wiederum gibt *glandotrope Hormone* (*glandotrop* = auf Drüsen einwirkend) ab, die die „untergeordneten" Hormondrüsen beeinflussen
- Die „untergeordneten" **Hormondrüsen** (z. B. die Schilddrüse) stehen als letzte in dieser Hierarchie und beeinflussen über *periphere Hormone* direkt die ihnen zugeordneten **Zielzellen**
- Rückkopplungen sind dabei auf verschiedenen Ebenen möglich.

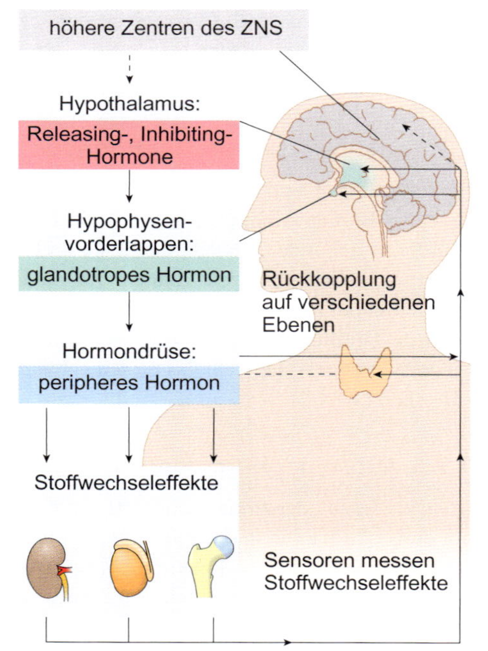

Abb. 11.3 Hierarchie der Hormonregulation.

> **Hormonsubstitution** (G)
> Viele Hormone werden heute synthetisch oder gentechnisch hergestellt. Für Menschen mit zweifelsfreiem Hormonmangel, etwa solche mit Schilddrüsenhormonmangel oder Typ-1-Diabetes, ist die dadurch risikoarme Hormonsubstitution ein Segen.
> Unter Druck geraten ist hingegen die bis Anfang dieses Jahrtausends im großen Stil praktizierte *Hormonersatztherapie* bei Frauen in und nach den Wechseljahren. Hier sind Nutzen und Risiken sorgfältig abzuwägen (➤ 20.3.8). Umstritten ist auch die *Testosterongabe* bei älteren Männern.

11.2 Hypothalamus und Hypophyse

Hypothalamus und Hypophyse liegen in den unteren Abschnitten des Zwischenhirns (➤ 8.8.4).

Der **Hypothalamus** ist das wichtigste Hirngebiet für die Regelung des Inneren Milieus und höchste Schaltstelle des Hormonsystems: Hier erfolgt zum einen die unabdingbare Rückkopplung von tiefer gelegenen Strukturen (➤ 11.1.7, ➤ Abb. 11.3, ➤ Abb. 11.7), zum anderen werden nervale Reize aus höher gelegenen ZNS-Strukturen in Hormonausschüttung „umgesetzt". Der Hypothalamus ist damit eine wichtige Verbindungsstelle zwischen Nerven- und Hormonsystem, über ihn beeinflusst z. B. Stress unseren Hormonhaushalt (➤ Abb. 11.17).
Die **Hypophyse** besteht aus dem **Hypophysenvorderlappen** *(HVL, Adenohypophyse),* der 75 % ihres Gesamtgewichts ausmacht und aus drüsigem Gewebe gebildet wird, und dem kleineren **Hypophysenhinterlappen** *(HHL, Neurohypophyse),* der hauptsächlich aus einem Geflecht von Axonen aufgebaut ist (➤ Abb. 11.4). Die Zellkörper dieser Axone liegen im Hypothalamus, sodass der Hypophysenhinterlappen funktionell und anatomisch als Anhängsel des Hypothalamus zu sehen ist. Daher werden beide zusammen abgehandelt.

11.2.1 Hormone des Hypothalamus und des Hypophysenhinterlappens

Im Hypothalamus gibt es verschiedene Kerngebiete (Ansammlungen von grauer Hirnsubstanz) mit Bedeutung für den Hormonhaushalt.

Hypophyseotrope Zone des Hypothalamus

An der Vorderseite liegt die **hypophyseotrope Zone.** Dort werden **Releasing-Hormone** *(RH, Releasing factors, Liberine)* und **Inhibiting-Hormone** *(IH, Statine)* gebildet, welche die Hypophyse beeinflussen. Diese Hormone werden in den *hypophysären Portalkreislauf* (ein dichtes Geflecht aus Kapillaren) abgegeben und über den *Hypophysenstiel* zur Hypophyse transportiert (➤ Abb. 11.4).

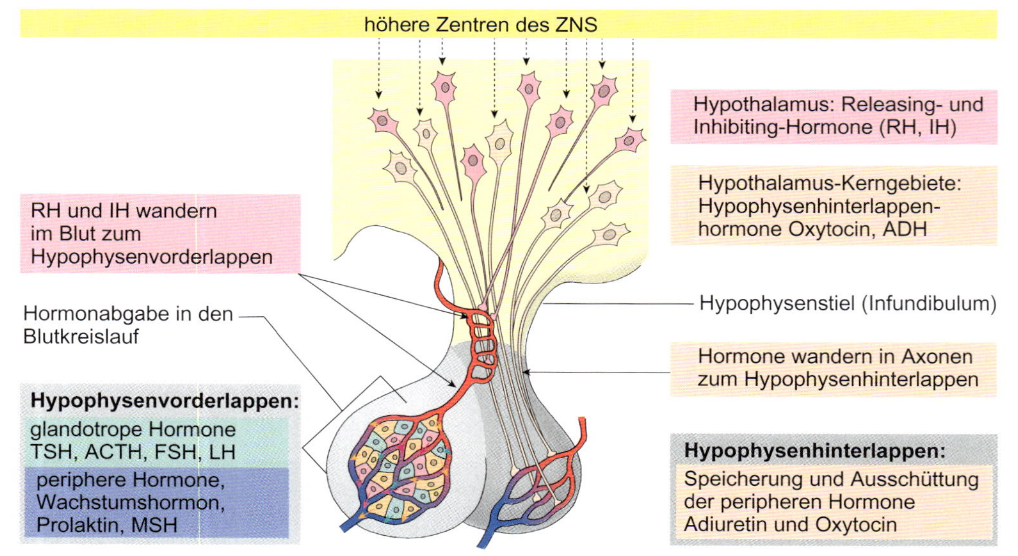

Abb. 11.4 Rolle der Hypophyse bei der hormonellen Sekretion und Regulation.

Releasing-Hormone stimulieren die Ausschüttung von Hypophysenvorderlappenhormonen, während Inhibiting-Hormone die Sekretion hemmen. Die wichtigsten Releasing- und Inhibiting-Hormone sind (➤ Abb. 11.5):

- **TRH** *(Thyrotropin-Releasing-Hormon),* stimuliert die Ausschüttung von TSH (Thyroidea stimulierendes Hormon, Thyrotropin ➤ 11.4.1)
- **CRH** *(Corticotropin-Releasing-Hormon),* stimuliert die Ausschüttung von ACTH (adrenocorticotropes Hormon, ➤ 11.5.3, ➤ 11.5.6, ➤ Abb. 11.17)
- **Gn-RH** *(Gonadotropin-Releasing-Hormon),* stimuliert die Ausschüttung von FSH (follikelstimulierendes Hormon) und LH (luteinisierendes Hormon, ➤ 20.3.7)
- **GH-RH** *(Growth-Hormon-Releasing-Hormon),* stimuliert die Wachstumshormonausschüttung (➤ 11.2.3)
- **GH-IH** *(Growth-Hormon-Inhibiting-Hormon, Somatostatin),* hemmt die Wachstumshormonausschüttung
- **MSH-RH** *(Melanozyten-stimulierendes-Hormon-Releasing-Hormon, MSH-Releasing-Hormon, Melanotropin-Releasing-Hormon, M-RH, Melanoliberin),* stimuliert die Ausschüttung von MSH
- **MSH-IH** *(MSH-Inhibiting-Hormon, Melanotropin-Inhibiting-Hormon, M-IH, Melanostatin),* hemmt die Ausschüttung von MSH
- **PRL-IH** (*Prolaktin-Inhibiting-Hormon,* identisch mit **Dopamin**), hemmt die Ausschüttung von Prolaktin (➤ 21.9.2).

Ein *einzelnes* Prolaktin-Releasing-Hormon (PRL-RH) gibt es nach heutigem Wissen nicht. *Mehrere* Hormone, etwa TRH und verschiedene Neuropeptide, stimulieren die Prolaktinausschüttung.

Rhythmik der Sekretion

Die Sekretion zahlreicher Hypophysenvorderlappenhormone erfolgt nicht kontinuierlich, sondern intermittierend, periodisch oder pulsatil mit einer endogenen Rhythmik („innere Uhr"). Der Rhythmusgeber wird im Hypothalamus vermutet. Auch die Ausschüttungsdynamik der Hormondrüsen oder -gewebe spiegelt diese Rhythmiken wider, sodass eine einzelne Hormonbestimmung im Blut oft wenig aussagekräftig ist.

Diese endogenen Rhythmen sind sehr unterschiedlich lang: Bekannt sind ultrakurze, pulsatile Rhythmen (z. B. vier Pulse pro Minute) wie bei Gn-RH, Tagesrhythmen (z. B. des Kortisol- oder Melatoninspiegels im Blut), Rhythmen über etwa 28 Tage beim Menstruationszyklus (Sexualhormone), monats- oder sogar lebenslange Rhythmen (Schwangerschaftshormone während der Schwangerschaft bzw. Sexualhormone z. B. bei Eintritt der Pubertät oder des Klimakteriums). Diese Rhythmik muss bei einer therapeutischen Hormongabe bei einigen Hormonen berücksichtigt werden (z. B. pulsatile Gn-RH-Therapie bei hypothalamischer Amenorrhö, ➤ 20.3.8).

Kerngebiete für den Hypophysenhinterlappen

Weitere wichtige Kerngebiete des Hypothalamus sind die *Nuclei supraoptici* und die *Nuclei paraventriculares.* Dort werden die Hypothalamushormone **Oxytocin** und **ADH** (Adiuretin) gebildet, die in den Axonen der Nervenzellen zum Hypophysenhinterlappen transportiert werden, wo sie bei Bedarf ins Blut abgegeben werden. Die beiden Hormone werden deshalb auch als **Hypophysenhinterlappenhormone** bezeichnet.

Oxytocin

Oxytocin löst bei Geburt nicht die Wehentätigkeit aus, unterhält aber die einmal begonnene Wehentätigkeit an der geburtsbereiten Gebärmutter und führt während der Stillperiode zur Entleerung der Milch aus den Milchgängen (➤ 21.9.2).

> **Bindungshormon Oxytocin** (G)
>
> Neben der Rolle bei der Geburt (➤ 21.8) beeinflusst Oxytocin Gefühle und Verhalten: Oxytocin schafft Vertrauen zwischen Menschen (es fördert die Bindung zwischen Paaren sowie Mutter und Baby), stärkt die Sozialkompetenz, reduziert Angst und fördert Mitgefühl. Berührungen, Streicheln und Massagen fördern die Produktion. In großen Mengen entsteht Oxytocin beim Orgasmus.

ADH (Adiuretin)

ADH (**a**_nti_**d**_iuretisches_ = gegen den Harndurchfluss gerichtetes **H**_ormon,_ auch *Adiuretin*) ist entscheidend an der Regulierung des osmotischen Drucks (➤ 2.7.5) in der Extrazellulärflüssigkeit und des Flüssigkeitsvolumens im Körper beteiligt. Es wird auch *Vasopressin* genannt, weil es in hohen Konzentrationen eine gefäßverengende Wirkung hat. ADH fördert die Wasserrückresorption aus der Niere ins Blut, indem es die Wasserdurchlässigkeit der Zellmembran der distalen Tubuluszellen und der Sammelrohre erhöht (➤ 19.7). Dadurch wird weniger Urin ausgeschieden.

Wie Oxytocin und weitere Neuropeptide beeinflusst das ADH Lernen und Gedächtnis.

Osmosensoren in Hypothalamus und Leber messen den osmotischen Druck. Steigt er z. B. durch längeres Dursten im Blut an, so wird vermehrt ADH ins Blut abgegeben. Dadurch wird mehr Wasser in der Niere zurückgehalten, der Urin wird hyperosmolar und der osmotische Druck sinkt wieder. Die ADH-Ausschüttung wird außerdem über *Volumensensoren* in Herzvorhöfen, Aorta und A. carotis beeinflusst.

Bei Mangel oder Unwirksamkeit von ADH kommt es zum **Diabetes insipidus** mit überschießender Urinproduktion (Polyurie = viel Urin) und als Folge des Flüssigkeitsverlustes zu starkem Durst (Polydipsie = viel trinken). Der relativ seltene Diabetes insipidus hat mit Dia-

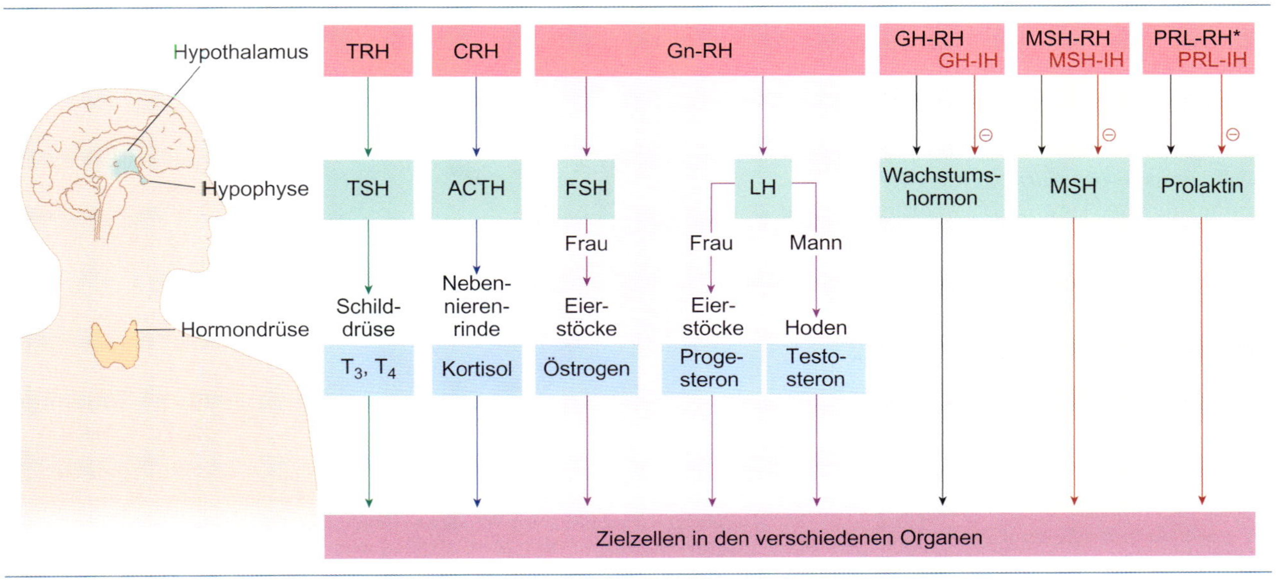

Abb. 11.5 Regulationsachsen der einzelnen Hormone (vereinfachte Darstellung).
* PRL-RH bezeichnet nicht ein einzelnes Hormon, sondern eine Funktion.

betes mellitus (➤ 11.6.3) außer dem Wort Diabetes (*gr.* diabainein = hindurchfließen) nichts gemeinsam.

Durstlöscher

Alkohol führt durch Hemmung der ADH-Ausschüttung zu vermehrter Harnausscheidung und gesteigertem Durst. Dies ist einer der Gründe, weshalb alkoholische Getränke Genussmittel und nicht Durstlöscher sind. Gegen Durst geeignet sind (Mineral-)Wasser, zahlreiche Kräuter- oder Früchtetees sowie verdünnte Säfte.

11.2.2 Hypophysenvorderlappen

Der **Hypophysenvorderlappen** *(HVL, Adenohypophyse)* bildet eine große Anzahl verschiedener Peptid- und Proteohormone. Zum einen sind dies *glandotrope Hormone,* die untergeordnete Hormondrüsen steuern, zum anderen solche, die *direkt* auf die Zielzellen wirken (➤ Abb. 11.5).
Zu den wichtigsten glandotropen Hormonen des Hypophysenvorderlappens gehören:

- **TSH** *(Thyroidea stimulierendes Hormon),* fördert die Schilddrüsentätigkeit (➤ 11.4.1)
- **ACTH** *(adrenocortikotropes Hormon),* stimuliert die Ausschüttung der Nebennierenrindenhormone, insbesondere der Glukokortikoide (➤ 11.5.3)
- **FSH** *(Follikel stimulierendes Hormon)* und **LH** *(luteinisierendes Hormon),* fördern die Keimdrüsentätigkeit und steuern die Geschlechtshormonproduktion bei Mann und Frau (➤ Kap. 20, ➤ Kap. 21).

Direkt auf Zielzellen wirken:

- Das **Wachstumshormon,** welches das Körperwachstum kontrolliert (➤ 11.2.3)
- Das **Prolaktin,** das unter anderem die Milchproduktion in der Brustdrüse in Gang setzt (➤ 21.9.2)
- Das **MSH** *(Melanozyten stimulierendes Hormon, Melanotropin).* Es wird stets zusammen mit ACTH ausgeschüttet (➤ 11.5.3, ➤ Abb. 11.4) und beeinflusst unter anderem über Einflüsse auf die pigmentbildenden Melanozyten in der Haut (➤ 7.2.1) die Hautpigmentierung.

11.2.3 Wachstumshormon

Bildung und Sekretion des **Wachstumshormons** (auch *somatotropes Hormon,* kurz *STH, Human Growth-Hormon,* kurz *HGH*) werden durch die hypothalamischen Hormone *GH-RH* und *GH-IH (Somatostatin)* reguliert. Es:

- Fördert Zellwachstum und Zellvermehrung
- Steigert die Proteinbiosynthese
- Stimuliert den Fett- und Glykogenabbau
- Vermindert langfristig die Glukoseverwertung und erhöht somit den Blutzuckerspiegel.

Das Wachstumshormon wirkt nur zum Teil direkt. Ein Teil der Wirkungen wird über *Somatomedine* vermittelt, die wegen ihrer Ähnlichkeit zum Insulin auch *Insulin-like-growth-factors (IGF)* genannt werden.

Hypophysärer Minder- und Hochwuchs

Wachstumshormon wird vor allem im Kindes- und Jugendalter vermehrt gebildet. Ein Mangel führt zum **proportionierten Minderwuchs** mit normalen Körperproportionen.
Eine Überproduktion von Wachstumshormon, meist durch einen gutartigen hormonproduzierenden Tumor der Hypophyse, führt (➤ Abb. 11.6):

- Bei noch offenen Epiphysenfugen (➤ 5.1.5) zum **proportionierten Hochwuchs** (*Gigantismus*) mit Körpergrößen über zwei Meter
- Nach Abschluss des Längenwachstums zur **Akromegalie.** Das Wachstumshormon bewirkt dann ein verstärktes Wachstum der Gesichtsknochen, Hände und Füße sowie eine Verdickung der Haut und eine Vergrößerung der inneren Organe. Typischerweise haben die Patienten vergröberte Gesichtszüge, „Pratzenhände" und eine tiefe, raue Stimme. Oft entwickeln sie wegen der blutzuckererhöhenden Wirkung des Wachstumshormons einen Diabetes mellitus.

11.3 Epiphyse

Noch ein weiterer Teil des ZNS übernimmt Aufgaben für das Hormonsystem: die **Epiphyse** *(Zirbeldrüse, Corpus pineale),* eine ca. erbsengroße Drüse oberhalb des Mittelhirns (➤ Abb. 8.29). Sie bildet vor allem aus Serotonin das Hormon **Melatonin,** dessen Ausschüttung durch Dunkelheit gefördert und durch Licht gehemmt wird.
Die genauen Aufgaben der Epiphyse und des Melatonins sind noch unklar. Als sicher gilt, dass die Epiphyse Bestandteil des **fotoneuroendokrinen Systems** ist, in dem durch Informationen über die Tageslänge durch das Licht Tages- (zirkadiane) und Jahreszeitrhythmen gesteuert werden. Vermutet werden auch Einflüsse auf die Reproduktion, insbesondere den Eintritt der Pubertät. In der Epiphyse sitzt also eine unserer inneren biologischen „Uhren".

Melatonin wird gegen Schlafstörungen und den Jet-Lag nach Interkontinentalflügen eingesetzt. Seine kurzzeitige Einnahme gilt als risikoarm.

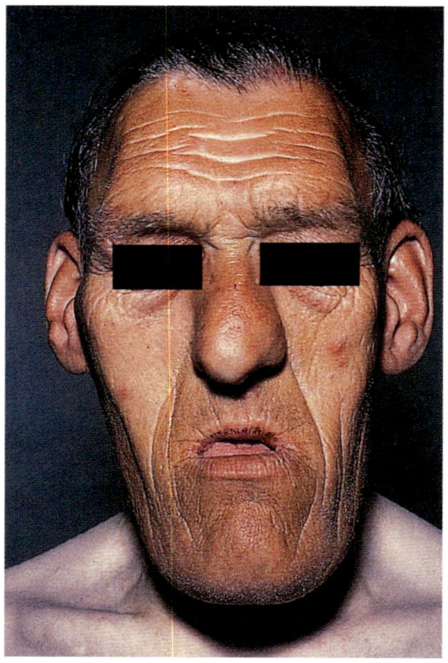

Abb. 11.6 Überproduktion von Wachstumshormon. Dieser Mann zeigt die bei Akromegalie charakteristischen physiognomischen Veränderungen: vergröberte Gesichtszüge (durch Wachstum von Kinn, Stirn und Nase) sowie vergrößerte Ohrmuscheln und eine vergrößerte Zunge. [E288]

11.4 Schilddrüse und Schilddrüsenhormone

Die ca. 25 g schwere, hufeisenförmige **Schilddrüse** *(Glandula thyroidea)* liegt dicht unterhalb des Schildknorpels vor der Luftröhre in enger Nachbarschaft zu vielen lebenswichtigen Gefäßen und dem N. vagus (➤ Abb. 11.7).
Die Schilddrüse besteht aus zwei *Seitenlappen,* die durch eine Gewebsbrücke, den *Isthmus,* verbunden sind. Die Schilddrüse wird durch Bindegewebsstraßen in einzelne Läppchen geteilt. Jedes Läppchen wiederum besteht aus vielen kleinen Bläschen, den Follikeln. Ihre Wand wird aus einschichtigem Follikelepithel gebildet (➤ Abb. 11.8).

Hormonbildung nicht ohne Jod

Die Follikelzellen produzieren zwei jodhaltige Schilddrüsenhormone: **Thyroxin** *(Tetrajodthyronin, T_4)* und **Trijodthyronin** *(T_3).* Thyroxin ist biologisch kaum wirksam, das eigentlich wirksame Hormon ist das Trijodthyronin.

In den Follikelepithelzellen wird zunächst das Prohormon (Hormonvorstufe) **Thyreoglobulin** gebildet, das pro Molekül über 100 Tyrosinreste enthält (Tyrosin ist ein Aminosäureabkömmling). An der Außenseite der Zellmembran wird das Thyreoglobulin jodiert, d. h. in jeden Tyrosinrest werden ein oder zwei Jodatome eingebaut. Jeweils zwei dieser jodierten Tyrosinreste schließen sich zusammen, sodass innerhalb des Thyreoglobulins Thyroxin- (mit vier Jodatomen) und Trijodthyroninmoleküle (mit drei Jodatomen) entstehen. Danach wird das Thyreoglobulin ins Follikellumen abgegeben und dort gespeichert.
Bei Bedarf nehmen die Follikelepithelzellen das Thyreoglobulin aus dem *Kolloid* (hier: Gesamtheit des Follikelinhalts, ➤ Abb. 11.8) wieder auf. Thyroxin und Trijodthyronin werden enzymatisch vom Thyreoglobulin abgespalten und diffundieren ins Blut, wo sie in erster Linie an das **Thyroxin-bindende Globulin** *(TBG)* gebunden transportiert werden.
Über 80 % des Trijodthyronins entstehen erst in den Zielzellen durch Abspaltung von Jod aus Thyroxin. Bei geringem Bedarf, aber auch bei schweren Erkrankungen entsteht durch die Dejodierung von Thyroxin in anderer Position nicht Trijodthyronin, sondern das biologisch inaktive **reverse Trijodthyronin** *(rT_3).*

11.4.1 Wirkungen und Regelkreis der Schilddrüsenhormone

Wirkungen der Schilddrüsenhormone

Schilddrüsenhormone stimulieren den gesamten Stoffwechsel und haben Wirkungen auf praktisch alle Organe (➤ Abb. 11.7):

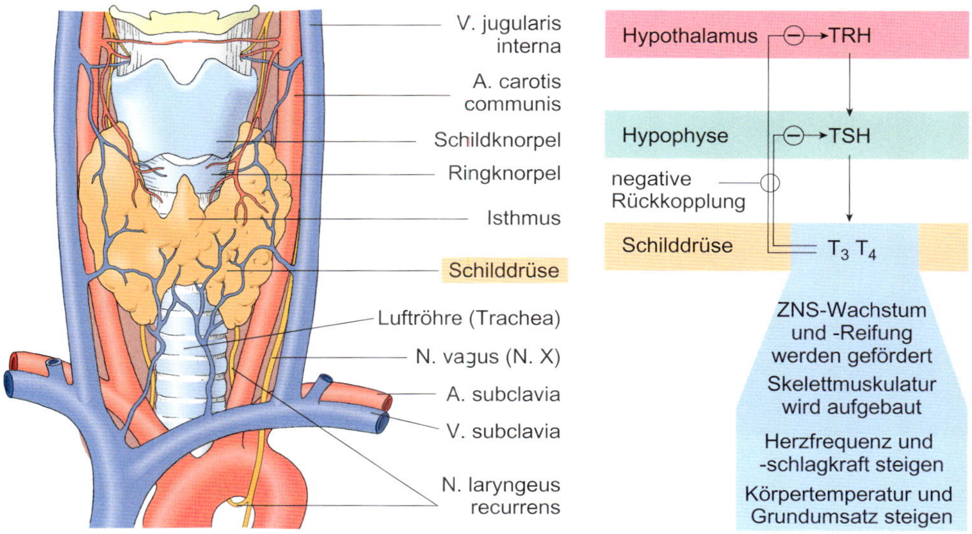

Abb. 11.7 Links Anatomie der Schilddrüse, rechts Regelkreis und Funktion der Schilddrüsenhormone.

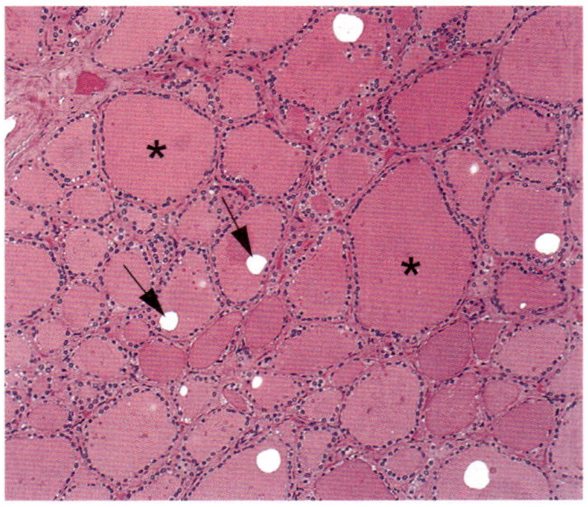

Abb. 11.8 Schilddrüse im mikroskopischen Bild. Das Follikellumen wird durch Kolloid (*) ausgefüllt. An den Löchern (Pfeile) ist das Kolloid herausgelöst worden. [M375]

- Schilddrüsenhormone steigern Energieumsatz und Wärmeproduktion des Körpers und erhöhen den Sauerstoffbedarf. Sie stimulieren den Abbau von Fetten und Glykogen. In physiologischen Konzentrationen wirken sie eiweißanabol (Eiweiß aufbauend) und fördern Wachstum und Reifung des ZNS
- Sie bewirken eine Aktivitätszunahme des Nervensystems: Hohe Schilddrüsenhormonspiegel führen beispielsweise zu überschießenden Muskeldehnungsreflexen
- Schilddrüsenhormone steigern Kontraktilität, Erregungsbildung und Erregungsleitungsgeschwindigkeit des Herzens
- Bei Kindern sind Schilddrüsenhormone unabdingbar für ein normales Körperwachstum und eine physiologische Gehirnentwicklung. Ein *Synergismus* (Zusammenwirken) von Schilddrüsenhormonen mit dem Wachstumshormon ist nachgewiesen.

Regelkreis der Schilddrüsenhormone

Das Releasing-Hormon des Schilddrüsenhormon-Regelkreises heißt *Thyrotropin-Releasing-Hormon* **(TRH).** Es stimuliert im Hypophysenvorderlappen die Ausschüttung von **TSH** *(Thyroidea stimulierendes Hormon, Thyrotropin).*
TSH führt in der Schilddrüse zur vermehrten Bildung von Schilddrüsenhormonen und zur Freisetzung der Schilddrüsenhormone aus ihrem Zwischenspeicher, dem Kolloid. Die Schilddrüsenhormone erreichen über das Blut alle Körperregionen, also auch Hypophyse und Hypothalamus, die mit Sensoren die erhöhten Spiegel im Blut wahrnehmen. Dadurch werden TRH- und TSH-Bildung und somit die weitere T_3- und T_4-Sekretion gehemmt (negative Rückkopplung ➤ Abb. 11.7).

11.4.2 Schilddrüsenerkrankungen

Bei den sehr häufigen Schilddrüsenerkrankungen müssen differenziert werden:

- Die *gestörte* Schilddrüsen*funktion* (➤ Tab. 11.3). Man unterscheidet die Normalfunktion der Schilddrüse **(Euthyreose)** von der Überfunktion **(Hyperthyreose)** und der Unterfunktion **(Hypothyreose)**
- Die *pathologisch veränderte* Schilddrüsen*größe*. Man unterscheidet die normal große und die vergrößerte Schilddrüse **(Struma).**

Sie können gemeinsam, aber auch getrennt voneinander auftreten.

Struma

Eine Vergrößerung der Schilddrüse nennt man **Struma** (Kropf); sie kann gleichmäßig (Struma diffusa) oder knotig (Struma nodosa) sein. Etwa 20 % der deutschen Erwachsenen haben eine Struma, meist mit normaler Schilddrüsenfunktion (➤ Abb. 11.9).

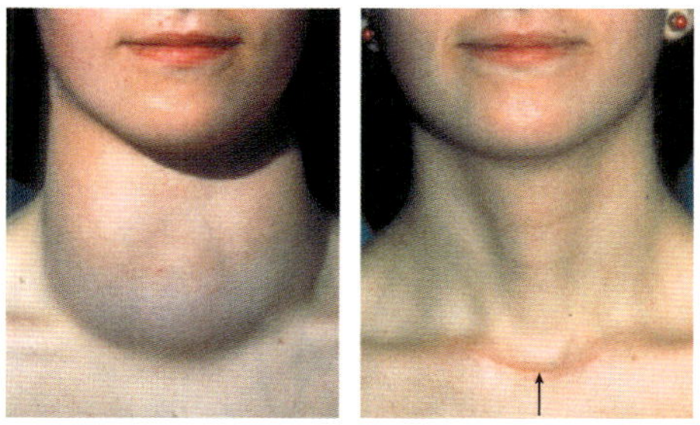

Abb. 11.9 20-jährige Patientin mit deutlicher Struma nodosa, links vor, rechts nach der Operation (der Pfeil zeigt auf die kaum sichtbare Operationsnarbe). Außer einer Verdickung des Halses war der Patientin nichts aufgefallen. Die Patientin war euthyreot. [T127]

HYPERTHYREOSE	HYPOTHYREOSE
Grundumsatz erhöht	Grundumsatz erniedrigt
Körperlich und geistig lebhaft	Körperlich und geistig träge (geistige Behinderung, wenn ab Geburt)
Wärmeunverträglichkeit	Kälteempfindlichkeit
Hervortretende Augäpfel, starrer Blick	Teigige, verdickte Haut (Myxödem)
Gewichtsabnahme	Gewichtszunahme
Blutdruck erhöht	Blutdruck erniedrigt
Erhöhte Herzarbeit	Erniedrigte Herzfrequenz
Durchfall	Verstopfung
Schlaflosigkeit, innere Unruhe	Müdigkeit

Tab. 11.3 Die wichtigsten klinischen Symptome bei Hyper- und Hypothyreose.

Häufigste Ursache einer Struma ist Jodmangel. Es kommt zum Mangel an T_3/T_4, dadurch zur Erhöhung der TSH-Ausschüttung und infolgedessen zur Schilddrüsenvergrößerung.
Oft kann eine Struma medikamentös behandelt werden. Führt die Struma jedoch durch Druck auf Luft- oder Speiseröhre zu Luftnot oder Schluckstörungen oder besteht der Verdacht auf eine maligne Entartung eines Schilddrüsenknotens (Schilddrüsenkarzinom), muss sie operativ entfernt werden.
Jod ist ein lebensnotwendiges Spurenelement, das in ausreichender Menge zugeführt werden muss (Tagesbedarf Erwachsener ca. 200 µg). Gute Jodquellen sind Meeresfische oder die Verwendung von jodiertem Speisesalz im Haushalt. Eine Trinkwasseranreicherung, wie sie z. B. in der Schweiz existiert, ist in Deutschland gesetzlich nicht vorgeschrieben, sodass Jodmangel in vielen Gebieten Deutschlands immer noch relativ häufig ist. Die Strumahäufigkeit ist in Deutschland zwar rückläufig, sie könnte jedoch durch konsequente Verwendung jodierten Speisesalzes, den Kauf damit hergestellter Produkte und die Einnahme von Jodid-Tabletten in Phasen besonders hohen Bedarfs (z. B. Schwangerschaft) unter 5 % gesenkt werden.

Hyperthyreose

Bei einer **Hyperthyreose** liegt eine Überproduktion von Schilddrüsenhormonen vor. Sie äußert sich in Gewichtsabnahme durch krankhaft erhöhten Grundumsatz, Erhöhung der Körpertemperatur, Steigerung der Herzarbeit durch beschleunigte Herzfrequenz und erhöhte Schlagkraft, Schlaflosigkeit und innerer Unruhe, feinschlägigem Händezittern und gelegentlich auch Durchfall (➤ Tab. 11.3).

Häufigste Ursachen der Überfunktion sind ein *autonomes* (= selbstständiges) *Adenom* und ein *Morbus Basedow.* Beim autonomen Adenom handelt es sich um einen gutartigen Schilddrüsentumor, dessen Zellen nicht mehr durch die Hypophyse kontrolliert, sondern *ungehemmt* Hormone produzieren. Der Morbus Basedow ist eine *Autoimmunerkrankung* (➤ 13.6.2), bei der Autoantikörper gegen die TSH-Rezeptoren des Schilddrüsengewebes eine Dauerstimulation der Hormonbildung und -ausschüttung bewirken. Typischerweise haben Basedow-Patienten eine Struma, einen zu schnellen Herzschlag und ein- oder beidseitig hervortretende Augen (*Exophthalmus* ➤ Abb. 11.10), die durch Gewebevermehrung hinter den Augäpfeln zustande kommen. Diese Drei-Symptomen-Kombination heißt **Merseburger Trias** nach dem Merseburger Arzt *K. A. von Basedow.*
Zunächst wird durch *Thyreostatika* die Synthese der Schilddrüsenhormone gehemmt und so die Stoffwechsellage normalisiert. Die weitere Behandlung (weiter Thyreostatika, Operation, Radiojodtherapie) hängt von der Grunderkrankung ab.

Hypothyreose

Eine **Hypothyreose,** d. h. ein Zuwenig an Schilddrüsenhormonen, führt zu entgegengesetzten Krankheitssymptomen. Am auffälligsten sind dabei meist eine Gewichtszunahme, ein teigig-verschwollenes Äußeres durch Verdickung der Haut (*Myxödem*), Verstopfung, Kälteempfindlichkeit, ständige Müdigkeit und geistige Verlangsamung (➤ Abb. 11.11). Gabe von Schilddrüsenhormonen bessert eindrucksvoll die Beschwerden.

Hauptursache *erworbener Hypothyreosen* ist eine Schilddrüsenentzündung **(Thyroiditis),** häufig die autoimmun verursachte **Hashimoto-Thyroiditis,** die zum Untergang von funktionstüchtigem Drüsengewebe führen.
Bei einer *angeborenen Hypothyreose* tritt neben den oben beschriebenen Symptomen zusätzlich eine irreversible (unumkehrbare) Verzögerung der körperlichen und geistigen Entwicklung mit hochgradiger geistiger Behinderung auf. Wenn bei Geburt erkannt, entwickeln sich die Kinder unter konsequenter Schilddrüsenhormongabe normal.

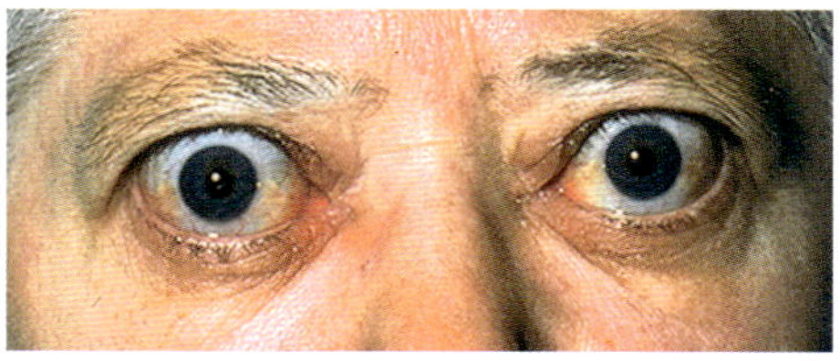

Abb. 11.10 53-jährige Patientin mit Morbus Basedow. Auffallend ist der starre Blick durch die hervortretenden Augen mit zurückgezogenen Oberlidern. [T127]

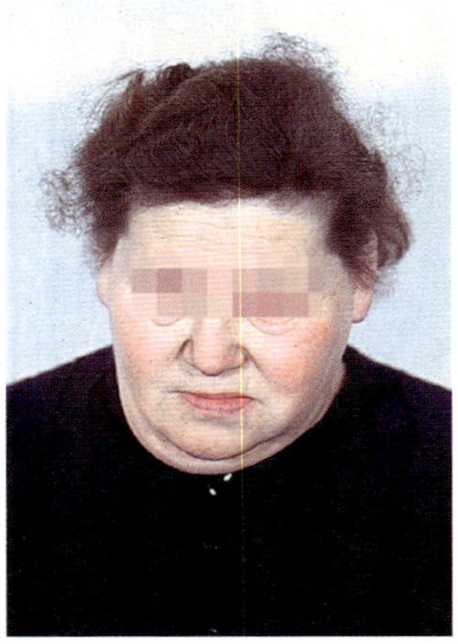

Abb. 11.11 Patientin mit Hypothyreose. Das Gesicht ist teigig-verschwollen, die Haut trocken und blass, das Haar glanzlos und struppig und der Gesichtsausdruck müde. [R246]

11.4.3 C-Zellen und Kalzitonin

Zwischen den Follikelepithelzellen liegt vereinzelt eine weitere Art hormonproduzierender Zellen, die **C-Zellen.** Sie produzieren **Kalzitonin** *(Calcitonin),* das an der Regulation des Kalzium- und Phosphathaushalts beteiligt ist (➤ 11.4.4). C-Zellen kommen auch in den Nebenschilddrüsen und im Thymus vor.
Kalzitonin hemmt die Freisetzung von Kalzium und Phosphat aus dem Knochen und fördert gleichzeitig deren Einbau in die Knochenmatrix (➤ 4.3.7). Dadurch senkt es die Kalziumkonzentration im Blut. An der Niere steigert Kalzitonin die Ausscheidung von Phosphat-, Kalzium-, aber auch Natrium-, Kalium- und Magnesium-Ionen. Kalzitonin ist somit bezüglich des Kalziums Gegenspieler des Parathormons (➤ 11.4.4).

Die Kalzitoninausschüttung wird vor allem über die Blutkalziumkonzentration reguliert: Zunahme des Blutkalziumspiegels fördert, Abnahme hemmt die Sekretion. Ferner wird die Kalzitoninsekretion durch gastrointestinale Hormone (z. B. Gastrin, Cholezystokinin, ➤ Tab. 11.4) stimuliert. So werden die Kalzium-Ionen aus der Nahrung rasch in die Knochen eingebaut, sodass der Blutkalziumspiegel nicht steigt.

11.4.4 Nebenschilddrüsenhormon und Regulation des Kalzium- und Phosphathaushalts

Die **Nebenschilddrüsen** *(Epithelkörperchen)* sind vier ungefähr weizenkorngroße Knötchen an der Rückseite der Schilddrüse (➤ Abb. 11.12). Sie schütten das **Parathormon** *(PTH)* aus, das im Zusammenspiel mit dem Vitamin-D-Hormon (Kalzitriol) und Kalzitonin den Kalzium- und Phosphatstoffwechsel im Körper reguliert (➤ Abb. 11.14).
Das Parathormon erhöht den Kalzium- und senkt den Phosphatspiegel im Blut, indem es:

- Durch (indirekte) Aktivierung der Osteoklasten (➤ 5.1.3) den Knochenabbau und damit die Kalziumfreisetzung aus dem Knochen fördert
- Die Kalziumausscheidung über die Niere vermindert bei gleichzeitig erhöhter Phosphatausscheidung

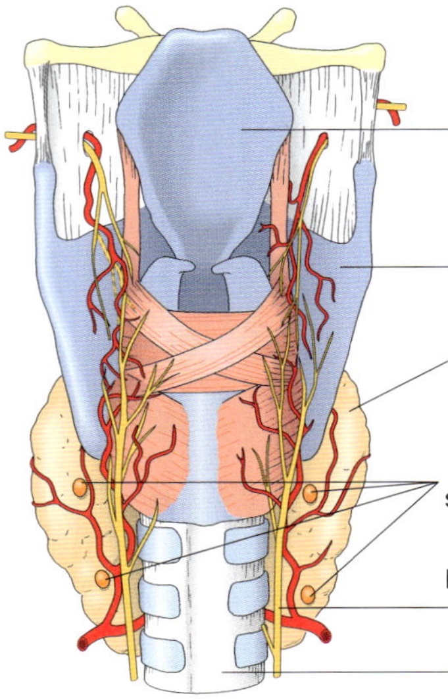

Abb. 11.12 Anatomie der Nebenschilddrüsen. Ansicht von dorsal auf die Luftröhre.

- Die Kalziumresorption im Darm indirekt durch Förderung der Umwandlung einer Vitamin-D-Vorstufe zum wirksamen Vitamin-D-Hormon (Kalzitriol) steigert.

Absinken des Blutkalziumspiegels führt zur Freisetzung von Parathormon, Ansteigen hemmt seine Ausschüttung.

Hyper- und Hypoparathyroidismus

Eine Überfunktion der Nebenschilddrüsen wird **Hyperparathyroidismus** genannt. Ursache ist meist ein gutartiger Tumor der Nebenschilddrüsen. Heute wird die Diagnose überwiegend durch Blutuntersuchungen aus anderem Grunde gestellt, bevor es zu Beschwerden gekommen ist. Ansonsten sind vermehrter Durst, Knochenschmerzen, Magenbeschwerden und Nierensteinbildung mit Koliken die Leitsymptome.
Eine Unterfunktion der Nebenschilddrüse **(Hypoparathyroidismus)** ist am häufigsten Folge einer „zu gründlichen" Schilddrüsenoperation, bei der aus Versehen die Nebenschilddrüsen mit entfernt wurden. Als Folge des niedrigen Blutkalziumspiegels kommt es zu einer Übererregbarkeit der Nerven und der Muskulatur, die sich in anfallsartigen Muskelkrämpfen äußert (Tetanie ➤ 5.3.7).

Vitamin-D-Hormon

Das **Vitamin-D-Hormon** (*Vitamin D, Cholekalziferol, Kalzitriol, D_3-Hormon,* ➤ Abb. 11.13) fördert die Kalziumaufnahme über den Darm, steigert die Kalziumrückresorption in der Niere und erhöht so, wie das Parathormon, den Blutkalziumspiegel (➤ Abb. 11.14).
Am Knochen stimuliert das Vitamin-D-Hormon einerseits die Osteoblastentätigkeit (➤ 5.1.3), führt jedoch andererseits v. a. bei zu hohen Konzentrationen zum Knochenabbau durch Osteoklasten. An den Nebenschilddrüsen hemmt das Vitamin-D-Hormon die Sekretion von Parathormon.

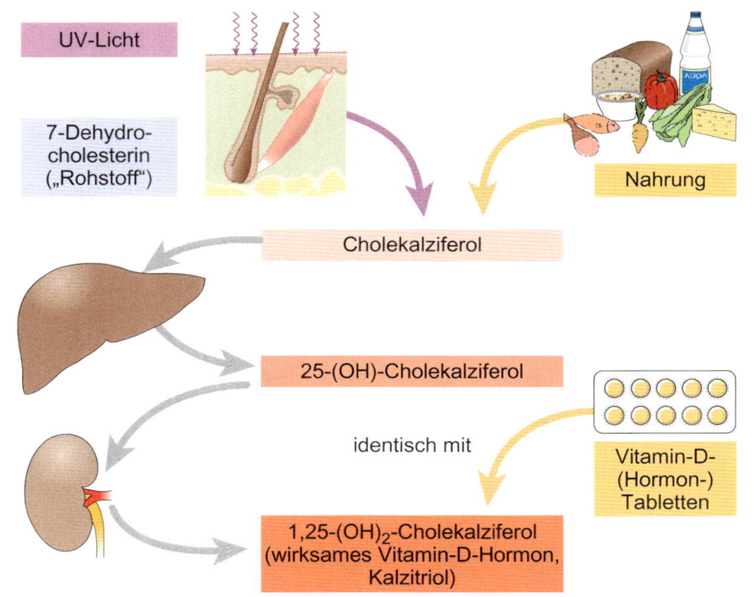

Abb. 11.13 Stoffwechsel des Vitamin-D-Hormons. Das Vitamin-D-Hormon kann der Körper unter dem Einfluss von UV-Licht in der Haut aus Vorstufen selbst bilden. Die Vitamin-D-Vorstufen leiten sich vom Cholesterin ab. Durch chemische Umwandlung der Vorstufen in der Leber und in den Nieren entsteht letztendlich die wirksame Form des Hormons, das 1,25-$(OH)_2$-Cholekalziferol (Vitamin-D-Hormon, Kalzitriol). Dieses kann der Mensch auch über den Verdauungstrakt direkt aufnehmen.

Rachitis und Osteomalazie

Durch fehlende Sonnenbestrahlung der Haut oder Mangelernährung kann ein *Vitamin-D-Hormon-Mangel* auftreten. Es kommt zu einer mangelhaften Kalziumaufnahme aus dem Darm und damit zu einem Kalziumdefizit im Blut. Um den Blutkalziumspiegel trotzdem konstant zu halten, schöpft der Körper unter dem Einfluss erhöhter Parathormon-Spiegel vermehrt die Kalziumspeicher in den Knochen aus (➤ Abb. 11.14).

Bei Kindern resultiert eine **Rachitis** mit allgemeiner Erweichung und Verbiegung von Skelettteilen, die z. B. zu O-Beinen und glockenförmigem Brustkorb führen. Durch die Vitamin-D-Hormon-Gabe bei Säuglingen ist sie heute selten.

Das entsprechende Bild beim Erwachsenen ist die **Osteomalazie,** mit krankhaften Knochenverkrümmungen, vor allem der statisch belasteten Knochen, Gangstörungen und Knochenschmerzen. Als Therapie verabreicht man in beiden Fällen das aktive Vitamin-D-Hormon.

Vitamin-D-Mangel begünstigt außerdem eine Osteoporose (➤ 5.4). Ein lang anhaltender Vitamin-D-Mangel steht im Verdacht, die Elastizität der Blutgefäße zu vermindern. Allerdings kann auch ein Zuviel durch unkritische Einnahme von Nahrungsergänzungsmitteln schaden.

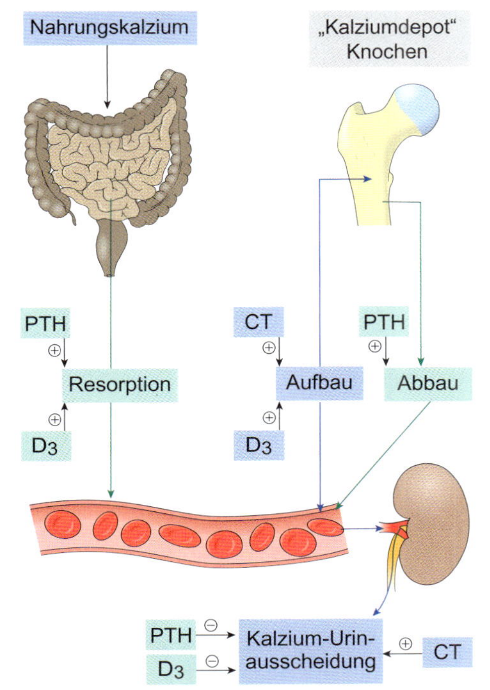

Abb. 11.14 Übersicht über die Regulation des Kalziumhaushalts. In grün die Vorgänge, die den Blutkalziumspiegel erhöhen, in blau diejenigen, die ihn senken. PTH = Parathormon, D_3 = Vitamin-D-Hormon, CT = Kalzitonin.

11.5 Hormone der Nebennieren

Die **Nebennieren** *(Glandulae suprarenales)* sind paarige, zwergenhutförmige, jeweils ungefähr 5 g schwere Organe. Sie sitzen beidseits den oberen Nierenpolen auf. Man unterscheidet Nebennierenrinde und Nebennierenmark (➤ Abb. 11.15).

11.5.1 Nebennierenrinde

Volumenmäßig macht die **Nebennierenrinde** mehr als ¾ der gesamten Nebenniere aus. Man kann histologisch drei Schichten unterscheiden, in denen jeweils verschiedene Hormone (hauptsächlich) produziert werden (➤ Abb. 11.15):

- **Mineralokortikoide** (z. B. Aldosteron) in der äußeren **Zona glomerulosa**
- **Glukokortikoide** (*Kortikosteroide,* z. B. Kortisol) in der mittleren **Zona fasciculata**
- Eine geringe Menge **Sexualhormone,** vorwiegend Androgene (männliche Sexualhormone), in der inneren **Zona reticularis.**

Alle Nebennierenrindenhormone sind Steroidhormone (➤ 11.1.3).

Morbus Addison

Der **Morbus Addison** (benannt nach dem englischen Arzt *Thomas Addison*) ist eine seltene Krankheit mit einem Mangel aller Nebennierenrindenhormone. Ursache ist meist ein Autoimmunprozess, der die Nebennierenrindenzellen zerstört und zur primären Nebennierenrindeninsuffizienz führt.

Typische Symptome sind Abgeschlagenheit, niedriger Blutdruck, Übelkeit, Erbrechen, Gewichtsverlust, Braunpigmentierung von Haut und Schleimhäuten (daher auch *Bronzehautkrankheit*), Muskelschwäche, Herzrhythmusstörungen und – im schwersten Fall – Kreislaufversagen. Durch lebenslange Substitution mit Gluko- und Mineralokortikoiden kann die Erkrankung jedoch relativ gut behandelt werden.

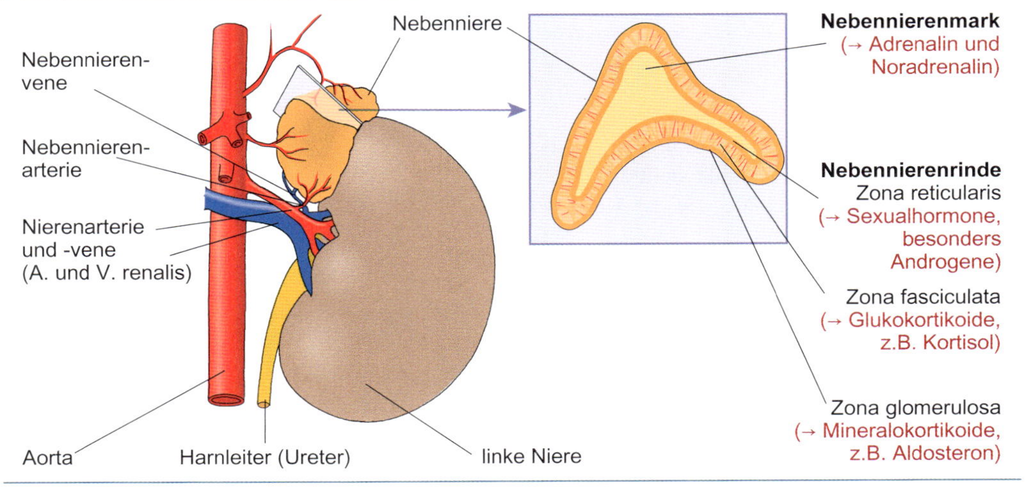

Abb. 11.15 Anatomie der Nebenniere. Die Schnittebene links oben ist rechts als „Glasscheibe" markiert.

11

11.5.2 Mineralokortikoide

Das wichtigste Mineralokortikoid ist das **Aldosteron.** Seine Ausschüttung wird überwiegend über den Renin-Angiotensin-Aldosteron-Mechanismus (➤ Abb. 19.10), durch niedrigen Serum-Natrium- oder hohen Serum-Kalium-Spiegel, geringes Blutvolumen sowie niedrigen Blutdruck ausgelöst.

Aldosteron nimmt an der Regulation des Elektrolyt- und Wasserhaushalts, des Blutvolumens und des Blutdrucks teil. Aldosteron fördert in den Nieren die Natrium- und damit die Wasserrückresorption und die Kaliumausscheidung. Es erhöht so den Blutnatrium- und senkt den Blutkaliumspiegel.

Morbus Conn

Insbesondere *Nebennierenrindenadenome* oder eine *idiopathische Nebennierenrindenhyperplasie* (ursächlich unklare, beidseitige Vermehrung des Nebennierenrindengewebes) können zu einem *primären Hyperaldosteronismus* führen. Er wird nach dem Endokrinologen *Jerome W. Conn* als **Morbus Conn** bezeichnet. Leitsymptome sind erhöhter Blutdruck, Muskelschwäche bis zu Lähmungen oder Muskelkrämpfe. Teilweise sind Natriumvermehrung und Kaliumverminderung im Blut und als Folge EKG-Veränderungen (➤ 14.5.5) nachweisbar.

11.5.3 ACTH und Glukokortikoide

Die Ausschüttung der **Glukokortikoide** wird durch das **CRH** *(Corticotropin-Releasing-Hormon)* aus dem Hypothalamus und das **ACTH** aus der Hypophyse gesteuert. Dabei fördert CRH die ACTH-Sekretion, und ACTH stimuliert wiederum die Ausschüttung der Nebennierenrindenhormone. Die Glukokortikoidausschüttung unterliegt einer ausgeprägten Tagesperiodik mit einem morgendlichen Maximum.

Der Regelkreis der Glukokortikoidsekretion wird durch negative Rückkopplung (mit) gesteuert (➤ 11.1.7, ➤ Abb. 11.3, ➤ Abb. 11.17): CRH- und ACTH-Freisetzung werden durch niedrige Glukokortikoidspiegel im Serum gefördert und durch hohe gehemmt. Auch höhere Zentren des ZNS beeinflussen die Glukokortikoidausschüttung, z. B. im Rahmen der Stressreaktion (➤ 11.5.6).

Glukokortikoide

Das wirksamste natürliche Glukokortikoid ist das **Kortisol.** Die Nebennierenrinde stellt aber auch noch andere Glukokortikoide wie das **Kortison** und das **Kortikosteron** her.

Gemeinsam mit anderen Hormonen steuern die Glukokortikoide viele Stoffwechselvorgänge im Sinne einer Bereitstellung von Energieträgern (Glukose und Fettsäuren). Sie helfen dadurch, Stresssituationen zu bewältigen (➤ 11.5.6, ➤ Abb. 11.17).

Glukokortikoide haben folgende Wirkungen:

- Steigerung der *Glukoneogenese* (➤ 1.8.1) aus Aminosäuren in der Leber und Verminderung der Glukoseverwertung in den Zellen, dadurch Erhöhung der Glukosekonzentration im Blut
- Fettabbau (Lipolyse) in der Peripherie und damit Freisetzung von Fettsäuren ins Blut
- *Eiweißabbau* in Muskel-, Haut- und Fettgewebe
- Förderung des *Knochenabbaus*
- Hemmung von Entzündungsvorgängen *(antientzündlicher Effekt)*
- Hemmung von Abwehrvorgängen (z. B. Umverteilung der Leukozyten, Hemmung der Lymphozytenbildung). Physiologischerweise sollen hierdurch wohl *überschießende* Abwehrreaktionen gehemmt werden, bei hohen Konzentrationen kommt es zur *Immunsuppression*
- Hemmung der Entzündungsreaktionen im Gefolge (überschießender) Antigen-Antikörper-Reaktionen *(antiallergischer Effekt).*

Cushing-Syndrom

Bei länger dauernder Erhöhung des Glukokortikoidspiegels entwickelt sich ein **Cushing-Syndrom** (➤ Abb. 11.16, nach dem amerikanischen Neurologen *Harvey W. Cushing*). Am häufigsten ist es hierzulande Nebenwirkung einer Glukokortikoidtherapie (Details zur Glukokortikoidtherapie ➤ 11.8). Weitere Ursachen sind eine Überproduktion von CRH und/oder ACTH, meist infolge eines Hypophysentumors **(Morbus Cushing),** oder ein glukokortikoidproduzierender Nebennierenrindentumor.

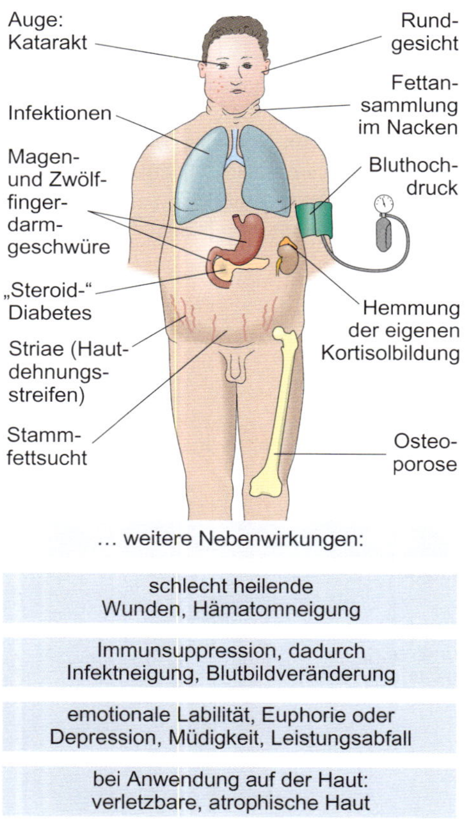

Abb. 11.16 Cushing-Syndrom, wie es bei Erkrankungen, aber auch als Nebenwirkung einer länger dauernden Behandlung mit Glukokortikoiden auftreten kann.

11.5.4 Sexualhormone

In der Nebennierenrinde werden außerdem bei der Frau wie beim Mann männliche Sexualhormone **(Androgene)** und in geringerem Ausmaß auch weibliche Sexualhormone **(Östrogene),** insbesondere Östradiol, gebildet.

Das wichtigste Androgen der Nebennierenrinde ist das **Dehydroepiandrosteron** *(DHEA),* das in den Zielzellen zu Testosteron und Östrogenen umgewandelt wird. Für die Frau ist die Nebennierenrinde der Hauptbildungsort der Androgene. In der Pubertät sind die Androgene der Nebennierenrinde für einen deutlichen Wachstumsspurt mit Eiweißaufbau verantwortlich.

Details zu den Sexualhormonen ➤ Kap. 20

Androgenüberproduktion

Beim angeborenen **adrenogenitalen Syndrom** *(AGS)* kann die Nebennierenrinde infolge eines Enzymdefekts nicht ausreichend Kortisol und Aldosteron bilden. Infolge des Regelkreises (➤ Abb. 11.3, ➤ Abb. 11.5) wird vermehrt ACTH gebildet, was zu Nebennierenrindenhyperplasie und Androgenüberproduktion führt. Die Kinder wachsen zunächst schnell, sind aber durch frühen Epiphysenschluss als Erwachsene zu klein. Bei Mädchen kommt es zur Vermännlichung *(Virilisierung)* mit männlich aussehendem äußerem Genitale bei ausbleibender Pubertät, bei Knaben zur vorzeitigen Ausbildung der sekundären Geschlechtsmerkmale ohne normale Entwicklung der Keimdrüsen. Die Behandlung besteht im individuell angepassten Kortisonersatz.

> W
>
> **Anabolika**
>
> Synthetisch hergestellte Abkömmlinge der Androgene gehören zu den sog. **Anabolika** und können zur Leistungssteigerung im Sport missbraucht werden.
>
> Der Muskelaufbau und die nicht selten erwünschte Steigerung der Aggressivität (des „Kampfgeistes“) werden jedoch durch beträchtliche gesundheitliche Risiken erkauft – neben Zusammenbrüchen durch Überschreitung der physiologischen Leistungsgrenzen drohen z. B. Leberfunktionsstörungen und eine Beeinträchtigung der Fruchtbarkeit. Bei Frauen ist außerdem die vermännlichende Wirkung nicht zu unterdrücken.
>
> Anabolika im Wettkampfsport sind deshalb vom *Internationalen Olympischen Komitees (IOC)* streng verboten.

Erworbene Androgenüberproduktion, etwa bei Tumoren, führt bei Frauen zu typisch männlicher Glatzenbildung mit Geheimratsecken sowie männlicher Scham- und Körperbehaarung (➤ 7.4.1).

11.5.5 Nebennierenmark

Das **Nebennierenmark** ist keine Hormondrüse im engeren Sinne. Vielmehr kann es als verlängerter Arm des vegetativen Nervensystems aufgefasst werden (➤ 8.10), da es entwicklungsgeschichtlich einem umgewandelten sympathischen Ganglion entspricht. Deshalb findet man dort hochspezialisierte Neurone des Sympathikus. Diese Zellen schütten – nach Stimulation durch vegetative Neurone des ZNS – **Adrenalin** und **Noradrenalin** ins Blut aus.

Adrenalin und Noradrenalin gehören (zusammen mit Dopamin und Serotonin) zu den **Katecholaminen** und sind Neurotransmitter des Nervensystems (➤ 8.2.3). Sie steigern als Hauptwirkung rasch die Energiebereitstellung. Vom Nebennierenmark werden sie zwar kontinuierlich in einer niedrigen Rate sezerniert, charakteristisch sind aber die hochkonzentrierten Ausschüttungen in Stresssituationen.

11.5.6 Stressreaktion

Stress auslösende Ereignisse – physischer Stress wie Infektionen, Operationen, körperliche Höchstleistungen oder psychische Belastungen wie Angst, Ärger, Leistungsdruck, aber auch Freude – setzen im ZNS zwei parallel verlaufende Reaktionsketten in Gang, die zusammen als **Stressreaktion** bezeichnet werden (➤ Abb. 11.17):

- Über den Sympathikus wird das Nebennierenmark aktiviert, was innerhalb von Minuten zur Ausschüttung eines Katecholamingemischs von 80 % Adrenalin und 20 % Noradrenalin ins Blut führt
- Hypothalamusaktivierung steigert die CRH-Ausschüttung und als Folge in der Hypophyse die ACTH-Freisetzung. ACTH stimuliert in der Nebennierenrinde die Ausschüttung von Glukokortikoiden, insbesondere Kortisol.

Kurzfristig dominiert die Wirkung der Katecholamine, d. h. unmittelbar überlebenswichtige Organfunktionen werden aktiviert: Herzfrequenz, Kontraktionskraft des Herzens und die Durchblutung aller Organe, die kurzfristig zur Bewältigung der Stresssituation benötigt werden, nehmen zu. Dies sind ZNS, (beanspruchte) Skelettmuskeln, Herzmuskel, Nebenniere und Lungen. Die Durchblutung von Haut und inneren Organen hingegen ist reduziert. Auch die Bronchien weiten sich, damit für die Muskelarbeit mehr Sauerstoff bereitgestellt werden kann. Über die Leber wird vermehrt Glukose ins Blut freigesetzt. Denkvorgänge dagegen werden zugunsten vorprogrammierter Reflexhandlungen blockiert. Alle Körperfunktionen sind quasi in „Alarm- und Fluchtbereitschaft".

Langfristig dominieren die Effekte der Glukokortikoide (➤ Abb. 11.17).

Mehr zu Stress (Eustress, Dysstress) und Stressbewältigung ➤ 3.1.6, ➤ 3.10, ➤ 10.1.3

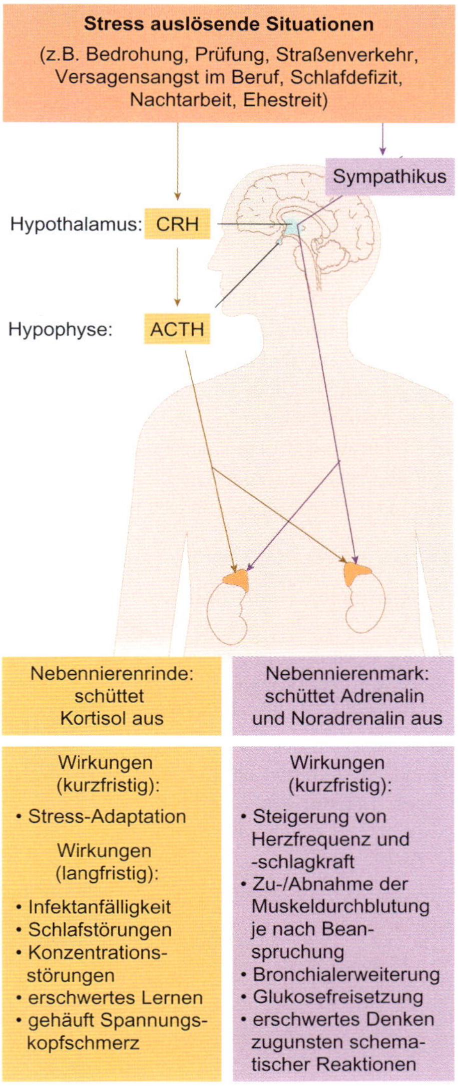

Abb. 11.17 Die zwei Reaktionsketten der Stressreaktion.

11.6 Inselapparat der Bauchspeicheldrüse

In der Bauchspeicheldrüse (*Pankreas,* Anatomie ➤ 17.9, ➤ Abb. 17.45) liegen zwischen den exokrinen Drüsenteilen ca. 0,2 mm große Zellverbände, die wie *kleine Inseln* im ganzen Organ verstreut sind (➤ Abb. 11.18). Sie werden nach ihrem Entdecker *Paul Langerhans* **Langerhans-Inseln** oder in ihrer Gesamtheit **Inselapparat** genannt. Die Inseln bestehen aus unterschiedlichen endokrin aktiven Zellen, die verschiedene, teils antagonistisch wirkende Peptidhormone bilden:

- **B-Zellen,** mit 60–80 % am häufigsten, bilden **Insulin**
- **A-Zellen** (15–20 %) produzieren **Glukagon**
- **D-Zellen** (5–15 %) geben **Somatostatin** ab (identisch mit GH-IH, ➤ 11.2.1), das die Ausschüttung vieler Verdauungsenzyme hemmt. D-Zellen kommen im Gegensatz zu den vorgenannten Zellen im *gesamten* Verdauungstrakt verstreut vor
- **PP-Zellen** (1–2 %) schütten **pankreatisches Polypeptid** aus, welches die Sekretion der Verdauungsenzyme in der Bauchspeicheldrüse und die Magen-Darm-Bewegungen vermindert.

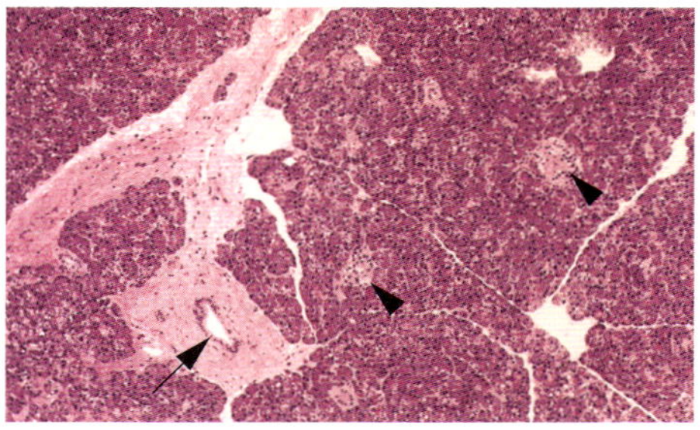

Abb. 11.18 Bauchspeicheldrüse (Pankreas) im histologischen Bild. In den exokrinen Drüsenläppchen (bei ➡ ein Ausführungsgang) liegen verstreut die helleren Langerhans-Inseln (➤). [M375]

11.6.1 Aufbau und biologische Bedeutung des Insulins

Insulin ist ein Peptidhormon aus zwei miteinander verbundenen Aminosäureketten. Es ist ein klassisches *anaboles* (aufbauendes) *Hormon* mit folgenden Wirkungen:

- Steigerung der Durchlässigkeit von Zellmembranen (vor allem Muskel- und Leberzellen) für Glukose, wodurch Glukosemoleküle verstärkt *in* die Zellen wandern
- Steigerung der enzymatischen Glukoseverwertung in der Zelle (zur Energieerzeugung wie auch Überführung in die Speicherform Glykogen in Leber- und Muskelzellen)
- Steigerung der Durchlässigkeit von Zellmembranen für freie Fettsäuren. In den Zellen (Leber- und Fettgewebe) werden die Fettsäuren dann vermehrt in Depotfett (Triglyzeride) überführt und gespeichert
- Förderung der Proteinsynthese und Hemmung des Proteinabbaus, z. B. in Skelettmuskeln.

> **Einziger Blutzuckersenker**
> Insulin ist das *einzige* Hormon, das den Blutzuckerspiegel senkt und die Glukose für die Energieerzeugung in der Zelle verfügbar macht. Demgegenüber gibt es *mehrere* Hormone (➤ Abb. 11.19), vor allem Glukagon, die den Blutzuckerspiegel erhöhen.

11.6.2 Glukagon und Regulation des Blutzuckerspiegels

Das in den A-Zellen produzierte **Glukagon** ist, wie Insulin, ein Peptidhormon. Als Gegenspieler des Insulins erhöht Glukagon den Blutzucker (➤ Abb. 11.19) durch Förderung von *Glykogenab-*

bau und Glukoseneubildung *(Glukoneogenese)* aus Milchsäure (Laktat) oder anderen Stoffwechselmetaboliten (➤ 1.8.1). Außerdem steigert Glukagon den Fett- und Proteinabbau.
Die Sekretion von Glukagon wird in erster Linie durch den Blutzuckerspiegel gesteuert. In Nahrungspausen oder Fastenperioden verhindert Glukagon einen zu starken Blutzuckerabfall.
Somatostatin, das im Pankreas, aber auch im Hypothalamus gebildet wird, hemmt die Freisetzung von Insulin und Glukagon. Zusätzlich steht der Inselapparat über Sympathikus und Parasympathikus unter der Kontrolle des ZNS.

11.6.3 Diabetes mellitus

Die *Zuckerkrankheit* oder der **Diabetes mellitus,** kurz **Diabetes,** ist in den letzten Jahrzehnten zur Volkskrankheit geworden („Diabetesepidemie"). Der *Deutsche Gesundheitsbericht Diabetes 2021* geht von mehr als zehn Millionen Menschen mit Diabetes in Deutschland aus (inklusive Dunkelziffer). Davon leiden gut 340.000 Erwachsene und ca. 32.000 Kinder und Jugendliche an Typ-1-Diabetes. Der Typ-2-Diabetes überwiegt also weit.

Typ-1-Diabetes

Der **Typ-1-Diabetes** macht sich, obwohl in jedem Alter möglich, meist bis zum 40. Lebensjahr bemerkbar. Er ist autoimmun (➤ 13.6.2) bedingt. Wahrscheinlich lösen Virusinfekte bei erblicher Veranlagung eine Autoantikörperbildung und Zerstörung der B-Zellen des Pankreas aus. Es produziert kaum oder gar kein Insulin mehr – man spricht von einem *absoluten* Insulinmangel.
Das klinische Bild entwickelt sich typischerweise innerhalb weniger Wochen bis Monate. Durch die erhöhte Zuckerausscheidung mit dem Urin **(Glukosurie)** kommt es osmotisch zu Polyurie (große Harnmengen), und obwohl der Patient großen Durst hat und viel trinkt (Polydipsie), trocknet er aus (Exsikkose). Bei zunehmender Stoffwechselentgleisung treten Übelkeit und Bewusstseinsstörungen hinzu. Der Blutzuckerspiegel (kurz BZ) ist deutlich erhöht (**Hyperglykämie,** *Überzuckerung*).

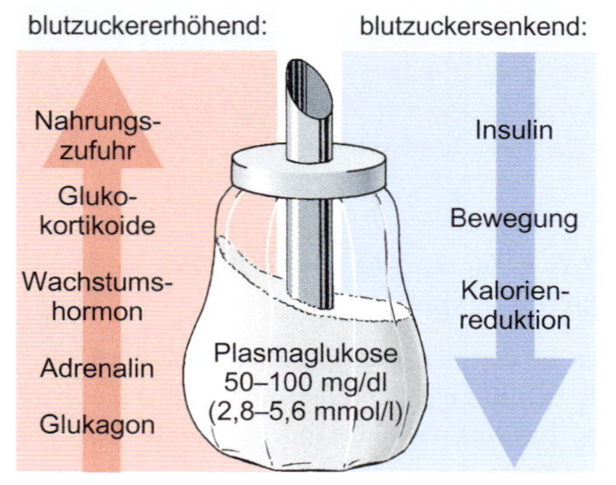

Abb. 11.19 Regulation des Blutzuckerspiegels.

Typ-2-Diabetes

Betroffen vom **Typ-2-Diabetes** sind vor allem Erwachsene mittleren und höheren Alters. Hauptfaktoren bei der Entstehung sind Übergewicht (➤ Abb. 18.7) und Bewegungsmangel. Durch Überernährung mit entsprechend steigendem Insulinbedarf werden zuerst die Insulinrezeptoren in den Geweben gegenüber Insulin unempfindlicher **(Insulinresistenz).** Die B-Zellen müssen immer mehr Insulin produzieren, bis sie nach Jahren „nicht mehr mithalten können" und es zum *relativen* Insulinmangel kommt.
Typ-2-Diabetiker sind oft jahrelang beschwerdefrei oder -arm, nicht selten wird die Diagnose zufällig gestellt. Erste Beschwerden sind oft Schwäche, gehäufte Harnwegsinfekte oder Pilzinfektionen der Haut (bei Frauen auch der Scheide) sowie Juckreiz. Durst und große Urinmengen treten erst später auf.

Schwangerschaftsdiabetes

Der **Schwangerschaftsdiabetes** (*Gestationsdiabetes* ➤ 21.7.4) ist eine erstmals während der Schwangerschaft aufgetretene oder diagnostizierte Glukosetoleranzstörung. Übergroße Gewichtszunahme führt wie beim Typ-2-Diabetes zu einem *relativen* Insulinmangel. Jeder Gestationsdiabetes muss nach der Geburt abgeklärt werden. Das Risiko eines späteren Typ-2-Diabetes ist erhöht.

Diagnose

> **Normalwerte**
> Der **Nüchtern-Blutzucker** (genauer *Plasmaglukose*) liegt beim Gesunden unter 5,7 mmol/l (100 mg/dl ➤ Abb. 11.20). Der Langzeitwert HbA_{1c} unter 5,7 % (39 mmol/mol Hb) macht einen Diabetes sehr unwahrscheinlich.

Diagnosekriterien des Diabetes nach der *Deutschen Diabetes Gesellschaft* 2020 sind:

- Plasmaglukose nüchtern (8 Stunden keine Kalorienzufuhr) ≥ 7 mmol/l (≥ 126 mg/dl) oder
- Plasmaglukose zwei Stunden nach oraler Glukose-Belastung ≥ 11,1 mmol/l (≥ 200 mg/dl) oder
- Gelegenheits-Plasmaglukose, zu einem beliebigen Zeitpunkt, ohne Berücksichtigung der Nahrungszufuhr, ≥ 11,1 mmol/l (≥ 200 mg/dl) oder
- HbA_{1c} ≥ 6,5 % (48 mmol/mol Hb).

HbA_{1c} ist ein **Glykohämoglobin** *(glykosiliertes Hämoglobin),* das eine Aussage über den mittleren Blutzuckerspiegel der letzten Wochen (Langzeitkontrolle, „Blutzuckergedächtnis") erlaubt. Je höher der Blutzuckerspiegel, desto mehr Glukose wird irreversibel an die Enden der β-Ketten des Hämoglobins (➤ 12.2.2) gebunden.

11.6.4 Akutkomplikationen des Diabetes mellitus

Überzuckerung und diabetisches Koma

Kommt es – z. B. durch Infekte, Diätfehler oder Insulinunterdosierung – zu einem starken Blutzuckeranstieg (Hyperglykämie ➤ Abb. 11.20), so bemerkt der Betroffene zunächst Durst, vermehrte Harnausscheidung mit Austrocknung, Übelkeit und Schwäche. Werden diese Warnzeichen missachtet, kann sich ein lebensbedrohliches **diabetisches Koma** *(Coma diabeticum)* entwickeln. Besonders der Typ-1-Diabetes zeigt sich oft erstmalig durch ein diabetisches Koma. Es muss intensivmedizinisch und mit Insulin behandelt werden.
Für das beim Typ-2-Diabetes häufige **hyperosmolare Koma** sind sehr hohe Blutzuckerwerte über 40 mmol/l (> 720 mg/dl) typisch. Beim **ketoazidotischen Koma** (vor allem bei Typ-1-Diabetes) wird infolge des hochgradigen Insulinmangels die Lipolyse (Fettabbau ➤ 1.8.2) stark stimuliert. Die produzierten Ketonkörper führen zum Abfall des Blut-pH (➤ 19.9) und damit zur Ketoazidose. Typisch ist ein Azetongeruch der Atemluft.

Unterzuckerung

Fällt der Blutzucker unter ca. 2,8 mmol/l (50 mg/dl, ➤ Abb. 11.20), etwa durch Vergessen einer Mahlzeit, intensive oder lange körperliche Anstrengung, bekommt der Betroffene Heißhunger, wird unruhig und zittrig. Fangen die Patienten diese **Unterzuckerung** *(Hypoglykämie)* nicht rasch durch Aufnahme schnell resorbierbarer Kohlenhydrate (Traubenzucker) ab, entwickelt sich – manchmal innerhalb weniger Minuten – ein **hypoglykämischer Schock:** Wegweisend sind Ausbruch kalten Schweißes, Bewusstseinsstörungen sowie evtl. neurologische Ausfälle (z. B. Lähmungen). Erstmaßnahme durch Laien ist die subkutane oder intramuskuläre Injektion von Glukagon mithilfe spezieller Notfallsets. Nach Eintreffen von Fachpersonal wird Glukose i.v. gegeben.

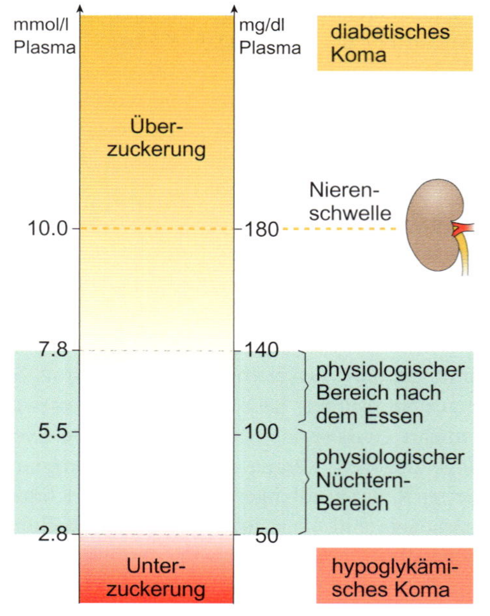

Abb. 11.20 Blutzuckerspiegel. Grün = physiologische Blutzuckerschwankungen, gelb = Über-, rot = Unterzuckerung. Bei Überschreitung der Nierenschwelle (➤ 19.2.3) tritt Glukose im Urin auf.

11.6.5 Diabetische Folgeerkrankungen

Lebenserwartung und -qualität von Menschen mit Diabetes hängen heute überwiegend davon ab, ob es zu **diabetischen Folgeerkrankungen** kommt, an deren Entstehung ein hoher Blutzucker ganz wesentlich beteiligt ist. Je schlechter die Blutzuckereinstellung, desto früher die Folgeerkrankungen. Bei Typ-2-Diabetes können sie bereits bei Diagnose vorhanden sein, wenn der Diabetes schon mehrere Jahre unerkannt bestanden hat.
Von diabetischen Folgeerkrankungen können alle Organe betroffen sein (➤ Abb. 11.21):

- Die **Makroangiopathie** (Erkrankung der *großen* arteriellen Blutgefäße) äußert sich in einer ausgeprägten *Arteriosklerose.* Folgen sind eine frühe koronare Herzkrankheit, gehäufte Schlaganfälle sowie periphere arterielle Durchblutungsstörungen vor allem der Beine
- Bei der **Mikroangiopathie** sind die *kleinen* Arterien, Arteriolen und Kapillaren betroffen, besonders die der Nieren (Mitursache der diabetischen Nephropathie), der Nerven (Mitursache der diabetischen Neuropathie) und der Augen. Die **diabetische Retinopathie** (➤ Abb. 9.13) ist eine der häufigsten Erblindungsursachen
- Die **diabetische Nephropathie** ist wesentlich durch Mikroangiopathie und Verdickung der glomerulären Basalmembran verursacht. Früherkennung ist durch eine Urinuntersuchung mittels spezieller Urinteststreifen aus der Apotheke möglich, da die Albuminausscheidung mit dem Urin schon früh (leicht) erhöht ist (*Mikroalbuminurie,* ➤ 19.4.4)
- Die **diabetische Polyneuropathie** (➤ 8.1.6) entwickelt sich durch Schädigung der die peripheren Nerven versorgenden Gefäße und durch direkte Nervenschädigung infolge des hohen Blutzuckers. Sie äußert sich z. B. in Sensibilitätsstörungen (frühe Beeinträchtigung des Vibrationsempfindens), Kribbeln. Brennen, Schmerzen und Lähmungen an den Extremitäten, aber auch Herz-Kreislauf-Regulationsstörungen oder Störungen der Magen-Darm-Beweglichkeit
- Das **diabetische Fußsyndrom** ist Folge der Angio- und/oder Neuropathie und betrifft etwa jeden vierten Diabetiker. Auslöser sind oft Druckstellen oder kleine Wunden, die aufgrund der Polyneuropathie häufig nicht bemerkt werden. Insbesondere an Zehen oder Ferse kommt es zur *diabetischen Gangrän* (*Gangrän* = Gewebsuntergang infolge Minderdurchblutung), an Ferse oder Ballen oft zu sehr tiefen, lochförmigen Hautgeschwüren *(Mal perforans).* Wichtig zur Vermeidung von Amputationen ist eine frühzeitige Behandlung, unter anderem mit Druckentlastung (z. B. durch optimales Schuhwerk).

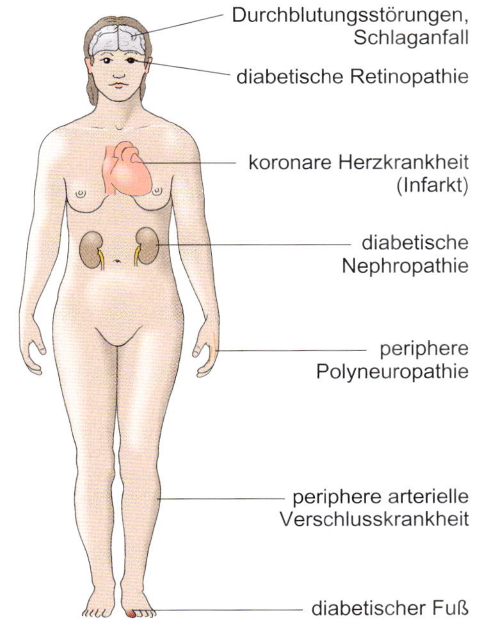

Abb. 11.21 Diabetische Folgeerkrankungen.

Fußpflege (P)

Vorbeugend sollten Menschen mit Diabetes:
- Ihre Fußnägel nicht schneiden, nur feilen (Verletzungsgefahr)
- Die Füße täglich kurz baden, gut abtrocknen und bei trockener Haut danach eincremen (nicht die Zehenzwischenräume)
- Füße täglich, evtl. mit Hilfe eines Spiegels, auf Rötungen und Verletzungen untersuchen
- Füße trocken halten (z. B. durch geeignetes Strumpfmaterial)
- Druckstellen durch Schuhe vermeiden.

Metabolisches Syndrom

Störungen der Glukosetoleranz bzw. Diabetes mellitus Typ 2 treten nicht nur häufig zusammen mit (stammbetontem) Übergewicht, erhöhten Blutfettspiegeln und Bluthochdruck auf, sondern bilden auch *pathophysiologisch* eine Einheit. Dieses **metabolische Syndrom** erhöht das Risiko (tödlicher) Herz-Kreislauf-Erkrankungen erheblich.

11.6.6 Übersicht über die Behandlung des Diabetes mellitus

Diabetesschulung (P)

Prognose und Lebensqualität bei Diabetes hängen wesentlich davon ab, wie Betroffene mit der Erkrankung umgehen. Standard ist heute eine **Diabetesschulung** nach Diagnosestellung und im weiteren Verlauf, die dem Patienten alles notwendige Wissen zum weitestmöglichen Selbstmanagement, medizinischen und pflegerischen Aspekten vermitteln soll.

Typ-1-Diabetes

Beim Typ-1-Diabetes besteht die Behandlung im lebenslangen Ersatz des fehlenden Insulins durch mehrfach tägliche Insulininjektionen (➤ Abb. 11.22, ➤ Abb. 11.23, ➤ 11.6.7). Gute Schulung vorausgesetzt, können und sollen Menschen mit Typ-1-Diabetes heute ganz „normal" leben.
Die Ernährungsempfehlungen entsprechen im Wesentlichen denen für Gesunde: pflanzenbetont, vollwertig und ballaststoffreich (➤ 18.3, ➤ 18.15). Allerdings müssen Kohlenhydratmenge und –art der Speisen besonders berücksichtigt und ihr Verzehr mit den Insulininjektionen abgestimmt werden, da vor allem Kohlenhydrate blutzuckerwirksam sind. Maßeinheit für die Kohlenhydrate ist meist die **Kohlenhydrateinheit** *(KE),* die als Schätzwert für eine Kohlenhydratportion von 10 g definiert ist, selten noch die **Broteinheit** (*BE,* für 10–12 g). 1 KE entspricht etwa ½ Brötchen oder einer mittelgroßen Kartoffel, die Berechnung wird heute durch Tabellen, Apps und Aufdrucke auf Fertigprodukten erleichtert.
Gelegentlicher Verzehr geringer Mengen Zucker in Speisen ist möglich.

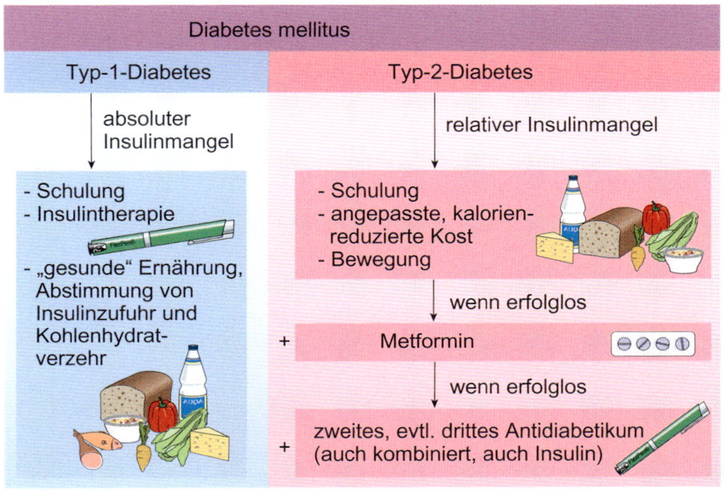

Abb. 11.22 Grundbausteine der Diabetestherapie.

Typ-2-Diabetes

Bei den fast immer übergewichtigen Typ-2-Diabetikern sind Gewichtsabnahme und Bewegung das A und O der Behandlung (➤ Abb. 11.22).

- Regelmäßige Bewegung und Ausdaueraktivitäten vermindern den Insulinbedarf und verbessern die Insulinresistenz
- Bei der Ernährung steht der *Energiegehalt* der Nahrung im Vordergrund (➤ 18.1), d. h. eine *kalorienreduzierte,* ausgewogene Kost. Bei den Kohlenhydraten sollen langsam resorbierbare Kohlenhydrate bevorzugt werden, da sie zu einem geringeren Blutzuckeranstieg führen als schnell resorbierbare (➤ 18.5).

Konsequent durchgeführt, ist damit häufig eine wesentliche Stoffwechselverbesserung oder sogar -normalisierung zu erzielen. Bei Einnahme oraler Antidiabetika oder Insulingabe muss die Kohlenhydrataufnahme zeitlich mit der Medikamentenwirkung abgestimmt werden.

> **M**
> **Der Teufelskreis aus Insulin und Fett**
> Insbesondere das Bauchfett produziert Hormone, die die Insulinempfindlichkeit der Zellen reduzieren (➤ 11.7). Der Blutzucker steigt an, die Bauchspeicheldrüse produziert deshalb mehr Insulin, das Insulin fördert den Fettaufbau, was zu noch mehr Fett und Bauchfetthormonen führt, die Insulinresistenz nimmt abermals zu – ein nicht endender Teufelskreis.

11.6.7 Medikamentöse Behandlung des Diabetes mellitus

Orale Antidiabetika

Reichen Lebensstiländerungen nicht, kommen heute zur Behandlung des Typ-2-Diabetes vor allem folgende **Antidiabetika** in Betracht. Fast alle sind **orale Antidiabetika** („Zuckertabletten"), können also als Tablette geschluckt werden.

- **Biguanide** (Metformin, z. B. Glucophage®): hemmen die Glukoseneubildung in der Leber, bessern die Insulinresistenz im Muskel, bremsen den Übertritt der Glukose aus der Nahrung ins Blut, fördern die Gewichtsabnahme. Medikament erster Wahl. Keine Anwendung bei eingeschränkter Nierenfunktion
- **Inkretin-Verstärker** (*Inkretine* = bestimmte Darmhormone, die bei Kohlenhydrataufnahme freigesetzt werden): fördern die Insulinproduktion nach Kohlenhydrataufnahme. Unterteilt in **GLP-1-Analoga** oder *Glutide* (z. B. Victoza®, subkutane Injektion erforderlich, lange Wirkdauer) und **DPP-4-Hemmer** oder *Gliptine* (z. B. Onglyza®); zunehmend eingesetzt
- **SGLT-2-Hemmer** oder *Gliflozine* (z. B. Jardiance®): fördern die Glukose-Ausscheidung im Harn; zunehmend verordnet
- **Sulfonylharnstoffe** wie Glibenclamid (z. B. Gliben-CT®): steigern unter anderem die Insulinfreisetzung. Heute nicht mehr erste Wahl.

Kombination mehrerer oraler Antidiabetika miteinander und auch mit Insulin ist möglich.

Insulin

In Deutschland spritzen knapp zwei Millionen Menschen täglich Insulin, ¾ davon sind über 60 Jahre alt. Insulin muss *parenteral,* d. h. unter Umgehung des Verdauungskanals, zugeführt werden, da es sonst durch die Verdauungsenzyme abgebaut würde. Verwendet werden fast nur noch gentechnisch hergestellte *Humaninsuline* oder *Insulin-Analoga.* Als Faustregeln gelten: Der Tagesinsulinbedarf liegt bei 0,5–0,7 IE *(Internationale Einheiten)* pro Kilogramm Körpergewicht, und eine IE Insulin senkt den Blutzuckerspiegel um etwa 1,7–2,8 mmol/l (30–50 mg/dl).

> **P**
> **Insulininjektion**
> Insulin wird in aller Regel subkutan gespritzt (Injektionsorte ➤ Abb. 7.4). Hautdesinfektion ist bei der Selbstinjektion zu Hause nicht nötig, wohl aber bei Injektion durch Pflegende.

Die Injektion erfolgt in aller Regel mit einer Injektionshilfe (Insulin-Pen ➤ Abb. 11.23), gelegentlich mithilfe einer Insulinpumpe, bei der über einen unter der Haut liegenden Katheter kontinuierlich Insulin zugeführt wird. Jede Insulintherapie erfordert tägliche Blutzucker(selbst)kontrollen.

Es gibt folgende **Insulinarten:**

- **Kurz wirksame Insuline. Normalinsulin** ist das einzige Insulin, das auch intramuskulär oder (vom Arzt) intravenös gespritzt werden kann. Der Wirkungseintritt liegt nach 15–30 Minuten, das Wirkmaximum nach 2–3 Stunden, das Wirkende nach 4–6 Stunden. Es wird vor allem bei Überzuckerung und der intensivierten Insulintherapie eingesetzt. Noch etwas schneller und kürzer wirken **kurz wirksame Insulin-Analoga**
- **Verzögerungsinsuline** *(Depot-Insuline)* wirken, wie ihr Name schon sagt, verzögert. **Intermediärinsuline** wirken 12–18, **Langzeitinsuline** bis zu 30 Stunden. Verzögerungsinsuline sind Bestandteil von Mischinsulinen und werden zur Deckung des Basisbedarfes gegeben
- **Mischinsuline** bestehen aus kurz wirksamem und Verzögerungsinsulin in variablen Teilen.

Standard bei Typ-1-Diabetes ist die **intensivierte Insulintherapie** nach dem **Basis-Bolus-Konzept.** Betroffene spritzen 1- bis 2-mal täglich ein Verzögerungsinsulin zur Deckung des Basisbedarfs sowie zu jeder Mahlzeit ein kurz wirksames Insulin, dessen Dosis aus aktuellem Blutzucker und geplanter Mahlzeit berechnet wird. Zunehmend erfolgt statt der Blutzuckermessung aus Kapillarblut eine *kontinuierliche Glukosemessung (CGM).* Ein kleiner Sensor im Unterhautfettgewebe misst engmaschig die Gewebeglukose, die dann z. B. auf dem Handy abgelesen wird. Dadurch sind die Betroffenen in ihrer Lebensführung sehr flexibel und können kleinere Blutzuckerentgleisungen selbst korrigieren.

Beim Typ-2-Diabetes erfolgt häufig eine **konventionelle Insulintherapie,** bei der zweimal täglich ein Mischinsulin gespritzt wird. Nachteile sind ein starrer Tages- und Essensablauf und eine meist nur mäßige Stoffwechseleinstellung. Weitere Möglichkeiten sind die Gabe von Langzeitinsulin oder kurz wirksamem Insulin zusätzlich zu oralen Antidiabetika sowie eine (eventuell vereinfachte) intensivierte Insulintherapie.

11.7 Weitere endokrin aktive Gewebe

Hormondrüsen sind wie erwähnt nicht die einzigen Hormonproduzenten im menschlichen Körper (➤ 11.1.2, ➤ Abb. 11.1). Hormone werden noch in einer Reihe anderer Zellen gebildet (➤ Tab. 11.4). Die genaue Funktion dieser Zellen und der von ihnen gebildeten (Gewebs-)Hormone ist teilweise noch nicht geklärt.

Hormone des Verdauungstrakts

Eine Vielzahl von Hormonen stimmt die einzelnen Verdauungsschritte in Magen und Darm aufeinander ab (➤ Tab. 11.4, Details ➤ Kap. 17).

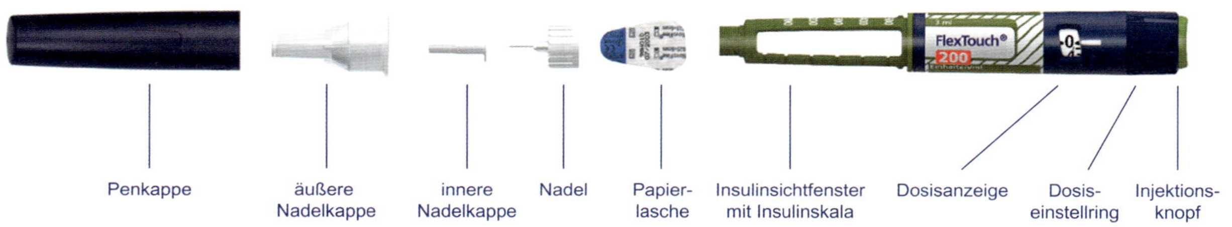

Abb. 11.23 Insulin-Pen (zerlegt). Im Pen liegt eine Insulinpatrone. Man stellt die benötigte Insulinmenge am Dosisvorwahlknopf ein und injiziert durch Druck auf den Injektionsknopf. Für jedes Insulin ist ein separater Pen, für jede Injektion eine neue Nadel (Länge 4–6 mm) nötig. [U107]

HORMON (DETAILS)	BILDUNGSORT	WIRKUNG
Adiponektin (➤ 11.7)	Fettgewebe	• Verstärkt die Wirkung von Insulin • Reguliert mit anderen Hormonen Hungergefühl und Nahrungsaufnahme
Angiotensin II (➤ 19.3.1)	Im Blut durch Angiotensin-converting-Enzym (ACE) aus Angiotensin I	• Verengt die Blutgefäße, steigert den Blutdruck • Stimuliert die Aldosteron-Ausschüttung der Nebennierenrinde • Löst Durst und Salzhunger aus
Cholezystokinin (*CCK, Pankreozymin,* ➤ 17.6.4)	Dünndarmschleimhaut	• Steigert die Bauchspeicheldrüsensekretion • Bewirkt die Gallenblasenkontraktion • Fördert die Darm- und hemmt die Magenbeweglichkeit
Erythropoetin (*EPO* ➤ 19.3.2)	Vorwiegend Niere, vorgeburtlich in der Leber	• Steigert die Erythropoese (Neubildung von roten Blutkörperchen)
Gastrin (➤ 17.4.3)	G-Zellen der Magenschleimhaut, Inselzellen des Pankreas	• Steigert die Salzsäurebildung im Magen, fördert die Magenbeweglichkeit • Steigert die Gallen- und Bauchspeicheldrüsensekretion
Ghrelin (➤ 18.4.1)	Endokrine Zellen des Magenfundus	• Regelt Hunger- und Sättigungsgefühl
Histamin (➤ 13.6.1)	Vor allem Mastzellen, ferner Neurotransmitter in Teilen des Hypothalamus	• Bewirkt über *H_1-Rezeptoren* Kontraktion der glatten Muskulatur von größeren Blutgefäßen, Bronchien, Darm, Uterus; Erweiterung von kleineren Blutgefäßen (Haut!) und Herzkranzarterien; Steigerung der Kapillarpermeabilität, Stimulation der Adrenalinausschüttung, Schmerz und Juckreiz hervorrufend • Stimuliert über *H_2-Rezeptoren* die Magensaftsekretion
Leptin (➤ 11.7, ➤ 18.4.1)	Fettgewebe	• Regelt Appetit und Energieumsatz, erhöht die Insulinresistenz der Zellen, hemmt die Insulinproduktion
Natriuretische Peptide (➤ 14.6.3)	Myoendokrine Zellen v. a. der Herzvorhöfe	Bewirken über mehrere Mechanismen eine Blutdrucksenkung: • Steigern die glomeruläre Filtrationsrate • Fördern die Natrium- und Wasserausscheidung durch die Niere • Hemmen die Freisetzung von Renin, Aldosteron und ADH (Adiuretin) • Erweitern die Arteriolen (kleinere Arterien)
Prostaglandine (➤ 3.5.3)	Praktisch im ganzen Körper, viele Subtypen (z. B. E1, E2, I2)	• Spielen eine wichtige Rolle bei der Entstehung von Entzündungen, Schmerzen und Fieber • Entfalten vielfältige, teils gegensätzliche Wirkungen in praktisch allen Geweben und Organen
Sekretin (➤ 17.6.4)	Dünndarmschleimhaut	• Fördert die Bikarbonatbildung in der Bauchspeicheldrüse • Steigert den Gallenfluss • Hemmt die Magenentleerung und drosselt die Salzsäureproduktion
Serotonin (➤ 8.2.3)	Darmschleimhaut, Thrombozyten, basophile Granulozyten, ferner Neurotransmitter des ZNS	• Verengt die Blutgefäße in Lunge und Niere, erweitert die Blutgefäße in der Skelettmuskulatur • Steigert Herzfrequenz und Schlagkraft des Herzens • Beeinflusst den Tonus der glatten Muskulatur in Magen-Darm-Trakt und Bronchien
Thymosin, Thymopoetin (➤ 12.6.5)	Thymus	• Steuern die Reifung und Differenzierung der Immunzellen in den Lymphknoten
Vasoaktives intestinales Peptid (*VIP*) (➤ 8.10.4)	Neurone in der Darmwand	• Hemmt die Magensaftsekretion und die Magen-Darm-Beweglichkeit • Steigert die Gallen- und Bauchspeicheldrüsensekretion

Tab. 11.4 Gewebshormone. Außer den Hormonen, die in diesem Kapitel, ➤ Kap. 20 (Geschlechtshormone) und ➤ Kap. 21 (Plazentahormone) besprochen werden, regeln viele weitere Gewebshormone die Stoffwechselaktivitäten unseres Organismus. Die Tabelle nennt die wichtigsten davon.

Hormone der Leber

Die Leber bildet einige wenige Hormone bzw. Hormonvorstufen. Dazu gehört ein Schritt bei der Herstellung des *Vitamin-D-Hormons* (➤ 11.4.4). Auch *IGF-1 (Insulin-like-growth-factor-1),* das zusammen mit dem hypophysären Wachstumshormon (➤ 11.2) Wachstum und Muskelaufbau fördert, wird in der Leber produziert. Entsprechend wird es beim Doping missbraucht. Die Leber bildet zudem *Angiotensinogen,* ein wichtiger Bestandteil des für Volumen- und Blutdruckregulation zuständigen Renin-Angiotensin-Aldosteron-Systems (RAAS, ➤ 19.3.1, ➤ Abb. 19.10). Und schließlich ist die Leber einer der Bildungsorte des *Thrombopoetins,* das die Thrombozytopoese (12.5.2) fördert.

Hormone des Fettgewebes

Fettgewebe ist nicht nur ein Energiespeicher, sondern gibt proportional zur Zahl der Fettzellen auch endokrine Substanzen ab. Diese sind vor allem an der Regulation von Körpergewicht und Fettanlage beteiligt, beeinflussen aber auch Insulinempfindlichkeit der Gewebe, Blutgerinnung und Gefäßtonus.

Bekanntestes Hormon des Fettgewebes ist das **Leptin** (➤ 18.4.1). Im ZNS hemmt es beim Gesunden den Appetit, in der Bauchspeicheldrüse die Insulinsekretion. In der Peripherie erhöht Leptin interessanterweise den Blutdruck. Die hohen Leptinspiegel Übergewichtiger hängen wohl mit einer *Leptinresistenz* zusammen.

Ein weiteres Fettgewebshormon ist das **Adiponektin.** Je mehr Fettgewebe, desto niedriger die Blutkonzentration. Adiponektin verstärkt die Insulinwirkung an Muskel und Leber und ist an der Regulation von Hungergefühl und Nahrungsaufnahme beteiligt.

Umwelthormone

Anders als die körpereigenen Hormone sind die sog. **Umwelthormone** *(Xenohormone, endokrine Disruptoren)* keine eigentlichen Hormone. Sie lösen aber bei Mensch und Tier Veränderungen wie die körpereigenen Hormone aus und können über das Mikrobiom des Magen-Darm-Trakts (➤ 17.11) das Immunsystem beeinflussen.

Gemäß WHO sind bei mehr als 800 Substanzen endokrine Wirkungen vermutet oder nachgewiesen. Sie stecken in Plastik, Kosmetika, Medikamenten, Pestiziden, Insektiziden, Hauschemikalien, Farben und in der Nahrung. Im Körper imitieren sie Hormonwirkungen, blockieren Hormonrezeptoren oder schalten körpereigene Hormone aus. Die Liste der nachgewiesenen und vermuteten Gesundheitsstörungen ist lang: Verminderung von Spermienzahl und Fruchtbarkeit, Zunahme von Autoimmunerkrankungen, Diabetes, Krebs und vieles mehr. Angesichts der schwierigen Nachweisbarkeit von Zusammenhängen stehen Wissenschaft und Politik vor großen Herausforderungen zur Verbesserung der Erkenntnislage und zur Begrenzung der Exposition von Mensch und Tier.

AKTUELLES & SPEZIELLES

11.8 Kortison – Wundermittel und Teufelszeug

Kortison *(Cortison)* ist ein Hormon der Nebennierenrinde und ein Medikament mit sehr großem Wirkungs-, aber auch großem Nebenwirkungsspektrum (➤ 11.5.3). Es kann zu den wichtigsten medizinischen Entdeckungen und Meilensteinen des vergangenen Jahrhunderts gezählt werden, vergleichbar mit der des *Insulins* durch *N. Paulesco* 1916 (damals *Pankrein* genannt) und des Penicillins durch *A. Fleming* 1928.

Nebennieren – Mark *und* Rinde

Anfang des vergangenen Jahrhunderts war bereits bekannt, dass der Ausfall der Nebennieren schwerwiegende Krankheiten oder gar den Tod zur Folge hatte. Man wusste aber noch nicht, dass sie aus zwei unterschiedlichen Teilen bestehen, nämlich Nebennierenmark und -rinde (➤ Abb. 11.15). So wurde aus Extrakten des Marks zunächst das **Epinephrin** *(Adrenalin)* isoliert und mit diesem die Patienten des britischen Arztes *Thomas Addison* behandelt. Ohne Erfolg, denn, wie wir heute wissen, hat der *Morbus Addison* (➤ 11.5.1) den Ausfall aller Nebennieren*rinden*-Hormone als Ursache und nicht den des Adrenalins aus dem Nebennierenmark. Erfolgreicher waren dann Behandlungen mit Extrakten aus ganzen Nebennieren. Sie führten mit dazu, die funktionellen Unterschiede zwischen Mark und Rinde zu erkennen und wiesen den Weg zur Erforschung der Rindensubstanzen.

Zwei Forschergruppen in den USA und der Schweiz – darunter die späteren Nobelpreisträger – beflügelten sich gegenseitig. Der Extrakt aus der Rinde, zunächst für *ein* Hormon gehalten und als **Cortin** (*lat.* Cortex = Rinde) bezeichnet, erwies sich als Gruppe *mehrerer Steroide.*

Abenteuerliche Forschung

Abenteuerlich gestaltete sich die weitere Erforschung durch den Umstand, dass man Riesenmengen von Schlachthausabfällen brauchte (1000 kg Rinder-Nebennierenrinde ergaben nur 5,4 g aktives Cortin) und dass die Extraktionen nahe 0° Celsius erfolgen mussten, was damals ohne elektrische Kühlung nur im Winter durchgeführt werden konnte. Etwa zur gleichen Zeit entdeckten der amerikanische Biochemiker *Edward C. Kendall* und der Schweizer Chemiker *Tadeus Reichstein* das Kortison und nannten es *Compound E* bzw. *Substanz Fa.*

Philip S. Hench, Rheumatologe an der Mayo-Klinik in Rochester (USA), war in den 1930er-Jahren aufgefallen, dass seine Patienten mit schwerer Arthritis (➤ 4.3.8) Schmerzlinderung erfuhren, wenn andere körperliche Stresssituationen (➤ 11.5.6) wie Operationen, Infektionen oder eine Schwangerschaft hinzukamen. Er postulierte einen körpereigenen Stoff, der analgetisch wirkte und zur Besserung führte. Auf der Suche nach diesem Stoff überzeugte er den Biochemiker *E.C. Kendall,* sein *Compound E* klinisch einzusetzen. Schmerzlinderung und Besserung der Bewegungseinschränkungen bei einer ersten Arthritis-Patientin wurden nach dem Einsatz bei einer größeren Anzahl Rheuma-Kranker bestätigt. 1949 wurden die Ergebnisse an der Mayo-Klinik vorgestellt und wie eine Wunderheilung kommentiert. 1950 erhielten Kendall, Reichstein und Hench „für ihre Entdeckungen bei den Hormonen der Nebennierenrinde, ihrer Struktur und ihrer biologischen Wirkungen" den Nobelpreis für Medizin und Physiologie.

Chemie der Wunderdroge und Erfolge bei der Therapie

Chemisch handelte es sich bei der biologischen Substanz um das *17-Hydroxy-11-Dehydro-Corticosteron,* für das man sich auf den Namen **Kortison** einigte. Dieser Name wurde umgangssprachlich für alle weiteren chemisch verwandten Glukokortikoide beibehalten, auch für synthetische Abkömmlinge. Das wichtigste natürliche Glukokortikoid ist das **Kortisol** (➤ 11.5.3).

Die Nachricht über die Wirkungen des als Wunderdroge gepriesenen Medikaments verbreitete sich rasch, anfänglich auch dank einer eindrücklichen Pressekampagne in der nicht-wissenschaftlichen Welt. Es besaß ein weit gefächertes Einsatzgebiet, und nachdem Anfang der fünfziger Jahre die künstliche Herstellung von Kortison gelungen war, stiegen die Verschreibungszahlen schnell.

Aufgrund der heute bekannten vielfältigen Wirkungen der Glukokortikoide auf die Stoffwechselvorgänge und die antientzündlichen, antiallergischen und immunsuppressiven Effekte im Körper (➤ 11.5.3) war die „Wunderdroge" in nahezu allen ersten Einsatzbereichen erfolgreich.

Erfolge haben ihren Preis

Mit dem vermehrten Einsatz wurde allerdings auch deutlich, dass die Kortisontherapie ihren Preis hat (➤ Abb. 11.16): Hoch dosiert und über Wochen führt sie zu einem *iatrogenen* (durch den Arzt verursacht, *gr.* iatros = Arzt) *Cushing-Syndrom* (➤ 11.5.3). Die kritische Dosierung heißt *Cushing-Schwelle.* Außerdem versiegt die körpereigene Glukokortikoidproduktion durch negative Rückkopplung auf die ACTH-Ausschüttung (➤ 11.1.7). Bei plötzlichem Absetzen der Kortisontherapie droht deshalb ein lebensgefährlicher Glukokortikoidmangel, die *akute Nebenniereninsuffizienz.* Auch große Niedergeschlagenheit (Depression) des Patienten ist bei raschem Absetzen möglich, nachdem eine oft euphorische Stimmungslage während der Therapie sehr geholfen hat. Deshalb muss die Glukokortikoiddosis schrittweise über Wochen bis Monate reduziert werden („ausschleichen"), damit die Nebennierenrinde die Eigenproduktion wieder aufbauen kann. Diese Nebenwirkungen haben dazu geführt, dass Patienten begonnen haben, das „Teufelszeug" zu fürchten.

Unverzichtbares Medikament

Heute ist Kortison aus den therapeutischen Möglichkeiten nicht mehr wegzudenken. Allergien, Asthma, chronische Entzündungen und Autoimmunerkrankungen, die Verhütung von Abstoßungsreaktionen nach Transplantationen, viele Hauterkrankungen oder die Förderung der kindlichen Lungenreifung bei drohender Frühgeburt sind etablierte Indikationen.

Kurzzeitige, hochdosierte Anwendung ist oft lebensrettend und Dauerfolgen sind nicht zu befürchten. Ansonsten wird heute mit der niedrigst möglichen Dosierung so kurz wie möglich behandelt, um Nebenwirkungen zu vermeiden. Lokale Anwendungsformen, z. B. eines Dosieraerosols („Sprays") bei Asthma (➤ Abb. 11.24), minimieren zudem die Blutspiegel und damit die Nebenwirkungen im Körper. Dadurch sind die gefürchteten Spätschäden seltener geworden. Kortison ist weder Wundermittel noch Teufelszeug, sondern ein unverzichtbares Medikament, bei dem, richtig eingesetzt, der Nutzen die unerwünschten Wirkungen übersteigt.

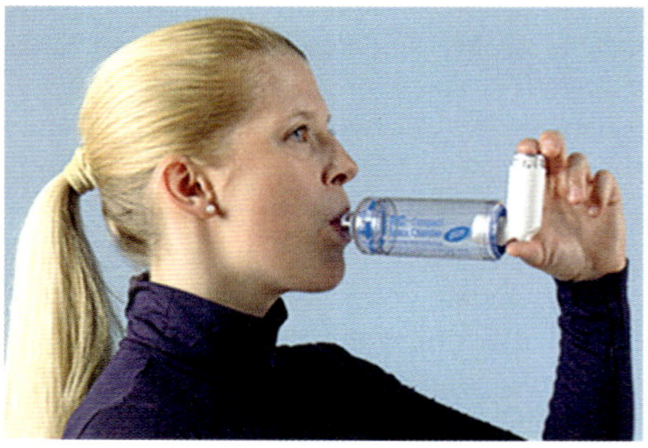

Abb. 11.24 Lokale Anwendung von Glukokortikoiden, hier eines Kortison„sprays". Am Zielort sind Kortisonspiegel und damit die Wirkung hoch, im übrigen Körper niedrig. [U106]

12 Blut und Lymphe

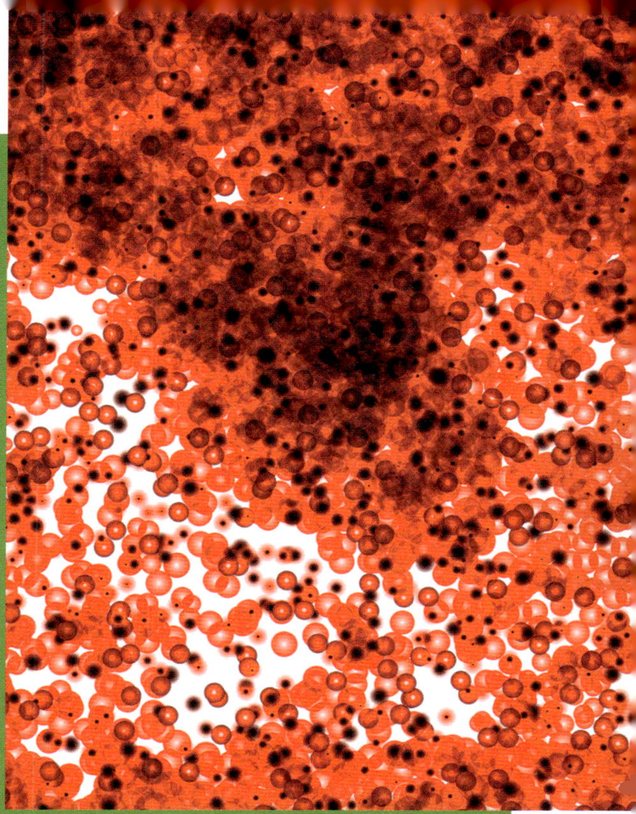

12.1 Blut: Zusammensetzung und Aufgaben

Dass Blut „ein besonderer Saft" sei, meinte schon Goethe, und obwohl es mit bloßem Auge betrachtet wie eine homogene Flüssigkeit aussieht, ist es in Wirklichkeit ein kompliziertes Gemisch verschiedener Bestandteile.
Bei vielen Krankheiten ändert sich die Zusammensetzung des Blutes, da Blut mit praktisch allen Organen in Berührung kommt und Blutbestandteile (z. B. die Abwehrzellen des Blutes) nicht selten an der Überwindung von Krankheiten mitbeteiligt sind. Deshalb spielen in der modernen Medizin Blutuntersuchungen eine entscheidende Rolle, sowohl bei der Diagnostik als auch zur Therapieüberwachung.
Zentrifugiert man Blut (schleudert es also mit hoher Geschwindigkeit), so trennt es sich in zwei Phasen auf (➤ Abb. 12.1, ➤ Abb. 12.10):

- Die zellulären (festen) Bestandteile, auch **Blutkörperchen** genannt, die ungefähr 40–45 % des Gesamtblutvolumens ausmachen
- Die flüssige Fraktion, das **Blutplasma** („Blutwasser" ➤ 2.6), mit ca. 55–60 % des Blutvolumens. Entfernt man das Fibrinogen und andere Gerinnungsfaktoren (➤ 12.5.5) aus dem Blutplasma, erhält man das **(Blut-)Serum** (Merkhilfe: **Pl**asma = Serum **pl**us Gerinnungsfaktoren). Das Serum entsteht auch als flüssiger Überstand, wenn man Blut in einem Röhrchen gerinnen lässt.

Beim Menschen beträgt die in Herz und Gefäßen zirkulierende Blutmenge etwa 6–8 % des Körpergewichts. Bei einem 70 kg schweren Erwachsenen sind es etwa 5 l. Das Teilgebiet der Inneren Medizin, das sich mit der Diagnose und Behandlung von Bluterkrankungen befasst, wird **Hämatologie** genannt. Für die Versorgung der Patienten mit Blutprodukten ist die **Transfusionsmedizin** zuständig.

> **P** **Blut: Infektionsgefahr**
> Blut kann Bakterien und Viren enthalten. Bei *jedem* Umgang mit Blut oder bluthaltigen Medien sollten daher flüssigkeits- und virendichte Handschuhe getragen werden, um eine Infektion zu vermeiden.

12.1.1 Aufgaben des Blutes

Durch das weit verzweigte Netz der Blutgefäße erreicht das Blut jeden Winkel des Körpers. Es hat folgende Aufgaben:

- **Transportfunktionen:** Das Blut befördert Sauerstoff und Nährstoffe zu den Zellen und Kohlendioxid und Stoffwechselabfallprodukte wieder ab. Der Transport von Hormonen dient der Informationsübertragung
- **Abwehrfunktionen:** Ein Teil der Blutkörperchen sind Abwehrzellen, im Plasma befinden sich Antikörper (➤ 12.1.2, ➤ 13.1.3)
- **Abdichtung** von Gefäßwanddefekten durch die Fähigkeit der Blutstillung
- **Konstanthaltung des inneren Milieus:** Im Zusammenspiel mit Lungen und Nieren werden der pH-Wert und die Salzkonzentrationen im Körper eingestellt. Die im Blut enthaltenen Puffersysteme (➤ 1.7.4, ➤ 19.9.1) dämpfen Schwankungen des pH-Wertes. Auch die vor allem in Leber und Muskeln gebildete Wärme wird im Körper durch die ständige Blutzirkulation verteilt. Der Körperkern erhält eine gleichbleibende Temperatur von etwa 37 °C (➤ 18.2).

12.1.2 Zelluläre Blutbestandteile

Die zellulären Bestandteile (**Blutkörperchen** oder *feste Bestandteile*) werden unterteilt in (➤ Abb. 12.2, ➤ Abb. 12.3):

- **Erythrozyten** *(rote Blutkörperchen),* die Sauerstoff und (in geringem Maße) Kohlendioxid transportieren und mit 99 % den größten Volumenanteil der Blutkörperchen stellen
- **Leukozyten** *(weiße Blutkörperchen),* die der Abwehr von Krankheitserregern und sonstigen körperfremden Stoffen dienen und aus drei Zellarten bestehen: **Granulozyten, Lymphozyten** und **Monozyten**
- **Thrombozyten** *(Blutplättchen),* die an der Blutstillung *(Hämostase)* beteiligt sind.

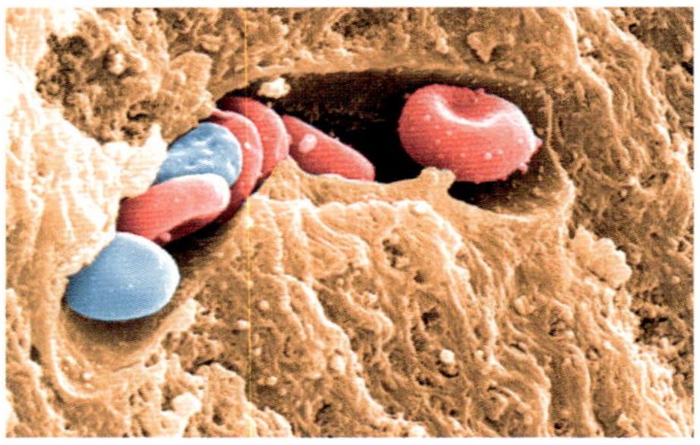

Abb. 12.2 Erythrozyten und Lymphozyten (rot bzw. blau eingefärbt) in Einbuchtungen des Knochenmarks. [X243]

12.1.3 Überblick über die Hämatopoese

Jede Sekunde gehen über zwei Millionen Blutkörperchen zugrunde und ebenso viele werden im roten Knochenmark (➤ 5.1.3) im Prozess der **Hämatopoese** (*Blutbildung* ➤ 12.2, ➤ Abb. 12.3, ➤ 12.2.3, ➤ 12.3.4, ➤ 12.5.2) neu gebildet.
Alle Blutkörperchen lassen sich auf gemeinsame *multipotente Stammzellen* (mit vielen Entwicklungsmöglichkeiten, ➤ 2.16) zurückführen. Diese bilden zum einen identische Tochterzellen, zum anderen spezialisierte *Vorläuferzellen* mit nur noch eingeschränkten Entwicklungsmöglichkeiten. Die Vorläuferzellen sind mikroskopisch nicht zu differenzieren, sie sind aber dadurch nachweisbar, dass aus ihnen unter Laborbedingungen Kolonien von beinahe reifen Blutzellen hervorgehen, weshalb sie auch *Colony Forming Units* **(CFUs)** heißen. Durch weitere Zellteilungen entstehen letztlich die „Endstufen" Erythrozyten, Granulozyten, Lymphozyten, Monozyten und Thrombozyten.
Gesteuert werden Teilung und Differenzierung durch verschiedene (Peptid-)**Wachstumsfaktoren.** Zu ihnen zählen die *Interleukine* (➤ 13.3) und die verschiedenen **Hämopoetine,** z. B. **Erythropoetin, Thrombopoetin** oder die *koloniestimulierenden Faktoren,* kurz **CSF.** Ein Teil davon wird heute therapeutisch eingesetzt, etwa das Erythropoetin gegen Anämie (➤ 12.2.6) bei Niereninsuffizienz oder *Granulozyten-CSF* **(G-CSF)** gegen einen zytostatikabedingten schweren Mangel an Granulozyten und um vor Gewinnung von Blutstammzellen deren Konzentration im Blut zu erhöhen.

> **M** **Blutstammzelltransplantation**
> Bei erkrankungs- oder therapiebedingter Schädigung von Blutzellen kann einem Teil der Patienten eine **Blutstammzelltransplantation** helfen. Am bekanntesten ist die Blutstammzelltransplantation bei Leukämien. Werden die Stammzellen aus dem Knochenmark gewonnen, spricht man auch von **Knochenmarktransplantation,** werden sie aus dem Blut isoliert, von **peripherer Blutstammzelltransplantation.** Auch aus **Nabelschnurblut** können nach der Geburt Blutstammzellen entnommen werden. Ob eigene Blutstammzellen oder die eines verwandten oder fremden Spenders transplantiert werden, hängt von der Grunderkrankung und der Verfügbarkeit eines Spenders ab. Die

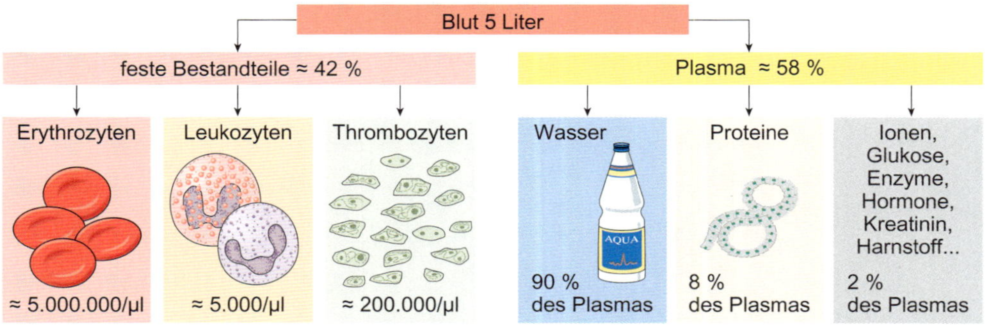

Abb. 12.1 Übersicht über die Bestandteile des Blutes (Richtwerte).

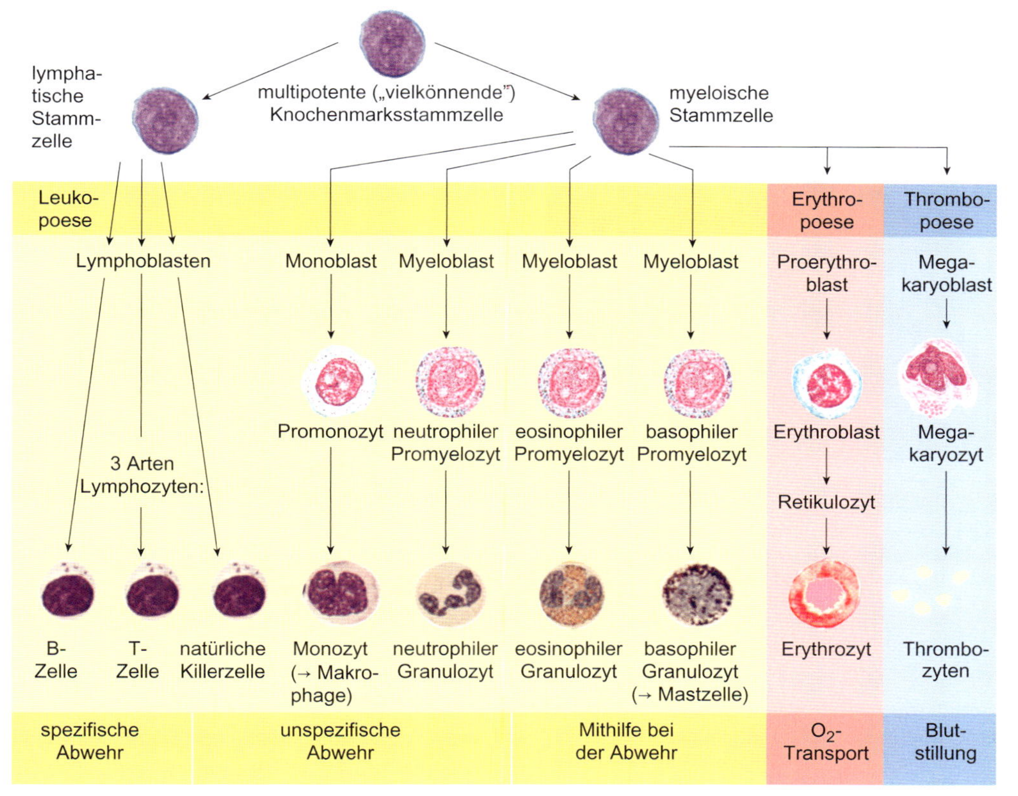

Abb. 12.3 Hämatopoese (vereinfachtes Schema). Von einer gemeinsamen Stammzelle aus entwickeln sich die Blutkörperchen zu Monozyten, Granulozyten, Lymphozyten, Erythrozyten und Thrombozyten.

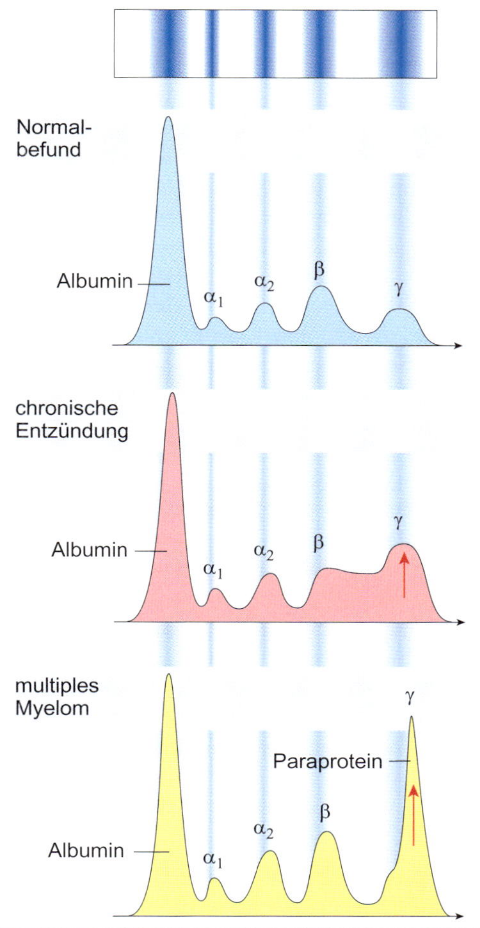

Abb. 12.4 Eiweißelektrophorese des Serums, Normalbefund und Befund bei verschiedenen Krankheitsbildern. Bei der chronischen Entzündung ist die γ-Globulin-Fraktion durch Vermehrung der Antikörper erhöht. Die hemmungslose Antikörperbildung des multiplen Myeloms (➤ 12.6.6) zeigt sich durch eine Proteinzacke im Bereich der γ-Globuline.

(durchaus beträchtlichen) Risiken der Blutstammzelltransplantation sind vor allem durch die meist notwendige aggressive Vorbehandlung (z. B. zum weitestmöglichen Abtöten der Leukämiezellen) und durch Abwehrreaktionen der übertragenen Zellen gegen Antigene des Empfängers (!) bedingt. Deshalb muss die Abwehr im ersten halben Jahr nach der Transplantation durch Immunsuppressiva (➤ 13.6.3) unterdrückt werden.

Vor der Geburt werden die Stammzellen in Dottersack, Leber, Milz und Knochenmarkhöhlen gebildet. Nach der Geburt entwickeln sich die Blutzellen zunächst in den Markhöhlen fast aller Knochen, im Erwachsenenalter nur noch im roten Knochenmark der platten und irregulären Knochen (➤ 5.1.2, Schädel, Rippen, Brustbein, Wirbelkörper, Becken, Schulterblatt, Schlüsselbein) und in den proximalen Abschnitten der Oberarm- und Oberschenkelknochen (➤ 5.1.3, beim Erwachsenen insgesamt ca. 1.300 g). Lediglich die Lymphozyten, eine Sorte weißer Blutkörperchen (➤ 13.1), vermehren sich außerdem in den lymphatischen Organen wie Milz, Lymphknoten und Thymus.

Sind bei bestimmten Erkrankungen Knochenmarkuntersuchungen nötig, gewinnt man dieses in aller Regel durch **Beckenkammpunktion.** Mit einer Spezialnadel wird die Kompakta des Knochens durchbohrt und dann mit einer Spritze das flüssige rote Knochenmark aspiriert (angesaugt).

12.1.4 Plasma

Das Blutplasma ist eine klare, gelbliche Flüssigkeit. Es besteht aus ungefähr:

- 90 % Wasser
- 8 % Proteinen
- 2 % weiteren Substanzen, z. B. Salzen, Glukose, Vitaminen, Hormonen, Harnstoff, Harnsäure, Kreatinin und anderen Stoffwechselprodukten.

Plasmaproteine

Die **Plasmaproteine** sind ein Gemisch aus über 100 verschiedenen im Plasma gelösten Proteinen. Da sich die verschiedenen Eiweiße in Molekularmasse und elektrischer Ladung unterscheiden, wandern sie in einem elektrischen Gleichstromfeld unterschiedlich schnell und können so aufgetrennt werden. Folgende fünf Eiweißfraktionen lassen sich durch eine solche **Serumelektrophorese** (genauer *Serum-Eiweißelektrophorese*) bestimmen (➤ Abb. 12.4): **Albumin** (mengenmäßig mit 40 g/l am bedeutendsten), **α_1-Globuline,** α_2-**Globuline, β-Globuline** und **γ-Globuline.** In der *Plasmaelektrophorese* findet man zwischen den β- und γ-Globulinen zusätzlich eine Fibrinogenfraktion (Fibrinogen ist ein Gerinnungsfaktor, ➤ 12.5.5).

Die verschiedenen Plasmaproteine erfüllen folgende Funktionen:

- Aufrechterhaltung des *kolloidosmotischen Drucks,* vor allem durch Albumin. Der kolloidosmotische Druck (➤ 2.7.7) beeinflusst wesentlich Stoffaustausch und Wasserverteilung zwischen Plasma und Interstitium (➤ 15.1.7)
- *Transportvehikel.* Viele kleinmolekulare Stoffe, z. B. Hormone, Bilirubin, Eisen, aber auch Cholesterin und zahlreiche Medikamente, werden im Blut an Transport- oder Plasmaproteine gebunden
- *Pufferfunktion.* Eiweiße können H^+- und OH^--Ionen binden und damit zur Konstanthaltung des pH-Wertes beitragen (➤ 19.9.1)
- *Blutgerinnung.* Zu den Plasmaeiweißen gehören auch die Gerinnungsfaktoren (➤ 12.5.5)
- *Abwehrfunktion.* In der γ-Globulin-Fraktion finden sich die Antikörper (Immunglobuline, Ig ➤ 13.4.3)
- *Proteinreservoir.* Im Plasma eines Erwachsenen sind ca. 200 g Eiweiße gelöst, die eine im Notfall schnell verfügbare Reserve für den Aufbau dringend benötigter Eiweiße darstellen.

12

12.2 Erythrozyten

12.2.1 Form der Erythrozyten

Die **Erythrozyten** sind in der Mitte eingedellte Scheiben mit einem Durchmesser von ca. 7,5 µm, einer Randdicke von 2 µm und einer Zentraldicke von 1 µm (➤ Abb. 12.2, ➤ Abb. 12.5, ➤ Abb. 12.6). Die Zellmembran der Erythrozyten ist semipermeabel, d. h. sie ist für einige Stoffe, z. B. Wasser, gut durchlässig, für andere, z. B. große Moleküle, schwer durchgängig (➤ 2.4). Bemerkenswert ist die starke Verformbarkeit der gesunden Erythrozyten: Sie können Kapillaren passieren, die mit einem Durchmesser von 3–5 µm nur halb so groß sind wie sie selbst.

Werden Erythrozyten in eine Kochsalzlösung gegeben, deren Konzentration an gelösten Teilchen größer ist als die des Plasmas *(hypertone Lösung)*, so strömt Wasser aus den Erythrozyten heraus: Der Erythrozyt schrumpft und nimmt eine sog. *Stechapfelform* an. Ist die Kochsalzlösung hingegen hypoton – liegt ihre Konzentration an gelösten Teilchen also unter der des Plasmas – strömt Wasser in den Erythrozyten hinein, sodass er langsam zu einer *Kugel* anschwillt und sogar platzen kann. Letzteres bezeichnet man als *Hämolyse* (➤ Abb. 2.16).

12.2.2 Hämoglobin

Bedeutsamster Funktionsbestandteil der Erythrozyten ist der *rote Blutfarbstoff,* das Eiweißmolekül **Hämoglobin** *(Hb)*. Hämoglobin macht ungefähr ⅓ der Erythrozytenmasse aus. Es ist sowohl am Sauerstoff- (➤ 16.9.2) und Kohlendioxidtransport (➤ 16.9.3) als auch an der Pufferwirkung (➤ 19.9.1) des Blutes maßgeblich beteiligt und verleiht den Erythrozyten ihre typische rote Farbe.

Hämoglobin ist aus vier Polypeptidketten **(Globin)** zusammengesetzt, die jeweils eine eisenhaltige Farbstoffkomponente besitzen, das **Häm.** Es ist das *Eisen* dieser Hämgruppe, das in der Lunge den Sauerstoff locker anlagert und im Gewebe leicht wieder abgibt.

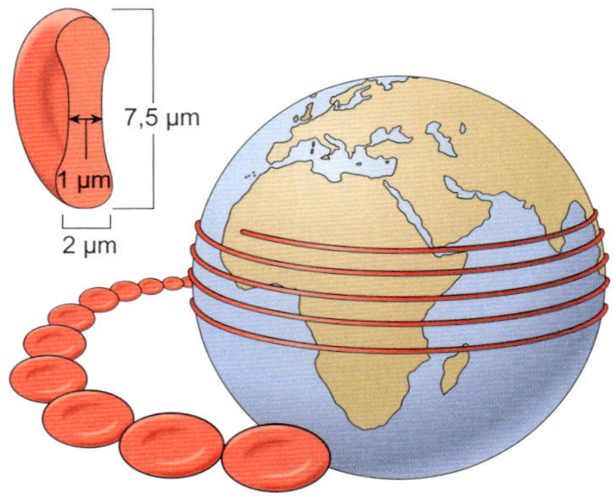

Abb. 12.5 Erythrozyten eines Menschen. Würde man die 25–30 Billionen Erythrozyten eines Menschen hintereinander zu einem Band anordnen, würde dieses ca. fünfmal um den Äquator reichen.

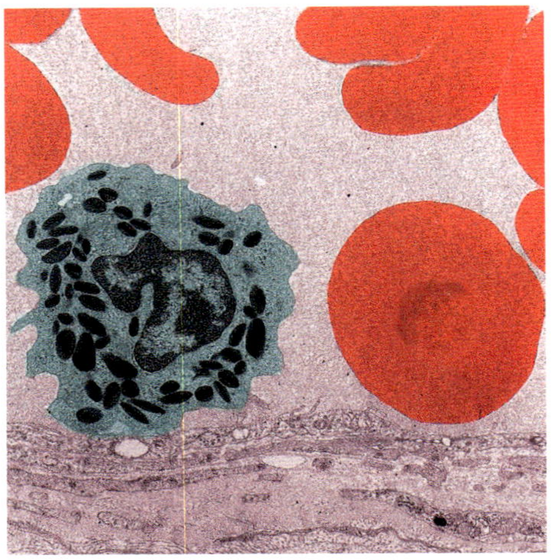

Abb. 12.6 Erythrozyten und ein Leukozyt. Die kleine Delle im Zentrum der Erythrozyten ist gut zu sehen, genau wie ihre Verformbarkeit, aufgrund derer sie sich durch feinste Kapillaren quetschen können. [X243]

Bei den Polypeptidketten des Hämoglobins werden vier verschiedene Kettentypen unterschieden:

- Der größte Teil des Hämoglobins beim Erwachsenen, das **HbA_1,** besteht aus zwei α- und zwei β-*Ketten*
- Nur ca. 1–3 % des Erwachsenenhämoglobins setzen sich aus zwei α- und zwei δ-*Ketten* zusammen **(HbA_2)**
- Beim Fetus (Ungeborenen) überwiegt das **HbF** aus zwei α- und zwei γ-*Ketten.*

Die Gene, die die Hämoglobinsynthese codieren, können wie andere Gene auch von Mutationen betroffen sein. Erbliche Anämien (Blutarmut) sind eine mögliche Folge (➤ 12.2.6).

Sauerstoffbindungskurve

Hauptaufgabe des Hämoglobins ist der Transport des im Plasma schlecht löslichen Sauerstoffs. Er muss sich hierzu in den Lungen gut an Hämoglobin anlagern **(Oxygenation)** und im Gewebe wieder lösen **(Desoxygenation).**

Wie gut das Hämoglobin diese Aufgabe erfüllt, zeigt ein Blick auf die **Sauerstoffbindungskurve** (➤ Abb. 12.7).

In der Lunge beträgt der pO_2 (➤ 16.9.1) beim Gesunden ca. 13 kPa (95 mmHg), die **Sauerstoffsättigung** (prozentualer Anteil des mit Sauerstoff beladenen Hämoglobins am Gesamthämoglobin) über 95 %. Da die Kurve in diesem Bereich sehr flach verläuft, führt ein Abfall des pO_2 nur zu relativ geringen Änderungen der Sauerstoffsättigung – ein „Sicherheitszuschlag", der gewährleistet, dass das Blut auch unter weniger günstigen Bedingungen in der Lunge, z. B. bei einem Höhenaufenthalt, ausreichend mit Sauerstoff angereichert wird.

Im Gewebe hingegen liegt der pO_2 bei 2,7–8,1 kPa (20–60 mmHg) und damit im steilen Teil der Kurve. Bereits ein geringer Abfall des pO_2 führt zu einer deutlichen Reduktion der Sauerstoffsättigung, also zu einer erheblichen (zusätzlichen) Sauerstoffabgabe an das Gewebe.

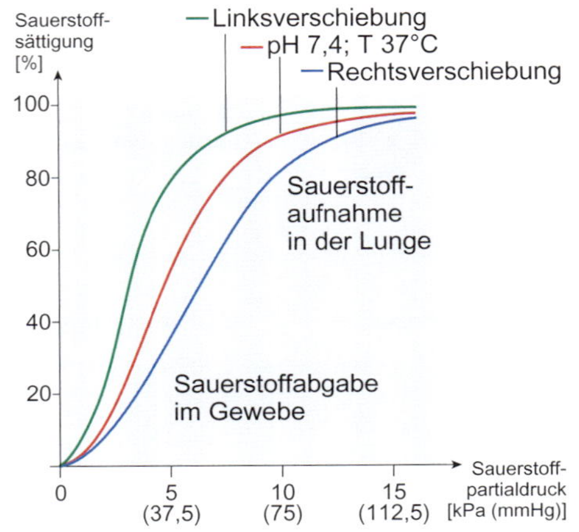

Abb. 12.7 Sauerstoffbindungskurve des Hämoglobins. Zur Rechtsverschiebung (blaue Kurve) kommt es z. B. bei pH-Abfall oder erhöhtem pCO_2. Dies begünstigt die Sauerstoffabgabe im Gewebe. Eine Linksverschiebung (grüne Kurve) unter entgegengesetzten Umständen fördert die Sauerstoffaufnahme (z. B. in der Lunge). Die Abhängigkeit der Lage der Bindungskurve vom pH-Wert heißt **Bohr-Effekt.**

Notwendig: Eisen

Notwendiger Bestandteil des Hämoglobins und eines der klinisch bedeutsamsten Spurenelemente (➤ 18.10.2) ist das **Eisen** (➤ Abb. 12.8).

Das mit der Nahrung aufgenommene Eisen (täglich ca. 10–30 mg) wird im Duodenum je nach Bedarf und Nahrungszusammensetzung zu 10–40 % resorbiert und im Plasma an das Eisentransportprotein **Transferrin** gebunden zu den Geweben transportiert. Der Großteil davon wird für die Hämoglobinsynthese verbraucht. Nicht benötigtes Eisen wird zunächst als **Ferritin,** dann – bei vollem Ferritinspeicher – als **Hämosiderin** gespeichert. Die Plasmaferritinspiegel stehen dabei in enger Beziehung zum Gesamtkörpereisen.

Die physiologischen Eisenverluste betragen beim Mann ca. 1 mg, bei der Frau 1,5–2 mg täglich. Sie stehen damit in etwa im Gleichgewicht mit der Eisenaufnahme. Dieses Gleichgewicht ist allerdings bei der Frau labil: Da 1 ml Blut rund 0,5 mg

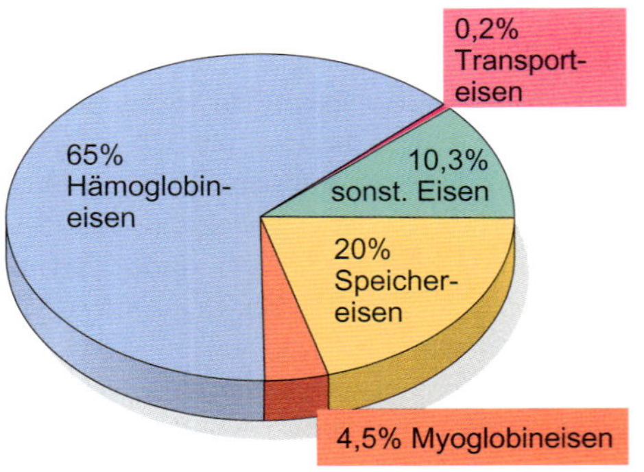

Abb. 12.8 Verteilung des Gesamtkörpereisens (ca. 4 g) auf Hämoglobineisen, Speichereisen (Ferritin und Hämosiderin), Myoglobineisen, Transporteisen (Transferrineisen) und sonstiges Eisen, z. B. in eisenhaltigen Enzymen.

Eisen enthält, können bereits verstärkte Menstruationen dazu führen, dass der Eisenverlust die Eisenaufnahme übersteigt. Auch eine Schwangerschaft kann das Eisengleichgewicht aus dem Lot bringen, denn die Frau braucht insgesamt 0,8–1 g Eisen zusätzlich, d. h. ihr täglicher Bedarf beträgt, mit fortschreitender Schwangerschaft ansteigend, etwa 4–7 mg. Diese Menge kann mit der Nahrung auch bei deren optimaler Zusammensetzung nicht aufgenommen werden. Die Eisenspeicher entleeren sich. Frauen sollten daher schon vor einer geplanten Schwangerschaft reichlich eisenreiche Lebensmittel wie Hülsenfrüchte, grüne Gemüse oder auch rotes (mageres) Fleisch verzehren, damit möglichst spät ein Eisenpräparat gegeben werden muss.

Hämochromatose

Die **(primäre) Hämochromatose** ist mit 0,4 % der Bevölkerung relativ häufig. Sie ist genetisch bedingt und wird autosomal rezessiv vererbt (➤ 2.13). Nur etwa die Hälfte der Betroffenen zeigt Erkrankungszeichen, Frauen infolge der natürlichen Eisenverluste später als Männer. Die ständig erhöhte Eisenaufnahme aus dem Darm führt zu einem Eisenüberschuss, der nicht ausgeschieden werden kann. Das Eisen lagert sich insbesondere in Leber, Bauchspeicheldrüse und Gelenken ab. Folge sind vor allem Leberschäden, Gelenkbeschwerden und Diabetes mellitus ab dem mittleren Erwachsenenalter. Die Diagnose wird durch Blutuntersuchungen einschließlich eines Gentests gesichert. Die Behandlung besteht in Erythrozyten- und damit Eisenentfernung durch regelmäßige Aderlässe oder selektive maschinelle Erythrozytenentfernung aus dem Blut *(Erythrozytapherese* ➤ 12.4.2*)* oder medikamentös durch Eisenchelat-Therapie.

12.2.3 Bildung der roten Blutkörperchen (Erythropoese)

Spezialisiert sich eine Stammzelle zum roten Blutkörperchen, entwickelt sie sich zunächst zu einem **Proerythroblasten.** Die reiferen **Erythroblasten** beginnen bereits mit der Hämoglobinsynthese. Während der Erythroblast noch einen normal geformten Zellkern besitzt, verdichtet sich dieser zunehmend und schrumpft bei der nächsten Entwicklungsstufe, dem **Normoblasten.**

Bevor das rote Blutkörperchen das Knochenmark verlässt und ins Gefäßsystem eintritt, verliert es seinen Kern – damit erlischt seine Fähigkeit zur Zellteilung. Im jungen **Erythrozyten** erkennt man noch netzartige Strukturen, die Reste ribosomaler RNA (➤ 2.5.2). Wegen dieser netzartigen Struktur (*lat.* rete = Netz) heißen die neu gebildeten Erythrozyten **Retikulozyten** (➤ 12.2.5). Nach einigen Tagen verliert sich die Netzstruktur; damit liegt der etwa 7,5 µm große, *reife* Erythrozyt vor.

Regulation der Erythropoese

Damit ausreichend Erythrozyten im Blutkreislauf zirkulieren, muss die Erythropoese ständig angemessen stimuliert werden. Sauerstoffmangel im Gewebe, etwa bei Hämoglobinmangel, Atemwegserkrankungen sowie Aufenthalt in großen Höhen (➤ 16.10.4), ist ein starker Reiz für die Erythropoese: Vor allem in den Nieren wird dann das Hormon **Erythropoetin** *(EPO)* ausgeschüttet, welches das Knochenmark stimuliert (➤ 19.3.2).

Bei unzureichender körpereigener EPO-Produktion (etwa bei chronischem Nierenversagen) kann heute gentechnologisch hergestelltes EPO gespritzt werden.

EPO wird auch zum Doping missbraucht, da es über eine Erhöhung der Erythrozytenzahl und damit der Sauerstofftransportfähigkeit des Blutes die Leistung von Ausdauersportlern steigern kann. Da sich aber gleichzeitig die Fließeigenschaften des Blutes verschlechtern (➤ 12.2.7), besteht das Risiko von Gefäßverschlüssen, z. B. mit Herzinfarkt oder Schlaganfall als Folge.

12.2.4 Erythrozytenabbau

Die vom Knochenmark freigesetzten ausgereiften Erythrozyten zirkulieren etwa 120 Tage im Blut. Dabei werden sie regelmäßig in der Milz einer reinigenden *Blutmauserung* unterzogen (➤ Abb. 12.9): Alte und funktionsuntüchtige Erythrozyten werden aus dem Blut entfernt. Die Erythrozyten verlassen in der Milz das Kapillarnetz und gelangen in das maschenartige Parenchym der roten Pulpa. Dort erkennt das Monozyten-Makrophagen-System (➤ 12.3.2, ➤ 13.2.2) überalterte Erythrozyten und baut sie ab. Außerdem sind alte Erythrozyten starrer, sodass sie beim Wiedereintritt in das Gefäßsystem zerreißen und danach abgebaut werden. Intakte, gut verformbare Erythrozyten hingegen können sich durch kleine Poren der venösen Sinus zwängen (Sinus = besonders dünnwandige, weite Gefäße) und gelangen wieder in den Kreislauf zurück. Der Abbau erfolgt aber nicht nur in der Milz, sondern auch in anderen Organen. So verschwindet z. B. ein „blauer Fleck", also eine Einblutung in die Haut **(Hämatom),** nach einiger Zeit durch die Aktivität des Immunsystems (Abwehrsystems, ➤ 12.6.4).

Das beim Erythrozytenabbau frei werdende *Hämoglobin* wird in *Häm* und *Globin* aufgespalten. Anschließend wird das Eisen aus dem Hämmolekül freigesetzt und sofort wieder von einem Transportprotein aufgenommen. Dies schützt das für den Körper wichtige kleine Eisenion vor der Ausscheidung durch die Nieren. 90–95 % der Eisenmenge, die für die Neubildung von Hämoglobin gebraucht wird, stammt aus abgebauten Erythrozyten *(Eisenkreislauf).* Der eisenfreie Molekülrest des Häms wird über mehrere Zwischenschritte zu *Bilirubin* (➤ 17.10.4) abgebaut und über Leber und Gallenwege ausgeschieden. Zum anderen erfolgt der Abbau weiter zum wasserlöslichen **Urobilinogen,** das mit dem Urin ausgeschieden wird. Ist die Bilirubinausscheidung gestört (etwa bei einer Leberfunktionsstörung) oder fällt zu viel Bilirubin an, kommt es zur *Gelbsucht* (**Ikterus** ➤ 17.10.4).

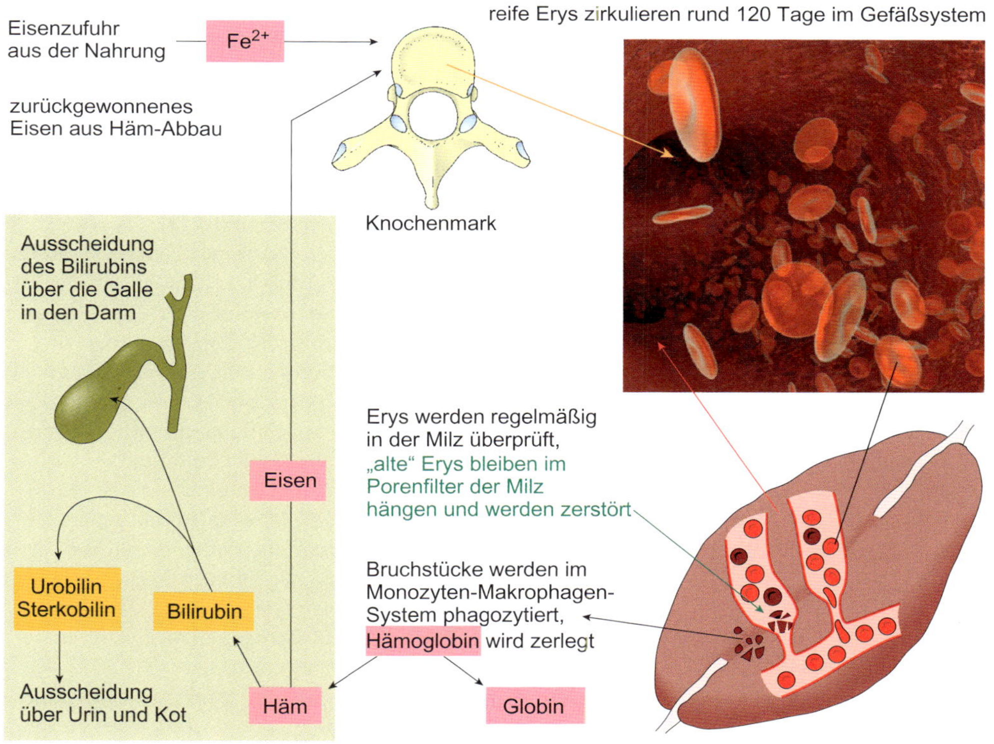

Abb. 12.9 Lebenszyklus der roten Blutkörperchen. Der Körper „recycelt" einen Großteil des Eisens aus den abgebauten Erythrozyten und nutzt es für die Erythrozytenneubildung. Die Aminosäuren des Globins werden zur Proteinsynthese wiederverwendet. [L190, J748–076]

Anämie oder Polyglobulie

Jedes Missverhältnis zwischen Erythropoese und Erythrozytenabbau führt entweder zur **Anämie** (*Blutarmut* ➤ 12.2.6) oder zur **Polyglobulie** (*Vermehrung der Erythrozyten im Blut* ➤ 12.2.7).

12.2.5 Rotes Blutbild

Im Krankenhausalltag spielt die Blutuntersuchung eine wichtige Rolle. Hier eine Zusammenstellung wichtiger Laborgrößen:

- **Hämoglobinkonzentration im Blut** *(Hb).* Menge des roten Blutfarbstoffs in g pro Liter Blut. Normal sind beim Mann 135–178 g/l (13,5–17,8 g/dl), bei der Frau 120–160 g/l (12–16 g/dl). Einen erniedrigten Hb-Wert findet man bei allen Anämien (➤ 12.2.6)
- **Erythrozytenkonzentration** *(Erys).* Beim Mann findet man normalerweise 4,4–5,9 Millionen Erythrozyten in einem Mikroliter Blut, bei der Frau 4,1–5,4 Millionen. Veränderungen der Erythrozytenkonzentration entsprechen häufig denen des Hämoglobins
- **Hämatokrit** *(Hk, Hkt).* Der Volumenanteil der Erythrozyten am Gesamtblutvolumen wird als Hämatokrit bezeichnet. Er ist praktisch gleich dem gesamten Zellanteil. Der Hämatokrit wird in Prozent oder als Dezimalbruch angegeben, z. B. 42 % = 42/100 = 0,42. Er beträgt beim Mann 0,40–0,53, bei der Frau 0,36–0,48 und schwankt außerdem mit dem Lebensalter. Der Hämatokrit ist z. B. bei Polyglobulien sowie Exsikkose („Austrocknung") erhöht, bei Anämien und Überwässerung dagegen erniedrigt (➤ Abb. 12.10)

Aus den genannten Werten können *geschlechtsunabhängige* Quotienten gebildet werden, die bei Anämien (➤ 12.2.6) Hinweise auf deren Ursache liefern:

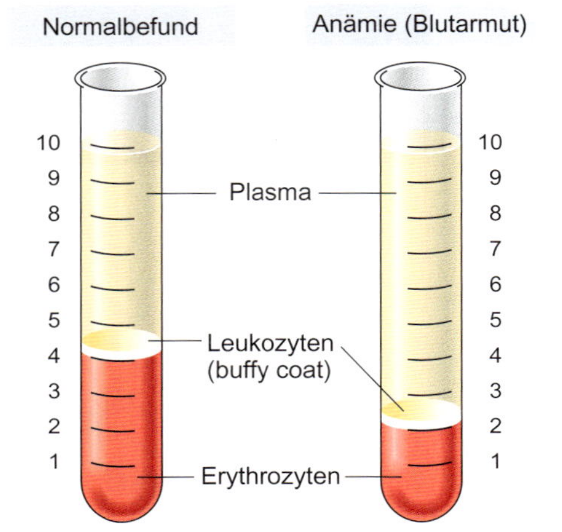

Abb. 12.10 Hämatokrit, Normalbefund und Befund bei Anämie. Durch Zentrifugieren haben sich die festen Bestandteile am Boden des Gläschens abgesetzt. Zwischen Plasma und Erythrozyten liegen in einer schmalen Schicht die Leukozyten *(buffy coat).*

- Die *mittlere Hämoglobinmenge eines Erythrozyten.* **MCH** = Hämoglobinkonzentration/Erythrozytenkonzentration (normal 28–33 pg)
- Das *mittlere Volumen eines Erythrozyten.* **MCV** = Hämatokrit/Erythrozytenkonzentration (normal 80–96 μm^3)
- Die *mittlere Hämoglobinkonzentration eines Erythrozyten.* **MCHC** = Hämoglobinkonzentration/Hämatokrit (normal 330–360 g/l)

Weiteren Aufschluss über Blutbildveränderungen geben:

- Die **Retikulozyten.** Normalerweise zeigen etwa 0,4–2,3 % der Erythrozyten die netzartigen Strukturen der jungen roten Blutkörperchen. Eine erhöhte Retikulozytenzahl deutet auf eine massive Erythrozytenneubildung hin, etwa nach Blutverlust oder bei Hämolyse
- Der *Anteil hypochromer Erythrozyten.* **% Hypo** = prozentualer Anteil der Erythrozyten mit zu wenig Hämoglobin (normal 1–5%)
- Die *Erythrozytenverteilungsbreite (EVB, red cell distribution width).* **RDW** = Maß für die Größenunterschiede zwischen den Erythrozyten (normal < 15%).

Blutabnahme durch Venenpunktion am Arm

- Zunächst alle erforderlichen Utensilien bereitstellen
- Durch Beurteilung beider Arme entscheiden, auf welcher Seite punktiert werden soll (ggf. Patienten fragen)
- Dem sitzenden oder liegenden Patienten eine **Staumanschette** *(Stauschlauch)* um den Oberarm legen. Beim Zuziehen zwei Finger zwischen Manschette und Arm legen, um Hauteinklemmung zu vermeiden. Zuziehen, Radialispuls muss aber tastbar bleiben
- Jetzt entscheiden, welche Vene punktiert werden soll. Ist keine Vene sichtbar, vorsichtig tasten, wo eine verläuft. Haut nicht tätscheln oder klopfen, nicht mit der Faust „pumpen lassen", da dies vor allem zu falschen Kaliumwerten führen kann
- Haut desinfizieren, wobei das **Desinfektionsmittel** mindestens 30 s einwirken muss und komplett verdunsten soll. Danach nicht erneut tasten (Gefahr der Keimverschleppung)
- Spätestens jetzt **Schutzhandschuhe** anziehen
- Die Schutzhülle von der **Punktionskanüle** entfernen, die Haut unterhalb (distal) der Punktionsstelle mit der einen Hand spannen (strafft und fixiert die Vene) und mit der anderen die Kanüle mit dem *Schliff (Öffnung) nach oben* unter einem Winkel von ca. 30° zügig durch die Haut stechen und einige Millimeter weit in die Vene vorschieben
- Die **Blutentnahmeröhrchen** (z. B. Monovetten®) nacheinander aufstecken, jeweils füllen
- Stauung nach *maximal* 2 min lösen. Falls die Entnahme dann noch nicht abgeschlossen ist, Stauung trotzdem beenden und bei starker Verringerung des Blutflusses nach kurzer Pause nachstauen. Sonst Stauung spätestens nach dem Abnehmen des letzten Röhrchens von der Kanüle lösen
- Tupfer locker über die Einstichstelle legen, Kanüle zügig herausziehen, Tupfer andrücken. Den *gestreckten Arm* für ca. 1 min nach oben halten und Tupfer insgesamt ca. 3 min angedrückt lassen (minimiert die Hämatombildung), dann Tupfer mit Pflasterstreifen fixieren
- Materialien in einen **Abwurfbehälter** entsorgen. Die Röhrchen zur besseren Mischung mit den jeweiligen Reagenzien mehrmals um 180° kippen.

12.2.6 Anämien

Bei einer **Anämie** *(Blutarmut)* liegt die Hämoglobinkonzentration des Blutes nach WHO unter 120 g/l bei Frauen (Schwangere 110 g/l) bzw. 130 g/l bei Männern. Die Betroffenen wirken blass und sind müde. Ist die Anämie stärker ausgeprägt, leiden sie schon bei geringer körperlicher Belastung unter Atemnot. Ihr Herz schlägt schneller, um den Mangel an Sauerstoffträgern durch häufigeren Transport der Erythrozyten pro Zeiteinheit durch den Kreislauf zumindest teilweise auszugleichen.

Grunderkrankungen von Anämien

Anämien entstehen durch drei Gruppen von Grunderkrankungen (➤ Abb. 12.11):

- Durch **Erythropoesestörung** (unzureichende Erythrozytenbildung) – häufigste Ursache
- Durch übermäßigen Erythrozytenabbau **(hämolytische Anämien)**
- Durch Blutverluste **(Blutungsanämie).**

Anämien durch Erythropoesestörung

Eisenmangelanämien. Häufigste Ursache einer Erythropoesestörung ist ein *Eisenmangel,* der zu einer Hämoglobinbildungsstörung und damit zu einem Hämoglobinmangel führt. Das mittlere Volumen der Erythrozyten (MCV) ist vermindert *(mikrozytär),* der mittlere Hämoglobingehalt der Erythrozyten (MCH) zu gering *(hypochrom).* Eisenmangelanämien findet man:

- Bei vermehrtem Eisenverlust durch Blutungen (z. B. bei Frauen mit sehr starker Menstruationsblutung oder bei Sickerblutungen im Magen-Darm-Trakt)
- Bei erhöhtem Eisenbedarf (etwa während der Schwangerschaft), der nicht durch entsprechende Zufuhr ausgeglichen wird
- Bei eingeschränkter Eisenaufnahme, z. B. bei vegetarischer Ernährung, wenn nicht bewusst auf die Eisenzufuhr geachtet wird, da Eisen aus Pflanzen deutlich schlechter aufgenommen wird als Eisen aus tierischer Kost.

Anämie der chronischen Erkrankung. Bei chronischen Entzündungen oder Tumorleiden

Blutverlust	verminderte Erythropoese		gesteigerte Hämolyse
	Eisenmangel	Eisenverwertungsstörung	
• OP • Unfall • Magengeschwür • Blasenkarzinome • Karzinome des Magen-Darm-Trakts • Geburt	• zu häufige oder zu starke Menstruation • Schwangerschaft • gestörte Resorption im Darm • einseitige Enährung	• Tumor • chronische Entzündung	• genetisch bedingte Erkrankungen (z.B. Kugelzellenanämie) • Infektionen • künstliche Herzklappen • Vergiftungen • allergische Reaktionen (z.B. auf Medikamente) • Autoimmunerkrankungen
		Erythropoetinmangel bei Niereninsuffizienz	
	Vit.-B_{12}- oder Folsäuremangel	gestörte Zellbildung im Knochenmark	

Abb. 12.11 Übersicht über die häufigsten Ursachen einer Anämie.

kann das beim Erythrozytenabbau frei werdende Eisen vielfach nicht ausreichend wiederverwertet werden. Zusätzlich kann der Erythrozytenabbau gesteigert sein. Die hieraus resultierende Anämie heißt Anämie der chronischen Erkrankung. Diese Anämien können *hypo- oder normochrom* sowie *mikro- oder normozytär* sein.

Vitamin-B_{12}- und Folsäuremangel-Anämien. *Vitamin B_{12}* und *Folsäure* (➤ 18.9) sind wichtig für die DNA-Synthese und damit die Zellteilung. Ein Mangel an Vitamin B_{12} oder Folsäure führt typischerweise zu einer *makrozytären* (MCV erhöht), *hyperchromen* (MCH erhöht) Anämie, d. h. die Zahl der Erythrozyten ist vermindert, aber die vorhandenen Erythrozyten sind im Mittel zu groß und enthalten zu viel Hämoglobin. Im Knochenmark sind abnorme Vorstufen der Erythropoese nachweisbar, die **Megaloblasten.** Ein Vitamin-B_{12}-Mangel kann unter anderem durch Fehlen des zur Resorption notwendigen *Intrinsic-Faktors* (➤ 17.4.4) oder durch Fehlernährung (erhöhtes Risiko z. B. bei veganer Ernährung ohne jegliche tierische Produkte, ➤ 18.3) bedingt sein. Die Vitamin-B_{12}-Mangel-Anämie geht oft mit neurologischen Störungen einher (Lähmungen, Gefühlsstörungen).

Renale Anämie. Patienten mit chronischen Nierenerkrankungen (➤ 19.6.2) leiden fast immer an einer Anämie, weil ihre Nieren kaum noch Erythropoetin bilden. Die Erythrozyten haben normale MCH- und MCV-Werte *(normochrom, normozytär).* Diese *renalen* (nierenbedingten) Anämien werden mit gentechnisch hergestelltem Erythropoetin behandelt.

Aplastische Anämie. Bei einer aplastischen Anämie ist die Teilung der Stammzellen im Knochenmark gestört, meist aus unklarer Ursache, seltener z. B. allergisch, toxisch oder infektiös. Aplastische Anämien gehen in der Regel mit normalen MCH- und MCV-Werten einher.

Hämolytische Anämien

Gehen Erythrozyten massenweise vorzeitig zugrunde, mangelt es trotz gesteigerter Erythrozytenbildung immer mehr an funktionsfähigen Erythrozyten im Blut. Schwere **hämolytische Anämien** führen oft zur Gelbsucht (➤ 17.10.4), weil die Leber die vermehrt anfallenden Abbauprodukte des Hämoglobins nicht mehr ausscheiden kann. Mögliche Ursachen einer hämolytischen Anämie sind neben genetisch bedingten Erkrankungen (z. B. den Thalassämien, bei denen die Hämoglobinsynthese gestört ist) auch Infektionen (z. B. Malaria), Autoimmunerkrankungen und allergische Reaktionen auf Medikamente. Hämolytische Anämien sind *hypo- oder normochrom, mikro- oder normozytär.* Die Retikulozytenzahl ist erhöht.

Blutungsanämien

Schließlich führt auch jeder 1–2 l übersteigende Blutverlust zu einer Anämie. Im Krankenhaus wird dies häufig *postoperativ* oder z. B. bei Patienten mit starken Blutungen (etwa durch Verletzungen, Geburt, starken Blutungen aus dem Magen-Darm-Trakt) beobachtet. Akute **Blutungsanämien** sind normochrom und normozytär.

12.2.7 Polyglobulie

Der Anteil der Erythrozyten am Gesamtblutvolumen hat großen Einfluss auf die Zähigkeit (Viskosität) und damit auf die Fließeigenschaften des Blutes. Dickt das Blut durch ein „Zuviel" an Erythrozyten **(Polyglobulie)** ein, so werden Durchblutungsstörungen durch Verstopfungen der kleinsten Gefäße begünstigt. Durch solche *Mikrozirkulationsstörungen* kann z. B. ein Schlaganfall ausgelöst werden (➤ 8.12).

Häufige Ursache einer Erythrozytenvermehrung ist eine unzureichende Versorgung mit Sauerstoff durch schlechte Lungenfunktion oder, physiologisch, der Aufenthalt in großer Höhe – man spricht dann von einer **sekundären Polyglobulie.** Hingegen handelt es sich bei der **Polycythaemia vera** um eine **primäre Polyglobulie** ohne andere Grunderkrankung: Hier ist das blutbildende Knochenmark selbst bösartig verändert.

12.3 Leukozyten

Die *weißen Blutkörperchen* oder **Leukozyten** (kurz *Leukos*) verdanken ihren Namen der weißlichen Farbe, die sie im ungefärbten Blutausstrich besitzen. Sie sind nach der Zentrifugation des Blutes als eine weißliche schmale Schicht **(buffy coat)** oberhalb der Erythrozyten zu sehen (➤ Abb. 12.10). Die Leukozyten stellen keine einheitliche Zellgruppe dar (➤ 12.1.2). Sie sind aber alle *kernhaltig* und *beweglich* sowie an der Abwehr von Fremdstoffen und Krankheitserregern (➤ Tab. 13.2) und bei jedem Entzündungsprozess (➤ 3.5) beteiligt.

Die Gesamt-Leukozytenkonzentration im Blut beträgt normalerweise 4–10 pro Nanoliter (nl) bzw. 4.000–10.000 pro Mikroliter (µl). Allerdings steckt noch die vielfache Menge außerhalb des Blutgefäßsystems im Knochenmark und in den Geweben: Nur knapp 10 % der im Körper vorhandenen Leukozyten zirkulieren im Blut. Das Blutgefäßsystem stellt für die Leukozyten nur einen Transportweg dar, um von den Bildungsstätten an ihren Einsatzort in den Geweben zu kommen, wo sie ihre Aufgaben im Rahmen der Immunabwehr erfüllen.

Von den drei Hauptgruppen der Leukozyten, den *Granulozyten, Monozyten* und *Lymphozyten,* sind die Granulozyten im Blut zahlenmäßig mit etwa 60 % am stärksten vertreten (➤ Abb. 12.12).

12.3.1 Granulozyten

Die **Granulozyten,** so genannt wegen der *Granula* (Körnchen), die sie im Mikroskop nach dem Anfärben in ihrem Zytoplasma zeigen, sind mit einem Zelldurchmesser von 10–17 µm deutlich größer als die Erythrozyten (➤ Abb. 12.14). Je nach Anfärbbarkeit der Granula werden folgende Untergruppen differenziert (➤ Abb. 12.12):

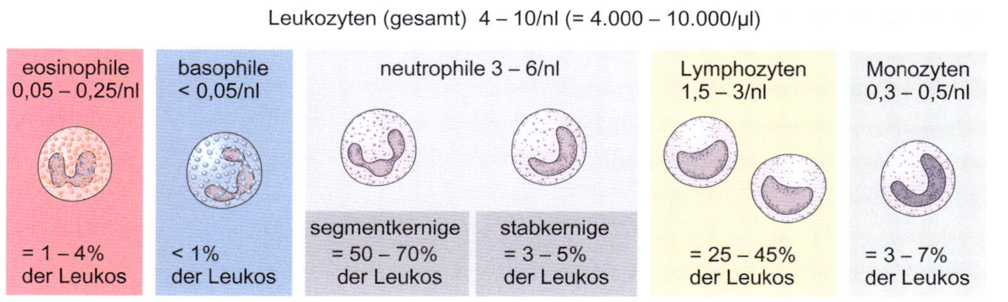

Abb. 12.12 Unterteilung (Differenzierung) der Leukozyten in die unterschiedlichen Zellarten mit Angaben der Werte beim Gesunden.

12

Neutrophile Granulozyten

Die **neutrophilen Granulozyten,** mit ca. 95 % der überwiegende Teil der Granulozyten, haben ganz feine, nur schwach anfärbbare Granula. Sie halten sich nach ihrer Reifung im Knochenmark nur 6–8 Stunden im Blut auf, bevor sie zu ihren Einsatzorten, den Geweben und hier insbesondere den Schleimhäuten, auswandern. Dort können sie Bakterien, aber auch tote körpereigene Zellen im Rahmen der unspezifischen Abwehr phagozytieren („auffressen", ➤ Abb. 2.19, ➤ 13.2.2). Danach sterben sie selbst ab, und es entsteht ein Gemisch aus Granulozytenresten und anderen Gewebstrümmern, der **Eiter** (*Pus,* ➤ 3.5.6).

Eosinophile Granulozyten

Rund 3 % aller Granulozyten weisen *eosinophile*, d. h. durch den *roten* Farbstoff *Eosin* anfärbbare, Granula im Zytoplasma auf. Diese **eosinophilen Granulozyten** spielen bei der Abwehr von Parasiten und bei allergischen Reaktionen eine Rolle.

Basophile Granulozyten

Nur maximal 1 % der Granulozyten zeigen im Zytoplasma **basophile,** d. h. blau anfärbbare Granula, die unter anderem Heparin (➤ 12.5.8) und Histamin (➤ 13.6.1) enthalten. Sie vermitteln zusammen mit den eosinophilen Granulozyten allergische Reaktionen vom Soforttyp (➤ 13.6.1), wobei die in den Granula enthaltenen Stoffe freigesetzt werden.
Die **Gewebs-Mastzellen** sind den basophilen Granulozyten sehr ähnlich und enthalten ebenfalls basophile Granula. Sie können wie die basophilen Granulozyten die Blutbahn verlassen, halten sich überwiegend im Gewebe auf und nehmen an lokalen allergischen Reaktionen teil.

12.3.2 Monozyten

Monozyten sind mit einem Durchmesser von 12–20 µm die größten Zellen im Blut. Sie besitzen ein bläuliches Zytoplasma und einen großen, meist hufeisenförmig gebuchteten oder gelappten Kern. Monozyten verweilen nur 1–2 Tage im Blutgefäßsystem und wandern danach in verschiedene Organe, wo sie sich in ortsständige **Makrophagen** umwandeln. Makrophagen phagozytieren u. a. Mikroorganismen; außerdem gehören sie zu den antigenpräsentierenden Zellen (➤ Tab. 13.2).

12.3.3 Lymphozyten

Die **Lymphozyten,** die rund ein Drittel der Blutleukozyten ausmachen, sind kleine Zellen mit einem Durchmesser von 7–12 µm. Sie besitzen einen bläulich anfärbbaren, runden Kern. Lymphozyten werden in Knochenmark, Lymphknoten, Thymus und Milz gebildet. Nur etwa 4 % der Lymphozyten befinden sich im Blut, 70 % in den Organen des lymphatischen Systems (➤ 12.6), 10 % im Knochenmark und der Rest in anderen Organen. Neben kurzlebigen Lymphozyten, die nach ca. acht Tagen absterben, gibt es auch sehr langlebige Lymphozyten.
Entsprechend dem Ort ihrer Prägung (➤ 13.4) unterscheidet man **T-Lymphozyten** (Prägung im Thymus) und **B-Lymphozyten,** die bei Vögeln in der *Bursa Fabricii,* beim Menschen im Knochenmark (Merkhilfe: *bone marrow*) geprägt werden. B- und T-Lymphozyten haben Schlüsselfunktionen bei der spezifischen Abwehr (➤ 13.4).

- Die T-Lymphozyten werden dabei nochmals in vier Untergruppen aufgeteilt (**T-Helferzellen, zytotoxische T-Zellen, regulatorische T-Zellen** und **T-Zell-Gedächtnis** ➤ 13.4.1)
- Die B-Lymphozyten können sich zu **Plasmazellen** weiterentwickeln, welche **Antikörper** produzieren, d. h. genau passende Abwehrstoffe (Proteine) gegen Fremdstoffe und Krankheitserreger (➤ 13.4.2).

Zu den Lymphozyten gehören außerdem die **natürlichen Killerzellen** (➤ 13.2.3).

12.3.4 Bildung der weißen Blutkörperchen (Leukopoese)

Sollen aus einer Stammzelle Leukozyten entstehen, so differenziert sie sich zunächst zum *Monoblasten, Lymphoblasten* oder *Myeloblasten,* aus denen die Hauptzelllinien der weißen Blutkörperchen hervorgehen (➤ Abb. 12.3):

- Aus den **Monoblasten** entstehen über mehrere Zellteilungsschritte die **Promonozyten,** die sich dann zu den **Monozyten** entwickeln
- Die **Lymphoblasten** durchlaufen zunächst das **Prolymphozytenstadium,** bevor sie sich zu den verschiedenen **Lymphozyten** differenzieren. Dabei müssen sie noch ein Prägungsstadium in Knochenmark oder Thymus durchlaufen
- Aus den **Myeloblasten** entstehen die **Granulozyten.** Die Myeloblasten besitzen einen großen, runden Zellkern, der mehrere Nukleoli enthält (➤ 2.5.1). Zunächst entstehen aus ihnen die **Promyelozyten** mit typischen eosinophilen Granula. Auf dieser Stufe hat sich der Stammbaum bereits in drei Linien aufgeteilt (eosinophile, basophile und neutrophile), die sich aber lichtmikroskopisch noch nicht voneinander unterscheiden. Erst bei der nächsten Entwicklungsstufe – den **Myelozyten** – treten die namengebenden eosinophilen, basophilen oder neutrophilen Granula auf. Im Laufe der Entwicklung vom Myelozyten zum **Metamyelozyten** werden Zellkern und Zellkörper kleiner und dichter. Die Metamyelozyten sind nicht mehr zur Zellteilung fähig. Während sich die Granulozytenreihe bis dorthin durch *Zellteilung* weiterentwickelt hat, spricht man nun von der abschließenden *Zellreifung.* Aus den Metamyelozyten reifen die **stabkernigen Granulozyten,** die aktiv ins Blut einwandern. Als letzter Reifungsschritt schnürt sich der Zellkern an mehreren Stellen ein, wodurch die **segmentkernigen Granulozyten** entstehen (➤ Abb. 12.12).

Findet man im Blutausstrich vermehrt stabkernige, also „jugendliche" Granulozyten, so spricht man von einer *Linksverschiebung,* weil sich das Mengenverhältnis der verschiedenen Entwicklungsstadien zu den unreiferen Formen hin verschiebt („Gipfelverschiebung" nach links, ➤ Abb. 12.13). Sie weist auf eine akute Infektion hin, in deren Verlauf das Knochenmark kurzfristig vermehrt Granulozyten ins Blut ausschüttet, um die körpereigene Abwehr zu verstärken. Findet man dagegen ausschließlich segmentierte oder gar *übersegmentierte* (= überalterte) Granulozyten (*Rechtsverschiebung,* ➤ Abb. 12.14), deutet dies auf eine Störung der Leukopoese im Knochenmark hin, wie sie z. B. bei Vitamin-B_{12}-Mangel-Anämie (➤ 12.2.6) auftritt.

12.3.5 Weißes Blutbild

Die Konzentrationsbestimmung der einzelnen weißen Blutzellarten gibt oft entscheidende Hinweise auf Erkrankungen.

- **Leukozytenkonzentration (Leukos):** Gesamtzahl aller weißen Blutkörperchen pro Volumeneinheit Blut. Normal 4–10/nl ≙ 4.000–10.000/µl. Insbesondere bei zu niedriger **(Leukopenie)** oder zu hoher **(Leukozytose)** Leukozytenkonzentration liefert das **Differenzialblutbild** de-

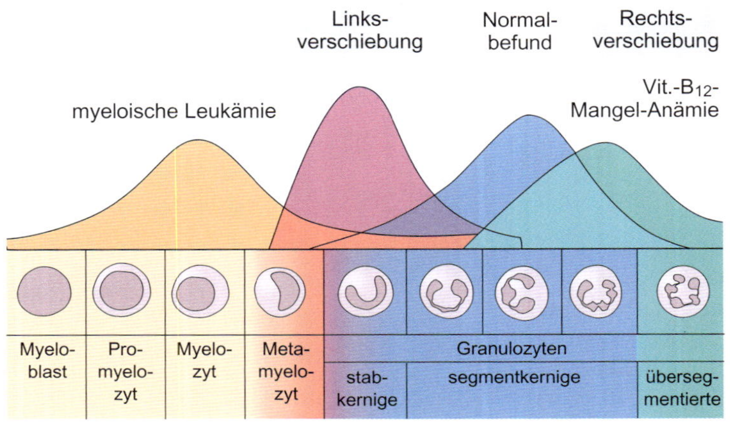

Abb. 12.13 Entwicklungsstufen der Granulozyten, dargestellt von links nach rechts. Das Granulozytenalter wird anhand der Kernform bestimmt. Bei einer myeloischen Leukämie findet man Vorstufen der Granulozyten im Blut. Linksverschiebung bedeutet einen erhöhten Anteil jüngerer, Rechtsverschiebung ein Mehr an älteren Granulozyten.

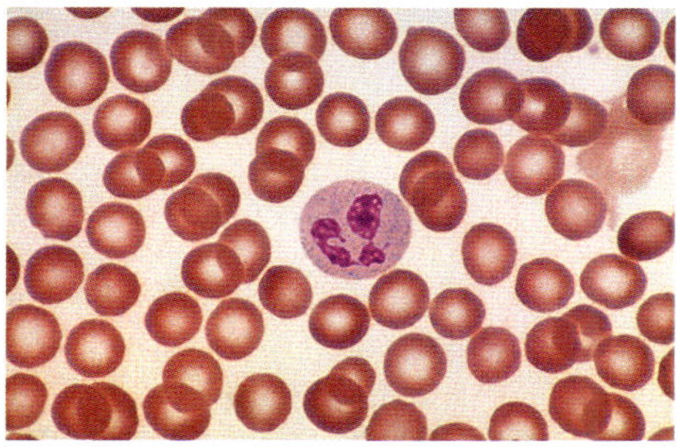

Abb. 12.14 Übersegmentierter Granulozyt im Blutbild, umgeben von Erythrozyten. [M172]

taillierte Informationen über das zahlenmäßige Verhältnis der einzelnen weißen Blutzellarten:

- **Lymphozyten:** Normal 1,5–3/nl ≙ 25–45 % der Leukos; erhöhte Konzentration *(Lymphozytose)* z. B. bei Keuchhusten, Tuberkulose und vielen Virusinfektionen sowie einigen Tumoren; erniedrigte Zahl *(Lymphopenie)* z. B. bei malignen Lymphomen (➤ 12.6.6), HIV-Infektion (➤ 13.10.7) und immunsuppressiver Therapie
- **Neutrophile Granulozyten:** Normal 3–6/nl ≙ 50–75 % der Leukos; erhöhte Konzentration bei allen bakteriellen Infektionen sowie vielen nicht-infektiösen Entzündungen (z. B. rheumatoide Arthritis)
- **Eosinophile Granulozyten:** Normal 0,05–0,25/nl ≙ 1–4 % der Leukos; erhöhte Konzentration *(Eosinophilie)* bei allergischen, parasitären und einigen Autoimmunerkrankungen
- **Basophile Granulozyten:** Normal bis 0,05/nl ≙ bis 1 % der Leukos; erhöhte Konzentration bei vielen chronischen Erkrankungen
- **Monozyten:** Normal 0,3–0,5/nl ≙ 3–7 % der Leukos; erhöhte Konzentration unter anderem bei vielen chronischen Infektionen und Entzündungen sowie bei akuten Infektionen in der Heilungsphase und bei Tumoren.

Das Differenzialblutbild wird häufig durch weitere Bluttests ergänzt:

- Das in der Leber gebildete **CRP** *(C-reaktives Protein)* gehört zu den *Akute-Phase-Proteinen* (➤ 3.5.4) und ist heute der wichtigste Wert in der Entzündungsdiagnostik. Es reagiert sehr schnell und empfindlich auf eine Entzündung im Körper. Normal unter 5 mg/l Serum, kann das CRP besonders bei schweren bakteriellen Infektionen auf über 200 mg/l ansteigen
- Als Suchtest vor allem auf Entzündungen geeignet ist auch die Bestimmung der *Blutkörperchensenkungsgeschwindigkeit* (**BSG,** *BKS*): Man befüllt eine Spezialpipette mit Blut und liest nach einer Stunde ab, um wie viele Millimeter sich die festen Blutbestandteile abgesenkt haben. Normal für unter 50-Jährige sind höchstens 20 mm in der ersten Stunde bei Frauen und 15 mm in der ersten Stunde bei Männern (bei über 50-Jährigen etwas mehr). Die BSG ist allerdings unspezifisch (als Ursache sind viele Erkrankungen möglich), wenig empfindlich (viele Erkrankungen führen nicht zu einer Erhöhung der BSG) und reagiert bei Entzündungen viel langsamer als das CRP.

12.3.6 Leukämien

Leukämien
Leukämien entstehen durch unkontrollierte Vermehrung von unreifen Stammzellen der Leukopoese.

Je nachdem, ob es sich um eine Entartung der Granulozytenreihe oder der Lymphozytenreihe handelt, spricht man von einer myeloischen bzw. lymphatischen Leukämie. Von beiden gibt es jeweils eine akute und eine chronische Form. Man unterscheidet demnach die **akute myeloische Leukämie** *(AML)*, die **akute lymphatische Leukämie** *(ALL)*, die **chronische myeloische Leukämie** *(CML)* und die **chronische lymphatische Leukämie** (*CLL*, ➤ 12.6.6).

Als Folge der ungehemmten Vermehrung bestimmter Reifungsstufen der Leukozyten im Knochenmark kommt es zur Verdrängung aller normalen Zellreifungsreihen. Erkrankte leiden deshalb zum einen oft unter *Anämie* und/oder *Blutungsneigung* aufgrund eines Erythrozyten- bzw. Thrombozytenmangels, zum anderen wegen der defekten weißen Blutkörperchen unter *Abwehrschwäche* und *Infektionsanfälligkeit.* Häufig beginnen die akuten Leukämien rasch, die chronischen Leukämien schleichend. Diagnostisch entscheidend sind Blutbild und Knochenmarkausstrich.

Unbehandelt führen akute Leukämien innerhalb von wenigen Wochen bis Monaten zum Tod. Sie werden mit *Zytostatika* (➤ 3.7.6) behandelt, anfänglich sehr intensiv, später schonender. Hierunter hat sich die Heilungschance bei der ALL, die hauptsächlich bei Kindern auftritt, wesentlich verbessert (Heilungsrate um 80 %). Die AML hingegen rezidiviert häufig, weshalb möglichst eine Blutstammzelltransplantation durchgeführt wird (➤ 12.1.3).

Die CML (Überleben ohne Behandlung meist 3–5 Jahre) kann heute durch rechtzeitige Gabe von *Tyrosinkinase-Inhibitoren* (➤ 3.7.6) bei ca. 90 % der Betroffenen jahrelang, evtl. lebenslang, in Schach gehalten werden. Bei Patienten mit sehr gutem Ansprechen ist evtl. sogar ein Absetzen der Medikamente (unter weiteren Kontrollen) möglich. Die CLL verläuft sehr langsam. Behandelt wird erst bei Beschwerden, hauptsächlich mit zielgerichteten Therapien (etwa monoklonale Antikörper, Kinase-Inhibitoren) und „milden" Zytostatika (➤ 3.7.6).

Pflege bei Abwehrschwäche
Die bei einer **Chemotherapie** oder vor Knochenmark- bzw. Stammzelltransplantation verwendeten *Zytostatika* (➤ 3.7.6) schädigen nicht nur die entarteten weißen Blutzellen, sondern *alle* sich häufig teilenden Körperzellen, z. B. Haarwurzelzellen, Schleimhautzellen und Vorläuferzellen der Blutkörperchen. Folgen der Thrombo- und Granulozytopenie sind Blutungsneigung und Abwehrschwäche. Vor einer Infektion schützen:

- Unterbringung der Patienten in einem Einzelzimmer
- Vor Betreten des Zimmers Händedesinfektion, Anlegen von Mundschutz und Schutzkittel
- Tägliches Waschen mit desinfizierenden Substanzen, täglicher kompletter Wäschewechsel, mehrfach täglich Mundspülungen mit gegen Pilze wirksamen Substanzen, tägliche Wischdesinfektion aller Kontaktflächen (Nachttisch, Boden usw.), Verbot von Blumen und Topfpflanzen
- Verwendung nur desinfizierter Untersuchungsgegenstände (z. B. Fieberthermometer)
- Keimarme Nahrung, also keine häufig bakteriell kontaminierten Lebensmittel wie z. B. Salate, Rohkost und Eierspeisen
- Beschränkung der Besucherzahl.

12.4 Blutgruppen

Mischt man Blut von verschiedenen Blutspendern, so kommt es oft zu einer **Agglutination** *(Verklumpung).* Offensichtlich gibt es verschiedene „Blutsorten", die sich teilweise nicht miteinander vertragen.

12.4.1 Blutgruppensysteme

AB0-System

Schon 1901 entdeckte *Karl Landsteiner* die Ursache hierfür: Jeder Mensch besitzt phänotypisch eine der **vier Blutgruppen A, B, AB** und **0** (*Null*, ➤ Abb. 12.15). Diese Blutgruppennamen bezeichnen bestimmte Strukturmerkmale auf der Oberfläche der Erythrozyten, die nach festen Regeln vererbt werden (➤ 2.13.2) und zeitlebens bestehen bleiben. Diese Strukturmerkmale rufen (bei anderen Individuen) Reaktionen des Immunsystems (Abwehrsystems) hervor, sind also **Antigene** (➤ 13.1.1).

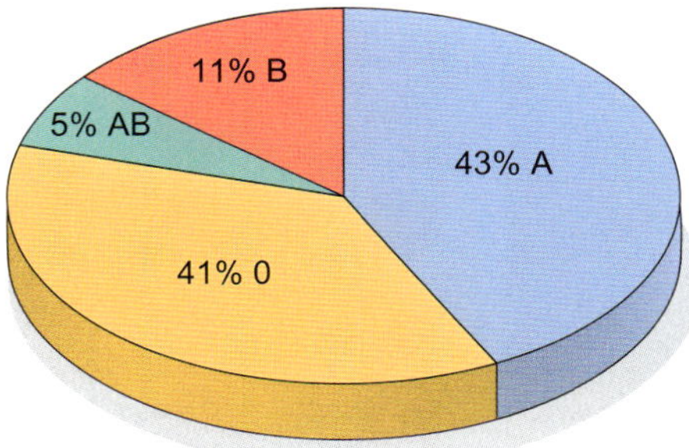

Abb. 12.15 Häufigkeitsverteilung der vier Blutgruppen in der deutschen Bevölkerung.

Wie kommt es zur Agglutination?

Im Blutplasma des Menschen mit den Blutgruppen A, B und 0 befinden sich Proteine (*Antikörper,* ➤ 13.4.3), die sich an die auf den Erythrozytenoberflächen der jeweils anderen Blutgruppen vorhandenen Antigene binden. So enthält Plasma der Blutgruppe A Antikörper gegen Erythrozyten der Blutgruppe B (kurz **Anti-B**) und umgekehrt. Plasma der Blutgruppe 0 enthält Antikörper gegen die Blutgruppen A, B und AB (also **Anti-A** *und* **Anti-B**). Nur Plasma der Blutgruppe AB ist frei von solchen Antikörpern. Diese AB0-Antikörper werden in den ersten Lebensmonaten nach Kontakt mit bestimmten Darmbakterien gebildet, die zufällig die gleichen Antigene A und B tragen wie die Erythrozyten *(reguläre Antikörper).* Es werden jedoch immer nur Antikörper gegen diejenigen Antigene produziert, die nicht auf den eigenen Erythrozyten vorhanden sind.

Die Antikörper im AB0-System können aufgrund ihres Aufbaus (IgM-Antikörper, ➤ 13.4.3) die Erythrozyten miteinander vernetzen, sodass sich diese zusammenballen und das Blut verklumpt (➤ Abb. 13.8). Daher heißen die AB0-Antikörper auch **(Häm-)Agglutinine.**

Diese Agglutinationsreaktion macht man sich laborchemisch zunutze: Vermischt man Erythrozyten mit Anti-A- und Anti-B-Prüfserum, lässt sich so die AB0-Blutgruppe genau bestimmen (➤ Abb. 12.16).

Rhesussystem

Neben den AB0-Eigenschaften der Erythrozyten gibt es noch viele andere **Blutgruppensysteme,** also Antigenmuster auf den Blutkörperchen. Klinisch besonders bedeutsam ist davon das **Rhesussystem.** Es umfasst mehrere Blutgruppenantigene (C, c, D, E, e), wobei das **Antigen D** das reaktionsstärkste ist. 86 % der Bevölkerung haben das D-Antigen – sie sind *Rhesus-positiv (Rh+).* 14 % besitzen dagegen kein D-Antigen – sie sind *Rhesus-negativ (Rh-).* Gekennzeichnet wird Rh- auch durch den Buchstaben d, der nur das Fehlen von D anzeigen soll und nicht für ein eigenes Merkmal „d" steht.

Insbesondere folgende drei Unterschiede zwischen AB0- und Rhesussystem sind von klinischer Bedeutung:

- Die Antikörper des Rhesussystems sind *irreguläre Antikörper,* d. h. sie werden erst *nach* Kontakt mit „falschen" Erythrozyten gebildet
- Die Antikörper des Rhesussystems sind vom Typ IgG (➤ 13.4.3, ➤ 13.4.4). Sie können Zellen nicht direkt verklumpen, diese aber über Mechanismen wie die Aktivierung des *Komplementsystems* (➤ 13.2.4) auflösen *(lysieren)*
- Die Rhesus-Antikörper sind im Gegensatz zu denen des AB0-Systems plazentagängig (➤ 13.4.3, ➤ 21.3).

> **Rhesusunverträglichkeit** (M)
>
> Erhalten Rhesus-negative Patienten eine Bluttransfusion mit Rhesus-positivem Blut, so bilden sie *Anti-D-Antikörper.* Wird ihnen nach dieser *Sensibilisierung* später im Leben erneut Rhesus-positives Blut transfundiert, kann es durch Antigen-Antikörper-Reaktionen zu Krankheitserscheinungen kommen, die meist aber nicht so stark ausgeprägt sind wie bei einer AB0-Unverträglichkeit. Hingegen ist bei der Transfusion AB0-fremden Blutes bereits die Ersttransfusion gefährlich.

Kell-System

Das dritte Blutgruppensystem mit hoher *Antigenität (Immunogenität)* ist das **Kell-System** *(Kell-Cellano-System).* Die wichtigen Antigene dabei sind K und k (kodominanter Erbgang ➤ 2.13.1). 92 % der deutschen Bevölkerung tragen die Anlage kk, 7,98 % Kk und 0,02 % KK. Um eine Sensibilisierung zu verhindern, sollte nur Kell-verträglich transfundiert werden, vor allem muss eine Immunisierung von Schwangeren und Hochrisikopatienten verhindert werden. Problematisch ist dabei in erster Linie die Versorgung mit KK-Blut.

Morbus haemolyticus fetalis und neonatorum

Bei jeder Geburt (aber auch oft bei Fehlgeburten und allen Eingriffen in der Gebärmutter während der Schwangerschaft) gelangen kleine Mengen kindlichen Blutes in den mütterlichen Kreislauf. Ist die Mutter Rhesus-negativ, das Kind jedoch Rhesus-positiv, lösen die kindlichen Erythrozyten bei der Mutter eine Anti-D-Antikörperbildung aus. Wird die Mutter erneut mit einem Rhesus-positiven Kind schwanger, so greifen die plazentagängigen Rhesus-Antikörper der Mutter die Erythrozyten im kindlichen Kreislauf an. Zahlreiche Erythrozyten hämolysieren, somit kommt es beim Kind schon vor der Geburt zu Anämie und Gelbsucht (durch die Blutabbauprodukte ➤ 17.10.4) sowie durch eine anämiebedingte Herzinsuffizienz zu Pleuraerguss, Aszites und schweren Ödemen (➤ 15.1.7). Dieser **Morbus haemolyticus fetalis bzw. neonatorum** kann zum Tod des Kindes führen.

Die Bildung von Anti-D-Antikörpern bei der Mutter kann durch eine Injektion von Anti-D-Immunglobulin etwa in der 28. Schwangerschaftswoche (wegen der Plazentagängigkeit ist nur eine geringe Menge erlaubt) und sofort nach der Entbindung des ersten Rhesus-positiven Kindes verhindert werden. Die übergetretenen Antigene, die sich auf der Membranoberfläche der kindlichen Erythrozyten befinden, werden nun sofort durch die zugeführten Antikörper abgefangen. Dadurch kommt die mütterliche Antikörperbildung gar nicht erst in Gang. Diese **Rhesusprophylaxe** *(Anti-D-Prophylaxe)* erfolgt auch nach einer Fehlgeburt, einem Schwangerschaftsabbruch, einer Fruchtwasseruntersuchung, bei einem Unfall der Mutter und bei Blutungen in der Schwangerschaft.

12.4.2 Blutspende, Blutprodukte und Bluttransfusionen

Viele, gerade auch lebensbedrohliche Krankheitszustände gehen mit einem Mangel an Blutbestandteilen einher. Die *Substitution* (Ersatz) von **Blutprodukten** (labormedizinisch aufbereitete Blutbestandteile) ist deshalb häufig lebensrettend. In Deutschland werden täglich ca. 15.000 Blutspenden benötigt. Spender müssen unter anderem mindestens 18 Jahre alt sein, über 50 kg wiegen und gesund sein. Nach vorheriger Befragung und

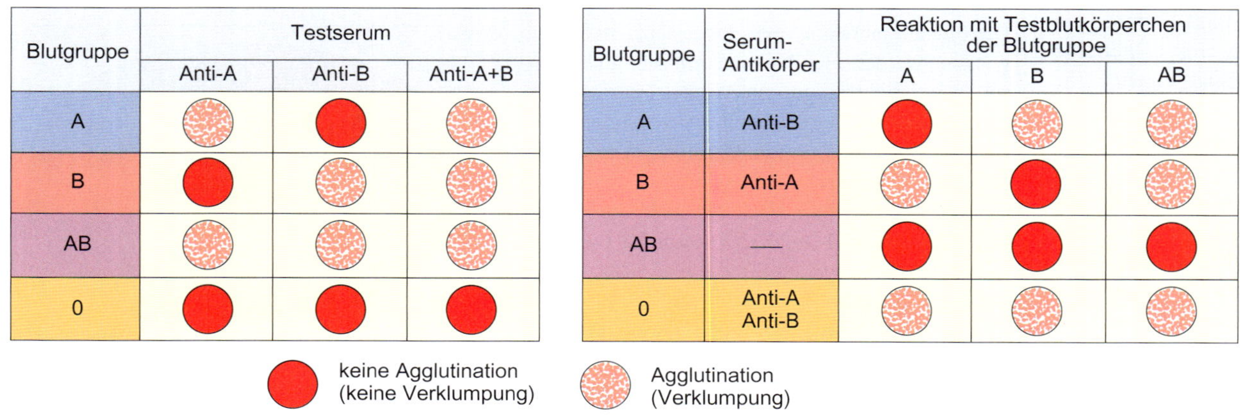

Abb. 12.16 Blutgruppenbestimmung im AB0-System. Links Reaktion der Erythrozyten mit den Testseren. Zur Sicherheit wird zusätzlich das Serum der Probanden mit Testerythrozyten vermischt. Die Ergebnisse müssen zueinander „passen".

Untersuchung auf Spendentauglichkeit wird ca. 0,5 l Blut (Vollblut) aus einer Armvene entnommen (➤Abb. 12.17), in einem Beutel konserviert und anschließend mittels spezieller Maschinen *(Separatoren)* in seine Einzelbestandteile aufgetrennt und weiterverarbeitet. Der Blutvolumenverlust wird in ungefähr zwei Stunden durch Flüssigkeitsumverteilung im Körper ersetzt, der gesamte Volumenverlust ist bei ausreichendem Trinken nach einem Tag wieder ausgeglichen. Die Nachbildung der Erythrozyten beansprucht allerdings 2–3 Wochen, die Wiederauffüllung der Eisenspeicher (mit dem Hämoglobin geht Eisen verloren) braucht sogar noch länger: bei ausgewogener Kost ca. zwei Monate bei Männern und drei Monate bei Frauen. Deshalb dürfen in Deutschland Männer maximal 6-, Frauen maximal 4-mal pro Jahr Blut spenden (in der Schweiz 4- bzw. 3-mal). Vor jeder Spende wird überprüft, ob die Hämoglobinkonzentration des Blutes im Normalbereich (➤12.2.5) liegt. Weiter können Plasma oder – durch **Apherese** – nur Erythrozyten oder Thrombozyten gespendet werden. Bei der Apherese erfolgt *während* der Spende eine maschinelle Abtrennung der Zellen mit Rückinfusion der nicht benötigten Blutbestandteile an den Spender.

Übersicht Blutprodukte (M)

- **Erythrozytenkonzentrate** *(EKs):* Gewonnen meist aus *Vollblut*, seltener durch *Erythrozytapherese*. Bei 4 °C 5–7 Wochen lagerungsfähig. Indikationen: Routinetransfusion bei akutem Blutverlust, z. B. während/nach größeren Operationen
- **Thrombozytenkonzentrate** *(TKs):* Thrombozyten, die aus Vollblut oder durch *Thrombozytenapherese* gewonnen werden. Indikation: schwerer Thrombozytenmangel
- **Fresh Frozen Plasma** *(FFP):* Schockgefrorenes, zellarmes Plasma, bei – 30 °C ein Jahr haltbar. Indikationen: Gerinnungsstörungen, v. a. komplexer Gerinnungsfaktormangel (z. B. bei Lebererkrankungen, Verbrauchskoagulopathie)
- **Humanalbumin:** Lösung aus menschlichem Albumin mit 5–20 % Eiweiß. Indikation: Eiweißverluste, z. B. nach Verbrennungen
- **(Hyper-)Immunglobuline:** Antikörperpräparate, die vor allem zum Schutz vor Infektionskrankheiten bei hohem Ansteckungsrisiko oder nach möglichem Erregerkontakt gegeben werden (➤13.8.2), z. B. im Rahmen der Tetanusprophylaxe nach Verletzung (etwa Tetagam® P)
- **PPSB** *(Prothrombinkomplex)*, **Einzelfaktorkonzentrate:** verschiedene gerinnungsfaktorhaltige Präparate. Indikation: Gerinnungsstörungen z. B. bei Bluterkrankheit (Hämophilie, ➤12.5.9).

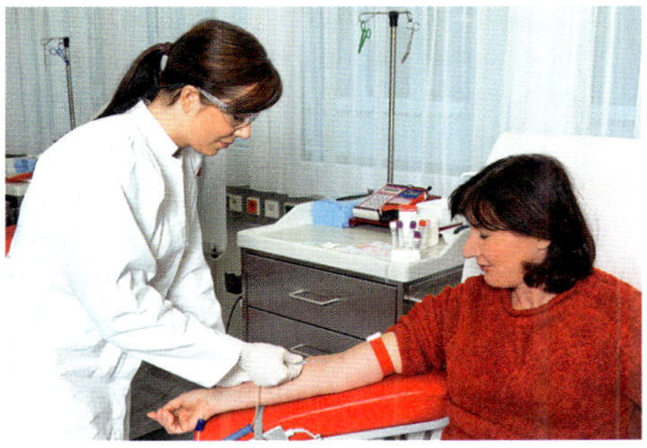

Abb. 12.17 Blutspende. Da zurzeit nur ca. 2,5 % aller Spendefähigen Blut spenden, kann es insbesondere in Ferienzeiten zu Engpässen kommen. [J787–014]

Jede Übertragung von Blutprodukten birgt vor allem zwei Risiken:

- Das Risiko der Unverträglichkeitsreaktion – jede Bluttransfusion entspricht immunologisch gesehen einer Transplantation
- Das Risiko der Übertragung von Krankheitserregern, insbesondere Viren, z. B. HIV, Hepatitis B, C, E, Parvovirus B19 (Ringelröteln).

Jedes Blutprodukt (Zellkonzentrat, Plasma, Faktorenkonzentrat) wird deshalb je nach Zusammensetzung auf AB0-, Rhesus- und Kell-Antigene, Antikörper A und B, irreguläre Antikörper (Antikörpersuchtest) und mindestens Hepatitis B/C/E, Lues und HIV untersucht. Der Zeitaufwand für alle Tests zusammen beträgt 6–8 Stunden. Unter der Voraussetzung einer sachgerechten Aufarbeitung, Austestung und Konservierung ist das Infektionsrisiko durch Blutkonserven in Deutschland heute fast vernachlässigbar.

Um Agglutinationsreaktionen und andere Unverträglichkeiten auszuschließen, ist vor einer Bluttransfusion eine **serologische Verträglichkeitsprobe** *(Kreuzprobe)* gesetzlich vorgeschrieben, die in der **Blutbank** – dem zentralen Krankenhausdepot für Blutprodukte – durchgeführt wird. Beim *Majortest* werden Spendererythrozyten und Empfängerserum zusammengegeben. Der *Minortest* beurteilt die Verträglichkeit der Empfängererythrozyten mit dem Spenderserum und kann je nach Spendervortestung entfallen. Es darf nicht zu einer Antigen-Antikörper-Reaktion kommen.

Zur Vermeidung von Verwechslungen wird unmittelbar vor der Transfusion noch einmal am Krankenbett zumindest die AB0-Blutgruppe des Empfängers und meist auch der Konserven (**Bedside-Test,** *engl.* bedside = Bettrand, ➤Abb. 12.18) bestimmt.

Leichte Transfusionsreaktionen zeigen sich durch Unruhe, Kopfschmerzen, Schwindel, Übelkeit, Erbrechen, Fieber, Schüttelfrost und Juckreiz. Schwere Unverträglichkeiten, meist aufgrund einer Verwechslung der AB0-Gruppe, äußern sich zunächst durch Kreuzschmerzen und Hitzewallungen, Fieber, Schüttelfrost, Schock und Zeichen einer akuten Hämolyse mit nachfolgenden Herzrhythmusstörungen und Nierenversagen.

Ohne diese Risiken sind Eigenbluttransfusionen. Sie sind aber nur bei *geeigneten* Patienten vor *geplanten* Operationen möglich. Außerdem kann wegen des auf 6–7 Wochen vor der Operation begrenzten Zeitrahmens nur eine bestimmte Menge gewonnen werden, um den Patienten nicht (weiter) zu schwächen. Daher ist der Nutzen von Eigenbluttransfusionen in der Realität limitiert.

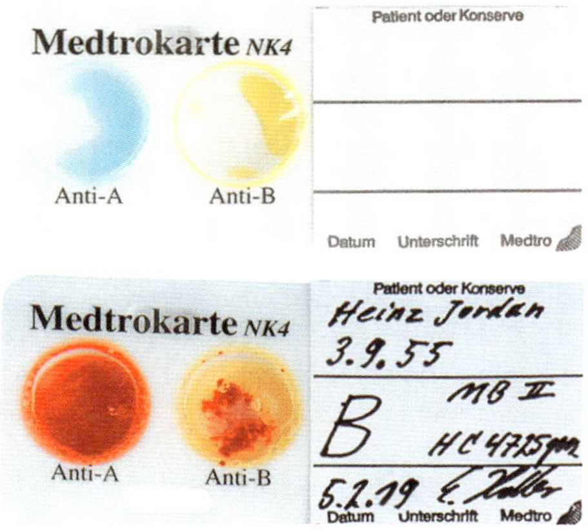

Abb. 12.18 Bedside-Test. Die Prüfkärtchen enthalten in den Näpfchen Anti-A und Anti-B (oben). Nach dem Einbringen je eines Tropfens Blut ist es hier zu einer Agglutination bei Anti-B, nicht aber bei Anti-A gekommen; der Patient hat also Blutgruppe B (unten). [V353]

Aufbewahrungspflicht (P)

Nach einer Transfusion muss der leere Konservenbeutel samt Infusionsbesteck noch für mindestens 24 Stunden im Kühlschrank aufbewahrt werden, damit im Falle von Unverträglichkeitsreaktionen Nachuntersuchungen des transfundierten Blutes möglich sind.

12.5 Blutstillung (Hämostase)

Nicht nur bei äußerlich sichtbaren Verletzungen ist die Intaktheit des Gefäßsystems gefährdet – ständig werden im Körper kleinste Gefäße undicht, so etwa bei Wachstumsprozessen, bei Entzündungen oder beim Stoß gegen einen harten Gegenstand. Da das arterielle Gefäßsystem unter Druck steht, könnte der Körper auch bei kleineren Gefäßverletzungen verbluten. Um dies zu verhindern, werden undichte Gefäße durch das **Blutstillungssystem** *von innen heraus* abgedichtet. Dabei greifen drei Reaktionsabläufe ineinander:

- Gefäßreaktion
- Thrombozytenadhäsion und -aggregation
- Blutgerinnung.

Gefäßreaktion und Thrombozytenadhäsion/-aggregation werden als **primäre Hämostase** bezeichnet, die Blutgerinnung als **sekundäre Hämostase.**

12.5.1 Thrombozyten

Eine entscheidende Rolle bei der primären Hämostase spielen die **Thrombozyten** *(Blutplättchen)*, kernlose Scheibchen, die im Knochenmark gebildet und 1–2 Wochen später vor allem in Milz und

Leber wieder abgebaut werden (➤ Abb. 12.19). Sie sind nur ca. 1–4 µm groß und 0,5 µm dick. Beim Gesunden findet man 150–400 Thrombozyten pro Nanoliter (nl) Blut. Eine erhöhte Thrombozytenkonzentration **(Thrombozytose)** tritt beispielsweise bei Infektionen auf **(reaktive Thrombozytose),** aber auch als eigenständige (bösartige) Erkrankung **(essenzielle Thrombozythämie).** Dadurch steigt die Gefahr einer Thrombenbildung (➤ 12.5.7). Bei einem Mangel an Thrombozyten **(Thrombozytopenie)** hingegen ist die Blutungsneigung erhöht (➤ 12.5.4).

12.5.2 Bildung der Thrombozyten (Thrombozytopoese)

Manche Stammzellen des Knochenmarks differenzieren sich zu **Megakaryoblasten.** Diese sind mit 25 µm Durchmesser sehr groß, besitzen einen runden Zellkern ohne Nukleoli und ein bläulich anfärbbares Zytoplasma. Hieraus entwickeln sich unter dem Einfluss des Hormons **Thrombopoetin** *(THPO)* über die **Promegakaryozyten** die **Megakaryozyten,** auch *Knochenmarksriesenzellen* genannt. Sie sind mit einem Durchmesser von 30–100 µm die größten Knochenmarkszellen. Durch Abschnürungen vom Zytoplasma eines Megakaryozyten entstehen etwa 4.000–5.000 **Thrombozyten.** Die Außenmembran der Thrombozyten leitet sich vom endoplasmatischen Retikulum der Megakaryozyten ab.

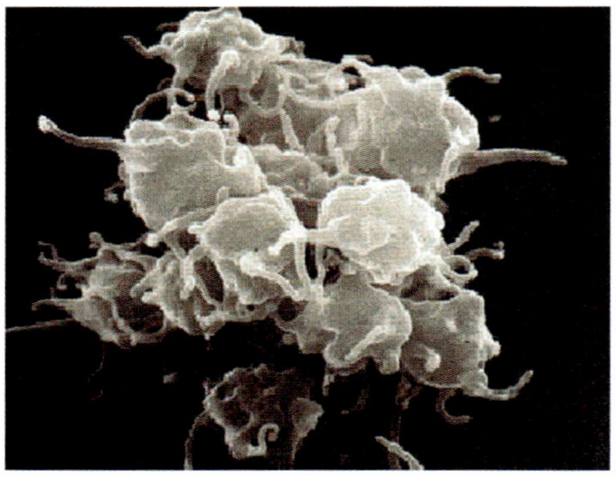

Abb. 12.19 Elektronenmikroskopische Aufnahme von aktivierten Thrombozyten (Blutplättchen). [E340]

12.5.3 Gefäßreaktion

Unmittelbar nach einer Verletzung kommt es zur Verengung des verletzten Blutgefäßes (*Vasokonstriktion* ➤ Abb. 12.20). Dadurch fließt weniger Blut durch das betroffene Gebiet und der Blutverlust wird eingeschränkt. Das verletzte Gefäßendothel rollt sich zusammen und verklebt.

12.5.4 Thrombozytenfunktionen

Wird ein Gefäß verletzt, lagern sich mit Hilfe des aus Endothel und Thrombozyten freigesetzten **von-Willebrand-Faktors** *(vWF)* die Thrombozyten an die Bindegewebsfasern der Wundränder an **(Thrombozytenadhäsion).** Durch Bindung von ADP verformen sich die Thrombozyten und ballen sich zusammen **(Thrombozytenaggregation),** es entsteht ein **Thrombozytenpfropf** *(Thrombozytenthrombus),* der die Wunde, wenn sie nicht allzu groß ist, in ca. 1–3 Minuten verschließt (➤ Abb. 12.20). Diese Zeit von der Verletzung bis zum Stillstand der Blutung heißt **Blutungszeit.**
Während der Aggregation setzen die Thrombozyten aus ihren Granula verschiedene Substanzen frei: **Thromboxan A_2** fördert die Vasokonstriktion des verletzten Gefäßes und die Zusammenballung der Thrombozyten, der **Thrombozytenfaktor 3** *(TF 3, Plättchenfaktor 3),* ein Phospholipid der Thrombozytenmembran, spielt eine wichtige Rolle bei der Blutgerinnung (➤ 12.5.5).

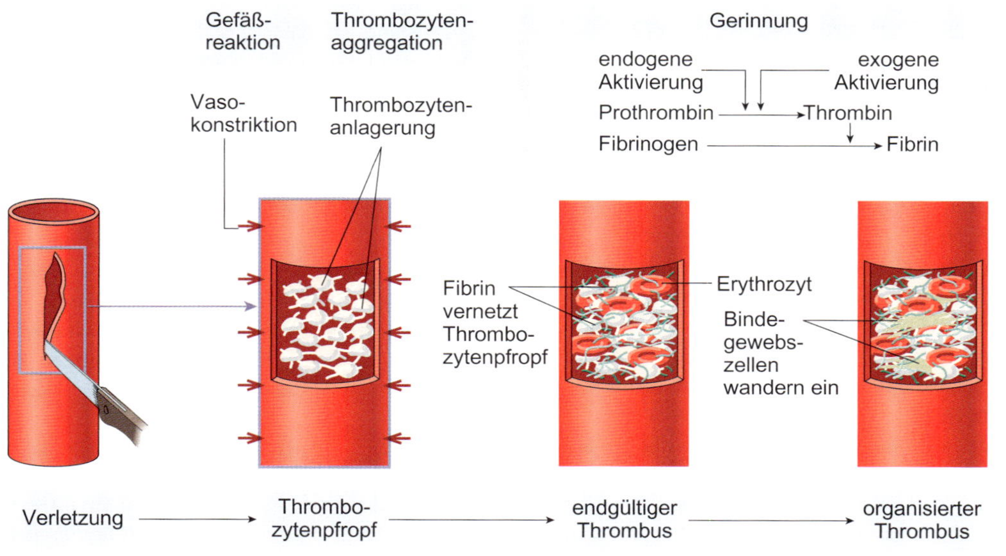

Abb. 12.20 Übersicht über die Blutstillung (Hämostase).

Der Thrombus, der sich in der oben beschriebenen Weise langsam an den Wundrändern abscheidet, wird wegen seiner Farbe **weißer Abscheidungsthrombus** genannt. Im Gegensatz dazu bezeichnet man einen Thrombus, in dem sich zusätzlich Erythrozyten einlagern, als **roten Thrombus.**

Der rote Thrombus entsteht:
- In Form eines *roten Abscheidungsthrombus* als Produkt der späteren sekundären Hämostase (➤ 12.5.5) oder
- In Form eines *Gerinnungsthrombus,* wenn die Gerinnung z. B. durch zu langsam fließendes Blut *(Stase)* ausgelöst wird und die Blutsäule im gesamten Gefäßquerschnitt „erstarrt" (➤ 12.5.7).

Hemmung der Thrombozytenaggregation

Zur Vorbeugung und Behandlung von Schlaganfällen (➤ 8.12), Herzinfarkten (➤ 14.7.3) und anderen Durchblutungsstörungen kann es sinnvoll sein, die Neigung der Thrombozyten zur Zusammenballung medikamentös herabzusetzen.
Die seit langem als Schmerzmittel eingesetzte **Azetylsalizylsäure** (kurz ASS, z. B. Aspirin®) hemmt die Thrombozytenaggregation aufgrund einer Hemmung der Thromboxan-A_2-Bildung und eignet sich so zur Vorbeugung einer Thrombenbildung in den Arterien. Alternativ können Substanzen eingesetzt werden, welche die *ADP-abhängige Thrombozytenaktivierung* vermindern (wie Clopidogrel, z. B. Plavix®). Am stärksten wirken Substanzen, welche unabhängig von der Art der Aktivierung den für die Aggregation wichtigen *GP-IIb/IIIa-Rezeptor* auf der Thrombozytenoberfläche blockieren (wie Eptifibatid, z. B. Integrilin®).

12.5.5 Blutgerinnung

Gefäßreaktion und Thrombozytenaggregation stoppen kleinere Blutungen zwar innerhalb weniger Minuten *vorläufig,* doch reichen sie allein für einen *dauerhaften* Blutungsstillstand nicht aus: Bereits nach wenigen Minuten nämlich beginnen sich die verengten Gefäße wieder zu erweitern, und ohne weitere Mechanismen könnte der Thrombozytenpfropf aufgelöst oder fortgespült werden – die Blutung würde wieder einsetzen.
Praktisch gleichzeitig mit der Thrombozytenaggregation beginnt die **Blutgerinnung** *(plasmatische Gerinnung)* durch Bildung eines faserigen Netzes aus **Fibrin** um den Thrombozytenpfropf herum und unter Einschluss von Erythrozyten. Der **endgültige Thrombus** entsteht (➤ Abb. 12.20).
Damit es zur Fibrinbildung im Blut kommen kann, müssen zuvor viele *Gerinnungsfaktoren* einer nach dem anderen – im Sinne einer Kettenreaktion – aktiviert werden. Man bezeichnet diese Hintereinanderschaltung von Reaktionen als **Gerinnungskaskade** (➤ Abb. 12.21).

Gerinnungsfaktoren

Die **Gerinnungsfaktoren** sind Eiweißkörper im Blut, die, wenn sie aktiviert sind, wie Enzyme wirken, also bestimmte chemische Reaktionen beschleunigen. Traditionell bezeichnet man sie mit römischen Ziffern von I–XIII:

- Faktor I = Fibrinogen
- Faktor II = Prothrombin
- Faktor III = **Gewebsthrombokinase** (*Gewebsfaktor*), Startpunkt des exogenen Gerinnungssystems
- Faktor IV = Kalzium
- **Faktor V** = *Proaccelerin*
- Faktor VI entspricht aktiviertem Faktor V
- **Faktor VII** = *Proconvertin*
- **Faktor VIII** = *Hämophilie-A-Faktor (antihämophiles Globulin A)*
- **Faktor IX** = *Hämophilie-B-Faktor (Christmas-Faktor)*
- **Faktor X** = *Stuart-Prower-Faktor*
- **Faktor XI** = *Rosenthal-Faktor*
- **Faktor XII** = *Hageman-Faktor*, Startpunkt des endogenen Gerinnungssystems
- **Faktor XIII** = *fibrinstabilisierender Faktor.*

Gerinnungskaskade im Detail

Das Gerinnungssystem wird über zwei verschiedene Wege aktiviert. Aktivierte Faktoren werden durch den Zusatz „a" gekennzeichnet (➤ Abb. 12.21):

- Das **exogene System** *(extrinsic system, extravaskulärer Weg)* wird bei größeren Gewebsverletzungen aktiviert, bei denen es zur Einblutung in das umliegende Gewebe kommt. Sobald Blut infolge einer Gefäßzerreißung in das Gewebe übertritt, wird der Gerinnungsfaktor III (Gewebsthrombokinase) freigesetzt. Gewebsthrombokinase aktiviert Faktor VII und setzt damit die Gerinnungskaskade sekundenschnell in Gang. Der aktivierte Faktor VII (VIIa) wandelt mit Hilfe von Kalzium Faktor X in seine aktive Form um
- Ist der Gefäßschaden auf die Gefäßinnenhaut (Endothel) beschränkt, wird das exogene System nicht aktiviert. Hier startet die Gerinnung über das **endogene System** *(intrinsic system, intravaskulärer Weg).* Die Gerinnung beginnt damit, dass sich Faktor XII durch Kontakt mit dem verletzten Endothel in seine aktive Form umwandelt *(Kontaktaktivierung),* die dann Faktor XI und dieser wiederum Faktor IX aktiviert. An dieser Stelle besteht eine Verknüpfung zum exogenen System, weil auch der Faktor VIIa in der Lage ist, Faktor IX zu aktivieren. Der aktivierte Faktor IX wandelt zusammen mit dem aktivierten Faktor VIII den Faktor X in seine aktive Form um, wozu zusätzlich Kalzium-Ionen und der schon erwähnte Thrombozytenfaktor 3 (TF 3) aus den am verletzten Gefäß haftenden Thrombozyten gebraucht werden. Dass TF 3 nur an der verletzten Stelle vorhanden ist, trägt entscheidend dazu bei, dass die Gerinnung auf diesen Ort beschränkt bleibt. Die Gerinnungskaskade verläuft hier über mehr Schritte als beim exogenen Gerinnungssystem und benötigt deshalb mehr Zeit (ca. 1–6 min).

Endogenes und exogenes System kommen auf der Stufe der Faktor-X-Aktivierung zusammen. Die nun folgenden Schritte laufen gleich ab **(gemeinsame Endstrecke der Gerinnung):** der aktivierte Faktor X führt zusammen mit dem aktivierten Faktor V und Kalzium das Prothrombin in aktives Thrombin über, welches dann Fibrinogen in Fibrin umwandelt. Der fibrinstabilisierende **Faktor XIII** verknüpft die Fibrinmoleküle zu einem stabilen Netzwerk und schützt den endgültigen Thrombus vor vorzeitiger Auflösung.

Die als Beschleunigungsfaktoren bezeichneten Faktoren V und VIII werden durch Thrombin aktiviert und durch die Proteine C und S inaktiviert.

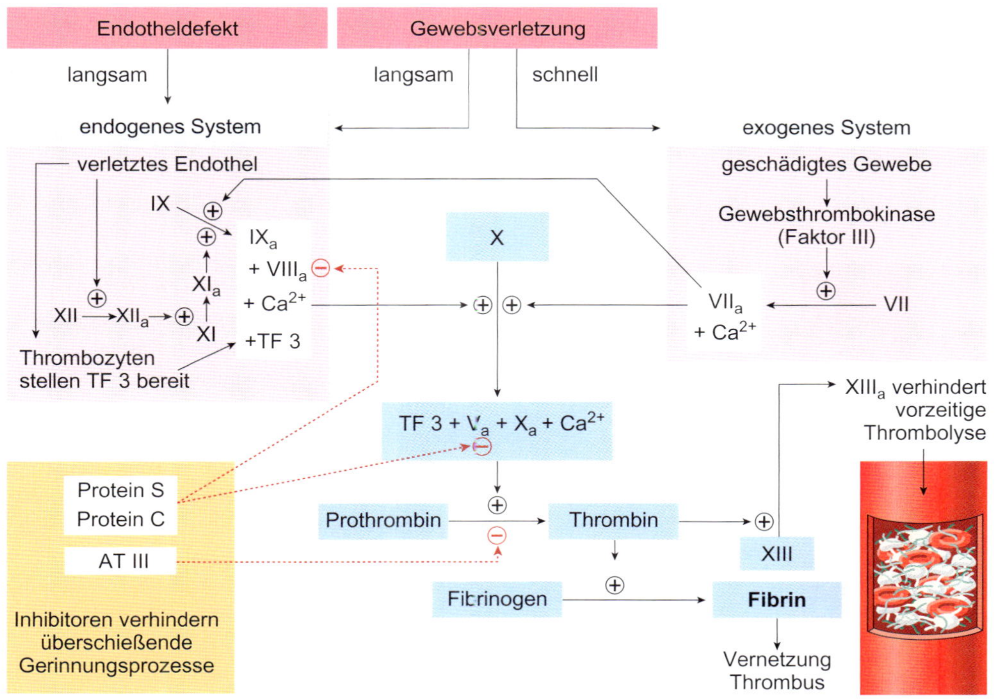

Abb. 12.21 Die Gerinnungskaskade.

Schlüsselrolle des Kalziums

Kalzium nimmt nicht nur für die Thrombinbildung, sondern auch für mehrere andere Reaktionsschritte eine Schlüsselstellung ein. Man kann deshalb Blut ungerinnbar machen, indem man durch Zusatz von Natriumzitrat oder EDTA die Kalzium-Ionen bindet. Dies ist wichtig für die Herstellung von Blutkonserven oder für die Konservierung von Proben vor Blutgerinnungstests.

Synthese der Gerinnungsfaktoren

Viele Gerinnungsfaktoren werden in der Leber synthetisiert. Deshalb können Lebererkrankungen zu einem Gerinnungsfaktormangel und dadurch zu Gerinnungsstörungen führen. Für die Bildung von Prothrombin (Faktor II) und die Gerinnungsfaktoren VII, IX und X benötigt die Leber **Vitamin K** (➤ 18.8). Da Vitamin K zu den fettlöslichen Vitaminen zählt, kann es von der Darmwand nur in Gegenwart von Fetten und Gallenflüssigkeit resorbiert werden. Hauptursachen eines Vitamin-K-Mangels sind Störungen der Fettresorption sowie lang andauernde Antibiotikatherapien, da sie die normale Darmflora abtöten können, welche einen Großteil des Vitamins K beisteuert.

Gerinnselretraktion und -organisation

Das Fibrinnetz zieht sich allmählich zusammen *(Retraktion)* und nähert dadurch die Wundränder einander an – die Wunde verkleinert sich. In das stabile, netzförmige Fibrin können nun Fibroblasten (Bindegewebszellen ➤ 3.5.5) einwachsen, den Thrombus bindegewebig umbauen (organisieren) und die Wunde endgültig verschließen. Eine **Narbe** entsteht.

Hemmstoffe der Gerinnungsfaktoren

So sinnvoll und notwendig die Gerinnung ist – überschießend oder am falschen Ort würde sie zu Gefäßverschlüssen mit unter Umständen lebensbedrohlichen Durchblutungsstörungen führen.

Im Blut zirkulieren deshalb auch ständig Hemmstoffe der Gerinnungsfaktoren. Diese **Inhibitoren** sorgen (neben TF 3) unter anderem dafür, dass die Blutgerinnung nur an der Verletzungsstelle erfolgt. Die wichtigsten Inhibitoren sind das *Antithrombin III* (**AT III**) sowie **Protein C** und **Protein S** (➤ Abb. 12.21). Ein Mangel an Inhibitoren kann Thrombosen verursachen (➤ 12.5.7).

Abschluss der Wundheilung und Fibrinolyse

Es wäre nicht sinnvoll, wenn das verletzte Gefäß dauerhaft verschlossen bliebe. Tage bis Wochen nach erfolgter Wundheilung werden deshalb in der Regel die Fibrinpfröpfe in mehreren Reaktionsschritten wieder abgebaut und damit die verschlossenen Blutgefäße wieder geöffnet *(rekanalisiert)*. Außerdem werden auch beim Gesunden ständig geringe Mengen Fibrin gebildet, die wieder aufgelöst werden müssen. Diese Reaktionskette, die zur Auflösung von Fibrin und damit von Thromben führt, heißt **Fibrinolyse** (*gr.* lysis = Auflösung; ➤ Abb. 12.22).

Die Fibrinolyse wird durch das Enzym **Plasmin** in Gang gesetzt. Im Blut zirkuliert eine inaktive Vorstufe, das **Plasminogen,** das bei Bedarf durch Aktivatoren in das aktive Plasmin überführt wird. Zu den physiologischen Aktivatoren zählen z. B. die **Urokinase** *(uPA = urokinase plasminogen activator)* und der *Gewebsplasminogenaktivator* (**tPA** = *tissue plasminogen activator*).

Im Gegensatz zur Fibrinbildung verläuft die Fibrinolyse zunächst sehr langsam, da sich der Körper nach einer Verletzung vor einer vorzeitigen Gerinnselauflösung schützen muss und deshalb Hemmstoffe der Fibrinolyse bildet, wie z. B. das **α_2-Antiplasmin.**

12.5.6 Gerinnungsdiagnostik

Zur Überprüfung des Gerinnungs- bzw. Blutstillungssystems gibt es eine Reihe von Tests. Man benötigt dazu meist *Zitratblut,* also durch Zusatz von Natriumzitrat ungerinnbar gemachtes Blut. Die wichtigsten Tests sind:

- **Quick** *(Thromboplastinzeit, Prothrombinzeit).* Zitratblut wird mit Gewebsthrombokinase und Kalzium vermischt, wodurch die Gerinnungskaskade in Gang gebracht wird. Die Dauer bis zum Einsetzen der Gerinnung ist vor allem abhängig von den Faktoren I, II, V, VII und X (➤ Abb. 12.21), d. h. dem exogenen System. Der Quick-Wert wird bezogen auf eine Standardzeit in Prozent angegeben; normal sind 80–130 %. Bei Gerinnungsstörungen oder therapeutischer Antikoagulation (➤ 12.5.8) fällt der Quick-Wert ab
- **INR** *(International normalized ratio).* Nachteil des Quick-Wertes ist, dass er stark vom verwendeten Reagens abhängt und die Werte unterschiedlicher Labors nicht miteinander verglichen werden können. Daher wird bei der Kontrolle einer Antikoagulation zunehmend die INR bestimmt, bei der diese Unterschiede durch einen entsprechenden Korrekturfaktor ausgeglichen werden. Der Normalwert beträgt 0,85–1,15. Bei Gerinnungsstörung bzw. Antikoagulation wird er größer
- **PTT** *(partielle Thromboplastinzeit).* Zitratplasma wird mit Kalzium, einem gemahlenen Mineral (z. B. Kaolin oder Siliziumdioxid) zur Kontaktaktivierung und Thrombozytenfaktor 3 vermischt und dann die Zeitdauer bis zum Einsetzen der Gerinnung ermittelt. Die Dauer ist labor- bzw. methodenabhängig, oft bis 40 s. Die PTT erlaubt eine Kontrolle der im *endogenen System* wirksamen Faktoren. Eine verlängerte PTT deutet meist auf einen Mangel an Faktor VIII oder IX hin. Die PTT ist auch wichtig für die Überwachung einer therapeutischen Heparinisierung (➤ 12.5.8)
- **TZ** *(Thrombinzeit, TZ, Plasmathrombinzeit, PTZ).* Nach Zusatz von Thrombin zu Zitratplasma wird die Gerinnungszeit gemessen (normal 16–24 s). Die Messung der TZ ist eine Methode zur Überwachung einer therapeutischen Heparinisierung oder einer Lyse-Therapie
- **Blutungszeit.** Screeningtest für die Thrombozytenfunktion (methoden- und untersucherabhängig, normal oft bis 5 min)
- **Thrombozytenkonzentration.** Normal 150–450/nl (150.000–450.000/µl)
- **Aggregationsfähigkeit der Thrombozyten.** Nach Zugabe einer aggregationsfördernden Substanz, z. B. Kollagen, wird das gebildete Thrombozytenaggregat geprüft
- **Fibrinogenkonzentration.** Sie wird z. B. zur Diagnostik einer erhöhten Blutungsneigung bestimmt (➤ 12.5.9). Normal 1,5–4,0 g/l
- **Fibrinmonomere** *(lösliches Fibrin).* Ein Konzentrationsanstieg spricht für eine erhöhte Thrombinaktivität und damit für eine Hyperkoagulabilität
- **D-Dimere** (bei Verdacht auf tiefe Venenthrombose), normal < 0,5 mg/l. D-Dimere entstehen beim Fibrinabbau durch die Fibrinolyse. Ihre Hauptbedeutung haben sie bei Verdacht auf tiefe Venenthrombosen und der Früherkennung einer Verbrauchskoagulopathie (➤ 12.5.9).

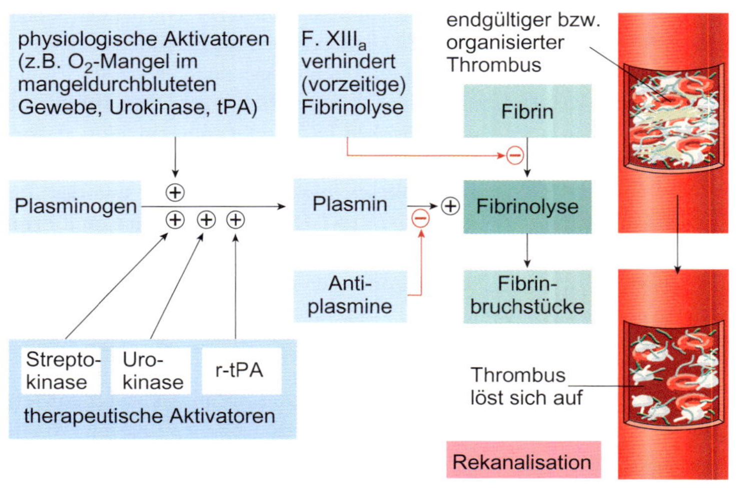

Abb. 12.22 Die Schritte der Fibrinolyse. Ins Blickfeld der modernen Medizin gerät immer mehr die therapeutische Aktivierung der Fibrinolyse, die die Chance zur Auflösung lebensbedrohlicher Gefäßverschlüsse eröffnet (z. B. beim Hirninfarkt).

12.5.7 Thrombose und Embolie

Wenn sich innerhalb eines Gefäßes ein Blutgerinnsel bildet und das Gefäß verschließt, entsteht eine **Thrombose** *(Blutpfropfbildung).* Drei Faktoren begünstigen ihre Entstehung *(Virchow-Trias):*

- Eine *Blutströmungsverlangsamung* **(Stase),** wie sie z. B. bei Ruhigstellung (etwa durch Gips, OP oder Bettlägerigkeit) auftritt
- Eine *erhöhte Gerinnungsbereitschaft* **(Hyperkoagulabilität),** z. B. infolge eines Protein-S-, Protein-C- oder Antithrombin-III-Mangels. Häufigste Ursache, von der 6–8 % der Bevölkerung betroffen sind, ist die **Faktor-V-Leiden-Mutation.** Hier ist durch einen genetischen Defekt Faktor V nicht mehr durch Protein C inaktivierbar (*APC-Resistenz* = Resistenz gegen aktiviertes Protein C), was eine überschießende Gerinnung zur Folge hat (➤ Abb. 12.21)
- **Gefäßwandschäden** (z. B. arteriosklerotische Intimaschäden ➤ Abb. 15.3), welche die Thrombozytenaggregation begünstigen.

Venöse Thrombosen

Eine **tiefe (Bein-)Venenthrombose** (*Phlebothrombose*) betrifft meistens ein Bein, seltener beide Beine oder die Beckenvenen. Die Patienen bemerken oft nur ein einseitiges Schwere- und Spannungsgefühl, manchmal spüren sie gar keine Symptome. Vielfach bestehen auch ein Unterschenkel- und/oder Oberschenkelödem und eine lokale Überwärmung.

Löst sich der Thrombus oder ein Teil davon ab, so wandert er mit dem Blutstrom; er wird dann als **Embolus** bezeichnet. Er verursacht eine **Embolie,** sobald er in einen engen Gefäßabschnitt gelangt, dort stecken bleibt und dieses Gefäß verstopft. Losgelöste Thromben aus den Becken- oder tiefen Beinvenen durchwandern häufig das rechte Herz und verlegen dann Lungenarterien. Sie sind die häufigste Ursache einer evtl. lebensbedrohlichen **Lungenembolie** (➤ 16.11.5).

Wegen der Lungenemboliegefahr muss jede tiefe Beinvenenthrombose behandelt werden:

- Therapeutische Heparinisierung (➤ 12.5.8)
- Straffer Kompressionsverband
- Keine Bettruhe, es sei denn zur Linderung starker Schmerzen. Voraussetzungen der Mobilisierung sind allerdings die *vorherige* Antikoagulation (➤ 12.5.8) und der angelegte Kompressionsverband
- Evtl. Versuch der therapeutischen Fibrinolyse (Thrombolyse, Lyse-Therapie), d. h. der gezielten Thrombusauflösung
- Langfristige Kompressionstherapie zur Entlastung des durch die Thrombose meist teilweise zerstörten Venensystems.

Arterielle Thrombosen und Embolien

Auch im *arteriellen* Gefäßsystem können sich Thromben bilden, von der Gefäßwand lösen und als Embolus engere Gefäßabschnitte verschließen.

Recht häufig ist eine Thrombenbildung im linken Vorhof des Herzens bei unbehandeltem Vorhofflimmern (➤ 14.5.8). Mögliche Folgen je nach Lokalisation der Embolie sind akute Durchblutungsstörungen eines Beins, ein Schlaganfall (➤ 8.12) oder ein Herzinfarkt (➤ 14.7.3). Akute Durchblutungsstörungen eines Beines zeigen sich durch akute, starke Schmerzen, weißliche Verfärbung der Haut und Bewegungsunfähigkeit. Die Fußpulse sind nicht mehr zu tasten, das Bein ist kühl. Die Behandlung erfolgt durch Schmerzbekämpfung und – je nach Einzelfall – durch rasche chirurgische Entfernung des Embolus *(Embolektomie)*, Fibrinolyse oder Heparinisierung.

Thrombenbildung in den Arterien selbst ist seltener.

12.5.8 Antikoagulation und Thrombolyse

Zur Vorbeugung einer *venösen* Thrombose bzw. Embolie bei Risikopatienten wird die Gerinnungsfähigkeit des Blutes medikamentös herabgesetzt (➤ Abb. 12.23). Man bezeichnet dies als *Gerinnungshemmung* oder **Antikoagulation** (umgangssprachlich fälschlicherweise häufig als „Blutverdünnung" bezeichnet).

Soll eine Thrombenbildung in arteriosklerotisch veränderten, verengten *Arterien* verhindert werden (z. B. Vorbeugung vor einem Herzinfarkt oder Schlaganfall), werden **Thrombozytenaggregationshemmer** gegeben (➤ 14.7.2, ➤ Abb. 12.23). Wird zur Auflösung eines bereits gebildeten Thrombus die Fibrinolyse aktiviert, spricht man von **Thrombolyse** (kurz *Lyse*).

Parenterale Antikoagulanzien

Parenterale Antikoagulanzien müssen gespritzt werden. Am gebräuchlichsten ist **Heparin.** Es verhindert die Bildung von Fibrin, hauptsächlich indem es mit Antithrombin III einen Komplex bildet und dadurch die aktivierten Faktoren II und X hemmt.

Zur Verhütung von Thrombosen *(Thromboseprophylaxe)* dient die **prophylaktische** *(Low-dose-)* **Heparinisierung,** heute meist mit der einmal täglichen subkutanen Injektion eines *fraktionierten* oder **niedermolekularen Heparins** (*NMH,* z. B. Clexane®, Fragmin®).

> **P**
> **Thromboseprophylaxe**
> Da ohne (medikamentöse) Thromboseprophylaxe immer wieder Patienten an den Folgen einer Thrombose versterben, wird die wenig belastende prophylaktische Heparinisierung bei allen Patienten durchgeführt, die weniger als sechs Stunden am Tag das Bett verlassen. Sie kann durch aktive Bewegungsübungen und *medizinische Thromboseprophylaxestrümpfe* ergänzt werden, die die oberflächlichen Venen komprimieren und so den venösen Rückfluss im tiefen Venensystem verbessern. Der beste Schutz vor Thrombose ist allerdings frühzeitige Mobilisation.

Die **therapeutische Heparinisierung** *(Voll-, High-dose-Heparinisierung)* dient der Verhinderung weiterer Thrombusbildung z. B. bei Venenthrombosen, Lungenembolien oder Herzinfarkt. Bevorzugt wird heute die gewichtsangepasste subkutane Injektion niedermolekularer Heparine, wodurch die intravenöse Gabe **unfraktionierter Heparine** über Infusionspumpen zurückgedrängt wurde.

Orale Antikoagulanzien

Zur Langzeitantikoagulation eingesetzt werden **orale Antikoagulanzien,** die als Tabletten gegeben werden können. **Cumarinderivate** (*Cumarine,* z. B. Phenprocoumon, etwa Marcumar®) sind *Antagonisten* (Gegenspieler) des Vitamins K und hemmen somit die Bildung der Gerinnungsfaktoren II, VII, IX und X in der Leber. Um eine zu starke Gerinnungshemmung mit unvertretbar hoher Blutungsgefahr zu vermeiden, muss die Dosierung regelmäßig über den Quick- oder INR-Wert kontrolliert werden (Zielwert je nach Grunderkrankung 15–25 % bzw. 2,0–3,5).

Die neueren *direkten oralen Antikoagulanzien* **(DOAK),** auch *neue orale Antikoagulanzien* **(NOAK)** genannt, hemmen die Gerinnungsfaktoren selbst. Rivaroxaban (z. B. Xarelto®), Apixaban (z. B. Eliquis®) und Edoxaban (z. B. Lixiana®) hemmen selektiv den aktivierten Faktor X (Xa). Dabigatran (z. B. Pradaxa®) hemmt direkt die Wirkung von Thrombin. Die Dosis ist fest, Gerinnungskontrollen erfolgen nicht routinemäßig. Hemmstoffe zur kurzfristigen Wiederherstellung einer normalen Gerinnung sind verfügbar.

Eingesetzt werden orale Antikoagulanzien unter anderem zur Rückfallprophylaxe nach Bein- oder Beckenvenenthrombose, nach Lungenembolie, bei Vorhofflimmern sowie nach akutem Herzinfarkt bei besonderen Risikofaktoren für etwa 3–12 Monate, eventuell auch länger.

> **P**
> **Unter oralen Gerinnungshemmern beachten**
> Alle Patienten, die orale Antikoagulanzien einnehmen, erhalten einen Notfallausweis. Sie müssen darauf achten, sich nicht zu verletzen. Intramuskuläre Injektionen dürfen wegen der Gefahr starker Einblutungen ins Gewebe nicht verabreicht werden (dies gilt auch bei therapeutischer Heparinisierung). Vor einer geplanten Operation müssen orale Antikoagulanzien abgesetzt werden (Cumarine in der Regel eine Woche vorher, die übrigen präparatabhängig kürzer).
> Patienten, die Cumarinderivate einnehmen, sollten außerdem stark Vitamin-K-haltige Lebensmittel wie etwa grüne Gemüse und Salate nur in Maßen und immer etwa gleichen Portionen verzehren, da sie die Wirkung von Cumarinen herabsetzen.

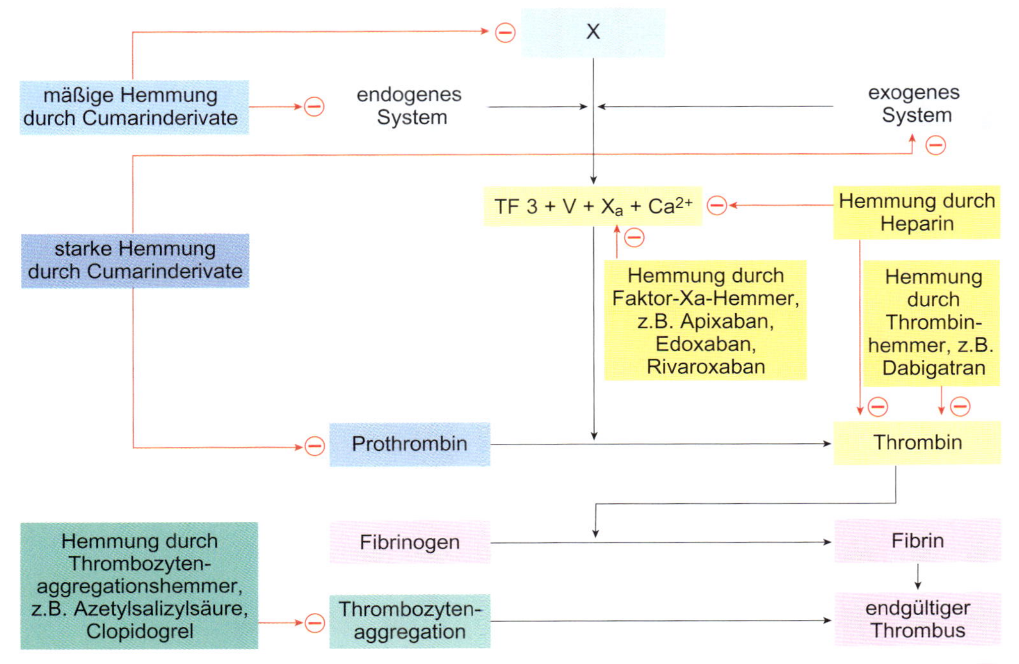

Abb. 12.23 Angriffspunkte von Thrombozytenaggregationshemmern und Antikoagulanzien (Gerinnungshemmer).

Therapeutische Thrombolyse

Mit fibrinolytischen Substanzen kann versucht werden, thrombotische oder embolische Gefäßverschlüsse aufzulösen. Verwendet werden neben der aus Bakterien (Streptokokken ➤ 13.9.2) gewonnenen **Streptokinase** die aus menschlichem Urin, Zellkulturen oder gentechnisch hergestellte **Urokinase** und das gentechnisch erzeugte **r-tPA** *(rekombinanter tissue [= Gewebs-]Plasminogenaktivator)* sowie dessen Abkömmlinge. Hauptnebenwirkungen sind Spontanblutungen.

12.5.9 Erhöhte Blutungsneigung (hämorrhagische Diathese)

Eine *erhöhte Blutungsneigung* wird als **hämorrhagische Diathese** bezeichnet. In leichten Fällen klagen die Patienten nur über vermehrtes Nasenbluten oder gehäufte blaue Flecke, in schwersten Fällen kann es zu tödlichen Blutungen kommen.

Thrombozytenstörungen

Eine verminderte Thrombozytenkonzentration heißt **Thrombozytopenie**, eine Thrombozytenfunktionsstörung **Thrombozytopathie.** Eine merklich erhöhte Blutungsneigung tritt meist erst bei Thrombozytenkonzentrationen unter 30/nl (30.000/µl) auf. Typisch für thrombozytenbedingte Blutungen sind stecknadelkopfgroße Kapillarblutungen (**Petechien** ➤ Abb. 12.24) oder kleinflächige Blutungen (**Purpura).** Durch den **Rumpel-Leede-Stauungstest** mit Stauen durch eine Blutdruckmanschette über 5 min kann ihre Entstehung provoziert werden.

Koagulopathien

Koagulopathien sind durch Mangel oder Funktionsstörungen der Gerinnungsfaktoren bedingt. Wohl am bekanntesten ist die *Bluterkrankheit* **(Hämophilie).** Bei der **Hämophilie A** fehlt Faktor VIII, bei der viel selteneren **Hämophilie B** Faktor IX. Beide werden X-chromosomal-rezessiv (➤ 2.13.3, ➤ 3.2.2) vererbt und treten deshalb fast nur bei Männern auf.
Patienten mit ausgeprägter Hämophilie leiden schon bei kleinsten Verletzungen unter schweren, nicht zu stillenden Blutungen, die häufig in Gelenkhöhlen **(Hämarthros)** auftreten und dort längerfristig zu schweren Gelenkschäden führen können. Deshalb muss der fehlende Gerinnungsfaktor möglichst schnell nach Verletzungen, teilweise sogar vorbeugend, durch Gerinnungsfaktoreninjektion *substituiert* (ersetzt) werden.
Viel häufiger aber ist das **von-Willebrand-Jürgens-Syndrom** *(vWS),* bei dem es an **von-Willebrand-Faktor** *(vWF)* mangelt, der normalerweise den vorzeitigen Abbau von Faktor VIII verhindert und auch bei der Thrombozytenaggregation eine Rolle spielt (➤ 12.5.4). Es verläuft oft leicht und wird häufig zufällig bemerkt.
Ausgelöst z. B. durch Schock oder Sepsis ist die **Verbrauchskoagulopathie** *(disseminierte intravasale Koagulopathie, DIC).* Thrombenbildung in den Gefäßen folgt eine Blutungsneigung durch Gerinnungsfaktormangel infolge des Verbrauchs.

Vasopathien

Auch **Vasopathien,** also Gefäßerkrankungen wie z. B. Gefäßentzündungen oder -fehlbildungen, können zu einer erhöhten Blutungsneigung führen. Das Beschwerdebild ist hier oft uncharakteristisch.

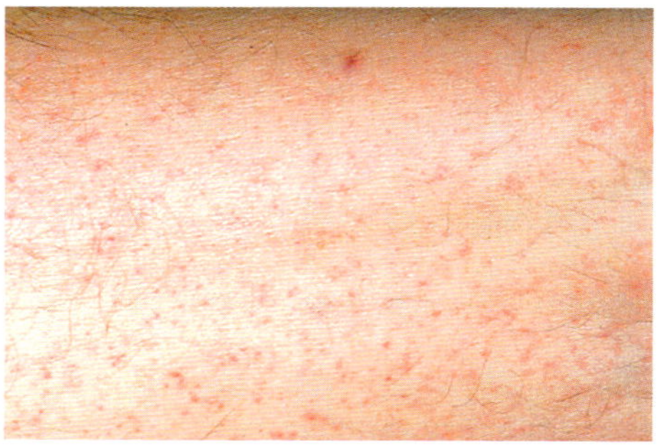

Abb. 12.24 Petechien (punktförmige Blutungen). [E341]

12.6 Lymphatisches System

Als **lymphatisches System** bezeichnet man die Gesamtheit aller Lymphbahnen, die **lymphatischen Organe** *Knochenmark, Milz, Thymus, Lymphknoten* sowie die **schleimhautassoziierten lymphatischen Gewebe,** also den *lymphatischen Rachenring* mit Rachen-, Zungen- und Gaumenmandeln, das lymphatische Gewebe der Atemwege und das des Darms (z. B. die *Peyer-Plaques* des Dünndarms ➤ 17.5.3, ➤ Abb. 12.26). Alle lymphatischen Organe sind aus retikulärem Bindegewebe (➤ 4.3.3) aufgebaut, in das zahlreiche Lymphozyten (➤ 12.3.3) eingestreut sind.
Anatomisch entspricht das lymphatische System weitgehend den Organen des Immunsystems (➤ 13.1.2), erfüllt aber außer der Mitarbeit bei der *Immunabwehr* noch zwei weitere Aufgaben:

- Den *Transport* von Nahrungsfetten aus dem Darm (➤ 17.7.3)
- Die *Drainage* von interstitieller Flüssigkeit ins venöse System, der *Lymphe* (➤ 12.6.1).

12.6.1 Lymphe und Lymphbahnen

In den arteriellen Schenkeln der Kapillaren werden täglich insgesamt etwa 20 l Flüssigkeit ins Interstitium filtriert, jedoch nur ca. 18 l davon im venösen Schenkel wieder reabsorbiert (➤ Abb. 12.25, ➤ Abb. 15.5). Die restlichen 2 l, also ca. 10 % der filtrierten Flüssigkeit, bilden die **Lymphe.** Ihre Zusammensetzung entspricht der des Blutplasmas mit dem Unterschied eines um zwei Drittel niedrigeren Eiweißgehalts. Er beträgt ca. 20 g/l gegenüber 70–80 g/l im Blutplasma.
Die Lymphe wird von den **Lymphkapillaren** aufgenommen, die überall im Körper blind beginnen (➤ Abb. 12.25). Sie verlaufen etwa parallel zu den Venen und vereinigen sich zu zunehmend größeren Lymphbahnen. In die Lymphbahnen eingeschaltet sind **Lymphknoten** (➤ 12.6.3). Dort werden in der Lymphe enthaltene Stoffwechselprodukte, Zelltrümmer, Lymphozyten und Fremdkörper entfernt. Nachdem die Lymphe die Lymphknoten passiert hat, sammelt sie sich in den großen Lymphbahnen.
Die großen Lymphbahnen der unteren Körperabschnitte vereinigen sich in der *Cisterna chyli* und laufen als **Ductus thoracicus** *(Milchbrustgang)* durch das Zwerchfell ins hintere Mediastinum (➤ 14.1). Nach dem Zufluss der Hauptlymphbahnen des linken Armes und der linken Kopfhälfte mündet der Ductus thoracicus am linken **Venenwinkel,** dem Zusammenfluss von linker Kopf- und Armvene, ins Blut. Die Lymphe der rechten oberen Körperseite mündet dagegen als **rechter Hauptlymphgang** *(Ductus lymphaticus dexter)* direkt in den rechten Venenwinkel (➤ Abb. 12.27). Die Lymphbahnen stellen somit neben dem venösen System ein zweites Abflusssystem dar, durch das die interstitielle Flüssigkeit wieder ins Blut gelangt.
Lymphkapillaren sind wie Blutkapillaren mit Endothel ausgekleidet. Sie haben aber meist einen etwas größeren Durchmesser. Große Lymphgefäße besitzen eine Intima, eine Media mit glatter Muskulatur und eine bindegewebige Externa (➤ 15.1.2). Wie die Venen sind sie mit Klappen ausgestattet. Der Flüssigkeitstransport kann durch

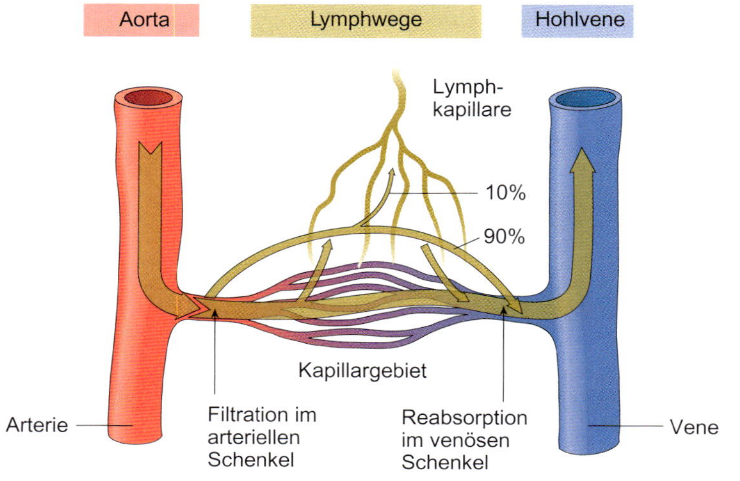

Abb. 12.25 Bildung der Lymphe im Kapillargebiet.

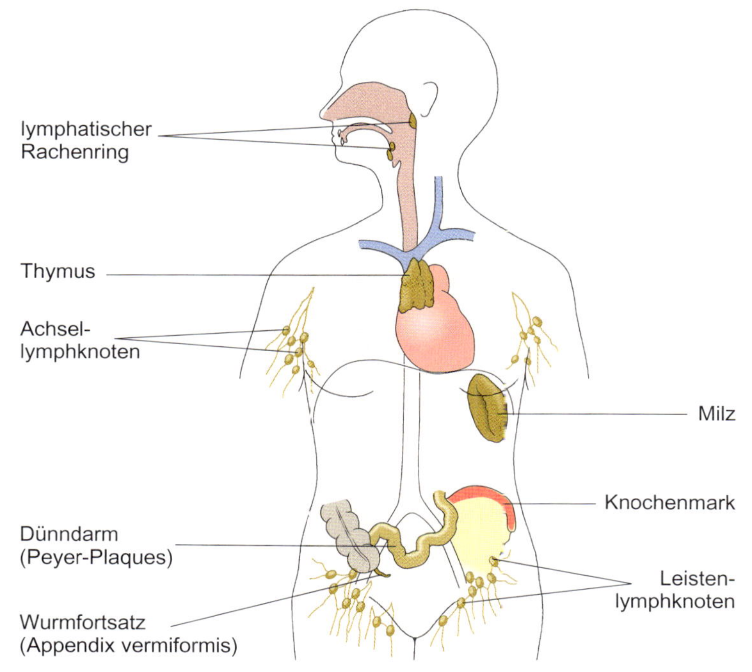

Abb. 12.26 Die lymphatischen Organe. Nach ihrer Bildung und Prägung wandern die Lymphozyten in die lymphatischen Organe aus, die über den ganzen Körper verstreut sind.

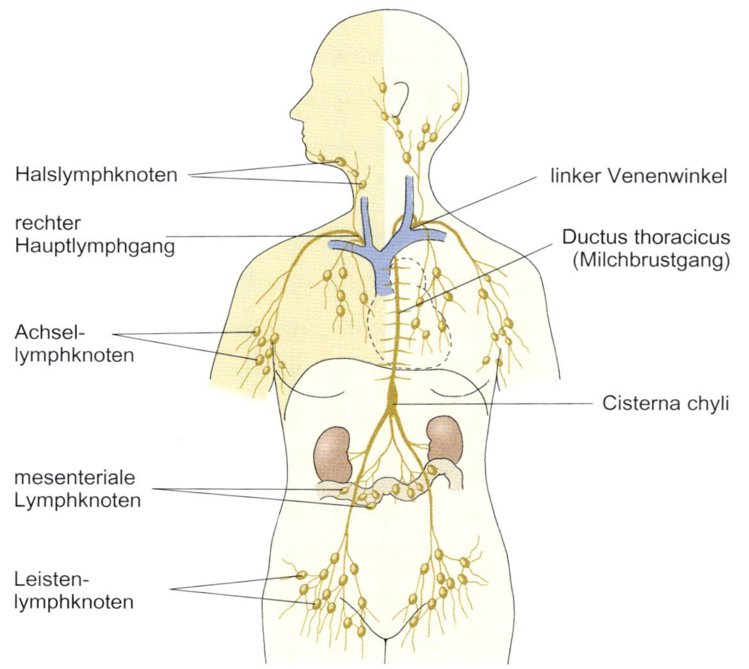

Abb. 12.27 Wichtige Lymphbahnen und Lymphknotenstationen. Der Ductus thoracicus übernimmt den größten Anteil des Lymphabflusses. Die Lymphe der rechten oberen Körperhälfte sammelt sich dagegen getrennt im rechten Hauptlymphgang.

rhythmische Kontraktionen der Gefäßmuskulatur erfolgen, wobei die Lymphklappen einen Rückstrom verhindern. In den Lymphkapillaren und den Lymphbahnen der Skelettmuskulatur wird der Strom außerdem durch die sog. *Lymphpumpe* aufrechterhalten. Sie funktioniert vom Prinzip her wie die Muskelpumpe (➤ Abb. 15.6). Der Flüssigkeitsstrom kann durch Muskelarbeit auf das 10- bis 15-fache ansteigen.

12.6.2 Lymphödem

Eine Unterbrechung des Lymphabflusses, z. B. durch Entzündungen, Tumoren, aber auch Lymphknotenentfernung oder -bestrahlung, führt zu einem Rückstau der Lymphe im Gewebe. Die dadurch auftretende teigige Schwellung wird als **Lymphödem** bezeichnet. Häufig entsteht ein Lymphödem im Schulter-Arm-Bereich nach Entnahme der axillären Lymphknoten bei Entfernung eines Mammakarzinoms (➤ 20.3.10).

Entstauung bei Lymphödem (M)

Die Behandlung eines Lymphödems besteht aus:

- *Manueller Lymphdrainage*, einer Massageform, bei der durch Massage die gestaute Lymphe durch sanfte, flächige Handbewegungen in Richtung des Lymphflusses ausgestrichen wird
- Kompression der betroffenen Extremität, z. B. durch Kompressionsstrümpfe
- Hautpflege
- Häufigem Hochlagern
- Bewegungstherapie.

12.6.3 Lymphknoten

In die Lymphbahnen sind als biologische Filterstationen gruppenweise die Lymphknoten zwischengeschaltet. Jeder Körperregion ist dabei eine Gruppe **regionaler Lymphknoten** zugeordnet. In den Lymphknoten wird die Lymphe gereinigt, Lymphozyten vermehren sich dort, und ausgereifte Abwehrzellen treten in engen Kontakt mit in der Lymphe befindlichen Antigenen und setzen im Falle einer Infektion die spezifische Abwehr in Gang.

Ein **Lymphknoten** *(Nodus lymphaticus)* ist ein mehrere Millimeter langes, bohnenförmiges Körperchen, das von einer Bindegewebskapsel umschlossen ist (➤ Abb. 12.28). Aus der Kapsel ziehen mehrere kurze Bindegewebsbälkchen, die *Trabekel,* ins Innere. Dazwischen befindet sich ein Netz phagozytierender *Retikulumzellen.* Retikulumzellen findet man auch in anderen lymphatischen Organen wie z. B. der Milz, aber auch im Knochenmark als zelluläres Stützgerüst. In den Zwischenräumen liegt das lymphatische Gewebe. Dort findet die Vermehrung der Lymphozyten statt.

Man unterscheidet eine äußere *Rindenzone* und eine innere *Markzone* des Lymphknotens. In der Rindenzone liegen die Lymphozyten in kugelförmigen Verdichtungszentren, den *Rindenfollikeln.* Dort finden sich vor allem B-Lymphozyten. Zwischen Rinden- und Markzone sind vor allem T-Lymphozyten zu finden, in der Markzone insbesondere strangförmig gruppierte B-Lymphozyten und Plasmazellen.

Die Lymphe erreicht den Lymphknoten über mehrere zuführende Lymphgefäße *(Vasa afferentia)* auf der konvexen Seite. Sie fließt dann langsam

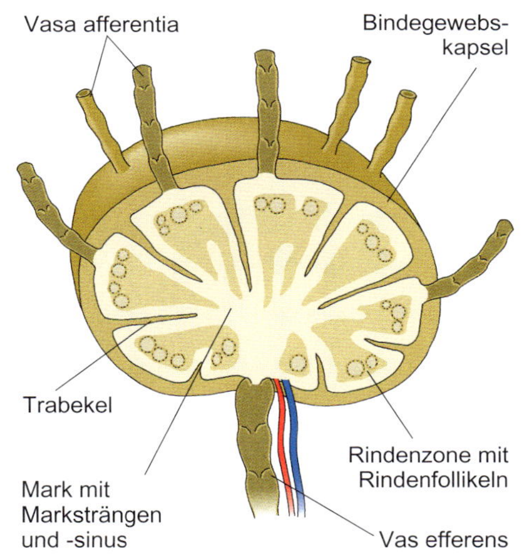

Abb. 12.28 Lymphknoten.

durch ein stark verzweigtes Hohlraumsystem *(Sinus)* in Richtung konkave Seite, wo sie den Lymphknoten über ein oder zwei ableitende Lymphgefäße *(Vasa efferentia)* wieder verlässt.

Lymphknotenschwellungen (Lymphome)

Bei einer Entzündung reagieren die regionalen Lymphknoten mit schmerzhafter Schwellung. So schwellen z. B. bei einer eitrigen Mandelentzündung (Tonsillitis ➤ Abb. 13.22) die Halslymphknoten an. Sie sind druckschmerzhaft und gut verschieblich.

Auch eine Krebserkrankung, etwa ein Mammakarzinom, kann sich durch Vergrößerung und Verhärtung der regionalen Lymphknoten äußern. Diese mit Tumorzellen infiltrierten Lymphknoten sind typischerweise unverschieblich, mit dem umgebenden Gewebe verbacken und schmerzlos. Als **Sentinel-*(Wächter-)*Lymphknoten** bezeichnet man den ersten im Lymphabflussweg eines Tumors gelegenen Knoten. Er wird heute bei Tumorerkrankungen oft allein anstelle der gesamten Lymphknotengruppe zur Diagnostik entfernt.

12.6.4 Milz

Die **Milz** *(Lien, Splen)* ist ein etwa 150 g schweres Organ im linken Oberbauch unter dem Zwerchfell (➤ Abb. 17.6, ➤ Abb. 12.29).
Am *Milzhilum* tritt die *Milzarterie* **(A. lienalis)** in die Milz ein, während die *Milzvene* **(V. lienalis)** sie hier verlässt (➤ Abb. 12.29).
Die Milz ist von einer mäßig derben Bindegewebskapsel umgeben, von der zahlreiche Gewebsbalken, die *Trabekel,* in das Organinnere einstrahlen (➤ Abb. 12.30). Das so entstandene dreidimensionale Balkenwerk umschließt Bereiche, die das eigentliche Milzgewebe enthalten. Es wird **Pulpa** genannt. Die Schnittfläche einer frischen Milz zeigt bei genauer Betrachtung ein ausgedehntes, dunkelrotes Gewebe, die **rote Pulpa,** in das viele stecknadelkopfgroße weiße Stippchen eingestreut sind, die **weiße Pulpa.** Rote und weiße Pulpa stehen in einem Volumenverhältnis von ungefähr 3:1. Die weiße Pulpa setzt sich aus lymphatischem Gewebe zusammen, das sich entlang der arteriellen Gefäße ausbreitet. Zusätzlich findet man kugelförmige Lymphfollikel. Die rote Pulpa besteht dagegen aus großen Bluträumen, den **Sinus,** und einem feinen bindegewebigen Maschenwerk, in das viele rote und weiße Blutkörperchen eingelagert sind.

Was leistet die Milz?

Gesicherte Funktionen der Milz sind:

- Identifizierung und Abbau von überalterten Blutzellen, zusammen mit den anderen Zellen des Monozyten-Makrophagen-Systems (➤ 13.2.2), das z. B. auch in der Leber (Kupffer-Sternzellen) und im Knochenmark vorkommt („Blutmauserung" ➤ 12.2.4). Diese Aufgabe übernimmt die rote Pulpa
- Unterstützung des Abwehrsystems durch Opsonierung (➤ 13.2.2) von Bakterien, vor allem in der weißen Pulpa
- Abfangen und Abbau von Gerinnungsprodukten (kleine Thromben)
- Vorgeburtliche Hämatopoese (Blutbildung).

Bei Erwachsenen gehört die Milz nicht zu den lebenswichtigen Organen. Ihre Funktionen können zum Teil von der Leber, vom Knochenmark und von anderen lymphatischen Organen übernommen werden. Dennoch treten vor allem in der ersten Zeit nach einer operativen Entfernung der Milz **(Splenektomie),** die z. B. bei einem verletzungsbedingten Milzriss **(Milzruptur)** mit unstillbaren Blutungen nötig werden kann, häufig Komplikationen auf. Dies sind erhöhte Gerinnungsneigung, allgemeine Abgeschlagenheit und Neigung zu bakteriellen Infektionen (➤ 13.9) mit erhöhter Sepsisgefahr (➤ 13.7.2). Deshalb wird bei einer Splenektomie aufgrund einer Milzverletzung so viel Milzgewebe wie möglich erhalten. Auch werden kleine Milzgewebestücke *(Splenoseherde)* in Taschen des großen Netzes (Omentum majus, ➤ Abb. 17.3) transplantiert, die dort anwachsen und so die Gefahr bakterieller Infektionen vermindern.

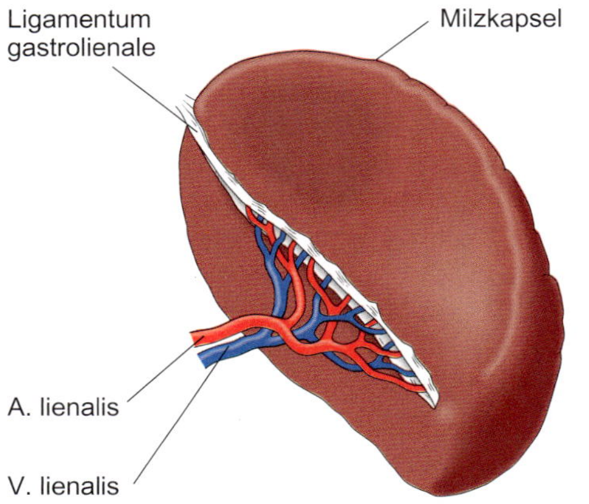

Abb. 12.29 Anatomie der Milz. Das Organ ist ca. 7 cm breit und ca. 12 cm lang. Von der Milzkapsel geht ein Halteband (Ligamentum gastrolienale) aus, das zum Magen zieht.

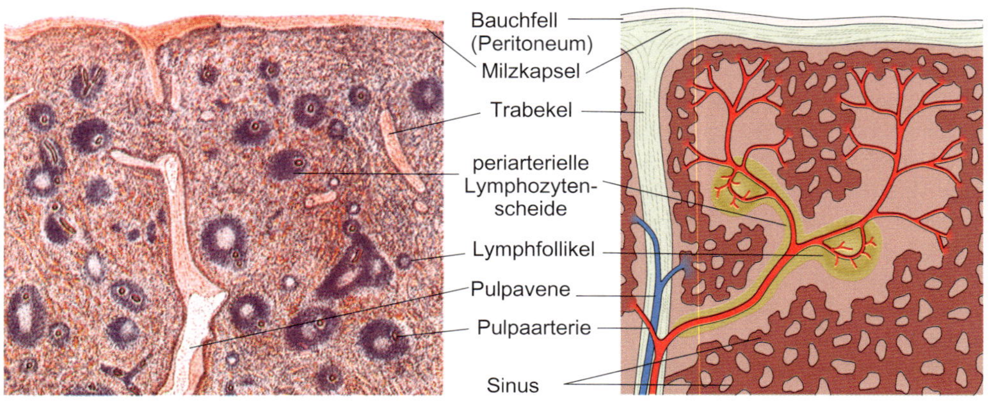

Abb. 12.30 Histologischer Feinbau der Milz, links im mikroskopischen Bild, rechts Schemazeichnung. [M375, L190]

12.6.5 Thymus

Der **Thymus** *(Bries)* liegt im vorderen Mediastinum (➤ 14.1) über dem Herzbeutel. Nur bei Kindern und Jugendlichen ist der Thymus voll ausgebildet und erreicht ein Gewicht von maximal 40 g (➤ Abb. 12.31). Umhüllt von einer zarten Bindegewebskapsel, besteht der Thymus aus zwei Lappen, die wiederum in glatte Läppchen mit einem Durchmesser bis ca. 2 mm aufgegliedert sind.
Das Gewebsgerüst des Thymus besteht aus einem Netz von verzweigten, epithelialen Retikulumzellen.
Man unterscheidet:

- Die peripher gelegene **Thymusrinde.** Sie enthält zahlreiche T-Lymphozyten und deren Vorläufer und sieht deshalb dunkel aus
- Das zentrale, lymphozytenarme **Thymusmark.**

Die Vorläufer der T-Lymphozyten wandern in die Thymusrinde ein und vermehren sich dort. Die meisten der neu gebildeten Zellen gehen aber im Rahmen komplizierter Selektionsprozesse wieder zugrunde, sodass nur solche T-Lymphozyten den Thymus verlassen, die sich gegen körperfremde und *nicht* gegen körpereigene Substanzen richten. Hierfür ist der Kontakt zwischen den reifenden Lymphozyten und den Retikulumzellen von entscheidender Bedeutung.

Bedeutung des Thymus (W)
Im Thymus findet im Kindesalter die Prägung der T-Lymphozyten statt (➤ 13.4.1): Die T-Zellen lernen dort also, „selbst" von „fremd" zu unterscheiden und nur die Fremdstoffe im Rahmen einer Immunantwort anzugreifen.

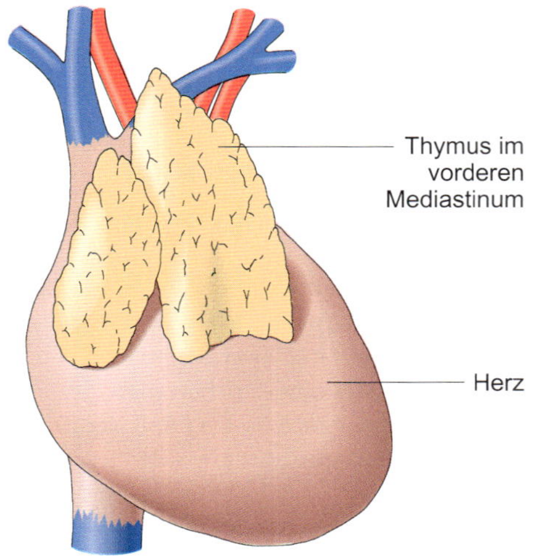

Abb. 12.31 Thymus eines Jugendlichen. Beim Kind ist der Thymus im Verhältnis zum Herz noch größer, beim Erwachsenen wird er zunehmend durch Fettgewebe ersetzt.

Daneben sezerniert der Thymus verschiedene Hormone, die wahrscheinlich als Wachstumsfaktoren des Immunsystems wirken (auch ➤ Tab. 11.4).

12.6.6 Erkrankungen des lymphatischen Systems

Einer neueren Klassifikation zufolge werden alle bösartigen Erkrankungen der Lymphozyten als **maligne Lymphome** bezeichnet. Sie werden unterteilt in den **Morbus Hodgkin** *(Lymphogranulomatose)* und die **Non-Hodgkin-Lymphome.** Auch die chronisch-lymphatische Leukämie (CLL, ➤ 12.3.6) ist ein Non-Hodgkin-Lymphom.

Typischerweise kommen die Patienten wegen *schmerzloser* Lymphknotenvergrößerungen, Leistungsknick, Müdigkeit, Gewichtsverlust, Nachtschweiß oder unklaren Fiebers zum Arzt. Die genaue Diagnose erfordert die Entfernung und feingewebliche Untersuchung verdächtiger Lymphknoten.

Unter optimaler Behandlung (Bestrahlung und/oder Chemotherapie) hat das Hodgkin-Lymphom eine gute Prognose. Die Behandlung der Non-Hodgkin-Lymphome hängt von der genauen Form der Erkrankung ab. Insgesamt ist die Prognose schlechter.

Zu den Non-Hodgkin-Lymphomen gehört ebenfalls das **multiple Myelom,** bei dem eine Plasmazelle (➤ 13.4.2) entartet und Unmengen eines einzigen (aber funktionsuntüchtigen) Antikörpers produziert.

Nach unspezifischen Beschwerden wie etwa Abgeschlagenheit und Gewichtsverlust entwickeln sich oft eine Niereninsuffizienz und pathologische Frakturen (➤ 5.1.7), weil sich die tumorösen Plasmazellen in gesundes Knochengewebe fressen. Die massenhaften abnormen Antikörper lassen sich im Urin als sog. *Bence-Jones-Proteine* (Paraproteine; ➤ Abb. 12.4) nachweisen.

Aktuelles & Spezielles

12.7 Flüssigbiopsie – Erstaunliche Vorhersagen aus einer Blutprobe

Blut, unser flüssiges Organ, lässt sich leicht als Probe aus dem Körper entnehmen. Nach der Entdeckung des Blutkreislaufs begann mit der Entwicklung der Mikroskopie bereits im 17. Jahrhundert die Blutuntersuchung. Man entdeckte zunächst die weißen und die roten Blutkörperchen, deren quantitative Bestimmung aber erst Mitte des 19. Jahrhunderts gelang. Ende des 19. Jahrhunderts wurden erstmals Zentrifugen zur Trennung der zellulären und der wässrigen Phase des Blutes eingesetzt. Aber erst ab ungefähr 1930 gewann die physikalisch-chemische Analyse des Blutes stark an Bedeutung.

Mit der Entwicklung immer feinerer Messmethoden nahm die Zahl der zu diagnostischen Zwecken bestimmten Blutbestandteile ständig zu. Bisher zur Diagnostik herangezogen werden etwa 120 verschiedene Plasmaeiweiße und eine große Anzahl weiterer biochemischer Moleküle. Ein Ende ist jedoch nicht absehbar, seitdem klar ist, dass sich nicht nur plasmatische Moleküle, wie Antikörper oder Gerinnungsfaktoren, und zytosolische Substanzen anderer Körperzellen, z. B. Leber- oder Muskelenzyme, im Blutplasma befinden, sondern sich auch DNA-Fragmente aus Kernen untergegangener Organzellen nachweisen lassen.

Was kann man aus der DNA des Blutes erfahren?

Seit einigen Jahrzehnten weiß man, dass auch **zellfreie DNA** *(cell-free DNA, cfDNA)* frei im Blutplasma zirkuliert. Das Immunsystem baut die bei der Zellerneuerung ersetzten Zellen sowie entartete und körperfremde Zellen ab, zerlegt dabei aber die DNA nicht komplett, so dass Bruchstücke davon ins Blut gelangen.

Diese DNA-Bruchstücke enthalten die genetische Information über Aufbau und Funktion *vieler verschiedener* Zellen. Mit einer einzigen Blutprobe, einer sogenannten **Flüssigbiopsie** *(liquid biopsy)* kann man bereits heute beispielsweise eine detaillierte Pränataldiagnostik (➤ 21.7.6) betreiben, bei bestimmten Tumoren Rezidive frühzeitig erkennen oder Tumor-DNA zur besseren Therapieplanung auf Mutationen hin untersuchen. Möglicherweise wird man in absehbarer Zeit in der Lage sein, sowohl Erkrankungsrisiken, wie die Entstehung von Krebszellen, vorauszusagen, als auch die Lebenserwartung eines Menschen zu beurteilen (➤ Abb. 12.32).

Um diese DNA-Analysen durchführen zu können, bedarf es moderner Bestimmungsmethoden. DNA-Moleküle, die nur in Spuren vorkommen, zu vervielfachen, ist seit Entwicklung der *Polymerase-Kettenreaktion* (**PCR,** ➤ 2.12.1) vor gut 30 Jahren ein gängiges Verfahren. Leistungsfähige Automaten zur Analyse der DNA-Sequenz sind hingegen erst in den letzten Jahren entwickelt worden.

Revolution der DNA-Sequenzierung

Das Problem bei der diagnostischen Nutzung der vielen DNA-Bruchstücke besteht darin, ihre Sequenz, also die die Information enthaltene Abfolge der Basen, bestimmen zu müssen. Mit der Entwicklung von immer leistungsfähigeren Sequenzierautomaten ist dies inzwischen schnell und preiswert möglich. Das neueste Verfahren ist das sogenannte **Nanopore-Sequencing,** das auch ohne PCR eingesetzt werden kann. Das gesamte Genom eines Menschen, bestehend aus 3,3 Milliarden Basenpaaren, kann damit in ca. 15 Minuten entziffert werden.

Genetische Zuordnung der DNA-Bruchstücke

Aus ihrer Sequenz allein ist nicht erkennbar, aus welchem Körperorgan, welcher Körperzelle, welchem Gen die gefundenen DNA-Abschnitte stammen. Dazu sind leistungsfähige Computer erforderlich, die alle gemessenen Sequenzen mit dem seit einigen Jahren in einer Datenbank hinterlegten Genom von Menschen vergleichen. Aus den Bruchstücken und ihren Überlappungen lassen sich so die Ursprungsgene rekonstruieren. Da jedoch jede Körperzelle das gesamte Genom enthält, ist damit noch nicht die Ursprungszelle ermittelt. Hier kommt zum Tragen, dass je nach Spezialisierung einer Zelle, z. B. zur Muskel- oder Nervenzelle, unterschiedlich Gene aktiviert werden, was sich durch ins Genom eingefügte Methylgruppen (➤ 2.14) feststellen lässt. Das Muster der durch Methylierung veränderten Gene, **Epigenom** genannt, ist für jedes Gewebe einzigartig. Die mit Methylgruppen, **Epimarks,** versehenen Gene sind

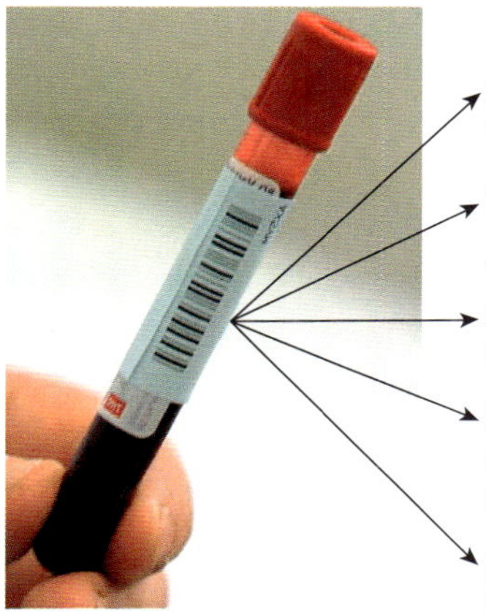

Abb. 12.32 Flüssigbiopsie. In einer Blutprobe lassen sich nicht nur Blutzellen, Plasmaproteine, Botenstoffe und Enzyme bestimmen, sondern man kann auch nach Tumorzellen oder freier DNA suchen. Hier eine Auswahl von Zielstrukturen und (teils noch experimentellen) Anwendungsmöglichkeiten dieser Flüssigbiopsie. [J787]

inaktiviert. Eine Besonderheit besteht darin, dass sich die Epimarks eines Menschen mit der Zeit verändern. Dies kann durch äußere Einflüsse wie Krankheit, psychischen Stress, Ernährung oder Lebensstil geschehen, erfolgt aber immer auch mit der Alterung des Organismus.

Informationen über das ungeborene Leben

Vor einigen Jahren stellte man fest, dass sich im Blut von Schwangeren auch verhältnismäßig große Mengen von DNA des heranwachsenden Kindes befinden, und das schon früh in der Schwangerschaft. Damit lassen sich Merkmale und Eigenschaften eines im Mutterleib heranwachsenden Kindes voraussagen. Ca. 90 % der Blut-DNA stammen von der Mutter, 10 % vom Feten. Ermittelt man nun für alle Genfragmente das Mutter/Fet-Verhältnis im Blut der Mutter, sollte sich auch für alle von ihnen das gleiche Verhältnis ergeben, solange die Zahl der zugrundeliegenden Chromosomen bei Mutter und Kind gleich ist, also jeweils zwei beträgt. Besitzt das Kind allerdings eines seiner Chromosomen dreifach, hat es also eine Trisomie, zeigt sich dies in einem vom Normalen abweichenden DNA-Verhältnis. Diese quantitative Auswertung erlaubt also die Frühdiagnose unter anderem der **Trisomie 21,** die das *Down-Syndrom* auslöst. Das gilt auch für andere Trisomien (➤ 21.7.6), für eine **Triploidie** (gesamter Chromosomensatz dreifach vorhanden) sowie für Monosomien wie das *Turner-Syndrom,* bei dem bei weiblichen Personen nur ein X-Chromosom vorhanden ist. Auch das Geschlecht des Ungeborenen ist so festzustellen.

Aus dem Vergleich der anhand von Epimarks organspezifisch zugeordneten DNA von Mutter und Kind kann zusätzlich festgestellt werden, ob im Aufbau der kindlichen Gene Teile fehlen oder zusätzliche Abschnitte eingefügt sind und in welchem Organ sich das auswirkt. Es kann auch festgestellt werden, ob diese Veränderung auf einem oder beiden kindlichen Chromosomen vorkommt. So lässt sich im Falle einer rezessiv vererbten Anlage voraussagen, ob das Kind erkranken wird oder nur Überträger einer Erbkrankheit ist. Mit steigender Präzision der Analysen wird es über kurz oder lang möglich sein, auch kleinere Abweichungen, im Optimalfall Einzelgenmutationen, im Erbgut eines Kindes festzustellen. Dabei muss die dadurch bedingte Krankheit auch nicht gleich nach der Geburt vorhanden sein, selbst eine erst in höherem Lebensalter auftretende Erkrankung, wie z. B. erblicher Brustkrebs oder bestimmte seltene Formen der Alzheimer-Demenz, kann vorausgesagt werden.

Die Diagnose aus dem mütterlichen Blut hat gegenüber den bisherigen Pränataltests (➤ 21.7.6) den großen Vorteil, dass sie (bis auf die Blutentnahme) risikofrei und sehr zuverlässig ist. Positive Befunde müssen aber zurzeit noch durch zusätzliche invasive Untersuchungen abgesichert werden (➤ 21.7.6). Leider lassen sich festgestellte Defekte bisher aber nicht reparieren, so dass die Gewissensentscheidung, ggf. eine Schwangerschaft abzubrechen oder nicht, weiterhin getroffen werden muss.

Ein unstrittiger Vorteil ist aber die Bestimmung des kindlichen Rhesusfaktors aus dem mütterlichen Blut bei rhesus-negativen Schwangeren durch Genanalyse. Dies ermöglicht eine gezielte Rhesus-Prophylaxe nur bei Schwangerschaft mit einem rhesus-positiven Kind (➤ 12.4.1).

Informationen über eine Krebsentstehung

Veränderungen im Erbgut einer Zelle können jederzeit auftreten. Zufällige Fehler bei der Reduplikation der DNA oder Mutationen durch exogene Faktoren, wie z. B. Zigarettenrauch oder Radioaktivität, führen zu Zellveränderungen, die im ungünstigsten Fall zu einer unkontrollierten Zellvermehrung, einer Tumorbildung, führen kann. Die meisten dieser Fehler werden durch körpereigene Reparaturmechanismen wieder beseitigt. Leider nimmt diese Fähigkeit mit zunehmendem Lebensalter ab mit der Folge organspezifischer Krebserkrankungen.

Wenn ein Tumor wächst, gehen auch immer einige Zellen zugrunde. Deshalb findet sich auch DNA von Tumorzellen im Blut, wenn auch in sehr viel geringerer Konzentration als kindliche DNA im mütterlichen Blut. Es ist aber bereits gelungen, Tumor-DNA zu detektieren. Es wird zwar noch einige Zeit dauern, bis alle Genome der ca. 230 verschiedenen Krebsarten im Blut zu entschlüsseln sind. Dennoch ist es nicht illusorisch anzunehmen, dass zukünftig aus einer Blutprobe ein im Gewebe entstehender Krebs frühzeitig entdeckt und aufgrund seiner Epimarks einem Organ zugeordnet werden kann. Je früher ein Tumor erkannt wird, desto besser sind die Chancen, ihn erfolgreich zu therapieren.

Informationen über das biologische Alter

Menschen altern unterschiedlich schnell. Das biologische Alter kann über oder unter dem biografischen (chronologischen) Alter liegen (➤ 23.1.5). Ein Biomarker für das Alter ist das Muster der Epimarks der Gene. Manche Methylierungen im Genom nehmen mit dem Alter zu, andere ab. Es gibt ein Verfahren, mit dem man, z. B. mithilfe der kernhaltigen Zellen einer Blutprobe, aus dem Muster von über 350 Methylierungsorten das biologische Alter von Menschen bestimmen kann *(epigenetische Uhr, Horvarth's Clock).* Aus dem Voranschreiten des biologischen Alters lässt sich mit überraschend hoher Wahrscheinlichkeit eine Vorhersage über die Lebenserwartung machen.

Lässt sich das Altern aufhalten?

Aus dieser Erkenntnis resultiert die Frage, ob ein Zurückdrehen des biologischen Alters möglich ist. Embryonale Stammzellen haben ein biologisches Alter von fast Null, überraschenderweise aber ebenso die künstlich aus alten Organzellen herstellbaren sogenannten *induzierten pluripotenten Stammzellen* (*iPS*, ➤ 2.14). In der Tat ist es sogar möglich, in einem alten Organismus relativ einfach die Stammzellproduktion zu aktivieren und damit die Leistungsfähigkeit seiner Organe signifikant zu verbessern. Die Stoffe, die das bewirken, befinden sich ebenfalls im Blut. In Mäusen wurde nachgewiesen, dass das Blutplasma junger Mäuse in alten Mäusen eine drastische Verjüngung hervorruft. Derselbe Effekt konnte in den Tieren sogar durch Blutplasma junger Menschen erzielt werden. Entscheidend dafür sind Eiweißmoleküle, die aber bisher nicht genau identifiziert sind. Möglicherweise können diese Signalproteine Methylierungen so verändern, dass Steuerungsproteine zur Proteinsynthese (➤ 2.11.2), die **Transkriptionsfaktoren,** wieder vermehrt hergestellt werden. In den nächsten Jahren wird sich zeigen, ob sich durch entsprechende Substanzen auch bei Menschen die Lebensuhr zurückdrehen lässt.

13 Immunsystem und Infektionen

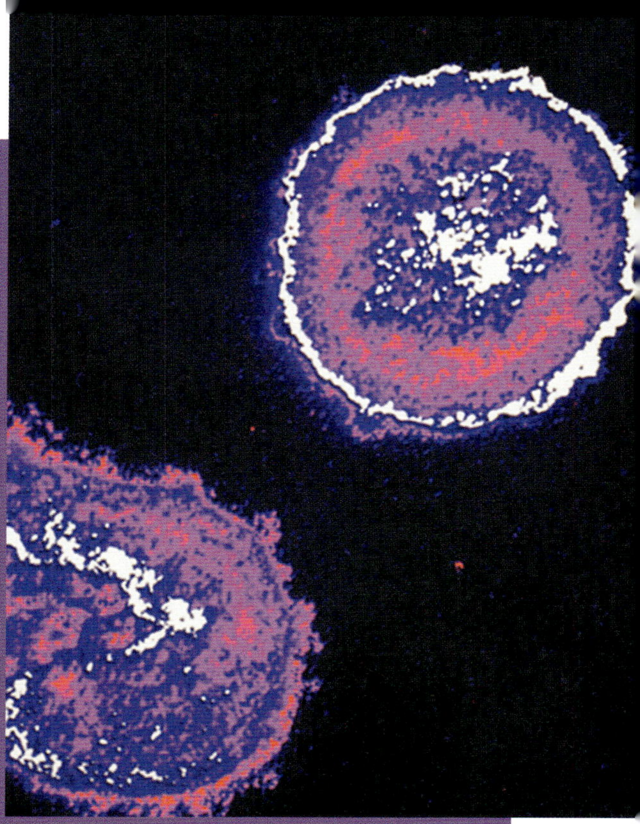

Täglich versuchen Millionen Bakterien, Viren, Pilze und Parasiten in unseren Körper einzudringen. Sie leben in der Luft, in Nahrungsmitteln, auf der Haut und im menschlichen Körper selbst. Viele der Mikroorganismen schaden uns nicht, ja wir brauchen sie sogar, z. B. bei der Verdauung (➤ 17.11). Die meisten Mikroorganismen, die uns schaden können, tötet unser **Immunsystem** *(Abwehrsystem)* ab. Nur selten versagt es, sodass es zu einer *Infektionskrankheit* kommt (➤ 13.8).
Auch abnorme Körperzellen, insbesondere Tumorzellen (wie sie laufend im Körper entstehen), werden in aller Regel vom Immunsystem erkannt und vernichtet.

> **Selbst oder fremd?** (W)
> Das Immunsystem schützt unseren Organismus, unser „Selbst", indem es fremde Strukturen erkennt und unschädlich macht.

13.1 Bestandteile des Immunsystems

13.1.1 Vier Teilsysteme der Abwehr

Unser Immunsystem ist hochkomplex, bestehend aus einer Vielzahl von Eiweißen, Zellen und Organen. Prinzipiell werden *vier Teilsysteme* der Abwehr unterschieden (➤ Tab. 13.1), die jedoch eng zusammenarbeiten.

Unspezifische und spezifische Abwehr

- Die **unspezifische Abwehr** steht *antigenunabhängig* (➤ 13.2) von Geburt an zur Verfügung. Sie ist sehr schnell und sorgt dafür, dass z. B. Bakterien, die durch eine kleine Wunde in die Haut eingedrungen sind, rasch und noch am Ort ihres Eindringens unschädlich gemacht werden. Manchmal allerdings reicht die unspezifische Abwehr alleine nicht aus, um den Erreger vollständig zu vernichten. Dann kann sie ihn in der Regel aber so lange „in Schach halten", bis ein zweites System einsatzbereit ist
- Die **spezifische Abwehr,** die gegen ein *spezielles Antigen* (➤ 13.4) gerichtet ist. Sie braucht länger (Tage bis Wochen), um einen Gegenschlag vorzubereiten, dafür besitzt sie große *Selektivität* (Treffsicherheit). Außerdem kann sich die spezifische Abwehr Erreger „merken" *(Antigengedächtnis),* sodass diese bei einem erneuten Angriff auf den Körper sozusagen schon erwartet und schnell unschädlich gemacht werden.

Als **Antigene** werden vereinfacht alle körperfremden oder veränderten körpereigenen Strukturen bezeichnet, die beim Immunsystem einen Gegenangriff, die **Immunabwehr,** auslösen. Chemisch handelt es sich oft um große Proteine (Eiweiße ➤ 1.8.3) oder an Proteine gekoppelte Kohlenhydrate (Glykoproteine). Sie sitzen außen auf der Zellmembran und versehen die Zelle so mit „Etiketten" für „körpereigen" oder „körperfremd". Aber auch andere Stoffe wie Latex oder Nickel können antigen (allergen, ➤ 13.6.1) wirken.

Zelluläre und humorale Abwehr

Eine weitere Einteilung unterscheidet:

- **Zelluläre Abwehrmechanismen,** also die zahlreichen Abwehrzellen, die *direkt* an der Beseitigung von Stoffen beteiligt sind
- **Humorale Abwehrmechanismen** (*lat.* humor = Flüssigkeit), d. h. nicht-zelluläre, im Plasma oder den Körperflüssigkeiten gelöste Substanzen wie die *Antikörper* (➤ 13.4.3) und Enzymsysteme (z. B. die *Komplementkaskade* ➤ 13.2.4).

> **Lebensstil und Abwehr** (G)
> Die Immunabwehr hängt von vielen Faktoren ab. Gesunde Ernährung und Vermeiden von schädigenden Substanzen z. B. wirken sich günstig aus. Mit körperlicher Bewegung, Wasseranwendungen oder Sauna bietet die Natur darüber hinaus zahlreiche Möglichkeiten, die Abwehrkräfte zu stärken. Auch sich der Sonne aussetzen, verbessert Stimmung und Immunlage. Aber alles in Maßen, denn zu viel des Guten kann schaden.
> Ein (einigermaßen) geregelter Lebensrhythmus und ausreichend Schlaf wirken sich ebenfalls positiv aus. So sind Menschen, die im Schichtdienst arbeiten, oft anfälliger für Infektionskrankheiten. Neuere Schichtdienstmodelle vermeiden zwar einen täglichen Wechsel zwischen Spät- und Frühdienst, sind aber in der Regel trotzdem mit einem schädlichen Schlafdefizit (➤ 8.14) verbunden.
> Auch psychische Einflüsse sind bedeutsam. „Lachen hält gesund" – hinter dieser Volksweisheit steckt die jahrhundertealte Erfahrung, dass lebensfrohe Menschen über bessere Abwehrkräfte verfügen als depressive Naturen. Selbstvertrauen, innere Ausgeglichenheit und offenes Interesse für die Umwelt bereichern das Leben und seine Funktionen.

	ZELLULÄRE ABWEHR	HUMORALE ABWEHR
Unspezifische Abwehr	• Monozyten/Makrophagen (➤ 13.2.2) • Neutrophile Granulozyten (➤ 12.3.1, ➤ 13.2.2) • Natürliche Killerzellen (➤ 13.2.3)	• Komplementsystem (➤ 13.2.4) • Zytokine (➤ 13.3) • Lysozym (➤ 13.2.1)
Spezifische Abwehr	T-Zellen: • T-Helferzellen (➤ 13.4.1) • Zytotoxische T-Zellen (➤ 13.4.1) • T-Zell-Gedächtnis (➤ 13.4.1) • Regulatorische T-Zellen (➤ 13.4.1)	Antikörper (produziert von stimulierten B-Zellen = Plasmazellen, ➤ 13.4.2, ➤ 13.4.3)

Tab. 13.1 Die vier Teilsysteme der Abwehr im Überblick. In Wirklichkeit sind die Teilsysteme der Abwehr allerdings nicht getrennt, sondern auf vielfältige Weise miteinander vernetzt.

13.1.2 Organe des Immunsystems

Die Abwehrzellen werden im Knochenmark gebildet und vermehren sich dort. Danach wandern sie aus und besiedeln u. a. die lymphatischen Organe, wo sie sich noch weiterentwickeln können. Die lymphatischen Organe und Gewebe lassen sich unterteilen in:

- Die **primären lymphatischen Organe,** in denen die unreifen Immunzellen (Lymphoblasten ➤ Abb. 12.3) zu *immunreaktiven (immunkompetenten) Zellen* heranreifen, d. h. zu Zellen, die in der Lage sind, Antigene zu erkennen. Zu den primär lymphatischen Organen gehören der Thymus und das Knochenmark. Die Immunzellen gelangen dann über Blut- und Lymphbahnen (➤ Abb. 12.27) in
- Die **sekundären lymphatischen Organe** (➤ Abb. 12.26) als ihre „Arbeitsplätze", nämlich Lymphknoten, Milz und die **schleimhautassoziierten lymphatischen Gewebe** *(mukosa-assoziierte lymphatische Gewebe, MALT)* des Rachenrings (mit u. a. den Mandeln), der Atemwege und des Darms. Hier findet neben der Antigenerkennung auch die weitere Vermehrung der Abwehrzellen statt.

13.1.3 Zellen des Immunsystems

Alle Abwehrzellen (➤ Tab. 13.2) leiten sich von *multipotenten* („vielkönnend", mit mehreren Entwicklungsmöglichkeiten) Stammzellen des Knochenmarks ab (➤ 12.1.3, ➤ Abb. 12.3). Bei der Differenzierung der Stammzellen zu Abwehrzellen können zwei Wege eingeschlagen werden:

- Sie können zu **myeloischen** (*gr.* myelos = Mark, für Knochenmark) Vorläuferzellen (Myeloblasten ➤ Abb. 12.3) werden, die schließlich zu den drei Arten von *Granulozyten* (➤ 12.3.1) sowie zu den *Monozyten* und *Makrophagen* ausdifferenzieren. Diese Zellen bilden einen Teil der unspezifischen Abwehr (➤ 13.2)
- Oder sie werden zu **lymphatischen** Vorläuferzellen (Lymphoblasten ➤ Abb. 12.3) und bilden in der weiteren Entwicklung die *Lymphozyten* mit den Untergruppen der *T-* und der *B-Zellen* als Teil der spezifischen Abwehr (➤ 13.4) sowie den *natürlichen Killerzellen* (➤ 13.2.3).

Alle genannten Abwehrzellen gehören zu den *Leukozyten* (weiße Blutzellen ➤ 12.3, ➤ Abb. 12.12). Viele von ihnen patrouillieren ständig im gesamten Körper auf der Suche nach Eindringlingen (also fremden Antigenen) oder nach fremd gewordenen („entarteten") Körperzellen. Nur ca. 10 % halten sich dabei im Blut auf, 90 % befinden sich in den lymphatischen Organen, den Lymphgefäßen und der *Interzellulärsubstanz* (Zwischenzellsubstanz

➤ 4.3) nahezu aller Organe und Gewebe. Bei Abwehrvorgängen wandern sie verstärkt zum Ort des Geschehens. Durch die Freisetzung von **Entzündungsbotenstoffen** (z. B. *Histamin, Bradykinin, Prostaglandinen*) kommt es zu typischen *Entzündungszeichen* wie Rötung, Schwellung und Schmerzen (➤ 3.5.1). Außerdem vergrößern sich die für das betreffende Gebiet zuständigen Lymphknoten (➤ 12.6.3) durch Vermehrung von Abwehrzellen.

13.1.4 Botenstoffe des Immunsystems

Neben den Abwehrzellen gibt es im Immunsystem zahlreiche Moleküle (Enzymkaskaden wie das *Komplementsystem* ➤ 13.2.4 und hormonartige Botenstoffe, *Zytokine* ➤ 13.3), die der Kommunikation der verschiedenen Abwehrzellen untereinander dienen und Mikroorganismen zerstören können. Diese **Botenstoffe** können Abwehrzellen zur Vermehrung anregen und eine Art Spur bilden, vergleichbar einem Duft, dem man sich nähert. Diese Spur lockt weitere Abwehrzellen an den Infektionsort – ein Phänomen, das man als (positive) **Chemotaxis** bezeichnet.

NAME	FUNKTION
Monozyten	Vorläufer der Makrophagen im Blut
Makrophagen *(große Fresszellen)*	Phagozytieren in allen Geweben und in der Lymphflüssigkeit
Antigenpräsentierende Zellen *(APZ)**	Präsentieren den T-Zellen Antigene und starten damit eine Immunantwort, z. B. Makrophagen, B-Zellen, dendritische Zellen in Lymphknoten und Knochenmark
Granulozyten	
Neutrophile Granulozyten *(kleine Fresszellen)*	Phagozytieren Bakterien, Viren und Pilze im Blut; häufigste Abwehrzellen im Blut
Eosinophile Granulozyten	Abwehr von Parasiten, Beteiligung an allergischen Reaktionen
Basophile Granulozyten und Mastzellen	Abwehr von Parasiten, Beteiligung an allergischen Reaktionen, Histaminausschüttung mit der Folge unter anderem von Juckreiz und Ödemen
B-Zellen	
B-Lymphozyten	Vorläufer der Plasmazellen
Plasmazellen	Antikörper produzierende Zellen
B-Zell-Gedächtnis	Ständige „Erinnerung" von B-Zellen an Antigene
T-Zellen	
T-Helferzellen	Aktivieren B-Lymphozyten zur Differenzierung zu Plasmazellen, erkennen Antigene auf antigenpräsentierenden Zellen
Zytotoxische T-Zellen	Erkennen und zerstören von Viren befallene Körperzellen und Tumorzellen, reagieren auf bestimmte Antigene der Zielzellen
T-Zell-Gedächtnis	Ständige „Erinnerung" von T-Zellen an Antigene
Regulatorische T-Zellen	Erhalt der Selbsttoleranz, Begrenzung von Abwehrreaktionen
Natürliche Killerzellen	
Natürliche Killerzellen *(NK)*	Greifen unspezifisch virusinfizierte Zellen und antikörperbestückte Tumorzellen an

* Die Gruppe der antigenpräsentierenden Zellen gehört **funktionell** zu einer Zellgruppe: sie alle präsentieren Antigene.

Tab. 13.2 Die Funktionen der wichtigsten Abwehrzellen.

13.2 Unspezifische Abwehr

Die **unspezifische Abwehr** besteht aus:
- Den äußeren Schutzbarrieren
- Mehreren Gruppen weißer Blutzellen (*Leukozyten* ➤ 12.3)
- Mehreren Abwehrfaktoren wie dem Komplementsystem, Zytokinen und Lysozym.

13.2.1 Äußere Schutzbarrieren

Die **äußeren Schutzbarrieren** unseres Körpers (➤ Abb. 13.1), beispielsweise Haut und Schleimhäute, können ein Eindringen krankmachender Mikroorganismen meistens verhindern. Sie wirken in erster Linie als mechanischer Schutzwall, vergleichbar einer Mauer. Mit Flimmerepithel ausgekleidete Eingangspforten wehren Eindringlinge zusätzlich ab.

Durch die Produktion von *antimikrobiellen* (bakterienhemmenden) Substanzen wird die äußere Barriere noch sehr viel effektiver. Mundspeichel, Bronchialschleim und Tränenflüssigkeit enthalten das Enzym (➤ 1.9.1) **Lysozym,** eine antimikrobielle Substanz, die Zellwandstrukturen von grampositiven Bakterien (➤ 13.9) zerstören kann. Im Magen wird eine Vielzahl von Erregern durch den hohen Säuregehalt des Magensaftes (➤ 17.4.4) abgetötet.

Auch die **Normalflora** oder *physiologische Flora* (die Mikroorganismen, die physiologischerweise äußere und innere Körperoberflächen des Menschen besiedeln) unterstützt durch ihre Anwesenheit und Aktivität unser Immunsystem. So leben beispielsweise in der Scheide der Frau *Milchsäurebakterien.* Die von diesen gebildete Milchsäure sorgt für den sauren pH-Wert der Scheide, der die Besiedlung mit *pathogenen* Bakterien in aller Regel verhindert (➤ 17.11).

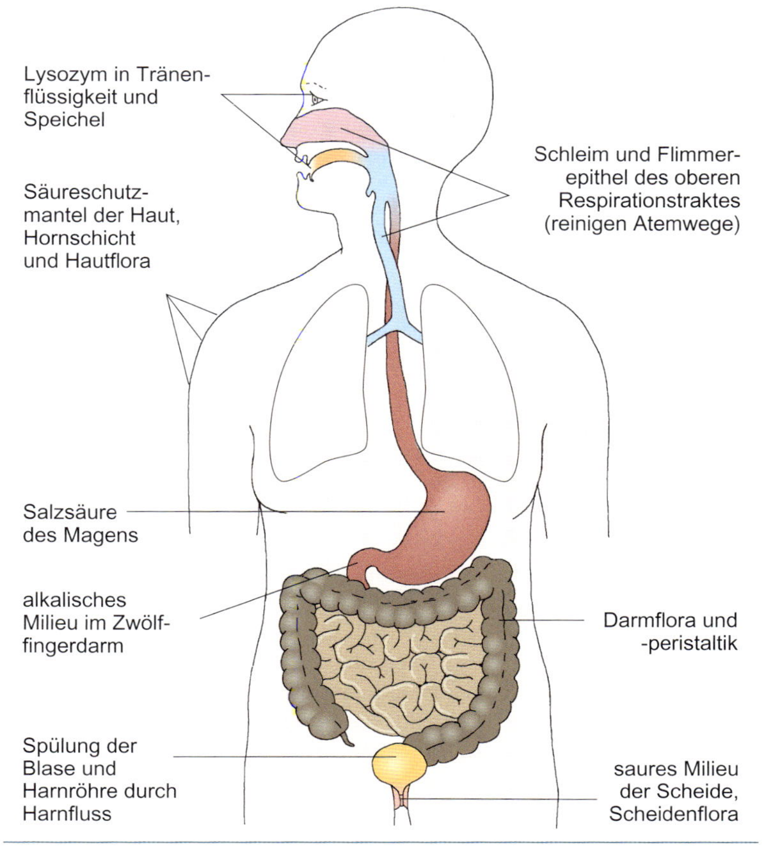

Abb. 13.1 Äußere Schutzbarrieren des menschlichen Organismus (Auswahl). Die meisten Infektionserreger können die Körperoberfläche nicht durchdringen, weil sie von verschiedenen physikalischen und biochemischen Schutzbarrieren zurückgehalten werden. Auch die Normalflora oder physiologische Flora verhindert die Ansiedelung von gefährlichen Mikroorganismen. Sie besteht aus Mikroorganismen, die physiologischerweise äußere und innere Körperoberflächen des Menschen besiedeln; durch die Stoffwechselaktivität der Normalflora wird unser Immunsystem unterstützt (Näheres ➤ 13.2.1, ➤ 17.11).

13.2.2 Phagozyten

Wenn es Mikroorganismen gelingt, in den Körper einzudringen (z. B. durch eine Verletzung), so werden sie in der Regel durch **Phagozyten** (*Fresszellen; gr.* phagein = essen) unschädlich gemacht. Die größte phagozytotische Aktivität haben die **Monozyten,** die **Makrophagen** und die **neutrophilen Granulozyten** (➤ Tab. 13.2, ➤ 12.3.1). Fremdpartikel (z. B. Bakterien) werden von ihnen umflossen, eingeschlossen und im Inneren der Zelle verdaut (➤ Abb. 2.19, ➤ Abb. 13.9).

Gefahrerkennung durch Phagozyten

Auch wenn die unspezifische Abwehr vergleichsweise wenig „treffsicher" ist, muss sie Mikroorganismen und andere Fremdpartikel von körpereigenen Strukturen unterscheiden können.
Hierzu haben sich auf den verschiedenen Zellgruppen der unspezifischen Abwehr im Laufe der Evolution **Mustererkennungsrezeptoren** *(Pattern-recognition-Rezeptoren, PRRs)* entwickelt. Diese passen auf molekulare Oberflächenstrukturen, die für krankmachende Mikroorganismen typisch sind und entsprechend *pathogen-assoziierte molekulare Muster,* kurz **PAMPs,** heißen. Diese Mustererkennungsrezeptoren sind genetisch festgelegt, verändern sich also während des Lebens nicht. Ein Beispiel ist das **Mannose-bindende Lektin** *(MBL),* das dann zur Aktivierung des Komplementsystems führt (➤ 13.2.4).

Opsonierung

Besonders „scharf" sind die Phagozyten, wenn die Fremdpartikel zuvor durch Antikörper (➤ 13.4.3) oder Komplementfaktoren (➤ 13.2.4) markiert worden sind. Dieses Phänomen wird als **Opsonierung** (= „schmackhaft machen") bezeichnet. Durch das schnelle Aufnehmen von antikörperbeladenen Erregern unterstützen Phagozyten die spezifische Abwehr.

Monozyten-Makrophagen-System

Makrophagen (➤ 12.3.2) entwickeln sich aus undifferenzierten Monozyten des Blutes. Diese halten sich nach dem Verlassen des Knochenmarks nur wenige Tage im Blut auf, zwängen sich dann durch die Kapillarwände ins Gewebe und werden dort zu langlebenden Makrophagen.
Die Makrophagen gehören zum **Monozyten-Makrophagen-System** *(MMS),* das die Gesamtheit aller zur Phagozytose fähigen, aus gemeinsamen Vorläuferzellen hervorgehenden Zellen bezeichnet. Zum Monozyten-Makrophagen-System gehören außerdem die *Mikroglia-Zellen* des ZNS (➤ 4.5.2), die *Alveolarmakrophagen* (➤ 16.5.3, ➤ 16.6), die *Kupffer-Zellen* der Leber (➤ 17.10.2), die *Osteoklasten* (➤ 5.1.3) sowie die **dendritischen Zellen** *(dendritic cells, DC).* Die unreifen dendritischen Zellen des Knochenmarks gelangen mit dem Blut in nicht-lymphatische Organe (darunter auch die Haut, wo diese Zellen *Langerhans-Zellen* heißen). Dort phagozytieren sie antigene Strukturen. Die reifenden dendritischen Zellen wandern dann in die Lymphknoten, wo sie eine spezifische Immunantwort (➤ 13.4) hervorrufen.

13.2.3 Natürliche Killerzellen

Die **natürlichen Killerzellen** *(NK-Zellen),* eine Untergruppe der Lymphozyten, wirken (wie die zytotoxischen T-Zellen ➤ 13.4.1) vor allem gegen virusinfizierte und Tumorzellen. Solche Zellen fallen den NK-Zellen dadurch auf, dass auf ihrer Membranoberfläche die MHC-I-Moleküle (➤ 13.4.5) defekt sind oder fehlen. Die *Abwesenheit* dieses Signals für die Information „körpereigen" macht die NK-Zellen angriffslustig: Sie zerstören die veränderten Körperzellen durch Freisetzung zytotoxischer (zellschädigender) Substanzen, der **Zytotoxine.** Ähnliche Abwehrstrategien verwenden die zytotoxischen T-Zellen (➤ 13.4.1).

13.2.4 Komplementsystem

Das **Komplementsystem** ist das Hauptsystem der humoralen unspezifischen Abwehr und *komplementiert* (ergänzt) das sog. Antikörpersystem (➤ 13.4.3). Es vernichtet vor allem Bakterien und andere körperfremde Zellen und fördert Entzündungsreaktionen.
Das Komplementsystem besteht aus neun **Komplementfaktoren** (Plasmaproteinen ➤ 12.1.4), die mit C1 bis C9 abgekürzt werden. Wie bei den Gerinnungsfaktoren (➤ 12.5.5) handelt es sich um inaktive Enzyme, die kaskadenförmig aktiviert werden. Wenn *ein* Enzym einer niedrigeren Stufe aktiviert wurde, aktiviert es *mehrere* Enzyme der nächsten Stufe. Durch diese verzweigte Kettenreaktion breitet sich die Komplementreaktion massiv aus.

Aufgaben des Komplementsystems

- Der Faktor C3 führt zur schon erwähnten Opsonierung von Bakterien: Durch Bindung von C3-Molekülen an die Fremdzelloberfläche werden diese für Phagozyten noch „attraktiver"
- Die aktiven Faktoren C3 und C5 sind starke Entzündungsmediatoren – sie locken andere Abwehrzellen wie etwa Granulozyten an (Chemotaxis ➤ 13.1.4)
- Die Faktoren C5–C9 können den sog. **Membranangriffskomplex** bilden, der ein „Loch" in der Fremdzellmembran erzeugt – Kalzium, Natrium und Flüssigkeit fließen unkontrolliert ein, bis die Fremdzelle platzt und abstirbt (Zytolyse ➤ Abb. 13.2).

Die Ingangsetzung dieser Kettenreaktion ist möglich:
- Im **klassischen Weg** durch Antigen-Antikörper-Komplexe (➤ 13.4.4)
- Im **Lektinweg** durch das erwähnte Mannose-bindende Lektin (➤ 13.2.2), das an Mannosereste auf Bakterienoberflächen gebunden wird (*Mannose* ist ein glukoseähnlicher Einfachzucker)
- Im **alternativen Weg** durch bakterielle Antigene.

Alle münden in die Bildung des Membranangriffskomplexes.

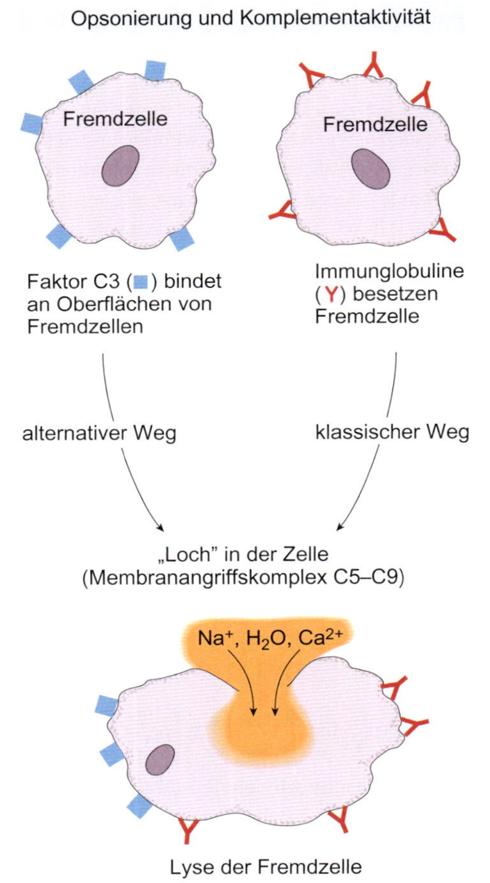

Abb. 13.2 Opsonierung, Komplementsystem und Zytolyse. Eine Fremdzelle wird durch den Komplentfaktor C3 oder Antikörper (Immunglobuline) markiert (opsoniert). Das Komplementsystem bildet den Membranangriffskomplex (C5–C9), der zur Lyse der Zelle führt.

13.3 Zytokine – Botenstoffe des Immunsystems

Viele Zellen des Immunsystems geben hormonartige Botenstoffe ab, die insbesondere reife T- und B-Zellen zur Vermehrung und Differenzierung anregen und als Wachstumsfaktoren der Hämatopoese (➤ 12.1.3) wirken. Diese Botenstoffe heißen **Zytokine** bzw. **Lymphokine,** wenn sie von Lymphozyten produziert werden.

Interleukine

Am bekanntesten sind die zahlreichen **Interleukine. Interleukin-1** lockt z. B. Granulozyten und Fibroblasten (Bindegewebszellen) an den Ort der Entzündung und löst Fieber aus. Das vor allem von T-Helferzellen gebildete **Interleukin-2** wirkt auf die T-Helferzellen zurück und stimuliert deren eigene Vermehrung. Zusammen mit **Interleukin-4** unterstützt es die Differenzierung von B-Zellen zu antikörperbildenden Plasmazellen.

Interferone

Interferone *(IFN)* sind Proteine, die unter anderem von virusinfizierten Zellen freigesetzt werden und mit der Virusvermehrung *interferieren,* also

„dazwischenfunken". Interferone lösen die Produktion von antiviralen Proteinen aus und schützen so die noch gesunden Zellen. Daneben sind Interferone auch an der Regulation von Immunprozessen, z. B. Entzündungen, beteiligt.

Tumor-Nekrose-Faktor

Der Name **Tumor-Nekrose-Faktor** *(TNF)* stammt von der ursprünglichen Beobachtung, dass Tumoren bei Patienten mit schweren bakteriellen Infektionen nekrotisch werden können. Tatsächlich entfaltet TNF zahlreiche Wirkungen, unter anderem direkte zytotoxische Wirkung sowie Stimulation von zytotoxischen T-Zellen (➤ 13.4.1) und neutrophilen Granulozyten (➤ 13.2.2).

> **M**
>
> **Zytokine in der Therapie**
>
> **Zytokine** und **Zytokin-Hemmstoffe** *(Anti-Zytokine)* werden therapeutisch genutzt. So werden Interferone gegen Multiple Sklerose, bestimmte Virushepatitiden und (wenige) Tumoren bzw. Leukämien eingesetzt. Zu den Zytokin-Hemmstoffen zählen z. B. **TNF-Blocker,** die beispielsweise bei rheumatoider Arthritis (➤ 4.3.8), Colitis ulcerosa (➤ 17.8.11) oder Psoriasis (Schuppenflechte, ➤ 7.5.3) gegeben werden.

13.4 Spezifische Abwehr

Die **spezifische Abwehr** ist entwicklungsgeschichtlich jünger als die unspezifische. Die hierzu gehörenden Zellen sind die **Lymphozyten.** Man unterscheidet dabei T- und B-Lymphozyten (T- und B-Zellen). Zwei Besonderheiten zeichnen dieses Teilsystem aus:

Spezifität

Die spezifische Abwehr ist in der Lage, bestimmte molekulare Merkmale der Erreger zu erkennen und nur bei Vorhandensein dieser Merkmale zu reagieren. Grundlage dieser **Spezifität** sind **Antigen-Erkennungsmoleküle,** die zum einen als *T-Zell-Antigenrezeptoren (TZR)* membrangebunden auf den T-Zellen vorkommen und zum anderen als *Antikörper* frei in den Körperflüssigkeiten und membrangebunden auf den B-Zellen zu finden sind. T-Zell-Antigen-Rezeptoren und Antikörper sind strukturell unterschiedlich, gehören aber zu einer „großen Familie".

Unser Immunsystem vermag eine unvorstellbare Vielfalt von Antigenen zu erkennen. Aber wie kann es für jedes auch nur mögliche Antigen vom Masern-Virus bis zur Chemikalie die „passenden" Rezeptoren bzw. Antikörper herstellen? Und wie werden diese genetisch codiert? Wäre jeweils ein Gen für einen Rezeptor „zuständig", bräuchte man allein hierfür weit mehr Gene als der Mensch insgesamt hat!

Auf der DNA der Lymphozyten liegen viele verschiedene Abschnitte, die für den Zusammenbau der Antigen-Erkennungsmoleküle verantwortlich sind. Bei der Differenzierung von Lymphoblasten zu Lymphozyten werden jeweils verschiedene dieser Genabschnitte nach dem *Zufallsprinzip* miteinander kombiniert. So entsteht ein „Grundrepertoire" von „ungefähr passenden" Antikörpern mit noch geringer Spezifität, die dann im Verlauf der Abwehrreaktion immer „passgenauer" werden (Details ➤ 13.4.2).

Stellt man sich die Antigene als Schlösser vor, dann sind die Antigen-Erkennungsmoleküle die Schlüssel, die genau zu ihnen passen und sich mit ihnen verbinden können. Damit ist das Antigen erkannt, die Immunreaktion wird eingeleitet (➤ 13.4.4).

Gedächtnisfunktion des Immunsystems

Eine der bemerkenswertesten Eigenschaften des Immunsystems ist sein „Erinnerungsvermögen" an eine erste Begegnung mit einem Fremd-Antigen (**Primärreaktion** oder *„erstes" Erkennen*). Jede nachfolgende Begegnung mit demselben oder einem sehr ähnlichen Antigen (**Sekundärreaktion** oder *„zweites" Erkennen*) äußert sich in einer besseren Immunantwort und damit einem teils lebenslangen Schutz, z. B. gegen das Masern-Virus.

Diese immunologische „Gedächtnisfunktion" liegt in der Existenz langlebiger Abwehrzellen (sog. **Gedächtniszellen**) begründet. Diese leben Monate bis viele Jahre, erkennen über ihre spezifischen Rezeptoren ein bestimmtes Antigen und leiten bei erneutem Kontakt sehr schnell und effektiv Abwehrreaktionen ein, sodass der Betreffende den abermaligen Erregerkontakt gar nicht bemerkt (geschützt oder *immun* ist). Wahrscheinlich leben die einzelnen Gedächtniszellen aber nicht lebenslang, sodass für lebenslanges „Erinnerungsvermögen" *wiederholter* Antigenkontakt oder *ständige* Anwesenheit von geringsten Antigenmengen (z. B. in den Lymphknoten) und die Bildung von Tochterzellen notwendig zu sein scheinen. Deshalb ist es sinnvoll, statt von der „Gedächtniszelle" eher von **B-Zell-Gedächtnis** bzw. **T-Zell-Gedächtnis** zu sprechen. Diese Bezeichnung schließt auch die Wechselwirkungen mit anderen Zellen sowie Zytokinen ein.

13.4.1 T-Zellen

Eine Gruppe von Lymphozyten sind die **T-Zellen** (*T-Lymphozyten,* ➤ Abb. 13.3), benannt nach dem **T***hymus.* Im Thymus werden die *unreifen* T-Zellen zu *immunkompetenten* T-Zellen. Sie „lernen" hier, „selbst" und „fremd" zu unterscheiden. Nur gegen Fremd-Antigene gerichtete T-Zellen verlassen den Thymus. T-Zellen, die körpereigene Strukturen erkennen und bekämpfen würden, werden ausgesondert und von Phagozyten vernichtet (➤ 13.4.5).

T-Zellen besitzen auf ihrer Oberfläche Antigen-Erkennungsmoleküle, mit denen fremdartige Antigene identifiziert werden können, die **T-Zell-Antigenrezeptoren** *(TZR).* Passt nun dieser T-Zell-Antigenrezeptor auf das dargebotene Antigen (➤ 13.4.5, ➤ Abb. 13.4), so ist dies ein Reiz für die entsprechende T-Zelle, sich rasch zu vermehren und zu den verschiedenen Untergruppen auszudifferenzieren. Die zahlreichen neu entstandenen T-Zellen (alle mit dem gleichen Rezeptor wie die Ursprungszelle) leiten dann weitere Reaktionen ein, in deren Verlauf das Antigen beseitigt wird.

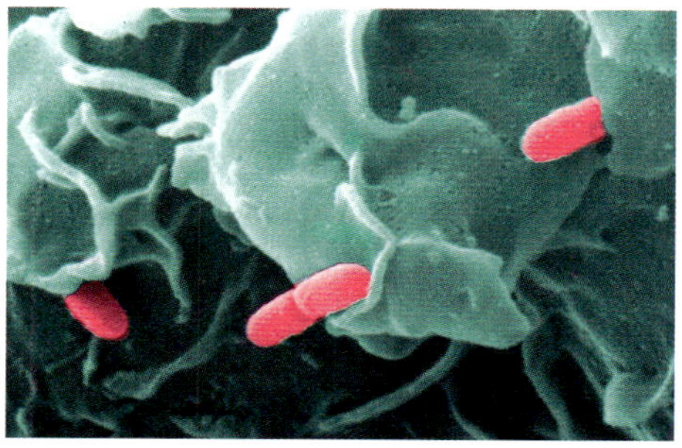

Abb. 13.3 T-Zelle mit Bakterium (rosa). [X243]

Untergruppen der T-Zellen

Die T-Zellen werden in vier Untergruppen mit verschiedenen Aufgaben eingeteilt:
- **T-Helferzellen** *(T_H-Zellen)*
- **Zytotoxische T-Zellen** *(T_c-Zellen)*

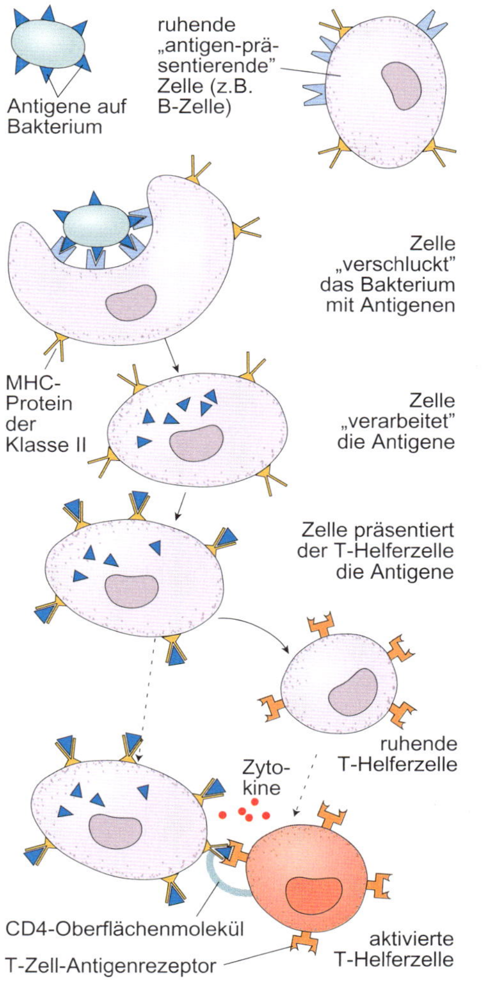

Abb. 13.4 Antigenpräsentation und T-Zell-Aktivierung. Bakterielle Antigene werden durch antigenpräsentierende Zellen erkannt, verarbeitet und dann den T-Helferzellen dargereicht, die durch diese Wechselwirkung aktiviert werden.

- **T-Zell-Gedächtnis**
- **Regulatorische T-Zellen** *(T_{reg}-Zellen).*

T-Helferzellen *(T_H-Zellen)* werden auch **T4-Zellen** genannt, da sie ein charakteristisches Oberflächenmolekül tragen, das **CD4. CD** steht für *cluster of differentiation* und bezeichnet ein System von (durchnummerierten) Oberflächenmarkern auf weißen Blutkörperchen, insbesondere Lymphozyten. Außerdem ist ihre Membran durch einen T-Zell-Rezeptor für das *MHC-II-Molekül* (➤ 13.4.5) gekennzeichnet, welcher zusammen mit CD4 für die Erkennung von antigenpräsentierenden Makrophagen (➤ Tab. 13.2, ➤ Abb. 13.4) und B-Zellen (➤ Abb. 13.6) von besonderer Bedeutung ist.

Es werden zwei Typen von T-Helferzellen differenziert: die *T_H1-Helferzellen,* die Makrophagen aktivieren, und die *T_H2-Helferzellen,* welche B-Zellen aktivieren. Für diese Aufgaben müssen sie verschiedene Zytokine bilden und ausschütten (➤ 13.3).

Zytotoxische T-Zellen *(T_c-Zellen)* tragen als charakteristisches Oberflächenmolekül das **CD8,** weshalb sie auch **T8-Zellen** heißen. Für ihre „Zielerkennung" sind sie mit einem T-Zell-Rezeptor zur Erkennung von antigentragenden MHC-I-Molekülen ausgerüstet (➤ 13.4.5) und können z. B. virusinfizierte oder bösartige Zellen direkt vernichten (➤ Abb. 13.5): Wenn sie derartige Zellen erkennen, geben sie sog. **Perforine** ab, kleine Eiweiße, welche die Membran der „Opferzelle" angreifen und durchlöchern. Durch diese Löcher strömen Salz und Wasser ins Zellinnere, zusammen mit einem eiweißspaltenden Enzym **(Granzym B).** Dadurch wird in der „Opferzelle" der programmierte Zelltod **(Apoptose)** ausgelöst (➤ 2.1).

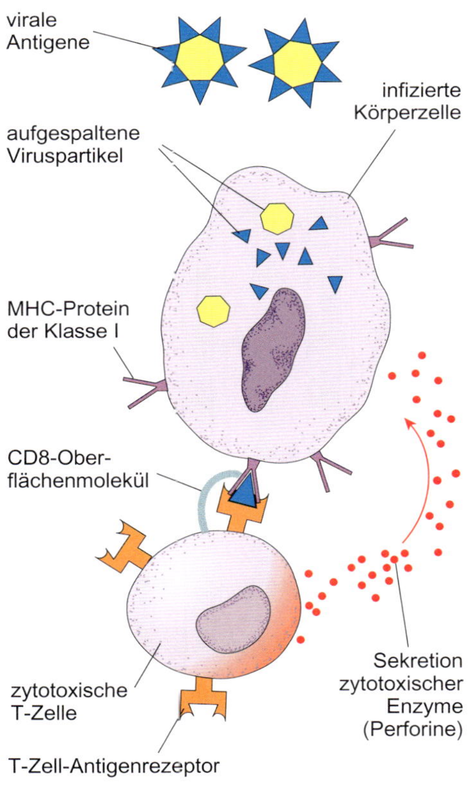

Abb. 13.5 Zytotoxische T-Zelle. Auf der virusinfizierten Zelle erscheinen neue Oberflächenantigene. Diese werden von den zytotoxischen T-Zellen erkannt, die daraufhin zytotoxische Enzyme freisetzen und die infizierte Zelle so abtöten.

T-Zell-Gedächtnis: Antigenspezifische T-Zellen werden nach einem Erstkontakt mit dem Fremd-Antigen über Monate bis Jahre „in Bereitschaft" gehalten, um beim nächsten „größeren Angriff" auf den Körper dieses Antigen sofort und zielgenau bekämpfen zu können (➤ 13.4.5).

Regulatorische T-Zellen *(T_{reg}-Zellen)* sind durch CD4 und **CD25** gekennzeichnet. Sie sind verantwortlich für die Aufrechterhaltung der **Selbsttoleranz** *(Immuntoleranz),* d. h. sie verhindern, dass körpereigene Strukturen vom Immunsystem angegriffen werden (➤ 13.6.2). Außerdem bremsen sie wahrscheinlich überschießende Immunreaktionen.

13.4.2 B-Zellen

Die **B-Zellen** *(B-Lymphozyten)* reifen im Knochenmark (engl. **b***one marrow*) zu immunkompetenten Zellen heran. Ihre Hauptaufgabe ist die Produktion von **Antikörpern** (➤ 13.4.3), die das humorale System der spezifischen Abwehr darstellen.

Antikörper sind große Moleküle, die zunächst als *Oberflächenantikörper* auf der Membranoberfläche der B-Zellen ruhen. Sie haben dieselbe Funktion wie die anders gebauten, *stets* membrangebundenen Erkennungsmoleküle auf der T-Zell-Oberfläche: Wenn eine B-Zelle „ihr" Antigen erkennt, ist dies ein Reiz zur Vermehrung und es entstehen aus ihr zahlreiche **Plasmazellen.** Dieser Vorgang erfordert die Mitwirkung von T-Helferzellen (T_H2-Zellen), welche den B-Zellen helfen, zu Plasmazellen heranzureifen (➤ Abb. 13.6).

Ein Teil der durch ein spezifisches Antigen aktivierten B-Lymphozyten wandert in Milz und Lymphknoten und vermehrt sich dort. Dabei wird die Mutationsrate der Gene für die Antigenrezeptoren enorm erhöht **(somatische Hypermutation).** Dadurch entstehen auch solche Rezeptoren, die eine höhere Affinität zu dem ursprünglich erkannten Antigen haben als die zuerst verfügbaren. Nur diese B-Lymphozyten überleben und die entsprechenden Plasmazellen bilden sodann Antikörper, die eine noch effektivere Immunantwort zur Folge haben. Dieser Vorgang heißt **Affinitätsreifung.**

Plasmazellen kann man als kleine Antikörper„fabriken" bezeichnen – sie setzen während ihrer Lebenszeit von nur wenigen Tagen riesige Mengen *spezifischer* Antikörper frei. Die überwiegende Anzahl der Plasmazellen ist gewebsständig – sie sitzen in den interstitiellen (Zwischenzell-)Räumen vieler Organe sowie in den sekundären lymphatischen Organen und zirkulieren mit der Lymphflüssigkeit, finden sich aber kaum im Blut.

Vom Beginn einer Infektion oder Impfung bis zur Bereitstellung einer großen Zahl (ungefähr) passender Antikörper vergeht ca. eine Woche, bis zur Produktion ausreichend vieler affinitätsgereifter Antikörper 2–3 Wochen. Danach bringt jede weitere Konfrontation des Immunsystems mit demselben Antigen erneut die Antikörperreifung in Gang, was zu noch besser maßgeschneiderten Antikörpern führt.

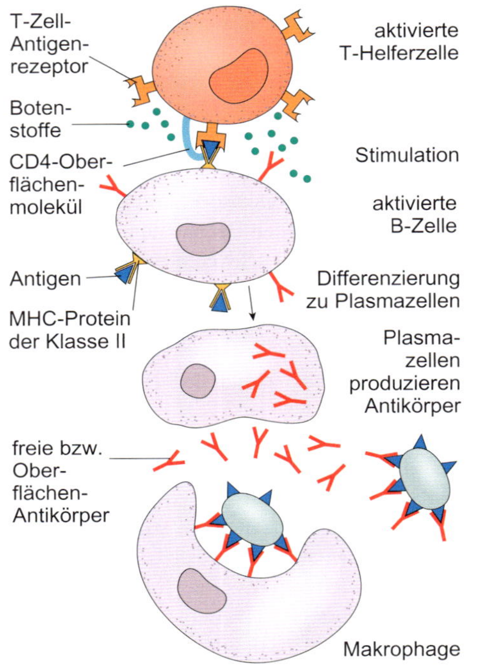

Abb. 13.6 B-Zelle. Die aktivierte T-Helferzelle feuert B-Zellen an, die sich mit Hilfe von Botenstoffen (Interleukinen) zu Plasmazellen differenzieren. Diese produzieren Antikörper gegen die bakteriellen Antigene. Dadurch werden Makrophagen herbeigelockt, welche die antikörperbeladenen Antigene vernichten.

Langlebige B- und Plasmazellen vor allem in den Lymphknoten und im Knochenmark bilden zelluläre Grundlage des **B-Zell-Gedächtnisses.**

13.4.3 Antikörper

Antikörper *(Ak),* auch **Immunglobuline** *(Ig)* genannt, sind hochselektiv auf bestimmte Antigene passende Proteine, die von den Plasmazellen sezerniert werden. Sie stellen die humorale Abwehr des spezifischen Systems dar (➤ Tab. 13.1).

Aufbau und Funktion der Antikörper

Antikörper bestehen aus vier miteinander verknüpften Proteinketten, je zwei leichten und zwei schweren Ketten, die zusammen ein Y-förmiges Molekül ergeben (➤ Abb. 13.7). An den beiden Armen des Y (F_{ab}-Teile) liegen die *Antigenbindungsstellen,* wodurch ein bivalentes (*lat.* bi = zwei) Molekül entsteht. Der Stamm des Y, der F_c-Teil, dient als Erkennungsstruktur z. B. für Abwehrzellen (Granulozyten, natürliche Killerzellen) bei der Opsonierung oder der Freisetzung von Botenstoffen.

Fünf Antikörperklassen

Man unterscheidet fünf **Antikörperklassen.** *Immunglobulin G,* kurz **IgG,** macht mit etwa 80 % den größten Anteil der Antikörper im Blut aus. Es

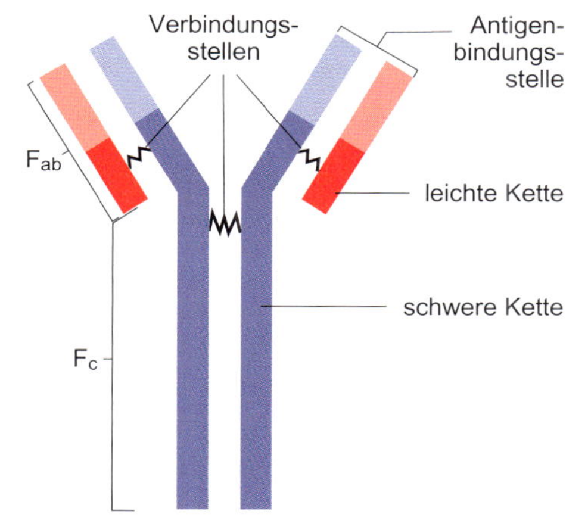

Abb. 13.7 Aufbau eines IgG-Antikörpers. Die charakteristische Y-Form des Antikörpers wird durch zwei schwere, miteinander verbundene Ketten gebildet, an deren kurzen Enden je eine leichte Kette angeknüpft ist.

wird vor allem in der *späten* Phase der Erstinfektion und bei einer erneuten Infektion mit demselben Erreger gebildet. IgG-Antikörper können das *Komplementsystem* aktivieren und durch *Opsonierung* die Phagozytose von Erregern erleichtern. In der zweiten Schwangerschaftshälfte sind sie *plazentagängig* und treten somit vom mütterlichen ins fetale Blut über. Damit bieten sie in der Zeit, wo das Immunsystem von Fetus und Neugeborenem noch unreif ist, einen guten Schutz vor Infektionen (➤ 21.3.4).

IgM *(Immunglobulin M)* ist ein sehr großes Molekül, da hier fünf Y-förmige Antikörpermoleküle miteinander verbunden sind (*Pentamer; gr.* penta = fünf). Aufgrund der vielen Antigenbindungsstellen kann IgM Zellen miteinander vernetzen (*agglutinieren* ➤ 12.4.1). Es aktiviert außerdem sehr gut Komplement. IgM ist der erste Antikörper, der nach einer (Erst-)Infektion von der Plasmazelle sezerniert wird. Dadurch eignet er sich besonders zum laborchemischen Nachweis einer *Erstinfektion.* IgM ist nicht plazentagängig. Als Einzelmolekül *(Monomer)* kommt IgM außerdem als **B-Zell-Antigenrezeptor** *(BZR)* auf der Oberfläche der B-Zellen vor, wo es als „Schlüssel" auf das „Antigen-Schloss" wartet, das zur Aktivierung der Zelle führt.

IgA *(Immunglobulin A)* findet sich als Einzelmolekül im Blut und als Doppelmolekül (*Dimer; gr.* di = zwei) in diversen Körpersekreten wie Speichel, Darmsekreten und Bronchialschleim. Es unterstützt die lokale Abwehr von Erregern, indem es ihre Anheftung an die Schleimhäute hemmt. IgA kommt auch in der Muttermilch vor, sodass das gestillte Neugeborene den „Antikörperschutzmantel" der Mutter teilt.

IgE *(Immunglobulin E)* spielt bei der Abwehr von Parasiten (z. B. Würmern) und bei Allergien (➤ 13.6.1) eine Rolle. Strukturen am Stamm seines Y-förmigen Moleküls können an *Mastzellen* (➤ 13.6.1, ➤ Abb. 13.10) binden. Mastzellen bzw. von ihnen abgegebene Sekrete sind hauptverantwortlich für die Symptome von allergischen Reaktionen (➤ 13.6.1).

IgD *(Immunglobulin D)* kommt ebenso wie das monomere IgM auf der Oberfläche von B-Zellen vor und dient wie dieses als zellständiges Antigen-Erkennungsmolekül. Andere Funktionen von IgD sind bisher nicht bekannt.

Monoklonale Antikörper

Bei einer normalen Abwehrreaktion werden immer *mehrere* B-Zellen aktiviert. Da sich diese genetisch leicht voneinander unterscheiden, sind auch die entstehenden Antikörper etwas verschieden. Man spricht von **polyklonalen Antikörpern** (ein Klon bezeichnet alle Nachkommen einer einzigen Zelle; *gr.* polys = viel).
Künstliche hergestellte **monoklonale Antikörper** *(mAk)* hingegen sind *vollkommen gleich.* Klassischerweise wird eine *einzige* Plasmazelle aus einer Maus mit einer Krebszelle verschmolzen und zur Vermehrung gebracht. Ein neueres Herstellungsverfahren ist das *Phagen-Display,* eine gentechnologische Methode, die mit Polymerase-Kettenreaktion (➤ 2.12.1), Bakterien (➤ 13.9) und Bakteriophagen (➤ 13.14) arbeitet. *Diagnostisch* werden monoklonale Antikörper beispielsweise für Tests auf Infektionserreger, aber auch zur Hormonspiegelbestimmung verwendet. *Therapeutisch* werden sie etwa gegen Brustkrebs, Leukämien und Autoimmunkrankheiten eingesetzt.

13.4.4 Antigen-Antikörper-Reaktionen

Schlüssel-Schloss-Prinzip
Ein Erreger kann nur dann durch einen Antikörper vernichtet werden, wenn der Antikörper genau zu einem Antigen des Erregers passt, ebenso wie sich eine Tür nur dann öffnet, wenn der Schlüssel exakt zum Schloss passt. Man spricht daher vom **Schlüssel-Schloss-Prinzip.**

Wie erwähnt besitzen die Antikörper Bindungsstellen für Fremdmoleküle (Antigene). Reagieren Antikörper nun mit „ihren" Antigenen, bilden sich **Antigen-Antikörper-Komplexe** (Schlösser mit eingestecktem Schlüssel).
Die Antikörper können auf unterschiedliche Weise gegen Erreger oder Toxine wirken:

- **Neutralisation.** Der Antikörper bindet an ein Antigen z. B. auf der Virusoberfläche, sodass dieses nicht mehr in die Wirtszelle eindringen kann
- **Agglutination.** Das große IgM-Molekül ist z. B. in der Lage, ganze Zellen miteinander zu verklumpen – so gehören die *Blutgruppenantikörper* Anti-A und Anti-B (➤ 12.4.1) zur IgM-Klasse. Die Antigen-Antikörper-Komplexe werden dann phagozytiert (➤ Abb. 13.8)
- **Komplementaktivierung.** Bei der Bindung von IgG oder IgM an ein membranständiges Antigen kann im weiteren Verlauf das Komplementsystem aktiviert werden (➤ 13.2.4). Dies führt zur Auflösung (Lyse) der Erregerzelle
- **Opsonierung.** Außerdem sind IgG-bedeckte, also opsonierte Zellen, eine bevorzugte „Mahlzeit" von Fresszellen (➤ 13.2.2).

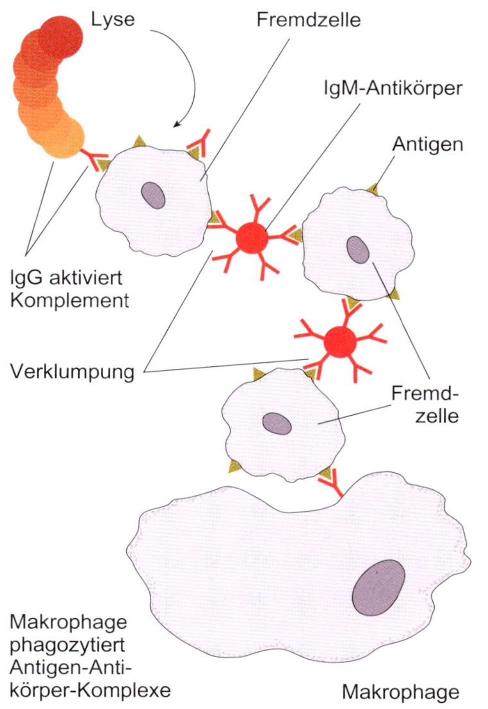

Abb. 13.8 Antigen-Antikörper-Reaktionen. Die großen IgM-Antikörper besitzen viele Bindungsstellen für Antigene. Sie sind in der Lage, Fremdzellen (z. B. blutgruppenfremde Erythrozyten) zu verklumpen. Die Komplexe werden von Phagozyten aufgenommen. Darüber hinaus können IgM und IgG das Komplementsystem aktivieren.

13.4.5 Selbsterkennungs-Moleküle

Es ist eine wesentliche Frage, wie der Körper es bewerkstelligt, fremde von eigenen Molekülstrukturen zu unterscheiden. Immerhin ist dies eine der unerlässlichen Leistungen der spezifischen Abwehr, denn andernfalls würde sie sich auch gegen die Antigene des eigenen Organismus richten und so nach wenigen Tagen zum Tode führen.

MHC-Moleküle

Dies zu vermeiden, ist Aufgabe der **MHC-Moleküle** (für **m***ajor* **h***istocompatibility* **c***omplex* = *Haupt-Gewebeverträglichkeits-Komplex*). Sie sind bei allen (kernhaltigen) Zellen *eines* Menschen gleich. Die MHC-Moleküle sind hochspezifisch, also bei jedem Menschen anders, nur bei eineiigen Zwillingen (➤ 21.1) sind sie identisch. Der MHC wird häufig auch als **HLA** bezeichnet (für **H***uman* **L***eukocyte* **A***ntigen* = *menschliches Leukozyten-Antigen*), da er zuerst auf Leukozyten (weißen Blutzellen) entdeckt wurde.
MHC-Moleküle sind Membranproteine, die an der Zelloberfläche eine Tasche bilden und darin Peptide einlagern können. Man unterscheidet:

- **MHC-Klasse-I-Moleküle (MHC-I),** die auf allen kernhaltigen Zellen sowie den Thrombozyten vorkommen und *zelleigene* Peptide zeigen. Sie sind die „klassischen Transplantationsantigene"

- **MHC-Klasse-II-Moleküle (MHC-II),** die auf Lymphozyten und antigenpräsentierende Zellen (z. B. Makrophagen) beschränkt sind. Sie lagern Peptide aus dem Abbau *extrazellulärer* Substanzen ein.

Kontrolle der Identität

Die MHC-Moleküle bilden zusammen mit einem eingelagerten Peptid eine Art „Personalausweis", der vom Immunsystem („Personenkontrolle") benutzt wird, um fremde von eigenen „Staatsbürgern" zu unterscheiden. Nur wenn das präsentierte Peptid ein körperfremdes Spaltprodukt ist, wird das Immunsystem aktiviert.

T-Zellen können Antigene nicht *direkt* erkennen, sondern müssen sie von **antigenpräsentierenden Zellen** (*APZ* ➤ Tab. 13.2, ➤ Abb. 13.4) *angeboten* bekommen. Bei dieser **Antigenpräsentation** wird den T-Zellen neben dem Antigenfragment immer auch das entsprechende MHC-Klasse-Molekül „gezeigt". Nur in dieser Verbindung kann die T-Zelle das Antigen als „fremd" erkennen.

- *T-Helferzellen* (➤ 13.4.1) identifizieren den Komplex aus *MHC-II* und dem dargebotenen Antigen (➤ Abb. 13.4) und aktivieren schließlich Makrophagen (T_H1-Zellen) und B-Zellen (T_H2-Zellen)
- *Zytotoxische T-Zellen* erkennen *MHC-I* zusammen mit dargebotenen Antigenen (➤ Abb. 13.5). Wird das angebotene Antigen als fremd erkannt, beginnen sie mit der Perforin-Ausschüttung (➤ 13.4.1) und zerstören die Zielzelle. Dies gilt auch für Tumorzellen, da hier ebenfalls fremdartige Antigene gebildet werden.

Das Problem der Transplantatabstoßung

Da sich die MHC-Moleküle von Mensch zu Mensch unterscheiden, werden fremde Organe fast immer abgestoßen oder nur unter starker **Immunsuppression** (medikamentöser Dämpfung des Immunsystems ➤ 13.6.3) toleriert. Vor allem die T-Zellen erkennen den vermeintlichen „Eindringling" und bekämpfen ihn. Zwar soll eine **HLA-Typisierung** vor Transplantation erreichen, dass Spender und Empfänger möglichst ähnliche MHC-Muster haben. Dennoch ist fast immer eine lebenslange Gabe von Medikamenten nötig, die die Aktivität des Immunsystems hemmen.

13.5 Drei Kurzberichte von der Abwehrfront

13.5.1 Abwehr von Bakterien

Wenn eindringende **Bakterien** (➤ Tab. 13.3, ➤ 13.9, ➤ Abb. 13.19) „Pech haben", werden sie schon an der Eintrittspforte (etwa einer kleinen Verletzung) von den ständig lauernden Phagozyten entdeckt und phagozytiert (➤ Abb. 13.9).

Bei größeren Bakterienmengen oder besonders virulenten (gefährlichen) Erregern kommt die spezifische Abwehr zu Hilfe. Hier sind es vor allem die

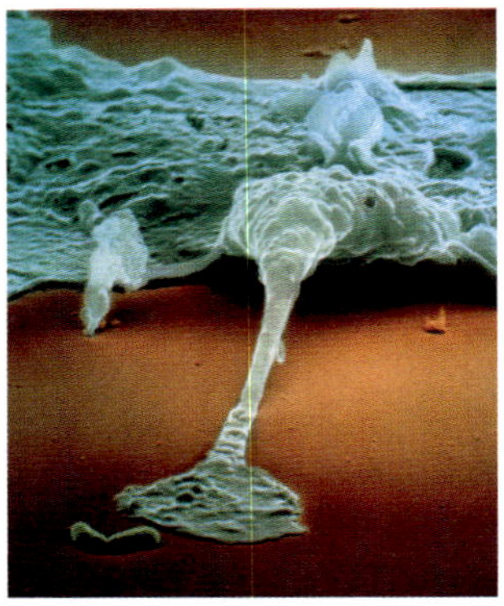

Abb. 13.9 Makrophage, der gerade einen Ausläufer seines Zellleibs (Pseudopodium) vorschiebt, um ein Bakterium zu umschließen. [U107]

antigenpräsentierenden B-Zellen, die mit Hilfe von T_H2-Zellen zu antikörperbildenden Plasmazellen differenzieren (➤ Abb. 13.6). Wenn sich die Antikörper an die Erreger binden, so können die Mikroorganismen durch nachfolgende Aktivierung des Komplementsystems vernichtet werden. Außerdem werden sie durch die anhaftenden Antikörper (Prinzip der Opsonierung) eine attraktive Mahlzeit für Phagozyten (Makrophagen und Granulozyten).

Nicht wenige Bakterien haben jedoch Mechanismen entwickelt, um dem Immunsystem zu entgehen: Sie tragen z. B. bestimmte Moleküle auf ihrer Oberfläche, die vom Immunsystem nur schwer als „fremd" erkannt werden, umhüllen sich mit einer phagozytosehemmenden Schleimkapsel oder überleben sogar innerhalb von Körperzellen.

13.5.2 Abwehr von Viren

Viren (➤ Tab. 13.3, ➤ 13.10, ➤ Abb. 13.26) vermehren sich nur *innerhalb* einer Wirtszelle. Weder Antikörper noch T-Zellen können bereits *in einer Wirtszelle* befindliche Viren erkennen und unschädlich machen. Allerdings können die befallenen Zellen eine Art „SOS-Flagge" hissen, indem sie Teile des Virus zusammen mit MHC-Klasse-I-Molekülen auf ihrer Zelloberfläche darbieten (Antigenpräsentation ➤ Abb. 13.5). Dies ist ein Alarmsignal für *T-Zellen,* die Zelle als infiziert zu erkennen und abzutöten. Zusätzlich beginnen aktivierte *B-Zellen,* sich in *Plasmazellen* umzuwandeln und Antikörper gegen die Viren zu produzieren. Werden die Viren nach ihrer Vermehrung in der Wirtszelle freigesetzt, sind sie für die Antikörper zugänglich.

Daneben werden von virusbefallenen Zellen **Interferone** ausgeschüttet, die die Nachbarzellen vor einer Virus-Invasion schützen (➤ 13.3).

13.5.3 Abwehr von Parasiten

Als **Parasiten** werden vor allem die verschiedenen den Menschen befallenden **Würmer** und humanpathogenen Einzeller **(Protozoen)** zusammengefasst (➤ Tab. 13.3, ➤ 13.13). Hauptsäule der Parasitenabwehr sind Phagozyten, B- und T-Zellen. Daneben spielen auch Mastzellen (➤ Abb. 13.10) sowie eosinophile Granulozyten (➤ Tab. 13.2) und IgE-Antikörper eine Rolle.

Mastzellen und eosinophile Granulozyten können zell- und gewebeschädigende Substanzen ausschütten. Mit Immunglobulin E besetzte Parasiten werden von den Mastzellen leicht erkannt – sie heften sich an die IgE-Antikörper und können bei diesem engen Kontakt den Parasiten durch die Abgabe von Zytokinen schädigen.

13.6 Erkrankungen des Immunsystems

HIV-Infektion und AIDS ➤ 13.10.7

ORGANISMUS	MERKMAL	BEISPIELE
Bakterien	**Prokaryonten***, d. h. einfache Organismen ohne Zellorganellen und ohne Zellkern, das Erbgut liegt lose (z. B. als langer DNA-Faden) im Zytoplasma. Dadurch schnellere Vermehrung. Meist mit Zellwand	Strepto-, Staphylokokken, Salmonellen, Escherichia coli, Proteus, Klebsiellen, Sonderformen: Rickettsien und Mykoplasmen (extrem klein, keine Zellwand)
Viren	Bestehen nur aus Erbinformation (DNA *oder* RNA), verpackt in einen Proteinmantel (*Kapsid, Core*) und evtl. eine lipidhaltige Außenhülle (*Envelope*). Können sich nur *in* Zellen vermehren und heißen deshalb *Sonderform des Lebens*	Corona-, Ebola-, Grippe-, Hepatitis-, Herpes-, HI-, Pocken-, Masern-, Mumps-, Röteln-Viren
Prionen	„Infektiöse" Proteinpartikel, nach heutigem Kenntnisstand ohne Nukleinsäure, die ihnen ähnliche, körpereigene Proteine „umfalten" können	Ein noch nicht näher definiertes Prion, welches die Creutzfeldt-Jakob-Krankheit, BSE und Kuru hervorruft
Pilze	Pflanzenähnliche Mikroorganismen, die jedoch keine Fotosynthese (pflanzliche Energiegewinnung aus CO_2 und Sonnenlicht) durchführen können	Candida albicans (medizinisch wichtigster Hefepilz), Aspergillus fumigatus (Schimmelpilz)
Würmer, Insekten	*Parasitisch* lebende *Tiere* (Eukaryonten*)	Rinderbandwurm, Spulwurm, Kopflaus, Krätzmilbe
Protozoen („Urtierchen")	*Parasitisch* lebende *Einzeller* (Eukaryonten*)	Plasmodien, Trichomonaden, Amöben

* Im Gegensatz zu den Prokaryonten (auch Prokaryoten, z. B. Bakterien) zählen Tiere, Pflanzen und Protozoen zu den Eukaryonten (auch Eukaryoten). Bei den Zellen der Eukaryonten ist das Erbmaterial, die Chromosomen also, in einem Kern zusammengefasst, der durch eine Kernmembran vom Zytoplasma getrennt wird (➤ Abb. 2.2, ➤ Abb. 2.4).

Tab. 13.3 Übersicht über die Gruppen der menschenpathogenen Mikroorganismen. Nicht aufgeführt sind die *Viroide* (sozusagen nackte Mini-Viren), da sie bisher nur bei Pflanzen beobachtet wurden.

13.6.1 Allergien (Überempfindlichkeitsreaktionen)

> **Allergie**
> Unter **Allergien** versteht man eine spezifische Überempfindlichkeit gegenüber bestimmten, aber generell nicht schädlichen Antigenen. Das Immunsystem zeigt z. B. gegen Pollen eine so starke Reaktion, dass deren Symptome Krankheitswert haben und evtl. sogar lebensbedrohlich werden.

Beim Erstkontakt ruft das Antigen, als **Allergen** bezeichnet, eine Immunreaktion mit Aktivierung von T-Zellen und/oder Antikörperbildung hervor. Erst bei einem erneuten Kontakt manifestiert sich die Überempfindlichkeit. Die Allergie wird also, ebenso wie die *Immunität* (➤ 13.7.7), bei einem früheren Kontakt mit einem Antigen erworben; man spricht von **Sensibilisierung.**

Es gibt vier verschiedene Typen von allergischen Reaktionen, die sich unter anderem im Mechanismus der Immunantwort und in der Zeitspanne zwischen (erneutem) Allergenkontakt und Symptomausbildung unterscheiden (➤ Abb. 13.12):

Allergische Reaktion vom Typ I (Soforttyp)

Bei der **allergischen Reaktion vom Typ I** kommt dem IgE entscheidende Bedeutung zu.

Entsprechend disponierte Menschen reagieren auf bestimmte Antigene (z. B. Pollen, Erdbeeren, Penicillin) mit besonders starker Bildung von IgE (➤ 13.4.3). Dieses heftet sich mit seinem Stammteil an die Oberfläche von Mastzellen (➤ Abb. 13.10) und basophilen Granulozyten. Bei einem erneuten Antigenkontakt verknüpft das Antigen die zellgebundenen IgE-Antikörper miteinander, wodurch die Mastzellen massiv *Histamin* und andere Stoffe freisetzen (➤ Abb. 13.12). Diese Substanzen führen innerhalb von Sekunden bis Minuten zu einer starken Gefäßerweiterung und Flüssigkeitsaustritt aus den kleinen Blutgefäßen.

In günstigen Fällen bleibt die Reaktion *lokal* (örtlich) begrenzt, etwa beim *Heuschnupfen* oder bei der Nesselsucht *(Urtikaria)*, die sich durch Hautquaddeln zeigt. Die Reaktion kann aber auch *generalisieren* und z. B. zu großflächigem Juckreiz und Hautrötung, Übelkeit, Atemnot und Kreislaufreaktionen (Tachykardie, Blutdruckabfall) führen. Schwerstform ist der **anaphylaktische Schock** mit lebensbedrohlichem Blutdruckabfall, Bronchialverengung und Herz-Kreislauf-Stillstand. Besonders häufig kommt es z. B. nach Injektion bestimmter Medikamente und Insektenstichen zu einem anaphylaktischen Schock. Ein einziger Bienenstich kann innerhalb weniger Minuten tödlich sein!

> **Maßnahmen bei Anaphylaxie**
> Bei einer generalisierten Typ-I-Allergie kann sich in Minuten aus leichten Beschwerden ein anaphylaktischer Schock entwickeln (➤ 24.3.2). Daher:
> - Allergenzufuhr sofort stoppen
> - Vitalzeichen kontrollieren
> - Patienten mit erhaltenem Bewusstsein flach auf dem Rücken lagern, bei Atemnot mit erhöhtem Oberkörper, bei Kreislaufstörungen mit hochgelagerten Beinen
> - Sauerstoff geben
> - Möglichst mehrere venöse Zugänge legen (lassen)
> - Medikamente bereitstellen/verabreichen: Infusionslösungen, Adrenalin/Epinephrin (z. B. Anapen®), β_2-Sympathomimetika (z. B. Sultanol®), Antihistaminika (z. B. Tavegil®), H_2-Rezeptoren-Blocker (z. B. Tagamet®), Glukokortikoide (z. B. Solu-Decortin®),
> - Ggf. Intubationsbesteck bereithalten, kardiopulmonale Reanimation (Herz-Lungen-Wiederbelebung) durchführen (➤ 24.2).

Warum manche Menschen Typ-I-Allergien gegen Erdbeeren oder Pollen (Auswahl und Pollenflugkalender ➤ Abb. 13.11), andere gegen Tierhaare, Schurwolle oder Bienengift entwickeln, ist unklar. Tatsache ist, dass die *Bereitschaft* zur Entwicklung einer Typ-I-Allergie vererbt wird – ca. 10–20 % der Bevölkerung haben eine **Atopie.** Darunter fasst man die Bereitschaft zu Erkrankungen zusammen, die sich in ganz unterschiedlichen Körperregionen manifestieren (*gr.* atopia = nicht zuzuordnen, Ortlosigkeit):

- Allergisches *Asthma bronchiale* (➤ 16.11.2)
- *Urtikaria* (Nesselsucht mit Quaddelbildung in der Haut)
- *Neurodermitis* (*endogenes Ekzem* ➤ 7.5.2)
- Allergische *Konjunktivitis* (Bindehautentzündung des Auges)
- *Heuschnupfen* (Rhinitis allergica).

Die Häufigkeit atopischer Krankheiten ist in den letzten 50 Jahren angestiegen und stagniert wohl derzeit auf hohem Niveau. Dabei scheint unser „hygienischer" Lebensstil mitverantwortlich zu sein (➤ 17.11, ➤ 22.6.2).

Allergische Reaktion vom Typ II (zytotoxischer Typ)

Bei der antikörpervermittelten **allergischen Reaktion vom Typ II** spielen IgG und IgM im Zusammenwirken mit dem Komplementsystem die entscheidende Rolle. Symptome treten meist erst nach einigen Stunden auf.

Ein Beispiel ist die Unverträglichkeit verschiedener Blutgruppen: Die körpereigenen Antikörper binden an fremde Spendererythrozyten und bewirken nach Komplementaktivierung deren Zerstörung – es kommt zur *Hämolyse* (➤ 12.4.2).

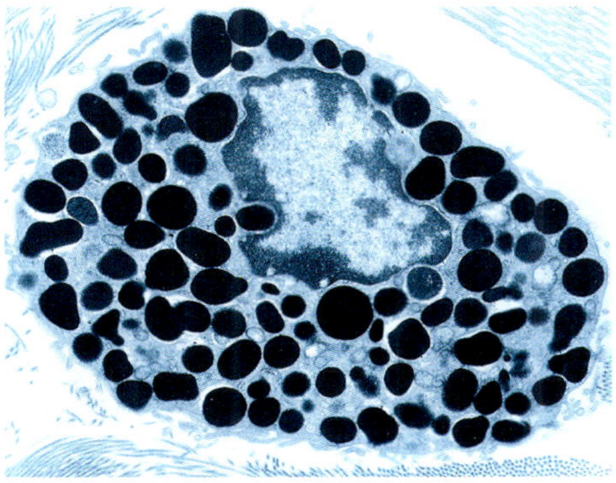

Abb. 13.10 Mastzelle. In den schwarzen Granula befindet sich unter anderem Histamin, das bei einer allergischen Reaktion schlagartig freigesetzt wird. [C154]

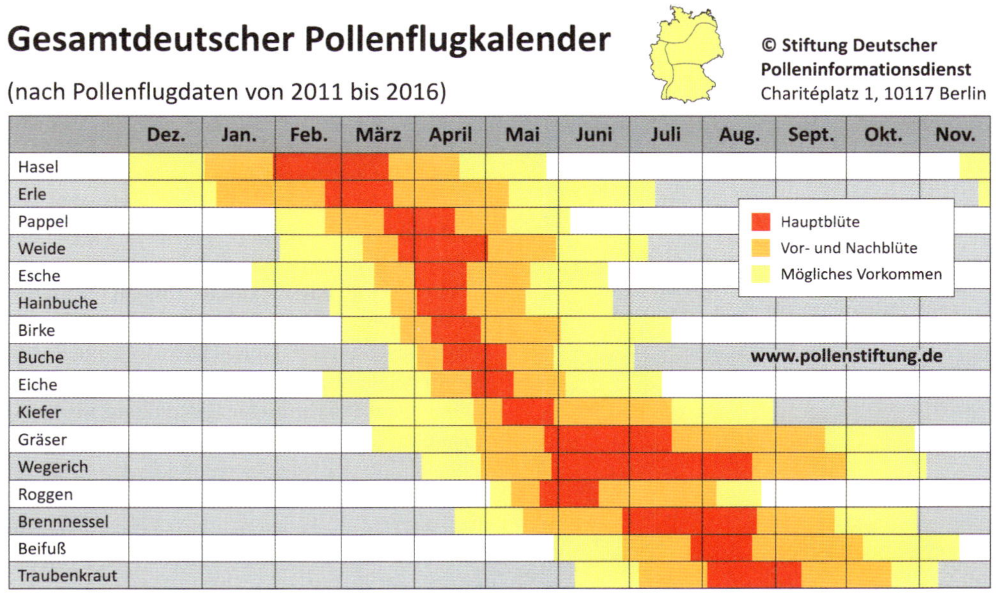

Abb. 13.11 Pollenflugkalender. Pollenallergien sind die häufigsten Typ-I-Allergien. Sie können zu Heuschnupfen oder allergischem Asthma führen. Pollenflugkalender zeigen die Hauptflugzeit der verschiedenen Allergene. Betroffene können dann besondere Maßnahmen zur Allergenkarenz (Meiden der auslösenden Pollen) treffen, etwa nur zu bestimmten Tageszeiten lüften, oder vorbeugend mit Medikamenten behandelt werden. [T398]

Allergische Reaktion vom Typ III (Immunkomplex-Typ)

Die **allergische Reaktion vom Typ III** ist bedingt durch im Blut zirkulierende Antigen-Antikörper-Komplexe, die nicht durch Phagozyten aufgenommen und abgebaut werden. Diese Komplexe können an bestimmten Stellen des Körpers „hängen bleiben" (z. B. an Basalmembranen ➤ 4.2) und durch Aktivierung von Komplementfaktoren Gewebeschäden auslösen (➤ Abb. 13.12). Besonders häufig tritt dies in den Nieren auf mit der Folge einer *Glomerulonephritis* (Entzündung der Nierenkörperchen ➤ 19.4.4). Andere „Ablagerungsstellen" für solche Immunkomplexe sind die Gelenke und die Haut, wo sie zu Gelenkschmerzen und Urtikaria führen. Je nach auslösendem Faktor dauert es Minuten, Stunden oder Tage bis zum Auftreten der Beschwerden.

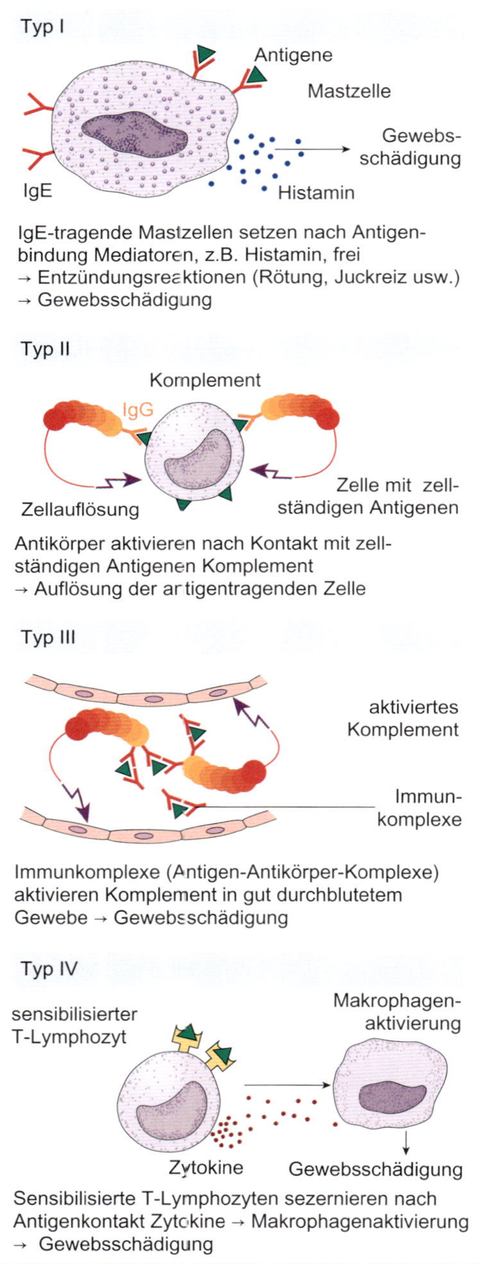

Abb. 13.12 Übersicht über die vier Typen allergischer Reaktionen.

Allergische Reaktion vom Typ IV (verzögerter Typ, T-Zell-vermittelte Reaktion)

Die **allergische Reaktion vom Typ IV** wird vor allem durch T_H1-Zellen (➤ 13.4.1), Makrophagen sowie zytotoxische T-Zellen getragen. Antikörper spielen keine Rolle. Da die Symptome ihr Maximum erst 2–4 Tage nach einem Allergenkontakt erreichen, spricht man von einer *allergischen Reaktion vom verzögerten Typ.*

Diese Allergieform findet man z. B. als **Nickelallergie** und bei der **Transplantatabstoßung.** Bei der Nickelallergie binden sich Nickelsalze an körpereigene Proteine, die daraufhin eine veränderte und fremde antigene Struktur darstellen und von T-Zellen attackiert werden. Auf der Oberfläche der Zellen eines Transplantats befinden sich für den Empfängerorganismus fremde MHC-Moleküle (➤ 13.4.5). Diese Fremdheit wird von den T-Zellen erkannt, die daraufhin Zytokine ausschütten. Die Zytokine können sowohl direkte Schädigungen des Zielgewebes verursachen als auch Makrophagen aktivieren, die dann das Fremdgewebe attackieren und zerstören (➤ Abb. 13.12). Diagnostisch wird die allergische Reaktion vom Typ IV bei der *Tuberkulinreaktion* (➤ 13.9.5) ausgenutzt.

Diagnostik und Therapie der Allergien

Vor allem zwei Allergieformen sind häufig:

- **Kontaktallergien** der Haut, z. B. gegen Nickel oder Latex
- Allergien der Schleimhäute von Atemwegen und Verdauungstrakt (**Inhalationsallergien,** z. B. gegen Pollen, bzw. **Nahrungsmittelallergien,** z. B. gegen Nüsse oder Kuhmilch).

Die Kontaktallergien gehören zu den *Allergien vom Typ IV.* Zur Diagnose wird das Allergen im **Epikutantest** mittels eines Pflasters *auf* die Haut aufgebracht. Die Reaktion, etwa eine Rötung, Schwellung oder Bläschenbildung, kann nach 2–3 Tagen abgelesen werden.

Allergien der Atemwege und des Verdauungstrakts sind meist IgE-vermittelte Reaktionen, gehören also zu den *Allergien vom Typ I.* Man testet sie vor allem durch **Prick-, Scratch- und Intrakutantest** *in* der Haut. Die Reaktion, typischerweise eine starke histaminvermittelte Hautschwellung, ist oft schon nach etwa 15–30 Minuten sichtbar.

Wichtigster Schritt in der Behandlung ist die **Allergenkarenz,** d. h. das Meiden des Allergens. Medikamentös zur Beschwerdelinderung eingesetzt werden vor allem **Antihistaminika** (z. B. Cetirizin, etwa Zyrtec®), die die Histamin*wirkungen* reduzieren, **Mastzellstabilisatoren** (z. B. Cromoglicinsäure), die die Histamin*ausschüttung* vermindern, sowie in schweren Fällen die entzündungshemmenden **Glukokortikoide** (z. B. Decortin®, ➤ 11.5.3). Bei manchen Allergien ist eine **spezifische Immuntherapie** *(SIT, Hyposensibilisierung)* möglich: Durch Verabreichung steigender Dosen des Allergens „gewöhnt" sich der Körper allmählich an das Allergen, sodass die Allergiesymptome schwächer werden oder ganz zurückgehen.

13.6.2 Autoimmunkrankheiten

Die Antikörper und Antigenrezeptoren der T-Zellen könnten aufgrund ihrer Vielfalt prinzipiell jeden beliebigen Eiweißkörper (also auch körpereigene) angreifen. Im Rahmen der Prägung im Thymus (T-Zellen) und Knochenmark (B-Zellen) werden die gegen den eigenen Körper gerichteten Abwehrzellen jedoch im Normalfall aussortiert, sodass nur solche Abwehrzellen in die Blutbahn gelangen, die nicht gegen die Antigene des eigenen Körpers reagieren. Das Nichtvorgehen gegen eigene Antigene heißt **Selbsttoleranz** *(Immuntoleranz).* Dieser „Lernvorgang" des Immunsystems erfolgt etwa zum Zeitpunkt der Geburt. Stoffe, mit denen das Immunsystem zu dieser Zeit Kontakt hat, erkennt es normalerweise lebenslang als „körpereigen", alle später dazukommenden als „fremd". Versagt dieses Unterscheidungsvermögen, kommt es zur Bildung von **autoreaktiven T- und B-Zellen** und **Autoantikörpern** gegen körpereigenes Gewebe und zu **Autoimmunkrankheiten.** In westlichen Ländern sind etwa 5 % der Bevölkerung von einer Autoimmunkrankheit betroffen.

Die Ursache liegt sowohl in genetischen als auch Umweltfaktoren: Bestimmte Varianten von Genen, die für Rezeptoren von Entzündungsbotenstoffen, Signalverarbeitungsproteinen oder MHC-Molekülen codieren, begünstigen das Auftreten *(genetische Prädisposition).* Als Umweltfaktoren kommen unter anderem starker Stress, hormonelle Faktoren, Schwangerschaft und insbesondere Infektionen mit solchen Erregern infrage, die körpereigenen Strukturen ähneln. Die Abwehr dieser Erreger kann dann als Nebenwirkung

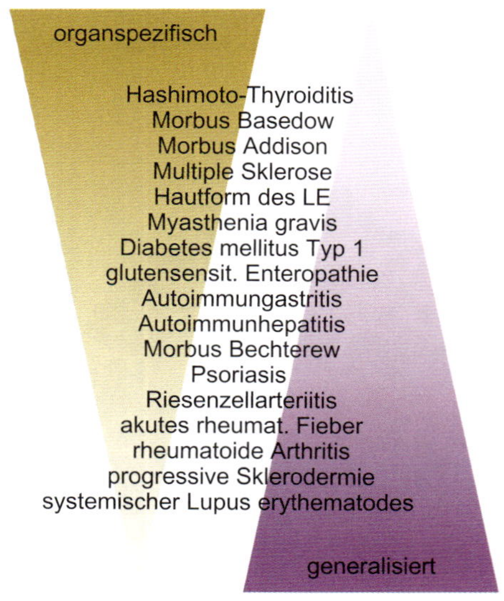

Abb. 13.13 Spektrum und ungefähre Organspezifität der Autoimmunkrankheiten (Auswahl).

den Angriff auf die Körperstrukturen zur Folge haben. Bekannt, aber heute selten ist das *akute rheumatische Fieber,* bei dem sich Antikörper gegen Streptokokken gegen das eigene Herz- und Gelenkgewebe richten. Bei den meisten Autoimmunkrankheiten sind die auslösenden Faktoren bis heute unklar.
Eine Autoimmunkrankheit kann je nach Vorkommen der bekämpften körpereigenen Struktur nur ein Organ, aber auch den ganzen Körper betreffen (➤ Abb. 13.13).

13.6.3 Immunsuppressive Therapie

Einige Autoimmunkrankheiten verlaufen schwer, möglicherweise sogar tödlich. **Immunsuppressiva** sollen dann das Immunsystem und damit die Krankheit unterdrücken. Immunsuppressiva werden auch nach Transplantationen gegeben, um Abstoßungsreaktionen zu verhindern.
Wichtige Immunsuppressiva sind z. B. die in der Nebennierenrinde gebildeten bzw. synthetisch hergestellten *Glukokortikoide* (Kortison, ➤ 11.8), die meist rasch die Krankheitssymptome lindern. Da die Glukokortikoide aber das gesamte (vor allem spezifische) Immunsystem schwächen und außerdem ihre „normale" Wirkung als Hormone entfalten, ziehen sie bei längerer Anwendung schwere Nebenwirkungen nach sich (➤ Abb. 11.16).
Zytostatika, z. B. Cyclophosphamid (etwa Endoxan®), schwächen ebenfalls *unspezifisch* das Immunsystem. Aufgrund ihrer Nebenwirkungen (➤ 3.7.6) werden sie nur bei sehr schweren Autoimmunkrankheiten eingesetzt. Ausnahme ist niedrig dosiertes *Methotrexat.* Es wird häufig z. B. bei rheumatoider Arthritis gegeben und meist recht gut vertragen.
Calcineurin- und mTOR-Inhibitoren, etwa Ciclosporin A (z. B. Sandimmun®), Sirolimus (z. B. Rapamune®) und Tacrolimus (z. B. Prograf®), hemmen die T-Zellen. Ciclosporin A und Sirolimus werden häufig nach Transplantationen verabreicht. Tacrolimus kann auch auf der Haut angewendet werden, z. B. bei Neurodermitis.
Auch *monoklonale Antikörper* (➤ 13.4.3) können immunsuppressiv wirken, etwa indem sie CD-Moleküle oder den Interleukin-2-Rezeptor von Leukozyten blockieren. Einige (z. B. Simulect®) werden vor allem nach Organtransplantationen gegeben, andere (z. B. Humira®, Mabthera®, Remicade®) werden z. B. gegen entzündlich-rheumatische oder andere Autoimmunerkrankungen eingesetzt.

13.7 Infektionen

Erkrankungen, die durch Eindringen und Vermehrung von Mikroorganismen im Menschen entstehen, heißen **Infektionskrankheiten.** In der Klinik spricht man auch kurz von *Infektionen,* obwohl dies nicht ganz korrekt ist, da **Infektion** eigentlich die Übertragung, das Anhaften, Eindringen *und* die Vermehrung von Mikroorganismen oder Parasiten (Erregergruppen ➤ Tab. 13.3) im menschlichen Körper umfasst.

13.7.1 Bedeutung von Infektionen und epidemiologische Grundbegriffe

Infektionskrankheiten haben großen Einfluss auf alle menschlichen Zivilisationen gehabt. Ihr seuchenhaftes Auftreten, z. B. die Pest im späten Mittelalter, hat Menschen immer wieder in ihrem Zusammenleben beeinflusst.

Epidemie, Pandemie, Endemie

Eine solche Erkrankungswelle, d. h. ein vorübergehend gehäuftes Auftreten einer Infektionskrankheit in einer Bevölkerung, heißt heute **Epidemie.** Zieht eine Epidemie über (fast) die ganze Welt, spricht man von **Pandemie.** Dagegen wird das ständige Auftreten eines Erregers in einem bestimmten Gebiet oder einer Bevölkerung als **Endemie** bezeichnet.

Längst nicht besiegt

M

Vorsicht!
Entgegen früheren Hoffnungen sind die Infektionskrankheiten noch lange nicht besiegt!

Durch Mutationen oder Genaustausch können stark veränderte, „neue" Erreger entstehen, die dann neue Infektionskrankheiten hervorrufen. Nicht wenige davon sind von Tieren auf den Menschen „übergesprungen" und nun in beide Richtungen übertragbar, man spricht von **Zoonosen.** Andere Krankheiten werden neu als erregerbedingt identifiziert. Infolge veränderter Umweltbedingungen oder veränderten Verhaltens können zudem Erreger bzw. Krankheiten, die es vorher schon gab, (wieder) stark zunehmen.
Zusammengefasst werden alle diese Erkrankungen unter dem Begriff **emerging bzw. reemerging infectious diseases,** kurz *(re)emerging infections,* deutsch *neu, wieder oder vermehrt auftretende Infektionen.* Durch die zunehmende Mobilität der Menschen können die Erreger schnell und weit reisen und viel schneller als früher zu einer Pandemie führen.
Beispiele der letzten Jahrzehnte sind:
- **AIDS** durch das *humane Immundefizienz-Virus* **(HIV)** in den 1980er-Jahren (➤ 13.10.7)
- Um 1990 das **Hepatitis-E-Virus** als Erreger der **Hepatits E** (➤ 13.10.4)
- 2002 das *schwere akute Atemwegssyndrom (severe acute respiratory syndrome,* **SARS**) mit dem Bild einer oft tödlichen Lungenentzündung durch ein bis dahin unbekanntes *Coronavirus*
- Verschiedene neue *Varianten von Influenza-A-Viren* (➤ 13.10.1), die 2009 die meist mild verlaufende **Schweinegrippe** oder 2013 eine Variante der **Vogelgrippe H7N9** hervorriefen
- Einige hämorrhagische Fieber wie etwa das **Ebolafieber** durch das seit den 1970er-Jahren bekannte **Ebola-Virus,** das zuletzt 2018–2020 im Kongo und in Uganda zu einer Epidemie mit einer Sterblichkeit von 65 % führte
- Das mückenübertragene **Zika-Virus,** das sich seit etwa 2007 zunehmend ausgebreitet hat. Es ruft meist nur leichte fieberhafte Erkrankungen hervor. Erst seit einem Ausbruch in Mittel- und Südamerika 2015/16 ist bekannt, dass es bei Erkrankung einer Schwangeren häufig Hirnschädigungen des Ungeborenen verursacht (➤ 21.7.4)
- Das *Coronavirus* **SARS-CoV-2,** das im Dezember 2019 zuerst in Zentralchina auftrat und innerhalb weniger Monate zu einer Pandemie mit mehreren Millionen Todesopfern wurde (➤ 13.10.2).

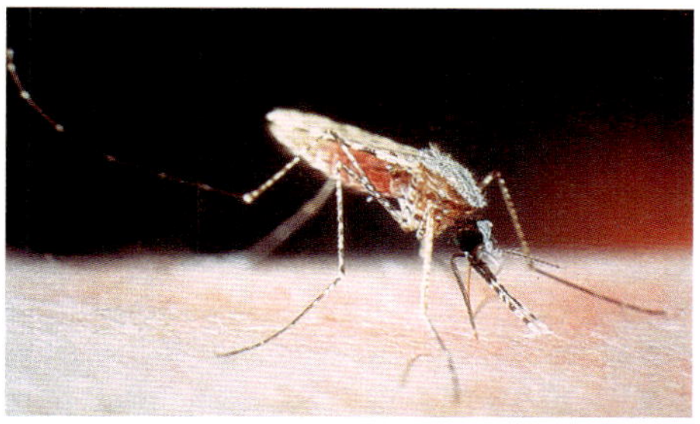

Abb. 13.14 Erregerübertragung durch Mücken. Mücken sind Überträger z. B. von Dengue-Fieber, Malaria oder Zika-Infektionen. Können sie aufgrund des Klimawandels in vorher für sie zu kalten Regionen leben, kann dies Ursache sog. neuer Infektionskrankheiten sein. [U136]

Zunehmende Bedeutung gewinnen in Mitteleuropa zudem mückenübertragene Virusinfektionen (➤ Abb. 13.14). Im Zuge der Klimaerwärmung findet man hier inzwischen die bisher nur in südlicheren Ländern verbreiteten *japanischen (asiatischen) Buschmücken,* die **West-Nil-** und einige **Enzephalitis-Viren** verbreiten, und die *asiatischen Tigermücken,* die das **Dengue-** und das **Chikungunya-Virus** übertragen. Diese Viren lösen fiebrige Infektionen aus, die je nach Virus mit Hirnentzündungen (West-Nil, Chikungunya) und inneren Blutungen (Dengue) einhergehen können. Eine erhebliche Gefahr geht außerdem von bakteriellen Erregern mit Antibiotikaresistenzen aus, bei denen bislang wirksame Antibiotika nicht mehr greifen (➤ 13.14).

13.7.2 Formen von Infektionskrankheiten

Inapparente und apparente Infektionen

Vielleicht erstaunt es zu erfahren, dass wohl die meisten Infektionen **inapparent** verlaufen, d. h. ohne Beschwerden. Dabei wird der Erreger vom Immunsystem des Infizierten in der Regel vollständig beseitigt. Schwerere Infektionen hingegen verlaufen **apparent,** also mit Fieber oder anderen Krankheitszeichen.

Lokale und generalisierte Infektionen

Die Infektion kann auf die Eintrittspforte beschränkt bleiben **(lokale Infektion)** oder über das Blut in den ganzen Körper gelangen **(generali-**

sierte **Infektion,** *systemische Infektion, Allgemeininfektion*):

- Typische lokale Infektionen sind Wundinfektionen oder eine Gastroenteritis mit Durchfall, jedoch ohne schwere Beeinträchtigung des Allgemeinbefindens
- Generalisierte Infektionen sind z. B. Windpocken, das Pfeiffer-Drüsenfieber (Mononucleosis infectiosa, ➤ 13.10.3) und die Virushepatitiden (➤ 13.10.4). Fast alle schwereren Viruserkrankungen verlaufen generalisiert.

Bakteriämie und Sepsis

Dringen Bakterien nur kurzzeitig in die Blutbahn ein (etwa nach einer Zahnentfernung), so bezeichnet man das als **Bakteriämie.** Dabei kommt es weder zur Vermehrung der Erreger im Blut noch zur Absiedlung in Organen.

Bei einer **Sepsis** oder *Blutvergiftung* hingegen werden von einem Herd aus (beispielsweise einer Wunde oder einem infizierten Knochen) kontinuierlich oder periodisch Erreger in die Blutbahn gestreut. Die Erreger gelangen mit dem Blut in alle Organe des Körpers und vermehren sich oft auch in der Blutbahn. Die Gefahr tödlicher Komplikationen ist groß:

- Infektiöse Absiedlungen **(septische Metastasen)** können lebenswichtige Organe (z. B. das Gehirn) angreifen
- Oft entgleist das körpereigene Gerinnungssystem (**Verbrauchskoagulopathie,** *disseminierte intravasale Koagulopathie = DIC*) mit der Folge lebensgefährlicher innerer Blutungen (➤ 12.5.9)
- Es kann zum Versagen eines oder mehrerer lebenswichtiger Organe kommen
- Häufig sind schwere Kreislaufkomplikationen, die man als **septischen Schock** (➤ 24.3.2) bezeichnet: Ursächlich hierfür sind die an vielen Stellen des Körpers gleichzeitig ablaufenden starken Entzündungsreaktionen, die zum Zusammenbruch der Kreislaufregulation führen.

Trotz intensivmedizinischer Betreuung verläuft eine Sepsis oft tödlich.

> **P**
> **Sepsisprophylaxe**
> Entscheidend für die Sepsisprophylaxe ist *aseptisches Vorgehen* bei allen Pflegemaßnahmen, z. B. beim Umgang mit Blasenkathetern, Infusionen und beim Verbandswechsel.

13.7.3 Ablauf einer Infektion

Jede Infektion verläuft in mehreren Stadien (➤ Abb. 13.15):

Ansteckung. Der Krankheitserreger wird auf einen nicht-infizierten Menschen übertragen.

Invasionsphase. Der Krankheitserreger dringt in den Organismus ein, vermehrt sich jedoch zunächst nicht.

Inkubationsphase. Nach einer mehrstündigen bis mehrtägigen „Eingewöhnungsphase" beginnt sich der Erreger im Körper zu vermehren, nun

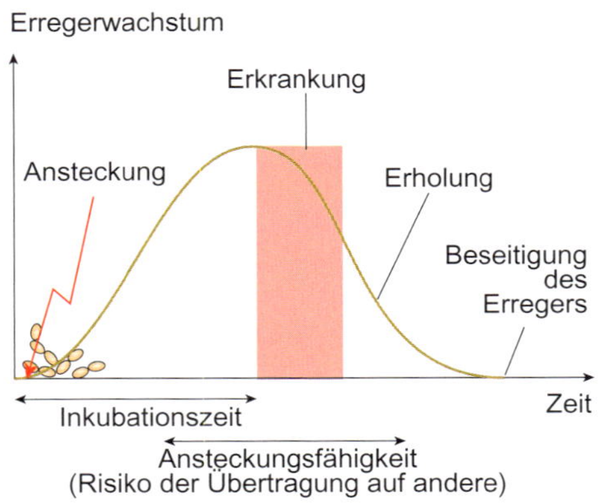

Abb. 13.15 Typischer zeitlicher Ablauf einer akuten Infektion.

handelt es sich um eine **Infektion.** Der Infizierte hat (noch) keine Beschwerden. Kurz vor dem Auftreten von Fieber und anderen Symptomen liegt meist eine Phase „explosionsartiger" Vermehrung.

> **M**
> **Inkubationszeit**
> **Inkubationszeit** bezeichnet die Zeit zwischen Ansteckung und Krankheitsausbruch. Die Inkubationszeiten der verschiedenen Infektionskrankheiten sind sehr unterschiedlich: Die Virusgrippe etwa hat eine Inkubationszeit von nur 1–3 Tagen, Mumps eine von etwa drei Wochen, und bei AIDS können mehr als zehn Jahre zwischen Ansteckung und Ausbruch der Erkrankung liegen.

Krankheitsphase. Je nach Schwere der Infektionskrankheit ist der Patient nur wenig beeinträchtigt (z. B. Heiserkeit oder leichten Kopfschmerz) oder schwerer krank (z. B. hohes Fieber bis hin zur Sepsis).

Überwindungsphase. Wird die Infektion überstanden, so wird in dieser letzten Phase der Erreger aus dem Körper entfernt.

Dauerausscheidung. Bei einigen Keimen wird die Krankheit zwar besiegt, die Erregerelimination gelingt jedoch nicht, und die Keime ziehen sich in eine „Körpernische" zurück. So können Salmonellen beispielsweise über viele Jahre in der Gallenblase verbleiben. Von dort aus gelangen sie über den Darm immer wieder nach außen und können neue Infektionen bei anderen hervorrufen.

Persistenz. Herpes-Viren verbergen sich lange Zeit im Organismus (z. B. in regionalen Ganglien) und nehmen dort einen symptomlosen Ruhezustand ein (➤ 13.10.3).

13.7.4 Infektionsquellen

Infektionskrankheiten entstehen nicht aus dem „Nichts". Vielmehr sind Reservoire nötig, in denen sich die Erreger aufhalten und die als **Infektionsquellen** für die weitere Ausbreitung der Erreger dienen:

- Die wohl wichtigste Infektionsquelle ist der *Mensch* selbst. Die Keime können z. B. mit dem Sputum (Beispiel Tuberkulose) oder dem Stuhl (Beispiel Salmonellosen) ausgeschieden werden. Die Stelle, an der die Erreger den Körper eines Infizierten verlassen, heißt **Austrittspforte** (des Erregers). Der Betroffene braucht dabei nicht (apparent) krank zu sein
- *Tierische Infektionsquellen* sind etwa Rinder und Schweine für die entsprechenden Bandwurmerkrankungen (➤ 13.13)
- Viele Mikroorganismen sind nicht auf Menschen oder Tiere angewiesen, sondern können auch in der *unbelebten Umwelt* überleben, so etwa die Tetanuserreger in Erde oder die Tuberkuloseerreger in Staub.

Die bisherigen Beispiele sind **exogene Infektionen,** d. h. der Erreger dringt von *außen* in den Körper ein. Dagegen werden **endogene Infektionen** von *körpereigenen* Keimen hervorgerufen, die bei lokaler oder systemischer Abwehrschwäche in für sie untypische Körperregionen gelangen (z. B. Darmkeime in die Harnblase).

13.7.5 Übertragungswege

Die wichtigsten **Übertragungswege** zum Menschen sind die (➤ Abb. 13.16):

- **Kontaktinfektion,** direkt oder indirekt (über Gegenstände oder Hände, an denen Erreger haften)
- **Fäkal-orale Übertragung** *(Schmierinfektion)* durch Verschleppen infektiösen Stuhls
- **Tröpfcheninfektion** durch sog. *große Tröpfchen* (≥ 5 µm), freigesetzt beim Husten, Niesen oder Sprechen
- *Aerosol-* oder **aerogene Infektion** durch winzige Tröpfchen (*Tröpfchenkerne,* < 5 µm), die weiter mit der Luft fliegen als große Tröpfchen
- **Parenterale Übertragung,** z. B. über Stich mit verunreinigter Kanüle oder Bluttransfusion
- **Sexuelle Übertragung** durch Geschlechtsverkehr
- **Diaplazentare Übertragung** von der infizierten Schwangeren auf das Ungeborene
- **Übertragung durch Vektoren** *(aktive Überträger),* etwa Mücken.

Der Erreger muss nicht nur zum Menschen kommen, sondern auch in ihn hinein. **Eintrittspforten** der Keime auf der Haut sind u. a. kleinste Wunden (z. B. bei Nagelfalzverletzungen), oder Insektenstiche (z. B. bei Malaria ➤ 13.13). Einige Erreger vermögen auch durch die intakte Haut einzudringen (z. B. die Pärchenegel, die die Bilharziose verursachen) sowie über intakte Schleimhäute (z. B. bei Salmonellen ➤ 13.9.3).

13.7.6 Nosokomiale Infektionen

Manche Erreger können bei ansonsten Gesunden Erkrankungen hervorrufen. Solche Erreger heißen **obligat pathogen.** Im Krankenhaus sind aber vor allem bei älteren oder abwehrgeschwächten Pa-

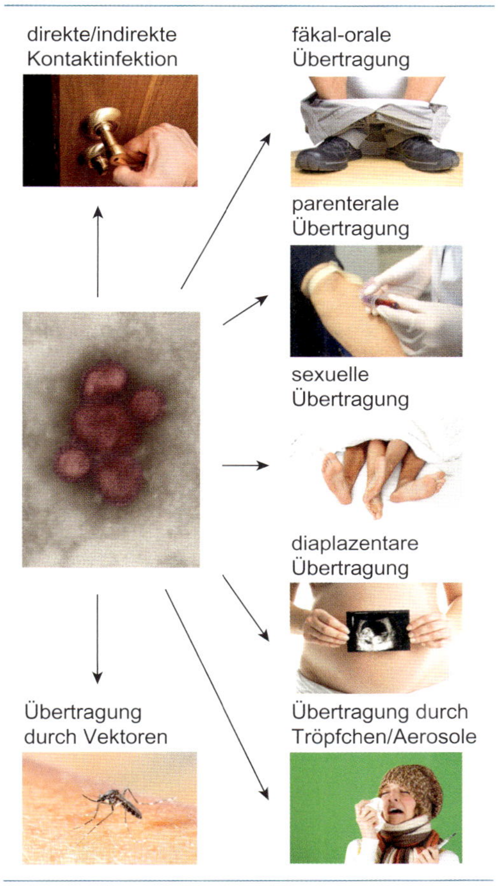

Abb. 13.16 Die wichtigsten Übertragungswege bei Infektionen. [X221-024, J787]

tienten die **fakultativ pathogenen** Keime inzwischen von weit größerer Bedeutung. Sie führen nur bei allgemeiner oder lokaler Abwehrschwäche zu sog. **opportunistischen Infektionen.**
Nosokomiale Infektionen sind im Krankenhaus oder in einer vergleichbaren Einrichtung erworben. Oft handelt es sich um opportunistische Infektionen. Besonders häufig sind:

- Harnwegsinfektionen, vor allem als Folge von Blasendauerkathetern (➤ 19.5.6)
- Atemwegsinfektionen, z. B. infolge künstlicher Beatmung
- Postoperative Wundinfektionen. Die Keimverschleppung erfolgt häufig beim Verbandswechsel durch ärztliches oder pflegendes Personal.

13.7.7 Erworbene Immunität

Nach bestimmten Infektionen, etwa nach einer Infektion mit dem Masern-Virus, ist man nach der Ersterkrankung praktisch für immer vor weiteren Angriffen geschützt: Der Erreger verändert sich nicht und trifft im Körper auf ein immunologisches Gedächtnis (➤ 13.4), das ihm bei einem erneuten Kontakt meist so schnell den Garaus macht, dass der Betreffende nichts bemerkt. Man spricht von **erworbener Immunität** – also erworbener Unempfänglichkeit eines Organismus für eine Infektion mit pathogenen Mikroorganismen bzw. deren Toxinen.

Aus der erworbenen Immunität resultiert auch das Phänomen der sog. **Kinderkrankheiten:** Ist ein Erreger, der nach der Ersterkrankung eine lebenslange Immunität hinterlässt, in einer Bevölkerung sehr weit verbreitet, erkranken praktisch nur und praktisch alle Kinder, während die Erwachsenen in der Regel nach einem früheren Kontakt *immun* dagegen sind.
Eine *manifeste* (sichtbare) Erkrankung ist dabei nicht notwendig. Auch *inapparente* (nicht in Erscheinung tretende, ohne äußere Krankheitszeichen verlaufende) Infektionen können eine lang dauernde Immunität hinterlassen. Dies ist z. B. häufig beim Röteln-Virus zu beobachten.

13.8 Vorbeugung vor Infektionen

Seit der Antike versuchten die Menschen, (Infektions-)Krankheiten durch Anrufen von Göttern, Räucherungen, Versprühen von Substanzen, Isolierung Erkrankter, Pestmasken und anderem zu verhindern. Echte Fortschritte brachten jedoch erst im 19. Jahrhundert das Wissen um die Bedeutung von Hygiene (beispielhaft von *Ignaz Semmelweis* für die Vermeidung des Kindbettfiebers gezeigt) und die wissenschaftliche Erkenntnis, dass es Erreger von Infektionskrankheiten gibt (etwa die Identifizierung des Milzbranderregers durch *Robert Koch*).

13.8.1 Hygiene und Kontaktreduktion

Hygiene soll ganz allgemein Gesundheit erhalten und Krankheiten verhüten. Im Alltag versteht man darunter das Fernhalten von Krankheitserregern durch Reinigung und Sauberhalten von Räumen, Gegenständen (z. B. Wäsche) und des eigenen Körpers. Insbesondere fallen darunter die:

- **Händehygiene,** vor allem häufiges Händewaschen, etwa wenn man nach Hause kommt, nach Kontakt mit Müll, Erde, Tieren, nach dem Toilettengang, vor Kontakt mit Lebensmitteln
- **Hustenetikette,** also das Bedecken von Mund und Nase möglichst mit einem Papiertaschentuch beim Husten oder Niesen
- **Küchenhygiene,** etwa Einhalten der korrekten Lagerungstemperatur, Vermeiden des Kontakts von rohen und/oder noch nicht gesäuberten Lebensmitteln mit anderen Lebensmitteln, sorgfältige Reinigung von Rohkost, Durchgaren von (tierischen) Speisen, regelmäßiges Wechseln/heißes Waschen von Küchenwäsche, Arbeitsmaterialien
- **Toilettenhygiene,** z. B. Waschen der Hände nach dem Toilettengang, Extra-/Einmal-Lappen zum Putzen der Toilette.

Auch die Lebensmittelsicherheit, die Trinkwasserreinheit, die Abwasserbeseitigung, die Abfallentsorgung und die Reinhaltung der Umwelt gehören zur Hygiene.
Die Hygiene in medizinischen Einrichtungen geht darüber hinaus und umfasst auch ohne besonderen Verdacht unter anderem folgende Maßnahmen der *Basis-* oder **Standardhygiene:**

- Regelmäßige hygienische **Händedesinfektion**
- Desinfektion von Flächen und Gegenständen einschließlich entsprechender Wäsche-, Geschirr- oder Instrumentenaufbereitung
- Das Tragen **persönlicher Schutzausrüstung,** etwa von Handschuhen bei eventuellem Kontakt mit Körperflüssigkeiten, Mund-Nasen- und Augenschutz bei möglicher Aerosolbildung
- Spezielle Maßnahmen bei Punktionen, Operationen.

M

Desinfektion und Sterilisation
Desinfektion bezeichnet eine so starke Reduktion vor allem pathogener Keime, etwa auf Haut- oder Materialoberflächen, dass eine Infektion sehr unwahrscheinlich ist (z. B. durch Alkohol, Jod oder Kochen).
Bei der **Sterilisation** („Entkeimung“) werden grundsätzlich *alle* Mikroorganismen abgetötet bzw. alle Viren vollständig inaktiviert. Dies erfordert entweder hohe Temperaturen (120–200 °C), meist in Kombination mit Druck (2 bar, bei Prionen 3 bar) und Feuchtigkeit, oder radioaktive Strahlung und/oder aggressive Chemikalien. Deshalb sind nur widerstandsfähige Materialien wie z. B. medizinische Instrumente oder Leinenwäsche sterilisierbar.

Weiter reichende Maßnahmen bei möglichen oder sicheren Infektionskrankheiten hängen von der Übertragung des Erregers und der Gefährlichkeit der Erkrankung ab. So reichen bei Erkrankungen mit parenteraler Übertragung die Maßnahmen der Standardhygiene (auch ➤ 13.10.7). Bei Erkrankungen mit Übertragung durch Tröpfchen/Aerosole hingegen wird der Betroffene räumlich isoliert und es ist zusätzliche Schutzausrüstung erforderlich (auch ➤ 13.10.2).

13.8.2 Vorbeugende Medikamentengabe und Impfungen

Außer durch hygienische Maßnahmen kann man einigen Infektionskrankheiten durch die Anwendung von Medikamenten vorbeugen. Dazu zählen desinfizierende, z. B. jodhaltige, Salben und Tinkturen, selten auch die vorbeugende Antibiotikagabe.
Die effektivste vorbeugende Maßnahme ist die durch eine **Impfung** gezielt herbeigeführte *Immunität* gegenüber bestimmten Antigenen. Man spricht auch von **Immunisierung** und unterscheidet *Aktiv-* und *Passivimmunisierung.*

Aktivimmunisierung

Eine **Aktivimmunisierung** bewirkt das Gleiche wie eine Erstinfektion: Durch künstliche Infektion mit einem **Impfstoff** *(Vakzin)* wird ein „kontrollierter Übungskampf“ erzeugt. Das Immunsystem nutzt die vermeintliche Infektion, um aktiv passende Antikörper und ein immunologisches Gedächtnis zu bilden (➤ 13.4, ➤ Abb. 13.18), die

dann bei einer tatsächlichen Infektion parat stehen und die Krankheitserreger meist schnell und inapparent vernichten. Bis sich bei einer Aktivimmunisierung eine ausreichend starke Abwehr gebildet hat, dauert es allerdings eine gewisse Zeit.
Es werden je nach Herstellung vor allem folgende Impfstoffe unterschieden, wobei die Einteilung allerdings nicht einheitlich ist (➤ Abb. 13.17):

- **Untereinheiten-Impfstoffe** *(Subunit-Impfstoffe)* und **Spaltimpfstoffe** verwenden unterschiedlich hergestellte Teile des Erregers, häufig Proteinbruchstücke, um eine Immunantwort auszulösen
- **Ganzvirus-Impfstoffe** enthalten ganze Viren. Bei **(abgeschwächten) Lebendimpfstoffen** sind es geschwächte Formen des Erregers, die sich noch vermehren, aber ohne eine Krankheit zu verursachen. Bei **inaktivierten Impfstoffen** verwendet man inaktivierte Erreger, deren genetisches Material zerstört wurde, so dass sie sich nicht mehr vermehren können, aber dennoch eine Immunantwort auslösen
- Bei **Nukleinsäure-Impfstoffen (RNA-, DNA-Impfstoffen)** wird künstlich hergestellte mRNA bzw. DNA (➤ 2.11) mit dem Bauplan zur Herstellung bestimmter Erreger-Antigene gegeben. In den Körperzellen wird die mRNA im Zytoplasma von den Ribosomen abgelesen und bewirkt dort die Synthese des körperfremden Eiweißes. Künstliche ringförmige DNA (Plasmide) muss im Zellkern zuvor noch in die entsprechende mRNA umcodiert werden. Das Immunsystem bildet dann Antikörper gegen das körperfremde Eiweiß und aktiviert die zelluläre Abwehr. Anders als bei der herkömmlichen Impfstoffherstellung findet also die Produktion des Impfantigens nicht im Labor, sondern in der menschlichen Zelle statt
- Bei **Vektorimpfstoffen** wird das Gen für ein Impfantigen durch ein harmloses Trägervirus in den Körper eingeschleust. Die Viren dringen in Zellen ein, das Gen wird abgelesen, mRNA und in der Folge die Erreger-Antigene produziert, gegen die das Immunsystem dann sensibilisiert wird. Ob die Trägerviren vermehrungsfähig sind oder nicht, hängt vom Impfstoff ab.
  Vektor- und Nukleinsäureimpfstoffe werden als **genbasierte Impfstoffe** zusammengefasst
- **Toxoidimpfstoffe.** Hier werden Bakteriengifte gegeben, die so verändert wurden, dass sie dem Menschen nicht mehr schaden, aber noch eine Immunreaktion hervorrufen.

Alle Impfstoffe ohne lebende Erreger heißen auch **Totimpfstoffe.**

Passivimmunisierung

Einen *sofortigen* Schutz vor einer Erkrankung erhält man in manchen Fällen durch die Verabreichung von Antikörpern, die gegen Antigene des Erregers gerichtet sind und die von fremden Organismen stammen oder künstlich hergestellt wurden. Da das Immunsystem nicht selbst aktiv werden muss, spricht man von **Passivimmunisierung.**

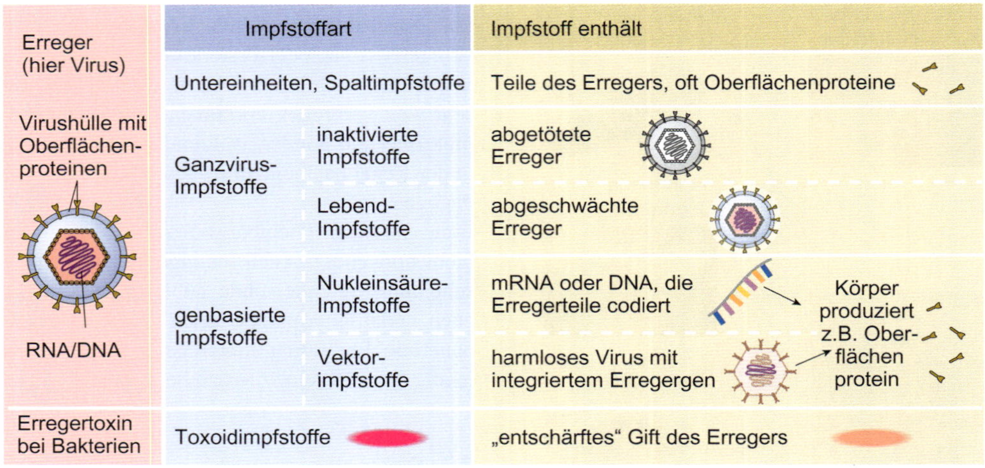

Abb. 13.17 Die verschiedenen Impfstoffarten bei der Aktivimpfung.

Drohen z. B. einem Ungeborenen Schäden durch das Röteln-Virus nach einer Ansteckung der Schwangeren in den ersten drei Schwangerschaftsmonaten, können der Schwangeren spezifische Röteln-Antikörper injiziert werden, die anstelle der nicht vorhandenen eigenen Antikörper die Röteln-Viren unschädlich machen sollen, bevor sie auf das Kind übergreifen. Das kann allerdings nur in den ersten acht Tagen nach Rötelnkontakt die gefürchtete *Virämie* verhindern. Die Immunglobuline werden vom Blut anderer Kranker, die eine Rötelninfektion überstanden haben, gewonnen. Ihr Blut, das nun reichlich spezifische Antikörper enthält, wird gereinigt und ggf. zum **Hyperimmunglobulin** (➤ 12.4.2) konzentriert.
Nicht nur Krankheitserreger, sondern auch von diesen produzierte und im Blut zirkulierende Giftstoffe *(Toxine)* können so unschädlich gemacht werden. Dies kann bei Diphtherie-, Tollwut- oder, am bekanntesten, bei Tetanusinfektionen (z. B. Tetagam®) lebensrettend sein.
Nachteilig bei den Passivimmunisierungen ist die kurze Schutzwirkung von 1–3 Monaten (➤ Abb. 13.18), da die zugeführten Antikörper vom Organismus abgebaut werden.

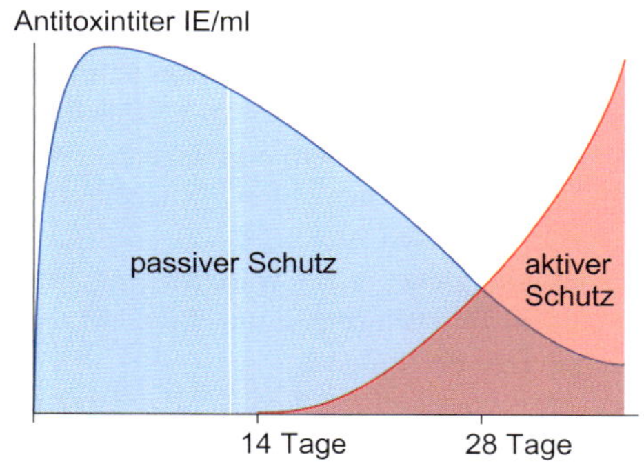

Abb. 13.18 Passiv- und Aktivimpfung. Bei der Simultanimpfung werden beide gleichzeitig an verschiedenen Körperstellen verabreicht. Wenn der passive Schutz nachlässt, beginnt der aktive Schutz. [L106]

Impfkalender

In Deutschland werden von der *Ständigen Impfkommission am Robert Koch-Institut (STIKO,* www.rki.de) regelmäßig aktualisierte **Impfempfehlungen** herausgegeben (➤ Tab. 13.4), in Österreich vom *Bundesministerium für Gesundheit und Frauen* (www.bmgf.gv.at), in der Schweiz von der *Schweizerischen Kommission für Impffragen (SKIF)* beim Bundesamt für Gesundheit (www.bag.admin.ch/infekt). Alle Impfungen werden in einen Impfpass eingetragen.
Die ersten **Grundimmunisierungen** beginnen bereits beim sechs Wochen alten Säugling und erstrecken sich über die beiden ersten Lebensjahre. Andere Impfungen werden erst im Erwachsenenalter oder nur bei erhöhter Gefährdung empfohlen (z. B. Influenza, Frühsommer-Meningoenzephalitis, Gelbfieber). Für einen lebenslangen Schutz sind vielfach **Auffrischimpfungen** erforderlich.

Auffrischimpfungen (Booster-Impfungen)
Viele Erwachsene lassen zwar ihre Kinder impfen, vergessen aber die Auffrischimpfungen bei sich!

Auf diese Weise können Krankheiten vermieden werden, die oft mit schweren Folgeschäden einhergehen oder sogar tödlich verlaufen können:

- Der *Wundstarrkrampf* **(Tetanus)** wird vom Gift des allgegenwärtigen Bakteriums **Clostridium tetani** ausgelöst. Der Erreger dringt durch kleinste Hautverletzungen ein und führt zu schmerzhaften Muskelkrämpfen am ganzen Körper bis hin zum Tod. Die Tetanusimpfung muss alle zehn Jahre aufgefrischt werden, bei Verletzungen evtl. früher
- Die **Diphtherie** durch **Corynebacterium diphtheriae** war noch im vergangenen Jahrhundert gefürchtet. Schwere Entzündungen der Atemwege können zum Ersticken führen und das Herz kann angegriffen werden – möglicherweise mit tödlichen Folgen

IMPFSTOFF (ERKRANKUNG)	ALTER IN											
	WO.	MONATEN						JAHREN				
	6	2	3	4	11	12	15	5–6	9–14	15–16	Ab 18	Ab 60
Rotaviren	G1		G2	(G3)								
DTaP/Tdap (Diphtherie, Tetanus, Pertussis = Keuchhusten)*		G1		G2	G3			A1	A2		A**	
Hib (Haemophilus influenzae Typ b)*		G1		G2	G3							
IPV (Polio)*		G1		G2	G3				A1			
HB (Hepatitis B)*		G1		G2	G3							
Pneumokokken		G1		G2	G3							S
Meningokokken C						G1						
MMR (Masern***, Mumps, Röteln					G1		G2				S****	
Windpocken (Varizellen)					G1		G2					
HPV (humane Papillomviren)									G1/2			
Herpes zoster												G1/2
Influenza												S (jährl.)

A Auffrischimpfung; gegen Diphtherie und Tetanus bei Erwachsenen alle 10 Jahre
N Nachholimpfung
S Standardimpfung mit allgemeiner Anwendung = Regelimpfung
d Verminderter Diphtherietoxoidgehalt ab 5 bzw. 6 Jahren (nach Herstellerangaben)
* Sechsfachimpfstoff verfügbar
** Einmalige Tdap-Auffrischimpfung bei der nächsten fälligen Td-Impfung, bei entsprechender Indikation als TdaP-IPV-Kombinationsimpfung
*** Gesetzliche Impfpflicht
**** Einmalige MMR-Impfung bei nach 1970 Geborenen mit unzureichendem/unklaren Impfschutz

Tab. 13.4 Impfkalender, leicht vereinfacht nach den Empfehlungen der Ständigen Impfkommission am Robert Koch-Institut 2022. Kombinationsimpfstoffe bis hin zum Sechsfachimpfstoff bei den Säuglingsimpfungen halten die Zahl der Impfungen möglichst gering. Zur Zahl der Injektionen und Impfabständen Herstellerangaben beachten.

- Ähnliches gilt für die **Kinderlähmung** (*Poliomyelitis*, kurz *Polio*) durch das **Poliomyelitis-Virus.** Übertragen durch Schmierinfektion, rufen die Viren oft keine oder nur grippeähnliche Beschwerden hervor. Bei einem Teil der Erkrankten befallen sie aber die Motoneurone und führen zu teilweise lebenslangen Lähmungen bis hin zur tödlichen Atemlähmung. Derzeit kommt es in Ländern mit schlechter Impfversorgung immer noch zu Ausbrüchen.

Andere Infektionen verlaufen zwar meist glimpflich, führen aber manchmal zu schweren und durch Impfung vermeidbaren Komplikationen:

- Bei **Masern** sind Lungen- und insbesondere folgenschwere Gehirnentzündungen gefürchtet
- Bei **Mumps** (➤ 17.2.4) ist ab der Pubertät bei Jungen eine Hodenentzündung mit möglicher bleibender Zeugungsunfähigkeit möglich
- **Röteln** können bei einer Erkrankung in der Schwangerschaft beim Ungeborenen zu geistiger und körperlicher Behinderung führen, insbesondere Augen- und Herzfehlern sowie Taubheit **(Röteln-Embryofetopathie)**
- **Keuchhusten** *(Pertussis)* verursacht bei Kindern über 4–6 Wochen krampfartige Hustenanfälle mit Atemnot, die bis zu 50-mal pro Tag auftreten können. Für Säuglinge unter sechs Monaten ist der Keuchhusten durch Atemstörungen lebensbedrohlich.

Vergleichbares gilt für die später eingeführten Impfungen gegen **Haemophilus influenzae** (*HiB*, verursacht unter anderem schwere Lungenentzündungen und lebensbedrohliche Kehldeckelentzündung), **Hepatitis B** (*HB*, macht Leberentzündungen), **Pneumokokken** (rufen Lungenentzündung hervor), **Meningokokken vom Typ C** (können zu Hirnhautentzündungen führen), **Windpocken** (*Varizellen*, ➤ 13.10.3) und **Rotaviren** (wichtige Durchfallerreger bei älteren Säuglingen und Kleinkindern).

Die Impfung gegen bestimmte **humane Papilloma-Viren** *(HPV)* wird für Mädchen und Jungen vor der Aufnahme von Sexualkontakten empfohlen, um insbesondere das Risiko von Gebärmutterhalskrebs zu senken.

> **G** **Impfe sich wer kann**
>
> Die mittlere Lebenserwartung hat sich in Deutschland innerhalb eines Jahrhunderts nahezu verdoppelt, von 40 auf 80 Jahre. Dafür sind hauptsächlich drei Gründe verantwortlich: die verbesserte Hygiene, die Entdeckung von Krankheitserregern und nachfolgende Entwicklung von Antibiotika sowie die Einführung von Schutzimpfungen. Durch Impfungen wurden die Pocken weltweit ausgerottet, schwere Erkrankungen wie Kinderlähmung und Diphterie spielen praktisch keine Rolle mehr, viele andere haben ihren Schrecken verloren. Impfungen sind ein großartiger Meilenstein der Gesundheitsvorsorge. *Impfnebenwirkungen,* wie leichtes Fieber oder gelegentlich eine abgeschwächte Form der Krankheit, sind normal oder harmlos. *Impfkomplikationen* oder gar *Impfschäden* treten sehr selten auf. Ihre Häufigkeit steht in keinem Verhältnis zu den Impfvorteilen.

13.8.3 Infektionsschutzgesetz

Das **Infektionsschutzgesetz** *(IfSG)* regelt, welche Krankheiten bei Verdacht, Erkrankung oder Tod und welche labordiagnostischen Nachweise von Erregern meldepflichtig sind. In Deutschland betrifft das ca. 20 verschiedene Infektionskrankheiten. Darüber hinaus ist das Infektionsschutzgesetz eine gesetzliche Grundlage für Rechtsverordnungen und weitergehende Einschränkungen bei besonderen Bedrohungen durch Infektionen, etwa berufliche Tätigkeitsverbote, Kontakt- oder Versammlungseinschränkungen oder Quarantäne.

13

13.9 Bakterielle Infektionen

Sowohl leichte als auch schwere Infektionskrankheiten werden oft von **Bakterien** (➤ Tab. 13.3, ➤ Abb. 13.19) ausgelöst, z. B. fast alle eitrigen Infektionen und einige „klassische" Kinderkrankheiten. Dabei können nicht nur die Bakterien selbst, sondern auch die von ihnen gebildeten *Toxine (Giftstoffe)* Krankheitserscheinungen verursachen. Bakterien lassen sich nach zahlreichen Kriterien einteilen, etwa nach ihrer Form (➤ Abb. 13.20) oder ihrer Anfärbbarkeit. **Grampositive Bakterien** wie etwa Staphylokokken, Streptokokken und Pneumokokken lassen sich in der *Gramfärbung* anfärben und sehen dann lichtmikroskopisch violett aus. Hingegen lässt sich bei **gramnegativen Bakterien** der violette Farbstoff leicht wieder herauslösen und die Bakterien können dann mit einem roten Farbstoff gegengefärbt werden. Zu den gramnegativen Bakterien gehören die meisten Stäbchenbakterien, z. B. Escherichia coli und Salmonellen. Bakterien lassen sich auf unbelebten Nährböden anzüchten (➤ Abb. 13.21).

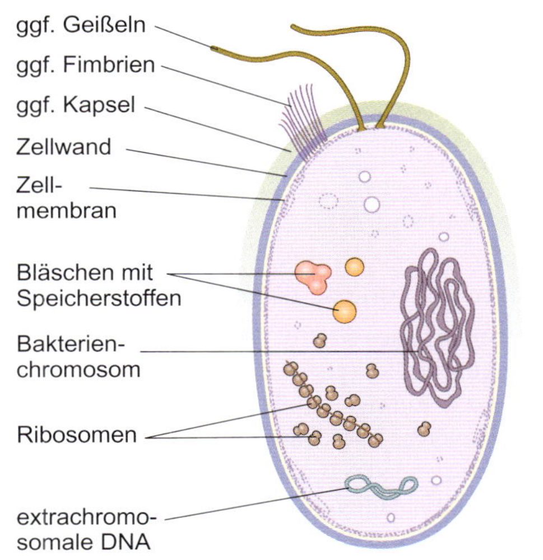

Abb. 13.19 Bakterium (Schemazeichnung).

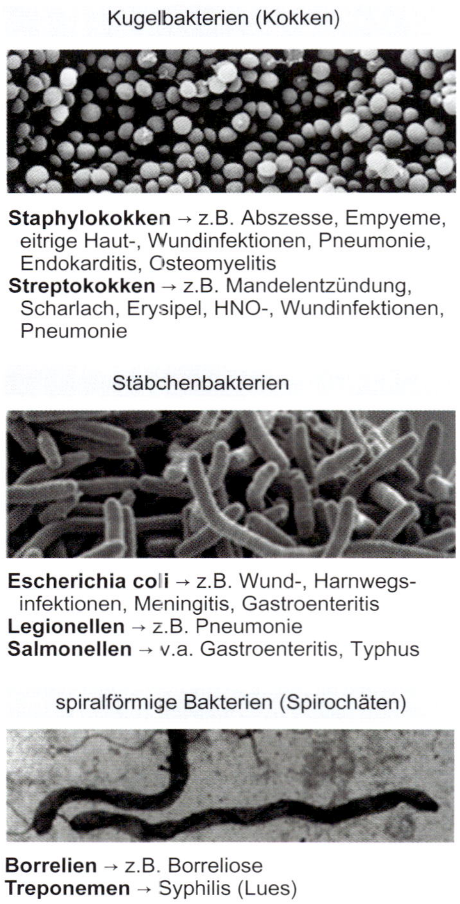

Abb. 13.20 Einteilung der Bakterien nach ihrer Form. Die meisten Bakterien lassen sich nach ihrer Grundform bei mikroskopischer Betrachtung den Kugel-, Stäbchen oder spiralförmigen Bakterien zuordnen.

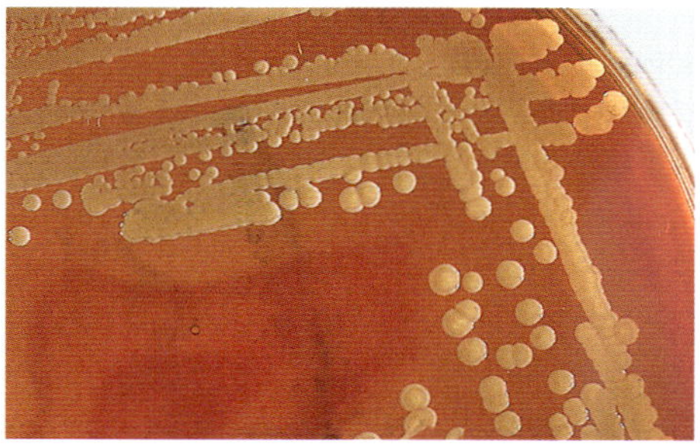

Abb. 13.21 Bakterienkultur auf festem Nährmedium, hier typisch goldgelbe (*lat.* aureus = golden) Staphylococcus-aureus-Kolonien. [R173]

Antibiotika und Antibiotikaresistenz

Bakterien lassen sich oft durch Gabe entsprechender **Antibiotika** (*gegen Bakterien wirksame Arzneimittel,* Einzahl: Antibiotikum) wie z. B. Penicillin abtöten. Allerdings hilft nicht jedes Antibiotikum gegen jedes Bakterium. Und auch wenn ein bestimmtes Antibiotikum generell wirksam ist, z. B. gegen Staphylokokken, ist Wirkungslosigkeit durch **Antibiotikaresistenzen** ein zunehmendes Problem. Wegen ihrer Bedeutung werden Antibiotika und Antibiotikaresistenz in ➤ 13.14 zusammenfassend dargestellt.

13.9.1 Infektionen durch Staphylokokken

Staphylokokken sind traubenförmig angeordnete **Kugelbakterien** *(Kokken)* und weltweit verbreitet. Harmlose Staphylokokkenarten gehören zur normalen Keimflora des Menschen (z. B. *Staphylococcus epidermidis* auf der Haut).
Die gefährlichen Staphylokokkenarten, insbesondere *Staphylococcus aureus,* und unter bestimmten Umständen auch die ansonsten harmlosen Staphylokokkenarten, rufen viele eitrige Entzündungen wie Abszesse, Furunkel (Haarbalgentzündungen, ➤ Abb. 3.11), Mastitis (Brustentzündung), Wund-, Haut-, Atemwegs- und Katheterinfektionen, Osteomyelitis (➤ 5.1.3) und Meningitis (Hirnhautentzündung ➤ 8.11.1) hervor.
Staphylokokken werden in der Regel durch Kontaktinfektion (meist durch Händekontakt, auch durch Personal!) übertragen.

> **Achtung!**
> Staphylokokkeninfektionen können praktisch alle Organe und Körperhöhlen befallen. Sie gehören aufgrund ihrer Antibiotikaresistenzen zu den Problemkeimen im Krankenhaus (➤ 13.14).

13.9.2 Infektionen durch Streptokokken

Streptokokken sind kettenförmig angeordnete Kugelbakterien, die in der Natur weit verbreitet sind. Viele Streptokokkenarten können Erythrozyten auflösen *(hämolysieren).* Streptokokken verursachen z. B. Scharlach, Entzündungen im Hals-Nasen-Ohren-Bereich (z. B. eitrige Mandelentzündungen ➤ Abb. 13.22), Wundinfektionen, Phlegmonen (sich flächenhaft ausbreitende eitrige Gewebsentzündungen), Erysipel (➤ 7.5.4) und Endokarditiden (Herzklappenentzündungen ➤ 14.3.1).
Pneumokokken *(Streptococcus pneumoniae)* sind zu zweit in einer Kapsel eingelagerte Kugelbakterien. Sie können Mittelohr-, Hirnhaut-, Lungenentzündungen und andere Infektionen der Luftwege verursachen.

13.9.3 Infektiöse Magen-Darm-Erkrankungen

Obwohl die Magensalzsäure viele Mikroorganismen abtötet, sind durch Mikroorganismen verursachte Magen-Darm-Erkrankungen recht häufig. Das Bakterium *Helicobacter pylori* (➤ 17.4.7) hat sich sogar auf das Leben im sauren Milieu des Magens spezialisiert.
(Bakterielle) Lebensmittelvergiftungen im engeren Sinne entstehen, wenn sich Bakterien in *Lebensmitteln* (z. B. Milch-, Eierspeisen) vermehren und Toxine produzieren. Hauptverursacher sind *Staphylococcus aureus* und *Escherichia coli* (**E. coli,** ➤ Abb. 13.23). Beim Verzehr der verdorbenen Speisen gelangen die Toxine in den Verdauungstrakt und lösen dann die Krankheitserscheinungen aus, überwiegend durch Brechdurchfälle bald nach dem Verzehr der verdorbenen Nahrung. Abgegrenzt hiervon werden **Lebensmittelinfektionen** durch Bakterien oder Viren im *Magen-Darm-Trakt.* Ein Teil der Erreger vermag die Darmschleimhaut zu durchdringen und evtl. ins Blut zu gelangen.

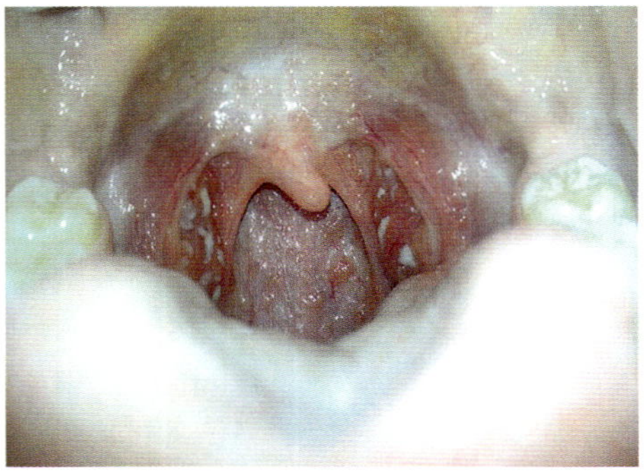

Abb. 13.22 Rachenbefund bei einer Mandelentzündung (Tonsillitis, Angina lacunaris), wie sie sehr häufig durch Streptokokken ausgelöst wird. [M562]

Häufigste bakterielle Erreger von gemeldeten Durchfallerkrankungen in Deutschland sind **Campylobacter** (2019 gut 61.000 gemeldete Fälle, die die RKI-Referenzdefinition erfüllten), gefolgt von **Salmonellen.**
An dritter Stelle stehen bestimmte Stämme des Darmbakteriums *Escherichia coli (E. coli).* Erwähnt werden sollen die **enterohämorrhagischen Escherichia coli** *(EHEC)* als Erreger blutiger Durchfallerkrankungen. Sie heften sich an die Epithelzellen der Darmwand und produzieren *Shigatoxine,* die in die Blutbahn gelangen und gewebeschädigend sowie blutzellenzerstörend sind. 2011 traten in Norddeutschland epidemieartig schwere EHEC-Erkrankungen auf, die zum Teil mit Hämolyse und Nierenversagen (**hämolytisch-urämisches Syndrom,** *HUS*) einhergingen und an der ca. 1 % der Erkrankten verstarben. Als Ursache gelten Sprossen, die aus kontaminiertem ägyptischem Bockshornkleesamen gezogen worden waren.

In Deutschland selten ist die durch **Shigellen** verursachte **bakterielle Ruhr,** sehr selten die durch **Vibrio cholerae** verursachte **Cholera,** die durch ihre extremen Durchfälle von bis zu einem Liter pro Stunde lebensbedrohlich ist.

Noch häufiger als Bakterien sind Viren die Ursache infektiöser Magen-Darm-Erkrankungen. Erkrankungen durch **Noroviren** sind dabei am häufigsten. 2019 wurden in Deutschland knapp 79.000 Erkrankungen gemeldet. Im Vordergrund steht meist kurzes, aber sehr heftiges Erbrechen. Betroffen sind besonders Kinder und alte Menschen, gefährlich ist die Austrocknung durch den Flüssigkeitsverlust. Gefürchtet sind vor allem Ausbrüche in Krankenhäusern und Pflegeeinrichtungen, aber auch in Hotels oder auf Kreuzfahrtschiffen. Insbesondere bei Kleinkindern sind

Rotaviren (2019 knapp 37.000 gemeldete Fälle) häufige Durchfallerreger, weshalb eine Impfung dagegen empfohlen wird (➤ 13.8.2).

Salmonellen

Immer wieder für Schlagzeilen sorgen infektiöse (Brech-)Durchfälle durch *Enteritis-Salmonellen,* oft kurz **Salmonellen:** 2019 wurden in Deutschland ca. 13.700 **Salmonellosen** gemeldet, von einer beträchtlichen Dunkelziffer ist auszugehen.

Salmonellen sind in der Tierwelt weit verbreitet. Als Infektionsquelle für den Menschen bedeutsam waren früher besonders Eier, Roheispeisen und Geflügel, nach Einführung einer Impfung bei Geflügel sind es nun anderes rohes bzw. unzureichend gegartes Fleisch und Rohwurst. Befallene Menschen scheiden die Salmonellen mit ihrem Stuhl aus und können sie bei unzureichender Hygiene auf *alle* Speisen verschleppen.

Die Erkrankung dauert bei ansonsten Gesunden meist nur wenige Tage. Bedrohlich ist sie vor allem für Säuglinge, ältere Menschen oder Abwehrgeschwächte.

In Deutschland selten, aber gefährlich sind die *Typhus-* und *Paratyphus-Salmonellen* als Erreger des **Typhus** bzw. **Paratyphus.** Einziges Erregerreservoir ist der Mensch, und Dauerausscheider haben als Infektionsquelle wesentlich größere Bedeutung als bei den Enteritis-Salmonellen.

13.9.4 Harnwegsinfektionen

Die häufigsten Erreger von **Harnwegsinfektionen** sind E. coli (➤ Abb. 13.23). Daneben sind die ebenfalls zu den *gramnegativen Stäbchen* zählenden Bakterien **Proteus, Klebsiella** und **Enterobacter** sowie die zu den *Kugelbakterien* zählenden **Enterokokken** bedeutsam. Begünstigende Faktoren für Harnwegsinfektionen sind neben Harnstauungen infolge Engstellen in Harnleitern oder Harnröhre vor allem Dauerkatheter (➤ 19.5.6), durch die Bakterien von der Hautoberfläche in den Harntrakt verschleppt werden. In der Schwangerschaft können Harnwegsinfektionen Fehlgeburten auslösen.

Die genannten Bakterien gehören zu den **Enterobakterien.** Sie leben physiologischerweise im Darm. Die meisten Enterobakterien sind *fakultativ pathogen* und können bei Abwehrschwäche die unterschiedlichsten Infektionen hervorrufen, am häufigsten Harn-, Gallenwegs- und Atemwegsinfekte, Wundinfektionen und Meningitis (Hirnhautentzündung ➤ 8.11.1).

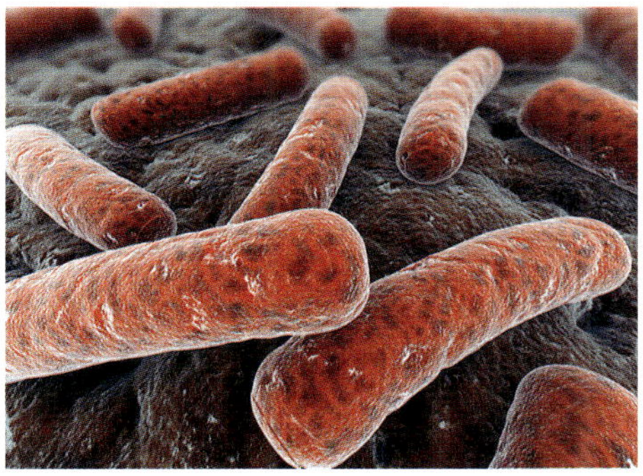

Abb. 13.23 Das Stäbchenbakterium Escherichia coli (E. coli). [J751]

13.9.5 Tuberkulose

Die Übertragung des Erregers der **Tuberkulose,** des **Mycobacterium tuberculosis,** erfolgt meist aerogen, wobei die Erreger in kleinsten Tröpfchen bis in die Alveolen (Lungenbläschen) gelangen. Dort werden sie zwar von Makrophagen phagozytiert, können sich aber in diesen wie auch extrazellulär im Lungengewebe weitervermehren. Über die Lymphwege erreichen die Mykobakterien die Lymphknoten und streuen von dort evtl. ins Blut.

Innerhalb von 3–4 Wochen haben T-Lymphozyten die Erreger erkannt und aktivieren Makrophagen, wodurch diese phagozytierte Mykobakterien besser abtöten können. Um die Mykobakterien bildet sich ein *Granulom,* ein Wall von Makrophagen und Lymphozyten. Die Kombination von **Primärherd,** zugehörigem befallenem Lymphknoten und verbindenden Lymphgefäßen heißt **Primärkomplex.**

In 90 % werden die Erreger in der Lunge abgekapselt und verursachen keine Beschwerden. Kommt es bei der Erstinfektion zu Symptomen, spricht man von **primärer (Lungen-)Tuberkulose.**

Unter bestimmten Bedingungen, z. B. bei vorübergehender Abwehrschwäche, können die Erreger jedoch reaktiviert werden. Auch bei dieser **postprimären Tuberkulose** ist die Lunge am häufigsten befallen. Typisch ist ein schleichender Verlauf über Jahre mit Husten und Allgemeinbeschwerden (Schwäche, subfebrile Temperaturen, Gewichtsabnahme). Gewinnen die Erreger Verbindung zu den Atemwegen, so werden sie ausgehustet. Der Patient ist hochgradig ansteckend **(offene Lungentuberkulose).**

Sowohl bei der Primär- als auch bei der Postprimär-Tbc können die Mykobakterien bei schlechter Abwehrlage aus einem Granulom heraus in die Blutbahn brechen und in andere Organe streuen, z. B. Hirnhäute, Knochen oder Urogenitaltrakt.

Bis vor etwa 50 Jahren war die Tuberkulose auch in Mitteleuropa eine häufige Todesursache. Heute fordert sie vor allem in Asien und Afrika jährlich zwei Millionen Tote. In Deutschland erkrankten 2019 etwa 4.800 Menschen an Tuberkulose.

Festgestellt wird die Tuberkulose durch einen Tuberkulintest, bildgebende Verfahren und den Erregernachweis z. B. aus Sputum, Bronchialsekret oder Magensaft.

Beim **Tuberkulin-Hauttest** wird ein Extrakt aus Tuberkulosebakterien in die Haut gespritzt (Intrakutantest). Hat sich der Organismus schon mit den Bakterien auseinandergesetzt, so reagieren die T-Lymphozyten und bilden nach 2–3 Tagen ein rotes Knötchen an der Teststelle. Alternative ist der **IGRA** *(Interferon-γ-Test),* ein Test mit T-Lymphozyten aus dem Blut.

Bei negativem Test liegt in aller Regel keine Infektion mit Mykobakterien vor. Bei ganz frischer Infektion sind die Tests allerdings negativ, weil sich eine zelluläre Immunität erst nach ca. 4–6 Wochen ausgebildet hat. Falsch negative Ergebnisse treten auch bei erheblicher Schwäche der zellulären Abwehr auf, etwa kurz nach einer Masern-Infektion oder bei AIDS.

Durch eine Antibiotikatherapie mit mehreren **Tuberkulostatika** (Substanzen gegen das Tuberkulose-Bakterium) über mindestens sechs Monate kann die Tuberkulose meist erfolgreich behandelt werden. Auch hier ist die Behandlung aber durch Resistenzentwicklungen komplizierter geworden. Meldepflicht, Umgebungsuntersuchungen und strenge Hygienemaßnahmen im Umgang mit Betroffenen sollen weitere Erkrankungen verhindern.

13.9.6 Borreliose

Die **Borreliose** *(Lyme-Borreliose)* wird durch verschiedene, zu den Spirochäten gehörende *Borrelia-burgdorferi-Bakterien* hervorgerufen, die im Darm von Zecken (➤ Abb. 13.24) leben. Beim Zeckenstich gelangen sie mit den Sekreten der Zecke in den Körper des Menschen. Infiziert ist derzeit bis zu einem Drittel der Zecken, wobei aber nicht jeder Stich zu einer Übertragung auf den Menschen führt (zur ebenfalls zeckenübertragenen FSME ➤ 13.10.5). Die Borreliose ist in Deutschland vergleichsweise häufig, genaue Zahlen gibt es nicht.

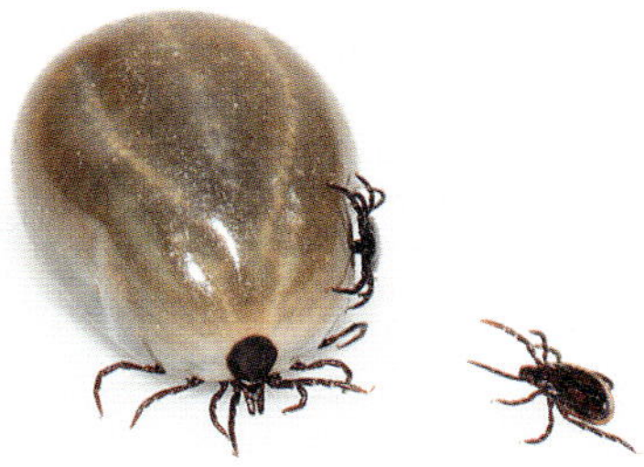

Abb. 13.24 Links Zecke nach, rechts vor dem Blutsaugen – der Größenunterschied zwischen einer „hungrigen" und einer „satten" Zecke ist gewaltig. [J748–077]

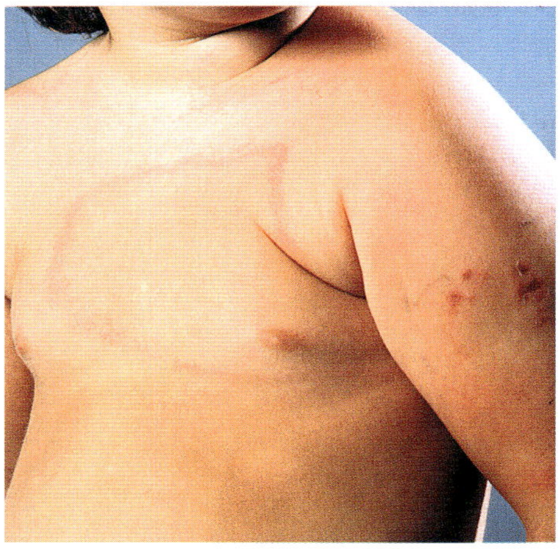

Abb. 13.25 Wanderröte mit typischer kreisförmiger Hautrötung, hier am Oberkörper eines Kleinkinds. [O530]

Eine Infektion macht sich in ca. der Hälfte der Fälle durch eine **Wanderröte** *(Erythema migrans)* bemerkbar, einer kreisförmigen Hautrötung um die Einstichstelle, die sich allmählich vergrößert (➤Abb. 13.25). Dieses Stadium I kann von Unwohlsein, Kopfschmerzen, Fieber und Lymphknotenschwellungen begleitet sein.

Wochen bis Monate später können brennende Nervenschmerzen auftreten, oft in lokaler Beziehung zur Zeckenstichstelle. Außerdem sind in diesem Stadium II Lähmungen und Herzbeteiligung möglich. Monate bis Jahre nach der Infektion (Stadium III) kann sich eine Gelenkentzündung entwickeln, häufig im Knie. Eine sehr seltene Spätmanifestation ist die Entzündung des Gehirns.

Die Borreliose kann in jedem Stadium von selbst ausheilen, und jedes Stadium kann auch übersprungen werden.

Einen Impfstoff gegen die europäischen Arten der Borreliose gibt es zurzeit noch nicht. Die Borreliose ist aber bei rechtzeitiger Gabe von Antibiotika gut behandelbar.

M

Zeckenschutz

Der beste Schutz ist, die Zecken gar nicht an sich heranzulassen:

- Ggf. *Repellents* (Zecken-, Mückenschutzmittel zum Auftragen auf die Haut, z. B. Autan®) benutzen
- Im Freien möglichst wenig Haut unbedeckt lassen (lange Kleidung, Hosen in die Socken stecken, geschlossene Schuhe)
- Unterholz, Gebüsch (möglichst) meiden, beim Rasten Unterlage auf den (Wald-)Boden legen.

Nach der Heimkehr sollten der Körper auf Zecken abgesucht werden und vorhandene Zecken so schnell wie möglich z. B. mittels einer Zeckenzange oder -karte entfernt werden.

13.9.7 Legionellose

Die durch das Bakterium **Legionella pneumophila** hervorgerufene **Legionärskrankheit** erhielt ihren Namen dadurch, dass nach einem Treffen von US-Kriegsveteranen 1976 in einem Hotel in Philadelphia 181 ältere Personen lebensbedrohlich an einer Lungenentzündung erkrankten. Die Bakterien hatten sich im Kühlwassersystem der vernachlässigten Klimaanlage des Hotels angesiedelt. In Europa beruht eine Erkrankung meist auf einer Tröpfcheninfektion durch Einatmen von Wasserdampf beim Duschen oder in Whirlpools, wenn Wasser mit einer Temperatur von 25–55 °C wegen fehlender Zirkulation lange in großen Warmwasserspeichern oder Rohrleitungen verbleibt.

Die Legionellen können ein grippeähnliches Bild verursachen, das **Pontiac-Fieber,** oder die Legionärskrankheit mit *Legionellen-Pneumonie (Legionellen-Lungenentzündung),* die unbehandelt einen lebensgefährlichen Verlauf nehmen kann. 2019 wurden in Deutschland gut 1.500 Fälle der Legionärskrankheit registriert, viele bleiben wohl unentdeckt.

In Deutschland gibt es seit 2018 eine Untersuchungspflicht für größere Trinkwassererwärmer auf Legionellen. Kleine Anlagen sollen, größere müssen eine Speichertemperatur von 60 °C haben.

13.10 Virale Infektionen

Wahrscheinlich noch häufiger als bakterielle sind **virale Infektionen.** Die meisten „Erkältungskrankheiten" (Schnupfen, Grippe, Bronchitiden), viele infektiöse Darmerkrankungen (➤13.9.3) und die überwiegende Zahl von Leber- oder Hirnhautentzündungen (➤8.11.1, ➤17.10.6) gehören hierzu. Auch die Mehrzahl der *Kinderkrankheiten* (➤22.6) wird von Viren ausgelöst, etwa Masern und Mumps (➤17.2.4). Dramatische Auswirkungen hat die durch Coronaviren ausgelöste Pandemie (➤13.10.2).

Viren (➤Tab. 13.3) bestehen nur aus Erbgut (entweder DNA *oder* RNA, entsprechend werden Viren auch als *DNA-* oder *RNA-Viren* klassifiziert), einem meist geometrisch-regelmäßig geformten Eiweißmantel **(Kapsid)** und vielfach zusätzlich einer **Virushülle.** Sie haben keine Möglichkeit zur Energiegewinnung oder Proteinsynthese, können also nicht selbstständig leben. Zur Vermehrung infizieren sie deshalb eine menschliche, tierische oder pflanzliche *Wirtszelle,* in der sie ihr eigenes Erbgut freisetzen. Dieses Erbgut wird in das Erbgut der Wirtszelle eingebaut und veranlasst im typischen Falle deren Proteinsyntheseapparat, tausendfach Viruspartikel zu synthetisieren und zu neuen kompletten Viren zusammenzusetzen. Die neuen Viren werden freigesetzt und infizieren weitere Körperzellen (➤Abb. 13.26). Teilweise geht die Virusfreisetzung mit dem Tod der infizieren Zelle einher.

Nicht immer zeigt sich aber die Viruswirkung so rasch: Einige Viren beispielsweise bauen ihr Erbgut in das der Wirtszelle ein, die jedoch überlebt und das Erbgut des Virus an ihre Tochterzellen weitergibt. So kann das Virus jahrelang schlummern, bis nach Jahren die Infektion ausbricht **(slow-virus-Infektion).** Andere Viren können die Wirtszelle in eine unkontrolliert wachsende Tumorzelle umwandeln **(onkogene Viren).**

Virostatika

Da die Viren sich zu ihrer Vermehrung der Zellen ihres Wirts bedienen, sind sie medikamentös deutlich schwerer zu bekämpfen als Bakterien. Denn fast jedes Medikament, welches das Virus trifft, trifft auch den Wirt, also den Patienten. Bis heute stehen daher nur relativ wenige wirksame *Medikamente gegen Viren* **(Virostatika)** zur Verfügung.

13.10.1 Erkältungskrankheiten und Influenza

Vorzugsweise im Winterhalbjahr trifft es fast jeden: Allgemeines Unwohlsein, Schnupfen, Husten und vielleicht auch Halsschmerzen und Heiserkeit lassen den (Arbeits-)Tag lang werden; die „Grippe" geht wieder um. Doch „Grippe" und „Grippe" sind zweierlei:

Erkältungskrankheiten

Spricht der Laie von der Grippe, so meint er meist die **banalen Erkältungskrankheiten** oder *grippalen Infekte,* hervorgerufen durch eine Vielzahl verschiedener Viren. Sie sind in aller Regel harmlos und nach einer Woche wieder vorbei.

Influenza

Anders hingegen die *echte Grippe,* auch als *Virusgrippe* oder **Influenza** bezeichnet. Sie wird durch

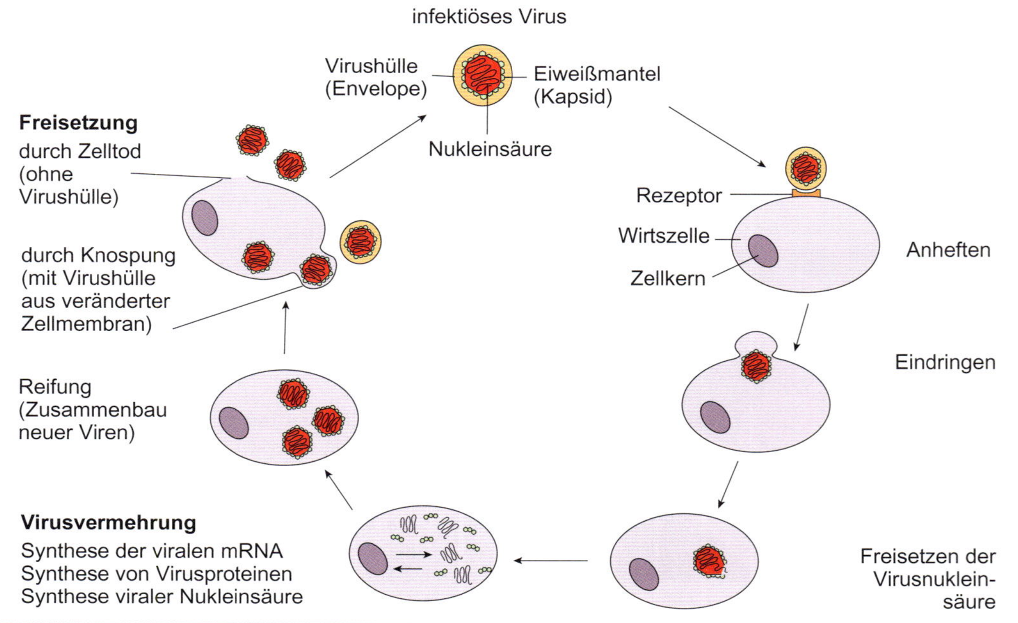

Abb. 13.26 Eindringen in die Wirtszelle, Vermehrung und Ausbreitung von Viren. [R172]

Influenza-Viren der Typen A, B oder C hervorgerufen und durch Tröpfcheninfektion übertragen. Die Beschwerden sind meist stärker als bei der banalen Erkältung, im Frühstadium oder bei leichtem Verlauf ist die klinische Abgrenzung aber kaum möglich. Für Ältere, Abwehrgeschwächte und Patienten mit Vorerkrankungen der Atemwege stellt die Influenza eine ernste Bedrohung dar: Als Komplikation gefürchtet ist insbesondere die *Grippepneumonie,* die für die Mehrzahl der grippebedingten Todesfälle verantwortlich ist.

Für die Pathogenität (krankmachende Wirkung) der Viren sind unter anderem die Proteine **Hämagglutinin** *(H)* und **Neuraminidase** *(N)* an der Virusoberfläche bedeutend, von denen derzeit 16 bzw. 9 Untertypen bekannt sind. Entsprechend sind Neuraminidasehemmer (z. B. Tamiflu®) eine gewisse Hilfe bei der Behandlung: Sie behindern die Freisetzung von Viren aus infizierten Zellen und damit deren Verbreitung im Körper. Sie sind jedoch nur innerhalb 48 Stunden nach Auftreten der ersten Symptome und begrenzt wirksam.

Da sich die Influenza-Viren außerordentlich rasch verändern, kann man nach durchgemachter Erkrankung nicht mit länger dauerndem Schutz rechnen. Es haben sich zwar spezifische Antikörper gebildet, doch „greifen" diese gegen das veränderte Virus weniger oder gar nicht mehr, sodass alle paar Jahre mit größeren Erkrankungswellen zu rechnen ist. Daher wird für gefährdete Personen die Aktivimpfung gegen die Influenza empfohlen, die allerdings jährlich mit einem Impfstoff gegen die „wahrscheinlich aktuellen" Typen durchgeführt werden muss.

Viele Erreger großer Grippepandemien haben wahrscheinlich ihren Ursprung im Tierreich, vor allem bei Geflügel. Seit 2003 bekannt ist die Influenza A H5N1, eine besonders aggressive Form der **Vogelgrippe** *(aviäre Influenza, Geflügelpest).* Das Virus kann auch beim Menschen ernste, teils tödliche Erkrankungen hervorrufen. Derzeit wird das Virus nur bei engem Kontakt mit infizierten Vögeln übertragen. Befürchtet wird aber, dass das Virus durch spontane Mutationen oder durch „Mischen" mit anderen Grippeviren bei gleichzeitiger Infektion auch von Mensch zu Mensch übertragen werden kann.

2009 breitete sich die **Schweinegrippe** durch ein Influenza-A-H1N1-Virus von Mexiko aus weltweit aus. Der Erreger war aus einer Kombination zweier Schweine-Influenza-Viren entstanden. Dieser Erreger war zwar viel leichter auf (und zwischen) Menschen übertragbar, der Krankheitsverlauf aber insgesamt milder als befürchtet.

13.10.2 Coronavirus-Infektionen

Coronaviren *(CoV)* sind bei Landwirbeltieren weit verbreitet und lösen bei ihnen unterschiedliche Erkrankungen aus. Diese RNA-Viren mutieren häufig und können sich dadurch artübergreifend ausbreiten, so auch auf den Menschen (Zoonose ➤ 13.7.1). Bei Menschen sind bisher sieben verschiedene Coronaviren bekannt, die leichte bis lebensbedrohliche Infektionen des Atemtraktes verursachen und teilweise weitere Organe beteiligen können.

Besonders aufgefallen sind bei Menschen bisher das **SARS-CoV-1** (*SARS* = *engl.* severe acute respiratory syndrome), welches 2002/2003 die SARS-Pandemie auslöste, und das **MERS-CoV** (*MERS* = *engl.* Middle East respiratory syndrome), welches zuerst 2012 auf der arabischen Halbinsel epidemisch auftrat. Beide lösten typischerweise schwere Lungenentzündungen mit hoher Sterblichkeit aus, betrafen jedoch relativ wenige Menschen. Sehr viel ansteckender ist das **SARS-CoV-2** (➤ Abb. 13.27), das sich seit Ende 2019 weltweit verbreitet hat.

SARS-CoV-2 und COVID-19

Ursprung. Anfang 2020 wurde ein neues Coronavirus identifiziert, das sich zunächst in China von einem Markt in Wuhan ausgehend sehr schnell verbreitete und zuerst als Erreger einer schweren Lungenentzündung angesehen wurde. Vermutlich handelt es sich um eine Zoonose, denn ähnliche Coronaviren kommen u. a. in Fledermäusen vor. Ob und gegebenenfalls wie (z. B. über Zwischenwirte) der Übergang auf den Menschen erfolgte, ist bisher nicht geklärt. Das Virus wurde *SARS-CoV-2* genannt (➤ Abb. 13.27), die Erkrankung **COVID-19** (*engl.* corona virus disease 2019).

Übertragung und Ausbreitung. SARS-CoV-2 wird leicht von Mensch zu Mensch übertragen. Die Erreger werden beim Sprechen, Husten, Niesen etc. aus den Atemwegen freigesetzt und dann hauptsächlich durch Tröpfchen und Aerosole übertragen. Mittlerweile gibt es verschiedene Virusvarianten, die meist durch griechische Buchstaben gekennzeichnet werden, z. B. SARS-Cov-2 Delta oder Omikron.

Verlauf und Symptome. Etwa 55–85 % der Infizierten entwickeln Symptome. Die meisten Erkrankungen verlaufen relativ mild. Die Schwere nimmt bei über 50-Jährigen überproportional mit dem Lebensalter zu, vermutlich weil die Leistungsfähigkeit des Immunsystems nachlässt und Vorerkrankungen häufiger werden. Besonders gefährdet sind Menschen mit Lungen-, Herz- und Krebserkrankungen sowie Diabetes, aber auch Raucher und Adipöse haben ein erhöhtes Risiko. Im ersten Jahr der Infektion wurden in Deutschland bis zu 10 % der Erkrankten in einem Krankenhaus behandelt, bis zu 15 % davon auf einer Intensivstation, von denen wiederum mindestens 20 % beatmet werden mussten. Das Sterberisiko Infizierter lag in Deutschland bei unter 50-Jährigen um 0,1 %, bei über 80-Jährigen über 10 %. Fast 90 % der Verstorbenen waren über 70 Jahre alt.

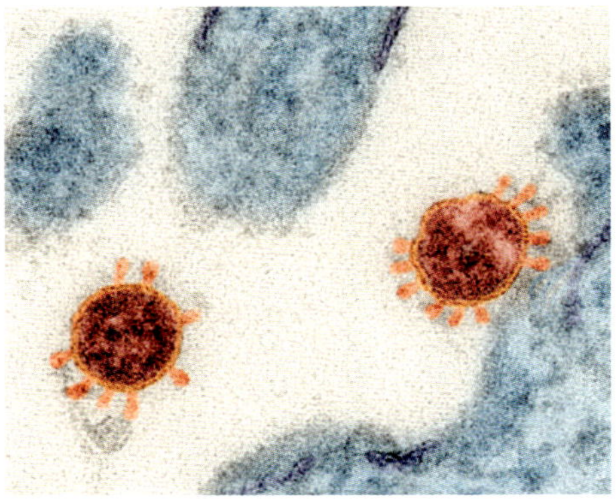

Abb. 13.27 Elektronenmikroskopische Aufnahme von SARS-CoV-2 auf der Oberfläche einer Zelle. [X221-036]

Das Virus nutzt beim Eindringen in die menschlichen Zellen das Angiotensin-converting-Enzym 2 (ACE-2, ➤ 14.6.5, ➤ 19.3.1) als Rezeptor. Eine hohe Dichte dieses Enzyms besteht in den Atemwegen, außerdem in Gefäßen, Darm, Niere und Herz. Entsprechend vielfältig sind die Symptome, wobei die Atemwege am häufigsten betroffen sind. Typische Beschwerden, die im Mittel 5–6 Tage nach Ansteckung auftreten, sind Husten (ca. 40 %), Fieber und Schnupfen (je ca. 30 %) sowie Geruchs- und Geschmacksstörungen (mindestens 20 %), es können aber auch vielfältige andere Symptome auftreten. Bei ca. 1 % der Erkrankten kommt es zu einer Pneumonie, die zum Lungenversagen führen kann. Die Virusvarianten unterscheiden sich jedoch hinsichtlich Gewichtung und Schwere der Symptome (z. B. mildere Verläufe bei der Omikron-Variante).

Die Organschäden sind nicht nur Folge einer direkten Zellschädigung. Die Schädigung der Gefäßendothelien kann zu *Thrombenbildung* und damit Durchblutungsstörungen der verschiedensten Organe führen. Auch ein *Entzündungssyndrom* (SIRS, ➤ 3.5.4) ist möglicherweise an den Organschäden mitbeteiligt.

Durchschnittlich dauert die Erkrankung 1–3 Wochen. Bei ca. 10–50 % Patienten halten sich Symptome wie Erschöpfung, Kopfschmerzen, Verlust des Geruchs-/Geschmacksinns oder Kurzatmigkeit zum Teil bedeutend länger **(Long COVID).**

Diagnostik und Therapie. Diagnostiziert wird die Infektion durch Untersuchung eines Nasen-Rachen-Abstrichs:

- Molekularbiologisch auf Genfragmente des Virus mittels PCR (➤ 2.12.1) oder
- Immunologisch auf Eiweißfragmente aus der Hülle des Virus (Antigen-Schnelltest).

Spezifisch gegen Coronaviren wirkende Medikamente sind z. B. Nirmatrelvir/Ritonavir (Paxlovid®) und Molnupiravir (Lagevrio®). Patienten im Krankenhaus erhalten prophylaktisch Gerinnungshemmer, meist Heparin, um einer Thrombenbildung in den Gefäßen vorzubeugen. Das Kortisonpräparat Dexamethason wird nur bei schwer Erkrankten empfohlen. Monoklonale Antikörper (➤ 13.4.3) können möglicherweise bei frühzeitiger Gabe den Verlauf mildern.

Vorbeugung. In der ersten Phase der Pandemie war Vorbeugung nur durch Verhalten möglich:

13

Schutz vor Infektion durch Tröpfchen und Aerosole (M)

Als Schutz vor Ansteckung nicht nur vor SARS-CoV-2, sondern allen durch Tröpfchen und Aerosole übertragenen Erregern helfen:

- Abstand zu anderen Menschen (bei Tröpfchen mindestens 1,5 m, besser 2 m, bei Aerosolen mehr), Trennscheiben
- Meiden von Menschenansammlungen
- Minimierung der (Berührungs-)Kontakte zu anderen Menschen
- Beachtung der Hustenetikette
- Tragen von Schutzmasken. Eine (mehrlagige) Alltagsmaske aus Stoff und ein medizinischer Mund-Nasen-Schutz verringern die Erregerfreisetzung und schützen vor allem andere. FFP2-Masken (*FFP2* = face filtering piece Klasse 2) ohne Ventile dienen dem Fremd- und Eigenschutz
- Vermeidung gesteigerter Aerosolproduktion durch lautstarke Äußerungen (Schreien, Singen) in geschlossenen Räumen
- Regelmäßiges Lüften von Aufenthaltsräumen
- Regelmäßiges Händewaschen und -desinfektion, Desinfektion von Oberflächen.

Diese Regeln wurden vereinfachend auch als **AHA-Regel** zusammengefasst: Abstand – Hygiene – (Alltags-)Maske (➤ Abb. 13.28).

Mit einer zuvor nicht dagewesenen Geschwindigkeit wurden Impfstoffe entwickelt und produziert. Der erste Impfstoff wurde in Deutschland Ende 2020 zugelassen, es war der erste zugelassene mRNA-Impfstoff überhaupt (➤ 13.8.2). Die verwendete mRNA codiert ein Oberflächenprotein des Virus (Spike-Protein), gegen das das Immunsystem sowohl Antikörper bildet als auch das zelluläre Abwehrsystem aktiviert. Der zweite zugelassene Impfstoff war ein Vektorimpfstoff (➤ 13.8.2), bei dem das Gen für das Spike-Protein in Schnupfenviren integriert wurde. Ernsthafte Komplikationen waren sehr selten und impfstoffabhängig. Seit Ende 2021 ist ein Untereinheiten-Wirkstoff (➤ 13.8.2) mit dem Spike-Protein des Virus zugelassen. Bis Anfang 2022 ließen sich etwa drei Viertel der Menschen in Deutschland (mehrfach) impfen, eine enorme Leistung, aber dennoch nicht ausreichend für einen weitgehenden Ansteckungsschutz Nichtimmuner **(Herdenimmunität).** Da das Virus schnell mutiert, müssen die Impfstoffe gegebenenfalls entsprechend angepasst werden.

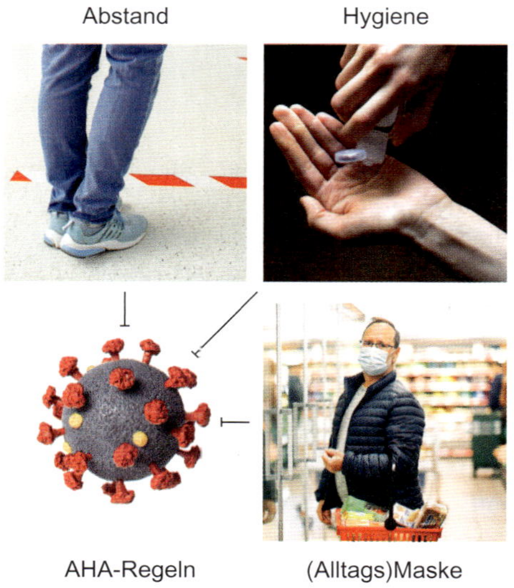

Abb. 13.28 AHA-Regeln. Abstand, Hygiene und Tragen einer (Alltags-)Maske reduzieren das Risiko einer Infektionsübertragung durch Tröpfchen und Aerosole. [J787]

Jahrhundert-Belastung (G)

Die Mobilität im weltweiten Reiseverkehr sorgte innerhalb weniger Monate für eine Verbreitung des Virus über den gesamten Erdball. Die Zahl der nachgewiesen Infizierten betrug weltweit innerhalb von zwei Jahren ca. 400 Millionen (bei einer nicht unerheblichen Dunkelziffer), Gesundheitssysteme wurden teilweise überfordert. Über 5,7 Millionen Menschen starben in dem Zeitraum, davon ca. 120.000 in Deutschland.

Die Schäden für Wirtschaft, Gesundheits- und das Bildungswesen sind immens. Auch in Deutschland wurden Kindertagesstätten, Schulen, andere Bildungs-, Kultur- und Freizeiteinrichtungen, Behörden sowie nicht lebensnotwendige Geschäfte mehrfach über Wochen bis Monate geschlossen, Kontakteinschränkungen und Ausgangssperren verhängt und Maske-Tragen wurde zur Pflicht.

13.10.3 Herpes-Virus-Infektionen

Alle bedeutsamen **Herpes-Viren** haben eines gemeinsam: Sie können nach der Erstinfektion lebenslang in Nervengewebe, Schleimhäuten, Speicheldrüsen oder Blutzellen persistieren („überwintern“). Dabei bleiben einige Arten im Allgemeinen **latent,** rufen also keine Krankheitszeichen hervor. Erst bei Abwehrschwäche oder anderen Störungen – ein Sonnenbrand kann schon ausreichen – vermehren sich die Viren schlagartig und führen zur sichtbaren Erkrankung:

Herpes labialis und genitalis

Eine solche *Reaktivierung* zeigt sich beim **Herpes-simplex-Virus Typ I** durch das gruppierte Auftreten kleiner juckender Bläschen an der Lippen- oder Mundschleimhaut, die in 1–2 Wochen wieder abheilen. Die Symptome können durch ein äußerlich aufzutragendes Virostatikum wie Aciclovir (z. B. Zovirax®) oder Penciclovir (z. B. Pencivir®) deutlich gelindert werden. Selten kann es zum Befall des Gehirns in Form einer *Herpes-Enzephalitis* kommen, deren Prognose bei rechtzeitiger intravenöser Gabe eines Virostatikums heute deutlich besser ist als früher.

Das **Herpes-simplex-Virus Typ II** bevorzugt das Genitale, wo es sich entlang Schamlippen bzw. Penis ausbreitet und starken Juckreiz erzeugt.

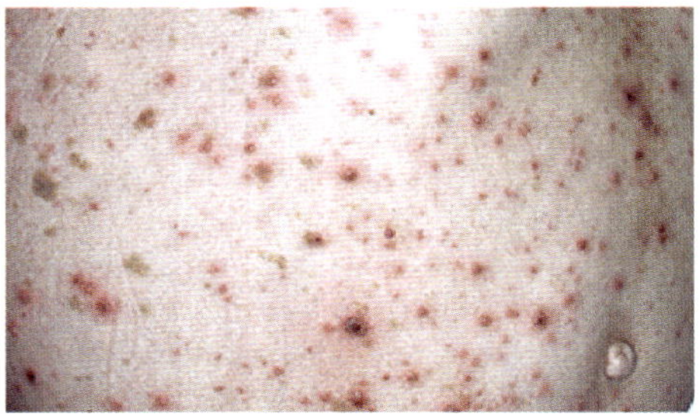

Abb. 13.29 Hautbefund bei Windpocken. Charakteristisch ist das Nebeneinander von Bläschen und Krusten. [R246]

Windpocken und Gürtelrose

Erreger der **Windpocken** ist das **Varicella-Zoster-Virus** *(VZV),* ebenfalls ein Vertreter der Herpesfamilie. Dabei kommt es, am stärksten an Gesicht und Stamm, zu einem generalisierten bläschenförmigen Hautausschlag, der erst nach 1–2 Wochen wieder abklingt (➤ Abb. 13.29). Vorbeugend wirkt eine Impfung im zweiten Lebensjahr (➤ 13.8.2).

Die Viren verbergen sich nach der Windpockenerkrankung in Spinalganglien (➤ Abb. 8.19) entlang der Wirbelsäule. Jahrzehnte später können sie aus den Ganglienzellen auswandern und eine meist einseitige, sehr schmerzhafte Entzündung des vom betroffenen Ganglion versorgten Hautbereichs hervorrufen. Äußerlich kann man den entzündeten Hautbezirk an einem gürtelförmigen, von der Wirbelsäule bis zur Bauch- oder Brustmitte ziehenden, rötlichen Ausschlag mit Bläschen erkennen (➤ Abb. 13.30) – daher der Name **Gürtelrose** *(Herpes zoster).* Virostatika, früh gegeben, verkürzen die Erkrankung deutlich. Es gibt zwei Impfstoffe gegen Gürtelrose für Erwachsene ab dem

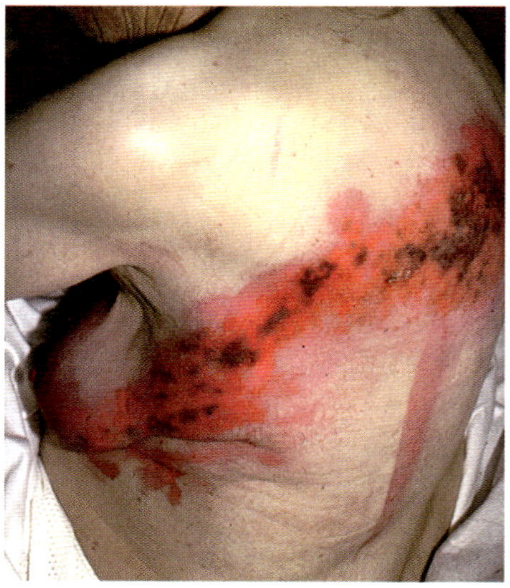

Abb. 13.30 60-jährige Patientin mit ausgeprägter Gürtelrose am linken Brustkorb. Typisch ist die scharfe Abgrenzung des Entzündungsbereichs, der dem Innervationsgebiet eines oder mehrerer sensorischer Spinalganglien entspricht. [T195]

50. Lebensjahr. In Deutschland ist die Impfung mit einem Totimpfstoff für alle Älteren empfohlen.

Ansteckungsgefahr
Der Bläscheninhalt ist bei allen genannten Herpes-Virus-Erkrankungen infektiös!

Epstein-Barr-Virus

Das **Epstein-Barr-Virus** *(EBV)* wird auch *Humanes-Herpes-Virus 4 (HHV 4)* genannt. Die Infektion erfolgt zumeist im Kindesalter und dann in der Regel ohne Symptome. Bei Jugendlichen oder Erwachsenen führt die Erstinfektion in 30–60 % aller Fälle zum **Pfeiffer-Drüsenfieber** *(infektiöse Mononukleose).* Hauptsymptome sind Allgemeinbeschwerden mit Fieber, Mandelentzündung und Lymphknotenschwellung. Die oft vorhandene Milzschwellung kann länger andauern, dann sollten die Betroffenen auch nach der Erkrankung noch mehrere Wochen auf anstrengende und Kontaktsportarten verzichten.
Das Virus persistiert lebenslang im Körper und kann reaktiviert werden. Es ist nach heutigem Wissen mitbeteiligt an der Entstehung einiger Krebserkrankungen, insbesondere Lymphomen und Nasen-Rachen-Karzinomen. Diskutiert werden außerdem Zusammenhänge mit Autoimmunerkrankungen, wie z. B. Multipler Sklerose, sowie mit dem *chronischen Erschöpfungssyndrom.*

13.10.4 Hepatitis-Virus-Infektionen

Die häufigste Ursache für eine *Leberentzündung* (**Hepatitis,** ➤ 17.10.6) ist eine Virusinfektion. Fünf verschiedene **Hepatitis-Viren** werden unterschieden, entsprechend bezeichnet man die Erkrankungen als **(Virus-)Hepatitis A–E.**

Akute und chronische Virushepatitis

Nach uncharakteristischen Allgemeinbeschwerden zeigt sich die **akute Virushepatitis** meist durch eine Gelbfärbung der Haut (*Ikterus* ➤ 17.10.4). Schwere Verläufe bis zum Leberversagen sind je nach Virustyp unterschiedlich häufig, aber eher selten. Die Diagnose wird durch Nachweis von Virusantigenen und/oder Antikörpern im Blut gesichert. Ist eine Hepatitis nach sechs Monaten nicht ausgeheilt, spricht man von einer **chronischen Virushepatitis.** Es besteht die Gefahr einer *Leberzirrhose* (➤ 17.10.8) und eines *Leberzellkarzinoms.*
Bestimmte akute und alle chronischen Virushepatitiden sowie die akute (und häufig chronisch werdende) Hepatitis C werden medikamentös behandelt, heute überwiegend mit Virostatika wie etwa Lamivudin (z. B. Epivir®), Sofosbuvir oder Ledipasvir (als Kombination z. B. in Harvoni®).

Die verschiedenen Hepatitis-Viren

Die **Hepatitis A** durch das *Hepatitis-A-Virus,* kurz **HAV,** wird fäkal-oral übertragen (durch direkten Kontakt, verunreinigte Lebensmittel oder kontaminiertes Wasser). Sie wird nicht chronisch, eine Schutzimpfung ist verfügbar. 2019 wurden dem *Robert Koch-Institut* (RKI) 873 HAV-Erkrankungen gemeldet, davon schätzungsweise zwei Drittel in Deutschland erworben und ein Drittel als „Reisekrankheit".
Bei der **Hepatitis B** (durch **HBV**) erfolgt die Ansteckung über Körpersekrete wie Blut, Sperma oder Speichel. Das Virus kann bis zu sieben Tage außerhalb des Körpers überleben. Meistens heilt die Infektion bei Erwachsenen von alleine aus, in 5–10 % und sehr häufig bei Säuglingen und kleinen Kindern wird sie aber chronisch. 2019 wurden dem RKI ungefähr 9.000 Erkrankungen übermittelt. Nach Schätzungen des RKI sind in Deutschland 250.000–500.000 Menschen Träger des HBV. Eine Schutzimpfung ab dem zweiten Lebensmonat ist Teil der Grundimmunisierung.
Die **Hepatitis C** (Erreger **HCV**) war 2019 in Deutschland mit knapp 6.000 neuen Fällen die zweithäufigste Hepatitis-Form, die Zahl der Virusträger wird auf 200.000–300.000 geschätzt. Die Übertragungswege entsprechen denen der Hepatitis B, besonders häufig sind derzeit die Mitbenutzung von Injektionsnadeln bei i. v.-Drogenkonsum, ungeschützte Sexualkontakte sowie unsteriles Tätowieren/Piercing. Da die Infektion eher selten zu Beschwerden führt, wird sie überwiegend nicht bemerkt. Die Hepatitis C wird aber in über 70 % chronisch, das Risiko eines Leberzellkarzinoms ist dann hoch. Eine Impfung gibt es nicht, aber die Behandlungserfolge sind mittlerweile gut.

In Deutschland selten ist die **Hepatitis D.** Sie kommt nur zusammen mit einer Hepatitis-B-Infektion vor, da das **HDV** das Hüllprotein des HBV für seine Vermehrung braucht. Die Übertragungswege sind dieselben wie für HBV und HCV. Schutz bietet die Impfung gegen Hepatitis B. 2019 wurden 65 Fälle gemeldet.

In den letzten Jahren erheblich an Bedeutung zugenommen hat die **Hepatitis E** durch das **HEV.** Etwa 90 % der gut 3.700 für 2019 gemeldeten Fälle waren in Europa erworben (davon 85 % in Deutschland) mit rohen bzw. unzureichend gegarten (Schweine-)Fleischprodukten als Hauptinfektionsquelle. Die übrigen waren „Reisekrankheiten" mit vornehmlich fäkal-oraler Übertragung. Von einer hohen Dunkelziffer ist auszugehen. Die Hepatitis E wird nur bei (hochgradiger) Abwehrschwäche chronisch. Eine Impfung gibt es nicht.

13.10.5 Frühsommer-Meningoenzephalitis (FSME)

Die **Frühsommer-Meningoenzephalitis** *(FSME)* wird durch das **FSME-Virus** hervorgerufen. Es wird hauptsächlich durch Zecken übertragen, die es von Wirtstieren aufnehmen, in ihren Speicheldrüsen beherbergen und bei einem Stich auf den Menschen übertragen.
Wohl knapp ein Drittel der Infizierten bekommt nach 1–2 Wochen grippeähnliche Beschwerden. Bei 10 % der Infizierten kommt es nach ungefähr einer weiteren Woche zu einer Entzündung der Hirnhäute (Meningitis) und des Gehirns (Enzephalitis), die vor allem bei Erwachsenen zu Dauerschäden führen kann.
Im Gegensatz zur Borreliose ist die „Durchseuchung" der Zecken regional sehr unterschiedlich. In Süddeutschland (bis Südhessen und Thüringen), Österreich und Osteuropa sind besonders viele Zecken infiziert. Schützen kann man sich durch eine (gut verträgliche) Impfung, die für alle Menschen empfohlen wird, die sich in Risikogebieten in der Natur aufhalten. In Deutschland wurden 2019 knapp 450 FSME-Erkrankungen gemeldet, fast alle bei Nicht-Geimpften.

13.10.6 Infektionen durch Hantaviren

In den letzten Jahren deutlich häufiger erkannt werden Infektionen durch **Hantaviren.** Infizierte Nager, hierzulande besonders die heimische Rötelmaus, scheiden die Viren mit Speichel, Urin und Stuhl aus. Die Infektion erfolgt durch Kontakt mit verletzter Haut und Inhalation erregerhaltiger Aerosole bzw. Stäube.
Die in Deutschland vorkommenden Virustypen rufen vor allem vergleichsweise milde Erkrankungen mit Fieber, Allgemein- und Magen-Darm-Beschwerden, gelegentlich Nierenfunktionsstörungen und selten Gerinnungsstörungen hervor. 2019 wurden gut 1.500 Fälle registriert.

13.10.7 HIV-Infektion

Das *erworbene Immundefektsyndrom* (**a**cquired **i**mmune **d**eficiency **s**yndrome, **AIDS**) ist eine 1981 erstmals beschriebene Immunschwächekrankheit als Folge einer Infektion mit dem *humanen Immundefizienz-Virus* (**HIV,** ➤ Abb. 13.31). Die Infektion hat sich seitdem rasch ausgebreitet: Die Zahl der Betroffenen beträgt weltweit etwa 38 Millionen. Allein 2019 haben sich 1,7 Millionen neu infiziert, etwa 700.000 Menschen sind daran gestorben. In Deutschland gibt es etwa 88.000 Infizierte, 2019 wurden ca. 3.100 Neuinfektionen gemeldet.
Das Virus wird ausschließlich durch den Kontakt mit infizierten Körpersekreten weitergegeben. Hohe Viruskonzentrationen findet man in Blut, Sperma und Vaginalsekreten, daher sind der ungeschützte Geschlechtsverkehr und das „needle

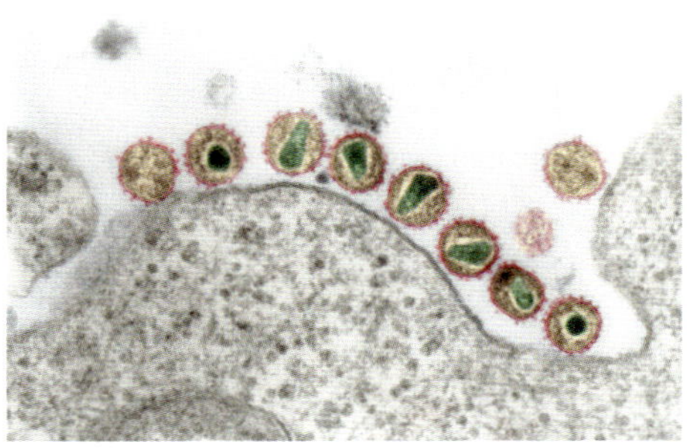

Abb. 13.31 HI-Viren im elektronenmikroskopischen Bild. Innen in grün das Viruskapsid, außen in rot die Virushülle. [X221-037]

13

sharing" i. v.-Drogenabhängiger die Hauptübertragungswege. Eine Schutzimpfung gibt es bislang nicht. Das Virus dringt in Abwehrzellen mit dem CD4-Rezeptor ein, insbesondere T-Helferzellen, und zerstört diese.

Kurz nach der Infektion ist eine grippeähnliche Erkrankung (**akute HIV-Infektion,** *mononucleosis-like illness*) möglich. Danach ist der Infizierte völlig beschwerdefrei **(asymptomatische Infektion),** bis nach Monaten oder Jahren Lymphknoten an mehreren Körperstellen und über längere Zeit anschwellen **(generalisierte Lymphadenopathie).** Mit zunehmender Zerstörung der T-Helferzellen entwickelt sich in der Folge eine Abwehrschwäche, die zu opportunistischen Infektionen (mit sonst ungefährlichen Krankheitserregern, ➤ 13.7.6) und einigen Tumoren führt (➤ Abb. 13.32). Bestimmte Erkrankungen (z. B. die Pneumocystis-Pneumonie oder Kaposi-Sarkome) sind so typisch, dass sie **AIDS-definierende Erkrankungen** sind.

Etabliert ist die **CDC-Klassifikation** (*CDC = Centers for Disease Control and Prevention,* USA), die je nach Beschwerden drei *klinische* und je nach Zahl der T-Helferzellen im Blut noch einmal drei *Laborkategorien* unterscheidet. Die daraus resultierenden *neun* Zuordnungsmöglichkeiten werden dann zu drei Stadien gruppiert.

Die HIV-Infektion ist nach wie vor unheilbar, jedoch durch Kombinationsbehandlung mit mehreren antiviralen Substanzen lange Zeit beherrschbar, teils über Jahrzehnte. Die Therapie ist nach heutigem Wissen trotz der Nebenwirkungen lebenslang erforderlich und verlangt daher vom Patienten hohe Kooperationsbereitschaft. Opportunistische Infektionen werden konsequent und bei Bedarf auch prophylaktisch behandelt. Gesunde Lebensweise unter Vermeidung immunschwächender Faktoren wirkt unterstützend. Psychosoziale Unterstützung durch professionelle Helfer und Selbsthilfegruppen empfinden viele Betroffene als große Hilfe.

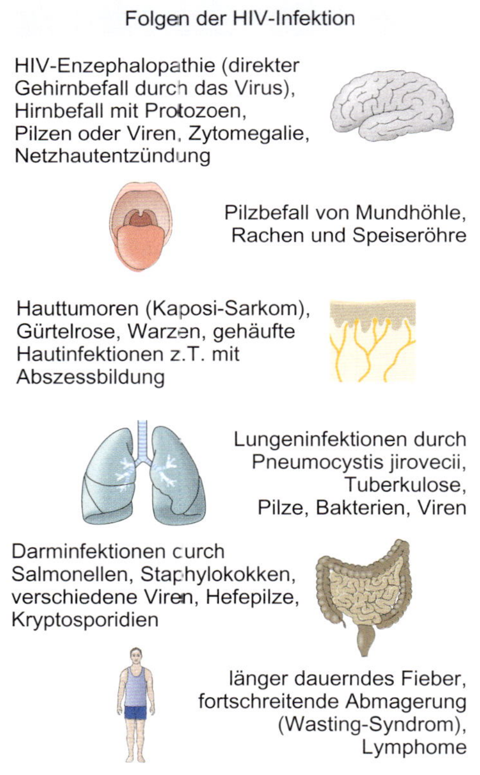

Abb. 13.32 Klinische Symptome von HIV-Infektion und AIDS infolge der Immunschwäche.

Schutz vor parenteraler Übertragung (P)

Bei HIV gelten die gleichen Vorsichtsmaßnahmen wie bei anderen parenteral übertragbaren Erkrankungen.

Im privaten Bereich ist dies vor allem das Benutzen von Kondomen beim Geschlechtsverkehr mit neuen oder eventuell den Geschlechtspartner wechselnden Partnern („safer sex"). Drogenabhängige sollen keine Injektionsbestecke mit anderen teilen („safer use").

Im medizinischen Bereich sind die Hauptpfeiler:

- Tragen von Schutzhandschuhen bei allen Maßnahmen, bei denen Kontakt mit infektiösem Material möglich ist. Sorgfältige Hautpflege, damit Hautrisse als Eintrittspforten für Erreger vermieden werden
- Vermeiden von Verletzungen mit gebrauchten Instrumenten. Benutzung sog. *sicherer Instrumente* mit speziellen Sicherheitsmechanismen. Entsorgung möglicherweise kontaminierter (Einweg-)Materialien sofort und sicher in die dafür vorgesehenen Behälter
- Bei dennoch eingetretener Verletzung oder Kontakt von Schleimhäuten mit potenziell infektiösem Material sofortiges Aufsuchen des (Betriebs-)Arztes (➤ 24.6.1), der eine entsprechende Diagnostik und ggf. Behandlung einleitet
- Zusätzliche Schutzmaßnahmen in besonderen Situationen, z. B. Tragen eines Schutzkittels bei Durchfällen, eines zusätzlichen Mundschutzes und Schutzbrille bei stark hustenden Patienten, Einzelzimmerunterbringung bei unkontrollierbaren Durchfällen.

Bei einer möglichen HIV-Infektion können gegen HIV gerichtete Medikamente vorbeugend gegeben werden.

13.11 Prionenkrankheiten

Seit langem sind beim Menschen mehrere seltene ZNS-Erkrankungen bekannt, die unter dem Bild zunehmender Bewegungsstörungen und fortschreitenden geistigen Abbaus unaufhaltsam zum Tode führen. Das Gehirn der Verstorbenen zeigt unter dem Mikroskop typische „Löcher", weshalb diese Erkrankungen als **spongiforme** *(schwammartige)* **Enzephalopathien** zusammengefasst wurden. Eine Therapie gibt es bislang nicht.

Am häufigsten beim Menschen ist die **Creutzfeldt-Jakob-Krankheit** *(CJD),* die weltweit jährlich 1–2 von einer Million Menschen befällt, vornehmlich Ältere. Überwiegend handelt es sich um sporadische Einzelfälle, aber bei mehr als 100 Fällen weltweit konnte eine infektiöse Entstehung gesichert werden.

Bekannteste spongiforme Enzephalopathie bei Tieren ist die *bovine spongiforme Enzephalopathie* **(BSE)** der Rinder, an der Ende des letzten Jahrhunderts vor allem in Großbritannien Tausende Rinder verstarben. BSE ist höchstwahrscheinlich durch Verzehr verseuchter Rinderprodukte in einer Reihe von Fällen auf den Menschen übertragen worden und hat bei einem Teil davon die tödliche *neue Variante der Creutzfeldt-Jakob-Krankheit* (*vCJD,* **nvCJD**) verursacht. Übertragbar ist die Krankheit auch durch Bluttransfusionen. Bis 2019 sind 232 Personen erkrankt, davon 75 % in Großbritannien, Tendenz sinkend. In Deutschland ist nvCJD bisher nicht nachgewiesen.

Ursache spongiformer Enzephalopathien sind **Prionen** (Merkhilfe: *proteinartiges infektiöses Agens ohne Nukleinsäure*), krankmachende, infektiöse Eiweiße, die sich von ihren „normalen" Verwandten im Körper nicht durch ihre *chemische,* sondern nur durch ihre *räumliche* Struktur unterscheiden. Die veränderten Prionproteine werden vom Organismus praktisch nicht abgebaut und wandeln ihre gesunden Nachbarn in einer noch nicht genau geklärten Kettenreaktion in die abnorme Form um. Prionen enthalten weder RNA noch DNA!

Prionen benötigen zur Sterilisation besonders hohe Temperaturen und Drücke (➤ 13.8.1), die durch Kochen oder Braten bei Weitem nicht erreicht werden.

13.12 Pilzinfektionen

Drei Krankheitsgruppen (M)

Die in Mitteleuropa verbreiteten Pilze rufen bei Gesunden nur lokale Mykosen auf Haut oder Schleimhaut hervor. Diese **Haut- und Schleimhautmykosen** lassen sich in der Regel gut durch lokale **Antimykotika** behandeln (z. B. Clotrimazol, Nystatin). Bei ausgeprägter Abwehrschwäche können manche Pilzarten jedoch ins Blut vordringen und innere Organe wie Lunge, Herz oder Gehirn schädigen **(opportunistische Systemmykosen).**

In Europa ganz selten sind **primäre systemische Mykosen** durch *obligat pathogene* Pilze, die auch bei Nicht-Abwehrgeschwächten die inneren Organe befallen.

Sprosspilze

Am häufigsten sind die **Sprosspilze** oder *Hefen.* Diese eiförmigen Pilze sind etwas kleiner als rote Blutkörperchen und vermehren sich durch Aussprossung. Bedeutendster Vertreter ist **Candida albicans** (➤ Abb. 13.33).

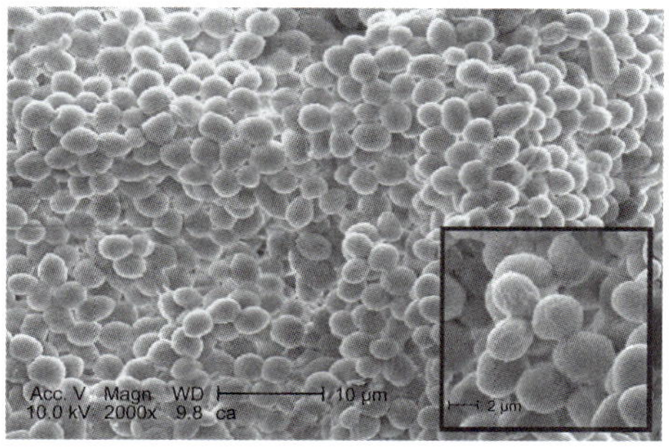

Abb. 13.33 Kugelige Zellen von Candida albicans im elektronenmikroskopischen Bild. [F656]

Die sehr häufigen Candida-Infektionen heißen *Soor* **(Candidose).** Sie entstehen alle *endogen* (also von anderen Körperstellen des Patienten ausgehend) und treten abgesehen vom **Windelsoor** bei Säuglingen vor allem bei Antibiotikabehandlung und Abwehrschwäche (etwa bei Diabetes, HIV-Infektion) auf. Beispiele sind:

- **Vaginalsoor** der Scheide, besonders häufig während der Schwangerschaft und bei Einnahme der „Pille" (Östrogene begünstigen Candida-Besiedlung)
- **Mundsoor** (➤ Abb. 13.34)
- **Speiseröhrensoor.**

Eine Antibiotikabehandlung kann Candida-Infektionen begünstigen, da dadurch nicht nur die krank machenden Keime beseitigt, sondern auch die natürliche Bakterienflora geschwächt wird, die mit den Pilzen konkurriert und diese „in Schach hält".

Fadenpilze

Neben Sprosspilzen verursachen auch **Fadenpilze** häufig Infektionen beim Menschen, z. B. Fußpilzerkrankungen oder **Nagelmykosen** (➤ Abb. 7.13), die z. B. in Schwimmbädern übertragen werden. Mehr als die Hälfte der erwachsenen Bevölkerung ist von **Hautmykosen** in den Zehenzwischenräumen betroffen. Zu ihrer Bekämpfung ist neben einer Antimykotika-Therapie das Trockenhalten der Füße wichtig.

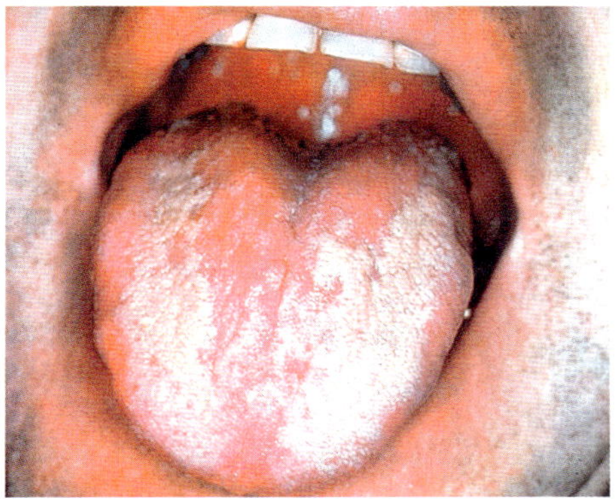

Abb. 13.34 Mundsoor. Typisch sind weißliche, abwischbare Beläge auf geröteter Schleimhaut auf der Zunge. [U136]

Schimmelpilze

Schimmelpilze (wie z. B. *Aspergillus*) sind zwar in der Umwelt weit verbreitet, verursachen jedoch nur bei schwer immungeschwächten Patienten Lungen-, Ohr- oder, wenn der gesamte Organismus betroffen ist, *Systemmykosen.*

13.13 Protozoeninfektionen und andere Parasitosen

Protozoeninfektionen

Die weltweit häufigste **Protozoeninfektion** ist die **Malaria** (2019 gut 400.000 Todesfälle). Die Malariaerreger vermehren sich in den roten Blutkörperchen (➤ Abb. 13.35), zerstören diese und führen durch Anämie (Blutarmut), wiederkehrende Fieberanfälle und Schädigung vor allem der Nieren und des Gehirns zu einem häufig lebensbedrohlichen Krankheitsbild.

Am häufigsten wird **Plasmodium falciparum,** der gefährlichste Malariaerreger, durch Stiche der *Anophelesmücke* in den tropischen und subtropischen Regionen Asiens, Afrikas und Amerikas übertragen. Ferntouristen bringen die Infektion mit nach Europa (ca. 1.000 Fälle in Deutschland jährlich); die Erkrankung kann bis zu zwölf Monate nach dem Mückenstich ausbrechen. Der Lebenszyklus der Malariaerreger ist kompliziert; so werden Vermehrungsstufen des Erregers sowohl in der Anophelesmücke als auch in der Leber und erst zum Schluss im roten Blutkörperchen durchlaufen.

Klinisch äußert sich die Malaria in meist anfallsweise auftretendem hohem Fieber, Schüttelfrost, schweren Kopfschmerzen und ausgeprägter Schwäche. Bei unzureichender Behandlung können die Malariaerreger sowohl akut zum Tode führen, z. B. durch Befall des Gehirns *(zerebrale Malaria),* als auch über Jahre in Leber oder roten Blutkörperchen überleben und zum erneuten Aufflackern der Symptome führen.

Malariaprophylaxe (M)

Die Mücken stechen vor allem nachts. Daher sind das Schlafen unter einem Moskitonetz, das Auftragen von Schutzmitteln (*Repellents* wie DEET, Autan®) und das Tragen langer Kleidung bei abendlichen Aufenthalten im Freien einfache, aber wirksame Maßnahmen. Tropenreisende sollten sich zusätzlich vor Reiseantritt bei einem Tropeninstitut erkundigen, welche medikamentöse Malariaprophylaxe in Abhängigkeit von der geplanten Aufenthaltsdauer für ihr Zielgebiet sinnvoll ist. Diese Medikamentenprophylaxe bietet aber nur mäßigen Schutz und kann den Hautschutz nicht ersetzen. Eine Impfung gibt es noch nicht.

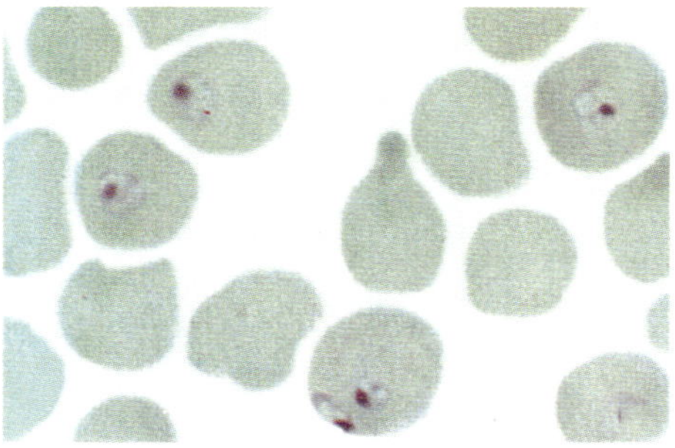

Abb. 13.35 Blutausstrich bei Malaria. In den Erythrozyten sind typisch ringförmige Plasmodien zu erkennen. [E491]

Die **Toxoplasmose** wird durch das Protozoon **Toxoplasma gondii** verursacht. Katzen sind der Hauptwirt, entwickeln aber selten Symptome. Zwischenwirte sind alle anderen Säugetiere einschließlich des Menschen, der sich durch den Umgang mit infizierten Katzen, vor allem aber über (halb-)rohes Schweine- und Schaffleisch anstecken kann. Auch die Infektion der Zwischenwirte verläuft meist symptomlos.

Problematisch ist vor allem die *Erstinfektion von Schwangeren,* da der Erreger schwere Schäden des Ungeborenen auslösen kann. Gefährdet sind ferner Menschen mit (hochgradiger) Abwehrschwäche.

Wurmerkrankungen

Wurmerkrankungen *(Helminthosen)* sind in der sog. Dritten Welt weit verbreitet und ein Zeichen von ungenügenden hygienischen Lebensbedingungen. In den Industriestaaten kommen nur wenige Wurmarten gehäuft vor.

Vorzugsweise bei Kindern tritt die in aller Regel harmlose **Madenwurminfektion** *(Oxyuriasis)* auf. Typischerweise haben die betroffenen Kinder nachts, wenn die Weibchen ihre Eier ablegen, starken Juckreiz in der Analgegend. Sie kratzen sich ständig, wodurch Kratzeffekte und entzündliche Hautveränderungen entstehen.

Die Eier des regenwurmähnlichen **Spulwurms** *(Ascaris lumbricoides)* werden mit dem Stuhl ausgeschieden. Der Mensch nimmt die Eier mit frühen Larvenstadien darin über verseuchtes Wasser oder fäkaliengedüngte, ungenügend gewaschene Salate und rohe Gemüse auf. Über Darm, Blut, Lungenalveolen, Atemwege und Kehlkopf gelangen die Parasiten wieder in den Darm und werden dort zu den erwachsenen Würmern. Leitbeschwerden sind Atemwegs- und Magen-Darm-Beschwerden sowie allergische Reaktionen.

Beim **Rinderbandwurm** *(Taenia saginata)* und dem verwandten **Schweinebandwurm** *(Taenia solium)* befallen die Larvenstadien Rinder bzw. Schweine als *Zwischenwirte* und bilden vor allem in deren Muskulatur sog. **Finnen.** Beim Genuss von (halb-)rohem Fleisch befallener Tiere gelangen die Finnen in den Darm des Menschen *(Endwirt),* wo sie zu Würmern von mehreren Metern Länge heranwachsen. Der Betroffene bemerkt vom Bandwurmbefall des Darms meist nur mäßigen Gewichtsverlust, gelegentlich unspezifische Bauchschmerzen oder Verdauungsstörungen. Mit

Eiern gefüllte Bandwurmglieder werden über den Kot ausgeschieden und vom Rind bzw. Schwein über verseuchtes Futter wieder aufgenommen. Im Darm des Rindes bzw. Schweines schlüpfen erneut die Larven.
Wesentlich ernster sind Infektionen mit dem **Fuchsbandwurm** *(Echinokokken).* Füchse, aber auch mäusefangende Haustiere wie Hunde oder Katzen können vom Fuchsbandwurm befallen sein und scheiden die Wurmeier mit dem Kot aus. Der Mensch infiziert sich durch Aufnahme von Wurmeiern z. B. über bodennah wachsende Beeren und Pilze oder infolge mangelnder Hygienemaßnahmen im Umgang mit Haustieren. Die sich entwickelnden Larven besiedeln vornehmlich Leber, Lunge und Gehirn. Gefährlich ist besonders *Echinococcus multilocularis,* da er viele kleine Finnen bildet, die in die Umgebung eindringen und die befallenen Organe weitgehend zerstören. Bis zu ersten Beschwerden können 15 Jahre vergehen. Trotz Operation (falls überhaupt möglich) und Langzeitbehandlung mit **Anthelminthika** *(Wurmmitteln)* sind die Aussichten zweifelhaft und eine Heilung ist kaum möglich.

Erkrankungen durch Milben

Die meisten der weltweit verbreiteten Milbenarten sind für den Menschen harmlos. Einzig die **Krätzmilbe** *(Sarcoptes scabiei)* kann den Menschen befallen und Eier in Hautgänge ablegen. Die resultierende Hauterkrankung heißt wegen des starken Juckreizes im Volksmund **Krätze** *(Skabies).*
Häufiger sind Milben auf anderem Wege Ursache von Gesundheitsstörungen: Der Kot der **Hausstaubmilbe** *(Dermatophagoides)* kann für allergische Erscheinungen, wie z. B. Asthmaanfälle oder Hautrötungen, verantwortlich sein.

Insektenbefall

Die einige Millimeter großen **Kopfläuse** *(Pediculus capitis)* treten nicht selten in Kindergärten oder Schulen auf. Sie werden z. B. durch Kämme oder Mützen übertragen. Das Hauptsymptom ist intensiver Juckreiz. Die Eier der Läuse kleben an den Haaren fest und lassen sich bei gutem Licht mit dem Auge oder einer Lupe erkennen (➤ Abb. 13.36). Die Behandlung ist mit entsprechenden Präparaten aus der Apotheke möglich.

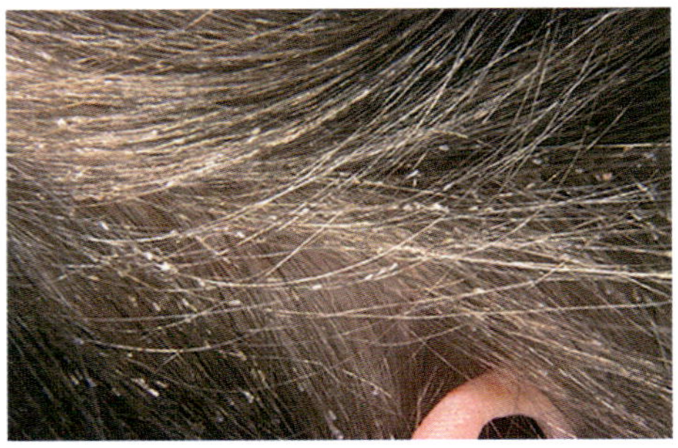

Abb. 13.36 Nissen. Die Nissen der Kopfläuse sind manchmal nur bei gründlichem Suchen zu finden. [M123]

Filzläuse sind meist im behaarten äußeren Genitale zu finden. Sie werden beim Geschlechtsverkehr übertragen und verursachen ebenfalls Juckreiz sowie, durch das Kratzen bedingt, Hautentzündungen.
Kleiderläuse heften ihre Eier in Kleidersäume und rufen durch ihren Speichel Rötungen, Quaddeln und Knötchen mit starkem Juckreiz hervor.

AKTUELLES & SPEZIELLES

13.14 Medikamentenresistente Bakterien – die große Gefahr

Bis ins 19. Jahrhundert waren Infektionskrankheiten weit verbreitet und häufige Todesursache. Die Wende brachten im Wesentlichen drei Erkenntnisse:

- Verbesserte Hygiene verhindert Ansteckungen
- Ursache für Infektionen sind spezielle Mikroorganismen
- Infektionen lassen sich prinzipiell mit Medikamenten bekämpfen.

Verbunden damit sind Namen wie *Ignaz Semmelweis,* der 1848 fehlende Hygiene als Übertragungsweg des Kindbettfiebers ausmachte, *Robert Koch,* der 1882 den Tuberkulose-Erreger identifizierte und *Alexander Fleming,* der 1921 das bakterienzerstörende Lysozym isolierte und 1928 zufällig das Penicillin entdeckte. Die Einführung der Sulfonamide durch *Gerhard Domagk* (1932) und des Penicillins in die Humanmedizin durch *Florey, Chain und Heatley* (1938) revolutionierte die Therapie bakterieller Infektionen. Diese **Antibiotika** genannten Medikamente waren ein Segen in der Medizin und die Hoffnung groß, viele bakterielle Infektionskrankheiten endgültig besiegen zu können.
In den folgenden 50 Jahren wurden ca. 40 weitere Substanzen mit unterschiedlichen Wirkungsmechanismen entwickelt. In den letzten 30 Jahren kamen zwar zahlreiche neue Antibiotika auf den Markt, allerdings nur wenige neue Wirkstoffklassen.

Wirkungsweise von Antibiotika

Man unterscheidet **bakterizide Antibiotika,** die Bakterien töten, und **bakteriostatische,** die das Wachstum und die weitere Vermehrung der Erreger unterbinden. Die Wirkstoffe werden zum Teil aus natürlichen Quellen gewonnen, etwa Bakterien und Pilzen, zum Teil synthetisch hergestellt.
Antibiotika wirken über verschiedene Mechanismen (➤ Abb. 13.37). Kein Antibiotikum wirkt gegen alle Bakterien. **Engspektrumantibiotika** greifen gezielt einzelne oder wenige Arten an, **Breitbandantibiotika** haben ein breites Wirkungsspektrum. Breitbandantibiotika sind geeignet, wenn eine Antibiose schnell erfolgen muss und nicht genug Zeit ist, den krankmachenden Keim zu identifizieren. Ansonsten ist es fast immer sinnvoll, den Erreger festzustellen, damit er gezielt bekämpft werden kann: Eine Probe (z. B. Urin, Blut, Wundabstrich) wird bebrütet und die gewachsenen Bakterien (➤ Abb. 13.21) werden systematisch auf ihre Empfindlichkeit gegenüber verschiedenen Antibiotika getestet (**Antibiogramm,** ➤ Abb. 13.38).

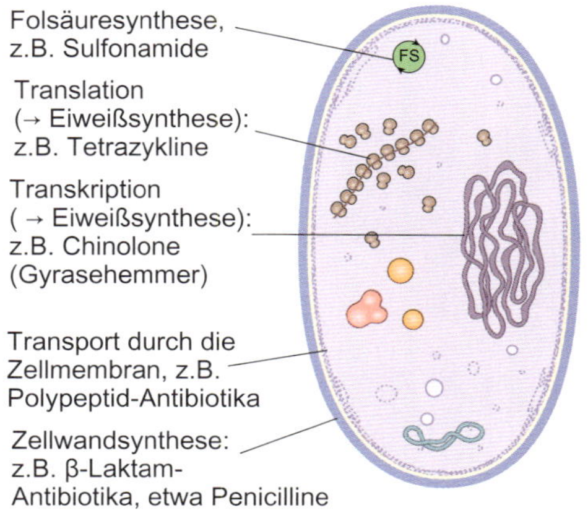

Abb. 13.37 Angriffsorte von Antibiotika am Erreger.

Das Problem der Resistenzentwicklung

Nach einigen Dekaden hoffnungsvoller Erfolge durch den Einsatz von Antibiotika stellte sich Ernüchterung ein. Keime, die lange gut bekämpfbar waren, widerstanden plötzlich der Therapie, sie hatten eine **Resistenz** gegen bestimmte Antibiotika entwickelt. In den letzten 20 Jahren ist dieses

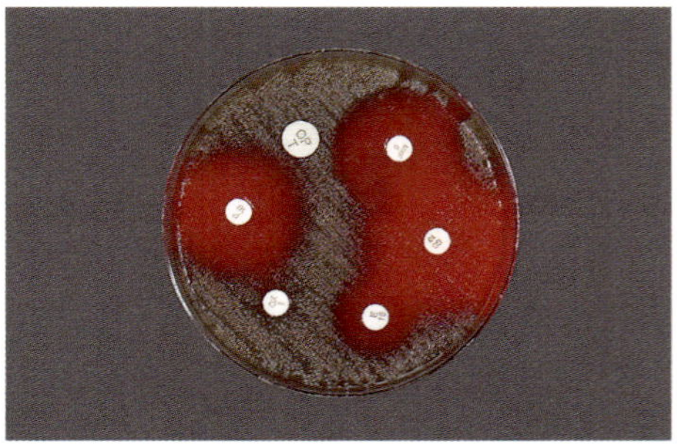

Abb. 13.38 Antibiogramm. Die aufgelegten Antibiotikablättchen hemmen das Bakterienwachstum unterschiedlich stark (rote Hemmhöfe um die Blättchen ohne die punktförmigen Kolonien). [K115]

Problem immer bedrohlicher geworden und die Zahl resistenter Mikroben stetig gestiegen. Gegen einige Arten der häufig vorkommenden Erreger Staphylococcus aureus und Escherichia coli wirken heute nur noch **Reserveantibiotika,** nebenwirkungsreiche Antibiotika, die besonderen Fällen vorbehalten sind. Es gibt sogar Bakterien, gegen die überhaupt kein Antibiotikum mehr wirkt, und es mussten schon Intensivstationen wegen des Auftretens von multiresistenten Keimen geschlossen werden.

In der Europäischen Union sterben inzwischen jährlich mehr als 30.000 Menschen an nicht mehr therapierbaren, größtenteils nosokomialen bakteriellen Infektionen, davon allein in Deutschland etwa 2.500. Die Weltgesundheitsorganisation WHO findet drastische Worte: „Ohne schnelles und koordiniertes Handeln steuert die Welt auf ein post-antibiotisches Zeitalter zu, in dem weit verbreitete Infektionen und kleine Verletzungen, die seit Jahrzehnten behandelbar waren, wieder töten können".

Sorgen bereiten vor allem:

- **MRSA** = *methicillin-,* meist *multiresistenter Staphylococcus aureus,* resistent gegen alle β-Laktam-Antibiotika (unter anderem Penicilline, Cephalosporine, Carbapeneme), Chinolone, Tetracycline, Aminoglykoside, Erythromycin, Sulfonamide
- *Makrolid- und Penicillin-resistente Pneumokokken*
- **VRE** = *Vancomycin-resistente Enterokokken*
- **MRGN** = *multiresistente gramnegative Erreger,* etwa Klebsiellen, E. coli. Diese umfassen auch die **ESBL** = *extended-spectrum-β-Lactamase-Bildner,* resistent unter anderem gegen Penicilline, Cephalosporine
- **FQR** = *Fluorchinolon-resistente Bakterien* (z. B. Staphylokokken, E. coli, Pseudomonaden)
- **MDR-Tuberkulose** = *multidrug resistant tuberculosis,* resistent gegen Isoniazid und Rifampicin
- *Carbapenemase-bildende Bakterien,* resistent gegen Penicilline, Cephalosporine, Carbapeneme und andere.

Die Entstehung von Resistenzen

Auch bei Bakterien verändert sich das Erbgut ständig durch spontane Mutationen (➤ 3.2.2). Dadurch entstehen gelegentlich Bakterien, bei denen (bestimmte) Antibiotika nicht mehr greifen, so dass sich die Bakterien ungehindert vermehren. Außerdem können Bakterien Gene und damit auch Resistenzinformationen mit anderen Bakterienarten austauschen. Normalerweise sind die mutierten Organismen in der Minderheit gegenüber den unveränderten und haben kaum Chancen, bezüglich Ausbreitungsraum und Nahrung mit diesen zu konkurrieren. Das ändert sich schlagartig, wenn die unveränderten Bakterien durch ein Antibiotikum vernichtet werden. Jetzt macht sich das resistente Bakterium breit.

Folgende Resistenz-Mechanismen sind bei Bakterien bekannt:

- Sie bilden Enzyme, die das Antibiotikum verändern oder spalten
- Sie verändern die Zielstrukturen, an denen die Antibiotika binden
- Sie verändern die Durchlässigkeit der Zellmembran, so dass das Antibiotikum nur vermindert aufgenommen wird
- Sie bilden Transportproteine, die das Antibiotikum wieder aus der Zelle schleusen
- Sie führen zur Überproduktion derjenigen Proteine, deren Bildung durch das Antibiotikum unterbunden werden soll, so dass die Wirkung vermindert wird
- Sie organisieren sich in Biofilmen, die eine schützende Schleimschicht ausbilden, so dass das Antibiotikum nicht mehr an die Bakterien gelangen kann.

Diese Resistenzentwicklung hat mehrere Ursachen:

- Unkritische ärztliche Verordnung von Antibiotika. Antibiotika werden z. B. nach wie vor zu oft bei Erkältungen verschrieben, obwohl nur ca. 5 % davon bakteriell ausgelöst werden! Durch diese nutzlose Antibiotikagabe wird das Mikrobiom (➤ 17.11) des Menschen so verändert, dass mutierte resistente Keime einen Vermehrungsvorteil bekommen
- Blindes Ausprobieren von Antibiotika bei bakteriellen Infektionen statt Gabe nach Antibiogramm. Dadurch erhalten schon vorhandene resistente Erreger einen Vermehrungsvorteil. Der Antibiotikaverbrauch in der deutschen Humanmedizin wird auf 500–600 t pro Jahr geschätzt, 85 % davon ambulant
- Falsches Verhalten der Patienten. Neben dem Einfordern einer Antibiotikaverschreibung, ohne dass im aktuellen Fall ein Nutzen davon zu erwarten ist, ist hier vor allem ein zu frühes Absetzen von Antibiotika zu nennen. Bei zu geringer Antibiotikadosis und/oder zu kurzer Einwirkungsdauer können widerstandsfähige (aber noch nicht resistente) Bakterien überleben. Erst wenn keine Krankheitserreger mehr da sind, können auch keine weiteren Mutationen auftreten und die Gefahr einer Resistenzentwicklung besteht nicht mehr
- Verzicht auf konsequente Kontrolle von aufzunehmenden Patienten in Krankenhäusern. Menschen, die unwissentlich resistente Bakterien in sich tragen, können diese an das Personal und andere Patienten weitergeben
- Mangelnde Hygienemaßnahmen in Einrichtungen. Insbesondere sind eine sorgfältige Händehygiene des Personals und die Desinfektion von Oberflächen, die in Kontakt mit Erregern kommen können, oberstes Gebot
- Der massenhaft unkritische Einsatz von Antibiotika (2019 in Deutschland etwa 670 t, darunter auch Reserveantibiotika!) in der Massentierhaltung (➤ Abb. 13.39), also nicht nur zur notwendigen Krankheitsbekämpfung, sondern auch zur Krankheitsvorbeugung und als (verbotene) Masthilfe. Dabei entstehen im Mikrobiom (➤ 17.11) der Tiere resistente Keime, die zum einen an das Personal weitergegeben und zum anderen durch Mist und Gülle auf die Felder verbracht werden. Sie gelangen letztendlich mit Fleischprodukten und Feldfrüchten an den Verbraucher. Beispielsweise über eine Wunde in den menschlichen Organismus eingebracht, können sie dort eine Infektion auslösen, die mit einem Antibiotikum nicht mehr zu bekämpfen ist. In Deutschland wird der Antibiotikaverbrauch auch dadurch gefördert, dass die praktizierende Tiermedizin Arzneimittel verkaufen darf *(Dispensierrecht)* und ein Interesse an einem hohen Absatz besteht, da dadurch ein Großteil der Einnahmen erzielt werden kann.

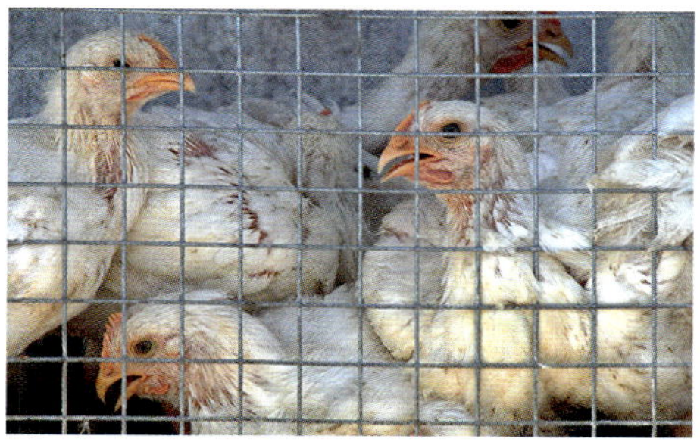

Abb. 13.39 Massentierhaltung. Die in der Massentierhaltung viel zu häufig praktizierte Antibiotikaanwendung fördert die Entwicklung von Antibiotikaresistenzen. [J787]

- Die Herstellung von Antibiotika in Ländern mit mangelhafter Hygiene und unkritischem Umgang mit Abwässern. So können Antibiotikareste in Gewässern darin die Vermehrung resistenter Erreger fördern. Die Menschen dort infizieren sich mit den Keimen und übertragen sie auf andere
- Freiverkäuflichkeit einiger Antibiotika in Süd- und Südosteuropa und in anderen Staaten der Erde.

Was ist zu tun?

Das Problem ist erkannt und es wurden inzwischen nationale und internationale Aktionspläne aufgestellt. Gemeinsame Ziele sind:

- Besonderes Augenmerk auf die Tier-Mensch-Übertragung, Richtlinien für angemessenen Einsatz von Antibiotika beim Tier, Überwachung und Datenerhebung des Einsatzes
- Richtlinien für angemessenen Einsatz von Antibiotika bei Menschen, Überwachung und Datenerhebung des Einsatzes, Vereinheitlichung der Antibiotika-Verschreibungspflicht in der EU
- Verhinderung der Ausbreitung multiresistenter Erreger unter anderem durch besseres Screening von Risikopatienten, Ausbau von Erfassung, Überwachung und Meldepflichten
- Bessere Hygienestandards in allen Einrichtungen, Fortbildung des Personals

- Verbesserung der Öffentlichkeitsarbeit, Aufklärung und Schulung z. B. zu Ansteckungsrisiken, zum richtigen Gebrauch von Antibiotika
- Förderung von Forschungsprojekten zur Entwicklung neuer Schnelldiagnostik, Impfstoffe, Antibiotika, Schaffung von Forschungsanreizen für Pharmaunternehmen
- Aufforderung zur Verbesserung nationaler und internationaler Zusammenarbeit. Antibiotikaresistente Bakterien können überall auf der Erde entstehen. Ihre weltweite Verbreitung ist nur eine Frage der Zeit.

Alternative Verfahren

Ein bisher bei uns vernachlässigter Ansatz zur Bekämpfung von Bakterien ist der Einsatz von **Bakteriophagen** (➤ Abb. 13.40). Dies sind Viren, die selektiv nur Bakterien angreifen und für Menschen, Tiere und Pflanzen ungefährlich sind. Sind alle Bakterien vernichtet, sterben auch die Phagen. Dabei gibt es für jedes Bakterium oder auch Bakteriengruppen eine spezielle Phagenart. Die Kunst besteht darin, die passenden Phagen zu finden, wobei die Phagen außerhalb des Körpers überall dort vorhanden sind, wo auch die Bakterien vorkommen.

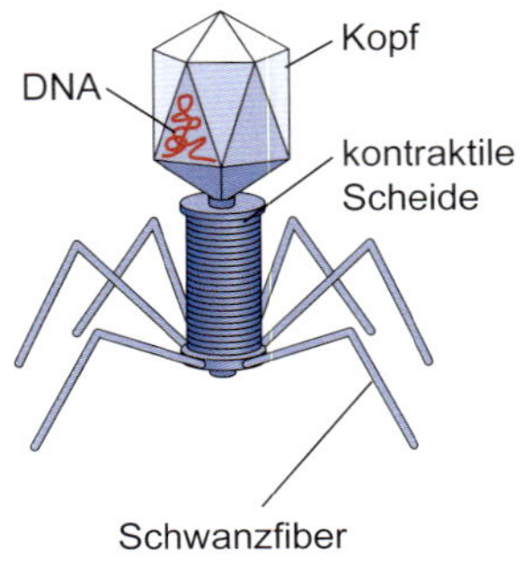

Abb. 13.40 Bakteriophage. Bakeriophagen sind Viren, die ausschließlich Bakterien befallen. [L231]

Die Phagentherapie hat große Tradition in Osteuropa, speziell Georgien und Russland. Von dort gibt es Berichte über erfolgreiche äußerliche und intravenöse Anwendungen von Bakteriophagen bei antibiotikaresistenten Infektionen. In Deutschland gibt es erfolgreiche Untersuchungen zur Bekämpfung pathologischer Darmkeime in Geflügel sowie Laborforschung an Phagen für den Einsatz bei Menschen.

Geeignet zur Abtötung von Bakterien ist auch **kaltes Plasma,** ionisierte Luft, die durch ein elektrisches Feld erzeugt wird. Es hat Zimmertemperatur und kann Mikroorganismen auf Haut und Schleimhaut vernichten, ohne die menschlichen Zellen anzugreifen.

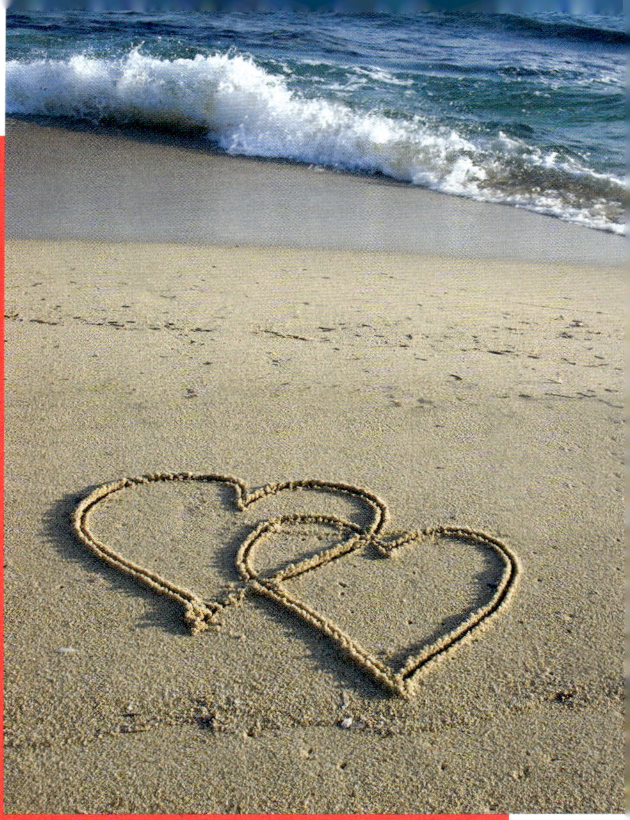

14 Herz

14

14.1 Einführung

Zentrum des kardiovaskulären Systems

Das **Herz** (*Cor,* früher *Cardia*) ist die zentrale Pumpe des Kreislaufs. Dieser Hohlmuskel treibt die Transportvorgänge in allen Blutgefäßen an. Blutgefäße und Herz bilden zusammen das *Herz-Kreislauf-System* oder das **kardiovaskuläre System,** das den ganzen Körper mit Sauerstoff und Nährstoffen versorgt und Stoffwechselendprodukte und Kohlendioxid wieder abtransportiert.
Daneben produziert das Herzgewebe Hormone, die an der Volumen- und Druckregulation des Kreislaufs beteiligt sind (➤ Tab. 11.4, ➤ 15.3.5).

Zwei Herzhälften für zwei Kreisläufe

Die Herzscheidewand (➤ 14.2.1) teilt das Herz in zwei Teile – beide arbeiten im gleichen Takt. Die *rechte Herzhälfte* nimmt das sauerstoffarme Blut aus den Körpervenen auf und pumpt es in den **Lungenkreislauf** *(kleinen Kreislauf),* wo es mit Sauerstoff angereichert wird. Aus den Lungen gelangt das Blut in die *linke Herzhälfte,* die es in die Aorta (Haupt-, große Körperschlagader) und so zurück in den **Körperkreislauf** *(großen Kreislauf)* presst (➤ Abb. 14.1, ➤ Abb. 14.3).

Körper- und Lungenkreislauf
Die Abschnitte des Gefäßsystems, die von der rechten zur linken Herzhälfte ziehen, passieren die Lungen und gehören deshalb zum Lungenkreislauf. Die Gefäßabschnitte, die vom linken Herzen durch den gesamten Körper zum rechten Herzen ziehen, gehören zum Körperkreislauf.

Lage, Größe und Gewicht des Herzens

Das Herz sitzt in dem als **Mediastinum** *(Mittelfellraum)* bezeichneten Raum zwischen den beiden Lungen. Zwei Drittel befinden sich in der linken, ein Drittel in der rechten Brustkorbhälfte. Hinten grenzt das Herz an Speiseröhre und Aorta, vorn reicht es bis an die Hinterfläche des Brustbeins, und unten sitzt es dem Zwerchfell auf. Die Herzachse verläuft diagonal: von rechts oben hinten nach links unten vorne (➤ Abb. 14.2).
Das gesunde Herz ist am Ende der Füllungsphase etwa doppelt faustgroß und wiegt im Durchschnitt ca. 310 g beim Mann und ca. 225 g bei der Frau. Seine Form ähnelt einem abgestumpften Kegel.

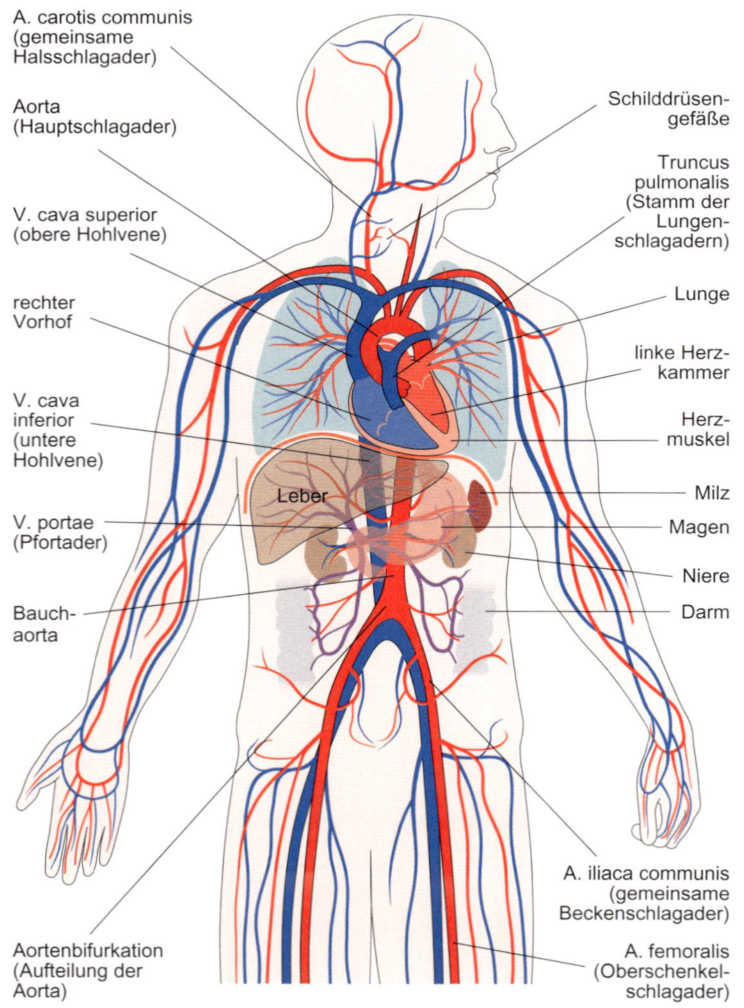

Abb. 14.1 Lungen- und Körperkreislauf (vereinfachte, nicht maßstabsgetreue Übersicht). Die rote Farbe symbolisiert das sauerstoffreiche Blut, das aus den Lungen zum linken Herzen und von dort weiter in die Schlagadern (Arterien) des Körperkreislaufs fließt. Blau dargestellt ist das sauerstoffarme Blut, das über die Venen des Körperkreislaufs und das rechte Herz wieder die Lungen erreicht. Violett gezeichnet ist das Pfortadersystem (Details ➤ 15.2.2). *Merke:* Arterien sind vom Herzen wegführende Gefäße, Venen zum Herzen hinführende Gefäße.

Herzspitze und Herzspitzenstoß

Die Herzspitze liegt sehr nahe an der linken Brustwand. Jeder Herzschlag überträgt sich als Stoß auf die Brustwand. Dieser **Herzspitzenstoß** lässt sich von außen im fünften Interkostalraum (ICR) zwischen der fünften und sechsten Rippe tasten (➤ Abb. 14.2).

14.2 Vorhöfe, Kammern und Klappensystem

14.2.1 Vier Innenräume

Das Herz ist ein Hohlmuskel mit vier verschiedenen Innenräumen. Beide Herzhälften haben jeweils (➤ Abb. 14.3):

- Einen kleinen, muskelschwachen **Vorhof** *(Atrium),* der das Blut aus Körper oder Lunge „einsammelt"
- Eine **Kammer** *(Ventrikel),* die das Blut aus dem Vorhof erhält und in den Körper- bzw. Lungenkreislauf presst.

Auch die **Herzscheidewand** *(Septum cardiale)* hat zwei Abschnitte: das **Vorhofseptum** *(Septum interatriale)* zwischen dem linken und rechten Vorhof und das **Kammerseptum** *(Ventrikelseptum, Septum interventriculare),* das die linke von der rechten Kammer trennt. Diese komplette Trennung der Herzhälften ist beim Fetus noch nicht vorhanden. Vor der Geburt besteht eine ovale Öffnung in der Vorhofscheidewand (Foramen ovale ➤ 21.5.2).

Vorhof- und Ventrikelseptumdefekt

Bleibt das Foramen ovale nach der Geburt offen oder besteht an anderer Stelle ein Loch im Vorhofseptum, lässt der nach der Geburt höhere Druck im linken Vorhof einen Teil des Blutes durch diesen **Vorhofseptumdefekt** wieder zurück in den rechten Vorhof strömen. Ein solcher Kurzschluss heißt auch **Shunt,** in diesem Fall *Links-Rechts-Shunt.* Auch die Scheidewand zwischen den beiden Herzkammern kann defekt sein **(Ventrikelseptumdefekt).** Die Folge ist auch hier ein Links-Rechts-Shunt. Vorhof- und Ventrikelseptumdefekte sind häufige angeborene Herzfehler und durch eine Operation relativ einfach zu korrigieren (➤ Abb. 14.4, ➤ Abb. 14.5).
Die Mehrarbeit, welche das Herz durch den Kurzschluss leisten muss, führt oft zur vorzeitigen Herzinsuffizienz (Herzschwäche ➤ 14.6.4). Die Sauerstoffversorgung des Körpers ist erst gefährdet, wenn es infolge von Veränderungen der Lungengefäße zu einer Druckerhöhung im rechten Herzen und damit zur Shuntumkehr (d. h. einem *Rechts-Links-Shunt*) kommt.

14.2.2 Herzklappen

Die Herzkammern haben je einen Ein- und Ausgang. Die Eingänge führen von den Vorhöfen in die Kammern, die Ausgänge leiten das Blut in die

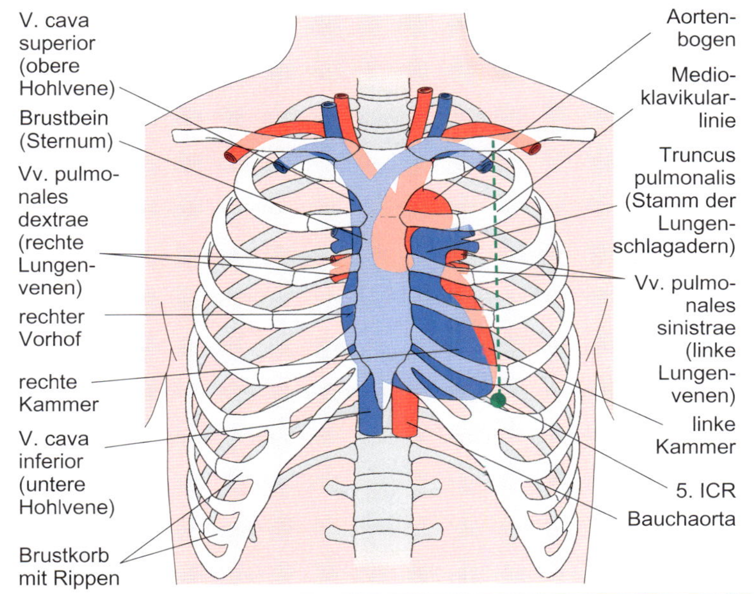

Abb. 14.2 Lage des Herzens im Mediastinum. Dort, wo die von der linken Schlüsselbeinmitte gezogene Linie (Medioklavikularlinie) den 5. ICR kreuzt, spürt man beim Gesunden den Herzspitzenstoß. Liegt er weiter außen, ist das Herz möglicherweise krankhaft vergrößert. (ICR = Interkostalraum, Zwischenrippenraum, ➤ 6.3.6).

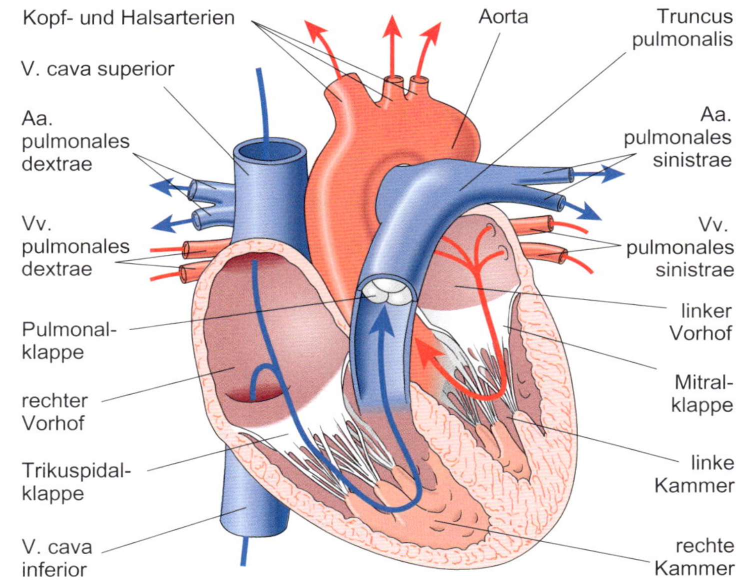

Abb. 14.3 Herz im Längsschnitt. Sauerstoffarmes Blut (blaue Pfeile) gelangt über die Hohlvenen in den rechten Vorhof und dann über die rechte Kammer in die Lungen. Das nach der Lungenpassage sauerstoffreiche Blut (rote Pfeile) strömt über Lungenvenen, linken Vorhof, linke Kammer und Aorta in den Körperkreislauf.

größten Schlagadern des Körpers, die *Aorta* (Haupt-, große Körperschlagader) und den *Truncus pulmonalis* (Stamm der Lungenschlagadern). An diesen vier Stellen sitzen die **Herzklappen.** Jede Klappe lässt sich vom Blutstrom nur in eine Richtung aufdrücken. Kommt der Druck von der anderen Seite, schlägt sie zu und versperrt den Weg. Wie das simple Ventil eines Fahrradschlauchs die unter Druck hineingepresste Luft zurückhält, so sorgen die intakten Herzklappen dafür, dass das Blut immer nur in Richtung des physiologisch vorgesehenen Blutflusses gepumpt wird.

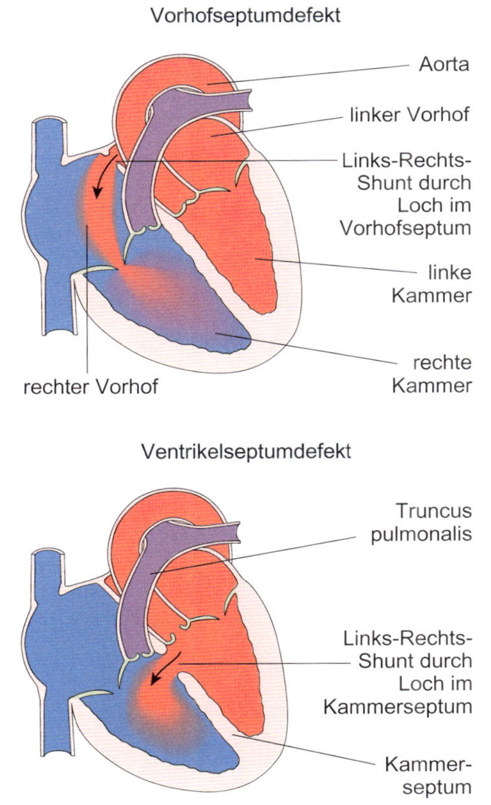

Abb. 14.4 Vorhof- und Ventrikelseptumdefekt. Bei beiden Herzfehlern fließt bereits sauerstoffangereichertes („rotes“) Blut nochmals in die rechte Kammer und zirkuliert so mehrfach.

Mitral- und Trikuspidalklappe

Die Klappen zwischen Vorhöfen und Kammern bestehen aus dünnem weißem Bindegewebe. Deshalb und aufgrund ihrer Form nennt man sie **Segelklappen** (➤ Abb. 14.6). Wegen ihrer Lokalisation heißen sie auch *Atrio-Ventrikular-Klappen (Vorhof-Kammer-Klappen),* kurz **AV-Klappen.**

- Die linke Segelklappe hat zwei Segel und wird als *Bikuspidalklappe* (*lat.* bi = zwei, cuspis = Spitze) bezeichnet. Mit etwas Phantasie sieht sie aus wie eine Bischofsmütze (Mitra) und heißt daher auch **Mitralklappe**
- Die rechte Segelklappe heißt **Trikuspidalklappe,** weil sie drei Segel (*lat.* tri = drei) besitzt.

Feine Sehnenfäden verbinden die Segelzipfel mit den **Papillarmuskeln,** dickeren Muskelzapfen in den Herzkammern. Die Verankerung der Segel an den Papillarmuskeln verhindert, dass die Segel bei der Kammerkontraktion (Systole ➤ 14.4) in die Vorhöfe zurückschlagen.

Aorten- und Pulmonalklappe

Die Klappen zwischen den Kammern und den großen Schlagadern, **Taschenklappen** genannt, bestehen in der Regel aus je drei taschenartigen Mulden, die wie Schwalbennester an der Innenwand der Schlagadern liegen. Wird das Blut aus der Kammer ausgetrieben, so weichen die Taschen auseinander. Auf diese Weise wird die Klappe geöffnet. Nach beendeter Austreibung füllen sich die Taschen mit zurückströmendem Blut und schließen so dicht aneinanderliegend die Klappe (➤ Abb. 14.6). Es kann kein Blut in die Kammer zurückfließen.

Die Taschenklappe zwischen linker Kammer und Aorta heißt **Aortenklappe,** die zwischen rechter Kammer und Truncus pulmonalis **Pulmonalklappe.**

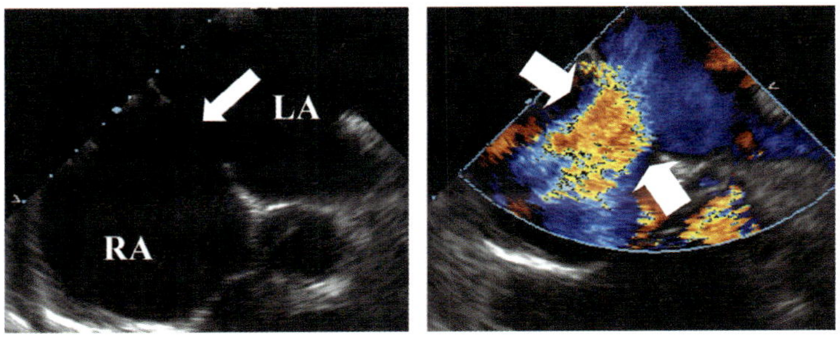

Abb. 14.5 Vorhofseptumdefekt in der Echokardiografie. Links „normales“ zweidimensionales Schnittbild (RA = rechter Vorhof, LA = linker Vorhof, Pfeil = Defekt). Rechts Shunt im Farbdoppler (zwischen den Pfeilen). [M852]

14

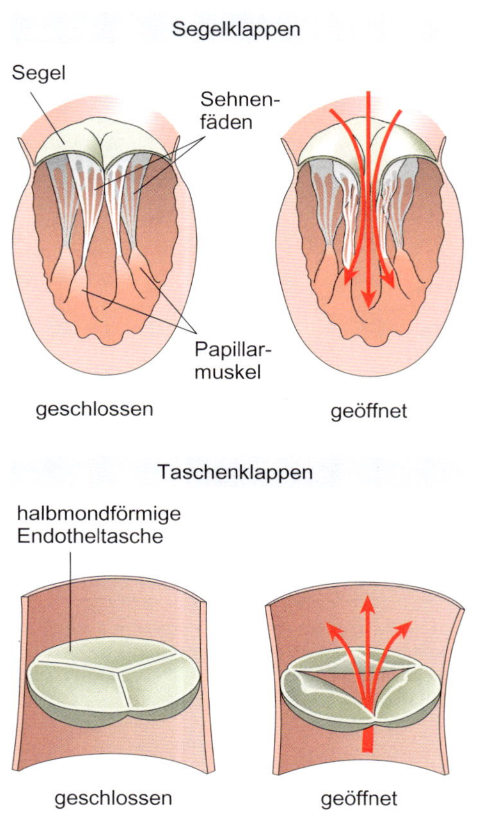

Abb. 14.6 Segel- und Taschenklappen im Vergleich. Die Segelklappen schließen sich passiv durch den Kammerdruck. Die Sehnenfäden, die an den Papillarmuskeln der Kammer ansetzen, verhindern ein Zurückschlagen der Segel in die Vorhöfe. Die Taschenklappen besitzen eine Napfform mit knopfförmigen Bindegewebsverdickungen in der Mitte. Sie schließen sich, wenn der Blutdruck in den Arterien den Kammerdruck übersteigt.

14.2.3 Klappenebene

Alle vier Klappen sind an einem Bindegewebsgerüst aufgehängt, dem **Herzskelett** *(Anulus fibrosus)*, das die Vorhöfe von den Kammern trennt. Die Klappen bilden dort eine Ebene, die **Klappenebene** oder *Ventilebene* (➤ Abb. 14.7).

14.2.4 Rechter Vorhof

Zwei große Venen führen sauerstoffarmes Blut zum **rechten Vorhof** *(Atrium dextrum)*. Beide münden dort ohne Klappen.

- Die *obere Hohlvene* **(Vena cava superior)** sammelt Blut aus der oberen Körperhälfte, also von Kopf, Hals, Armen und Brustwand
- Die *untere Hohlvene* **(Vena cava inferior)** transportiert das aus Beinen, Rumpf und Bauchorganen kommende Blut.

Auch das Blut, das das Herz selbst verbraucht, fließt in den rechten Vorhof: Das venöse Blut der Herzkranzgefäße (➤ 14.7.1) sammelt sich in einem größeren Gefäß, dem **Sinus coronarius,** an der Rückseite des Herzens und strömt von dort direkt in den rechten Vorhof.

Beide Vorhöfe besitzen von außen sichtbare, zipfelförmige Ausbuchtungen, die **Herzohren.** Sie füllen die Nischen zwischen dem Herzen und den großen Gefäßstämmen. In diesen Aussackungen können sich Blutgerinnsel (*Thromben* ➤ 12.5.7) bilden, die nach Ausschleusung aus dem Herzen zu folgenschweren Gefäßverstopfungen *(Embolien)* führen können, etwa der Hirnarterien mit der Folge eines Schlaganfalls (➤ 8.12).

14.2.5 Rechte Kammer

Die **rechte Kammer** *(rechter Ventrikel, Ventriculus dexter)* hat in etwa die Form eines Halbmonds. In ihrem Innenraum fallen viele vorspringende, dünne Muskelleisten **(Trabekel)** und drei dickere Muskelzapfen auf, die **Papillarmuskeln.** An diesen ist wie erwähnt die Trikuspidalklappe aufgehängt.

„Ausgang" der rechten Kammer ist der **Truncus pulmonalis** *(Stamm der Lungenschlagadern)*. Das Blut fließt dann in die **Aa. pulmonales dextrae** und **sinistrae** (*rechte* bzw. *linke Lungenschlagadern*) und von dort in die Lungen (➤ Abb. 14.3). Dort, wo sich die rechte Kammer in den Truncus pulmonalis öffnet, befindet sich die **Pulmonalklappe.**

14.2.6 Linker Vorhof

Das sauerstoffreiche Blut aus den Lungen fließt über vier quer verlaufende **Vv. pulmonales** *(Lungenvenen)* in den **linken Vorhof** *(Atrium sinistrum)*. Die „Tür" zur linken Kammer bildet die Mitralklappe (➤ 14.2.2).

14.2.7 Linke Kammer

Die Muskulatur der **linken Kammer** *(linker Ventrikel, Ventriculus sinister)* ist die dickste und stärkste des gesamten Herzens – sie ist etwa dreimal so dick wie die Muskulatur der rechten Kammer (➤ Abb. 14.8). An der Innenfläche der linken Kammer sind wiederum Trabekel und Papillarmuskeln zu erkennen.

Von der linken Kammer aus wird das Blut in die **Aorta** *(Haupt-, große Körperschlagader)* gepumpt. Die Aortenklappe trennt die linke Kammer von der Aorta. Sie ist ähnlich aufgebaut wie die Pulmonalklappe und lässt das Blut nur von der Kammer in die Aorta, nicht aber zurück fließen.

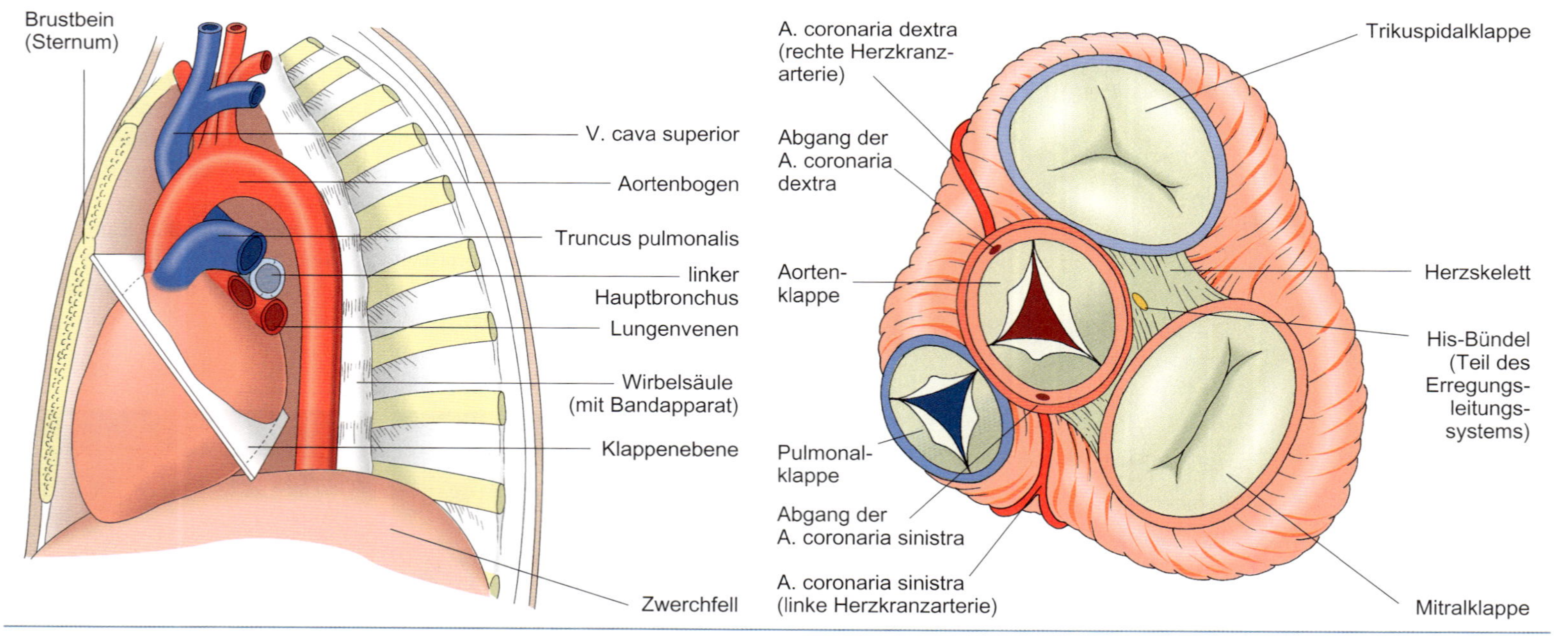

Abb. 14.7 Links Lage der Klappenebene innerhalb des Herzens. Rechts Blick von oben auf die Klappenebene nach Abtrennung der Vorhöfe. Alle vier Klappen werden von einem Bindegewebsgerüst zusammengehalten, dem Herzskelett. Man erkennt den Abgang der Herzkranzarterien oberhalb der Aortenklappe aus der Aorta sowie das His-Bündel (➤ 14.5.2), das an dieser Stelle die Klappenebene durchstößt.

14.2.8 Defekte Klappen

Eine Herzklappe muss sich zum einen öffnen, um den Blutfluss in die vorgegebene Richtung zu ermöglichen. Zum anderen muss sie sich rasch wieder schließen, damit ein unökonomischer Rückfluss des Blutes *(Reflux mit Pendelblut)* verhindert wird. Jede dieser Funktionen kann gestört sein.

Klappenstenosen

Bei einer **Klappenstenose** öffnen sich die Segel bzw. Taschen nicht weit genug. Das Herz muss einen höheren Druck aufbringen, um das Blut durch die kleinere Öffnung zu pumpen. Übersteigt dies seine Leistungsfähigkeit, entsteht eine *Herzinsuffizienz* (Herzschwäche ➤ 14.6.4).

Bei einer Mitralklappenstenose z. B. engen die verklebten Mitralklappensegel die Öffnung zwischen linkem Vorhof und linker Kammer ein. Dadurch kann sich der (muskelschwache) Vorhof schlechter entleeren und erweitert sich. Blut staut sich in den Lungenkreislauf zurück, durch die geringere Kammerfüllung sinkt die in den Körperkreislauf ausgeworfene Blutmenge.

Klappeninsuffizienzen

Wenn z. B. die Sehnenfäden oder Papillarmuskeln reißen oder nach Entzündungen Teile der Herzklappen narbig verkürzt sind, schließt die Klappe nicht mehr dicht. Ihre Ventilfunktion geht verloren, und bei jeder Herzaktion strömt trotz „geschlossener" Klappe ein Teil des Blutes entgegen der physiologischen Blutflussrichtung durch die Klappe zurück. Folge dieser **Klappeninsuffizienzen** ist eine Herzinsuffizienz: Das hin- und herpendelnde Blut erfordert eine schließlich kaum mehr zu leistende Mehrarbeit.

Bei der *Mitralklappeninsuffizienz* etwa schließt die Mitralklappe ungenügend. Durch das Pendelblut vergrößert sich der linke Vorhof. Bei langsamer Krankheitsentstehung kann sich die muskelstarke linke Kammer an die Belastung anpassen (➤ 14.3.2) und lange Zeit ausreichend Blut in den Körperkreislauf pumpen. Bei der akuten Form droht dagegen rasch ein lebensbedrohliches Lungenödem (➤ 14.6.4).

Therapie der Klappendefekte

Behandlungsbedürftige Klappenstenosen können teilweise mit Hilfe von Herzkathetern durch einen Ballon erweitert (Ballondilatation), insuffiziente Klappen oft herzchirurgisch rekonstruiert werden. Eine Mitralklappeninsuffizienz kann auch durch Katheter-interventionelles Einbringen eines Clips (z. B. MitraClip®) zwischen die beiden Klappensegel reduziert werden. Ansonsten ist ein *chirurgischer Klappenersatz* mit einer **mechanischen Klappe** oder einer **Bioprothese** nötig. Mechanische Klappen sind unbegrenzt haltbar, erfordern allerdings wegen der großen Thrombosegefahr eine lebenslange Antikoagulation (➤ 12.5.8). Bei den von tierischem Material (**Xenografts** ➤ 4.6.3) oder menschlichen Spenderherzen (**Allografts**) stammenden Bioprothesen ist eine Antikoagulation nur einige Monate nötig. Bioprothesen neigen aber zur Degeneration und müssen nach ca. 10–15 Jahren ersetzt werden.

Der Klappenersatz bei Aortenklappenstenose kann auch Katheter-interventionell erfolgen (**TAVI** = **t***ranscatheter* **a***ortic* **v***alve* **i***mplantation*). Eine zusammengefaltete, auf einem Stent angebrachte künstliche Aortenklappe (Bioprothese) wird mittels eines Katheters über die A. femoralis (transfemoral) oder die Herzspitze (transapikal) in die Position der defekten Klappe gebracht und entfaltet. Das Verfahren wird somit am schlagenden Herzen ohne Herz-Lungen-Maschine durchgeführt und bietet sich deshalb vor allem bei alten und Hochrisikopatienten an.

14.3 Aufbau der Herzwand

Die Herzwand lässt sich von innen nach außen in drei Schichten gliedern (➤ Abb. 14.8):

- Das **Endokard** oder die *Herzinnenhaut* (weniger als 1 mm dick)
- Das **Myokard** oder die *Herzmuskelschicht* (in der linken Kammer ca. 8–11 mm, in der rechten ungefähr 2–4 mm und in den Vorhöfen rund 1 mm dick)
- Das **Epikard** oder die *Herzaußenhaut* (weniger als 1 mm dick).

Umschlossen wird das Herz vom **Perikard** (ungefähr 1 mm dick), das zusammen mit dem Epikard den *Herzbeutel* (➤ 14.3.3) bildet.

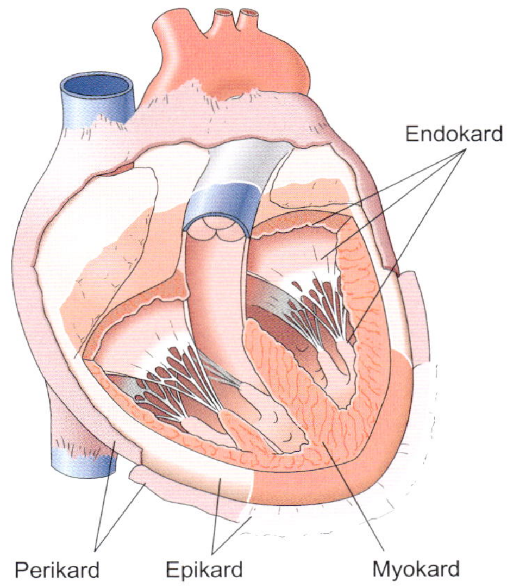

Abb. 14.8 Aufbau der Herzwand. Man erkennt den dreischichtigen Aufbau der Herzwand und das Perikard.

Echokardiografie

Zwar werden die Herzkonturen auch durch Röntgen des Brustkorbs dargestellt (➤ Abb. 14.9), viel aufschlussreicher ist aber die **Echokardiografie** (*Ultraschalluntersuchung des Herzens,* ➤ Abb. 14.5, ➤ 4.7.4). Sie gehört zur Routinediagnostik bei Herz-Kreislauf-Problemen. Meist wird der Schallkopf auf den Brustkorb aufgesetzt, gelegentlich in die Speiseröhre eingeführt (*transthorakale* bzw. *transösophageale* oder *Schluck-Echokardiografie*). Herzgröße, Strukturen und Wandstärke der Kammern und Vorhöfe sowie die Klappen einschließlich ihrer Bewegungsabläufe können beurteilt werden. Bei der **Doppler-Echokardiografie** werden durch eine Kombination mit dem Doppler-Ultraschall Strömungsrichtung, -geschwindigkeit (➤ Abb. 14.10) und -volumen im Herzen und in den abgehenden Gefäßen sowie die Widerstände in den Gefäßen dargestellt. Durch

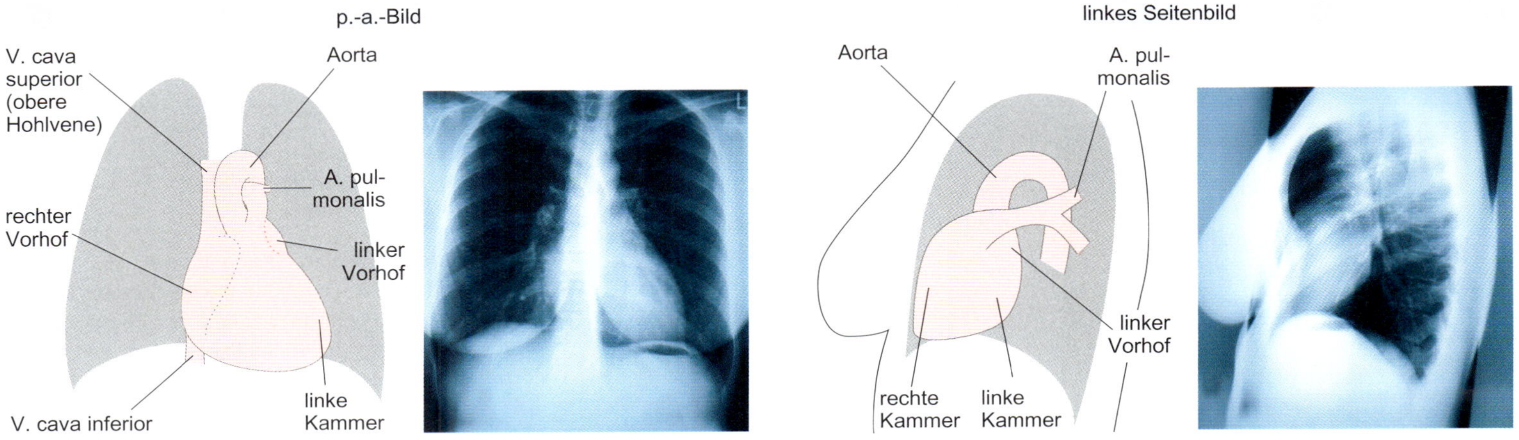

Abb. 14.9 Röntgenbild des Brustkorbs von vorn („p.-a.-Bild" = posterior-anterior-Bild) und von der Seite. Die Herzform im Röntgenbild gibt Aufschluss über die Größe der einzelnen Herzabschnitte. Abweichungen von der Norm deuten auf eine Herzerkrankung hin. [L190, O177]

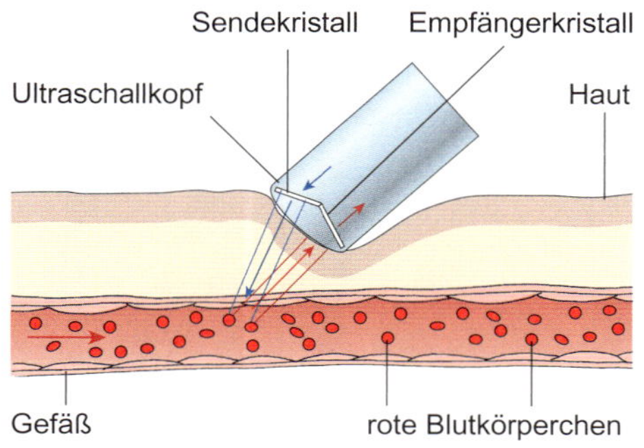

Abb. 14.10 Prinzip der Blutflussgeschwindigkeitsmessung durch den Doppler-Effekt. Trifft eine Schallwelle einer bestimmten Frequenz auf ein sich bewegendes rotes Blutkörperchen, wird die reflektierte Schallwelle abhängig von der Flussgeschwindigkeit im Gefäß in ihrer Frequenz verändert (Doppler-Effekt). Da die Frequenzverschiebung im hörbaren Bereich liegt, kann man mit einem Mikrofon das Strömungsgeräusch hören bzw. die Frequenzen aufzeichnen.

14

Farbkodierung (blau, wenn sich der Blutfluss vom Schallkopf wegbewegt, rot, wenn der Blutfluss auf den Schallkopf gerichtet ist) ist beim sog. **Farbdoppler** die Strömungsrichtung gut zu beurteilen. Die Farbintensität informiert über die Flussgeschwindigkeit.

14.3.1 Endokard

Das **Endokard** ist eine sehr dünne und glatte Epithelschicht, die wie eine Tapete Vorhöfe und Kammern auskleidet und die Klappen überzieht.

Endokarditis

Eine infektiöse oder durch Autoantikörper (rheumatisch ➤ 4.3.8) bedingte Entzündung des Endokards **(Endokarditis)** wirkt sich vor allem an den Klappen aus (➤ Abb. 14.11), die nur aus einer gefäßlosen, dünnen, mit Endokard überzogenen Bindegewebsplatte bestehen. Häufige Spätkomplikationen sind Klappendefekte (➤ 14.2.8).

14.3.2 Myokard

Zwischen Endokard und Epikard liegt das **Myokard,** die *Muskelschicht des Herzens.* Es ist die arbeitende Schicht des Herzens.

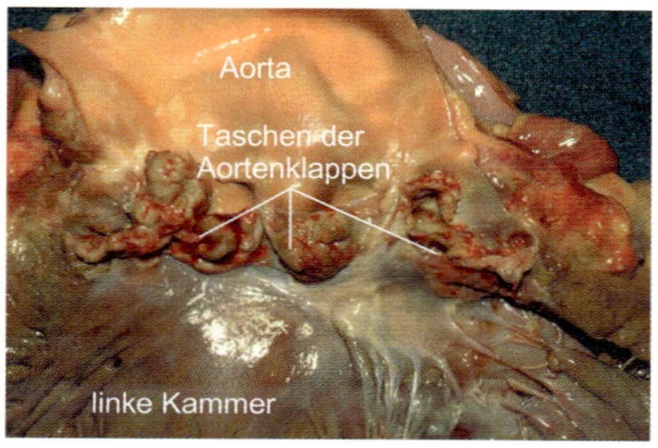

Abb. 14.11 Endokarditis der Aortenklappe (aufgeschnitten) mit ulzerativen (geschwürigen) Veränderungen. [T173]

Die Muskulatur der linken Kammer muss die größte Kraft aufbringen – von hier aus wird das Blut in den Körperkreislauf gepumpt, der dem Herzen einen höheren Austreibungswiderstand entgegensetzt als der Lungenkreislauf. Deshalb ist in der linken Kammer das Myokard am dicksten. Die Vorhöfe haben nur eine dünne Muskelschicht: Sie unterstützen lediglich den Blutfluss vom Vorhof in die Kammer (➤ 14.4.1, ➤ 14.4.2).
Mikroskopisch besteht die Herzmuskulatur aus einem Netz quergestreifter, sich verzweigender Muskelfasern, die die Herzhöhle spiralförmig umwickeln. Funktionell nehmen die Herzmuskelfasern eine Zwischenstellung zwischen glatter und quergestreifter Muskulatur ein (➤ 4.4.3, ➤ 14.5.4), weil sie:

- Zur Kontraktion keine Nervenimpulse von außen benötigen und damit der glatten Muskulatur ähneln
- Wie die glatte Muskulatur nicht der willkürlichen Beeinflussung unterliegen
- Sich aber trotzdem so schnell wie die Skelettmuskulatur kontrahieren können.

Herzmuskelhypertrophie

Der Herzmuskel kann sich an lang andauernde Belastungen anpassen, indem die einzelnen Muskelfasern länger und dicker werden (*hypertrophieren* ➤ 3.3).
Physiologisch ist eine (mäßige) **Herzmuskelhypertrophie** bei trainierten (Ausdauer-)Sportlern, sie ermöglicht eine größere Leistung.
Pathologisch ist sie z. B. bei Bluthochdruck oder Klappenstenosen. Hier muss das Herz dauernd gegen einen erhöhten Widerstand pumpen. Später erweitern sich durch den größeren Herzinnendruck meist auch die Kammerhohlräume *(Dilatation).* Der vergrößerte Herzmuskel muss weiter über die Herzkranzgefäße (➤ 14.7.1) und die angeschlossenen Kapillaren mit Sauerstoff ernährt werden. Da aber die Zahl der Kapillaren nicht ausreichend steigt, reicht die Blutversorgung ab einer bestimmten Dicke der Muskelfasern nicht mehr aus (➤ Abb. 14.12).

14.3.3 Herzbeutel

Der **Herzbeutel** bildet die bindegewebige Hülle des Herzens:

- Das **Epikard** bildet das innere Blatt des Herzbeutels
- Das **Perikard,** das zum Herzinneren hin aus einer serösen Schicht und nach außen hin aus einer derben Bindegewebsschicht besteht, stellt das äußere Blatt des Herzbeutels dar. Außen ist das Perikard nach unten mit dem Zwerchfell und seitlich mit der Pleura verwachsen. Es fixiert dadurch das Herz im Mediastinum. Im Bereich der Pforten für die großen Gefäße des Herzens geht das innere in das äußere Blatt (also Epi- in Perikard) über (➤ Abb. 14.13).

Zwischen Epikard und Perikard befindet sich ein schmaler Spalt, die *Herzbeutel-* oder **Perikardhöhle.** In diesem Spalt befinden sich 10–15 ml klarer Flüssigkeit: die **Perikardflüssigkeit.** Sie dient als Gleitfilm während der Herzaktion und reduziert so die Reibung zwischen den Blättern des Herzbeutels auf ein Minimum.

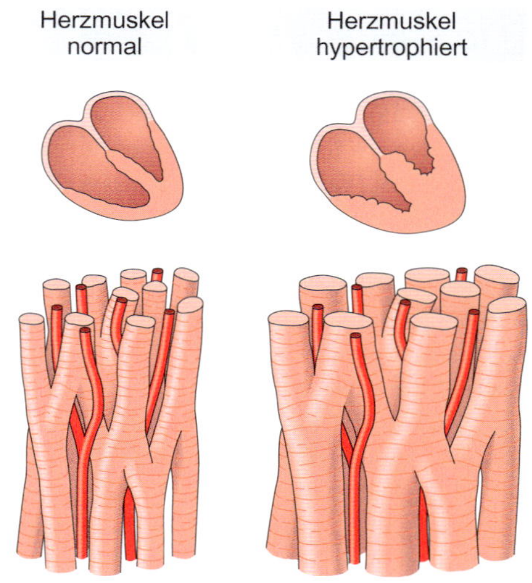

Abb. 14.12 Links die Blutversorgung für ein normales, 300 g schweres Herz, rechts bei Herzmuskelhypertrophie. Die Diffusionsstrecke für Sauerstoff und Nährstoffe wird bei einem Herzgewicht von ca. 500 g (sog. **kritisches Herzgewicht**) zu lang, um das Innere der Muskelfaser ausreichend ernähren zu können.

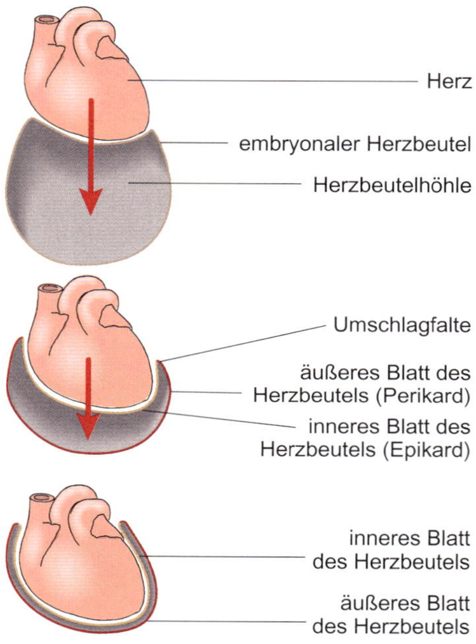

Abb. 14.13 Hineinwachsen des Herzens in den Herzbeutel während der Embryonalzeit. An der Umschlagfalte des embryonalen Herzbeutels geht das äußere Blatt (Perikard) in das innere Blatt (Epikard) über.

Perikarditis und Perikarderguss

Bei Entzündungen des Herzbeutels **(Perikarditis)** können die Herzbeutelblätter schmerzhaft aufeinander reiben. Oft bildet sich dann zwischen bei-

den Blättern ein *Erguss* (krankhafte Flüssigkeitsansammlung), **Perikarderguss** genannt.
Da das Perikard kaum dehnbar ist, übt vor allem ein schnell entstehender Perikarderguss Druck auf das Herz aus (➤ Abb. 14.14). Die Herzhöhlen werden eingeengt und füllen sich nicht mehr ausreichend mit Blut. Die Folge dieser **Perikardtamponade** ist eine verminderte Auswurfleistung des Herzens und damit eine Herzinsuffizienz (➤ 14.6.4).

14.4 Herzzyklus

Beim gesunden Erwachsenen schlägt das Herz in Ruhe etwa 70-mal pro Minute. Mit jedem Schlag *(Kontraktion)* wird Blut aus den beiden Herzkammern in den Lungen- und in den Körperkreislauf gepumpt. Die Kontraktion führt zum Druckanstieg in den Kammern (➤ Abb. 14.15) und zum Öffnen der Klappen. Dadurch verkleinert sich ruckartig der Innenraum der Herzhöhlen, sodass das Blut herausgeschleudert wird. Anschließend erschlafft die Muskulatur – die Höhlen erweitern sich wieder und füllen sich durch das dabei entstehende Druckgefälle erneut mit Blut.

Systole und Diastole

Die Kontraktionsphase des Herzens nennt man **Systole** (*gr.* Zusammenziehung). Sie umfasst die Anspannungs- und Austreibungsphase. Die Erschlaffungs- und Füllungsphase bilden die **Diastole** (*gr.* Ausdehnung). Bei einer Frequenz von 70 Herzschlägen/min dauert die Systole knapp 0,3 s und die Diastole knapp 0,6 s. Mit steigender Herzfrequenz nimmt die Dauer der Diastole sehr viel stärker ab als die der Systole.

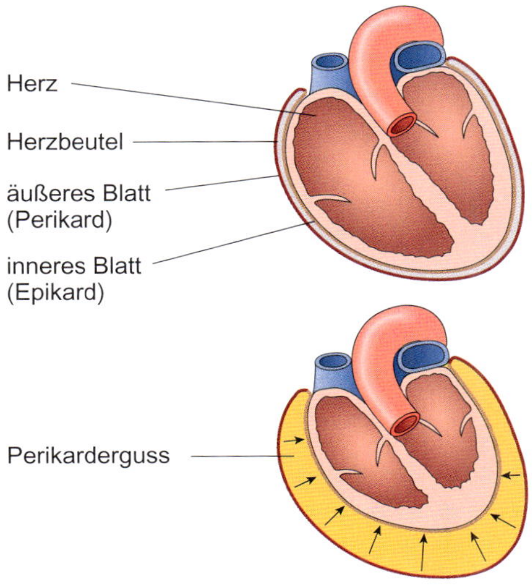

Abb. 14.14 Perikarderguss. Da das Perikard kaum elastisch ist, wirkt der Flüssigkeitsdruck vor allem nach innen auf das Herz und beeinträchtigt die Blutfüllung der Herzhöhlen.

14.4.1 Vorhofzyklus

Auch die Vorhöfe unterliegen einem ständigen Wechsel von Kontraktion und Erschlaffung.
Die Phasen des Kontraktionszyklus von Vorhöfen und Kammern sind dabei exakt aufeinander abgestimmt, um dem Herzen eine optimale Auswurfleistung zu ermöglichen: Die Vorhofmuskulatur kontrahiert sich ca. 0,12–0,20 s vor der Kammermuskulatur, sodass am Ende der Diastole möglichst viel Blut in die Kammern gepresst und die Vorfüllung (*Vorlast, preload* ➤ 14.6.2) erhöht wird.

14.4.2 Kammerzyklus

Man kann den **Kammerzyklus** in vier Phasen einteilen (➤ Abb. 14.15, ➤ Abb. 14.16).
Die Kammersystole hat zwei Phasen:

- **Anspannungsphase:** Zu Beginn der Systole sind die Kammern mit Blut gefüllt, die Segel- und Taschenklappen sind geschlossen. Durch Anspannung des Myokards steigt der intraventrikuläre Druck, er ist jedoch noch nicht hoch genug, um die Taschenklappen aufzustoßen
- **Austreibungsphase** *(Auswurfphase):* Bei zunehmender Muskelkontraktion übersteigt der Druck in den Kammern schließlich den Druck in Truncus pulmonalis bzw. Aorta: Die Taschenklappen werden aufgestoßen und das Blut in die großen Arterien getrieben. Die Kammervolumina verkleinern sich auf etwa die Hälfte. Gegen Ende der Austreibungsphase schließen sich die Taschenklappen, weil der Druck in den Arterien wieder höher als in den Kammern ist (➤ 14.2.2). Die Systole ist beendet, die Diastole beginnt.

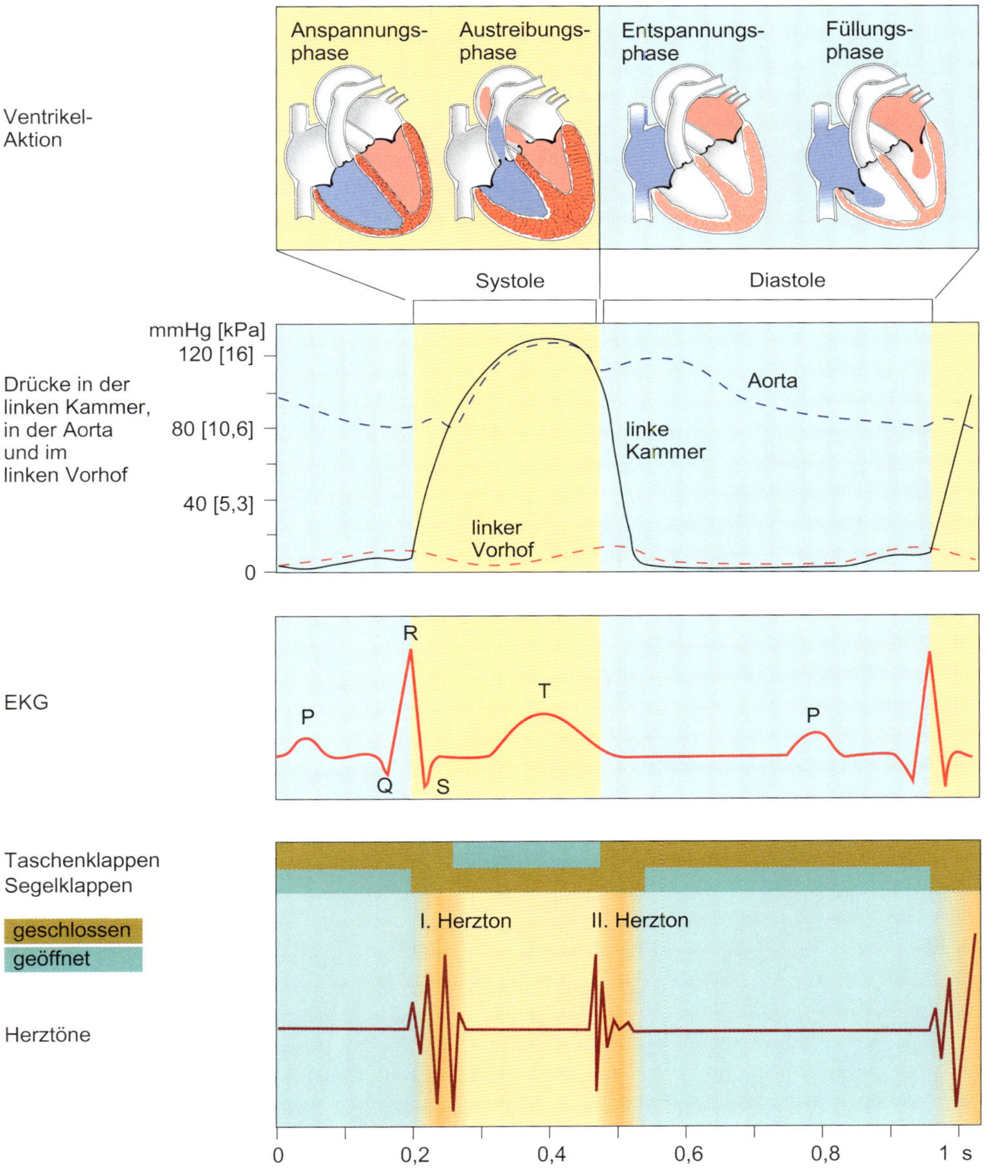

Abb. 14.15 Darstellung des Herzzyklus mit Druckverläufen in Aorta, linker Kammer und linkem Vorhof (hier bei ca. 80 Schlägen/min), EKG, Herztönen und Klappenöffnung/-schluss. Im rechten Herzen betragen die Drücke nur ca. ⅕–¼ von denen des linken Herzens, da der Gefäßwiderstand im Lungenkreislauf viel niedriger ist als im Körperkreislauf.

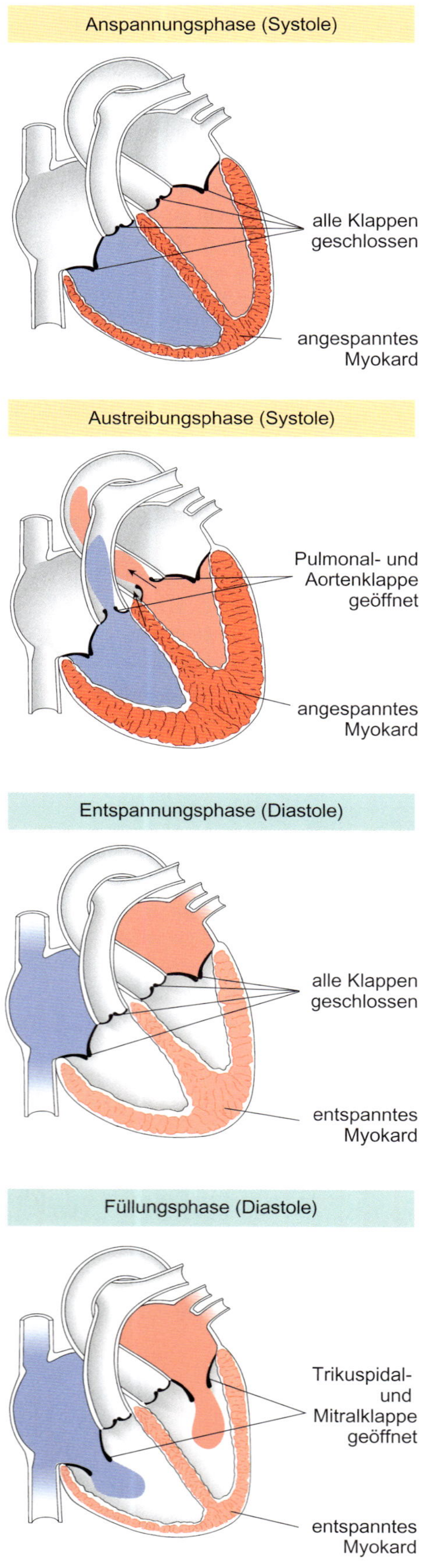

Abb. 14.16 Blutströmung sowie Öffnung und Schluss der Herzklappen in der Systole und Diastole.

Auch die Kammerdiastole setzt sich aus zwei Phasen zusammen:

- **Entspannungsphase** *(Erschlaffungsphase)*: Das Kammermyokard erschlafft, die Kammerdrücke sinken ab, alle Klappen sind abermals geschlossen
- **Füllungsphase:** Sinkt der Kammerdruck unter den Vorhofdruck, öffnen sich die Segelklappen, sodass Blut aus den Vorhöfen in die Kammern strömt. Dies geschieht überwiegend passiv (➤ 14.2.2, ➤ 14.4.3). Die aktive *Vorhofkontraktion* trägt bei normaler Herzfrequenz nur zu etwa 10–15 % zur Kammerfüllung bei. Die Füllungsphase endet mit dem Schließen der Segelklappen – die neue Systole beginnt.

Schlagvolumen

Aus jeder der beiden Kammern werden pro Herzschlag beim gesunden (untrainierten) Erwachsenen in Ruhe etwa 70 ml Blut ausgetrieben. Dies entspricht etwa der halben Kammerfüllung.

14.4.3 Ventilebenenmechanismus

Während der Austreibungsphase wird nicht nur Blut in die großen Arterien *gepresst*. Vielmehr verlagert sich die Klappenebene (Ventilebene) des Herzens (➤ 14.2.3) bei der systolischen Kammerverkleinerung in Richtung Herzspitze, sodass die (mittlerweile erschlafften) Vorhöfe gedehnt werden. Die Vorhofdrücke sinken, und aufgrund des dabei entstehenden Druckgefälles strömt Blut *passiv* aus den großen Venen in die Vorhöfe.

Mit der Kammererschlaffung in der Diastole bewegt sich die Klappenebene wieder zurück, die Kammern erweitern sich rasch. Nun entsteht ein Druckgefälle zwischen Kammern und Vorhöfen, welches das Blut überwiegend passiv in die Kammern gelangen lässt.

Anschaulich spricht man deshalb vom „Ansaugen" des Blutes in die Vorhöfe bzw. Kammern oder vom Herzen als *Saug-Druck-Pumpe*.

14.4.4 Druckverhältnisse während des Herzzyklus

Während jedes Herzzyklus ändern sich die Blutdrücke in den vier Innenräumen des Herzens in typischer und auf immer gleiche Weise (➤ Abb. 14.15).

Herzkatheteruntersuchung

Im Rahmen einer **Herzkatheteruntersuchung** können in der Kardiologie die Herzdrücke gemessen werden.

Beim *Linksherzkatheter* wird ein Katheter unter Röntgenkontrolle über eine Leisten- oder Armarterie gegen den Blutstrom ins Herz vorgeschoben. Drucksensoren an der Spitze des Katheters messen die Drücke in linkem Vorhof und linker Kammer (➤ Abb. 14.15), eine Kontrastmittelinjektion erlaubt die Darstellung von linker Kammer *(Ventrikulografie)* und Herzkranzgefäßen (*Koronarangiografie*, ➤ 14.7.2, ➤ Abb. 14.33).

Beim einfacheren *Rechtsherzkatheter* wird der Katheter nach Punktion einer Vene ins rechte Herz vorgeschoben. Neben Druckmessung ist eine sog. **elektrophysiologische Untersuchung** zur genauen Diagnose bestimmter Herzrhythmusstörungen möglich.

Aufgrund technischer Fortschritte werden die invasiven Herzkatheteruntersuchungen bei einigen Fragestellungen zunehmend durch Echokardiokardiografie (➤ 14.3), Computer- und Kernspintomografie abgelöst. Teilweise sind auch Koronargefäße und Bypässe beurteilbar, jedoch (noch) nicht in der Qualität wie bei der Herzkatheteruntersuchung. Letztere ermöglicht außerdem Katheterinterventionelle Therapien (➤ 14.7.2, ➤ Abb. 14.34).

14.4.5 Herztöne und Herzgeräusche

Das Herz arbeitet nicht lautlos. Die durch Muskelanspannung und Bewegung der Klappen entstehenden Schwingungen werden auf den Brustkorb übertragen, wo sie durch *Auskultation* („Abhorchen" ➤ Abb. 14.17) oder Aufzeichnung mit einem Mikrofon **(Phonokardiografie)** registriert werden können.

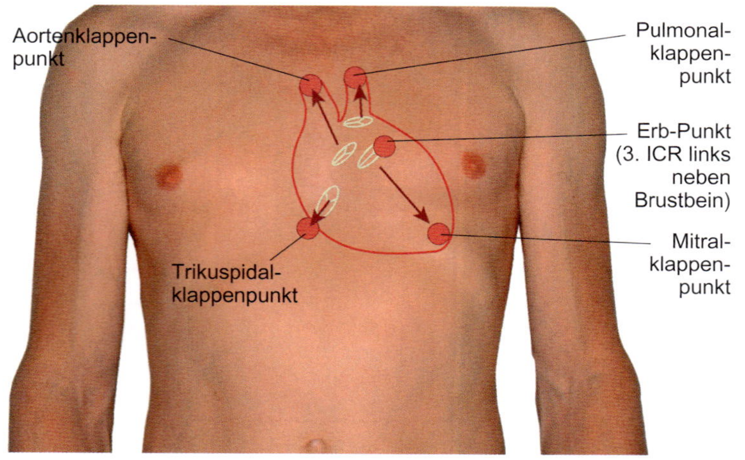

Abb. 14.17 Auskultation des Herzens. Aufgezeichnet sind die Projektionen der vier Klappen auf die Herzwand und die besten Abhör- oder Ableitstellen für die einzelnen Klappen auf dem Brustkorb. Die Pfeile markieren die Richtung der akustischen Ausbreitung von Herztönen und -geräuschen. Am Erb-Punkt hört man den ersten und zweiten Herzton meist gleich gut und kann sich so einen Überblick über die Herzaktionen verschaffen (ICR = Interkostalraum). [L190, O405]

Herztöne

Als Herztöne werden in der Regel *kurze* Schallereignisse (➤ Abb. 14.15) bezeichnet. Am gesunden Herzen lassen sich *zwei* Herztöne auskultieren:

- Den **ersten Herzton** hört man in der Anspannungsphase der Systole. Das Kammermyokard zieht sich ruckartig zusammen, die Kammern geraten in Schwingungen. Der erste Herzton heißt daher auch *Anspannungston*
- Der **zweite Herzton** kommt durch das „Zuschlagen" der Aorten- und der Pulmonalklappe zustande. Er markiert das Ende der Systole und wird als *Klappenton* bezeichnet.

Gelegentlich ist ein **dritter Herzton** hörbar, der durch den Blutstrom in die Kammern zu Beginn der Diastole verursacht wird und physiologisch oder pathologisch sein kann. Ein durch die Vorhofsystole bedingter **vierter Herzton** ist meist pathologisch.

Herzgeräusche

Herzgeräusche sind in der Regel durch Turbulenzen im Blutstrom bedingt. Sie dauern länger als die Herztöne und schwellen langsam an und ab. Während Herzgeräusche bei Kindern oft harmlos sind, weisen sie beim Erwachsenen eher auf einen gestörten Blutfluss hin.

Systolikum – Diastolikum
Bei einem Herzgeräusch während der Systole spricht man von einem **Systolikum.** Tritt das Herzgeräusch während der Diastole auf, so nennt man es **Diastolikum.**

Bei einer Klappenstenose (➤ 14.2.8) „zwängt" sich das Blut durch die zu enge Öffnung: Es bilden sich Wirbel, die Geräusche erzeugen. Schließt eine Klappe nicht dicht, so kommt es zum Zurückschwappen *(Reflux)* von Blut. Auch dies erzeugt abnorme Herzgeräusche. Bei der Abklärung krankheitsverdächtiger Herzgeräusche ist heute die Echokardiografie unverzichtbar. Sie stellt Herz- oder Herzklappenfehler risiko- und schmerzfrei dar (➤ 14.3, ➤ Abb. 14.5).

14.5 Erregungsbildung und Erregungsleitung

14.5.1 Autonomie des Herzens

Jeder Muskel benötigt einen elektrischen Impuls zur Kontraktion (➤ 5.3.5). Doch während der Skelettmuskel durch einen Nerv zur Kontraktion angeregt wird, erregt sich das Herz selbst – erkennbar daran, dass es in geeigneter Nährlösung auch außerhalb des Körpers weiterschlägt. Der Antrieb für die Herztätigkeit liegt also im Herzen selbst, es arbeitet **autonom** *(unabhängig).*

Die zum Herzen ziehenden Nerven des Sympathikus und Parasympathikus haben nur einen regulierenden Einfluss (➤ 8.10, ➤ 14.5.3).

Diese Selbstständigkeit verdankt das Herz spezialisierten Herzmuskelzellen, die in der Lage sind, elektrische Erregungen zu bilden und diese schnell weiterzuleiten. Dieses System nennt man daher das **Erregungsbildungs- und Erregungsleitungssystem** (➤ Abb. 14.18, ➤ Abb. 14.19).

14.5.2 Physiologischer Erregungsablauf

Die wichtigste Struktur für die Erregungsbildung ist der **Sinusknoten** (➤ Abb. 14.18, ➤ Abb. 14.19) in der Wand des rechten Vorhofes unmittelbar an der Mündungsstelle der oberen Hohlvene. Hier enden auch die meisten der die Herzaktion regulierenden Fasern vom Sympathikus und Parasympathikus. Vom Sinusknoten gehen normalerweise alle Erregungen für die rhythmischen Kontraktionen des Herzens aus, er bestimmt die Häufigkeit des Herzschlags, die *Herzfrequenz.* Deshalb wird er als *Schrittmacher* des Herzens bezeichnet.

Vom Sinusknoten gelangt die Erregung ohne spezielles Leitungssystem über die normale Vorhofmuskulatur zu einem weiteren Schrittmacherzentrum, dem **AV-Knoten.** Er liegt am Boden des rechten Vorhofes dicht an der Vorhofscheidewand nahe der Grenze zwischen Vorhof und Kammer (daher *AV-Knoten* = **A***trio*-**V***entrikular*-**Knoten**). Er nimmt die Erregungen von der Vorhofmuskulatur auf und leitet sie weiter zum His-Bündel.

Das sehr kurze **His-Bündel** verläuft am Boden des rechten Vorhofes in Richtung Kammerschei-

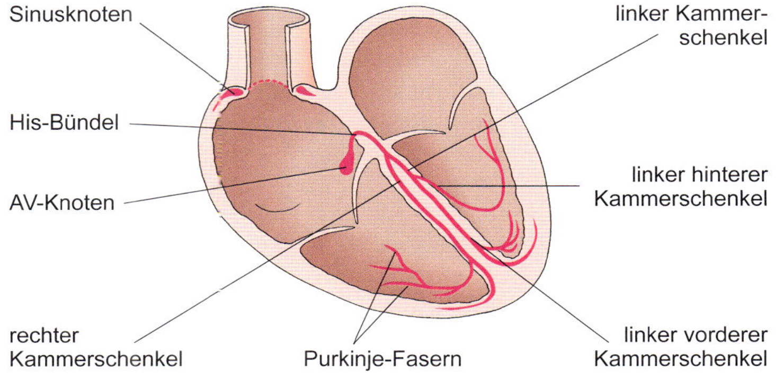

Abb. 14.18 Erregungsleitungssystem des Herzens mit schematischer Darstellung von Sinusknoten, AV-Knoten, Kammerschenkeln und Purkinje-Fasern. Das His-Bündel durchstößt die Klappenebene (➤ Abb. 14.7).

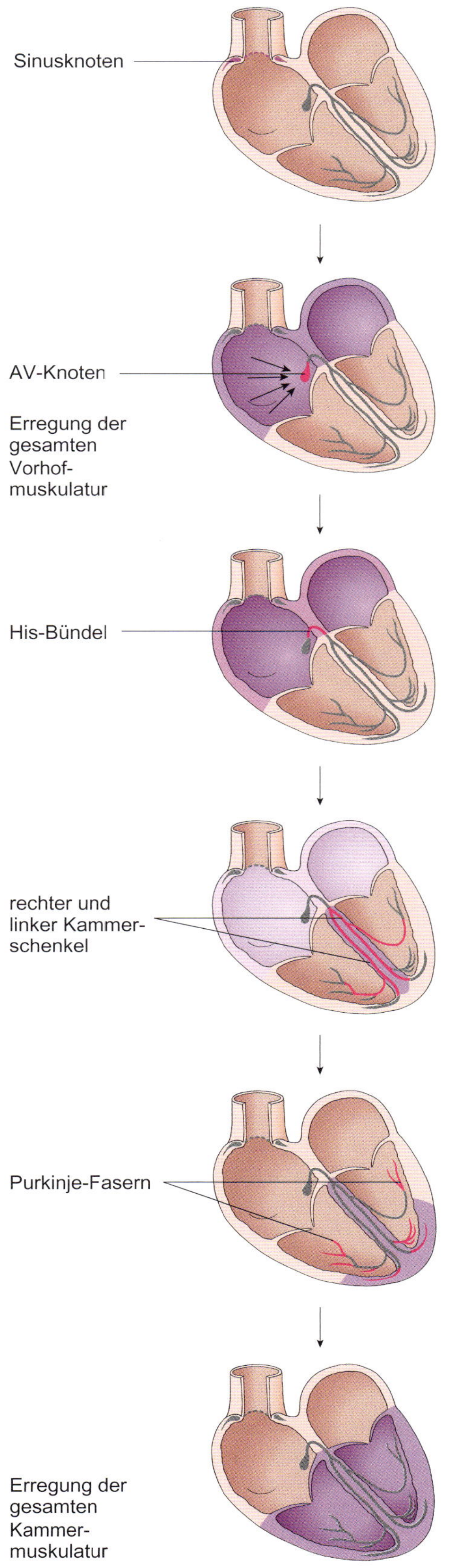

Abb. 14.19 Die Erregungsausbreitung. Die violetten Flächen kennzeichnen die erregten Myokardanteile. Zunächst kontrahiert sich die Vorhofmuskulatur. Danach greift die Erregung auf die Kammern über, wobei sich zuerst das Septum kontrahiert.

dewand. Dort teilt es sich in rechten und linken Kammerschenkel.
Die **Kammerschenkel** *(Tawara-Schenkel)* ziehen an beiden Seiten der Kammerscheidewand herzspitzenwärts und zweigen sich dort weiter auf.
Endabzweigungen der Kammerschenkel sind die **Purkinje-Fasern.** Von ihnen gehen die Erregungen direkt auf die Kammermuskulatur über.

Synchronisierung der Herzaktion

Das Erregungsleitungssystem verteilt die Erregung mit *hoher Geschwindigkeit* über das *ganze* Herz. Die Muskelzellen in den verschiedenen Herzregionen werden so fast gleichzeitig erregt, was eine effektive Kontraktion gewährleistet. Lediglich im AV-Knoten wird die Erregungsleitung gering verzögert, sodass sich *erst* die Vorhöfe und *dann* die Kammern zusammenziehen. Dadurch werden die Kammern zunächst noch stärker mit Blut aus den Vorhöfen gefüllt, bevor sie sich kontrahieren und Blut in den Kreislauf pumpen (➤ Abb. 14.19).

14.5.3 Grundlagen der Erregungsbildung

Wie bei der Skelettmuskel- und der Nervenzelle, so kann man auch bei der Herzmuskelzelle ein *Ruhepotenzial* (Ruhezustand, „Aus") von einem *Aktionspotenzial* (Aktionszustand, „Ein") unterscheiden (➤ 5.3.5, ➤ 8.1).
Bei der Arbeitsmuskulatur des Herzens ist – wie bei der Skelettmuskulatur – das Ruhepotenzial physiologischerweise stabil. Ein Aktionspotenzial wird nur ausgelöst, wenn ein von *außen* kommender Impuls die Zellmembran zuvor bis zum Schwellenpotenzial depolarisiert hat.
Bei den Zellen des Erregungsbildungs- und -leitungssystems hingegen ist das Ruhepotenzial nicht stabil. Vielmehr steigt das Ruhepotenzial nach einem Aktionspotenzial von seinem negativsten Wert **(maximales diastolisches Potenzial)** kontinuierlich an, bis das Schwellenpotenzial erreicht ist und ein neues Aktionspotenzial ausgelöst wird. Diese **diastolische Selbstdepolarisation** *(spontane diastolische Depolarisation)* ist die Grundlage der Erregungsbildung im Herzen.
Beim Gesunden gehen sämtliche Erregungen vom Sinusknoten aus, obwohl alle Zellen des Erregungsbildungs- und -leitungssystems zur Selbstdepolarisation fähig sind. Dies liegt daran, dass sowohl die Repolarisation nach einem Aktionspotenzial als auch die diastolische Selbstdepolarisation beim Sinusknoten am raschesten verlaufen (➤ Abb. 14.20). Dadurch erreicht der Sinusknoten nach einem Aktionspotenzial als Erster wieder das Schwellenpotenzial und die nächste vom Sinusknoten ausgehende Erregung erregt die nachgeordneten Zentren von außen, bevor diese bei ihrem eigenen Schwellenpotenzial angelangt sind.
Manchmal aber ist die Fähigkeit der **nachgeordneten** *(sekundären)* **Erregungszentren** (also AV-

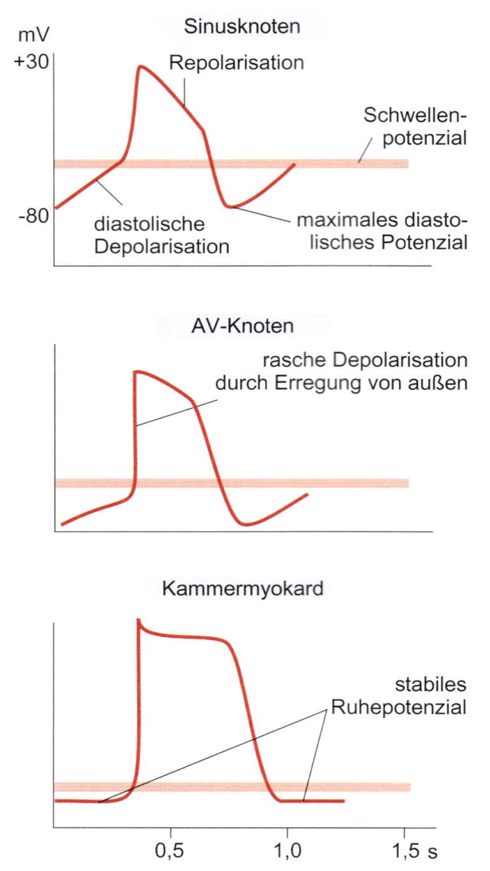

Abb. 14.20 Aktionspotenziale des Sinusknotens, des AV-Knotens und des Kammermyokards bei einer normalen Erregungsausbreitung im Vergleich.

Knoten, His-Bündel, Kammerschenkel, Purkinje-Fasern) zur Erregungsbildung lebensrettend: Fällt die Erregungsbildung im Sinusknoten aus oder wird diese nicht zur Kammer weitergeleitet, so übernimmt ein nachgeordnetes Zentrum die Aufgabe des „Schrittmachers" für die Kammer. In der Regel ist dies der AV-Knoten, da er die höchste Eigenfrequenz (etwa 40–50 Erregungen/min) nach dem Sinusknoten hat. Die Kammer schlägt dann in Ruhe 40- bis 50-mal pro Minute.

14.5.4 Besonderheiten des Herzmuskels

Wirkt auf einen Skelett- oder einen Herzmuskel ein elektrischer Reiz ein, der eine bestimmte Schwelle überschreitet (überschwelliger Reiz), so kommt es bei beiden zu einer Kontraktion. Zwischen der Kontraktion eines Skelettmuskels und der des Herzmuskels gibt es jedoch wichtige Unterschiede: das **Alles-oder-Nichts-Prinzip** und die **Nicht-Tetanisierbarkeit** des Herzens.

Alles-oder-Nichts-Prinzip

Die Kontraktion eines Skelettmuskels ist umso stärker, je mehr Nervenfasern erregt werden, die zu diesem Muskel ziehen. Diese abgestufte Kontraktionsstärke beruht auf der Rekrutierung (Heranziehung) einer unterschiedlichen Zahl motorischer Einheiten, die getrennt voneinander nerval erregt werden können (➤ 5.3.5). Außerdem ist die Kraft jeder motorischen Einheit von der Frequenz der einlaufenden Aktionspotenziale abhängig (➤ 5.3.5).
Beim Herzmuskel ist es anders: Die einzelnen Herzmuskelzellen sind elektrisch nicht gegeneinander isoliert, sondern die Erregungen gehen durch Gap Junctions (spezielle Zellkontakte ➤ 4.2) von einer Myokardzelle auf die nächste über. Somit gibt es für überschwellige Reize keine „Grenzen", und eine Erregung erfasst immer alle Herzmuskelzellen. Entweder erzeugt der Reiz also eine Kontraktion des gesamten Herzmuskels oder (bei unterschwelligem Reiz) gar keine (Alles-oder-Nichts-Prinzip). Auch die beim Skelettmuskel mögliche Kraftabstufung durch Superposition und Tetanus (➤ 5.3.7) gibt es beim Herzmuskel nicht.

Nicht-Tetanisierbarkeit

Unmittelbar nach einer Aktion ist der Skelett- wie der Herzmuskel für eine gewisse Zeit durch einen weiteren Reiz unerregbar. Die Muskelzelle antwortet nicht mit einer Kontraktion, sondern ist **refraktär** *(unempfänglich).* Diese Zeit wird **Refraktärzeit** genannt (➤ 8.1.5).
Die Refraktärzeit steht in enger Beziehung zur Dauer des Aktionspotenzials und ist beim Herzen je nach Herzfrequenz mit 0,2–0,4 s relativ lang. Dies schützt den Herzmuskel vor einer zu schnellen Kontraktionsfolge. Beim Skelettmuskel (bei dem Aktionspotenzial wie Refraktärzeit sehr kurz sind) kann durch Erhöhung der Erregungsfrequenz eine Dauerkontraktion **(Tetanus)** ausgelöst werden. Eine Dauerkontraktion wäre jedoch beim Herzen tödlich, denn es braucht die (lange) Erschlaffungsphase, um sich wieder mit Blut zu füllen. Das Herz ist nicht *tetanisierbar.*
Kurz vor Ende der Refraktärzeit liegt jedoch eine kritische Phase für das Herz: Wenn zu dieser Zeit, in der schon wieder ein Teil der Fasern erregbar ist, ein zusätzlicher Reiz eintrifft (z. B. durch eine Extrasystole ➤ 14.5.7), kann unter Umständen ein Kammerflimmern (➤ 14.5.9) entstehen.

14.5.5 Elektrokardiogramm (EKG)

Bei der Ausbreitung der elektrischen Erregung über das Herz kommt es zu einem (wenn auch geringen) *Stromfluss,* der nicht an den äußeren Grenzen des Herzens Halt macht, sondern sich bis auf die Körperoberfläche ausbreitet. Daher lassen sich auch an der Brustwand oder an Armen und Beinen elektrische Potenzialdifferenzen messen. Diese vom Herzen erzeugten Spannungsschwankungen werden als *Elektrokardiogramm* oder kurz **EKG** erfasst (➤ Abb. 14.21, ➤ Abb. 14.22, ➤ Abb. 14.23). Meist wird ein **Ruhe-EKG** abgeleitet, bei dem der Patient ruhig liegt.

Um standardisierte und damit auswertbare Ergebnisse zu erhalten, sind die Punkte zur Ableitung festgelegt: Die drei Elektroden für die **Extremitätenableitungen** und die Erdung werden an Hand- und Fußgelenken befestigt (➤ Abb. 14.21). Die sechs Elektroden für die

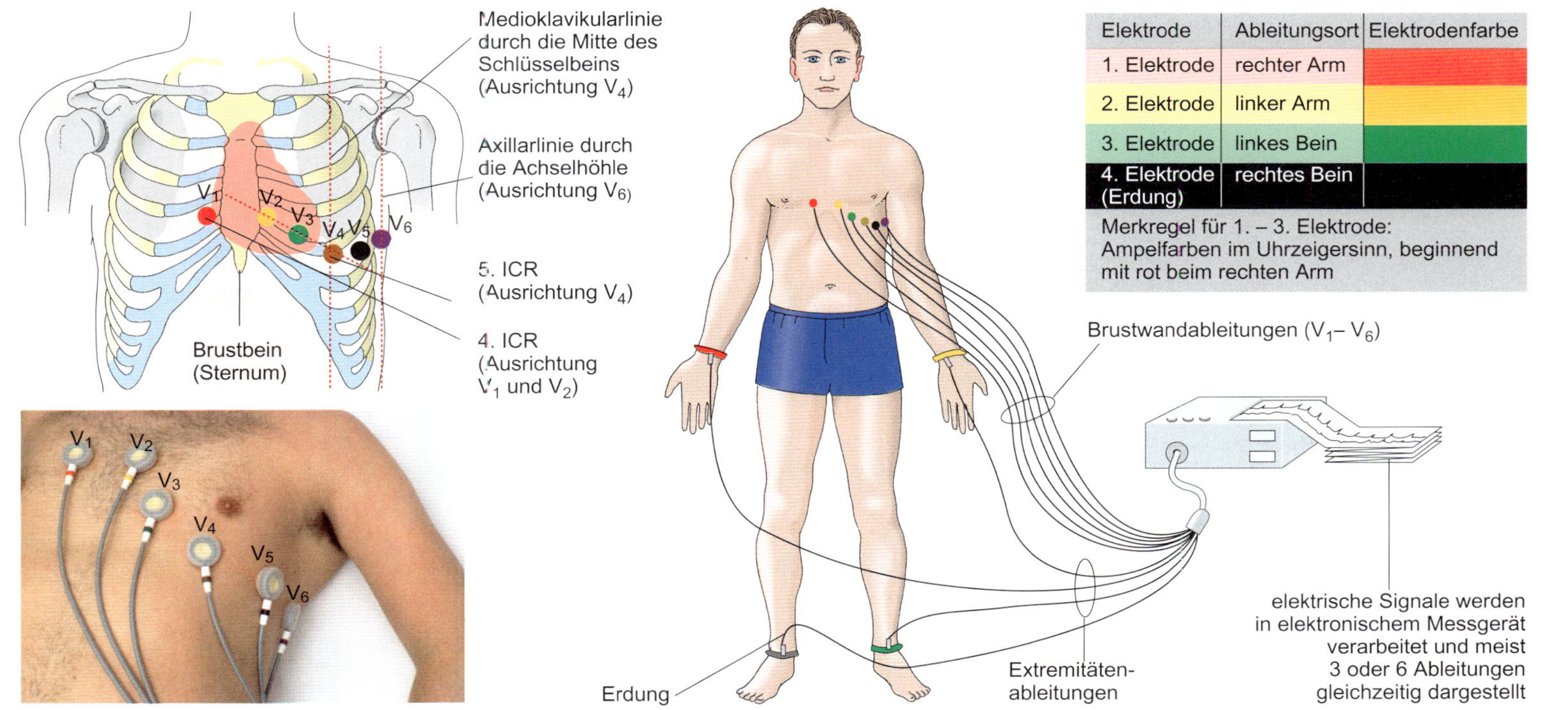

Abb. 14.21 Platzierung der EKG-Elektroden auf der Brustwand und an den Extremitäten. Die Elektroden für die Brustwandableitungen werden an definierten Punkten (V_1 – V_6) angebracht. [L190, K115]

14

Brustwandableitungen werden an definierten Punkten am Brustkorb angebracht: V_1 im 4. ICR (Interkostalraum) rechts neben dem Brustbein, V_2 im 4. ICR links neben dem Brustbein, V_4 im 5. ICR in der Medioklavikularlinie, V_3 auf der Mitte der Verbindungslinie zwischen V_2 und V_4, V_5 und V_6 auf gleicher Höhe wie V_4 am Vorderrand bzw. unterhalb der Achsel (Axillarlinie).

Das **Belastungs-EKG** (z. B. durch Fahrradergometer, Laufband) dient z. B. der Diagnose und Verlaufskontrolle von Durchblutungsstörungen des Herzens (➤ 14.7.2), die unter körperlicher Belastung auftreten. Ein **Langzeit-EKG** (meist 24 Stunden) soll nur zeitweise auftretende Rhythmusstörungen aufdecken.

Beim Gesunden zeigt das EKG eine typische Abfolge regelmäßig wiederkehrender Zacken, Wellen, Strecken und Komplexe (➤ Abb. 14.22): Die *P-Welle*, mit der der elektrische Herzzyklus beginnt, entspricht hier der *Vorhoferregung*. **Das PQ-Intervall** *(PQ-Dauer, PQ-Zeit)*, das mit der P-Welle beginnt und mit Beginn des QRS-Komplexes aufhört, gibt die *atrioventrikuläre Überleitungszeit* an. Der **QRS-Komplex** entspricht der *Kammererregung*, die **T-Welle** der *Erregungsrückbildung* in der Kammer. Die Erregungsrückbildung in den Vorhöfen wird vom QRS-Komplex überlagert und ist daher nicht sichtbar. Die **Q-Zacke** zeigt die Erregung des Kammerseptums, die **R-Zacke** die Erregung des größten Anteils des Kammermyokards und die **S-Zacke** die Erregung der „letzten Ecke" des Myokards der linken Kammer. Das **QT-Intervall** *(QT-Dauer, QT-Zeit)* deckt die gesamte elektrische Kammersystole ab (➤ Abb. 14.22).

> **Tachy- und Bradykardie** (M)
>
> Bei einer **Tachykardie** schlägt das Herz zu schnell, beim Erwachsenen in Ruhe häufiger als 90- bis 100-mal pro Minute. Umgekehrt liegt die Herzfrequenz bei der **Bradykardie** mit weniger als 50–60 Schlägen pro Minute zu niedrig. Für Sportler, die durch Training ein größeres Herzschlagvolumen erhalten, ist eine niedrige Frequenz normal.

Aussagemöglichkeiten des EKG

Das EKG gestattet Aussagen über Herzrhythmus und -frequenz und ermöglicht, Störungen der Erregungsbildung, -ausbreitung und -rückbildung zu erkennen und zu lokalisieren. Stirbt beispielsweise ein Teil des Muskelgewebes ab (Herzinfarkt ➤ 14.7.3), so wird hier der Strom nicht mehr weitergeleitet, oft mit der Folge typischer EKG-Veränderungen (➤ Abb. 14.37). Extraschläge (Extrasystolen) stellen sich dar, auch pathologische Elektrolytveränderungen im Blut spiegeln sich in typischen EKG-Mustern wider.

14.5.6 AV-Blockierungen

Beim **AV-Block** (➤ Abb. 14.23) ist die Erregungsüberleitung vom Vorhof zur Kammer krankhaft verzögert oder unterbrochen:

- Beim **AV-Block I. Grades** ist die Überleitung verzögert, eine Behandlung meist nicht nötig
- Beim **AV-Block II. Grades** wird ein Teil der Vorhofaktionen gar nicht zu den Kammern übergeleitet. Beim Typ *Mobitz I (Wenckebach-Periodik)* verzögert sich die Überleitung immer mehr, bis schließlich eine Überleitung ausfällt. Beim Typ *Mobitz II* werden die Vorhoferregungen in einem bestimmten Rhythmus übergeleitet, z. B. bei der 2 : 1-Überleitung nur jede zweite
- Beim **AV-Block III. Grades** ist die Überleitung der Vorhoferregung auf die Kammern *aufgehoben,* Vorhöfe und Kammern schlagen unabhängig voneinander **(AV-Dissoziation).** Die Kammerfrequenz ist mit ca. 40 Schlägen/min sehr niedrig. Es droht ein Kreislaufkollaps mit einer Durchblutungsminderung des Gehirns und kurzzeitigem Bewusstseinsverlust. Daher wird der AV-Block III. Grades in aller Regel durch Einsetzen eines (permanenten) Schrittmachers behandelt (➤ Abb. 14.24).

Ein kurz dauernder Bewusstseinsverlust („Ohnmacht") wird unabhängig von seiner Ursache als **Synkope** bezeichnet. Liegt der Synkope eine Herzrhythmusstörung zugrunde (etwa ein AV-Block III. Grades), spricht man von einem **Adams-Stokes-Anfall.**

Künstliche Herzschrittmacher

Schlägt das Herz zu langsam, kann es mit einem **Herzschrittmacher** „in Takt" gebracht werden. Das kleine Gerät mit Batterie wird am oberen Brustkorb unter die Haut eingepflanzt. Seine Elektroden werden über große Venen ins Herz vorgeschoben und fixiert. So wird der Herzmuskel elektrisch stimuliert und kontrahiert sich wieder regelmäßig. Herzschrittmacher sind in vielen Varianten verfügbar und werden individuell programmiert (➤ Abb. 14.24).

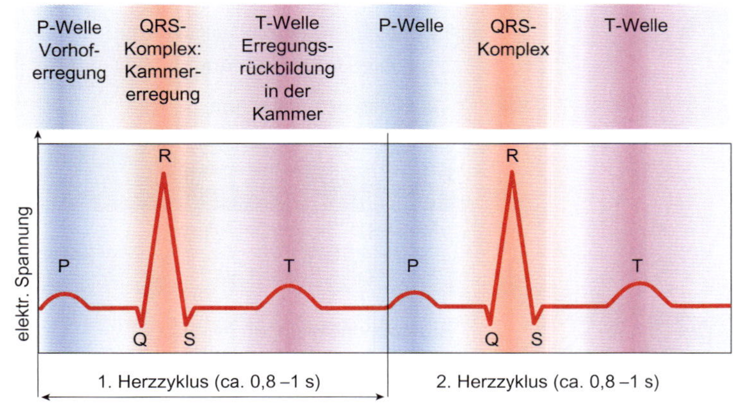

Abb. 14.22 (oben): Standard-EKG von zwei Herzzyklen eines Gesunden. Aus dem Abstand von einer P-Welle zur nächsten bzw. von einer R-Zacke zur nächsten ergibt sich die Dauer einer Herzaktion, aus der sich die Herzfrequenz, d. h. die Zahl der Herzschläge pro Zeiteinheit (meist pro Minute), errechnen lässt.

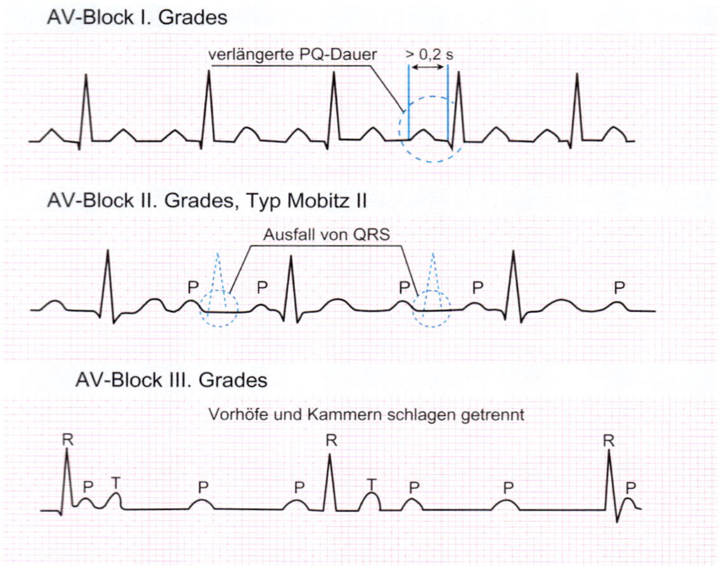

Abb. 14.23 (rechts): EKG bei verschiedenen AV-Blöcken: AV-Block I., II. und III. Grades

Die Elektroden moderner Schrittmacher können elektrische Signale erkennen *(sensing)* und auch elektrisch stimulieren *(pacing)*. Wählbar sind fünf Einstellungen:

- Stimulationsort (Lage der stimulierenden Elektrode, z. B. in Vorhof, Kammer oder beiden Kammern)
- Registrierungsort (wo eine elektrische Erregung gemessen wird, wie in Vorhof oder Kammer)
- Betriebsart (etwa getriggert oder inhibiert; wird z. B. ein elektrisches Signal im Vorhof registriert, wird kein Signal in der Kammer abgegeben = inhibieren = Unterdrücken des Schrittmachersignals)
- Frequenzanpassung an Belastungen (ja/nein)
- Multifokale Stimulation (z. B. Stimulation erfolgt an mehreren Stellen in Vorhof oder Kammer).

14.5.7 Extrasystolen

Ein außerhalb des regulären Grundrhythmus auftretender Herzschlag heißt **Extrasystole.**

Supraventrikuläre Extrasystolen haben ihren Ursprung im Sinusknoten, AV-Knoten oder Vorhofmyokard. Sie kommen sowohl bei Gesunden als auch bei Herzkranken vor. Eine Behandlung ist nur bei gehäuftem Auftreten direkt hintereinander („in Salven") erforderlich, da dann die Gefahr eines Vorhofflatterns oder -flimmerns besteht.

Ventrikuläre Extrasystolen gehen von His-Bündel oder Kammermyokard aus. Die nachfolgende Pause wird meist als unangenehmes „Herzstolpern" empfunden. Einzelne ventrikuläre Extrasystolen sind auch bei Gesunden möglich. Häufigen ventrikulären Extrasystolen liegt aber oft eine organische Herzkrankheit zugrunde, z. B. eine koronare Herzkrankheit (➤ 14.7.2) Es drohen eine ventrikuläre Tachykardie und als Schwerstformen Kammerflattern und Kammerflimmern (➤ 14.5.9).

Medikamente gegen Herzrhythmusstörungen heißen **Antiarrhythmika.** Wegen ihrer begrenzten Wirksamkeit und Nebenwirkungen – darunter Herzinsuffizienz und Rhythmusstörungen – werden sie zurückhaltend eingesetzt.

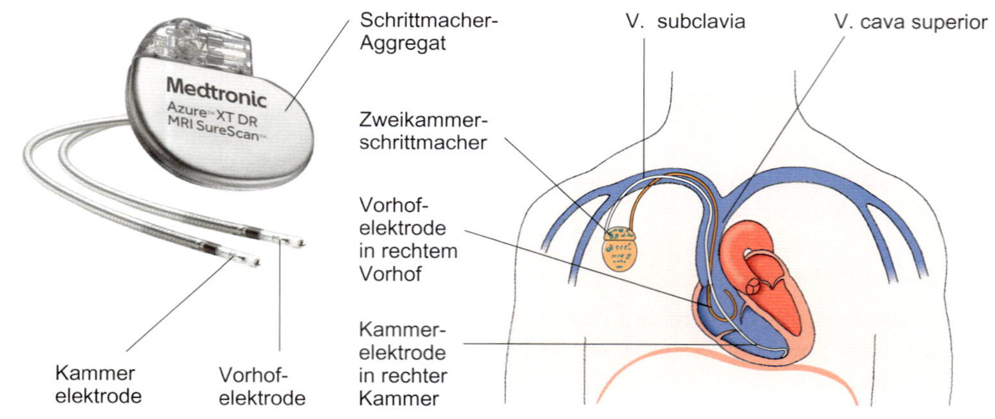

Abb. 14.24 Zweikammerschrittmacher. Zwei elektrische Leitungen erreichen über V. subclavia (Schlüsselbeinvene) und V. cava superior (obere Hohlvene) das rechte Herz. Eine Elektrode wird im rechten Vorhof, die andere in der rechten Kammer verankert. Beide Elektroden verfügen über Sensor- und Stimulationsfunktion. [L190, V170-1]

14.5.8 Vorhofflimmern

Eine besonders bei älteren Menschen häufige Rhythmusstörung ist das **Vorhofflimmern.** Durch Störungen der Erregungsbildung und -leitung im Bereich der Vorhöfe läuft die elektrische Erregung nicht mehr geordnet, sondern völlig unkoordiniert über die Vorhöfe.

Da die Vorhofaktion für Herzleistung und Kreislauf nicht sehr bedeutend ist, bereitet Vorhofflimmern dem Patienten häufig wenig Beschwerden. Der immer vorhandene unregelmäßige Puls **(absolute Arrhythmie)** wird oft nicht bemerkt. Durch die ungünstigen Blutströmungsverhältnisse kann es aber vor allem im linken Vorhof zur Thrombenbildung mit nachfolgender arterieller Embolie kommen (➤ 12.5.7). Die Schlaganfallgefahr ist mindestens auf das 5-Fache erhöht. Das Risiko hängt jedoch noch von weiteren Faktoren ab und sollte für jeden Patienten mittels eines Punktesystems erhoben werden *(CHADS2 Score).*

Manchmal kann der Sinusrhythmus medikamentös wiederhergestellt werden. Alternative ist eine *Ablationstherapie:* Mit speziellen Kathetern wird über eine elektrophysiologische Untersuchung das Gewebe gesucht, von dem die Vorhofflimmerwellen ausgehen. Dieses wird dann durch hochfrequenten Strom (*Radiofrequenzstrom,* erzeugt Hitze), Laser oder Kälte *(Kryoverfahren)* verödet. Gelingt eine Wiederherstellung des Sinusrhythmus nicht, erfolgt bei sehr niedrigem Schlaganfallrisiko eine Thrombozytenaggregationshemmung (➤ 12.5.4). Meist ist aber eine Langzeit-Antikoagulation (➤ 12.5.8) nötig, um die Thrombenbildung zu verhindern.

14.5.9 Kammerflimmern

In der Entstehung durch „kreisende Erregungen" dem Vorhofflimmern vergleichbar, aber lebensbedrohlich ist das **Kammerflimmern,** z. B. bei einem Herzinfarkt. Die Kammererregungen folgen extrem rasch aufeinander (Herzfrequenz über 400/min ➤ Abb. 14.25). Das Herz „zittert" nur noch, weder Kammerfüllung noch -auswurf sind noch möglich, und von außen ist kein Puls mehr tastbar.

Dem Kammerflimmern kann ein **Kammerflattern** (Frequenz 250–400/min ➤ Abb. 14.25) vorangehen. Hier liegt die Frequenz niedriger als beim Kammerflimmern, sodass unter Umständen noch vereinzelte koordinierte Herzaktionen möglich sind.

N

Defibrillation

Bei Kammerflattern und -flimmern kommt es zum funktionellen **Herz-Kreislauf-Stillstand.** Sie erfordern die sofortige *kardiopulmonale Wiederbelebung* (➤ 24.2). Durch **Defibrillation** (➤ Abb. 14.26, ➤ 24.2.3) wird versucht, die „kreisende" Erregung zu stoppen und eine geordnete Erregungsleitung wiederherzustellen. *Automatische externe Defibrillatoren (AEDs)* können von Laien bedient werden und sind zunehmend an öffentlichen Plätzen/Gebäuden verfügbar.

Um bei Risikopatienten (z. B. mit Kardiomyopathie) einen plötzlichen Herztod durch Kammerflimmern zu verhindern, wird ein miniaturisierter, automatischer Defibrillator ähnlich einem Herzschrittmacher implantiert. Dieser gibt bei Kammerflimmern automatisch einen Schock ab.

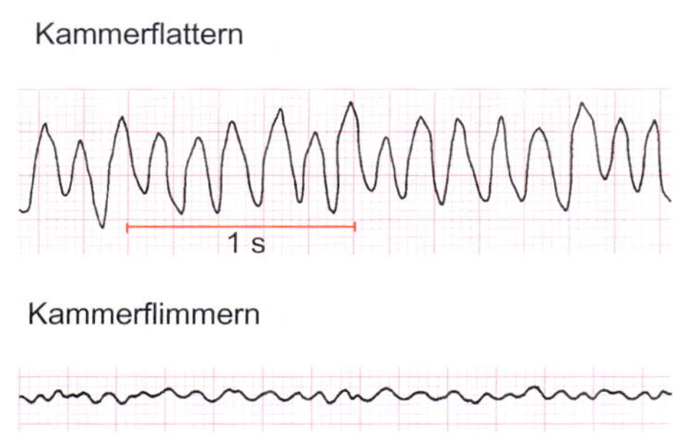

Abb. 14.25 Kammerflattern und Kammerflimmern im EKG.

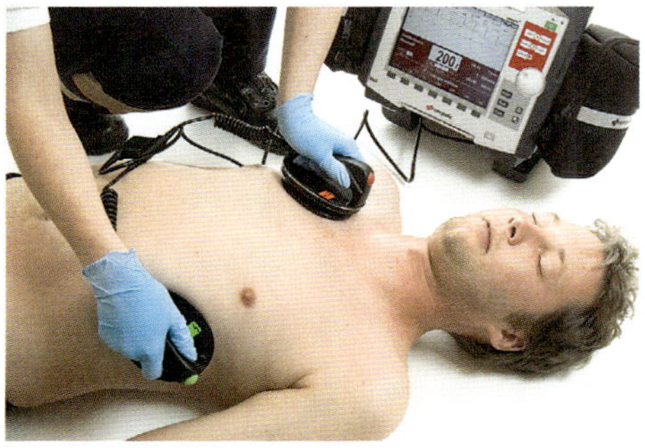

Abb. 14.26 Defibrillation eines Patienten mit Kammerflimmern. Die mit Elektrodenpaste bestrichenen Elektroden werden mit Druck unterhalb des Schlüsselbeines und unterhalb der linken Brustwarze aufgesetzt. [J747]

14.5.10 Elektrolyte und ihre Bedeutung für die Herzaktion

Für eine ungestörte Herztätigkeit ist es wichtig, dass die *Elektrolyte* (➤ 19.8) im Blut im Normalbereich liegen. Dies gilt besonders für das Kalium- (K^+) und das Kalzium-Ion (Ca^{2+}).

Schlüsselstellung: Kalzium

Ein Aktionspotenzial führt nur dann zu einer (Herz-)Muskelkontraktion, wenn genug Ca^{2+} vorhanden ist (elektromechanische Koppelung). Während des Aktionspotenzials werden Kalziumkanäle geöffnet, sodass große Mengen Kalzium von außen in die Zelle strömen und den Kontraktionsmechanismus in Gang setzen (➤ Abb. 5.17).

Lebenswichtig: Kalium

Kalium befindet sich in der Zelle in hoher Konzentration. Enthält nun die umgebende Flüssigkeit zu wenig Kalium *(Hypokaliämie),* so nimmt die K^+-Permeabilität der Zellmembran ab, und es kommt trotz eines größeren K^+-Konzentrationsgefälles zwischen Extra- und Intrazellulärraum (und damit eigentlich einer Hyperpolarisation der Zelle, ➤ 8.1.3) leichter zur Erregungsbildung und -ausbreitung. Dadurch kann es zu Herzrhythmusstörungen mit Extrasystolen bis hin zum Kammerflimmern kommen.

Mäßig erhöhte Kaliumwerte *(Hyperkaliämie)* steigern die Erregungsbildung und -leitung, da es durch die Verminderung des K^+-Konzentrationsgefälles zwischen Extra- und Intrazellulärraum zu einer Depolarisation und damit Annäherung des Ruhepotenzials an die Erregungsschwelle kommt. Bei einer ausgeprägten Hyperkaliämie wird das Herz jedoch wegen der ausgelösten Dauerdepolarisation unerregbar und deshalb gelähmt.

Deshalb ist es bei herzkranken Patienten wichtig, regelmäßig die Elektrolytspiegel zu kontrollieren, zumal die „Herzmedikamente" dieser Patienten häufig als Nebenwirkung den Kaliumspiegel und (seltener) den Kalziumspiegel beeinflussen (➤ 19.8.2, ➤ 19.8.3).

14.6 Herzleistung und ihre Regulation

Unser Herz arbeitet unermüdlich, nicht nur im umgangssprachlichen, sondern auch im physikalischen Sinne: Bei jedem Herzschlag wird Blutvolumen unter Aufbau von Druck gegen einen bestimmten Austreibungswiderstand ausgeworfen, also Druck-Volumen-Arbeit geleistet. Hinzu kommt die Arbeit, die zur Beschleunigung des Blutes erforderlich ist. Wird diese **Herzarbeit** auf die Zeit bezogen, ergibt sich die **Herzleistung.**

14.6.1 Herzzeitvolumen

In körperlicher Ruhe beträgt die **(Herz-)Schlagfrequenz** des erwachsenen Menschen etwa 70 Schläge pro Minute. Sowohl der rechte als auch der linke Ventrikel werfen bei jeder Aktion des erwachsenen Herzens ca. 70 ml Blut aus – das **Schlagvolumen.** Das Herzzeitvolumen ergibt sich aus der Multiplikation dieser beiden Werte. Wird das Herzzeitvolumen auf Minutenbasis bezogen, so wird es auch als **Herzminutenvolumen** bezeichnet.

Unter Ruhebedingungen pumpt das Herz etwa 5 l Blut pro Minute in den Lungen- bzw. Körperkreislauf (70 ml × 70/min = 4.900 ml/min).

Bei körperlicher Arbeit und Sport kann das Herzzeitvolumen um ein Vielfaches gesteigert werden (➤ 15.3.4). Dies geschieht im Wesentlichen über eine Zunahme der Herzfrequenz. Trainierte haben zusätzlich ein größeres und bei Arbeit stärker steigerbares Schlagvolumen als Untrainierte.

14.6.2 Einflussfaktoren auf die Herzleistung

Insbesondere drei Einflussfaktoren auf die Herzleistung sollen hier betrachtet werden:

Vorlast

Der engl. Begriff *Preload* bedeutet „Vorbelastung, Vordehnung". Im Zusammenhang mit der Herzmuskelkontraktion bezeichnet er die Beziehung zwischen der Länge der Herzmuskelfaser vor der Kontraktion und ihrer Fähigkeit, aktiv Spannung zu entwickeln: Eine kurze Herzmuskelfaser vermag nur eine geringe Spannung zu entwickeln, vergleichbar einem fast schlaffen Gummiband. Wird die Herzmuskelfaser etwas vorgedehnt, kontrahiert sie sich erheblich kräftiger, ebenso wie ein vorgespanntes Gummi. Bei zu starker Dehnung allerdings lässt die Kraft der Herzmuskelfaser wieder nach, wie ein überdehntes Gummi mit kleinen Rissen. Zur Beschreibung dieser **Vorlast** dient beim Herzen allerdings nicht die Länge der einzelnen Herzmuskelfaser, sondern die *enddiastolische Füllung* (bzw. der *enddiastolische Füllungsdruck*) der linken Kammer. Die Fähigkeit des Herzens, Spannung zu entwickeln, steigt also mit zunehmender Anfangsfüllung zunächst an und nimmt nach Überschreiten eines Optimums wieder ab.

Nachlast

Als **Nachlast** oder *Afterload* wird der Auswurfswiderstand bezeichnet, den die Kammer überwinden muss, um das Blut in die Arterie zu pressen. Klinisches Maß für die Nachlast ist der *mittlere Aortendruck.* Je höher der Aortendruck ist, desto schwerer fällt es dem Herzen, das Blut auszuwerfen, d. h. desto geringer ist bei sonst gleichen Bedingungen das Schlagvolumen.

Kontraktilität

Die Kontraktionskraft des Herzens ist aber nicht nur abhängig von Vor- und Nachlast. Beispielsweise kann das Herz unter Sympathikuseinfluss (➤ 14.6.3) bei *gleichem* enddiastolischem Volumen der linken Kammer mehr Kraft entwickeln und so ein höheres Schlagvolumen auswerfen oder gegen einen höheren Austreibungswiderstand anpumpen. Diese **Kontraktilitätssteigerung** wird als **positive Inotropie** bezeichnet.

14.6.3 Regulation der Herzleistung

Beim Gesunden wird die Herztätigkeit rasch und innerhalb weiter Grenzen an die Bedürfnisse des Organismus angepasst – man denke nur an eine plötzliche Aufregung mit Blutdruckanstieg, einen Sprint zur Bushaltestelle oder das Aufstehen aus dem Liegen.

Die Herznerven

Das vegetative Nervensystem (➤ 8.10, ➤ Tab. 8.1) wirkt ständig auf das Herz ein. Während der Sympathikus alle Bereiche des Herzens innerviert und die Herzleistung steigert, übt dagegen der zum Parasympathikus gehörende Nervus vagus (➤ 8.7.5, ➤ 8.10.2) einen weniger ausgeprägten hemmenden Einfluss aus, da er hauptsächlich mit dem rechten Vorhof verbunden ist.

Überwiegt der Parasympathikus, so schlägt das Herz langsamer *(negativ chronotrope Wirkung)*, überwiegt der Sympathikus, schlägt es schneller (*positiv chronotrope Wirkung* ➤ Abb. 14.27).

Bei der Kontraktionskraft des Myokards hat der Nervus vagus eine *negativ inotrope Wirkung*, jedoch nur in den Vorhöfen.

Zum dritten wird durch den Sympathikus die Erregungsleitung beschleunigt *(positiv dromotrope Wirkung)*, hingegen durch den Nervus vagus verlangsamt *(negativ dromotrope Wirkung)*.

Unter Belastung steigert der Sympathikus also Herzfrequenz *und* Schlagvolumen. Das Herzzeitvolumen nimmt dadurch erheblich zu. Im Extremfall kann das Herz bis etwa 20 l Blut pro Minute beim Untrainierten und über 30 l pro Minute beim Hochleistungssportler fördern (➤ 15.3.4).

> **Kurzzeitbelastung**
> Die Herznerven sind von großer Bedeutung bei Anpassungsvorgängen für kurz dauernde Belastungen. Sie regulieren:
> - **Schlagfrequenz** *(Chronotropie)*
> - **Schlagkraft** *(Inotropie)*
> - **Erregungsleitungsgeschwindigkeit** *(Dromotropie)*

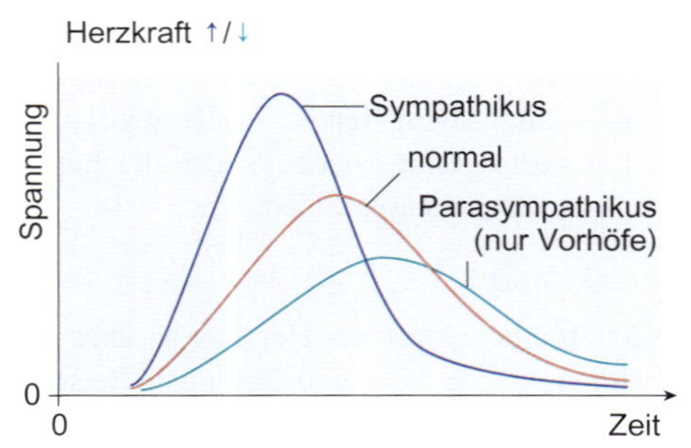

Abb. 14.27 Einfluss von Sympathikus und Parasympathikus auf das Herz. Der Sympathikus (blau) führt unter anderem zu Kontraktilitäts- und Frequenzsteigerung, der Parasympathikus (türkis) hat umgekehrte Effekte.

Frank-Starling-Mechanismus

Das Herz kann das Schlagvolumen in gewissen Grenzen *unabhängig* von der Nervenversorgung selbstständig regulieren. Besteht beispielsweise in der Aorta ein erhöhter Druck, bleibt eine größere Menge Restblut in der linken Kammer zurück. Dadurch vergrößert sich die Vorlast (➤ 14.6.2), die Kammermuskulatur wird stärker gedehnt. Da das Herz physiologischerweise etwas unterhalb des „Vordehnungsoptimums" arbeitet, wirkt sich die erhöhte Vorlast günstig aus: Die Muskelfasern können sich nun stärker zusammenziehen und das Blut mit höherer Kraft auswerfen, das Schlagvolumen erhöht sich, und das Restblut in der Kammer vermindert sich (evtl. über mehrere Stufen) wieder auf das normale Volumen. Dieses Prinzip wird als **Frank-Starling-Mechanismus** bezeichnet.

Sind die Herzmuskelfasern jedoch überdehnt, z. B. bei einer chronischen Druck- oder Volumenbelastung, so ist das „Vordehnungsoptimum" überschritten, und der Frank-Starling-Mechanismus wirkt nicht mehr.

Der Frank-Starling-Mechanismus hat für die exakte Abstimmung der Herzzeitvolumina beider Kammern Bedeutung: Würde beispielsweise die Förderleistung der rechten Kammer die der linken Kammer übersteigen, so käme es zu einem Blutstau in den Lungen mit nachfolgendem Lungenödem (➤ 14.6.4). Die Anpassung der Herzleistung an akute körperliche Belastungen wird hingegen hauptsächlich durch neuro-humorale Regulationsmechanismen geleistet.

Weitere Regulationsmechanismen

Unspezifisch können Faktoren wie Schmerz, Emotionen und Fieber die Herzfrequenz beeinflussen. Weitere enge Beziehungen bestehen zwischen der Herztätigkeit und der Kreislaufregulation (➤ 15.3.5) sowie dem Hormonhaushalt (➤ 11.5.6, ➤ Abb. 11.17).

Beispielsweise befinden sich in Vorhöfen und Kammern Dehnungssensoren, die wie die Pressosensoren in den Arterien (➤ 15.3.5) auf eine Blutdrucksteigerung mit einer Hemmung des Sympathikus und einer Stimulierung des Parasympathikus reagieren und so zu einer Blutdrucksenkung führen (➤ 15.3.5).

Eine Volumenbelastung des Herzens führt zur Dehnung der Herzinnenräume und zur Freisetzung der **natriuretischen Peptide** (➤ Tab. 11.4): **ANP** *(atriales natriuretischen Peptid)* wird vor allem von den Herzmuskelzellen der Vorhöfe, **BNP** *(brain natriuretic peptide)* von denen der Kammern freigesetzt. Sie fördern Harnbildung und Natriumausscheidung, sodass das „Zuviel" an Volumen wieder ausgeschieden wird. Gleichzeitig wird die Adiuretinausschüttung im Hypophysenhinterlappen gehemmt (➤ 19.7), was über eine Senkung der Wasserrückresorption in der Niere ebenfalls eine Steigerung der Harnausscheidung zur Folge hat.

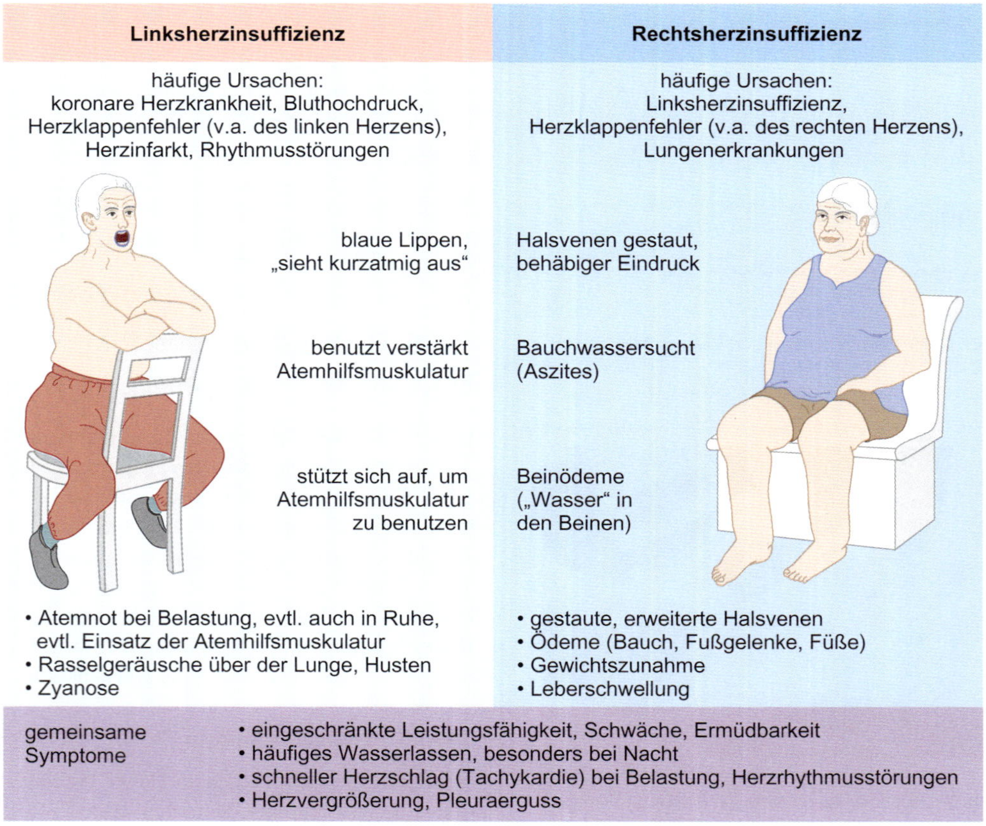

Abb. 14.28 Häufige Ursachen und Leitsymptome der Links- und Rechtsherzinsuffizienz im Vergleich. [L190, L231]

14.6.4 Herzinsuffizienz

Kann das Herz die zur Versorgung des Körpers erforderliche Pumpleistung nicht mehr erbringen, kommt es zur **Herzinsuffizienz.** Dabei ist die Auswurfleistung der linken Kammer *(Linksherzinsuffizienz),* der rechten Kammer *(Rechtsherzinsuffizienz)* oder beider *(Globalinsuffizienz)* herabgesetzt.
Die Ursachen für eine Herzinsuffizienz sind vielfältig (➤ Abb. 14.28). Weitaus häufigste Ursachen in Deutschland sind die koronare Herzkrankheit (➤ 14.7.2) und der Bluthochdruck (➤ 15.4.1), nicht selten kombiniert. Weitere Ursachen sind Krankheiten, die den Herzmuskel oder die Herzklappen direkt angreifen, etwa Entzündungen.

Sinkende Belastbarkeit (M)
Leitsymptome der Herzinsuffizienz sind eine verminderte körperliche Belastbarkeit, Atemnot und Wassereinlagerungen (➤ Abb. 14.28).

Kompensiert und dekompensiert

Bei einer Herzinsuffizienz versucht der Körper auf mehreren Wegen, die Pumpschwäche des Herzens zu kompensieren:

- Durch Herzvergrößerung (Frank-Starling-Mechanismus ➤ 14.6.3) und später Herzhypertrophie (➤ 14.3.2). Beide Mechanismen sind jedoch nur bis zu einem gewissen Grad vorteilhaft
- Durch eine Erhöhung des Sympathikotonus (➤ 14.6.3)
- Durch Aktivierung des Renin-Angiotensin-Aldosteron-Systems (RAAS, ➤ 19.3.1). So wird zwar durch Gefäßengstellung und Wasserretention kurzfristig ein höherer Blutdruck trotz der Herzschwäche erreicht, langfristig leidet das Herz aber unter der erhöhten Vor- und Nachlast.

Solange das Herz die Pumpleistung hierdurch noch aufrechterhalten kann, spricht man von einer **kompensierten Herzinsuffizienz.**
Bei einer **dekompensierten Herzinsuffizienz** sind die Zeichen der Herzschwäche auch bei leichteren Belastungen schon vorhanden: Aufgrund der verminderten Pumpleistung des Herzens muss der Sauerstoffgehalt des Blutes von allen Geweben stärker als normal ausgeschöpft werden, das nicht-sauerstoffbeladene (desoxygenierte) Hämoglobin im Blut steigt an. Sind mehr als etwa 5 g Hb/dl entsättigt, wird das Blut dunkel („blau"). Ist das in Haut und Schleimhäuten der Fall, entsteht dort eine Blauverfärbung, eine **Zyanose** (*gr.* cyanos = blau, ➤ 16.9.4). Die Herzinsuffizienz kann so ausgeprägt sein, dass selbst in Ruhe Luft- oder Atemnot *(Dyspnoe)* besteht. Das Herz ist dann in der Regel stark vergrößert und neigt zu *Herzrhythmusstörungen* und *Tachykardie.*

Es gibt mehrere Stadieneinteilungen der Herzinsuffizienz. In Deutschland ist die der **N**ew **Y**ork **H**eart **A**ssociation in die Stadien *NYHA I–IV* am gebräuchlichsten (je höher die Zahl, desto schwerer die Herzinsuffizienz).

Folge mangelnder Herzleistung: Ödeme

Lässt die Pumpleistung des Herzens nach, so staut sich Blut zunächst in den Vorhöfen und dann weiter in den Venen des Körperkreislaufs (bei Rechtsherzinsuffizienz) bzw. des Lungenkreislaufs (bei Linksherzinsuffizienz).
Da die Kapillaren nicht dicht (wie etwa Wasserrohre), sondern eher porös sind (wie etwa Seidenstrümpfe), diffundiert ein Teil der rückgestauten Flüssigkeit ins Gewebe. Das Gewebe lagert „Wasser" ein, genauer ein Plasmafiltrat (➤ 12.1.4); es entstehen **Ödeme** (➤ 15.1.7). Ödeme bilden sich bei Rechtsherzinsuffizienz vor allem in den Beinen (Beinödeme), im Bauchraum (*Aszites* ➤ 17.10.8) und im Pleuraraum (*Pleuraerguss* ➤ 16.7). Bei der Linksherzinsuffizienz kommt es zur Wassereinlagerung in den Pleuraraum (Pleuraerguss) und in das Lungengewebe, deren stärkste Form das *Lungenödem* mit lebensgefährlicher Atemnot ist.
Typisch für *kardiale* (herzbedingte) Ödeme ist ihre Lageabhängigkeit. Weil durch die waagerechte Lage der Beine im Schlaf die Ödeme leichter „ausgeschwemmt" werden, müssen die Betroffenen vor allem nachts häufiger Wasser lassen *(Nykturie).*
Weitere Ödemursachen ➤ 15.1.7

Diagnostik

Entscheidend für die Diagnose der Herzinsuffizienz sind das klinische Bild und die Echokardiografie (➤ 14.3). Aussagefähigster Laborwert ist das BNP (➤ 14.6.3). Röntgen und Ruhe-EKG sind oft wenig aufschlussreich.

Therapieprinzipien

Auf einen einfachen Nenner gebracht, muss die Vorlast (➤ 14.6.2) verringert und das Auswurfvolumen über eine Absenkung der Nachlast erhöht werden. Die wichtigsten Ansätze sind:

- Therapie der Grunderkrankung (z. B. koronare Herzkrankheit, Bluthochdruck, Rhythmusstörungen)
- Allgemeinmaßnahmen, z. B. (angepasste) körperliche Aktivität, Gewichtsreduktion bei Übergewicht, salzarme Kost und Flüssigkeitseinschränkung, weitgehender Verzicht auf Alkohol, keine Zigaretten
- Entlastung des Herzens durch gefäßerweiternde und/oder harntreibende Medikamente. Hierbei nehmen heute die ACE-Hemmer und Angiotensin-II-Rezeptoren-Blocker eine Vorrangstellung ein (➤ 14.6.5)
- Eventuell Implantation eines **Dreikammerschrittmachers,** der die Kontraktion der beiden Herzkammern zeitlich optimal aufeinander abstimmt
- Bei ausgeschöpfter medikamentöser Therapie bei geeigneten Patienten Implantation eines **künstlichen Kammerunterstützungssystems** zur Unterstützung der linksventrikulären Pumpfunktion *(left ventricular assist device, LVAD).* Über ein Schlauchsystem wird Blut von der linken Kammer in die Aorta gepumpt. Die Pumpe wird in der Bauchhöhle implantiert und ist mit einer portablen Batterie inklusive Kontrollsystem außerhalb des Körpers verbunden. Die Patienten sind mit der Pumpe nicht aufs Krankenhaus angewiesen, sondern können zu Hause leben. Unterstützungssysteme kommen als „Brücke zur Herztransplantation" (➤ 14.8), zunehmend aber auch als Dauertherapie in Frage.

Herzbettlage (P)
Viele Patienten mit fortgeschrittener Herzinsuffizienz leiden auch in Ruhe an Atemnot. Eine Oberkörperhochlagerung bis hin zur Herzbettlage (➤ Abb. 14.29) lindert die Atemnot: Durch das Absenken der Beine verschiebt sich das Blut in die Beinvenen, die Vorlast des Herzens wird vermindert und das Herz so entlastet. Im Sitzen kann der Patient zudem die Atemhilfsmuskulatur (➤ 16.8.2) besser einsetzen, sodass die Sauerstoffversorgung verbessert wird.

14.6.5 Medikamente zur Behandlung der Herzinsuffizienz

Folgende Wirkstoffgruppen werden einzeln oder in Kombination eingesetzt:

RAAS-Hemmer

RAAS-Hemmer *(Hemmstoffe des Renin-Angiotensin-Aldosteron-Systems = RAAS)* bessern bei Herzinsuffizienz nachweislich die Prognose und sind Mittel erster Wahl. Sie verzögern außerdem die Verschlechterung von Nierenschäden.
ACE-Hemmer hemmen das *Angiotensin-converting-Enzym,* sodass aus dem Angiotensin I nicht das blutdrucksteigernde Angiotensin II gebildet werden kann (➤ 19.3.1, ➤ Abb. 19.10). Dadurch wird unter anderem der periphere Widerstand gesenkt, was über eine Reduzierung der Nachlast

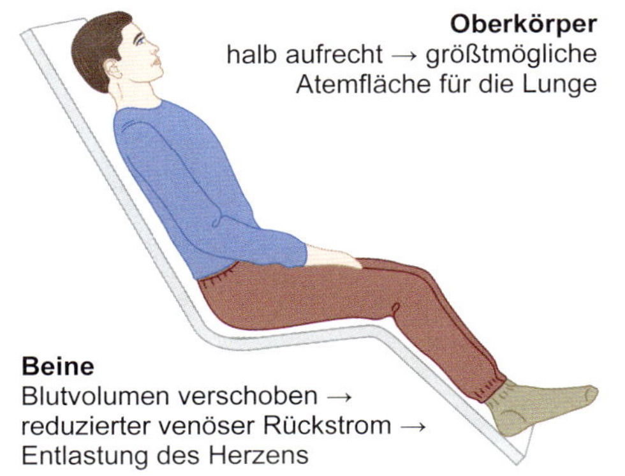

Abb. 14.29 Herzbettlage bei akuter Herzinsuffizienz. Diese Lagerung kann z. B. mit Hilfe eines Sitzwagens oder eines speziellen Herzbettes mit nach unten verstellbarem Fußteil durchgeführt werden. [L190, L231]

14

das Herz entlastet. Häufig verwendete Substanzen sind Captopril (z. B. Captohexal®) und Enalapril (z. B. Xanef®). Blutkalium und -kreatinin sollten regelmäßig kontrolliert werden.
Alternative bei Unverträglichkeit von ACE-Hemmern (z. B. chronischem Reizhusten) sind **Angiotensin-II-(Rezeptoren-)Blocker,** auch *AT_1-Blocker* oder *Sartane* genannt. Beispiele sind Losartan (z. B. Lorzaar®), Valartan (z. B. Diovan®) oder Candesartan (z. B. Atacand®). Sie blockieren die Angiotensin-Wirkung an seinem *AT_1-Rezeptor* und wirken wie die ACE-Hemmer.

Beta-Rezeptoren-Blocker

Da bei chronischer Herzinsuffizienz ein gesteigerter Sympathikotonus besteht, der auch für die Tachykardie verantwortlich ist, haben sich (selektive) **Beta-Rezeptoren-Blocker** *(Beta-Blocker, β-Blocker)* zur Hemmung des Sympathikus bewährt, die vor allem die *β_1-Rezeptoren* des Herzens hemmen. Beta-Rezeptoren-Blocker verbessern die Überlebensrate Betroffener. Gute Erfahrungen liegen besonders bei Carvedilol (z. B. Dilatrend®), Bisoprolol (z. B. Concor®) und Metoprolol (z. B. Beloc®) vor (➤ 14.7.2).

14

Diuretika

Diuretika, harntreibende Pharmaka (➤ 19.2.4), schwemmen Ödeme aus und entlasten das Herz durch Minderung der Vor- und Nachlast.

- Bei einer Herzinsuffizienz werden als Erstes **Aldosteronantagonisten** wie Spironolacton (z. B. Aldactone®) oder Eplerenon (z. B. Inspra®) gegeben. Sie hemmen als kaliumsparende Diuretika die Aldosteronrezeptoren in der Niere und führen zu Blutvolumenabnahme und Gefäßerweiterung
- **Thiazide** fördern den Harnfluss mäßig bis mittelstark. Beispiele sind Xipamid (z. B. Xipagamma®) und Hydrochlorothiazid (z. B. Esidrix®). Sie sind vor allem als Blutdrucksenker sehr geeignet

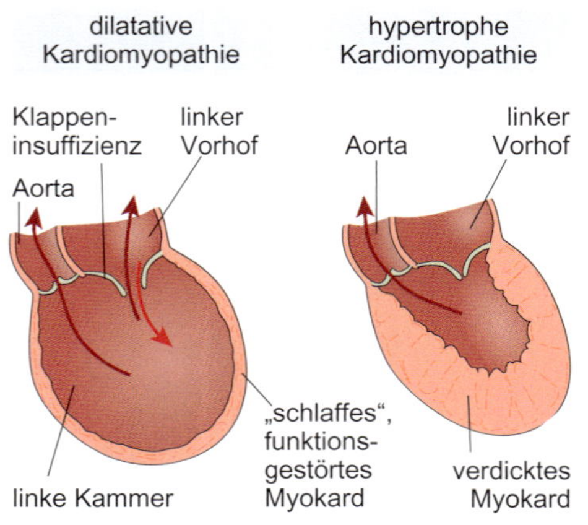

Abb. 14.30 Kardiomyopathien. Bei der dilatativen Kardiomyopathie kontrahiert sich der Herzmuskel nicht mehr richtig. Die Auswurfleistung ist vermindert, die Herzhöhlen weiten sich. Bei der hypertrophen Kardiomyopathie wird der Herzmuskel dicker, aber nicht kräftiger.

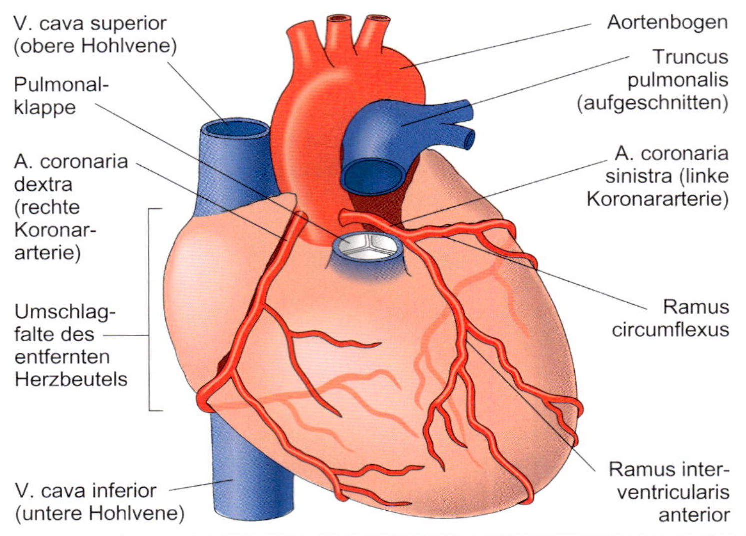

Abb. 14.31 Verlauf der Koronararterien. Die Arteria coronaria sinistra (linke Koronararterie) zieht hinter dem Truncus pulmonalis entlang zur Herzvorderseite, wo sie sich in einen vorderen Ast, den Ramus interventricularis anterior, und einen seitlichen Ast, den Ramus circumflexus, aufteilt.

- **Schleifendiuretika** wirken schneller und stärker. Beispiele sind Furosemid (z. B. Lasix®) und Piretanid (z. B. Arelix®).

Auch unter Diuretikabehandlung sind regelmäßige Kontrollen des Blutkaliums (➤ 14.5.10) und des Kreatinins (➤ 19.2.5) nötig.

Weitere Medikamente

Weitere Medikamente bei Herzinsuffizienz sind der **Sinusknotenhemmer** Ivabradin (z. B. Procoralan®, senkt eine zu hohe Herzfrequenz bei Sinusrhythmus) und die Kombination **Angiotensin-Rezeptor-Neprilysin-Inhibitor** (z. B. Entresto®) als Ersatz für Hemmstoffe des Renin-Angiotensin-Aldosteron-Systems.

14.6.6 Myokarditiden und Kardiomyopathien

Myokarditis

Bei der **Myokarditis** ist die Muskelschicht des Herzens entzündet, am häufigsten infolge einer Virusinfektion. Myokarditiden können akut oder chronisch, unbemerkt oder mit Herzrhythmusstörungen oder Herzinsuffizienz verlaufen. Eine spezifische Behandlung steht nicht zur Verfügung.

Kardiomyopathien

Bei den **Kardiomyopathien** bestehen eine Dilatation (Ausweitung) aller Herzhöhlen *(dilatative Kardiomyopathie),* Verdickungen des Herzmuskels *(hypertrophe Kardiomyopathie)* oder Störungen der Dehnbarkeit der linken Kammer in der Diastole *(restriktive Kardiomyopathie),* ohne dass andere Herz- oder Gefäßleiden hierfür verantwortlich wären (➤ Abb. 14.30).
Ursächlich sind wahrscheinlich oft virale, autoimmune oder genetische Faktoren, aber auch Alkoholmissbrauch.
Die Symptome einer Kardiomyopathie gleichen denen der Herzinsuffizienz (wegen der Dilatation der Herzhöhlen) oder der Angina pectoris (wegen der ungünstigen Sauerstoffversorgung des geschädigten/zu dicken Herzmuskels ➤ 14.7.2). Die Behandlung ist überwiegend symptomatisch. Bei (noch) gutem Allgemeinzustand wird gerade bei der dilatativen Kardiomyopathie wegen der sonst schlechten Prognose eine Herztransplantation (➤ 14.8) erwogen.

14.7 Blutversorgung des Herzens

Wie jedes Organ muss auch das Herz *selbst* mit Blut versorgt werden. Es benötigt bereits in Ruhe 5 % des gesamten gepumpten Blutes (250–300 ml/min) und 10 % des Ruheenergieumsatzes für die eigene Arbeit, obwohl es nur knapp 0,5 % des gesamten Körpergewichts ausmacht!

14.7.1 Koronararterien

Das Herz wird über zwei kleine Gefäße mit Blut versorgt, die von der Aorta abzweigen (➤ Abb. 14.7, ➤ Abb. 14.31): Das eine zieht quer über die rechte, das andere quer über die linke Herzhälfte. Da beide Arterien mit ihren Verzweigungen das Herz wie ein Kranz umschließen, werden sie als **Koronararterien** *(Herzkranzarterien)* bezeichnet.
Die **Arteria coronaria dextra** *(rechte Koronararterie, RCA)* versorgt bei den meisten Menschen den rechten Vorhof, die rechte Kammer, die Herzhinterwand und einen kleinen Teil der Kammerscheidewand mit Blut.
Die **Arteria coronaria sinistra** *(linke Koronararterie, LCA)* teilt sich in zwei starke Äste, den **Ramus circumflexus** *(RCX)* und den **Ramus interventricularis anterior** *(RIVA),* die im Normalfall für die Durchblutung des linken Vorhofes, der linken Kammer und eines Großteils der Kammerscheidewand sorgen.
Die Venen des Herzens verlaufen etwa parallel zu den Arterien, vereinigen sich zu immer größeren Gefäßen und münden als *Sinus coronarius* in den rechten Vorhof (➤ 14.2.4).

14.7.2 Koronare Herzkrankheit

Verengungen der Koronararterien (**Koronarstenosen)** sind überwiegend durch Ablagerungen an den Gefäßwänden im Rahmen einer *Arteriosklerose* (➤ 15.1.4) bedingt. Wichtigste Risikofaktoren sind Rauchen, Bluthochdruck, Diabetes mellitus und Blutfettstoffwechselstörungen. Es fließt dadurch weniger Blut durch die Koronararterien, und die Sauerstoffversorgung des Herzmuskels wird schlechter. Diese **koronare Herzkrankheit** (kurz **KHK**) einschließlich ihrer Folgeerkrankungen ist in den Industrieländern die häufigste Todesursache überhaupt.

KHK-Symptome

Die KHK kann sich äußern in:

- Herzrhythmusstörungen
- Herzinsuffizienz
- Angina-pectoris-Anfällen
- Herzinfarkt, evtl. mit kardiogenem Schock
- Plötzlichem Herztod (plötzliches Herzversagen, z. B. infolge Kammerflimmern).

Herzkranzvenen erkranken fast nie.

Angina pectoris

Bei deutlich herabgesetzter Durchblutung des Herzmuskels stellen sich unter körperlicher Belastung, nach üppigen Mahlzeiten, bei Kälte oder „Stress" anfallsartige Schmerzen in der Herzgegend ein: Der Patient empfindet einen Schmerz oder ein sehr unangenehmes Engegefühl in der Brust, das typischerweise in den linken Arm ausstrahlt. Dieser durch Sauerstoffmangel des Herzmuskels verursachte Schmerz wird als **Angina pectoris** („Brustenge") oder *Stenokardie* bezeichnet. Aber auch Schmerzen im Unterkiefer, Ausstrahlungen in den Rücken oder Bauch, Übelkeit und Erbrechen können (oft fehlinterpretierte) Leitsymptome sein (➤ Abb. 14.32).

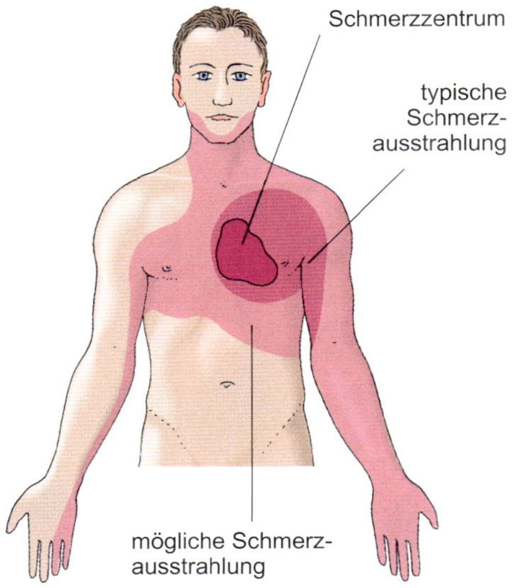

Abb. 14.32 Charakteristische Ausbreitung des Angina-pectoris-Schmerzes, die aber insbesondere bei Frauen und Menschen mit Diabetes oft fehlt (➤ 20.6).

Erstmaßnahmen bei Angina pectoris

Insbesondere neu auftretende oder sich verändernde Angina-pectoris-Beschwerden sind Vorwarnungen eines Herzinfarkts.

Die Erstmaßnahmen umfassen:

- Hilfe rufen (im Krankenhaus über die Rufanlage Alarm auslösen). Patienten nicht alleine lassen
- Patienten beruhigen, absolute Ruhe einhalten lassen, mit erhöhtem Oberkörper lagern, beengende Kleidung entfernen
- Vitalzeichen kontrollieren
- Als Bedarfsmedikation oder auf Arztanordnung 1–2 Hübe Nitroglyzerin-Spray verabreichen (nur bei systolischem Blutdruck über 100 mmHg)
- Weitere Maßnahmen (z. B. Sauerstoffgabe, EKG) nach Arztanordnung.

Sind die Koronararterien so stark verengt (stenosiert), dass Angina-pectoris-Anfälle schon bei leichter Belastung oder in Ruhe auftreten, kann es leicht z. B. durch ein anhaftendes Blutgerinnsel (Thrombus) zum vollständigen Verschluss und damit zum Herzinfarkt (➤ 14.7.3) kommen.

Diagnostik

Die ersten Untersuchungen in der Reihe sind meist Ruhe-EKG, Langzeit-EKG (➤ 14.5.5), Echokardiografie (➤ 14.3) sowie Belastungsuntersuchung (Belastungs-EKG, -Myokardszintigrafie, Stress-Echokardiografie). Bei der **Myokardszintigrafie** (➤ 4.7.3) werden radioaktive Substanzen gespritzt, die sich abhängig von der Durchblutung im Herzmuskel anreichern und so lokale Durchblutungsstörungen darstellen.

Um definitiv festzustellen, wie stark die Koronararterien bereits verengt sind, kann man im Rahmen einer Linksherzkatheteruntersuchung unter Röntgendurchleuchtung Kontrastmittel in die Koronararterien spritzen. Diese Untersuchung heißt Koronarangiografie (➤ Abb. 14.33, ➤ 14.4.4). Die kontrastmittelgefüllten Gefäße stellen sich im Bild dar, Engstellen oder Verschlüsse werden als Kontrastmittelaussparungen sichtbar.

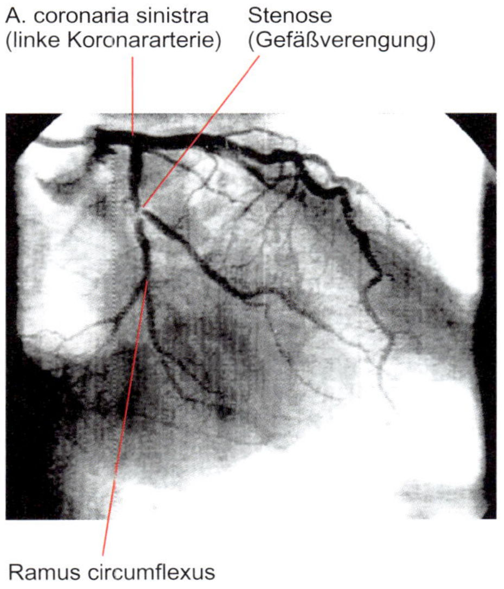

Abb. 14.33 Koronarangiografie bei koronarer Herzerkrankung. Der Ramus circumflexus der linken Koronararterie ist fast völlig verschlossen. [X112]

Medikamentöse Behandlung der KHK

Neben der Umstellung eines herzschädigenden Lebensstils sind die folgenden Medikamente wichtige Eckpfeiler der Herzinfarktprophylaxe.

Nitrate. Nitrate entspannen die glatte Gefäßmuskulatur durch Freisetzung von Stickstoffmonoxid (NO). Sie erweitern die Koronararterien und senken die Vor- und Nachlast des Herzens, indem sie die Arterien und insbesondere die Venen im Körperkreislauf weiten.

Nitrate werden vor allem zur raschen Beschwerdelinderung beim Angina-pectoris-Anfall, zur Vorbeugung weiterer Anfälle und bei akuter Herzinsuffizienz mit Lungenödem eingesetzt. Beispiele sind Glyzeroltrinitrat („Nitroglyzerin", z. B. Nitrolingual®), Isosorbitdinitrat (z. B. Isoket®) und Isosorbitmononitrat (z. B. ISMO®).

Nitrate werden im akuten Angina-pectoris-Anfall unter die Zunge gesprüht oder als Kapsel zum Zerbeißen eingenommen. Die Nitrate werden über die Mundschleimhaut rasch aufgenommen, sodass die Beschwerden binnen weniger Minuten nachlassen. Für die Dauermedikation gibt es Tabletten oder Pflaster. Der zu Beginn häufige „Nitratkopfschmerz" wird oft nach wenigen Tagen besser.

Beta-Rezeptoren-Blocker (➤ 14.6.5). Sie besetzen am Herzen die β_1-Rezeptoren des Sympathikus (➤ 8.10.2, ➤ Tab. 8.1) und hindern so die körpereigenen Stoffe Noradrenalin und Adrenalin, ihre Sympathikuswirkung (Erhöhung der Herzfrequenz und der Herzkraft) zu entfalten. Dadurch sinkt der Sauerstoffverbrauch des Herzens.

Lang wirksame Kalzium-Antagonisten. Kalzium-Antagonisten blockieren den Kalziumeinstrom in die Zelle bei einer Erregung. Dadurch verringert sich die Kontraktilität, und durch eine Arterienerweiterung kommt es zu einer herzentlastenden Blutdrucksenkung. Auch die Koronararterien weiten sich. Einige Kalzium-Antagonisten verlangsamen zudem die AV-Überleitung. Kalzium-Antagonisten sind eher Reservepräparate bei KHK.

Thrombozytenaggregationshemmer. Thrombozytenaggregationshemmer wie beispielsweise Azetylsalizylsäure (z. B. Aspirin®) oder Clopidogrel (z. B. Plavix®) hemmen das Zusammenballen von Blutplättchen (➤ 12.5.4) und damit die Ausbildung eines infarktauslösenden Thrombus in den Koronararterien.

Statine. Statine sind eine Gruppe von **Lipidsenkern** (Medikamente, die den Blutfettspiegel senken, z. B. Simvastatin). Sie hemmen frühe Schritte der Cholesterinbiosynthese und senken dadurch den Blutcholesterinspiegel (➤ 15.5, ein erhöhtes

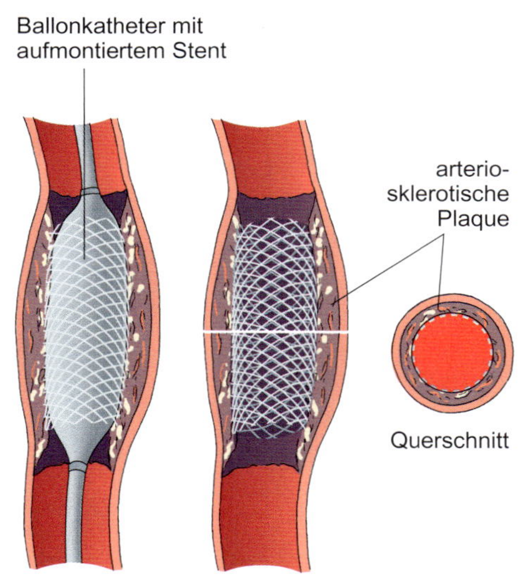

Abb. 14.34 Metallgitter-Stent, der mittels Ballonkatheter in die verengte Stelle eines Herzkranzgefäßes geschoben wird.

LDL-Cholesterin ist wesentlicher Risikofaktor für eine KHK). Allerdings haben sie auch teils schwere Nebenwirkungen, wie Muskelschmerzen/-schäden, Risikoerhöhung für Diabetes).

Rekanalisierende Maßnahmen

Bei weitgehenden Koronarstenosen wird versucht, die Gefäßlichtung wieder zu erweitern.

- Bei der **p***erkutanen* **t***ransluminalen k***(c)***oronaren* **A***ngioplastie* (kurz **PTCA,** auch *koronare Ballondilatation* oder allgemein *perkutane koronare Intervention,* **PCI**) wird unter Röntgendurchleuchtung ein dünner Ballonkatheter von der A. femoralis aus in das erkrankte Koronargefäß vorgeschoben, der Ballon in der Engstelle aufgeblasen und dadurch die Stenose aufgedehnt
- Die Ballondilatation wird heute sehr häufig durch Einlage eines **Stents** (➤ Abb. 14.34) ergänzt. Ein Stent ist ein röhrenförmiges Gittergerüst, das bei der Weitung des Gefäßes in die Gefäßwand eingepresst wird und es von innen für den Durchfluss offenhalten soll. Nach der Stenteinlage erfolgt für 6–12 Monate eine intensive Thrombozytenaggregationshemmung (➤ 12.5.4) mit zwei Präparaten, um einer Stentthrombose vorzubeugen.

Unterschieden werden unbeschichtete *(bare metal stent, BMS)* und beschichtete Stents *(drug-eluting stent, DES).* Beschichtung z. B. mit Everolimus oder Zotarolimus und kontinuierliche Abgabe dieser Medikamente sollen eine Intimawucherung (➤ 15.1.2) verhindern und damit einem Wiederverschluss des Stents (Re-Stenose) vorbeugen. 97 % der Stenteinlagen erfolgen heute mit DES-Stents *(Deutscher Herzbericht 2019).*

Sind mehrere Koronararterien verengt, ist meist die operative Anlage einer „Umleitung", eines **Bypasses,** besser:

- Beim *aorto-coronaren Venen-Bypass,* kurz **ACVB,** werden dem Patienten ein oder mehrere Venenstücke (meist aus der V. saphena magna) entnommen und zwischen dem herznahen Abschnitt der Aorta und den Koronararterien distal der Engstelle oder des Verschlusses eingesetzt (➤ Abb. 14.35)
- In ca. 75 % wird heute ein *arterieller Bypass* angelegt. Die hinter dem Brustbein verlaufende A. thoracica interna (aus der A. subclavia) wird distal abgetrennt und hinter der Engstelle der Koronararterie neu eingepflanzt (**Mammaria-Bypass,** *Mammaria-coronarer-Bypass,* kurz *MCB, IMA-Bypass*). Auch die Verpflanzung der Armarterie (A. radialis) ist möglich.

Teilweise besteht die Möglichkeit, einen Bypass am schlagenden Herzen ohne Herz-Lungen-Maschine anzulegen (**MIDCAB-Operation, m***inimally* **i***nvasive* **d***irect* **c***oronary* **a***rtery* **b***ypass*). Die linke A. thoracica interna wird über einen wenige Zentimeter langen Brustkorbschnitt unter der Brustwarze mit einer Koronararterie verbunden.

Stent oder Bypass?

Die Ergebnisse sind am besten, wenn Kardiologen *und* Herzchirurgen auf der Basis der individuellen Patientensituation gemeinsam die Entscheidung für Bypass-Operation oder Stenteinlage treffen. Bei mehreren Engstellen sind Bypässe hinsichtlich Beschwerdefreit und Überlebenszeit vorzuziehen, wenngleich die Patienten-Mitentscheidung zu mehr Stent-Einlagen führt. Nach dem *Deutschen Herzbericht 2019* erfolgten in Deutschland rund 34.000 isolierte Bypass-Operationen und 318.000 Stent-Einlagen.

14.7.3 Herzinfarkt

Von 1.000 Einwohnern in Deutschland erleiden pro Jahr etwa drei einen **Herzinfarkt** *(Myokardinfarkt),* in Japan nur einer. Männer sind fast doppelt so häufig betroffen wie Frauen. Aber erfreulich: die Sterblichkeit hat in den letzten 25 Jahren stark abgenommen, um 68 % bei Männern und 57 % bei Frauen.

Durch Verschluss einer Herzkranzarterie sinkt die Sauerstoffversorgung in dem von dieser Arterie versorgten Herzmuskelgewebe so weit ab, dass ein Teil der Herzmuskelfasern abstirbt (➤ Abb. 14.36). Das Absterben (Nekrose) von Herzmuskelgewebe infolge von Sauerstoffmangel nennt man Herzinfarkt. Da der Herzmuskel nicht regeneriert, bleibt eine bindegewebige Narbe zurück. Meistens ist der Infarkt in der linken, gegenüber Sauerstoffmangel empfindlicheren Kammer lokalisiert.

Der Herzinfarkt zählt mit zu den häufigen Todesursachen in Deutschland. Der Tod ist dabei meist unmittelbare Folge einer akut nachlassenden Herzleistung oder vom Infarktareal ausgehender Herzrhythmusstörungen. Besonders bedrohlich ist die erste Stunde nach dem Ereignis.

Psyche und Herzinfarkt G

Zum idealen Nährboden für Herz-Kreislauf-Erkrankungen, wie z. B. Übergewicht, erhöhten Blutfetten, Bewegungsarmut, Zuckerkrankheit und Rauchen, kommen seelische Faktoren hinzu, wie sie aus Leistungsdruck, beruflichem Ehrgeiz, finanziellen oder privaten Problemen und Sorgen resultieren. Die Unfähigkeit vieler Menschen zum Loslassen und Entspannen überträgt sich im wahrsten Sinne des Wortes auf die Gefäße von Herz und Körper: Herzensprobleme werden zu Herzproblemen. Dem großen Anteil solcher Faktoren bei der Entstehung des Herzinfarkts und anschließend bei der Gesundung wird bisher viel zu wenig Rechnung getragen. Prävention und Therapie müssen klinische, medikamentöse *und* psychosoziale Aspekte berücksichtigen, um die Zahl der Herzinfarktopfer zu verringern.

Symptome und Diagnosesicherung

Leitsymptome des Herzinfarkts sind akut einsetzende, ausstrahlende und oft anhaltende Schmerzen hinter dem Brustbein (bei Frauen jedoch oft Oberbauchschmerzen!), Atemnot, Angst, Vernichtungsgefühl, Blässe, kalter Schweiß und das Gefühl eines „eisernen Reifens um die Brust".

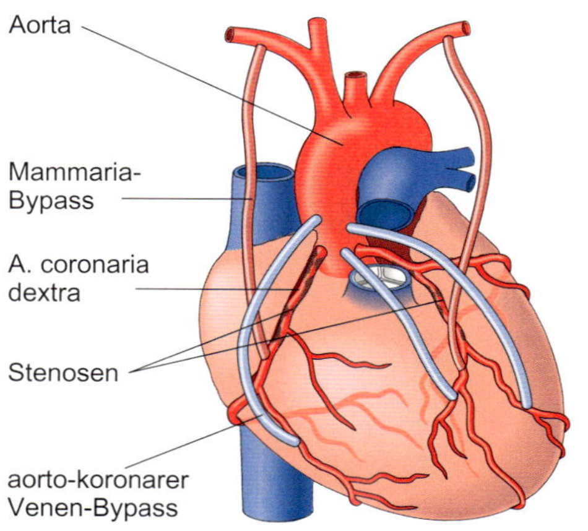

Abb. 14.35 Umgehung hochgradig verengter Koronararterien durch aorto-koronare Venen-Bypässe (ACVB) und durch Mammaria-Bypässe (Neueinpflanzung der A. thoracica interna).

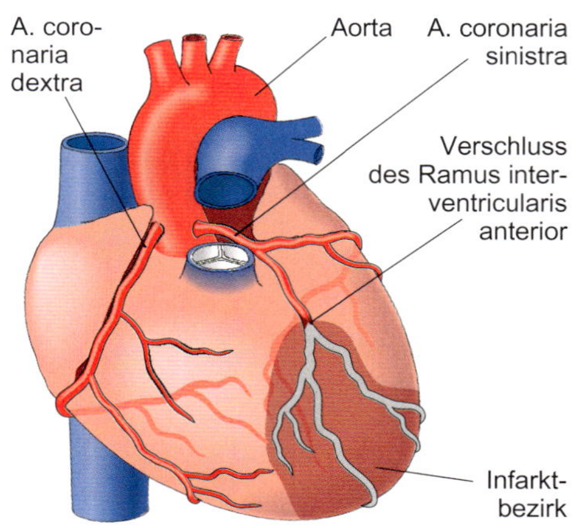

Abb. 14.36 Herzinfarkt.
Durch einen Verschluss des Ramus interventricularis anterior wird der Infarktbezirk nicht mit sauerstoffreichem Blut versorgt.

Kardiogener Schock

Der **kardiogene Schock** ist ein lebensbedrohliches Kreislaufversagen mit schwerem Sauerstoffmangel des Organismus, hervorgerufen durch ein primäres Herzversagen („Pumpversagen"). Er ist eine häufige Komplikation bei Herzinfarkt, Herzrhythmusstörungen oder Lungenembolie. Der Patient zeigt schwerste Symptome einer Herzinsuffizienz (z. B. „Brodeln" über der Lunge), hat einen zu schnellen Herzschlag und zu niedrigen Blutdruck sowie eine blasse, kaltschweißige Haut, eventuell mit Zyanose. Er ist unruhig und hat (Todes-)Angst, das Bewusstsein kann getrübt sein. Aufgrund der Minderdurchblutung der Niere ist die Harnausscheidung stark vermindert. Die Behandlung ist ursachenabhängig.

Zur Diagnosesicherung leitet man ein *EKG* ab. Dieses zeigt bei einem durch alle Schichten des Myokards reichenden Infarkt *(transmuraler Infarkt),* in der Regel durch einen kompletten Verschluss der Koronararterie verursacht, typische Veränderungen, vor allem eine Erhöhung der ST-Strecke (➤ Abb. 14.37). Man spricht von einem **STEMI** *(ST-elevation myocardial infarction).* Kommt es jedoch nur im Innenschichtbereich des Myokards zu einer Nekrose, geht dies nicht mit einer ST-Strecken-Hebung einher (**NSTEMI** = *non-ST-elevation myocardial infarction*). Bei Patienten mit pektanginösen Beschwerden und einer ST-Strecken-Erhöhung ist die Diagnose sicher, und die entsprechende Therapie wird eingeleitet. Beim NSTEMI hingegen ist die Diagnose schwieriger und beruht wesentlich auf einer Erhöhung des *kardialen Troponins* im Blut. Troponin (➤ 5.3.5) wird beim Zerfall der Myokardzellen freigesetzt und ist nach einem Herzinfarkt über den hs-cTn-Test *(high sensitivity cardiac troponin)* nach 1–3 Stunden im Blut nachzuweisen.

Therapie bei Herzinfarkt

Erstmaßnahmen bei Infarkt

Vor Eintreffen des Notarztes:

- Sofort Rettungsdienst und Notarzt benachrichtigen. Jede Minute ist entscheidend!
- Gegebenenfalls sofort reanimieren (➤ 24.2)
- Patienten mit erhöhtem Oberkörper lagern, beengende Kleidung entfernen, körperliche Ruhe einhalten lassen
- Falls als Bedarfsmedikation vorhanden und systolischer Blutdruck über 100 mmHg, Nitrate verabreichen
- Patienten nicht alleine lassen, Vitalzeichen kontrollieren

Im Notarztwagen:

- Gegebenenfalls Sauerstoff geben
- Schmerzmittel (z. B. Morphin), Beruhigungsmittel (z. B. Diazepam AbZ®) zur Senkung des Sauerstoffverbrauchs und Angstminderung, Thrombozytenaggregationshemmer (z. B. ASS, ➤ 12.5.8), Antikoagulanzien (z. B. Heparin, ➤ 12.5.8), um weitere Thrombosierungen in den Koronararterien zu vermeiden, Beta-Rezeptoren-Blocker, ggf. Nitrate. Behandlung von Komplikationen wie etwa Herzrhythmusstörungen oder Schock.

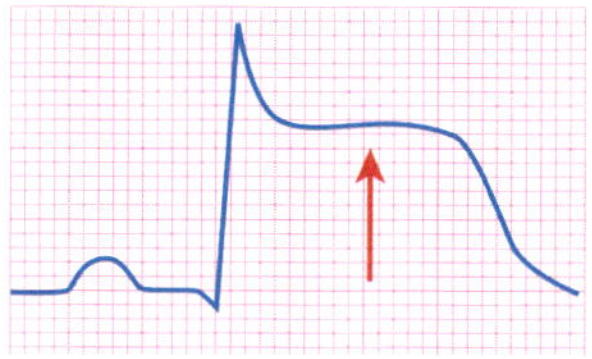

Abb. 14.37 ST-Strecken-Hebung bei STEMI.

Ziel bei einem STEMI ist die raschestmögliche Wiedereröffnung des verschlossenen Gefäßes, spätestens innerhalb von zwölf Stunden nach Symptombeginn. Ist innerhalb von zwei Stunden eine PCI möglich, so ist dies die Therapie der Wahl. Kann z. B. auf dem Land nicht so schnell ein Herzkatheterlabor erreicht werden, erfolgt eine Fibrinolyse zur Auflösung des Blutgerinnsels. Beim NSTEMI hängt der Zeitpunkt von Koronarangiografie und PCI vom Zustand des Patienten ab. Je instabiler der Zustand, desto dringlicher der Eingriff.

In der Regel werden Infarktpatienten für mindestens 48 Stunden nach der PCI auf einer Intermediate-Care- oder Intensivstation überwacht. Danach erfolgt auf einer „normalen" internistischen Station die Mobilisierung.

Die medikamentöse Behandlung nach Infarkt entspricht im Wesentlichen der bei KHK (➤ 14.7.2). Oft empfiehlt sich eine *Anschlussheilbehandlung (AHB),* während der die Belastung des Patienten weiter gesteigert wird und der Patient zu einer Änderung seiner Lebensführung (Rauchverzicht, Ernährung, angepasste Bewegung, Stressbewältigung) hingeführt werden soll.

Aktuelles & Spezielles

14.8 Leben mit einem neuen Herzen

Eine **Herztransplantation,** das Einsetzen eines Spenderherzens, ist die letztmögliche Therapie für medikamentös oder operativ nicht mehr behandelbare Herzerkrankungen mit schwerster Herzinsuffizienz (➤ 14.6.4, ➤ 14.6.6). Diese Operation ist für den Patienten eine enorme emotionale Belastung.

Wie hat es begonnen?

Nieren wurden bereits 13 Jahre lang mit unterschiedlichem Erfolg (wegen der Probleme mit der notwendigen Immunsuppression) transplantiert, als zur Überraschung der Fachwelt im Dezember 1967 am Groote Schur Hospital in Kapstadt *Christiaan Barnard* bei einem 54-jährigen Mann die erste Transplantation eines Herzens durchführte. Das weltweite Medieninteresse war enorm. Zum einen, weil das Organ Herz für uns Menschen nicht nur Pumpe ist, sondern auch als Zentrum unserer Gefühlswelt empfunden wird, zum anderen, weil niemand diese ärztliche Pioniertat in Kapstadt erwartet hatte. Die Fachwelt erwartete sie eher vom Team der Stanford Universität in Kalifornien um *Norman Shumway,* bei dem Barnard 1966 mehrere Monate hospitiert hatte und dessen Techniken er auch anwandte. Shumway, der selbst im Januar 1968 erstmals eine Herztransplantation durchführte, wird als der eigentliche Vater der Herztransplantation angesehen.

Barnards erster Patient verstarb nach 18 Tagen an einer Lungenentzündung. Sein zweiter Versuch Anfang 1968 war bereits erfolgreicher. Dieser Patient lebte 19 Monate mit dem Spenderherzen. So wurde der Beginn in Kapstadt Auslöser für erste Herztransplantationen in anderen Herzzentren der Welt. Ende 1968 waren bereits 100 Herzen transplantiert. Allerdings lebte nur ein Drittel der Patienten länger als drei Monate, insbesondere Abstoßungsreaktionen bereiteten große Probleme. Die anfängliche Euphorie schlug in Ernüchterung um. Drei Jahre später waren es nur noch zehn Patienten, die eine Herztransplantation erhielten.

Auch in Deutschland gab es Pioniere bei der Herztransplantation. Anfang 1969 wagte sich *Rudolf Zenker,* Universitätsklinik München, der elf Jahre zuvor die erste erfolgreiche Operation am offenen Herzen unter Verwendung einer Herz-Lungen-Maschine durchgeführt hatte, mit einem großen, akribisch vorbereiteten Team an die erste Transplantation bei einem todkranken Patienten. Obwohl die Operation technisch klappte, verstarb der Patient 27 Stunden später. Auch den zweiten und dritten Patienten in Deutschland ereilte das gleiche Schicksal. Vor allem blieb der Kampf gegen die Abstoßung des fremden Organs erfolglos.

Die Wende brachte erst ab 1980 der breite Einsatz von *Ciclosporin,* auch *Cyclosporin A,* (➤ 13.6.3), einem potenten Immunsuppressivum, das die gesamte Transplantationsmedizin revolutionierte. Es wird geschätzt, dass bis Ende 2017 weltweit etwa 140.000 Herzen transplantiert wurden. Laut der *Deutschen Stiftung Organtransplantation (DSO)* erfolgten in Deutschland 2020 339 Herztransplantationen, 700 (transplantable) Menschen befanden sich Ende 2020 auf der Warteliste für den Eingriff. Derzeit liegt die 3-Jahres-Überlebensrate nach Herztransplantation bei 70 %, die

10-Jahres-Überlebensrate bei etwa 60 %, viele Patienten überleben Jahrzehnte. Ein großer Erfolg, wenn man bedenkt, dass diese Menschen sonst hätten sterben müssen! Ein besonders eindrückliches Beispiel für diese Fortschritte ist ein Extremsportler, der seit 2012 mit einem Spenderherz lebt und bereits mehrmals an Ironman-Rennen teilgenommen hat.

Entscheidend: die Organisation auf mehreren Ebenen

Zwei organisatorische Punkte spielen eine entscheidende Rolle bei Herztransplantationen: die gerechte Zuteilung *(Allokation)* der im Vergleich zum Bedarf zu wenigen Spenderherzen und die zeitliche Koordination, denn die Konservierungszeit des Spenderherzens zwischen Entnahme und Einsetzen beim Empfänger darf wegen der Folgen der Ischämie für das Gewebe nicht länger sein als wenige Stunden.
Die Allokation erfolgt überregional durch Stiftungen (Deutschland und Österreich *Eurotransplant,* Schweiz *Swisstransplant*) auf der Basis von Dringlichkeit, Größen-, HLA- (➤ 13.4.5) und Blutgruppen-Kompatibilität, Dauer der Wartezeit und Transportweg zum Herzzentrum. Da die Herzzentren jedoch mitentscheiden, wer mit welcher Dringlichkeit auf die Wartelisten kommt, sind Manipulationen vorstellbar und leider auch geschehen. In Deutschland herrscht ein großer Mangel an Spenderherzen. Die Warteliste ist zwei- bis dreimal umfangreicher als die Zahl gespendeter Herzen. Umso bedeutsamer ist, wenn ein Spenderorgan bereitsteht, die perfekte Koordination des gesamten Organspendeprozesses durch die DSO.

Die eigentliche Operation

Die eigentliche Operation ist mittlerweile Routine: Der Patient in Vollnarkose wird an die Herz-Lungen-Maschine angeschlossen, die während der Operation die Sauerstoffversorgung des Körpers übernimmt. In der Regel erfolgt die Transplantation nach der modifizierten OP-Technik von *Lower und Shumway,* bei der das Empfängerherz herausgenommen und das Spenderherz einschließlich der Vorhöfe übernommen und mit den herznahen großen Gefäßen des Empfängers End-zu-End verbunden wird (*totale orthotope*

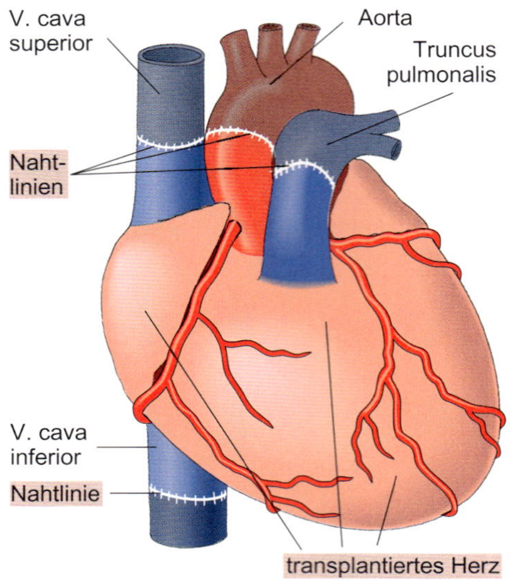

Abb. 14.38 Herztransplantation (transplantiertes Spenderherz in rosa).

Herztransplantation, orthotop = an normaler Stelle, ➤ Abb. 14.38). In der ursprünglichen Technik wurden die Vorhöfe oder Teile der Vorhöfe des Empfängers belassen. Die Abtrennung auf der Vorhofebene führte durch die unvermeidliche Narbenbildung zu Störungen der herzinternen Erregungsleitung im rechten Vorhof (➤ 14.5.1), was die dauerhafte Implantation eines Schrittmachers erforderte. Zudem erwies sich eine nicht zum Spenderherz passende Vorhofgeometrie als Nachteil für die Herzfüllung.
Bei der anschließenden Betreuung des Patienten auf der Intensivstation – in der Regel einige Tage – stehen die Beobachtung der immunologischen Akzeptanz und die hämodynamische Funktion des neuen Herzens im Zentrum. Die immunsuppressive Therapie beginnt bereits während der Operation und ist lebenslang notwendig.

W

Wie lebt es sich mit einem fremden Herzen?

Menschen, die mit einem neuen Herzen leben, sind wissenschaftlich intensiv bezüglich ihres körperlichen Zustands und seelischen Empfindens untersucht worden. Zwar schlägt das neue Herz nie so gut wie das eigene in guten Tagen. Dem neuen Herzen fehlt der die Herzfunktion modulierende Einfluss des vegetativen Nervensystems (➤ 14.6.3), also des Sympathikus und etwas weniger des Parasympathikus. Diese Nervenverbindungen können nicht wieder hergestellt werden. Das Herz funktioniert im Wesentlichen *autonom* (➤ 14.5.1), eine gewisse (verzögerte) Regulation erfolgt aber über das vom Sympathikus aus dem Nebennierenmark freigesetzte und über die Blutbahn zum Herzen transportierte *Adrenalin* (➤ 11.5.5) sowie durch den herzeigenen *Frank-Starling-Mechanismus* (➤ 14.6.3). Hinzu kommen die lebenslange Immunsuppression mit ihren Nebenwirkungen und Risiken sowie regelmäßige, teils invasive Kontrolluntersuchungen. Auch psychisch muss die Transplantation verarbeitet und das fremde Herz angenommen werden, nicht wenige Transplantierte haben depressive Verstimmungen und Angst vor Komplikationen.
Trotz dieser Einschränkungen zeigen Studien insgesamt eine gute Lebensqualität nach Transplantation. Eine gelungene Transplantation erfüllt viele mit Glück und Dankbarkeit, auch mit Dankbarkeit gegenüber dem Spender (der anonym bleiben *muss*).

Alternativen zur Herztransplantation von Mensch zu Mensch *(Allotransplantation)* werden intensiv erforscht. Eine Alternative ist die Transplantation modifizierter tierischer Herzen (*Xenotransplantation* ➤ 4.6.3). Anfang Januar 2022 erfolgte in Baltimore (USA) mit einer Ausnahmegenehmigung die weltweit erste Xenotransplantation eines Schweineherzens an einen erwachsenen Mann. Zur Milderung von Abstoßungsreaktionen war das Schwein genetisch verändert worden. Deren Ausbleiben in den ersten Wochen nach der Transplantation wird als Meilenstein der Xenotransplantation beim Menschen betrachtet. Auch die Züchtung neuer Herzen aus körpereigenen Stammzellen wird untersucht. Weit vorangekommen ist die Entwicklung von **Herzunterstützungssystemen** (➤ 14.6.4). Sie werden zur Überbrückung einer Wartezeit bis zur Transplantation und zunehmend bei älteren Menschen ohne Transplantationschance auf Dauer erfolgreich eingesetzt.

15 Kreislauf und Gefäßsystem

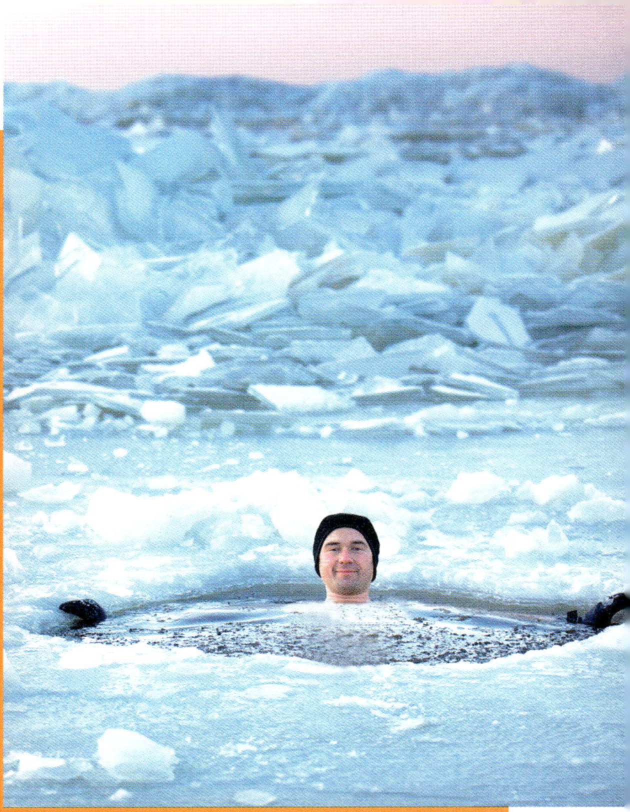

15.1 Aufbau des Gefäßsystems

15.1.1 Kardiovaskuläres System

Die Blutgefäße gehören zu den wichtigsten Transportwegen des menschlichen Körpers. Zusammen mit dem Herzen bilden sie das *Herz-Kreislauf-* oder **kardiovaskuläre System.** Dieses versorgt alle Zellen mit Sauerstoff und Nährstoffen und transportiert gleichzeitig Kohlendioxid und Stoffwechselendprodukte wieder ab.

Der Kreislauf wird in den **Körperkreislauf** *(großen Kreislauf)* und den **Lungenkreislauf** *(kleinen Kreislauf)* gegliedert (➤Abb. 14.1).

Körperkreislauf

Die linke Herzkammer presst das sauerstoffreiche Blut in die **Aorta** *(große Körper-, Hauptschlagader),* die größte Schlagader des Körpers. Diese teilt sich in andere große *Schlagadern* auf, die **Arterien** (➤Abb. 15.7, ➤Abb. 15.9). Sie führen das sauerstoffreiche, hellrote Blut vom Herzen in den ganzen Körper. Dabei verzweigen sie sich in immer kleinere Äste, die **Arteriolen.**

Die Arteriolen teilen sich schließlich in haardünne Gefäße, die **Kapillaren,** durch deren durchlässige Wand Sauerstoff, Nährstoffe und Stoffwechselprodukte zwischen Gewebe und Blut ausgetauscht werden. Die Gesamtfläche aller Kapillaren im Körper beträgt 1.000 Quadratmeter – dies entspricht etwa zehn Vierzimmerwohnungen!

Am anderen Ende der Kapillaren sammeln **Venolen** das jetzt sauerstoffarme, dunkelrote Blut und vereinigen sich zu immer größeren **Venen.** Die beiden größten Venen des Menschen, **Vena cava superior** und **inferior** (*obere* bzw. *untere Hohlvene,* ➤Abb. 15.10), führen das Blut in den rechten Herzvorhof zurück.

> W
>
> **Arterie oder Vene?**
>
> In **Arterien** strömt das Blut *vom Herzen weg.* Im Körperkreislauf führen die Arterien hellrotes, sauerstoffreiches Blut, im Lungenkreislauf hingegen fließt in ihnen sauerstoffarmes, dunkelrotes Blut. **Venen** leiten das Blut *zum Herzen zurück.* Sie enthalten im Körperkreislauf sauerstoffarmes und im Lungenkreislauf sauerstoffreiches Blut. Die großen Arterien des Körperkreislaufs gehören zum **Hochdrucksystem,** die Venen des Körperkreislaufs und alle Gefäße des Lungenkreislaufs zum **Niederdrucksystem** (➤Abb. 15.9, ➤Abb. 15.10).

Lungenkreislauf

Die rechte Herzkammer pumpt das sauerstoffarme Blut in den Lungenkreislauf. Auch seine Arterien verästeln sich bis auf Kapillardicke. Im Kapillarnetz der Lunge reichert sich das Blut mit Sauerstoff an und gibt Kohlendioxid ab, das anschließend ausgeatmet wird. Die Lungenvenen führen das sauerstoffreiche Blut in den linken Vorhof zurück, wo der Kreislauf von vorn beginnt.

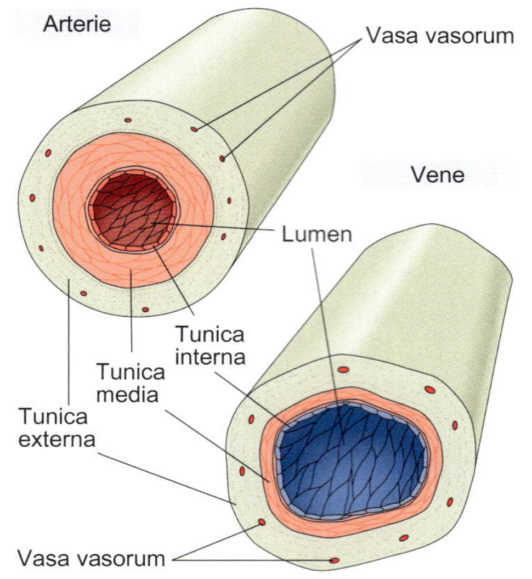

Abb. 15.1 Schichtaufbau größerer Arterien und Venen.

15.1.2 Arterien

Wandaufbau

Arterien sind aus drei Wandschichten aufgebaut, die einen Hohlraum umschließen, das **Gefäßlumen** (*Lumen* bezeichnet die lichte Weite eines Hohlorgans ➤Abb. 15.1).

- Flache Zellen (einschichtiges Plattenepithel ➤Abb. 4.1) kleiden das Gefäßlumen aus und bilden das **Gefäßendothel,** das mit dem Blut direkt Kontakt hat. Darunter liegen feine Bindegewebsfasern und eine elastische Membran. Sie bilden zusammen mit dem Gefäßendothel die **Tunica interna** (kurz *Interna,* auch *Tunica intima* oder kurz *Intima*)
- In der mittleren, kräftigsten Schicht, der **Tunica media** oder *Media,* verlaufen glatte Muskelzellen und elastische Fasern
- Die äußere Schicht, die **Tunica externa** (kurz *Externa* oder früher *Adventitia*), besteht aus Bindegewebe und elastischen Fasern. Bei den größeren Arterien verlaufen in ihr Gefäße, **Vasa vasorum** genannt, und Nerven zur Versorgung der Arterienwand.

Arterien vom elastischen Typ

Bei herznahen Schlagadern, etwa Aorta oder Halsschlagader, überwiegen in der Media die elastischen Fasern – dies sind **Arterien vom elastischen Typ.** Sie sind wichtig für die gleichmäßige Funktion des Kreislaufs: Das vom Herzen während der Systole ruckartig ausgeworfene Blut steigert den Druck im herznahen Gefäß und dehnt die Gefäßwand kurz auf. In der Diastole entspannt sich der Herzmuskel, die sehr elastische Gefäßwand zieht sich wieder zusammen und schiebt das im Lumen gespeicherte Blut (ca. die Hälfte des Schlagvolumens) weiter. Im nachfolgenden Gefäßabschnitt wiederholt sich das Ganze. Es entsteht zum einen eine Druckwelle, die **Pulswelle,** die in die Gefäßperipherie wandert. Zum anderen sorgen die herznahen Gefäße so für einen gleichmäßigen Blutstrom. Wären sie starr wie Wasserrohre, stünde nach jeder Herzaktion der Blutstrom still. In Anlehnung an Ausgleichs- und Speicherbehälter hinter Kolbenpumpen heißt dieser Mechanismus **Windkesselfunktion,** die entsprechenden Arterien nennt man **Windkesselgefäße** (➤Abb. 15.2).

Die *Dehnbarkeit* der Gefäße heißt **Compliance.** Die Compliance des venösen Systems ist ca. 200-mal größer als die des arteriellen Systems. Mit zunehmendem Alter oder bei bestimmten Erkrankungen nimmt die Compliance ab.

Arterien vom muskulären Typ

Bei den Arterien in der Körperperipherie hingegen überwiegen in der Media die glatten Muskelzellen. Diese **Arterien vom muskulären Typ** können durch Kontraktion oder Entspannung die Weite ihres Lumens und damit Strömungswiderstand (➤15.3.2) und Durchblutung der von ihnen versorgten Organe beeinflussen. Daher heißen diese Arterien auch *Widerstandsgefäße.*

15.1.3 Arteriolen

Am Übergang zwischen Arterien und Kapillaren finden sich die **Arteriolen.** Sie bilden den Hauptanteil der Widerstandsgefäße und sind somit entscheidend an der Widerstandsregulation beteiligt (➤Abb. 15.11).

Die Wand der Arteriolen besteht aus Endothel, einem Gitterfasernetz und einer einschichtigen, glatten Muskelzellschicht. Das vegetative Nervensystem (➤8.10), lokal anfallende Stoffwechselprodukte und vom Endothel gebildete Botenstoffe steuern den Spannungszustand der glatten Muskulatur und damit die Arteriolenweite und so die Durchblutung. Ziehen sich die Muskeln zusammen, wird der Gefäßquerschnitt kleiner (*Ge-*

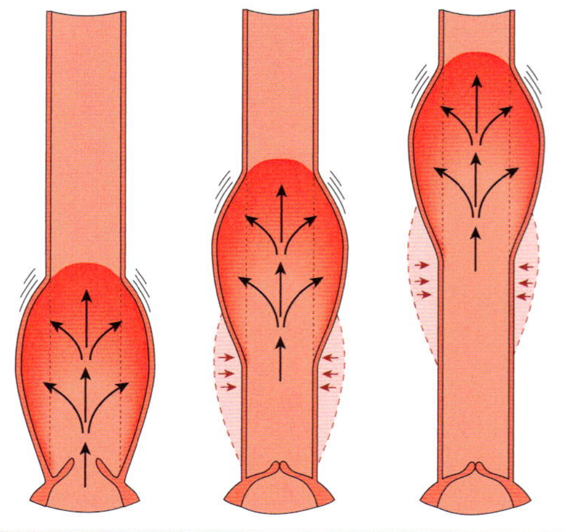

Abb. 15.2 Windkesselfunktion. Infolge der Windkesselfunktion herznaher Arterien breiten sich Blutströmung und Pulswelle kontinuierlich über die Arterien aus. Dabei ist die Ausbreitungsgeschwindigkeit der Pulswelle auf der Arterienwand sehr viel größer als die Strömungsgeschwindigkeit des Blutes in den Arterien.

fäßengstellung, **Vasokonstriktion**), und die Durchblutung im nachfolgenden Kapillargebiet sinkt. Erschlaffen sie, erweitert sich die Arteriole (*Gefäßweitstellung,* **Vasodilatation**), und die Durchblutung nimmt zu.

15.1.4 Arteriosklerose

Bei der **Arteriosklerose** verhärtet sich die Arterienwand, meist langsam über Jahre. Streng genommen ist Arteriosklerose ein Sammelbegriff für verschiedene degenerative Gefäßerkrankungen. Da die im Folgenden dargestellte **Atherosklerose** jedoch weitaus am bedeutendsten ist, werden die beiden Begriffe meist (so auch hier) synonym gebraucht.

Fett, Cholesterin und andere Substanzen lagern sich in die Arterienwand ein und bilden sog. **Plaques.** Falls Plaques *reißen (rupturieren),* können sich sekundär Thromben bilden. Die Verdickung und der Elastizitätsverlust der Arterienwand verengen das Gefäßlumen. Als Folge entsteht eine Mangeldurchblutung von Geweben und Organen. Arteriosklerosebedingte Herz-Kreislauf-Erkrankungen zählen zu den häufigsten Todesursachen in den Industriestaaten.

Risikofaktoren

Bei der Entstehung der Arteriosklerose spielen einerseits nicht beeinflussbare **Risikofaktoren** eine Rolle, etwa höheres Lebensalter, männliches Geschlecht und genetische Prädisposition, z. B. eine Erhöhung des *Lipoproteins a* (für das zurzeit noch keine medikamentöse Therapie existiert). Daneben beeinflussen vor allem die Lebensbedingungen unserer „modernen" Zivilisation die Entstehung, besonders (➤ Abb. 15.3):

- Über- und Fehlernährung und Fettstoffwechselstörungen mit zu hohem „bösem" LDL-Cholesterin und zu niedrigem „gutem" HDL-Cholesterin im Blut (➤ 15.5, ➤ 18.4, ➤ 18.6)
- Rauchen (➤ 16.13)
- Hypertonie (Bluthochdruck ➤ 15.4.1)
- Diabetes mellitus (➤ 11.6.3), vor allem Diabetes mellitus Typ 2
- Übergewicht (Adipositas ➤ 18.4.2)
- Bewegungsmangel (➤ 6.9)
- Psychosoziale Faktoren.

Pathogenese

Schlüsselrollen für die Entstehung von Arteriosklerose spielen das *LDL-Cholesterin* (➤ 15.5), reaktive *Sauerstoffradikale* (aggressive Moleküle mit ungepaarten Elektronen ➤ Abb. 1.10), das *Stickstoffmonoxid* (*NO,* auch *EDRF = endothelium derived relaxing factor* genannt), das vom Endothel der Gefäße gebildet wird (➤ 15.3.3), und eine *Endothelschädigung.*

Endotheldysfunktion und -schaden: Plaques und Thromben. Normalerweise besteht ein Gleichgewicht zwischen NO und Sauerstoffradikalen. NO kommt dabei eine Schutzfunktion zu, indem es unter anderem die Gefäße entspannt, das Einwandern von Makrophagen in die Intima vermindert und die Thrombozytenaggregation hemmt. Häufen sich nun Sauerstoffradikale im Blut an, wird die Verfügbarkeit von NO herabgesetzt und dadurch seine Schutzfunktion vermindert **(endotheliale Dysfunktion).**

Kommt es in der Folge zur **Endothelschädigung,** heften sich Monozyten am Endothel an, nisten sich als ortsständige Makrophagen (Fresszellen ➤ 13.2.2) in der Intima ein und führen zu einer Entzündung. Bei zu hohem LDL-Cholesterin-Blutspiegel nehmen die Makrophagen viel LDL-Cholesterin auf. Sie werden so zu fetthaltigen **Schaumzellen,** dem Hauptbestandteil der **arteriosklerotischen Plaques.** Letztere können bindegewebig überzogen werden, aber auch reißen (rupturieren), sodass sich Thrombozyten anlagern und dort ein Blutgerinnsel **(Thrombus)** entsteht. Durch Einlagerung von Kalksalzen in die geschädigte Intima bilden sich **Verkalkungen.** Die Gefäße werden zunehmend enger bis zum Verschluss.

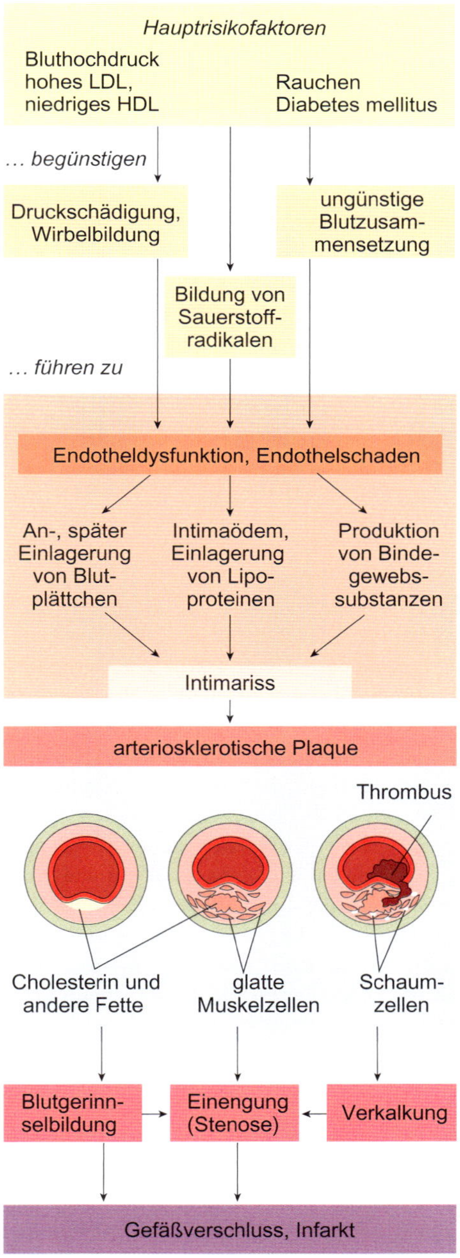

Abb. 15.3 Risikofaktoren, Pathogenese und Folgen der Arteriosklerose.

Wesentlich ist zudem die Stabilität der Plaques. Instabile Plaques rupturieren eher. Das „Aufspringen" begünstigt die Anlagerung eines Thrombus, der in Minuten zum teilweisen oder kompletten Verschluss der Arterie mit den entsprechenden Folgen führt. Das frühzeitige Erkennen von instabilen Plaques ist daher ein wichtiges Thema der kardiovaskulären Forschung.

Diese **Response-to-Injury-Theory** (deutsch: *Antwort-auf-Verletzung-Theorie*) mit der Endothelverletzung am Beginn der Schädigungskaskade ist das zurzeit akzeptierteste Erklärungsmodell für die Entstehung der Arteriosklerose. Sicher hat auch das Gerinnungssystem Einfluss. Geschädigte Endothelzellen bilden weniger NO und *Prostazyklin* (ein Prostaglandin, ➤ 3.5.3, ➤ Tab. 11.4), die die Thrombozytenaggregation hemmen. Ohne sie ballen sich die Thrombozyten schneller zusammen und somit wird die Gerinnungskaskade (➤ 12.5.5) in Gang gesetzt.

Gefäßverschluss und Infarkt. Der vollständige Verschluss (Obliteration) des Gefäßes hat zur Folge, dass das ursprünglich von dieser Arterie versorgte Gefäßgebiet einen akuten Sauerstoffmangel erleidet – in der Medizin spricht man von **Ischämie.** Stirbt das ischämische Gewebe ab, liegt ein **Infarkt** vor.

15

M

Ganzer Körper betroffen

Wichtige Arteriosklerose-Folgeerkrankungen sind:

- Koronare Herzkrankheit und Herzinfarkt (➤ 14.7.2, ➤ 14.7.3)
- Schlaganfall (➤ 8.12)
- Verschlüsse der Bauch-, Becken- und Beinarterien (➤ 15.1.5)
- Arteriosklerotische Aneurysmen (➤ 15.1.6).

In der Regel ist die Arteriosklerose keine lokale, sondern eine *generalisierte* Gefäßerkrankung. Betroffene haben daher oft *mehrere* Folgeerkrankungen.

Ein Screening auf Risikofaktoren und Einschätzung des individuellen Herz-Kreislauf-Risikos mithilfe von *Risikoscores* wird für alle über 40-Jährigen empfohlen.

Behandlung

Die Behandlung der Arteriosklerose setzt bei den Risikofaktoren an. An erster Stelle stehen Lebensstiländerungen. Bei Hochrisikopatienten werden Medikamente gegeben, vor allem **Cholesterinsenker** zur Reduktion hoher LDL-Werte im Blut. Am meisten verschrieben werden **Statine** (➤ 15.5), die die körpereigene Cholesterinsynthese hemmen. Bei unzureichender Wirkung können sie mit Ezetimib (z. B. Ezetrol®) kombiniert werden, das die Cholesterinaufnahme im Dünndarm aus der Galle oder der Nahrung blockiert.

Hinzu treten lokale Maßnahmen an den betroffenen Gefäßen, etwa die Aufdehnung von Verengungen oder der Gefäßersatz durch eine Kunststoffprothese bei Gefäßverschluss/-aneurysma.

15.1.5 Beinarterienverengungen

Sind die Extremitätenarterien von (arteriosklerotischen) Verengungen betroffen, entsteht die *periphere arterielle Verschlusskrankheit* **(pAVK),** zu 90 % in den Beinen und zu 90 % bei Rauchern („Raucherbein"). Typisch sind schmerzbedingte Pausen beim Gehen. Viele Betroffene bleiben hierfür vor Geschäftsauslagen stehen – daher auch die Bezeichnung *Schaufensterkrankheit (Claudicatio intermittens).* Neben der Optimierung der Risikofaktoren ist konsequentes, strukturiertes Gehtraining ganz wichtig, da dies die Bildung von Umgehungskreisläufen (Kollateralen) fördert.

15.1.6 Aneurysmen

Eine umschriebene Gefäßausweitung heißt **Aneurysma.** Es kann angeboren sein oder im Laufe des Lebens entstehen. Rauchen, Bluthochdruck und Arteriosklerose sind die wichtigsten Risikofaktoren. Am häufigsten sind Aneurysmen der Aorta, zu 85 % im Bauchabschnitt.

Von **Bauchaorten-Aneurysmen** (➤ Abb. 15.4) sind Männer sechsmal häufiger als Frauen betroffen, der Altersgipfel liegt bei 60–70 Jahren. Oft werden sie durch Ultraschalluntersuchungen diagnostiziert, bevor sie zu Symptomen wie Schmerzen oder einer pulsierenden Schwellung geführt haben. In Deutschland gibt es ein kostenfreies einmaliges Screening für Männer ab 65 Jahren.

Nur bei kleinen Aneurysmen beschwerdefreier Patienten kann unter Kontrollen abgewartet werden. Bei größeren Aneurysmen wächst die Gefahr, dass das Aneurysma rupturiert und der Betroffene möglicherweise in Minuten innerlich verblutet. Deshalb ist oft die vorsorgliche Aneurysmaausschaltung empfehlenswert, entweder durch offene operative *Aneurysmaresektion* mit Einsetzen einer *Gefäßprothese* oder durch Einsetzen eines *Stents* über eine Leistenarterie.

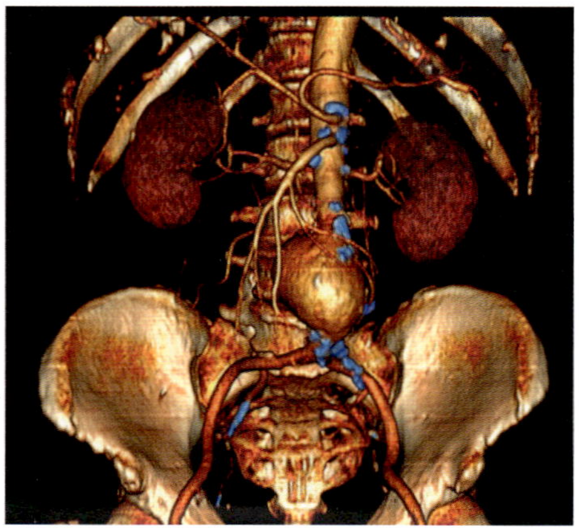

Abb. 15.4 3D-CT-Angiografie eines Bauchaortenaneurysmas. [J520]

15.1.7 Kapillaren

Die mikroskopisch feinen Kapillaren verbinden die Arteriolen mit den Venolen. Sie bilden ein im gesamten Körper ausgedehntes, unterschiedlich dicht geknüpftes Netz:

- Gewebe mit hohem Sauerstoffbedarf, beispielsweise die Muskeln oder die Nieren, besitzen eine hohe Kapillardichte
- Auch die Lunge hat für den Gasaustausch ein Kapillarnetz hoher Dichte
- Sehnen und andere Gewebe mit niedriger Stoffwechselaktivität (bradytrophe Gewebe ➤ 4.3.5) hingegen haben nur wenige Kapillaren
- Augenlinse und Hornhaut des Auges sowie Knorpel, Herzklappen und Oberhaut (Epidermis) haben beim Gesunden keine Kapillaren. Sie werden durch Diffusion versorgt.

Die Durchblutung der kleinen Arteriolen, Blut- und Lymphkapillaren und kleinen Venolen heißt auch **Mikrozirkulation.**

> **Dekubitusgefahr!**
> Die Gefäßwände der Kapillaren sind dünn, der Blutdruck in den Kapillaren ist niedrig. Deshalb reicht im Liegen oft schon der Druck des aufliegenden Körpers, um die Kapillaren abzudrücken und den Stoffaustausch zu unterbrechen. Bleibt der Druck länger als zwei Stunden bestehen, werden die Zellen irreversibel geschädigt und beginnen abzusterben: Ein **Dekubitus** (*Druckgeschwür, Wundliegegeschwür* ➤ 7.5.9) entsteht. Die Gefahr ist bei zusätzlichen Hautschädigungen oder Minderdurchblutung besonders hoch.

Rechnet man die Gefäßquerschnitte aller Kapillaren zusammen, so ergibt sich ein Gesamtquerschnitt, der denjenigen in den übrigen Gefäßgebieten weit übersteigt. Der Blutstrom ist in den Kapillaren besonders langsam (➤ Abb. 15.11), was den Stoffaustausch durch die Kapillarwand begünstigt. Denn im Gegensatz zu den Arterien, deren Wand für Blutbestandteile undurchdringlich ist, ist die dünne Kapillarwand porös und besteht nur noch aus dem Endothel und einer dünnen Basalmembran (➤ 4.2). Durch die Poren werden Substanzen zwischen Gefäß und Gewebe ausgetauscht. Anders ausgedrückt: Die Kapillarwände bilden eine semipermeable Membran (➤ 2.4.2), die von allen Substanzen außer Blutkörperchen und Plasmaeiweißen frei passiert werden kann.

Druckverhältnisse im Kapillargebiet

Entscheidend für den Stoffaustausch im Kapillargebiet sind die Druckverhältnisse. Je nach Druckgradient gelangen Flüssigkeit und Nährstoffe in das umliegende Gewebe *(Auswärtsströmung, Filtration)* oder es strömen Abfallprodukte mit der Flüssigkeit in das Gefäßsystem zurück (*Einwärtsströmung, Reabsorption,* ➤ Abb. 15.5.

Der *Rest-Blutdruck* sinkt von ca. 30 mmHg am Anfang des arteriellen Kapillarschenkels auf ca. 10 mmHg am venösen Ende. Er „drückt" Wasser, Ionen und andere kleine Moleküle durch die Poren der Kapillarwand ins Gewebe, also nach „außen". In die gleiche Richtung wirkt der **kolloidosmotische Druck** (➤ 2.7.7) des Gewebes (Interstitium), der Wasser und kleine Moleküle ins Interstitium „zieht" und bei etwa 5 mmHg liegt. Der Flüssigkeitsdruck im Interstitium ist vernachlässigbar.

Nach „innen" (zum Gefäßinneren) gerichtet ist hingegen der **kolloidosmotische Druck** im Gefäßinneren, der in der ganzen Kapillare ca. 25 mmHg beträgt: Eiweiße (besonders *Albumin*), die die Poren nicht passieren können, halten quasi das Wasser im Gefäß fest.

Insgesamt ergibt sich am Anfang des arteriellen Kapillarschenkels ein **effektiver Filtrationsdruck** von 30 mmHg + 5 mmHg – 25 mmHg = 10 mmHg; d. h. Flüssigkeit und kleine Moleküle werden ins Interstitium *filtriert.* Am venösen Schenkel überwiegen durch das Absinken des Blutdrucks die nach innen gerichteten Kräfte, Flüssigkeit und kleine Moleküle werden in die Kapillaren *reabsorbiert* (➤ Abb. 15.5).

Pro Tag gelangen rund 20 Liter Flüssigkeit durch die Kapillarwände in das Interstitium. 18 Liter davon fließen im venösen Schenkel der Kapillaren wieder in das Gefäßsystem zurück. Zwei Liter strömen indirekt durch das *Lymphsystem* ins Blut zurück (➤ 12.6.1, ➤ Abb. 12.25).

Ödeme

Ödeme sind krankhafte Flüssigkeitsansammlungen im Gewebe. Sie entstehen, wenn das Gleichgewicht zwischen Filtration einerseits und Reabsorption plus Lymphabfluss andererseits zugunsten der Filtration verschoben ist.

Ödeme können verschiedene Ursachen haben:

- *Erhöhter Blutdruck in den Kapillaren.* Ist der Druck in den Kapillaren erhöht, etwa lokal bei einer tiefen Beinvenenthrombose oder generalisiert bei Herzinsuffizienz, so steigt die Filtration, und bei erschöpfter

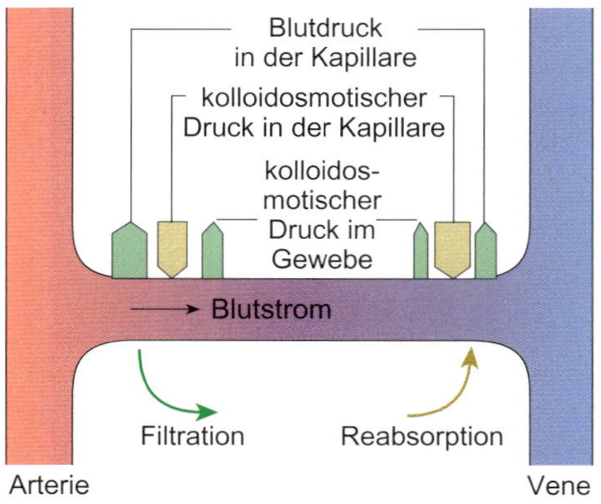

Abb. 15.5 Druckverhältnisse im Kapillargebiet. Im arteriellen Schenkel der Kapillare überwiegen die nach außen gerichteten Kräfte (dargestellt durch entsprechend breite Pfeile), Flüssigkeit wird filtriert. Im venösen Schenkel haben sich die Kräfteverhältnisse umgekehrt, Flüssigkeit wird reabsorbiert. Der besseren Anschaulichkeit wegen wurde der Lymphabfluss hier vernachlässigt (➤ 12.6.1, ➤ Abb. 12.25).

Transportkapazität der Lymphgefäße sammelt sich Flüssigkeit im Gewebe
- *Verminderter kolloidosmotischer Druck.* Sinkt der Albumingehalt im Blut, etwa bei schweren Lebererkrankungen oder bei Eiweißverlusten, so wird weniger Wasser in den Kapillaren zurückgehalten
- *Störung des Lymphabflusses.* Sind die Lymphbahnen z. B. durch einen Tumor verlegt, können Ödeme im Einzugsbereich die Folge sein
- *Erhöhte Permeabilität der Kapillarwände.* Eine erhöhte Durchlässigkeit der Kapillaren für Eiweiße, etwa bei einer Entzündung, führt ebenfalls zu (lokalen) Ödemen. Im Gegensatz zu den bisher genannten sind diese Ödeme aber *proteinreich.*

15.1.8 Venolen und Venen

Nachdem das Blut die Kapillaren durchflossen hat, gelangt es in kleine Venen, die Venolen, die das Blut sammeln und es den größeren Venen zuleiten, die zum Herzen zurückführen.

In den Venen und Venolen des Körperkreislaufs befinden sich etwa 65 %, in den Venen des Lungenkreislaufs ca. 10 % des gesamten Blutvolumens. Deshalb nennt man sie auch **Kapazitätsgefäße.** Bei Bedarf können aus diesem Reservoir größere Blutmengen in andere Teile des Körpers verschoben werden.

Venöses Volumen nutzen (P)

Das hohe Blutvolumen im venösen System macht man sich z. B. bei der Lagerung eines Patienten mit einem Kreislaufkollaps zunutze: Durch Hochhalten der Beine fließt in den Beinvenen gespeichertes Blut wieder zum Herzen zurück, die enddiastolische Füllung und der Füllungsdruck (➤ 14.6.2) sowie das Schlagvolumen des Herzens steigen an.

Wandaufbau

In den Venen herrscht ein niedrigerer Druck als in den Arterien, weshalb Venen viel dünnwandiger sind. Der Aufbau der Venenwand entspricht in etwa dem der Arterien, die einzelnen Schichten sind aber schlechter gegeneinander abgegrenzt. Außerdem ist bei den Venen die äußere Schicht dicker, die Muskulatur schwächer, und die innere Schicht bildet in den Venen der Rumpfwand und der Extremitäten Taschenklappen: Meist zwei sich gegenüberstehende Endothelausstülpungen bilden zusammen eine Art Ventil (vergleichbar den Taschenklappen des Herzens), das den Blutstrom zum Herzen hin freigibt (➤ Abb. 15.6). Strömt das Blut jedoch in die andere Richtung, so entfalten sich die Taschenklappen und verhindern den Rückfluss.

Unterstützt wird dieses Klappensystem durch die Skelettmuskulatur, die eine Vene umgibt. Kontrahiert sich die Muskulatur, z. B. beim Gehen oder Laufen, so drückt sie die Vene rhythmisch zusammen und presst dadurch das Blut zum Herzen. Diese **Muskelpumpe** vergrößert den Rückfluss zum Herzen erheblich.

Am Bein finden sich drei Arten von Venen mit Klappen: **tiefe Venen,** die tief in der Muskulatur das Blut zum Herzen zurücktransportieren, **oberflächliche Venen,** die ein Netzwerk unter der Haut bilden, und schließlich die **Perforansvenen** (*lat.* perforare = durchbrechen), die oberflächliches und tiefes Venensystem verbinden. Gesunde Perforansvenen sind Einbahnstraßen – das Blut strömt nur von den oberflächlichen in die tiefen Venen.

Krampfadern

Das Klappensystem der Venen funktioniert nur bei einem ausreichenden **Tonus** (Spannungszustand) der Venenwand. Reicht die Wandspannung nicht aus, entfernen sich die Enden der Klappen voneinander, und die Venenklappen schließen nicht mehr vollständig. Man spricht von einer **Venenklappeninsuffizienz.** Der Rückfluss dehnt die Venenwand zusätzlich auf, sodass **Varizen** *(Krampfadern)* entstehen. Der Patient leidet unter einer **Varikose** *(Krampfaderleiden).*

Besonders groß ist die Neigung zu Krampfadern in der Schwangerschaft, wenn durch das von der Plazenta gebildete Progesteron (➤ 21.3.4) der Tonus der glatten Muskulatur und damit auch der Venentonus abnimmt.

Kompressionsstrümpfe wirken einer übermäßigen Weitung der Venen entgegen und verhindern somit einen unvollständigen Schluss der Venenklappen. Langes Sitzen und Stehen sind ungünstig, Laufen und Liegen günstig. Weitere Behandlungsverfahren umfassen die Varizensklerosierung („Verödung" durch Einspritzen eines venenwandschädigenden Mittels), verschiedene minimal-invasive Verfahren und die operative Varizenentfernung.

Venöse Thrombosen ➤ 12.5.7

15.2 Abschnitte des Kreislaufs

15.2.1 Arterien des Körperkreislaufs

Der Körperkreislauf beginnt in der linken Herzkammer, führt über die Aorta und das arterielle System zu den Kapillaren und über das venöse System zurück zur oberen und unteren Hohlvene (V. cava superior und inferior) und in den rechten Vorhof.

Die **Aorta** gibt zunächst zwei kleine Äste ab, die den Herzmuskel mit Blut versorgen: die **A. coronaria sinistra** und **dextra** (*linke* bzw. *rechte Koronararterie,* ➤ 14.7.1). Danach steigt sie auf (**Aorta ascendens,** *aufsteigende Aorta*), verläuft im Bogen oberhalb des Truncus pulmonalis und zieht dann abwärts (**Aorta descendens,** *absteigende Aorta,* ➤ Abb. 15.7).

Gefäße des Brustraums

Am **Arcus aortae** (*Aortenbogen,* ➤ Abb. 15.7, ➤ Abb. 15.9) entspringen mehrere große Arterien: zunächst geht rechts der **Truncus brachiocephalicus** *(Arm-Kopf-Arterienstamm)* ab. Dieser teilt sich nach wenigen Zentimetern in die **A. subclavia dextra** *(rechte Schlüsselbeinschlagader)* und die **A. carotis communis dextra** *(rechte gemeinsame Halsschlagader).* Als Nächstes zweigen die **A. carotis communis sinistra** *(linke gemeinsame Halsschlagader)* und die **A. subclavia sinistra** *(linke Schlüsselbeinschlagader)* aus der Aorta ab. Die beiden **Karotiden** *(Halsschlagadern)* ziehen dann kopfwärts. In der **Karotisgabelung** am oberen Kehlkopfrand teilen sie sich jeweils in die **A. carotis externa** *(äußere Halsschlagader)* und in die **A. carotis interna** *(innere Halsschlagader).* Die Karotisgabel, vor allem der Anfangsteil der

15

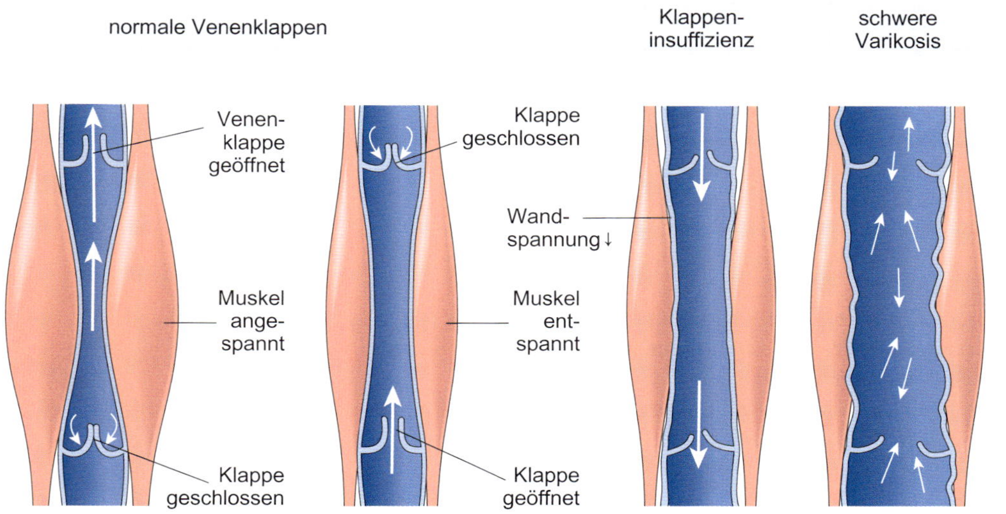

Abb. 15.6 Funktion der Venenklappen. Im Bild ganz links wird das Blut durch Kontraktion der anliegenden Muskeln durch die geöffnete Venenklappe nach oben zum Herzen gepresst. Die untere, geschlossene Klappe verhindert einen Rückstrom. Bei entspannter Muskulatur (zweites Bild von links) fließt Blut von unten durch die jetzt geöffnete Klappe. Sind die Venen erweitert (drittes Bild), schließen die Klappen nicht mehr vollständig. Blut strömt der Schwerkraft folgend zurück in die Körperperipherie. Es entsteht eine Varikose (ganz rechts).

A. carotis interna, ist etwas erweitert. Dieser weitere Bereich heißt auch **Karotissinus.** Die A. carotis externa versorgt Kehlkopf, Mundhöhle, Schilddrüse, Kaumuskulatur, Nase und das Gesicht. Die A. carotis interna speist das Auge und den größten Teil des Gehirns (➤ 8.12).

Armarterien

Die **Aa. subclaviae** versorgen die beiden Arme (➤ Abb. 15.7). Sie ziehen zunächst zur Achsel und geben dabei mehrere Äste ab. Dazu gehören die rechte und die linke **A. vertebralis** *(Wirbelschlagader),* die an der Halswirbelsäule zum Gehirn verlaufen, sowie mehrere Äste für Brustwand, Hals- und Nackenregion. In der Achsel ändert die A. subclavia ihren Namen in **A. axillaris** *(Achselschlagader).* Diese zieht weiter zum Oberarm und wird zur **A. brachialis** *(Armschlagader).*
Diese teilt sich in der Ellbeuge auf in die **A. radialis** *(Speichenschlagader)* und die **A. ulnaris,** die *Ellenschlagader.* Die A. radialis verläuft entlang der Speiche in Richtung Hand. An ihr wird gewöhnlich der Puls gemessen. Die A. ulnaris zieht entsprechend an der Ellenseite weiter. Beide verzweigen sich und versorgen Unterarm und Hand.

Gefäße des Bauchraums

Die Aorta descendens verläuft dicht vor der Wirbelsäule und gibt im Brustraum die **Interkostalarterien** *(Zwischenrippenschlagadern)* ab, die entlang der Rippen verlaufen. Danach passiert sie das Zwerchfell und tritt ins Retroperitoneum (➤ 17.1.3) ein.
Hieß die Aorta bis zum Zwerchfell noch **Aorta thoracica** *(Brustaorta),* so wird sie jetzt **Aorta abdominalis** *(Bauchaorta)* genannt. Im Bauchraum zweigt zunächst der **Truncus coeliacus** *(Bauchhöhlenstamm)* ab (➤ Abb. 15.8), ein kräftiger Arterienstamm, der sich nach wenigen Zentimetern in drei Äste aufteilt: die **A. gastrica sinistra** *(linke Magenschlagader)* für den Magen, die **A. hepatica communis** *(gemeinsame Leberschlagader)* vor allem für die Leber und die **A. lienalis** *(Milzschlagader)* für die Milz. Weiter unten gibt die Aorta zwei große Arterien ab, die überwiegend den Darm versorgen, die **A. mesenterica superior** und **inferior** (*obere* und *untere Eingeweideschlagader*). Etwas unterhalb der A. mesenterica superior zweigen seitlich die beiden **Aa. renales** *(Nierenschlagadern)* ab (➤ Abb. 15.7, ➤ Abb. 15.9).
Vor dem vierten Lendenwirbel gabelt sich die Aorta in die linke und rechte **A. iliaca communis** *(gemeinsame Beckenschlagader),* die sich wiederum in die **A. iliaca interna** und **externa** (*innere* und *äußere Beckenschlagader*) teilen. Die A. iliaca interna versorgt die Beckenorgane.

Beinarterien

Die A. iliaca externa tritt in die **Lacuna vasorum** ein, eine Lücke zwischen Schambein und Leistenband (➤ Abb. 6.35). Hier verlaufen die Gefäße für das Bein. Während die Arterie abwärts zieht, wird sie zunächst am Oberschenkel zur **A. femoralis** *(Oberschenkelschlagader)* und läuft dann als **A. poplitea** *(Kniekehlenschlagader)* durch die Kniekehle. Unterhalb der Kniekehle teilt sie sich in drei Äste: die **A. fibularis** *(Wadenbeinschlagader),* die **A. tibialis anterior** *(vordere Schienbeinschlagader)* und die **A. tibialis posterior** *(hintere Schienbeinschlagader).* Diese drei Arterien verzweigen sich und versorgen den Unterschenkel und den Fuß.

Pulsmessung

Der von der Herzaktion erzeugte Druckpuls wird über das Arteriensystem in die Peripherie weitergeleitet und kann dort getastet werden. Diese einfache **Pulsmessung** gibt oft ohne technischen Aufwand entscheidende Hinweise auf den Zustand und die Funktion des Herz-Kreislauf-Systems eines Patienten. Hauptkriterien sind die *Pulsfrequenz* (die in aller Regel der Herzfrequenz entspricht ➤ 14.5), seine *Regelmäßigkeit* (**rhythmisch** oder **arrhythmisch**) und die *Kraft des Pulses* (**harter** oder **weicher Puls,** *Pulsus durus* oder *mollis*).

P

Tastpunkte zum Pulsmessen

Geeignete Tastpunkte zur Pulsmessung (➤ Abb. 15.9) finden sich dort, wo größere Arterien dicht unterhalb der Hautoberfläche oder über harten Strukturen wie Knochen verlaufen, gegen die man sie tasten kann. Am häufigsten

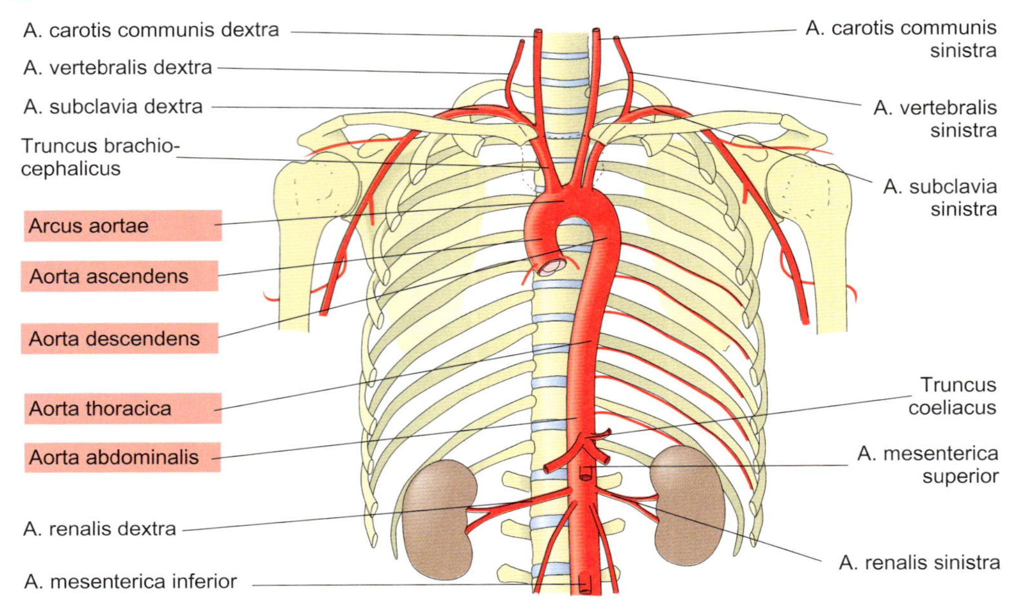

Abb. 15.7 Übersicht über die wichtigsten Gefäßabgänge der Aorta.

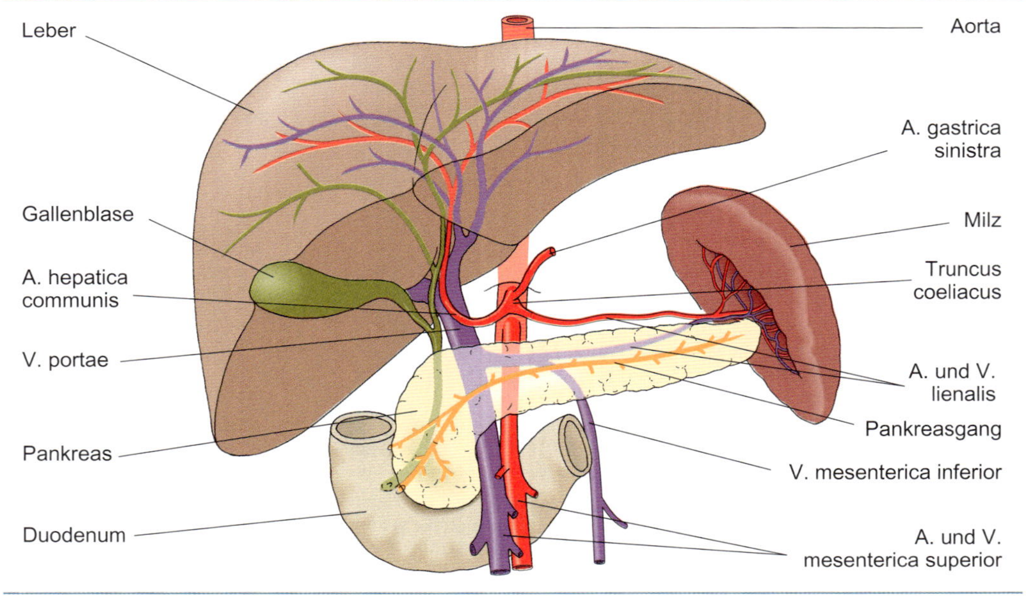

Abb. 15.8 Aufzweigungen der Aorta im Bauchraum und wichtige Gefäße des Pfortadersystems.

15

wird der Puls an der A. radialis gemessen. Hierzu legt man Zeige-, Mittel- und Ringfinger parallel zueinander am handgelenksnahen Speichenende auf der Hohlhandseite auf. Andere Stellen, an denen sich auch bei schlechter Kreislaufsituation noch der Puls messen lässt (z. B. im Schock), sind die A. carotis am Hals und die A. femoralis in der Leistenbeuge. An der A. carotis sollte man den Puls aber nur einseitig und vorsichtig messen, da die Reizung der Pressosensoren im Bereich der Karotisgabelung zu einem Abfall von Puls und Blutdruck führen kann.

15.2.2 Pfortadersystem

Das venöse Blut aus den Bauchorganen fließt nicht direkt zum rechten Herzen zurück, sondern vereinigt sich zunächst in einer großen Vene, der **V. portae** (*Pfortader,* ➤ Abb. 15.8). Diese führt das nährstoffreiche Blut aus den Verdauungsorganen zur Leber, wo es sich mit dem sauerstoffreichen Blut der A. hepatica (Leberarterie) vermischt (➤ Abb. 17.6, ➤ Abb. 17.49).
In der Leber laufen zahlreiche (biochemische) Prozesse ab, etwa Nährstoffaufnahme, Umbau und Ausscheidung von Substanzen (➤ 17.10.3, ➤ 17.10.5). Dazu durchfließt das Blut von V. portae und A. hepatica das Kapillarnetz der Leber. Danach gelangt es über die **Vv. hepaticae** *(Lebervenen)* und die V. cava inferior in den rechten Vorhof.

15.2.3 Venen des Körperkreislaufs

Aus den Kapillaren fließt das Blut über Venolen in die Venen. Der Verlauf der Venen entspricht meist dem der Arterien, es gibt jedoch insgesamt mehr Venen als Arterien. Die Venen münden letztlich in die V. cava superior oder inferior. Die **V. cava superior** *(obere Hohlvene)* sammelt das Blut aus Armen, Kopf, Hals und Brust. Die **V. cava inferior** *(untere Hohlvene)* nimmt das Blut von Bauchraum, Bauchwand, Beckenorganen und Beinen auf.
Das venöse Blut aus dem Herzmuskel fließt über mehrere kleinere Venen in den **Sinus coronarius,** eine große Sammelvene, die in den rechten Herzvorhof mündet.
Am Arm leiten die meist paarig angelegten **Vv. ulnares** und **Vv. radiales** (*Ellen-* und *Speichenvenen*) das Blut in die **V. brachialis** *(Oberarmvene),* welche in die **V. subclavia,** die *Schlüsselbeinvene,* übergeht (➤ Abb. 15.10). Diese vereinigt sich im linken bzw. rechten **Venenwinkel** mit der **V. jugularis interna** *(innere Drosselvene)* und dem rechten Hauptlymphgang bzw. Milchbrustgang (➤ Abb. 12.27) und führt in die V. cava superior.
Die V. jugularis interna nimmt venöses Blut aus Gehirn und Gesicht auf. Das venöse Blut aus der Kopfschwarte, der Haut des Hinterhauptes und dem Mundboden fließt in der **V. jugularis externa** *(äußere Drosselvene),* die in die V. subclavia oder den Venenwinkel mündet.
Das Blut aus den Bauchorganen fließt in die Pfortader (Details ➤ 15.2.2), das Blut aus den Beckenorganen sammelt sich in **Venenplexus** *(Venengeflechten),* die in die V. cava inferior münden.
Am Bein fließt das venöse Blut zum großen Teil über das tiefe Venensystem und sammelt sich zunächst in der **V. poplitea** *(Kniekehlenvene).* In der **V. femoralis** *(Oberschenkelvene)* durchströmt das Blut dann den Oberschenkel, gelangt in die **V. iliaca externa** *(äußere Beckenvene)* und schließlich in die **V. iliaca communis** *(gemeinsame Beckenvene).* Ein kleiner Anteil des venösen Blutes gelangt über das **oberflächliche Beinvenensystem** in die **V. saphena magna** *(große Rosenvene),* die im **Venenstern** in die aus der Tiefe des Oberschenkels kommende große V. femoralis mündet (➤ Abb. 15.10).

Venöse Zugänge

Für (venöse) Blutentnahmen und die Einmalzufuhr von Medikamenten erfolgt eine **Venenpunktion** oberflächlicher peripherer Venen, in der Regel an Arm oder Hand (➤ 12.2.3). Für Infusionen über Stunden oder wenige Tage wird nach Punktion eine **Venenverweilkanüle** *(Venüle)* eingelegt.
Ist über längere Zeit immer wieder ein venöser Gefäßzugang notwendig, so wird häufig ein implantierbares Kathetersystem eingebracht, insbesondere wenn die Substanzen hoch konzentriert sind oder die Venenwand schädigen (etwa Zytostatika, ➤ 3.7.6). Sehr häufig wird ein *Port-a-Cath-System* oder kurz **Port** verwendet. Ein feiner Katheter wird unter Lokalanästhesie durch einen kleinen Schnitt unterhalb des (rechten) Schlüsselbeins in die darunterliegende V. subclavia eingelegt und in die V. cava superior vorgeschoben. Der Katheter wird mit einem Reservoir (Portgehäuse) verbunden und dieses unter der Haut auf dem Brustmuskel fixiert. Das Reservoir kann dann von außen mit speziellen Nadeln punktiert werden. Liegt keine Nadel (z. B. zwischen den Chemotherapiezyklen), ist das System völlig von Haut bedeckt und der Patient kann z. B. ganz normal baden.

15.2.4 Lungenkreislauf

Der Lungenkreislauf beginnt in der rechten Herzkammer und endet im linken Vorhof. Aus dem **Truncus pulmonalis,** dem *Stamm der Lungenschlagadern,* gehen zwei große Arterien hervor, die **linke** und **rechte A. pulmonalis** (*linke* und *rechte Lungenschlagader*). Diese teilen sich in immer feinere Äste bis zu den Kapillaren auf, die die Alveolen (Lungenbläschen, ➤ Abb. 16.12, ➤ Abb. 16.13) wie ein feines Netz umspannen und so das sauerstoffarme Blut zum Gasaustausch an die Alveolen heranführen.
Venolen und Venen vereinigen sich zu vier großen **Vv. pulmonales** *(Lungenvenen),* die das jetzt mit Sauerstoff angereicherte Blut zum linken Herzvorhof leiten.

Im Fetalleben (➤ 21.5) ist der Lungenkreislauf angelegt, aber durch Shunts kurzgeschlossen. Die Plazenta übernimmt die Aufgabe des Gasaustausches.

15.3 Physiologische Eigenschaften des Gefäßsystems

15.3.1 Blutströmung

Die **Blutströmung** entsteht durch die Druckdifferenzen im Kreislaufsystem. Aus zentralen Regionen mit hohem Druck fließt das Blut in periphere Gefäßabschnitte mit niedrigerem Druck. Die Fließgeschwindigkeit hängt dabei vom Blutdruck (➤ 15.3.5) und vom Strömungswiderstand ab (➤ Abb. 15.11).

15.3.2 Strömungswiderstand

Die Gefäße setzen dem Blutstrom einen Widerstand entgegen, den **Strömungswiderstand.** Dieser wird bestimmt durch:

- Den *Durchmesser* eines Blutgefäßes (wesentlich beeinflusst vom *Tonus* der Gefäße)
- Die *Viskosität* des Blutes (Zähigkeit bzw. „innere Reibung" einer Flüssigkeit)
- Die *Länge* des Gefäßabschnitts (ist nicht veränderbar)
- Die Zahl der parallel geschalteten Blutgefäße, d. h. den *Gesamt-Gefäßquerschnitt* (je mehr Gefäße parallel durchströmt werden, desto kleiner ist der Widerstand).

Gefäßdurchmesser

Verengt sich ein Gefäß, so steigt der Widerstand an, und zwar verhält sich der Widerstand umgekehrt proportional zur *vierten Potenz* des Gefäßradius! Bei einer Halbierung des Radius steigt also der Widerstand um den Faktor $2^4 = 16$. Umgekehrt sinkt der Widerstand bei einer Verdoppelung des Radius auf $^1/_{16}$ des Ausgangswertes ab. Dieser Vorgang spielt eine wichtige Rolle bei der Regulation des Blutdrucks und der Durchblutungssteuerung der einzelnen Organe.
Im Normalzustand sind über 80 % der Arteriolen eng gestellt, wobei sich die einzelnen Arteriolen in rhythmischem Wechsel öffnen und weiten. Sind – etwa in einem Entzündungsgebiet oder bei großer Hitze – mehr als 20 % der Arteriolen geweitet, so sinkt der Strömungswiderstand rasch ab, damit nimmt die lokale Durchblutung stark zu. Umgekehrt kann der Sympathikus über diesen Mechanismus die Durchblutung innerer Organe bei einer Stressreaktion schnell reduzieren (➤ 8.10.2).

W

Arteriolen
Durch die von Organ zu Organ je nach lokalem Sauerstoffbedarf unterschiedliche Zahl der offenen Arteriolen wird nicht nur die lokale Durchblutung einzelner Organe, sondern auch die Blutverteilung zwischen und innerhalb der verschiedenen Regionen des Gesamtorganismus geregelt und dem Bedarf angepasst.

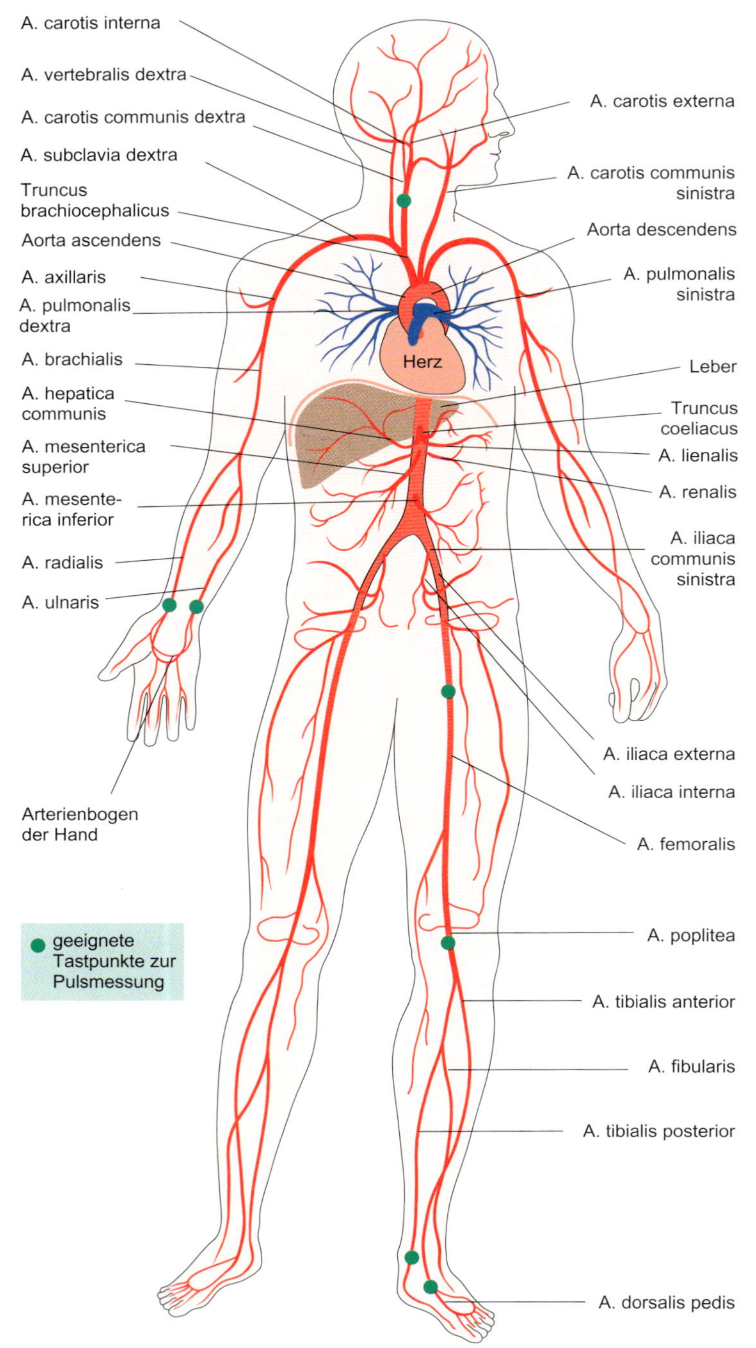

Abb. 15.9 Die wichtigen Arterien in der Übersicht.

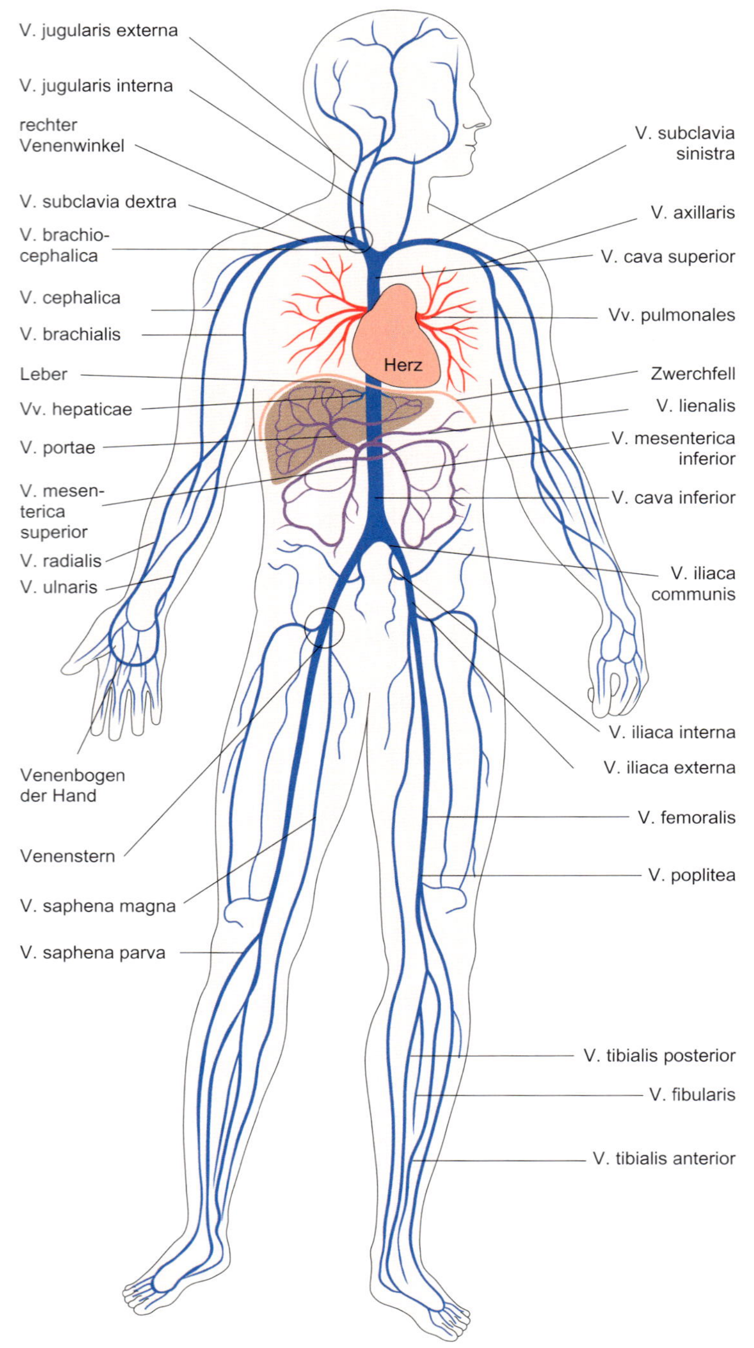

Abb. 15.10 Die wichtigen Venen in der Übersicht.

Blutviskosität

Die Viskosität (Zähigkeit) des Blutes hängt vor allem ab von dem Verhältnis zwischen festen und flüssigen Blutbestandteilen sowie von der Eiweißzusammensetzung des Plasmas. Entscheidend ist der Anteil der roten Blutkörperchen (*Hämatokrit* ➤ 12.2.5). Bei Zunahme des Hämatokrits (z. B. nach Höhenanpassung oder bei Dehydratation = Verlust von Körperwasser ➤ 19.8.1) nimmt die Viskosität überproportional zu, der Strömungswiderstand steigt.

Peripherer Gesamtwiderstand

Addiert man die Strömungswiderstände der hintereinandergeschalteten Gefäßabschnitte, so ergibt sich der *totale periphere Widerstand.* Nimmt er bei konstantem Herzzeit- und Blutvolumen zu, so steigt der arterielle Blutdruck.

15.3.3 Blutumverteilung und Körperdurchblutung

Die Blutströmung und damit die Durchblutung der Organe wird unter variablen Schwerkraftverhältnissen (Liegen, Stehen, Kopfstand) aufrechterhalten und an den wechselnden Sauerstoff- und Nährstoffbedarf angepasst. Physiologische Möglichkeiten zur Sicherung der Organdurchblutung sind:

- Am Herzen können Schlagvolumen und Herzfrequenz verändert werden
- Im Gefäßsystem kann der Durchmesser der Gefäße, insbesondere der Widerstandsgefäße, verändert werden. Dadurch ist eine Bevorzugung mancher Gefäßgebiete möglich *(Blutumverteilung)*
- Eine weitere Regulation ist über die Änderung des Blutvolumens möglich.

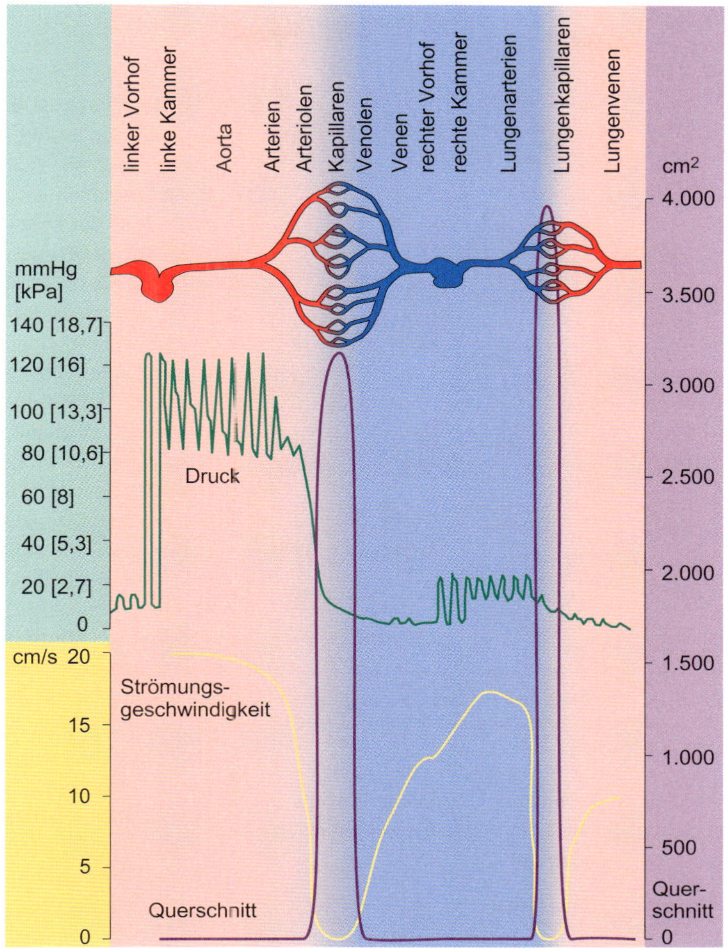

Abb. 15.11 Veränderung von Sauerstoffbeladung (rot, blau), Blutdruck, Strömungsgeschwindigkeit und Gefäßquerschnitt entlang der verschiedenen Gefäßabschnitte des Körper- und Lungenkreislaufs. In den Arteriolen fällt der Blutdruck aufgrund des hohen Widerstandes rasch ab. Da die Durchschnittsgeschwindigkeit an einem bestimmten Punkt umgekehrt proportional dem Gesamt-Gefäßquerschnitt an diesem Punkt ist, fließt das Blut in der Aorta am schnellsten und in den Kapillaren durch die starke Zunahme des Gefäßquerschnittes am langsamsten (ein breiter Fluss fließt langsam …).

Lokale Durchblutung

Manche Organe, etwa Gehirn, Herz oder Nebennieren, müssen immer gut durchblutet sein, andere hingegen, beispielsweise die Skelettmuskulatur, benötigen in Ruhe wenig, unter Belastung jedoch sehr viel mehr Blut. Daher sind Mechanismen zur **lokalen Durchblutungsregulation** erforderlich.

Die lokale Durchblutung wird in erster Linie über eine *Änderung der Gefäßweite* im Bereich der Widerstandsgefäße gesteuert. Folgende Mechanismen sind daran beteiligt:

- *Myogene Durchblutungsregulation.* Die meisten Organgefäße mit Ausnahme der Lunge halten die Durchblutung unabhängig von Blutdruckschwankungen über eine durch die Gefäßmuskulatur selbst gesteuerte Verengung bzw. Erweiterung konstant: Bei erhöhtem Blutdruck verengt sich die Gefäßmuskulatur, bei abnehmendem Blutdruck erweitert sie sich **(Bayliss-Effekt).** Man spricht auch von *Selbstregulation* oder **Autoregulation** der Gefäße. Organe mit ausgeprägter Autoregulation sind Nieren und Gehirn. Sie sichert bis zu einem kritischen unteren Blutdruckwert eine konstante Durchblutung
- *Regulation durch Stoffwechselprodukte.* Praktisch alle kleinen Arterien (Arteriolen) reagieren auf *lokale chemische Einflüsse* wie Sauerstoffmangel, Anstieg von CO_2 und Milchsäure mit Gefäßerweiterung und damit einer Steigerung der lokalen Durchblutung. So können z. B. bei verstärkter Organtätigkeit, bei intensiver Muskelarbeit oder nach einer vorübergehenden Unterbrechung der Durchblutung Stoffwechselprodukte besser abtransportiert werden
- *Regulation durch Hormone und vom Endothel und von den Thrombozyten produzierte Stoffe* (➤ 15.1.4). Die wichtigsten Substanzen mit Wirkung auf die Gefäßweite sind Histamin, Bradykinin, Serotonin und Prostaglandine, Thromboxan, NO, weitere sog. *Endotheline,* aber auch Adenosin, Angiotensin II, Adiuretin, Adrenalin und Noradrenalin
- *Regulation durch Nervenimpulse.* Entscheidend ist hier der Sympathikus (➤ 8.10), der die Weite der Widerstandsgefäße reguliert. Abhängig von dem Gefäßruhetonus und der „Rezeptorausstattung“ der verschiedenen Organe (Erregung von α_1-Rezeptoren führt zur Vasokonstriktion, Erregung von β_2-Rezeptoren zur Vasodilatation, ➤ Tab. 8.1) führt seine Aktivierung zu unterschiedlich starker Verengung oder Erweiterung der Gefäße. So wirkt der Sympathikus in den meisten Organen gefäßverengend. In der arbeitenden Skelettmuskulatur kommt es jedoch durch das Überwiegen lokaler chemischer Faktoren zu einer Gefäßerweiterung und so zu einer Umverteilung des Blutes im Sinne einer muskulären Leistungssteigerung.

In vielen Geweben beeinflussen sog. **Nebenschlussgefäße** *(arteriovenöse Anastomosen)* die lokale Durchblutung. Dies sind Kurzschlussverbindungen, die bei Öffnung einen großen Teil des Blutes direkt in das venöse System überleiten. Das Blut umgeht so das Kapillargebiet.

Ultraschall-Doppler-Untersuchungen in Kombination mit der (zweidimensionalen) Sonografie (➤ 4.7, ➤ 14.3, ➤ Abb. 14.10) erlauben heute eine nicht-invasive Untersuchung fast aller genannten Eigenschaften des Blutkreislaufs: Bei größeren Arterien und Venen kann z. B. über Gefäßdurchmesser und Strömungsgeschwindigkeit die durchströmende Blutmenge *quantitativ* (Menge pro Zeiteinheit) erfasst werden, bei kleineren Gefäßen gestattet das Doppler-Spektrum *qualitativ* zu beurteilen, welche Widerstände das Gefäß der Strömung entgegensetzt.

15.3.4 Organismus bei körperlicher Arbeit

Bei schwerer Muskelarbeit muss bis zu 100-mal mehr Sauerstoff zur Muskulatur transportiert werden als in Ruhe. Gleichzeitig müssen die vermehrt anfallenden Stoffwechselprodukte *Kohlendioxid* und **Laktat** *(Milchsäure)* abtransportiert werden. Beides erfordert eine verstärkte Muskeldurchblutung sowie entsprechende Anpassungsvorgänge des Herz-Kreislauf-Systems und der Atmung (➤ 16.10.3).

Vasodilatation der Gefäße

Die stark vermehrte Durchblutung der Muskulatur wird durch Weitstellung der Muskelgefäße *(Vasodilatation)* erreicht. Auslöser hierfür sind die in die Blutgefäße zurückfließenden Stoffwechselprodukte des *anaeroben* (= ohne Sauerstoff ablaufenden) Energiestoffwechsels (insbesondere Laktat), die in den ersten Minuten körperlicher Arbeit in großer Menge anfallen (➤ 5.3.6). Zusätzlich wirkt auch der lokal fallende Sauerstoffpartialdruck (➤ 16.9.1) gefäßerweiternd.

Allerdings wird bei reiner Haltearbeit (z. B. Hakenhalten in Operationssaal) die vermehrte Durchblutung zum Teil dadurch behindert, dass der ununterbrochen angespannte Muskel seine eigenen Gefäße abdrückt; er ermüdet daher bei **statischer Haltearbeit** besonders schnell. Günstiger dagegen sind **rhythmisch-dynamische Arbeiten,** bei der Kontraktion und Erschlaffung einander abwechseln, z. B. Gehen oder Ballspielen.

Steigerung der Herzleistung

Durch den enormen Blutbedarf der Muskulatur müssen **Herzarbeit** und **Herzleistung** (Herzarbeit pro Zeit) um ein Vielfaches zunehmen. Erreicht wird dies vor allem durch eine erhöhte

Herzfrequenz. Wird die Dauerleistungsgrenze nicht überschritten, so steigt die Herzfrequenz von ca. 70 Schlägen/min in Ruhe auf höchstens etwa 130 Schläge/min (➤ Abb. 15.12), abhängig von Alter, Trainingszustand (mehr bei Ausdauer-Spitzensportlern) und Belastung. Bei kurzzeitiger, maximaler Anstrengung kann die Herzfrequenz bis auf ca. 200 Schläge/min ansteigen. Quantitativ weniger bedeutsam ist die Zunahme des *Schlagvolumens* (➤ 14.6.1), sie beträgt ca. 25 % beim Untrainierten und 50 % beim Trainierten. Das *Herzminutenvolumen* kann dadurch von 5 l/min bis auf 20 l/min beim Untrainierten und über 30 l/min bei Hochleistungssportlern ansteigen.
Hingegen sinkt die Durchblutung des Magen-Darm-Trakts bei körperlicher Arbeit, sodass sein Anteil am Herzminutenvolumen besonders klein wird. Gehirn und Nieren zeigen eine relative Durchblutungsabnahme, ihre Durchblutung bleibt konstant. Bei körperlicher Belastung findet also eine *Umverteilung* des Blutvolumens statt (➤ Abb. 15.13).
Bei **leichter und mittelschwerer Arbeit** pendeln sich Herzfrequenz wie auch Laktatkonzentration bald auf einen höheren, aber konstanten Wert ein – es ist zu einem neuen Gleichgewicht *(Steady-State)* gekommen, und es tritt keine Ermüdung ein (➤ Abb. 15.12). Solche Arbeit kann über viele Stunden aufrechtgehalten werden.
Bei **schwerer Arbeit** kann das Herz die erforderliche Dauerleistung nicht aufbringen. Die Herzfrequenz steigt, bis das Herz ermüdet und die Herzleistung sogar wieder sinkt. Diese Ermüdung wird durch steigende *Laktatkonzentration* verstärkt (das anfallende Laktat kann nicht ausreichend abgebaut werden). Die dadurch entstehende metabolische Azidose (Ansäuerung des Blutes, ➤ 19.9.2) bedingt letztlich den Leistungsabbruch.
Die bei Arbeitsbeginn entstehende Sauerstoffschuld wird nach Beendigung der Arbeit wieder getilgt (➤ 5.3.6, ➤ Abb. 15.12). Deshalb schlägt das Herz auch nach Arbeitsende im höheren Takt, wie man auch noch einige Minuten lang „außer Atem" ist. Maß für die Sauerstoffschuld ist die *Erholungspulssumme,* d. h. die Gesamtzahl der Herzschläge nach Arbeitsende bis zum Wiedererreichen des Ruhepulses.

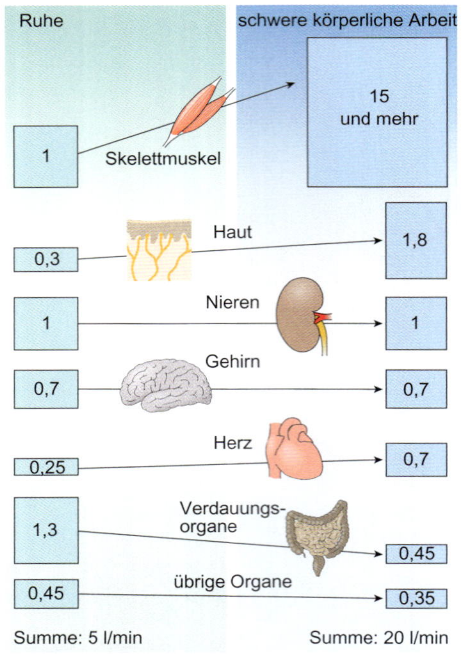

Abb. 15.13 Organdurchblutung in Ruhe und bei schwerer körperlicher Arbeit (alle Angaben in Liter pro Minute).

Steigerung der Atmung

Durch tieferes und häufigeres Atmen kann die Atmung bei körperlicher Arbeit erheblich gesteigert werden – von einem Atemminutenvolumen (➤ 16.8.5) von etwa 7 l/min in Ruhe auf bis zu 100 l/min bei extremer körperlicher Anstrengung. Oberhalb der Dauerleistungsgrenze reichert sich Laktat im Körper an. Dann steigt das Atemminutenvolumen sogar stärker an als die Produktion von CO_2 im Stoffwechsel (Hyperventilation, ➤ 16.8.6). Das Abatmen von mehr CO_2 und damit Kohlensäure (➤ 1.7.4) wirkt so einem laktatbedingten Abfall des pH-Wertes (➤ 1.7.3) entgegen (➤ 19.9.1).

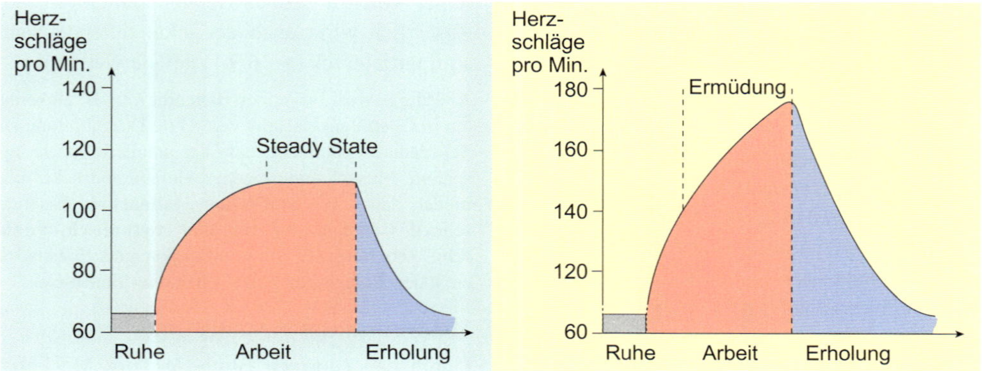

Abb. 15.12 Herzfrequenz bei einer Arbeit unterhalb (links) und oberhalb der Dauerleistungsgrenze. Die blau hinterlegten Flächen entsprechen der jeweiligen Erholungspulssumme.

15.3.5 Blutdruck und Blutdruckregulation

Blutdruck

Der **Blutdruck** ist die Kraft, die das Blut auf die Gefäßwände ausübt. Diese Kraft wirkt sowohl in den Arterien als auch in den Venen. Im klinischen Sprachgebrauch ist jedoch mit dem Begriff Blutdruck stets der Druck in den Arterien gemeint.
Die Höhe des Blutdrucks hängt ab von dem *Herzzeitvolumen* (➤ 14.6.1), dem *peripheren Widerstand* und dem *Blutvolumen.* Ferner spielt die Körperposition eine Rolle: Im Stehen erhöht sich unterhalb der Herzebene der Druck in den Gefäßen durch den schwerkraftbedingten Druck der stehenden Blutsäule **(hydrostatischer Druck).** Oberhalb der Herzebene verringert sich der Druck, weil der hydrostatische Druck dort dem vom Herzen erzeugten Druck entgegenwirkt.
Pumpt das Herz während der Kammerkontraktion (Systole) Blut in die Aorta, so steigt der Druck dort in Ruhe z. B. bis auf 120 mmHg an. Dies ist der **systolische Blutdruckwert.** Der **diastolische Blutdruckwert** von rund 80 mmHg entsteht, wenn das Herz in der Diastole erschlafft und der Druck in der Aorta abfällt (➤ Abb. 14.15).
Die Differenz zwischen systolischem und diastolischem Blutdruck ist die **Blutdruckamplitude.** Der **arterielle Mitteldruck** in der Aorta beträgt etwa 100 mmHg (= diastolischer Blutdruck plus ½ der Blutdruckamplitude).

> **Normalwerte Blutdruck** (M)
> Beim Erwachsenen gilt ein Blutdruck von:
> - < 120/80 mmHg als optimal
> - 120–129/80–84 mmHg als normal
> - 130–139/85–89 mmHg als hochnormal.

Der Blutdruck in körperlicher Ruhe sollte sich innerhalb eines fest geregelten Normalbereichs bewegen. Zu hohe Werte (Hypertonie ➤ 15.4.1) können Herz, Nieren und Gehirn schädigen. Zu niedriger Blutdruck (Hypotonie ➤ 15.4.2) führt dazu, dass zu wenig Nährstoffe und Sauerstoff zu den Organen gelangen – Warnsignal ist Schwindel durch die Minderung der Gehirndurchblutung. Im Extremfall, dem Schock (➤ 15.4.3, ➤ 24.3.2), kommt es zum Organversagen. Gleichzeitig muss der Blutdruck aber auch ständig wechselnden Belastungen angepasst werden – bei einem anstrengenden Dauerlauf muss der Körper höhere Werte für ein etwa 4-mal höheres Herzminutenvolumen aufbringen als in Ruhe.
Voraussetzung jeder Blutdruckregulation ist, dass der Körper den Blutdruck in den Gefäßen selbst messen kann. Hauptsächlich in Aorta und Halsschlagadern messen druckempfindliche Sinneszellen, die **Pressosensoren**, die Dehnung der Arterienwand (➤ Abb. 15.14). Dehnt ein höherer Druck die Wand, so senden die Pressosensoren verstärkt Impulse an das verlängerte Mark des Gehirns aus, bei zu niedrigen Werten nimmt die

Zahl der Impulse ab. Die Blutdruckregulation kann auch als Regelkreis mit negativer Rückkopplung (➤ 2.9) interpretiert werden. *Regelgröße* ist der mittlere arterielle Blutdruck, der von den Pressosensoren als *Messfühler* registriert wird. Führen *Störgrößen*, wie z. B. Aufstehen, zu einer Abweichung vom *Sollwert*, so werden über die *Stellglieder* Herz und Widerstandsgefäße entsprechende Korrekturen (z. B. Erhöhung der Herzfrequenz, Engstellung der Arterien) vorgenommen. Nähert sich der *Istwert* dem Sollwert wieder an, werden die Korrekturen zurückgefahren *(negative Rückkopplung).*

Blutdruck im Lungenkreislauf

Man denkt zwar bei „Blutdruck" zuerst an den Körperkreislauf, jedoch gibt es auch im Lungenkreislauf spezifische, diagnostisch wichtige Druckwerte. In der A. pulmonalis (Lungenschlagader) liegt der mittlere Druck in Ruhe unter 20 mmHg.

Steigt er über 25 mmHg, spricht man von **Lungenhochdruck** (*pulmonale* bzw. *pulmonal-arterielle Hypertonie*). Dieser hat eine Mehrbelastung des rechten Herzens zur Folge, die im Extremfall zu Rechtsherzversagen führt. Bei unbekannter Ursache spricht man von *primärer* oder **idiopathischer pulmonaler Hypertonie.** Ursachen einer *sekundären pulmonalen Hypertonie* sind z. B. Lungenerkrankungen (➤ 16.11.3), das Schlaf-Apnoe-Syndrom (➤ 16.11.7), bestimmte Herzerkrankungen, Medikamente (z. B. Appetitzügler) oder eine Einengung der Lungenstrombahn durch Lungenembolien *(chronisch thromboembolische pulmonale Hypertonie).*

Kurzfristige Blutdruckregulation

Die Mechanismen der **kurzfristigen Blutdruckregulation** greifen innerhalb von Sekunden, z. B. beim Aufstehen (➤ Abb. 15.15).

Wichtigster Mechanismus ist hier der **Pressosensorenreflex.** Ein durch Verringerung des venösen Rückstroms aus den Beinen verkleinertes Schlagvolumen und der dadurch verursachte Blutdruckabfall stimulieren reflektorisch über das Kreislaufzentrum den Sympathikus. Dadurch steigt die Herzfrequenz, zusätzlich kommt es zur Gefäßverengung, vor allem in Haut, Nieren und Magen-Darm-Trakt. So wird der Blutdruck wieder normalisiert, das Herzminutenvolumen bleibt jedoch verringert (➤ Abb. 15.15). Dehnt ein erhöhter Blutdruck die Gefäßwand, so wird umgekehrt die Sympathikusaktivität gehemmt. Bei länger anhaltenden Blutdrucksteigerungen allerdings passen sich die Pressosensoren an den erhöhten Wert an. Der Reflexbogen läuft über das „Kreislaufzentrum" des verlängerten Marks. Hier gehen weitere Meldungen aus dem Körper ein. So erklärt sich die Blutdruckveränderung durch Schmerz, Kälte und emotionale Reize.

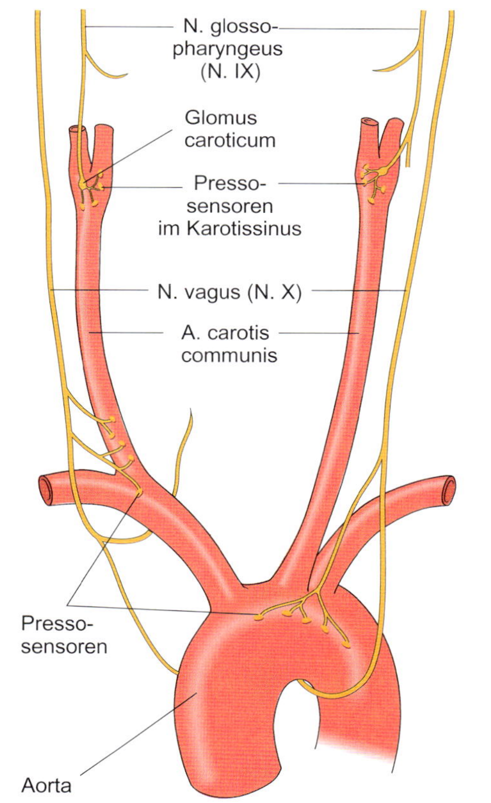

Abb. 15.14 Pressosensoren im Aortenbogen, entlang der A. carotis communis und insbesondere im Bereich ihrer Gabelung messen den Blutdruck. Das Glomus caroticum dient als Chemosensor für die Atemregulation (➤ 16.10.2).

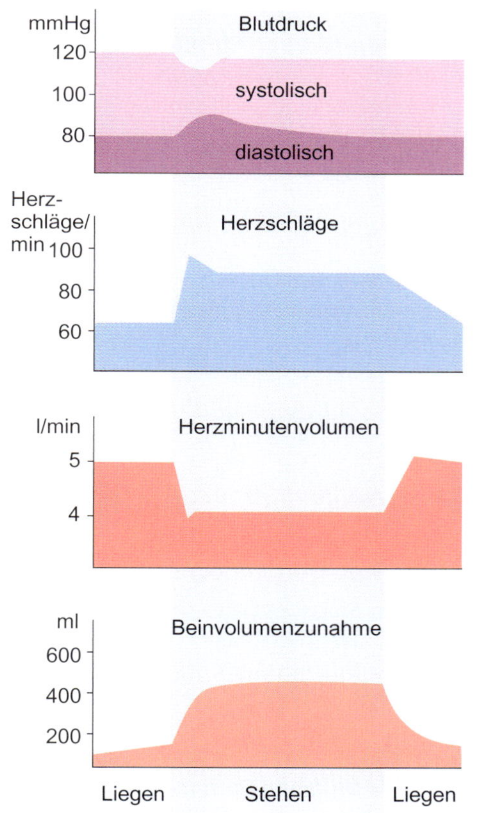

Abb. 15.15 Normale Veränderung von Blutdruck, Puls, Herzminuten- und Beinvolumen beim Übergang vom Liegen zum Stehen.

In den Herzvorhöfen befinden sich **Dehnungssensoren,** die in vergleichbarer Weise, aber weniger stark auf einen Blutdruckabfall mit Aktivierung und auf einen Blutdruckanstieg mit Hemmung der sympathischen und Aktivierung der parasympathischen Zentren reagieren.

Mittelfristige Blutdruckregulation

Bei den Mechanismen der **mittelfristigen Blutdruckregulation** ist insbesondere das *Renin-Angiotensin-Aldosteron-System* (RAAS) zu nennen (➤ 19.3.1). Sinkt die Nierendurchblutung ab (etwa durch Blutdruckabfall, aber auch durch Nierenarterienverengung), führt dies zu erhöhter Reninfreisetzung in der Niere. Renin fördert die Umwandlung von Angiotensinogen zu Angiotensin I, aus dem dann mit Hilfe des *Angiotensin-converting-Enzyms (ACE)* Angiotensin II entsteht. Durch die starke gefäßverengende Wirkung des Angiotensins II steigt der Blutdruck wieder an.

Langfristige Blutdruckregulation

Die **langfristige Blutdruckregulation** läuft über die Blutvolumenregulation durch die Nieren:

- *Druckdiurese.* Steigt der arterielle Mitteldruck über den Normalwert von etwa 95 mmHg, so nimmt die renale Flüssigkeitsausscheidung deutlich zu, bei einem Absinken des Mitteldrucks vermindert sich umgekehrt die Flüssigkeitsausscheidung (➤ 19.2.2)
- Ausschüttung von *antidiuretischem Hormon (ADH, Adiuretin).* Eine Volumenzunahme im Gefäßsystem führt über Dehnung von Sensoren in den Herzvorhöfen zu einer verminderten ADH-Sekretion im Hypothalamus (➤ 11.2.1) und damit zu einer Steigerung der Diurese **(Gauer-Henry-Reflex).** Nimmt das in den Gefäßen zirkulierende Volumen hingegen ab, wird mehr ADH ausgeschüttet, die Diurese sinkt
- *Ausschüttung von Aldosteron.* Durch die bereits oben erwähnte Aktivierung des Renin-Angiotensin-Aldosteron-Systems (➤ 19.3.1) wird bei einem Blutdruckabfall vermehrt Aldosteron gebildet, das die Natrium- und Flüssigkeitsreabsorption in der Niere steigert und damit dem Blutdruckabfall entgegenwirkt. Umgekehrt führt ein Blutdruckanstieg zur Hemmung des Renin-Angiotensin-Aldosteron-Systems
- *Auf die Nieren wirkende Botenstoffe.* Durch Erhöhung des Blutvolumens werden im Herzen die *natriuretischen Peptide* (➤ 14.6.3, ➤ 19.2.2, ➤ Tab. 11.4) freigesetzt, hormonähnliche Botenstoffe, die an der Niere die Diurese steigern. Dadurch wird der Volumenüberschuss wieder ausgeglichen. Bei einem Blutdruckabfall laufen die umgekehrten Vorgänge ab.

Die hieraus resultierende Veränderung des Plasmavolumens beeinflusst über den Dehnungszustand der Gefäße und die venöse Füllung, genauer den *zentralvenösen Druck* **(ZVD),** die Auswurfleistung des Herzens und damit den Blutdruck.

Blutdruckmessung

Als Standard gilt die nach dem italienischen Arzt *Scipione* **R***iva*-**R***occi* benannte *indirekte, unblutige Blutdruckmessung* (daher auch **RR** für den Blutdruck). Der Untersucher setzt sein Stethoskop in die Ellenbeuge – etwa dort, wo die A. brachialis verläuft – und pumpt eine darüber angebrachte Blutdruckmanschette auf, bis im Stethoskop keine Pulsgeräusche mehr zu hören sind (➤ Abb. 15.16). Dann wird der Druck langsam abgelassen. Unterschreitet der Manschettendruck den systolischen Blutdruck, werden pulssynchrone Strömungsgeräusche hörbar, die **Korotkow-Geräusche.** Das erste hörbare Geräusch zeigt den systolischen Druck an. Bei weiter nachlassendem Manschettendruck werden die Geräusche auf einmal deutlich leiser – dies gibt den diastolischen Blutdruck an. Für den Blutdruck ist immer noch *Millimeter Quecksilbersäule* **(mmHg)** in der EU und in der Schweiz die gesetzliche Einheit. Die Maßeinheit des internationalen Einheitensystems *Pascal* hat sich hier nicht durchgesetzt (10 mmHg ≅ 1,33 kPa).

15

15.4 Blutdruckregulationsstörungen

15.4.1 Bluthochdruck (Hypertonie)

Nach Zahlen der *Deutschen Hochdruckliga* hat fast jeder dritte Erwachsene in Deutschland einen *erhöhten arteriellen Blutdruck* (*arterielle Hypertonie,* kurz **Hypertonie**). Rechnet man nur die über 20-Jährigen, ist der Prozentsatz noch höher.

Bluthochdruck ist eine Zeitbombe: Er begünstigt die Entstehung einer Arteriosklerose (➤ 15.1.4) und zählt zusammen mit Fettstoffwechselstörungen (vor allem Hypercholesterinämie, ➤ 15.5, ➤ 18.6), Diabetes, Rauchen und (stammbetontem) Übergewicht zu den Hauptrisikofaktoren sowohl für den Schlaganfall als auch für den Herzinfarkt. Sehr viele davon wären bei rechtzeitiger und konsequenter Behandlung vermeidbar.

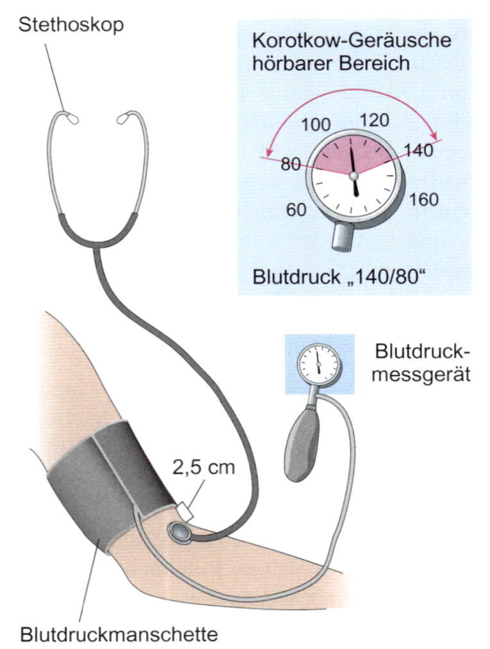

Abb. 15.16 Blutdruckmessung nach Riva-Rocci. Nur bei einer zum Armumfang passenden Manschettenbreite und Messen auf Herzhöhe sind die Werte korrekt (siehe Text). Bei zu schmaler Manschette ergeben sich falsch hohe, bei zu breiter falsch niedrige Werte.

Definition der Hypertonie (M)

In Europa ist Hypertonie definiert als systolischer Blutdruck ≥ 140 mm Hg und/oder diastolischer Blutdruck ≥ 90 mm Hg.Die Hypertonie wird in drei Schweregrade eingeteilt:
- Grad 1 systolisch 140–159 und/oder diastolisch 90–99 mmHg
- Grad 2 systolisch 160–179 und/oder diastolisch 100–109 mmHg
- Grad 3 systolisch ≥ 180 und/oder diastolisch ≥ 110 mmHg.

Bei einer **malignen Hypertonie** liegt der diastolische Wert über 120 mmHg, und es liegen bereits schwere Augenhintergrundveränderungen oder Nierenschäden vor.

Hypertensive Krise (N)

Bluthochdruckkrisen **(hypertensive Krisen)** mit Werten meist über 220/120 mmHg können lebensbedrohlich sein. Sie zeigen sich meist durch Kopfschmerzen, Sehstörungen, Schwindel und Übelkeit, eventuell auch Bewusstseinsstörungen oder neurologische Ausfälle. Bis zum Eintreffen des Notarztes gilt:
- Patienten beruhigen, mit erhöhtem Oberkörper lagern (bei Bewusstlosigkeit in stabiler Seitenlage), jede körperliche Anstrengung vermeiden
- Vitalzeichen engmaschig/kontinuierlich kontrollieren
- Falls vorhanden, angeordnete Bedarfsmedikation des Patienten verabreichen, z. B. Nifedipin-Zerbeißkapsel, Nitrendipin-Lösung oral, jedoch nicht bei Angina pectoris! Bei Angina pectoris Nitratspray/-kapsel geben.

Gefährlicher Morgenhochdruck

Am frühen Morgen schaltet der Körper um von „Schlafen" auf „Wach-Sein". Dies spiegelt sich auch in der Tagesrhythmik des Blutdrucks wider, der in den Morgenstunden nach einem deutlichen Tief in der Nacht wieder ansteigt.

Diese Blutdruckspitzen führen gehäuft in den frühen Morgenstunden zu Herzinfarkten, Herztod und Schlaganfällen. Der morgendliche Anstieg ist nicht selten bei Hypertonie besonders ausgeprägt, wird aber durch gelegentliche Blutdruckmessung in der Praxis kaum erkannt, wohl aber bei einer 24-Stunden-Blutdruckmessung (➤ Abb. 15.17).

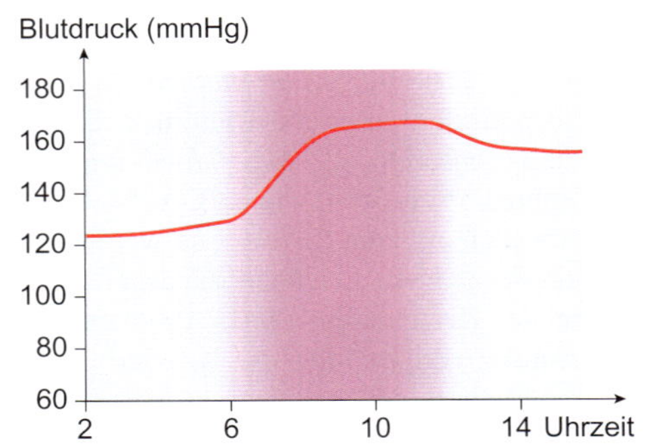

Abb. 15.17 Tagesrhythmik des systolischen Blutdrucks bei Hypertonie mit einem ausgeprägten Blutdruckanstieg in den Morgenstunden.

Ursachen der Hypertonie

Mit 80–90 % der Patienten am häufigsten ist die **primäre** *(essenzielle)* **Hypertonie.** Hier führen mehrere äußere Risikofaktoren wie etwa Übergewicht, Rauchen, hoher Kochsalzkonsum, Bewegungsmangel oder ungünstige Stressbewältigung auf dem Boden einer genetischen Veranlagung zur Manifestation des Bluthochdrucks.

Bei der **sekundären Hypertonie** ist eine Ursache feststellbar. Die häufigste ist der früher bei leichter Ausprägung oft nicht diagnostizierte Morbus Conn (➤ 11.5.2), gefolgt von Erkrankungen der Nieren oder Nierengefäße sowie Medikamente (z. B. „Pille").

Beschwerden

Viele Menschen mit Hypertonie haben allenfalls uncharakteristische Symptome wie Kopfdruck, Kopfschmerzen, Ohrensausen oder Schwindel. Nicht selten zeigt sich die Hypertonie erst durch Komplikationen, etwa eine Herzschwäche (➤ 14.6.4), eine koronare Herzkrankheit (➤ 14.7.2) oder einen Schlaganfall (➤ 8.12).

Diagnostisches Vorgehen

Wichtig ist, dass sich die Diagnose einer Hypertonie auf *mehrere* Werte stützt (mindestens einmal an beiden Armen gemessen) und dass die Messsituation möglichst wenig von der üblichen Alltagssituation abweicht – allein die Praxisatmosphäre oder die Arztanwesenheit treibt bei vielen Patienten den Blutdruck in die Höhe („Weißkittel-Hochdruck"). Ideal ist eine 24-Stunden-Messung zusammen mit einem Protokoll der wichtigsten Aktivitäten (morgendliches Aufstehen, körperliche Aktivitäten, Beginn der Nachtruhe).

Blutdruckselbstmessung (P)

Eine häufige Selbstmessung erfasst *echte* Blutdruckspitzen bei Alltagsaktivitäten sowie die Tagesrhythmik *(Morgenhochdruck)* und verbessert bei der medikamentösen Bluthochdrucktherapie die Einnahmetreue der Patienten *(Compliance).* Fast alle Geräte zur Selbstmessung messen heute an Oberarm oder Handgelenk mit elektronischen Sensoren die von der Pulswelle verursachten

Druckschwankungen (Oszillationen), teilweise auch die Korotkow-Geräusche, und zeigen den systolischen und diastolischen Druck sowie die Pulsfrequenz an. Das Aufblasen der Manschette erfolgt automatisch. Wichtig: Vorher einige Minuten ruhen, auf Herzhöhe messen (wegen des Einflusses des hydrostatischen Drucks) und „Messarm" entspannt auflegen. Es sollten nur klinisch validierte (geprüfte) oder von der Deutschen Hochdruckliga zertifizierte Geräte verwendet werden, um Fehlmessungen zu vermeiden. Außerdem muss die Manschette zum Oberarm passen, z. B. für einen Oberarmumfang unter 33 cm Manschettenbreite 12–13 cm, -länge 24 cm und von 33–41 cm Manschettenbreite 15 cm, -länge 30 cm. Auch Langzeit-Blutdruckmessungen (z. B. 24-Stunden-Überwachung) erfolgen mit solchen automatischen Geräten.

Bei einer nachgewiesenen Hypertonie wird zunächst mit einem Basisprogramm aus wenig belastenden Untersuchungen nach Hinweisen auf eine sekundäre Hypertonie und/oder Organschäden durch den Bluthochdruck gesucht. Je nach Befunden erfolgen weitere, ggf. auch invasive Maßnahmen.

Durch Augenhintergrundspiegelung (➤ 9.6.1) und ggf. weitere nicht-invasive Tests wie etwa die digitale Netzhautuntersuchung bzw. Fundusfotografie lassen sich krankhafte Veränderungen an kleinen Blutgefäßen der Netzhaut nachweisen, die Rückschlüsse auf den Zustand der großen Gefäße im ganzen Körper erlauben. Veränderungen in den Netzhautarterien können sogar denen in größeren Gefäßen vorausgehen und evtl. eine Früherkennung der Arteriosklerose ermöglichen.

Behandlung

Bei Patienten mit einer sekundären Hypertonie ist die Behandlung der Grunderkrankung vorrangig, etwa die Operation oder Aufdehnung einer Nierenarterienverengung.

Bei der Mehrzahl der Patienten besteht die Behandlung aber in der Kombination einer veränderten Lebensführung und einer medikamentösen Therapie, die meist lebenslang erforderlich ist. Ziel ist die Senkung der Blutdruckwerte unter 140/90 mmHg, je nach individueller Situation (Alter, Herz-Kreislauf-Risikoprofil, Verträglichkeit der Medikamente) auch niedriger, jedoch nicht unter 120/70 mmHg.

Nicht-medikamentöse Therapie

Bei vielen Patienten mit einer leichten Hypertonie normalisieren bereits die folgenden Maßnahmen den Blutdruck:

- Gewichtsabnahme bei Adipositas
- Ausdauersport oder regelmäßige, intensivere körperliche Betätigung (jedoch kein Kraft- oder Wettkampfsport oder Sportarten mit hohen Belastungsspitzen)
- Kochsalzreduktion
- Einschränkung des Alkohol- und Koffeinkonsums
- Verzicht auf Rauchen
- Erlernen von Stressbewältigungstechniken
- Ggf. Absetzen der „Pille".

Es ist wichtig, den Patienten zur oft mühevollen und unbequemen Lebensstiländerung zu motivieren. Sie senkt nicht nur direkt den Blutdruck und verbessert das Ansprechen auf die Medikamente (die dann evtl. reduziert werden können), sondern bekämpft auch andere Herz-Kreislauf-Risikofaktoren und senkt dadurch das *gesamte* kardiovaskuläre Risiko des Betroffenen.

Medikamentöse Therapie

Am häufigsten verwendet werden heute die folgenden Medikamentengruppen (Wirkungsprinzip ➤ 14.6.5). Möglich sind sowohl eine Mono- als auch eine Kombinationstherapie. Es muss individuell getestet werden, welche Präparate der Patient am besten toleriert.

- ACE-Hemmer/Angiotensin-II-Rezeptoren-Blocker (auch AT_1-Blocker oder Sartane genannt)
- Beta-Rezeptoren-Blocker
- Diuretika
- (Lang wirksame) Kalzium-Antagonisten.

Da viele Betroffene (zunächst) keine Beschwerden durch ihre Erkrankung haben, ist eine ausführliche Patientenaufklärung wichtig. Ansonsten lassen die Betroffenen die Medikamente nicht selten eigenmächtig weg und gefährden dadurch ihre Gesundheit.

Jeder Millimeter zählt

Das Heimtückische am Hochdruck ist, dass er nicht weh tut, gleichzeitig aber ein großes Risiko unter anderem für Schlaganfall und Herzinfarkt darstellt. Bereits wenige mmHg reduzieren dieses Risiko. So wie Bluthochdruck den ganzen Menschen betrifft, ist aber auch die Senkung eines erhöhten Blutdrucks eine Aufgabe für den ganzen Menschen. 2–4 Kilo auf der Waage weniger schaffen schon einige mmHg. In der Ernährung sind nicht nur weniger Kalorien gefragt, auch weniger Kochsalz und Alkohol und dafür mehr Obst und Gemüse sind gut für den Blutdruck. Man kann dem Hochdruck auch davonlaufen, wenn man es nur regelmäßig tut. Nimmt man blutdrucksenkende Medikamente ein, muss man täglich dran denken und darf sie nicht absetzen, auch wenn sich der Blutdruck normalisiert hat. Und schließlich muss mit der lange akzeptierten Vorstellung aufgeräumt werden, dass hoher Blutdruck im Alter harmlos sei. Wahr ist allerdings, dass eine Blutdrucksenkung im Alter besonders langsam und vorsichtig erfolgen muss.

Neue Therapiemöglichkeiten

Für ausgewählte Patienten kann die renale sympathische Denervation eine Option sein. Ein Katheter wird über die Leiste in die Nierenarterien vorgeschoben und die in der Gefäßwand verlaufendenden Nierennerven mittels niederenergetischem Strom verödet. Dadurch soll die Wirkung des Renin-Angiotensin-Aldosteron-Systems (RAAS ➤ Abb. 19.10) vermindert werden.

15.4.2 Zu niedriger Blutdruck (Hypotonie)

Weit geringere medizinische Bedeutung hat der zu niedrige Blutdruck (Hypotonie) mit Blutdruckwerten unter 100/60 mmHg. Hauptbeschwerden der Patienten sind Abgeschlagenheit, Leistungs- und Konzentrationsschwäche sowie Schwindel.

Am häufigsten ist die **primäre Hypotonie** ohne erkennbare Ursache, häufig bei schlanken jungen Frauen. In der Regel reichen einfache physikalische Maßnahmen (z. B. Gefäßtraining durch Kneipp-Anwendungen oder Bürstenmassagen) sowie regelmäßige sportliche Betätigung aus.

15.4.3 Schock

Ein Versagen der Kreislaufregulation mit gefährlicher Durchblutungsverminderung lebenswichtiger Organe nennt man **Schock** (Details ➤ 24.3.2). Leitbefund ist der gefährlich niedrige, evtl. sogar nicht mehr messbare Blutdruck zusammen mit einem Abfall der Gewebedurchblutung, was zu einer lebensbedrohlichen Beeinträchtigung der Organfunktionen führt.

Aktuelles & Spezielles

15.5 Cholesterin – die große Kontroverse

Über die Rolle des **Cholesterins** (➤ 1.8.2) als Verursacher der Volkskrankheit Arteriosklerose (➤ 15.1.4) und die Beeinflussung eines hohen Blut-Cholesterinspiegels durch Ernährung und Medikamente ist eine große Kontroverse entstanden. Für die einen verstopft Cholesterin die Gefäße und führt zu Herzinfarkt (➤ 14.7.3) oder Schlaganfall (➤ 8.12). Für die anderen ist dies eine „Cholesterin-Lüge" oder ein „großer Bluff", gefördert von der Pharmaindustrie für das große Geschäft mit *Cholesterinsenkern* (am bekanntesten davon die die Cholesterinsynthese hemmenden **Statine**)– den meist verkauften Medikamenten auf der Welt.

Aufgaben von Cholesterin im Körper

Bezüglich der Aufgaben im Organismus sind sich die Experten noch weitgehend einig. Cholesterin ist lebensnotwendig. Das in der Leber gebildete Cholesterin gehört zu den fettähnlichen Stoffen (➤ 1.8.2), den Lipiden. Cholesterin ist wesentlicher Bestandteil aller Zellmembranen und Ausgangsstoff für die Biosynthese mehrerer Hormone, der Gallensäuren und von Vitamin D (➤ Abb. 15.18).
Um das wasserunlösliche Cholesterin auf dem Blutweg zu den Zellen zu transportieren, werden Transportproteine benötigt. Die so entstehenden Protein-Cholesterin-Komplexe heißen **Lipoproteine.** Nach ihrem Verhalten bei der Elektrophorese werden sie in **VLDL** *(Very Low Density Lipoprotein),* **LDL** *(Low Density Lipoprotein),* **HDL** *(High Density Lipoprotein)* und weitere Lipoproteine unterteilt. Nach gängiger Ansicht sind zu hohe VLDL- und LDL-Werte ein Risikofaktor für die Arteriosklerose („böse" Cholesterine). HDL wird als Schutz für die Gefäße („gutes" Cholesterin) betrachtet, indem es überschüssiges Cholesterin wieder zur Leber transportiert, die es über die Galle ausscheidet.

Zu hohes Cholesterin – Zusammenhang zu Gefäßschäden sicher?

Hier beginnt die Kontroverse. Angezweifelt wird der *kausale* Zusammenhang zwischen hohen Cholesterinwerten und Arteriosklerose, wie ihn die Mehrzahl der Mediziner auf Basis der folgenden Beobachtungen und Befunde vertritt:

- Patienten mit genetisch bedingter **Hypercholesterinämie** leiden sehr jung bereits an kardiovaskulären Erkrankungen
- Haben Patienten durch eine (seltene) Gen-Mutation sehr niedrige LDL-Werte, ist ihr kardiovaskuläres Risiko sehr gering
- Experimentelle Erhöhung von LDL und anderen Lipoproteinen (z. B. Lipoprotein a) führt bei Säugetieren zu Gefäßverkalkungen
- **Meta-Analysen** von fortlaufenden Beobachtungsstudien (unter anderem der berühmten Framingham-Studie, die 1948 bei der Bevölkerung der Stadt Framingham in den USA zu kardiovaskulären Risiken begonnen wurde) finden einen konsistenten Zusammenhang zwischen LDL und kardiovaskulären Erkrankungen. Je höher das LDL, desto größer das kardiovaskuläre Risiko
- Therapiestudien zur Senkung des LDL, meistens mit Statinen und Placebos, zeigen eine Korrelation von LDL-Senkung und Abnahme des kardiovaskulären Risikos
- Mit Ultraschall wurde nachgewiesen, dass Gefäßeinengungen nicht weiter zunehmen, wenn das LDL medikamentös gesenkt wurde.

Die Skeptiker in der Fachwelt lassen diese Argumente nicht gelten:

- Sie betrachten die Zusammenhänge als Pseudokorrelationen, weil hohe LDL-Werte bei Rauchern, Menschen mit Übergewicht, Hochdruck und wenig Bewegung zu finden sind, also Situationen, die per se bereits Risikofaktoren für kardiovaskuläre Probleme sind
- Zu viele Studien seien von der Pharmaindustrie gesponsert und nicht unabhängig genug erfolgt und Pharmafirmen hätten Publikationen mit Zweifeln an der Wirksamkeit der Cholesterinsenker verhindert
- 50 % der Herzinfarktpatienten hätten normale LDL-Werte
- Nebenwirkungen der Cholesterinsenker, bei den häufig eingesetzten Statinen insbesondere Muskelbeschwerden bis hin zur seltenen **Rhabdomyolyse** *(Auflösung der quergestreiften Muskulatur)* und eine Erhöhung des Diabetesrisikos, würden den Einsatz der Cholesterinsenker zur Primärprävention (➤ 3.1.6), also die Behandlung noch gesunder Menschen, nicht rechtfertigen
- Die Pathogenese der Arteriosklerose und die Entstehung der Plaques als vom Gefäßendothel ausgehend (➤ 15.1.4) wird bezweifelt.

Printmedien und Fernsehen haben diese Skeptiker-Thesen demonstrativ verbreitet. Laien fällt es dadurch (noch) viel schwerer als Fachleuten, die Fakten richtig einzuordnen. Vorsichtig bilanziert ist wohl die Erkenntnis nicht wegzudiskutieren, dass hohe LDL-Plasmawerte ein kardiovaskuläres Risiko bergen und dass die Senkung hoher Werte bei einem *definierten* Patientenkollektiv notwendig ist. Das Gute an der Kontroverse ist, dass mehr als zuvor diskutiert wird, welche Patienten von Cholesterinsenkern wirklich profitieren oder ob ein akzeptabler Blut-Cholesterinspiegel auch durch den Lebensstil erreicht werden kann.
Bereits jetzt haben starre Normalwerte für das Gesamtcholesterin (< 200 mg/dl), LDL (< 115 –160 mg/dl) und HDL (> 40 mg/dl bei Männern und > 50 mg/dl bei Frauen) an Wert verloren. Der individuelle Gefäßzustand und andere Risikofaktoren sind mitentscheidend, wie hoch die Zielwerte sein dürfen. Alter, Geschlecht und genetische Prädisposition spielen dabei eine Rolle. Besteht bereits ein Diabetes mellitus oder liegen schon Gefäßerkrankungen vor, sollte ein wesentlich niedrigerer LDL-Wert das Ziel sein, z. B. um 70 mg/dl, was nur medikamentös erreichbar ist.

Was kann man selbst für niedrige Cholesterin-Werte tun?

Schlank bleiben, sich viel bewegen, nicht rauchen und bei der Ernährung übermäßig viele gesättigte tierische Fette meiden. Entgegen früherer Annahmen lässt sich durch eine cholesterinarme Diät wenig erreichen, da die Hauptmenge an Cholesterin aus der Produktion der eigenen Leber stammt (➤ 18.6). Auch das lange als Cholesterin-Bombe verpönte Frühstücksei ist nicht mehr unter Beschuss.

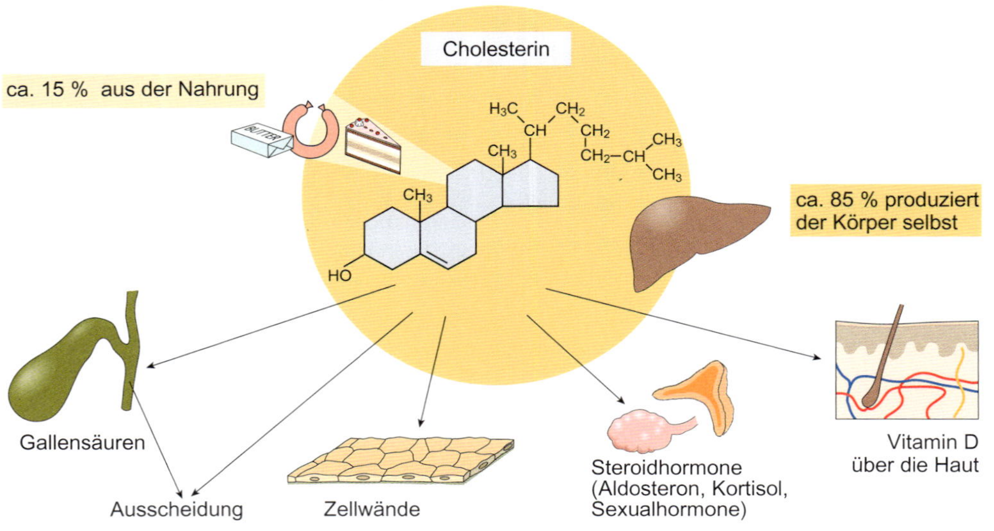

Abb. 15.18 Cholesterinhaushalt und Aufgaben des Cholesterins im Organismus.

15

16 Atmungssystem

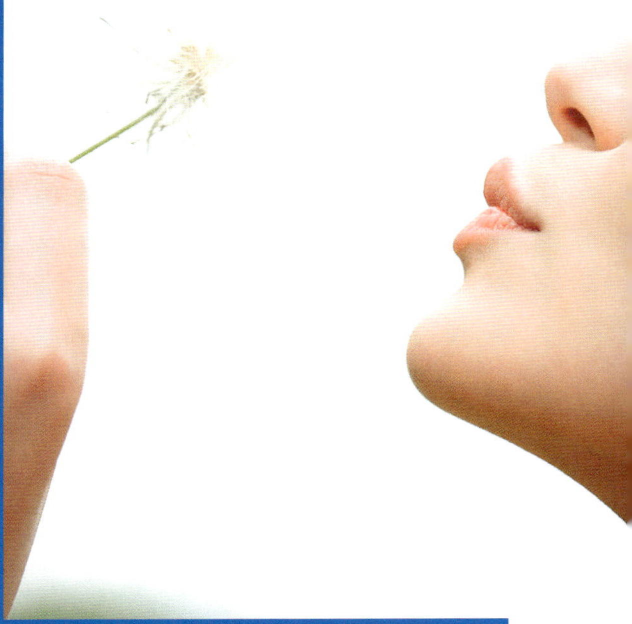

Mit Hilfe des **Atmungssystems** *(respiratorisches System)* ist der Körper in der Lage zu atmen, d. h. Gase mit der Umgebung auszutauschen. Diesen Gasaustausch zwischen Blut und Umgebung nennt man **äußere Atmung.** Der Lunge kommt dabei die Funktion zu, den für alle Lebensvorgänge unabdingbaren Sauerstoff aus der Atemluft aufzunehmen und Kohlendioxid als wichtiges Endprodukt des Körperstoffwechsels abzugeben. Durch die Abatmung des Kohlendioxids nimmt die Lunge auch an der Aufrechterhaltung des Säuren-Basen-Haushalts teil.

Im Gegensatz hierzu bezeichnet man als **innere Atmung** die in der Zelle ablaufende Herstellung von ATP durch die „Verbrennung" von Nährstoffen (➤ 1.8.5), wozu der mit der äußeren Atmung bereitgestellte Sauerstoff benutzt wird.

Die Lungen sind Teil der unteren Atemwege, denen die Organe der oberen Atemwege vorgeschaltet sind (➤ Abb. 16.1):

- Zu den **oberen Atemwegen** *(obere Luftwege, oberer Respirationstrakt)* gehören Nase, Nasennebenhöhlen und Rachenraum
- Zu den **unteren Atemwegen** *(untere Luftwege, unterer Respirationstrakt)* zählen Kehlkopf, Luftröhre, Bronchien sowie die Lungen selbst.

Lunge und Umwelt G

Die Lunge ist im Grunde ein nach innen verlagertes Oberflächenorgan und damit eine **Grenzfläche zur Umwelt.** Alles, was der Mensch in die Luft abgibt, atmet er wieder ein, von Rußteilchen über Feinstaub, Asbestfasern und Stickoxiden bis zu Dämpfen. Es ist also kein Wunder, dass viele Erkrankungen der Lunge durch deren engen Kontakt zur Umwelt entstehen: Das Lungenkarzinom und das Lungenemphysem etwa sind Reaktionen auf die Schädigung durch Rauch, Ruß und Feinstaub, die Staublunge des Bergarbeiters spiegelt die Schädigung durch Quarzkristalle wider, und der Reizhusten an Sommertagen ist der „Gruß" des bei Smog entstehenden Ozons. Erster Schritt zur Prävention vieler Lungenerkrankungen ist damit die Reinhaltung der Luft, vom Auto-Stehenlassen bis zum Zigaretten-Stopp (➤ 16.13).

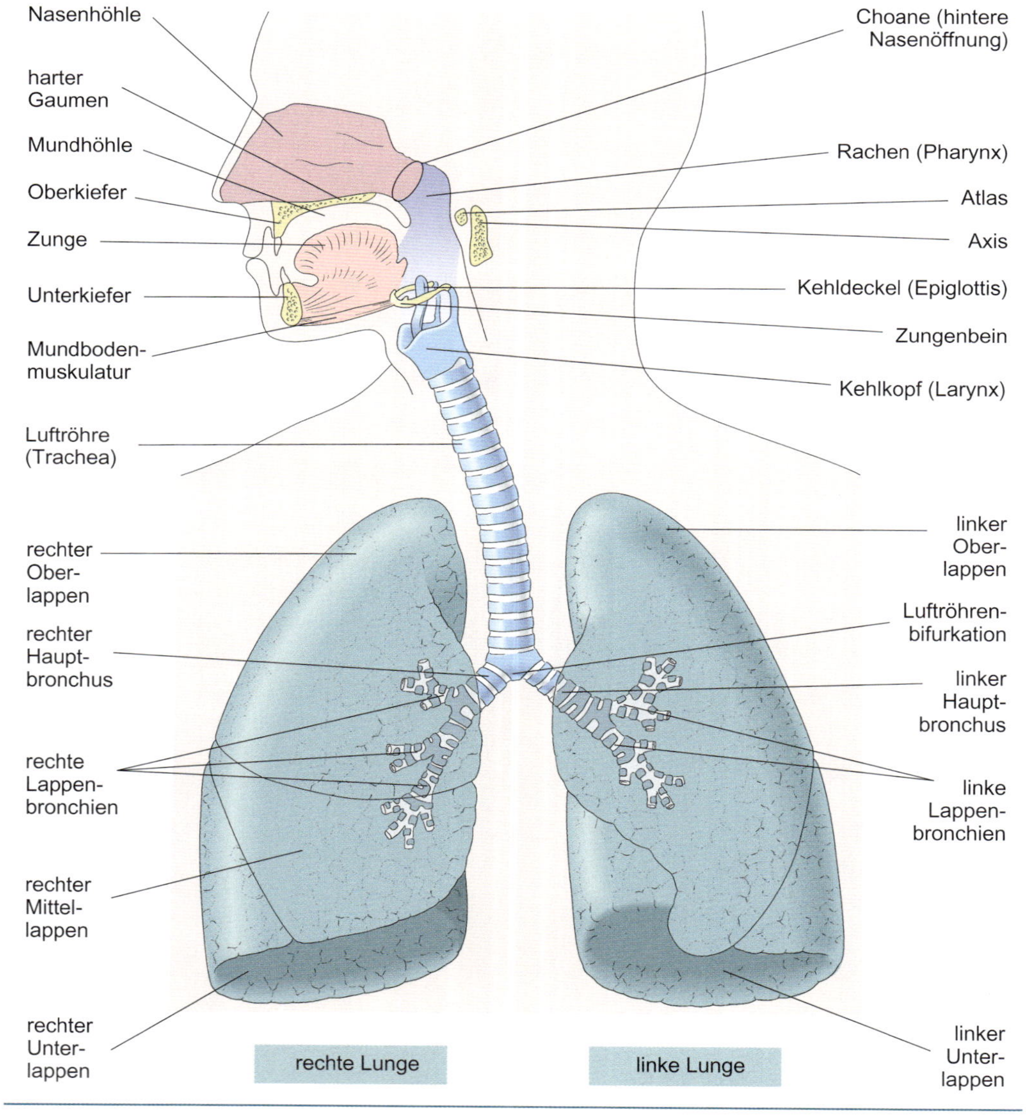

Abb. 16.1 Atmungssystem in der Übersicht.

16.1 Nase

16.1.1 Aufbau der Nase

Zu den sichtbaren äußeren Teilen der **Nase** gehören die **Nasenlöcher,** die **Nasenflügel,** die **Nasenspitze,** der **Nasenrücken** und die **Nasenwurzel.** Die äußere Form der Nase wird vor allem von mehreren kleinen **Nasenknorpeln** geprägt.

Neben diesem äußerlich sichtbaren Anteil gibt es noch den wesentlich größeren inneren Teil der Nase, die **Nasenhöhle** (➤ Abb. 16.2). Sie liegt als horizontal gestellter Kanal über dem harten Gaumen. Ihre vom Oberkiefer gebildeten Seitenwände neigen sich zur Mitte und vereinigen sich unter der Schädelbasis mit der *Siebbeinplatte* (Lamina cribrosa, ➤ Abb. 6.10, ➤ Abb. 9.8, ➤ Abb. 16.2) zum **Nasenhöhlendach.** So wird die Nasenhöhle zu einem annähernd dreieckigen Hohlraum, der durch die **Nasenscheidewand** *(Septum nasi)* in eine rechte und linke Hälfte aufgeteilt wird.

Am vorderen Naseneingang verhindern starre Haare das Eindringen größerer Fremdkörper. Die **Choanen** oder *hinteren Nasenöffnungen* bilden den hinteren Ausgang der Nasenhöhle in den Rachen.

Die Oberfläche der Seitenwände der Nasenhöhle wird durch die **untere, mittlere** und **obere Nasenmuschel** *(Concha nasalis inferior, media, superior)* vergrößert. Durch diese drei in die Nasenhöhle reichenden „Stege" entstehen links und rechts je ein **unterer, mittlerer** und **oberer Nasengang** (➤ Abb. 16.2).

16.1.2 Funktionen der Nase

Die **Nasenhöhle** hat im Wesentlichen drei Funktionen:

- Erwärmung, Vorreinigung und Anfeuchtung der Atemluft
- Beherbergung des Riechorgans
- Resonanzraum für die Stimme.

Erwärmung, Vorreinigung und Anfeuchtung der Atemluft

Die Wand der Nasenhöhle ist von einer Schleimhaut überzogen, an deren Oberfläche sich ein *mehrreihiges Flimmerepithel* mit Flimmerhärchen befindet (➤ Abb. 4.1, ➤ Abb. 4.2). Die Flimmerhärchen bewegen sich rhythmisch, wobei ihre Bewegungsrichtung zum Rachen hinführt. Im Rachen angekommen, werden die auf den Schleimhäuten abgefangenen Staubteilchen und Bakterien verschluckt. Zwischen den Flimmerepithelzellen eingelagerte *Becherzellen* (➤ Abb. 4.2) produzieren Schleim. Dieses **respiratorische Epithel** klei-

det die Atemwege von der Nasenhöhle bis zu den Bronchien einschließlich der Nasennebenhöhlen aus.
Durch die Arbeit der Flimmerhärchen und ständige Flüssigkeitsausscheidung wird die Atemluft *gereinigt* und *angefeuchtet.* Die *Vorwärmung* der Atemluft erfolgt durch ein Geflecht von mikroskopisch feinen Blutgefäßen unter der Nasenschleimhaut, dem kapillären **Kiesselbach-Plexus.** Gesteuert wird die Durchblutung der Nasenschleimhaut durch den V. und VII. Hirnnerven (N. trigeminus und N. facialis, ➤ 8.7.3): Je kälter die Einatemluft ist, desto stärker wird die Schleimhaut durchblutet und die Atemluft erwärmt. Durch kleine Verletzungen (etwa durch Nasenbohren), aber auch Entzündungen und Infektionen können einige dieser Blutgefäße platzen – es kommt zum **Nasenbluten** (*Epistaxis* ➤ 24.6.2).

Sauerstoffgabe
Bei Patienten mit Luftnot wird die Atemluft oft mit Sauerstoff angereichert (➤ 16.11.3). Sauerstoff ist als medizinisches Gas jedoch nicht vorgewärmt und befeuchtet. Um zu verhindern, dass Nasenschleimhaut und untere Atemwege austrocknen und geschädigt und damit für eine bakterielle Besiedelung anfälliger werden, wird der Sauerstoff vor der Verabreichung durch ein warmes Wasserbad geleitet und dadurch erwärmt und befeuchtet.

Schnupfen

Das Flimmerepithel kommt laufend mit Bakterien und Viren in Kontakt. Zum einen können mit der Einatemluft erregerhaltige (infektiöse) Tröpfchen, z. B. mit Schnupfenviren, eingeatmet werden (Tröpfcheninfektion). Zum anderen können Erreger durch ungewaschene Hände auf die Schleimhäute gebracht werden (Kontaktinfektion). Durchbrechen die Erreger die lokale Schleimhautabwehr (hierbei hilft insbesondere zu trockene Luft), so kommt es zum **Schnupfen,** also zur überschießenden Produktion von zunächst wässrigem und dann zähflüssigem Nasenschleim. Ein solcher virusbedingter Schnupfen wird oft auch als **Erkältung** oder *grippaler Infekt* bezeichnet (➤ 13.10.1).

Riechfunktion

Unter dem von der Siebbeinplatte (Lamina cribrosa) gebildeten Nasenhöhlendach liegt die **Riechschleimhaut** (➤ Abb. 9.8). Die dort eingestreuten Riechzellen ziehen mit ihren Axonenbündeln, den **Riechfäden** oder *Fila olfactoria,* durch die Siebbeinplatte (➤ Abb. 9.8) in die vordere Schädelgrube, von wo der *Riechnerv* **(N. olfactorius)** ins Gehirn zieht. Er meldet Geruchsänderungen der Einatemluft an das *Riechhirn* (➤ 9.5.4). Auf diese Weise kann übler Geruch vor schädlichen Stoffen in der Atemluft warnen und bewirken, dass man den Atem anhält.

Auch wird durch den Duft von leckeren Speisen die Speichel- und Magensaftsekretion gefördert – oder durch schlechten Geruch vor verdorbenen Speisen gewarnt (➤ 9.5.1). Der Geruchssinn beeinflusst zudem ganz wesentlich die Geschmacksfunktion: Ist z. B. durch einen Schnupfen das Riechen gestört, schmeckt das Essen nicht mehr so wie sonst.

16.1.3 Nasennebenhöhlen

In die Nasenhöhle münden die klinisch bedeutsamen paarig angeordneten Nasennebenhöhlen (➤ Abb. 16.3):

- Die **Stirnhöhlen** *(Sinus frontales)*
- Die **Kieferhöhlen** *(Sinus maxillares)*
- Die **Siebbeinzellen** *(Cellulae ethmoidales)*
- Die **Keilbeinhöhlen** *(Sinus sphenoidales).*

Stirnhöhle, Kieferhöhle und Siebbeinzellen stehen über kleine Gänge mit dem mittleren Nasengang in Verbindung, der Keilbeinhöhlengang mündet oberhalb der oberen Nasenmuschel.
Die Nasennebenhöhlen dienen der Gewichtsverminderung des knöchernen Schädels und stellen einen Resonanzraum für die Stimme dar.

„Sekretfalle" – Sinusitis

Bei Fortleitung eines Infektes aus der Nasenhöhle können die Nasennebenhöhlen in Mitleidenschaft gezogen und zur „Sekretfalle" werden: Die entzündete Schleimhaut schwillt an und verlegt die Verbindung zur Nasenhöhle. Das Sekret fließt nicht mehr ab, sammelt sich an und kann zu Mattigkeit, hartnäckigen Kopf- und Kieferschmerzen führen.
Behandelt wird eine solche **Sinusitis** *(Nasennebenhöhlenentzündung)* mit abschwellenden Nasentropfen und in hartnäckigen Fällen Antibiotika. Rotlicht und Inhalationen mit Wasserdampf können die Heilung unterstützen. Bisweilen wird allerdings eine operative Öffnung der Nasennebenhöhlen notwendig.

16.1.4 Tränennasengang

In den unteren Nasengang mündet der **Tränennasengang,** ein von Schleimhaut ausgekleidetes enges Röhrchen, über das die Tränenflüssigkeit aus dem inneren Augenwinkel in den unteren Nasengang der Nasenhöhle abgeleitet wird (➤ Abb. 16.2). Deshalb muss man sich häufig beim Weinen, d. h. bei übermäßiger Sekretion von Tränenflüssigkeit, die Nase putzen.

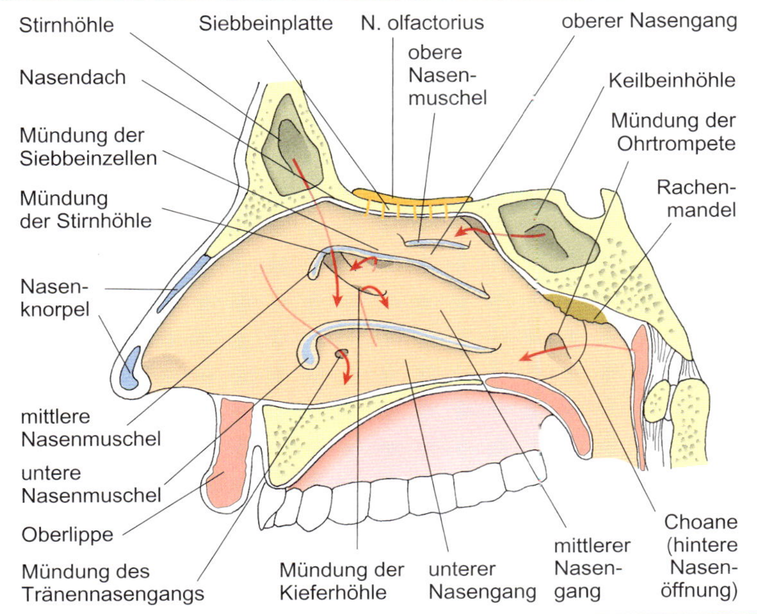

Abb. 16.2 Schnitt durch die Nasenhöhle. Die Nasenhöhle hat über Gangsysteme Verbindung zu verschiedenen Knochenhohlräumen.

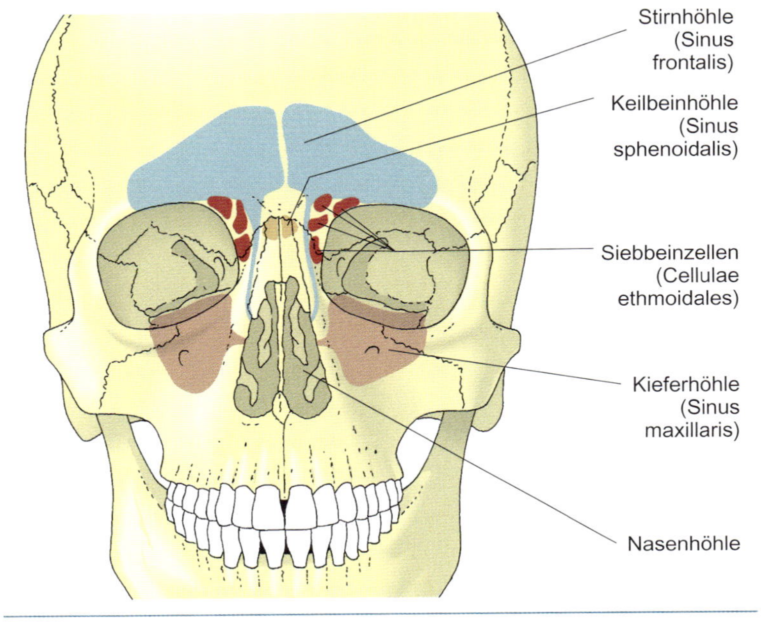

Abb. 16.3 Nasennebenhöhlen. Projektion der einzelnen Höhlen auf die vordere Schädeloberfläche.

16.2 Rachen

Der **Rachen** *(Pharynx, Schlund)* ist ein Muskelschlauch, der sich von der Schädelbasis bis zur Speiseröhre erstreckt. Er liegt *vor* der Halswirbelsäule und *hinter* der Nasen- und Mundhöhle.
Im Rachen kreuzen sich die (mit Nase und Mund beginnenden) Luft- und Speisewege und teilen sich am Ende des Rachens wieder auf in die:

- Vorne gelegenen unteren Atemwege (Kehlkopf und Luftröhre)
- Hinten gelegene, vor der Halswirbelsäule verlaufende Speiseröhre (*Ösophagus,* ➤ 17.3, ➤ Abb. 16.4).

Die „Kreuzung" zwischen Luft- und Speiseweg führt bisweilen zum „Verschlucken". Der Kehldeckel am Eingang des Kehlkopfes fungiert hier als Schutzmechanismus (➤ 16.3.1).

Nasopharynx

Das obere Drittel des Rachenraums wird **Nasopharynx** *(Nasenrachen)* genannt. In ihn münden die Choanen und die **Ohrtrompeten** (*Eustachische Röhren, Tubae auditivae,* kurz *Tuben*), zwei feine Verbindungskanäle zu den Paukenhöhlen des Mittelohrs. Durch sie werden die Mittelohrräume belüftet und Druckunterschiede zwischen Mittelohrraum und Außenluft ausgeglichen (➤ 9.7.3).
Im Nasopharynx liegt auch die **Rachenmandel** *(Tonsilla pharyngea),* die der Infektabwehr dient. Im Kindesalter kann die Rachenmandel bisweilen so stark wuchern (**adenoide Vegetationen** oder *Polypen*), dass sie die Nasenatmung behindert und zu chronischem Schnupfen, Pharyngitis, Bronchitis und Verlegung der Tubenöffnungen mit chronischen Mittelohrentzündungen führt. Sie muss dann unter Umständen operativ entfernt werden *(Adenotomie).*

Oropharynx

Der **Oropharynx** *(Mundrachen)* ist der mittlere Rachenabschnitt mit einer weiten Öffnung zum Mundraum. Er dient als gemeinsamer Passageabschnitt für Luft und Nahrung.
Im Oropharynx liegen seitlich zwischen dem vorderen und hinterem Gaumenbogen die beiden **Gaumenmandeln** (meist kurz *Mandeln, Tonsillae palatinae, Gaumentonsillen,* ➤ Abb. 16.4, ➤ 17.2.5). Sie dienen als Teil des **lymphatischen Rachenrings** (➤ 12.6) ebenfalls der Immunabwehr. Zu diesem gehören außerdem die erwähnte *Rachenmandel,* die seitlich von oben auf die Gaumenmandeln zulaufenden **Seitenstränge** und die am Zungengrund gelegenen **Zungenbälge,** die in ihrer Gesamtheit die **Zungenmandel** *(Tonsilla lingualis)* bilden.
Die Gaumenmandeln entzünden sich häufig, z. B. durch Racheninfektionen mit *Streptokokken* (➤ 13.9.2). Vor allem Kinder leiden oft unter einer solchen *Mandelentzündung* oder **Angina tonsillaris.** Bei immer wiederkehrenden Anginen werden die Gaumenmandeln entfernt. Die Indikation zu dieser *Tonsillektomie* wird jedoch insbesondere bei Kindern wegen der Bedeutung der Gaumenmandeln für die Immunabwehr viel strenger gestellt als früher.

Laryngopharynx

Der untere Abschnitt des Rachenraums heißt **Laryngopharynx** *(Kehlkopfrachen)* und reicht vom Zungenbein bis zur Speiseröhre bzw. zum Kehlkopf. Hier erfolgt der eigentliche Schluckakt.

16.3 Kehlkopf

Der **Kehlkopf** *(Larynx)* hat zwei Funktionen:

- Er verschließt bei Bedarf die unteren Atemwege und schützt sie vor der Aspiration von Nahrungsbestandteilen
- Er ist das Hauptorgan der Stimmbildung.

16.3.1 Aufbau des Kehlkopfes

Der Kehlkopf (➤ Abb. 6.15, ➤ Abb. 16.1, ➤ Abb. 16.4, ➤ Abb. 16.5) ist ein röhrenförmiges Knorpelgerüst, das sich vor allem beim Mann durch den sog. **Adamsapfel** vorne am Hals leicht tasten lässt. Der Kehlkopf erstreckt sich vom Zungengrund bis zur Luftröhre. Obwohl dieser Abschnitt der Atemwege relativ kurz ist, ist er doch äußerst kompliziert gebaut; als wichtige Strukturen enthält er den *Kehldeckel* und die *Stimmbänder* (➤ 16.3.2). Seine Festigkeit erhält er durch neun Knorpelstücke, die durch Bänder sowie durch an Außen- und Innenseite verlaufende Muskeln verbunden sind (➤ Abb. 16.5).
Der größte Knorpel ist der **Schildknorpel** *(Cartilago thyroidea),* dessen scharfkantiger Vorsprung den Adamsapfel markiert und dem Kehlkopf seine dreieckige Form gibt.
Auf dem Oberrand des Schildknorpels sitzt der **Kehldeckel** *(Kehlkopfdeckel, Epiglottis).* Er ist die Schaltstelle der „Kreuzung" von Luft- und Speiseweg im Rachen. Der Kehldeckel steht wie ein umgedrehter Schuhlöffel am Kehlkopfeingang. Beim Ein- und Ausatmen steht er gestreckt nach oben – die Atemluft kann von oben aus den Choanen nach vorne unten in den Kehlkopf gelangen. Beim Schlucken (➤ 17.2.7) hingegen legt sich der Kehldeckel wie ein schützendes Dach

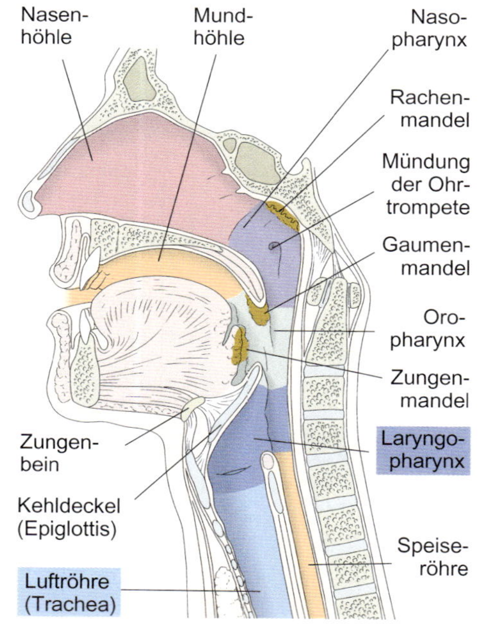

Abb. 16.4 Schnitt durch den Rachen. Man erkennt die drei Abschnitte Naso-, Oro- und Laryngopharynx.

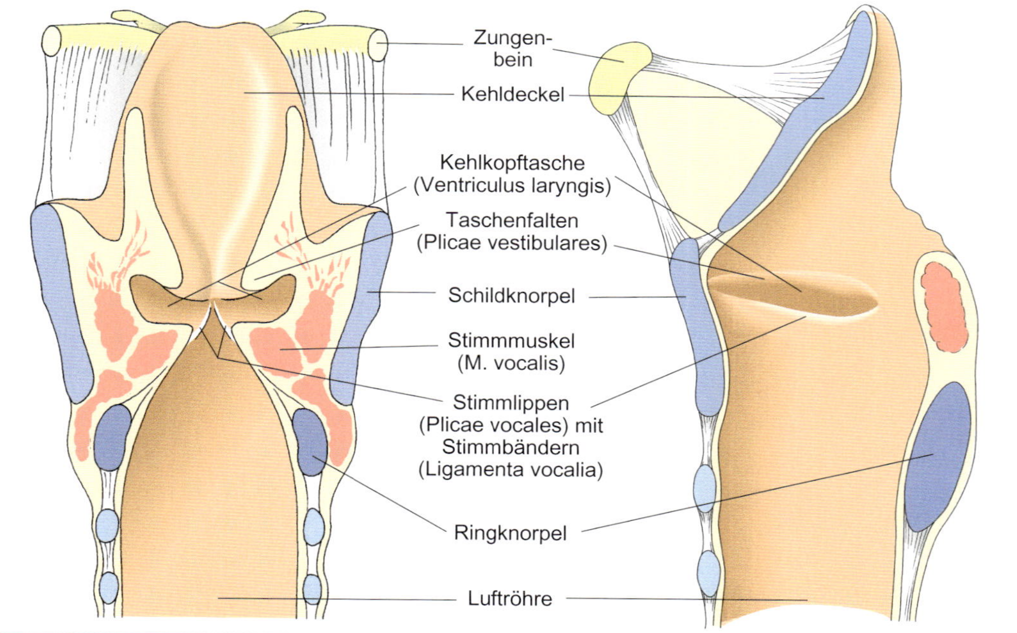

Abb. 16.5 Längsschnitte durch den Kehlkopf (Larynx), Ansicht von hinten (links) und von der Seite (rechts).

über den Kehlkopfeingang und verschließt diesen. Dadurch gelangt der Speisebrei, der von vorne (vom Mundraum her) in den Rachen eintritt, nach hinten und verlässt den Rachenraum durch die dorsal gelegene Speiseröhre.

Unter dem Schildknorpel folgt als Zwischenstück zur Luftröhre der siegelringförmige **Ringknorpel** *(Cartilago cricoidea),* dessen Verdickung (das „Siegel") nach hinten gerichtet ist. Schild- und Ringknorpel sind durch Gelenke miteinander verbunden. Das Siegel des Ringknorpels bildet außerdem die Basis für die kleinen **Stellknorpel** (*Cartilagines arytaenoideae,* ➤ Abb. 6.15), die für die Stellung und Spannung der Stimmbänder verantwortlich sind (➤ Abb. 16.6).

Der Kehlkopf ist mit Ausnahme von Kehldeckel und Stimmbändern von einer Schleimhaut ähnlich der Nasenschleimhaut bedeckt; diese trägt auch hier ein Flimmerepithel mit Schleim bildenden Becherzellen. Unter dem Epithel liegt ein ausgedehntes Blutgefäßnetz. Dadurch wird die Atemluft weiter befeuchtet und angewärmt.

Laryngitis und Larynxödem

Die *Kehlkopfentzündung* **(Laryngitis)** ist meist durch einen viralen Infekt bedingt und tritt oft zusammen mit einer *Rachenentzündung* **(Laryngopharyngitis)** oder einer Entzündung der *Luftröhre* **(Laryngotracheitis)** auf. Die Kehlkopfschleimhaut ist entzündungsbedingt geschwollen **(Larynxödem),** das Schleimhautbindegewebe aufgequollen. Klinisch äußert sich eine Laryngitis durch einen trockenen, bellenden Husten und Heiserkeit.

Pseudokrupp

Insbesondere Kleinkinder können durch Virusinfektionen ausgedehnte Kehlkopfentzündungen mit Beteiligung von Luftröhre und Bronchien entwickeln, also eine **Laryngotracheobronchitis.** Sie wird als **Pseudokrupp** bezeichnet, im Gegensatz zum „echten Krupp" bei Diphtherie. Typisch sind nächtliche *Pseudokrupp-Anfälle* mit bellendem Husten, Heiserkeit, einem mit bloßem Ohr zu hörenden, pfeifenden Atemgeräusch bei der Einatmung (Stridor) und Atemnot.

Als Erstmaßnahme sollte für kühle, feuchte Atemluft gesorgt werden, z. B. durch Öffnen der Fenster. Manchmal lindern aber erst die Gabe kortisonhaltiger Zäpfchen oder Säfte sowie eventuell das Einatmen (Inhalation) von abschwellenden Mitteln (Adrenalin) die Atemnot. Ganz selten ist eine *Intubation* (➤ 16.12) nötig.

Epiglottitis

Eine bedrohliche Sonderform der Laryngitis vor allem bei 2- bis 5-Jährigen ist die **Epiglottitis** *(Kehldeckelentzündung).* Ursache sind immer Bakterien. Bei dieser hochfieberhaften Infektion schwillt der Kehldeckel (Epiglottis) plötzlich an, sodass Schluckstörungen, starker Speichelfluss und Atemnot auftreten. Jedes Kind mit Verdacht auf Epiglottitis muss sofort auf die Intensivstation gebracht werden. Bestätigt sich der Verdacht, so ist eine Intubation unumgänglich. Gegen die bakterielle Entzündung werden Antibiotika gegeben. Heute ist die Epiglottitis durch die Impfung gegen Haemophilus influenzae B (HiB), des hauptverantwortlichen Bakteriums, sehr selten.

16.3.2 Stimmbänder und Stimme

Die Schleimhaut des Kehlkopfes bildet zwei waagerechte Faltenpaare (➤ Abb. 16.5): Dies sind zum einen die **Stimmlippen** (auch *Stimmfalten = Plicae vocales* genannt) und zum anderen die darüber gelegenen **Taschenfalten** *(Plicae vestibulares).* Letztere werden auch *falsche Stimmbänder* genannt, da sie an der Stimmbildung nicht beteiligt sind. Die zwischen Taschenfalten und Stimmlippen gelegene Aussackung der Schleimhaut heißt **Kehlkopftasche** *(Ventriculus laryngis).*

Die freien Ränder der Stimmlippen sind bandartig ausgezogen, sie werden auch als **Stimmbänder** bezeichnet (*Ligamenta vocalia* ➤ Abb. 16.6). Die Stimmbänder verlaufen von der Innenfläche des Schildknorpels nach hinten zu den beiden bereits erwähnten Stellknorpeln (➤ Abb. 6.15). An den Stellknorpeln setzen mehrere kleine Muskeln an, die die Stellknorpel drehen und dadurch die Stimmbänder indirekt bewegen. Die beiden Stimmbänder bilden zwischen sich die **Stimmritze,** die je nach Einstellung der Kehlkopfmuskeln mehr oder weniger weit geöffnet ist. Die Stimmbänder sind von einem widerstandsfähigen, unverhornten Plattenepithel überzogen, das bei der laryngoskopischen Betrachtung wegen der durchscheinenden Blutgefäße hellrosa und glänzend erscheint. Die meisten Kehlkopfmuskeln, welche die Stimmbänder bewegen, werden vom **N. recurrens** innerviert, einem Ast des N. vagus (➤ Abb. 8.25). Gelegentlich wird der „Recurrens" bei Schilddrüsenoperationen verletzt. Folge ist eine Stimmbandlähmung *(Recurrensparese),* die sich in der Regel durch Heiserkeit äußert.

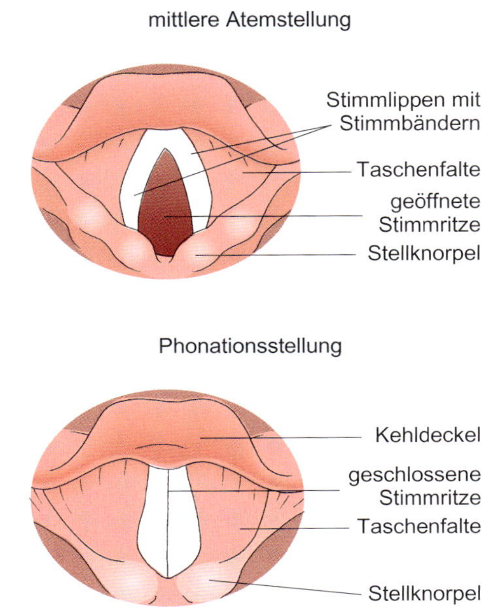

Abb. 16.6 Stimmritze in mittlerer Atem- und in Phonationsstellung. Letztere wird vor dem Sprechen eines Vokals eingenommen.

Laryngoskopie

Durch hals-nasen-ohrenärztliche *Spiegeluntersuchung des Kehlkopfes* **(Laryngoskopie)** lassen sich die Stimmlippen auf Veränderungen (Entzündungen, Tumoren) und Beweglichkeit beurteilen. Man schiebt dabei einen kleinen Spiegel oder ein starres Lupenendoskop durch den Mund in den Rachen oder führt ein dünnes, biegsames Endoskop durch die Nase in den Rachen.

Stimmbandreizung

Die Stimmbänder können insbesondere im Winter schnell austrocknen, da sie keine eigenen Schleimdrüsen besitzen. Sie reagieren mit einer **Stimmbandreizung,** erkennbar an einer heiseren, krächzenden Stimme. Die Stimme muss dann geschont und die relative Luftfeuchtigkeit der Einatemluft sollte auf mindestens 50 % angehoben werden.

Bewegungen der Stimmbänder

Die Atemluft muss den Spalt zwischen den beiden Stimmbändern *(Stimmritze)* passieren. Bei ruhiger Atmung werden die Stimmbänder durch mäßige Muskelspannung in einer Mittelstellung gehalten (mittlere Atemstellung). Verkürzt sich der paarige **M. cricoarytenoideus lateralis** (*seitlicher Ringknorpel-Stellknorpel-Muskel,* oft kurz *Lateralis*), der vom Ringknorpel bis zum Stellknorpel verläuft, so verengt sich die Stimmritze (Stimmbildungs- oder Phonationsstellung ➤ Abb. 16.6). Dies ist z. B. für Wortbildungen wie „Affe" oder „Otto" erforderlich. Die Stimmritze wird hier zunächst verschlossen und dann durch den Luftdruck plötzlich aufgestoßen. Bei Hauchlauten (wie z. B. in „juhu") muss die Stimmritze weit gestellt werden. Dies besorgt der **M. cricoarytenoideus posterior** (*hinterer Ringknorpel-Stellknorpel-Muskel,* oft kurz *Postikus*), der auch bei normaler Atmung die Stimmritze offen hält. Er ist der einzige Kehlkopfmuskel, der die Stimmritze öffnet.

Stimmbildung

Bei der **Stimmbildung** oder *Phonation* werden die Stimmbänder durch einen Luftstrom in regelmäßige Schwingungen versetzt. Hierdurch werden Höhe, Lautstärke und Klang unserer Stimme beeinflusst.

Die Frequenz der Schwingungen und damit die Höhe des Grundtons kann durch die Änderung der Stimmband*spannung* reguliert werden; die Lautstärke dagegen hängt von der *Schwingungsamplitude* („Ausschlag" des Stimmbandes) und damit von der Stärke des Luftstroms ab. Die Fülle bzw. der Klang der Stimme wird schließlich durch den Resonanzraum von Rachen, Mund- und Nasenhöhle erzeugt (➤ Abb. 16.7).

Tonhöhe

Die **Tonhöhe** hängt von der Schwingungsfrequenz der Stimmbänder ab:

- Soll ein hoher Ton erzeugt werden, so werden die Stimmbänder durch Kontraktion von Kehl-

kopfmuskeln stärker gespannt (vergleichbar mit dem Höherstimmen einer Gitarrensaite)
- Sollen die Stimmbänder tiefer klingen, so können sie durch entsprechende Bewegungen der Kehlkopfmuskeln entspannt werden. Weite, langsamere Schwingungen erzeugen dann tiefere Töne.

Lautbildung

Ist die Stimmbildung vor allem von den Schwingungseigenschaften der Stimmbänder abhängig, so ist die Bildung der Laute weit komplizierter. Die **Lautbildung** oder *Artikulation* kommt nämlich dadurch zustande, dass die im Mund-, Nasen- und Rachenraum enthaltene Luft durch Bewegungen der Hals- und Kopfmuskulatur jeweils in eine bestimmte Form gebracht und in Schwingung versetzt wird (man spricht bei diesem formveränderlichen Schwingungsraum auch von **Resonanzraum** oder „Ansatzrohr"). Die Schwingungen können entweder von den Stimmbändern ausgehen oder aber an anderen Strukturen wie etwa den Zähnen oder Lippen entstehen (➤ Abb. 16.7).

Je nach Form des Resonanzraums entstehen bestimmte Frequenzen und charakteristische Resonanzen, wodurch die verschiedenen Klangbilder der Laute entstehen. Bei der Bildung der Konsonanten (Mitlaute) etwa wird das Ansatzrohr stärker verengt als bei den Vokalen (Selbstlauten). Weitere Charakteristika sind:

- Alle Vokale entstehen durch plötzliches „Aufstoßen" der geschlossenen Stimmbänder
- Die einzelnen Konsonanten werden vor allem durch unterschiedliche Stellungen der Zahnreihen, der Lippen und Zunge sowie des weichen Gaumens gebildet
  – Bei den *stimmhaften Konsonanten* (b, d, g, m, n) schwingen die Stimmbänder gleichzeitig
  – Bei den *stimmlosen Konsonanten* (z. B. t, k, p, f) sind sie nicht beteiligt
- Auch beim Flüstern schwingen die Stimmbänder nicht, vielmehr wird die durch den Kehlkopf ausströmende Luft für die Lautbildung im Ansatzrohr ausgenutzt. Auf diese Weise können auch Patienten, deren Kehlkopf operativ entfernt wurde, sprechen.

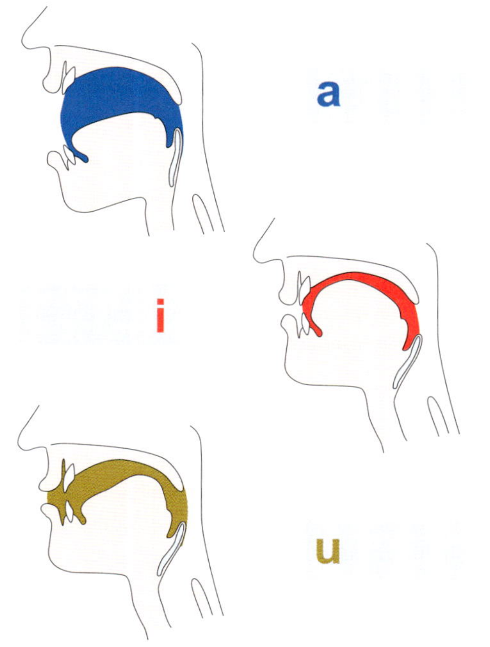

Abb. 16.7 Stellung der für die Lautbildung verantwortlichen Organe Zunge, Lippen und Mund beim Sprechen der Vokale (Selbstlaute) a, i und u.

Stimmbruch

Kinder haben einen kleineren Kehlkopf mit kürzeren Stimmbändern und dadurch eine höhere Stimme als Erwachsene. In der Pubertät nehmen Kehlkopf und Stimmbänder an Länge und Gewicht zu – bei Jungen wesentlich mehr als bei Mädchen. Die Jungenstimme senkt sich daher während des Stimmbruchs um etwa eine Oktave (sechs Ganztöne), die des Mädchens nur um 2–3 Ganztöne.

16.3.3 Hustenreflex

Gelangt ein Fremdkörper in den Kehlkopf oder in die tieferen Atemwege, so legen sich die Stimmbänder sofort unter starker Muskelanspannung aneinander. Anschließend kommt es zum reflektorisch ausgelösten **Hustenreiz**, wodurch der Fremdkörper im Idealfall mit einem kräftigen Ausatmungsstoß, der die Stimmritze aufsprengt, in den Mund zurückgeschleudert wird. Dieser **Hustenreflex** dient dem Schutz und der Reinigung des Bronchialbaumes.

P

Aspirationsprophylaxe

Die Kreuzung von Speise- und Luftwegen macht den Menschen anfällig für *Verschlucken* **(Aspiration):** Statt in die Speiseröhre gelangen Speichel und Nahrung in den Kehlkopf und evtl. weiter in die Luftröhre und die unteren Atemwege.
Kehlkopf, Kehldeckel und Hustenreflex sind hier lebenswichtig, weil sie die Lungen vor dem Eindringen größerer Partikel schützen (➤ 17.2.7, ➤ Abb. 17.19). Bei folgenden Patienten sind diese Funktionen oft gestört, und sie sind aspirationsgefährdet:

- Frisch Operierte nach Narkose/Intubation
- Patienten, die lange beatmet waren
- Patienten nach einem Schlaganfall
- Patienten mit schweren neurologischen Erkrankungen.

Husten und Auswurf

Der Hustenreflex wird auch im Rahmen von Krankheiten aktiviert und dient dann ebenfalls meist der Reinigung der Atemwege, etwa von entzündungsbedingten Sekreten.

Akuter Husten ist häufig durch in den Rachen abfließendes Sekret bedingt, etwa bei Erkältungskrankheiten. Er kann aber auch durch eine akute Entzündung der Bronchien (akute Bronchitis), eine Lungenentzündung oder durch Aspiration eines Fremdkörpers verursacht sein. **Chronischer Husten** (über acht Wochen Dauer) kann auf eine chronische Bronchitis oder eine chronisch-obstruktive Lungenerkrankung (➤ 16.11.3) hinweisen. Seltener stecken ein Lungenkarzinom, eine Herzschwäche (Herzinsuffizienz, ➤ 14.6.4), eine Refluxkrankheit (➤ 17.3.3) oder eine unbewusste Gewohnheit dahinter *(habitueller Husten)*. Wiederkehrende (rezidivierende) Hustenanfälle sind für das Asthma bronchiale typisch (➤ 16.11.2).

Wird durch Husten Sekret in die oberen Atemwege befördert, so spricht man von **produktivem Husten.** Das Sekret wird oft als *Auswurf* **(Sputum)** ausgespuckt oder verschluckt.

Andererseits kann ein Husten den Menschen auch ohne nennenswerten Sekrettransport plagen. Ein solcher **Reizhusten** tritt z. B. beim Lungenkarzinom auf, zu Beginn einer Bronchitis oder beim *Keuchhusten (Pertussis)*, einer bakteriellen Infektion mit typischen quälenden Reizhustenanfällen.

Bei blutenden Lungentumoren oder Lungeninfarkt, aber auch bei schweren entzündlichen Lungenerkrankungen – etwa bei der Tuberkulose (➤ 13.9.5) – kann es zum Abhusten von Blut kommen (**Bluthusten** oder *Hämoptyse*). Das Blut stammt hierbei aus Rachen, Bronchien oder Lungen und darf nicht mit dem **Bluterbrechen** *(Hämatemesis)* verwechselt werden, bei dem das Blut aus dem Verdauungstrakt stammt.

16.4 Luftröhre

Unterhalb des Ringknorpels beginnt die **Luftröhre** (*Trachea* ➤ Abb. 16.5, ➤ Abb. 16.8). Sie ist ein durchschnittlich 11 cm langes Rohr aus C-förmigen, durch glatte Muskulatur miteinander verbundenen Knorpelspangen. Die 16–20 Knorpelspangen halten die Luftröhre auch bei einem Unterdruck, wie er beim Einatmen entsteht, offen. Die Luftröhre ist an ihrer Hinterwand abgeflacht. Diese Abflachung entsteht durch die nach hinten weisenden Öffnungen der Knorpelspangen, über die sich die dünne Muskelwand der Luftröhre spannt. An dieser weichen Hinterwand hat die Luftröhre Kontakt mit der Speiseröhre (➤ Abb. 16.4).

Zwischen den Knorpelspangen liegt elastisches Bindegewebe, das der Luftröhre *Quer- und Längselastizität* verleiht. So kann die Luftröhre z. B. beim Schluckakt problemlos mit dem nach oben steigenden Kehlkopf in der Länge gedehnt werden. Die *Querelastizität* ist vor allem beim Hustenstoß wichtig, bei dem es zu einer ausgeprägten Längs- und Querverschiebung der Luftröhrenwand kommt, sodass Fremdkörper oder Schleim mit dem durch den Hustenstoß beschleunigten Luftstrom fortgerissen werden können.

Auch die Luftröhre ist von Schleimhaut mit respiratorischem Epithel aus Flimmerepithel (➤ Abb. 16.9) und Schleim bildenden Becherzellen überzogen.

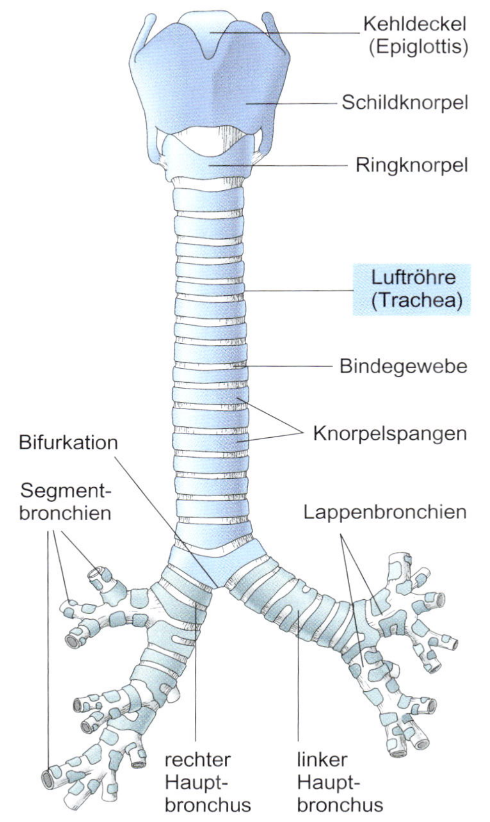

Abb. 16.8 Kehlkopf, Luftröhre und große Bronchien in der Übersicht.

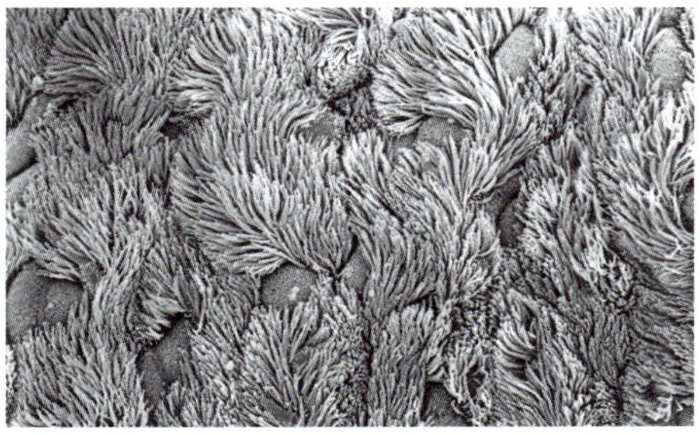

Abb. 16.9 Flimmerepithel der Luftröhre (Trachea) im Elektronenmikroskop. Da alle Oberflächenzellen vollständig mit Härchen bedeckt sind, kann man die Zellgrenzen nicht erkennen. [M375]

Unter dem Epithel liegen im Bindegewebe eingebettet die Schleim bildenden **Trachealdrüsen,** die ebenfalls zur Befeuchtung der Schleimhaut beitragen. Durch den Flimmerschlag werden kleine Teilchen, z. B. Staub, zurück nach oben in Rachen und Mund befördert.

16.5 Bronchien, Bronchiolen und Alveolen

16.5.1 Bronchien

An ihrem unteren Ende, etwa in Höhe des 4.–5. Brustwirbels, teilt sich die Luftröhre in die beiden

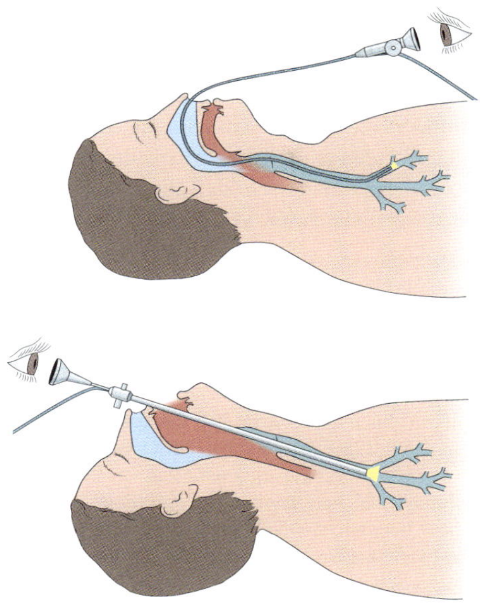

Abb. 16.10 Bronchoskopie, oben mit flexiblem, unten mit starrem Bronchoskop.

Hauptbronchien. Diese **Luftröhrenbifurkation** *(Bifurcatio tracheae)* ist bei der *Bronchoskopie* gut an einem keilartig hervorragenden Knorpelstück zu erkennen, der **Carina** (➤ Abb. 16.8, ➤ Abb. 16.11).

Der rechte Hauptbronchus ist meist etwas weiter und verläuft steiler als der linke, der sich an das darunterliegende Herz anpassen muss. Deshalb rutscht ein Fremdkörper in aller Regel in den rechten Hauptbronchus.

Die Wand der Hauptbronchien besteht – ähnlich der der Luftröhre – aus Knorpelspangen und Schleimhaut mit respiratorischem Epithel.

Nach wenigen Zentimetern teilen sich die Hauptbronchien weiter auf:

- Der rechte Hauptbronchus teilt sich in *drei* Hauptäste für die drei Lappen der rechten Lunge
- Der linke Hauptbronchus teilt sich in *zwei* Äste für die zwei linken Lungenlappen.

Diese **Lappenbronchien** teilen sich wie das Geäst eines Baumes weiter in **Segmentbronchien** (➤ Abb. 16.8, ➤ Abb. 16.11, ➤ Abb. 16.14), die sich wiederum in immer kleinere Äste verzweigen. Durch mehr als 20 Teilungsschritte entsteht so der **Bronchialbaum.** Je kleiner die Bronchien, desto einfacher und dünnwandiger ihr innerer Aufbau. Schon bei den Lappenbronchien werden die großen Knorpelspangen durch kleine, unregelmäßige Knorpelplättchen ersetzt. In die Bronchialschleimhaut ist lymphatisches Gewebe eingelagert, das **bronchusassoziierte lymphatische Gewebe,** das den Organismus vor Erregern aus der Atemluft schützt.

Bronchoskopie

Die endoskopische Untersuchung der Atemwege heißt **Bronchoskopie** (➤ Abb. 16.10, Allgemeines zur Endoskopie ➤ 4.7.5, ➤ 17.1.5).

Sie erfolgt meist mit einem *flexiblen* (biegsamen) Bronchoskop nach Rachenanästhesie und in leichter Sedierung (Beruhigung). In die Atemwege kann bis in die von den Segmentbronchien abzweigenden *Subsegmentbronchien* eingesehen, Zellen aus den Atemwegen oder eine Gewebeprobe aus der Bronchialwand zur weiteren Untersuchung gewonnen werden. Therapeutisch können z. B. Tumoren abgetragen werden.

Für bestimmte Zielsetzungen (etwa für die Entfernung mancher Fremdkörper) ist jedoch die *starre* Bronchoskopie überlegen, sie muss in Narkose durchgeführt werden. Das starre Bronchoskop kann allerdings nur bis zu den Lappenbronchien vorgeschoben werden.

16.5.2 Bronchiolen

Die kleinsten Verzweigungen der Bronchien sind die **Bronchiolen** mit einem Innendurchmesser unter 1 mm. Hier fehlen die Knorpeleinlagerungen völlig. Dafür haben die Bronchiolen reichlich *glatte Muskelfaserzüge* (➤ 4.4.1), die den Zu- und Abstrom der Atemluft aktiv regulieren.

16.5.3 Alveolen

Die Bronchiolen verzweigen sich noch einmal in mikroskopisch feine Ästchen **(Bronchioli respiratorii);** diese gehen unmittelbar über in das eigentlich atmende Lungengewebe, die **Alveolargänge** mit den *Lungenbläschen* **(Alveolen).** Die Alveolen liegen traubenförmig und dicht gepackt um die Alveolargänge und Bronchioli respiratorii (➤ Abb. 16.11, ➤ Abb. 16.12).

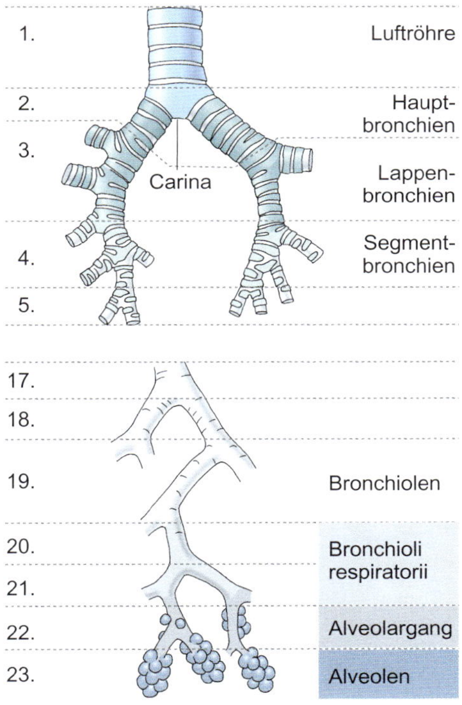

Abb. 16.11 Geäst des Bronchialbaums. Von der Luftröhre bis zu den Alveolen sind es durchschnittlich 23 Aufteilungen.

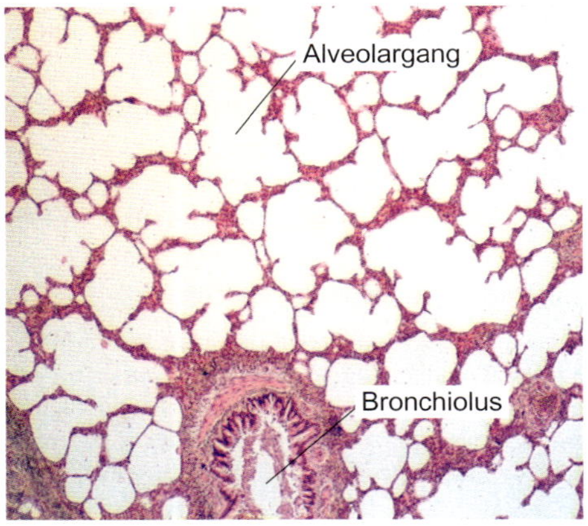

Abb. 16.12 Gesundes Lungengewebe. Der histologische Schnitt zeigt ein dichtes Alveolargitternetz, in das Bronchiolen eindringen. [X141]

In den Alveolen sind Blut und Luft nur durch die *Blut-Luft-Schranke* voneinander getrennt: Durch eine dünne Schicht aus Alveolarepithel, Basalmembran und Kapillarendothel tritt Sauerstoff aus der Alveolarluft ins Kapillarblut über, während Kohlendioxid den umgekehrten Weg nimmt (➤ Abb. 16.13, ➤ Abb. 16.21).
Außerdem können in den Alveolen durch **Alveolarmakrophagen** Fremdkörper wie z. B. kleine Rußteilchen phagozytiert (aufgenommen) werden. Da die Rußteilchen in den Alveolarepithelzellen liegen bleiben, sieht die Lunge eines starken Rauchers schwarz aus.

16.5.4 Surfactant

Die Alveolen haben bei der Ausatmung einen Durchmesser von ca. 0,2 mm, der bei der Einatmung auf 0,4 mm ausgedehnt wird. Ihre Wand ist nur etwa 1 µm (0,001 mm) dick und nur aus einer einzigen plattenförmigen Deckzellenschicht aufgebaut. Die Innenfläche der Alveolen ist ausgekleidet mit einem Gemisch aus *Phospholipiden* (➤ 1.8.2), die in den Alveolarepithelzellen gebildet und als **Surfactant** *(***surf***ace* **act***ive* **agent***, Oberflächenfaktor)* bezeichnet werden. Der Surfactant vermindert die bei der Ausdehnung der Alveolen zu überwindende Oberflächenspannung auf gut $\frac{1}{10}$. Erst dadurch lassen sich die Alveolen ohne großen Energieaufwand entfalten.

Die spannungsmindernde Wirkung des Surfactants ist umso größer, je kleiner die Alveole ist. Dies ist deshalb günstig, weil kleinere Alveolen aus physikalischen Gründen *(Laplace-Gesetz)* einen höheren Innendruck aufweisen als größere. Ohne die „ausgleichende" Wirkung des Surfactants wären kleine Alveolen viel schwerer auszudehnen als größere. Die Einatemluft würde somit in erster Linie in die größeren Alveolen gelangen, weil dieser Weg für sie am leichtesten ist. Dadurch entstünden mit der Zeit wenige große Alveolen. Diese haben aber bei gleichem Volumen eine geringere Oberfläche als viele kleine, die für den vom Körper benötigten Gasaustausch zu klein wäre.
Der Surfactant und die Zahl der elastischen Fasern im Lungengewebe, welche die Alveolen wie ein Netz umgeben, sind auch die wichtigsten Einflussgrößen für die *Lungendehnbarkeit,* die **Compliance.** Infolge von Alterungsvorgängen sinkt die Compliance im Laufe des Lebens ab.

Atemnotsyndrom des Neugeborenen

Da sich der Surfactant vor allem im letzten Drittel der Schwangerschaft bildet, ist er bei Frühgeborenen oft nicht ausreichend vorhanden und das Kind deshalb von einem **Atemnotsyndrom** (auch *Respiratory Distress Syndrome, RDS,* oder *hyaline Membrankrankheit* genannt) bedroht.
Ist vor der drohenden Frühgeburt noch Zeit, versucht man durch Gabe von Glukokortikoiden (➤ 11.5.3) über den Blutkreislauf der Mutter die Lungenreifung und damit die Fähigkeit zur Surfactant-Bildung zu fördern. Nach der Geburt kann künstlich hergestellter Surfactant über einen Tubus in der Luftröhre in die Lunge des Frühgeborenen eingebracht werden.

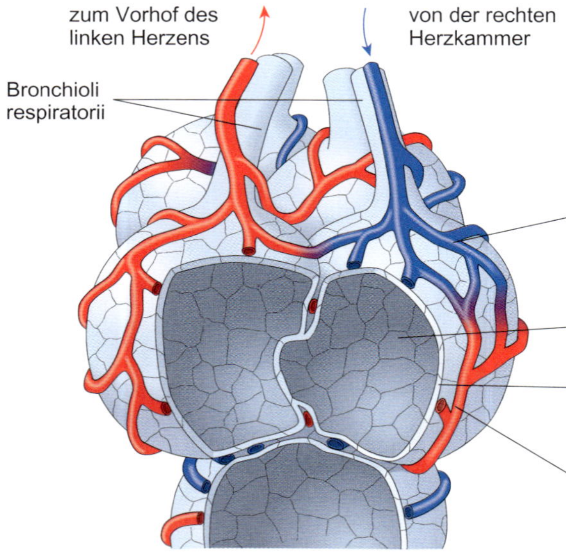

Abb. 16.13 Bau der Lungenbläschen (Alveolen). Jede Alveole ist von breit ausgezogenen, miteinander zusammenhängenden Kapillaren umgeben, sodass sie praktisch komplett in eine dünne Blutschicht „eingehüllt" ist (in der Abbildung sind die Kapillaren zur besseren Veranschaulichung weit auseinander stehend gezeichnet). Dort findet der Gasaustausch statt. Die Gase müssen dabei die Epithelschicht der Alveole, die Basalmembran und das Endothel der Kapillare durchdringen.

16.6 Lungen

Die beiden **Lungen** bestehen zum einen aus den dem Gas*transport* dienenden *Atemwegen,* d. h. den Bronchien mit ihren Verästelungen, zum anderen enthalten sie das dem Gas*austausch* dienende schwammartige, aus Millionen von Alveolen bestehende *Alveolargewebe* (➤ Abb. 16.12).
Die Lungen liegen in der Brusthöhle und umgeben jeweils seitlich das Mediastinum (➤ 14.1). Sie liegen mit ihrer Außenseite den Rippen an. Nach unten werden die Lungen vom Zwerchfell begrenzt; nach oben hin ragen sie mit ihren Spitzen geringfügig über das Schlüsselbein hinaus. Zwischen linker und rechter Lunge liegt das Herz. Durch die nach links verschobene Position des Herzens ist die linke Lunge kleiner als die rechte.
Der Teil der Lunge, der dem Zwerchfell aufliegt, heißt **Lungenbasis,** der obere Teil **Lungenspitze** *(Apex).* Die Lungenbasis tritt bei der Einatmung durch die Kontraktion des Zwerchfells um ca. 3–4 cm tiefer und steigt bei der Ausatmung wieder nach oben.
Die linke Lunge wird durch eine gut erkennbare, schräg verlaufende Spalte in einen oberen und einen unteren **Lungenlappen** geteilt, während die rechte Lunge durch zwei Spalten in drei Lappen aufgeteilt ist: den **Ober-, Mittel-** und **Unterlappen.** Entsprechend ist der Bronchialbaum auf der rechten Seite in drei, auf der linken Seite dagegen in zwei *Lappenbronchien* aufgeteilt (➤ Abb. 16.1, ➤ Abb. 16.8, ➤ Abb. 16.14).
Die Lungen werden weiter in rechts zehn und links neun **Lungensegmente** unterteilt. Diese Segmente werden jeweils von einem *Segmentbronchus* mit Atemluft versorgt. Die Segmentgrenzen sind im Gegensatz zu den Lappengrenzen äußerlich nicht mehr sichtbar. Sie haben jedoch jeweils ihre eigene Blutversorgung **(bronchoarterielle Einheit).** Lungensegmente lassen sich deshalb einzeln schonend herausoperieren.

Lungenhilum

Die Hauptbronchien und die Lungengefäße treten über das an der medialen Seite einer jeden Lunge gelegene **Lungenhilum** *(Lungenwurzel)* in die Lungen ein.
Am Lungenhilum befinden sich außerdem Lymphknoten. Die Lungen werden von Lymphgefäßen durchzogen. In den Lymphgefäßen wandern mit der Lymphe weiße Blutkörperchen und **Alveolarmakrophagen.** Die Alveolarmakrophagen sind zur Phagozytose fähig und transportieren Fremdkörper oder Gifte. Bei vielen Erkrankungen der Bronchien oder des Lungengewebes vergrößern sich die Hilumlymphknoten, weil sich Abwehrzellen in ihnen stark vermehren oder sich Tumorzellen zu einer Lymphknotenmetastase geführt haben. Sie können dann im Röntgenbild typische Schatten geben (*Hilumverbreiterung,* ➤ Abb. 16.15).

16

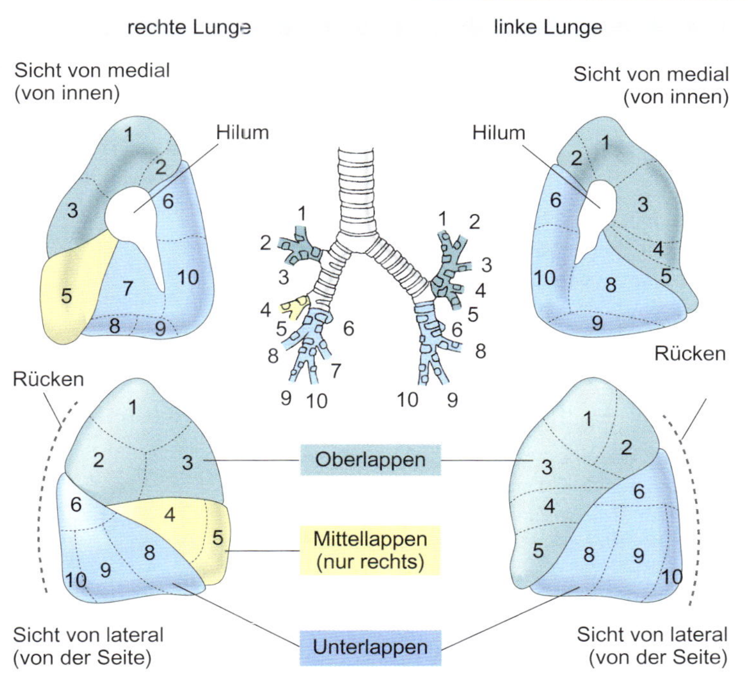

Abb. 16.14 Aufteilung der Lunge in Lappen und Segmente, oben Ansicht von medial, unten von lateral. Bei der rechten Lunge wird der Oberlappen in drei, der Mittellappen in zwei und der Unterlappen in fünf Segmente unterteilt. Die linke Lunge besteht aus einem Oberlappen mit fünf und einem Unterlappen mit vier Segmenten (bei der Durchnummerierung der Lungensegmente wird links das siebte Segment übersprungen). Die Unterlappen liegen dabei vorwiegend der hinteren Brustwand an, die Oberlappen und der rechte Mittellappen liegen dagegen vorwiegend vorne.

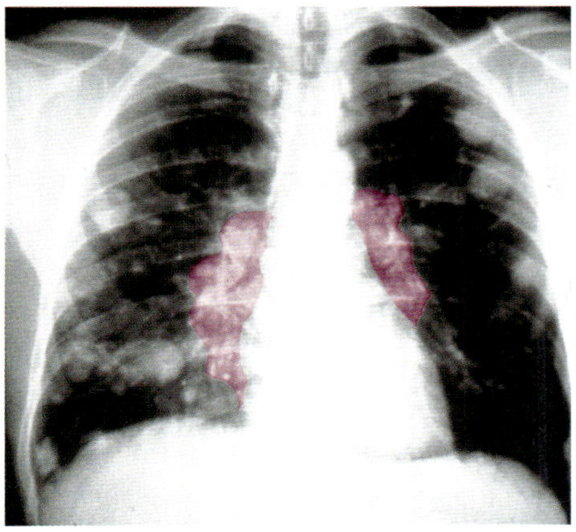

Abb. 16.15 Hilumverbreiterung (rosa) und Lungenmetastasen (sichtbar als wolkige Verschattungen) bei einem Patienten mit Hodentumor. [U136]

Blutversorgung der Lungen

Die Blutversorgung der Lungen erfolgt aus zwei Gefäßnetzen:

- Die Lungen werden von den Blutgefäßen des *Lungenkreislaufs* (➤ 15.2.4) als erstem Gefäßnetz durchzogen. In den *Lungenarterien* gelangt sauerstoffarmes Blut zu den Alveolen, um dort Kohlendioxid abzugeben und Sauerstoff aufzunehmen. Das dadurch „erneuerte" Blut fließt in den *Lungenvenen* zum linken Vorhof zurück und wird über die linke Herzkammer in den Körperkreislauf eingespeist. Die Gefäße des Lungenkreislaufs dienen also dem *Gasaustausch*
- Die Eigenversorgung des Lungengewebes mit Blut erfolgt hingegen aus Ästen des *Körperkreislaufs* (zweites Gefäßnetz), und zwar über die aus der Aorta entspringenden *Bronchialarterien.*

Untersuchung der Lunge

Erster Schritt ist die körperliche Untersuchung der Lunge:

- Ist bei der **Perkussion** *(Abklopfen)* die „beklopfte" Lunge z. B. vermehrt luftgefüllt (wie etwa beim **Emphysem,** ➤ 16.11.3), so ist der Klopfschall laut und übermäßig hohl (etwa wie beim Klopfen auf eine Schuhschachtel). Ist der „beklopfte" Raum dagegen flüssigkeitsgefüllt oder anderweitig verdichtet (etwa bei Lungenentzündung oder Kollaps eines Lungensegments), so ist der Klopfschall gedämpft. Der Klopfschall des gesunden Lungengewebes liegt etwa in der Mitte dazwischen. Durch Perkussion lässt sich auch die Verschieblichkeit der Lungenuntergrenzen bei der Ein- und Ausatmung prüfen
- Durch **Auskultation** *(Abhören)* der Atemgeräusche mit dem Stethoskop kann z. B. eine Lungenentzündung erkannt werden: Die entzündungsbedingte Verdichtung des Lungengewebes verstärkt die Schallleitung, sodass das Atemgeräusch über dem betroffenen Lungenabschnitt „schärfer" bzw. lauter erscheint (bronchiales Atemgeräusch). Bei einer Flüssigkeits- oder Luftansammlung im Pleuraspalt (Pleuraerguss bzw. Pneumothorax) oder dem Kollaps (Atelektase) eines Lungenbezirks dagegen wird die Fortleitung der Atemgeräusche auf den Brustkorb behindert, die Atemgeräusche sind abgeschwächt. Auch die Atemwege lassen sich beurteilen: Ein „Pfeifen" bei der Ausatmung **(Giemen)** weist z. B. auf eine Verengung der Bronchien hin, etwa durch Asthma. Ein **Brummen** deutet ebenfalls auf eine Verengung der Bronchien oder auf darin schwingende Sekrete hin (z. B. bei Bronchitis). Schwerer zu hören und am ehesten als feines „Blubbern" bei der Einatmung zu beschreiben sind **feuchte Rasselgeräusche,** die auf Flüssigkeitsansammlungen im Lungengewebe hinweisen und z. B. bei Lungenentzündung oder Lungenödem (➤ 14.6.4) auftreten.

Oft wird die körperliche Untersuchung durch **bildgebende Verfahren** ergänzt. Am häufigsten erfolgen konventionelle **Röntgenaufnahmen** des Thorax/der Lungen in zwei Ebenen (➤ Abb. 16.15). Kleine Veränderungen sind jedoch besser durch **Computer-** oder **Magnetresonanztomografie** (➤ 4.7) darzustellen, die auch zur weiteren Abklärung pathologischer Röntgenbefunde zum Einsatz kommen. Bei Verdacht auf eine Lungenembolie ist heute die **CT-** bzw. **MR-Angiografie** mit Gefäßdarstellung durch Kontrastmittel die Methode der Wahl. Für eine rasche orientierende Untersuchung der Lunge und des Pleuraraumes (etwa bei Pleuraergüssen ➤ Abb. 16.17) eignet sich inzwischen auch die **Ultraschalluntersuchung.** Sie ist insbesondere in der Notfallmedizin hilfreich.

16.7 Pleura

Beide Lungen sind von einer hauchdünnen, mit Gefäßen versorgten Hülle, dem **Lungenfell** *(Pleura visceralis),* überzogen. Das Lungenfell grenzt, nur durch einen flüssigkeitsgefüllten Spalt getrennt, an das **Rippenfell** *(Pleura parietalis),* das die Brustwand, das Zwerchfell und das Mediastinum auskleidet. Beide Pleurablätter werden zusammen als **Pleura** oder *Brustfell* bezeichnet. Das Rippenfell ist mit sensiblen, schmerzleitenden Nerven versorgt und deshalb schmerzempfindlich. Dagegen sind das Lungenfell und das Lungengewebe selbst schmerzunempfindlich.

Am Lungenhilum (➤ 16.6) gehen die beiden Pleurablätter ineinander über und bilden so einen geschlossenen Spaltraum, den *Interpleuralraum* oder **Pleuraspalt.**

Unterdruck zwischen den Pleurablättern

Im Pleuraspalt (d. h. zwischen beiden Pleurablättern) herrscht ein Unterdruck. Dieser negative *intrapleurale Druck* („Sog") sorgt dafür, dass alle Bewegungen der Brustkorbwand direkt auf die Lungen übertragen werden. So führt die Erweiterung des Brustkorbes durch die Einatembewegung zu einer Ausdehnung des Lungengewebes.

Damit die Lungen bei der Ein- und Ausatmung reibungsfrei im Thorakalraum gleiten können, muss die Oberfläche der Pleurablätter spiegelglatt sein und der Pleuraspalt mit einer serösen Flüssigkeit „geschmiert" werden. In der Tat werden beide Pleurablätter durch eine Schicht flacher Deckzellen geglättet, wobei die Deckzellen des Rippenfells wässrige **Pleuraflüssigkeit** als Gleitmittel produzieren.

Pneumothorax

Gelangt Luft in den Pleuraspalt, so spricht man von einem **Pneumothorax** (➤Abb. 16.16). Dies kann beispielsweise durch eine Stichverletzung oder das Platzen von Alveolen passieren. Im ersteren Fall spricht man auch von einem *äußeren,* im letzteren Fall von einem *inneren Pneumothorax,* wobei die Bezeichnungen allerdings nicht einheitlich sind. Beim Pneumothorax bewegt sich zwar der Brustkorb, der sonst vorhandene Unterdruck zwischen Lungenfell und Rippenfell ist jedoch aufgehoben. Das Lungengewebe fällt aufgrund seiner Eigenelastizität in sich zusammen wie ein Luftballon. Es kann damit nicht mehr zum Gasaustausch beitragen.
Die Behandlung des Pneumothorax besteht im Entfernen der Luft durch **Pleuradrainage** (mit Sog). Bei einem **Spannungspneumothorax,** bei dem sich die betroffene Brustkorbhälfte immer mehr „aufpumpt", ist sofortiges Ablassen des Überdrucks lebensrettend, notfalls mit einer großlumigen Kanüle.

Pleuritis

Eine *Pleuraentzündung* **(Pleuritis)** kann beispielsweise Folge einer Lungenentzündung sein. Oft lagert sich den sonst glatten Oberflächen Fibrin an, sodass die Pleurablätter aneinanderreiben und jeder Atemzug schmerzt.

Pleuraerguss

Eine Ansammlung von Flüssigkeit im Pleuraspalt heißt **Pleuraerguss.** Pleuraergüsse entstehen z. B. durch lokale Entzündungen oder durch Mitreaktion der Pleura bei Lungen- oder Pleuratumoren, aber auch durch erhöhten Druck in der Lungenstrombahn, etwa infolge Linksherzinsuffizienz. Bei einem „druckbedingten" Pleuraerguss sind meist beide Seiten betroffen.
Entzündungs- oder tumorbedingte Ergüsse beruhen auf Veränderungen in der Durchlässigkeit der Kapillaren; der auf diese Weise gebildete Pleuraerguss ist eiweißreich und wird als *Exsudat* („Ausschwitzung") bezeichnet. Der bei der Herzinsuffizienz auftretende Pleuraerguss durch erhöhten Gefäßdruck besteht hingegen aus eiweißarmer, aus dem Plasmaraum abgepresster Flüssigkeit, einem *Transsudat* (➤3.4.5).
Bei großen Pleuraergüssen kann sich die Lunge nicht mehr ausreichend entfalten und es tritt Atemnot auf, insbesondere wenn der Pleuraerguss rasch entstanden ist. Dann kann in Lokalanästhesie (örtlicher Betäubung) durch **Pleurapunktion** (➤Abb. 16.17) Flüssigkeit abpunktiert werden, sodass sich die Lunge wieder ausdehnen und der Patient besser atmen kann. Auch bei unklarer Ursache des Pleuraergusses ist eine Pleurapunktion sinnvoll. Die entnommene Flüssigkeit wird dann im Labor z. B. auf Tumorzellen untersucht.

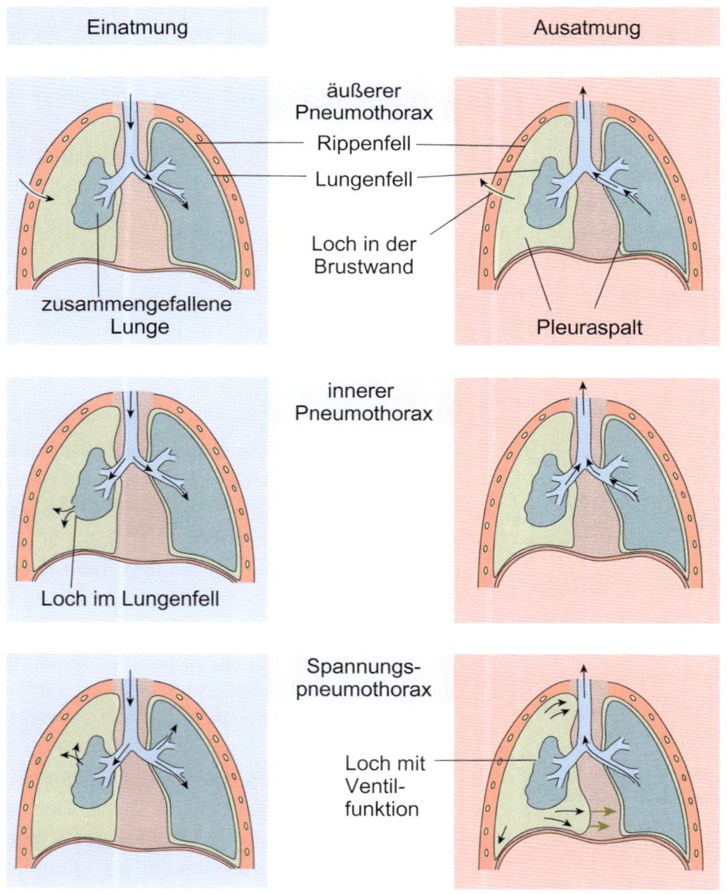

Abb. 16.16 Pneumothorax. Beim äußeren Pneumothorax tritt Luft durch einen Brustwanddefekt in den Pleuraspalt ein. Atmet der Patient aus, so wird die Luft wieder nach außen gepresst. Beim inneren Pneumothorax besteht ein Loch im Lungenfell, die Brustwand ist intakt. Am gefährlichsten ist der Spannungs- oder Ventilpneumothorax: Die bei jeder Atembewegung eindringende Luft kann nicht entweichen, weil ein Gewebestück als Ventil wirkt. So entsteht ein Überdruck im Pleuraraum der kranken Seite, der das Herz verdrängt und die gesunde Lunge komprimiert.

16.8 Atemmechanik

Damit die Alveolen ständig mit frischer, sauerstoffreicher Atemluft belüftet werden, muss sich der Brustkorb bei Erwachsenen ca. 15-mal und bei Kindern ca. 25-mal pro Minute ausdehnen (*Einatmung* bzw. **Inspiration**) und wieder zusammenziehen (*Ausatmung* bzw. **Exspiration**). Da die Lunge elastisch und selbst nicht aktiv beweglich ist, folgt sie bei den Atembewegungen der Erweiterung und Verengung des Brustkorbs und den Bewegungen des Zwerchfells. Die Weite des Brustraums wird durch die jeweilige Rippenstellung und durch den Zwerchfellstand bestimmt (➤Abb. 16.18).

16.8.1 Zwerchfell

Das **Zwerchfell** (*Diaphragma, gr.* diaphragma = Zwischenwand) ist eine breite, gewölbte Muskelplatte, die kuppelartig gegen die Brusthöhle gerichtet ist und Brust- und Bauchhöhle voneinander trennt (➤Abb. 6.32). Zu beiden Seiten des Herzens, das über den Herzbeutel fest mit dem Zwerchfell verbunden ist, liegen die Lungen mit ihrer Basis dem Zwerchfell auf (➤Abb. 16.18). In der Mitte hat das Zwerchfell eine Sehnenplatte *(Centrum tendineum),* die den Muskelfasern des Zwerchfells als Ansatz dient.

16.8.2 Inspiration

Spannt sich das Zwerchfell an, so senkt sich die Zwerchfellkuppel und dehnt die Lungen auf, indem sie sie nach unten zieht. Unterstützend kontrahieren sich auch bei der Inspiration die zwischen den Rippen verspannten *äußeren Zwischenrippenmuskeln* **(Mm. intercostales externi)** und erweitern den Thorax nach vorne und in geringerem Umfang zur Seite (➤Abb. 16.18).

Brust- oder Bauchatmung

Je nachdem, ob die Inspiration überwiegend durch Senkung des Zwerchfells mit Vorwölbung des Bauches oder durch Hebung der Rippen zustande kommt, spricht man vom **Bauch- oder Brustatmung.** So sind z. B. Säuglinge ausgesprochene Bauchatmer – das „Bäuchlein" wölbt sich nach außen vor.

Atemhilfsmuskulatur

Bei vertiefter Atmung, z. B. bei Atemnot, werden das Zwerchfell und die äußeren Zwischenrippenmuskeln durch die **Atemhilfsmuskulatur** unterstützt. Diese normalerweise anderen Funktionen dienenden Muskeln liefern im Bedarfsfall zusätzliche Muskelkraft zur Ausweitung des Brustkorbs (Details ➤6.3.7).

16.8.3 Exspiration

Während die Inspiration aktiv erfolgt, geschieht die Exspiration überwiegend passiv. Die Exspiration beginnt mit der Erschlaffung der Mm. inter-

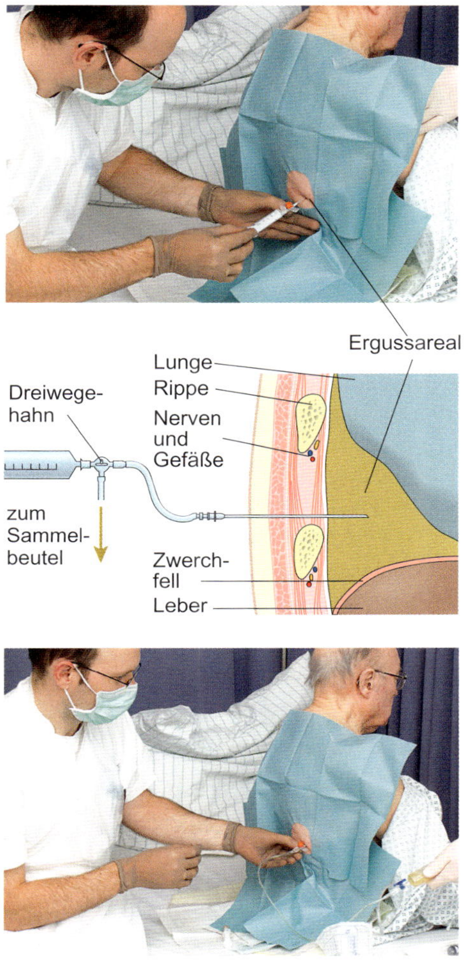

Abb. 16.17 (links): Pleurapunktion. Am günstigsten sitzt der Patient und beugt den Oberkörper nach vorn. Nach sonografischer Lokalisation des Ergusses wird meist im 5.–8. Interkostalraum an der Oberkante einer Rippe eingestochen, damit die unter der Rippe verlaufenden Gefäße und Nerven nicht verletzt werden (Mitte). [L190, K115]

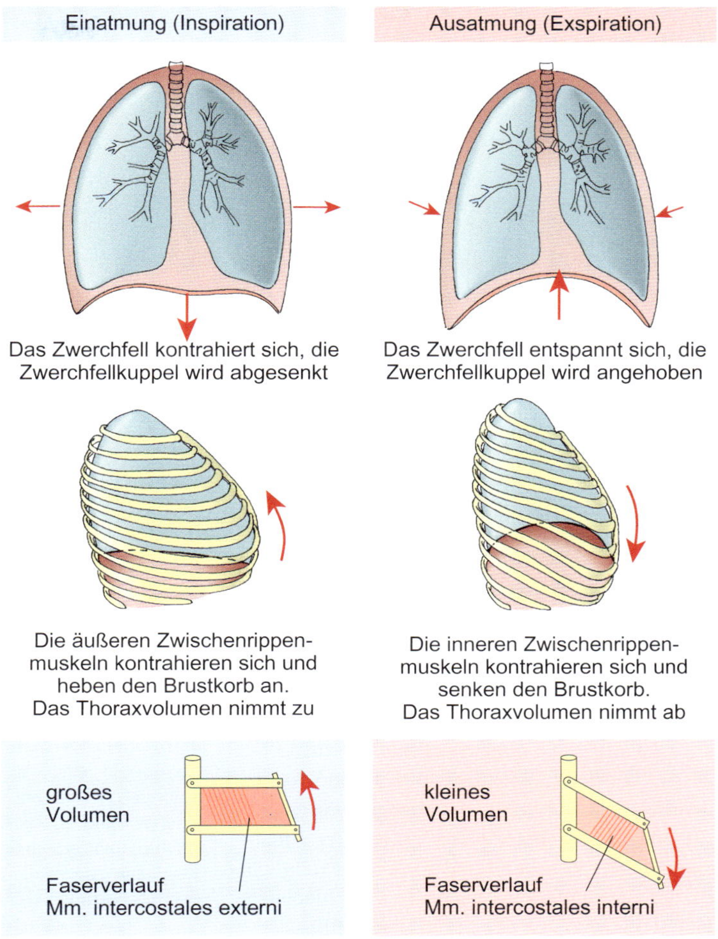

Abb. 16.18 (rechts): Mechanik der In- und Exspiration. Durch Kontraktion des Zwerchfells und gleichzeitiges Anheben des Brustkorbes vergrößert sich das Thoraxvolumen. Die Lunge wird gedehnt. Durch den entstehenden Sog strömt Luft in die Lunge (Einatmung). Der umgekehrte Vorgang läuft bei der Ausatmung ab.

costales externi und des Zwerchfells. Dabei verengt sich der Brustkorb schon infolge der Eigenelastizität von Lungengewebe und Brustkorb. Unterstützend können sich bei der Ausatmung die *inneren Zwischenrippenmuskeln* **(Mm. intercostales interni)** kontrahieren. Durch ihren Faserverlauf wird bei der Kontraktion die jeweils obere Rippe der darunterliegenden angenähert und damit der Brustkorb abgesenkt.

Auch die Ausatmung kann durch Atemhilfsmuskulatur unterstützt werden. Als „Hilfsausatmer" werden bei angestrengter Atmung, beim Husten und Niesen, die Bauchmuskeln eingesetzt, welche die Rippen herabziehen und als *Bauchpresse* die Eingeweide mit dem Zwerchfell nach oben drängen.

16.8.4 Bauchpresse

Werden die Atembewegungen des Brustkorbs nach Abschluss der Inspirationsbewegung angehalten, die Stimmbänder verschlossen und die Bauchmuskulatur willkürlich kontrahiert, steigt der Druck im Bauchraum stark an. Dies ist bei der Stuhlentleerung wichtig, bei der in der Regel die **Bauchpresse** eingesetzt wird. Auch bei den Presswehen unterstützt die Bauchpresse den Weg des jungen Menschen auf die Welt.

16.8.5 Lungen- und Atemvolumina

Bei jedem Atemzug treten in Abhängigkeit von Körpergröße und Körperbau etwa 500 ml Luft in den Respirationstrakt ein. Davon gelangen jedoch nur ⅔ in die Alveolen. Der Rest verbleibt in den größeren, dickwandigen Atemwegen wie Kehlkopf, Luftröhre und Bronchien. Die Luft in diesem **anatomischen Totraum** kann somit nicht am Gasaustausch teilnehmen.

Totraum kann aber auch im Bereich der Alveolen entstehen, etwa wenn die Alveolen zerstört sind (z. B. im Rahmen eines Emphysems, ➤ 16.11.3) oder nicht mehr richtig durchblutet werden (z. B. bei einer Lungenembolie, ➤ 16.11.5). Dieser Totraum heißt **alveolarer Totraum.** Der gesamte Totraum (also anatomischer plus alveolarer Totraum) wird auch als **funktioneller Totraum** bezeichnet.

Bei erhöhtem funktionellen Totraum wird mehr Atemvolumen „verschwendet". Der Patient gleicht dies zunächst durch häufigeres und tieferes Atmen aus (das Keuchen des Emphysempatienten). Kann er die damit verbundene Mehrarbeit der Atemmuskulatur nicht mehr aufbringen, so leidet er an chronischer Ateminsuffizienz (➤ 16.11.3).

Ein gesunder, erwachsener Mann atmet pro Minute 14- bis 16-mal ein und wieder aus, seine **Atemfrequenz** liegt also bei ca. 15 Atemzügen/min. Wie oben erwähnt beträgt sein **Atemzugvolumen** in Ruhe ca. 500 ml (➤ Abb. 16.19). Somit ergibt sich ein **Atemminutenvolumen** oder allgemein *Atemzeitvolumen* von ungefähr 7,5 l/min. Da das Atemzugvolumen von der Körpergröße abhängt, liegt das Atemminutenvolumen bei der Frau meist um etwa 15–20 % niedriger.

Durch verstärkte Inspiration kann man *nach* normaler Inspiration pro Atemzug zusätzlich noch 2–3 l Luft einatmen; man nennt dieses Volumen **inspiratorisches Reservevolumen** (➤ Abb. 16.19). Durch verstärkte Ausatmung (*nach* der normalen Exspiration) kann eine weitere Luftmenge von ca. 1 l ausgeatmet werden. Sie wird **exspiratorisches Reservevolumen** genannt. Addiert man zu ihr das Atemzugvolumen und das inspiratorische Reservevolumen, so erhält man die **Vitalkapazität.** Dieser Wert gibt das maximal ein- und ausatembare Luftvolumen an.

Aber auch nach der stärksten Ausatmung bleibt noch Luft in den Lungen zurück. Diese Restluft heißt **Residualvolumen.** Die Summe aus Vitalkapazität und Residualvolumen ergibt die **Totalkapazität.** Sie ist das maximal mögliche Luftvolumen, das die Lungen aufnehmen können.

Die **funktionelle Residualkapazität** *(FRC)* ist die Summe aus exspiratorischem Reservevolumen und Residualvolumen, also das Luftvolumen, das nach *normaler* Ausatmung noch in den Lungen ist. Es dient als „Sauerstoffpuffer" während der Ausatmung, d. h. es garantiert, dass auch während der Ausatmung Sauerstoff ins Blut gelangt. Es ist der wichtigste Gradmesser für die Leistungsreserve der Lungen und beispielsweise während der Einleitung einer Narkose bedeutend.

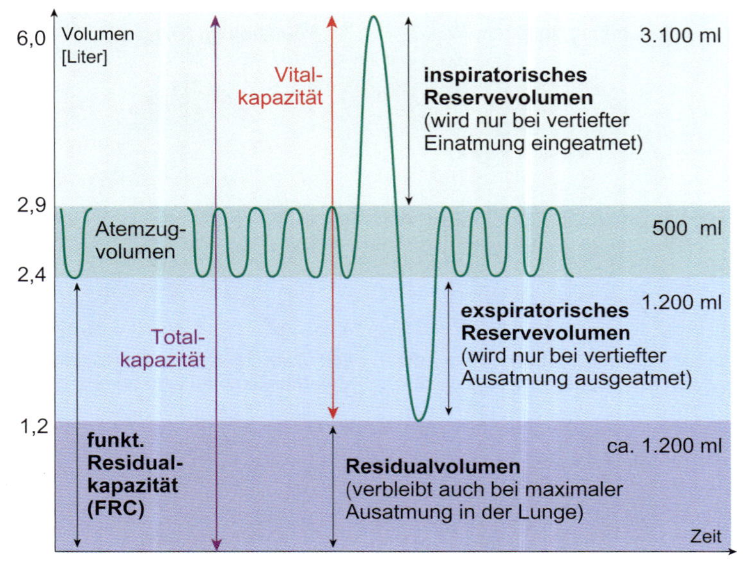

Abb. 16.19 Atemvolumina bei Ruheatmung und bei vertiefter Ein- und Ausatmung (Werte für einen gesunden jungen Mann). Werden Volumina addiert, so spricht man auch von „Kapazitäten".

Überprüfung der Lungenfunktion

Bei vielen Erkrankungen von Herz und Lungen ist die genaue Kenntnis der ein- und ausatembaren Volumina und ihres Flusses wichtig. Auch vor Narkosen wird häufig die **Lungenfunktion** geprüft.
Basistest bei der Lungenfunktionsprüfung ist die **Spirometrie.** Der Patient atmet dabei in ein Messgerät, das **Spirometer.** Nach maximaler Einatmung atmet er so schnell und so tief wie möglich aus. Auf diese Weise können die verschiedenen Lungenvolumina gemessen und der Luftfluss berechnet werden (➤ Abb. 16.19, ➤ Abb. 16.20):

- Die **Vitalkapazität** *(VC)* zeigt an, wie viel Luft der Patient bei einem maximalen Atemzug (maximale Ein- und nachfolgende Ausatmung) bewegen kann
- Das **forcierte exspiratorische Volumen** (FEV_1 = **Einsekundenkapazität**) gibt an, wieviel Luft der Patient in einer Sekunde maximal ausatmen kann
- Wird das forcierte exspiratorische Volumen auf die Vitalkapazität bezogen (FEV_1/VC), ergibt sich der **Tiffeneau-Wert.** Er ist ein indirektes Maß für den Strömungswiderstand in den Luftwegen. Beim Gesunden liegt er über 70 %.

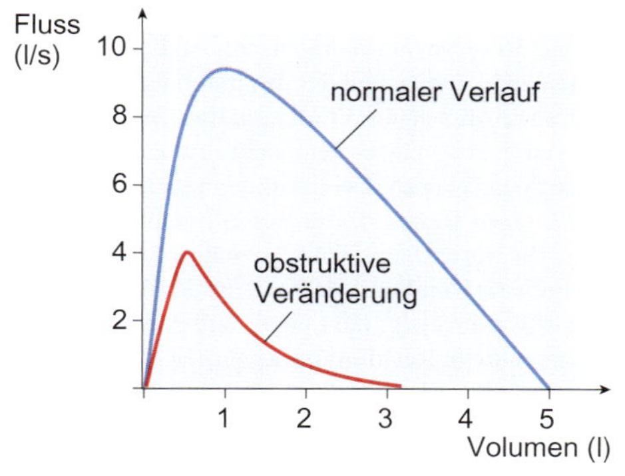

Abb. 16.20 Durch Spirometrie gemessene Fluss-Volumen-Kurve bei einer forcierten Ausatmung. Blau Normalbefund, rot bei obstruktiver Lungenfunktionsstörung (z. B. im Asthmaanfall). Die Verengung der Atemwege führt hier zu einer erheblichen Minderung des Luftflusses.

Bei der aufwändigeren, aber genaueren **Ganzkörperplethysmografie** sitzt der Patient zur Lungenfunktionsmessung in einer geschlossenen Kammer. Kammerdruck und Atemstrom werden ständig an seinem Mund gemessen und daraus Atemwegswiderstand sowie Lungenvolumina errechnet. Durch Einatmung spezieller Gase kann zudem die Diffusionsfähigkeit des Lungengewebes bestimmt werden.

Zur groben Einschätzung des Luftflusses auch zu Hause dient das **Peak-flow-Meter.** Mit diesem einfachen, handgroßen Gerät wird der maximale Luftfluss bei forcierter Ausatmung bestimmt (*engl.* peak flow = Spitzenfluss).

16.8.6 Ventilation

Die ein- und ausgeatmeten Lungenvolumina bestimmen, in welchem Maße die Lunge *belüftet* oder **ventiliert** wird. Ein gutes Maß für die **Ventilation** ist z. B. das oben beschriebene Atemminutenvolumen. Die ausreichende Ventilation der Lunge ist eine entscheidende Voraussetzung für den Gasaustausch in den Alveolen.

Allerdings ist das ein- oder ausgeatmete Volumen selbst noch keine Garantie für einen ausreichenden Gasaustausch. Nur der Teil der Ventilation, der über den anatomischen Totraum (➤ 16.8.5) hinaus tatsächlich die Gasaustauschfläche erreicht, steht dem Körper zur Verfügung.

Eine verminderte Ventilation **(Hypoventilation)** führt zu Anstieg der CO_2- und Abfall der O_2-Konzentration in den Alveolen. Jede CO_2-Erhöhung führt zur Ansäuerung (➤ 16.9.3, Azidose ➤ 19.9.4) des Blutes. Ein Abfall des O_2 macht sich dagegen wegen des Plateaus der Sauerstoffbindungskurve (➤ 12.2.2) in der O_2-Sättigung des Blutes anfangs kaum bemerkbar. Sinkt die Ventilation, ist die CO_2-Änderung also zunächst bedeutsamer als die O_2-Änderung. Ursachen einer Hypoventilation sind z. B. Schwäche der Atemmuskulatur bei neuromuskulären Erkrankungen oder ein gestörter Atemantrieb, z. B. bei Vergiftungen.
Die erhöhte Blut-CO_2-Konzentration stimuliert das Atemzentrum, sodass der Körper automatisch die Ventilation steigert (➤ 16.10.2), falls er über die nötigen Kraftreserven verfügt. Bei chronischer Hypoventilation wird das Atemzentrum jedoch unempfindlich gegen eine erhöhte Blut-CO_2-Konzentration (➤ 16.10.2). Die Azidose wird dann durch kompensatorische Mechanismen der Niere (➤ 19.9) beseitigt, sodass sich ein (stärkerer) O_2-Abfall gravierender auswirkt als der CO_2-Anstieg.
Umgekehrt führt eine übermäßige Ventilation **(Hyperventilation)** zum Abfall der CO_2-Konzentration im Blut. Sie kann psychisch bedingt sein (➤ 16.10.3), tritt aber auch in der Schwangerschaft und in großen Höhen auf. Bei stoffwechselbedingter Übersäuerung des Blutes versucht der Körper durch kompensatorische Hyperventilation (➤ 19.9.2) H^+-Ionen in Form von Kohlensäure abzugeben.

16.9 Gasaustausch

Ort des Gasaustausches
In den Alveolen (Lungenbläschen) findet der **Gasaustausch** statt, also die Diffusion von Kohlendioxid aus den Kapillaren in die Alveolen und die Diffusion von Sauerstoff ins Blut.

Betrachtet man lediglich die Aufnahme von Sauerstoff ins Blut, so spricht man auch von der **Oxygenierung** oder *Oxygenation* (➤ 12.2.2).
Durch den bläschenartigen Aufbau des Lungengewebes erhält die innere Oberfläche der Lunge eine gewaltige Ausdehnung: Ihre Gesamtoberfläche beträgt beim Erwachsenen ca. 100 m^2: diese Fläche wird auch als **Gasaustauschfläche** bezeichnet.
Die Alveolen sind außen korbartig von dünnen Bluträumen überzogen, den „Kapillaren" des Lungenkreislaufs (➤ Abb. 16.13). Ihr zuführender Schenkel enthält kohlendioxidreiches und sauerstoffarmes („blaues") Blut, das über die rechte Herzkammer in den Lungenkreislauf gepumpt wird (➤ 14.2.5). Während seiner Passage durch die Lungenkapillaren muss sich dieses Blut mit einer Kontaktzeit von ca. 0,8 s in körperlicher Ruhe und etwa 0,3 s bei Schwerarbeit mit Sauerstoff beladen und Kohlendioxid abgeben. Sauerstoff und Kohlendioxid diffundieren dazu durch:

- Das Alveolarepithel
- Die Basalmembran
- Das Kapillarendothel.

Sie alle zusammen bilden die **Blut-Luft-Schranke,** die beim Gesunden nicht dicker als 1 µm ($^1/_{1.000}$ mm) ist.
Ein Vergleich von Ein- und Ausatemluft zeigt, dass durch den Gasaustausch der Sauerstoffgehalt um ca. 4 % sinkt und der Kohlendioxid-Gehalt um ca. 4 % steigt (➤ Tab. 16.1). Rechnet man diese Zahlen auf das eingeatmete Volumen um, so

	EINATEM-LUFT	AUSATEM-LUFT
Stickstoff	79 %	79 %
Sauerstoff (O_2)	21 %	17 %
Kohlendioxid (CO_2)	0,04 %	4 %

Tab. 16.1 Ein- und Ausatemluft im Vergleich.

erkennt man, dass die Gasmenge, die tatsächlich ausgetauscht worden ist, recht gering ist – über 90 % der Luft wurden praktisch nur hin- und herbewegt, und nur etwa ein Fünftel des eingeatmeten Sauerstoffs wurde aufgenommen.

Komponenten des Gasaustauschs

Der Weg der Atemluft von Mund und Nase, also der „Außenwelt", ins Blut, verdeutlicht die verschiedenen Schritte bzw. Komponenten des Gasaustausches (➤ Abb. 16.21):

- Zunächst muss die Außenluft die Gasaustauschfläche erst einmal erreichen; die Belüftung **(Ventilation)** der Lunge ist also die erste Voraussetzung für den Gasaustausch
- Die Luftgase müssen dann vom Alveolarraum ins Blut gelangen (oder umgekehrt); die **Diffusion** über die Blut-Luft-Schranke ist somit der nächste Schritt
- Danach werden die Luftgase im Blut an Hämoglobin gebunden und transportiert – der **Gastransport** schließt sich nahtlos an
- Eine wichtige Komponente des Gasaustausches ist aber auch die *Lungendurchblutung* **(Perfusion).** Kommt der eingeatmete Sauerstoff nämlich gar nicht in Kontakt mit dem Blut, so kann kein Gasaustausch stattfinden. Dabei muss die Durchblutung stets genau auf die Ventilation abgestimmt werden, da sonst entweder ein Teil der Belüftung oder aber ein Teil der Durchblutung „vergeudet" wird (man spricht auch von *Ventilations-Perfusions-Inhomogenitäten*).

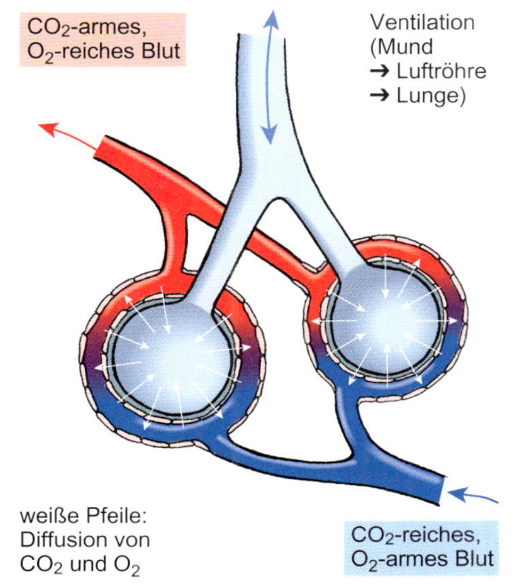

Abb. 16.21 Gasaustausch in den Alveolen. Kohlendioxidreiches und sauerstoffarmes Kapillarblut erreicht die Alveolen und umströmt sie. Nach dem Gasaustausch enthält der ableitende Kapillarschenkel sauerstoffreiches und kohlendioxidarmes Blut.

16.9.1 Partialdrücke

Der Übertritt von Sauerstoff aus dem Alveolarraum in die Kapillaren geschieht passiv durch Diffusion (➤ 2.7.4). Bei der Diffusion zwischen einem gasgefüllten Raum (dem Alveolarraum) und einem flüssigkeitsgefüllten Raum (den Blutkapillaren) hängt das Ausmaß des Gaswechsels von den *Teildrücken* (**Partialdrücken,** *lat.* pars = Teil) der einzelnen Gase in diesen Räumen ab. Das Gasgemisch Luft hat einen Sauerstoffanteil von 21 %. Bei einem Gesamtluftdruck (auf Meereshöhe) von 101 kPa (760 mmHg) beträgt der **Sauerstoffpartialdruck** *(pO_2)* 21 % von 101 kPa (760 mmHg) = 21,2 kPa (159 mmHg).

In den Alveolen ist die Gaszusammensetzung jedoch anders als in Luft, da die Alveolen mit Wasserdampf gesättigt sind und CO_2 aus dem Blut abgegeben wird. Der alveoläre Sauerstoffpartialdruck beträgt normalerweise 13,3 kPa (100 mmHg) und der **Kohlendioxidpartialdruck** 5,3 kPa (40 mmHg). Nach einem vollständigen Gasaustausch zwischen Lunge und Blut sind die Partialdrücke in diesen beiden gleich.

Für die Effektivität des Gasaustausches ist entscheidend, welcher Anteil des Sauerstoffs in den großen Arterien des Körperkreislaufs wieder erscheint und damit für den Stoffwechsel des Körpers und der Organe genutzt werden kann. Besonders bei *schlechter Abstimmung von Ventilation und Perfusion* leidet die Effektivität des Gasaustausches.

Auch der Abtransport des Kohlendioxids beruht auf einem Gefälle von höheren zu niedrigeren Partialdrücken. Da im Körperstoffwechsel große Mengen an Kohlendioxid produziert werden und die Konzentration von Kohlendioxid in der Luft gering ist, verläuft das Diffusionsgefälle in der Lunge allerdings in umgekehrter Richtung als beim Sauerstoff.

Diffusionskapazität

Ein Maß für die Gasaustauschfähigkeit der Lunge ist die **Diffusionskapazität.** Sie ist definiert als Volumen eines Gases, das bei einer gegebenen Partialdruckdifferenz pro Minute von den Alveolen ins Blut (oder umgekehrt) diffundiert. Je größer die Alveolaroberfläche und je dünner die Blut-Luft-Schranke ist, desto größer ist die Diffusionskapazität der Lunge.

16.9.2 Sauerstofftransport im Blut

Der über die Lungen ins Blut aufgenommene Sauerstoff diffundiert sofort in die roten Blutkörperchen. Hier lagert er sich zum größten Teil an das Hämoglobin an (roter Blutfarbstoff, ➤ 12.2.2). Steht nur wenig Hämoglobin zur Verfügung, etwa bei der *Anämie* (Blutarmut, ➤ 12.2.6), kann auch nur wenig Sauerstoff transportiert werden: Es treten Leistungsschwäche, Müdigkeit und Kurzatmigkeit auf. Nur ein kleiner Teil, etwa 1,5 %, wird gelöst im Blutplasma transportiert.

Der **O_2-Gehalt** des Blutes und damit die Menge an Sauerstoff, die im Blut transportiert werden kann, hängt nicht nur von der Hämoglobinkonzentration ab, sondern auch davon, wie viel Hämoglobin mit Sauerstoff gesättigt ist. Normalerweise sind im arteriellen Blut etwa 97 % des zur Verfügung stehenden Hämoglobins mit Sauerstoff gesättigt. Die O_2-Sättigung des Hämoglobins kann im Blut oder nicht-invasiv („unblutig") durch **Pulsoximetrie** (➤ 16.10.2) gemessen werden. Wie viel Sauerstoff insgesamt an das Gewebe abgegeben und dort bei Bedarf verbraucht werden kann **(O_2-Angebot),** hängt außerdem von der Herzleistung, also dem Herzminutenvolumen, und von der lokalen Durchblutung ab.

Bei der Abgabe des Sauerstoffs an das Körpergewebe trennt sich der Sauerstoff vom Hämoglobin und diffundiert ins Gewebe. Hierfür sorgt der Konzentrations- bzw. der Partialdruckunterschied zwischen dem sauerstoffreichen Blut und dem relativ sauerstoffarmen Gewebe (➤ 15.1.7).

Nach der Sauerstoffabgabe ist das Blut erheblich sauerstoffärmer. Die **Sauerstoffausschöpfung** beträgt bei körperlicher Ruhe im Schnitt 25 %, schwankt aber zwischen 7 % (Nieren) und 60 % (Herzmuskel). Beim Skelettmuskel steigt sie von 28 % in Ruhe auf 80 % bei höchster Belastung an. Ebenso ist sie bei Anämie und bei Zyanose (➤ 16.9.4) erhöht.

Hypoxie und Hypoxämie

- Fällt der Sauerstoffgehalt des Blutes unter den Normalwert ab, so spricht man von **Hypoxämie** (*gr.* hypo = unter, *lat.* oxygenium = Sauerstoff, *gr.* haima = Blut). Da in Ruhe nur etwa ein Viertel des Sauerstoffs im Blut tatsächlich von den Zellen verwertet wird und die Sauerstoffausschöpfung des Blutes gesteigert werden kann, führt eine Hypoxämie nicht sofort zu einer Einschränkung der Sauerstoffversorgung der Zellen
- Ist der Sauerstoffgehalt des Blutes so niedrig, dass die Versorgung der Zellen mit Sauerstoff eingeschränkt ist, liegt eine **Hypoxie** vor. Die Funktion bzw. Leistung der Zellen ist vermindert. Ein Beispiel ist die Bewusstlosigkeit bei schwerem Sauerstoffmangel.

16.9.3 Kohlendioxidtransport im Blut

Öffnet man eine Mineralwasserflasche, so perlen einem sofort Kohlendioxidgasblasen entgegen. Dieses Kohlendioxid (CO_2) ist im Mineralwasser *physikalisch gelöst* gewesen und kann nun nach Beseitigung des Überdrucks in der Flasche aus dieser entweichen.

Auch im Blut sind immerhin 10 % des abzutransportierenden CO_2 physikalisch gelöst (➤ Abb. 16.22). 80 % des Kohlendioxids werden jedoch nach einer chemischen Umwandlungsreaktion in Form von Bikarbonat (HCO_3^-) transportiert. Die Umsetzung von Kohlendioxid in Bikarbonat und Wasserstoffionen erfolgt direkt nach der Aufnahme des CO_2 ins Blut im venösen Schenkel der Kapillare nach folgender Formel:

$$CO_2 + H_2O \rightarrow H_2CO_3 \rightarrow HCO_3^- + H^+$$

Im Plasma verläuft diese Reaktion nur sehr langsam; in den Erythrozyten dagegen wird sie durch das Enzym **Karboanhydrase** 10.000-fach beschleunigt. Durch diese Reaktion werden 80 % des aus dem Zellstoffwechsel gebildeten Kohlendioxids in den Erythrozyten in Bikarbonat (HCO_3^-) umgewandelt. 45 % des Bikarbonats diffundieren ins Blutplasma zurück und 35 % verbleiben in den Erythrozyten.
Weitere 10 % des Kohlendioxids werden direkt an die Proteinketten des Hämoglobin-Moleküls angelagert (es entsteht $HbCO_2$) und in dieser Form transportiert.
Kohlendioxid wird also auf vier Wegen ins Blut aufgenommen:

- Aufnahme als Bikarbonat im Erythrozyten
- Aufnahme als Bikarbonat im Plasma
- Anlagerung an das Hämoglobin
- Physikalische Lösung im Plasma

Bei der Kohlendioxidabgabe in der Lunge verlaufen diese Reaktionen wieder in umgekehrter Form.

Bei der Lungenpassage werden jedoch lange nicht alle Kohlendioxid- bzw. Bikarbonatmoleküle aus dem Blut abgegeben. Dies wäre auch nicht sinnvoll, weil ein gewisser Kohlendioxidgehalt im Blut z. B. zur Aufrechterhaltung des physiologischen Blut-pH-Wertes (➤ 19.9.1) und für die Steuerung der Atmung (➤ 16.10.2) nötig ist.
Bei vielen Lungen- und Kreislauferkrankungen kommt es zu einem ungenügenden Abtransport von Kohlendioxid. Diese CO_2-Überladung heißt **Hyperkapnie.** Sie geht – durch die oben beschriebene Reaktion verständlich – mit einem Absinken des pH-Werts einher.

16.9.4 Zyanose

M

Zyanose
Zyanose bezeichnet eine Blauverfärbung von Haut oder Schleimhaut auf Grund eines verminderten O_2-Gehalts des Blutes.

Eine Zyanose tritt immer dann auf, wenn mehr als 5 g/dl des Hämoglobins nicht mit Sauerstoff beladen sind – bei einem normalen Hämoglobinwert von 15 g/dl ist das etwa ein Drittel des Hämoglobins.

- Bei der **zentralen Zyanose** ist das gesamte zirkulierende Blut „untersättigt" und damit bläulich verfärbt. Deshalb erkennt man die zentrale Zyanose am besten dort, wo die Haut dünn ist und über ein sehr dichtes Kapillarbett verfügt, z. B. an den Lippen. Eine zentrale Zyanose tritt bei Lungenerkrankungen (eingeschränkte Sauerstoffaufnahme) oder bei sog. zyanotischen Herzfehlern auf, bei denen sich venöses und arterielles Blut durchmischen
- Eine **periphere Zyanose** zeigt sich dagegen dort, wo der Blutfluss naturgemäß langsam ist, also an den Finger- und Zehen(nägeln) – daher der Name „periphere" Zyanose, auch *Akrozyanose* (Zyanose an den Körperenden). Sie hat ihre Ursache in einer erhöhten Sauerstoffausschöpfung im Gewebe. Sie tritt bei Kälte auf oder bei Herzerkrankungen, die mit einer zusätzlichen Verlangsamung des Blutflusses einhergehen, z. B. bei der Herzinsuffizienz (➤ 14.6.4) oder beim Schock (➤ 14.7.3, ➤ 15.4.3).

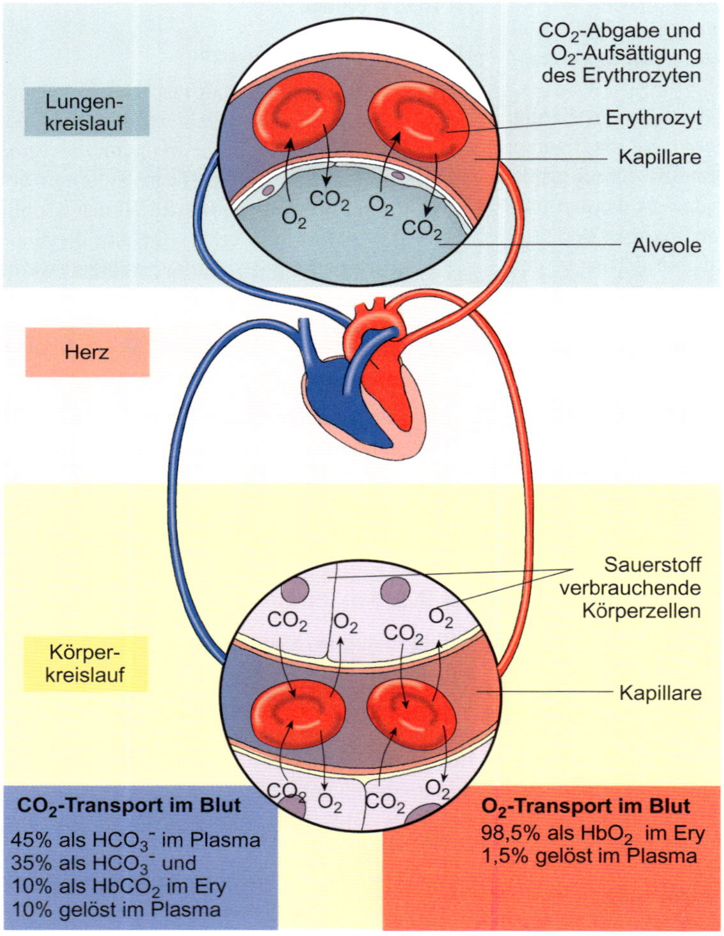

Abb. 16.22 Sauerstoff- und Kohlendioxidtransport im Blut. 98,5 % des Sauerstoffs werden in der Lunge an Hämoglobin gebunden und so zu den Zellen transportiert. Die restlichen 1,5 % sind im Blutplasma gelöst. Das Kohlendioxid wird zu 45 % im Erythrozyten als Bikarbonat (HCO_3^-) bzw. als an Hämoglobin gebundenes CO_2 ($HbCO_2$), zu 45 % im Plasma als Bikarbonat und zu 10 % als physikalisch gelöstes CO_2 zur Lunge zurücktransportiert.

16.10 Steuerung der Atmung

Während das Herz weitgehend autonom arbeitet und Impulse aus dem ZNS lediglich regulierend eingreifen (➤ 14.5.1), ist die ebenfalls rhythmisch verlaufende Atemtätigkeit nur durch Taktgeber im ZNS möglich. Das Steuersystem für die Atmung, das **Atemzentrum,** liegt in der *Medulla oblongata* unmittelbar oberhalb des Rückenmarks (➤ 8.8.2).
Das Atemzentrum steuert die gesamte Atemmuskulatur. Es besteht aus getrennt liegenden **Inspirations-** und **Exspirationskernen.** Der rhythmische Wechsel zwischen Inspiration und Exspiration erfolgt durch rhythmisch wechselnde Impulsaussendungen aus den jeweils zuständigen Kerngebieten, die über Halsmark und periphere Nerven die Atemmuskeln und Atemhilfsmuskeln zur Kontraktion veranlassen. Durch Blutungen oder Gewebeschwellung (Hirnödem) kann der Druck innerhalb des Schädels so stark ansteigen, dass die Medulla oblongata mitsamt des Atemzentrums zusammengequetscht wird. Diese sog. Einklemmung (➤ 8.8.2, ➤ 8.11.2) kann tödlich sein.

16.10.1 Atemmuster

Die (Ruhe-)Atmung eines Gesunden ist regelmäßig, alle Atemzüge sind in etwa gleich tief, und die Ausatmung dauert länger als die Einatmung. Bei vielen Stoffwechsel-, Lungen- und Kreislauferkrankungen verändert sich dieses **Atemmuster** in typischer Weise (➤ Abb. 16.23):

- Die **Kussmaul-Atmung** mit abnorm tiefen Atemzügen ist bei einer Übersäuerung des Blutes zu beobachten (Azidose, ➤ 19.9.2), etwa bei einem entgleisten Diabetes mellitus (*Coma diabeticum,* ➤ 11.6.4). Durch die verstärkte Ventilation wird vermehrt Kohlendioxid abgeatmet und dadurch die Säurebelastung vermindert (kompensiert)

16

Bezeichnung	Atemmuster	Vorkommen bei...
normale Ruheatmung		Gesunden
Kussmaul-Atmung		metabol. Azidose (z.B. diabetisches Koma)
Cheyne-Stokes-Atmung		schwerer Herzinsuffizienz oder Enzephalitis, gelegentlich auch im Schlaf
Biot-Atmung		Hirnverletzung, Hirndrucksteigerung
Schnapp-Atmung		Frühgeborenen, kurz vor Todeseintritt

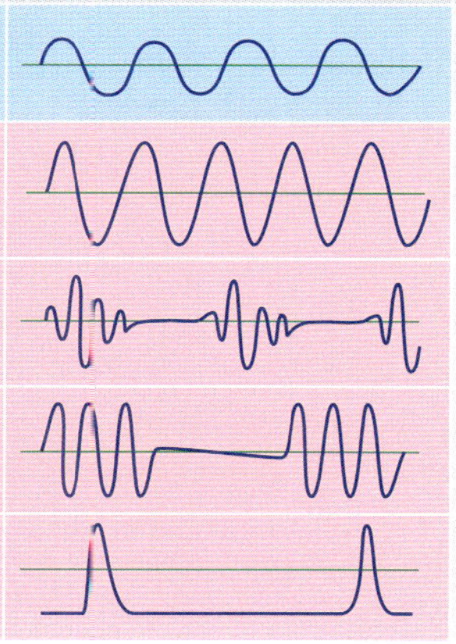

Abb. 16.23 Normales und krankhafte Atemmuster. Die gerade horizontale Linie gibt die Atemmittellage an.

- Bei der **Cheyne-Stokes-Atmung** („periodische Atmung“) wechseln sich Phasen zu- und abnehmender Frequenz und Tiefe mit Atempausen ab. Sie ist typisch für die schwere Herzinsuffizienz, kommt aber auch bei Störungen des zentralen Nervensystems (etwa bei Hirnentzündungen) vor
- Die **Biot-Atmung** (von langen Atempausen unterbrochene rasche Atemzüge) weist auf eine schwerwiegende ZNS-Störung, etwa starken Hirndruck, hin
- Die **Schnappatmung** tritt vor allem kurz vor dem Tod (präfinal) auf.

16.10.2 Atmungskontrolle über die Blutgase

Erhöht sich der Sauerstoffbedarf des Körpers, z. B. bei körperlicher Arbeit, so sinkt der Sauerstoffpartialdruck im Blut ab; gleichzeitig steigt der Kohlendioxidpartialdruck durch die vermehrt aus dem Zellstoffwechsel abgegebenen Kohlendioxidmoleküle. Durch den gesteigerten CO_2-Anfall vermehren sich auch die Bikarbonat- (HCO_3^-) und die Wasserstoffionenmenge (H^+) im Blut (➤ 16.9.3), was zu einem Absinken des pH-Wertes (*Azidose,* ➤ 19.9.4) führt: Das Blut wird „sauer“.

Alle drei Mechanismen werden vom Körper zur *chemischen Atmungskontrolle* benutzt; eine zusätzliche Atemtätigkeit wird somit ausgelöst durch einen:

- Erhöhten CO_2-Partialdruck *(CO_2-Antwort)*
- Absinkenden pH-Wert *(pH-Antwort)*
- Absinkenden O_2-Partialdruck *(O_2-Antwort).*

Dabei führt vor allem der Anstieg des CO_2-Partialdrucks zu einer ausgeprägten Steigerung des Atemminutenvolumens (➤ Abb. 16.24).

Chemosensoren

O_2- und CO_2-Partialdruck sowie pH-Wert werden über chemische Fühler gemessen und die Werte an das Atemzentrum übermittelt. Diese **peripheren Chemosensoren** befinden sich in kleinen Geflechten der peripheren Nervennetze des Parasympathikus, die aus dem IX. und X. Hirnnerv hervorgehen. Sie liegen z. B. an der Teilungsstelle der A. carotis communis und werden daher auch **Glomus caroticum** oder *Paraganglion caroticum* genannt (➤ Abb. 15.14). Weitere parasympathische Sensorenfelder liegen zwischen Lungenarterie und Aortenbogen **(Glomus aorticum).**

Ein anderer Typ von Chemosensoren befindet sich im verlängerten Mark des Gehirns (➤ 8.8.2). Diese **zentralen Chemosensoren** reagieren auf Anstieg des pCO_2 und Abfall des pH-Wertes und bedingen damit die *pH-* und die *CO_2-Antwort.* Durch die daraus resultierende Steigerung des Atemvolumens wird mehr CO_2 über die Lunge abgegeben und der pH-Wert steigt wieder an.

CO_2-Narkose

Bei einem CO_2-Partialdruck über 8,0–9,4 kPa (60–70 mmHg) können die Nervenzellen nicht mehr richtig funktionieren und es setzt eine Bewusstseinstrübung bis zur Bewusstlosigkeit ein, die sog. **CO_2-Narkose.** Gleichzeitig nimmt durch Lähmung des Atemzentrums das Atemzeitvolumen ab, sodass ein Teufelskreis mit rasch steigenden CO_2-Partialdrücken entsteht.

Die CO_2-Narkose ist eine mögliche Ursache für Arbeitsunfälle, z. B. in Futtersilos oder Bergwerken. Da CO_2 schwerer ist als Luft, reichert es sich am Boden von Gruben oder Bodensenken an. Gelangt ein Mensch in eine solche Zone mit sehr hohem CO_2-Gehalt, tritt nach kurzer Zeit Bewusstlosigkeit auf, und ohne rasches Eingreifen kommt es zum Tod durch Ersticken. Als Arbeitsschutzmaßnahme tragen zumindest Bergarbeiter CO_2-Messgeräte am Körper, die sie frühzeitig vor einer Erstickungsgefahr warnen.

Möglicher Atemstillstand bei O_2-Gabe M

Bei Patienten mit chronischen Atemwegserkrankungen finden sich ständig erhöhte CO_2-Konzentrationen im Blut. Die Chemosensoren gewöhnen sich daran und reagieren nicht mehr auf einen Anstieg des pCO_2, der Atemantrieb erfolgt nun hauptsächlich über eine O_2-Mangel-Antwort. Wird solchen Patienten reiner Sauerstoff gegeben, so fällt der letzte Atemantrieb (der niedrige pO_2) weg: es kann zum **Atemstillstand** *(Apnoe)* kommen.

Blutgasanalyse

Aus dem Obigen wird klar, welchen zentralen Stellenwert die Größen pO_2, pCO_2 und pH-Wert in der Intensivpflege und bei Narkosen haben. Da Blutgase und pH-Wert von der Lungenfunktion und vom Säuren-Basen-Haushalt (➤ 19.9) abhängen, wird die **Blutgasanalyse** *(BGA)* vor allem bei Lungenerkrankungen, bei der Beatmung von Patienten und bei Störungen im Säuren-Basen-Haushalt (z. B. diabetisches Koma, Schock) ein-

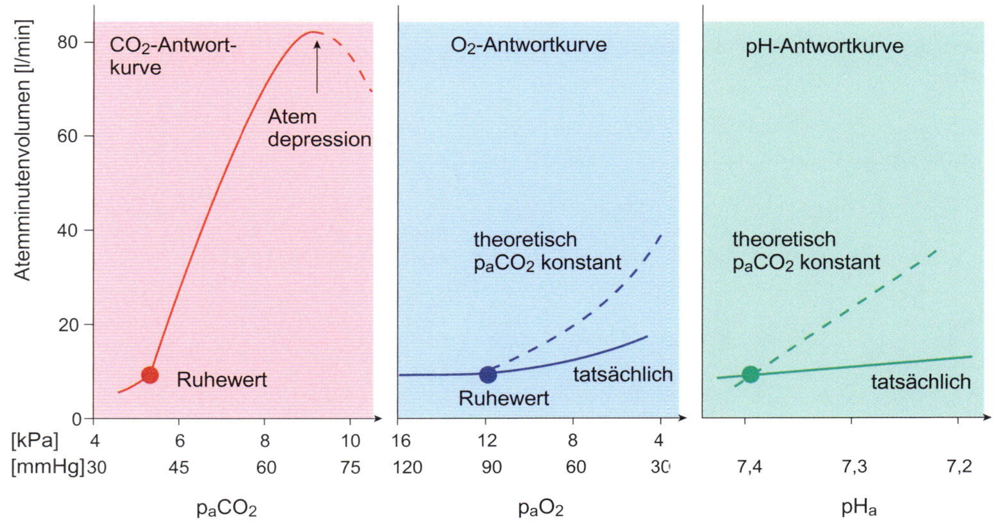

Abb. 16.24 Atemzeitvolumen (als Maß für den Atemantrieb) in Abhängigkeit vom CO_2-Partialdruck (links), O_2-Partialdruck (Mitte) und pH-Wert (rechts) im arteriellen Blut. Gestrichelte Kurve: Verhalten des Atemzeitvolumens bei Konstanthalten des CO_2-Partialdrucks auf 5,4 kPa (40 mmHg). Durchgezogene Kurve: Realitätsnahes Verhalten des Atemzeitvolumens.

gesetzt. Auf vielen Intensivstationen oder in der Nähe von OP- und Kreißsaal stehen kompakte *Blutgasanalysegeräte* zur Verfügung.
Die Blutgasanalyse wird bei Intensivpatienten meist aus arteriellem Blut durchgeführt. Hierzu wird z. B. die A. radialis (Speichenarterie) mit einer dünnen Kanüle punktiert. Bei Neugeborenen wird die BGA aus *arterialisiertem Kapillarblut* bestimmt. Hierzu wird zunächst die Haut erwärmt, um das kapilläre Blut möglichst stark mit Blut aus den Arterien anzureichern (zu „arterialisieren“). Dann sticht man z. B. ein spitzes Lanzettchen in die Ferse des Säuglings und lässt das austretende (nicht herausge„quetschte“!) Blut luftblasenfrei in ein Glasröhrchen aufsteigen.

Pulsoximetrie

Die Sauerstoffversorgung des Körpers hängt von der Durchblutung (Perfusion) der Gewebe und vom Sauerstoffgehalt des Blutes ab. Letzter wiederum hängt von der Menge des vorhandenen Hämoglobins sowie seiner prozentualen Beladung mit Sauerstoff ab. Diese *Sauerstoffsättigung* wird bei der **Pulsoximetrie** nicht-invasiv („unblutig“), durch eine auf die Haut aufgebrachte Messeinheit gemessen. Eine Pulsoximetrie erfolgt routinemäßig bei Endoskopien, Narkosen oder in der Intensivpflege. Geeignete Pulsoximeter können auch bei der häuslichen Überwachung der Lungenfunktion helfen, z. B. bei COVID-19-Erkrankten (➤ 13.10.2).
Das **Pulsoximeter** wird als Clip an Finger, Zeh oder Ohrläppchen des Patienten angebracht. Die Messung beruht darauf, dass auf der einen Seite Licht zweier unterschiedlicher Wellenlängen (rot 660 nm und infrarot 940 nm) in das Gewebe eingestrahlt wird, das nach Abschwächung durch das durchblutete Gewebe auf der anderen Seite von einem Fotosensor empfangen und analysiert wird. Der Quotient aus den beiden Signalen (rot/infrarot) ist proportional zur Sauerstoffsättigung des Blutes. Gleichzeitig kann aus der rhythmischen Änderung des Signals die Pulsfrequenz bestimmt werden.

16.10.3 Weitere Einflussfaktoren auf die Atmung

Atmung und Arbeit

Während *körperlicher Arbeit* nimmt das Atemzeitvolumen (➤ Abb. 16.25) nicht nur durch Erregung der Chemosensoren zu. Vielmehr wird das Atemzentrum unmittelbar bei Aufnahme der körperlichen Belastung auch durch die motorischen Rindenfelder mit erregt (➤ 8.8.9).

Atmung und Schmerz/Temperatur

Schmerz- und *Temperaturreize* beeinflussen ebenfalls die Atemtätigkeit. So reduzieren starke Kältereize den Atemanreiz. Deshalb sollen Freibadbesucher nie aus der Sommerhitze heraus ins kalte Badewasser springen: Im ungünstigsten Fall kann dadurch die Atmung angehalten und ein Herz-Kreislauf-Stillstand provoziert werden.

Atmung und Psyche

Dass einem „vor Schreck die Luft wegbleiben kann“, zeigt die starke Beeinflussbarkeit des Atemzentrums durch *psychische Faktoren.* Auch Zorn, sexuelle Erregung, Furcht, Freude und Stress können den Atemantrieb entweder steigern oder unterdrücken.

G

Atmung und Entspannung
Zwischen dem seelischen Befinden und der Atmung besteht ein enger Zusammenhang. Bei psychischer Anspannung atmet man nicht selten „flacher“, andererseits können Unsicherheit und Angst auch zu einer abnorm schnellen und tiefen Atmung führen.
Viele Entspannungstechniken beinhalten Atemübungen: Das langsame, ruhige und tiefe Ein- und Ausatmen mit der Vorstellung eines weiten Brustraums etwa gehört zum *Autogenen Training.* Auch die *Progressive Relaxation* (nach Jacobson), *Yoga* und *Hypnose* bedienen sich einer kontrollierten Atmung. Gerade beim „Loslassen“ durch Atemkontrolle während der verschiedenen Entspannungstechniken verkrampfen sich zahlreiche stressgeplagte Menschen. Eine wirkungsvolle Unterstützung zur Entspannung bietet hier die atemstimulierende Einreibung *(ASE)* mit ätherischen Ölen (➤ Abb. 16.26).

Psychogene Hyperventilation

Eine zu schnelle und zu tiefe Atmung **(Hyperventilation)** ist oft psychisch bedingt (z. B. bei Prüfungsstress, Panik oder Beziehungskonflikten); man spricht entsprechend von **psychogener Hyperventilation.**
Das vermehrte Abatmen von CO_2 führt zu einer Senkung des pCO_2 und zu einer Alkalose (➤ 19.9.5) im Blut. Als Folge der Alkalose sinkt die Konzentration der frei im Blut gelösten Kalzium-Ionen ab, was wiederum die Nervenleitung beeinträchtigt und zu neurologischen Symptomen führt: Zunächst verspürt der Betroffene ein Kribbeln in den Händen und um den Mund herum; dann verkrampfen sich die Hände zur sog. *Pfötchenstellung.* Schwindel, Benommenheit und Angst treten hinzu, bis auf einmal bestimmte Muskelgruppen zu krampfen anfangen. Schließlich fällt der Betroffene wegen einer durch den erniedrigten pCO_2 verursachten Verengung der Gehirngefäße und den dadurch bedingten O_2-Mangel in Ohnmacht.
Die Therapie besteht vor allem in der Beruhigung des Patienten. Oft hilft auch, den Patienten in einen Plastikbeutel atmen zu lassen: CO_2-reiche Luft wird beim Ausatmen im Beutel angereichert, wieder eingeatmet und der durch den übertriebenen Atemantrieb abgesunkene CO_2-Partialdruck wieder normalisiert. Allerdings kann diese Methode auch die Angst verstärken. In schweren Fällen ist eine Sedierung, z. B. mit Diazepam (z. B. Diazepam AbZ®), nötig.

16.10.4 Anpassung an Höhe

In Meereshöhe liegt der *Luftdruck* (= Barometerdruck) bei ca. 760 mmHg (101,3 kPa). Mit zunehmender Höhe über dem Meeresspiegel fällt der Luftdruck ab, bei 5.500 m etwa auf die Hälfte des

	Atemzugvolumen	Atemfrequenz	Atemminutenvolumen	Herzschlagvolumen	Herzfrequenz	Herzminutenvolumen
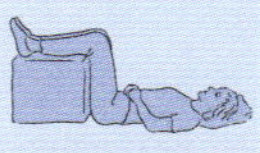	350 ml	12/min	4 l/min	60 ml	60/min	3,6 l/min
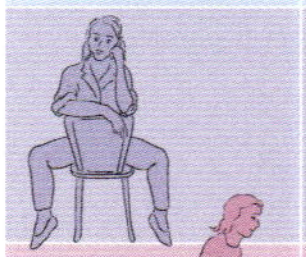	500 ml	16/min	8 l/min	80 ml	70/min	5,6 l/min
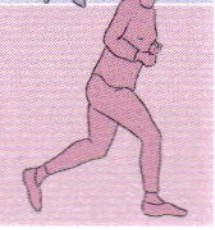	2.000 ml	25/min	50 l/min	100 ml	140/min	14 l/min

Abb. 16.25 Anpassung der Atmung und der Herztätigkeit bei körperlicher Belastung. Das Atemminutenvolumen kann sich von 4–8 l/min in Ruhe auf bis zu 50 l/min bei Höchstdauerleistung erhöhen. Sowohl das Atemzugvolumen als auch die Atemfrequenz nehmen dabei zu. Das Herzminutenvolumen kann sich dabei auf gut das 4-Fache oder mehr erhöhen, abhängig vom Trainingszustand.

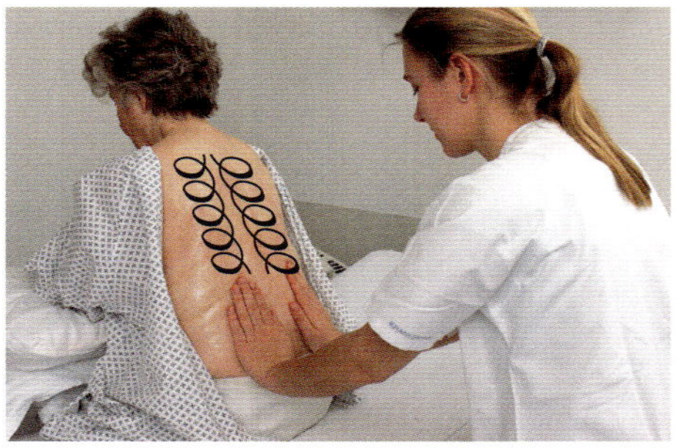

Abb. 16.26 Atemstimulierende Einreibung Therapeut oder Pflegende massieren den Rücken des Patienten mit langsamen kreisförmigen Bewegungen. Die atemstimulierende Einreibung fördert die Körperwahrnehmung und die Konzentration auf die Atmung, die Atmung des Patienten wird gleichmäßiger und ruhiger. [K115]

Ausgangswertes. Damit sinkt aber auch der *Sauerstoffpartialdruck* in der Atemluft (Sauerstoffpartialdruck = Sauerstoffteilkonzentration × Barometerdruck, ➤ 16.9.1), und es entsteht ein Sauerstoffmangel in der Höhe.

Höhenumstellung

Die kurzfristigen Veränderungen und Gegenregulationen des Organismus beim Aufstieg und bei Aufenthalt in großen Höhen werden **Höhenumstellung** genannt:

- Die Herzfrequenz steigt, insbesondere bei körperlicher Arbeit
- Das Atemminutenvolumen nimmt in Ruhe geringfügig und bei körperlicher Arbeit erheblich zu
- Die gesteigerte Atmung führt zu Veränderungen im Säuren-Basen-Haushalt (respiratorische Alkalose, ➤ 19.9.5).

Ein gesunder, nicht an große Höhen gewöhnter Mensch verträgt einen raschen Aufstieg auf bis zu 2.000 m Höhe in aller Regel problemlos. Zwischen 2.000 und 4.000 m sind bereits deutliche Reaktionen des Organismus zu beobachten, der Betreffende wird schneller müde und ist weniger leistungsfähig.

Höhen über 4.000 m erfordern eine systematische und stufenweise Adaptation an die Höhe; der Höhenaufenthalt muss quasi trainiert werden. In jeder Höhe, aber mit zunehmender Höhe häufiger (z. B. bei sehr raschem Aufstieg ab 3.000 m bei 75 % aller Menschen) können sonst als Folge des Sauerstoffmangels erste Symptome einer **akuten Höhenkrankheit** auftreten. Kopfschmerzen, Übelkeit, Appetitlosigkeit und unruhiger Schlaf sind Frühzeichen. Bei Warnsymptomen wie Leistungsabfall, schweren Kopfschmerzen, Schlaflosigkeit, Erbrechen oder Schwindel muss der Abstieg schnellstens erfolgen.

Durch Atmung reinen Sauerstoffs (100 % O_2) werden diese Grenzen zwar nach oben verschoben, aber nicht aufgehoben. Daher sind z. B. in der Luft- und Raumfahrt *Druckkabinen* oder das *Tragen von Druckanzügen* erforderlich.

Höhenakklimatisation

Dass Bergsteiger über 8.000 m hohe Berge ohne Sauerstoff besteigen und menschliche Siedlungen bis 5.000 m Höhe möglich sind, liegt darin begründet, dass *längere* Höhenaufenthalte entsprechende Gegenregulationen auf den Sauerstoffmangel und die respiratorische Alkalose in Gang setzen. Diese werden zusammenfassend als **Höhenakklimatisation** bezeichnet:

- Der Sauerstoffmangel stimuliert die Bildung von Erythropoetin und damit die Bildung der sauerstofftransportierenden roten Blutkörperchen (➤ 12.2.3), der *Hämatokrit* (Anteil der Erythrozyten am Gesamtblutvolumen) steigt. Nachteil dieser **Höhenpolyglobulie** ist, dass das Blut „zäher“ wird und schlechter die kleinsten Blutgefäße passieren kann
- Die Herzminutenvolumenzunahme erfolgt ökonomischer durch Steigerung des Schlagvolumens und nicht nur der Herzfrequenz (➤ 14.6.1)
- Der Organismus reagiert empfindlicher auf Sauerstoffmangel und erhöhten Kohlendioxidgehalt des Blutes. Dadurch kann er schneller auf eine Sauerstoffunterversorgung reagieren
- Der durch die Hyperventilation veränderte Säuren-Basen-Haushalt normalisiert sich wieder, da die Niere mehr Bikarbonat ausscheidet (➤ 1.7.4, ➤ 19.9.5)
- Bei Akklimatisation über Generationen optimieren sich Form des Brustkorbs, Lungenvolumen und Atemtypus
- Die gesamte Austauschfläche der Lunge für Sauerstoff ist beim chronisch Höhenadaptierten größer als beim „Flachländer“, somit ist auch die O_2-Diffusionskapazität größer (➤ 16.9.1).

16.10.5 Anpassungsvorgänge unter Wasser

Zwei Aspekte sind für das Verständnis der Anpassungsvorgänge unter Wasser entscheidend: die Atmung beim Tauchen und die bei zunehmender Tiefe veränderten Druckverhältnisse (➤ Abb. 16.27).

Streckentauchen mit angehaltener Atmung

Die „einfachste“ Form des Tauchens ist das Tauchen mit angehaltener Atmung. Während des Tauchens steigt der Kohlendioxiddruck des Blutes an, da das Kohlendioxid unter Wasser nicht abgeatmet werden kann. Das dadurch entstehende Gefühl der Atemnot erzwingt schließlich das Auftauchen.

Um die Tauchzeit zu verlängern, wird vor dem Abtauchen häufig *hyperventiliert,* d. h. sehr tief und schnell geatmet. Durch die Hyperventilation sinkt der Kohlendioxidgehalt in den Lungenbläschen, in geringerem Maße steigt der Sauerstoff„vorrat“ an. Dadurch besteht allerdings die Gefahr, dass der Taucher wegen des verringerten Atemreizes (➤ 16.10.2) zu spät mit dem Auftauchen beginnt, *vor* Erreichen der Wasseroberfläche durch Sauerstoffmangel bewusstlos wird und ertrinkt.

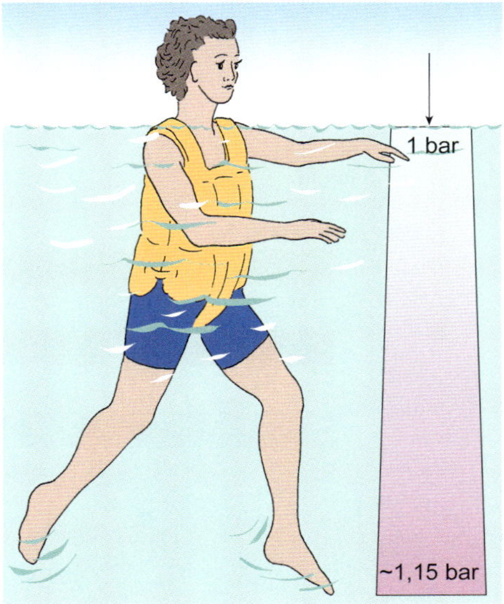

Abb. 16.27 Umgebungsdruckverhältnisse beim Eintauchen des gesamten Körpers ins Wasser.

Schnorcheln

Längeres Tauchen knapp unter der Wasseroberfläche wird durch einen **Schnorchel** möglich, ein ca. 30 cm langes Rohr, das die Mundhöhle mit der Außenluft verbindet. Eine größere Tiefe ist unmöglich, da ein zu langer Schnorchel den anatomischen Totraum (➤ 16.8.5) so vergrößern würde, dass keine Frischluft mehr von der Wasseroberfläche in die Lungenalveolen gelangt. Außerdem könnte man den Brustkorb gegen den Wasserdruck nicht mehr erweitern, also nicht mehr einatmen.

Tieftauchen mit angehaltener Atmung

Beim Tieftauchen tritt ein weiteres Problem hinzu: Mit der Tauchtiefe steigt der *Wasserdruck,* der von außen auf den Körper einwirkt, erheblich (pro 10 m = 1 bar). Die luftgefüllten Räume im Körper wie Lungen und Mittelohr, in denen weiter der „normale“ Luftdruck herrscht, werden zusammengedrückt *(komprimiert),* und es drohen druckbedingte Verletzungen **(Barotraumen),** etwa das Platzen des Trommelfells, in größeren Tiefen auch das Reißen von Lungengefäßen.

Außerdem darf man beim Tieftauchen mit angehaltener Atmung nicht so lange unter Wasser bleiben, bis die Atemnot kaum noch auszuhalten ist: Ebenso wie beim Abtauchen der *Sauerstoffpartialdruck* (➤ 16.9.1) durch die zunehmende Tiefe steigt (was eine zusätzliche Sauerstoff„reserve“ schafft), verschwindet diese „Reserve“ beim Auftauchen wieder (auf den letzten 10 m um die Hälfte). Wird dies nicht berücksichtigt, drohen Bewusstlosigkeit und Ertrinken.

Tieftauchen mit Geräten

Mit **Pressluft-Tauchgeräten,** die den Druck der Einatemluft automatisch dem Wasserdruck anpassen, kann bis etwa 30–40 m Tiefe getaucht werden. In größeren Tiefen kommt es durch einen verstärkten Übergang von Stickstoff in die Gewebe zum **Tiefenrausch,** der sowohl mit Euphorie als auch mit Panik und Bewusstlosigkeit einhergehen kann.

Hinzu tritt die Gefahr der **Taucherkrankheit** *(Caisson-Krankheit)* durch zu schnelles Auftauchen: Der mittlerweile im Gewebe gelöste Stickstoff bleibt bei zu schneller Drucksenkung nicht gelöst, sondern bildet Gasblasen. In leichten Fällen verspürt der Taucher nur Gelenk- und Muskelschmerzen, in schweren Fällen kommt es zum evtl. tödlichen Koma durch *Gasembolien* ins Ge-

hirn. Bereits ab ca. 20 m Tauchtiefe ist deshalb abhängig von der Tauchdauer eine **Dekompressionszeit** nötig. Innerhalb dieser Wartezeit beim Auftauchen geht der Stickstoff langsam wieder in die Lungen über und wird abgeatmet.
Ausnahme ist das Tieftauchen mit Luftanhalten, da hier die Tauchzeit so kurz ist, dass der Stickstoff noch nicht in die Gewebe übergegangen ist, die sog. Nullzeit – so der Fachausdruck in der Tauchphysiologie – wird nicht überschritten.
Tauchen unterhalb von 40 m ist nur noch mit Spezialgasgemischen aus Sauerstoff, Stickstoff und Helium möglich. Größere Tiefen als ca. 90 m erfordern Druckanzüge oder Tauchkapseln.

16.11 Häufige Krankheitsbilder

16.11.1 Pneumonie

Im Lungengewebe kann es auf verschiedenen Wegen zu Entzündungen kommen. Man spricht von einer **Pneumonie** *(Lungenentzündung).* Sie ist meist erregerbedingt, kann aber z. B. auch durch allergische Reaktionen (etwa auf Bestandteile von Heu) oder als Reaktion auf Fremdstoffe (etwa auf Steinstaub) entstehen. Die Entzündung kann sich auf das an den Bronchialbaum angrenzende Gewebe beschränken **(Bronchopneumonie),** einen ganzen Lungenlappen befallen (**Lappenpneumonie**, *Lobärpneumonie*) oder das Binde- und Stützgewebe der Lunge betreffen **(interstitielle Pneumonie).**
Besondere Formen der erregerbedingten Pneumonie sind z. B. die Lungentuberkulose (➤ 13.9.5) und die COVID-19-Pneumonie (➤ 13.10.2). Eine besondere Form der Pneumonie stellt die Lungentuberkulose dar (➤ 13.9.5).
Klinisch äußert sich die Pneumonie meist durch Fieber, Tachykardie und schnelle, oberflächliche und erschwerte Atmung, evtl. mit Einsatz der Atemhilfsmuskulatur. Oft besteht Husten mit oder ohne Auswurf. Die Pneumonie führt zu einer Verdichtung und Wassereinlagerung des Gewebes; hierauf beruht die Diagnose durch Auskultation und Röntgenbild. Die Verdichtung kann so weit gehen, dass die Alveolen nicht mehr zum Gasaustausch beitragen. Dadurch kann eine Pneumonie auch heute noch tödlich verlaufen.
Meist aber kann eine (bakterielle) Pneumonie durch Antibiotika erfolgreich behandelt werden. Bei schwerem Verlauf werden Sauerstoff oder Intubation und Beatmung nötig.

Pneumonieprophylaxe (P)

Bei bettlägerigen Patienten sind die Alveolen der Unterlappen ideale Nährböden für Bakterien. Durch Horizontallage und körperliche Inaktivität wenig belüftet und schlecht durchblutet, gelangen Abwehrzellen nur schlecht hierhin, sodass sich Erreger rasch ausbreiten und eine sog. *Bettpneumonie* auslösen können.
Vorbeugend (prophylaktisch) wirkt regelmäßige Atemgymnastik, sowohl durch bewusstes, tiefes Atmen als auch mithilfe von *Atemtrainern* (➤ Abb. 16.28). Die Patienten sollen sich dabei möglichst aufrichten, um durch den Lagewechsel die unteren Lungenpartien besser zu belüften. Abklopfen des Rückens führt zu einem starken Atem- oder sogar Hustenreiz, sodass stoßweise das gesamte Lungengewebe belüftet wird. Eine natürliche Form der Atemgymnastik ist das *Gähnen.* Die damit verbundene tiefe Durchlüftung der Lungen wirkt ebenfalls einer Pneumonie entgegen.
Ein weiterer Faktor in der **Pneumonieprophylaxe** ist ausreichendes Trinken. Nur wenn der Organismus genügend Flüssigkeit hat, kann der Schleim in den Bronchien verflüssigt und abgehustet werden.
Auch bei verminderten Zwerchfellbewegungen steigt die Gefahr einer Pneumonie. Ursachen sind z. B. eine postoperative Darmatonie oder eine schmerzbedingte Schonatmung nach Operationen im Bauchraum. Hier gehören zusätzlich regelmäßige Schmerzmittelgaben, gezielte Atemübungen (je nach Operation) sowie eine frühzeitige Mobilisierung zu den Bausteinen der postoperativen Pneumonieprophylaxe.

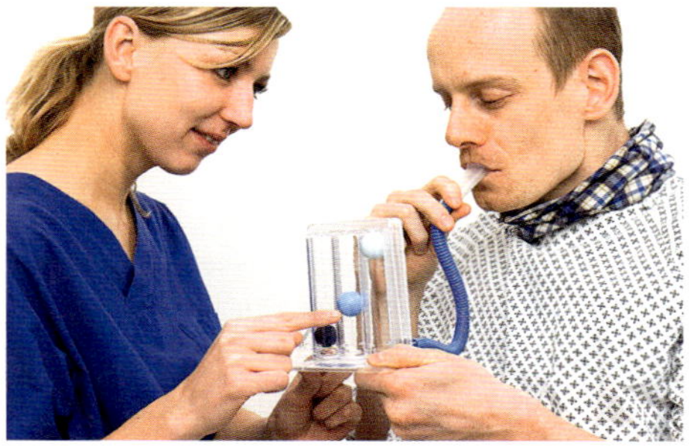

Abb. 16.28 Atemgymnastik. Der Patient soll die Bälle möglichst lange schweben lassen. Dadurch wird die Belüftung insbesondere der basalen Lungenabschnitte verbessert und einer Pneumonie vorgebeugt. [K115]

16.11.2 Asthma bronchiale

Durch eine (Fehl-)Reaktion des Abwehrsystems in der Bronchialschleimhaut kommt es bei 5 % der Erwachsenen und 15 % der Kinder zu einer chronischen Entzündung des Bronchialsystems. Diese Entzündung bedingt nicht nur eine Schleimhautschwellung und eine vermehrte Produktion zähen Schleims (*Dyskrinie,* ➤ Abb. 16.29), sondern auch eine Überreaktivität *(Hyperreagibilität)* der Bronchialmuskulatur, die dadurch zur Verkrampfung neigt *(Bronchospasmus).* All dies führt zu einer erschwerten Ausatmung mit wiederkehrenden Atemnotanfällen, eventuell begleitet von Husten und einem pfeifenden, oft ohne Stethoskop hörbaren Atemgeräusch, dem Giemen (➤ 16.6).
Auslöser können Allergene wie z. B. Hausstaubmilben, Bestandteile von Tierhaaren oder Pollen sowie Atemwegsinfektionen, psychische Erregung oder Anstrengung sein. Oft tritt die Atemnot aber auch ohne erkennbare Ursache auf.
Bei der Asthmabehandlung werden immer inhalierbare Medikamente eingesetzt, je nach Schwere der Erkrankung zusätzlich Tabletten. Inhalierbare Medikamente haben den Vorteil, dass ihre Konzentration in den Atemwegen hoch, ihre Konzentration im Blut (die für die meisten Nebenwirkungen entscheidend ist) aber niedrig ist. *Sympathomimetika* beispielsweise lösen den Bronchospasmus und erweitern im Anfall die Bronchien, sie bessern dadurch die Beschwerden (Sympathikuswirkungen ➤ Tab. 8.1). Inhalierbare *Glukokortikoide* (➤ 11.5.3) bekämpfen die für die Überreaktion wesentliche Entzündung der Atemwege und kommen deshalb bei Asthma regelmäßig zum Einsatz.

Medikamente inhalieren (P)

Medikamente können inhaliert werden als:
- **Dosieraerosole.** Dosieraerosole sind kleine, wie ein Spray zu betätigende Kanister mit einem

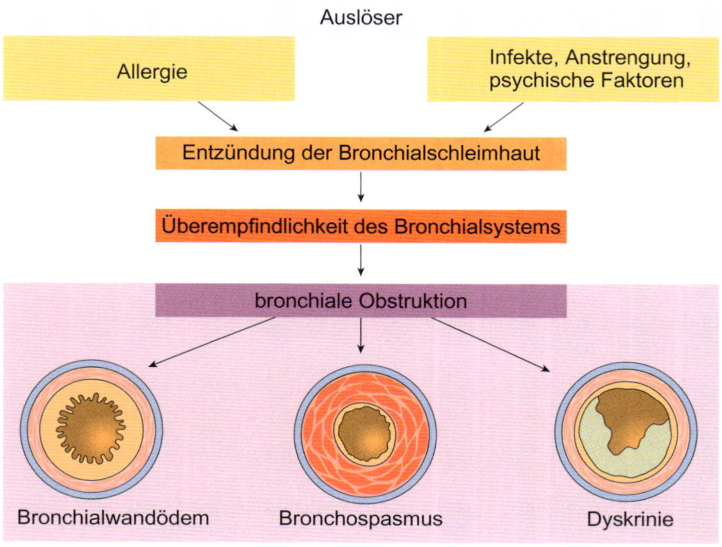

Abb. 16.29 Pathogenese und Pathophysiologie des Asthma bronchiale. Starke Schwellung der Bronchialschleimhaut (Ödem), Kontraktion der Bronchialmuskulatur (Bronchospasmus) sowie übermäßige und zähe Schleimbildung (Dyskrinie) führen zum Atemnotanfall.

16

kurzen Mundstück, die ein flüssiges Treibmittel und den (festen) Wirkstoff enthalten. Durch die Benutzung einer Vorschaltkammer *(Spacer)* wird das Mundstück sozusagen verlängert; dadurch gelangt ein größerer Anteil in die Lungen. Dies verbessert die Wirkung und vermindert bei Inhalation von Glukokortikoiden die Gefahr einer Besiedelung des Mundes mit dem Pilz Candida albicans. Wichtig: langsame und tiefe Inhalation, dann langes „Halten" des Atems über 5–10 s

- **Pulverinhalatoren.** Hier „saugt" der Patient das (treibmittelfreie) Trockenpulver ein. Verfügbar sind Einzelkapselsysteme (z. B. Cyclohaler®), Systeme für mehrere Einzeldosen (z. B. Diskus®) und Gesamtreservoire mit Abgabe jeweils gleicher Einzeldosen (z. B. Turbohaler®, Novolizer®). Wichtig: kräftige und tiefe Inhalation, dann langes „Halten" des Atems über 5–10 s
- **Vernebler.** In Verneblern wird das Medikament in einer Kochsalzlösung mittels Druckluft in ein Aerosol verwandelt. Erzeugt wird die Druckluft von einem Kompressor (*Düsenvernebler*, etwa PariBoy®) oder durch Ultraschall *(Ultraschallvernebler)*. Vorteil ist die Anwendbarkeit auch bei nicht kooperationsfähigen Patienten, Nachteile sind der höhere Aufwand und die längere Inhalationsdauer (10–15 min). Wichtig: Falls möglich, langsame und tiefe Atmung während der Behandlung.

16.11.3 Chronisch-obstruktive Lungenerkrankung

Bei der **chronisch-obstruktiven Lungenerkrankung** (auch **c***hronic* **o***bstructive* **p***ulmonary* **d***isease*, kurz *COPD*, obstruktiv = einengend) sind die unteren Atemwege nicht nur zeitweilig, sondern ständig mehr oder minder verengt.

Es beginnt bei der überwiegenden Mehrzahl der Patienten scheinbar harmlos mit morgendlichem „Raucherhusten" mit schleimig-weißem Auswurf – ca. 80 % der Betroffenen waren oder sind Raucher. Der Husten wird mit der Zeit schlimmer, und es tritt eine durch Entzündungs- und Vernarbungsvorgänge bedingte Atemwegsverengung hinzu. Sie ist durch Medikamente nur teilweise zu beheben – die **chronische Bronchitis** ist zur **chronisch-obstruktiven Bronchitis** geworden. Die chronisch-obstruktive Bronchitis zeigt sich durch zunehmende Atemnot, zunächst vor allem bei Belastung und bei den häufigen Atemwegsinfekten, die durch den reichlichen Schleim begünstigt werden (sog. *Exazerbationen der COPD*).

Wirkt der Schädigungsfaktor auch jetzt noch weiter ein, verliert das Lungengewebe viele seiner Alveolarsepten (die haarfeinen Zwischenwände zwischen den Alveolen), der Brustkorb weitet sich auf und kann in der Ausatmung nicht mehr auf das Normalmaß zusammensinken, was in der Medizin als *Lungenüberblähung* oder **Lungenemphysem** bezeichnet wird. Durch den Umbau des Lungengewebes mit Untergang der Alveolen steigt der Totraum (➤ 16.8.5) in der Lunge, sodass die Lunge in schweren Fällen nicht mehr ausreichend belüftet (ventiliert) wird – es kommt zur chronischen Ateminsuffizienz mit Anstieg der CO_2-Konzentration und Abfall der O_2-Konzentration im Blut.

Dieser Zustand hat ernste Folgen für das Herz: Da sich durch den Lungenumbau auch die Zahl der kleinen Lungengefäße reduziert und damit der Strömungswiderstand im Lungenkreislauf zunimmt, muss das rechte Herz gegen einen erhöhten Druck anpumpen. Dies führt zunächst zu einer Vergrößerung und langfristig zu einer *Insuffizienz* (➤ 14.6.4) des rechten Herzens, dem **Cor pulmonale.**

Medikamente können die Beschwerden lindern. Eingesetzt werden wie beim Asthma bronchiale inhalierbare Medikamente zur Bronchialerweiterung sowie eventuell Glukokortikoide zur Bekämpfung der bronchialen Entzündung. Infektbedingte Exazerbationen werden durch Antibiotika bekämpft. Das Fortschreiten der Erkrankung kann aber nur durch das (möglichst frühzeitige) Beseitigen des Schädigungsfaktors verhindert werden. Und das bedeutet meist: mit dem Rauchen aufhören (➤ 16.13). Im Spätstadium können die häusliche Sauerstoffgabe sowie eine zusätzliche (zeitweilige) Beatmung über eine Maske lindernd wirken.

16.11.4 Lungenkarzinom

Der *Lungenkrebs*, genauer das *Bronchial-* oder **Lungenkarzinom,** war vor dem 20. Jahrhundert eine Rarität. Heute ist es bei Männern die zweit- und bei Frauen die dritthäufigste Krebsneuerkrankung. Etwa 45.000 Menschen versterben jährlich in Deutschland daran.

Hauptgrund ist der ausgiebige Griff zur Zigarette, wodurch krebsfördernde Substanzen (Kanzerogene, ➤ 3.7.3) in die Lungen gelangen. Andere Ursachen sind krebserregende Arbeitsstoffe wie Asbestfasern und polyzyklische Kohlenwasserstoffe sowie die von Verbrennungsmotoren produzierten Feinstäube.

Durch den Zigarettenrauch werden die Epithelzellen der Bronchialschleimhaut ständig gereizt. Infolgedessen sezernieren die Becherzellen ein Übermaß an Schleim, der den sog. Raucherhusten auslöst. Andere Zellen reagieren mit einer überschießenden Zellteilung auf die Schadstoffe. Dadurch und durch DNA-Veränderungen infolge der Schadstoffeinwirkung können Zellen entarten und schließlich zum **Karzinom** auswachsen.

In der Diagnostik unverzichtbar sind Computertomografie (➤ 4.7.1, ➤ Abb. 16.30) und Bronchoskopie (➤ 4.7.5, ➤ 16.5.1). Obwohl Patienten mit einem Lungenkarzinom zunächst meist auf eine Operation, Strahlen- und/oder eine Chemotherapie ansprechen, ist ihre Prognose mit einer 5-Jahres-Überlebensrate von 15 % (Männer) bzw. 20 % (Frauen) insgesamt schlecht.

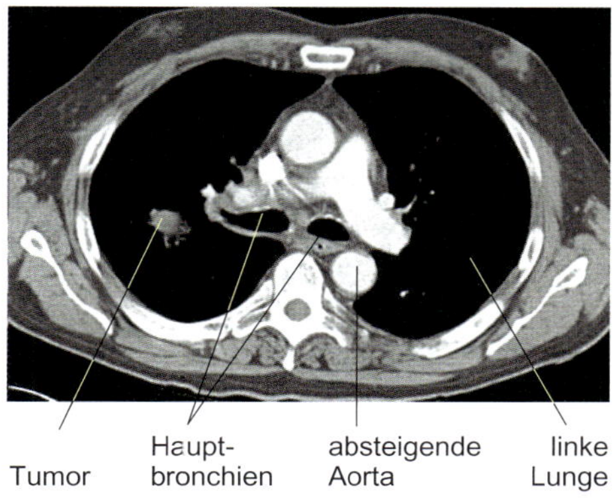

Abb. 16.30 Computertomogramm bei Lungenkarzinom. [T078]

Inzwischen ist auch in Europa die Diskussion entbrannt, ob die Tabakindustrie für die von ihr mitverursachten Schäden aufkommen soll.

G

Luftverschmutzung

Hunderte gesundheitsschädliche Stoffe belasten die Luft, die wir ständig einatmen. Die drei bedeutsamsten gesundheitsschädigenden Luftverschmutzer sind dabei Stickoxide, Ozon und Feinstäube.

Stickoxide sind Stickstoff-Sauerstoff-Verbindungen, die bei der Verbrennung fossiler Brennstoffe (etwa in Motoren und Heizkraftwerken) entstehen, aber auch aus überdüngten Böden stammen. Sie reizen die Schleimhäute der Atemwege und tragen zudem zur Bildung von Ozon bei.

Ozon ist ein Molekül aus drei Sauerstoffatomen, das sich in Erdnähe bei der Reaktion von Stickoxiden oder organischen Verbindungen mit Sauerstoff unter dem Einfluss von UV-Strahlung bildet. Entsprechend steigt seine Konzentration an sonnenreichen Tagen. Betroffen sind sowohl die verkehrsreichen Städte als auch ländliche Gebiete, wo sich Ozon unter anderem durch Ausdünstungen aus Laub- und Nadelbäumen bildet. Ozon kann viele chemische Reaktionen eingehen und dadurch Reizungen und Entzündungen an den Schleimhäuten hervorrufen, die insbesondere Menschen mit Asthma belasten.

Als **Feinstäube** werden kleine Schwebeteilchen aus Ruß oder anderen Stoffen mit einer Korngröße unter 10 μm bezeichnet. Sie entstehen im Straßenverkehr (vor allem durch die Verbrennung von Dieselkraftstoff, aber auch durch Brems- und Reifenabrieb), in Kraftwerken und durch Heizanlagen, in der Landwirtschaft, bei der industriellen Produktion und – ganz wichtig – beim Rauchen. Wegen ihrer geringen Größe setzen sich Feinstäube leicht auf den Schleimhäuten des gesamten Respirationstrakts und sogar in den Alveolen fest und können dort Entzündungen auslösen. Langfristig kann dies Bronchitis,

16

chronischen Husten, Asthma bronchiale und das Lungenkarzinom begünstigen. Ganz kleine Teilchen (besonders die unter 1 µm großen **Nanopartikel**) machen vor allem in Dieselabgasen zahlenmäßig den größten Teil aus und sind besonders gefährlich: Sie verteilen sich nicht nur rascher in der Luft, sondern können auch die Alveolarzellen durchwandern und in den Körperzellen Schäden auslösen. Vom Abwehrsystem werden sie nicht erkannt. So zeigen Untersuchungen, dass die ganz feinen Stäube Herzrhythmusstörungen hervorrufen bzw. verstärken können. Es wird geschätzt, dass in Deutschland mehr als 10.000 herzbedingte Todesfälle pro Jahr durch Feinstäube verursacht sind – betroffen sind in aller Regel bereits herzkranke Menschen. Eine Schädigung des Erbgutes wurde bei Laborexperimenten an Mäusen nachgewiesen, und viele Experten gehen davon aus, dass Feinstäube auch beim Menschen krebserregend wirken können.

16.11.5 Lungenembolie

Wird die arterielle Lungenstrombahn durch Einschwemmung eines Blutgerinnsels *(Embolus)* teilweise verschlossen, spricht man von einer **Lungenembolie.** Meist haben sich diese Gerinnsel von Thromben aus Bein- oder Beckenvenen abgelöst. Durch die plötzlich eingeschränkte Lungendurchblutung entstehen Atemnot und Zyanose (➤ 16.9.4). Die Diagnose einer Lungenembolie wird heute durch *CT-* oder *MR-Angiografie* (➤ 16.6, ➤ 4.7.1 und ➤ 4.7.2) gesichert. Therapeutisch wird Heparin verabreicht. Bei massiver Lungenembolie wird eine *Thrombolyse* (➤ 12.5.8) oder eine Entfernung des verstopfenden Blutgerinnsels *(Embolektomie)* versucht.

Die Lungenembolie ist nicht selten tödlich. Am häufigsten tritt sie nach Operationen und Entbindungen auf, prinzipiell sind aber alle Patienten gefährdet, die nicht mindestens 5–6 Stunden täglich außerhalb ihres Bettes verbringen. Hieraus wird die immense Bedeutung der Frühmobilisierung und der Thromboseprophylaxe (➤ 12.5.8) verständlich.

16.11.6 Mukoviszidose

Die **Mukoviszidose** *(zystische Fibrose)* ist eine der häufigsten angeborenen Stoffwechselerkrankungen. Jeder 25. Deutsche trägt die Anlage zur Mukoviszidose in sich (➤ 3.2.2); wegen ihres rezessiven Erbgangs beträgt die Erkrankungshäufigkeit aber „nur" 1:3.000 Lebendgeborene, d. h. pro Jahr werden in Deutschland mehr als 200 Kinder mit Mukoviszidose geboren. Seit 2016 beinhaltet das Neugeborenenscreening (➤ 22.2.2) in Deutschland auch einen Test auf Mukoviszidose.

Alle exokrinen Drüsen bilden zu zähflüssige Sekrete. Dies betrifft z. B. die Bauchspeicheldrüse. Infolge der Verstopfung der Pankreasgänge gelangen zu wenige Verdauungsenzyme in den Darm mit der Folge einer schweren Verdauungsstörung. Schon beim Neugeborenen kann es zu einer Verstopfung des Darms mit Mekonium (Stuhl des Neugeborenen) kommen **(Mekoniumileus).**

Häufig sind jedoch chronische *Bronchial- und Lungenentzündungen* die Erstsymptome. Hierfür ist der zu zähe Bronchialschleim verantwortlich, der eine Reinigung der Lunge erschwert und zu Bakterienansiedlungen im Respirationstrakt führt. Da die Lungenprobleme häufig schon beim Säugling auftreten und oft mit einer Mangelernährung verbunden sind, ist eine *Gedeihstörung* ein weiteres typisches Krankheitszeichen.

Leider gibt es bisher keine ursächliche Behandlung. Atemtherapien (unter anderem mit Atemgymnastik, Inhalationen, speziellen Lagerungen) und verschiedene Medikamente sollen die Lungenfunktion aufrechterhalten und die immer wiederkehrenden Lungeninfektionen vermeiden. Die durch die unzureichende Funktion der Bauchspeicheldrüse verminderte Verdauungsleistung wird durch die Gabe von künstlichen Bauchspeicheldrüsenenzymen gesteigert. Die durchschnittliche Lebenserwartung liegt heute bei etwa 53 Jahren.

16.11.7 Schlaf-Apnoe-Syndrom

Während des Schlafes erschlafft die Muskulatur, auch die des Rachens. Bei vielen Menschen wird hierdurch der Luftstrom bei der Einatmung eingeschränkt, was sich z. B. als **Schnarchen** äußern kann. Dies ist ungefährlich, solange der Gasaustausch in der Lunge ausreicht und die normale Abfolge der verschiedenen Schlafstadien nicht gestört ist.

Bei etwa 10 % der Männer und 4 % der Frauen geht die Verlegung der oberen Atemwege während des Schlafs jedoch so weit, dass der Luftstrom trotz sichtbaren Ringens nach Luft immer wieder komplett unterbrochen ist **(Apnoe).** Da die Apnoen durch eine Verlegung (Obstruktion) der Atemwege bedingt sind, spricht man auch von **obstruktiven Apnoen.** Der immer wieder unterbrochene Luftstrom führt zu einem Anstieg des Kohlendioxid- und einem Abfall des Sauerstoffgehalts im Blut, was wiederum einen Bluthochdruck im Lungenkreislauf (pulmonale Hypertonie, ➤ 15.4.1) mit nachfolgender Belastung des rechten Herzens fördert. Da die Apnoen auch über unterschwellige „Schreckreaktionen" die Schlafqualität beeinträchtigen, leiden die Betroffenen am Tag oft unter morgendlichen Kopfschmerzen, Schläfrigkeit (auch am Steuer), Konzentrationsstörungen, Impotenz, Depressionen, Leistungsknick und teils an Verhaltensänderungen (➤ 8.14).

Dem Schlaf-Apnoe-Syndrom zugrunde liegen meist Übergewicht (zu viel „Halsspeck"), Alkoholkonsum am Abend (zusätzliche Muskelentspannung), seltener auch eine Hypertrophie der Rachenmandeln.

Die Diagnose wird durch eine **Polysomnografie** im Schlaflabor gestellt. Dabei werden sowohl der Atemfluss als auch Herzfrequenz, Sauerstoffsättigung, Muskelbewegungen und ein Elektroenzephalogramm (EEG) zur Beurteilung der Schlafstadien und der Schlafqualität aufgezeichnet.

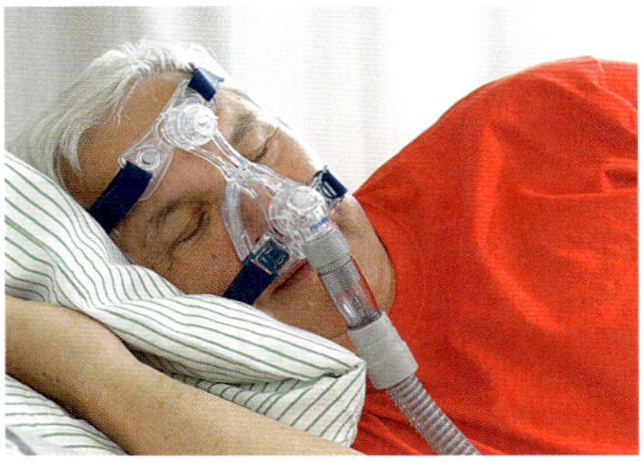

Abb. 16.31 CPAP-Beatmung. Nach Gewöhnung an Maske und Beatmung geht es vielen Patienten mit Schlaf-Apnoe-Syndrom deutlich besser. [V081]

Grundlage der Therapie ist ein Ausschalten der Risikofaktoren wie Übergewicht oder Alkoholkonsum, was leider nur selten gelingt. Deshalb wird zusätzlich meist eine nächtliche Beatmung über eine **CPAP-Maske** (*CPAP* = ***c**ontinuous **p**ositive **a**irway **p**ressure,* d. h. kontinuierlicher Überdruck, ➤ Abb. 16.31) erforderlich. Der dabei kontinuierlich applizierte Luftdruck wirkt dem Kollaps der oberen Atemwege entgegen.

16.12 Sauerstofftherapie und künstliche Beatmung

Viele Erkrankungen führen dazu, dass die Lungen ihre Funktion nicht mehr ausreichend ausüben können. **Sauerstofftherapie** oder **künstliche Beatmung** sollen dann Sauerstoffmangel vermeiden und den Gasaustausch erhalten. Beide sind kurzzeitig oder über einen längeren Zeitraum, ständig oder nur zeitweilig *(intermittierend)* und mittlerweile teilweise auch zu Hause möglich.

Gründe für eine Sauerstofftherapie oder künstliche Beatmung sind z. B.:

- **Lähmung oder Insuffizienz der Atemmuskulatur,** z. B. Ausfall der Atemmuskulatur bei hoher Querschnittslähmung, Erschöpfung der Atemmuskulatur bei chronisch-obstruktiven Lungenerkrankungen (➤ 16.11.3)
- **Verengung der Atemwege,** z. B. beim schweren Asthmaanfall (➤ 16.11.2) oder beim Schlaf-Apnoe-Syndrom (➤ 16.11.7)
- **Lungenversagen** *(pulmonale Insuffizienz),* z. B. im Schock (➤ 24.3.2), bei Lungenödem (➤ 14.6.4) oder ausgedehnten Pneumonien (➤ 16.11.1)
- **Medizinische Eingriffe,** etwa bestimmte Endoskopien, Narkose bei Operationen.

16.12.1 Sauerstofftherapie

Bei der **Sauerstofftherapie** wird dem Patienten gasförmiger Sauerstoff über eine Sauerstoffbrille, -sonde oder -maske gegeben. In Krankenhäusern

16

haben die Patientenzimmer oft einen *Sauerstoffanschluss* in der Wand. In Pflegeeinrichtungen oder zu Hause dienen oft *Sauerstoffkonzentratoren* als Sauerstoffquelle, welche den Sauerstoff aus der Raumluft anreichern. Mittlerweile erlauben kleine *Sauerstoffkonzentratoren oder -flaschen* Betroffenen, die Wohnung zu verlassen. Der Sauerstoff wird meist über eine Nasenkanüle, seltener über eine Gesichtsmaske zugeführt. In allen Fällen wird die Atemarbeit vom Patienten geleistet.

16.12.2 Künstliche Beatmung

Bei der **künstlichen Beatmung** übernimmt ein **Beatmungsgerät** *(Respirator)* die Atemarbeit teilweise oder ganz, weil der Patient hierzu nicht mehr in der Lage ist.

Für den Transport des Beatmungsgases in die Lungen gibt es verschiedene Möglichkeiten:

- Die **nicht-invasive Beatmung** *(NIV, non-invasive Ventilation)* über auf Mund und/oder Nase aufgesetzte **Atemmaske,** z. B. bei der Notfallversorgung (➤ Abb. 24.8), der nächtlichen Heimbeatmung bei Schlaf-Apnoe-Syndrom (➤ 16.11.7), der weit fortgeschrittenen chronisch-obstruktiven Lungenerkrankung (➤ 16.11.3) sowie oft auch bei der COVID-19-Pneumonie (➤ 13.10.2)
- Die **invasive Beatmung.** Bei Narkosen, aber auch im Notfall falls möglich, erfolgt die Beatmung über eine **Larynxmaske,** einen bis dicht an die Stimmritze reichenden „Schlauch" (Tubus) mit einer aufblasbaren Manschette am unteren Ende, oder über einen in die Luftröhre eingeführten Tubus (**endotracheale Intubation,** ➤ Abb. 24.18). Bei langzeitbeatmeten Patienten wird zur Schonung des Kehlkopfes die Beatmung über **Trachealkanülen** bevorzugt. Hier wird eine Kunststoff- oder Metallkanüle durch ein operativ angelegtes *Stoma* („Loch") direkt durch die Halswand in die Luftröhre eingelegt.

Die Leistung des Beatmungsgeräts wird genau an die unterschiedlichen Erfordernisse angepasst. So lassen sich z. B. die *Beatmungsdrücke* bzw. die *Atemvolumina* verändern; ebenso lassen sich die Atemfrequenz sowie das *zeitliche Verhältnis zwischen Einatmung und Ausatmung* einstellen. Darüber hinaus kann der Respirator auch auf eine eventuell noch bestehende Eigenatmung des Patienten abgestimmt werden.

Vorsichtsmaßnahmen bei Sauerstofftherapie

P

Bei der Sauerstofftherapie sind unter anderem zu beachten:

- Vorsichtiger Umgang mit dem Sauerstoff, insbesondere kein offenes Feuer zum Schutz vor Verbrennungen und (Wohnungs-)Bränden, da Sauerstoff die Verbrennung fördert. Dies bedeutet auch kein Rauchen bei Sauerstoffgabe!
- Anfeuchten des Sauerstoffs, sorgfältige Hygiene zur Vermeidung von Lungeninfektionen
- Engmaschige Beobachtung des Erkrankten, insbesondere seiner Hautfarbe und Atemsituation.

Aktuelles & Spezielles

16.13 Rauchen – Genuss und Sucht – quo vadis?

Im „Tabakatlas 2020", herausgegeben vom *Deutschen Krebsforschungszentrum (DKFZ),* sind aktuelle Fakten zum Rauchen in Deutschland zusammengestellt. Der seit Jahren stetige Rückgang des Tabakkonsums hält an, aktuell raucht knapp jeder vierte deutsche Erwachsene (rund 24% der Männer, etwa 18% der Frauen). Auch bei Jugendlichen sinkt der Konsum kontinuierlich, von ca. 28% der 12- bis 17-Jährigen Ende der 1990er Jahre auf derzeit etwa 6% (Jungen) und 5% (Mädchen). So weit die guten Nachrichten.

Die schlechte: Deutschland ist im europäischen Vergleich eines der Länder mit dem größten Handlungsbedarf bei den Tabakkontrollmaßnahmen. Deutschland wurde auf der europäischen Tabakkontrollskala kontinuierlich herabgestuft, 2019 auf den letzten Platz 39. Erst 2021 wurde die Tabakaußenwerbung auch in Deutschland beträchtlich eingeschränkt. Entsprechend sind in vielen europäischen Ländern die Quoten der erwachsenen Raucher viel niedriger.

Eindeutig: große gesundheitliche Risiken

Dass der Tabakrauch, ein Gemisch aus mehr als 5.000, teils giftigen und karzinogenen *(krebserregenden)* Stoffen, für große gesundheitliche Beeinträchtigungen verantwortlich ist (➤ Abb. 16.32), ist unbestritten. Teils gasförmig, teils an Tabakrauchpartikel gebunden, werden diese Substanzen beim Inhalieren sehr schnell über die nahezu 100 m^2 (!) große Oberfläche der Lungenalveolen (➤ 16.5.3) ins Blut aufgenommen und erreichen so quasi jeden Winkel im Körper.

Rauchen ist nach wie vor das größte *vermeidbare* Krankheits- und Sterberisiko! Dass die Todesfallzahlen steigen, obwohl der Konsum sinkt, liegt an den geburtenstarken 1950er- und 1960er-Jahren. Diese Jahrgänge haben stark geraucht und erreichen jetzt ein Alter mit erhöhter Krankheitsanfälligkeit. 2018 waren es rund 13,2% der Todesfälle dieses Jahres, die auf das Rauchen zurückzuführen waren, am häufigsten durch Krebserkrankungen (43,3% Männer, 36,3% Frauen), gefolgt von Herz-Kreislauf-Erkrankungen inklusive Typ-2-Diabetes (34,1% Männer, 35,5% Frauen) und Atemwegserkrankungen (22,6% Männer, 28,2% Frauen).

Lungenkrebs ist vielleicht das bekannteste Risiko, weil 80% der Lungenkarzinome auf Zigarettenrauchen zurückgehen. Aber auch bei Krebs von Mundhöhle, Kehlkopf, Speiseröhre, Magen, Bauchspeicheldrüse, Niere, Harnleiter, Blase und Leukämie ist Rauchen ein Risikofaktor. Nach Schätzungen der WHO ist jede zweite Krebserkrankung Folge des Rauchens.

Frauen werden durch Rauchen besonders geschädigt. Vieles im Schadstoff-Cocktail des Tabakrauches wirkt anti-östrogen, d. h. verursacht Veränderungen, wie sie nach der Menopause auftreten (➤ 20.3.8). Starke Raucherinnen leiden unter Unfruchtbarkeit, haben häufiger Schwangerschaftskomplikationen, Frühgeburten, untergewichtige Babys, eine frühe Menopause und Osteoporose sowie Brust- und Gebärmutterhalskrebs. Nehmen Raucherinnen die „Pille", steigt das Thromboserisiko.

Auch Passivraucher, besonders Kinder, oder das Ungeborene, das über die Nabelschnur „mitraucht", haben gesundheitliche Nachteile.

Wenn so schädlich, warum dann Rauchen?

Bis zum Erkennen der großen gesundheitlichen Probleme durch das Rauchen und zur Ächtung des Rauchens war der Tabakkonsum für die meisten Raucher ein uneingeschränkter Genuss. Beim Rauchen einer Zigarette gelangen 1–2 mg Nikotin ins Blut und innerhalb weniger Sekunden auch ins Gehirn. Dort stimuliert Nikotin das Belohnungssystem (➤ 8.2.3, ➤ 8.2.4, ➤ 10.12), ein weitverzweigtes Netz aus Hirnarealen und Neuronen, zur Freisetzung verschiedener Botenstoffe wie Dopamin, Oxytocin und Endorphinen, welche Glücks- und Wohlgefühle verursachen. Das Nikotin, somit das Rauchen, wirkt entspannend und anregend. Durch Stimulierung des Sympathikus und Adrenalinausschüttung aus der Nebenniere erhöht Rauchen Wachsein und Aktivität, was z. B. Nachtarbeitende begrüßen. Diese meist angenehmen Wirkungen des Nikotins führen jedoch bei regelmäßigem Rauchen zur mehr oder minder stark ausgeprägten, physischen und psychischen Abhängigkeit. Der Konsum muss erhöht werden, um die gleiche Wirkung und keine Entzugserscheinungen zu haben, und das Aufhören wird erschwert bis unmöglich, trotz vermehrter Anläufe und oft großer Motivation.

Wie sehr Einsicht, Motivation und Lebens- und Berufsumstände das Aussteigen oder Fernbleiben vom Rauchen beeinflussen, zeigen neue Daten. In manuellen und einfachen Dienstleistungsberufen wird durchschnittlich mehr geraucht als in qualifizierten und akademischen Berufen. Erwerbslose rauchen mehr als Erwerbstätige oder Personen z. B. ohne Schulabschluss doppelt so viel wie solche mit Abitur.

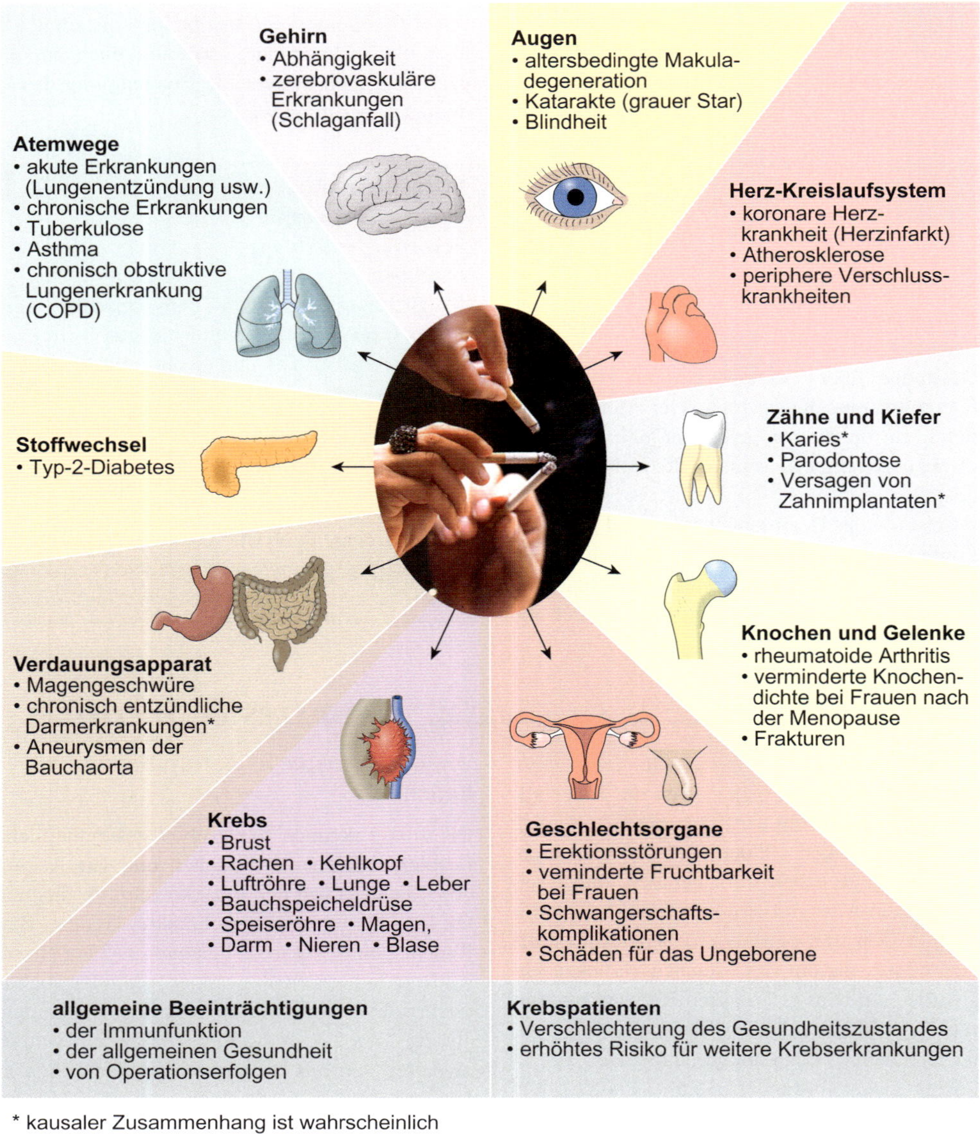

Abb. 16.32 Erkrankungen und Beeinträchtigungen infolge des Rauchens. [T111-001]

Was bringt Schadensbegrenzung?

Es gab und gibt verschiedene Ansätze, Produkte mit geringerer Gesundheitsgefährdung auf den Markt zu bringen. Beispiele sind ab den 1970er-Jahren die *Filterzigaretten,* um über die Filtermundstücke toxische Teersubstanzen abzufangen, die *Light-Zigaretten* mit verringertem Nikotin- und Teergehalt, Zigaretten mit Tabak aus ökologischem Anbau oder weniger Zusatzstoffen oder rauchlose Tabakprodukte wie *Kautabak* oder *Schnupftabak,* deren Nikotin langsamer ins Blut gelangt. Und schließlich *Nikotinersatzprodukte,* reines Nikotin in Form von Kaugummi, Tabletten, Pflastern. Letztere sind die einzigen Produkte mit nachgewiesenem Vorteil für die Gesundheit und nicht wenigen Ex-Rauchern eine Hilfe bei der Tabakentwöhnung gewesen.

Und E-Zigarette und Tabakerhitzer?

Bei der *elektronischen* oder **E-Zigarette** wird kein *Rauch* inhaliert wie beim *Verbrennen* von Tabak bei der herkömmlichen Zigarette, sondern ein *Dampf,* der durch Erhitzen einer flüssigen Mischung *(Liquid)* aus Propylenglykol, Glyzerin, Aromen mit und ohne Nikotin entsteht. Da kein Tabak verbrannt wird, fällt keine Tabaksteuer an. Es entfallen aber auch (noch) die öffentlichen Rauchverbote und somit der gesetzliche Passivraucherschutz. E-Zigaretten sind deshalb aber nicht harmlos:

- Die Inhaltsstoffe der Liquids und damit der inhalierten Dämpfe sind gesundheitsschädlich. Neben Nikotin enthalten die meisten Liquids z. B. kanzerogene Substanzen und teilweise Metalle. Auch Propylenglykol und zahlreiche (dem Nutzer teils nicht bekannte) Aromen können negative Auswirkungen haben
- Die E-Zigarette erhält das Rauchritual aufrecht. Tatsächlich benutzen Raucher oft beides, die herkömmliche und die E-Zigarette *(dual use).*

E-Zigaretten sind also keine harmlose Alternative und haben sich auch nicht in allen Altersklassen, insbesondere nicht bei den älteren Langzeit-Zigarettenrauchern durchgesetzt. Auffallend ist jedoch die zunehmende Akzeptanz der E-Zigarette bei jugendlichen Rauchern, die von ihrem Laster loskommen wollen. Die Erwartung, dass die E-Zigarette vielleicht einen Beitrag zur Reduktion des Tabakkonsums leisten würde, hat sich nach einigen Jahren des Gebrauchs bestätigt. E-Zigaretten sind als Hilfsmittel zum Erreichen eines mindestens sechsmonatigen Rauchstopps wahrscheinlich wirksamer als alle anderen Nikotinersatzprodukte, so die britische Cochrane Database nach der Analyse zahlreicher Studien mit dieser Fragestellung. „Dampfen auf Rezept" ist bereits die Forderung der Fachinstanzen, um vom Tabakrauchen Ausstiegswillige unterstützen zu können.

Tabakerhitzer *(tabacco heating-systems, THS),* bei denen ein *Tabakstift* auf bis zu 350 °C erhitzt und über ein Mundstück inhaliert wird, können noch nicht endgültig beurteilt werden. Die schädlichen Emissionen sind zwar deutlich geringer als bei der klassischen Zigarette, bei der der Tabak *verbrannt* wird, aber nach wie vor mutationsauslösend. Zudem sind neue Risiken wie z. B. Veränderungen des Immunsystems nicht auszuschließen.

17 Verdauungssystem

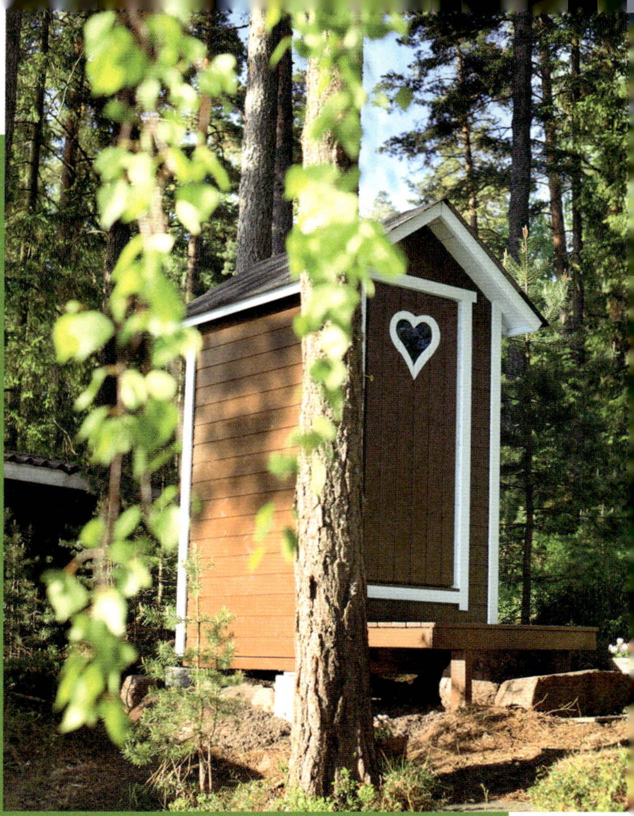

17.1 Übersicht

17.1.1 Aufbau und Funktionen

Digestion und Resorption

Der Mensch ist auf die regelmäßige Zufuhr von Nahrung angewiesen. Nach ihrer Aufnahme wird die Nahrung *mechanisch* zerkleinert und mithilfe von Verdauungsenzymen *chemisch* zerlegt – man spricht von **mechanischer** und **chemischer Verdauung.** Zusammenfassend wird der Abbau der Nahrung in resorptionsfähige (aufnehmbare) Bestandteile **Digestion** genannt. Die Nährstoffmoleküle können dann die Darmschleimhaut passieren und über kleine Blut- und Lymphgefäße in den Blutkreislauf gelangen. Dieser Vorgang heißt **Resorption** oder *Absorption.*

Der **Verdauungstrakt** *(Magen-Darm-Trakt, Gastrointestinaltrakt)* bildet ein durchgehendes „Rohr", das mit dem Mund beginnt und mit dem **After** *(Anus)* endet (➤ Abb. 17.1).

Muskelkontraktionen der Wand des Verdauungstrakts fördern die mechanische Zerkleinerung und die intensive Durchmischung des Nahrungsbreis, wellenförmige Muskelkontraktionen in nur eine Richtung **(Peristaltik)** transportieren den Magen-Darm-Inhalt weiter.

Die von verschiedenen Organen entlang des Verdauungstrakts bereitgestellten enzymreichen Sekrete bewirken die chemische Verdauung. Diese Organe liegen zum Teil vollständig außerhalb des Verdauungstrakts. Die Mundspeicheldrüsen, Bauchspeicheldrüse (Pankreas), Leber und Gallenblase produzieren bzw. speichern Verdauungssekrete und geben diese über Gänge (Ductus) in den Verdauungstrakt ab.

Flüssigkeitsumsatz

Pro Tag nimmt der Mensch etwa 2 l Flüssigkeit (Getränke bzw. Wassergehalt der Nahrung ➤ Abb. 19.19) auf. Dies ist jedoch nur der kleinere Teil der insgesamt etwa 10 l Flüssigkeit, die täglich im Verdauungstrakt umgesetzt werden. Den mit etwa 8 l weitaus größeren Anteil bilden die Verdauungssekrete selbst. Von diesem Flüssigkeitsvolumen werden über 95 % im Dünndarm und 3 % im Dickdarm wieder in den Körperkreislauf aufgenommen (rückresorbiert). Der Rest, mit etwa 150 ml weniger als 2 %, wird mit dem Stuhl ausgeschieden.

17.1.2 Feinbau des Verdauungstrakts

Die Wand des Verdauungstrakts besteht aus vier Schichten, die je nach Erfordernis in den verschiedenen Abschnitten etwas unterschiedlich aufgebaut sind (➤ Abb. 17.2). Von innen nach außen sind dies:

- Die Mukosa (Schleimhaut)
- Die bindegewebige Submukosa
- Die Muskularis (Muskelschicht)
- Die Serosa.

Die **Mukosa,** eine Schleimhaut, bildet die innere Wandschicht. Sie besteht aus einem dünnen Epithel, das in direktem Kontakt mit der zu verdauenden Nahrung steht. An das Epithel schließen sich lockeres Bindegewebe und eine Schicht glatter, unwillkürlich arbeitender Muskulatur *(Lamina muscularis mucosae)* an. Diese feine, zur Schleimhaut gehörende Muskelschicht gestattet Eigenbewegungen der Schleimhaut und ermöglicht einen innigen Kontakt des Epithels mit der Nahrung.

Die Submukosa trennt als schmale Bindegewebsschicht die Schleimhaut von der Muskelschicht. Ab der Speiseröhre enthält sie ein Nervenfasergeflecht, den **Plexus submucosus** *(Meissner-Plexus),* der zum enterischen Nervensystem zählt (➤ 8.10.4).

Die Muskularis von Mund, Rachen und oberem Teil der Speiseröhre besteht aus quergestreiften Muskelfasern (➤ 4.4.2), die willkürlich kontrahiert werden können. Im übrigen Teil des Verdauungstrakts besteht die Muskularis aus glatter Muskulatur (➤ 4.4.1), die gewöhnlich in Form

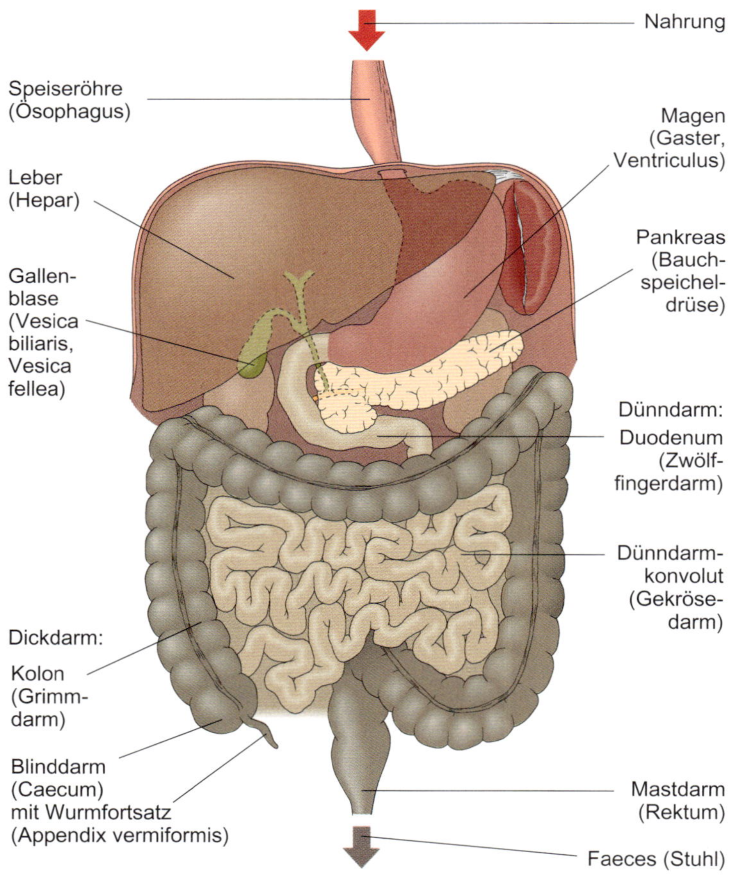

Abb. 17.1 Übersicht über die Verdauungsorgane. Blinddarm und Kolon werden zusammen als Dickdarm bezeichnet.

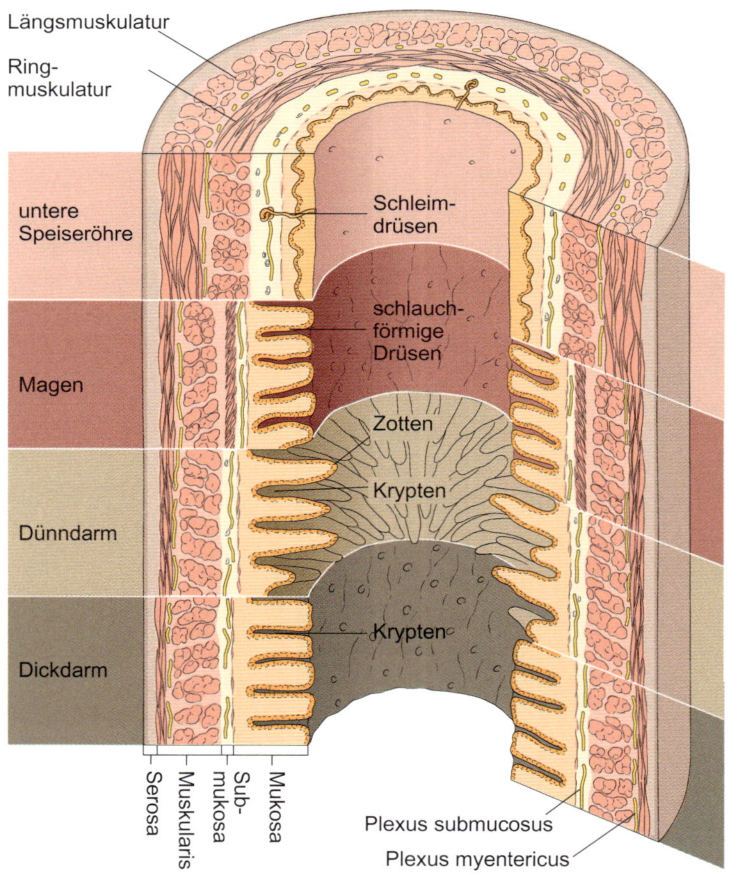

Abb. 17.2 Wandaufbau des Verdauungstrakts von unterer Speiseröhre bis Dickdarm. In diesem ganzen Bereich findet man den prinzipiell gleichen Wandaufbau.

einer inneren Ringmuskelschicht und einer äußeren Längsmuskelschicht angeordnet ist. Zwischen beiden liegt als weiterer Teil des enterischen Nervensystems der **Plexus myentericus** *(Auerbach-Plexus).*

Die **Serosa** bildet die äußerste Gewebsschicht des Verdauungstrakts. Sie ist eine sehr dünne Membran, welche Schleimstoffe absondert und damit das leichte Übereinandergleiten verschiedener Bauchorgane ermöglicht. Die Serosa wird auch als *Peritoneum viscerale* (viszerales Blatt des Bauchfells ➤ 17.1.3) bezeichnet.

Die Serosa kommt allerdings nur bei den *in* der Bauchhöhle gelegenen Organen vor. Bei Mundhöhle, Rachen und Speiseröhre stellt stattdessen lockeres Bindegewebe, **Adventitia** genannt, die Verbindung zu benachbarten Geweben her.

17.1.3 Peritoneum

Die meisten Verdauungsorgane liegen im Bauchraum. Dieser wird ringsum von der Muskulatur der Bauchwand und des Rückens, oben vom Zwerchfell und unten von der Beckenbodenmuskulatur begrenzt. Der ganze Bauchraum ist von einer spiegelglatten Haut, dem *Bauchfell* oder **Peritoneum,** ausgekleidet. Das Peritoneum umschließt die so gebildete **Peritonealhöhle** *(Peritonealraum, Bauchfellhöhle).* Der Raum, der hinter der Bauchhöhle liegt, wird entsprechend als **Retroperitonealraum** bezeichnet (*lat.* retro = zurück, nach hinten).

Intra-, retro- und extraperitoneal

Von besonderer klinischer Bedeutung ist die Beziehung der Verdauungsorgane zum Peritoneum (➤ Abb. 17.3). Der Magen-Darm-Trakt steht in der Embryonalzeit zunächst über eine breite Brücke mit dem Retroperitonealraum in Verbindung, die in der Folge immer schmaler wird. Zusätzlich verändert sich die Lage der Verdauungsorgane durch erhebliches (auch ungleiches) Längenwachstum, Drehungen von Magen-Darm-Anteilen sowie Verschmelzungen von Gewebeschichten.

Ist ein Organ am Ende der Embryonalzeit größtenteils von Peritoneum überzogen, z. B. der Hauptteil des Dünndarms, liegt es **intraperitoneal** (*in* der Peritonealhöhle). Mit der hinteren Bauchwand bleibt das Organ über das gedoppelte Peritoneum in Verbindung. Die beiden Peritonealschichten, verstärkt durch Bindegewebe, bilden ein elastisches Aufhängeband. Über diesen „Stiel", beim Dünndarm **Mesenterium,** beim Dickdarm **Mesokolon** genannt, werden die intraperitoneal gelegenen Organe mit Lymph- und Blutgefäßen sowie Nerven versorgt.

Von einem retroperitoneal gelegenen Organ spricht man, wenn ein Organ nur zum Teil (an der Vorderseite) von Bauchfell überzogen ist. Retroperitoneal gelegene Organe haben kein Mesenterium bzw. Mesokolon, sondern sind fest mit der rückseitigen Bauchwand verwachsen. Solche Organe sind z. B. die Bauchspeicheldrüse, der Zwölffingerdarm (Duodenum), die Nieren und die Harnblase, die Bauchaorta und die untere Hohlvene.

Extraperitoneale Organe haben keinerlei Kontakt zum Peritoneum, also auch keinen Peritonealüberzug. Ein Beispiel ist der Mastdarm (Rektum).

Anhand eines Modells lassen sich diese Zusammenhänge gut verdeutlichen. Man stelle sich einen aufgeblasenen Luftballon vor, in den ein Gegenstand vorgeschoben wird. Durch das Schieben des Gegenstands in den Luftballon legt sich die Haut des Ballons über den Gegenstand (➤ Abb. 17.4). Die Haut des Ballons entspricht dem Bauchfell. Zur Unterscheidung nennt man das die Eingeweide überziehende Blatt des Bauchfells das **Peritoneum viscerale** (*viszerales Blatt des Bauchfells, lat.* viscera = Eingeweide), im Modell wäre dies die unmittelbar der Hand anliegende Luftballonhaut. Dagegen ist das **Peritoneum parietale** *(parietales Blatt des Bauchfells)* der Teil des Peritoneums, der die Wände der Bauchfellhöhle auskleidet (im Modell der Rest der Luftballonhaut). Das Innere des Luftballons entspricht der Peritonealhöhle.

Peritonitis

Die oft lebensbedrohliche *Bauchfellentzündung* **(Peritonitis)** kann zahlreiche Ursachen haben, es stehen aber zwei im Vordergrund:

- **Bakterielle Infektionen.** Mit über 90 % häufigste Ursache einer Peritonitis ist die *Perforation* (Durchbruch) eines keimbesiedelten Abschnitts des Verdauungsrohrs, z. B. des Wurmfortsatzes (*Appendizitis* ➤ 17.8.1) oder eines *Divertikels* (➤ 17.8.12), mit nachfolgender Keimverschleppung in die Bauchhöhle
- **Chemisch-toxische Entzündungen.** Deutlich seltener (< 10 %) sind Entzündungen durch nicht-infektiöse Substanzen, z. B. in die Bauch-

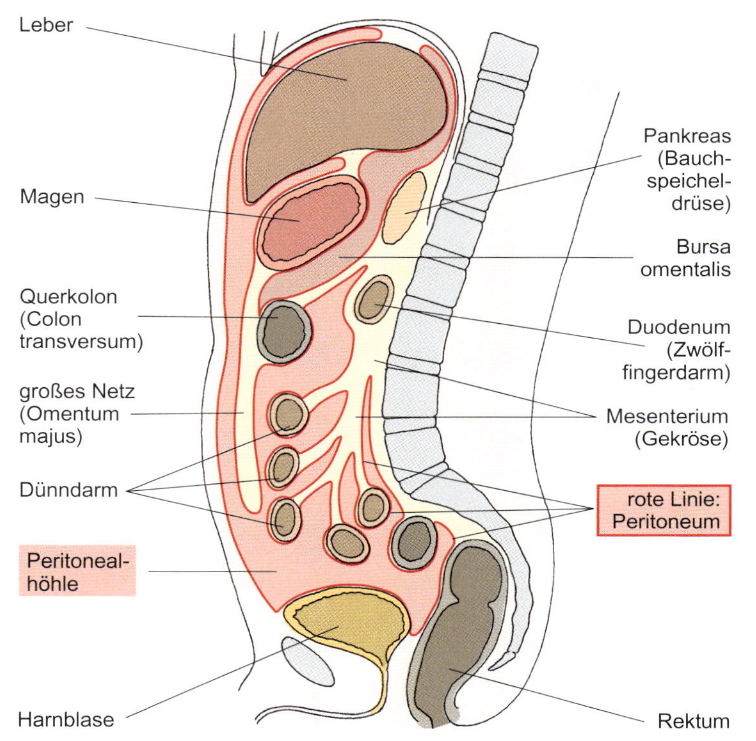

Abb. 17.3 Längsschnitt durch das Abdomen mit Darstellung der Beziehung der Bauchorgane zum Peritoneum. Zwischen Magen und Bauchspeicheldrüse liegt ein Hohlraum *(Bursa omentalis),* der Verbindung zur Bauchfellhöhle hat. Seine Wände verkleben zum großen Netz, das sich über die Dünndarmschlingen legt.

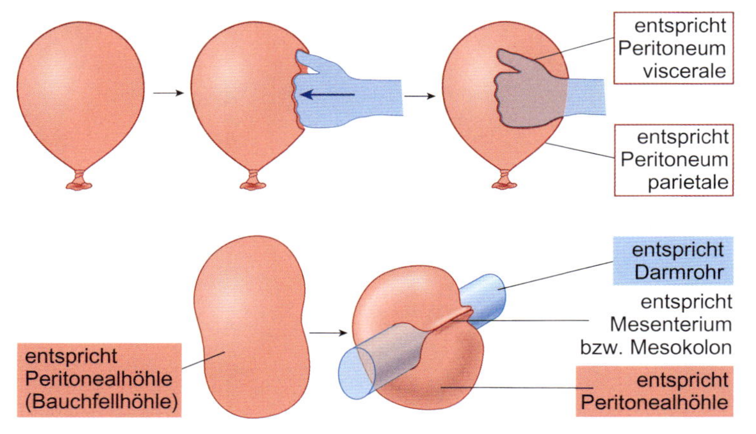

Abb. 17.4 Modell für die Beziehung zwischen Bauchorganen und Peritoneum (Bauchfell). Die Bauchorgane liegen so in der Peritonealhöhle (Bauchfellhöhle) wie ein Gegenstand, der in einen aufgeblasenen Luftballon hineingedrückt worden ist.

höhle gelangte Blutkoagel, Galle oder Pankreassaft.

Eine *lokale,* begrenzte Peritonitis *(Peritonitis circumscripta)* verursacht nur lokale Beschwerden, vor allem einen starken, aber eingrenzbaren Bauchschmerz. Charakteristisch für eine *diffuse (generalisierte) Peritonitis* ist dagegen eine zunehmende Abwehrspannung der gesamten Bauchmuskulatur, die sich bis zum „brettharten" Bauch steigern kann.

Ohne Behandlung treten ein Schock (➤ 24.3.2) sowie eine Darmlähmung *(paralytischer Ileus* ➤ 17.8.13) hinzu, es besteht akute Lebensgefahr. Spätestens jetzt muss chirurgisch eingegriffen werden.

Akutes Abdomen

Akut lebensbedrohlich

Unter einem **akuten Abdomen** oder *akuten Bauch* versteht man die Kombination aus rasch einsetzenden, starken Bauchschmerzen (meist mit Übelkeit und Erbrechen), Abwehrspannung („harter Bauch") und Kreislaufstörung.

Hinter einem **akuten Abdomen** können sich über ein Dutzend verschiedene Krankheitsbilder verbergen, von der Blinddarm- oder Gallenblasenentzündung (➤ Abb. 17.5) über den Harnleiterstein bis zur Bauchhöhlenschwangerschaft. Selbst Stoffwechselstörungen oder ein Herzinfarkt können das Bild eines akuten Abdomens hervorrufen.

Das akute Abdomen ist immer ein Notfall. Der Patient muss sofort in ein Krankenhaus gebracht werden. Dort wird mithilfe von Blut- und Urinuntersuchungen, EKG, Sonografie (➤ 4.7.4) und Röntgenuntersuchung (ggf. einschließlich Computertomografie) schnellstmöglich die Ursache geklärt und die geeignete Therapie eingeleitet.

17.1.4 Gefäßversorgung des Bauchraums

Arterien des Bauchraums

Die Verdauungsorgane des Bauchraums werden über drei große, ventral aus der Bauchaorta abzweigende Arterienstämme mit Blut versorgt (➤ Abb. 17.6, ➤ Abb. 15.8).

Die erste Abzweigung der Bauchaorta, unmittelbar nach deren Zwerchfelldurchtritt, ist der **Truncus coeliacus** mit seinen drei Ästen **A. gastrica sinistra** *(linke Magenarterie),* **A. hepatica communis** *(gemeinsame Leberarterie)* und **A. lienalis** *(Milzarterie).* Sie zweigen sich noch weiter auf und versorgen Leber, Gallenblase und Magen *ganz* sowie die Bauchspeicheldrüse und das Duodenum (Zwölffingerdarm) *teilweise* mit Blut.

Unmittelbar unterhalb des Truncus coeliacus entspringt die **A. mesenterica superior** *(obere Eingeweidearterie).* Von ihr gehen zunächst kleinere Äste ab, die Duodenum, Magen und Bauchspeicheldrüse mit versorgen. Anschließend zweigt sie sich arkadenförmig auf und versorgt den ganzen Dünndarm sowie etwa die Hälfte des Dickdarms (ungefähr bis zur Mitte des Querkolons) mit Blut. Einige Zentimeter unterhalb der A. mesenterica superior entspringt die **A. mesenterica inferior** *(untere Eingeweidearterie).* Auch sie zweigt sich arkadenförmig auf und versorgt die untere Hälfte des Dickdarms. Ihr Endast, die **A. rectalis supe-**

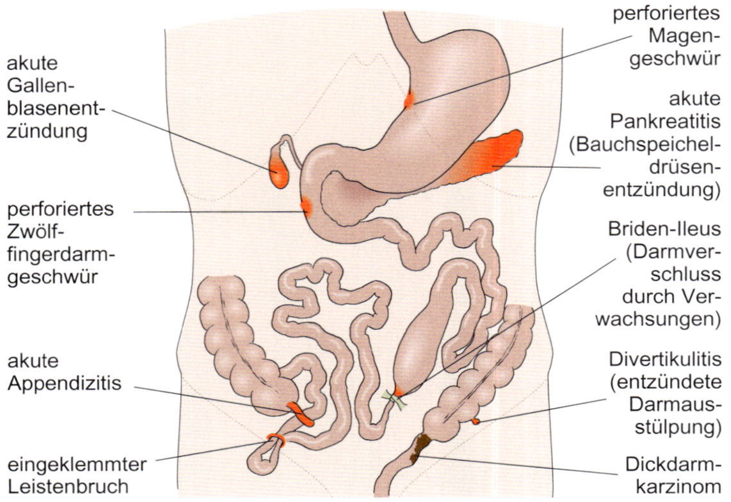

Abb. 17.5 Die häufigsten Ursachen des akuten Abdomens im Bauchraum.

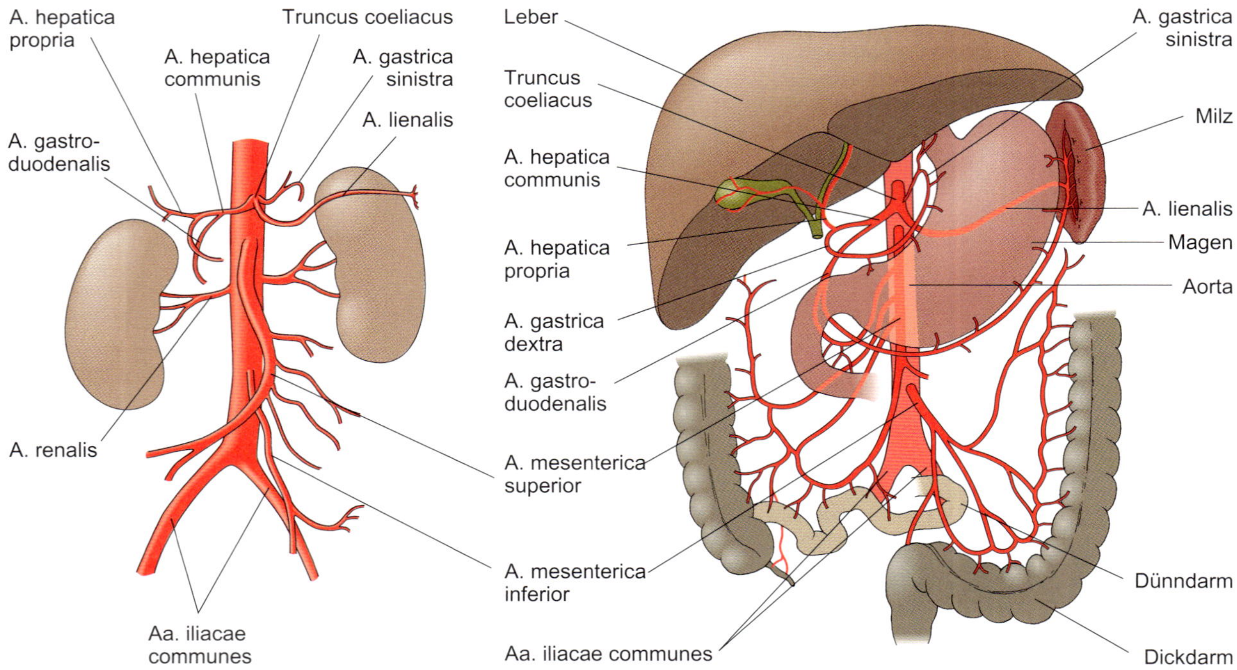

Abb. 17.6 Die arterielle Versorgung der Bauchorgane, links nach Entfernung der Organe (außer der Nieren), rechts zusammen mit den zugehörigen Organen. Die wichtigsten Abgänge der Aorta im Bauchraum sind Truncus coeliacus, A. mesenterica superior, A. mesenterica inferior und die Nierenarterien (Aa. renales).

17

rior *(obere Mastdarmarterie),* versorgt den größten Teil des Mastdarms (Rektum). Kleinere Zuflüsse erhält der Mastdarm noch aus dem kleinen Becken (*A. rectalis media* aus der A. iliaca interna und *A. rectalis inferior* aus der A. pudenda interna).

Venen des Bauchraums

Die von den drei genannten Arterienstämmen versorgten Bauchorgane sammeln ihr venöses Blut in einem gemeinsamen System, aus dem die *Pfortader* **(V. portae)** hervorgeht. Diese bringt das Blut zur „Stoffwechselzentrale" Leber, wo es erneut in ein Kapillarsystem einmündet (➤ Abb. 17.7).
Hiervon abweichend geben die Venen aus dem mittleren und unteren Mastdarm (Rektum) ihr Blut über die Vv. iliacae in die untere Hohlvene (Vena cava inferior) ab. Dies ist klinisch bedeutsam: Verabreicht man ein Medikament als Zäpfchen, gelangen die aufgenommenen Wirkstoffe an der Leber vorbei direkt in den großen Kreislauf, und die Verstoffwechselung durch die Leber fällt weg.

Lymphgefäße und Lymphknoten

Die *Lymphgefäße* des Bauchraums halten sich im Wesentlichen an den Verlauf der Arterien. Sie münden nach Passage der verstreut liegenden *Lymphknoten* in ein um den Truncus coeliacus gelegenes gemeinsames Sammelbecken, die **Cisterna chyli.** Von ihr geht der *Milchbrustgang* **(Ductus thoracicus)** aus, der entlang der Brustwirbelsäule nach oben verläuft und im linken Venenwinkel hinter dem linken Schlüsselbein in den Blutkreislauf mündet (➤ Abb. 12.27).

17.1.5 Gastroenterologische Diagnostik

Magen-Darm-Probleme sind sehr häufig, und hinter Bauchschmerzen können sich viele verschiedene Erkrankungen verbergen – von harmlosen Blähungen bis zum Karzinom. Das Teilgebiet der Inneren Medizin, das sich mit Erkrankungen des Verdauungstrakts beschäftigt, ist die **Gastroenterologie.**
Basis der Diagnostik sind wie bei anderen Organsystemen auch:

- **Inspektion** *(Betrachten),* z. B. auf gelbe Hautfärbung (➤ 17.10.4)
- **Palpation** *(Betasten),* etwa auf Druckschmerz
- **Perkussion** *(Beklopfen),* z. B. auf einen vermehrten Luftgehalt bei Blähungen
- **Auskultation** *(Abhören),* vor allem der Darmgeräusche zur Beurteilung der Darmtätigkeit.

Vielfach sind aber weitergehende Untersuchungen erforderlich, etwa Blutuntersuchungen, Endoskopien („Spiegelungen", ➤ 4.7.5, ➤ Abb. 17.8, ➤ Abb. 17.9) oder bildgebende Verfahren wie Sonografie (➤ 4.7.4, ➤ Abb. 17.36), Computer- und Magnetresonanztomografie (➤ 4.7.1, ➤ 4.7.2, ➤ Abb. 17.47).
Bei der **Endosonografie** werden Sonografie und Endoskopie kombiniert: Durch einen winzig kleinen Ultraschallkopf im Endoskop kann z. B. die Ausdehnung eines Tumors innerhalb der Wand des Verdauungstrakts oder angrenzende Organe wie Teile der Bauchspeicheldrüse besser beurteilt werden.

17.2 Mundhöhle und Rachenraum

17.2.1 Mundhöhle

Die **Mundhöhle** *(Cavum oris)* ist der erste Abschnitt des Verdauungsrohrs. Sie dient der Aufnahme und Vorbereitung der Speisen für die weitere Verdauung und besteht aus dem **Mundhöhlenvorhof** – dem Raum zwischen Wangen, Lippen und den Zähnen – sowie dem **Mundhöhlenhauptraum** oder der *eigentlichen Mundhöhle.* Nach oben wird diese Mundhöhle vom *harten* und *weichen Gaumen* begrenzt (➤ 17.2.5), nach unten durch die Unterseite der Zunge und die **Mundbodenmuskulatur,** eine Muskelplatte, die sich zwischen den Unterkieferästen ausspannt. Die seitlichen Begrenzungen bilden die Zahnreihen von Ober- und Unterkiefer, nach hinten schließt sich der Rachen an die Mundhöhle an (➤ Abb. 17.10).
An den **Lippen** geht die Mundschleimhaut in die äußere Gesichtshaut über. Hier ist die Epithelschicht so dünn, dass das darunterliegende blutgefäßreiche Gewebe als „Lippenrot" leuchtend durchscheint. Deshalb kann man z. B. eine *Zyanose* an den Lippen gut erkennen (➤ 16.9.4). Dem festen Verschluss der Lippen dient der **M. orbicularis oris** (*Mundringmuskel,* ➤ Abb. 17.17), ein Ausläufer der mimischen Muskulatur (➤ 6.2.7).
Die innere Oberfläche der Mundhöhle wird von einer Schleimhaut gebildet, die aus einem mehrschichtigen unverhornten Plattenepithel (➤ Abb. 4.1) besteht und in die zahlreiche Schleim absondernde Drüsen eingelassen sind. Im Bereich der Zahnfortsätze von Ober- und Unterkiefer ist die Mundschleimhaut fest mit der Knochenhaut verwachsen und wird dort als **Zahnfleisch** *(Gingiva)* bezeichnet.

17.2.2 Zähne

Die Verdauung beginnt mit der *mechanischen Zerkleinerung* der Nahrung durch die Zähne. Die unterschiedliche Form der Zähne (➤ Abb. 17.12) erlaubt die Zerkleinerung verschiedenartigster Nahrungsmittel: Die **Mahlzähne** dienen in erster Linie dem Zermahlen von pflanzlichen Nahrungsmitteln wie Obst und Gemüse, während die wesentlich schärferen **Schneidezähne** vor allem dem Abbeißen dienen.
Den aus dem Zahnfleisch herausragenden sichtbaren Teil des **Zahnes** *(Dens)* nennt man **Zahnkrone** *(Corona),* er ist vom *Zahnschmelz* überzogen. Als **Zahnhals** *(Collum)* bezeichnet man die Übergangsstelle der schmelzbedeckten Krone zum Zement der Zahnwurzel. Die **Zahnwurzel** *(Radix)* schließlich ist der von außen nicht sichtbare Teil

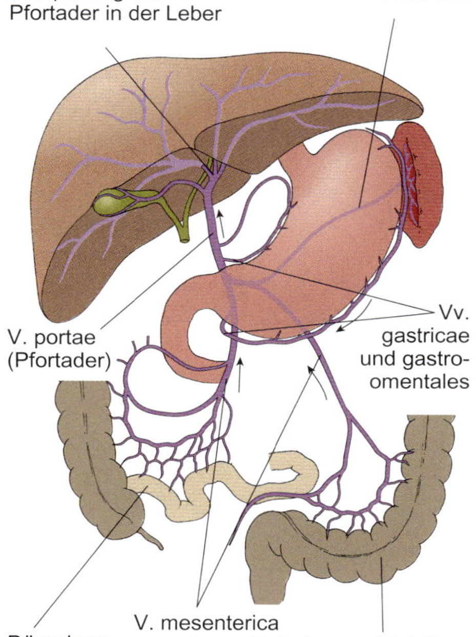

Abb. 17.7 Die Venen des Bauchraums. Die V. portae (Pfortader) nimmt venöses Blut aus dem Magen, der Milz, dem Dünndarm und dem größten Anteil des Dickdarms auf und leitet es zur Leber.

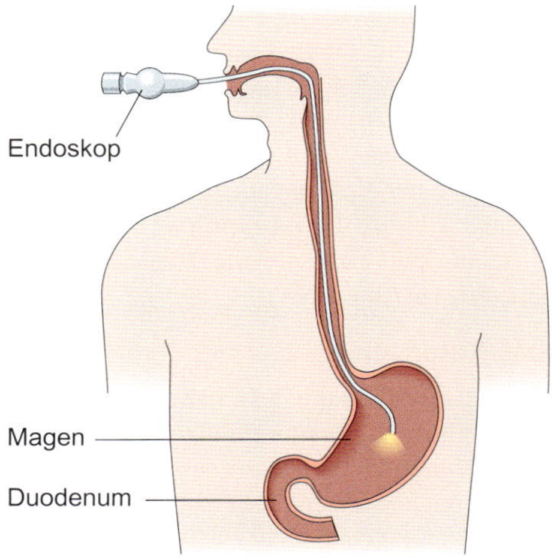

Abb. 17.8 Ösophago-Gastro-Duodenoskopie. Die Bezeichnung „Magenspiegelung" ist nicht ganz korrekt, weil neben dem Magen auch die Speiseröhre und das Duodenum (Zwölffingerdarm) beurteilt werden.

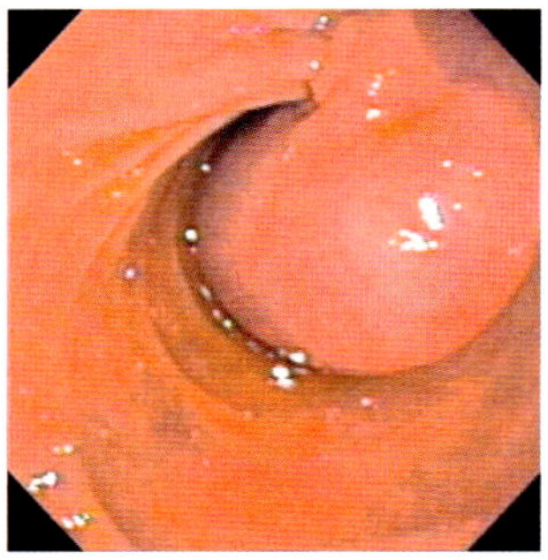

Abb. 17.9 Blick durchs Endoskop in das Duodenum. Man erkennt eine Geschwulst, die die Papilla duodeni major (Vateri) verdeckt. [F217]

17

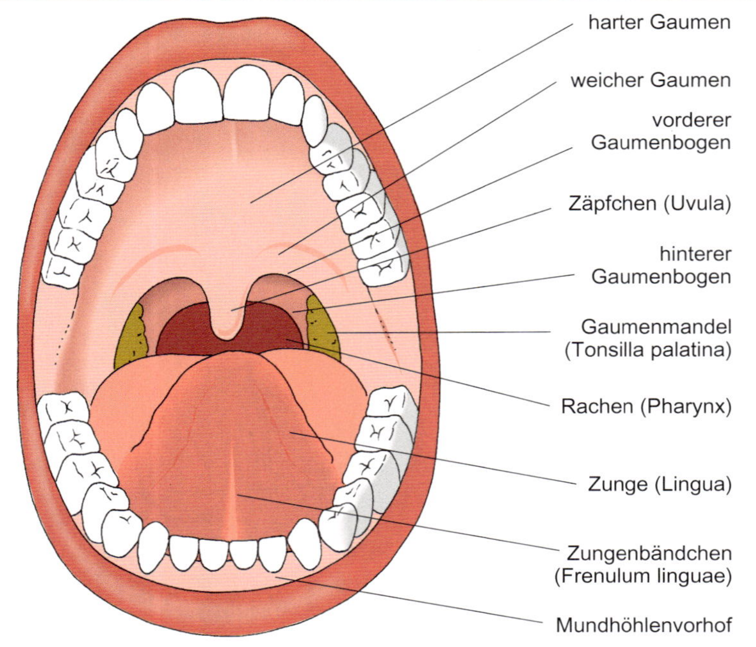

Abb. 17.10 Blick in die Mundhöhle.

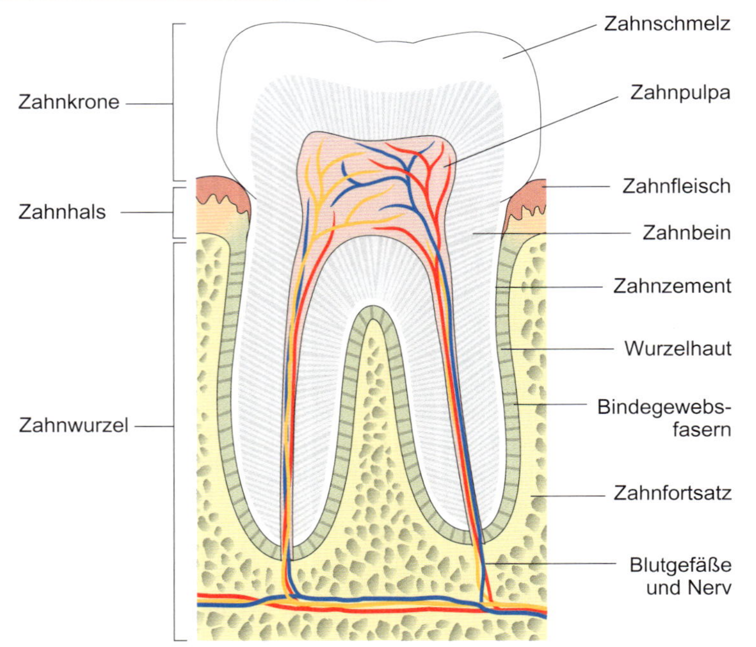

Abb. 17.11 Längsschnitt durch einen Backenzahn und seine Wurzeln.

des Zahnes, der in den **Zahnfächern** *(Zahnalveolen)* der **Zahnfortsätze** *(Alveolarfortsätze)* verankert ist (➤Abb. 17.11, ➤Abb. 17.13). Die **Zahnwurzel** ist von der **Wurzelhaut** *(Periodontium)* umschlossen und durch straffe Bindegewebsfasern elastisch in ihrem Fach im Kieferknochen aufgehängt. Am unteren Ende der Zahnwurzel, der **Wurzelspitze,** befindet sich eine kleine Öffnung, über die der Zahn mit Blut- und Lymphgefäßen sowie mit Nerven versorgt wird. Im Inneren des Zahnes bildet die **Zahnpulpa** *(Pulpa dentis)* das gefäß- und nervenreiche Bindegewebe der Zahnhöhle (➤Abb. 17.11).

Hartsubstanzen der Zähne

Zähne bestehen aus drei sehr harten Baustoffen:

- Das **Zahnbein** *(Dentin)* bildet die Hauptmasse des Zahnes. Es steht von seiner Struktur her dem Knochengewebe sehr nahe und ist durch seinen Feinbau und hohen Kalkgehalt sehr hart, ähnlich dem Elfenbein der Elefantenstoßzähne
- Der **Zahnschmelz** *(Enamelum)* ist die härteste und widerstandsfähigste Substanz des menschlichen Körpers. Der Schmelzüberzug gibt den Zähnen ihren charakteristischen weißlichen Glanz. Die Härte verleiht ihm neben Kalzium und Phosphat besonders das Spurenelement *Fluor* (➤Tab. 18.5). Nach seiner Entwicklung enthält der Zahnschmelz weder Zellen noch Blutgefäße oder Nerven. Schmelzverluste durch Abnutzung oder Karies können *nicht* vom Körper ersetzt werden
- Der **Zahnzement,** der den Zahn im Wurzelbereich mit einer dünnen Schicht umschließt, ist ähnlich aufgebaut wie Knochengewebe.

Zahnhalteapparat

Das Zahnfleisch, der (Wurzel-)Zement, die Wurzelhaut mit den Haltefasern und der Alveolarknochen bilden zusammen den **Zahnhalteapparat** *(Parodontium).* Er verankert den Zahn fest, aber gleichzeitig elastisch im Kiefer.

Erwachsenengebiss

Das *bleibende* bzw. **Erwachsenengebiss** umfasst im Ober- und Unterkiefer jeweils 16 Zähne, also insgesamt 32 Zähne (➤Abb. 17.14, ➤Abb. 17.15). Pro Kiefer finden sich in der Mitte vier scharfkantige **Schneidezähne** *(Incisivi).* An diese schließt sich beidseits ein **Eckzahn** *(Caninus)* an. Anschließend folgen auf beiden Seiten je zwei **Backenzähne** *(Praemolares)* und drei **Mahlzähne** *(Molares).* Die hintersten Mahlzähne heißen **Weisheitszähne,** weil sie in der Regel erst nach dem 17. Lebensjahr auswachsen. Relativ häufig können sie aus Platzmangel nicht durchbrechen, bleiben im Kiefer stecken und müssen durch den Zahnarzt entfernt werden.

Die Krone bzw. Kaufläche der Backenzähne besteht aus zwei Höckern. Während die Backenzähne im Unterkiefer stets nur eine Wurzel aufweisen, haben sie im Oberkiefer teilweise zwei Wurzeln. Die Kauflächen der Mahlzähne bestehen aus mehreren, meist vier oder fünf Höckern. Im Unterkiefer besitzen sie zwei Wurzeln, im Oberkiefer drei.

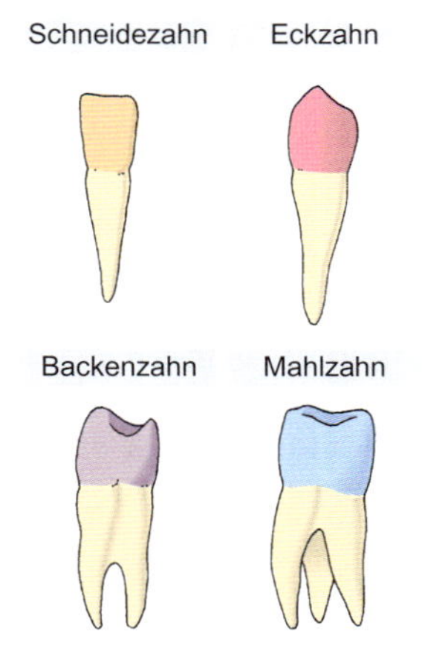

Abb. 17.12 Zahnformen.

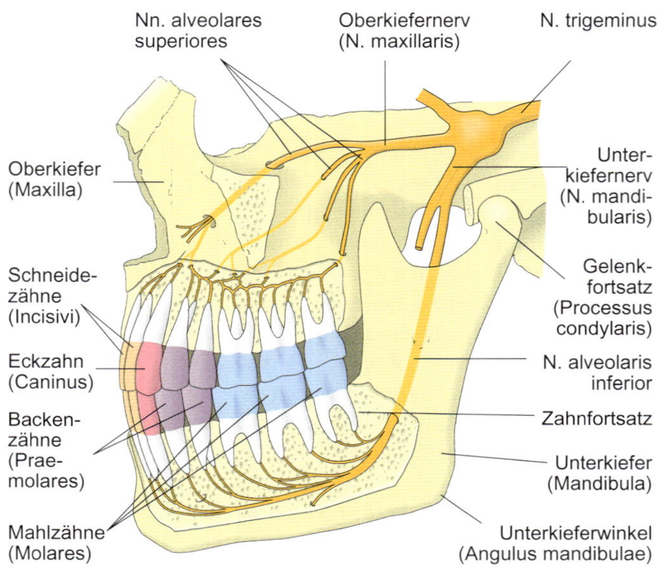

Abb. 17.13 Ober- und Unterkiefer mit versorgenden Nerven.

Um bei zahnärztlichen Befundaufnahmen und Behandlungen die Dokumentation zu erleichtern, wird durch die **Zahnformel** jedem Zahn eine bestimmte Nummer zugeordnet. Dazu werden die Zähne einer *Kieferhälfte,* beginnend mit dem vordersten Schneidezahn bis zum Weisheitszahn, mit 1–8 durchnummeriert. Zusätzlich stellt man den Zähnen des rechten Oberkiefers eine 1, denen des linken Oberkiefers eine 2, denen des linken Unterkiefers eine 3 und denen des rechten Unterkiefers eine 4 voran (➤ Abb. 17.14).

Zahnentwicklung

Die Entwicklung der Zähne verläuft in der *Zahnleiste* der Kieferknochen. Der Mensch hat zwei „Garnituren" von Zähnen, die aufeinanderfolgen.

Milchgebiss und Zahnwechsel

Die erste Garnitur, die **Milchzähne,** bricht etwa zwischen dem sechsten Lebensmonat und dem zweiten Geburtstag durch. Das Milchgebiss besteht nur aus 20 Zähnen. Pro Kiefer sind dies vier Schneide-, zwei Eck- und vier Backenzähne.
Etwa ab dem sechsten Lebensjahr fallen die Milchzähne aus. In den entstehenden Lücken brechen die bleibenden Zähne, die zu diesem Zeitpunkt bis auf die Weisheitszähne bereits vollständig vorgebildet sind, nach und nach durch. In der Phase des **Zahnwechsels** finden sich also sowohl bleibende Zähne als auch Milchzähne im Gebiss (➤ Abb. 17.15, ➤ Abb. 17.16).

Parodontose und Parodontitis

Unter **Parodontose** versteht man den Schwund des Zahnhalteapparats. Ursache ist eine unzulängliche oder falsche Mundhygiene mit Bildung von **Zahnbelägen** *(Plaques).* Hinzu kommen weitere Faktoren wie etwa erbliche Veranlagung, Fremdkörper am Zahnfleischrand (z. B. Kronen), Rauchen oder Stress. Es bilden sich **Zahnfleischtaschen,** die sich durch Bakterien entzünden. Wird diese **Zahnfleischentzündung** *(Gingivitis)* nicht behandelt, greift sie auf tiefere Strukturen des Zahnhalteapparats über. Es entsteht eine **Parodontitis.** Der Zahn verliert seine feste Verankerung, lockert sich und fällt schließlich aus. Schätzungsweise 50–80 % der Erwachsenen ab etwa 35 Jahren sind betroffen, in höheren Altersgruppen sind parodontale Erkrankungen heute die häufigste Ursache für Zahnverlust! Zahnfleischbluten beim Zähneputzen ist ein frühes Warnsignal.
Parodontale Erkrankungen stehen darüber hinaus in Verdacht, systemische Auswirkungen zu haben. Ein Zusammenhang mit Arteriosklerose- und Frühgeburtsrisiko gilt als sicher, die mögliche Entstehung einer reaktiven Arthritis wird diskutiert.

Karies

Unter **Karies** *(Zahnfäule)* versteht man eine meist unter Braunfärbung verlaufende Erweichung der Zahnhartsubstanzen, vor allem des Zahnschmelzes und des Zahnbeins.
Bei diesem *Entkalkungsprozess* spielen Bakterien, vor allem *Streptococcus mutans,* eine wesentliche Rolle. Sie bauen die in der Mundhöhle vorhandenen Kohlenhydrate (➤ 18.5) ab, wobei aggressive Säuren entstehen, die die Hartsubstanzen des Zahnes angreifen und schrittweise entkalken. Besonders gefährdet sind die schmalen Vertiefungen (Fissuren) der Kaufläche und die Zahnzwischenräume. Erreicht der Zahnzerfall die Nähe der Pulpahöhle, so wird der Zahn empfindlich, besonders auf Kältereize. Ist das Zahnbein an einer Stelle völlig entkalkt, so gelangen Bakterien und Nahrungsbestandteile *in* die Pulpahöhle und damit an den Zahnnerv, was meist mit heftigen Zahnschmerzen einhergeht. Ohne rechtzeitiges zahnärztliches Eingreifen droht eine Entzündung der Zahnhöhle *(Pulpitis),* die oft eine *Wurzelbehandlung* mit Entfernen des Zahnnerven oder sogar die Entfernung des Zahns *(Extraktion)* erforderlich macht.

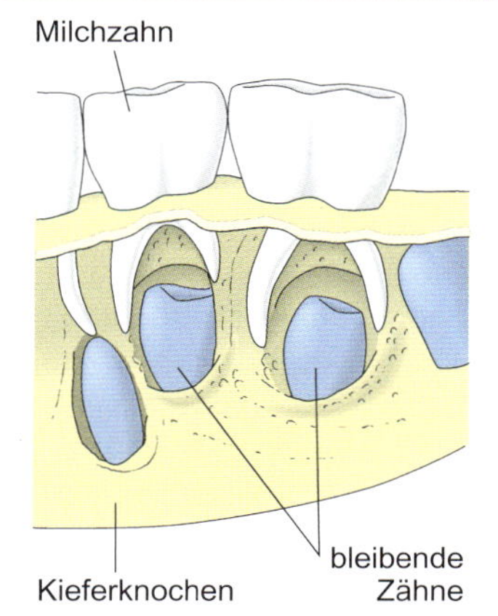

Abb. 17.16 Wechselgebiss. Unter den Milchzähnen sind die bleibenden Zähne schon angelegt. Ab etwa dem sechsten Lebensjahr treten sie durch den Kiefer.

Kariöse Zahndefekte müssen vom Zahnarzt ausgebohrt und mit einer Füllung versehen werden. Dabei gibt es heute mehrere Alternativen zum früher üblichen Amalgam, einer wegen ihres Quecksilbergehalts umstrittenen Metalllegierung. Aber ob Amalgam, Keramik, Kunststoffe oder Gold – (Vor- und) Nachteile haben sie alle. Umso wichtiger ist die Prävention:

Kariesprophylaxe (P)
- Gute Zahnhygiene – täglich mindestens zweimaliges Zähneputzen *nach* dem Essen
- Wenig Zucker und Süßigkeiten
- **Fluoridzufuhr.** Fluorid-Ionen unterstützen die Verkalkung und Regeneration der Zahnhartsubstanzen und erhöhen ihre Widerstandsfähigkeit gegen die von Mundbakterien gebildeten Säuren. Fluoridzufuhr ist besonders in der Zeit der Zahnentwicklung sinnvoll (fünfter

17

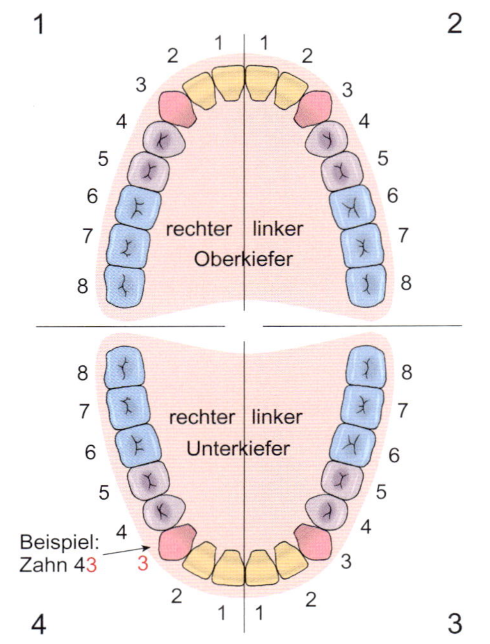

Abb. 17.14 Links: Die allgemeine Zahnformel. Der Zahn 43 (sprich: vier drei) ist der Eckzahn (3. Zahn von der Mittellinie aus) im rechten Unterkiefer (4). Diese Zahnformel gilt allgemein für alle Zahnkonstellationen.

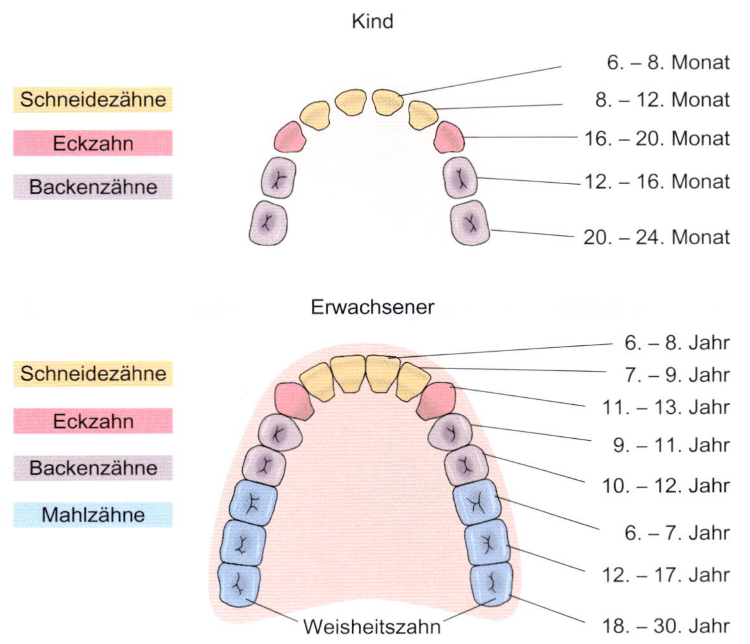

Abb. 17.15 Rechts: Milchgebiss und Erwachsenengebiss, jeweils mit Durchbruchszeitpunkt der einzelnen Zähne.

Schwangerschaftsmonat bis etwa zehntes Lebensjahr). Schon ab dem zweiten Lebenshalbjahr sollten die Milchzähne mit einer fluoridhaltigen Kinderzahncreme geputzt werden. Ob Fluoridtabletten sinnvoll sind (im ersten Lebensjahr kombiniert mit Vitamin D zur Rachitisprophylaxe, ➤ 11.4.4), hängt von der Fluoridaufnahme mit Trinkwasser und Kochsalz ab. Ab dem Schulalter kann mit einer fluoridhaltigen Erwachsenenzahncreme geputzt werden (höherer Fluoridgehalt), auch die Benutzung spezieller, besonders fluoridhaltiger Zahngele einmal pro Woche ist nun möglich. Empfehlenswert ist außerdem die Verwendung fluoridierten Kochsalzes im Haushalt
- Kontrollen durch den Zahnarzt mindestens alle sechs Monate. Bei Kindern und Jugendlichen **Fissurenversiegelung** der bleibenden Backen- und Mahlzähne möglichst bald nach dem Durchbruch.

Kauvorgang

Bei den Kauvorgängen kann man Schneide- und Mahlbewegungen unterscheiden. Bei der **Schneidebewegung** wird der Unterkiefer gegen den Oberkiefer bewegt. Die Muskeln, die dabei aktiv sind, sind der **M. masseter** *(Kaumuskel)* und der **M. temporalis** *(Schläfenmuskel)* (➤ Abb. 17.17).
Der M. masseter entspringt am Jochbogen und zieht hinab zum Unterkieferwinkel. Der M. temporalis zieht vom Schläfenbein hinab zum Kronenfortsatz des Unterkiefers. Bei der Mahlbewegung wird der Unterkiefer nach vorne bzw. hinten gezogen, und zwar durch den hinteren Teil des M. temporalis bzw. durch den M. pterygoideus lateralis (seitlicher Flügelmuskel). Die Mm. pterygoidei ziehen vom Keilbein zum Unterkiefer. Sie unterstützen den Kieferschluss (medialer Teil) bzw. die Kieferöffnung und das Verschieben des Unterkiefers (lateraler Teil).
Unterstützt werden diese Bewegungen durch die Aktivität der Wangenmuskulatur und die Bewegungen der Zunge, wodurch sichergestellt wird, dass die Nahrung immer wieder zwischen die Zahnreihen gelangt und weiter zerkleinert werden kann.

17.2.3 Zunge

Die **Zunge** (*Lingua,* ➤ Abb. 17.10) ist ein von Schleimhaut überzogener Muskelkörper, der bei geschlossenem Mund die eigentliche Mundhöhle fast vollständig ausfüllt. Dabei berührt die Oberfläche der Zunge den harten Gaumen, und die Zungenspitze liegt den Schneidezähnen an. Die Zunge hat vielfältige Aufgaben:
- Sie hilft mit bei Kau- und Saugbewegungen
- Sie formt einen schluckfähigen Bissen *(Bolus)* und leitet den Schluckakt ein
- Sie dient der Geschmacks- und Tastempfindung (Küssen!)
- Sie ist an der Lautbildung beteiligt.

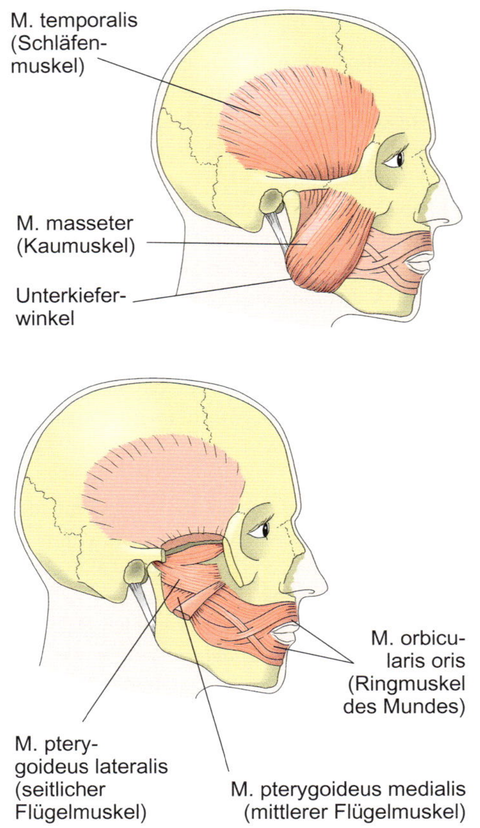

Abb. 17.17 Kaumuskulatur, oben oberflächliche, unten tiefe Schicht, sowie der M. orbicularis oris.

Die Zunge besteht in ihrem hinteren Anteil aus der fest mit dem Mundboden verwachsenen **Zungenwurzel** *(Radix linguae)*. Diese geht in den weitgehend frei beweglichen **Zungenkörper** mit dem **Zungenrücken** über und läuft in der **Zungenspitze** aus. Streckt man die Zungenspitze nach oben, so erkennt man in der Mitte der Zungenunterfläche das **Zungenbändchen** (*Frenulum linguae,* ➤ Abb. 17.10), welches die Aufwärtsbewegung der Zungenspitze begrenzt. Folgt man dem Zungenbändchen an der Unterfläche der Zunge, so gelangt man zu den Öffnungen der Ausführungsgänge der beiden Unterkieferspeicheldrüsen.

Muskulatur der Zunge

Der Vielzahl möglicher Zungenbewegungen entspricht anatomisch ein komplexer, dreidimensionaler Aufbau ihres Muskelkörpers. Dabei werden zwei Systeme von Muskelfasern unterschieden:
- Die **Binnenmuskulatur** wird von Faserzügen gebildet, die streng auf die Zunge beschränkt und nicht an Skelettteilen befestigt sind. Diese Fasern führen zu *Verformungen* (also Verdickung oder Abflachung) der Zunge
- Demgegenüber werden *Lageveränderungen* der Zunge durch eine Kontraktion der **Außenmuskulatur** erzeugt. Diese Fasern haben ihren Ursprung an knöchernen oder muskulären Strukturen der Umgebung.

Die Zunge ist willkürlich beweglich, die Zungenmuskulatur überwiegend *quergestreift*. Innerviert werden die Zungenmuskeln vom XII. Hirnnerv (*N. hypoglossus,* ➤ 8.7.4).

Aspirationsprophylaxe (P)
Bei Bewusstlosigkeit erschlafft die Zungenmuskulatur, sodass die Zunge in Rückenlage in den Rachen zurückfallen kann. Erbricht der Patient, kann das Erbrochene in die Luftröhre gelangen und der Betroffene ersticken. Deshalb Bewusstlose immer in die stabile Seitenlage bringen und den Kopf überstrecken (➤ 24.1.2, ➤ Abb. 24.2).

Zungenschleimhaut

Die Oberfläche der Zunge ist, wie die übrige Mundhöhle, von einer Schleimhaut überzogen, deren äußerste Schicht aus einem mehrschichtigen Plattenepithel besteht. Die Zungenunterfläche ist glatt, der Zungenrücken und die Zungenränder zeigen dagegen eine außergewöhnlich raue Oberfläche durch zahlreiche warzenförmige Erhebungen, die **Papillen.** Nach ihrer äußeren Form unterscheidet man:
- **Fadenförmige Papillen** *(Papillae filiformes)*
- **Pilzförmige Papillen** *(Papillae fungiformes)*
- **Warzenförmige Papillen** *(Papillae vallatae)*
- **Blattförmige Papillen** *(Papillae foliatae).*

Die weißlichen, überwiegend verhornten fadenförmigen Papillen sind von sensiblen Nervenendigungen versorgt und dienen der *Tastempfindung.* In die übrigen Papillen sind **Geschmacksknospen** eingelassen, die der Geschmackswahrnehmung und damit der chemischen Kontrolle der Nahrung dienen (➤ 9.5.6).
Im Bereich der Zungenwurzel findet man in der Schleimhaut zahlreiche Haufen von lymphatischen Zellen, die der Infektionsabwehr dienen und einen Teil des sog. **lymphatischen Rachenrings** darstellen (➤ Abb. 12.26).
Schließlich sind am Zungengrund Drüsen in die Schleimhaut eingelassen, die fettspaltende Enzyme bilden, die **Zungengrundlipasen.** Sie unterstützen den Abbau von Nahrungsfetten.

17.2.4 Speicheldrüsen

Der Mundspeichel wird von zahllosen mikroskopisch kleinen Drüsen innerhalb der Mundschleimhaut sowie drei großen, paarigen Speicheldrüsen gebildet, die außerhalb des Mundraums liegen (➤ Abb. 17.18).
Die paarigen Drüsen geben ihr Sekret über Gangsysteme in den Mundraum ab. Die **Ohrspeicheldrüse** (*Glandula parotis,* kurz **Parotis**) liegt vor bzw. etwas unterhalb des Ohrs zwischen der Haut und dem M. masseter (Kaumuskel). Sie gibt ihr Sekret über einen relativ langen Ausführungsgang **(Ductus parotideus),** der gegenüber dem zweiten Mahlzahn des Oberkiefers endet, in den Mundhöhlenvorhof ab.

17

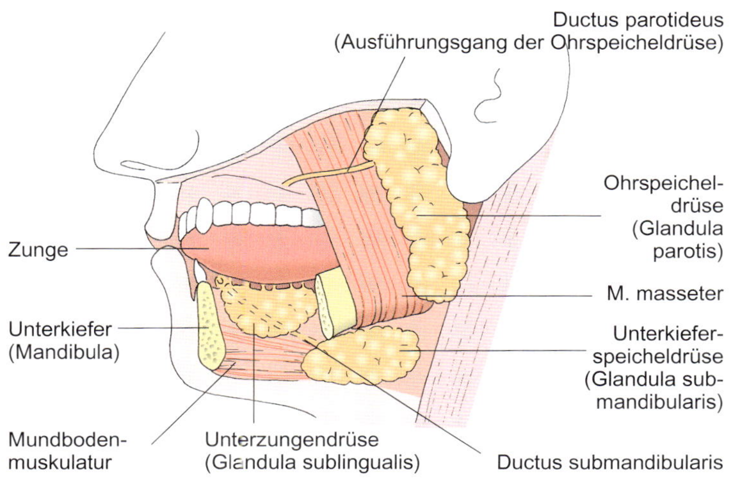

Abb. 17.18 Die großen Speicheldrüsen und ihre Ausführungsgänge.

Die **Unterkieferspeicheldrüse** *(Glandula submandibularis)* liegt an der Innenseite des Unterkiefers unterhalb der Mundbodenmuskulatur. Ihr langer Ausführungsgang **(Ductus submandibularis)** mündet unter der Zunge an einer kleinen, warzenartigen Erhebung nahe dem Zungenbändchen.

Die **Unterzungendrüse** *(Glandula sublingualis)* liegt direkt der Mundbodenmuskulatur auf und breitet sich seitlich beidseits bis zum Unterkiefer aus. Sie gibt ihr Sekret über mehrere kurze Ausführungsgänge, die beidseits der Zunge enden, in die Mundhöhle ab. Ein größerer Ausführungsgang endet gemeinsam mit dem Ausführungsgang der Unterkieferspeicheldrüse an dem kleinen Schleimhauthöckerchen am Zungenbändchen.

Zusammensetzung des Speichels

Der **(Mund-)Speichel** ist das Gemisch der Sekrete aus allen Speicheldrüsen und besteht zu ca. 99 % aus Wasser. Den Rest bilden *Elektrolyte, Enzyme* (vor allem **Ptyalin,** eine Stärke spaltende α-Amylase), *antimikrobiell wirkende Substanzen* (z. B. Lysozym) und insbesondere *Schleimstoffe (Muzine)*, die den Bissen gleitfähig machen und Kau- und Sprechbewegungen erleichtern.

> **P** **Soor-/Parotitisprophylaxe**
> Bei Flüssigkeitsmangel oder (längerem) Fasten ist der Speichelfluss vermindert. Die Mundschleimhaut trocknet aus, ist leichter verletzbar und wird anfällig für Infektionen (z. B. *Soor* ➤ 13.12). Auch das Risiko einer Speicheldrüsenentzündung, vor allem einer *Ohrspeicheldrüsenentzündung (Parotitis)*, ist durch die unzureichende Speichelproduktion erhöht. Bei Patienten, die nicht essen oder trinken dürfen, ist deshalb eine regelmäßige Mundpflege unabdingbar. Zusätzlich sollte der Speichelfluss durch Reize wie Lutschen von Eiswürfeln, Kaugummi oder eine gezielte Massage entlang der Speicheldrüsen angeregt werden.

Mumps

Mumps *(Ziegenpeter, Parotitis epidemica)* ist eine akute Erkrankung durch das **Mumps-Virus,** die bevorzugt die Ohrspeicheldrüsen befällt. Es kommt dabei neben Fieber, Kopf- und Gliederschmerzen zur Anschwellung meist beider Ohrspeicheldrüsen, wodurch Kaubewegungen schmerzhaft sind. Als Komplikation gefürchtet ist bei Jungen ab der Pubertät eine Hodenentzündung *(Mumpsorchitis)*, weil sie später zu Sterilität (Unfruchtbarkeit ➤ 20.5.7) führen kann. Auch eine begleitende Entzündung der Bauchspeicheldrüse *(Pankreatitis)* oder eine Hirnhautentzündung *(Meningitis)* kommen vor. Mumps-Viren sind weltweit verbreitet und werden in der Regel durch Tröpfcheninfektion übertragen. Heute ist Mumps durch die Schutzimpfung (➤ 13.8.2) hierzulande eher selten.

17.2.5 Gaumen

Der **Gaumen** ist gleichzeitig Dach der Mundhöhle und Boden der Nasenhöhle. Er:

- Trennt Mund- und Nasenhöhle
- Bildet das Widerlager der Zunge beim Sprechen und Kauen
- Verschließt den oberen Rachenraum beim Schlucken
- Unterstützt die Lautbildung (➤ 16.3.2): die Bildung des Vokals **i** und der Konsonanten **k** und **ch** ist an einen normalen Gaumenschluss gebunden.

Führt man die Zungenspitze von den vorderen Schneidezähnen entlang des Daches der Mundhöhle nach hinten, so stellt man fest, dass der Gaumen aus zwei Teilen besteht: dem vorderen **harten Gaumen** und dem hinteren **weichen Gaumen,** auch *Gaumensegel* oder *Velum palatinum* genannt (➤ Abb. 17.10, ➤ Abb. 17.19).

Der vordere Teil des harten Gaumens besteht aus den Gaumenfortsätzen der Oberkieferknochen *(Processus palatinus maxillae)*, die sich in der Mittellinie vereinigen und ein dünnes, knöchernes Gewölbe bilden. Den hinteren Abschluss des harten Gaumens bilden die sich anschließenden Gaumenbeine (*Ossa palatina* ➤ Abb. 6.10).

Der dann folgende weiche Gaumen ist eine Sehnen-Muskel-Platte, die, ausgehend vom harten Gaumen und von knöchernen Strukturen der Schädelbasis, zum einen in das bindegewebige Grundgerüst des Gaumensegels einstrahlt und zum anderen im Bogen zum Zungengrund verläuft. Kontrahiert sich die Muskulatur des weichen Gaumens, so wird das Gaumensegel insgesamt angespannt und verlagert sich nach oben. Dadurch legt sich der untere Rand des weichen Gaumens mit dem in der Mitte gelegenen **Zäpfchen** *(Uvula)* an die Rachenwand an und verschließt den Nasen-Rachen-Raum gegen die Mundhöhle *(Gaumenschluss)*.

Die seitlichen Ränder des Gaumensegels werden von zwei hintereinander gelegenen Schleimhautfalten gebildet, die zum Zungengrund und zur seitlichen Rachenwand führen und als **vorderer** bzw. **hinterer Gaumenbogen** bezeichnet werden. Dazwischen liegen beidseits die **Gaumenmandeln** *(Tonsillae palatinae)*, die Teil des lymphatischen Rachenrings sind.

> **P** **Zahnprothese immer tragen**
> Herausnehmbare Zahnprothesen sollten möglichst immer getragen werden, auch nachts und wenn der Betroffene vorübergehend nicht essen darf. Der zahnhaltende Teil des Gaumens verformt sich schon in 3–8 Tagen so, dass die Prothese nicht mehr richtig passt und evtl. Druckstellen und Kauprobleme entstehen.

17.2.6 Rachen

Der **Rachen** *(Pharynx, Schlund)* ist ein von Schleimhaut ausgekleideter Muskelschlauch, der an der Schädelbasis beginnt und am unteren Ende in die Muskulatur der Speiseröhre übergeht.

Er besteht aus quergestreifter Muskulatur und verbindet Mundhöhle und Speiseröhre, andererseits aber auch Nase und Luftröhre. In seinem mittleren Teil kreuzen sich Atem- und Speiseweg, wobei insbesondere beim Schlucken weder Nahrung noch Flüssigkeit in die Nase oder Luftröhre übertreten darf (➤ Abb. 17.19).

17.2.7 Schlucken

Ist die Nahrung genügend zerkaut und mit Speichel vermischt, formt die Zunge einen schluckfähigen **Bissen** *(Bolus)*. Der dann folgende **Schluckakt** stellt einen komplizierten Bewegungsablauf dar, der zunächst willkürlich und dann unwillkürlich (reflektorisch) abläuft.

Eingeleitet wird der Schluckakt durch eine willkürliche Zungenbewegung, die die Nahrung ähnlich dem Stempel einer Spritze nach hinten in den Rachen schiebt, wobei der harte Gaumen als Widerlager dient.

Die Reizung von Berührungssensoren an Gaumenbögen, Rachenhinterwand oder Zungengrund löst dann reflektorisch den Schluckakt aus: Der Nasen-Rachen-Raum wird durch Anheben des

Gaumensegels und gleichzeitige Kontraktion der Rachenwand abgedichtet. Anschließend kontrahiert sich die Mundbodenmuskulatur, wodurch sich der Kehlkopfeingang verschließt und der Nahrungseintritt in die Luftröhre verhindert wird. Dabei helfen die reflektorische Hemmung der Atmung und der Verschluss der Stimmritze. Da der Kehlkopf teilweise an der Mundbodenmuskulatur befestigt ist, führt deren Kontraktion zu einer Aufwärtsbewegung des Kehlkopfs, wodurch sich der Kehldeckel (die Epiglottis) passiv über den Kehlkopfeingang legt (➤ Abb. 17.19).
Mit dem Verschluss des kreuzenden Atemweges kommt es gleichzeitig zu einer von oben nach unten verlaufenden Kontraktionswelle der Rachenmuskulatur, die den Bissen schließlich in die Speiseröhre gelangen lässt (Weitertransport der Nahrung ➤ 17.3.2).

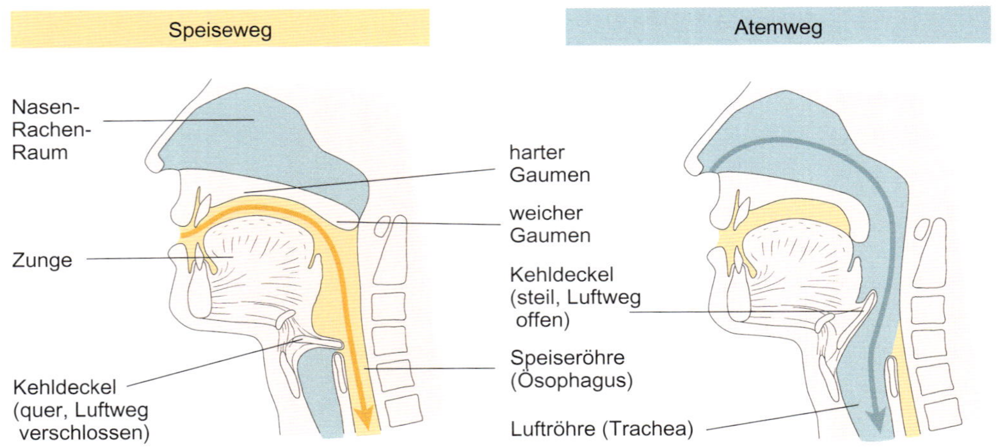

Abb. 17.19 Kreuzung von Atem- und Speiseweg im Rachen. Beim Schlucken wird der Nasen-Rachen-Raum durch Anheben des Gaumensegels und Kontraktion der Rachenwand abgedichtet. Durch die Aufwärtsbewegung des Kehlkopfes legt sich der Kehldeckel (die Epiglottis) über den Kehlkopfeingang und verschließt den Luftweg.

> **G**
> **„Kloß im Hals"**
> Jeder Mensch muss in seinem Leben „harte Brocken schlucken". Nicht immer gelingt das. Ein zuschnürendes Gefühl im Hals, dem mit Räuspern und Hüsteln begegnet wird, kann das erste Mal durchaus im Rahmen einer Halsentzündung auftreten. Rasch kann das Räuspern und Hüsteln jedoch zur Gewohnheit werden. Seelische Probleme verlagern die Betroffenen dann eventuell dauerhaft in den Hals, sie können den Konflikt „nicht schlucken". Typisch für das psychisch bedingte **Globusgefühl** (Gefühl, einen Kloß im Hals zu haben) ist, dass die Beschwerden während der Mahlzeiten verschwinden. Nach dem Ausschluss entzündlicher und tumoröser Ursachen werden zur Behandlung Entspannungstechniken empfohlen.

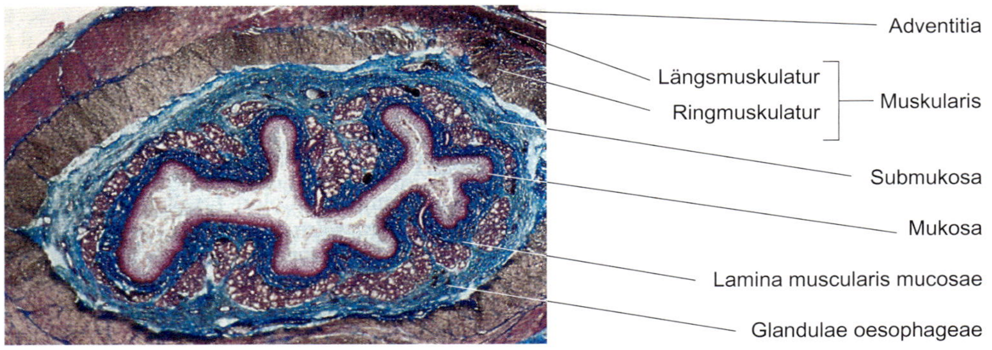

Abb. 17.20 Histologischer Schnitt durch die Speiseröhre. Charakteristisch für die Speiseröhre ist die sternförmige Fältelung der Schleimhaut, deren Dehnung auch großen Bissen die Passage erlaubt. Die Drüsensekrete der Glandulae oesophageae machen die Schleimhautoberfläche geschmeidig. [X141]

17

17.3 Speiseröhre

Die **Speiseröhre** *(Ösophagus)* ist ein etwa 25 cm langer Muskelschlauch, der Rachen und Magen verbindet. In der Speiseröhre finden keine Verdauungsvorgänge statt, sie dient lediglich als Transportweg zwischen Mund und Magen. Ihr allgemeiner Aufbau entspricht dem des übrigen Verdauungsrohrs (➤ 17.1.2), wobei das Speiseröhrenepithel als innere Oberfläche der Schleimhaut wie im Mundbereich aus einem mehrschichtigen, nicht verhornten Plattenepithel besteht (➤ Abb. 17.20).

17.3.1 Verlauf der Speiseröhre

Die Speiseröhre beginnt hinter dem Ringknorpel des Kehlkopfs dicht vor dem sechsten Halswirbelkörper. Sie verläuft dann hinter der Luftröhre im Mediastinum (Mittelfellraum) abwärts, wobei sie sich zunehmend von der Wirbelsäule entfernt. Auf Höhe der Luftröhrengabelung wird sie zwischen Luftröhre und Aortenbogen etwas eingeengt, wendet sich in ihrem weiteren Verlauf durch das Mediastinum zunehmend nach links, tritt im Hiatus oesophageus durch das Zwerchfell und geht dann nach kurzem Verlauf durch die Bauchhöhle in den Magen über.
Da die Speiseröhre ein elastischer Schlauch ist, kann sich ihr Lumen für die Nahrungspassage bis auf 3,5 cm aufdehnen, jedoch nicht an den drei physiologischen Engstellen, der **Ringknorpelenge,** der **Aortenenge** und der **Zwerchfellenge** (➤ Abb. 17.21). Hier ist die Speiseröhre durch die umgebenden Strukturen fixiert (Ringknorpelenge) bzw. ihre Aufdehnung durch die anatomischen Gegebenheiten stark begrenzt (Aorten-, Zwerchfellenge).
Die physiologischen Ösophagusengen sind von klinischer Bedeutung, da Speiseröhrenentzündungen und -tumoren bevorzugt hier entstehen. Auch verschluckte Fremdkörper oder zu große Bissen bleiben hier stecken, vor allem in der maximal 1,5 cm weiten Ringknorpelenge.

17.3.2 Passage des geschluckten Bissens durch die Speiseröhre

Der Tonus (➤ 5.3.7) der Speiseröhrenmuskulatur ist sowohl an ihrem Beginn als auch an ihrem Ende deutlich erhöht. Da hieraus *funktionell* ein Verschlussmechanismus resultiert, nennt man diese Stellen auch den **oberen** und **unteren Ösophagussphinkter.** Die Sphinktere öffnen sich reflektorisch bei der Passage eines Bissens.
Nach Beginn des Schluckakts erschlafft der *obere Ösophagussphinkter*, der Bolus kann vom Rachen in die Speiseröhre übertreten. Anschließend wird er weiter in Richtung Magen transportiert. Dies geschieht durch Kontraktionen der beiden muskulären Wandschichten des Ösophagus:

- Unmittelbar *unterhalb* des geschluckten Bolus kontrahieren sich die äußeren, längsverlaufenden Muskelfasern, was zu einer Lumenerweiterung unterhalb des Bolus führt
- In das so geschaffene Reservoir wird der Bolus durch Kontraktion des ihn *oberhalb* umschließenden Abschnitts der Ringmuskelfasern vorgeschoben.

Diese beiden Vorgänge wiederholen sich so lange, bis der Bolus durch die Speiseröhre transportiert ist, was normalerweise ca. eine halbe Minute in Anspruch nimmt. Eine solche wellenförmige Kontraktionsfolge glatter Muskulatur wird als **Peristaltik** bezeichnet.

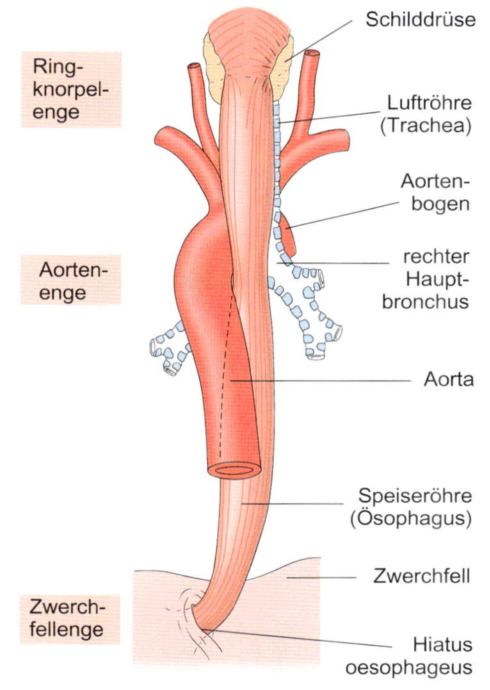

Abb. 17.21 Verlauf der Speiseröhre und ihre physiologischen Engstellen, Ansicht von hinten.

Kommt die peristaltische Welle am unteren Ösophagusende an, so wird reflektorisch der *untere Ösophagussphinkter* geöffnet, und der Bolus kann in den Magen eintreten (➤ Abb. 17.22).

17.3.3 Erkrankungen der Speiseröhre

Warnsignal Dysphagie

Leitsymptom vieler Speiseröhrenerkrankungen ist die *Schluckstörung* **(Dysphagie).** Bei Männern über 50 Jahren ist deren häufigste Ursache das *Ösophaguskarzinom (Speiseröhrenkrebs).* Deshalb sollte jede länger bestehende Schluckstörung endoskopisch abgeklärt werden.

Refluxösophagitis und Hiatushernien

Bei unzureichendem Verschluss des unteren Ösophagussphinkters kann Magensaft in die Speiseröhre zurückfließen **(Reflux).** Leitbeschwerden der daraus resultierenden **Refluxkrankheit** (*gastroesophageal reflux disease,* kurz *GERD*) sind Sodbrennen, saures Aufstoßen, brennende Schmerzen hinter dem Brustbein sowie Schluckschmerzen, Husten und Heiserkeit. Entwickelt sich eine Speiseröhrenentzündung, spricht man von einer **Refluxösophagitis.**

Die Therapie der Refluxösophagitis richtet sich nach dem Schweregrad der Erkrankung. Bei nur leichten Beschwerden können Verhaltensänderungen zur Besserung der Symptomatik genügen:

- Gewichtsnormalisierung, keine Mahlzeiten am späten Abend
- Meiden unverträglicher Nahrungsmittel, oft sind dies (sehr) fette, scharfe, saure und süße Speisen
- Nach dem Essen nicht sofort hinlegen, Liegen mit erhöhtem Oberkörper
- Alkohol-, Kaffee-, Nikotinabstinenz.

Bei der medikamentösen Behandlung stehen heute Medikamente im Vordergrund, die die Säurebildung im Magen hemmen, vor allem Protonenpumpenhemmer (➤ 17.4.7).

Auch bei Verlagerung von Teilen des Magens durch den Hiatus oesophageus in den Brustraum (**Hiatushernie,** ➤ Abb. 17.23) kann es zu Refluxbeschwerden kommen. Die Therapie der häufigen **axialen Gleithernie** entspricht, falls Beschwerden vorliegen, der der Refluxösophagitis. Wenn eine medikamentöse Behandlung nicht ausreicht oder starke Nebenwirkungen auftreten, kommt die operative Bildung einer Magenmanschette **(Fundoplikatio)** infrage. Dabei wird die Hernie beseitigt sowie ein Teil des Magenfundus (➤ 17.4.1) um den Mageneingang gelegt und fixiert, wodurch ein Reflux verhindert wird.

Alle anderen Hiatushernien *müssen* wegen der Gefahr der lebensgefährlichen Speiseröhreneinklemmung **(Ösophagusinkarzeration)** operiert werden.

Ösophaguskarzinom

Das **Ösophaguskarzinom** geht zu ca. 50% aus dem Plattenepithel der Speiseröhre hervor, ist also ein Plattenepithelkarzinom (➤ 3.7.2). Adenokarzinome machen mittlerweile über 40% aus. Risikofaktoren des Ösophaguskarzinoms sind insbesondere Rauchen, hochprozentige alkoholische Getränke und eine Refluxösophagitis.

Für eine Therapie mit *kurativer* (heilender) Zielsetzung ist eine Frühdiagnose von entscheidender Bedeutung. Fast immer ist eine radikale Operation mit Entfernung eines Teils oder des ganzen Ösophagus erforderlich. Der dabei entstehende Defekt wird durch „Hochziehen“ des Magens in den Brustraum oder durch Verpflanzung eines Darmstücks mit Bildung einer Ersatzspeiseröhre überbrückt.

Häufig wird die Diagnose allerdings (zu) spät gestellt. Dann besteht die Möglichkeit, den Tumor zu *bestrahlen* und einen Ösophagusverschluss durch *Lasertherapie* oder Einlage eines *Stents* zu verhindern.

Ösophagusvarizen ➤ *17.10.8*

17.4 Magen

An die Speiseröhre schließt sich als sackartige Erweiterung des Verdauungskanals der **Magen** *(Gaster, Ventriculus)* an. In ihm wird die bereits in der Mundhöhle begonnene Verdauung der Nahrung fortgesetzt.

Das *Fassungsvermögen* des Magens beträgt etwa 1,5 l. Bindegewebige Bänder, die zu Leber und Milz ziehen, stabilisieren den Magen in seiner Position in der Bauchhöhle. Trotzdem variiert die Form des Magens ständig je nach Füllungszustand und Körperlage.

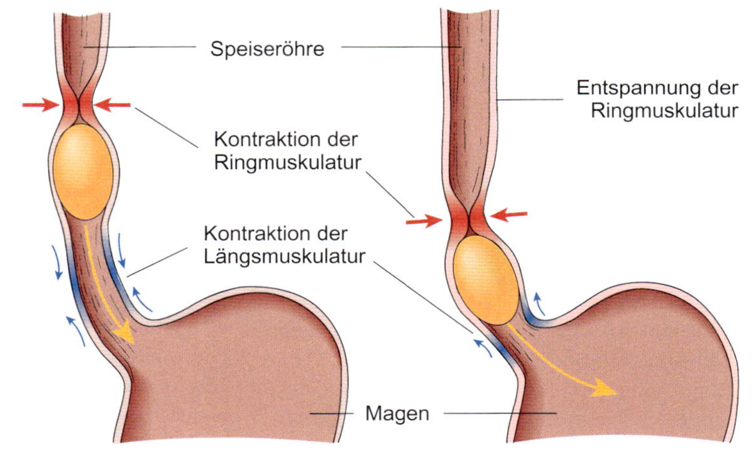

Abb. 17.22 Peristaltische Kontraktionswelle der Ösophagusmuskulatur. Durch Kontraktion der Ringmuskulatur oberhalb des Bolus und gleichzeitige Kontraktion der Längsmuskulatur darunter wird der Bissen in den Magen vorgeschoben.

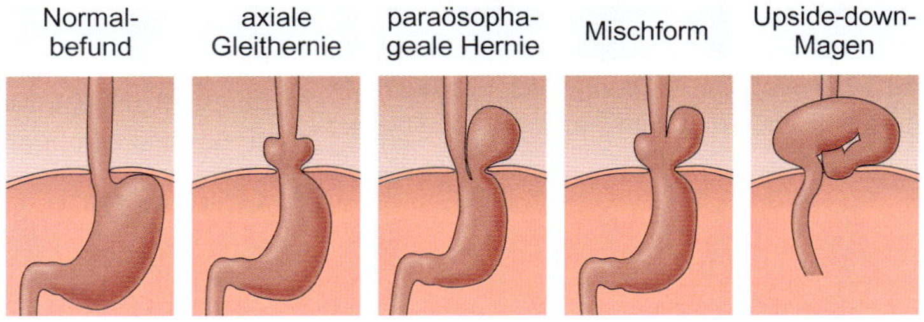

Abb. 17.23 Verschiedene Formen der Hiatushernie. Die axiale Gleithernie ist mit 90 % der Fälle am häufigsten.

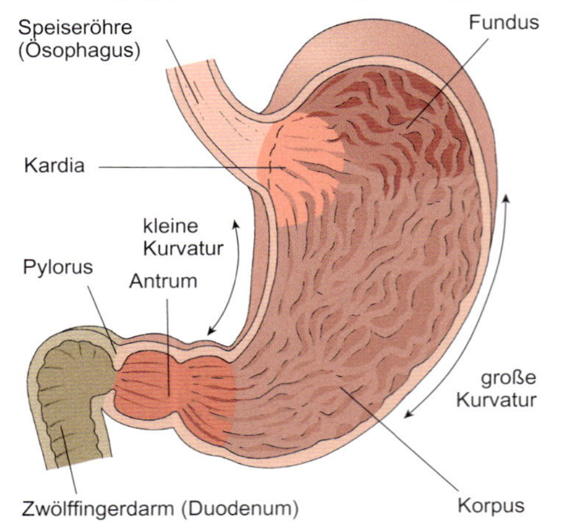

Abb. 17.24 Magen im Längsschnitt. Man erkennt die Abschnitte Kardia, Fundus, Korpus, Antrum und Pylorus. Außerdem unterscheidet man zwischen der großen und kleinen Krümmung (Kurvatur) des Magens.

17.4.1 Abschnitte des Magens

Den Mageneingang, also den Übergang von der Speiseröhre zum Magen, bezeichnet man als **Kardia** *(Magenmund).* Seitlich davon, unmittelbar unter dem Zwerchfell, liegt die kuppelförmige Erweiterung des Magens, der **Fundus** *(Magengrund).* Dies ist beim stehenden Menschen die höchstgelegene Region des Magens, in der sich die beim Essen zwangsläufig mitgeschluckte Luft ansammelt.
An den Fundus schließt sich der größte Teil des Magens an, der *Magenkörper* **(Korpus).** Dieser geht über in den *Vorraum des Pförtners (Antrum pyloricum),* meist kurz als **Antrum** bezeichnet. Den Abschluss des Magens bzw. den Übergang zum Dünndarm stellt der *Pförtner* **(Pylorus)** her (➤ Abb. 17.24).
Die Magenwand weist einige Besonderheiten auf, die im Folgenden dargestellt werden.

17.4.2 Muskeln der Magenwand

Die Muskeln der Magenwand (Muskularis) bestehen in Abweichung zum übrigen Verdauungskanal aus *drei* übereinander gelagerten Schichten. Von außen nach innen sind dies:
- Längsmuskelfasern als Fortsetzung der äußeren Längsmuskelschicht der Speiseröhre
- Ringförmig verlaufende Muskelfasern, die die mittlere Schicht bilden und am Ende des Magens an Dicke zunehmen
- Schräg verlaufende Muskelfasern als innerste Schicht.

Dadurch kann sich der Magen auf vielfältige Weise kontrahieren, seine Größe der jeweiligen Füllung anpassen, den Nahrungsbrei mit dem Magensaft mischen und zum Magenausgang weiterleiten.

17.4.3 Magenschleimhaut

Die rötlich-graue Magenschleimhaut ist beim entleerten Magen in ausgedehnte Längsfalten gelegt, welche am Pylorus zusammenlaufen. Die „Täler" zwischen den Längsfalten werden auch als *Magenstraßen* bezeichnet; am ausgedehntesten findet man sie an der kleinen **Magenkurvatur** (*Kurvatur* = Krümmung, ➤ Abb. 17.24), also dem kürzesten Weg zwischen Mageneingang und Magenausgang.

Histologischer Aufbau

Die Oberfläche der Magenschleimhaut besteht aus einem einschichtigen hochprismatischen Epithel. Dieses Epithel ist extrem gefaltet, wodurch sehr viele schlauchförmige Drüsen entstehen, die den verdauenden Magensaft produzieren. Man findet diese Drüsen zwar im ganzen Magen, Magensaft wird jedoch nur in Magenfundus und -korpus produziert.
Die Fundus- und Korpusdrüsen enthalten drei unterschiedliche Zellarten (➤ Abb. 17.25):
- Die **Belegzellen** *(Parietalzellen)* liegen überwiegend im mittleren Abschnitt der Drüsenschläuche, vereinzelt aber auch am Drüsengrund. Ihre Hauptaufgabe ist die Bildung von Salzsäure. Daneben produzieren die Belegzellen den *Intrinsic-Faktor,* ein Glykoprotein, das für die Aufnahme von Vitamin B_{12} benötigt wird
- Die **Hauptzellen** sind in der Tiefe der Drüsenschläuche, aber auch in den mittleren Abschnitten lokalisiert. Sie bilden das eiweißspaltende Enzym *Pepsin,* genauer seine inaktive Vorstufe *Pepsinogen,* sowie geringe Mengen *Magenlipase* (➤ 17.4.5, ➤ 17.6.1)
- Die **Nebenzellen** bilden den *muzinhaltigen Magenschleim* und *Bikarbonat* (HCO_3^-), welche die innere Oberfläche des Magens vor der aggressiven Salzsäure schützen. Die Nebenzellen liegen vorwiegend im Drüsenhals und gehen an der Drüsenmündung in das hochprismatische Oberflächenepithel über.

In Kardia, Antrum und Pylorus wird kein Magensaft, sondern ausschließlich der schützende Magenschleim abgesondert – entsprechend findet man in den Drüsen nur die schleim- und bikarbonatbildenden Nebenzellen.
Im Antrum und im Schleimhautabschnitt des Pförtners gibt es noch eine vierte Zellart, die **G-Zellen.** Diese bilden das Hormon **Gastrin,** das auf dem Blutweg zu den Haupt- und Belegzellen gelangt und sie zur Sekretion stimuliert. Außerdem steigert es die Magenbeweglichkeit (Motilität).

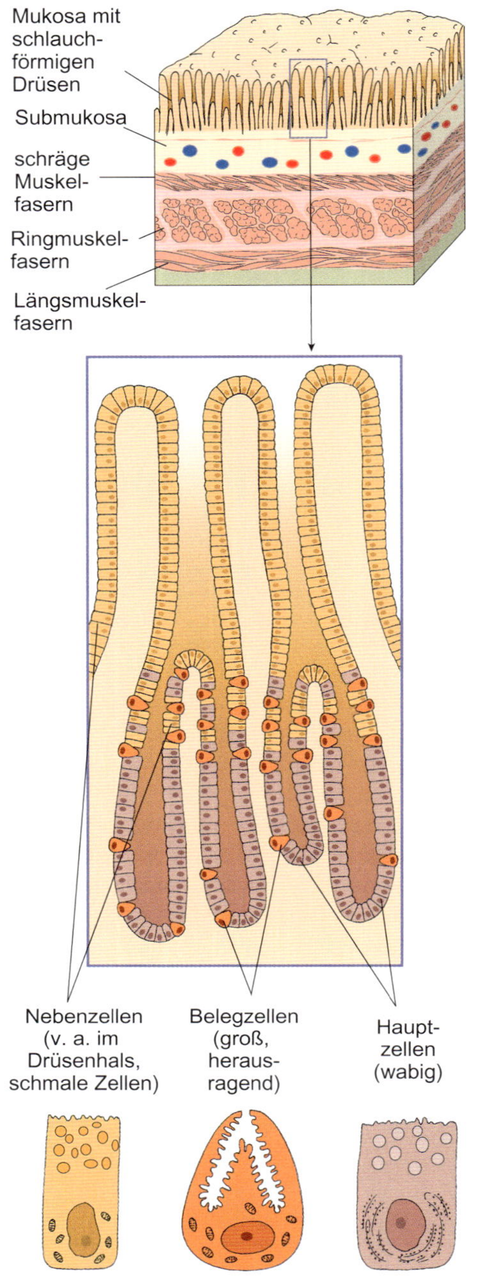

Abb. 17.25 Aufbau der Magenschleimhaut. Die schlauchförmigen Drüsen bestehen aus Haupt-, Beleg- und Nebenzellen.

17.4.4 Magensaft

Alle Drüsen des Fundus- und Korpusbereichs bilden zusammen, in Abhängigkeit von der Nahrungsaufnahme, etwa 2 l Magensaft pro Tag. Seine Bestandteile sind:

Salzsäure (HCl)

Die Salzsäure wird von den Belegzellen produziert. Physiologischer Reiz ist die Nahrungsaufnahme, die über verstärkte Histamin- und Gastrinproduktion die Salzsäuresekretion stark ansteigen lässt. Die H^+-Ionen (Protonen) der Salzsäure werden dabei unter Energieverbrauch durch eine spezielle *Protonenpumpe* in die Magenlichtung abgegeben.
Bei maximaler Sekretion von Salzsäure sinkt der pH-Wert des Magensaftes auf Werte um pH1 (➤ 1.7.3). Durch den Speisebrei wird er auf etwa pH 2–4 abgepuffert. In diesem pH-Bereich entfaltet das Pepsin seine volle Wirkung. Die Salzsäure *denaturiert* zudem die in der Nahrung enthaltenen Eiweiße: Ihre dreidimensionale Struktur bricht zusammen, sodass sie für eiweißspaltende Enzyme leichter angreifbar werden.

17

Die Salzsäure wirkt auch als Desinfektionsmittel gegen mit der Nahrung aufgenommene Bakterien und Viren. Nach Passage des Magens ist der Speisebrei gewöhnlich fast frei von vermehrungsfähigen Mikroorganismen.

Pepsinogene und Pepsine

Die **Pepsinogene** werden in den Hauptzellen gebildet. Ihre Fähigkeit zur Spaltung von Eiweißmolekülen erlangen sie jedoch erst im Magensaft: Bei einem pH-Wert < 6 werden sie durch die Magensäure in die aktiven **Pepsine** umgewandelt. Diese führen aber noch nicht zu einer gänzlichen Spaltung der mit der Nahrung aufgenommenen Eiweiße, sondern lassen lediglich gröbere Bruchstücke entstehen (Polypeptide mit 10–100 Aminosäuren).

Der pepsinhaltige Magensaft zerstört in Verbindung mit der Magensäure die eiweißhaltige Gerüstsubstanz pflanzlicher Nahrungsmittel und die bindegewebigen Hüllen tierischer Nahrungsmittel. Dies ermöglicht erst die Freisetzung etlicher Nährstoffe.

Magenschleim

Der muzinhaltige Magenschleim wird von allen Oberflächenzellen der Magenschleimhaut und besonders den Nebenzellen der Magendrüsen gebildet. Das zähe Muzin haftet intensiv auf der Oberfläche der Zellen und bildet einen geschlossenen Film, der den gesamten Binnenraum des Magens auskleidet. Der Schleimfilm und die darin befindlichen puffernden Bikarbonat-Ionen (➤ 1.7.4) schützen die Schleimhautzellen vor dem Angriff der Salzsäure und dem Pepsin und verhindern somit eine Selbstverdauung. Dazu ist neben der intakten Schleimschicht auch eine ausreichende Durchblutung der Schleimhaut erforderlich.

Intrinsic-Faktor

Der **Intrinsic-Faktor** wird von den Belegzellen der Magenschleimhaut gebildet. Er wird benötigt, um das Vitamin B_{12} im Dünndarm aufzunehmen (➤ 18.9).

Die ausreichende Zufuhr von Vitamin B_{12} ist für sich schnell teilende Gewebe (blutbildendes Knochenmark, Haut, Schleimhäute), aber auch für das Nervensystem unverzichtbar. Bei länger dauerndem Mangel entwickeln sich vor allem eine *makrozytäre Anämie* (➤ 12.2.6) sowie Schäden am Nervensystem.

Steuerung der Magensaftbildung

Magensaft wird gebildet, wenn sich Nahrung in Magen oder Dünndarm befindet oder der Magen mit Nahrung „rechnet". Man kann drei Phasen der Regulation unterscheiden:

- Die **nervale Phase** *(kephale Phase)*, die vom Gehirn gesteuert wird. Auslösende Reize, vor allem Geruchs- und Geschmacksreize, stimulieren über Parasympathikusaktivierung (➤ 8.10.4) die Magensaftbildung, bevor sich Nahrung im Magen befindet. So wird der Magen auf die Nahrungsaufnahme vorbereitet
- Die **Magenphase** *(gastrische Phase)*, die durch Dehnung der Magenwand (vegetativer Reflex ➤ 8.10.3) erfolgt. Hierdurch werden die Säureproduktion der Belegzellen und die Abgabe von Gastrin aus den G-Zellen angeregt. Angedaute Eiweiße in Antrum und Pylorus führen ebenfalls zu einer Freisetzung von Gastrin
- Die **intestinale Phase,** gesteuert durch Hormone des Dünndarms. Zunächst wird die Gastrin- und damit Magensaftsekretion noch gefördert. Sind größere Mengen stark saurer Nahrung und Fette in den Dünndarm übergetreten, wird das Hormon **Sekretin** (➤ Tab. 11.4) gebildet. Es drosselt die Salzsäureproduktion und hemmt die Magenentleerung.

17.4.5 Durchmischung des Speisebreis

Bei leerem Magen sind die Muskelfasern der Magenwand stark zusammengezogen, und die Innenwände des Magens liegen einander weitgehend an. Gelangt nach dem Schlucken Speisebrei in den Magen, führt der dadurch erzeugte Füllungsdruck zu einer reflektorischen Erschlaffung und damit Verlängerung der Muskelfasern, wodurch sich die Magenwände ausdehnen und Platz für die aufgenommene Nahrung geschaffen wird.

Durch **peristaltische Kontraktionswellen,** die im Abstand von etwa 20 s über den Magen in Richtung Pylorus verlaufen, wird der Speisebrei im Magen ständig durchmischt. Dies dient einerseits der mechanischen Zerkleinerung und ist andererseits für die Fettverdauung von erheblicher Bedeutung: Die schlecht oder gar nicht wasserlöslichen Fette neigen nämlich dazu, zu großen Fetttropfen zusammenzufließen und damit Fett verdauenden Enzymen (Lipasen) eine nur geringe Angriffsfläche zu bieten. Durch die intensive Durchmischung im Magen hingegen entstehen winzige Fetttröpfchen.

17.4.6 Entleerung des Magens

Der Mageninhalt wird in kleinen Portionen an den sich anschließenden Zwölffingerdarm *(Duodenum)* weitergegeben. Vom Antrum gehen, vermittelt über den N. vagus, starke peristaltische Kontraktionswellen aus, der Pylorus öffnet sich kurzzeitig, und ein kleiner Anteil des Speisebreis kann in den Zwölffingerdarm übertreten.

Die Geschwindigkeit, mit der sich der Magen insgesamt entleert, hängt stark von der Zusammensetzung der Nahrung ab, sodass die **Magenverweilzeit** zwischen zwei und sieben Stunden, in der Schwangerschaft teils noch beträchtlich länger, schwankt. Kohlenhydratreiche Speisen (das Frühstücksbrötchen) verweilen am kürzesten im Magen, während fettreiche Speisen (die Weihnachtsgans) am langsamsten den Magen passieren. Aufgenommene Flüssigkeiten verlassen den Magen in sehr kurzer Zeit.

17.4.7 Erkrankungen des Magens

Dyspepsie

Schmerzen im Oberbauch, Druckgefühl, Völlegefühl, Aufstoßen, Sodbrennen, Übelkeit und Blähungen werden zusammenfassend auch als **Dyspepsie** bezeichnet. Findet sich weder endoskopisch noch histologisch ein krankhafter Befund, spricht man von **funktioneller Dyspepsie.** In 90 % aller Fälle von Oberbauchbeschwerden ist eine funktionelle Dyspepsie oder eine Refluxkrankheit (➤ 17.3.3) die Ursache.

Erbrechen

Erbrechen *(Emesis)* ist ein Schutzreflex, der den Mageninhalt entleert. Nach einer tiefen Inspiration erschlaffen Magen- und Speiseröhrenverschluss, Kehlkopf und Nasenraum werden verschlossen und der Mageninhalt wird durch eine ruckartige Kontraktion von Zwerchfell und Bauchmuskulatur nach oben gepresst. Erbrechen zählt zu den Hauptbeschwerden bei Magen-Darm-Erkrankungen, kommt aber beispielsweise auch vor bei Herzinfarkt, Migräne, Hirnhautentzündung oder Erkrankungen des Gleichgewichtsorgans (Menière-Krankheit, ➤ 9.7.8) sowie als Medikamentennebenwirkung (➤ Abb. 17.26). Häufig leiden auch Schwangere im ersten Drittel der Schwangerschaft unter Übelkeit und Erbrechen, wofür das humane Choriongonadotropin (HCG) (➤ 21.1, ➤ 21.7.1) hauptsächlich verantwortlich ist. Absichtlich herbeigeführt wird Erbrechen bei Anorexia nervosa und Bulimie (➤ 10.11.2).

P

Pflege bei Erbrechen

- Um eine Aspiration zu vermeiden, Betroffene aufrecht sitzen lassen oder, falls dies nicht möglich ist oder bei Bewusstlosigkeit, in Seitenlage bringen
- Ggf. Zahnprothesen entfernen. Nierenschale und Zellstoff reichen
- Danach Mundpflege anbieten, Zähne putzen (lassen), beschmutzte Kleidung und Bettwäsche wechseln. Betroffene bis zur Klärung des weiteren Vorgehens nüchtern lassen
- Uhrzeit des Erbrechens sowie Menge, Art, Aussehen und Geruch des Erbrochenen dokumentieren, bei Auffälligkeiten (z. B. Blut) Erbrochenes ärztlich beurteilen lassen.

Akute Gastritis

Exzessiver Alkohol- oder Nikotingenuss, Infektionen oder bakterielle Toxine in der Nahrung (z. B. Lebensmittelvergiftung durch Staphylokokken) können eine **akute Gastritis** *(akute Magenschleimhautentzündung)* verursachen. Aber auch ein Übermaß an Stress und viele entzündungshemmende Arzneimittel, z. B. Azetylsalizylsäure und andere nichtsteroidale Antiphlogistika (➤ 9.3.4), können eine Gastritis auslösen. Zu den Krankheitssymptomen gehören Übelkeit, Erbre-

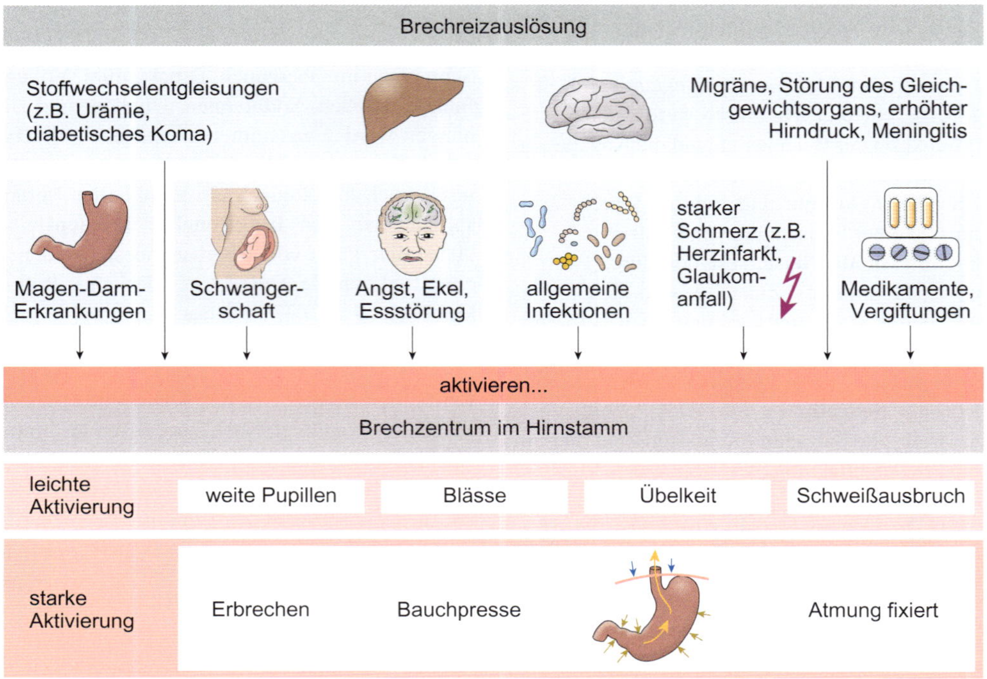

Abb. 17.26 Übersicht über Ursachen und Entstehung von Erbrechen.

chen, Aufstoßen und ein Druckgefühl im Oberbauch. Die Therapie besteht in kurzzeitiger Nahrungskarenz (Tee und Zwieback) und Beseitigung feststellbarer Ursachen.

Chronische Gastritis

Die **chronische Gastritis** *(chronische Magenschleimhautentzündung)* hat verschiedene Ursachen, die nach der sog. *ABC-Klassifikation* eingeteilt werden:

- **A:** Bei einer **A***utoimmungastritis* werden Autoantikörper gegen Belegzellen und andere Magenstrukturen gebildet, sodass in einem langjährigen Entzündungsprozess die Magendrüsen atrophieren (schwinden). Dadurch sinken Salzsäure- und auch Intrinsic-Faktor-Produktion mit drohender Entwicklung einer Vitamin-B_{12}-Mangel-Anämie (➤ 12.2.6)
- **B:** Diese Gastritisform ist durch eine **b***akterielle Besiedelung* mit dem stäbchenförmigen Bakterium **Helicobacter pylori** (*HP*, ➤ Abb. 17.28) bedingt, das auch sehr saures Milieu unbeschadet übersteht
- **C:** Selten wird eine chronische Gastritis **c***hemisch* durch zurückschwappenden Gallensaft *(Gallenreflux)* und/oder Medikamente (NSAID, ➤ 9.3.4) ausgelöst und unterhalten.

Die Krankheitssymptome sind oft vieldeutig. Die Diagnosesicherung durch Endoskopie und Biopsie ist wichtig, unter anderem weil eine chronisch-atrophische Gastritis das Magenkrebsrisiko deutlich erhöht.

Ulkuskrankheit

Ein **Ulkus** *(Geschwür)* ist ein umschriebener Defekt der Schleimhaut, der die Eigenmuskelschicht der Schleimhaut *(Lamina muscularis mucosae)* überschritten hat (➤ Abb. 17.27). Ulzera kommen nicht nur am Magen, sondern häufig auch am Zwölffingerdarm (Duodenum) vor und werden deshalb hier gemeinsam besprochen. Man unterscheidet grundsätzlich zwei Ulkusformen:

- Das **akute Ulkus,** ein in der Regel einmaliges Ereignis, z. B. infolge von Stress (etwa bei Aufenthalt auf der Intensivstation)
- Die **Ulkuskrankheit.** Hierbei treten *chronisch-rezidivierend* über lange Zeit hinweg immer wieder neue Ulzera auf.

Die Ursache eines Ulkus liegt in einem gestörten Gleichgewicht zwischen den aggressiven, die Schleimhaut angreifenden Faktoren und dem Schutzmechanismus der Schleimhaut. Als wichtiger aggressiver Faktor hat sich eine Besiedelung der Magenschleimhaut mit *Helicobacter pylori* (➤ Abb. 17.28) erwiesen. Man findet diese Bakterien bei 95 % der Betroffenen mit einem Ulcus duodeni und bei 75 % derjenigen mit Ulcus ventriculi. Interessanterweise liegt aber auch bei der Hälfte der gesunden Erwachsenen eine symptomlose HP-Besiedelung vor. Zur Manifestation eines Ulkus müssen somit weitere Faktoren hinzukommen, von denen die wichtigsten sind:

- Salzsäure, Pepsin, Galle
- Stress, Rauchen
- Nichtsteroidale Antiphlogistika (NSAID, ➤ 9.3.4)
- Glukokortikoide, vor allem in Kombination mit NSAID.

Eine gute Durchblutung der Schleimhäute von Magen und Duodenum schützt vor Ulzera, weil dadurch lokal eine ausreichende Schleim- und Bikarbonatsekretion gewährleistet ist.

Das **Ulcus ventriculi** *(Magengeschwür)* ist typischerweise eine Erkrankung des höheren Lebensalters. Als charakteristisch gilt der *Sofortschmerz nach Nahrungsaufnahme.* Das **Ulcus duodeni** *(Zwölffingerdarmgeschwür)* kommt häufiger vor als das Magengeschwür und betrifft meist jüngere Männer. Zu den typischen Beschwerden zählt der *Spätschmerz,* d. h. Schmerzen etwa zwei Stunden nach Nahrungsaufnahme. Weiterhin gehören zu beiden Ulkusformen krampfartige Oberbauchschmerzen, Druck- und Völlegefühl nach dem Essen und eventuell Gewichtsabnahme. Die Diagnose wird endoskopisch-bioptisch gesichert, wobei gleichzeitig eine Gewebeprobe für einen enzymatischen Schnelltest auf Helicobacter pylori entnommen wird.

Um Duodenal- und Magenulzera zur Abheilung zu bringen, müssen ulkusauslösende Medikamente und Zigaretten „abgesetzt" werden. Bei Nachweis von Helicobacter pylori wird heute eine medikamentöse **HP-Eradikationstherapie** durchgeführt: Möglich sind eine ein- bis zweiwöchige

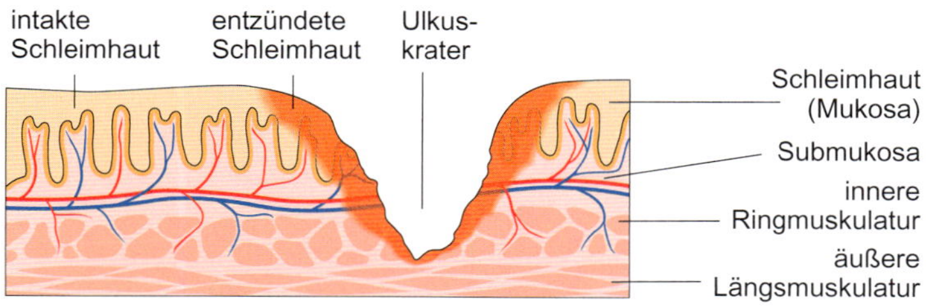

Abb. 17.27 Schematische Darstellung eines Geschwürs (Ulkus). Der Gewebsdefekt umfasst nicht nur die Schleimhaut, sondern reicht tiefer und erfasst in dieser Abb. die Submukosa und die innere Ringmuskulatur.

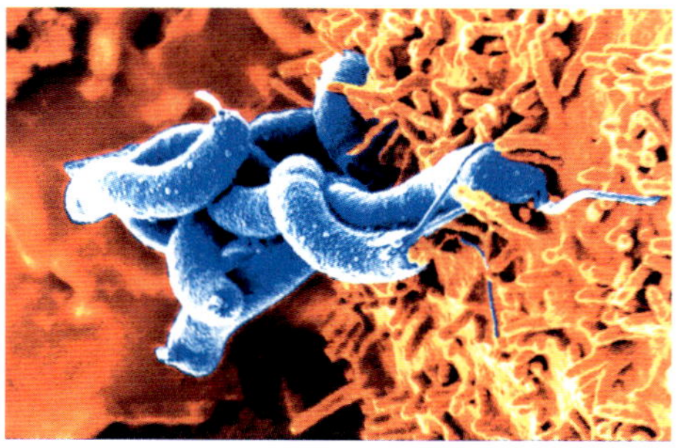

Abb. 17.28 Helicobacter-pylori-Bakterien (blau, hier auf Zellen der Magenschleimhaut, orange). Sie sind auf das Überleben im sauren Magenmilieu „spezialisiert". Eine Helicobacter-Infektion ist wesentlich an der Entstehung von Magen- und Duodenalulzera beteiligt und auch Risikofaktor für Magenkarzinome. [T332–001]

Behandlung mit einem Protonenpumpenhemmer und zwei Antibiotika *(Tripletherapie)* oder eine zehntägige Behandlung mit zusätzlich Bismuth *(Quadrupeltherapie)*. Bei über 90 % der Patienten führt dies zum Verschwinden der HP-Infektion und zum Ausheilen der Ulkuskrankheit.
Bei Helicobacter-negativen Ulzera wird vor allem an der Magensäure als aggressivem Faktor angesetzt. Medikamente erster Wahl sind heute **Protonenpumpenhemmer** wie Omeprazol und Pantoprazol, die den H^+/K^+-Austausch der Belegzellen hemmen und so die Säureproduktion unterdrücken. Weniger stark wirksam sind **H_2-Blocker** wie Ranitidin, welche die Histaminrezeptoren blockieren.
Hierdurch wurden andere Medikamente weitgehend zurückgedrängt, Operationen sind nur noch selten nötig.
Auch Ulkuskomplikationen sind durch die Fortschritte der medikamentösen Behandlung selten geworden. Blutungen aus dem Geschwür machen sich durch Bluterbrechen (Hämatemesis) oder Teerstuhl (Schwarzfärbung des Stuhls) bemerkbar. Größere akute Blutverluste in den Darm führen außerdem zu Kreislaufstörungen bis zum Schock (➤ 24.2.2) und zur Blutungsanämie, während der kontinuierliche Verlust kleiner Blutmengen zu einer Eisenmangelanämie führt (➤ Abb. 12.11).
Bei der **Perforation** durchbricht das Geschwür die Magen- bzw. Duodenalwand; Speisebrei gelangt in die Peritonealhöhle und führt zu einem akuten Abdomen und einer lebensgefährlichen Peritonitis (➤ 17.1.3).

Magenkarzinom

Das **Magenkarzinom** nimmt seit Jahren an Häufigkeit ab und macht derzeit gut 3 % aller Krebsneuerkrankungen aus. Risikofaktoren sind eine Helicobacter-Infektion, bestimmte Magenerkrankungen, übermäßiger Alkoholkonsum, Rauchen sowie chemische Karzinogene (➤ 3.7.3) wie etwa Nitrosamine in gepökelten Fleisch- und Wurstwaren.
Die Symptome sind meist über lange Zeit uncharakteristisch („empfindlicher Magen"), weshalb das Magenkarzinom in der Regel erst spät entdeckt wird. Die Diagnose wird durch Endoskopie mit gleichzeitiger Biopsie gesichert.
Die Therapie richtet sich ganz wesentlich nach dem Tumorstadium. Im günstigsten Fall kann der Tumor chirurgisch vollständig entfernt werden. Evtl. kann bei primär nicht operablen Tumoren (ohne Fernmetastasen) versucht werden, durch Radio- oder Chemotherapie (sog. neoadjuvante Therapie) den Tumor auf ein operables Maß zu verkleinern.
Palliative Maßnahmen (wie Anlage einer Ernährungsfistel oder Einlegen eines Tubus zur Stenoseüberbrückung) sind bei fortgeschrittenen Stadien bzw. Komplikationen erforderlich. Die Prognose ist insgesamt eher ungünstig, da der Tumor früh lymphogen, hämatogen (➤ Abb. 3.15) oder ins Peritoneum metastasiert. Sehr gut sind hingegen die Heilungschancen des **Magenfrühkarzinoms** *(early cancer)*, bei dem der Tumor auf Magenschleimhaut und Submukosa begrenzt ist.

17.5 Dünndarm

Der **Dünndarm** *(Intestinum tenue)* ist der auf den Magen folgende Abschnitt des Verdauungsrohrs. Er ist etwa 3–4 m lang (5–7 m im erschlafften Zustand nach dem Tod) und hat einen Durchmesser von ungefähr 2,5 cm.
Hauptaufgabe des Dünndarms ist es, den in Mund und Magen vorverdauten Speisebrei *(Chymus)* zu Ende zu verdauen und die dabei entstehenden Bruchstücke aus kleinen Molekülen über das Epithel der Dünndarmschleimhaut in den Kreislauf aufzunehmen.
Auch die ungefähr 8 l Verdauungssäfte (Speichel, Magensaft, Galle, Bauchspeicheldrüsensekret, Dünndarmsekret), die im Verlauf eines Tages ins Verdauungsrohr gelangen, werden bei der Dünndarmpassage größtenteils wieder über das Epithel der Schleimhaut ins Blut rückresorbiert. Diese gewaltige Resorptions- bzw. Absorptionsaufgabe des Dünndarms erfordert eine riesige innere Oberfläche. Die Dünndarmschleimhaut ist deshalb im Vergleich zu den Schleimhäuten in anderen Abschnitten des Verdauungsrohrs am stärksten gefaltet (➤ Abb. 17.2).

17.5.1 Abschnitte des Dünndarms

Der Dünndarm besteht aus drei Abschnitten, die ohne scharfe Grenze ineinander übergehen (➤ Abb. 17.29):
- *Zwölffingerdarm* **(Duodenum)**
- *Leerdarm* **(Jejunum)**
- *Krummdarm* **(Ileum).**

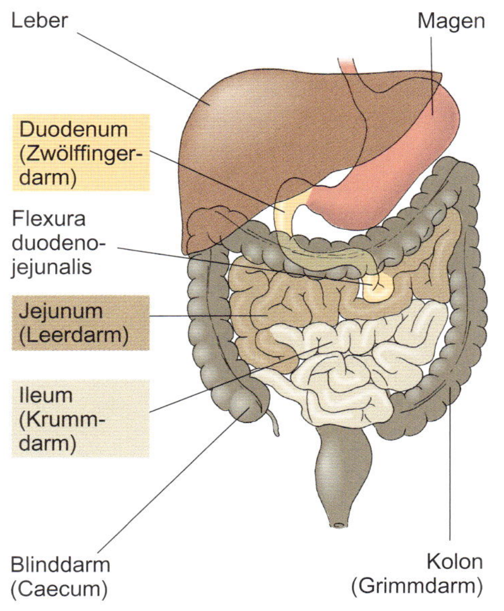

Abb. 17.29 Die verschiedenen Dünn- und Dickdarmabschnitte.

Unmittelbar auf den Magen folgt als erster Abschnitt des Dünndarms das etwa 25 cm lange, C-förmige *Duodenum.* Während der aufsteigende Anfangsteil *(Bulbus duodeni)* noch beweglich ist, sind die folgenden Abschnitte des Duodenums mit der hinteren Bauchdecke verwachsen und liegen somit retroperitoneal (➤ 17.1.3).
Das duodenale **C** umschließt den Kopf der Bauchspeicheldrüse, deren Ausführungsgang in der Regel gemeinsam mit dem Gallengang etwa in der Mitte des absteigenden Duodenalschenkels an einer kleinen warzenförmigen Erhebung *(Papilla duodeni major, Papilla Vateri)* ins Duodenum mündet.
An seinem Ende löst sich das Duodenum wieder von der hinteren Bauchwand und geht mit einem scharfen Knick *(Flexura duodenojejunalis)* in das frei bewegliche *Jejunum* über. Dieses ist wesentlich länger als das Duodenum und geht seinerseits ohne scharfe Begrenzung in das *Ileum* über. Das Jejunum macht etwa ⅖, das Ileum fast ⅗ der gesamten Dünndarmlänge aus.

Die beweglichsten Darmabschnitte

Im Gegensatz zum Duodenum zeigen Jejunum und Ileum eine außergewöhnliche Beweglichkeit, die aus der Art ihrer Befestigung an der hinteren Bauchwand resultiert.
Jejunum und Ileum hängen in ihrer ganzen Länge an einem fettreichen, bindegewebigen Aufhängeband, dem **Mesenterium** (➤ 17.1.3). Dieses Mesenterium ist an der hinteren Bauchwand entlang in einer Linie befestigt, die von der Flexura duodenojejunalis schräg nach rechts abwärts bis zur Mündung des Dünndarms in den Dickdarm reicht. Diese Befestigungslinie heißt **Mesenterialwurzel** *(Radix mesenterii)* und ist etwa 16 cm lang. Da Jejunum und Ileum zusammen etwa 20-mal länger sind als die Mesenterialwurzel, legt sich das Mesenterium in leicht verschiebbare Falten und erhält damit Ähnlichkeit mit einer Krause – deshalb wird das Mesenterium auch als *Gekröse* bezeichnet.

17.5.2 Dünndarmbewegungen

Der Speisebrei wird über unterschiedliche Bewegungsmuster mit den Verdauungssäften durchmischt und in ca. 6–10 Stunden durch den Dünndarm befördert. Diese Bewegungen werden durch das enterische Nervensystem (➤ 8.10.4) gesteuert und verlaufen autonom, d. h. auch ohne äußere Innervation. Analog zur Autonomie der kardialen Erregung spricht man von einer **Autonomie der Darmbewegungen,** und wie beim Herzen führen Einflüsse des Parasympathikus und Sympathikus nur zu einer *Modifikation* entsprechend den Anforderungen des Gesamtorganismus.
Folgende Dünndarmbewegungen können unterschieden werden:
- Die **Eigenbeweglichkeit der Zotten** durch Kontraktionen der Eigenmuskelschicht der Schleimhaut. Sie wird vom Plexus submucosus

der Submukosa gesteuert und verbessert den Kontakt zwischen Epithel und Speisebrei zur Aufnahme der Nährstoffe
- **Mischbewegungen** durch rhythmische Einschnürungen der Ringmuskulatur sowie **Pendelbewegungen,** die von der Längsmuskulatur bewirkt werden. Ausgelöst werden die Mischbewegungen durch lokale Dehnungen der Dünndarmwand, die über Sensoren der Schleimhaut registriert und, nach Informationsverarbeitung im Plexus myentericus, mit motorischen Impulsen an die Muskulatur beantwortet werden
- **Peristaltische Wellen** (➤ 17.4.5) zur Fortbewegung des Darminhalts in Richtung Dickdarm
- Im verdauungsfreien Intervall läuft alle 1,5–2 Stunden eine kräftige peristaltische Welle über Magen und Dünndarm. Dieser **myoelektrische Motorkomplex** (*migrating motor complex,* kurz *MMC*) entfernt Bakterien und Speisereste. Das damit manchmal einhergehende „Magenknurren" ist kein Hungerzeichen!

17.5.3 Dünndarmschleimhaut

Oberflächenvergrößerung

Der allgemeine Aufbau der Dünndarmwand entspricht dem des übrigen Verdauungsrohrs (➤ Abb. 17.2). Besonderheiten zeigt hingegen die Schleimhaut. Sie ist so aufgebaut, dass eine starke Vergrößerung der resorbierenden Oberfläche erzielt wird. Diese Oberflächenvergrößerung entsteht zum einen durch hohe, ringförmig verlaufende Falten der Schleimhaut, die **Kerckring-Falten.** Auf diesen Falten finden sich finger- bis fadenförmige, ungefähr 1 mm hohe *Aus*stülpungen, die als **Zotten** bezeichnet werden, sowie etwas kürzere *Ein*stülpungen, die **Krypten** heißen (➤ Abb. 17.30, ➤ Abb. 17.31). Dadurch wird die durch die Schleimhautfalten schon vergrößerte Oberfläche noch weiter vergrößert.

Der größte Beitrag zur Oberflächenvergrößerung geht aber von den Epithelzellen (den *Enterozyten*) selbst aus: Sie tragen an der lumenständigen Seite dicht beieinanderstehende Fortsätze des Zytoplasmas, die **Mikrovilli** (*Bürstensaum* ➤ Abb. 4.1). Insgesamt erreicht die resorbierende Oberfläche des Dünndarms durch Kerckring-Falten, Zotten und Krypten sowie Mikrovilli etwa 200 m² (also eine Fläche von zwei Vierzimmerwohnungen!).

Schleimhaut der Zotten und Krypten

Das **Zottenepithel** des Dünndarms wird hauptsächlich von den **Enterozyten** (resorbierende *Saumzellen*) mit dem erwähnten Bürstensaum und eingestreuten *Becherzellen* gebildet. Dazwischen liegen *endokrine Zellen.* Sie setzen verschiedene Hormone frei (➤ Tab. 11.4), welche die Verdauungstätigkeit mit regulieren.

Dicht unter dem Zottenepithel liegt ein engmaschiges Netz von Blutkapillaren, welches der Versorgung der Zotten und der Aufnahme der resorbierten Nährstoffe dient. Im Zentrum der etwa vier Millionen Zotten findet sich jeweils ein *Lymphgefäß,* durch das die Darmlymphe *(Chylus)* transportiert wird (➤ Abb. 17.37). Während des Verdauungsvorgangs sind die Zotten in ständiger Bewegung, tauchen in den Speisebrei und nehmen Moleküle auf, die dann über die Kapillaren oder das zentrale Lymphgefäß abtransportiert werden.

Zwischen den Zotten senken sich die schlauchförmigen Krypten in die Tiefe und bilden die **Lieberkühn-Drüsen.** Das Epithel der Zotten geht dabei ohne Übergang in das der Krypten bzw. Lieberkühn-Drüsen über. Hier entsteht ein Teil des Safts, der vom Dünndarm selbst gebildet und dem Speisebrei zugemischt wird. In den Lieberkühn-Drüsen findet man folgende Zellarten:
- Schleimbildende Becherzellen
- **Paneth-Körnerzellen.** Sie sind an der Regeneration des Epithels aus Stammzellen beteiligt und bilden Verdauungsenzyme sowie antibakteriell wirkende Substanzen. Ihnen wird eine wichtige Rolle bei der Zusammensetzung der Dünndarm-Bakterienflora (➤ 17.11) zugeschrieben
- Endokrine, also hormonbildende Zellen
- Stammzellen. Das Dünndarmepithel gehört zu den Geweben mit den höchsten Teilungs- und Umsatzraten: Schon nach etwa 3–6 Tagen werden die Zellen jeweils an der Zottenspitze abgestoßen und durch neue ersetzt, die aus den Krypten heraus nachwachsen. Daher gehört das Dünndarmepithel zu den (insbesondere gegen ionisierende Strahlung und Zytostatika) empfindlichsten Geweben des menschlichen Körpers.

Ausschließlich im Duodenum findet man die **Brunner-Drüsen** *(Glandulae duodenales).* Sie sind tief in der Darmwand gelegen, meistens in der Submukosa, und reich an mukösen Zellen. Sie sezernieren ein alkalisches, mukoides Sekret, das die Dünndarmmukosa vor dem sauren Speisebrei aus dem Magen schützt.

Gegen Ende des Ileums nimmt die oberflächenvergrößernde Faltung der Dünndarmschleimhaut immer mehr ab, und die in das Epithel eingestreuten Becherzellen nehmen auf Kosten der Enterozyten zu.

Lymphatisches Gewebe des Dünndarms

Im gesamten Magen-Darm-Trakt findet man gelegentliche Lymphfollikel (➤ 13.1.2). Größere Verbände davon gibt es in Ileum und Wurmfortsatz, wo sie als Verdickungen der Schleimhaut sichtbar sind und als **Peyer-Plaques** bezeichnet werden. Das gesamte lymphatische Gewebe im Magen-Darm-Trakt wird als **darmassoziiertes lymphatisches Gewebe** *(gut associated lymphoid tissue, GALT)* zusammengefasst. Wie andere schleimhautassoziierte lymphatische Gewebe soll es Krankheitserreger und andere Antigene erkennen und eine Abwehrreaktion einleiten.

Dünndarmsaft

Der **Dünndarmsaft** ist das Sekret, das von allen Brunner- und Lieberkühn-Drüsen des Dünndarms gemeinsam gebildet wird und ins Darmlumen gelangt. Er erfüllt vornehmlich eine „Vehikelfunktion" für die im Darm gelösten Substanzen, indem er den Kontakt zwischen ihnen und den resorbierenden Mikrovilli der Enterozyten verbessert.

Enteritis

Bei einer *Dünndarmentzündung* **(Enteritis)** reagiert das Dünndarmepithel mit einer sehr starken Absonderung von Gewebswasser. Wässrige, oft übelriechende **Durchfälle** *(Diarrhöen)* sind die Folge. Zu den vielfältigen Ursachen einer Enteritis gehören z. B. Infektionen und Nahrungsmittelunverträglichkeiten.

Häufig ist eine Enteritis mit einer Magenschleimhautentzündung kombiniert – man spricht dann von einer **Gastroenteritis.** Bei Kombination einer Schleimhautentzündung des Dünndarms und des Dickdarms liegt eine **Enterokolitis** vor.

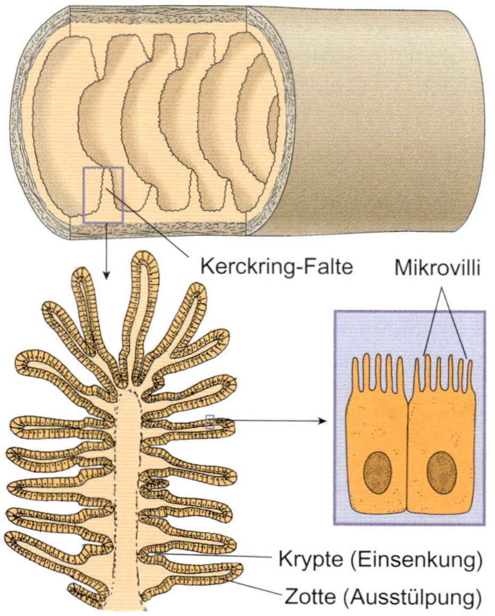

Abb. 17.30 Oberflächenvergrößerung der Dünndarmschleimhaut durch Kerckring-Falten, Zotten, Krypten und Mikrovilli.

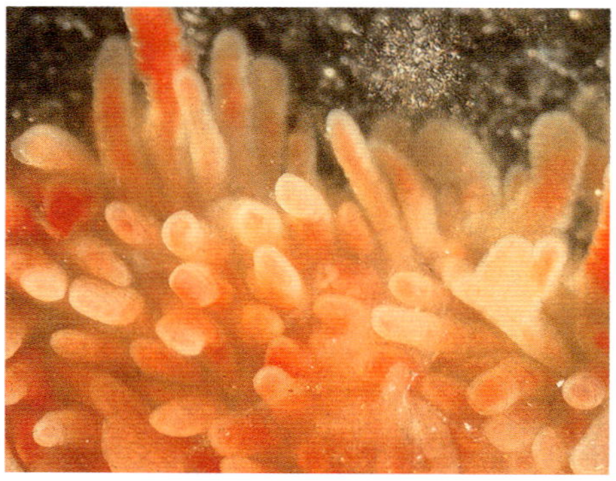

Abb. 17.31 Zotten im Dünndarm des Menschen. In der Aufsicht sieht man angedeutet die zwischen den Zotten liegenden Krypten. [F218]

17

17.6 Pankreassaft und Galle, Gallenwege und Gallenblase

Zur abschließenden Verdauung des Speisebreis werden Galle und Pankreassaft benötigt, die von **Leber** bzw. *Bauchspeicheldrüse* **(Pankreas)** gebildet und im Duodenum dem Darminhalt beigemischt werden. Leber und Pankreas werden später ausführlich dargestellt (➤ 17.9, ➤ 17.10). Hier soll nur die Funktion ihrer Säfte für Verdauung und Resorption erläutert werden.

17.6.1 Pankreassaft

Pro Tag werden vom Pankreas etwa 1,5 l Sekret gebildet und dem Dünndarminhalt beigemischt. Der den Magen verlassende Speisebrei ist nach seiner Durchmischung mit dem Magensaft stark sauer und muss im Dünndarm wieder neutralisiert werden. Dies ist wichtig, weil die Enzyme des Pankreassaftes bei saurem pH-Wert ihre Spaltfunktion nicht erfüllen können. Zu dieser Neutralisierung trägt der *bikarbonatreiche* Pankreassaft zusammen mit den alkalischen Sekreten der Leber und des Darmsaftes maßgeblich bei.

Pankreasenzyme

Das Pankreas stellt zahlreiche Enzyme her, die für die endgültige Spaltung von Eiweißen, Kohlenhydraten und Fetten notwendig sind.
Die wichtigsten eiweißspaltenden Enzyme sind **Trypsin** und **Chymotrypsin,** die ähnlich den Pepsinogenen des Magens als inaktive Vorstufen – *Trypsinogen* und *Chymotrypsinogen* – abgesondert werden. Dadurch wird eine Selbstverdauung des Pankreas verhindert. Erst im Dünndarm werden diese inaktiven Vorstufen in die aktiven Enzyme überführt: Trypsinogen wird von der **Enteropeptidase,** einem Enzym, das in der Dünndarmschleimhaut gebildet wird, in das aktive Trypsin umgewandelt. Trypsin überführt nun sowohl seine eigene Vorstufe als auch Chymotrypsinogen in die aktive Form. Die aktiven Enzyme spalten Peptidbindungen *innerhalb* des Eiweißmoleküls auf, wodurch wiederum kleinere Peptide entstehen (➤ Abb. 17.32).

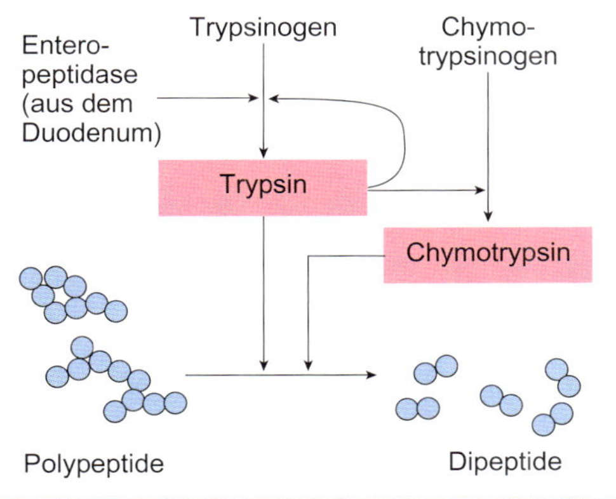

Abb. 17.32 Eiweißspaltung durch die Pankreasenzyme.

Ein weiteres Enzym des Pankreassaftes ist die **Carboxypeptidase.** Sie spaltet einzelne Aminosäuren vom *Carboxylende* der Peptide ab, die dann resorptionsfähig sind.
Die Kohlenhydratverdauung wird vom Pankreasenzym **α-Amylase** unterstützt, das pflanzliche Stärke bis zum Zweifachzucker Maltose spaltet.
Das wichtigste von der Bauchspeicheldrüse produzierte Enzym zur Fettverdauung ist die **Lipase.** Sie spaltet von den Neutralfetten (Triglyzeriden) Fettsäuren ab. Damit die Lipase ihre volle Wirkung entfalten kann, müssen die Fetttropfen in der Nahrung zerkleinert und emulgiert werden (➤ 1.8.2, ➤ 17.6.3). Dies geschieht durch die Magenmotorik (➤ 17.4.5) und die Gallensäuren (➤ 17.6.3).
Außerdem stellt die Bauchspeicheldrüse **Ribonukleasen** *(RNAsen)* und **Desoxyribonukleasen** *(DNAsen)* zur Spaltung von Ribonukleinsäuren bereit.

17.6.2 Galle

Die Leber bildet kontinuierlich über den Tag etwa 0,5 l **Galle,** eine gelbbraune Flüssigkeit, die über den Gallengang ins Duodenum gelangt. Wird keine Galle zur Verdauung benötigt, so ist der Schließmuskel an der Mündungsstelle ins Duodenum *(M. sphincter Oddi)* verschlossen. Dadurch staut sich die Galle zurück und gelangt über einen Verbindungsgang zur **Gallenblase** (➤ Abb. 17.34). Hier wird sie durch Wasserrückresorption auf eine Menge von etwa 30–60 ml *Blasengalle* eingedickt und bei Bedarf durch Kontraktionen der Muskelwand der Gallenblase portionsweise ins Duodenum abgegeben.

Zusammensetzung der Galle

Die Galle besteht aus Wasser, Elektrolyten, Gallensäuren, Cholesterin, Lezithin, Bilirubin und anderen körpereigenen und -fremden Substanzen, z. B. fettlöslichen Hormonen und Medikamenten.

17.6.3 Funktion der Galle bei der Fettverdauung

Für die Fettverdauung und -resorption sind folgende Inhaltsstoffe der Galle von großer Bedeutung:

- Die **Gallensäuren** (z. B. Cholsäure und Chenodesoxycholsäure)
- Cholesterin sowie Lezithin und andere Phospholipide.

Die Gallensäuren werden in der Leber aus *Cholesterin* gebildet. Sie setzen die Oberflächenspannung zwischen Fetten und Wasser herab und ermöglichen damit eine sehr feine Verteilung der Fette im Dünndarminhalt. Diese *Emulgierung* gelingt den Gallensäuren dadurch, dass sie *gleichzeitig* lipo- und hydrophile Eigenschaften (➤ 1.8.2) besitzen, sich also leicht sowohl mit Wasser als auch mit Fetten verbinden.
Im Dünndarm ballen sich die Fettpartikel mit den Gallensäuren spontan zu kleinsten Partikeln zusammen, den **Mizellen.** Diese winzigen Gebilde bieten den fettspaltenden Lipasen eine gute Angriffsmöglichkeit. Außerdem stellen sie den notwendigen Kontakt zur Darmschleimhaut her, sodass die in ihnen gelösten Fettbestandteile von der Schleimhaut aufgenommen werden können.
Lezithin als wichtigstes Phospholipid ist mit seinen hydro- und lipophilen Eigenschaften ebenfalls eine lösungsvermittelnde Substanz und trägt zur Emulgierung der Fette bei.

Enterohepatischer Kreislauf

Im Dünndarm werden die Gallensäuren zum Teil unter Mitbeteiligung von Bakterien zu *sekundären Gallensäuren* umgewandelt. Im letzten Abschnitt des Ileums *(terminales Ileum)* werden die Gallensäuren zu etwa 90 % rückresorbiert, gelangen mit dem Pfortaderblut wieder zur Leber und werden dort erneut in die Galle abgegeben.
Dieser *Kreislauf der Gallensäuren* zwischen Leber und Darm heißt **enterohepatischer Kreislauf.** Er entlastet die Leber, da diese durch das „Recycling" (bis 14-mal pro Tag) nur wenige Gallensäuren neu herstellen muss (➤ Abb. 17.33).

17.6.4 Regulation der Bildung von Galle und Pankreassaft

Die Bildung von Galle und Pankreassaft wird zum einen vom vegetativen Nervensystem gesteuert, zum anderen von zwei Hormonen, die von der Duodenalschleimhaut freigesetzt werden, sobald saurer bzw. fettreicher Speisebrei vom Magen ins Duodenum gelangt:

- Das Hormon **Sekretin** (➤ Tab. 11.4) führt am Pankreas zu einer starken Anreicherung des gebildeten Saftes mit Bikarbonat und trägt somit maßgeblich zur Neutralisierung des sauren Chymus (Speisebrei) bei. Ferner steigert Sekretin die Gallenbildung in der Leber
- **Cholezystokinin** (kurz *CCK,* ➤ Tab. 11.4) erhöht den Enzymgehalt des Pankreassaftes. Ferner kontrahiert sich durch dieses Hormon die Gallenblase; gleichzeitig erschlafft der Schließmuskel des Gallenganges (M. sphincter Oddi), wodurch die in der Gallenblase gespeicherte und eingedickte Galle ins Duodenum abgegeben werden kann.

17.6.5 Gallenwege

Die beiden aus der Leber kommenden Gallengänge, der *rechte* und *linke Lebergang* (**Ductus hepaticus dexter** und **sinister**), vereinigen sich an der Leberpforte zum *gemeinsamen Lebergang,* dem **Ductus hepaticus communis.** Aus diesem geht nach kurzer Strecke und in spitzem Winkel der **Ductus cysticus** *(Gallenblasengang)* ab, der die Verbindung zur Gallenblase herstellt. Nach dem Abgang des Ductus cysticus wird der eigentliche Gallengang nun als **Ductus choledochus** *(Hauptgallengang)* bezeichnet. Dieser 6–8 cm lange Gang steigt hinter dem Duodenum ab, durchquert den Pankreaskopf und mündet in der Regel gemeinsam mit dem Ausführungsgang des Pankreas (Ductus pancreaticus) in die **Papille** *(Papilla duodeni ma-*

17

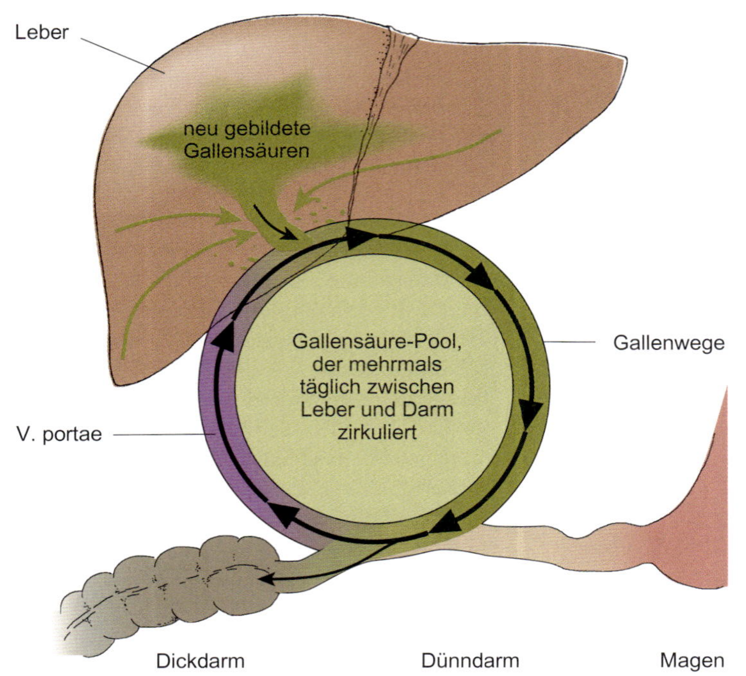

Abb. 17.33 Enterohepatischer Kreislauf. Über 90 % der Gallensäuren, die täglich über die Gallenwege in den Darm gelangen, werden „recycelt" (zurückgewonnen) und der Leber wieder zugeführt. Nur etwa 10 % der Gallensäuren werden über den Stuhl ausgeschieden.

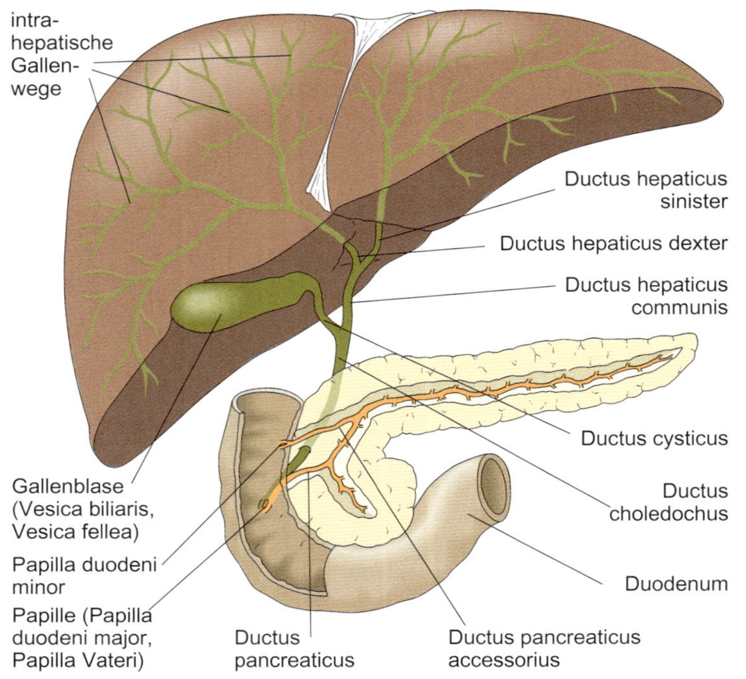

Abb. 17.34 Verlauf von Gallenwegen und Pankreasgang. Meist münden Ductus choledochus und Ductus pancreaticus gemeinsam ins Duodenum. Manchmal existiert ein zweiter Ausführungsgang (Ductus pancreaticus accessorius) mit eigenem Abfluss ins Duodenum (Papilla duodeni minor).

jor, Papilla Vateri) des Duodenums (➤ Abb. 17.34). Abflusshindernisse im Verlauf des Gallengangs führen zu einem Aufstau der Galle mit begleitender Gelbsucht (Verschlussikterus ➤ 17.10.4).

17.6.6 Gallenblase

Die birnenförmige **Gallenblase** *(Vesica biliaris, Vesica fellea)* liegt an der Eingeweidefläche („Unterseite") der Leber und ist dort mit deren bindegewebiger Kapsel verwachsen. Sie ist etwa 8–11 cm lang, 3–4 cm dick und besitzt ein Volumen von 30–60 ml.

Man unterscheidet an der Gallenblase:

- Den *Gallenblasenhals,* an dem der Ductus cysticus einmündet
- Den *Gallenblasenkörper,* der den Hauptteil der Gallenblase ausmacht
- Den *Gallenblasengrund* (Fundus).

Die innen liegende Schleimhaut der Gallenblase besteht aus einem hochprismatischen Epithel, dessen lumenwärts gerichtete Zellen kleine Ausstülpungen besitzen. Diese Mikrovilli resorbieren Wasser aus der Galle, wodurch die in der Gallenblase befindliche Galle stark eingedickt (konzentriert) wird. Dies geschieht vor allem über einen aktiven Transport von Elektrolyten (Natrium, Chlorid) durch die Schleimhaut der Gallenblase in die Blutgefäße der Gallenblasenwand, wobei das Wasser aus osmotischen Gründen den Elektrolyten in gleicher Richtung folgt.

Unter dem Epithel der Gallenblase liegt eine Schicht dehnbarer, glatter Muskulatur. Wird Galle im Dünndarm benötigt, so kontrahiert sich die Muskelschicht, und die Galle wird über den Ductus cysticus und Ductus choledochus ins Duodenum abgegeben, wobei der Schließmuskel an der Mündungsstelle (M. sphincter Oddi) reflektorisch erschlafft.

Gallensteine

Bei manchen Menschen entstehen **Gallensteine** *(Konkremente)* aus den in der Galle hoch angereicherten Salzen oder aus Cholesterin. Sie sind manchmal klein wie Brillantsplitter, manchmal so groß wie Murmeln (➤ Abb. 17.35).

Besonders häufig treten Gallensteine bei Über- oder Fehlernährung, Diabetes oder erhöhten Blutfettwerten auf, Frauen sind doppelt so häufig betroffen wie Männer. Es kommt in der Galle zu einem Missverhältnis zwischen den schlecht wasserlöslichen Bestandteilen, z. B. dem Cholesterin, und den lösungsvermittelnden Gallensäuren mit der Folge, dass steinartige Gebilde in Gallenblase oder Gallenwegen auskristallisieren. Das **Gallensteinleiden** *(Cholelithiasis)* ist die bei weitem häufigste Erkrankung des rechten Oberbauches. ¾ der Betroffenen haben aber keine oder nur geringe Beschwerden, z. B. ein Druckgefühl im Oberbauch, typischerweise nach Aufnahme fettreicher und blähender Nahrungsmittel.

Gallenkolik

Starke Beschwerden treten bei Einklemmung eines Steins in den Gallenwegen auf. Der Abfluss der Galle ist dann behindert, als Reaktion kontrahiert sich die glatte Muskulatur der Gallenblase verstärkt. Die dabei akut auftretende Drucksteigerung in der Gallenblase führt zur sehr schmerzhaften Gallenkolik mit wellenförmigen, krampfartigen Schmerzen (➤ 4.4.1) im rechten Mittel- und Oberbauch, die in die korrespondierende Head-Zone am Rücken und evtl. die rechte Schulter ausstrahlen (➤ Abb. 8.48). Bleibt der Stein trotz der verstärkten Gallenblasenkontraktionen im Ductus choledochus hängen, so führt die Galleabflussstörung zur Gelbsucht (Verschlussikterus ➤ 17.10.4). Diese tritt bei komplettem Verschluss schon nach wenigen Stunden auf.

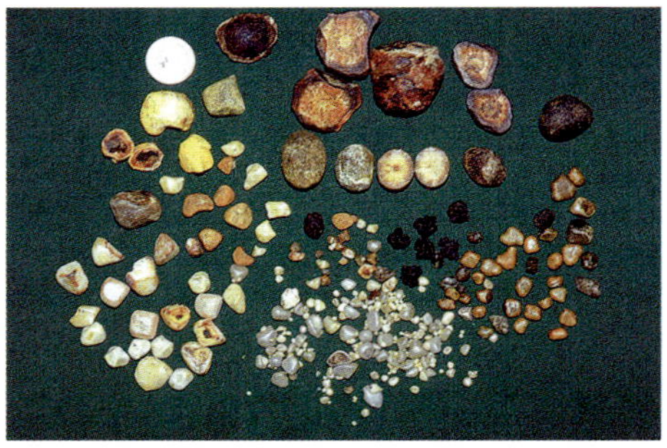

Abb. 17.35 Verschiedene Gallensteine. Man erkennt hellgelbe kugelig-ovale Cholesterinsteine, kleine schwarze Bilirubinsteine und gemischte Steine, die den größten Anteil aller Gallensteine ausmachen. Entsprechend ihrer Zusammensetzung aus Cholesterin, Bilirubin und Kalk unterscheiden sie sich in Form, Farbe und Festigkeit. [T173]

Bei den Diagnoseverfahren steht heute die *Sonografie* ganz im Vordergrund (➤ 4.7.4, ➤ Abb. 17.36).

ERCP

Eine „Mischung" zwischen Röntgen und Endoskopie ist die **ERCP** *(endoskopisch-retrograde Cholangio-Pankreatikografie)*. Hierbei wird die Papille endoskopisch aufgesucht und anschließend Kontrastmittel eingespritzt, wodurch Gallenwege und

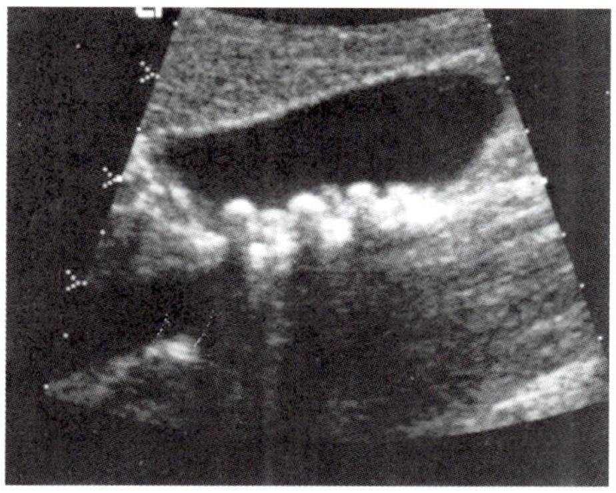

Abb. 17.36 Gallensteine im sonografischen Bild. Mithilfe der Sonografie lassen sich Gallensteine schmerz- und risikofrei binnen Minuten diagnostizieren. [E334]

Pankreasgang *retrograd* (entgegen der normalen Richtung) dargestellt werden. Eine ERCP erfolgt vor allem, wenn (möglicherweise) gleichzeitig kleine therapeutische Eingriffe erfolgen sollen: So kann z. B. durch einen kleinen Schnitt in die Papille *(Papillotomie)* einem Stein, der kurz vor der Papille steckenblieb, der Abgang ermöglicht werden.

Therapie der Gallenkolik

Eine Gallenkolik wird mit krampflösenden und schmerzstillenden Mitteln behandelt. Ferner ist eine Nahrungskarenz für mindestens 24 Stunden erforderlich.
Kommt es bei einem Steinträger zu einer Kolik oder Entzündung, sollte die Gallenblase operativ entfernt werden **(Cholezystektomie).** Die Entfernung der Gallenblase erfolgt heute meist minimal-invasiv („Schlüsselloch-Chirurgie"), d. h. die Operation findet durch kleinste Zugänge hindurch statt. Nach einer Übergangszeit können die meisten Menschen auch ohne Gallenblase „normal" essen.

Cholezystitis

Gallensteine begünstigen eine durch den Gallengang aufsteigende bakterielle Infektion. Deshalb ist die akute *Gallenblasenentzündung,* die **Cholezystitis,** eine ernsthafte Komplikation des Gallensteinleidens. Die Symptome ähneln denen einer Gallenkolik, zusätzlich besteht Fieber und die Gallenblase ist oft schmerzhaft tastbar. Die Therapie entspricht der einer Gallenkolik, wobei zusätzlich Antibiotika verabreicht werden.
Die Cholezystitis kann zur **Gallenblasenperforation** (*lat.* perforare = durchbrechen) führen. Eine chronische Cholezystitis ist auch Risikofaktor für die Entstehung eines **Gallenblasenkarzinoms.**

17.7 Resorption

Nach Zumischung von Galle und Pankreassaft und unterstützt von dem im Dünndarm selbst gebildeten Verdauungssaft liegen alle Voraussetzungen für die endgültige Zerlegung der Nahrungsbestandteile und deren Aufnahme in den Organismus vor. Die **Resorption** beginnt im Duodenum und ist in der Regel nach Passage des Jejunums abgelaufen. Das Ileum stellt eine *Resorptionsreserve* dar, vor allem für Wasser und Elektrolyte. Ausnahmen sind Gallensäuren und Vitamin B_{12} (➤ 18.9), die *ausschließlich* im Ileum resorbiert werden.

17.7.1 Verdauung und Resorption der Eiweiße

Die im Magen unter dem Einfluss der Pepsine und der Salzsäure begonnene Eiweißverdauung stoppt im Dünndarm zunächst, da der hier annähernd neutrale pH-Wert die Pepsine inaktiviert.
Sie wird dort aber durch die eiweißspaltenden Enzyme Trypsinogen und Chymotrypsinogen fortgesetzt, die mit dem Pankreassaft in den Dünndarm gelangen und dort aktiviert werden (➤ Abb. 17.32).Trypsin und Chymotrypsin spalten die Eiweiße dann im Inneren *(Endopeptidasen).* Außerdem trennen *Carboxy-* und *Aminopeptidasen,* ebenfalls aus dem Pankreas stammend, jeweils einzelne Aminosäuren von den Enden her ab *(Exopeptidasen).*
In der Regel entstehen dabei Peptide von etwa acht Aminosäuren. Diese werden von *Aminopeptidasen* des Bürstensaums in Aminosäuren, Di- und Tripeptide zerlegt. Gerade die Di- und Tripeptide können rasch resorbiert werden. Für die Einzelaminosäuren gibt es verschiedene aktive Transportsysteme. Neugeborene können auch noch ganze Proteine aufnehmen (z. B. IgG ➤ 13.4.3).

17.7.2 Verdauung und Resorption der Kohlenhydrate

Den größten Teil der in der Nahrung enthaltenen Kohlenhydrate nimmt der Mensch in Form von *Polysacchariden* wie z. B. Stärke (etwa in Kartoffeln und Reis) auf. Die enzymatische Aufschließung dieser Polysaccharide beginnt bereits im Mund durch die *α-Amylase* der Speicheldrüsen, das **Ptyalin.** Dabei entstehen zunächst größere Polysaccharidbruchstücke (Dextrine). Im Magen stoppt die Kohlenhydratverdauung wieder, da das Ptyalin durch den sauren Magensaft inaktiviert wird.
Im Duodenum erfolgt dann eine erneute Zugabe von α-Amylase durch das Pankreas. Durch ihre Wirkung entstehen Oligosaccharide und Maltose. Im Gegensatz zu den Aminosäuren können die Kohlenhydrate nur als Einzelzucker (Monosaccharide) aufgenommen werden. Daher spalten die Bürstensaumenzyme die vorhandenen Disaccharide (vor allem Maltose, Laktose und Saccharose; Enzyme jeweils mit Endung -ase) in die Monosaccharide Glukose, Galaktose und Fruktose. Die ersten beiden werden durch einen aktiven Na^+-Kotransport resorbiert, Fruktose dagegen durch erleichterte Diffusion (➤ 2.7.4). Aus der Zelle diffundieren alle Monosaccharide ins Blut und gelangen über die Pfortader in die Leber.

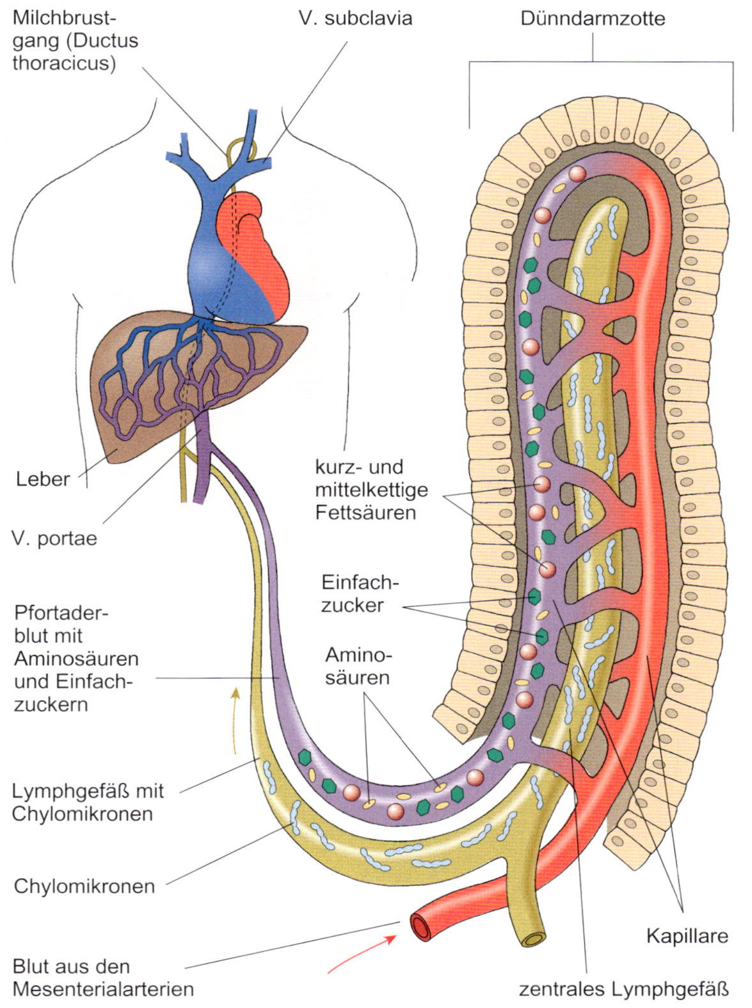

Abb. 17.37 Resorption der Nährstoffe in den Dünndarmzotten und deren Abtransport über das Pfortader- und Lymphsystem. Zucker, Aminosäuren und kurz- bzw. mittelkettige Fettsäuren gelangen über Blutkapillaren zur V. portae (Pfortader) und dann in die Leber. Langkettige Fettsäuren, Cholesterinester und Phospholipide werden dagegen als Chylomikronen über das Lymphsystem abtransportiert.

17.7.3 Verdauung und Resorption der Fette

Fette werden z. B. in Wurst, Eiern, Milch, Nüssen, Butter und Öl aufgenommen. Mit etwa 90 % bilden die *Triglyzeride* (Neutralfette) den Hauptanteil der Fette (➤ 1.8.2). Die übrigen 10 % sind Phospholipide, Cholesterin und die fettlöslichen Vitamine (A, D, E, K, ➤ 18.9).
Die Spaltung der Triglyzeride beginnt im sauren Milieu des Magens unter dem Einfluss der *Zungengrund- und Magenlipasen* (➤ 17.2.3). Der größte Teil der Fettverdauung erfolgt im Dünndarm, nachdem Galle und Pankreassaft dem Speisebrei zugemischt wurden. Unter dem Einfluss der *Pankreaslipase* werden die Triglyzeride in Monoglyzeride und freie Fettsäuren gespalten. Ferner erfolgt eine teilweise Aufschließung der Cholesterin-Fettsäure-Verbindungen und der Phospholipide durch Enzyme der Bauchspeicheldrüse.
Monoglyzeride, Fettsäuren, Cholesterin, Phospholipide und fettlösliche Vitamine lagern sich dann unter dem Einfluss der Gallensäuren zu den erwähnten Mizellen zusammen. Erst diese Mizellen stellen den idealen Kontakt zur Dünndarmschleimhaut her, indem sie sich zwischen die Mikrovilli einbetten.
Die Resorption der Fette und ihrer gespaltenen Bausteine erfolgt überwiegend im Duodenum und im beginnenden Jejunum. Die kurz- und mittelkettigen Fettsäuren gelangen durch Diffusion in die Kapillaren der Darmzotten und von dort über das Pfortadersystem zur Leber. Die größeren Fettmoleküle werden in der Epithelzelle von einer Proteinhülle umgeben. Diese Fett-Eiweiß-Tröpfchen heißen **Chylomikronen.** Die Lymphgefäße der Darmzotten leiten die Chylomikronen über größere Lymphgefäße und den **Milchbrustgang** (*Ductus thoracicus* ➤ Abb. 12.27, ➤ Abb. 17.37) an der Leber vorbei in den Blutkreislauf.

17.7.4 Resorption der Elektrolyte

Die im Darm befindlichen Elektrolyte (unter anderem Natrium, Kalium, Magnesium, Chlorid) stammen hauptsächlich aus den in den Darm abgegebenen Verdauungssäften und nur zum kleineren Teil aus der aufgenommenen Nahrung und Getränken. Sie werden überwiegend im Bereich des Jejunums teils aktiv, teils passiv rückresorbiert. Den rückresorbierten Elektrolyten folgt Wasser osmotisch nach.
Nicht resorbierbare Moleküle wie Glaubersalz, Sorbit oder besonders Polyethylenglycol (Macrogol), werden als osmotische Abführmittel, z. B. zur Vorbereitung einer Darmspiegelung, verwendet.

17

17.7.5 Resorption der Vitamine

Die *fettlöslichen* Vitamine A, D, E und K sind nur über die Mizellenbildung in Gegenwart anderer Fette resorbierbar (➤ 18.9).
Die meisten *wasserlöslichen* Vitamine, z. B. die B-Vitamine und das Vitamin C, werden passiv über Diffusion resorbiert. Das Vitamin B_{12} kann allerdings, wie erwähnt, nur mit dem vom Magen produzierten *Intrinsic-Faktor* im Ileum aufgenommen werden (➤ 17.4.4).

17.7.6 Resorption der Nukleinsäuren

Die Nukleinsäuren DNA und RNA werden durch die Ribo- und Desoxyribonukleasen aus dem Pankreas zu Nukleotiden hydrolysiert. Die Nukleotide werden im Bereich des Bürstensaums durch weitere Enzyme in die kleineren Baueinheiten zerlegt (Nukleoside, Basen, Zucker) und im Jejunum resorbiert.

17.7.7 Malassimilationssyndrom

Eine verminderte Nährstoffausnutzung wird als **Malassimilation** (*lat.* malus = schlecht, assimilare = ähnlich machen) bezeichnet. Die Malassimilation wird unterteilt in:
- **Maldigestion.** Darunter versteht man eine *unzureichende Verdauung* der Nahrung
- **Malabsorption.** In diesem Fall ist die *Resorption* der Nährstoffmoleküle nach normaler Verdauung gestört.

Hauptursachen sind:
- Ein Mangel an Verdauungsenzymen bei chronischen Erkrankungen des Pankreas (➤ 17.9)
- Ein Mangel an Gallensäuren, z. B. bei Abflussstörungen der Galle
- Chronisch-entzündliche Darmerkrankungen, z. B. der Morbus Crohn (➤ 17.8.11)
- Operative Entfernung von Magen- oder Dünndarmabschnitten
- Nahrungsmittelallergien (➤ 13.6.1)
- Intoleranz von Milchzucker, meist genetisch bedingt durch einen Mangel des Enzyms **Laktase (Laktoseintoleranz),** oder Unverträglichkeit von Fruchtzucker (Fruktose), verursacht durch unzureichende Resorption (**Fruktosemalabsorption** ➤ 18.5).

Zu den klinischen Symptomen gehören Blähungen, *voluminöse Gärungsstühle* (täglich über 300 g Stuhlgewicht) und evtl. *Fettstühle* (hoher Fettgehalt der Stühle). Folgen der verminderten Nährstoffaufnahme sind Gewichtsverlust sowie Vitamin-, Eiweiß- und andere Mangelerscheinungen. Die Malassimilation kann oft ohne wesentliche Belastung des Patienten durch Blut-, Stuhl- oder Atemtests diagnostiziert werden.

Beim **H_2-Atemtest** wird nach oraler Gabe eines bestimmten Kohlenhydrats (z. B. Laktose, Saccharose, Glukose, Fruktose) die Konzentration von Wasserstoff (H_2) in der Ausatmungsluft gemessen. H_2 entsteht bei der bakteriellen Spaltung von Kohlenhydraten im Dickdarm, wird vom Blut aufgenommen und in der Lunge abgegeben. Je schlechter das gegebene Kohlenhydrat resorbiert wird, desto mehr davon wird im Darm bakteriell abgebaut und desto höher ist der H_2-Anteil in der Ausatmungsluft. Die Ursachenklärung kann aber z. B. eine Endoskopie erfordern.

Die Therapie ist ursachenabhängig. In jedem Fall müssen die lebenswichtigen, nicht ausreichend aufgenommenen Vitamine und Spurenelemente substituiert (ersetzt) und der Wasser- und Elektrolythaushalt reguliert werden.

Glutensensitive Enteropathie

Die **glutensensitive Enteropathie** *(Zöliakie)* ist eine Autoimmunerkrankung, bei der es zu einer Unverträglichkeitsreaktion gegen das in vielen Getreiden enthaltene Klebereiweiß *Gluten* und in der Folge zu einer Schädigung der Dünndarmschleimhaut kommt. Insbesondere verkümmern die resorbierenden Zotten. Betroffen sind in Deutschland ca. 0,5 % der Bevölkerung. Leichtere Verläufe z. B. mit uncharakteristischen Bauchbeschwerden sind dabei häufiger als das Vollbild mit einem Malassimilationssyndrom. Die Therapie besteht in einer lebenslangen, strikt glutenfreien Diät.

17.8 Dickdarm und Rektum

Der **Dickdarm** und das sich anschließende **Rektum** *(Mastdarm)* bilden den letzten Abschnitt des Verdauungsrohrs. Sie sind zusammen etwa 1,5 m lang. Verdauung und Resorption der Nährstoffe sind bereits abgeschlossen, im Dickdarm werden vor allem noch Wasser und Elektrolyte rückresorbiert. Hierdurch wird der Darminhalt auf eine Ausscheidungsmenge von etwa 150–200 ml pro Tag eingedickt und nach Speicherung im Rektum als halbfester **Stuhl** *(Kot, Faeces)* schließlich über den After ausgeschieden.
Der Dickdarm ist im Unterschied zum Dünndarm reichlich mit Bakterien (vorwiegend Anaerobier, aber auch Escherichia coli und andere Stäbchenbakterien ➤ 13.9) besiedelt, die für den Menschen unverdauliche Nahrungsreste durch Gärungs- und Fäulnisvorgänge weiter abbauen (➤ 17.11).
Man unterscheidet folgende Dickdarmabschnitte, die ohne deutliche Begrenzung ineinander übergehen (➤ Abb. 17.39):
- Der **Blinddarm** *(Caecum)* mit dem **Wurmfortsatz** *(Appendix vermiformis)*
- Das **Kolon** *(Grimmdarm)* mit seinen vier Abschnitten **Colon ascendens** *(aufsteigender Grimmdarm),* **Colon transversum** *(querverlaufender Grimmdarm),* **Colon descendens** *(absteigender Grimmdarm)* und **Colon sigmoideum** (*S-förmiger Grimmdarm,* kurz **Sigma** oder *Sigmoid*).

Der Aufbau der Dickdarmwand entspricht dem des übrigen Verdauungstrakts (➤ Abb. 17.2), zeigt aber folgende Besonderheiten:

Dickdarmschleimhaut

An der Dickdarmschleimhaut findet man keine Zotten mehr, sondern ausschließlich besonders tiefe Einstülpungen, die *Dickdarmkrypten* (➤ Abb. 17.38). Das einschichtige Kryptenepithel besteht vorwiegend aus *schleimbildenden Becherzellen,* deren Schleim die Dickdarmschleimhaut gegenüber dem sich zunehmend verfestigenden Stuhl gleitfähig hält. An den Kryptenübergängen finden sich neben den Becherzellen zusätzlich resorbierende Epithelzellen, die zum Darmlumen hin einen Bürstensaum (Mikrovilli) besitzen. Hier erfolgt die Rückresorption von Wasser und Elektrolyten.

Tänien, Haustren, Appendices epiploicae

Charakteristisch ist außerdem die äußere Längsmuskelschicht: Sie verläuft nicht gleichmäßig um den ganzen Darm, sondern ist zu drei bandförmigen Streifen zusammengebündelt, den **Tänien** (➤ Abb. 17.39).
Durch Kontraktionen der Ringmuskelschicht entstehen im Abstand von einigen Zentimetern Ein-

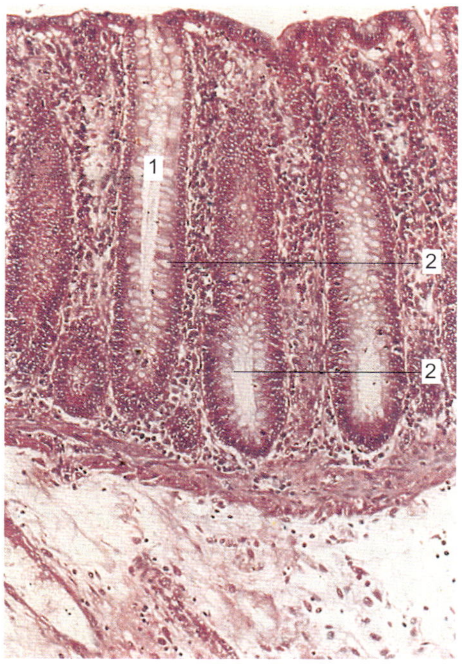

Abb. 17.38 Histologischer Schnitt durch die Dickdarmschleimhaut. Typischerweise findet man nur Krypten (1) und keine Zotten. Als ovale Aufhellungen erkennt man im Epithel die Becherzellen (2). [X141]

schnürungen, zwischen denen Haustren als Ausbuchtungen deutlich hervortreten. Die Haustren sind keine starren Gebilde, sondern verändern entsprechend der Ringmuskelkontraktionen ihre Form.
Über der gesamten Dickdarmoberfläche sind oft noch gelbe Anhängsel zu erkennen, die **Appendices epiploicae.** Das sind kleine fettgefüllte Ausstülpungen der Dickdarmserosa. Bei adipösen Menschen sind sie besonders ausgeprägt.

Bauchfellüberzug des Dickdarms

Blinddarm, Colon transversum und Sigma sind vollständig von Serosa überzogen und nur über ein dünnes Aufhängeband, das **Mesokolon** *(Dickdarmgekröse),* elastisch mit der hinteren Bauchwand verbunden. Über dieses Mesokolon wird der Dickdarm mit Blut- und Lymphgefäßen sowie Nerven versorgt. Diese Abschnitte liegen *intraperitoneal* und sind somit gut beweglich (➤ 17.1.3). Im Gegensatz dazu sind Colon ascendens und descendens nur an ihrer Vorderseite von Bauchfell überzogen und an ihrer Hinterseite *fest* mit der hinteren bzw. seitlichen Leibeswand verwachsen. Sie liegen somit *retroperitoneal* und sind im Bauchraum nicht beweglich.

17.8.1 Blinddarm und Appendix

Der erste, vor der rechten Darmbeinschaufel gelegene Abschnitt des Dickdarms ist der Blinddarm (Caecum ➤ Abb. 17.39). Er stellt den weitesten, aber mit nur 6–8 cm Länge auch kürzesten Dickdarmabschnitt dar. In den Blinddarm stülpt sich von links her in einem nahezu rechten Winkel das Dünndarmende, das terminale Ileum, ein. An der Einmündungsstelle entstehen zwei Schleimhautfalten, die als **Ileozäkalklappe** *(Valva ileocaecalis)* bezeichnet werden. Diese Klappe lässt in periodischen Abständen Dünndarminhalt in den Dickdarm übertreten. Ein Rückfluss ist normalerweise ausgeschlossen, da die Ileozäkalklappe als Ventil wirkt.
Am unteren Ende des Blinddarms hängt als wurmförmiges Anhangsgebilde der **Wurmfortsatz** *(Appendix vermiformis).* Seine Schleimhaut ist ähnlich aufgebaut wie die des Dickdarms, in die Wand sind jedoch zahlreiche Lymphfollikel eingelagert, die insbesondere im Kindesalter der Infektabwehr dienen. Die Länge des etwa 1 cm dicken Wurmfortsatzes variiert erheblich (2–25 cm), durchschnittlich ist er etwa 10 cm lang. Klinisch bedeutsam ist seine große Lagevariabilität, wodurch die Diagnose einer Entzündung des Wurmfortsatzes *(Appendizitis)* erheblich erschwert werden kann.

Appendizitis

Die **Appendizitis** wird im Volksmund auch *Blinddarmentzündung* genannt – korrekt ist aber *Wurmfortsatzentzündung.* Sie ist die häufigste akute Baucherkrankung und betrifft insbesondere Kinder und Jugendliche. Weil der Wurmfortsatz eine Sackgasse für den Speisebrei bildet, können sich Keime, die in diesem Darmabschnitt reichlich im Speisebrei zu finden sind, leicht ausbreiten.
Die Diagnose kann schwierig sein – nur etwa die Hälfte der Patienten zeigt die klassische Symptomenfolge:

- Appetitlosigkeit, Übelkeit und Erbrechen
- Ziehende bis kolikartige Schmerzen in Nabelgegend oder Oberbauch
- Nach einigen Stunden Wanderung des nun kontinuierlichen Schmerzes in den rechten Unterbauch (jedoch nicht in der Spätschwangerschaft, was in diesem Fall die Diagnostik zusätzlich erschwert)
- Mäßiges Fieber bis 39 °C. Dabei ist die Temperaturdifferenz zwischen rektaler und axillärer Messung, die normalerweise ca. 0,5 °C beträgt, deutlich vergrößert.

Die Therapie der Appendizitis besteht in einer frühzeitigen und dann meist endoskopisch möglichen Entfernung des Wurmfortsatzes, der **Appendektomie.** Ansonsten droht durch die entzündliche Schwellung sowie mögliche Eiterbildung und Gewebsnekrose (Absterben von Gewebe) eine Überdehnung und damit ein Platzen *(Perforation)* des Wurmfortsatzes.

17.8.2 Kolon

An den Blinddarm schließt sich das **Colon ascendens** *(aufsteigender Grimmdarm)* an. Es verläuft der rechten Bauchwand anliegend nach oben bis zur Leber. Hier macht es eine scharfe Biegung (**rechte Kolonflexur,** *Flexura coli dextra*) und verläuft dann als **Colon transversum** *(querverlaufender Grimmdarm, Querdarm)* zum linken Oberbauch in die Nähe der Milz. Hier macht das Kolon wieder einen scharfen Knick (**linke Kolonflexur,** *Flexura coli sinistra*) und verläuft als **Colon descendens** *(absteigender Grimmdarm)* an der seitlichen Bauchwand abwärts (➤ Abb. 17.39).

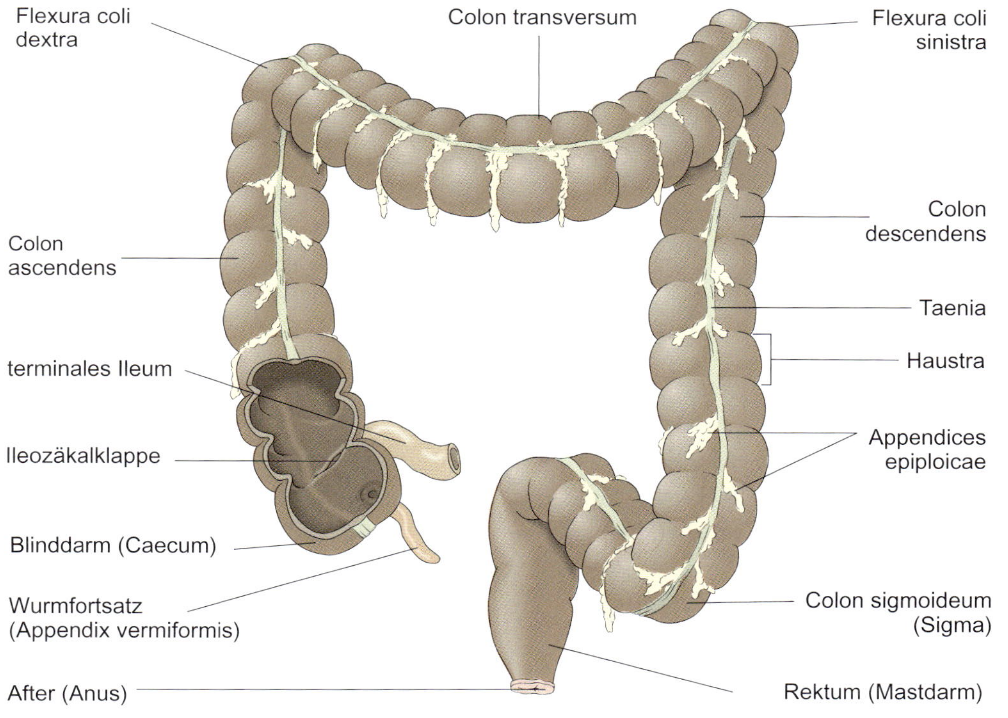

Abb. 17.39 Dickdarm (Caecum und Kolon) und Rektum in der Vorderansicht.

In Höhe der linken Darmbeinschaufel löst sich das Kolon von der seitlichen Bauchwand und geht in einer S-förmigen Krümmung in das **Sigma** *(Colon sigmoideum)* über. Das Sigma verlässt den Bauchraum, tritt ins kleine Becken ein und geht in das Rektum über.

17.8.3 Rektum

Das **Rektum** *(Mastdarm)* bildet den 15–20 cm langen letzten Darmabschnitt. Es liegt im kleinen Becken außerhalb der Bauchhöhle und ist somit nicht mehr von Bauchfell überzogen. Im Gegensatz zum Kolon bildet die äußere Längsmuskulatur eine rundum geschlossene Schicht, Tänien und Haustren sind nicht vorhanden. Das Rektum verläuft nicht, wie der Name vermuten lässt, vollkommen gerade, sondern hat wie das Sigma eine S-Form. In seinem oberen Teil folgt es der Ausbuchtung des Kreuzbeins, biegt dann in Höhe des Steißbeins nach hinten um und endet im After (Anus).

Die oberste „Etage" des Rektums bildet die *Ampulla recti,* kurz **Ampulle.** Sie ist der Sammelbehälter, in dem der Stuhl vor der Ausscheidung über Stunden oder gar Tage gespeichert wird.

Der **After** *(Anus)* ist die Öffnung, durch die der Darm an die Körperoberfläche mündet. Er wird durch zwei unterschiedliche Muskeln verschlossen:

- Den **inneren Afterschließmuskel** *(M. sphincter ani internus),* der die abschließende Verstärkung der inneren Ringmuskelschicht des Darmes darstellt und nicht willkürlich beeinflusst werden kann (glatte Muskulatur)
- Den **äußeren Afterschließmuskel** *(M. sphincter ani externus).* Er gehört der quergestreiften Beckenbodenmuskulatur an und kann willkürlich kontrahiert werden.

Die Schleimhaut (➤ Abb. 17.40) entspricht im oberen Abschnitt der Dickdarmschleimhaut, geht aber dann in die äußere Haut des Afters (mit Haaren und Talg- bzw. Schweißdrüsen) über. In der **Hämorrhoidalzone** (➤ Abb. 17.41) liegt unter der Schleimhaut des Rektums ein Venengeflecht, das mit der *oberen Mastdarmschlagader* **(A. rectalis superior)** in Verbindung steht. Dieser *arteriovenöse Schwellkörper* trägt neben den beiden beschriebenen Muskeln maßgeblich zum Verschluss des Afters bei.

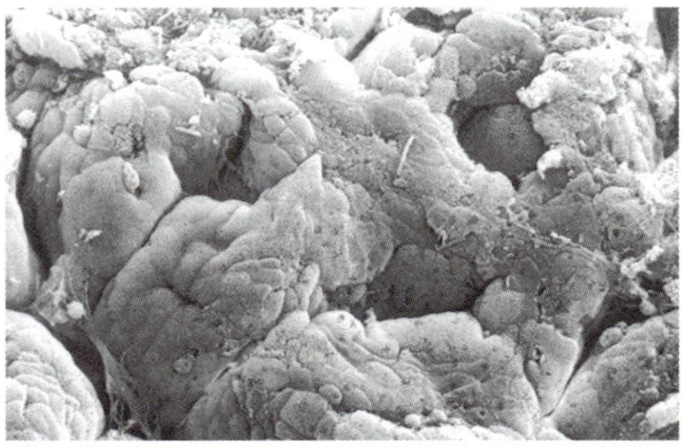

Abb. 17.40 Rasterelektronenmikroskopische Aufnahme der Oberflächenstruktur des Rektums. [X243]

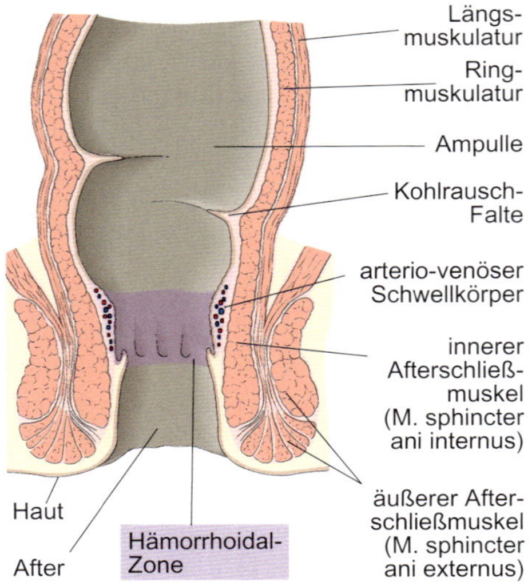

Abb. 17.41 Das Rektum im Längsschnitt. Zwischen Ampulle und After liegt die Hämorrhoidalzone mit einem arteriovenösen Schwellkörper unter der Schleimhaut.

Hämorrhoiden

Hämorrhoiden sind *knotenartige Erweiterungen* des beschriebenen arteriovenösen Schwellkörpers. Ein Einriss dieser Gefäße führt zu typischerweise hellroten Blutauflagerungen auf dem Stuhl. Weitere Symptome sind Nässen und Brennen in der Analregion sowie Schmerzen beim Stuhlgang. Bringen Maßnahmen wie Stuhlregulierung, Analhygiene und Salben/Zäpfchen keine Linderung, sind je nach Stadium Verödung, Gummibandligatur oder operative Entfernung der Hämorrhoiden *(Hämorrhoidektomie)* angezeigt.

Hämorrhoiden dürfen nicht verwechselt werden mit den recht häufigen **Analvenenthrombosen,** Gerinnselbildungen in kleinen Venen am Rand des Afters, die zu sichtbaren, schmerzhaften blauen Knoten führen.

17.8.4 Transport des Dickdarminhalts

Im Dickdarm können drei Bewegungsformen unterschieden werden:

- **Segmentationen.** Sie entstehen durch rhythmische Einschnürungen der Ringmuskulatur und führen zur erwähnten Haustrierung des Dickdarms. Die Segmentationen verzögern die Passage des Darminhalts, sodass Elektrolyte und Wasser ausreichend resorbiert werden können. Erschlafft der kontrahierte Darmabschnitt und kontrahiert sich die Muskulatur an anderer Stelle, wird der Darminhalt kräftig durchmischt
- **Propulsive Massenbewegungen.** Kontrolliert durch das vegetative Nervensystem (➤ 8.10), folgt der Erschlaffung der Darmmuskulatur eine starke Kontraktionswelle, die den Stuhl in Richtung Darmausgang transportiert. Eine derartige Massenbewegung tritt ungefähr 3- bis 4-mal täglich auf, bevorzugt morgens nach dem Aufstehen sowie nach den Mahlzeiten. Sie ist nicht selten mit Stuhldrang (und nachfolgender Stuhlentleerung) verbunden
- **Peristaltische Wellen** (im Dickdarm selten).

Die Motorik des Dickdarms wird wie in anderen Abschnitten des Verdauungstrakts durch den zwischen der inneren Ring- und der äußeren Längsmuskulatur liegenden Plexus myentericus gesteuert. Der Einfluss des autonomen Nervensystems modifiziert die Aktivität des Plexus: Der Parasympathikus fördert den Weitertransport des Darminhalts, während der Sympathikus den Weitertransport hemmt.

17.8.5 Stuhlentleerung

Die **Stuhlentleerung** *(Defäkation)* ist ein reflektorisch ablaufender Vorgang, der jedoch willentlich beeinflusst werden kann. Bei ausreichender Füllung der Ampulle werden dort Dehnungssensoren erregt. Diese senden über afferente Nervenbahnen Impulse zum *Defäkationszentrum* im Sakralmark, außerdem wird im Großhirn die Empfindung „Stuhldrang" ausgelöst. Vom Defäkationszentrum werden dann parasympathische Nervenfasern erregt, die zum einen den inneren Afterschließmuskel erschlaffen lassen und zum anderen zur Kontraktion der äußeren Längsmuskulatur des Rektums führen. Dadurch wird der Stuhl nach außen getrieben. Eine anhaltende Kontraktion von Zwerchfell und Bauchmuskeln, die *Bauchpresse* (➤ 16.8.4), unterstützt den Vorgang.

Die Stuhlentleerung kann über eine gewisse Zeit aufgeschoben werden, indem der äußere Afterschließmuskel willentlich kontrahiert und damit die Stuhlentleerung verhindert wird.

Die Entleerungshäufigkeit *(Defäkationsfrequenz)* ist von Mensch zu Mensch sehr unterschiedlich und bewegt sich normalerweise im Rahmen von dreimal täglichen bis zu dreimal wöchentlichen Entleerungen. Dementsprechend variiert auch die Verweildauer des Darminhaltes im Rektum von 8 bis über 60 Stunden erheblich.

17.8.6 Stuhl

Der **Stuhl** *(Kot, Faeces)* ist der eingedickte und durch Bakterien zersetzte, unverdauliche Rest des Nahrungsbreis. Der Stuhl besteht zu 75 % aus Wasser, der Rest setzt sich folgendermaßen zusammen:

- Unverdauliche, teilweise zersetzte Nahrungsbestandteile (vorwiegend Zellulose)
- Abgestoßene Epithelzellen der Darmschleimhaut
- Schleim
- Bakterien (pro Gramm Stuhl bis zu einer Billion)
- *Sterkobilin,* das im Darm durch Umwandlung des Gallenfarbstoffs Bilirubin gebildet wird (➤ 17.10.4) und dem Stuhl seine eigentümliche, bräunliche Farbe verleiht
- Gärungs- und Fäulnisprodukte, die bei den bakteriellen Zersetzungsvorgängen im Dickdarm

17

entstehen und für den unangenehmen Geruch des Stuhls verantwortlich sind

- Entgiftungsprodukte. Das sind unter anderem Arzneimittel, Giftstoffe und deren Abbauprodukte sowie andere von der Leber über die Galle in den Darm abgegebene Stoffwechselprodukte.

P

Stuhlbeobachtung

Die Farbe des Stuhls (normal: hell- bis dunkelbraun) wird – abgesehen von Krankheiten – auch verändert durch manche Nahrungsmittel (wie Lakritze, Rote Bete, Heidelbeeren und Spinat) sowie einige Medikamente, z. B. Eisenpräparate. Deshalb erfragen die Pflegenden bei Farbveränderungen stets die Ernährung der letzten Tage. Helles rotes Blut im Stuhl kann durch Blutungen im Anal-, Rektum- oder Dickdarmbereich (z. B. aus Hämorrhoiden, Divertikeln oder Tumoren) bedingt sein. Durch verdautes Blut aus Blutungen im oberen Verdauungstrakt (Speiseröhre, Magen, Zwölffingerdarm) entsteht schwarzer, oft klebriger, Stuhl *(Teerstuhl)*.

17.8.7 Defäkationsstörungen

Obstipation

Unter **Obstipation** *(Verstopfung)* versteht man eine verzögerte und erschwerte Darmentleerung. Der Stuhl ist infolge Wasserentzugs hart und trocken und die Entleerung wird dadurch schmerzhaft. In seltenen Fällen tritt die Obstipation als Warnsymptom einer ernsten Grundkrankheit auf, z. B. eines Dickdarmtumors (➤ 17.8.10). Meistens handelt es sich aber um eine funktionelle Störung bei:

- Flüssigkeitsmangel (durch Flüssigkeitsverluste oder unzureichende Zufuhr)
- Ballaststoffarmer Ernährung
- Bewegungsmangel
- Einnahme bestimmter Medikamente, z. B. Opioid-Analgetika.

Laxanzien *(Abführmittel)* sollen nur kurzzeitig (etwa bei vorübergehender Immobilisierung) eingenommen werden, da sie längerfristig teilweise an Wirksamkeit einbüßen und oft den Kaliumhaushalt durcheinanderbringen (➤ 19.8.2).

G

Obstipation und Ernährung

Die einfachste und effektivste Maßnahme, sich vor Verstopfung zu schützen, ist eine Ernährung aus ballaststoffreicher Kost mit Vollkornbrot, viel (rohem) Gemüse und Obst. Dazu morgens ein Glas lauwarmes Mineralwasser auf nüchternen Magen – das regt die Darmtätigkeit genauso an wie Leinsamen oder Weizenkleie.

Wer zu Verstopfung neigt, sollte bereits bei den ersten Anzeichen auf stopfende Nahrungsmittel wie kakaohaltige Produkte, Bananen, schwarzen Tee, Heidelbeeren und Milch verzichten und lieber abführende Nahrungsmittel wie Rhabarber, Sauerkraut, eingeweichte Dörrpflaumen, Butter- und Dickmilch, Melonen und Feigen wählen. Generell sollte viel Mineralwasser getrunken werden.

Auch gewisse „Äußerlichkeiten" helfen: Man sollte sich Zeit und Ruhe für das „stille Örtchen" gönnen und sich nicht unter den Druck stellen, jeden Tag „müssen" zu müssen. Dreimal die Woche reicht völlig, und von Verstopfung spricht man sowieso erst, wenn es länger als drei Tage nicht zum Stuhlgang gekommen ist. Und auch dann ist es wenig hilfreich, nur auf die Verdauung zu achten, wirkt doch nichts verstopfender auf den Darm als der ständige Gedanke an den Stuhlgang.

Durchfall

Eine erhöhte Stuhlfrequenz (über 3-mal täglich) heißt **Durchfall** *(Diarrhö)*, wobei in schweren Fällen bis zu 30 Entleerungen pro Tag vorkommen. Der Stuhl ist breiig-flüssig (Wassergehalt über 75 %), die Stuhlmenge vermehrt (über 250 g/Tag). *Akute Durchfälle* sind meist infektiös bedingt, z. B. durch verdorbene Lebensmittel, Viren wie Rota- oder Noroviren oder Bakterien wie Campylobacter, Salmonellen oder bestimmte E.-coli-Stämme. Hingegen haben *chronische Durchfälle* meist nicht-infektiöse Ursachen – z. B. chronisch-entzündliche Darmerkrankungen, Medikamente (unter anderem Antibiotika, Abführmittel) oder ein *Malassimilationssyndrom* (➤ 17.7.7). Bei durch Antibiotikagaben ausgelösten Störungen des Darmmikrobioms (➤ 17.11) kann eine starke Vermehrung des Bakteriums *Clostridium difficile* die Ursache sein. Bei Erfolglosigkeit anderer Behandlungen ist ein **fäkaler Mikrobiota-Transfer** *(Stuhltransplantation)* hilfreich, bei der aufbereiteter Stuhl eines gesunden Spenders in den Darm des Empfängers übertragen wird.

Insbesondere bei Säuglingen und älteren Menschen kommt es bei stärkeren Durchfällen rasch zu Austrocknung und oft lebensgefährlichen Elektrolytstörungen, v. a. des Kaliums, wodurch die Herzfunktion beeinträchtigt wird (➤ 14.5.10).

Tenesmus

Unter **Tenesmus** versteht man einen ständigen, schmerzhaften Stuhldrang bei geringer oder gar fehlender Stuhlentleerung. Der dabei vorliegende krampfhafte Verschluss des Analsphinkters wird oft von einer entzündlichen Reizung des Sphinkters oder einer Mastdarmentzündung *(Proktitis)* hervorgerufen.

Stuhlinkontinenz

Bei der **Stuhlinkontinenz** kann der Stuhl nicht mehr zurückgehalten werden, und es kommt zum unwillkürlichen Einkoten. Die Stuhlinkontinenz nimmt mit steigendem Lebensalter zu. Ursächlich spielen z. B. Lähmungen, Tumoren im Enddarm- und Analbereich sowie die Demenz eine bedeutende Rolle. Bei Frauen sind vaginale Geburten ein Risikofaktor, da sie den Beckenboden schwächen und (oft zunächst unbemerkt) die Schließmuskeln schädigen können.

17.8.8 Reizdarmsyndrom

Das **Reizdarmsyndrom** (auch *Colon irritabile* oder *Reizkolon* genannt) ist gekennzeichnet durch wiederkehrende funktionelle Störungen von Darmmotilität und -sekretion mit Völlegefühl, Blähungen, Darmkrämpfen, Verstopfung *(Obstipation)* oder Durchfall *(Diarrhö)* als Leitsymptomen. Es ist eine der häufigsten Erkrankungen des Magen-Darm-Trakts, bis zu 50 % der Besuche in der Gastroenterologie sind hierdurch bedingt. Die Ursache ist unklar (➤ 8.10.4).

Die Diagnose ist eine Ausschlussdiagnose, d. h. es muss durch entsprechende Untersuchungen sichergestellt werden, dass keine fassbaren organischen Erkrankungen wie etwa Darmentzündungen oder Tumoren vorliegen.

17.8.9 Dickdarmpolypen

Dickdarmpolypen sind Wucherungen der Dickdarmschleimhaut (vor allem *Adenome* ➤ 3.7.2), die meist einen pilzähnlichen Stiel besitzen, manchmal aber auch in flacher Wuchsform auftreten (➤ Abb. 17.42, ➤ Abb. 17.43). Oft findet man sie zufällig bei einer Dickdarmspiegelung. Gelegentlich machen sie sich durch Blut- und Schleimabgang bemerkbar. Da sie zu Karzinomen entarten können (also *Präkanzerosen* darstellen ➤ 3.7.1), sollte man jeden Polypen endoskopisch

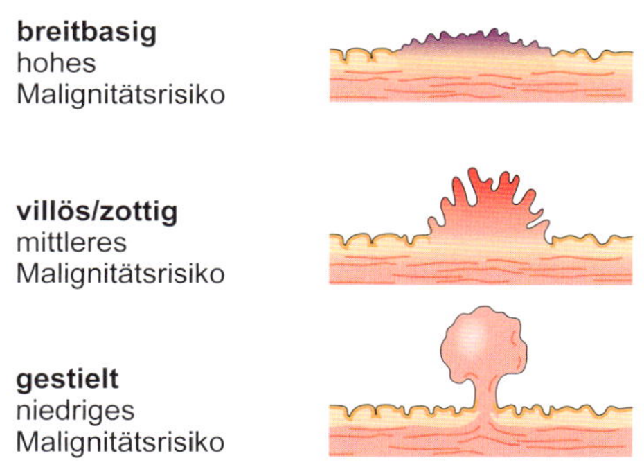

Abb. 17.42 Dickdarmpolypen, verschiedene Wuchsformen. Das Entartungsrisiko ist bei breitbasig wachsenden Polypen höher als bei gestielten.

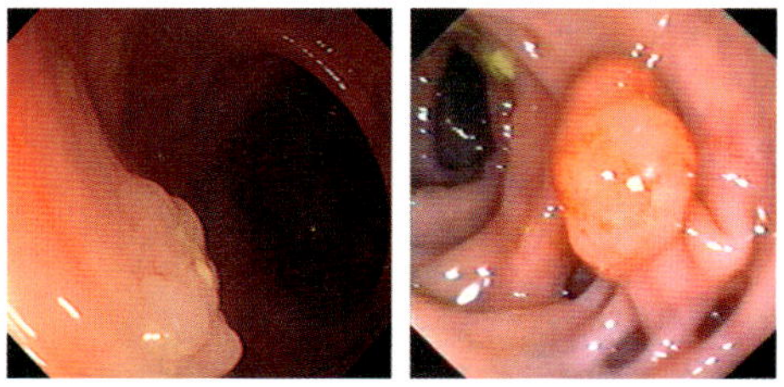

Abb. 17.43 Links breitbasiger, rechts gestielter Dickdarmpolyp in der Endoskopie. [E335, R132]

mit einer Schlinge abtragen und histologisch untersuchen lassen.

17.8.10 Kolorektale Karzinome

Kolorektale Karzinome, also bösartige Tumoren von Kolon und Rektum, stehen in der Häufigkeitsstatistik der Krebsneuerkrankungen bei Männern an dritter, bei Frauen an zweiter Stelle. Pro Jahr erkranken nahezu 60.000 Menschen in Deutschland an Dickdarmkrebs, fast 25.000 sterben daran.

> **Warnzeichen**
> Die beiden wichtigsten Alarmsymptome sind:
> - Blut im Stuhl
> - Plötzliche Änderung der Stuhlgewohnheiten, z. B. Verstopfung *(Obstipation),* Durchfall *(Diarrhö),* verstärkte Blähungen, Schleimbeimengungen im Stuhl, unwillkürlicher Stuhlabgang.

Ca. 5 % der kolorektalen Karzinome sind erblich bedingt. Risikofaktor neben einer genetischen Belastung ist ein ungünstiger Lebensstil, v. a. eine Ernährung mit wenig pflanzlicher Kost und viel (verarbeitetem) rotem Fleisch (➤ 18.15).

Kolorektale Karzinome sind meist Adenokarzinome, in ca. ¾ im Rektum oder Sigma. Sie entstehen im Verlauf vieler Jahre überwiegend aus Polypen **(Adenom-Karzinom-Sequenz).** Sie metastasieren zunächst in die regionalen Lymphknoten, die ersten Fernmetastasen entstehen durch Ausbreitung über die V. portae (Pfortader) in der Leber (portaler Metastasierungstyp ➤ Abb. 3.15).

Die Diagnose wird in der Regel durch Koloskopie und Biopsie gestellt. Je nach Tumorstadium wird die operative Entfernung mit einer Strahlen- und/oder Chemotherapie kombiniert (vorausgehend oder nachfolgend). Manchmal muss ein künstlicher Darmausgang *(Anus praeter)* angelegt werden, der an der vorderen Bauchwand mündet. Austauschbare Beutel mit Klebehaftung ermöglichen die Stuhlhygiene.

Im Vergleich zum Ösophagus- und Magenkarzinom sind die Heilungschancen bei kolorektalen Karzinomen relativ hoch. Sie könnten aber noch höher sein, wenn das Darmkrebsvorsorgeprogramm in Deutschland besser genutzt würde: Dieses beinhaltet für beschwerdefreie Männer ab dem 50. und Frauen ab dem 55. Lebensjahr eine **Vorsorge-Koloskopie** mit Wiederholungsmöglichkeit zehn Jahre später. Die Untersuchung, bei der ein flexibles Endoskop vom After bis in das terminale Ileum vorgeschoben wird, ist nach wie vor angst- und schambesetzt. Tatsächlich sind aber vor allem die vorher notwendigen Abführmaßnahmen unangenehm, während die Untersuchung selbst schmerzfrei unter Gabe von Beruhigungsmitteln bzw. Kurznarkose möglich ist.

Die Untersuchung des Stuhls auf verstecktes Blut, die ab dem 50. Lebensjahr angeboten wird, erfasst Vorstadien von Darmkrebs (Polypen, Adenome) nicht zuverlässig.

> **Darmkrebs frühzeitig erkennen**
> Die Vorsorge-Koloskopie ist gleich „doppelt" wirksam: Zum einen werden mehr Karzinome in frühen, noch heilbaren Stadien erkannt als wenn eine Koloskopie erst bei tumorbedingten Beschwerden erfolgt. Zum anderen werden Darmpolypen bei der Vorsorge-Koloskopie erkannt und sofort entfernt.

17.8.11 Chronisch-entzündliche Darmerkrankungen

Die Ursache **chronisch-entzündlicher Darmerkrankungen** ist bis heute weitgehend unbekannt. Möglicherweise kommt es bei entsprechender Veranlagung durch noch unbekannte Faktoren zu einer gestörten Barrierefunktion der Darmschleimhaut, sodass Darmbakterien eindringen und zu einer abnormen Abwehrreaktion der Schleimhaut führen. Folge sind chronisch-rezidivierende oder kontinuierliche, teils lebenslang wieder aufflackernde Entzündungen.

Der **Morbus Crohn** tritt meist im 20.–30. Lebensjahr auf. Die Erkrankung kann an jeder Stelle des Verdauungstrakts vom Mund bis zum After vorkommen, wobei die Lokalisation im terminalen Ileum und Kolon überwiegt. An den betroffenen Abschnitten sind alle Wandschichten des Verdauungskanals entzündet, die Darmwand ist hier stark verdickt und zeigt entzündliche Granulome (➤ 3.5.6).

Neben kolikartigen Schmerzen haben die Patienten etwa 3- bis 6-mal am Tag Durchfälle, meist ohne Blut- oder Schleimbeimengungen. Da die Entzündung alle Wandschichten erfasst, bilden sich häufig Fisteln, also direkte Verbindungen zur äußeren Haut (oft Analfisteln) oder zu Nachbarorganen (z. B. Blasen- oder Scheidenfisteln).

Die Therapie des Morbus Crohn erfolgt so lange wie möglich konservativ. Hierzu gehören in der akuten Phase eine ballaststoffarme Diät („Astronautenkost"), evtl. sogar eine intravenöse Ernährung, sowie entzündungshemmende Medikamente (z. B. Azulfidine®, Glukokortikoide). Bei schweren Verläufen werden Immunsuppressiva (➤ 13.6.3) zur Dämpfung der körpereigenen Abwehr gegeben. Helfen auch diese nicht, können Biologika (➤ 4.3.8) eingesetzt werden, vor allem TNF-Blocker (➤ 13.3).

Da die Erkrankung aber kaum jemals ausheilt, muss im weiteren Verlauf meist operiert werden, z. B. um narbige Darmverengungen zu beseitigen oder sehr stark betroffene Darmabschnitte zu *resezieren* (operativ entfernen).

Bei der **Colitis ulcerosa** beginnt der schubweise Krankheitsprozess im Rektum und breitet sich von dort über das ganze Kolon aus. Die Entzündung ist auf Mukosa und Submukosa begrenzt und führt zu oberflächlichen Geschwüren *(Ulzerationen).* Bei typischer Symptomatik zählt man bis zu 20 blutig-schleimige Durchfälle pro Tag.

Die konservative Therapie mit Diät und antientzündlichen Medikamenten ähnelt der des Morbus Crohn. Da bei Colitis ulcerosa das Dickdarmkarzinomrisiko stark erhöht ist, sind regelmäßige Kontrollendoskopien nötig. Meist wird auch nach einer gewissen Krankheitsdauer empfohlen, den Dickdarm operativ zu entfernen, um einer Karzinomentstehung zuvorzukommen. Die Kontinenz kann dabei in der Regel erhalten werden.

17.8.12 Dickdarmdivertikulose und -divertikulitis

Divertikel sind umschriebene Ausstülpungen der Wand eines Hohlorgans. Sind alle Wandschichten beteiligt, spricht man von einem *echten Divertikel.* Tritt dagegen nur die Schleimhaut durch Lücken der Muskularis aus, so nennt man dies *falsche Divertikel.* Divertikel können prinzipiell an allen Abschnitten des Verdauungsrohrs vorkommen.

Bei der **Dickdarmdivertikulose** liegen zahlreiche falsche Divertikel vor, insbesondere im Sigma (➤ Abb. 17.44). Die Mehrzahl älterer Menschen über dem 70. Lebensjahr hat solche Divertikel, die aber meist keine oder nur geringe Beschwerden bereiten. Gelegentlich kommt es aber zu einer Entzündung **(Divertikulitis),** wenn im Divertikel angestauter Darminhalt die Divertikelwand schädigt und in der Folge Darmbakterien die Divertikel durchwandern. Gefährlich ist die Perforation der Darmwand mit nachfolgender Peritonitis. Vorbeugend wirkt eine ballaststoffreiche Ernährung.

17.8.13 Ileus

Ileus bezeichnet das Unvermögen des Darmes, seinen Inhalt weiterzubefördern. Unterschieden werden *mechanischer* und *paralytischer Ileus.*

Dem **mechanischen Ileus** liegt eine *Verlegung der Darmlichtung* zugrunde, von *innen* etwa durch Fremdkörper oder Tumoren, von *außen* z. B. durch Brucheinklemmung oder narbige Verwachsungen *(Briden).* Anfänglich versucht der Darm durch kräftige Kontraktionen, die sich in kolikartigen Schmerzen äußern, das Hindernis zu überwinden. Als Ausdruck des Passagestopps

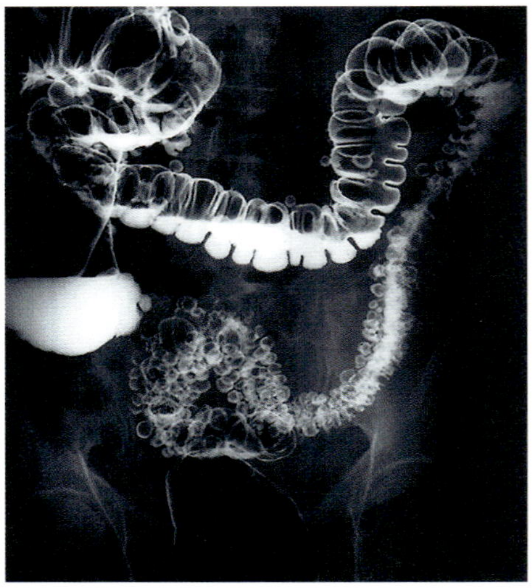

Abb. 17.44 Zahlreiche Dickdarmdivertikel in Colon descendens und sigmoideum beim Doppelkontraströntgen des Dickdarms. Im Colon transversum sind die Haustren gut zu erkennen. [E179–168]

kommt es zu Stuhl- und Windverhalt sowie zum Erbrechen. Unbehandelt entwickelt sich rasch ein lebensbedrohlicher Zustand: Der Darmabschnitt vor dem Hindernis erweitert sich und es folgen massive Flüssigkeitsverluste in das Darmlumen mit der Folge einer Hypovolämie (➤ 19.8.1) und Schockgefahr (➤ 24.3.2).
Beim **paralytischen Ileus** ist die Darmmotorik gelähmt. Hauptursachen sind eine postoperative Darmlähmung oder Entzündungen im Bauchraum, z. B. eine perforierte Appendizitis oder eine Peritonitis (➤ 17.1.3). Beim paralytischen Ileus fehlt die Darmperistaltik („Totenstille im Bauch"). Ist die Darmlähmung (noch) nicht vollständig, sind also noch einzelne Darmgeräusche hörbar, nennt man diesen Zustand **Subileus.**
Die Behandlung eines Ileus besteht im Ersatz von Flüssigkeit und Elektrolyten sowie der Druckentlastung von Magen und Dünndarm mittels Einlage von Sonden. Ein mechanischer Ileus muss meistens sofort operiert werden, beim paralytischen Ileus genügen oft konsequentes Absaugen, parenterale Ernährung, Elektrolytausgleich, medikamentöse Anregung der Darmperistaltik und ggf. Infektionsbekämpfung. Ein Ileus ist lebensbedrohlich – abhängig von Ursache des Ileus und Zeitpunkt des Therapiebeginns stirbt jeder 4.–10. Betroffene.

17.9 Pankreas

Lage und makroskopischer Aufbau

Das **Pankreas** (die *Bauchspeicheldrüse*) ist etwa 15–20 cm lang, 1,5–3 cm dick und rund 80 g schwer. Der vom C-förmigen Abschnitt des Duodenums eingeschlossene *Pankreaskopf* ist der breiteste Anteil des Organs. An den Kopf schließt sich der *Pankreaskörper* an, gefolgt vom *Pankreasschwanz,* welcher am *Milzhilum* (➤ 12.6.4) endet (➤ Abb. 17.45). Das Pankreas ist an seiner Vorderseite von Bauchfell überzogen, liegt also retroperitoneal.

Zwei Anteile

Das Pankreas bildet als *exokrine Drüse* (Drüse mit äußerer Sekretion ➤ 4.2.2) den *Pankreassaft,* der in den Dünndarm abgegeben wird und zahlreiche *Verdauungsenzyme* enthält (➤ 17.6.1).
Als *endokrine Drüse* (Drüse mit innerer Sekretion) bildet das Pankreas in den *Langerhans-Inseln* Hormone für den Kohlenhydratstoffwechsel (➤ 11.6).

Exokrines Pankreas

Das Innere des Pankreas wird von kleinen serösen Drüsenläppchen gebildet, deren Ausführungsgänge alle in den Hauptausführungsgang, den **Ductus pancreaticus,** münden. Dieser durchzieht das gesamte Organ vom Schwanz- bis zum Kopfbereich und mündet bei etwa 80 % der Menschen gemeinsam mit dem Gallengang an der *Papilla duodeni major* (*Papilla Vateri,* oft kurz *Papille*) ins Duodenum. Manchmal findet man einen Seitenast des Ductus pancreaticus (*Ductus pancreaticus accessorius* ➤ Abb. 17.34), der dann eine eigene Mündungsstelle ins Duodenum besitzt *(Papilla duodeni minor).*

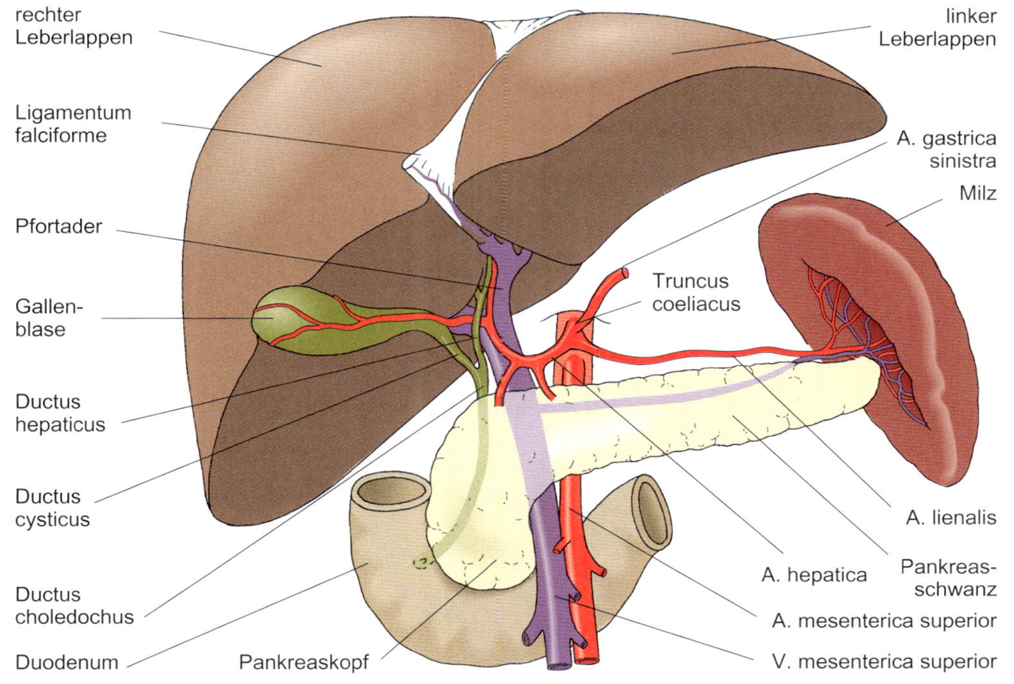

Abb. 17.45 Die Oberbauchorgane in der Vorderansicht.

Endokrines Pankreas: Langerhans-Inseln

Neben den exokrinen Drüsen, in denen ca. 1,5 l Pankreassaft täglich gebildet werden und die zusammen die Hauptmasse des Pankreas ausmachen, existiert im selben Organ ein zweites System von Zellen. Diese endokrinen (hormonbildenden) Zellen liegen in kleinen Gruppen im ganzen Pankreas verstreut, die wegen ihrer inselähnlichen Verteilung nach ihrem Entdecker **Langerhans-Inseln** heißen (➤ Abb. 11.18).
Man kann in den „Inseln" mindestens vier Arten von Zellen unterscheiden, die unterschiedliche Hormone bilden (Details ➤ 11.6):

- Die **A-Zellen** produzieren das blutzuckersteigernde **Glukagon**
- Die **B-Zellen** bilden das blutzuckersenkende **Insulin**
- Die **D-Zellen** sezernieren **Somatostatin,** das viele Verdauungsfunktionen hemmt
- Die (seltenen) **PP-Zellen** geben **pankreatisches Polypeptid** ab, welches die Ausschüttung der Verdauungsenzyme im Pankreas hemmt und die Magen-Darm-Bewegungen herabsetzt.

Pankreatitis

Bei einer **akuten Pankreatitis** *(Bauchspeicheldrüsenentzündung)* werden die Verdauungsenzyme des Pankreas bereits innerhalb des Organs freigesetzt und aktiviert, was zu einer *Selbstverdauung* des Pankreas und lebenswichtiger umliegender Strukturen führen kann. Deshalb enden schwerste Entzündungen auch heute noch häufig tödlich. Als Ursache stehen Gallenwegserkrankungen, insbesondere Gallensteine (vor allem bei Frauen), sowie Alkoholmissbrauch (vor allem bei Männern) im Vordergrund.
Die Erkrankung beginnt plötzlich mit heftigen, konstanten Oberbauchschmerzen mit meist gürtelförmiger Ausstrahlung in den Rücken, begleitet von Übelkeit und Erbrechen. Der Darm arbeitet fast nicht mehr (*Subileus* ➤ 17.8.13).
Die im Rahmen der Entzündung in das Interstitium freigesetzten Enzyme *Lipase* und *Amylase* (➤ 17.6.1) werden von Kapillaren aufgenommen, erscheinen somit im Blut und können laborchemisch nachgewiesen werden. Die so gewonnene Verdachtsdiagnose wird durch Sonografie und CT bestätigt.
Die Therapie der akuten Pankreatitis besteht zunächst in Nahrungs- und Flüssigkeitskarenz bis zur Schmerzfreiheit. Ist ein eingeklemmter Gallenstein die Ursache, wird dieser schnellstmöglich entfernt.
Von einer **chronischen Pankreatitis** spricht man, wenn es aufgrund wiederholter akuter Entzündungen oder eines kontinuierlichen Entzündungsprozesses zu einem zunehmenden endokrinen und exokrinen Funktionsverlust kommt. Erst wenn nach mehreren Jahren große Teile des Organs zerstört sind, manifestiert sich eine **Pankreasinsuffizienz.**

Pankreaskarzinom

Der häufigste Tumor des Pankreas ist das **Pankreaskarzinom,** ein meist vom Epithel der kleinen Pankreasgänge ausgehendes Adenokarzinom. In 60 % der Fälle ist der Pankreaskopf befallen *(Pankreaskopfkarzinom).* Die Ursache ist nicht bekannt. Zigarettenrauchen, übermäßiger Alkoholkonsum und eine chronische Pankreatitis gelten als Risikofaktoren. Die Symptome sind meist uncharakteristisch: Oberbauchschmerzen, Appetitverlust, Gewichtsabnahme, Leistungsknick. Bei Verlegung der ableitenden Gallenwege kann eine schmerzlose Gelbsucht (ein Verschlussikterus ➤ 17.10.4) mit prall gefüllter Gallenblase **(Courvoisier-Zeichen)** eventuell früh auf den Krankheitsprozess hindeuten.
Insgesamt ist der Krankheitsverlauf eher schleichend und der Tumor wird spät entdeckt, sodass bei Diagnosestellung nur etwa 20 % der Patienten radikal operiert werden können und eine Heilungschance haben.

M

Pankreasinsuffizienz
Bei krankheitsbedingter Zerstörung oder Entfernung von mehr als 90 % des Pankreasgewebes resultieren deutliche Zeichen einer **Pankreasinsuffizienz:**
- Zum einen fehlen die Verdauungsenzyme des Pankreas mit der Folge eines *Malassimilationssyndroms* (➤ 17.7.7). Deshalb müssen regelmäßig und hoch dosiert Pankreasenzympräparate gegeben werden
- Zum anderen fehlen Insulin und Glukagon zur Blutzuckerregulation, wobei Insulin das *einzige blutzuckersenkende* Hormon des Körpers ist. Es entsteht ein Diabetes mellitus (Zuckerkrankheit ➤ 11.6.3), der immer mit Insulin behandelt werden muss. Da auch der Insulin-Gegenspieler Glukagon nicht mehr produziert wird, ist dieser Diabetes häufig schwer „einzustellen".

17

17.10 Leber

Die rötlich-braune **Leber** *(Hepar)* ist die größte Anhangsdrüse des Darms und wiegt beim Erwachsenen etwa 1,5 kg. Der komplizierte Aufbau des Organs wird verständlich, wenn man die Hauptaufgaben der Leber bedenkt, insbesondere:
- Bildung der Gallenflüssigkeit (Bedeutung der Galle für Fettverdauung und -resorption ➤ 17.7.3)
- Vielfältige Aufgaben im Eiweiß-, Kohlenhydrat- und Fettstoffwechsel
- Entgiftungsfunktionen, z. B. für Alkohol und viele Medikamente
- Speicherung von Vitaminen, Kohlenhydraten und Fetten
- Proteinsynthese (Albumine, Gerinnungsfaktoren)
- Bilirubinsekretion
- Produktion von Hormonen
- Mitregulation des pH-Wertes
- Ort der Blutbildung beim Embryo und Fetus.

17.10.1 Lage und makroskopischer Aufbau der Leber

Lage der Leber im Bauchraum

Die Hauptmasse der Leber liegt unter der rechten Zwerchfellkuppel und ist an deren Form angepasst. Der linke Leberlappen reicht weit über die Mittellinie hinaus in den linken Oberbauch (➤ Abb. 17.45, ➤ Abb. 17.47).
Die Leber folgt den Atembewegungen des Zwerchfells und tritt bei der Einatmung tiefer, bei der Ausatmung wieder höher. Da sie größtenteils unter dem Brustkorb verborgen ist, kann man bei Untersuchungen allenfalls den vorderen, unteren Leberrand tasten.

Makroskopischer Aufbau

Betrachtet man die Oberfläche der Leber, so kann man die obere, konvexe *Zwerchfellseite* von der unteren, leicht konkaven *Eingeweideseite* unterscheiden. Der vordere spitzwinklige Rand der Leber stellt dabei den vorderen Übergang zwischen Zwerchfell- und Eingeweideseite dar (➤ Abb. 17.45, ➤ Abb. 17.46).
Von vorne erkennt man zwei unterschiedlich große Lappen, den größeren **rechten** und den kleineren **linken Leberlappen.** Auch sieht man das an der Unterseite des Zwerchfells befestigte sichelförmige **Ligamentum falciforme** (➤ Abb. 17.45), das grob die Trennlinie zwischen rechtem und linkem Leberlappen markiert. Die exakte anatomische Trennung wird durch das Verzweigungsmuster der Lebergefäße bestimmt.
Betrachtet man die Leber von der Eingeweidefläche (➤ Abb. 17.46), so erkennt man noch zwei kleinere Lappen: den **Lobus quadratus** *(quadratischer Lappen)* und den **Lobus caudatus** *(geschwänzter Lappen).* Nach ihrer Gefäßversorgung sind sie dem linken Leberlappen zuzuordnen.
Zwischen diesen kleineren Lappen befindet sich eine quergestellte Nische, die **Leberpforte** *(Porta hepatis).* An der Leberpforte treten die **A. hepatica propria** (auch *A. hepatica, Leberarterie*) und die **V. portae** *(Pfortader)* als zuführende Blutgefäße in die Leber ein, während der **Ductus hepaticus dexter** und **sinister** (*rechter* bzw. *linker Lebergang*), von den beiden Leberlappen kommend, die Leber hier verlassen. Zudem findet man an der Leberpforte noch Lymphgefäße sowie Fasern des autonomen Nervensystems.
Die Leber ist an ihrer Außenseite von einer derben *Bindegewebskapsel* sowie fast gänzlich von Bauchfell überzogen. Sie liegt damit mit der an ihr befestigten Gallenblase weitgehend *intraperi-*

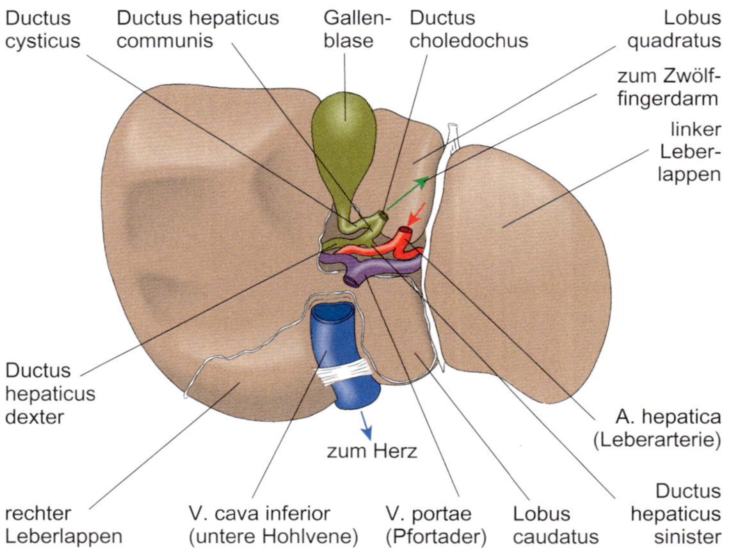

Abb. 17.46 Eingeweidefläche (Unterseite) der Leber.

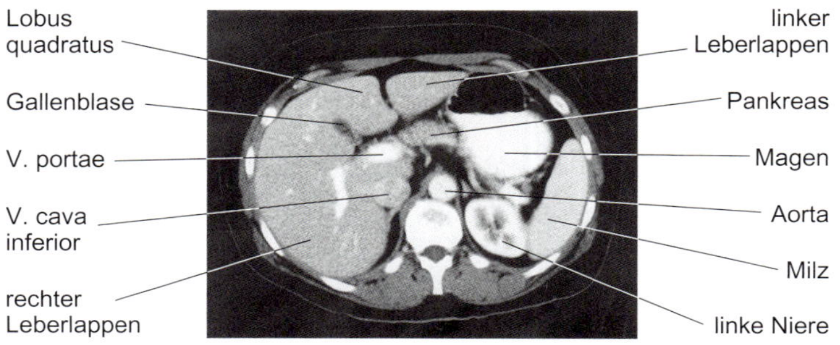

Abb. 17.47 Horizontaler CT-Schnitt durch die Leber. [E580]

toneal, nur an der hinteren, oberen Zwerchfellseite ist die Leber in einem kleinen dreieckigen Bezirk fest mit dem Zwerchfell verwachsen. Bindegewebskapsel und Bauchfellschicht werden vom Nervensystem sensibel innerviert, sind also *schmerzempfindlich,* das Lebergewebe selbst ist es nicht.

Blutversorgung

Ca. 25 % des zur Leber gelangenden Blutes ist sauerstoffreich und stammt aus der A. hepatica (propria). Diese geht aus der A. hepatica communis (➤ Abb. 15.8, ➤ Abb. 17.6) hervor.
75 % ihres Blutzuflusses (über 1 l /min) erhält die Leber aber durch die V. portae (Pfortader). Das venöse Blut der V. portae (➤ Abb. 17.7) enthält unter anderem die im Dünndarm resorbierten Nährstoffe, Abbauprodukte aus der Milz, Hormone des Pankreas und auch Stoffe, die teilweise schon von der Magenschleimhaut resorbiert wurden, z. B. Alkohol.

17.10.2 Feinbau der Leber

Die Leber ist aus einer riesigen Zahl von 1–2 mm großen **Leberläppchen** *(Lobuli hepatici)* aufgebaut (➤ Abb. 17.48). Auf Schnittpräparaten erscheinen diese Leberläppchen wie sechseckige Bienenwaben angeordnet. An den Eckpunkten dieser „Waben" stoßen jeweils drei verschiedene Leberläppchen aneinander. Hier befinden sich die **Periportalfelder,** in denen jeweils ein feiner Ast der V. portae, ein Ast der Leberarterie und ein kleiner Gallengang verlaufen. Dieses auch als *Glisson-Trias* bezeichnete Versorgungssystem bringt somit zu jeweils drei Leberläppchen nährstoffreiches Pfortaderblut und sauerstoffreiches arterielles Blut und enthält andererseits feine Abflüsse von Gallenkapillaren aus jeweils drei Leberläppchen.
In der Mitte eines jeden Leberläppchens verläuft die **Zentralvene.** Sternförmig darum ordnen sich die *Leberzellen* **(Hepatozyten)** wie Mauern an (➤ Abb. 17.48), wobei jede „Mauer" aus 1–2 Zelllagen besteht. Dazwischen liegen die **Lebersinusoide,** die das Kapillargebiet der Leber darstellen. In diesen Lebersinusoiden mischt sich das arterielle Blut mit dem Blut aus der Pfortader und fließt langsam zentralwärts. In der Mitte des Leberläppchens finden die Sinusoide Anschluss an die Zentralvene, über die das Blut aus dem Leberläppchen abfließt. Die abfließenden Zentralvenen aller Leberläppchen sammeln das Blut in immer größer werdenden Venen. Über die drei großen *Lebervenen* **(Vv. hepaticae)** fließt dieses Blut dicht unter dem Zwerchfell in die untere Hohlvene *(V. cava inferior)* ab.
Die Lebersinusoide sind von einem löchrigen Endothel ausgekleidet, durch dessen Poren alle Plasmabestandteile ungehindert in den **Dissé-Raum** (➤ Abb. 17.49) gelangen können, einen schmalen Spaltraum zwischen den Endothelzellen und den Hepatozyten. Erst hier treten die Leberzellen mit den Plasmabestandteilen in Kontakt, wobei fingerförmige Ausläufer der Hepatozyten (Mikrovilli) in den Dissé-Raum hineinragen. Die Hepatozyten nehmen Nähr- und Abfallstoffe aus dem Plasma auf, bauen diese um oder speichern sie und geben Stoffwechselprodukte ab.
Im Endothelverband der Lebersinusoide liegen als weitere Zellart die **Kupffer-Sternzellen** (➤ Abb. 17.49), die dem Monozyten-Makrophagen-System (➤ 13.2.2, ➤ Tab. 13.2) angehören und Bakterien, Fremdstoffe und Zelltrümmer phagozytieren.

Intrahepatische Gallengänge

Neben dem System der Lebersinusoide existiert in der Leber ein zweites Kapillarsystem mit **Gallenkapillaren,** das räumlich völlig getrennt von den Lebersinusoiden verläuft. Diese Gallenkapillaren werden durch rinnenartige Spalträume gebildet, die zwischen zwei benachbarten Hepatozyten ausgespart bleiben und deren Wände von den Zellmembranen der Hepatozyten gebildet werden (➤ Abb. 17.49).
Die Flussrichtung in den Gallenkapillaren ist der in den Lebersinusoiden entgegengesetzt: Sie beginnen im Zentrum der Leberläppchen und münden in den Periportalfeldern in größere Sammelgänge *(interlobuläre Gallengänge).* In ihrem weiteren Verlauf vereinigen sich diese Sammelgänge immer mehr, bis schließlich an der Leberpforte jeweils nur noch ein Hauptast aus dem rechten und dem linken Leberlappen austritt. Dies sind der **Ductus hepaticus dexter** und **sinister** (*rechter* und *linker Lebergang*), die sich außerhalb der Leber zum **Ductus hepaticus communis** *(gemeinsamer Lebergang)* vereinigen. Nach dem Abgang des *Ductus cysticus,* dem Verbindungsgang zur Gallenblase, heißt dieser Hauptgang *Ductus choledochus* (➤ Abb. 17.34).

17.10.3 Die Leber als Entgiftungs- und Ausscheidungsorgan

Die Leber ist das wichtigste Organ für die *Entgiftung* bzw. den *Abbau* sowohl von Fremd- als auch

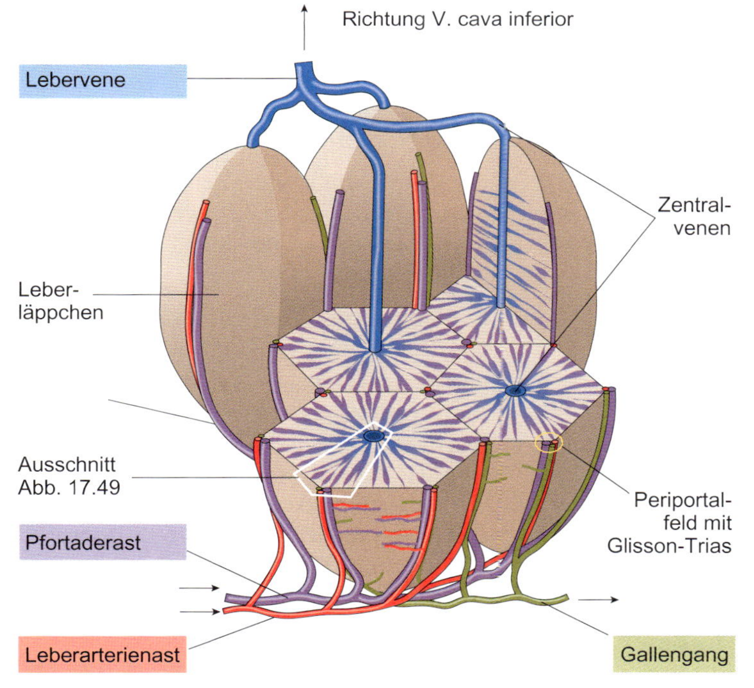

Abb. 17.48 Leberläppchen. In jedes Leberläppchen fließt Leberarterien- und Pfortaderblut. Gleichzeitig wird Gallenflüssigkeit und Lebervenenblut abgeleitet.

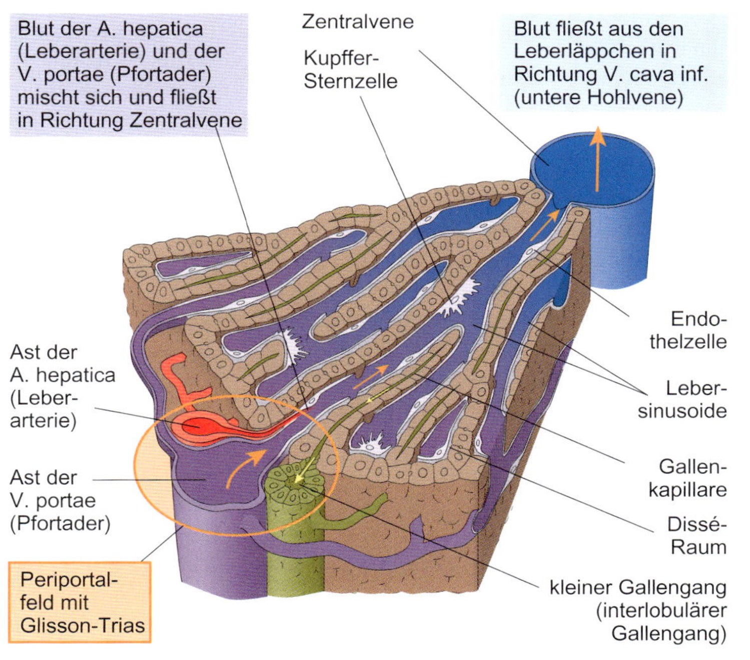

Abb. 17.49 Leberzellen mit den Blut- und den Gallenkapillaren. In den Lebersinusoiden vermischt sich arterielles Blut mit Pfortaderblut und fließt in Richtung Zentralvene. Zwischen den Gefäßwänden der Lebersinusoide und den Hepatozyten liegt der Dissé-Raum.

von körpereigenen Stoffen. Dazu verfügen die Leberzellen über zahlreiche *Enzyme,* die in anderen Körperzellen nicht oder nicht in diesem Ausmaß vorhanden sind.

Abhängig von der chemischen Beschaffenheit einer Substanz werden, ggf. nach vorherigem Umbau in der Leber, zur Ausscheidung aus dem Organismus zwei unterschiedliche Wege beschritten:

- **Ausscheidung über die Niere.** *Gut wasserlösliche* Substanzen bzw. Abbauprodukte werden von den Leberzellen in die Lebersinusoide abgegeben. Von dort gelangen sie über den Blutkreislauf zur Niere und verlassen mit dem Urin den Organismus. Zu wasserlöslichen Abbauprodukten werden z. B. viele Medikamente umgewandelt
- **Ausscheidung über die Galle.** *Schlecht wasserlösliche* und damit auch im Blut schlecht lösliche Substanzen bzw. Abbauprodukte werden auf der den Lebersinusoiden gegenüberliegenden Seite der Leberzellen in die Gallenkapillaren abgegeben. Durch die emulgierende Wirkung der Gallensäuren können sie in der Galle in Lösung gehalten werden und gelangen mit dieser in den Darm, von wo aus sie mit dem Stuhl ausgeschieden werden. Etliche große Arzneistoffmoleküle, unter anderem Antibiotika, Steroidhormone (Glukokortikoide) und Herzglykoside (Digitoxin), gelangen auf diesem Weg zur Ausscheidung.

First-Pass-Effekt

Eine besondere Bedeutung fällt der Leber durch ihre Einbindung in den *Pfortaderkreislauf* zu: Sie wirkt wie ein *Filter* für alle Stoffe, die im Magen-Darm-Trakt resorbiert werden und vor dem Erreichen des großen Kreislaufs die Leber passieren. Dieser Filterwirkung fallen auch Arzneistoffe „zum Opfer“, die dem Organismus oral zugeführt werden, weil sie bei Passage der Leber bereits zu einem erheblichen Teil inaktiviert werden (**First-Pass-Effekt,** *first pass* = erster Durchgang).

Leberpassage vermeiden (M)

Man kann den Wirkungsverlust der Leberpassage vermeiden, indem man das Medikament am Verdauungskanal vorbei *(parenteral)* mit einer Spritze *intravenös, intramuskulär* oder *subkutan* gibt (➤ Abb. 7.3). Bei all diesen Injektionen wird der First-Pass-Effekt umgangen. Bei der rektalen Applikationsform als Zäpfchen wird die Leberpassage zumindest zum Teil vermieden.

Gefährliches Ammoniak

Ammoniak ist ein Giftstoff, der die Neurotransmittersysteme (➤ 8.2.3) und damit die Signalverarbeitung im Gehirn gravierend stört. Ammoniak fällt in erheblichen Mengen beim Eiweißabbau an, daneben werden geringere Mengen aus dem Darm resorbiert. Das Ammoniak wird beim Gesunden durch die Leber entgiftet, indem sie es zu ungefähr 90 % in den wasserlöslichen Harnstoff umwandelt (➤ 17.10.5).

Leberkoma (M)

Bei schweren Leberschäden mit unzureichender Entgiftungsfunktion der Leber steigt die Menge von Ammoniak und anderen Eiweißabbauprodukten im Blut an, was zu neurologischen und psychischen Auffälligkeiten des Kranken wie etwa Schläfrigkeit, Sprachstörungen, Handzittern und Schriftveränderungen führt. Die schwerste Form dieser **hepatischen Enzephalopathie** ist das **Leberkoma,** das häufig tödlich verläuft. Unterschieden werden das *Leberzerfallskoma* bei massivem Leberzelluntergang (z. B. bei Hepatitis ➤ 17.10.6) und das *Leberausfallskoma* bei Leberzirrhose (➤ 17.10.8), das durch zusätzliche Faktoren wie z. B. hohe Eiweißzufuhr ausgelöst wird.

17.10.4 Gallenfarbstoff Bilirubin

Ein wesentlicher Bestandteil der Galle (➤ 17.6.2) ist das **Bilirubin,** das zum überwiegenden Teil aus dem Abbau der roten Blutkörperchen (Erythrozyten ➤ Abb. 12.9) stammt. Genauer gesagt ist es das Endabbauprodukt des Häms, der sauerstoffbindenden Komponente des Hämoglobins. Der Abbau findet in den Zellen des Monozyten-Makrophagen-Systems von Milz, Knochenmark und Leber statt und führt über das grünliche Zwischenprodukt **Biliverdin** schließlich zum gelblichen Bilirubin.

Bilirubin ist wasserunlöslich und wird daher im Blut an Albumin gebunden transportiert. Man nennt diese Form des Bilirubins auch **indirektes Bilirubin.** In der Leber wird es vom Albumin abgetrennt und in die Leberzellen aufgenommen. Hier wird es an eine Säure, die Glukuronsäure, gekoppelt (konjugiert), dabei entsteht das besser wasserlösliche Bilirubinglukuronid. Diese Form, auch **direktes Bilirubin** genannt, wird dann mit der Galle ausgeschieden. Im Darm wird das Bilirubin durch die Tätigkeit von Darmbakterien weiter umgewandelt zu **Sterkobilin** (braun) und **Urobilinogen** (gelb). Urobilinogen wird teilweise aus dem Darm rückresorbiert und danach teils in der Leber weiter abgebaut, teils (insbesondere bei hohen Konzentrationen) mit dem Urin ausgeschieden, der dadurch seine gelbe Farbe erhält.

Gelbsucht

Die Bilirubinkonzentration im Blut liegt normalerweise unter 1 mg/dl. Eine Erhöhung über 2 mg/dl führt zum Bild des **Ikterus** *(Gelbsucht),* wobei die charakteristische Gelbfärbung zuerst am Auge *(Sklerenikterus)* und später auch an der Haut sichtbar wird (➤ Abb. 17.50). Man unterscheidet folgende Ikterusformen:

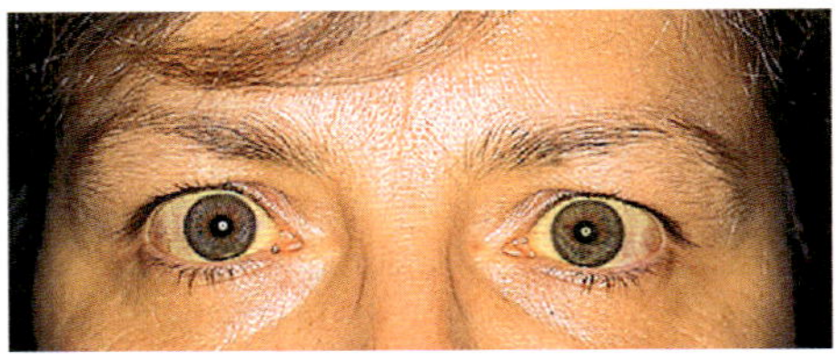

Abb. 17.50 Ikterus mit typischer Gelbfärbung der Haut und insbesondere der Lederhaut der Augen. [R246]

- Der **prähepatische Ikterus.** Hier liegt die Störung *vor* der Leber, meist in einem verstärkten Untergang roter Blutzellen *(Hämolyse).* Durch das vermehrt anfallende Bilirubin wird die Leber in ihrer Ausscheidungsfunktion überfordert. Man findet dann im Blut einen erhöhten Spiegel des *indirekten Bilirubins*
- Der **intrahepatische Ikterus.** Seine Ursache liegt in einer Funktionsstörung *in* der Leber (z. B. durch eine akute Hepatitis oder eine Leberzirrhose). Die geschädigte Leber kann den normalen Anfall an Bilirubin nicht bewältigen. Im Blut sind typischerweise *direktes* und *indirektes Bilirubin* erhöht
- Der **posthepatische Ikterus.** Hier liegt die Störung *hinter* der Leber. Infolge einer Verlegung der Gallenwege z. B. durch Gallensteine oder Tumoren (deshalb auch *Verschlussikterus* genannt) staut sich das bereits ausgeschiedene *direkte Bilirubin* zurück, tritt ins Blut über und kann dort in erhöhter Konzentration gemessen werden. Typischerweise findet man bei Patienten mit posthepatischem Ikterus auch einen bierbraun verfärbten Urin, der beim Schütteln gelblich schäumt. Weiterhin charakteristisch ist der helle, entfärbte Stuhl. Dies rührt daher, dass das Bilirubin durch den Verschluss des Gallengangs nicht mehr in den Darm gelangt und somit die physiologischerweise im Darm entstehenden Abbauprodukte des Bilirubins fehlen, die dem Stuhl seine charakteristische Farbe geben.

Neugeborenenikterus ➤ 22.2.1

17.10.5 Die Leber als zentrales Stoffwechselorgan

Die Leber erfüllt eine Reihe lebenswichtiger Stoffwechselaufgaben, die im Folgenden anhand der Kohlenhydrate, Eiweiße und Fette zusammenfassend dargestellt werden.

Kohlenhydratstoffwechsel der Leber

Stimuliert durch das Hormon Insulin, nimmt die Leber Glukose (Traubenzucker) aus der Blutbahn auf und speichert sie als Glykogen in den Leberzellen – die Leber dient also als Kohlenhydratspeicher. Bei Bedarf wird dieses gespeicherte Glykogen wieder zu Glukose abgebaut und an das Blut abgegeben. Ausgelöst wird die Freisetzung der Glukose aus Glykogen vor allem durch die Hormone Adrenalin aus dem Nebennierenmark und Glukagon (➤ 17.9) aus den Inselzellen des Pankreas.

Da schon nach einer kurzen Fastenperiode von 24 Stunden die Glykogenvorräte der Leber erschöpft sind, existiert noch ein weiterer Stoffwechselweg, der die Leberzellen in die Lage versetzt, Glukose neu zu bilden. Für diese Zuckerneubildung (Glukoneogenese) sind als Ausgangsstoff z. B. verschiedene Aminosäuren oder Laktat geeignet (Details ➤ 1.8.1), während dies aus Fettsäuren nicht möglich ist. Außerdem kann die Leber als einziges Organ Fruktose und Galaktose in Glukose umwandeln.

Eiweißstoffwechsel der Leber

Auch im Stoffwechsel der Eiweiße und Aminosäuren nimmt die Leber eine zentrale Stellung ein. Insbesondere stellt die Leber die meisten der im Blut benötigten Eiweiße her, vor allem:

- *Albumine* und viele andere Proteine des Blutes *(Globuline)*. Ausnahme sind die γ-Globuline, die von den Plasmazellen des Immunsystems produziert werden (➤ 13.4.3)
- Blutgerinnungsfaktoren (➤ 12.5.5).

In der Leber findet ein ständiger Um- und Abbau von Eiweißen und deren Bausteinen, den Aminosäuren, statt. Aus der großen Menge Stickstoff bzw. Ammoniak, die bei diesen Um- und Abbauvorgängen anfällt, bildet die Leber beim Erwachsenen pro Tag etwa 20–25 g **Harnstoff.** Dieser wird ins Blut abgegeben und über den Urin ausgeschieden (➤ 19.4.1).

Fettstoffwechsel der Leber

Nicht nur im Fettgewebe, auch in der Leber werden Neutralfette (Triglyzeride) gespeichert, aus denen im Hungerzustand wieder freie Fettsäuren mobilisiert werden können. Die Leber erzeugt aus den Fettsäuren mittels der β-Oxidation (➤ 1.8.2) viel Energie, die unter anderem für energieverbrauchende Stoffwechselvorgänge wie z. B. die Glukoneogenese verwendet wird.

17.10.6 Leberentzündung

Wie alle anderen Organe des Körpers kann sich auch die Leber entzünden. Man spricht von einer **Leberentzündung** oder *Hepatitis.*

Die Ursachen sind vielfältig – die Leber antwortet auf die verschiedensten Schädigungsfaktoren mit einer Entzündung. So reagiert die Leber z. B. bei vielen Virusinfektionen „mit". Verschiedene Viren befallen sogar bevorzugt die Leber. Die hierdurch bedingte Leberentzündung heißt **Virushepatitis** (➤ 13.10.4). Auch Bakterien, Protozoen und Würmer können die Leber befallen und zu einer Entzündung führen.

Es sind aber nicht nur Infektionen die Ursachen einer Leberentzündung. Durch die verschiedensten Gifte und Medikamente kann die Leber eine **toxisch bedingte Hepatitis** entwickeln. Hierzulande steht dabei übermäßiger Alkoholkonsum zahlenmäßig an erster Stelle, bekannt ist auch die oft schwere Leberschädigung durch den Knollenblätterpilz. Bei der **Autoimmunhepatitis,** von der besonders Frauen betroffen sind, bekämpft das körpereigene Immunsystem die Leber (➤ 13.6.2). Einige Stoffwechselkrankheiten wie etwa die Hämochromatose (➤ 12.2.2) verursachen eine **metabolisch bedingte** *(stoffwechselbedingte)* **Hepatitis.**

Leichte Leberentzündungen können völlig unbemerkt bleiben. Die Leber kann aber auch schwer geschädigt werden. Der Patient fühlt sich dann schlecht, seine Haut verfärbt sich gelb (Ikterus ➤ 17.10.4) und im Extremfall resultiert ein **Leberversagen** mit *Leberzerfallskoma.*

Ist eine Hepatitis nach sechs Monaten nicht ausgeheilt, liegt eine **chronische Hepatitis** vor. Ohne Therapie mündet sie häufig in eine **Leberzirrhose** (➤ 17.10.8). Daneben droht als Spätkomplikation, vor allem auf dem Boden einer Zirrhose, die Entwicklung eines primären **Leberzellkarzinoms.**

Bei einer Leberentzündung sollte jede zusätzliche Belastung der Leber, beispielsweise durch Alkohol oder Medikamente, die durch die Leber abgebaut werden, vermieden werden. Darüber hinaus können einige Hepatitisformen medikamentös behandelt werden.

17.10.7 Fettleber

Bei einer **Fettleber** sind in mindestens der Hälfte der Leberzellen Fetttröpfchen eingelagert. Hauptursachen der *nicht-alkoholischen Fettleber* sind hyperkalorische Ernährung, vor allem durch Fruktose und andere Zucker, und Bewegungsmangel. Die *alkoholische Fettleber* ist durch Alkoholmissbrauch verursacht.

Zu Beginn sind Betroffene trotz deutlicher Lebervergrößerung (➤ Abb. 17.51) meist beschwerdefrei.

Alkohol in Maßen

Die „Grenze" für einen risikoarmen Alkoholkonsum wird heute für Frauen bei 12 g, für Männer bei 24 g Alkohol täglich angesetzt:

$$\text{Alkohol pro Getränk in g} = \frac{\text{Volumen\%}}{100} \times \text{Volumen des Getränks in ml} \times 0{,}8\ \frac{\text{g}}{\text{ml}}$$

Beispiel: 500 ml Bier mit 5 Vol%

$$\text{Alkohol in g} = 0{,}05 \times 500\ \text{ml} \times 0{,}8\ \frac{\text{g}}{\text{ml}} = 20\ \text{g}$$

Die „leberunschädliche" Grenze bei ansonsten gesunden Frauen liegt somit bei knapp 0,33 l Bier, 0,25 l Alcopop, 150 ml Wein oder 40 ml Cognac/Weinbrand pro Tag.

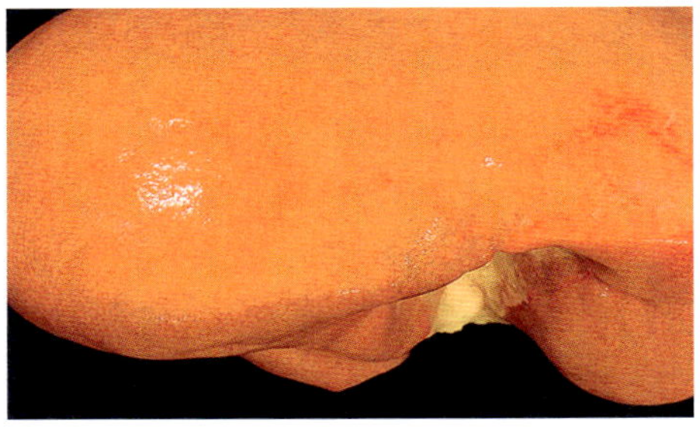

Abb. 17.51 Fettleber. Diese Leber ist erheblich vergrößert und ausgeprägt gelblich verfärbt. [T399]

Besteht die Ursache weiter, so ist ein schubweises Auftreten einer nichtinfektiösen **Fettleberhepatitis** möglich, die jedes Mal vom Untergang von Lebergewebe begleitet wird.

Bei fortgesetzter Schädigung kann es – mit je nach Ursache unterschiedlichem Risiko – zum knotigen Umbau der Leber kommen.

17.10.8 Leberzirrhose

Bei der **Leberzirrhose** sind die Läppchen- und Gefäßstruktur unwiderruflich zerstört und das zugrunde gegangene Lebergewebe ist durch bindegewebige Narben und Regeneratknoten ersetzt. In gut der Hälfte der Fälle ist die Leberzirrhose auf chronischen Alkoholmissbrauch (➤ 17.10.7) zurückzuführen, knapp 30 % sind Spätfolgen einer chronischen Virushepatitis. Der Rest verteilt sich auf ganz unterschiedliche, eher seltene Ursachen.

Klinische Zeichen sind (➤ Abb. 17.52):

- **Allgemeinsymptome** wie Druck- und Völlegefühl im Oberbauch, Abgeschlagenheit, verminderte Leistungsfähigkeit
- **Leberhautzeichen** wie *Gefäßspinnen* **(Spider naevi),** *Palmarerythem* (gerötete Handflächen), Lacklippen und -zunge, brüchige weiße Nägel
- **Hormonelle Störungen.** Beim Mann Verlust der Sekundärbehaarung, Potenzstörung, Hodenatrophie und evtl. Ausbildung einer Brust **(Gynäkomastie);** bei der Frau Menstruationsstörungen
- **Tastbarer Leberbefund.** Anfänglich vergrößerte Leber mit höckriger Oberfläche. Im Endstadium ist die Leber aufgrund der Schrumpfung verkleinert.

Durch den Umbau der Leber kommt es außerdem zu einer Einengung der Pfortaderstrombahn. Das Blut staut sich ins Pfortaderstromgebiet (➤ Abb. 17.7) zurück, in dem nun höhere Drücke herrschen als normal (*Pfortaderhochdruck* oder **portale Hypertension**). Dadurch wird das Blut in normalerweise nicht oder nur wenig benutzte Gefäßgebiete gelenkt, z. B. die Venen der Speiseröhre, die dann wie Krampfadern prall gefüllt und sehr verletzungsempfindlich sind. Da durch den Leberschaden gleichzeitig ein Mangel an Gerinnungsfaktoren (➤ 12.5.5) mit herabgesetzter Gerinnungsfähigkeit des Blutes vorliegt, resultiert bei Einriss dieser **Ösophagusvarizen** eine lebensbedrohliche **Ösophagusvarizenblutung** mit Erbrechen von teilweise großen Blutmengen im Schwall. Als Notfallmaßnahme wird versucht, die Blutungsquelle endoskopisch (➤ 17.1.5) zu verkleben.

Auch die Bildung des **Aszites,** einer Ansammlung von freier Flüssigkeit im Bauchraum, rührt zum einen aus dem erhöhten Druck im Pfortaderstromgebiet, zum anderen spielt für dessen Bildung die verminderte Synthese von Bluteiweißen (vor allem Albuminen) in der Leber eine wichtige Rolle. Die verminderte Bildung von Gerinnungsfaktoren kann zu lebensbedrohlichen Blutungen führen.

Unter einer **hepatischen Enzephalopathie** versteht man die neurologischen und psychischen

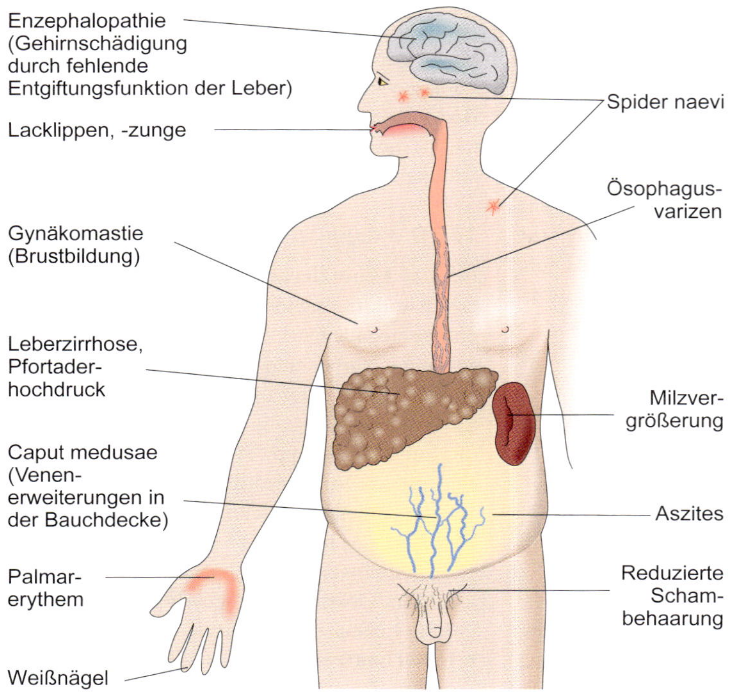

Abb. 17.52 Typische Symptome eines Patienten mit Leberzirrhose. Durch den Pfortaderhochdruck entwickeln sich Ösophagusvarizen, Milzvergrößerung, Aszites und erweiterte Bauchhautvenen. An der Haut sieht man Gefäßsternchen, die Spider naevi, ein Palmarerythem (gerötete Handinnenflächen) und verminderte Achsel-, Scham- und Bauchbehaarung. Beim Mann kann sich eine Gynäkomastie (Brustbildung) einstellen.

Symptome, die durch die zirkulierenden Giftstoffe im Blut verursacht werden. Im schlimmsten Fall resultiert ein Leberausfallskoma (➤ 17.10.6), an dem viele Zirrhosepatienten sterben. Auch das Risiko eines primären Leberzellkarzinoms ist erhöht.

17.10.9 Lebermetastasen

Viel häufiger als primär vom Leberparenchym ausgehende bösartige Tumoren *(Leberzellkarzinom)* sind **Lebermetastasen** (➤ 3.7.4). Der Primärtumor liegt oft im Einzugsgebiet der Pfortader; insbesondere *Magen-, Kolon-* und *Rektumkarzinome* streuen bevorzugt in die Leber.
Es kommen *isolierte* und *multiple* Metastasen vor, die gewöhnlich bei der Ultraschalluntersuchung als rundliche Knoten erkannt werden können.
Bei einer **Metastasenleber** ist die Leber förmlich von Tumorknoten übersät, die sich an der Oberfläche vorwölben. Bei Vorliegen mehrerer Lebermetastasen ist in aller Regel eine Heilung des Kranken nicht mehr möglich. Die Prognose ist schlecht.

17.10.10 Lebertransplantation

Bei der **Lebertransplantation** wird die gesunde Leber eines Verstorbenen in den Körper eines leberkranken Patienten verpflanzt. Aufgrund ihrer Fähigkeit zur Regeneration kann auch die Teilleber eines Lebendspenders *(Leberteil-Lebendspende)* transplantiert oder die Spenderleber eines Verstorbenen auf zwei Patienten aufgeteilt werden *(Split-Leber-Transplantation).*
Im Kindesalter sind meist angeborene Gallenwegsfehlbildungen, bei Jugendlichen Stoffwechselerkrankungen und bei Erwachsenen eine Zirrhose mit terminaler Leberinsuffizienz Grund für eine Transplantation. Wie generell nach Organtransplantationen müssen Abstoßungsreaktionen lebenslang durch Immunsuppressiva unterdrückt werden. Die 5-Jahres-Überlebensrate von Transplantatsempfängern liegt je nach Grunderkrankung heute im Mittel bei über 80 %.

AKTUELLES & SPEZIELLES

17.11 Das Mikrobiom – die hilfreichen Bakterien

Wir leben in symbiotischer Gemeinschaft mit einer riesigen Anzahl von Mikroorganismen, **Mikrobiota** genannt. Die Biomasse aller Bakterien, Viren und Pilze, die auf Haut, Schleimhaut und vor allem im Magen-Darm-Trakt eines Menschen angesiedelt sind, wird auf 1,5–2 kg geschätzt. Nur wenige davon sind in Kulturen nachweisbar, die meisten lassen sich nur anhand ihrer DNA identifizieren. Die Mikrobiota einschließlich ihrer Gene wird als **Mikrobiom** bezeichnet. Welche Rolle das Mikrobiom für unsere Gesundheit spielt, ist zurzeit erst in geringem Umfang geklärt und wird daher intensiv erforscht.

Mikrobiom von Haut und Schleimhaut

Auf der Haut befinden sich pro Quadratzentimeter bis zu einigen Millionen Mikroorganismen. Ein Großteil davon gehört zur normalen Besiedlung und sorgt durch kräftige Vermehrung dafür, dass sich schädliche Mikroorganismen nicht so leicht ausbreiten können. Außerdem unterstützen sie durch ihre Stoffwechselaktivität unser Immunsystem (➤ 13.1.2). Dazu ist ein adäquates Milieu mit einem sauren pH-Wert von 4,7–5,5 (➤ 7.4.2) nötig. Dieser Säureschutzmantel kann wie der schützende Talg (➤ 7.4.2) durch übertriebene Körperpflege, wie zu häufiges Waschen mit alkalischen Seifen, gestört werden. Extrem schädlich ist der Kontakt mit desinfizierenden, also bakterientötenden, Putz- und Reinigungsmitteln, wie sie oft im Haushalt verwendet werden (➤ Abb. 17.53). Dann haben schädliche Mikroben, die meist sehr widerständig gegen solche Mittel sind, die besten Chancen, sich auszubreiten und die Haut anzugreifen. Bei Desinfektionsmitteln in Sprayform besteht darüber hinaus die Gefahr, durch Einatmen des Sprühnebels das Mikrobiom der Atemwegsschleimhaut zu schädigen.
Eine spezielle Bakterienbesiedlung hat die Vaginalschleimhaut. Ihre vielen Milchsäurebakterien stellen einen sauren pH-Wert von 3,8–4,5 ein (➤ 20.3.5), der vor dem Eindringen krankmachender Keime schützt. Geschlechtskrankheiten, einige Medikamente (z. B. Antibiotika), aber auch mangelnde oder übertriebene Hygiene können das Mikrobiom drastisch stören.

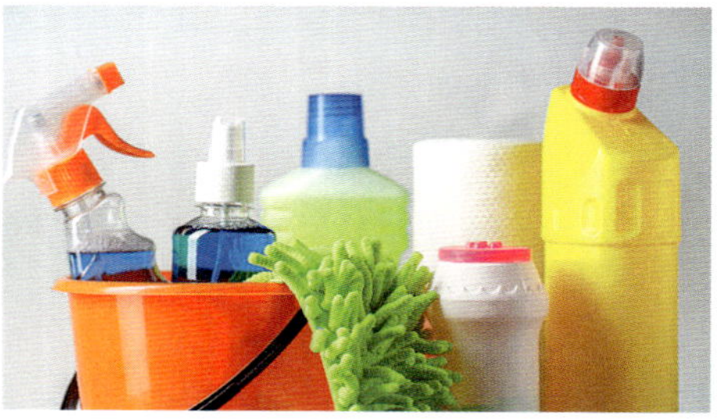

Abb. 17.53 Schädliche Putzmittel. Desinfizierende Substanzen in Reinigungsmitteln können letztlich die Ausbreitung schädlicher Bakterien fördern und damit genau das Gegenteil des Gewünschten erreichen. [J787]

Mikrobiom des Magen-Darm-Trakts

Der gesamte Magen-Darm-Trakt ist physiologisch mit Mikroben besiedelt, dabei hat jeder Mensch ein ganz *individuelles Mikrobiomprofil.* Allein im oberen Magen-Darm-Trakt wurden ca. 600 verschiedene Bakterienzusammensetzungen nachgewiesen.
In unserem Mund befinden sich einige Hundert Bakterienarten und Hefen. Dasselbe gilt für die Speiseröhre. Auch der Magen hat trotz des extrem

sauren Milieus eine bakterielle Besiedlung. Ein sehr widerstandsfähiges Bakterium ist *Helicobacter pylori (HP)*, das bei 30–50 % der Menschen vorkommt (➤ 17.4.7). Aber auch andere Bakteriengattungen wurden schon aus dem Magensaft isoliert.

Die allermeisten Mikroorganismen befinden sich in unserem Darm, gemeinhin auch als **Darmflora** bezeichnet, obwohl es sich nicht um Pflanzen handelt. Wenige davon sind im Dünndarm, sehr viele im Dickdarm. 1 ml Stuhl enthält etwa eine Billion Bakterien, sie bilden etwa ⅓ seiner Trockenmasse. Die Gesamtzahl der Darmbakterien ist mit etwa 40 Billionen höher als die Zahl aller kernhaltigen Zellen unseres Körpers! Diese Bakterien bestehen aus ca. 20 verschiedenen Stämmen mit 1.000–3.000 Familien und mehr als 10.000 Arten. Wichtige Stämme sind z. B. *Bacteroidetes, Firmicutes, Proteobacteria, Actinobacteria* und *Fusobacteria*. Ca. 200–500 unterschiedliche Arten sind individuell bei einem Menschen vorhanden. Die Kombinationsmöglichkeiten der einzelnen Arten sind so groß, dass jeder Mensch wahrscheinlich ein einzigartiges Bakterienspektrum hat.

Die Besiedlung des Magen-Darm-Trakts beginnt direkt nach der Geburt hauptsächlich durch Kontakt des Kindes mit dem mütterlichen Geburtskanal (➤ 21.8.1), den Hautkontakt mit der Mutter und das Stillen. Der Nachwuchs „erbt" sozusagen ein Großteil des mütterlichen Mikrobioms, es sei denn das Kind wird per Kaiserschnitt geboren (➤ 21.8.2) und/oder nicht gestillt. Kaiserschnittkinder brauchen einige Monate länger, bis sie eine normale Darmflora haben. Sie haben eine höhere Anfälligkeit für Krankenhauskeime und ein größeres Risiko, an Asthma oder Allergien zu erkranken. Erst ab dem siebten Lebensjahr findet man keinen Unterschied mehr.

Die weitere Besiedlung des Darms hängt von der Nahrung und vom Kontakt mit Menschen und der Umwelt ab und ist umso vielfältiger, je zahlreicher die Mikroorganismen in der Umgebung sind. Mit dem dritten Lebensjahr ist sie vorläufig abgeschlossen. Sie kann sich allerdings im Laufe des Lebens ändern und hängt auch dann von den Bakterien in der Ernährung und im Wohnumfeld ab.

Wichtige Funktionen des Mikrobioms

Verdrängung schädlicher Mikroorganismen. Allein durch ihre starke Ausbreitung und rasche Vermehrung sorgen diese „guten" Bewohner dafür, dass sich schädliche Erreger nicht einfach breitmachen können. Sie nehmen ihnen den Platz und die Nahrung weg. Krankheitserreger in der Nahrung werden größtenteils durch die Magensäure und die Verdauungsenzyme abgetötet. Dem in den Dickdarm gelangenden Rest gelingt es nur in Ausnahmefällen, sich dort auszubreiten.

Produktion wichtiger Stoffe. Unsere Nahrung wird durch die Verdauung nicht vollständig in resorbierbare Bestandteile zerlegt. Dickdarmbakterien (➤ Abb. 17.54) können die für uns unverdaulichen Bestandteile (teilweise) nutzen und produzieren z. B. aus Ballaststoffen die kurzkettigen Fettsäuren Essigsäure, Propionsäure und Buttersäure. Bisher sind ca. 30 von Darmbakterien erzeugte Substanzen im Blut entdeckt worden. Insgesamt nehmen wir ca. 10% unserer Energie über diesen „Umweg" auf, wieviel genau, hängt von der Nahrungszusammensetzung und den vorherrschenden Bakterienarten ab, insbesondere dem Verhältnis von *Bacteroidetes* zu *Firmicutes* (siehe unten).

Ein Teil unseres Bedarfs an den Vitaminen B_1, B_2, B_6, B_{12}, Folsäure und Biotin sowie eine für uns ausreichende Menge an Vitamin K werden von unserer Mikrobiota hergestellt. Andere aus der Nahrung gewonnene Stoffe haben den Charakter von Botenstoffen. So stärkt die kurzkettige Fettsäure Propionsäure das Immunsystem, besonders die im Gehirn aktiven Immunzellen, die Mikrogliazellen (➤ 4.5.2). Es gibt Hinweise, dass dadurch entzündliche Erkrankungen wie Multiple Sklerose gebessert werden können. Weitere Kandidaten für eine sogenannte Darm-Hirn-Achse sind in der Diskussion. Andererseits werden von Darmbakterien auch schädliche Stoffe hergestellt, wie das Trimethylamin, das für ein erhöhtes Risiko für Herz- und Hirninfarkte verantwortlich gemacht wird.

Ausbildung des Immunsystems. Mikroorganismen sind entscheidend an der Reifung des Immunsystems beteiligt. Die Darmoberfläche, 100-mal größer als die Hautoberfläche, ist eine riesige Kontaktfläche zwischen Umwelt und Körper. Immunzellen bekommen dort Kontakt mit Mikroorganismen, Nähr- und Umweltstoffen. Im *darmassoziierten lymphatischen Gewebe* (➤ 17.5.3) entscheidet sich, was als unschädlich erkannt und geduldet wird und wogegen T-Zellen aktiviert und Antikörper gebildet werden. Physiologische Bakterien, Nährstoffe und harmlose Umweltsubstanzen werden toleriert, Krankheitserreger abgewehrt. Eine umfassende Immuntoleranz ist vorteilhaft bei der Vermeidung allergischer Reaktionen. Übertriebene Hygiene und eine keimarme Umwelt erhöhen daher die Anfälligkeit für Überreaktionen wie Asthma oder Neurodermitis. Ein großes Antikörperspektrum ist günstig zur Abwehr von Krankheitskeimen.

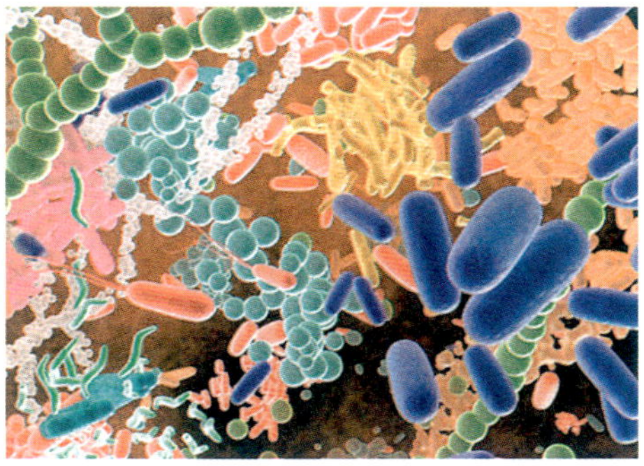

Abb. 17.54 Darmbakterien. Lange vernachlässigt, wird heute ihr Einfluss auf die menschliche Gesundheit intensiv erforscht. [G771]

Mikrobiom und Ernährung

Sicher ist, dass das Mikrobiom des Magen-Darm-Trakts auch von der Ernährung abhängt. Nicht nur die nach Ländern oder Kulturkreisen unterschiedliche Speisenzusammensetzung, sondern auch die individuellen Ernährungsgewohnheiten bedingen charakteristische Unterschiede im Mikrobiomprofil. Wichtig für die Ansiedlung einer gesundheitsfördernden Bakterienflora im Darm ist, eine ausreichende Menge von Ballaststoffen mit der Nahrung aufzunehmen, mindestens 30 g/Tag empfiehlt die *Deutsche Gesellschaft für Ernährung*.

Nicht eindeutig geklärt ist, ob die Art des Darm-Mikrobioms die Entstehung von **Adipositas** begünstigen kann. Es unterscheidet sich bei adipösen Menschen zwar charakteristisch von dem Normalgewichtiger, aber das könnte auch Folge der zu Übergewicht führenden Ernährung sein. Die im Darm mit 90% vorherrschenden Bakterienstämme sind *Bacteroidetes* und *Firmicutes*. Je mehr Firmicutes und je weniger Bacteroidetes vorhanden sind, desto höher ist das Körpergewicht. Normalgewichtige Mäuse wurden durch Übertragung des Mikrobioms adipöser Menschen ebenfalls adipös. Tiere mit einem höheren Firmicutesanteil können eine um 8–10 % höhere Energiemenge aus der Nahrung resorbieren. Aus der Tiermast ist bekannt, dass durch gezielte Veränderung des Darm-Mikrobioms durch Antibiotika die Energieausbeute aus der Nahrung erhöht werden kann. Ob diese Ergebnisse auf Menschen übertragbar sind bzw. Eingriffe in das Mikrobiom einen nachhaltigen Effekt haben, ist allerdings nicht gesichert.

Ebenfalls mit Skepsis zu betrachten sind Aussagen, wonach bestimmte Lebensmittel, die **Präbiotika,** eine *schlankmachende* Darmflora bilden sollen. Präbiotika sind zumeist solche Kohlenhydrate, die eine selektive Nahrungsgrundlage für Darmbakterienarten wie *Laktobazillen* und *Bifidobakterien* darstellen und so gezielt die Zusammensetzung der Darmflora beeinflussen. Dass allein dadurch, also ohne Verminderung der Kalorienaufnahme, eine Gewichtsreduktion möglich ist, ist unbewiesen.

Das Mikrobenspektrum im Darm durch die Zufuhr von **Probiotika,** Nahrungsmittel (z. B. Joghurt, Sauerkraut) mit bestimmten lebenden Bakterienstämmen, zu verändern, ist bei Gesunden nahezu ausgeschlossen. Die Anzahl der im Dickdarm lebend ankommenden Bakterien ist verhältnismäßig klein und kann sich gegen die Übermacht der dort existierenden Mikrobiota nicht oder nur kurzzeitig durchsetzen. Eine positive Wirkung haben aber *hochdosiert* mit Probiotika-Bakterien bzw. -Hefen angereicherte Medikamente bei bestimmten entzündlichen, infektiösen oder allergischen Darmerkrankungen, auch beugen sie bei Antibiotikatherapien einer Vermehrung krankmachender Keime vor. Letzteres kann auch durch probiotische Joghurts erreicht werden, sofern die Zahl der Bakterien eine Milliarde pro Portion überschreitet, denn von oral aufgenommenen Bakterien kommt nur ein kleiner Teil lebend im Dickdarm an.

Störungen des Mikrobioms und Mikrobiom-assoziierte Krankheiten

Mikrobiota-Störungen im Mund entstehen z. B. durch eine Zahnfleischentzündung **(Parodontitis),** wenn sich durch schlechte oder falsche Zahnpflege bakterienbesiedelte Plaques an den Zahnhälsen ansiedeln können. Zuckerhaltige Speisereste fördern die Ansiedlung des **Karies**-erzeugenden *Streptococcus mutans.*

Bei 10–20 % der mit *Helicobacter pylori* infizierten Menschen führt dies zu **Gastritis**, **Magen- und Zwölffingerdarmgeschwüren** und einem erhöhten Risiko für **Magenkrebs.** In diesen Fällen wird der Erreger medikamentös bekämpft (**HP-Eradikation,** ➤ 17.4.7). Dass nur einige der infizierten Personen erkranken, hängt vermutlich auch damit zusammen, dass es HP-Arten mit unterschiedlich hohem Aggressionspotenzial gegen Magenzellen gibt.

Gelangen vermehrt Zuckermoleküle in den Dickdarm, z. B. bei **Laktoseintoleranz** und **Fruktosemalabsorption** (➤ 17.7.7), aber auch nach Verzehr von Hülsenfrüchten und Kohl, erzeugt der mikrobielle Abbau dieser Zucker vermehrt die Darmgase Wasserstoff, CO_2 und Methan. Bei Eiweißabbau im Kolon entstehen zusätzlich Stickstoff, Ammoniak und übelriechende Schwefelverbindungen. Die Folge sind *Blähungen,* evtl. mit krampfartigen Schmerzen. Die zahlreichen entstandenen Spaltprodukte binden zudem osmotisch Wasser und haben *Durchfall* zur Folge.

Manche Mikroorganismen können die natürliche Mikrobiota erheblich stören, indem sie im Darm **Toxine** bilden, die zu einer Abwehrreaktion des Darms führen.

Es resultiert eine starke Flüssigkeitsausscheidung durch *Erbrechen* und *Durchfall,* die die Schädlinge ausschwemmen soll. Dabei gehen aber auch die „guten“ Bakterien verloren, und wenn sich die Erreger dann auch noch an der Darmwand festhalten können, wie *Salmonellen* und *EHEC-Bakterien* (➤ 13.9.3), gewinnen diese zunächst die Oberhand.

Die Gabe von **Antibiotika** zur Abwehr anderer Infektionen tötet zwangsläufig auch natürliche Darmbakterien. Dadurch können schädliche Mikroorganismen, wie *Clostridium difficile*, einen Vermehrungsvorteil bekommen und starke Beschwerden auslösen. Bei Erfolglosigkeit anderer Therapien ist ein **fäkaler Mikrobiota-Transfer** *(Stuhltransplantation)* sehr effektiv: Dabei wird der von einem gesunden Spender aufbereitete Stuhl in den Darm des Erkrankten eingebracht.

In den letzten Jahren wurden einige Krankheiten, unter anderem *Diabetes Typ 2* und *Morbus Alzheimer*, in Verbindung mit dem Darmmikrobiom gebracht. Beweise für einen Zusammenhang gibt es aber noch keine. Im Fall des Diabetes war fälschlicherweise der Einfluss des Diabetes-Medikaments *Metformin* außer Acht gelassen worden, das allein für die Änderung der Mikrobiota verantwortlich ist. Auch bei den entzündlichen Darmerkrankungen *Morbus Crohn* und *Colitis ulcerosa* ist die Darmflora eher als Folge der Krankheit verändert als umgekehrt. Stuhltransplantation ist hier meist nicht langfristig erfolgreich.

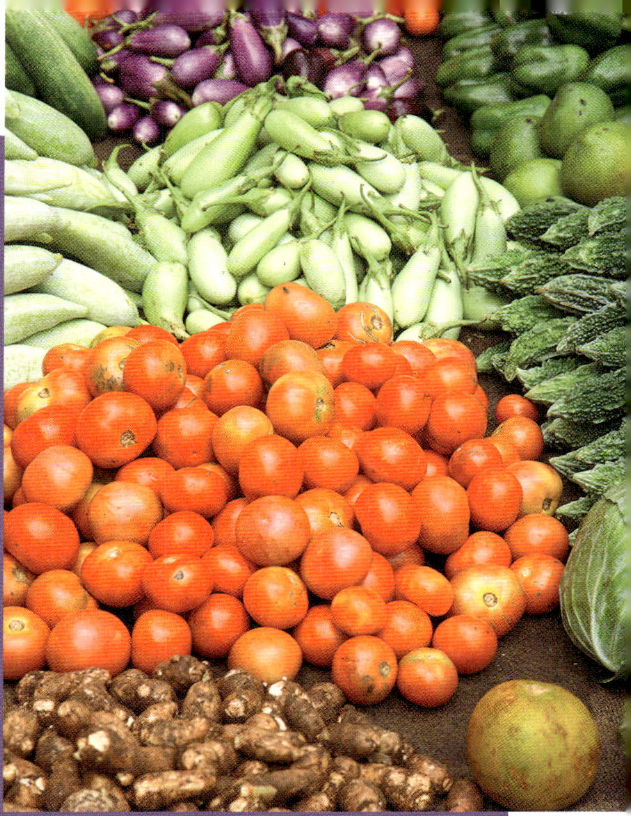

18 Stoffwechsel, Wärmehaushalt und Ernährung

18.1 Wie viel Energie braucht der Mensch?

Energieliefernde Stoffwechselprozesse (*Katabolismus*, ➤ 1.5) sind für den Organismus lebenswichtig. Nur mit ihrer Hilfe kann er die Struktur seiner Zellen aufbauen und aufrechterhalten (*Anabolismus*, ➤ 1.5). Auch für die Konstanthaltung des Inneren Milieus, die Körperfunktionen sowie alle Aktivitäten wird Energie benötigt (➤ 2.8, ➤ Abb. 18.1).
Diese Energie führt sich der Mensch in Form der **Nahrungsmittel** zu, deren Energiegehalt in den chemischen Bindungen der drei Hauptnährstoffe **Fette, Eiweiße** und **Kohlenhydrate** gespeichert ist.
Der Energiegehalt von Nahrungsmitteln wird in der Einheit (Kilo-)**Joule** oder (Kilo-)**Kalorie** ausgedrückt. 1 kcal (1 Kilokalorie = 1.000 Kalorien) entspricht der Energie, die man braucht, um 1 l Wasser von 14 auf 15 °C zu erwärmen; 1 kJ ≅ 0,24 kcal bzw. 1 kcal ≅ 4,2 kJ.
Der Energieumsatz wird in **Watt** (W = J/s) angegeben, bei tagesbezogenen Durchschnittswerten in kJ pro Tag oder kcal pro Tag.

Energieumsatz

Der gesamte tägliche **Energieumsatz** oder **Energiebedarf** hängt von vielen Faktoren ab. Er berechnet sich aus **Arbeitsumsatz** *(Leistungsumsatz)* und **Ruheumsatz.**
Da selbst der Ruheumsatz sehr unterschiedlich ist, hat man einen **Grundumsatz** *(GU)* definiert, der unter festgelegten Bedingungen gemessen wird:

- Morgens
- Nüchtern, d. h. zwölf Stunden keine Kalorienzufuhr
- In Ruhe (liegend)
- Bei behaglicher Umgebungstemperatur.

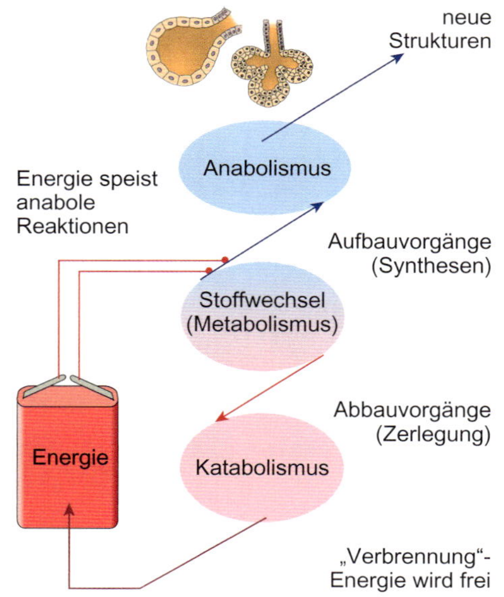

Abb. 18.1 Stoffwechsel (Metabolismus). Schaffung neuer Organstrukturen heißt Anabolismus, Zerlegung und Verbrennung von Nahrungsbestandteilen oder Körperreserven Katabolismus.

Man gibt den Grundumsatz meist pro m^2 Körperoberfläche an (➤ Abb. 18.2), da die umgesetzte Energie als Wärme über die Hautoberfläche an die Umgebung abgegeben wird. Je größer die Oberfläche, desto höher der Wärmeverlust und damit der Energieumsatz, der zur Aufrechterhaltung der Körperkerntemperatur nötig ist. Die Körperoberfläche wird aus Körpergröße und -gewicht mittels eines Nomogramms oder einer Gleichung ermittelt. Abweichungen vom normalen Grundumsatz zeigen stoffwechselbedingte Störungen an, z. B. Über- oder Unterfunktion der Schilddrüse (➤ 11.4.2).
Hinzu kommt der sehr variable Arbeitsumsatz für Tätigkeiten aller Art – vom Lesen im Sitzen bis zum Leistungssport. Kurzzeitig kann der Energieumsatz deutlich höher liegen als im Tagesmittel. Flottes Treppensteigen erfordert ca. 1.000 W, beim 100-m-Lauf können über 2.000 W geleistet werden (100 W = 8.640 kJ/d).
Richtwerte für den Energiebedarf können entsprechenden Tabellen entnommen werden (➤ Tab. 18.1). Diese sollten Geschlecht, Alter, Körpergewicht, körperliche Aktivität und besondere Lebensumstände wie z. B. Schwangerschaft berücksichtigen. Bemerkenswert ist, dass ein Mensch bei leichter körperlicher Belastung mit gut 100 W auskommt – ein PC verbraucht etwa das 2- bis 3-Fache!

Energiegehalt der Nährstoffe

Aus Fett, Eiweiß und Kohlenhydraten werden im Stoffwechsel unterschiedliche Mengen an Energie gewonnen: Pro aufgenommenem Gramm Kohlenhydrat und Eiweiß sind dies rund 17 kJ (4 kcal), pro Gramm Fett 38 kJ (9 kcal). Diese Zahlen bezeichnen den vom Menschen verwertbaren (biologischen) Energiegehalt; der tatsächliche (physikalische) Energiegehalt ist höher, weil wir vor allem die Eiweiße nicht vollständig „verbrennen" können (➤ 1.8.3). Ein zusätzlicher Energieträger ist Alkohol, 1 g Alkohol liefert ca. 30 kJ ≅ 7 kcal.

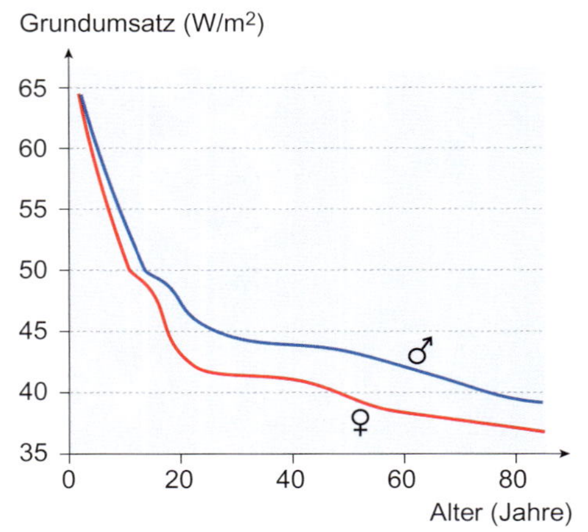

Abb. 18.2 Grundumsatz in Abhängigkeit vom Lebensalter. Säuglinge und Kleinkinder haben eine im Verhältnis zum Körpergewicht große Körperoberfläche und zusätzlichen Energiebedarf zum Aufbau von Körperstrukturen. Nach einem Plateau sinkt der Grundumsatz ab ca. dem 40. Lebensjahr nochmals ab.

18.2 Wärmehaushalt und Temperaturregulation

Da der Körper ständig Wärme an die Umwelt abgibt, muss diese ständig nachgebildet werden. Bei den primären Aufgaben des Stoffwechsels (Aufbau, Erhalt und Erneuerung der Körperstrukturen und Bereitstellung von ATP, ➤ 1.8.5) fällt als Nebenprodukt sehr viel Wärme an, da der Wirkungsgrad der meisten enzymatischen Reaktionen unter 50% liegt.
Diese Wärmeproduktion wird zur Aufrechterhaltung der Köpertemperatur genutzt. Bei körperlicher Ruhe produziert die Leber die meiste Wärme, bei starker körperlicher Arbeit sind es die Muskeln (➤ 5.3.1, ➤ 5.3.6).

TÄTIGKEIT	MANN (BMI 22)		FRAU (BMI 22)	
	kJ/d [kcal/d]	Watt (ca.)	kJ/d [kcal/d]	Watt (ca.)
Sitzende Tätigkeit (Büro)	9.600 (2.300)	110	7.600 (1.800)	90
Überwiegend sitzende Tätigkeit (Studium, Labor)	11.400 (2.700)	130	9.000 (2.100)	105
Überwiegend gehende/stehende Tätigkeit (Verkauf, Handwerk)	12.600 (3.000)	145	10.100 (2.400)	115
Körperlich anstrengende Tätigkeit (Bau)	13.860 (3.300)	160	10.920 (2.600)	125
Mehrbedarf in der Schwangerschaft	–	–	2. Trimester 1.050 (250) 3. Trimester 2100 (500)	12
Mehrbedarf bei vollem Stillen (erste vier bis sechs Monate)	–	–	2.100 (500)	24

Tab. 18.1 Energiebedarf und -umsatz unter verschiedenen Bedingungen. Werte (gerundet) nach den Referenzwerten für die Nährstoffzufuhr 2015 der ernährungswissenschaftlichen Gesellschaften von Deutschland, Österreich und der Schweiz (D-A-CH) für 25- bis 51-Jährige mit einem BMI von 22 (➤ 18.4.2). Beim genauen Energiebedarf spielen noch weitere Faktoren eine Rolle (z. B. Freizeitaktivitäten, psychische Unruhe, Stoffwechselbesonderheiten, Übergewicht). Jugendliche haben einen höheren, alte Menschen einen geringeren Energiebedarf.

Der Mensch gehört zu den **homoiothermen** *(homöothermen, gleichwarmen)* **Lebewesen,** d. h. seine Körpertemperatur ist im Wesentlichen unabhängig von der Umgebungstemperatur. Dies bietet im Vergleich zu den **poikilothermen** *(wechselwarmen)* **Lebewesen** zahlreiche Vorteile, insbesondere die Möglichkeit gleichbleibend hoher Aktivität trotz unterschiedlicher Umgebungstemperaturen.

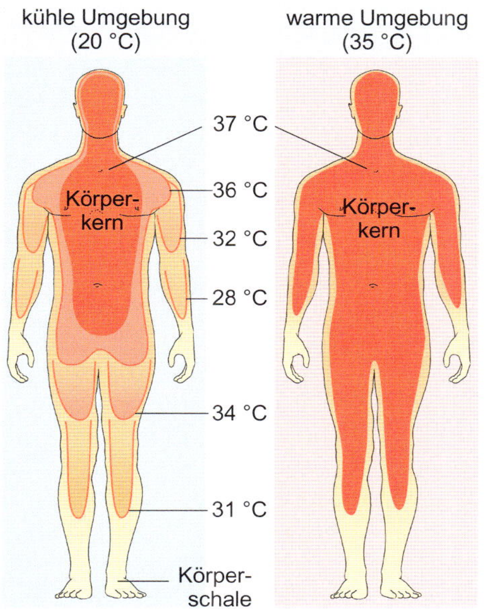

Abb. 18.3 Zonen gleicher Temperatur eines Erwachsenen in kalter und warmer Umgebung.

Konstante Temperatur im Körperkern

Die inneren Organe brauchen eine konstante Temperatur für ihre Funktion: Bei Temperaturen unterhalb 35 °C funktionieren viele lebenswichtige, durch *Enzyme* (➤ 1.8.3) beschleunigte Stoffwechselreaktionen kaum noch, bei Temperaturen über 41,5 °C wird die Tertiärstruktur der Enzyme zerstört, die Eiweiße werden *denaturiert.*

Die normale **Körperkerntemperatur** beträgt beim Gesunden ca. 37 °C. Sie schwankt im Tagesverlauf nur um etwa ± 0,5 °C (Minimum morgens gegen drei Uhr, Maximum abends gegen 18 Uhr). Die Temperatur nach dem Aufwachen am Morgen ist die **Basaltemperatur.** Sie unterliegt bei Frauen den Einflüssen des Monatszyklus. Sie nimmt nach dem Eisprung für etwa zehn Tage um ca. 0,3–0,5 °C zu (➤ Abb. 20.33) und bleibt für einige Monate hoch, wenn eine Schwangerschaft eintritt.

Den Körperkern umgibt die **Körperschale.** Hierzu zählen vor allem Haut und Extremitäten, die deutlich mehr als der Körperkern an den Schwankungen der Umgebungstemperatur teilnehmen (➤ Abb. 18.3): Bei einer Raumtemperatur von 20 °C und einer Körperkerntemperatur von 37 °C weisen Füße und Hände im Durchschnitt eine Hauttemperatur von nur 28 °C auf. An heißen Tagen oder beim Schwitzen können sie aber auch wärmer sein als der Körperkern.

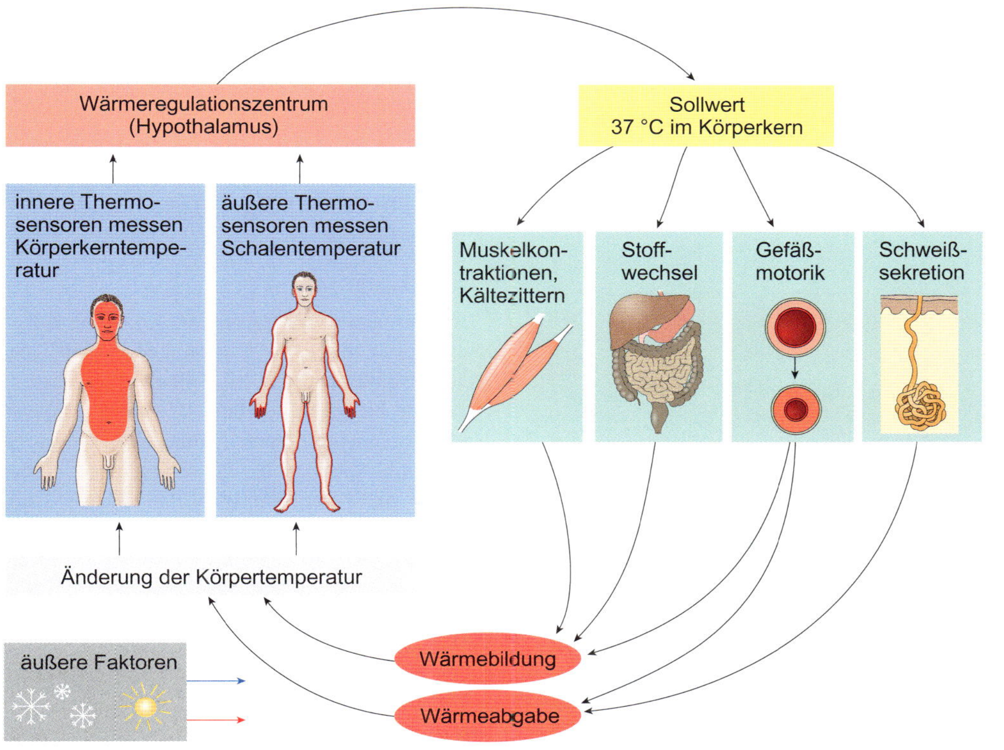

Abb. 18.4 Regelkreis der Körpertemperatur. Sensoren in Haut und Körperkern messen die Schalen- und Kerntemperatur und übermitteln sie an das Gehirn, wo Ist- und Sollwert verglichen werden. Von dort wird über unwillkürliche Mechanismen und sinnvolles Verhalten (z. B. Anziehen eines Mantels) die nötige Temperaturanpassung eingeleitet.

Regelung der Temperatur

Die Konstanthaltung der Körpertemperatur erfordert eine genaue **Temperaturregulation** *(Thermoregulation):* Nur wenn Wärmeproduktion und Wärmeaufnahme einerseits und Wärmeabgabe andererseits im Gleichgewicht miteinander stehen, bleibt die Körpertemperatur gleich.

Wärmeproduktion und Wärmeaufnahme

Körperwärme wird produziert vor allem durch den Stoffwechsel innerer Organe (Leber), durch willkürliche Muskelbewegung (körperliche Anstrengung) oder unwillkürliche Muskelarbeit (Kältezittern). Der Grund-Energieumsatz der Organe und damit deren Wärmeproduktion ist unter anderem abhängig von der Konzentration der Schilddrüsenhormone (➤ 11.4).

Die zitterfreie Wärmebildung im braunen Fettgewebe, einem besonders mitochondrienreichen (➤ 2.5.6) Fettgewebe, spielt besonders bei Neugeborenen (➤ 22.2) eine wichtige Rolle, bei denen es bis zu 90 % der benötigten Wärme erzeugen kann. Die Bedeutung fällt in den ersten Lebensmonaten stark ab. Auch Erwachsene haben noch eine geringe Menge brauner Fettzellen, die vor allem bei Kälte aktiviert werden.

Bei hoher Temperatur und/oder warmen Strahlern (z. B. Infrarotstrahler, Sonne) in der Umgebung nimmt der Körper zusätzlich Wärme aus der Umgebung auf.

Wärmeabgabe

Physikalisch betrachtet, kommen bei der Wärmeabgabe an die Umwelt vier Mechanismen des Wärmetransports zum Tragen:

- **Konvektion** (*Wärmeströmung,* Wärmetransport durch ein bewegtes Medium), beispielsweise der Wärmeabtransport durch die bewegte Luft an der Hautoberfläche
- **Konduktion** (*Wärmeleitung,* Wärmetransport durch ruhende Stoffe), beispielsweise die Auskühlung des Gesäßes beim Sitzen auf einem kalten Stein. Auch tauschen die verschiedenen Körpergewebe so miteinander Wärme aus
- **Wärmestrahlung** (elektromagnetische Strahlung). Ähnlich wie ein Heizungsradiator gibt der Körper Wärme in Form von Wärmestrahlung ab
- **Wärmeabgabe durch Verdunstung** *(Evaporation).* Über die Atemluft, aber vor allem über die Verdunstung von Schweiß, gibt der Körper eine große Wärmemenge ab.

Regelkreis der Temperaturregulation

Man kann die Temperatureinstellung als Regelkreis betrachten (➤ 2.9): Temperaturempfindliche Messfühler, die **Thermosensoren** *(-rezeptoren),* messen ununterbrochen die Temperatur (= Regelgröße) im Körperkern (Hypothalamus, Rückenmark, Bauchraum) und in der Körperschale, d. h. in der Haut. Es lassen sich dabei Sensoren für „warm" und „kalt" unterscheiden. Die Thermosensoren melden ihre Werte über Nerven an das **thermoregulatorische Zentrum** im Hypothalamus (= Regler). Stimmt der Istwert nicht mit dem

18

Temperatursollwert überein, so erfolgt über Muskulatur, Hautdurchblutung, Schweißbildung und Verhalten (= Stellglieder) eine weitestmögliche Annäherung an den Sollwert (➤ Abb. 18.4).

Kurzzeitige Wärmebelastung

Bei kurzzeitiger Wärmebelastung wird die Wärmeabgabe erhöht: Durch Gefäßweitstellung (Vasodilatation) steigt die Hautdurchblutung und als Folge die Wärmeabgabe an die Umgebung – die Haut rötet sich. Zusätzlich wird die Schweißdrüsentätigkeit erheblich gesteigert. Hinzu kommt die Temperaturregulation durch sinnvolles Verhalten: Bei Hitze ist einem jede körperliche Aktivität zu viel und der Schatten am angenehmsten.

Kurzzeitige Kältebelastung

Bei zu niedriger Außentemperatur laufen entgegengesetzte Vorgänge ab. Noch bevor die Körperkerntemperatur sinkt, drosselt der Körper die Hautdurchblutung, um die Wärmeabgabe einzuschränken. Gesteigerte Wärmebildung wirkt dem Auskühlen weiter entgegen. Dazu dienen zum einen willkürliche Muskelbewegungen, etwa das Stampfen mit den Füßen im Winter beim Warten an einer Bushaltestelle. Reichen die willkürlichen Bewegungen nicht aus, so löst das thermoregulatorische Zentrum unwillkürliche Muskelaktionen aus: Das Kältezittern, bei dem viele Muskelfasern in Aktion treten, dient ebenfalls der Wärmebildung und soll Auskühlen des Körperkerns verhindern. Verhaltensmäßig schützen wir uns vor Kälte z. B. durch warme Kleidung.

Akklimatisierung

Bei der Wochen bis Jahre dauernden Anpassung an länger dauernde, klimatisch bedingte Wärme oder Kälte spricht man von **thermischer Akklimatisierung** oder *Adaptation:*

- Bei der Wärmeanpassung steigert der Körper die Schweißmenge. Gleichzeitig setzt er die Salzkonzentration des Schweißes herab. Dadurch erreicht er eine beschleunigte Verdunstung des Schweißes und vermeidet Salzverluste. Zusätzlich verspürt der Betroffene größeren Durst und trinkt regelmäßig mehr
- Die Anpassungsfähigkeit des Menschen an Kälte ist geringer als die an Wärme. Die Steigerung der Wärmeproduktion bei Kälte ist geringer als die der Wärmeverluste durch Schwitzen bei Hitze. Der Mensch ist also eher ein „Warmtier".

Hitzschlag, Hyperthermie und Sonnenstich

Reichen die genannten Mechanismen der Wärmeabgabe nicht aus, etwa bei tropischen Außentemperaturen, großen körperlichen Aktivitäten und/oder unzureichender Schweißbildung (z. B. Marathonlauf im feuchtheißen Klima), staut sich die Wärme im Körper. Dies kann einen **Hitzschlag** auslösen: Der Betroffene hat starke Kopfschmerzen, Schwindel, einen schnellen Puls und eine beschleunigte Atmung. Unbehandelt drohen Bewusstlosigkeit und schließlich der Tod durch Überwärmung. Beim Hitzschlag ist also die Körpertemperatur bei *normalem* Temperatursollwert erhöht – man spricht auch von **Hyperthermie.** Davon zu unterscheiden ist der **Sonnenstich,** bei dem durch intensive Sonneneinstrahlung auf Kopf und Nacken die Hirnhäute (➤ 8.11.1) gereizt werden (➤ 24.6.4).

Künstliche Hyperthermie wird als Methode zur gezielten Überwärmung von bestimmten Tumoren mittels elektromagnetischer Wellen eingesetzt. Sie ist nur in Kombination mit Chemotherapie oder Strahlentherapie sinnvoll.

Fieber

Fieber ist eine Erhöhung der Körperkerntemperatur auf über 38 °C infolge Erhöhung des Temperatursollwertes (➤ Abb. 18.5, Beurteilung der Fieberhöhe). Fieber ist eine natürliche Abwehrmaßnahme des Körpers. Es vermindert das Wachstum temperatursensibler Bakterien und stimuliert die Abwehrzellen. Meist kommt Fieber durch Einwirkung von **Pyrogenen** zustande. Dies sind Fieber erzeugende Stoffe, die von Bakterien und Viren im Körper freigesetzt werden und über Ausschüttung von *Zytokinen* (➤ 13.3) und *Prostaglandinen* (➤ 11.7) den Temperatursollwert im Hypothalamus (➤ 8.8.4) erhöhen. Die stärksten Pyrogene sind die der gramnegativen *Bakterien* (➤ 13.9).

Als Folge der Sollwerterhöhung liegt die Körperkerntemperatur zunächst unter dem Sollwert. Der Körper regelt die Temperatur nach, indem er die Hautgefäße verengt und Kältezittern auslöst. Im *Fieberanstieg* friert der Kranke also, obwohl seine Körpertemperatur vielleicht schon erhöht ist. Ist der neue Sollwert erreicht, bleibt die Körperkerntemperatur für eine Weile auf einem höheren Niveau *(Plateauphase).* Nach Überwindung der Krankheit sinkt der Sollwert im Hypothalamus wieder auf 37 °C. Der Istwert ist nun im Vergleich zum Sollwert zu hoch: Im nun folgenden *Fieberabfall* erweitern sich die Gefäße, der Kranke schwitzt und fühlt sich heiß an.

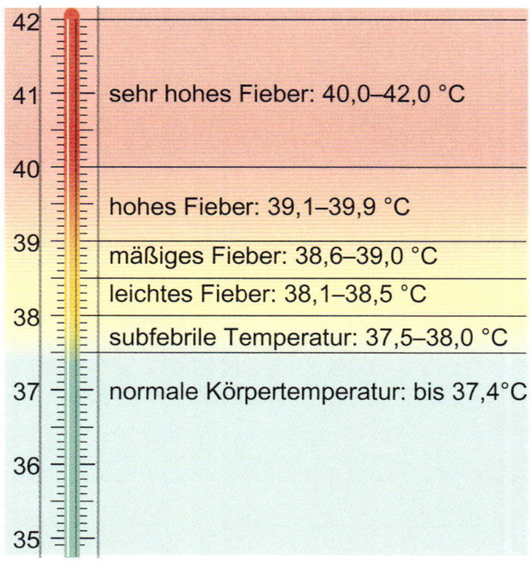

Abb. 18.5 Beurteilung der Fieberhöhe.

Fiebersenkende Maßnahmen

Fieber an sich ist nicht behandlungsbedürftig. Es sollte nur dann gesenkt werden, wenn die individuellen Nebenwirkungen des Fiebers (z. B. Kopf- und Gliederschmerzen, Schlafstörungen) zu stark sind. Das gilt auch bei besonderer Gefährdung eines Kranken, etwa bei Herzkranken wegen der Kreislaufbelastung durch Fieber.

Bei sehr hohem Fieber, etwa ab 41,5 °C, beginnen allerdings die Körpereiweiße, ihre Funktion zu verlieren, da deren Tertiärstruktur zerstört wird. Dies führt zum **Hitzetod,** wenn keine Gegenmaßnahmen wie die Gabe von fiebersenkenden Medikamenten (*Antipyretika,* ➤ 9.3.4) und ggf. zusätzlich Wadenwickel ergriffen werden. Sehr hohes Fieber muss also gesenkt werden.

Wadenwickel P

Das Anlegen von feuchten **Wadenwickeln** erzeugt Verdunstungskälte und wirkt dadurch fiebersenkend. Sinnvoll sind sie nur im Fieberabfall, da der Körper während Fieberanstieg und -plateau gegen den Wärmeverlust ankämpfen würde. Die Füße müssen warm und gut durchblutet sein und die Temperatur des Wickels sollte nur wenig unter der des Patienten liegen. Ansonsten führen die kalten Wickel zu einer Engstellung der Gefäße, und eine Wärmeabgabe ist kaum möglich. Für Wadenwickel werden dünne Tücher verwendet. Angelegt werden Wadenwickel über eine Stunde, wobei sie alle zehn Minuten gewechselt werden, spätestens jedoch, wenn sich der Wickel warm anfühlt. Anschließend kontrollieren die Pflegenden die Temperatur des Patienten, die nicht mehr als 1–2 °C in dieser Stunde gesunken sein sollte.

Der Flüssigkeitsverlust bei Fieber ist durch das verstärkte Schwitzen erhöht. Zum Ausgleich geeignet sind Kräuter- oder Früchtetees und verdünnte Säfte, wobei insbesondere Kinder und alte Menschen immer wieder an das Trinken erinnert werden müssen.

Unterkühlung

Bei **Unterkühlung** *(Hypothermie)* ist die Körpertemperatur unter 35 °C gesunken (➤ Tab. 24.2). Der Betroffene zittert, klagt über Schmerzen und hat eine blasse, kalte Haut. Bei weiter sinkender Körpertemperatur verschwindet das Zittern, der Unterkühlte verliert das Bewusstsein, die Reflexe bis hin zum Atemreflex erlöschen. Atemstillstand und tödliches Kammerflimmern des Herzens (➤ 14.5.9) sind die Folge.

18.3 Zusammensetzung der Nahrung

Die Nahrung enthält sehr viele verschiedene Stoffe, die man zu Gruppen zusammenfasst.

- **Makronährstoffe** sind *Kohlenhydrate, Fette* und *Eiweiße.* Sie dienen der Energieversorgung der Körperzellen und ermöglichen dadurch deren Funktion, wobei Kohlenhydrate und Fette hierbei am bedeutendsten sind. Die in Eiweißen enthaltenen Aminosäuren sind vor allem als Grundbausteine des Körpers unverzichtbar.

- *Vitamine, Mengen-* sowie auch *Spurenelemente* (➤ 18.9, ➤ 18.10) werden als **Mikronährstoffe** bezeichnet. Auch sie sind für normale Körperfunktionen unerlässlich.
- Von den Verdauungsenzymen nicht abbaubare Stoffe heißen **Ballaststoffe** (➤ 18.11). Sie unterstützen die Motorik des Verdauungstraktes (➤ 17.8.7) und die Aktivität des Mikrobioms (➤ 17.11).
- Eine weitere bedeutsame Gruppe bilden die **sekundären Pflanzenstoffe** (➤ 18.12).

Nun nimmt der Mensch seine Nährstoffe nicht in Form der oben genannten Gruppen zu sich, sondern verzehrt Lebensmittel wie Fleisch, Milch, Eier, Kartoffeln, Obst oder Gemüse. Dabei unterscheidet man pflanzliche und tierische Nahrungsmittel.

Pflanzliche Lebensmittel: Gemüse enthält langsam resorbierbare Kohlenhydrate, Eiweiße, wenig Fette, viele Vitamine, Mineral- und Ballaststoffe. Besonders eiweißreich sind Hülsenfrüchte. Obst ist ebenfalls reich an Mikronähr- und Ballaststoffen, hat auch wenig Fette, ist aber im Durchschnitt eiweißärmer als Gemüse. Obst enthält vergleichsweise viel Fruktose (➤ 18.5). Getreideprodukte (vor allem Brot), Kartoffeln und Reis sind stärkereich, Vollkornprodukte haben einen hohen Ballaststoffanteil. Nüsse, Kerne und Samen sind eiweißreich. Außerdem sind sie, wie auch die daraus gewonnenen Öle, reich an ungesättigten und essenziellen Fettsäuren. Obst, Kartoffeln, Hülsenfrüchte, Nüsse sowie Vollkornprodukte enthalten viele sekundäre Pflanzenstoffe (➤ 18.12).

Tierische Lebensmittel. Fleisch ist reich an Eiweiß und essenziellen Aminosäuren und gehört deshalb zusammen mit Fisch-, Ei- und Milcheiweiß zu den Proteinen mit einer hohen biologischen Wertigkeit. Fleisch ist auch Lieferant von Mineralstoffen und Vitaminen (B_1, B_6 und B_{12}). Teilweise enthält es aber viel Fett. Fisch enthält viel Jod, außerdem enthalten fette Meeresfische wie Hering oder Makrele ein günstiges Fettsäurenprofil. Milchprodukte sind eiweißreich und wertvolle Kalzium-Lieferanten.

Ausgewogene Ernährung

Eine gesunde Ernährung ist kalorisch ausgeglichen, d. h. Kalorienzufuhr und -verbrauch entsprechen sich. Es sollte ein angemessener Kalorienanteil aus Fett, Eiweiß und Kohlenhydraten stammen, wobei es eine genaue Regel hierfür nicht (mehr) gibt. Wichtiger als die prozentualen Anteile von Kohlenhydraten, Fetten und Proteinen ist ihre Qualität. Eine tägliche Mindestmenge an Proteinen ist allerdings zum Erhalt der Körpersubstanz nötig. Der Energiegehalt der Nahrungsmittel kann **Kalorientabellen** entnommen werden. Spezielle Tabellen enthalten darüber hinaus die Anteile der drei Grundnährstoffe in den Nahrungsmitteln.

Meist unterschätzt wird der Energiegehalt von Getränken, insbesondere alkoholischen (➤ 18.1). Limonade und Cola sowie die als gesund geltenden Säfte und Smoothies enthalten oft sehr große Mengen an Zucker (Fruktose) und damit Kalorien. Geeignet sind kalorienfreie Flüssigkeiten, allen voran Mineral- und Trinkwasser sowie ungezuckerte Kräuter- und Früchtetees. Der tägliche Getränkekonsum (einschließlich Kaffee, Schwarz-, Grüntee) sollte ca. 1,5–2 l betragen.

Günstig ist, alle Lebensmittelgruppen auf dem Speiseplan zu haben. So wird der Bedarf aller wichtigen Makro- und Mikronährstoffe am leichtesten gedeckt.

Nun sind die Ernährungsgewohnheiten der Menschen sehr verschieden. Nicht nur die verzehrten Produkte unterscheiden sich stark, es werden auch komplette Produktgruppen vermieden, wie bei Vegetariern Fleisch und Fisch und bei Veganern alle tierischen Produkte. Bei ansonsten Gesunden sind diese Kostformen in der Regel vertretbar, wenn auf eine ausgewogene Kost geachtet wird. Allerdings: Je kleiner die „erlaubte" Lebensmittelpalette, desto größer die Gefahr einer Mangelernährung und entsprechend die erforderliche Sorgfalt beim Zusammenstellen des Speiseplanes.

Vegetarische und vegane Kost

Vegetarier und **Veganer** haben eine durchschnittlich höhere Lebenserwartung und leiden seltener an bestimmten chronischen Krankheiten als ihre Fleisch essenden Mitmenschen. Viele von ihnen leben allerdings generell gesünder als der Durchschnittsmensch, z. B. mit bewusster, vollwertiger Ernährung, wenig Alkohol und viel Sport.

Am geringsten ist das Risiko von Mangelerscheinungen bei *Ovo-Lakto-Vegetariern,* die außer pflanzlichen Produkten auch Milch und Eier zu sich nehmen. Sie stellen den größten Anteil der Vegetarier und finden ihr täglich benötigtes Quantum an Eiweiß, Kalzium, aber auch Vitamin-B_{12} in Milch, Quark, Käse und Eiern. Eisen ist unter anderem in Spinat, Rosenkohl und Hülsenfrüchten enthalten. *Lakto-Vegetarier* verzichten zusätzlich auf Eier.

Veganer, die auf alles Tierische verzichten, müssen ihre Speisen sehr sorgfältig auswählen und zusammensetzen, vor allem, um alle essenziellen Aminosäuren (➤ 1.8.3) aufzunehmen. Empfohlen wird außerdem die Einnahme von Vitamin-B_{12}-, ggf. auch weiteren Präparaten, sowie Blutkontrolluntersuchungen. Selbst bei ausgeklügeltem Diätplan sollten Kinder sowie schwangere und stillende Frauen sich nicht vegan ernähren.

Ernährung als Therapie (M)

Bei ernsten Erkrankungen stehen immer die ärztliche Diagnose und Therapie im Vordergrund. Es gibt aber zahlreiche Hinweise dafür, dass eine individuell angepasste Ernährung Heilungsprozesse deutlich unterstützen kann. Eine auf Übergewicht, Unverträglichkeiten, Allergien, Darmbeschwerden, entzündlich-rheumatische Erkrankungen und vieles mehr jeweils speziell und individuell ausgerichtete Ernährung kann wesentlich zur Linderung von Krankheitssymptomen beitragen und den Schweregrad der Erkrankung reduzieren. Das kann eine Reduktion der Kalorienzufuhr, die Vermeidung künstlicher Zusatzstoffe, die Verabreichung spezieller Ballaststoffe, der Einsatz besonderer Fettsäuren, die Meidung oder die Favorisierung einzelner Lebensmittel und anderes mehr sein. Eine Beratung durch einen Experten ist in solchen Fällen unerlässlich.

Wichtig auch: Nur die Ernährungsformen auf Dauer praktizieren, die im Einzelfall wirklich genützt haben, denn die Lebensqualität kann auch unter Einschränkungen der Ernährung leiden. Was bei dem einen das Rheuma gelindert hat, kann bei dem anderen ohne Wirkung bleiben.

Was soll und was darf man essen? (G)

Es vergeht wohl keine Woche ohne neue Schreckensmeldung: Insektizid in Eiern, Herbizid im Bier, Kopfsalat mit Nitrat, Gammelfleisch, vielleicht noch mit Hormonen angereichert, Zusatzstoffe fast überall. Kein Wunder, dass gerade an ihrer Gesundheit interessierten Verbrauchern der Kopf schwirrt. Was soll man essen – was darf man überhaupt noch essen? Nun, diese Frage muss letztlich jeder für sich beantworten. Einiges aber spricht dafür, dass eine vielseitige, „normale" Ernährung nach wie vor das Beste ist.

Sicher sollten Meldungen über Schadstoffe in Lebensmitteln ernst genommen und ggf. mit einem Abstimmen über den Einkaufskorb beantwortet werden. Misstrauen ist aber durchaus angebracht, z. B. wenn sich im „Sommerloch" die Meldungen häufen oder ein bis dahin unbekannter Schadstoff dank verbesserter Nachweismöglichkeiten plötzlich „überall" ist. Wie viel nehme ich von dem betreffenden Lebensmittel wirklich pro Woche zu mir? Worin besteht die Gefahr – in einem „ekligen" Gefühl, Durchfall oder einer unheilbaren Krankheit? Helfen möglicherweise einfache Maßnahmen wie simples Abwaschen oder Durchgaren?

Oder ist es vielleicht gesünder, auf **Functional-Food** zurückzugreifen, also Lebensmittel, die durch bestimmte Zusätze einen Nutzen für die Gesundheit bringen sollen: cholesterinsenkende Margarine, Omega-3-Eier, Joghurt mit **Probiotika** („günstigen" Keimen für den Darm) und **Präbiotika** (zum „Füttern" derselben), Vitamin-Cornflakes. Insgesamt wohl eher selten. Denn die meisten der bei Functional-Food postulierten Zusatzeffekte sind bislang nicht bewiesen, Langzeiterfahrungen gibt es keine, und möglicherweise entfalten die zugesetzten Stoffe nur im

Zusammenspiel mit anderen Substanzen ihre Wirkung. Das soll nicht heißen, dass die Lebensmittelindustrie nicht ihre unbestreitbaren Vorteile hat: Ohne ihre Techniken wären viele unserer Lebensmittel um einiges „ungesünder", man denke etwa an das früher übliche Pökeln oder Einkochen mit Unmengen von Zucker zur (trotzdem nicht immer erfolgreichen) Konservierung.

18.4 Essverhalten und Körpergewicht

18.4.1 Regelung der Nahrungsaufnahme: Appetit, Hunger, Sättigung

Nahrungsaufnahme und Stimmung sind eng miteinander verknüpft. Unser Wohlbefinden wird stark durch die Verfügbarkeit des „Glückshormons" *Serotonin* in unserem Gehirn beeinflusst, was sich z. B. bei der Einnahme von Medikamenten wie Fluoxetin (z. B. Fluoxetin beta®) zeigt, die die Konzentration von Serotonin an den Synapsen erhöhen. Die Zufuhr von Kohlenhydraten und Fetten erhöht ebenfalls die Serotoninkonzentration, indem sie über unterschiedliche Mechanismen die Aufnahme der Aminosäure *Tryptophan,* der Vorstufe von Serotonin, ins Gehirn fördert. Essen wird also mit Wohlbefinden belohnt. Dass dieses System normalerweise nicht überbeansprucht wird, liegt an der übergeordneten Kontrolle von Hunger und Sättigung, bei welcher der **Hypothalamus** (➤ 8.8.4, ➤ Abb. 18.6) eine zentrale Rolle spielt.

Die *tägliche Nahrungsaufnahme* wird unter anderem durch die beiden Hormone **Ghrelin** und **Cholezystokinin** (CCK, ➤ 17.6.4, ➤ Tab. 11.4) geregelt (➤ Abb. 18.6):

- Ghrelin wird in der Magenschleimhaut produziert, gelangt über die Blutbahn zum Hypothalamus und erzeugt dort Hungergefühl. Mit zunehmender Magenfüllung sinkt die Ghrelinkonzentration und man fühlt sich gesättigt. Das durch ein fehlendes Sättigungsgefühl gekennzeichnete *Prader-Willi-Syndrom* etwa geht mit massiv erhöhten Ghrelin-Spiegeln einher.
- Cholezystokinin wird im Dünndarm gebildet, wenn dort Nahrung verdaut wird. Es erzeugt ein Sättigungsgefühl, ebenso wie der Anstieg der Blutglukosekonzentration.

An der Steuerung der Nahrungsaufnahme ist außerdem **Insulin** entscheidend beteiligt (Insulinwirkungen ➤ 11.6.1). Steigende Blutzuckerspiegel führen zu steigenden Insulinspiegeln, die dann Sättigungsgefühl auslösen. Schnell abbaubare Kohlenhydrate, wie stark zuckerhaltige Lebensmittel, führen zu einer schnellen Glukoseaufnahme in die Speicherzellen und einem raschen Abbau in den Geweben, d. h. der Insulinspiegel fällt dann auch schnell wieder ab. Ein fallender Insulinspiegel hat aber einen appetitsteigernden Effekt, der umso stärker ist, je schneller der Spiegel abfällt. Hunger stellt sich ein. Ein langsamer Insulinanstieg hat also einen nachhaltigeren Sättigungseffekt als ein schneller, der zu übermäßiger Nahrungsaufnahme und damit Übergewicht führen kann.

Auch über den Zustand der Energiereserven des Körpers wird der Hypothalamus informiert und kann so *langfristig* die *Energiebilanz* steuern. Hieran ist das Hormon **Leptin** beteiligt (➤ Abb. 18.6). Die Fettzellen produzieren Leptin (➤ 11.7), das eine appetithemmende Wirkung hat. Je weniger Fettgewebe vorhanden ist, desto geringer die Leptinfreisetzung. Leptin hemmt die Wirksamkeit von Insulin. Die Hoffnung, Übergewicht durch künstliche Leptinzufuhr zu reduzieren, hat sich nur für die sehr seltenen Fälle eines Leptinmangels erfüllt – die Regulation des Körpergewichts wie die Leptinwirkungen sind sehr komplex. Die Leptinspiegel Übergewichtiger sind in aller Regel hoch. Möglicherweise liegt hier eine *Leptinresistenz* vor, die im Detail noch weitgehend unklar ist. Von Fettzellen wird des Weiteren **Adiponektin** erzeugt, das die Insulinempfindlichkeit von Geweben erhöht und so ebenfalls an der Regelung von Hunger und Nahrungsaufnahme beteiligt ist (➤ 11.7).

Es gibt Hinweise darauf, dass die Ghrelinausschüttung steigt und die Leptinausschüttung sinkt, wenn die Schlafdauer verkürzt wird. Da sich in den letzten Jahrzehnten die durchschnittliche *Schlafdauer* der Bevölkerung in Deutschland und den USA um mehr als eine Stunde verkürzt hat, könnten auch veränderte Hormonspiegel und der dadurch gesteigerte Appetit mit für die Zunahme von Übergewicht verantwortlich sein.
Auch von der individuell unterschiedlichen Darmflora wird vermutet, dass sie das Adipositasrisiko mit bestimmt. Je nachdem wie gut die Bakterien die unverdauten Nahrungsreste im Dickdarm abbauen (➤ 17.11), ist die „Futterverwertung" und damit die Energieaufnahme individuell unterschiedlich.

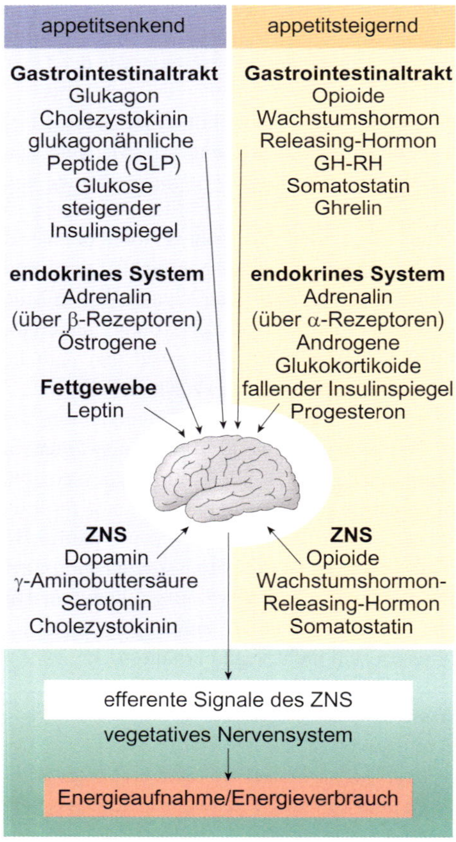

Abb. 18.6 Regulation von Appetit und Energieaufnahme.

Die genannten Stoffe allein erklären jedoch noch nicht die gesamte Regelung der Nahrungsaufnahme. Es ist davon auszugehen, dass weitere, teils noch unbekannte Hormone, Transmitter, Neuromodulatoren und Stoffwechselprodukte beteiligt sind.

Psychische Einflüsse

Essen ist nicht nur eine Sache des Körpers oder der Vernunft, unsere Psyche entscheidet mit darüber, was und wie viel wir essen. Emotionen spielen eine entscheidende Rolle. Und auch unsere Geschichte: Bis vor wenigen Jahrzehnten war die Umwelt des Menschen von immer wiederkehrender Nahrungsknappheit geprägt (und ist es in vielen Ländern immer noch). Süßes und Fettes in Form von reifen Früchten und durchwachsenem Fleisch zu mögen, sorgte damals für die dringend benötigten Reserven.

Ernährung, Körper und Psyche G

Die Wechselwirkungen zwischen Ernährung, Körper und Psyche sind sehr komplex. Beteiligt sind unter anderem hormonelle, neuronale, metabolische, psychische und soziale Faktoren. Da überrascht es nicht, dass das System störanfällig ist, was in unserer Nahrungsmittel-Überflussgesellschaft zu erheblichen gesundheitlichen Problemen führt.
Nur noch Kalorien zu zählen und den Fettgehalt in Gramm zu berechnen, ist allerdings auch nicht anzustreben Die ausgeprägte Fixierung auf die Auswahl von „gesundem" und der Vermeidung von „ungesundem" Essen wird als **Orthorexie** bezeichnet und kann sogar Krankheitscharakter erlangen. Essen bedeutet nicht nur Zufuhr des Lebensnotwendigen, sondern auch Genuss, und so soll es auch sein. Also essen in Ruhe, unter Berücksichtigung individueller Geschmacksvorlieben und Verträglichkeit. Ein Stück Schokolade oder Kuchen, bewusst und nicht nebenher gegessen, oder das abendliche Grillen in Gesellschaft beispielsweise machen eine ausgewogene Ernährung nicht ungesund.

18.4.2 Normal- und Übergewicht

BMI

Derzeit am häufigsten genutzt zur Beurteilung des Gewichts wird der **Body-Mass-Index** *(BMI).* Er ist eng mit der Fettmasse korreliert und unabhängig vom Geschlecht. Der BMI kann zum einen berechnet werden:

Berechnung BMI

$$\text{Body-Mass-Index} = \frac{\text{Körpergewicht in kg}}{(\text{Körpergröße in m})^2}$$

Zum anderen kann der BMI aus entsprechenden Nomogrammen und Tabellen abgelesen werden. Bei einem BMI zwischen 25 und 29,9 spricht man von **Übergewicht,** bei einem BMI ≥ 30 von **Adipositas** (➤ Tab. 18.2). Nach Angaben des *Statistischen Bundesamts* waren 2017 in Deutschland 62 % der erwachsenen Männer und 46 % der erwachsenen Frauen von Übergewicht einschließlich Adipositas betroffen. Die Adipositashäufigkeit betrug bei Männern 18 %, bei Frauen 15 %.

Bei Adipositas nimmt nicht nur das Risiko von Diabetes mellitus (➤ Abb. 18.7) und Herz-Kreislauf-Erkrankungen enorm zu, auch der chronisch überbeanspruchte Bewegungsapparat verursacht Beschwerden – Lebenserwartung und Lebensqualität nehmen deutlich ab. Statistiken zeigen ein Optimum der Lebenserwartung im BMI-Bereich von 22,5–25. Ab einem BMI von 28 steigt das Sterberisiko überproportional, vor allem infolge von Herz-Kreislauf-Erkrankungen. Die Sterblichkeit ist aber auch bei einem BMI < 22,5 erhöht, hauptsächlich durch (raucherbedingte) Lungenerkrankungen und Krebserkrankungen.

Fettverteilungsmuster

Für das Erkrankungsrisiko bei Adipositas ist die *Verteilung* des Fetts im Körper allerdings aussagekräftiger als der BMI: Subkutane Fettpolster an Gesäß und Oberschenkeln (sog. *Birnenform*) tun der Gesundheit kaum Abbruch. Ungünstig ist dagegen die *Apfelform* der Körperfettverteilung mit schlanken Gliedmaßen und Fettansatz am Körperstamm (➤ Abb. 18.7). Dies liegt nach heutigem Wissen an der unterschiedlichen Stoffwechselaktivität des subkutanen und viszeralen Fetts (➤ 11.6.5).

Das **Fettverteilungsmuster** kann durch den **Taillenumfang,** das *Verhältnis von Taillen- zu Hüftumfang* (**Taille-Hüft-Quotient,** *w*aist *[to]* **h**ip **r**atio, *WHR*) oder das *Verhältnis von Taillenumfang zu Körpergröße* (**Taille-Größe-Quotient,** *w*aist *[to]* **h**eigh**t** **r**atio, *WHtR*) bestimmt werden (➤ Tab. 18.3).

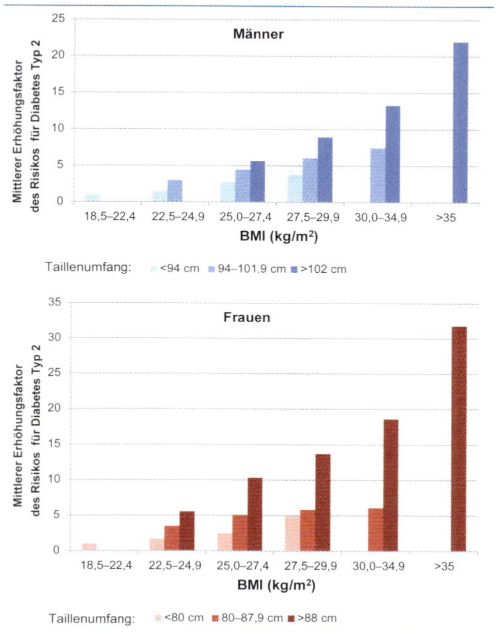

Abb. 18.7 Diabetes-Typ-2-Risiko. Das Diabetes-Typ-2-Risiko eines Menschen hängt von seinem Körpergewicht *und* von der Fettverteilung ab. Nach: The InterAct Consortium (2012), Long-Term Risk of Incident Type 2 Diabetes and Measures of Overall and Regional Obesity: The EPIC-InterAct Case-Cohort-Study.

Bei der **Hautfaltenmessung** *(Kalipermetrie)* wird an verschiedenen Stellen das unter der Haut eingelagerte Fett gemessen. Die addierten Ergebnisse lassen Rückschlüsse auf den Körperfettanteil zu. Sog. Körperfettwaagen bestimmen den Fettanteil durch Messung der elektrischen Leitfähigkeit *(Impedanz)* des Körpers (**bioelektrische Impedanzanalyse**).

Übergewicht

Übergewicht und Adipositas sind multifaktoriell bedingt (➤ 3.2.2, ➤ 18.4). Sicher spielen genetische Faktoren eine Rolle. Für die rasche Zunahme übergewichtiger Menschen in den letzten Jahrzehnten sind allerdings Veränderungen des Lebensstils verantwortlich: ein Mehr an Kalorienaufnahme bei gleichzeitig gesunkenem Energieverbrauch (➤ 18.15).

Manchmal sind reichliches Essen und ungünstig zusammengesetzte Nahrung sowie Bewegungsmangel aber nicht die alleinigen Ursachen für Übergewicht. Auch Schilddrüsenunterfunktion, eine Überproduktion oder die Einnahme von Glukokortikoiden (Cushing-Syndrom, ➤ 11.5.3) sowie Psychopharmaka können zu einer Gewichtszunahme führen. Insbesondere bei schnell entstandenem Übergewicht sowie bei weiteren Auffälligkeiten wie etwa roten Hautstreifen (*Striae* ➤ 7.3.1, ➤ Abb. 11.16) sollte hiernach gesucht werden.

Übergewicht führt nicht automatisch zu einer kürzeren Lebenserwartung, ebenso entscheidend ist körperliche Aktivität (➤ Abb. 18.8): Inaktive Schlanke haben keine höhere Lebenserwartung als Übergewichtige, die sich ausreichend bewegen und körperlich fit sind. Dies hängt damit zusammen, dass körperliche Aktivität im Organismus vielfältige positive Wirkungen entfaltet (➤ 6.9).

Was bei Ernährung und Essverhalten wichtig dafür ist, ein Normalgewicht zu erreichen bzw. zu behalten, ist in ➤ 18.15 beschrieben.

Medikamentöse und chirurgische Maßnahmen

Unterstützend können für einen befristeten Zeitraum Medikamente eingesetzt werden. Wohl am häufigsten eingesetzt wird *Orlistat* (z. B. Xenical®), das die Aufnahme von Fett aus dem Darm reduziert, indem es das fettspaltende Enzym Lipase (➤ 17.7.3) hemmt, was mit erheblichen Verdauungsstörungen einhergehen kann. Es wirkt nicht appetitzügelnd. Eine mehrmonatige Anwendung führt zu einer zusätzlichen Gewichtsabnahme von wenigen Kilogramm – eine Lösung des Problems ist es ebenso wenig wie das Fettabsaugen, das ein rein kosmetischer Eingriff ist.

In Extremfällen sind chirurgische Maßnahmen *(bariatrische Chirurgie)* möglich. Beim Einsetzen eines *Magenbandes (gastric banding)* wird ein Band um den Magen gelegt und dadurch ein Vormagen vom Restmagen abgetrennt. Der Speisebrei sammelt sich im Vormagen, der Patient kann nicht mehr Nahrung zu sich nehmen,

BMI	KATEGORIE	RISIKO FÜR BEGLEITERKRANKUNGEN
< 18,5	Untergewicht	Erhöht
18,5–24,9	Normalgewicht	18,5–22,4 gering erhöht 22,5–24,9 durchschnittlich
25,0–29,9	Übergewicht, Präadipositas	25–27,9 durchschnittlich ≥ 28 gering erhöht
30,0–34,9	Adipositas Grad 1	Erhöht
35,0–39,9	Adipositas Grad 2	Hoch
≥ 40	Adipositas Grad 3	Sehr hoch

Tab. 18.2 Beurteilung des BMI von Erwachsenen anhand statistischer Untersuchungen.

GESUNDHEITLICHES RISIKO	MÄNNER	FRAUEN
Taillenumfang [cm]		
Erhöht	94–101,9	80–87,9
Deutlich erhöht	≥ 102	≥ 88
Taille-Hüft-Quotient		
Erhöht	≥ 1,0	≥ 0,85
Taille-Größe-Quotient		
Erhöht	< 15 Jahre > 0,45; 15–39 Jahre > 0,5; 40–49 Jahre + 0,01 mehr pro Jahr; > 50 Jahre > 0,6	

Tab. 18.3 Fettverteilungsmuster und Gesundheitsrisiko. Wer bei schlanken Armen und Beinen einen sichtbaren Bauch vor sich herträgt (apfelförmige Körperfettverteilung), hat ein besonders hohes Risiko für Folgekrankheiten wie Herzinfarkt, Schlaganfall und Diabetes.

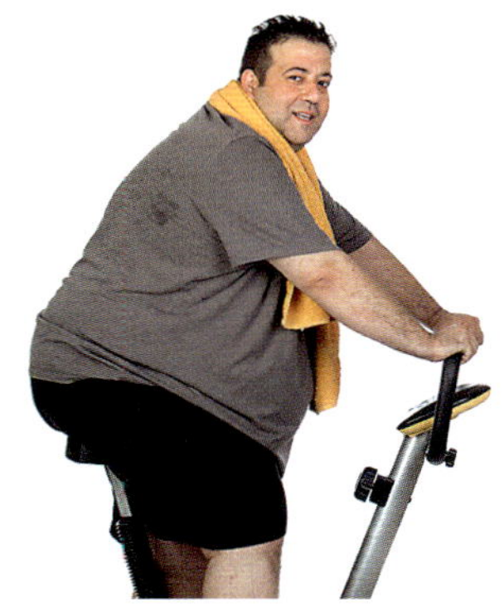

Abb. 18.8 Bewegung. Auch wenn es schwerfällt – Bewegung ist nicht nur wichtig für die Gewichtsabnahme, sondern reduziert das gesamte Herz-Kreislauf-Risiko. [J787]

als in den Vormagen passt, und hier befindliche Sensoren bewirken über Botenstoffe ein vorzeitiges Sättigungsgefühl. Ähnlich wirken der *Schlauchmagen* mit operativer Magenentfernung bis auf einen schlauchförmigen Rest und ein *Magenballon,* der endoskopisch in den Magen eingeführt und mit einer Lösung gefüllt wird, sodass das freie Magenvolumen nur noch klein ist. Diese Maßnahmen sind reversibel, im Gegensatz zum *Magen-Bypass-Verfahren:* Dabei wird ein kleiner Teil des oberen Magens vom Restmagen getrennt und mit dem ebenfalls abgetrennten Jejunum verbunden. Zwölffingerdarm und oberer Dünndarm werden so bei der Nahrungspassage umgangen, ihre Verdauungssäfte jedoch durch eine Verbindung in das Jejunum geleitet. Nährstoffaufnahme und Fettverdauung sind dadurch stark eingeschränkt.

18.4.3 Untergewicht

Auch ein Zuwenig an Nahrung ist für den Körper schädlich (und evtl. tödlich) und in unserer (Wohlstands-)Gesellschaft nicht einmal so selten:

- Schätzungsweise 1–2 % aller jungen Mädchen und Frauen leiden unter **Anorexia nervosa,** auch *(Pubertäts)-Magersucht* genannt, einer psychisch bedingten Essstörung (➤ 10.11.2). Junge Männer sind seltener betroffen
- Körperliche, insbesondere chronische Erkrankungen können in jedem Alter zu Untergewicht (und Mangelerscheinungen) führen
- Auch sehr alte Menschen sind eine Risikogruppe. Hier spielen zahlreiche Faktoren eine Rolle, von verminderter Mobilität und dadurch reduzierten Einkaufsmöglichkeiten über fehlende Gesellschaft beim Essen und altersbedingte Veränderungen des Geschmacksempfindens bis zu schlecht sitzenden Zahnprothesen.

18.5 Kohlenhydratstoffwechsel

Stoffwechsel der Kohlenhydrate

Die aufgenommenen Kohlenhydrate werden im Verdauungstrakt bis zu Zweifach- und Einfachzuckern gespalten (➤ 1.8.1, ➤ 17.7.2, ➤ 17.10.5). Hierbei fällt hauptsächlich **Glukose** *(Traubenzucker)* an. Die übrigen Einfachzucker, z. B. Fruktose und Galaktose, werden in der Leber ebenfalls überwiegend zu Glukose umgewandelt.

Glukose ist das wichtigste energieliefernde Molekül des Menschen: Das Gehirn deckt seinen Energiebedarf fast ausschließlich über Glukose. Andererseits ist aber auch ein Zuviel schädlich und kann bis zum Koma führen. Entsprechend wird der Glukosespiegel im Blut in engen Grenzen konstant gehalten, zwischen 2,8 und 7,8 mmol/l Plasma (50–140 mg/dl Plasma, ➤ Abb. 11.20). Speicherform der Glukose ist das Glykogen. Es bildet einen schnell verfügbaren Energiespeicher, der jedoch nur für etwa einen Tag den Grundumsatz decken kann.

Glykämischer Index und glykämische Last

Ein Maß für den Anstieg der Blutglukose nach dem Essen ist der **glykämische Index** (kurz *Glyx, GI*). Er gibt die blutzuckersteigernde Wirkung an, die 100 g Kohlenhydrate (KH) in einem bestimmten Lebensmittel im Vergleich zum Blutzuckeranstieg durch 100 g reine Glukose (Traubenzucker) haben. Für Glukose ist der Wert 100 (Referenzwert), je niedriger er ist (z. B. Toastbrot 80, Vollkornbrot 55), desto langsamer werden die Kohlenhydrate aufgenommen. Da beim GI nicht die Reaktion auf 100 g eines Lebensmittels gemessen wird, sondern auf 100 g Kohlenhydrate in diesem Lebensmittel, ist die Beurteilung der Wirkung ohne die Kenntnis des Kohlenhydratanteils darin nicht möglich. Praktischer ist deshalb die **glykämische Last** *(GL),* die den Kohlenhydratanteil eines Lebensmittels berücksichtigt. Toastbrot mit einem GI von 80 und einem 50 %igen KH-Anteil hat demnach eine hohe GL von 40, Bratkartoffeln mit einem GI von 95 und einem KH-Anteil von 10 % eine mittlere GL von 9,5, Nüsse mit einem GI von 15 und einem KH-Anteil von 10 % nur eine geringe GL von 1,5.

Kohlenhydrate in der Ernährung

Kohlenhydrate in Form von Mono-, Di- und Polysacchariden (➤ 1.8.1, ➤ 18.5) stellen im Stoffwechsel eine über die Bereitstellung von Glukosemolekülen schnell verfügbare Energiequelle dar. Die Anstiegsgeschwindigkeit des Blut-Glukose-Spiegels hängt von der jeweiligen glykämischen Last ab und ist außerdem individuell unterschiedlich. Je nach Intensität der körperlichen Belastung wird nur ein Teil der Glukose unmittelbar zur Deckung des Energiebedarfs der Körperzellen benötigt. Der Rest wird zu einem Teil in Glykogen umgewandelt und in Muskeln und Leber gespeichert. Da die Glykogenspeicher sehr klein sind, wird der andere Teil in der Leber zu Triglyzeriden umgewandelt, die dann in den Fettzellen als Speicherfett abgelagert werden.

Die Zufuhr von Mono- und Disacchariden mit der Nahrung löst eine schnelle Schwankung des Insulinspiegels aus (➤ 18.4.1) und erzeugt nur ein sehr kurzzeitiges Sättigungsgefühl. Es stellt sich schnell wieder ein Hungergefühl ein und das Verlangen nach weiteren Zuckermolekülen steigt. Viel Süßes macht Appetit auf mehr Süßes, mit der Folge einer übermäßigen Fettspeicherung. Auch Fruktose, lange wegen des langsamen Blutzuckeranstiegs als weniger problematisch beurteilt, wird heute kritisch gesehen. Es hat sich nämlich herausgestellt, dass sie in größeren Mengen mehrere Negativeffekte auf den Stoffwechsel hat, unter anderem die Entstehung einer nicht-alkoholischen Fettleber (➤ 17.10.7) fördert. Größere Mengen Fruktose sind in Limonaden, Säften, Smoothies, Softdrinks, Honig sowie zahlreichen industriellen Fertigprodukten (nicht nur Backwaren und Süßigkeiten) enthalten, und das unter den verschiedensten Namen: Fruchtsüße, Maissirup, Isoglukose, Invertzucker, Saftkonzentrat. Auch Haushaltzucker besteht zur Hälfte aus Fruktose (➤ Abb. 1.18). Die in Obst enthaltenen Fruktosemengen sind je nach Frucht sehr unterschiedlich. Pro 100 g enthalten z. B. getrocknete Feigen und Datteln 25–30 g, Trauben ca. 7,5 g, Äpfel ca. 6 g und Beerenobst ca. 2–3 g Fruktose und alle Früchte meist noch einmal ebenso viel Glukose.

Ernährungsphysiologisch günstig sind Polysaccharide (Stärkemoleküle), also komplexe Kohlenhydrate mit einer niedrigen glykämischen Last.

Ballaststoffe, unterteilt in unlösliche und lösliche Faserstoffe (➤ 18.11), sind für den Menschen unverdauliche Kohlenhydrate, die für ein Sättigungsgefühl und einen störungsfreien Weitertransport der Nahrung sorgen. Die löslichen Faserstoffe sind zudem Futter für wichtige Darmbakterien (➤ 17.11).

Laktoseintoleranz und Fruktosemalabsorption

Im deutschsprachigen Raum haben ca. 15 % der Menschen eine **Laktoseintoleranz.** Ein erblicher oder erworbener *Laktasemangel* führt dazu, dass Milchzucker (Laktose) im Dünndarm nicht (ausreichend) gespalten wird (➤ 17.7.7).

Noch mehr Menschen, ca. 30%, leiden unter einer **Fruchtzuckerunverträglichkeit,** bei der Fruchtzucker (Fruktose) vom Dünndarm nicht vollständig aufgenommen wird **(Fruktosemalabsorption),** weil das zuständige Transportsystem nicht oder nicht ausreichend funktioniert (➤ 17.7.7).

Leitsymptome sind in beiden Fällen durch Zucker-Überversorgung der Dickdarmbakterien und osmotische Wirkung verursachte Blähungen, Bauchschmerzen und Durchfälle. Die Unverträglichkeitsschwelle ist für Laktose- und Fruktosemengen individuell unterschiedlich. Kleine Mengen werden oft vertragen.

Diabetes mellitus

Der Blutzuckerspiegel beim *Diabetes mellitus* (*Zuckerkrankheit,* ➤ 11.6.3) ist durch verminderte Insulinproduktion oder geringere Insulinempfindlichkeit der Zellen chronisch erhöht (Insulin ermöglicht die Aufnahme von Glukose in die Zellen). Gerade der Diabetes mellitus Typ 2 wird infolge zunehmenden Übergewichts in den Industrienationen immer häufiger (➤ Abb. 18.7).

Die Behandlung unterscheidet sich je nach Diabetesform. Immer aber ist eine diabetesgerechte Ernährung erforderlich. Diese entspricht im Wesentlichen einer ausgewogenen Ernährung, wie sie für alle Menschen empfohlen (aber nicht praktiziert) wird, jedoch mit besonderer Berücksichtigung der (blutzuckersteigernden) Kohlenhydrate.

18.6 Fettstoffwechsel

Stoffwechsel der Fette

Die *Triglyzeride* (Neutralfette) der Nahrung werden im Darm zu Fettsäuren und Glyzerin gespalten. Die Fettsäuren können von den Zellen ebenso wie die Glukose zur Energieerzeugung herangezogen werden. Bei geringem Bedarf oder Überernährung baut der Organismus Fettsäuren und Glyzerin wieder zu Triglyzeriden zusammen und speichert diese hauptsächlich im Fettgewebe und in der Leber.

Fette können in großen Mengen im Körper gespeichert werden und bilden daher seine größte Energiequelle (➤ 1.8.2, ➤ 18.6). Sie sind unabdingbar für die Resorption fettlöslicher Vitamine (➤ 18.9). Fettgewebe polstern darüber hinaus die inneren Organe, bilden eine Isolationsschicht unter der Haut und produzieren einige Hormone (➤ 11.7). Um die Fettspeicher zu füllen, müssen wir nicht unbedingt Fette aufnehmen, denn die meisten Fettsäuren, und damit Triglyzeride, können auch aus Kohlenhydraten synthetisiert werden. Ausnahmen sind die essenziellen Fettsäuren (➤ 1.8.2), zu denen die mehrfach ungesättigten Omega-6- und Omega-3-Fettsäuren gehören. Fettähnliche Stoffe (➤ 1.8.2), wie Cholesterin, sind lebenswichtig als Grundlage der Herstellung von Zellmembranen, der Myelinschichten unserer Nerven und einiger Hormone.

Cholesterinstoffwechsel ➤ 15.1.4, ➤ 15.5, ➤ Abb. 15.18

Fette in der Ernährung

Überholt ist die Ansicht, dass die überwiegend in tierischen Lebensmitteln vorhandenen *gesättigten Fettsäuren* gesundheitsschädlich sind. Neuere Studien zeigen, dass sie, wenn sie nicht übermäßig zugeführt werden, keinen negativen Effekt auf den Cholesterinspiegel und damit die Blutgefäße haben und das Herzinfarkt- und Schlaganfallrisiko nicht erhöhen. Geachtet werden soll auf einen ausreichenden Anteil *ungesättigter Fettsäuren.* Sie müssen über die Nahrung zugeführt werden, wobei ein 2:1-Verhältnis von Omega-6- zu Omega-3-Säuren optimal sein soll. Omega-3- Fettsäuren setzen die Produktion der entzündungsfördernden Arachidonsäure (➤ 11.1.3) herab und haben damit eine schützende Wirkung gegen arteriosklerotische Veränderungen und Gerinnselbildungen in Blutgefäßen. Besonders wertvoll sind in dieser Hinsicht unraffinierte und industriell nicht veränderte Fette, vor allem aus Leinsamen, Raps, Nüssen, Avocado und fettem Fisch. Fette sollten einen geringen Anteil von *Transfetten* aufweisen, die durch industrielle Härtung oder starkes Erhitzen mancher Pflanzenöle entstehen können.

Fettstoffwechselstörungen

Triglyzeride und Cholesterin werden im Blut zum Transport an Eiweiße gebunden, die so entstehenden Komplexe heißen **Lipoproteine.** Ist die Serumkonzentration einzelner oder mehrerer Lipoproteine (dauerhaft) erhöht, so spricht man von **Hyperlipoproteinämie** *(Hyperlipidämie).* Laborchemisch kann durch verschiedene Verfahren festgestellt werden, welche Lipoproteine genau erhöht sind.

Allgemein kann man *primäre,* oft genetisch bedingte, von *sekundären,* d. h. im Rahmen anderer Erkrankungen auftretenden Hyperlipidämien unterscheiden. Sekundäre Hyperlipidämien sind z. B. Folge von Diabetes (➤ 11.6.3) oder Alkoholmissbrauch.

> **Risikofaktor Cholesterin** (M)
> Besondere Bedeutung als Risikofaktor der Arteriosklerose hat das Cholesterin (➤ 1.8.2, ➤ 15.1.4). Vor allem Patienten mit erhöhtem **LDL-Cholesterin (LDL = Low-Density-Lipoprotein,** ➤ 15.5) sind gefährdet, wobei das individuelle Risiko nicht durch einen starren Grenzwert festgelegt werden kann (➤ 15.5). Hingegen wird dem **HDL (HDL = High-Density-Lipoprotein)** eine Schutzwirkung zugeschrieben, da es überschüssiges Cholesterin zur Leber transportiert, die dies über die Galle ausscheidet.

Der Hauptanteil des Cholesterinspiegels ist durch die körpereigene Cholesterinbildung und damit genetisch bedingt. Durch Ernährungsmaßnahmen, also eine cholesterin- und fettarme Diät, lässt er sich bestenfalls um 10–15 % senken. Bei genetisch bedingter Hyperlipidämie und Hypercholesterinämie bleibt eine Diät erfolglos. Erhöhte Triglyzeridwerte werden vor allem mit lipidsenkenden Fibraten, erhöhte LDL-Cholesterin-Werte insbesondere mit Hemmern der Cholesterinsynthese (Statine, ➤ 14.7.2) behandelt. Zusätzliche Risikofaktoren wie z. B. Übergewicht oder Bluthochdruck müssen unbedingt behandelt werden, da das Risiko für Gefäßkrankheiten bei mehreren Risikofaktoren steil ansteigt.

18.7 Eiweißstoffwechsel

Stoffwechsel der Eiweiße

Im Körper werden ständig Eiweiße (➤ 1.8.3) auf-, um- und abgebaut. Dadurch geht dauernd Eiweiß verloren, das durch die Nahrung ersetzt werden muss, um Strukturen (z. B. die Muskeln) und Funktionen (z. B. die Antikörperbildung) des Körpers zu erhalten. Eiweiße, genauer ihre Aminosäuren, dienen in erster Linie als Baustoffe, als Energieträger werden sie nur herangezogen, wenn die Vorräte an Kohlenhydraten und Fetten erschöpft sind (➤ 1.8.3).

Die Menge an stickstoffhaltigem Harnstoff (➤ 17.10.5) im Urin gibt einen Hinweis auf die umgesetzte Eiweißmenge. Führt man mehrere Tage (bei sonst energetisch ausreichender Ernährung) kein Eiweiß zu, sinkt die Stickstoffausscheidung nicht auf Null, sondern bleibt bei ca. 3 g pro Tag stehen, was einem Eiweißabbau von 18 g oder 0,25 g/kg Körpergewicht entspricht. Man nennt dies das **absolute** *Stickstoff-* bzw. **Eiweißminimum.** Nimmt man täglich 0,4–0,5 g/kg Körpergewicht entsprechend ca. 30–40 g Eiweiß auf, scheidet man genauso viel Stickstoff aus, wie in der aufgenommenen Eiweißmenge enthalten war; sie wird als **Bilanzminimum** bezeichnet. Dieses Gleichgewicht besteht aber nur bei absoluter Ruhe. Nach Berücksichtigung des Mehrbedarfs für unterschiedliche Wertigkeit (Qualität, Zusammensetzung) der aufgenommenen Proteine und leichte Arbeit sowie Zugabe eines „Sicherheitszuschlags“ ergibt sich eine **empfohlene Eiweißzufuhr** von täglich 0,8 g pro kg Körpergewicht. Dieser Wert wird teilweise auch *Bilanz-* oder *Proteinoptimum* genannt. Schwerarbeiter und Leistungssportler benötigen bis zu 1,8 g/kg. Schwangere brauchen im zweiten Schwangerschaftsdrittel 0,9 g/kg, im dritten 1 g/kg, Stillende 1,2 g/kg.

Einige Aminosäuren können zwar auch aus Zwischenprodukten des Kohlenhydratstoffwechsels hergestellt werden, andere, die essenziellen Aminosäuren (➤ 1.8.3), müssen immer über Nahrungseiweiß zugeführt werden. Dafür spielt es keine Rolle, ob die Eiweiße aus tierischen oder pflanzlichen Lebensmitteln bezogen werden. Bei einer überschüssigen Eiweißzufuhr wird aus Aminosäuren Glukose gebildet, die wiederum zu Triglyzeriden umgewandelt und als Fett gespeichert werden kann.

Eiweiße in der Ernährung

Wichtige Eiweißlieferanten sind z. B. Fleisch, Fisch, Milch- und Milchprodukte, Eier, Nüsse, Kerne, Samen und Hülsenfrüchte. Tierische Eiweiße werden vom Verdauungstrakt leichter aufgenommen als pflanzliche. Weißes Fleisch (Geflügel) ist ernährungsmäßig günstiger zu bewerten als rotes Fleisch (Rind, Schwein, Lamm), dem die WHO ein krebserregendes Potenzial zuschreibt, wenn es in übermäßigen Mengen verzehrt wird.

Phenylketonurie

Bei der **Phenylketonurie** reichert sich durch einen rezessiv vererbten Enzymdefekt (➤ Abb. 3.6) die Aminosäure Phenylalanin im Blut (➤ 1.8.3) an. Durch toxische Stoffwechselprodukte des Phenylalanins wird die ZNS-Entwicklung beeinträchtigt, geistige Behinderung ist die Folge. Um dies zu verhindern, muss so früh wie möglich mit einer phenylalaninarmen Diät begonnen werden. In Deutschland werden deshalb alle Neugeborenen beim Neugeborenen-Screening (➤ 22.2.2) auf eine Phenylketonurie untersucht.

18.8 Nukleinsäure- und Purinstoffwechsel

Stoffwechsel der Nukleinsäuren

Ähnlich wie es einen ständigen Umsatz von Proteinen gibt, baut der Körper auch permanent *Nukleinsäuren* (➤ 1.8.4) ab und an anderer Stelle wieder neu auf. Die momentan nicht gebrauchten Pyrimidin- und Purinbasen werden abgebaut. Endprodukt bei den *Purinbasen* ist die **Harnsäure,** die beim Gesunden über die Niere ausgeschieden wird. *Pyrimidine* werden hingegen zu einfach ausscheidbaren Verbindungen (Wasser, Ammoniak, Kohlendioxid und Essigsäure) abgebaut.

Gicht

Die **Gicht** entsteht auf dem Boden einer erblichen Harnsäure-Ausscheidungsstörung. Bei Überernährung, insbesondere auch hohem Fleischkonsum, steigt dann die Harnsäurekonzentration im Blut und in anderen extrazellulären Räumen an. Mehr Männer als Frauen sind betroffen. Die schlecht wasserlösliche Harnsäure kristallisiert in Salzform *(Urat)* aus, vor allem in der Gelenkflüssigkeit. Die Kristalle reizen das Gewebe stark, es kommt in der Synovialmembran (➤ 5.2.2) der Gelenke zu einer akuten Entzündung – der Betroffene erleidet einen **akuten Gichtanfall** mit stärksten Schmerzen. Am häufigsten ist das Großzehengrundgelenk betroffen (**Podagra** ➤ Abb. 18.9).
Die heftigen Schmerzen können mit entzündungshemmenden Medikamenten (nichtsteroidale Antiphlogistika ➤ 9.3.4, Colchicin) sowie kühlenden Umschlägen gelindert werden und klingen meist nach einigen Tagen wieder ab.
Nach dem akuten Ereignis soll der Patient eine purinarme Diät einhalten, um weitere Gichtanfälle zu verhindern (wenig Fleisch, keine Innereien, Wildbret und einige Fischarten wie z. B. Sardinen) und darüber hinaus wenig Alkohol und wenig Fruchtzucker zu sich nehmen. Medikamentös wird meist Allopurinol (z. B. Allo-CT®) gegeben, das die Harnsäurebildung senkt und eine Lockerung der Diät ermöglicht, wobei auf eine ausreichende Trinkmenge geachtet werden sollte. Bei konsequenter Behandlung sind chronische Formen und Nierenschädigungen selten.

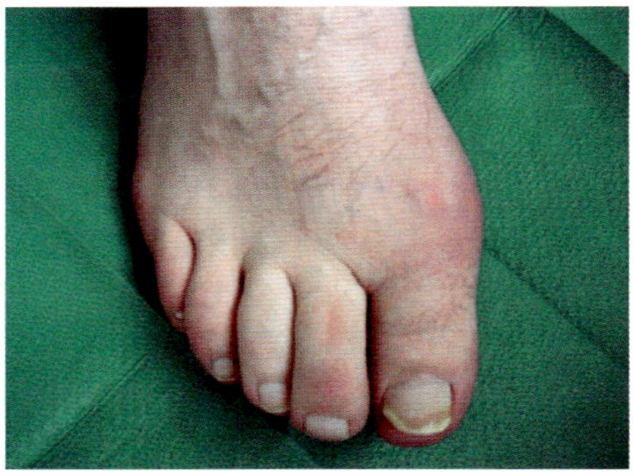

Abb. 18.9 Gichtanfall mit Rötung und Schwellung des Großzehengrundgelenks. [M114]

18.9 Vitamine

Vitamine sind lebenswichtige organische Verbindungen, die der Körper nicht selbst herstellen kann. Sie müssen daher mit der Nahrung zugeführt werden. Einige Vitamine bezieht der Körper darüber hinaus auch von Darmbakterien, die z. B. Vitamin K, Folsäure und andere B-Vitamine im Rahmen ihres Stoffwechsels bilden. Vitamin D kann mit Hilfe des Sonnenlichtes in der Haut gebildet werden.

M

Vitamintabletten?
Eine insgesamt ausgewogene, abwechslungsreiche Nahrung enthält trotz individueller Nahrungszusammenstellung von allen Vitaminen ausreichende Mengen, sodass beim gesunden Erwachsenen keine **Vitaminmangelerscheinungen** *(Hypovitaminosen)* auftreten. Zusätzliche Vitamingaben sind nur nötig bei:
- Ungenügender Vitaminzufuhr, z. B. bei nicht ausreichender oder einseitiger Ernährung, etwa bei Magersucht (➤ 18.4.3), veganer Ernährung oder Alkoholmissbrauch
- Ungenügender Bildung von Vitamin D durch zu wenig Sonnenlicht auf der Haut
- Erhöhtem Vitaminbedarf wie z. B. bei Säuglingen oder während Schwangerschaft und Stillzeit
- Verminderter Vitaminresorption, z. B. bei Malassimilationssyndromen (➤ 17.7.7).

Vitamintabletten enthalten aber nur Vitamine, nicht die sekundären Pflanzenstoffe und andere wertvolle Substanzen normaler Vitaminlieferanten wie Obst, Salat und Gemüse. Durch Vitamintabletten wird also eine einseitige Ernährung nicht vollwertig! Teils hoch dosierte Vitamingaben werden zwar immer wieder gegen vielerlei Beschwerden und auch zur Verlangsamung des Alterns empfohlen, Studien konnten dies jedoch bisher nicht belegen. Teilweise erwiesen sie sich sogar als nachteilig.

Fett- und wasserlösliche Vitamine

Aufgrund ihrer verschiedenen Löslichkeit werden die Vitamine in **fettlösliche** und **wasserlösliche Vitamine** unterteilt (➤ Tab. 18.4). Zu den fettlöslichen Vitaminen gehören die Vitamine A, D, E und K (Merkwort: EDeKA), die anderen sind wasserlöslich.
Diese zunächst rein chemisch-physikalische Untergliederung ist auch medizinisch bedeutsam. Fettlösliche Vitamine können nur ausreichend resorbiert werden, wenn genügend Galle sezerniert wird und die Fettresorptionsmechanismen intakt sind (➤ 17.7.3). Und: Eine übermäßige Zufuhr fettlöslicher Vitamine kann schaden, da diese nur

VITAMIN	WICHTIG FÜR/ALS	MANGELERSCHEINUNG(EN)	TAGESBEDARF (ERWACHSENER) CA.
Fettlösliche Vitamine			
Vitamin A *(Retinole)*	Sehvorgang, Epithelien, Immunsystem	Nachtblindheit, Hautschäden	700–850 µg
Vitamin D *(Calciferole)*	Knochenaufbau, Immunregulation	Rachitis (➤ 11.4.4), Osteomalazie, Begünstigung der Osteoporose, Muskelschwäche, verminderte Blutgefäßelastizität	je nach Sonnenexposition bis zu 20 µg
Vitamin E *(Tokopherole)*	Oxidationsschutz (v. a. für ungesättigte Fettsäuren)	Extrem selten, v. a. Schäden an Muskeln und Nervensystem	11–15 mg
Vitamin K *(Menachinon)*	Kofaktor bei der Bildung einiger Gerinnungsfaktoren	Störungen der Blutgerinnung. Evtl. bei Frauen erhöhtes Knochenbruchrisiko	60–80 µg
Wasserlösliche Vitamine			
Vitamin B_1 *(Thiamin, Aneurin)*	Kohlenhydratstoffwechsel, Nerventätigkeit	Leistungsschwäche, Gewichtsabnahme, Muskelschwund, Beri-Beri-Krankheit	1–1,3 mg
Vitamin B_2 *(Riboflavin)*	Stoffwechsel und Hormonproduktion	Blutarmut (Anämie), Entzündungsneigung	1,0–1,4 mg
Vitamin B_6 *(Pyridoxin)*	Aminosäurestoffwechsel	Nervenschäden, Haut-/Schleimhautentzündungen, Blutarmut	1,4–1,6 mg
Vitamin B_{12} *(Cobalamin)*	Nukleinsäuresynthese: Bildung von Erythro-, Leuko- und Thrombozyten	Blutarmut (Anämie ➤ 12.2.6), Schäden am Nervensystem	4 µg
Vitamin C *(Ascorbinsäure)*	Kollagensynthese, Antioxidans; evtl. Stärkung des Immunsystems	Skorbut (z. B. Zahnfleischbluten, Bindegewebsschwäche)	95–110 mg
Folsäure *(Vitamin B_9)*	Nukleinsäuresynthese, Zellteilung	Blutarmut (Anämie); fetale Neuralrohrdefekte	300 µg (Frauen mit Kinderwunsch mehr)
Pantothensäure *(Vitamin B_5)*	Zentrale Substanz im Stoffwechsel	Unbekannt	6 mg
Biotin *(Vitamin H)*	Stoffwechsel	Hautentzündungen	40 µg
Niazin *(Nikotinsäure, -amid)*	Zentrale Substanz im Energiestoffwechsel	„Pellagra" mit neurologischen Störungen, Hautentzündungen, Durchfall	11–16 mg

Tab. 18.4 Kleine Vitamin-Kunde. Als Tagesbedarf sind Referenzwerte (gerundet) der D-A-CH für die Nährstoffzufuhr angegeben.

begrenzt ausgeschieden werden können **(Hypervitaminose).** Ein Überangebot an wasserlöslichen Vitaminen kann der Körper dagegen in der Regel durch Ausscheidung mit dem Urin beseitigen.

Vitamin A

Die **Vitamin-A-Gruppe** umfasst die fettlöslichen, lichtempfindlichen Wirkstoffe **Retinol, Retinal** und **Retinsäure.** Sie werden mit der Nahrung aufgenommen oder in der Darmwand durch Spaltung von den mit der Nahrung zugeführten *Provitaminen* **α-, β-** und **γ-Carotin** gebildet und in der Leber gespeichert. Bei Bedarf werden sie aus der Leber freigesetzt, ins Plasma abgegeben und an Plasmaeiweiße gebunden transportiert.
Das für die Vitamin-A-Synthese wichtigste Provitamin β-Carotin ist ein weit verbreiteter Pflanzenfarbstoff. Besonders reichlich kommt es in Karotten und grünen Gemüsen wie Broccoli oder Spinat vor (➤ Abb. 18.10). Aus rohen Karotten ist die Aufnahme allerdings schlecht, diese sollten zumindest blanchiert werden. Nennenswerte Mengen an vorgebildetem Vitamin A findet man in Leber, Butter, Milch, Eiern und Fischtran. Vitamin A ist für das Wachstum der Epithelien notwendig, es verbessert die Infektionsabwehr an den Schleimhäuten und ist als Bestandteil der Fotopigmente in der Augennetzhaut für den Sehvorgang unentbehrlich. Schließlich ist es auch am Skelettwachstum beteiligt. Zusammen mit Vitamin E und Vitamin C gilt vor allem β-Carotin als wichtiger Schutz vor dem Einfluss von Sauerstoffradikalen (➤ 23.1.2).
Bei Unterversorgung mit Vitamin A machen sich zuerst eine beeinträchtigte Dunkeladaptation und Nachtblindheit bemerkbar (➤ 9.6.7). Weiterer Vitamin-A-Mangel führt zur Hornhautdegeneration *(Xerophthalmie),* zu Wachstumsstörungen sowie zu Atrophie und Verhornung von Schleimhäuten und Haut *(Hyperkeratose).* Eine Überdosierung von β-Carotinen oder Vitamin A ist ebenfalls schädlich. Sie erzeugt unter anderem trockene Haut, Haarausfall, das Sehen von Doppelbildern, erhöht bei Rauchern sogar das Lungenkrebsrisiko und ist in der Schwangerschaft ein Teratogen (verursacht Fehlbildungen bei Ungeborenen, ➤ 21.5). Eine langfristige hohe Überdosierung kann zu tödlichen Vergiftungserscheinungen führen.

Vitamin D

Die **Vitamin-D-Substanzen** oder *Calciferole* sind Vorstufen des **Vitamin-D-Hormons** (*D_3-Hormon, Kalzitriol,* ➤ 11.4.3).

Vitamin E

Die **Vitamin-E-Gruppe** *(Tokopherole)* wird nur von Pflanzen synthetisiert. Zu den ergiebigsten Quellen gehören Getreidekeime, Pflanzenöle und Blattgemüse. Gespeichert werden Tokopherole in Nebenniere, Milz und Pankreas. Die biologische Bedeutung von Vitamin E ist nicht völlig geklärt, es scheint jedoch als Oxidationsschutz bei verschiedenen Stoffwechselvorgängen zu wirken, insbesondere beim Abbau ungesättigter Fettsäuren. Aufgrund der weiten Verbreitung der E-Vitamine sind Mangelerscheinungen kaum möglich.

Vitamin K

Das physiologischerweise im menschlichen Organismus vorkommende **Vitamin K** ist das von Darmbakterien (vor allem E. coli) gebildete **Menachinon** *(Vitamin K_2).* Es kann durch das aus Pflanzen stammende **Phyllochinon** *(Vitamin K_1)* ersetzt werden, das von Darmbakterien teilweise noch in eine weitere Form, *Vitamin K_3,* umgewandelt wird. Alle Formen steigern in der Leber die Synthese der Gerinnungsfaktoren II (Prothrombin), VII, IX und X (➤ 12.5.5).
Ein Vitamin-K-Mangel kann bei Erwachsenen durch andere Erkrankungen auftreten, vor allem einen Gallengangsverschluss oder unzureichende Galleproduktion in der Leber mit nachfolgender unzureichender Vitamin-K-Aufnahme aus dem Darm. Auch langanhaltende Antibiotikatherapien, bei denen die Darmflora geschädigt wird, können Vitamin-K-Mangel auslösen. Es kommt zu einem Mangel an Gerinnungsfaktoren und dadurch zur Blutungsneigung, da die Leber ihre Syntheseaufgaben nicht mehr erfüllen kann. Vergleichsweise häufig tritt ein Vitamin-K-Mangel aber bei Neugeborenen auf, vor allem weil die Darmbesiedlung mit Vitamin K produzierenden Bakterien noch fehlt. Deshalb erhalten Säuglinge heute routinemäßig eine (bevorzugt orale) Prophylaxe mit Vitamin K_1 (Konakion®).

Vitamin B_1

Das wasserlösliche *Thiamin* oder **Vitamin B_1** kommt in den Keimanlagen von Getreide (also in Vollkorn-, nicht aber in Weißmehl), in Hefe, Gemüse und Kartoffeln vor (➤ Abb. 18.10). Auch tierische Organe enthalten Vitamin B_1, insbesondere Innereien. Vitamin B_1 wird im Organismus mit Phosphatgruppen verbunden und geht dabei in seine wirksame Form, das *Thiaminpyrophosphat,* über. Dieses Coenzym hat eine Schlüsselfunktion innerhalb des Kohlenhydratstoffwechsels und für die Synthese des Neurotransmitters Azetylcholin (➤ 8.2.3).
Ein reiner **Vitamin-B_1-Mangel** äußert sich in verminderter geistiger und körperlicher Leistungsfähigkeit, Appetitlosigkeit, Gewichtsverlust und Muskelschwund.
Häufiger als ein isolierter Vit.-B_1-Mangel ist die **Beri-Beri-Krankheit,** eine komplexe Vitaminmangelerkrankung, bei der noch andere B-Vitamine fehlen. Sie tritt in den Entwicklungsländern bei einseitiger Ernährung mit poliertem Reis auf und äußert sich in Schäden des Nervensystems, Muskel- und Herzschwäche sowie Ödemen.

Vitamin B_2

Vitamin B_2 (*Laktoflavin* oder *Riboflavin*) kommt in allen tierischen und pflanzlichen Zellen vor. Den höchsten Gehalt besitzen Hefe, Getreidekeime sowie Leber, Milch und Käse. Auch Darmbakterien tragen zur Bereitstellung von Vitamin B_2 bei. Aus Vitamin B_2 werden zwei Coenzyme gebildet, die für die Wasserstoffübertragung in der Atmungskette unentbehrlich sind (➤ 1.8.1).

Vitamin-B_2-Mangelerscheinungen treten nur selten isoliert auf, beobachtet worden sind Blutarmut *(Anämien),* Entzündungen von Haut *(Dermatitis),* Schleimhäuten und Augenhornhaut *(Keratitis)* sowie Wachstumsstörungen.

Vitamin B_6

Unter dem Begriff **Vitamin** B_6 *(Pyridoxin)* werden die drei Stoffe **Pyridoxol, Pyridoxal** und **Pyridoxamin** zusammengefasst, die im Organismus gleichermaßen wirksam sind. Vitamin B_6 ist notwendig für die Biosynthese von Nukleinsäuren (➤ 1.8.4). Es kommt in allen lebenden Zellen vor, besonders reichlich in Hefe, Körnerfrüchten, grünem Gemüse sowie Innereien und Milchprodukten (➤ Abb. 18.9). Ein Mangel an Vitamin B_6 tritt bei normaler Ernährung kaum auf – man findet ihn aber nicht selten beim chronischen Alkoholmissbrauch. Dabei werden Blutarmut (Anämie), Krampfanfälle und Nervenentzündungen *(Neuritiden)* beobachtet.

Vitamin B_{12}

Vitamin B_{12} *(Cobalamin)* wird nicht von Pflanzen oder Tieren gebildet, sondern nur von Mikroorganismen. Da Tiere aber das von den Bakterien gebildete Vitamin B_{12} aufnehmen und speichern können, decken hauptsächlich tierische Nahrungsmittel den Vitamin-B_{12}-Bedarf des Menschen. Das Vitamin-B_{12}-Molekül gehört chemisch zu einer Gruppe, die eng mit dem *Porphyrin,* dem Grundgerüst des Häms (➤ 12.2.2), verwandt ist. Vitamin B_{12} ist an der Biosynthese von Nukleinsäuren (➤ 1.8.4) und bei der Bildung der Markscheiden im Nervensystem (➤ 4.5.3) beteiligt.
Ein Vitamin-B_{12}-Mangel ist relativ häufig, da zur Resorption des Vitamins (= *Extrinsic-Faktor*) der von der Magenschleimhaut gebildete *Intrinsic-Faktor* (➤ 17.4.4) erforderlich ist. Der Intrinsic-Faktor kann z. B. nach Magenresektionen oder bei ausgeprägter Atrophie der Magenschleimhaut nicht mehr ausreichend hergestellt werden. Diese Patienten müssen einmal monatlich eine Vitamin-B_{12}-Injektion erhalten (die orale Gabe würde nichts nützen, da ja die Resorptionsfähigkeit erloschen ist). Der Mangel äußert sich vor allem in einer makrozytären hyperchromen Anämie sowie neurologischen Störungen (➤ 12.2.6).

Vitamin C (Ascorbinsäure)

Vitamin C oder *Ascorbinsäure* ist das wohl bekannteste Vitamin. Wichtige Lieferanten hierzulande sind frisches Obst (z. B. Zitrusfrüchte, Johannisbeeren), Gemüse und Salat (z. B. Kohl, Spinat, Paprika, Tomaten, Feldsalat) sowie Kartoffeln. Viele industriell hergestellte Lebensmittel enthalten Vitamin-C-Zusätze.

Neben dem Menschen haben nur noch Affen und Meerschweinchen im Rahmen der Entwicklungsgeschichte durch einen Genverlust die Fähigkeit verloren, das Vitamin C selbst zu produzieren. Da die Nahrung aber reichlich Vitamin C enthält, brachte dieser Gendefekt keinen grundsätzlichen Nachteil mit sich.

Vitamin C gilt, wie das Vitamin E, als Oxidationsschutzmittel im zellulären Stoffwechsel. Es ist an der Synthese oder am Umbau von Hormonen und Coenzymen genauso beteiligt wie am Stoffwechsel der Aminosäuren und des Kollagens oder an der Abdichtung von Kapillaren. Auch begünstigt es die Resorption von Eisen im Dünndarm. Aufgrund seiner Reduktions-Oxidations-Eigenschaften wird dem Vitamin C eine Schutzfunktion gegenüber Alterungsprozessen nachgesagt.

Ob eine künstliche Vitamin-C-Zufuhr sinnvoll ist, kann nicht eindeutig bejaht werden. Zwar gibt es Hinweise, dass bei schweren körperlichen Anstrengungen, akuten und chronischen Infektionskrankheiten und Stoffwechselerkrankungen (wie z. B. Diabetes mellitus) sowie während Schwangerschaft und Stillperiode der Vitamin-C-Bedarf erhöht ist, sinnvoller als Vitamintabletten scheint aber auch hier ein Mehr an Früchten und Gemüsen.

Die klassische Vitamin-C-Mangelkrankheit, der **Skorbut,** tritt in den westlichen Ländern extrem selten auf. Leichtere Vitamin-C-Mangelerscheinungen sind jedoch bei Fehlernährung, bei chronischer Magenschleimhautentzündung oder Leberzirrhose beobachtet worden. Die Betroffenen klagen über Müdigkeit, Infektanfälligkeit, langsame Wundheilung und Blutungsneigung.

Folsäure

Folsäure ist im Pflanzen- und Tierreich weit verbreitet und wird außerdem von Darmbakterien synthetisiert. Hauptlieferanten sind grüne Blattgemüse, Tomaten, Vollkornprodukte und Leber (➤ Abb. 18.10).

Im Organismus wird Folsäure unter Beteiligung von NADPH zu *Tetrahydrofolsäure* (kurz FH_4) reduziert, das bei der Übertragung kleinerer Kohlenstoffmoleküle (z. B. Methylgruppen = CH_3) eine Schlüsselposition einnimmt. Auch zum Aufbau neuer Erbsubstanz, d. h. bei allen Zellteilungen, wird Tetrahydrofolsäure benötigt (➤ 2.12).

Ein Folsäuremangel ist relativ häufig. Beim Erwachsenen zeigt er sich am ehesten am stoffwechselaktiven Knochenmark durch eine makrozytäre Anämie (➤ 12.2.6). In der Schwangerschaft erhöht Folsäuremangel das Risiko eines Neuralrohrdefektes beim Feten (*Spina bifida* ➤ Abb. 21.13). Daher wird 4–12 Wochen vor einer (geplanten) Schwangerschaft und vier Wochen nach der Empfängnis eine zusätzliche Folsäuregabe (0,4 mg/Tag) empfohlen. Ein Zuviel an (künstlich zugeführter) Folsäure steht allerdings im Verdacht, das Risiko einiger Krebserkrankungen zu erhöhen.

Pantothensäure

Pantothensäure ist weit verbreitet und findet sich in den meisten tierischen Lebensmitteln, aber auch in Hefe, grünem Gemüse und Getreide. Es ist Bestandteil des *Coenzyms A* (➤ 1.9.1), eine durch ihre hohe Bindungsenergie zentrale Substanz im Stoffwechsel. Mangelerscheinungen sind beim Menschen nicht bekannt.

Biotin

Vitamin H **(Biotin)** kommt in allen Zellen, besonders in Hefe, Innereien und Eigelb, vor. Biotin ist eine wichtige Molekülgruppe von Enzymen, die Kohlensäurereste (Carboxylgruppen) übertragen. Ein Mangel an Vitamin H tritt beim Menschen nicht auf, wohl auch deshalb, weil Darmbakterien ebenfalls Biotin synthetisieren.

Niazin

Niazin ist die zusammenfassende Bezeichnung für **Nikotinsäure** und **Nikotinsäureamid.** Beide sind weit verbreitet und kommen reichlich in Hefe, Nüssen, Innereien und Milchprodukten vor. Auch stellen die Bakterien im Darm des Menschen und der Mensch selbst aus der Aminosäure Tryptophan Niazin her, sodass bei ausreichendem Tryptophangehalt der Nahrung weniger Niazin von außen zugeführt werden muss. Niazin ist ein Baustein für ein lebenswichtiges, wasserstoffübertragendes Coenzym, das NAD (➤ 1.9.1).

Die typische Niazinmangelerscheinung ist die **Pellagra.** Sie tritt vor allem in Entwicklungsländern durch Tryptophanmangel infolge einseitiger Maisernährung auf. Die Pellagra wird auch als *3-D-Krankheit* bezeichnet, da es bei ihr zu Hautentzündung *(Dermatitis),* Verdauungsstörungen *(Diarrhö),* psychischen Symptomen und *Demenz* kommt.

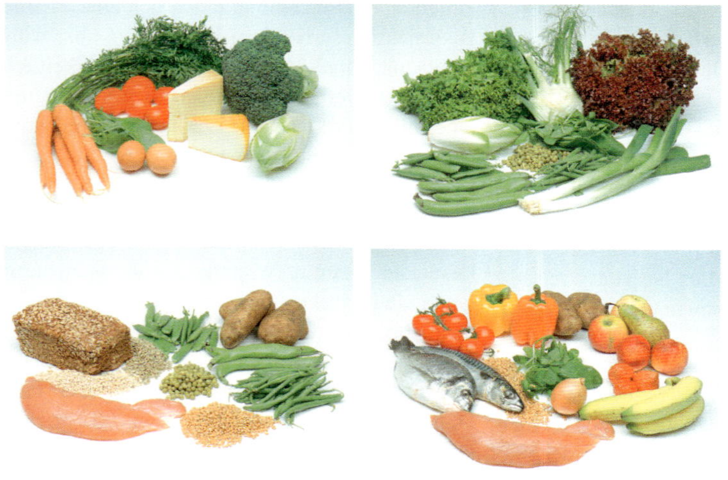

Abb. 18.10 Vitaminlieferanten. Links oben sind einige wichtige Retinol- und Carotinoidquellen, rechts oben wichtige Folsäurequellen. Unten finden sich Vitamin-B-Quellen, links Vitamin B_1 (Thiamin) und rechts unten Vitamin B_6 (Pyridoxin). [K115]

18.10 Mineralstoffe

Neben Kohlenhydraten, Fetten, Eiweißen und Vitaminen sowie ausreichender Wasserzufuhr sind die **Mineralstoffe** *(Salze, Elektrolyte)* für die Gesundheit unerlässlich (➤ Tab. 1.1). Man unterscheidet:

- Die **Mengenelemente** (*Mineralstoffe* im engeren Sinn), die in vergleichsweise großen Mengen benötigt werden; das sind die Ionen der sieben Elemente Natrium, Kalium, Kalzium, Chlor, Phosphor, Schwefel und Magnesium
- Die **Spurenelemente,** die nur in äußerst geringen Mengen – eben „Spuren" – in Körper und Nahrung vorkommen.

18.10.1 Mengenelemente

Bei normaler Ernährung kann vor allem bei **Kalzium** (Ca^{2+} ➤ 12.5.5) eine Unterversorgung auftreten, wenn der Bedarf erhöht ist (Schwangerschaft, Stillzeit, Wachstum), kalziumreiche Lebensmittel wie Milchprodukte, Fisch, Blatt- und Wurzelgemüse gemieden oder „kalziumbindende" Nahrungsmittel mit hohem Oxalsäuregehalt (z. B. Spinat, Rhabarber) zu reichlich verzehrt werden. Die Zufuhr soll ca. 1.000 mg Ca^{2+} täglich betragen, auch zur Osteoporose-Vorbeugung (➤ 5.1.6, ➤ 5.4).

Kaliummangel (Kaliumtagesbedarf ca. 4 g) kann bei erhöhtem Verlust durch übermäßiges Schwitzen, anhaltenden Durchfall und Erbrechen, aber auch Missbrauch von Abführmitteln sowie bei Einnahme bestimmter harntreibender Medikamente auftreten (➤ 19.8.2). Hauptfolgen sind Muskelschwäche (auch am Darm) und in ausgeprägten Fällen Herzrhythmusstörungen.

Der Bedarf an **Magnesium** von täglich 300–400 mg wird durch ausgewogene Mischkost gedeckt. Ein Mangel ist bei erhöhtem Bedarf z. B. infolge schwerer körperlicher Arbeit oder Leistungssport möglich. Leitsymptome sind Muskelschwäche und gehäufte Muskelkrämpfe.

Bei **Natrium** und **Chlorid** besteht hierzulande mit einer Aufnahme von knapp 10 g NaCl täglich eine Überversorgung, wesentlich bedingt durch vorgefertigte Lebensmittel, zu viel Salz beim Kochen oder Nachsalzen bei Tisch. Benötigt werden nur ca. 1,5 g Natrium und 2,3 g Chlorid! Durch eine erhöhte Natriumaufnahme sind zumindest Risikopatienten vermehrt bluthochdruckgefährdet (➤ 15.4.1).

Für alle Mengenelemente bestehen individuelle Ausscheidungsmöglichkeiten, sodass keine Anreicherung im Körper zu befürchten ist.

Ernährungsempfehlungen
In den „reichen" Industrieländern gilt vor allem:
- Viel Kalzium
- Wenig Kochsalz.

18.10.2 Spurenelemente

Spurenelemente kommen nur in äußerst geringen Mengen in Nahrung und Organismus vor.
Zu den *essenziellen* Spurenelementen (➤ Tab. 18.5) zählen:
- **Eisen:** Baustein des Blutfarbstoffes Hämoglobin, des Muskelfarbstoffes Myoglobin und der mitochondrialen Eisenproteine (➤ 2.5.6)
- **Jod,** das für den Aufbau der Schilddrüsenhormone benötigt wird (➤ 11.4)
- **Fluorid,** das für einen harten, gegen Bakterien widerstandsfähigen Zahnschmelz (➤ 17.2.2) von Bedeutung ist
- **Kobalt** als Bestandteil von Vitamin B_{12}
- **Chrom, Kupfer, Mangan, Molybdän, Selen** und **Zink,** die in intra- und extrazellulären Enzymen enthalten sind.

Bei **Zinn** und **Vanadium** ist die Lebensnotwendigkeit nicht gesichert. Nicht lebensnotwendige Spurenelemente sind **Aluminium, Brom, Gold** und **Silber.** Eindeutig toxische Wirkungen entfalten **Antimon, Arsen, Blei, Cadmium, Quecksilber** und **Thallium.**

Spurenelementmangel

Aufgrund des geringen Tagesbedarfs macht sich Mangel an einem essenziellen Spurenelement erst allmählich und mit teils uncharakteristischen Symptomen bemerkbar.
Am häufigsten ist der **Eisenmangel,** der sich durch Eisenmangelanämie und allgemeine Leistungsminderung zeigt (➤ 12.2.6). Er betrifft vor allem Frauen (menstruelle Blutverluste). In der Schwangerschaft ist der Eisenbedarf mehr als verdoppelt (Eisenentzug durch den Fetus sowie Blut- und Gewebeneubildung bei der Mutter).

Die Dosis macht das Gift

Nur für wenige Spurenelemente existieren Ausscheidungsmechanismen, sodass sich überschüssige Substanzen im Körper ablagern und selbst essenzielle Spurenelemente Vergiftungserscheinungen hervorrufen können. So führt z. B. eine (deutliche) Fluorüberdosierung zur Anreicherung von Fluoriden im Zahnschmelz und zu kosmetisch störenden Dunkelfärbungen der Zähne.
Es gibt außerdem angeborene Verwertungsstörungen für Eisen und Kupfer, die zu einer krankhaften Speicherung dieser Elemente führen. Die Eisenspeicherkrankheit ist die **Hämochromatose** (➤ 12.2.2). Beim **Morbus Wilson** kommt es zur Kupferablagerung in verschiedenen Organen, darunter Auge und Gehirn, mit der Folge schwerer Störungen der Motorik.

ELEMENT	WIRKUNGSORT/FUNKTION(EN)	MANGELERSCHEINUNG(EN)	KÖRPERBESTAND	TAGESBEDARF
Chrom	Kohlenhydratstoffwechsel	Nur bei längerer künstlicher Ernährung	ca. 5 mg	30–100 µg
Eisen	Bestandteil von Hämoglobin, Myoglobin und Faktoren der Atmungskette	Blutarmut (Anämie), evtl. Infektionsneigung	2–4 g	10–15 mg Schwangere 30 mg
Fluorid*	Härtet den Zahnschmelz	Erhöhte Karieshäufigkeit	2–6 g	3,1–3,8 mg
Jod	Bestandteil der Schilddrüsenhormone	Schilddrüsenvergrößerung, seltener -unterfunktion	10–20 mg	150–200 µg, Schwangere 230 µg
Kobalt	Bestandteil von Vitamin B_{12}	Anämie	ca. 1 mg	< 1 µg
Kupfer	Bestandteil von Oxidasen	Blutarmut (Anämie), gestörter Eisenstoffwechsel und Kollagensynthese, Osteoporose, neurologische Erscheinungen	80–100 mg	1–1,5 mg
Mangan	Unter anderem Bestandteil von Enzymen des Kohlenhydratstoffwechsels	Nur bei längerer künstlicher Ernährung	10–40 mg	2–5 mg
Molybdän	Bestandteil von Redox-Enzymen	Nur bei längerer künstlicher Ernährung	ca. 20 mg	50–100 µg
Selen	Bestandteil von Enzymen, evtl. Immunregulation, Antioxidans	Abwehrschwäche, Herzmuskelerkrankungen	ca. 10 mg	60–70 µg
Zink	Bestandteil vieler Enzyme	Wachstums-, Wundheilungsstörungen, Haarausfall, Hautentzündung, Infektanfälligkeit, Durchfall	ca. 2 g	7–10 mg

* Lebensnotwendigkeit nicht völlig gesichert, Kariesprophylaxe

Tab. 18.5 Essenzielle (lebensnotwendige) Spurenelemente (D-A-CH Referenzwerte).

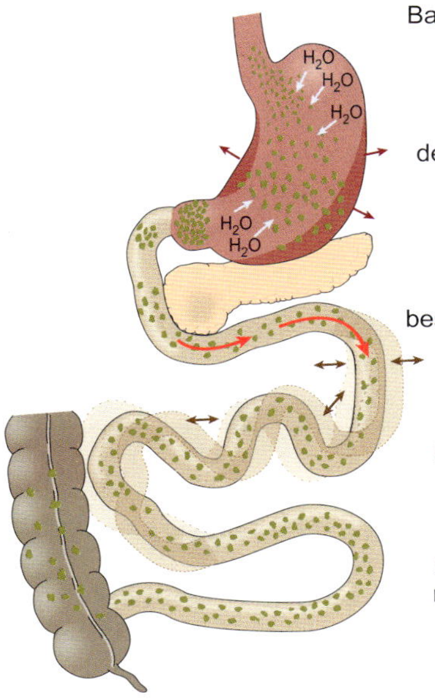

Abb. 18.11 Ballaststoffe. Ballaststoffe sind unverdauliche pflanzliche Fasern, die von menschlichen Verdauungsenzymen nicht gespalten werden können. Sie lassen den Nahrungsbrei aufquellen und regen dadurch die Darmperistaltik an (Obstipationsprophylaxe).

18.11 Ballaststoffe

Der Name **Ballaststoffe** stammt aus dem 19. Jahrhundert, als man diese unverdaulichen, meist pflanzlichen Verbindungen für unnütz – eben Ballast – hielt. Heute wissen wir, dass diese Substanzen sehr wohl (günstige) Wirkungen auf den menschlichen Organismus entfalten.
Zu den Ballaststoffen gehören **lösliche Faserstoffe** wie **Pektin, Inulin** und **Oligofruktose** (in Obst, Gemüse und Getreide). Sie können von den körpereigenen Verdauungsenzymen nicht gespalten, wohl aber zum Teil von Bakterien im Dickdarm abgebaut werden. Die Abbauprodukte, kurzkettige Fettsäuren, säuern das Darmmilieu an und steigern die Ausscheidung von Gallensäuren (➤ 17.6.3), was zu einer Verminderung des Cholesterinblutspiegels beiträgt. Ein Teil dieser Substanzen, die sog. **Präbiotika,** fördert die Vermehrung der „nützlichen" Darmbakterien *Laktobazillen* und *Bifidusbakterien* (➤ 17.11).
Unlösliche Faserstoffe sind vor allem **Zellulose, Hemizellulose** und **Lignin.** Sie werden nicht vom Körper und kaum mikrobiell abgebaut und tragen deshalb nicht nennenswert zur Energieversorgung bei. Jedoch kommt ihnen für die normale Magen-Darm-Passage eine erhebliche Bedeutung zu. Durch ihr Volumen erhöhen sie das Sättigungsgefühl, regen die Darmperistaltik an und fördern den Transport des Nahrungsbreis. Bei zu geringer Aufnahme neigen die meisten Menschen zu *Darmverstopfung* (**Obstipation** ➤ 17.8.7, ➤ Abb. 18.11).

18

Vorbeugende Wirkung
Diabetes mellitus, Fettstoffwechselstörungen und Gallensteinleiden treten unter ballaststoffreicher Kost seltener auf. Reichlicher Verzehr von Ballaststoffen senkt somit indirekt das Risiko chronischer Herz-Kreislauf-Erkrankungen. Auf die Bedeutung ballaststoffarmer Nahrung als Risikofaktor für die Entstehung von kolorektalen Tumoren wurde bereits hingewiesen (➤ 17.8.10). Als Mindestmenge an Ballaststoffen werden 30 g täglich in Form von Vollkornprodukten, Kartoffeln, Gemüse oder Obst empfohlen.

18.12 Sekundäre Pflanzenstoffe

Sekundäre Pflanzenstoffe sind für den pflanzlichen Stoffwechsel nicht notwendig, sondern dienen der Pflanze z. B. zur Abwehr von Fraßfeinden. Zu den sekundären Pflanzenstoffen zählen beispielsweise **Karotinoide** (z. B. β-Carotin, Lutein und Zeaxanthin), **Flavonoide** und andere **Polyphenole, Phytosterine, Sulfide, Glucosinolate** und **Phytoöstrogene.** Man findet sie in Obst, Gemüse und Vollkornprodukten.
Etliche sekundäre Pflanzenstoffe fördern nach heutigem Wissen die menschliche Gesundheit. Es gibt Hinweise, dass die antioxidative Wirkung von Carotinoiden und Flavonoiden den Schutz vor Arteriosklerose erhöhen und die Wirkung schädlicher Radikale an Augenlinse und Netzhaut vermindern kann. Phytosterine haben einen cholesterinsenkenden Effekt, besonders auf das LDL. Sie schützen möglicherweise vor verschiedenen Krebsarten und unterstützen die Erweiterung der Blutgefäße und die Absenkung des Blutdrucks. Weiterhin entfalten sie entzündungshemmende und antibakterielle Wirkungen. Wie hoch der Bedarf an sekundären Pflanzenstoffen ist, ist noch unklar. Auch ob sie allein wirken oder nur zusammen mit Vitaminen, Mineral- und Ballaststoffen, kann noch nicht beantwortet werden.

18.13 Gewürzstoffe

Zu den **Gewürzstoffen** zählen die Duft- und Aromastoffe, die den Speisen zum Teil ihren Geruch und Geschmack verleihen. Sie sind nicht lebensnotwendig. Dennoch wirken sie anregend auf die Sekretion von Verdauungssäften, machen die zugeführten Nahrungsmittel oft bekömmlicher und schmackhafter und tragen damit zur Gesundheit bei. Berichte über positive Wirkungen findet man für viele Gewürze. Ingwer und Kurkuma werden z.B. entzündungs- oder gar krebshemmende Wirkungen zugeschrieben, eine Mischung aus Kreuzkümmel, Koriander und Muskat soll dem Gelenkverschleiß entgegenwirken. Belege aus Doppelblindstudien gibt es dafür allerdings nicht.
Bei sehr reichlichem Konsum von scharfen Gewürzen – wie er in einigen asiatischen Regionen üblich ist – treten allerdings gehäuft Karzinome des Mund- und Rachenraums auf.

18.14 Parenterale Ernährung

Viele Kranke sind nicht mehr in der Lage zu essen, so etwa:
- Patienten mit Bewusstseinsstörungen
- Patienten mit akuten Erkrankungen des Magen-Darm-Trakts, beispielsweise Stenosen durch Karzinome, Darmverschluss, akuten Schüben von Colitis ulcerosa
- Patienten mindestens sechs Stunden vor und nach Operationen – hier darf nichts gegessen werden, um Komplikationen wie etwa das Aspirieren (➤ 24.5.1) von Erbrochenem zu verhindern
- Patienten ohne ausreichenden Willen, selbst genug zu essen, beispielsweise Magersüchtige (➤ 18.4.3).

Solche Patienten werden möglichst über eine Magen- oder Dünndarmsonde (**künstliche enterale Ernährung,** enteral = über den Magen-Darm-Trakt, *gr.* enteron = das Innere, Darm) ernährt. Ist auch dies nicht (ausreichend) möglich, ist eine **parenterale Ernährung** (parenteral = unter Umgehung des Darmes) erforderlich.

Auswahl der Nährlösungen

Auswahl und Dosierung der parenteralen Nährlösungen richten sich nach vier Leitfragen:
- Wie lange wird voraussichtlich parenteral ernährt werden müssen? Für zwei bis drei Tage reicht oft der Ersatz von Flüssigkeit, Elektrolyten und Glukose. Bei mehr als drei Tagen sollten auch Aminosäuren, Fette, Vitamine und Spurenelemente gegeben werden
- Wie hoch ist der aktuelle Bedarf an Flüssigkeit, Energie, Proteinen und Fetten? Dieser richtet sich wie bei der enteralen Ernährung nach Alter und Geschlecht, wobei für Fieber und den „Aggressionsstoffwechsel" (hoher kataboler Stoffwechsel ➤ Abb. 18.1) Schwerkranker und Frischoperierter hohe Zuschläge einzukalkulieren sind
- Welche Grunderkrankung muss berücksichtigt werden? Einige Erkrankungen, z. B. der Leber, erfordern spezielle Nährlösungen
- Liegen Abweichungen des Inneren Milieus vor? Fast alle schwerkranken Patienten haben Veränderungen in ihrer „Blutchemie", die nur durch individuell angepasste Nährlösungen korrigiert werden können.

Aktuelles & Spezielles

18.15 Fakten zur Ernährung – Wie erreicht man sein Normalgewicht?

Wer sich heute über gesunde Ernährung informieren will, scheint hoffnungslos verloren zu sein (➤ Abb. 18.12). Es gibt sowohl Empfehlungen für viel Fleisch, wie bei der *Paläo-Diät*, wie auch für gar kein Fleisch, wie bei der *vegetarischen Ernährung.* Man findet Empfehlungen für ein *kohlenhydratbetontes Essen,* aber auch für eine reduzierte Kohlenhydrataufnahme *(low-carb).* Fett wird von den einen als Dick- und Krankmacher verteufelt, von den anderen als Schlank- und Schlaumacher propagiert. Ganz zu schweigen von den zahllosen Diätratgebern, die das Heil in speziellen Weglass-, Vorzugs- oder Trennkostprogrammen sehen, die sich zum Teil gegenseitig komplett widersprechen.
Viele Reduktionsdiäten sind gesundheitsschädlich, da sie eine einseitige Ernährung beinhalten. Sie helfen zum Abnehmen nur kurzzeitig, nach Beendigung der Diät stellt sich das alte Gewicht sehr schnell wieder ein, man spricht vom **Jo-Jo-Effekt**. Unumstößlich ist aber die Tatsache, dass zur Reduktion des Körpergewichts die Energieaufnahme kleiner sein muss als der Energiebedarf, damit die gespeicherten Fettreserven aufgebraucht werden. Das ohne ein unstillbares Essverlangen oder Hungergefühle zu erreichen ist möglich, wenn man einige Zusammenhänge kennt und geeignete Verhaltensregeln beachtet.

Das Übergewichtsproblem

Übergewicht und Adipositas sind zur Volkskrankheit geworden, mit allen dadurch bedingten Gesundheitsproblemen (➤ 18.4.2). Was sind die Gründe? Was kann man also tun, um sein Gewicht zu halten oder abzunehmen und sich dabei nachhaltig gesund zu ernähren?

Aspekte der Kalorienzufuhr

Übersteigt die Energieaufnahme den Energieverbrauch (➤ 18.1), werden Fettreserven angelegt, egal aus welchem Energieträger (Kohlenhydrate, Fette, Eiweiße) die Kalorien stammen. Auch Alkohol ist hierbei zu berücksichtigen. *Wie viel* der überschüssigen Nahrungsenergie in die Fettdepots wandert, hängt allerdings von weiteren Faktoren ab.
Zum einen ist die Veranlagung, dick zu werden, individuell unterschiedlich. Aus Studien mit eineiigen Zwillingen weiß man, dass nicht nur Aussehen und Körperbau durch die Gene bestimmt sind, sondern auch die Neigung zur Speicherung

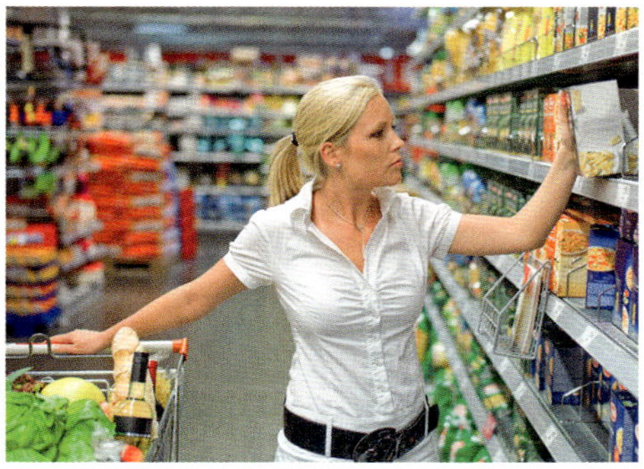

Abb. 18.12 Ratlos im Überfluss des Supermarkts – was ist gesund, was nicht? Und was steckt hinter den Angaben der Verpackungen? [J787]

von Fettmasse. Dieser Faktor ist bedeutender als die Effekte durch Umwelt und Sozialisierung, etwa Vorbilder und Erziehung. Es gibt also gute und weniger gute „Futterverwerter". Diese Eigenschaft lässt sich nicht einem einzelnen Gen zuordnen, da viele Gene am komplexen Mechanismus des Stoffwechsels beteiligt sind.
Zum anderen hat aber auch die prozentuale Zusammensetzung der Nahrung aus Kohlenhydraten, Eiweißen und Fetten einen Einfluss auf die Umwandlung in Speicherfett. Mehrere empirische Studien haben gezeigt: Vermindert man bei gleichbleibender Gesamtkalorienzahl den Kohlenhydratanteil zugunsten des Fettanteils, setzt man weniger Fett an. Unter dieser Voraussetzung gilt der Spruch „Fett macht fett" nicht. Der Grund dafür scheint ein beim Fettabbau schneller ablaufender Stoffwechsel zu sein, bei dem ein höherer Energieanteil in Wärme umgesetzt wird und sich damit der Grundumsatz erhöht. Zusätzlich könnte das *Mikrobiom* des Darms mit dafür verantwortlich sein, denn die Energiegewinnung aus der Nahrung hängt auch vom Mikrobenspektrum des Dickdarms ab (➤ 17.11). Es ist individuell unterschiedlich und wird durch die Nahrung beeinflusst.

Aspekte der Nährstoffanteile

Eine Tatsache ist, dass wir für optimale Körperfunktionen eine Vielzahl von Stoffen mit der Nahrung zuführen müssen. Um abzunehmen, sind aber einige Besonderheiten zu beachten.
Eiweiße. Eine hohe Eiweißzufuhr bei minimaler Kohlenhydrat- und Fettzufuhr ist günstig zum Abnehmen: 30 % der Eiweiß-Kalorien werden allein dafür verbraucht, die Moleküle in den Körper aufzunehmen und zu Glukose umzuformen, bevor diese zur ATP-Erzeugung (➤ 1.8.5) für andere Körperfunktionen herangezogen werden kann *(spezifisch dynamische Wirkung)*. Bei Kohlenhydraten und Fetten beträgt dieser Anteil 3–9 %. Auch Eiweiße werden aber bei einem Kalorienüberschuss wie erwähnt zu Fetten umgewandelt und gespeichert. Darüber hinaus vermitteln Eiweiße ein länger anhaltendes Sättigungsgefühl als Kohlenhydrate.
Eine einseitige Eiweißdiät ist allerdings nur für kurze Zeit gesundheitlich akzeptabel. Das betrifft vor allem Personen, deren Nierenfunktion krankheits- oder altersbedingt eingeschränkt ist, denn bei sehr reichlicher Eiweißaufnahme müssen die Nieren große Mengen von Harnstoff, Ammoniak, Kreatinin und Harnsäure ausscheiden. Dabei wird dem Körper aus osmotischen Gründen auch viel Wasser entzogen.
Ein hoher, aber kalorisch nicht übermäßiger Eiweißanteil in der Nahrung ist für das Abnehmen nicht nur wegen des hohen spezifisch dynamischen Effekts der Proteine sinnvoll, er ist auch zum Aufbau zusätzlicher Muskelmasse erforderlich, was besonders durch (Kraft-)Training möglich wird. Je größer die Muskelmasse, desto höher ist der Energieumsatz und damit der Fettabbau im Körper.
Fette. Die Menge der in der Nahrung enthaltenen Fette sollte zum Abnehmen gering sein, da ihr gewichtsspezifischer Energiegehalt im Vergleich zu Kohlenhydraten und Eiweißen mehr als doppelt so hoch ist. Fette haben aber einen stärkeren Sättigungseffekt als Kohlenhydrate. Die überwiegend in tierischen Lebensmitteln vorhandenen gesättigten Fettsäuren werden heute nicht mehr pauschal als gefäßschädlich angesehen (➤ 18.6). Dennoch ist darauf zu achten, dass genügend ungesättigte Fettsäuren, besonders Omega-3-Fettsäuren, zugeführt werden, die außer in fetten Fischen vor allem in Pflanzenölen zu finden sind (➤ 1.8.2, ➤ 18.6).
Kohlenhydrate. Zum Abnehmen ist es sinnvoll, dass die glykämische Last eines Lebensmittels (➤ 18.5) niedrig und damit dessen Sättigungseffekt hoch ist. Völlig ungeeignet sind zuckerhaltige Speisen. Das gilt nicht nur für den gewöhnlichen Haushaltszucker, sondern auch für Milch-, Malz- und Fruchtzucker (➤ 1.8.1, ➤ 18.5). Viel Süßes macht Appetit auf mehr Süßes. Wichtig sind ferner ausreichend unverdauliche Kohlenhydrate als Sättigungs- und Ballaststoffe für den Magen-Darm-Trakt. Dazu zählt auch die resistente Stärke, die durch mindestens 12-stündige Abkühlung gekochter stärkehaltiger Nahrungsmittel wie Kartoffeln, Reis oder Nudeln entsteht. Die Stärke wird dadurch teilweise in eine kristalline Form umgewandelt, die nicht mehr im Dünndarm von den Verdauungsenzymen abgebaut werden kann, sondern nur noch von den Mikroben des Dickdarms. Diese Form der Stärke bleibt auch beim Wiedererwärmen solcher Nahrungsmittel erhalten.

Nahrungsmittelbedingte Gründe für Übergewicht

Um der zunehmenden Adipositas entgegenzuwirken, wurde lange ein niedriger Fettanteil in der Nahrung propagiert. Das ist richtig, wenn man den mehr als doppelt so hohen Brennwert von Fetten gegenüber Kohlenhydraten betrachtet. Nicht richtig war es, die lebenswichtigen Fette zu verteufeln und für Gefäßschäden wie Arteriosklerose verantwortlich zu machen. Die Folge war und ist, dass die Lebensmittelindustrie sog. *Light-Produkte* entwickelte, in denen der Fettanteil besonders gering ist. Da Fette aber sowohl Geschmacksträger sind als auch für eine angenehme Konsistenz von Speisen sorgen, wurden und werden die Produkte ersatzweise mit umso mehr Zucker angereichert. Mit fatalen Folgen: Durch die schnellen Änderungen des Insulinspiegels werden der Appetit gesteigert, zu viel Energie aufgenommen und Fettdepots angelegt, auch in der Leber, was zu einer nicht-alkoholischen Fettleber führt, die bei etwa 30 % der Deutschen vorliegt. Nicht nur der Haushaltszucker, sondern besonders auch der hohe Anteil von Fruktose (Fruchtzucker) in Fruchtsäften, Honig, Obst (fruchtabhängig, ➤ 18.5) und vielen Fertigprodukten verursacht diesen Effekt, und das nicht nur bei Übergewichtigen. Das Übergewicht korreliert eindeutig mit dem Zuckerkonsum. Es muss also bei übergewichtigen und dazu neigenden Menschen eine ausgewogene Verschiebung der Nahrungsanteile hin zu weniger Kohlenhydraten, vor allem weniger Zucker geben. Eine 2017 im Fachblatt „The Lancet" veröffentlichte Langzeitstudie mit über 135.000 Probanden ergab, dass Personen mit einem hohen Fettkonsum (ca. 35% der Energie), ungeachtet der Fettsäurenzusammensetzung, ein um 23% *geringeres* Sterberisiko hatten als jene mit einem niedrigen Fettkonsum (11% der Energie). Dagegen hatten Menschen mit einem hohen Kohlenhydratkonsum (> 60% der Energie) ein um 28% *höheres* Sterberisiko gegenüber jenen mit niedrigem Kohlenhydratkonsum.
Vorsicht ist angebracht bei der Verwendung von Zuckerersatzstoffen. Süßstoffe steigern im Gehirn das Verlangen nach Süßem. Auch der Geschmacksverstärker Glutamat hat eine appetitsteigernde Wirkung.
Oft vernachlässigt wird der kalorische Effekt von alkoholischen Getränken. Trinkt man zu einer sonst ausgewogenen Ernährung jeden Abend zusätzlich eine Flasche Bier (0,5 l), so zeigt sich dies am Jahresende durch rund 9 kg mehr auf der Waage.

Verhaltensbedingte Gründe für Übergewicht

Zu viel Nahrung aufzunehmen, ist oft emotional bedingt oder zur Gewohnheit geworden: Bei Stress, Frust, Sorgen, Langeweile, Trauer, aber auch Freude, neben der Arbeit am PC, beim Fernsehen oder bei vielen anderen Gelegenheiten wird Süßes genascht, obwohl kein richtiges Hungergefühl vorliegt. Die resultierende Gewichtszunahme hat einen gravierenden Effekt: Durch Hirnaktivitätsuntersuchungen ist festgestellt worden, dass das Sättigungszentrum bei der Zufuhr von Zucker umso schwächer reagiert, je höher das Körpergewicht ist. Das Appetitzentrum dagegen ist chronisch aktiviert. Die Regulation von Hunger und Sättigung funktioniert nicht mehr. Es entsteht ein

Teufelskreis, der nicht ohne Bewusstmachung und Verhaltensänderung unterbrochen werden kann.

Was ist zu tun?

Wer sein Gewicht langfristig halten oder abnehmen möchte, muss deshalb nicht nur diszipliniert (und möglicherweise lebenslang) auf den Kaloriengehalt seiner Nahrung, sondern auch auf deren Zusammensetzung sowie seine Essgewohnheiten achten. Statt rabiater Fastenkuren sollte das Gewicht *langfristig* und *langsam* reduziert werden. Ein hoher Anteil von Ballaststoffen (➤ 18.11), z. B. durch Gemüse, Vollkornprodukte und zuckerarmem Obst, sorgt für bessere Sättigung und wirkt sich vorteilhaft auf die Darmbeweglichkeit aus. Durch wenig Kohlenhydrate, vor allem Zucker, und dafür höhere Anteile von Eiweißen und guten Fetten werden ein günstigerer Grundumsatz und ein besseres Sättigungsgefühl erreicht. Viele Fertiggerichte, die darüber hinaus bedenkliche Zusatzstoffe enthalten, erfüllen diesen Anspruch nicht. Ernährungsmediziner raten deshalb bei zu Übergewicht neigenden Menschen zu einer Kost, die zu 50% aus Gemüse (überwiegend) und Obst (wenig und zuckerarm), zu 30% aus Fleisch, Fisch, Eiern, Milchprodukten und Hülsenfrüchten sowie zu 20% aus Nudeln, Kartoffeln, Reis, Brot und hochwertigen Ölen und Fetten besteht (➤ Abb. 18.13). Wichtig dabei: in Ruhe essen und gut kauen. Auf zuckerhaltige Getränke sollte weitgehend verzichtet werden.

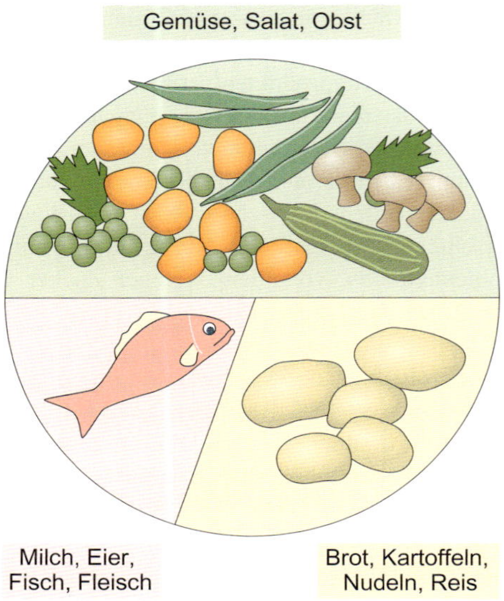

Abb. 18.13 Faustregel für ausgewogene Ernährung. Die (ungefähren) Verhältnisse müssen dabei nicht bei jeder Mahlzeit und auch nicht an jedem Tag erreicht werden.

Bei ausreichender Sättigung kann man sich auch leichter auf drei Mahlzeiten am Tag beschränken. Zwischen der letzten Mahlzeit am Tag und dem Schlafengehen sollten mindestens zwei, besser vier Stunden vergehen. Das entlastet den Darm und fördert die Schlafqualität, denn Schlafmangel ist zu vermeiden, da er die Produktion des Sättigungshormons Leptin (➤ 11.7) senkt und die des hungerauslösenden Hormons Ghrelin steigert (➤ 18.4.1).

Ein lang anhaltendes Sättigungsgefühl durch die Mahlzeiten erleichtert auch, sich das Essen zwischendurch abzugewöhnen. Tritt trotzdem außerhalb der Mahlzeiten Heißhunger auf, ist es wichtig, sich klar zu machen, unter welchen Umständen und aus welchem Grund das der Fall ist. Nur wenn man sich dessen bewusst ist, kann man sein Verhalten ändern und z. B. statt aus Frust Schokolade zu essen, sich über seinen Kummer mit einem Freund unterhalten, statt beim Fernsehen Chips zu futtern, ein Glas Wasser trinken oder notfalls eine Handvoll Nüsse zu sich nehmen, oder statt den Gelüsten nach Süßem nachzugeben, einen Spaziergang zu machen, zu stricken oder Kreuzworträtsel zu raten. Angemessene Ernährungsgewohnheiten müssen erlernt werden, sie können auch durch verhaltenstherapeutische Maßnahmen (z. B. Gruppentherapien) antrainiert bzw. gefestigt werden. Die Einnahme von Bitterstoffkonzentraten oder das Riechen an einem Mentholextrakt kann bei Heißhungerattacken den Appetit dämpfen.

Selbstverständlich ist Bewegung durch **Bewegung im Alltag und Sport** ein weiterer unerlässlicher Faktor (➤ 6.9). Regelmäßiger Ausdauersport und eine vielseitige Lebensweise sorgen für einen angemessenen Energieverbrauch und eine gute Durchblutung der Gewebe.

Sehr effektiv zum Abnehmen ist darüber hinaus das sog. **Intervallfasten**. Bei der *5:2-Methode* wird an fünf Tagen normal gegessen, an zwei Tagen die Kalorienzufuhr auf 500 kcal bei Frauen und 600 kcal bei Männern reduziert. Kohlenhydrate sind an diesen Tagen soweit wie möglich zu vermeiden. Alternativ kann man jeden Tag eine längere Essenspause einlegen: Man lässt eine Mahlzeit pro Tag ausfallen und verzichtet 16 Stunden am Stück auf Nahrung *(16:8-Methode)*. In den essensfreien Zeiten soll man viel trinken, allerdings nur kalorienfreie Getränke. Der Stoffwechsel des Körpers stellt sich durch das Fasten wieder darauf ein, von seinen Energiereserven zu leben, also Fettdepots abzubauen.

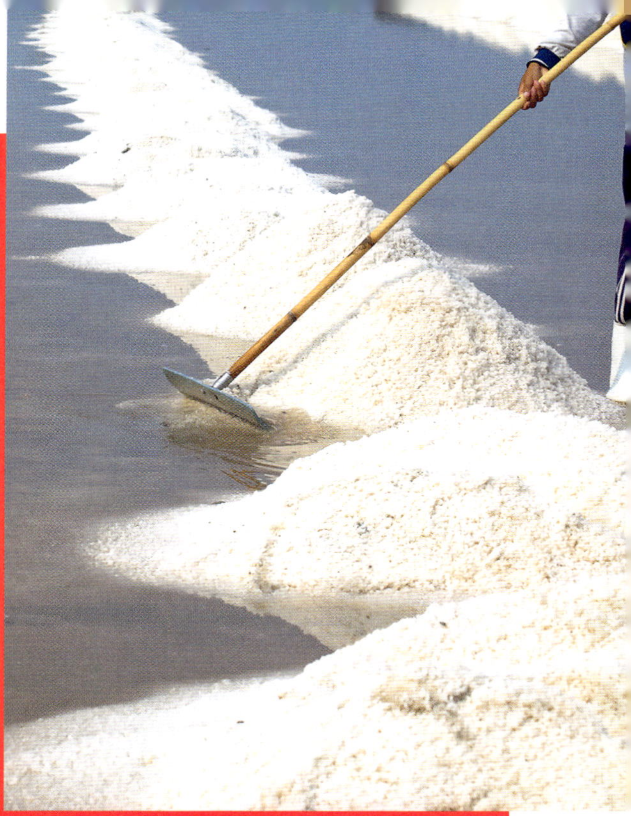

19 Niere, Harnwege, Wasser- und Elektrolythaushalt

Mit **Harnproduktion** und **Harnausscheidung** erfüllt das Harnsystem, und hier besonders die Nieren, mehrere für die Aufrechterhaltung des Inneren Milieus entscheidende Regulationsaufgaben:
- Ausscheidung von Stoffwechselendprodukten, vor allem des Eiweißstoffwechsels
- Ausscheidung von Fremdsubstanzen wie Medikamenten und Umweltgiften (Entgiftungsfunktion)
- Konstanthaltung des Wassergehalts und des osmotischen Drucks (➤ 2.7.5)
- Regulation der Elektrolytkonzentrationen
- Beteiligung an der Blutdruckregulation
- Beteiligung an der Aufrechterhaltung des Säuren-Basen-Gleichgewichts und damit des pH-Wertes
- Bildung des Hormons Erythropoetin (stimuliert die Blutbildung ➤ 12.2.3)
- Umwandlung einer Vitamin-D-Vorstufe in das wirksame Vitamin-D-Hormon, das Kalzitriol (➤ Abb. 11.13).

Nephrologie und Urologie

Die Behandlung von Nierenerkrankungen ist Gegenstand der **Nephrologie,** eines Teilgebietes der Inneren Medizin. Nierenbeckenerkrankungen und Störungen der ableitenden Harnwege sind dagegen Gegenstand der **Urologie,** eines vorwiegend operativen Fachgebiets, das auch für Störungen der männlichen Geschlechtsorgane zuständig ist.

19.1 Aufbau der Nieren

19.1.1 Äußere Gestalt

Die beiden **Nieren** (➤ Abb. 19.1) liegen links und rechts der Wirbelsäule dicht unter dem Zwerchfell. Die rotbraunen Organe sind etwa 11 cm lang, 6 cm breit, 2,5 cm dick und 150 g schwer. Ihre äußere Form erinnert an eine große Bohne. Die linke Niere nimmt den Raum vom elften Brustwirbel bis zum zweiten Lendenwirbel ein, die rechte liegt wegen der darüber liegenden Leber etwa einen Wirbelkörper tiefer.
Die Nieren werden nicht vom Peritoneum (Bauchfell) bedeckt, sondern liegen dorsal der Bauchfellhöhle im *Retroperitonealraum* (➤ 17.1.3). In diesem Raum zwischen Hinterwand des Peritoneums und Rückenmuskulatur befinden sich außer den Nieren auch die Nebennieren und die Harnleiter.

Nierenhilum und Nierenkapsel

In der Mitte des medialen Nierenrandes liegt eine nischenförmige Vertiefung, das **Nierenhilum.** An dieser Stelle befindet sich das *Nierenbecken,* das den aus dem Nierenparenchym kommenden Harn sammelt. Hier treten Nierenarterie, Nierenvene, Nerven und Lymphgefäße sowie der Harnleiter ein bzw. aus.
Jede Niere ist von einer derben **Nierenkapsel** überzogen, einer transparenten Bindegewebshülle. Um die Nierenkapsel herum liegt eine kräftige Schicht Fettgewebe, die von einer weiteren dünneren Bindegewebshülle umgeben ist. Durch Fett und Bindegewebe wird die Niere an der hinteren Bauchwand verankert und vor Stoßverletzungen geschützt.

19.1.2 Innerer Nierenaufbau

Schneidet man eine Niere der Länge nach auf, so erkennt man drei Zonen: Im Inneren liegt das **Nierenbecken** *(Pelvis renalis),* das vom **Nierenmark** *(Medulla renalis)* umhüllt wird. Das Nierenmark ist fein gestreift. Ganz außen liegt die **Nierenrinde** (*Cortex renalis* ➤ Abb. 19.2).
Von der Rinde ziehen die **Nierensäulen** *(Columnae renales)* zum Nierenbecken. Auf diese Weise wird die Markschicht in mehrere kegelförmige Lappen gegliedert, die **Markpyramiden,** deren Spitzen die **Nierenpapillen** *(Papillae renales)* bilden. Umgekehrt setzt sich das Nierenmark in strahlenförmigen Fortsätzen, den **Markstrahlen,** in die Nierenrinde fort.
Jede Nierenpapille besitzt mikroskopisch kleine Öffnungen, die in einen kleinen Hohlraum, den **Nierenkelch,** münden. Dort wird der fertige Harn aufgefangen und in das Nierenbecken weitergeleitet, das den Harn sammelt (➤ Abb. 19.3).

19.1.3 Blutversorgung der Nieren

Die Nieren werden außerordentlich reichlich mit Blut versorgt: Im Mittel fließt ca. 1 l/min zu den

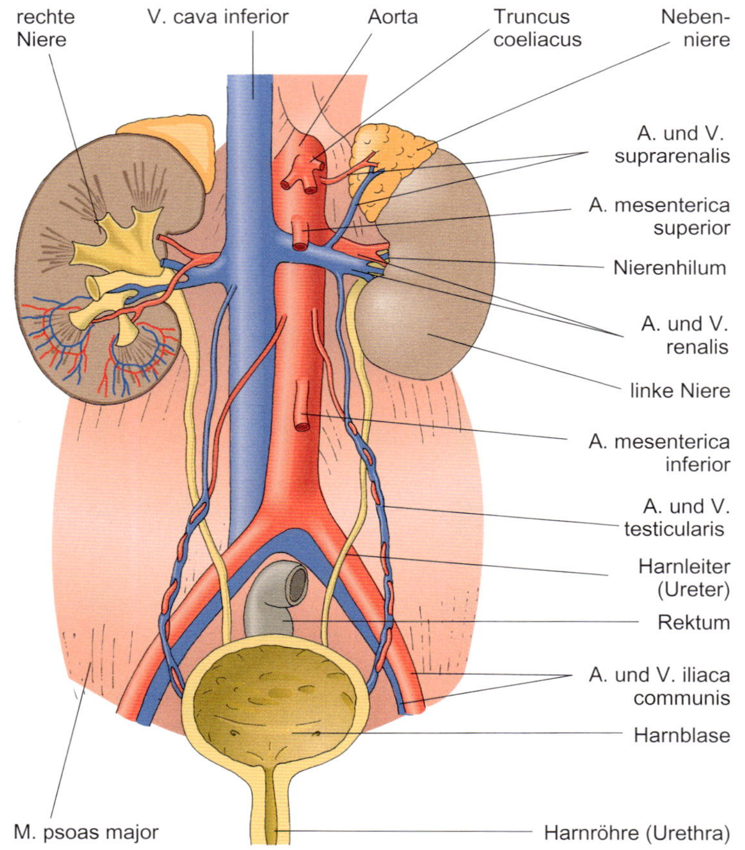

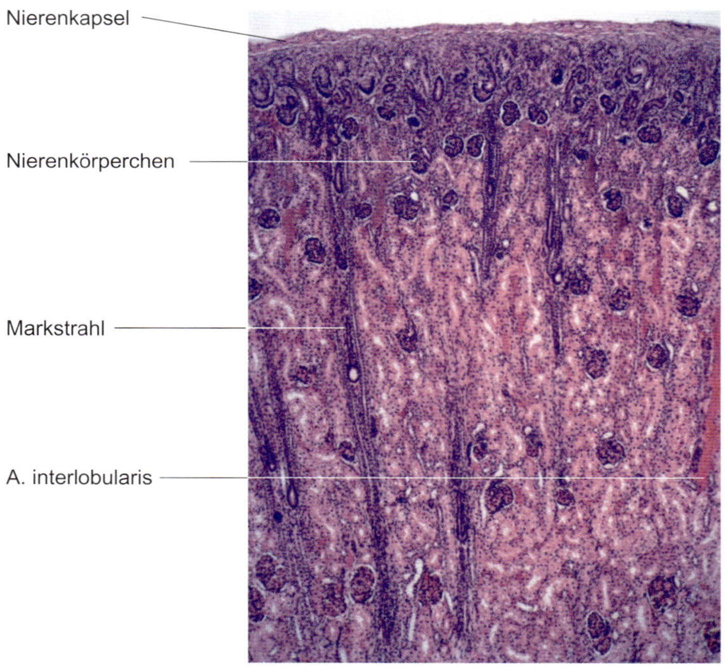

Abb. 19.2 (oben): Die Histologie der Nierenrinde. Es wird deutlich, dass die Nierenrinde hauptsächlich aus Nierenkörperchen und gewundenen Tubulusabschnitten besteht. Die Marksubstanz setzt sich strahlenartig in die Nierenrinde fort (daher die Bezeichnung „Markstrahlen“). [X141]

Abb. 19.1 (links): Das Harnsystem (hier des Mannes) besteht aus linker und rechter Niere, den beiden Harnleitern, der Harnblase und der Harnröhre.

19

Nieren, dies entspricht stattlichen 20 % des Herzminutenvolumens!
Für die Erfüllung ihrer vielfältigen Aufgaben besitzt die Niere ein kompliziert aufgebautes Gefäßsystem (➤Abb. 19.3, ➤Abb. 19.7). Jede Niere erhält ihr Blut über die linke bzw. rechte *Nierenarterie* **(A. renalis),** die direkt aus der Aorta entspringt. Nach ihrem Eintritt am Nierenhilum verzweigen sich linke und rechte Nierenarterie in **Zwischenlappenarterien** *(Aa. interlobares),* die in den Säulen zwischen den Markpyramiden in Richtung Nierenrinde aufsteigen. Im Grenzbereich zwischen Nierenmark und Nierenrinde geben die Zwischenlappenarterien fächerförmig die **Bogenarterien** *(Aa. arcuatae)* ab, die sich weiter verzweigen und als **Zwischenläppchenarterien** *(Aa. interlobulares)* zur Nierenkapsel ziehen. Von diesen Verzweigungen entspringen mikroskopisch kleine Arteriolen, die jedes **Nierenkörperchen** *(Corpusculum renale)* mit Blut versorgen. In den Nierenkörperchen wird der Primärharn (➤19.1.4) abfiltriert. Jede Niere besitzt etwa eine Million solcher Nierenkörperchen, die in der gesamten Rindenregion verteilt sind.

Blutversorgung der Nierenrinde

Zu jedem Nierenkörperchen zieht eine zuführende Arteriole **(Vas afferens)** (➤Abb. 19.4). Diese bildet dann im Nierenkörperchen ein Knäuel von parallel geschalteten Kapillaren, den **Glomerulus** (erstes Kapillarnetz, *lat.* glomus = Knäuel). Diese Kapillaren münden in die abführende Arteriole **(Vas efferens),** welche sich erneut aufzweigt und das Tubulussystem mit einem zweiten Kapillarnetz, den *peritubulären Kapillaren,* versorgt.

Ein aus einer Arterie hervorgehendes Kapillarnetz, das sich, wie die Glomeruluskapillaren, wieder zu einer *Arterie* (statt einer Vene) vereinigt, wird als **arterielles Wundernetz** *(Rete mirabile)* bezeichnet.
Das Tubulussystem besteht aus mikroskopisch kleinen Röhren, in denen der in den Nierenkörperchen abfiltrierte Primärharn auf seinem Weg zu den ableitenden Harnwegen in Zusammensetzung und Volumen drastisch verändert wird. Hierbei spielt der enge Kontakt zwischen den Nierentubuli und den peritubulären Kapillaren eine besonders wichtige Rolle (➤Abb. 19.4).

Blutversorgung des Nierenmarks

Eine Besonderheit stellen die abführenden Arteriolen derjenigen Nierenkörperchen dar, welche nahe am Übergang der Nierenrinde zum Nierenmark liegen *(juxtamedulläre Glomeruli).* Diese bilden lang gestreckte und gerade Gefäße *(Vasa recta),* die weit in das Nierenmark hineinragen und deren Kapillaren dort vor allem die Henle-Schleifen und Sammelrohre umschlingen (➤Abb. 19.7). Diese besondere anatomische Anordnung ist von großer Bedeutung für die Konzentrierung des Harns im Nierenmark (➤19.1.6).

Venöses System der Niere

Die peritubulären Kapillaren sowie die Kapillaren der Vasa recta münden in die **Zwischenläppchenvenen** *(Vv. interlobulares),* die das venöse Blut über die **Zwischenlappenvenen** *(Vv. interlobares)* und **Bogenvenen** *(Vv. arcuatae)* zur *Nierenvene* **(V. renalis)** leiten, die in die *untere Hohlvene* **(V. cava inferior)** mündet.

19.1.4 Nephron

Die Harnbildung erfolgt in den **Nephronen,** den eigentlichen Funktions- und Baueinheiten der Niere (➤Abb. 19.4, ➤Abb. 19.5). Jedes Nephron besteht aus dem *Nierenkörperchen* und den dazugehörigen kleinsten Harnkanälchen, dem *Tubulusapparat.* Sie bilden zusammen eine funktionelle Einheit:

- Im Nierenkörperchen wird der *Primärharn* oder das **Glomerulusfiltrat** durch Filtrierung des Blutes gewonnen, welches durch das glomeruläre Gefäßknäuel fließt
- Im Tubulusapparat wird der Primärharn durch Reabsorptionsvorgänge stark konzentriert, durch Sekretionsvorgänge mit Stoffwechselprodukten „angereichert“ und als **Sekundärharn** weitergeleitet.

Produktion des Glomerulusfiltrats

Das Blutgefäßknäuel (Glomerulus) des Nierenkörperchens ist von einer Kapsel umgeben, der **Bowman-Kapsel.** Sie besteht aus zwei Schichten, dem **inneren** und **äußeren Kapselblatt,** dazwischen befindet sich der **Kapselraum** (➤Abb. 19.4, ➤Abb. 19.5).
Die Harnbildung beginnt mit dem Abpressen eines **Ultrafiltrats** in diesen Kapselraum. Der Filter des Glomerulus besteht aus drei Schichten (**Blut-Harn-Schranke** ➤Abb. 19.6):

- Zuerst muss das Gefäßendothel passiert werden. Zwischen den Endothelzellen sind ca. 70 nm große Poren, die nur für die Blutzellen eine Barriere darstellen

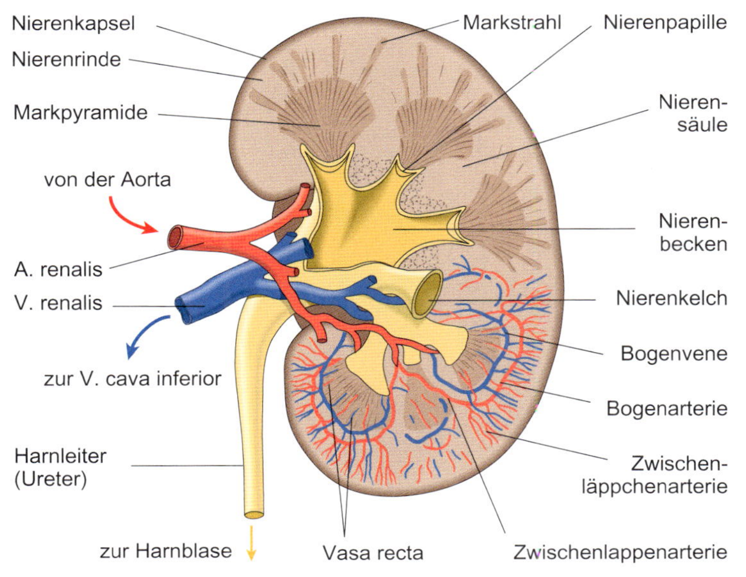

Abb. 19.3 (oben): Längsschnitt durch eine Niere. Im oberen Teil sind Markpyramiden und Nierenpapillen dargestellt, im unteren das Gefäßsystem der Niere.

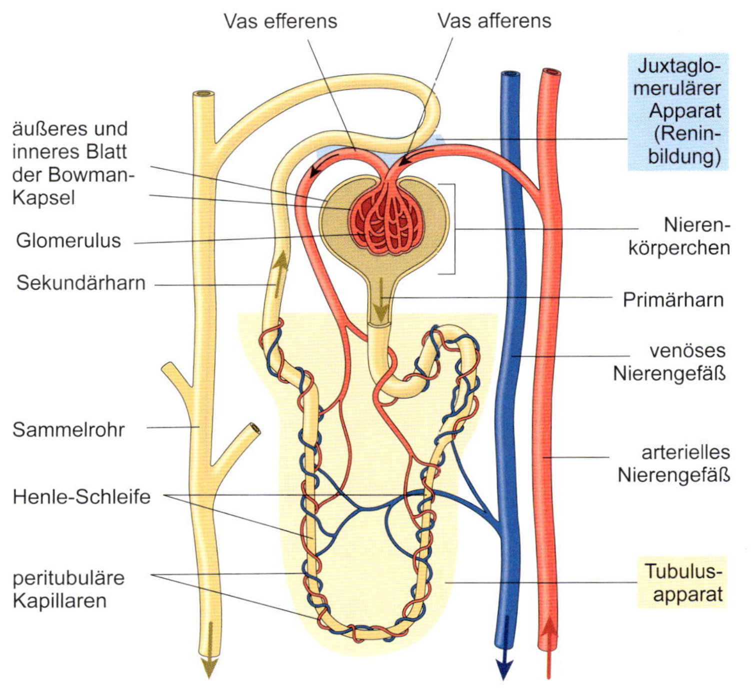

Abb. 19.4 (rechts): Nierenkörperchen, Vas afferens und efferens sowie Tubulusapparat.

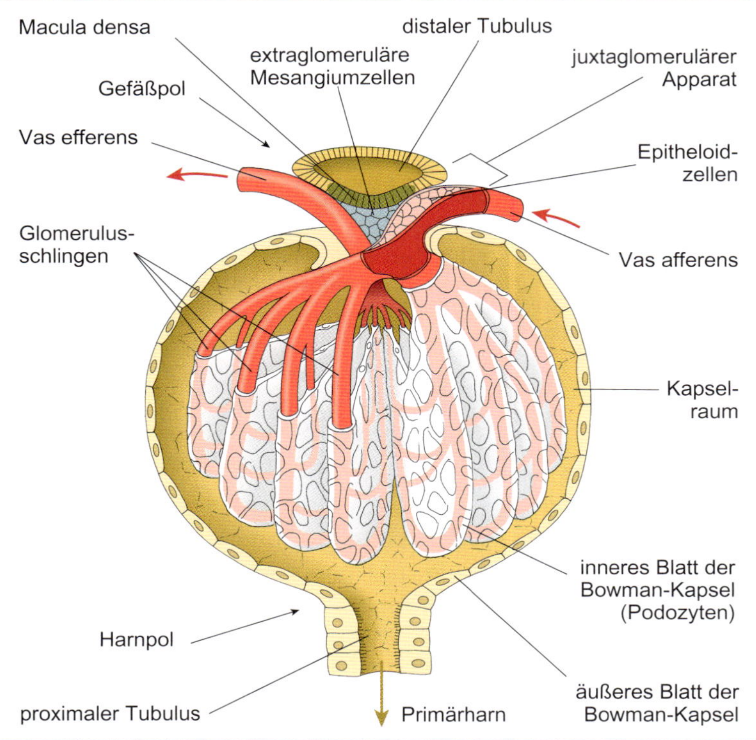

Abb. 19.5 Feinbau eines Nierenkörperchens. Der juxtaglomeruläre Apparat ist die Kontaktzone zwischen zuführender Arteriole und dem anliegenden Tubulusabschnitt (➤ 19.4.1).

- Es folgt eine mit ca. 400 nm relativ dicke, poröse **Basalmembran.** Sie enthält viele negative Ladungen, die größere, ebenfalls negativ geladene Proteine am Durchtritt hindern
- Als letzte Schicht bedecken die sternförmigen Zellen des inneren Kapselblattes, die **Podozyten** oder *Füßchenzellen,* die Glomeruluskapillaren und breiten ihre wie Farnblätter geformten Ausläufer über diese aus. Zwischen den Ausläufern bleiben kleine Schlitze, die von einer **Schlitzmembran** überspannt werden. Deren nur 2–5 nm weite Poren verhindern effektiv den Durchtritt von Plasmaproteinen.

Das nach der Filtration im Kapselraum befindliche Ultrafiltrat setzt sich hauptsächlich aus Wasser, Salzen (Elektrolyten) und anderen Molekülen mit einem Durchmesser bis zu 3 nm (unter anderem Zuckermoleküle und Aminosäuren) zusammen. Größere Moleküle werden nur zum Teil abfiltriert und können ab einem Durchmesser von ca. 6,5 nm den Filter gar nicht mehr passieren. Blutzellen und große Plasmaproteine (etwa Albumin) werden also von der glomerulären Filtrationsbarriere zurückgehalten, sodass das Ultrafiltrat normalerweise zellfrei und sehr eiweißarm ist.

Warnsignal

Eiweiß im Urin ist immer verdächtig auf eine Störung der Filterfunktion der Glomeruluskapillaren, wie sie bei der Glomerulonephritis (➤ 19.4.4) oder bei diabetischen Nierenschäden vorkommt.

Gefäß- und Harnpol des Nierenkörperchens

Vas afferens und Vas efferens – also Anfang und Ende des Kapillarknäuels – liegen dicht zusammen am **Gefäßpol** des Nierenkörperchens, der in Richtung Nierenrinde zeigt. Am gegenüberliegenden – also Richtung Nierenmark weisenden – Ende liegt der **Harnpol.** Dort geht der Kapselraum in den *proximalen Tubulus* über, dem ersten Abschnitt der Harnkanälchen (➤ Abb. 19.5).

Bau des Tubulusapparates

Das System der Harnkanälchen, der **Tubulusapparat,** beginnt mit dem **proximalen Tubulus,** welcher in seinem Anfangsteil stark gewunden verläuft (➤ Abb. 19.7). An den gewundenen Teil, noch im Rindenbereich gelegen, schließt sich ein gerade verlaufender Teil an, der bis ins Nierenmark hinunterzieht. Dieser gerade Teil des Tubulus wird intensiv von dem oben erwähnten zweiten, aus den efferenten Arteriolen hervorgehenden Kapillarnetz umschlungen; mit diesen Kapillaren

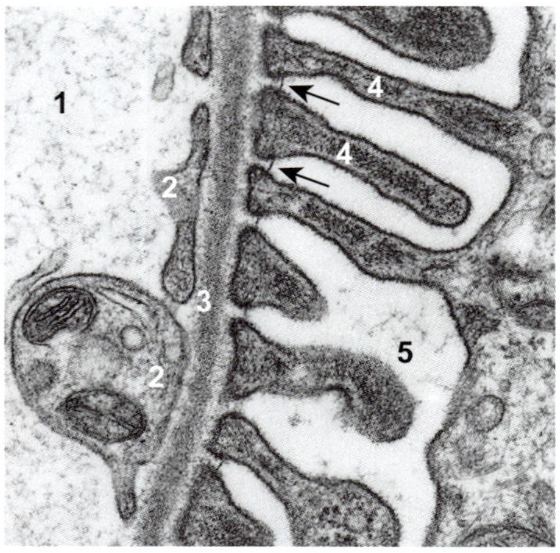

Abb. 19.6 Blut-Harn-Schranke im Elektronenmikroskop. (1) bezeichnet das Innere einer Kapillare. Der „Filter" besteht aus dem porösen Kapillarendothel (2), der Basalmembran (3) und der Schlitzmembran (←), welche die Podozytenfortsätze (4) überspannt. Erst nach deren Passage befindet sich das Ultrafiltrat im Kapselraum (5). [M375]

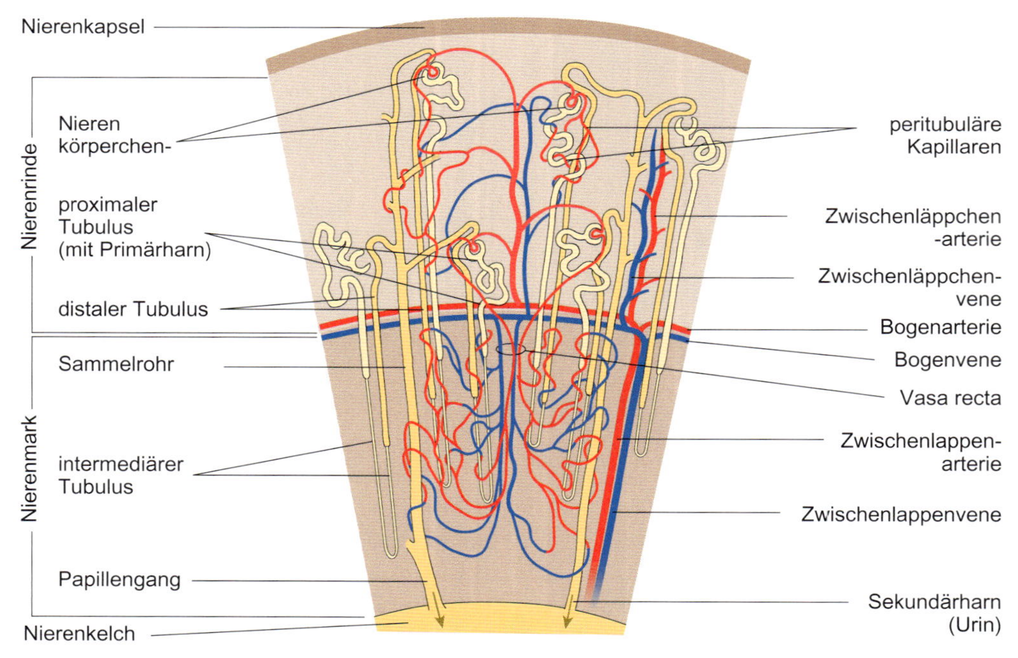

Abb. 19.7 Links Tubulussystem, rechts Blutversorgung der Nierenrinde (schematisiert). Die geraden Anteile von proximalem und distalem Tubulus und der intermediäre Tubulus bilden zusammen die Henle-Schleife.

findet ein intensiver Flüssigkeitsaustausch statt (➤ 19.2.3).
Im Anschluss an das gerade Stück, das mit isoprismatischem Epithel ausgekleidet ist, verengt sich der Tubulus zu dem sehr dünnen **intermediären Tubulus** mit platten Epithelzellen. Dieser macht einen Bogen und zieht im aufsteigenden Schenkel des **distalen Tubulus** zurück in unmittelbare Nähe des Nierenkörperchens. Diese Schlinge, die durch den intermediären Tubulus und die geraden Anteile von proximalem und distalem Tubulus gebildet wird, heißt **Henle-Schleife.**
Am Gefäßpol des Nierenkörperchens angekommen, windet sich der distale Tubulus und berührt die zuleitende Arteriole (Vas afferens) des Nierenkörperchens. Diese sich berührenden Abschnitte von Arteriole und Tubulus bilden zusammen mit spezialisierten Nierenzellen den **juxtaglomerulären Apparat** (*lat.* iuxta = nahe bei, neben).

19.1.5 Juxtaglomerulärer Apparat

Der **juxtaglomeruläre Apparat** *(JGA)* befindet sich an der Kontaktstelle von distalem Tubulus und zuführender Arteriole. Die Zellen des distalen Tubulus sind an diesem Ort höher, schmaler und besonders spezialisiert; man nennt diesen Strukturkomplex **Macula densa** (➤ Abb. 19.5). Über die Macula densa wirkt die Zusammensetzung der Flüssigkeit im distalen Tubulus regelnd zurück auf den Filtrationsdruck in den Nierenkörperchen (➤ 19.2.2).
Eine weitere Struktur des juxtaglomerulären Apparates sind umgewandelte glatte Muskelzellen, die vor allem die zuführende Arteriole umgeben. Man bezeichnet sie als **Epitheloidzellen** oder auch *myoepitheliale Zellen.* In ihrem Inneren befinden sich zahlreiche Granula mit dem enzymatisch wirksamen Renin (➤ 19.3.1), das hier gebildet und ins Blut sezerniert wird. Die Reninfreisetzung trägt sowohl zur Regelung des Blutdrucks als auch des Wasser- und Elektrolythaushalts bei (➤ 19.3.1).
Schließlich werden noch die extraglomerulären **Mesangiumzellen** zum juxtaglomerulären Apparat gezählt. Sie liegen im Zwischenraum zwischen Tubuluszellen und Arteriole (also unter der Macula densa, ➤ Abb. 19.5) und sind wahrscheinlich an der tubulo-glomerulären Rückkopplung (➤ 19.2.2) zur Regelung der Filtrationsrate beteiligt.

19.1.6 Sammelrohre

An die distalen Tubuli schließen sich die **Sammelrohre** an, wobei sich jeweils 8–10 Tubuli zu einem Sammelrohr vereinigen. Etwa jeweils fünf Sammelrohre vereinigen sich wiederum zu einem **Papillengang** *(Ductus papillaris).* Über diese Ableitungswege erreicht der Harn schließlich das Nierenbecken und wird von dort über die Harnleiter (➤ 19.5.2) in die Harnblase (➤ 19.5.3) geleitet.

19.2 Ausscheidungsfunktion der Nieren

19.2.1 Glomerulärer Filtrationsdruck

Am Anfang der Glomerulusschlingen herrscht ein Blutdruck von etwa 50 mmHg, am Ende ist er mit etwa 48 mmHg kaum geringer. Dieser **glomeruläre Blutdruck** ist jedoch nicht identisch mit dem **glomerulären Filtrationsdruck** (also dem eigentlich wirkenden Filterdruck, mit dem der Primärharn abgepresst wird), da dem glomerulären Blutdruck zwei Drücke entgegenwirken:

- Zum einen der durch die Bluteiweiße bedingte kolloidosmotische Druck des Blutes (➤ 2.7.7). Am Anfang der Kapillarschlingen beträgt er ca. 25 mmHg, am Ende ist er durch das Abpressen von Flüssigkeit auf ca. 36 mmHg angestiegen
- Zum anderen der hydrostatische Druck in der Bowman-Kapsel (etwa 12 mmHg).

Für den effektiv wirksamen Filtrationsdruck in den Glomerulusschlingen ergibt sich somit:

Am Anfang der Glomerulusschlinge:

$$50\ \text{mmHg} - 25\ \text{mmHg} - 12\ \text{mmHg} = 13\ \text{mmHg}$$

Ende:

$$48\ \text{mmHg} - 36\ \text{mmHg} - 12\ \text{mmHg} = 0\ \text{mmHg}$$

Am Ende der Glomerulusschlingen ist der effektiv wirksame Filtrationsdruck also auf Null abgefallen.

Glomeruläre Filtrationsrate (GFR)

> **Glomeruläre Filtrationsrate**
> Das Volumen des Glomerulusfiltrates, welches sämtliche Nierenkörperchen beider Nieren pro Zeiteinheit erzeugen, bezeichnet man als **glomeruläre Filtrationsrate (GFR).**

Die glomeruläre Filtrationsrate beträgt beim jungen Erwachsenen ca. 120 ml/min. Dies entspricht einem Filtrationsvolumen von 180 l Glomerulusfiltrat/24 h (eine Badewannenfüllung!). Somit wird das gesamte Blutplasmavolumen (ca. 3 l) täglich etwa 60-mal in den Nieren filtriert und zum größten Teil (99 %) rückresorbiert.

19.2.2 Autoregulation der Nierendurchblutung und der glomerulären Filtration

Würde jede Schwankung des arteriellen Blutdrucks zu einer ebenso starken Veränderung des glomerulären Blutdrucks und damit des glomerulären Filtrationsdrucks führen, so wäre dies mit einer kontinuierlichen Nierenfunktion nicht vereinbar, da die Nierenfunktion bereits bei verhältnismäßig geringem Blutdruckabfall zum Erliegen käme.
Die Niere ist jedoch in der Lage, bei einem mittleren arteriellen Blutdruck von 80–180 mmHg sowohl den Blutdruck in den Glomeruluskapillaren als auch die glomeruläre Filtration erstaunlich konstant zu halten. Diese Fähigkeit der Niere wird als **Autoregulation** bezeichnet. Folgende Mechanismen bestimmen die glomeruläre Filtrationsrate:

- Die glatten Muskelfasern der zu- und abführenden Arteriolen stellen selbsttätig (autoregulatorisch) ihre Weite so ein, dass am Anfang der Glomeruluskapillaren ein glomerulärer Blutdruck von etwa 50 mmHg beibehalten wird (*myogene Durchblutungsregelung, Bayliss-Effekt,* ➤ 15.3.3)
- Steigt die Kochsalzkonzentration im distalen Tubulus, wird über die Macula densa eine Verengung der zuführenden Arteriole veranlasst und damit die glomeruläre Filtrationsrate verringert **(tubulo-glomeruläre Rückkopplung).** So werden Filtration und Salzausscheidung aufeinander abgestimmt
- Neben dem **Renin-Angiotensin-System** (➤ 19.3.1) sind noch die im Herzen gebildeten natriuretische Peptide ANP und BNP (➤ 14.6.3), an der Regulation der Filtrationsrate beteiligt: Steigt das Blutvolumen, werden ANP und BNP freigesetzt, welche die glomeruläre Filtrationsrate erhöhen und die Natriumausscheidung im Tubulussystem steigern. Beides begünstigt die Wasserausscheidung.

Wird der autoregulatorische Blutdruckbereich unterschritten, so nehmen glomeruläre Filtrationsrate und Nierendurchblutung linear ab. Es wird dann nur noch ganz wenig **(Oligurie)** oder sogar kein Urin **(Anurie)** mehr produziert – ein akutes Nierenversagen bildet sich aus (➤ 19.6.1).
Auch ein „Zuviel“ ist nicht gut. Steigt der mittlere arterielle Blutdruck auf Werte deutlich über 180 mmHg, erhöht sich wegen der nun nicht mehr möglichen Autoregulation die glomeruläre Filtrationsrate. Es werden dann so hohe Filtratvolumina produziert, dass die tubulären Transportprozesse „überfordert“ sind.
Bei einer Erhöhung des mittleren Blutdrucks über den Normalwert von 100 mmHg wird das Nierenmark, wo der Harn konzentriert wird, durch höhere Blut-Stromstärken „ausgewaschen“. Das Resultat ist, trotz einer konstanten glomerulären Filtrationsrate, eine verstärkte Harnausscheidung, die nach ihrer Entstehung **Druckdiurese** genannt wird. Sie bewirkt eine Abnahme des Blutvolumens und damit Verminderung des Füllungsdrucks der Blutgefäße, was wiederum zur Normalisierung des Blutdrucks beiträgt.

19.2.3 Funktionen des Tubulussystems

Nachdem der *Primärharn* **(Glomerulusfiltrat)** aus dem Kapselraum in das Tubulussystem gelangt ist, wird er dort in seiner Zusammensetzung verändert und konzentriert. Das Volumen des **Endharns** *(Sekundärharn)* beträgt mit ca. 2 l/Tag nur etwa 1 % des Primärharnvolumens, und der Endharn kann eine bis zu viermal so hohe Osmolarität haben (➤ 2.7.6) wie das Plasma.

Die Tubuluszellen besitzen zahlreiche molekulare Transportsysteme (➤ 2.7) für verschiedene Substanzen (➤ Abb. 19.8).

Bei den Rückresorptionsvorgängen steht die Wiedergewinnung lebenswichtiger Elektrolyte, Glukose und Aminosäuren im Vordergrund.

- Chlorid, Bikarbonat, Natrium, Kalium und Kalzium werden durch aktive Rückresorption aus dem Tubuluslumen wieder in das Blut aufgenommen. Dabei folgt diesen Ionen jeweils passiv ein Wassereinstrom ins Blut. ⅔ des Primärharnwassers und der Elektrolyte werden bereits im proximalen Tubulus zurückresorbiert
- Neben Elektrolyten werden auch Aminosäuren und Glukose aktiv rückresorbiert und dem Körper wieder zugeführt. Allerdings kann der Rückresorptionsmechanismus nur eine bestimmte Menge dieser Stoffe pro Minute bewältigen. Wird die maximale Transportkapazität, der sog. **Schwellenwert,** überschritten, so scheidet der Körper den „Überschuss“ mit dem Harn aus
- Aus dem Tubuluslumen werden nicht nur Stoffe ins Blutsystem aufgenommen (resorbiert), sondern auch umgekehrt in das Tubulussystem abgegeben (sezerniert). Dieser Vorgang heißt **tubuläre Sekretion.** Dadurch beschleunigt der Körper vor allem die Ausscheidung von körperfremden Substanzen wie z. B. Penicillin und vielen anderen Medikamenten. Aber auch körpereigene Abbauprodukte wie Harnsäure und Ammoniak werden auf diese Weise schneller ausgeschleust
- Ein anderer wichtiger Sekretionsvorgang ist die Abgabe von H^+-Ionen bei einer azidotischen Stoffwechsellage (➤ 19.9).

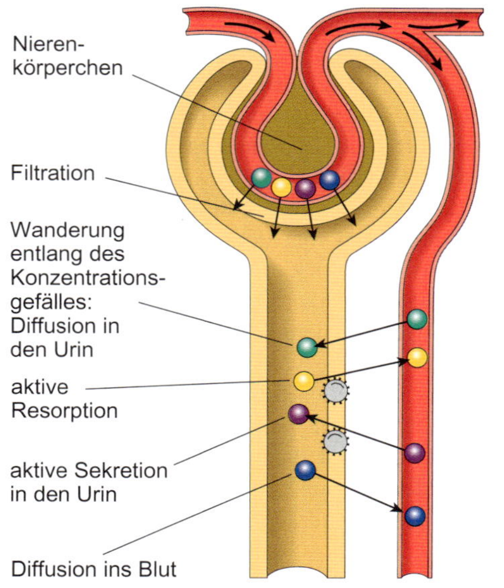

Abb. 19.8 Transportvorgänge im Tubulussystem. Es gibt vier Möglichkeiten des Stofftransports: Filtrierte Substanzen können aus dem Primärharn aktiv wieder entfernt werden (z. B. Aminosäuren, Glukose, gelb); manche Stoffe wandern entsprechend einem Konzentrationsgefälle durch Diffusion aus dem Tubulus ins Blut zurück (z. B. Harnstoff, blau) oder aus dem Blut in die Tubuli (z. B. Ammoniak, grün). Einige Stoffe werden zusätzlich zur Filtration aktiv aus dem Blut in die Tubuli sezerniert (z. B. Harnsäure, lila).

Harnkonzentrierung im Gegenstromprinzip

Aufsteigender und absteigender Schenkel der Henle-Schleife sowie Sammelrohre verlaufen parallel mit gegensätzlicher Flussrichtung des Harns. Durch diese Anordnung, verbunden mit unterschiedlicher Durchlässigkeit der verschiedenen Tubulusabschnitte, kann der Harn besonders effektiv konzentriert werden – man spricht von der **Harnkonzentrierung im Gegenstromprinzip** (➤ Abb. 19.9).

Die Harnkonzentrierung im Gegenstromprinzip erfolgt vereinfacht wie folgt:

- Der im absteigenden Schenkel der Henle-Schleife ankommende Harn hat zunächst die gleiche Osmolarität wie das Plasma (➤ Abb. 19.9a)
- Im aufsteigenden Schenkel wird aktiv Natriumchlorid aus dem Tubulus ins Gewebe gepumpt. Für Wasser ist der aufsteigende Schenkel undurchlässig, sodass die Osmolarität im Gewebe steigt (➤ Abb. 19.9b)
- Infolgedessen strömt Wasser aus dem (wasserdurchlässigen) absteigenden Schenkel ins Gewebe, der Harn wird also zum Mark hin zunehmend stärker konzentriert (hyperton)
- Mit dem Harnfluss gelangt der höher konzentrierte Harn in den aufsteigenden Schenkel der Henle-Schleife. Dort wird weiter Natriumchlorid aus dem Tubulus ins Gewebe gepumpt, der Vorgang wiederholt sich (➤ Abb. 19.9c)
- Wenn der Harn durch die parallel zu den Henle-Schleifen laufenden Sammelrohre fließt, wird ihm erneut osmotisch Wasser entzogen, und er wird noch konzentrierter
- Das Wasser diffundiert aus dem Gewebe in die peritubulären Kapillaren und wird mit dem Blut abtransportiert, sodass der Konzentrierungsmechanismus ständig ablaufen kann.

Tatsächlich sind die Verhältnisse noch komplizierter, da sich nicht nur NaCl, sondern auch Harnstoff im Gewebe anreichert und dadurch die Harnkonzentrierung noch verstärkt.

Glukosurie bei Diabetes

Ist die maximale Transportkapazität der Nieren für einen Stoff überschritten, erscheint der „Überschuss“ im Urin. Bei Diabetes liegt die Glukose-Blutkonzentration oft über diesem Schwellenwert, der für Glukose bei ca. 10 mmol/l (≅ 180 mg/dl) liegt. Übersteigt die Konzentration der Glukose im Blut und damit auch im Glomerulusfiltrat diesen Wert, so kommt es zur Glukoseausscheidung mit dem Urin (*Glukosurie* ➤ Abb. 11.20). In der Harnblase bildet Glukose einen idealen Nährstoff für Bakterien, die z. B. von außen durch die Harnröhre in die Blase gelangt sind. Das ist einer der Gründe, weshalb Menschen mit Diabetes häufig unter Harnwegsinfekten leiden. Mit der Glukose wird aus osmotischen Gründen mehr Wasser ausgeschieden. Deshalb haben unbehandelte und schlecht eingestellte Menschen mit Diabetes charakteristischerweise großen Durst (*Polydipsie* = vermehrtes Trinken) und müssen häufig und viel Urin lassen *(Polyurie)*.

19.2.4 Diuretikatherapie

Medikamente, die das Urinvolumen erhöhen, heißen **Diuretika.** Sie werden eingesetzt zur Senkung eines Bluthochdrucks (➤ 15.4.1), zur Reduzierung des Flüssigkeitsvolumens in den Gefäßen und damit zur Entlastung des Herzens bei Herzinsuffizienz (➤ 14.6.4) und zur Steigerung der Urinproduktion, z. B. bei Niereninsuffizienz (➤ 19.6). Viele Diuretika verändern die beschriebenen Sekretions- und Rückresorptionsmechanismen im Tubulussystem. Am aufsteigenden Teil der Henle-Schleife wirken **Schleifendiuretika** (wie Furosemid, z. B. Lasix®) und reduzieren dort die Rückresorption von Natrium, Kalium und Chlorid. **Thiazide** (z. B. Esidrix®) hemmen die Rückresorption von NaCl im distalen Tubulus. Durch den

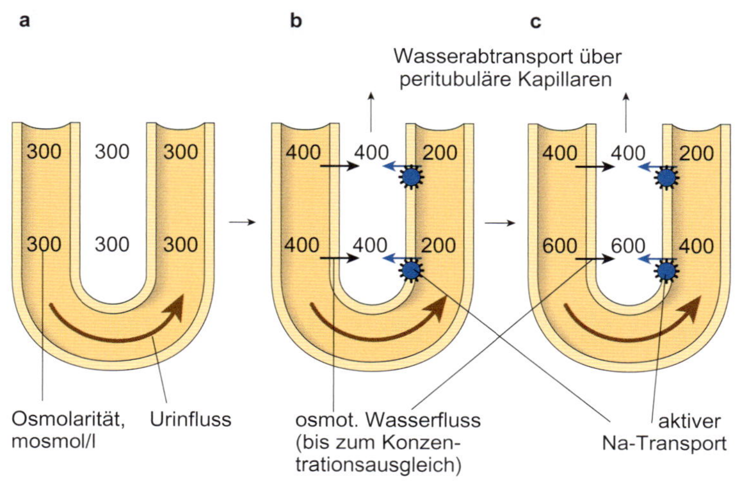

Abb. 19.9 Harnkonzentrierung im Gegenstromprinzip.

gekoppelten Ionen- und Wassertransport wird die Wasserrückresorption stark vermindert, das Urinvolumen steigt an.
Leider stören viele Diuretika die Elektrolytbalance des Körpers: Die meisten Diuretika erhöhen vor allem das Risiko eines Kaliummangels (*Hypokaliämie* ➤ 19.8.2), Ausnahme sind **kaliumsparende Diuretika** wie Triamteren oder Amilorid (nur in Kombinationspräparaten, z. B. Dytide H® bzw. Moducren®). Deshalb kontrolliert man bei solchen Patienten den Serumkaliumspiegel häufiger. Fällt dieser unter den Normalbereich (➤ Tab. 19.1), so muss er durch Verzehr von kaliumreichen pflanzlichen Nahrungsmitteln oder, wenn das nicht ausreicht, mittels Kalium-Brausetabletten normalisiert werden.

Pflege bei Diuretikagabe
Die Pflege von Patienten unter Diuretika-Einnahme erfordert besondere Vorsichtsmaßnahmen:
- Zur Kreislaufüberwachung Puls und Blutdruck täglich kontrollieren. Patienten auf *Exsikkose* (Austrocknung) und Kreislaufbeschwerden beobachten und ggf. beim Aufstehen begleiten
- Körpergewicht 1- bis 2-mal wöchentlich kontrollieren
- Thromboseprophylaxe (➤ 12.5.8) durchführen, da eine zu schnelle Ödemausschwemmung die Bluteindickung und damit die Thromboseentstehung begünstigt
- Diuretika möglichst morgens verabreichen, um die Nachtruhe der Patienten durch häufiges nächtliches Wasserlassen nicht zu stören.

19.2.5 Messgrößen der Nierenfunktion

Im Medizinalltag ist wichtig, ob die Nierenfunktion eines Patienten (noch) ausreicht.

Harnpflichtige Substanzen

Am einfachsten kann die Nierenfunktion durch Bestimmung der **harnpflichtigen Substanzen** im Blut beurteilt werden. Dies sind solche Substanzen, die *ausschließlich* durch die Nieren ausgeschieden werden und sich daher bei Nierenfunktionsstörungen zunehmend im Blut anreichern.
Die größte Bedeutung in der Diagnostik hat das **Kreatinin** aus dem Muskelstoffwechsel. Weniger empfindlich ist die Blutkonzentration des **Harnstoffs** aus dem Proteinstoffwechsel. Am empfindlichsten ist die Bestimmung von **Cystatin C** im Blut, das in den meisten Körperzellen kontinuierlich gebildet, frei filtriert und von den Tubuluszellen fast vollständig rückresorbiert und abgebaut wird.

Clearance

Allerdings steigen der Kreatinin- und Harnstoffspiegel im Blut erst an, wenn die glomeruläre Filtrationsrate (GFR) bereits deutlich vermindert ist. Hier helfen **Clearance-Untersuchungen** weiter.
Die **Clearance** (*engl.* to clear = reinigen) gibt Auskunft über die Geschwindigkeit, mit der die Niere bestimmte Stoffe aus dem Körper entfernt. Sie hängt ab von der:
- Filtration im Glomerulus
- Resorption aus dem Tubulusapparat
- Sekretion hinein in den Tubulusapparat.

Am einfachsten sind die Verhältnisse bei solchen Substanzen, die glomerulär filtriert, tubulär aber weder sezerniert noch resorbiert werden. Ihre Clearance entspricht in etwa der glomerulären Filtrationsrate. Diesem Idealzustand sehr nahe kommt das Kreatinin, sodass gilt:

$$\text{Kreatinin-Clearance} \cong \text{GFR} = \frac{\text{Kreatininkonzentration im Urin}}{\text{Kreatininkonzentration im Plasma}} \times \frac{\text{ml Urinvolumen}}{\text{min}}$$

Die normale Kreatinin-Clearance beträgt im jungen Erwachsenenalter etwa 125 ml/min bei Männern und 110 ml/min bei Frauen. Mit dem Alter nimmt sie ab.

Viele Substanzen werden nicht nur filtriert, sondern im Tubulussystem zusätzlich resorbiert oder sezerniert. Auch für diese Substanzen kann die Clearance berechnet werden. Sie ist für Substanzen, die im Tubulussystem resorbiert werden (z. B. Glukose), niedriger als die GFR; für Substanzen, die im Tubulus sezerniert werden (etwa Penicillin oder Oxalsäure), ist sie hingegen höher als die GFR.

Eine Abschätzung der GFR ist außerdem aus der Cystatin-C-Plasmakonzentration möglich.
Urindiagnostik ➤ *19.4.4*

19.3 Endokrine Funktionen der Nieren

19.3.1 Renin

Renin wird in spezialisierten Epitheloidzellen des Vas afferens gebildet (➤ 19.1.5). Die Ausschüttung von Renin wird durch eine Abnahme der Gefäßdehnung im Vas afferens stimuliert, also immer dann, wenn der Blutdruck abfällt (z. B. beim Kreislaufschock) oder der Blutzufluss zur Niere gestört ist, etwa bei einer Nierenarterienstenose. Auch eine Zunahme der Sympathikusaktivität (➤ 8.10) erhöht die Reninausschüttung, während Angiotensin II und Aldosteron hemmend wirken. Hierdurch „verzahnen" sich Blutdruck- und Volumenkontrolle.

Renin-Angiotensin-Aldosteron-System (RAAS)

Schlüsselrolle
Das **Renin-Angiotensin-Aldosteron-System** spielt eine herausragende Rolle in der Regulation des Salz- und Wasserhaushalts und des Blutdrucks (➤ Abb. 19.10).

Das Enzym Renin spaltet von dem aus der Leber stammenden Protein **Angiotensinogen** ein Eiweißbruchstück aus zehn Aminosäuren ab, das **Angiotensin I.**
Nach dem „Abschneiden" von zwei weiteren Aminosäuren durch das **Angiotensin-converting-Enzym** *(ACE)* entsteht das biologisch aktive **Angiotensin II** *(AT II)*.
Angiotensin II löst durch Vasokonstriktion (Gefäßengstellung) eine Blutdruckerhöhung aus, steigert den Durst und stimuliert auch die Na^+-Reabsorption im proximalen Tubulus sowie die Ausschüttung von *Aldosteron* (➤ 11.5.2) und *ADH* (➤ 11.2.1). Aldosteron fördert die Na^+-Rückresorption im distalen Tubulus, ADH diejenige von Wasser in demselben Tubulusabschnitt, vor allem aber in den Sammelrohren (➤ 19.1.6).

Hemmstoffe des RAAS

ACE-Hemmer wie etwa Captopril (z. B. Captopril AbZ®) und Enalapril (z. B. Xanef®) hemmen

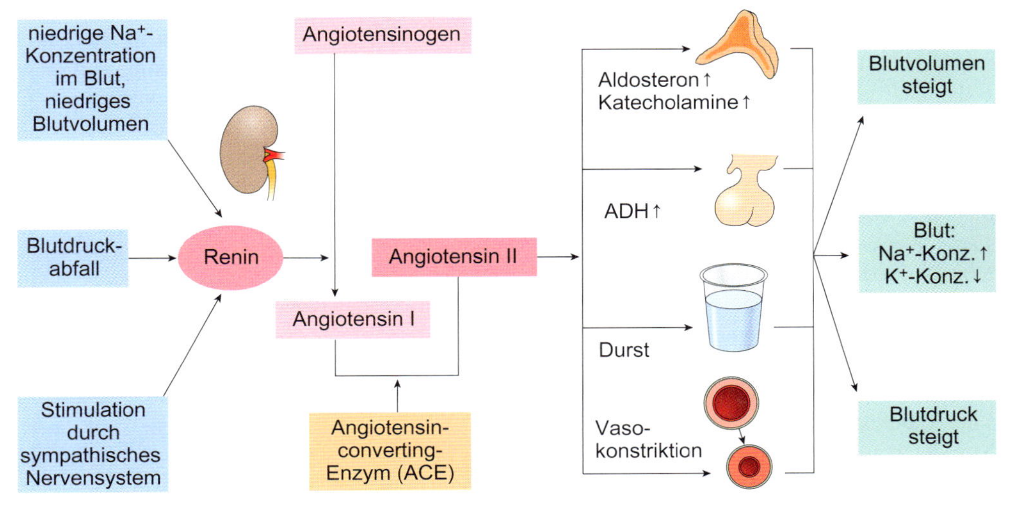

Abb. 19.10 Übersicht über das Renin-Angiotensin-Aldosteron-System.

19

das Angiotensin-converting-Enzym und unterdrücken dadurch die Bildung des blutdruckwirksamen Angiotensins II. **Angiotensin-II-Rezeptoren-Blocker** (*AT_1-Blocker, Sartane,* etwa Losartan, z. B. Lorzaar®, Candesartan, z. B. Blopress®, Irbesartan, z. B. Irbesartan AL®) blockieren die Angiotensin-II-Rezeptoren an den glatten Gefäßmuskelzellen. Das im Blut zirkulierende Angiotensin II kann nicht mehr daran binden und keine Wirkung mehr entfalten. Beide Stoffgruppen werden sowohl zur Behandlung von Bluthochdruck (➤ 15.4.1) als auch Herzinsuffizienz (➤ 14.6.4) eingesetzt.

19.3.2 Erythropoetin und Kalzitriol

Erythropoetin *(EPO)* ist ein Eiweißhormon, das bei Erwachsenen hauptsächlich in der Niere und zu einem geringen Teil in der Leber gebildet wird. Als Reaktion auf Sauerstoffmangel, z. B. bei Blutarmut (Anämie) oder beim Aufstieg ins Hochgebirge, wird die Produktion des Hormons angekurbelt. Hierdurch wird die Neubildung von roten Blutkörperchen (Erythrozyten) im Knochenmark stimuliert (➤ 12.2.3) und dadurch die Sauerstofftransportkapazität des Blutes erhöht.
Gentechnologisch hergestelltes *(rekombinantes)* Erythropoetin wird zur Behandlung der Anämie bei Patienten mit chronischem Nierenversagen (➤ 19.6.2) und bei Tumorpatienten eingesetzt, aber auch von Sportlern zum Doping missbraucht (➤ 12.2.3).
Die Niere ist zudem an der Bildung des Vitamin-D-Hormons *(Kalzitriol)* beteiligt (➤ 11.4.4).

19.4 Zusammensetzung des Urins

19.4.1 Urinbestandteile

Urin *(Harn)* besteht zu 95 % aus Wasser. Wichtigster gelöster Bestandteil des Urins ist der in der Leber als Endprodukt des Eiweißstoffwechsels gebildete Harnstoff (➤ 17.10.5). Von ihm werden täglich rund 20 g ausgeschieden.
In größerer Menge werden außerdem die schwer wasserlösliche Harnsäure (ca. 0,5 g pro Tag) sowie das aus dem Muskelstoffwechsel und dem Fleisch der Nahrung stammende Kreatinin (ca. 1,5 g pro Tag) mit dem Urin aus dem Organismus entfernt. Außerdem enthält der Urin organische und anorganische Salze, neben Kalksalzen insbesondere Kochsalz *(NaCl)* und Kaliumchlorid *(KCl),* von denen zusammen bis zu etwa 10 g täglich ausgeschieden werden.
Die Menge an ausgeschiedenem Kochsalz unterliegt der Kontrolle von Aldosteron (➤ 11.5.2), das je nach Kochsalzangebot mehr oder weniger NaCl aus der Tubulusflüssigkeit „zurückholt". Schließlich findet man im Urin pro Tag noch ca. 3 g Phosphate sowie unterschiedliche Mengen organischer Säuren wie *Zitronensäure* oder *Oxalsäure.*

Proteine (vor allem Albumin) erscheinen normalerweise nur in äußerst geringen Mengen im Urin (< 150 mg/24 h). Auch Zellen sind selten (einige aus den ableitenden Harnwegen abgeschilferte Zellen, sehr wenige rote oder weiße Blutkörperchen).

Färbung des Urins

Für die gelbliche Färbung des Urins sind vor allem die **Urochrome,** stickstoffhaltige gelbe Farbstoffe aus dem Proteinabbau, sowie das aus dem Bilirubinabbau (➤ 17.10.4) über die farblose Zwischenstufe **Urobilinogen** entstehende orangegelbe **Urobilin** verantwortlich.

> **Veränderter Urin** (M)
> Ein schmutzig-brauner oder rötlicher Urin weist auf eine Nieren- bzw. Harnwegsblutung hin *(Hämaturie),* ein trüber oder gar weißlich-cremiger Urin auf eine Infektion mit massiver Beimengung von weißen Blutkörperchen *(Leukozyturie).* Bei Urinproben, die vor der Untersuchung zu lange an der Luft standen, kann eine Trübung oder Flockung allerdings normal sein. Ein stark schäumender Urin kann auf einen erhöhten Eiweißgehalt hinweisen, ein stechender Geruch auf einen Harnwegsinfekt. Auch Lebensmittel oder Medikamente können den Urin verändern. So können z. B. rote Bete, Ibuprofen oder Metamizol zu rötlichem Urin führen.

Urin-pH ➤ 19.9.1

19.4.2 Nierensteine

Eine **Nierensteinerkrankung** *(Nephrolithiasis)* wird am häufigsten durch kleine **Nierensteine** von wenigen Millimetern Durchmesser ausgelöst. Sie entwickeln sich, wenn sich im Harn Kristalle bilden (gehäuft z. B. bei hoher Harnkonzentration und bestimmten Stoffwechselstörungen), die in der Folge größer werden und zu einem Stein „auswachsen". Um das durch den Stein entstandene Abflusshindernis zu „beseitigen", kommt es zu heftigen Kontraktionen der glatten Muskulatur des Harnleiters, die sich klinisch in **Nierenkoliken** äußern: heftigste, wellenförmig auftretende Schmerzen im Lenden- und Rückenbereich. Oft besteht eine *Hämaturie* (Blut im Urin). Ein „Maximalfall" des Nierensteins ist der „Ausgussstein", der das gesamte Nierenbecken ausfüllt.
Die Schmerzen werden durch heiße Kompressen und Analgetika gelindert. Geht der Stein nicht durch krampflösende Medikamente, reichlich Flüssigkeit und Bewegung ab, gelingt dies heute oft durch die *extrakorporale Stoßwellenlithotripsie* (**ESWL,** ➤ Abb. 19.11). Dabei wird der Stein durch starke Schallwellen, die *Stoßwellen,* zertrümmert. Damit die Steinreste gut ausgeschwemmt werden können, muss viel getrunken werden. Weitere Möglichkeiten sind *endoskopische Verfahren,* etwa über einen Zugang zum Nierenbecken von der Flanke aus (*perkutane Nephrolithotomie,* kurz **PCNL**), oder durch *Harnleiter- und Nierenspiegelung* (*Ureterorenoskopie,* **URS**), bei der ein Endoskop über Harnröhre und Harnblase bis in Harnleiter oder Nierenbecken vorgeschoben wird. Die Steine werden dann, ggf. nach vorheriger Verkleinerung mit Ultraschall oder Laser, mit Hilfe von Zangen oder kleinen Körbchen entfernt.

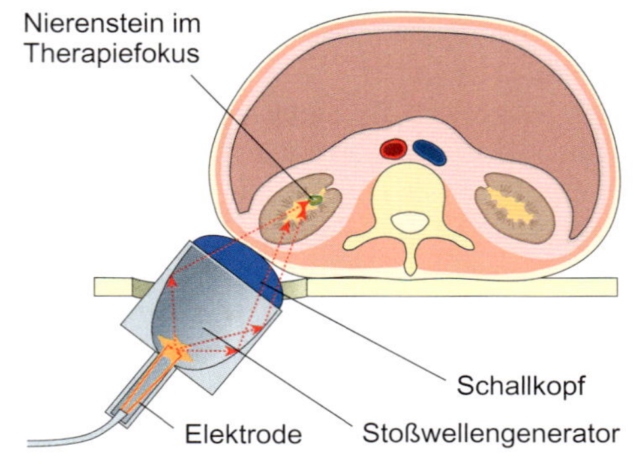

Abb. 19.11 Extrakorporale Stoßwellenlithotripsie (ESWL). Die Stoßwellen werden durch Reflektoren so gebündelt, dass sie sich auf den Nierenstein zentrieren. Durch wiederholte Stoßwellenbelastung lockert sich der Mineralverbund und der Stein zerbröckelt in sandkorngroße Teile, die mit dem Urin ausgeschieden werden.

Reichliches Trinken beugt durch die Harnverdünnung einer erneuten Steinbildung vor. Je nach Steinzusammensetzung kann z. B. eine oxalatarme Ernährung oder (medikamentöses) Ansäuern oder Alkalisieren des Urins sinnvoll sein.

19.4.3 Bakterien im Urin

Urin ist normalerweise frei von Krankheitserregern. Enthält der Urin viele Bakterien, spricht man von **Bakteriurie.** Bestehen zusätzliche Krankheitszeichen, wie etwa eine vermehrte Ausscheidung von Leukozyten mit dem Urin oder Fieber, liegt ein **Harnwegsinfekt** vor (➤ 19.5.6).
Die Verdachtsdiagnose wird durch eine Teststreifenuntersuchung des Urins gestellt: **Nitrit** weist auf harnwegspathogene Keime hin, da Nitrit nur durch die Aktivität von (Nitrat reduzierenden) Bakterien entstehen kann. Bei einer Entzündung sind Leukozyten und evtl. Blut nachweisbar. Bebrütet man bakterienhaltigen Urin **(Urinkultur),** so können die kultivierten Bakterien auf ihre Empfindlichkeit gegenüber Antibiotika getestet werden (➤ 13.14). Allerdings können Keime, die an der äußeren Harnröhre haften, beim Wasserlassen *(Miktion)* mit in die Urinprobe gelangen und so das Ergebnis der Urinkultur verfälschen. Um diesen Untersuchungsfehler zu minimieren, untersucht man **Mittelstrahlurin** *(MSU).* Selten muss durch Katheterisierung oder Punktion der Harnblase ein von solchen Verunreinigungen freier **Katheterurin** bzw. **Blasenpunktionsurin** gewonnen werden. Die Urinprobe wird dann so schnell wie möglich ins Labor gebracht.

Gewinnung von Mittelstrahlurin

Zum Nachweis eines Harnwegsinfekts ist der Morgenurin am besten geeignet, da er bei Vorliegen eines Harnwegsinfekts die höchste Keimzahl enthält.

Zur Gewinnung des Mittelstrahlurins wäscht sich der Patient sorgfältig die Hände und trocknet sie mit einem Einweghandtuch. Das Genitale wird mit Wasser gereinigt. Die erste Urinprobe (ca. 50 ml) wird in die Toilette entleert, dann werden etwa 20 ml Harn in einem Transportbehälter aufgefangen und der restliche Urin wiederum in die Toilette entleert.

19.4.4 Urindiagnostik

Schon seit Langem wird Urin als Hilfsmittel zur Erkennung von Krankheiten benutzt (➤ 19.4.1). So erhielt die Zuckerkrankheit (*Diabetes mellitus; gr.* diabainein = hindurchlassen, Durchfluss, *lat.* mellitus = honigsüß) ihren Namen durch den süßlichen Beigeschmack des Urins Erkrankter.

Urinteststreifen

Teststreifen weisen rasch und kostengünstig folgende pathologische Urinbestandteile nach (➤ Abb. 19.12):

Proteine. Eine zu hohe Eiweißausscheidung mit dem Urin heißt **Proteinurie.** Eine leicht erhöhte Albuminausscheidung, **Mikroalbuminurie** genannt, ist häufiges Frühzeichen einer Nierenschädigung bei Bluthochdruck oder Diabetes mellitus (Spezialteststreifen erforderlich). Eine höhere, mittels „normaler" Teststreifen nachweisbare Eiweißausscheidung beruht oft auf einer **Glomerulonephritis,** einer beidseitigen Entzündung der Nierenkörperchen. Sie kann verschiedene Ursachen haben, häufig ist sie bedingt durch Ablagerungen von Immunkomplexen infolge fehlgesteuerter immunologischer Reaktionen. Die Folge einer massiven Eiweißausscheidung ist ein Protein-, insbesondere Albuminmangel im Blut, da die Neuproduktion von Proteinen den Verlust nicht ausgleichen kann. Es entstehen Ödeme (anfangs häufig beidseitige *Lidödeme*) und eine Erhöhung des Blutfettspiegels (aufgrund der Abhängigkeit des Fettstoffwechsels vom Proteinhaushalt). Man spricht vom **nephrotischen Syndrom.** Auch Medikamente und Erkrankungen anderer innerer Organe können ein nephrotisches Syndrom auslösen.

Glukose. Glukose wird mit dem Urin ausgeschieden, sobald der Blutglukosewert einen Schwellenwert von etwa 10 mmol/l (≅ 180 mg/dl) übersteigt. Ein Nachweis von Glukose im Urin deutet somit auf einen Diabetes bzw. eine ungünstige Diabeteseinstellung hin.

Erythrozyten. Rote Blutkörperchen im Urin **(Hämaturie)** können durch Entzündungen, Steine, Tumoren oder Verletzungen im Bereich der Nieren oder der ableitenden Harnwege bedingt sein. Tritt im Rahmen einer Glomerulonephritis eine Hämaturie zusammen mit Ödemen (betont an den Augenlidern) und einem Bluthochdruck auf, spricht man von einem **nephritischen Syndrom.** Dabei kann es zu einer verminderten Harnausscheidung und einem Lungenödem kommen.

Leukozyten. Größere Mengen von weißen Blutzellen im Urin **(Leukozyturie)** deuten auf eine Infektion der Nieren oder der ableitenden Harnwege hin. Sind Leukozyten massenhaft vorhanden oder Eiterbeimischungen deutlich sichtbar, spricht man auch von **Pyurie.**

Ketonkörper. Ketonkörper entstehen, wenn bei besonderen Stoffwechsellagen (Fasten, *Ketoazidose* bei schlecht eingestelltem Diabetes ➤ 11.6.4, ➤ 18.5) große Mengen Fett abgebaut werden. Das dann im Übermaß anfallende Acetyl-CoA wird in Ketonkörper umgebaut (➤ 1.8.2).

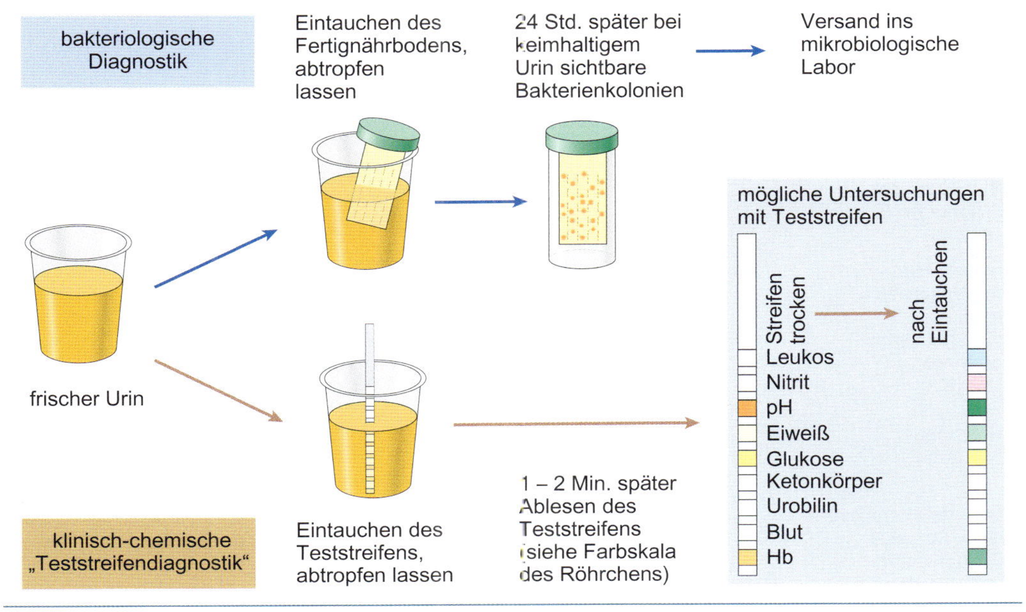

Abb. 19.12 Einfache Urinuntersuchungen im Klinikalltag, auf Station und in der Praxis.

Urinsediment

Wird Urin zentrifugiert, reichern sich die festen Bestandteile im Bodensatz an, dem **Urinsediment** *(Harnsediment).*

Die mikroskopische Untersuchung des Urinsediments kann z. B. Zellen, verschiedene Kristalle oder Zylinder zeigen (➤ Abb. 19.13).

Zylinder sind rollenförmige Zusammenballungen von Erythrozyten, Leukozyten, Eiweißen *(hyaline Zylinder)* oder Epithelzellen *(Epithelzylinder),* die aus der Niere stammen und als „Ausgussmodell" eines Tubulus ihre typische Form erhalten. Von einer geringen Zahl hyaliner Zylinder abgesehen, ist ihr Auftreten immer pathologisch und weist auf eine Erkrankung der Niere hin. Im eingetrockneten und gefärbten Urinsediment kann man ggf. auch Bakterien und Hefepilze nachweisen. Bei Männern können einzelne Spermien vorhanden sein.

19.5 Ableitende Harnwege

19.5.1 Nierenbecken

Die **ableitenden Harnwege** beginnen mit den *Sammelrohren,* die sich zu *Papillengängen* vereinigen und auf den Nierenpapillen – also den Spitzen der kegelförmigen Markpyramiden – münden. Hier fließt der Urin in einen der 8–10 *Nierenkelche* und weiter ins **Nierenbecken** (➤ Abb. 19.3).

Das Nierenbecken ist wie der gesamte Harntrakt von einem mehrschichtigen **Übergangsepithel** ausgekleidet (➤ 4.2.1). In der Wand des Nierenbeckens liegen auch glatte Muskelfasern, die den Abtransport des Urins in die Harnleiter fördern.

19.5.2 Harnleiter

Das Nierenbecken verengt sich nach unten zum **Harnleiter** *(Ureter).* Die beiden Harnleiter sind etwa 2,5 mm dicke und 30 cm lange Schläuche, die retroperitoneal – also hinter dem Bauchfell – in das kleine Becken ziehen und dort in die Harnblase einmünden. Die Einmündungsstelle ist dabei so in der Blasenwand angelegt, dass sie als Ventil wirkt: Der Urin kann zwar von den Harnleitern in die Blase fließen, nicht jedoch umgekehrt. Ist dieser Ventilmechanismus z. B. bei Fehlbildungen defekt, so kommt es beim Wasserlassen zum **vesikoureteralen Reflux** (Rückfluss) von Blasenurin in den Harnleiter und das Nierenbecken. Hierdurch können Krankheitserreger in die Niere verschleppt werden.

Physiologische Harnleiterengen

An den drei **physiologischen Harnleiterengen** ist der Harnleiter enger als im übrigen Verlauf, und zwar:

- Am Abgang aus dem Nierenbecken
- An der Kreuzung des Harnleiters mit A. und V. iliaca communis (➤ Abb. 19.1)
- Während des letzten Stückes durch die Harnblasenwand.

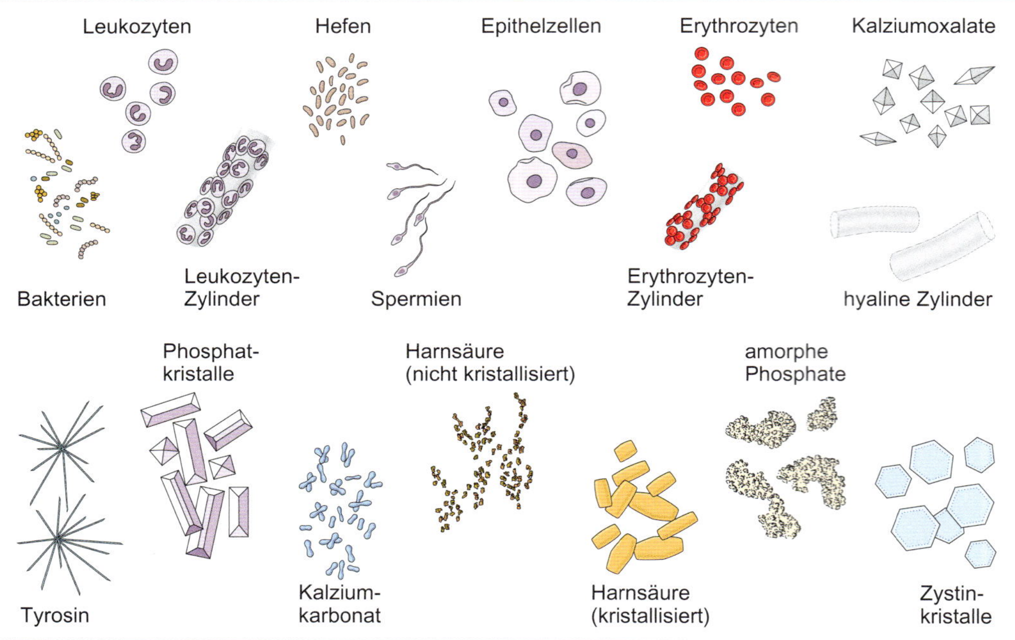

Abb. 19.13 Physiologische und pathologische Bestandteile im Urinsediment, Blick durchs Mikroskop (die Größenverhältnisse der einzelnen Sedimentbestandteile entsprechen nicht den natürlichen Verhältnissen). Die verschiedenen Kristalle sind an sich ohne Krankheitswert, können aber auf eine (beginnende) Nierensteinerkrankung hinweisen. Zylinder sind – von einer kleinen Anzahl hyaliner Zylinder abgesehen – fast immer Signal einer Nierenerkrankung. Bakterien oder Hefen weisen auf eine Infektion hin.

Diese Engstellen haben klinische Bedeutung: Hier bleiben Nierensteine bevorzugt „hängen" und führen dann zu Nierenkoliken.

19.5.3 Harnblase und Harnröhre

Harnblase

Die **Harnblase** *(Vesica urinaria)* ist ein aus *glatter Muskulatur* gebildetes Hohlorgan. Sie liegt vorne im kleinen Becken direkt hinter der Symphyse und den Schambeinen (➤ 6.7.1). Das Dach der Harnblase wird vom Peritoneum (Bauchfell) bedeckt, der dorsale Teil der Blase grenzt bei der Frau an Vagina (Scheide) und Uterus (Gebärmutter), beim Mann ans Rektum.
Die Blasenschleimhaut ist deutlich gefaltet; nur in einem kleinen dreieckigen Feld am hinteren, unteren Blasenfeld ist sie völlig glatt. Dieses nach hinten spitz zulaufende **Blasendreieck** *(Trigonum vesicae)* wird in seinen oberen hinteren Eckpunkten durch die Mündungsstellen der beiden Harnleiter und vorne unten durch die Austrittsstelle der **Harnröhre** *(Urethra)* markiert (➤ Abb. 19.14).

Harnröhre

Die **Harnröhre** *(Urethra)* verbindet die Harnblase mit der Körperoberfläche:
- Die Harnröhre der Frau ist nur etwa 4 cm lang und verläuft fast gerade. Sie mündet in den Scheidenvorhof
- Die Harnröhre des Mannes ist mit etwa 20 cm deutlich länger mit mehreren Biegungen, Engstellen und Erweiterungen. Sie verläuft mit ihrem *Vorsteherdrüsenteil* zunächst durch die Vorsteherdrüse (*Prostata*, ➤ 20.2.7) und den Beckenboden *(membranöser Teil)*. Der mit rund 15 cm längste Abschnitt ist der *Schwellkörperteil* im Penisschwellkörper. Die Harnröhre des Mannes mündet auf der Eichel des Penis. Im Vorsteherdrüsenteil münden die Samenwege in die Harnröhre, weshalb man ab dort auch von *Harnsamenröhre* spricht (➤ 20.2.8).

Verschlussmechanismen von Harnblase und Harnröhre

Die Muskelschichten der glatten Blasenwandmuskulatur sind wenig voneinander abgrenzbar und bilden ein stark durchflochtenes Gewebe, das **Detrusor vesicae** oder *M. detrusor vesicae* („Harnaustreibemuskel") genannt wird. Am Beginn der Harnröhre – also am vorderen Eckpunkt des Blasendreiecks – verdicken sich Fasern der Harnblase zum **inneren Harnröhrenschließmuskel** *(M. sphincter urethrae internus)*.
Zusätzlich wird die Harnröhre durch den **äußeren Harnröhrenschließmuskel** *(M. sphincter urethrae externus)* verschlossen, der aus quergestreiften Muskelfasern des Beckenbodens gebildet wird und willkürlich kontrolliert werden kann.

19.5.4 Harnblasenentleerung

Das maximale Fassungsvermögen der Harnblase beträgt etwa 800 ml, der Drang zur *Blasenentleerung* **(Miktion)** tritt aber bereits bei einer Blasenfüllung von etwa 350 ml auf.
Die Miktion ist ein willkürlich auslösbarer, dann aber reflektorisch weiterlaufender Prozess. Er besteht aus vier Komponenten:
- Im ersten Schritt kontrahiert sich der Detrusor vesicae, also die glatte Muskulatur der Blasenwand (➤ 19.5.3)
- Dadurch erweitert sich die Harnröhre im Bereich des inneren Harnröhrenschließmuskels
- Die Erschlaffung des äußeren Harnröhrenschließmuskels schließt sich an
- Der Urin kann nun durch die Harnröhre abfließen, wobei die Entleerung der Blase durch

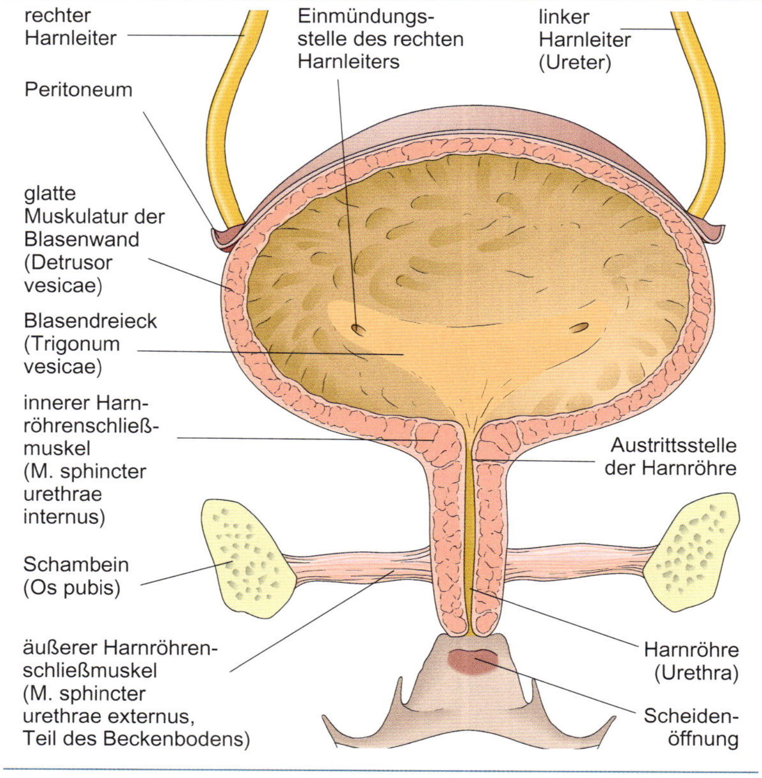

Abb. 19.14 Harnblase der Frau im Frontalschnitt. Deutlich zu erkennen ist das auf der Spitze stehende Blasendreieck, dessen obere hintere Eckpunkte die Mündungsstellen der Harnleiter bilden.

Kontraktion der Bauch- und Beckenbodenmuskulatur unterstützt wird.

Reflexbogen der Miktion

Die Blasenfüllung wird durch Dehnungssensoren registriert und über afferente Nervenfasern ins Stammhirn gemeldet. Ab einem Füllungsgrad von ca. 350 ml nimmt die Zahl der gemeldeten Impulse zu und verursacht das Gefühl des *Harndrangs.* Über das sog. **Miktionszentrum,** ein Kerngebiet in der Brücke *(Pons),* werden die Informationen zu den Nervenzellen des Sakralmarks weitergeleitet (➤ 8.4). Über parasympathische Nervenfasern (➤ 8.10) wird zur Miktion eine Kontraktion des M. detrusor vesicae und eine gleichzeitige Erschlaffung des M. sphincter externus ausgelöst.

Die Miktion ist etwa ab dem dritten Lebensjahr willentlich kontrollierbar. Für diese **Kontinenz** existiert ebenfalls ein Kerngebiet im Miktionszentrum. Es kann über sympathische Nervenfasern aus dem Lumbalmark den M. detrusor vesicae hemmen und den inneren Harnröhrenschließmuskel erregen sowie über Nervenfasern des somatomotorischen Nervensystems (➤ 8.3) den äußeren Harnröhrenschließmuskel kontrahieren, sodass kein Urin abgegeben wird. Da das Miktionszentrum unter der Kontrolle höherer Hirnzentren steht, kann es willentlich beeinflusst werden.

19.5.5 Harninkontinenz

Patienten mit **Harninkontinenz** *(Blaseninkontinenz)* sind nur eingeschränkt oder gar nicht in der Lage, ihre Blase kontrolliert zu entleeren. Harninkontinenz ist bei alten Menschen häufig und für die Betroffenen sehr belastend. Hauptformen sind:

- **Stressinkontinenz.** Die Betroffenen verlieren bei Erhöhung des Drucks im Bauchinnenraum (z. B. bei körperlicher Anstrengung, Husten oder Lachen) unwillkürlich Urin. Meist sind Frauen über 50 Jahren betroffen. Häufig ist eine Gebärmuttersenkung oder ein Östrogenmangel nach der Menopause die Ursache. Bei Männern ist eine Stressinkontinenz seltener und oft Folge einer Prostataoperation. Beckenbodengymnastik und verschiedene Operationen, bei Frauen auch eine Östrogentherapie, können helfen
- **Dranginkontinenz.** Patienten mit Dranginkontinenz haben attackenartigen, heftigen Harndrang, wobei die Toilette meist zu spät erreicht wird. Ursächlich sind meist Störungen der Innervation, die zu einem Ungleichgewicht zwischen stimulierenden und hemmenden Impulsen führen, zum Beispiel bei Multipler Sklerose (➤ 8.1.6) oder Rückenmarkschädigungen. Auch häufige Blasenentzündungen oder Steinleiden können zur Dranginkontinenz führen. Die Therapie ist schwierig, neben Medikamenten, die den Parasympathikus dämpfen, bewährt sich oft ein Toilettentraining
- **Reflexinkontinenz.** Ursache der Reflexinkontinenz ist eine Unterbrechung der Verbindung zwischen dem Gehirn und dem Sakralmark, z. B. eine Rückenmarkverletzung. Der Betroffene spürt die Blasenfüllung nicht mehr und kann die Blase auch nicht mehr willkürlich entleeren, die Blasenentleerung erfolgt nur noch reflektorisch
- **Chronische Harnretention mit Harninkontinenz.** Bei Abflusshindernissen weitet sich die Blase aus und kann sich nicht mehr zusammenziehen. Die Blase füllt sich zunehmend mit Urin und läuft ab einer bestimmten Menge „über". Durch den ständigen Pool an Restharn in der Blase ist das Risiko von Harnwegsinfekten groß. Die Therapie richtet sich nach der Ursache. Bei Männern ist oft ein Prostataadenom (➤ 20.2.7) der Grund, eine Prostataentfernung beseitigt hier die Überlaufinkontinenz. Oft jedoch ist eine *Dauerkatheterisierung* unumgänglich.

P

Toilettentraining

Bei manchen Inkontinenzformen hilft ein **Toilettentraining** *(Kontinenz-, Blasentraining).* Ziel ist es, die Blase so zu trainieren, dass sie sich zu festgelegten Zeiten entleert. Voraussetzung ist ein **Miktionsprotokoll**, auf dem die Betroffenen vermerken, wann sie die Blase willkürlich und unwillkürlich entleeren und wann und wie viel getrunken wurde. Die Zeiten für die Toilettengänge entsprechen anfangs den Entleerungszeiten auf dem Miktionsprotokoll, das während des Toilettentrainings fortgeführt wird. Kann zur festgelegten Zeit kein Wasser gelassen werden, wird es eine halbe Stunde später noch einmal versucht. Gelingt das Wasserlassen zu den festgelegten Zeiten und fließt dadurch zehn Tage lang kein Urin mehr unwillkürlich ab, werden die Zeitabstände zwischen den Toilettengängen alle vier Tage um ca. 15 Minuten verlängert.

19.5.6 Harnwegsinfekte

Zystitis und Pyelonephritis

Wird die Harnblase durch Bakterien besiedelt, entsteht häufig eine **Zystitis** *(Blasenentzündung).* Da ein Mitbefall der Harnröhre wie auch der höheren Harnwege nie auszuschließen ist, spricht man ganz allgemein von einem **Harnwegsinfekt.** Frauen sind wesentlich häufiger betroffen: Die kurze Harnröhre stellt oft keine ausreichende Barriere für (Darm-)Bakterien dar, die oft aus der Analregion an die Harnröhrenmündung verschleppt werden (meist E. coli ➤ Abb. 13.23). Eine Zystitis äußert sich vor allem in Brennen beim Wasserlassen *(Dysurie)* und häufigem Harndrang *(Pollakisurie).* Die Therapie eines Harnweginfekts besteht in:

- Ausreichendem Trinken, z. B. 2–3 l Tee täglich, um die Keime auszuschwemmen
- Gabe von Antibiotika, in unkomplizierten Fällen über 1–7 Tage (evtl. auch verzichtbar), bei Risikopatienten länger
- Schmerzlinderung durch Warmhalten des Beckens, z. B. mit Wärmflasche oder warmer Unterwäsche.

Ist das Nierenbecken mit beteiligt, liegt eine *Nierenbeckenentzündung* oder **Pyelitis** vor. Fast immer ist auch das Nierenparenchym entzündet, sodass in der Praxis von einer **(akuten) Pyelonephritis** ausgegangen werden kann. Diese geht mit Flankenschmerzen und (hohem) Fieber einher. Behandelt wird mit Antibiotika, in aller Regel über 1–3 Wochen.

Chronische Pyelonephritis

Die **chronische Pyelonephritis** entsteht in der Regel aus nicht ausgeheilten Harnwegsinfekten. Ursache sind meist Abflusshindernisse im Harntrakt, z. B. Steine, oder angeborene Fehlbildungen, die nicht rechtzeitig operiert wurden. Das Nierenkelchsystem verändert seine Form, das Nierenparenchym vernarbt. Durch ihren schleichenden und häufig schmerzlosen Verlauf wird die Diagnose oft zu spät gestellt. Trotz konsequenter antibiotischer Therapie und operativer Korrektur der Abflusshindernisse kommt es in über 40 % der Fälle zur Nierenschrumpfung (*Schrumpfniere* ➤ Abb. 19.15). Die Schrumpfniere produziert kaum noch Glomerulusfiltrat; tritt sie beidseitig auf, ist die Folge ein chronisches Nierenversagen (➤ 19.6.2).

M

Urosepsis

Gefährlichste Akutkomplikation einer Pyelonephritis ist die **Urosepsis:** Im Nierenbecken vorhandene Bakterien vermehren sich explosionsartig und gelangen ins Blut. Durch die Überschwemmung des Blutkreislaufs mit Erregern kommt es rasch zur *Sepsis* (Blutvergiftung ➤ 13.7.2), die auch heute noch zum Tod führen kann.

Urethritis

Eine **Urethritis** *(Harnröhrenentzündung)* ist ganz überwiegend bakteriell bedingt. Sie kann zum einen im Rahmen der oben erwähnten Zystitis auftreten. Sehr häufig wird sie auch durch Sexualkontakte erworben (➤ 20.5.6), wobei dann Neisseria gonorrhoe (Gonokokken), Chlamydien, Mykoplasmen und die zu den Protozoen (➤ Tab. 13.3) zählenden Trichomonaden als Erreger im Vordergrund stehen. Leitsymptome sind Juckreiz, Schmerzen beim

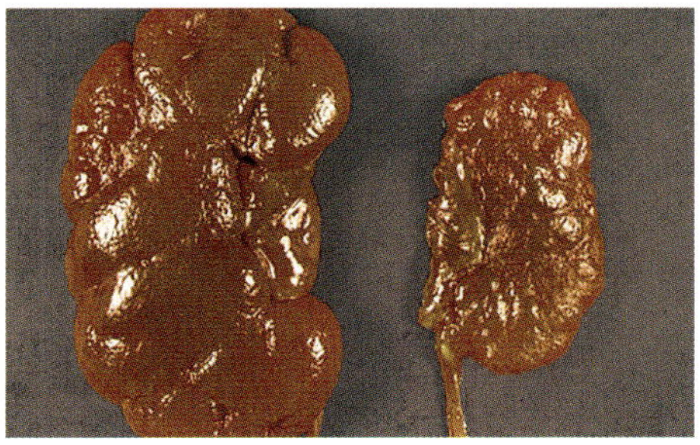

Abb. 19.15 Pyelonephritis. Die Niere rechts ist geschrumpft (Schrumpfniere) und vernarbt. Die links abgebildete Niere hat eine normale Größe, zeigt aber auch leichte Vernarbungen oben. [E336]

19

Wasserlassen, Ausfluss aus der Harnröhre und Rötung des Harnröhrenausgangs. Nach Abstrichentnahme erfolgt eine Antibiotikabehandlung.
Weitere Ursachen wie z. B. mechanische Reizung sind demgegenüber seltener.

Dauerkatheterisierung und Harnwegsinfekte

Beispielsweise bei Abflussstörungen, Bewusstlosigkeit oder nach Operationen zur Schonung des Wundgebietes kann vorübergehend eine künstliche Harnableitung notwendig werden. Eine Möglichkeit ist das Legen eines **transurethralen Blasendauerkatheters** (*transurethral* = über die Harnröhre ➤ Abb. 19.16). Alternative und oft komplikationsärmer ist eine **suprapubische Blasendrainage,** bei der die Harnblase durch die Bauchwand punktiert wird.

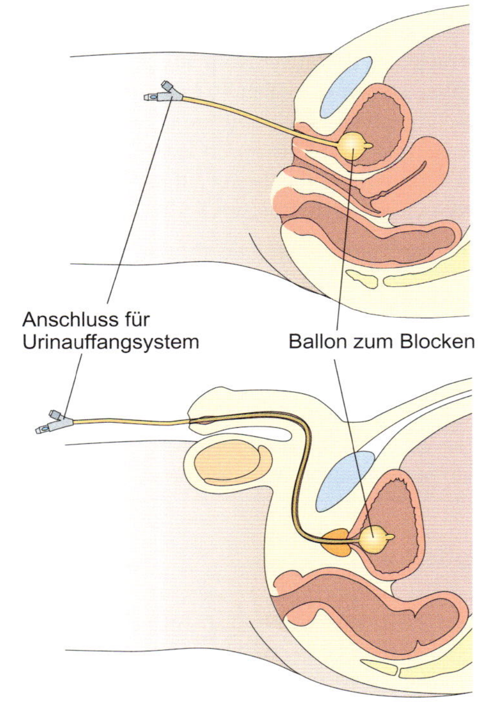

Abb. 19.16 Blasendauerkatheter, oben bei der Frau, unten beim Mann. Durch den Katheter werden die physiologischen Barrieren zwischen Umgebung und Harnblase durchbrochen, die Gefahr von Harnwegsinfekten ist groß.

> **Bakterien-„Leitschiene"**
> Das Legen eines Blasenkatheters bedeutet ein hohes Infektionsrisiko für Harnwege und Nieren, da über den Katheter pathogene Keime von der Harnröhrenmündung in die Blase „wandern" können. Zur pflegerischen Prophylaxe gehören deshalb:
> - Absolut steriles Arbeiten beim Legen und bei der täglichen Intimpflege
> - Ausreichende Spülung der Blase durch erhöhte Flüssigkeitszufuhr (Trink- oder Infusionsmenge) der Patienten.

19.5.7 Harnblasenkarzinom

In der durch den aggressiven Urin stark belasteten Blasenschleimhaut entwickeln sich gelegentlich **Harnblasenkarzinome,** vor allem bei älteren Männern (dreimal häufiger als bei Frauen). Risikofaktoren sind Zigarettenrauchen, der (oft berufliche) Umgang mit bestimmten Chemikalien sowie chronische Blasenentzündungen. Oberflächliche Tumoren können endoskopisch entfernt werden (➤ Abb. 19.17). Bei fortgeschrittenen Karzinomen muss die Blase in der Regel radikal entfernt werden. Der Urin muss dann auf anderem Wege abgeleitet werden, z. B. kann eine künstliche Blase aus Darmschlingen gebildet und an die Harnröhre angeschlossen werden.

19.6 Niereninsuffizienz

Für die Gesamtfunktion der Niere ist die kontinuierliche Bereitstellung von Glomerulusfiltrat die wichtigste Voraussetzung. Ohne ausreichendes Filtrat und ohne genügende Durchströmung der einzelnen Tubulusabschnitte kann die Niere ihre verschiedenen Aufgaben nicht erfüllen. Eine kritische Reduktion des Glomerulusfiltrates kann *plötzlich* erfolgen **(akutes Nierenversagen)** oder sich *allmählich* entwickeln **(chronische Niereninsuffizienz).**

19.6.1 Akutes Nierenversagen

Kommt es bei Gesunden zum plötzlichen Funktionsausfall der Nieren, so liegt ein **akutes Nierenversagen** vor. Die Urinproduktion sinkt unter die kritische Grenze von 500 ml täglich *(Oligurie),* oft sogar unter 100 ml pro Tag *(Anurie).* Als Folge der fehlenden Ausscheidungsleistung reichern sich harnpflichtige Substanzen im Blut an. Ein gutes Maß für die Funktionseinschränkung der Nieren ist eine Zunahme der Kreatininkonzentration im Plasma (➤ 19.2.5) bzw. die Abnahme der GFR (➤ 19.2.1). Aus der verminderten Wasserausscheidung resultiert eine starke Ödembildung, die reduzierte Kaliumausscheidung führt zur Hyperkaliämie (➤ 19.8.2).
Ein akuter Blutdruckabfall mit Absinken des effektiven Filtrationsdrucks, etwa bei einem Blutverlust, führt zum **prärenalen Nierenversagen** (*prä*-renal, weil die Ursache *vor* der Niere, nämlich im Kreislauf, zu suchen ist). Nierenschädigende Antibiotika, Röntgenkontrastmittel oder Glomerulonephritiden können über eine Schädigung des Tubulussystems zum **renalen Nierenversagen** führen. Ursache eines sog. **postrenalen Nierenversagens** ist der Verschluss oder die Einengung der ableitenden Harnwege, z. B. bei der Prostatahyperplasie (➤ 20.2.7).

Therapie

Das akute Nierenversagen erfordert sofortiges ärztliches Eingreifen:
- Frühestmögliche Ursachenbeseitigung (falls möglich)
- Sorgfältige Flüssigkeitsbilanzierung (➤ 19.7)
- Engmaschige Kontrollen und Korrektur des Elektrolyt- und des Säuren-Basen-Haushalts. Häufig sind eine Hyperkaliämie mit der Gefahr von Herzrhythmusstörungen (➤ 19.8.2) und eine metabolische Azidose (➤ 19.9.2)
- Infektionsprophylaxe (die sich an der Grunderkrankung orientiert)
- Rechtzeitige Dialyse (➤ 19.10).

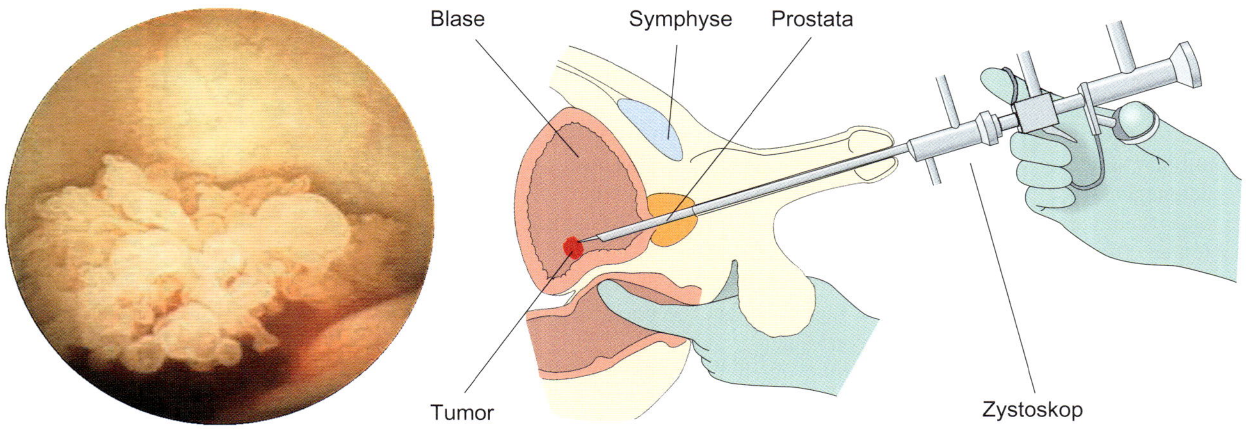

Abb. 19.17 Zystoskopie. Links zystoskopisches Bild eines Blasentumors, rechts endoskopische (zytoskopische) Gewebeentnahme zur Diagnostik oder Entfernung eines Blasentumors in der Schemazeichnung. Viele Blasentumoren können endoskopisch durch Elektrokoagulation (Gewebsverkochung durch Strom) oder Lasertherapie abgetragen werden. [F420, L157]

Die Prognose des akuten Nierenversagens hängt ganz wesentlich von der Grunderkrankung ab. Häufig erholt sich die Nierenfunktion wieder, wobei es vorübergehend zu einem sehr starken Anstieg der Urinausscheidung auf bis zu 8 l täglich kommt. Erst Monate später sind die Nieren wieder voll funktionsfähig.

19.6.2 Chronisches Nierenversagen

Häufiger als das akute ist das **chronische Nierenversagen** mit *allmählichem* Rückgang der glomerulären Filtration. Ursachen sind vor allem:

- Eine *diabetische Nephropathie* (➤ 11.6.5)
- Gefäßbedingte Nierenschäden, auch als *vaskuläre Nephropathie* bezeichnet, infolge eines Bluthochdrucks (➤ 15.4.1) oder einer Arteriosklerose (➤ 15.1.4)
- Chronische Glomerulonephritiden (➤ 19.4.4)
- Mehrfache Pyelonephritiden (➤ 19.5.6)
- Langjährige toxische Wirkungen, z. B. die **Analgetikanephropathie** durch Einnahme bestimmter Schmerzmittel (➤ 9.3.4)
- Die autosomal dominant vererbte **polyzystische Nierenerkrankung** (*Zystennieren* ➤ Abb. 19.18), wobei die Nieren mit flüssigkeitsgefüllten Hohlräumen (Zysten) durchsetzt sind und oft etwa im 40.–50. Lebensjahr versagen.

Oft entwickelt sich bereits früh ein nierenbedingter Bluthochdruck **(renale Hypertonie),** der zwar keine Beschwerden bereitet und daher häufig unbemerkt bleibt, der aber die Nierenfunktion weiter verschlechtert. Die Patienten bemerken Symptome häufig erst bei einer GFR unter 50 ml/min. Zunächst fühlen sie sich schlapp. Zu diesem Zeitpunkt sind die harnpflichtigen Substanzen im Blut (➤ 19.2.5) schon erhöht. Mit weiter sinkender GFR werden die Beschwerden immer deutlicher:

- Die Betroffenen leiden unter Juckreiz (Pruritus) und Appetitmangel
- Vermehrte Wasserablagerungen im Körpergewebe zeigen sich unter anderem durch Ödeme (leicht eindrückbare Schwellungen z. B. an den Knöcheln)
- Durch verminderte Produktion des in der Niere gebildeten Erythrozytenwachstumsfaktors Erythropoetin kommt es zu einer **renalen Anämie** (➤ 12.2.6)

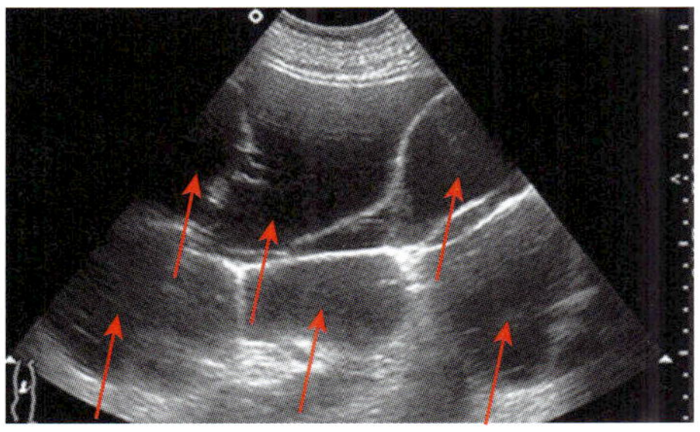

Abb. 19.18 Sonografiebefund bei einer Zystenniere. Es ist überhaupt kein normales Nierengewebe mehr darstellbar. Die roten Pfeile markieren die Zysten. [M389]

- Verringerte Phosphatausscheidung mit nachfolgender Nebenschilddrüsenüberfunktion (Hyperparathyroidismus, ➤ 11.4.4) sowie ein Kalzitriol- und infolgedessen Kalziummangel (die Niere ist an der Bildung des aktiven Vitamin-D-Hormons Kalzitriol beteiligt, ➤ 11.4.3) führen zur **renalen Osteopathie** mit gestörter Knochenbildung und verstärktem Knochenabbau
- Schließlich besteht das Vollbild der Urämie (➤ 19.6.3).

In frühen Stadien kann das Fortschreiten der Erkrankung unter anderem durch optimale Blutdruckeinstellung verzögert und die Nierenfunktionseinschränkung durch Diät und Gabe stark harntreibender Medikamente (Schleifendiuretika ➤ 19.2.4) zum Teil über viele Jahre *kompensiert* (ausgeglichen) werden. Bei der *terminalen Niereninsuffizienz,* bei der die Nieren kaum oder gar nicht mehr arbeiten, bleiben therapeutisch nur noch die Dialyse oder Nierentransplantation (➤ 19.10).

19.6.3 Urämie

Jedes nicht therapierte Nierenversagen führt zur bedrohlichen Anhäufung ausscheidungspflichtiger Substanzen im Blut: Es entwickelt sich ein charakteristisches Krankheitsbild, die **Urämie** *(Harnvergiftung).*

Von der Urämie sind alle Organsysteme betroffen. Die Konzentration von Kalium, Phosphat und Magnesium nimmt zu, die von Kalzium, Natrium und Chlorid eher ab. Durch Störungen der Nervenzellen im ZNS treten eine auffallend vertiefte Atmung, Kopfschmerzen, Erbrechen und sogar Krampfanfälle auf. Oft sind die Patienten schläfrig und können im Extremfall ins Koma fallen *(urämisches Koma).* Die Flüssigkeitsansammlung in der Lunge *(Lungenödem)* behindert den Gasaustausch und begünstigt das Auftreten von Lungenentzündungen *(Pneumonien).* Die Mitbeteiligung des Herz-Kreislauf-Systems führt zur Hypertonie sowie Herzrhythmusstörungen und Herzbeutelentzündung *(Perikarditis).* Weitere Urämiesymptome betreffen das Magen-Darm-System und äußern sich klinisch in Übelkeit, Erbrechen, Durchfall und Magengeschwüren.

19.7 Wasserhaushalt

Der Wassergehalt des menschlichen Körpers beträgt ca. 60 % des Körpergewichts. Bei Männern ist er höher als bei Frauen, bei jungen Menschen höher als bei alten.

Vom Gesamtkörperwasser entfallen ca. zwei Drittel (entsprechend 40 % des Körpergewichts) auf den *intrazellulären Raum* und ca. ein Drittel (entsprechend 20 % des Körpergewichts) auf den *extrazellulären Raum.* Die extrazelluläre Flüssigkeit wiederum verteilt sich auf den *interstitiellen Raum* zwischen den Zellen (ca. 15 % des Körpergewichts), das *Plasmawasser* und die *transzellulären Räume* (➤ 2.6, ➤ Abb. 2.13).

Regulation der Wasserbilanz

Nur bei ausgeglichener Wasserbilanz kann der Organismus alle Funktionen aufrechterhalten. Durch kontinuierliche Regulation des Wasserhaushalts wird dafür gesorgt, dass es weder zur Austrocknung noch zur Überwässerung kommt. Im Wasserhaushalt spielen die Nieren eine entscheidende Rolle.

Reguliert wird der Wasserhaushalt vor allem durch drei Hormone:

- Das vom Hypothalamus gebildete und vom Hypophysenhinterlappen sezernierte *antidiuretische Hormon* (ADH, ➤ 11.2.1)
- Das in der Nebennierenrinde gebildete *Aldosteron* (➤ 11.5.2)
- Die im Herzen produzierten natriuretischen Peptide (ANP und BNP, ➤ Tab. 11.4, ➤ 14.6.3).

„Zielsystem" und Wirkungsort dieser Hormone ist der Tubulusapparat der Niere. ADH erhöht die Wasserdurchlässigkeit vor allem in den Sammelrohren und führt somit zu einer Wasserrückgewinnung. Synergistisch (gleichsinnig) wirkt Aldosteron, welches die Resorption von Salz und Flüssigkeit im distalen Tubulus steigert, während ANP und BNP die Natriumausscheidung und Harnbildung fördern und damit wichtige Gegenspieler zu ADH und Aldosteron darstellen.

Wasserein- und -ausfuhr

Wasser wird dem Körper auf direktem Weg (Getränke, im Krankenhaus Infusionen) und indirekt über wasserhaltige feste Nahrungsmittel zugeführt.

Im Schnitt nehmen nicht körperlich arbeitende Gesunde 1.500 ml täglich durch Getränke und 600 ml durch feste Nahrung zu sich. Zu diesen 2,1 l treten noch 400 ml *Oxidationswasser,* die bei der Nahrungsverstoffwechselung frei werden: Aus dem Abbau von je 1 g Kohlenhydraten entstehen 0,6 ml, von 1 g Fett 1 ml und von 1 g Eiweiß 0,4 ml Wasser. Über den Urin scheiden Gesunde täglich etwa 1,5 l, über den Stuhl 200 ml, über die Haut *(Verdampfung und Schwitzen)* 300 ml und über die befeuchtete (Aus-)Atemluft 500 ml Wasser aus (➤ Abb. 19.19).

Flüssigkeitsbilanzierung

Positive oder negative Bilanz

Bei der **Flüssigkeitsbilanzierung** werden auf der Einfuhrseite die täglichen Trink- und/oder Infusionsmengen und Wasseranteile von Nahrungsmitteln (Suppen, Breikost) der täglichen Urinmenge sowie Schätzwerten für den Wasserverlust über die Atemluft, die Haut und ggf. über Erbrechen, Durchfälle oder Blutungen gegenübergestellt. Die Differenz zwischen den beiden Größen ergibt dann entweder eine ausgeglichene (Einfuhr entspricht Ausscheidung) oder aber eine positive (zu viel Einfuhr) bzw. negative (zu viel Ausscheidung) Flüssigkeitsbilanz.

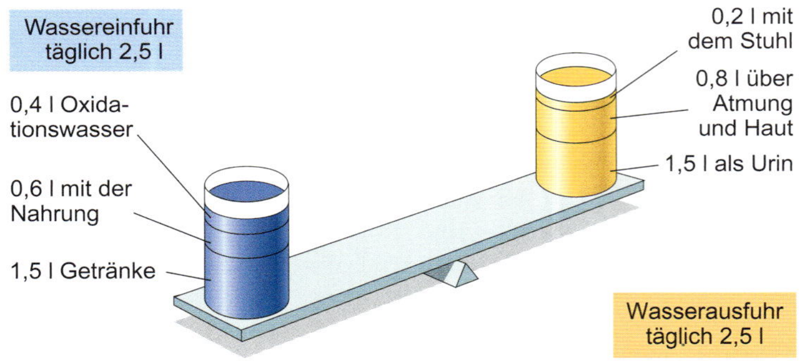

Abb. 19.19 Wasserbilanz des Körpers. Tägliche Ein- und Ausfuhr müssen im Gleichgewicht zueinander stehen: sie betragen hier jeweils 2.500 ml.

Eine stark negative oder positive Flüssigkeitsbilanz erfordert Änderungen des Therapieplans (etwa der täglichen Infusionsmenge), da ansonsten lebensgefährliche Störungen des Inneren Milieus drohen.

Überwachung der Körperflüssigkeit

Das Volumen der (intravasalen) Körperflüssigkeit lässt sich mit Einschränkungen anhand des (Blut-) Drucks in den großen Körpervenen abschätzen (**zentraler Venendruck,** *ZVD*, ➤ Abb. 19.20).
Dieser Druck wird über einen **zentralen Venenkatheter** *(ZVK)* bestimmt, der 1–2 cm vor dem rechten Vorhof in der oberen Hohlvene platziert wird. Normal ist ein ZVD von 3–7 Zentimeter Wassersäule (cmH_2O). Aus dem ZVD sind Rückschlüsse auf ein Volumendefizit oder eine Volumenüberlastung möglich.

Besondere Vorsicht
Korrekturen des Wasserhaushalts erfordern bei niereninsuffizienten und intensivtherapiepflichtigen Patienten besondere Sorgfalt und klinische Erfahrung. Insbesondere dürfen Wasser- und Elektrolythaushalt (vor allem Natrium und Kalium ➤ 19.8) nur gemeinsam betrachtet und korrigiert werden.

Volumen- und Osmoregulation

Wohl jeder hat schon einmal an sich selbst beobachtet, dass der Körper ein „Zuviel" an Flüssigkeit durch vermehrte Harnausscheidung wieder ausgleicht. An dieser Gegenregulation sind Volumensensoren und Osmosensoren beteiligt:

- *Volumensensoren* sind eigentlich *Dehnungssensoren,* die in der Wand der großen intrathorakalen Venen und der Herzvorhöfe liegen und so den Füllungszustand des Kreislaufsystems messen. Diese Dehnung vermindert über den **Gauer-Henry-Reflex** die ADH-Ausschüttung aus der Hypophyse (➤ 11.2.1). Bei Volumenüberlastung sinkt auch der Aldosteron-Spiegel, während die ANP-Konzentration zunimmt. Folge ist eine vermehrte Wasserausscheidung durch die Niere und damit eine Normalisierung des Flüssigkeitshaushalts
- *Osmosensoren* im Hypothalamus, aber auch in der Leber, registrieren die Plasmaosmolarität. Bei starker Salzzufuhr nimmt die Osmolarität des Blutes zu. Die Osmosensoren veranlassen schon bei einer Erhöhung der normalen Osmolarität um 1 % eine verstärkte Ausschüttung von ADH. Dadurch resorbieren die Nieren mehr Wasser aus dem Tubulussystem und halten es so im Körper zurück. Die Salzkonzentration im Urin nimmt zu. Durch Durststeigerung und Trinken hypotoner Flüssigkeit werden Blutvolumen und -osmolarität letztlich wieder normalisiert.

Eine *Überwässerung* (**Hyperhydratation,** *Volumenüberlastung*) des Körpers entwickelt sich in der Klinik häufig durch übermäßige Infusionsbehandlung. Insbesondere bei älteren und herzinsuffizienten Patienten (➤ 14.6.4) staut sich dann Blut in den Gefäßen vor dem überlasteten Herzen zurück. Wegen des ansteigenden Blutdrucks vor dem rechten Herzen wird Wasser in das umliegende Gewebe „abgepresst" und es entstehen Ödeme (➤ 15.1.7). Eine weitere Ursache sind Nierenerkrankungen, insbesondere das *nephrotische Syndrom* (➤ 19.4.4). Die hohen Eiweißverluste über die Nieren führen zu einem Eiweißmangel im Blut, sodass der „Wasser zurückhaltende" kolloidosmotische Druck abnimmt und sich Wasser in den Geweben einlagert (➤ Abb. 15.5, ➤ Abb. 19.21).

Unterwässerung

Eine *Unterwässerung* (**Dehydratation,** im Klinikjargon oft *Volumendefizit* genannt) entsteht durch ein vermindertes Flüssigkeitsangebot, etwa nach starkem Schwitzen, zu geringem Trinken oder einem Defizit an Infusionslösungen. Starkes *Durstgefühl* entsteht bei einem Wasserdefizit von etwa 2 l. Weitere Zeichen eines Wassermangels sind:

- Trockene Schleimhäute (rissige Zunge)
- Stehende Hautfalten (➤ Abb. 19.22)
- Allgemeine Schwäche

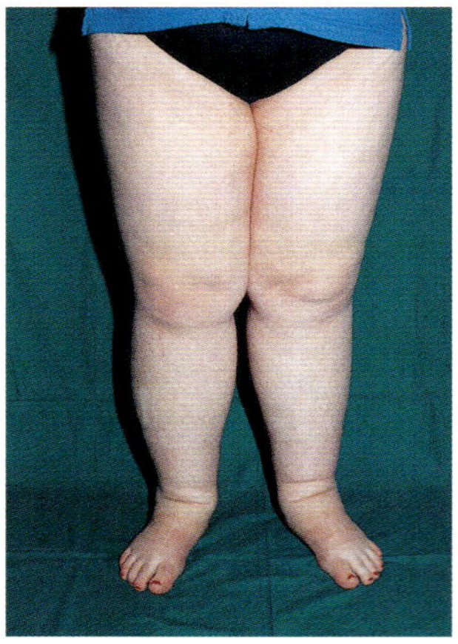

Abb. 19.21 Ödeme. Ödeme sind Schwellungen aufgrund von Wassereinlagerungen im Gewebe. Diese massiven Beinödeme sind durch ein nephrotisches Syndrom verursacht. [M181]

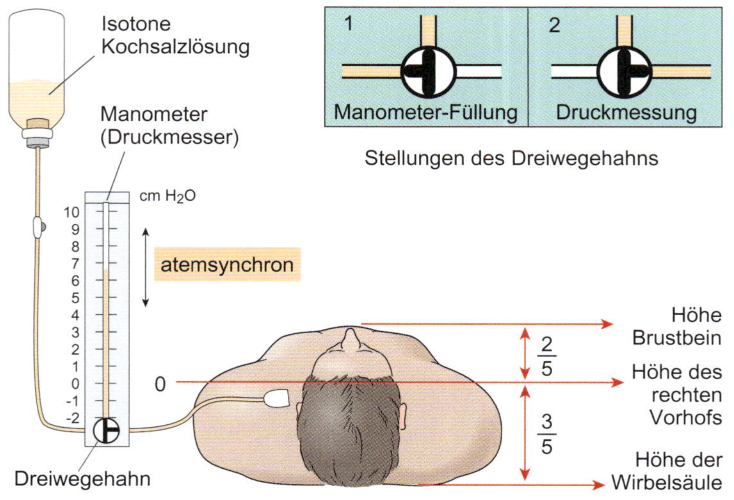

Abb. 19.20 Messung des zentralen Venendrucks (ZVD). Ein ZVK ist über einen Dreiwegehahn mit einem Infusionssystem und einem Manometer (Nullpunkt auf Höhe des rechten Vorhofs) verbunden. Nach Füllen des Manometers mit Infusionslösung wird der Dreiwegehahn zwischen Manometer und Patient geöffnet, der ZVD kann dann am Manometer abgelesen werden.

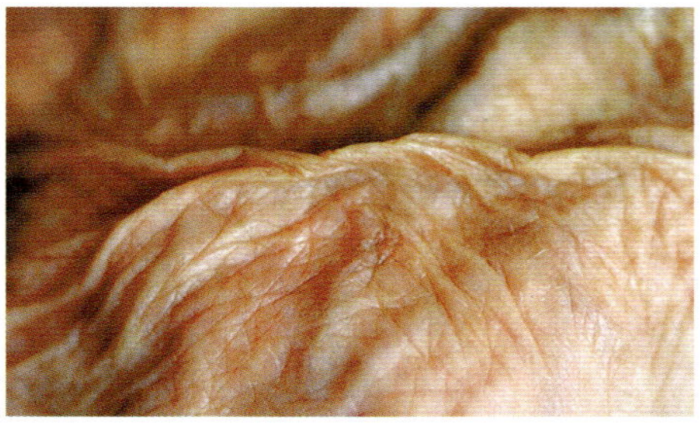

Abb. 19.22 Stehende Hautfalten bei Dehydratation. Eine abgehobene Hautfalte verstreicht nach dem Loslassen nicht sofort wieder, sondern „bleibt stehen". [K157]

- Kreislaufsymptome (schneller, flacher Puls, niedriger Blutdruck, kollabierte Halsvenen)
- Produktion von wenig, aber dunklem (konzentriertem) Urin
- Bewusstseinstrübung
- Eventuell Fieber.

Dies kann schließlich zum akuten Nierenversagen führen (➤ 19.6.1). Für die Therapie einer Dehydratation ist bedeutsam, in welchem Maße der Wasserverlust von einem Elektrolyt-(Mineralstoff-)Verlust begleitet ist. Da Wasser das Lösungsmittel der Elektrolyte bildet, kann durch eine Änderung des Wasservolumens auch eine Änderung der Elektrolytkonzentrationen bzw. der Elektrolytgesamtmenge erfolgen (➤ 19.8.1).

Dehydratationsprophylaxe (P)
Bei älteren Menschen ist das Durstgefühl oft nicht mehr so ausgeprägt, insbesondere bei zusätzlichen Faktoren wie Sommerhitze oder Erbrechen ist die Gefahr einer Dehydratation groß. Dann besonders auf die Warnzeichen einer Dehydratation achten, immer wieder zum Trinken anhalten und flüssigkeitsreiche Speisen anbieten.

19.8 Elektrolythaushalt

Vor allem die Blutkonzentrationen der im Körper vorkommenden Mengenelemente *Natrium, Kalium, Kalzium, Magnesium, Chlorid* und *Phosphat* sind für den **Elektrolythaushalt** von Bedeutung (➤ Tab. 19.1, ➤ 1.1).

Spurenelemente ➤ 18.10.2

ELEKTROLYT SERUM-NORMALWERT	BEDEUTUNG FÜR DEN ORGANISMUS	MITTELWERTE BEIM GESUNDEN
Natrium (Na^+) 135–145 mmol/l	• Häufigstes Kation im Extrazellulärraum • Entscheidendes Kation (➤ 1.4.1) für den osmotischen Druck im Extrazellulärraum • Wichtige Rolle bei der Entstehung des Aktionspotenzials im Nervensystem und am Herzen	
Kalium (K^+) 3,6–5,0 mmol/l	• Häufigstes Kation in den Zellen (Intrazellulärraum) • Wichtige Rolle bei der Entstehung des Membranpotenzials im Nervensystem und am Herzen	
Kalzium (Ca^{++}) 2,2–2,6 mmol/l, davon 50 % gebunden	• Am Aufbau von Knochen und Zähnen beteiligt • Entscheidende Rolle bei der neuromuskulären Erregungsübertragung und der Muskelkontraktion	
Magnesium (Mg^{++}) 0,7–1,1 mmol/l	• Mitbeteiligung bei der Erregungsüberleitung an den Muskeln	
Chlorid (Cl^-) 95–105 mmol/l	• Häufigstes Anion im Extrazellulärraum • Entscheidendes Anion für den osmotischen Druck im Extrazellulärraum	
Phosphat (PO_4^{3-}) 0,84–1,45 mmol/l	• Baustein von ATP (➤ 1.8.5), Zellmembran (➤ 2.4) und Knochenmineral (➤ 5.1.6)	

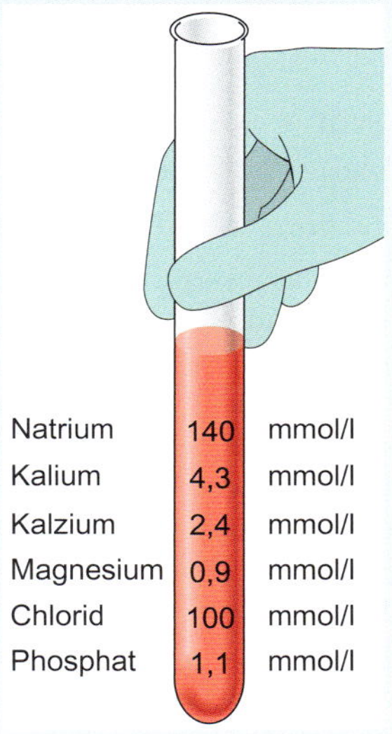

Tab. 19.1 Serumkonzentrationen und Bedeutung der wichtigsten Elektrolyte.

19.8.1 Störungen im Natrium- und Wasserhaushalt

Eine **Hypernatriämie** (zu hoher Blutnatriumspiegel) kann die Folge einer Dehydratation (➤ 19.7) sein, zum Beispiel beim **Diabetes insipidus** (Mangel an ADH ➤ 11.2.1), bei fehlendem Durstreiz von Kleinkindern, älteren Menschen und Schwerkranken oder auch bei starkem Schwitzen und falscher Medikation bzw. Infusionstherapie.

Die Therapie richtet sich nach dem Befund der Wasserbilanz: Meist besteht gleichzeitig ein Wassermangel *(Dehydratation)* mit Symptomen des Volumenmangels. In der Medizin spricht man von **hypertoner Dehydratation.** Hier ist ausreichende Wasserzufuhr entscheidend, entweder durch Trinken großer Wassermengen oder Infusion z. B. einer 5%igen Glukoselösung.

Eine **hypertone Hyperhydratation,** also eine Überwässerung mit erhöhter Serumnatriumkonzentration, ist selten und meist Folge ungünstiger Infusionszufuhr.

Einer **Hyponatriämie** (zu niedriger Blutnatriumspiegel) kann ein echter Natriummangel zugrunde liegen. Er ist häufig Folge einer zu energischen Diuretikagabe: Insbesondere die stark wirksamen Schleifendiuretika wie Furosemid (z. B. Lasix®) führen zu einer vermehrten Na^+-Ausscheidung. Auch manche Nierenerkrankungen (z. B. genetisch bedingte *Salzverlustniere*) sowie starkes Erbrechen können zu Natriummangel führen. Da das Nebennierenrindenhormon Aldosteron (➤ 11.5.2) die Salz- und Wasserrückresorption in der Niere steigert, kommt es bei einem Mangel (*Hypoaldosteronismus,* z. B. beim *Morbus Addison,* ➤ 11.5.1) umgekehrt zum übermäßigen Natriumverlust. Ist der Natriumgehalt im Serum zu niedrig, wird Renin freigesetzt und das Renin-Angiotensin-Aldosteron-System aktiviert (➤ 19.3.1).

Ein relativer Natriummangel entsteht durch Wasserüberschuss *(Hyperhydratation),* z. B. infolge Überinfusion natriumarmer Elektrolytlösungen oder Trinken großer Mengen hypotoner Flüssigkeit („Wasservergiftung").

Auch die Therapie der Hyponatriämie muss sich nach dem Befund des Wasserhaushalts richten – meist ist der Patient dehydriert. In diesem Fall einer **hypotonen Dehydratation** erhält der Patient isotone NaCl-Lösung.

Hypotone Hyperhydratationen sind meist Folge zu geringer Urinproduktion bei Nierenversagen oder mangelnder Ödem- oder Aszitesausscheidung, beispielsweise bei Leberzirrhose (➤ 17.10.8) oder Herzinsuffizienz (➤ 14.6.4). Therapeutisch wichtig ist hier die Wasserrestriktion (Trinkmengenbeschränkung) auf 0,5–1 l täglich, kombiniert mit Diuretikagabe.

19.8.2 Störungen im Kaliumhaushalt

Sowohl Kaliumüberschuss als auch Kaliummangel führt zu Änderungen des Membranpotenzials an vielen erregbaren Zellen (➤ 8.1).

So führt ein *Kaliummangel* **(Hypokaliämie)** am Herzen zu einer Störung der Erregungsbildung und -ausbreitung, die sich in schweren Herzrhythmusstörungen äußern kann (➤ 14.5.10). Die verminderte Erregbarkeit der Skelett- und Darmmuskulatur führt zur Skelettmuskelschwäche *(Adynamie)* bzw. zur Darmträgheit bis hin zur Verstopfung (*Obstipation* ➤ Abb. 19.23).

Mögliche Ursachen einer Hypokaliämie sind eine forcierte Diuretikabehandlung oder die Einnahme von Abführmitteln *(Laxanzien).* Die Darmträgheit versuchen die Patienten durch erneute Einnahme von Laxanzien zu beheben, wodurch noch mehr Kalium verloren geht: Es entsteht ein Teufelskreis, der eine **Laxanzienabhängigkeit** verursachen kann. Ferner sind Hypokaliämien Folgen von wiederholtem Erbrechen oder Durchfällen sowie Hormonstörungen (z. B. *Hyperaldosteronismus, Morbus Conn* ➤ 11.5.2). Hypokaliämien werden oral durch Zufuhr kaliumreicher Lebensmittel (Bananen, Aprikosen, Feigen) oder durch Medikamente (z. B. Kalinor®) ausgeglichen. Bei schwersten Störungen muss eine intravenöse Kaliumgabe eingeleitet werden.

Eine **Hyperkaliämie** *(Kaliumüberschuss)* ist meist Folge einer Niereninsuffizienz. Aber auch bei Azidosen (➤ 19.9.2), postoperativ oder nach Gewebetraumen steigt der Serumkaliumspiegel. Die Patienten leiden unter Kribbelgefühlen, Läh-

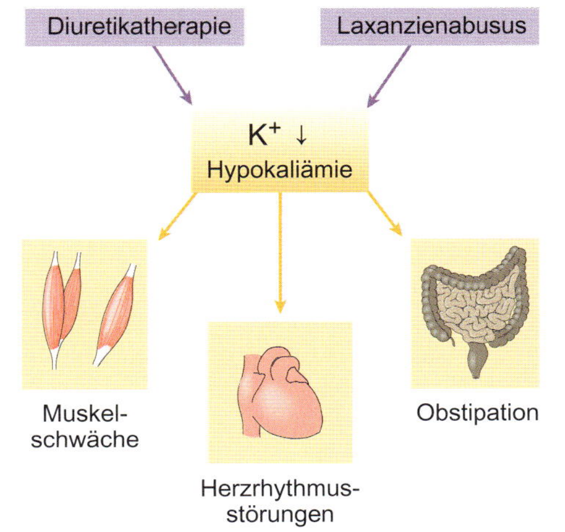

Abb. 19.23 Ursachen und Folgen einer Hypokaliämie. Häufig ist ein Kaliummangel Folge einer Diuretikatherapie. Gefährlichste Folge sind Herzrhythmusstörungen.

19

mungen sowie Herzrhythmusstörungen, die bis zum Herzstillstand führen können (➤ 14.5.10).
Lebensbedrohliche Hyperkaliämien werden intensivmedizinisch mit forcierter Diuretikagabe, eventuell auch Dialyse behandelt.

19.8.3 Störungen im Kalzium- und Magnesiumhaushalt

Kalzium- und Phosphatausscheidung

Die Rückresorption von Kalzium und Phosphat in den Tubuli der Niere wird hormonell reguliert. Das in den Epithelkörperchen der Nebenschilddrüse gebildete **Parathormon** (➤ 11.4.4) hemmt die Rückresorption von Phosphat in der Niere und fördert so dessen Ausscheidung – der Serumphosphatspiegel sinkt. Gleichzeitig intensiviert Parathormon die Kalziumrückresorption, wodurch der Serumkalziumspiegel angehoben wird. In geringerem Maße hemmt dagegen das in den C-Zellen der Schilddrüse gebildete **Kalzitonin** (➤ 11.4.3) die Kalziumrückresorption in der Niere.
Hypokalzämien (erniedrigte Blutkalziumspiegel) können durch hormonelle Störungen (z. B. Vitamin-D-Hormon-Mangel, Parathormonmangel) oder hormonaktive Tumoren bedingt sein. Bei den meist medikamentös oder hormonell bedingten chronischen Hypokalzämien besteht die Therapie unter anderem in einer kalziumreichen Diät. Hält ein Kalziummangel jedoch länger an, z. B. bei Niereninsuffizienz oder Parathormonmangel, wirkt er sich auf den Mineralgehalt der Knochen aus: Diese werden durch den beständigen Kalziumentzug brüchig und erscheinen im Röntgenbild zunehmend transparent, es kommt zum Krankheitsbild der Knochenerweichung mit Skelettdeformierungen *(Osteomalazie).*
Eine weitere mögliche Ursache besteht in psychisch bedingtem übermäßigem Atmen (*Hyperventilation* ➤ 16.10.3). Bei dieser psychosomatischen Funktionsstörung, die vor allem bei Frauen von 20–40 Jahren auftritt, wird in Stresssituationen unbewusst vermehrt geatmet. Dadurch wird zu viel CO_2 abgeatmet, und der Blut-pH-Wert steigt an (Alkalose ➤ 19.9.5). Die Alkalose des Blutes bewirkt, dass freie Kalziumionen verstärkt an Plasmaproteine (vor allem Albumin) gebunden werden. Der dadurch entstehende Mangel an freien Kalziumionen erhöht die Erregbarkeit von motorischen Nerven, die dadurch vermehrt Aktionspotenziale auf die Skelettmuskulatur übertragen. Dadurch kommt es zu Muskelkrämpfen *(Tetanie),* die nach ihrer Entstehung als **Hyperventilationstetanie** bezeichnet wird. Therapeutisch hilft hier die Rückatmung von eigenem CO_2, beispielsweise, indem man in eine Plastiktüte ausatmet und daraus auch wieder einatmet. Dadurch wird die Alkalose beseitigt.
Ein erhöhter Blutkalziumspiegel **(Hyperkalzämie)** wird bei einer Überfunktion der Nebenschilddrüsen mit vermehrter Parathormonproduktion (*Hyperparathyreoidismus* ➤ 11.4.4) und bei Karzinomen gefunden. Die Hyperkalzämie bei Karzinomen entsteht durch *osteolytische* (knochenzerstörende) und damit Kalzium freisetzende Knochenmetastasen oder über ein vom Tumor gebildetes Protein mit parathormonartiger Wirkung. Klinisch äußert sich die Hyperkalzämie in vermehrter Urinproduktion mit der Gefahr des Volumenmangels, Herzrhythmus-, Bewusstseins- und psychischen Störungen. Die Therapie besteht in der Behandlung der Grunderkrankung und/oder einer kalziumarmen Diät.

Störungen im Magnesiumhaushalt

Sinkt die Magnesiumkonzentration im Blut **(Hypomagnesiämie),** so steigert sich die neuromuskuläre Erregbarkeit bis hin zu Krämpfen (den typischen nächtlichen Wadenkrämpfen) und Herzrhythmusstörungen. Hypomagnesiämien sind zudem häufig mit Hypokalzämien vergesellschaftet. Magnesiummangel tritt vor allem bei Mangelernährung auf. Außerdem kann der Körper z. B. in der Schwangerschaft, in der besonders viel Magnesium (wie auch Kalzium) für das Wachstum des Fetus gebraucht wird, in eine Mangelsituation geraten.

Eine **Hypermagnesiämie** – also ein Überschuss an Magnesium im Blut – tritt bei unzureichender Ausscheidung infolge Niereninsuffizienz auf.

19.8.4 Störungen im Chlorid- und Phosphathaushalt

Eine wichtige Ursache für einen **Chloridmangel** im Blut stellen **Chloridverluste** bei massivem Erbrechen von Magensäure dar. Bei großen Verlusten muss deshalb Chlorid (zusammen mit anderen Elektrolyten) durch Infusionen ersetzt werden.
Phosphatmangelzustände **(Hypophosphatämien)** kommen im Rahmen von Nierenerkrankungen (sog. *Phosphatdiabetes*), noch häufiger jedoch bei fehlernährten Alkoholkranken und als Begleiterscheinung einer Sepsis (Blutvergiftung ➤ 13.7.2) vor. **Hyperphosphatämien** (zu hoher Blutphosphatspiegel) treten begleitend bei Niereninsuffizienz sowie bei verschiedenen Hormonstörungen auf. In beiden Fällen erfolgt die Therapie abhängig von der Grunderkrankung.

19.9 Säuren-Basen-Haushalt

19.9.1 Konstanthaltung des Blut-pH

Der Blut-pH liegt mit einem Wert von **7,40** beim Gesunden im leicht alkalischen Bereich. Da alle Stoffwechselreaktionen pH-abhängig sind, d. h. die beteiligten Enzyme nur in einem bestimmten pH-Bereich optimal funktionieren (➤ 1.9.1), muss der Organismus den Blut-pH in dem engen Bereich von 7,36–7,44 konstant halten.

pH-Entgleisung
Bei einem Blut-pH-Wert < 7,36 spricht man von **Azidose,** bei einem pH-Wert > 7,44 von **Alkalose** (➤ Abb. 19.24). Für die Erhaltung eines normalen Blut-pH sorgen die Puffersysteme des Blutes, die Atmung und die Nieren.

Im Stoffwechsel fallen täglich ca. 50 mmol nicht flüchtige Säuren (z. B. Zitronensäure, Phosphorsäure) und damit H^+-Ionen an, die durch die Nieren ausgeschieden werden müssen. Der größte Teil der von der Niere ausgeschiedenen H^+-Ionen wird im Urin an Puffersubstanzen gebunden, insbesondere an NH_3 ($NH_3 + H^+ \rightarrow NH_4^+$) und **Phosphate** (➤ 1.7.4). Dadurch ergibt sich ein pH-Wert des Urins von etwa 6. Überwiegen – etwa bei vegetarischer Ernährung – alkalische (basische) Stoffwechselprodukte im Blut, so kann die Niere auch überschüssige OH^--Ionen mit dem Urin ausscheiden, dessen pH-Wert steigt entsprechend an.
Im Blut können pH-Schwankungen durch verschiedene Puffersysteme abgefangen werden: den Eiweißpuffern Hämoglobin und Plasmaproteine sowie dem Bikarbonatsystem (➤ 1.7.4). Von den drei Puffersystemen ist das Bikarbonatsystem ($CO_2 + H_2O \leftrightarrow H_2CO_3 \leftrightarrow H^+ + HCO_3^-$) am wichtigsten, da es sowohl mit der Niere als auch mit der Lunge in Verbindung steht.

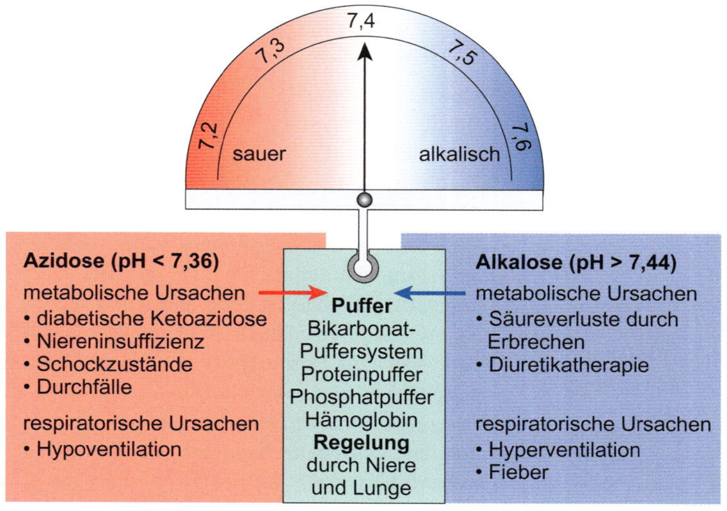

Abb. 19.24 Häufige Ursachen von pH-Wert-Verschiebungen im Körper. Verschiedene Puffersysteme sowie Niere und Lunge sorgen dafür, dass der pH-Wert in einem engen Rahmen konstant gehalten wird. Durch Überlastung der Systeme kann es zu Azidosen oder Alkalosen kommen. Sie haben entweder metabolische oder respiratorische Ursachen.

19

19.9.2 Metabolische Azidose

Ein Überschuss an H^+-Ionen führt zur **metabolischen Azidose** – metabolisch deshalb, weil die Ursache im Stoffwechsel *(Metabolismus)* begründet liegt. Eine häufige Form der metabolischen Azidose ist die diabetische Ketoazidose (➤ 11.6.4): Bei Diabetes gewinnt der Organismus bei Insulinmangel verstärkt Energie durch die Verbrennung von Fettsäuren *(Lipolyse)*. Bei der Lipolyse entstehen Ketonkörper, die zu einer Übersäuerung des Blutes führen.

Gegenregulation

Die Säurenanhäufung im Blut bei der metabolischen Azidose verstärkt den Atemantrieb. Je mehr Säuren im Körper anfallen, z. B. bei Ketoazidose, desto mehr H^+-Ionen müssen an Bikarbonat gebunden werden und umso mehr CO_2 wird abgeatmet: Die Patienten atmen tief und schnell (*Kußmaul-Atmung,* ➤ Abb. 19.23). Die verstärkte Abatmung von Kohlendioxid (und damit von H^+-Ionen) ist einer der wichtigsten Mechanismen gegen eine metabolische Azidose. Steigt der pH-Wert durch das verstärkte Atmen wieder in seinen normalen Bereich, spricht man von (respiratorisch) **kompensierter Azidose.**

Letztendlich müssen aber zur Beseitigung der Störung verstärkt H^+-Ionen über die Nieren eliminiert werden. Diese scheiden sie z. T. im Tausch gegen Natrium- oder Kaliumionen aus. Sie können aber noch mehr: Durch den gesteigerten Abbau von Aminosäuren zusätzlich anfallendes Ammoniak (NH_3) kann die H^+-Ionen binden; das dabei entstehende Ammonium (NH_4^+) wird über die Tubuli ausgeschieden. Schließlich vermögen die Nieren auch noch H^+-Ionen vermehrt über die Pufferung durch Phosphationen zu binden.

Gelingt die Kompensation der Azidose nicht, spricht man von **dekompensierter Azidose.** Hierbei ist eine intensivmedizinische Betreuung nötig.

19.9.3 Metabolische Alkalose

Bei Erbrechen oder Magendrainage kann es über den Verlust von Wasserstoff- und Chloridionen der Magensäure zu einer **metabolischen Alkalose** kommen. Der Körper kann durch Einschränken der Atmung zu einem gewissen Grad versuchen, Kohlensäure zurückzuhalten und die Alkalose auf diese Weise respiratorisch zu kompensieren, wobei das Atemzeitvolumen allerdings nicht beliebig gesenkt werden kann. Die Nieren können zum Ausgleich verstärkt Bikarbonat und weniger H^+-Ionen ausscheiden. In der Intensivmedizin steht die Korrektur der in der Regel massiven Elektrolytstörung im Vordergrund, z. B. durch Infusionen.

19.9.4 Respiratorische Azidose

Eine **respiratorische Azidose** tritt immer dann auf, wenn die Abatmung von Kohlendioxid vermindert ist und sich damit CO_2 bzw. Bikarbonat und H^+-Ionen im Körper ansammeln; so bei Lungenfunktionsstörungen (➤ 16.11) oder bei medikamentös verursachtem vermindertem Atemantrieb *(Atemdepression)*. In ausgeprägten Fällen sind die Patienten zyanotisch (erkennbar vor allem an blauen Lippen ➤ 16.9.4), benommen und haben je nach Ursache Atemnot. Durch die Anreicherung von Kohlensäure kommt es zur Azidose; kompensatorisch reagieren die Nieren mit vermehrter H^+-Ionen-Ausscheidung. Therapeutisch muss die Atmung gestützt werden; bei einem pH $< 7{,}2$ müssen die Patienten intensivmedizinisch betreut und beatmet werden.

19.9.5 Respiratorische Alkalose

Bei jeder Überreizung des Atemzentrums wird zu viel ein- und ausgeatmet und damit zu viel CO_2 abgeatmet. Am häufigsten ist die entstehende **respiratorische Alkalose** psychosomatisch verursacht (die im Rahmen der Hypokalzämie schon erwähnte *psychogene Hyperventilation*). Aber auch Fieber, Schädel-Hirn-Traumen, Meningitiden und Enzephalitiden (➤ 8.11.1), Sepsis und Leberzirrhose können eine Hyperventilation auslösen. Bei Schwangeren ist eine ständige Hyperventilation normal (kompensierte respiratorische Alkalose). In chronischen Fällen bewirken die Nieren eine Gegenregulation, indem sie die Ausscheidung von H^+-Ionen im Nierentubulussystem vermindern und die Bikarbonatausscheidung verstärken.

> **Kompensation**
> Zusammengefasst kann man sagen, dass der Körper eine primär metabolische Störung über die Lunge (respiratorische Kompensation) und eine primär respiratorische Störung über die Niere (metabolische Kompensation) zu beseitigen sucht.

Aktuelles & Spezielles

19.10 Leben mit der Dialyse

Für mehr als 80.000 Menschen in Deutschland ist die **Dialyse** *(Blutwäsche)* lebenswichtig: Ihre Nieren scheiden kaum noch oder nichts mehr aus. 3- bis 4-mal wöchentlich werden sie an eine Maschine angeschlossen, die ihr Blut „wäscht" und die Elektrolytentgleisungen wieder normalisiert. Hinzu tritt eine strenge Diät, da dem Körper keine Stoffwechselbelastungen zugemutet werden können.

Die meisten Patienten sind zunächst erleichtert, wenn sie die ersten Dialysen überstanden und die tödliche Urämie (➤ 19.6.3) abgewendet haben. Nach Monaten, spätestens Jahren, treten aber die Belastungen in den Vordergrund: Am schlimmsten empfinden es die Betroffenen, ihren gesamten Lebensrhythmus auf die Dialyse abstimmen zu müssen.

Wie funktioniert ein Dialysegerät?

Bei dem gebräuchlichsten Verfahren, der **extrakorporalen Hämodialyse** (kurz *Dialyse,* ➤ Abb. 19.25, ➤ Abb. 19.26), wird das Patientenblut in den **Dialysator** geleitet, ein System *semipermeabler* (halbdurchlässiger) Kunststoffmembranen. Solche Membranen lassen nur Wasser und kleine Moleküle durch, nicht jedoch große Proteine oder Blutkörperchen. An der Außenseite der über 1 m^2 großen Membran strömt gegenläufig das **Dialysat** vorbei, eine Elektrolytlösung, in der die wichtigsten Elektrolyte in der Konzentration vorgegeben werden, auf die das Patientenblut korrigiert werden soll. Durch den Konzentrationsunterschied zwischen Blut und Dialysierflüssigkeit diffundieren (➤ 2.7.4) die auszuscheidenden Substanzen so lange in das Dialysat, bis der Konzentrationsunterschied abgebaut ist. Zusätzlich wird dem Körper in der Regel durch druckgesteuerte *Ultrafiltration* Flüssigkeit entzogen. Danach wird das Blut über einen zweiten Gefäßzugang in den Körper der Patienten zurückgeführt. Unter bestimmten Voraussetzungen ist eine **Heimdialyse** möglich, bei der das Dialysegerät in der Wohnung der Patienten steht.

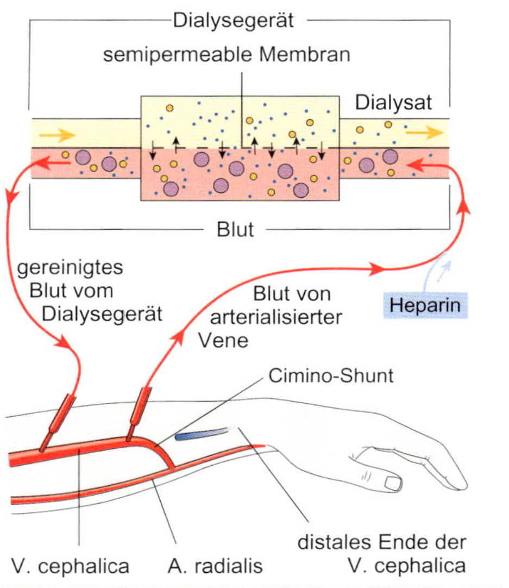

Abb. 19.25 Prinzip der Dialyse. Aus dem Shuntgefäß wird Blut entnommen, durch das Dialysegerät geleitet und über einen zweiten Gefäßzugang dem Körper wieder zugeführt.

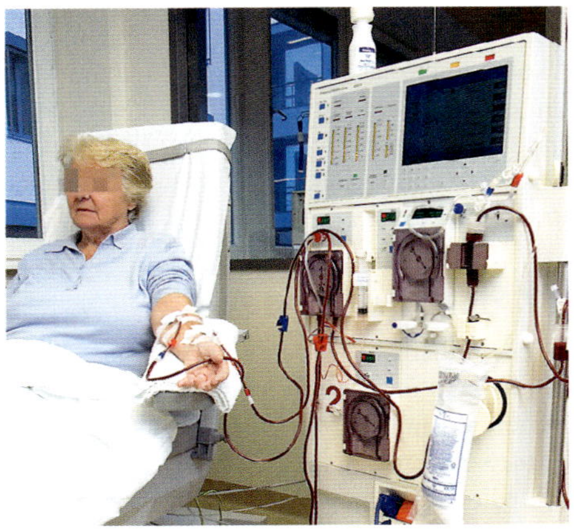

Abb. 19.26 Patientin während der Hämodialyse. [K115]

Bei jeder Dialyse wird das Patientenblut 10-bis 15-mal durch die Maschine geleitet, was einem Durchfluss von 50–75 Litern entspricht. Dies erfordert zwei großkalibrige, problemlos punktierbare Zugänge. Die meisten Patienten erhalten operativ einen *Cimino-Shunt,* der in einem Kurzschluss *(Shunt)* eine Armarterie mit einer Armvene verbindet. Dadurch erhöht sich der Druck in der Vene und erweitert diese mit der Zeit, sodass sie gute Punktionsmöglichkeiten bietet.

> **Shunt-Gefäß schonen** (P)
> Die Haut um den Dialyse-Shunt muss sorgfältig gepflegt werden. Das Shunt-Gefäß darf nicht für normale Blutentnahmen oder Infusionen punktiert werden. Keine Blutdruckmessung mit Stauungsmanschette am Shunt-Arm durchführen!

Der Dialysator ersetzt die Ausscheidungsfunktion der Niere, nicht aber ihre hormonellen Funktionen. Die renale Anämie wird durch Gabe von Erythropoetin (➤ 12.2.3), in der Regel kombiniert mit Eisen i. v., behandelt. Den Veränderungen des Knochenstoffwechsels wird mit Phosphatbindern und Kalzitriol (➤ 11.4.3) entgegengewirkt. Völlig normalisiert werden kann der Stoffwechsel aber bis heute nicht.

Im Rahmen der Langzeitdialyse sind Komplikationen nicht selten. Vor allem Blutdruckabfälle, Infektionen, Shuntverschluss, Blutungen und Störungen im Elektrolythaushalt, aber auch Herzinfarkte und Schlaganfälle sind möglich.

Alternative: Peritonealdialyse

Im Gegensatz zur Hämodialyse ist die **Peritonealdialyse** *(Bauchfelldialyse)* ein *intrakorporales* Verfahren: Als semipermeable Membran dient das Peritoneum (Bauchfell). Das Dialysat mit den vorgegebenen Elektrolytkonzentrationen wird über einen implantierten *Peritonealkatheter* in die Bauchhöhle ein- und nach einigen Stunden wieder abgelassen. Wasser wird bei diesem Verfahren osmotisch entzogen (➤ 2.7.5), meist durch Glukosezusatz zum Dialysat. Viele Patienten können die Peritonealdialyse nach einer entsprechenden Schulung selbst zu Hause durchführen. Außerdem sind die diätetischen Einschränkungen und die Kosten geringer als bei der Hämodialyse. Diesen Vorteilen steht die Peritonitisgefahr durch den Peritonealkatheter gegenüber.

Hoffnung auf die „neue Niere"

Die mit der Blutwäsche verbundenen Komplikationen und psychischen Probleme lassen viele Patienten auf eine **Nierentransplantation** hoffen, wie sie laut der *Deutschen Stiftung Organtransplantation (DSO)* 2020 1.909-mal in Deutschland durchgeführt wurde (1.459 Nierentransplantationen von verstorbenen Spendern plus 450 Nieren als Lebendspenden). Die funktionslosen eigenen Nieren verbleiben dabei in aller Regel im Körper, die Spenderniere wird ins Becken der Empfänger eingepflanzt. Doch auch die Nierentransplantation ist mit Einschränkungen der Lebensqualität verbunden:

- Vor der Transplantation müssen die Betroffenen durchschnittlich mehr als acht Jahre auf eine Spenderniere warten. Fast 12.000 Patienten stehen in Deutschland auf der Warteliste
- Die Operation selbst birgt Risiken (im geringen Maße auch für die Spender bei der Lebendspende)
- Danach müssen peinlich genau (mehrere) Immunsuppressiva eingenommen werden, welche die lebenslang drohende Abstoßung (➤ 13.6.3) der Spenderniere unterdrücken sollen, jedoch auch ihre Nebenwirkungen haben.

Ein Teil der Transplantate verliert aus den verschiedensten Gründen seine Funktion. Derzeit funktionieren nach Angaben des *Instituts für Qualität und Wirtschaftlichkeit im Gesundheitswesen (IQWiG)* nach fünf Jahren noch ca. 78 % (nach Transplantation der Niere eines Verstorbenen) bzw. ca. 87 % (nach Lebendspende) der transplantierten Nieren. Die durchschnittliche Funktionsdauer beträgt etwa 15 Jahre, es gibt aber auch Nieren, die nach 40 Jahren noch ihre Aufgabe erfüllen.

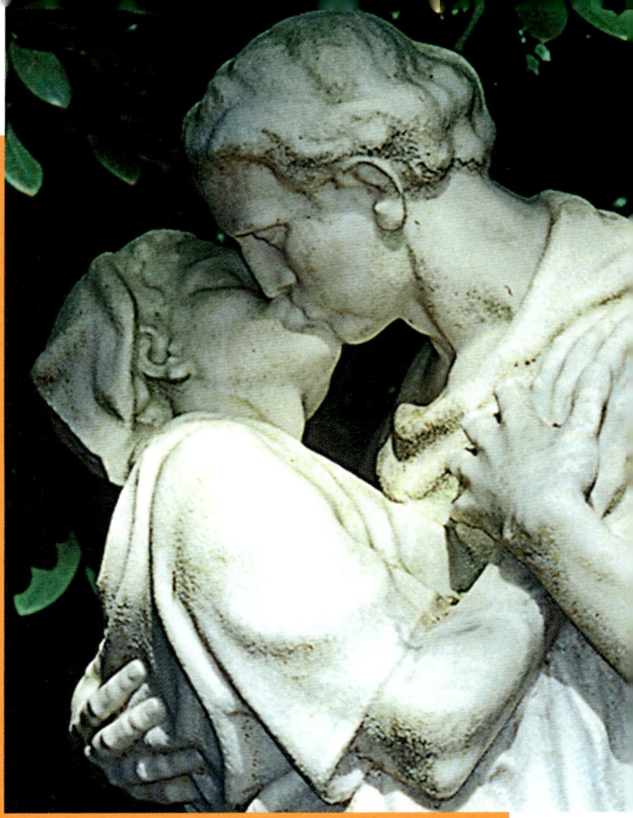

20 Geschlechtsorgane und Sexualität

20.1 Aufgaben der Geschlechtsorgane und -merkmale

Für die **Vermehrung** *(Fortpflanzung, Reproduktion)* und die **Weitergabe des** (im Vergleich zu den Eltern veränderten) **Erbguts** (➤ 2.15) an die nächste Generation braucht es – anders als bei allen anderen Organen – das gemeinsame Funktionieren der Geschlechtsorgane *beider* Geschlechter.

Man unterscheidet hier *innere* und *äußere Geschlechtsorgane* (➤ 20.2.1, ➤ 20.3.1).

Die **inneren Geschlechtsorgane** *(innere Sexualorgane, inneres Genitale):*

- Produzieren die **Keimzellen** *(Gameten, Geschlechtszellen),* d. h. Ei- und Samenzellen
- Stellen **Sexualhormone** *(Geschlechtshormone)* her, welche die Differenzierung, Reifung und Funktion der Keimzellen ermöglichen, an der Ausbildung der (körperlichen) Geschlechtsmerkmale beteiligt sind und das Verhalten beeinflussen
- Bilden *Sekrete,* die der Gleitfähigkeit der Geschlechtsorgane dienen und das optimale Milieu für den Transport und die Vereinigung der Keimzellen schaffen
- Sind bei der Frau Schwangerschafts- und Gebärorgane.

Die **äußeren Geschlechtsorgane** *(äußere Sexualorgane, äußeres Genitale)* dienen der geschlechtlichen Vereinigung (*Kohabitation* oder *Koitus*).

Das weibliche oder männliche Erscheinungsbild, der *sexuelle Phänotypus* (➤ 2.10), wird von verschiedenen Faktoren bestimmt:

Bereits zum Zeitpunkt der Befruchtung wird durch die *Geschlechtschromosomen* (Gonosomen ➤ 2.10) das **chromosomale Geschlecht,** der *Genotypus* (XX oder XY), festgelegt. Bei Vorhandensein eines Y-Chromosoms differenziert sich die bis zur siebten Embryonalwoche undifferenzierte Keimanlage in die männliche Richtung, sein Fehlen führt zur weiblichen Entwicklung (➤ 20.4). Unter dem Einfluss der vorgeburtlich in den (dann weiblich oder männlich determinierten) *Keimdrüsen* (*Geschlechtsdrüsen,* **Gonaden,** also *Eierstöcke* und *Hoden*) gebildeten Hormone bilden sich die **primären Geschlechtsmerkmale** aus. Dies sind die unmittelbar zur Fortpflanzung notwendigen Geschlechtsorgane (also Penis, Hoden, Nebenhoden, Samenwege; Eierstöcke, Eileiter, Gebärmutter und Scheide). Sie sind bei der Geburt bereits vorhanden. Nach einer Phase der hormonellen Ruhe in der Kindheit führt eine steigende Hormonproduktion zu Beginn der Pubertät zur Entwicklung der **sekundären Geschlechtsmerkmale,** etwa der Scham- und Achselbehaarung, des Bartwuchses beim Mann und der Brüste bei der Frau. Zu den (uneinheitlich definierten) **tertiären Geschlechtsmerkmalen** zählen z. B. männlicher bzw. weiblicher Körperbau, Körpergröße oder Beckenform sowie die angeborenen und umweltbedingten geschlechtsspezifischen Verhaltensweisen.

20.2 Geschlechtsorgane des Mannes

20.2.1 Übersicht

Zu den **inneren Geschlechtsorganen des Mannes** (➤ Abb. 20.1) rechnet man:

- **Hoden** *(Testis)*
- **Nebenhoden** *(Epididymis)*
- **Samenleiter** *(Ductus deferens, Vas deferens),* der in den **Samenstrang** *(Funiculus spermaticus)* eingebettet ist
- **Geschlechtsdrüsen,** das sind **Prostata** *(Vorsteherdrüse),* **Samenbläschen** *(Vesiculae seminales)* und **Cowper-Drüsen** *(Glandulae bulbourethrales).*

Zu den **äußeren Geschlechtsorganen** zählen:

- *Männliches Glied* **(Penis),** in dem Harn- und Samenwege gemeinsam verlaufen
- **Hodensack** *(Skrotum).*

20.2.2 Hoden und Hodensack

Der **Hoden** *(Testis)* ist paarig angelegt und im **Hodensack** *(Skrotum)* elastisch aufgehängt. Er ist eiförmig und misst knapp 5 cm im Längsdurchmesser. Während der Hoden eine pralle Konsistenz hat, ist der Hodensack von lockerem Bindegewebe durchzogen. Am dorsalen Rand liegt dem Hoden der Nebenhoden auf (➤ Abb. 20.1, ➤ Abb. 20.2).

Postoperative Pflege (P)

Nach Operationen im Urogenitalbereich oder Beckenverletzungen werden die schmerzempfindlichen Hoden auf einem kleinen Kissen oder einem *Hodenbänkchen* gelagert, um Einklemmungen zwischen den Oberschenkeln, Schwellung und Schmerzen durch Ödeme sowie Einblutungen in den Hodensack zu vermindern.

Descensus testis

Beim Embryo entwickelt sich der Hoden zunächst an der hinteren Leibeswand auf Höhe der letzten Lendenwirbel. Ab Beginn des dritten Schwangerschaftsmonats kommt es zu einer Verlagerung des Hodens nach unten, dem **Descensus testis** (➤ Abb. 20.3). Zeitgleich stülpt sich das Peritoneum (➤ 17.1.3) beidseits durch die vordere Bauchwand und den Leistenkanal (➤ Abb. 6.34, ➤ Abb. 6.35) in Richtung des späteren Hodensackes vor und bildet so den **Processus vaginalis testis.** Bis etwa zum siebten Schwangerschaftsmonat bleibt der Hoden in der Leiste liegen, dann wandert er in den Hodensack. Dabei nimmt der Hoden die ihn versorgenden Gefäße und Nerven mit. Diese bilden den **Samenstrang** *(Funiculus spermaticus).* Nach dem Descensus verödet die Lichtung des Processus vaginalis testis im Bereich des Samenstranges. Zurück bleibt die aus zwei Blättern bestehende *Tunica vaginalis testis* **(seröse Hodenhülle),** die den Hoden bedeckt und die **seröse Hodenhöhle** umschließt.

Reifezeichen (M)

Bei Geburt am Termin befinden sich die Hoden in der Regel im Hodensack und sind dort tastbar.

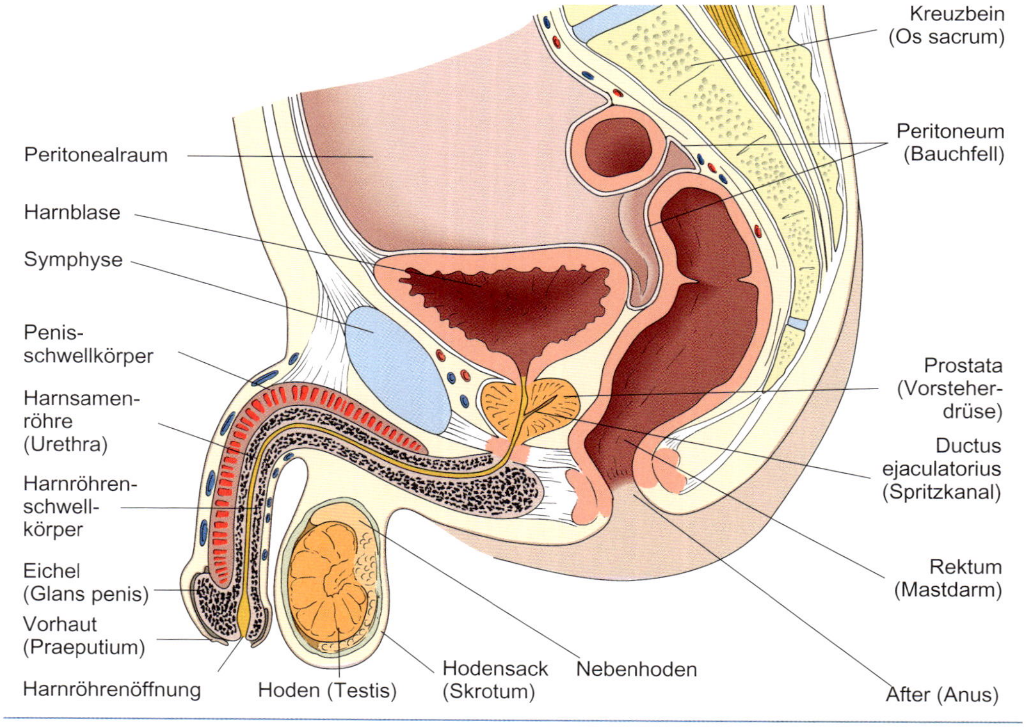

Abb. 20.1 Männliche Harn- und Geschlechtsorgane im Sagittalschnitt.

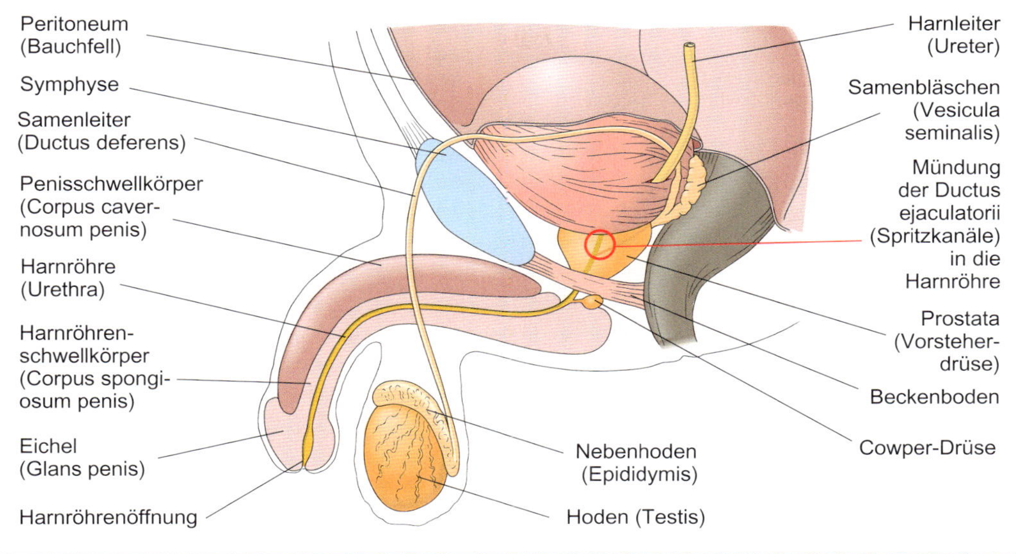

Abb. 20.2 Verlauf der ableitenden Samenwege in der Übersicht. Der in den Hoden gebildete Samen wird im Nebenhoden mit Sekret angereichert und gespeichert. Bei der Ejakulation gelangt er über die paarig angelegten Samenleiter nach Eintritt in die Prostata in die Harnsamenröhre.

Im Hodensack sind die Hoden der Körperwärme des Bauchraums entzogen. Bei Körperkerntemperatur könnte keine Samenreifung stattfinden!

Hodenhochstand

Bei einem **Hodenhochstand** *(Hodenretention, Maldescensus testis, Kryptorchismus)* bleibt der physiologische Hodendescensus bei einem oder beiden Hoden aus. Rund 3 % der reif geborenen und 30 % der zu früh geborenen Jungen kommen mit einem Hodenhochstand auf die Welt. Dann drohen irreversible Schädigungen des Hodens mit Verminderung der Fruchtbarkeit, und das Risiko eines bösartigen Hodentumors ist erhöht. Ein Hodenhochstand muss bis zum ersten Geburtstag durch Hormontherapie oder Operation behandelt werden.

Leistenhernien

Große Bedeutung haben die oben dargestellten Vorgänge auch für **Leistenhernien** im späteren Leben (➤ 6.3.9): Bleibt die Verödung des Processus vaginalis testis aus, so besteht eine offene Verbindung zur Bauchhöhle und damit ein vorgebahnter Weg, durch den Eingeweide austreten können.

Aufbau der Hoden

Von der derben Bindegewebskapsel, die den Hoden umgibt **(Tunica albuginea),** ziehen kleine Scheidewände (Bindegewebssepten) auf das Innere des Hodens zu und unterteilen ihn in ungefähr 250 kleine **Hodenläppchen** (➤ Abb. 20.4). Diese enthalten vielfach gewundene **Hodenkanälchen** *(Samenkanälchen, Tubuli seminiferi),* die im hinteren Teil des Hodens in ein verzweigtes System von Ausführungsgängen münden, das **Hodennetz** (*Rete testis* ➤ 20.2.6). Die Hodenkanälchen bestehen aus einer bindegewebigen Hülle und dem **Keimepithel.** Das Keimepithel setzt sich aus den Keimzellen bzw. deren Vorstufen sowie den **Sertoli-Stützzellen** zusammen (➤ Abb. 20.5). Aus den Keimzellvorstufen entstehen die **Spermien** (*Samenzellen*, ➤ 20.2.4).

Die Sertoli-Stützzellen sind für die Spermienbildung von großer Bedeutung. Sie haben Stütz- und Ernährungsfunktion für die sich entwickelnden Spermien, phagozytieren („fressen") untaugliche Spermien und deren Vorstufen und bilden die wichtige **Blut-Hoden-Schranke:** Die Sertoli-Zellen verhindern einen direkten Kontakt der reifenden Spermien mit dem Blut und damit eine Zerstörung der Spermien durch das Immunsystem.

Außerdem schaffen die Sertoli-Stützzellen das notwendige *hormonelle* Milieu für die Spermienbildung. Beispielsweise bilden sie das **androgenbindende Globulin** *(ABG),* das als Trägerprotein für Testosteron dient und dieses zu den (testosteronempfindlichen) Keimzellvorstufen und den ableitenden Samenwegen transportiert, wo es dann seine Wirkung entfaltet. Das von den Sertoli-Zellen produzierte Peptidhormon **Inhibin,** das bei großer Spermienproduktion ansteigt, hemmt in der Hypophyse die FSH-Sekretion.

Zwischen Hodenkanälchen und Blutgefäßen liegen die **Leydig-Zwischenzellen,** die das männliche Sexualhormon Testosteron produzieren.

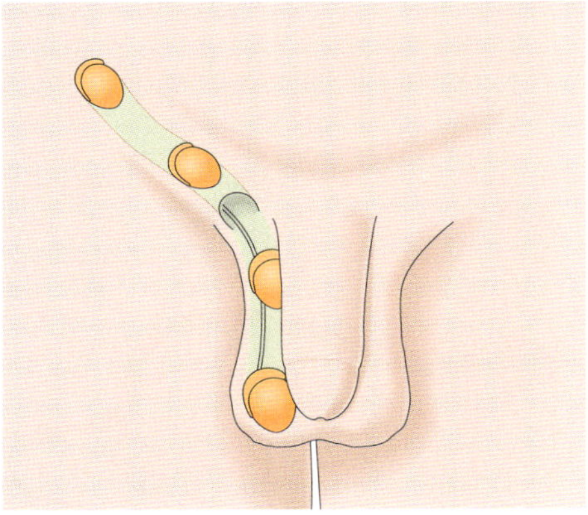

Abb. 20.3 Vorgeburtliche Wanderung des Hodens durch den Leistenkanal in den Hodensack.

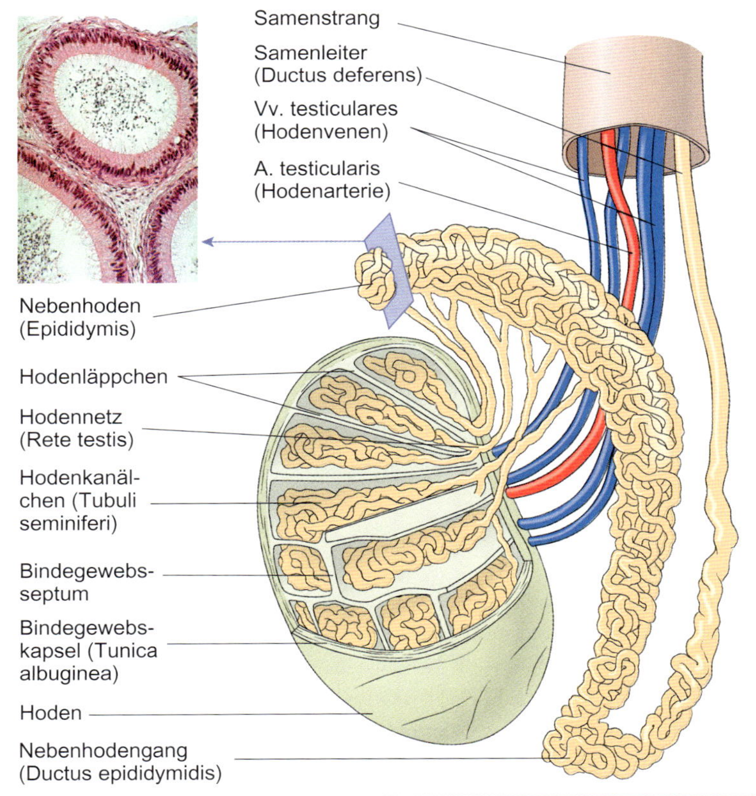

Abb. 20.4 Hoden, Nebenhoden und Anfangsteil des Samenleiters. Der Nebenhodengang ist ein ca. fünf Meter langer, stark gewundener Gang, der den Hauptteil des Nebenhodens bildet. Er ist mit einem aufgewickelten, voll gefüllten Gartenschlauch vergleichbar. Oben rechts ist das distale Ende des Samenstranges nach seinem Austritt aus dem Leistenkanal mit allen Gefäßen dargestellt. Der Ausschnitt oben links zeigt die Histologie der Nebenhodenkanälchen. Im Hohlraum der quer angeschnittenen Kanälchen sind die gespeicherten Spermien zu erkennen. [L190, X141]

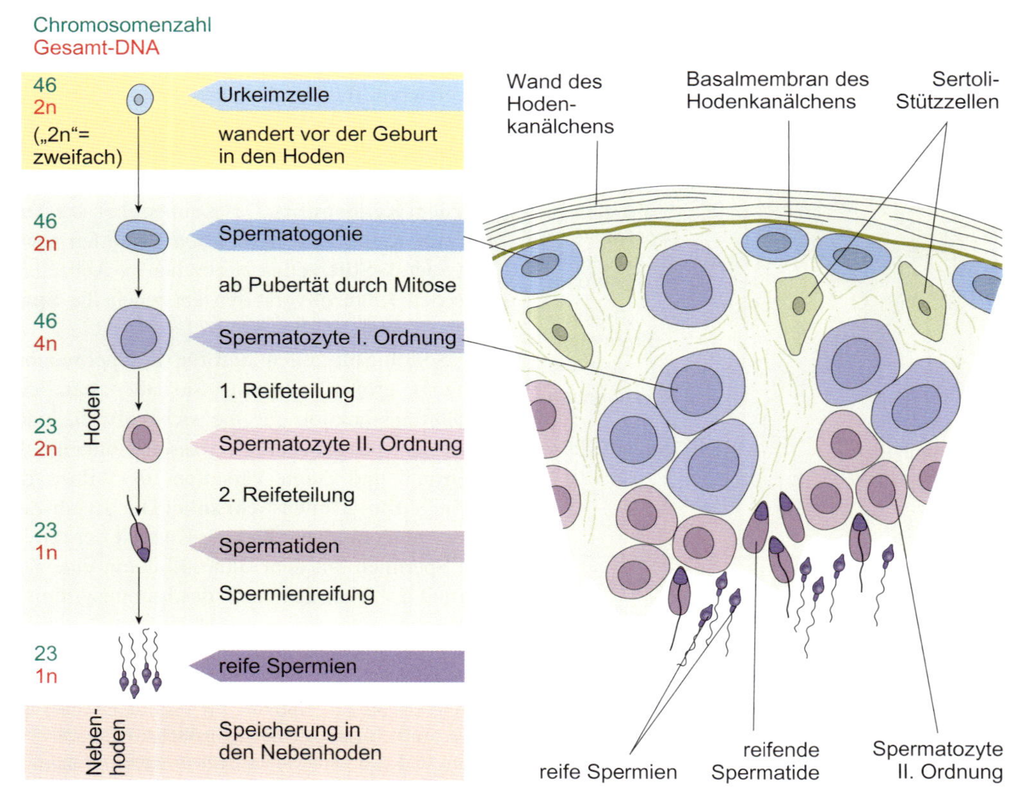

Abb. 20.5 Links Schema der Keimzellbildung beim Mann (Spermatogenese), rechts Darstellung der räumlichen Verhältnisse im Hodenkanälchen.

20.2.3 Männliche Sexualhormone

Mit dem Anbruch der Pubertät führt die pulsatile Sekretion des Releasing-Hormons Gn-RH (➤ 11.2.1) zur Ausschüttung von FSH und LH im Hypophysenvorderlappen. Diese Sekretion hält beim Mann das ganze Leben über an.

- **FSH** regt beim Mann über die Sertoli-Stützzellen die Spermienreifung an
- **LH** stimuliert die Leydig-Zwischenzellen zur Bildung und Ausschüttung von Testosteron.

Testosteron ist das typische Sexualhormon des Mannes und gehört zusammen mit seinen in unterschiedlichen Körpergeweben produzierten Varianten zur Gruppe der **Androgene** (➤ 11.5.4). Eine wichtige Variante ist das **Dihydrotestosteron** *(DHT),* das oft als die eigentliche Wirkform des Testosterons angesehen wird, da es häufig stärker wirkt als das Testosteron selbst. Chemisch gehören die Androgene wie die weiblichen Sexualhormone zu den Steroidhormonen (➤ 11.1.3).

Androgenwirkungen

Androgene besitzen im männlichen Organismus folgende Wirkungen:

- Geschlechtsdifferenzierung und -entwicklung
- Wachstum von Hoden und Penis in der Pubertät
- Ausbildung der sekundären Geschlechtsmerkmale (Stimmbruch, Bartwuchs, stärkere Körperbehaarung, ➤ Abb. 20.29)
- Auslösung und Stimulierung des Geschlechtstriebs *(Libido)*
- Spermienbildung (im Verbund mit FSH, LH und den Sertoli-Zellen)
- Begünstigung des Eiweißaufbaus und damit des Muskel- und Knochenwachstums (anabole Wirkung)
- Förderung der Blutbildung (dadurch höherer Hämoglobinwert als bei Frauen, ➤ 12.2.2)
- Förderung von Muskelkraft, Tatendrang, Vitalität
- Bei erblicher Belastung bewirken Androgene Glatzenbildung (➤ 7.5.7).

20.2.4 Spermatogenese

Die Entwicklung reifer, befruchtungsfähiger Spermien aus unreifen Vorstufen heißt **Spermatogenese** *(Spermien-, Samenzellbildung).* Sie dauert ca. 70–80 Tage und läuft in mehreren Schritten ab, wobei die Anfangsschritte peripher an der Hodenkanälchenwand ablaufen, die Endschritte nahe dem Kanälchenlumen (➤ Abb. 20.5).

Phasen der Spermatogenese

Die Spermatogenese gliedert sich in mehrere Phasen:

- Die Spermatogonien, die aus den Urkeimzellen hervorgegangen sind, teilen sich ab der Pubertät durch „normale“ Mitosen (➤ 2.12.1) zu mehreren Millionen **Spermatozyten I. Ordnung** *(primäre Spermatozyten).* Durch Replikation ihrer DNA enthalten diese 46 Chromosomen mit insgesamt vier Chromatiden (Gesamt-DNA = 4n)
- Die Spermatozyten I. Ordnung treten in die *1. Reifeteilung* (➤ 2.12.2) ein, aus der die **Spermatozyten II. Ordnung** *(sekundäre Spermatozyten)* mit jeweils 23 noch aus zwei Chromatiden bestehenden Chromosomen hervorgehen (also *haploide* Zellen mit einer Gesamt-DNA von 2n)
- Bei der anschließenden *2. Reifeteilung* werden die beiden Chromatiden aufgeteilt, sodass die entstandenen **Spermatiden** ebenfalls 23 Chromosomen, jedoch nur noch in „einfacher Ausfertigung“, enthalten (Gesamt-DNA = 1n). Durch die Reifeteilungen wird sichergestellt, dass nach der Vereinigung der Samenzelle mit der Eizelle wieder der „normale“ diploide Chromosomensatz vorliegt. Ab diesem Schritt ist der Chromosomensatz der Spermatiden nicht mehr identisch; sie haben als Geschlechtschromosom ein X- oder ein Y-Chromosom
- Während der nun folgenden *Differenzierungsphase* **(Spermiogenese)** kommt es zum Gestaltwandel und zur Reifung der Spermatiden bis zu den befruchtungsfähigen beweglichen **Spermien.**

Spermium

Das 60 µm lange **Spermium** hat folgende Abschnitte (➤ Abb. 20.6, ➤ Abb. 20.7):

- *Kopf.* Dieser enthält den Chromosomensatz sowie als äußere Kappe das **Akrosom.** Dies ist ein Abkömmling der Lysosomen (➤ 2.5.5) und spielt eine bedeutende Rolle beim Eindringen des Spermiums in die Eizelle
- *Hals.* Er verbindet Kopf- und Mittelstück
- *Mittelstück.* Es enthält zahlreiche Mitochondrien in spiraliger Anordnung zur Energieversorgung für die Bewegung
- *Hauptstück*
- *Endstück.*

Hals-, Mittel-, Haupt- und Endstück bilden den *Schwanz* des Spermiums.

Die (fast fertigen) Spermien wandern über das Rete testis in den Nebenhoden.

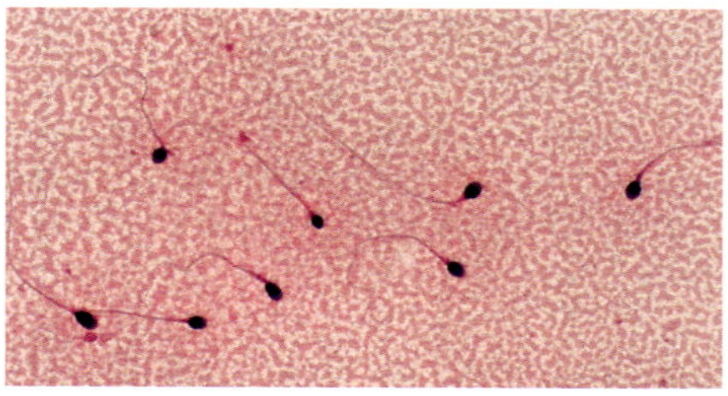

Abb. 20.6 Spermien. Lichtmikroskopisches Bild eines Ausstrichpräparats. [M375]

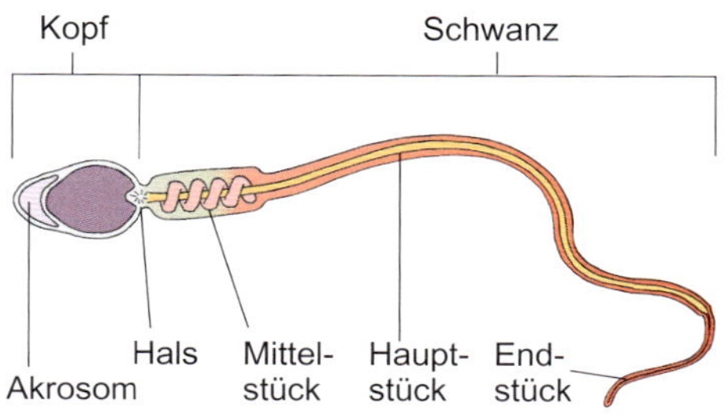

Abb. 20.7 Schemazeichnung eines Spermiums.

20.2.5 Sperma

Das **Sperma** *(Samenflüssigkeit, Ejakulat)* des geschlechtsreifen Mannes setzt sich aus Spermien sowie den Sekreten aus Nebenhoden, Samenblasen, Prostata und Cowper-Drüsen zusammen. Dabei werden die verschiedenen Sekrete als **Seminalplasma** zusammengefasst. Das Sperma ist schwach alkalisch (pH ca. 7,3) und neutralisiert damit beim Geschlechtsverkehr den sauren pH der Scheide für wenige Minuten zum Schutz der Spermien beim Aufenthalt in der Scheide, bevor sie in die Gebärmutter eindringen. Ferner enthält die Samenflüssigkeit Enzyme, welche die noch im Nebenhoden nahezu unbeweglichen Spermien aktivieren und beweglich machen, sowie reichlich Fruktose als Energiequelle für die Spermienbewegung.

Sperma wird durch vom vegetativen Nervensystem ausgelöste *Samenergüsse* **(Ejakulationen)** abgegeben (➤ 20.5.4). Das Ejakulat von 2–6 ml besteht zu 90 % aus Seminalplasma und zu 10 % aus Spermien. Die WHO definiert als Normalwerte *(Normozoospermie)* eine Spermienkonzentration ≥ 15 Millionen/ml, eine Spermienzahl im Ejakulat ≥ 39 Millionen und ≥ 4 % normal geformte Spermien.

20.2.6 Ableitende Samenwege

Die ableitenden Samenwege bestehen aus Nebenhoden und Samenleitern, die zusammen ein relativ langes Gangsystem bilden (➤ Abb. 20.2, ➤ Abb. 20.4).

Nebenhoden

Der **Nebenhoden** *(Epididymis)* ist ein Gangsystem, welches zunächst aus dem **Hodennetz** (*Rete testis* ➤ Abb. 20.4) etwa ein Dutzend stark gewundener Ausführungsgänge aufnimmt, die den Kopf des Nebenhodens bilden und sich dann zum **Nebenhodengang** *(Ductus epididymidis)* vereinigen. In ihm reifen die Spermien vollständig aus, werden selektiert, gespeichert und mit einem Sekret angereichert, das ihre vorzeitige Bewegung hemmt. Bei Nicht-Ejakulation werden die Spermien nach ca. 2–3 Wochen wieder abgebaut.

Samenleiter

Der Nebenhodengang geht ohne scharfe Grenze in den **Samenleiter** *(Ductus deferens, Vas deferens)* über. Dieser ist etwa 50 cm lang und zieht gemeinsam mit Gefäßen und Nerven im Samenstrang durch den Leistenkanal in den Bauchraum. An der Wand des kleinen Beckens entlangziehend erreicht er in einem Bogen die untere seitliche Wand der Harnblase und setzt sich – etwas verengt – in den **Ductus ejaculatorius** *(Spritzkanal)* fort. Dieser durchläuft die *Prostata* (➤ 20.2.7) und mündet schließlich in die *Harnröhre* (Urethra). Da nun Harn- und Samenweg gemeinsam verlaufen, spricht man auch von der *Harnsamenröhre* des Mannes.

Die Wand des Samenleiters enthält eine starke Schicht aus glatter Muskulatur, die das Sperma während der Ejakulation durch Kontraktionen in die Harnröhre schleudert.

20.2.7 Geschlechtsdrüsen

Neben den am Harnblasengrund gelegenen **Samenbläschen** *(Vesiculae seminales)*, die ein alkalisches, fruktosereiches Sekret in die Ductus ejaculatorii abgeben, sowie den **Cowper-Drüsen** *(Glandulae bulbourethrales)* im Beckenbodenbereich gehört die *Prostata* zu den Geschlechtsdrüsen des Mannes.

Die etwa kastaniengroße **Prostata** *(Vorsteherdrüse)* liegt zwischen der Unterfläche der Harnblase und der Beckenbodenmuskulatur und umschließt die Harnsamenröhre. Sie besteht aus etwa 40 einzelnen Drüsen, die ein trübes, dünnflüssiges Sekret produzieren, das für den charakteristischen Spermageruch verantwortlich ist und zahlreiche Enzyme enthält. Dieses Sekret stellt die Hauptmenge des Spermas dar.

Gutartige Prostatahyperplasie

Bei ca. 20 % der Männer kommt es – wahrscheinlich durch ein Ungleichgewicht zwischen Androgenen und Östrogenen im Alter – ab etwa dem 50. Lebensjahr zu einem **benignen Prostatasyndrom** *(BPS)* durch **gutartige Prostatahyperplasie** *(BHP)*. Mit steigendem Alter nimmt die Häufigkeit stark zu. In Drüsenschläuchen, Muskulatur und Bindegewebe der Prostata kommt es besonders nahe der Harnröhre zu einer Zellvermehrung (➤ 3.3) und damit zu einer Harnröhreneinengung. Das führt zu Beschwerden wie einem deutlich abgeschwächten Harnstrahl und häufigem, besonders nächtlichem Wasserlassen. Auch reicht die Kontraktionskraft der Blasenwand auf Dauer meist nicht, um die Harnblase vollständig zu entleeren. Es sammelt sich *Restharn* an, der das Wachstum von Bakterien und damit Harnwegsinfekte (➤ 19.5.6) begünstigt. Ohne Therapie kann der Harnblasenausgang komplett verschlossen werden.

Diagnostisch spielen die digitale rektale Untersuchung (*digitale rektale Untersuchung, DRU* ➤ Abb. 20.8) und der Ultraschall (zur Beurteilung des Prostatavolumens und des Restharns) eine wichtige Rolle.

In frühen Stadien helfen meist Pflanzenextrakte (Phytotherapeutika, etwa Kürbiskernpräparate) oder Medikamente, die den muskulären Widerstand am Blasenausgang, in der Harnröhre und der Prostata herabsetzen (α-Blocker) oder die Umwandlung von Testosteron in das für die Hyperplasie verantwortliche Dehydrotestosteron verhindern (5α-Reduktase-Hemmer). In fortgeschrittenen Stadien ist der Goldstandard der operativen Therapie die transurethrale Ausschälung der Prostata *(Transurethrale Resektion der Prostata, TURP)*, auch weil die so mögliche feingewebliche Untersuchung des Gewebes das Aufspüren eines Prostatakarzinoms gestattet.

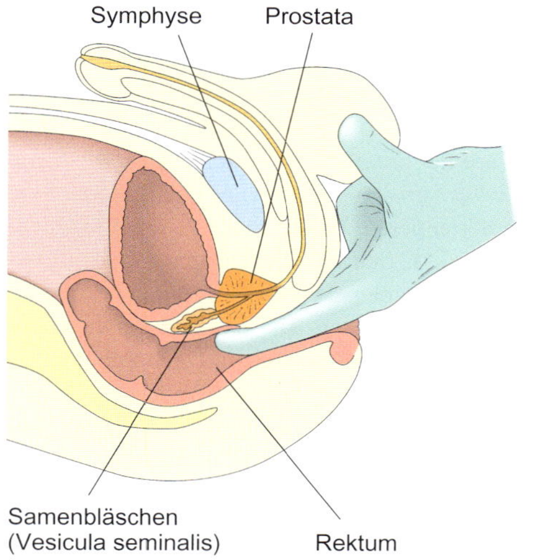

Abb. 20.8 Rektale Untersuchung zur Abschätzung von Größe, Form und Konsistenz der Prostata.

> **Vorbeugung** (G)
> Auch die Ernährung hat Einfluss auf die Prostatahyperplasie; insbesondere scheinen sich die asiatische Kost und die Mittelmeerkost mit ihren hohen Anteilen an ungesättigten Fettsäuren, Ballaststoffen, Fisch und Obst günstig auszuwirken. In Japan und China z. B. liegt die Häufigkeit der Hyperplasie beim älteren Mann nur bei 10 %. Viel Bewegung, reichliches Trinken von Wasser, Verzicht auf Rauchen und Alkohol sowie Vermeiden von Übergewicht wirken ebenfalls günstig.

Prostatakarzinom

Pro Jahr erhalten ca. 60.000 Männer die Diagnose eines **Prostatakarzinoms,** das mit fast ein Viertel aller Krebsneuerkrankungen der am häufigsten diagnostizierte bösartige Tumor bei Männern ist. Bei Autopsien über 70-Jähriger findet man bei mehr als der Hälfte Prostatakarzinome ohne vorherige klinische Symptome. Drei Viertel aller Tumoren werden in einem frühen Stadium diagnostiziert; die 10-Jahres-Überlebensrate liegt bei 90 %.

Da das Prostatakarzinom zu 75 % in den hinteren Drüsenanteilen fern der Harnblase entsteht, bereitet es lange keine Beschwerden. Erst spät klagt der Patient über Symptome ähnlich denen der Prostatahyperplasie. Oft kann das Prostatakarzinom bei der rektalen Untersuchung (➤ Abb. 20.8) als unregelmäßiger, schwer verschiebbarer, harter Knoten getastet werden. Ein früher Hinweis kann eine Erhöhung des prostataspezifischen Antigens, **PSA**, im Blut sein (Grenze für das Gesamt-PSA 4 ng/ml). Erhöhte Werte können aber auch andere Ursachen haben, etwa Entzündungen oder die gutartige Prostatahyperplasie.

Da viele Prostatakarzinome nur langsam wachsen und bei höherem Alter die Lebenserwartung nicht einschränken, ist die Therapieentscheidung teilweise schwierig. Mehr und mehr setzt sich bei Betroffenen mit einer voraussichtlichen Lebenserwartung unter zehn Jahren *Watchful Waiting (Beobachtendes Abwarten)* mit evtl. späterer symptomorientierter Therapie durch, was viel zur Lebensqualität beiträgt. Bei längerer Lebenserwartung und kleinem Tumor wird zu einer (kurativen) Behandlung geraten. Die radikale Entfernung der Prostata **(Prostatektomie)** und eine Strahlentherapie gelten dabei als gleichwertig. Bei fortgeschrittenem Tumor oder geringerer Lebenserwartung kommen Operation, Strahlentherapie und/oder Hormonbehandlung (etwa mit dem *Antiandrogen* Androcur®) in Betracht. Letztere kann das Wachstum der häufig hormonabhängigen Karzinome bremsen, die Erkrankung aber nicht heilen.

20.2.8 Äußere männliche Geschlechtsorgane und Harnsamenröhre

Am *männlichen Glied* **(Penis)** unterscheidet man **Penisschaft** und **Eichel** *(Glans penis)*. Der Penis ist von einer dehnbaren Haut überzogen, die in Form einer Duplikatur (**Vorhaut** oder *Praeputium*) die Eichel bedeckt. Der Penisschaft enthält zwei Arten von **Schwellkörpern,** die jeweils von einer derben Bindegewebskapsel *(Tunica albuginea)* umschlossen sind (➤ Abb. 20.9):

- Den paarigen **Penisschwellkörper** *(Corpus cavernosum penis)*. Er ermöglicht die **Erektion** *(Penisaufrichtung)*, indem sich schwammartige Hohlräume, *Kavernen* genannt, durch parasympathisch gesteuerte Dilatation der Arteriolen prall mit Blut füllen und gleichzeitig der venöse Rückstrom gedrosselt wird. Eine wichtige Rolle spielt hier NO (Stickoxid) des Gefäßendothels (➤ 15.1.4), das zur Aktivierung einer Guanylatzyklase und damit zur Konzentrationserhöhung von zyklischem Guanosinmonophosphat (cGMP) führt. cGMP entspannt die glatte Muskulatur der Gefäße und steigert die Blutzufuhr
- Den an der Unterseite befestigten **Harnröhrenschwellkörper** *(Corpus spongiosum penis)*, der mit der Eichel endet. Im Harnröhrenschwellkörper verläuft die ca. 20 cm lange **Harnsamenröhre** *(Harnröhre, Urethra)*.

Hygiene (P)

Unter der Vorhaut sammeln sich häufig Sekret und zelluläre Abschilferungen **(Smegma)** an, die einen Nährboden für Bakterien darstellen. Bei der Intimpflege wird deshalb die Vorhaut zurückgeschoben, das Sekret entfernt und der Bereich gut abgetrocknet. Danach wird die Vorhaut wieder vorgezogen, um eine Schnürringbildung hinter der Eichel durch die Vorhaut zu vermeiden.

Erektionsstörungen (M)

Viele körperliche oder seelische Ursachen können zu **Erektionsstörungen** *(erektile Dysfunktion)* führen, die einem glücklichen Paarerleben im Wege stehen können. Eine Symptombehandlung ist heute medikamentös mit **PDE-5-Hemmern** *(Phosphodiesterase-5-Hemmern*, z. B. Viagra®) möglich. Ursprünglich gegen Angina pectoris (➤ 14.7.2) entwickelt, hemmen sie den Abbau des zyklischen GMP (cGMP), erweitern dadurch die Gefäße und steigern so die Blutzufuhr in den Penis bei sexueller Stimulierung. Voraussetzung ist allerdings das Vorhandensein sexueller Begierde – Zärtlichkeit oder Libido können PDE-5-Hemmer nicht auslösen.

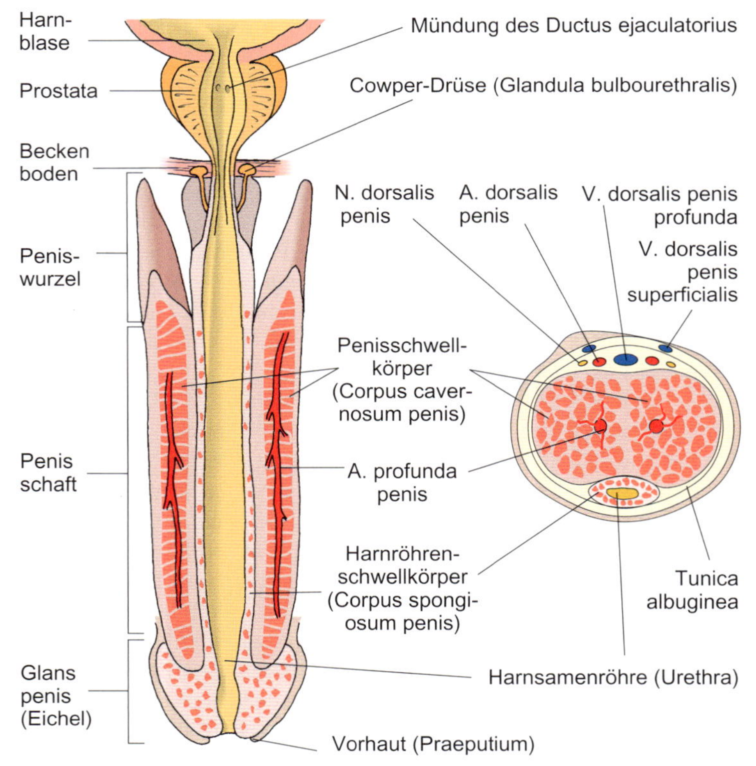

Abb. 20.9 Der Penis im Längs- und Querschnitt. Die Schwellkörper sind von schwammartigen Hohlräumen durchsetzt, die sich bei sexueller Erregung mit Blut füllen. Dadurch wird die nur begrenzt dehnungsfähige Bindegewebskapsel (Tunica albuginea) gespannt und die durchtretenden Penisvenen werden gedrosselt. Dies bewirkt Anschwellung und Aufrichtung des Penis (Erektion). Da die Bindegewebskapsel des Harnröhrenschwellkörpers viele elastische Fasern besitzt und wesentlich zarter ist als die des Penisschwellkörpers, versteift er bei der Erektion nicht so stark, und die Harnsamenröhre bleibt durchgängig.

Hypospadie

Zu den häufigsten angeborenen Fehlbildungen der männlichen Geschlechtsorgane zählt die **Hypospadie** *(Hypospadia penis)*, bei der die Harnröhre nicht auf der Spitze der Eichel (➤ Abb. 20.9), sondern zwischen der Unterseite der Eichel und den Hoden mündet. Je weiter hinten die Harnröhre austritt, umso wichtiger ist die operative Korrektur im Kleinkindalter, um eine normale Miktion zu ermöglichen und eine Peniskrümmung bzw. im Erwachsenenalter Erektionsstörungen zu vermeiden.

Beschneidung

Als **(männliche) Beschneidung** oder *Zirkumzision* bezeichnet man die teilweise oder vollständige Entfernung der Vorhaut. Zu den medizinischen Indikationen für die Beschneidung zählt vor allem eine **Vorhautverengung** *(Phimose)*, die zu Entzündungen und Harnentleerungsstörungen sowie zu Schmerzen bei der Erektion führen kann.
Nicht damit zu verwechseln ist die *physiologische Phimose* beim Säugling und Kleinkind durch Vorhautverklebung. Sie löst sich ganz überwiegend von selbst und muss nur bei Problemen wie Harnentleerungsstörung durch Auftragen von Kortisoncreme oder Beschneidung behandelt werden.

Früher war angenommen worden, dass die durch den Wegfall der Vorhaut verbesserte Hygiene das Risiko für ein Peniskarzinom oder urogenitale Infektionen reduzieren würde. Diese Erwartung hat sich nicht erfüllt, sodass routinemäßige Beschneidungen in Europa stark abgenommen haben. In anderen Teilen der Welt ist die Beschneidung männlicher Säuglinge oder Knaben in der Pubertät hingegen aus religiösen oder kulturellen Gründen weit verbreitet. Schätzungsweise 15–25 % der männlichen Bevölkerung sind beschnitten.

20.3 Geschlechtsorgane der Frau

20.3.1 Übersicht

Alle **inneren Geschlechtsorgane der Frau** liegen geschützt im kleinen Becken (➤ Abb. 20.10, ➤ Abb. 20.11):

- **Eierstöcke** *(Ovarien)*
- **Eileiter** *(Tuben)*
- **Gebärmutter** *(Uterus)*
- **Scheide** *(Vagina)*.

Eierstöcke und Eileiter mit dem umgebenden Bindegewebe heißen auch **Adnexe** („Anhängsel").
Zu den **äußeren Geschlechtsorganen** *(äußeres Genitale)* zählen:

- Große und kleine **Schamlippen** *(Labien, Vulva-, Venuslippen)*
- **Kitzler** *(Klitoris)*
- **Scheidenvorhof** *(Vestibulum vaginae)* mit seinen Drüsen.

20.3.2 Eierstöcke und Oogenese

Die **Eierstöcke** *(Ovarien)* der Frau sind paarig angelegt und etwa pflaumengroß. Sie sind durch elastische Bänder am seitlichen Rand des kleinen Beckens aufgehängt.

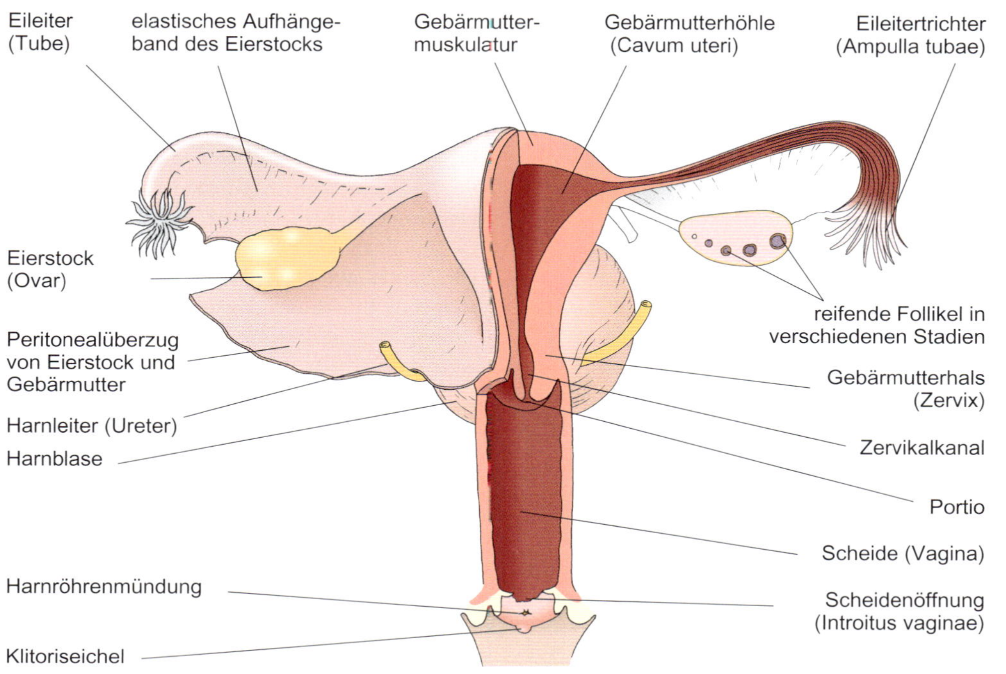

Abb. 20.10 Die weiblichen Geschlechtsorgane, Ansicht von hinten (teilweise aufgeschnitten).

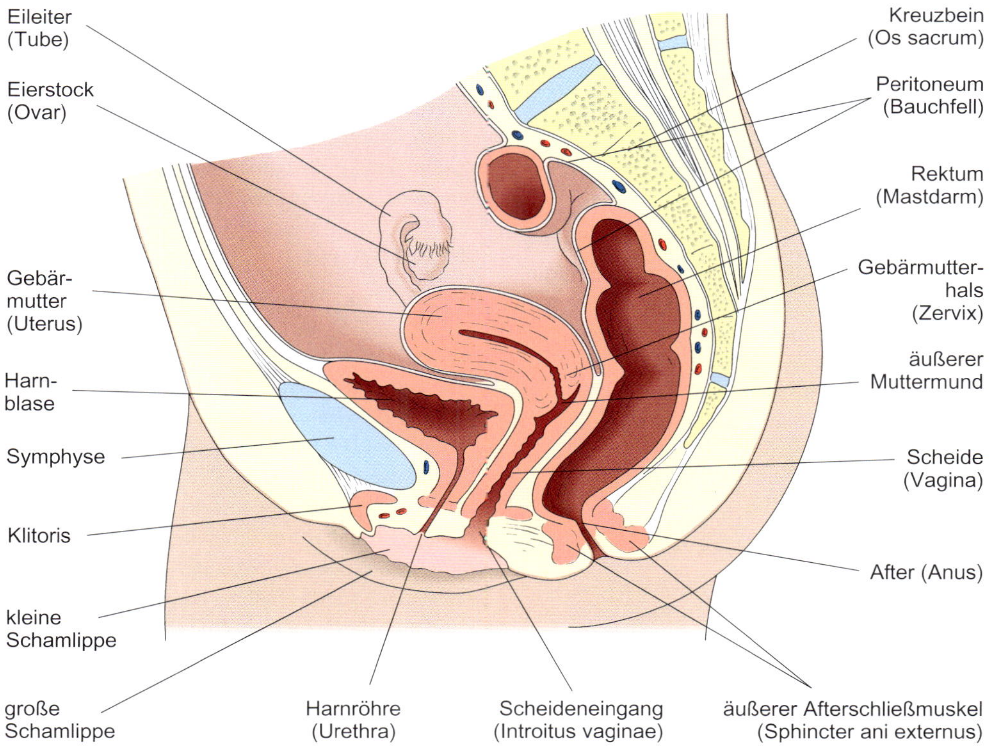

Abb. 20.11 Die weiblichen Geschlechtsorgane (Sagittalschnitt).

Aufgabe der Eierstöcke ist neben der Bildung der weiblichen Sexualhormone **Östrogene** und **Progesteron** die allmonatliche Bereitstellung einer oder mehrerer befruchtungsfähiger Eizellen.

Die *Eizellbildung* **(Oogenese)** ist außerordentlich kompliziert (➤ Abb. 20.12, ➤ Abb. 2.31):

- Schon vor der Geburt teilen sich die aus den Urkeimzellen entstandenen **Oogonien** eines weiblichen Fetus durch Mitosen. Der Hauptteil dieser Millionen von Oogonien geht noch vor der Geburt zugrunde
- Ein Teil der Oogonien aber vergrößert sich, tritt in die Prophase der *1. Reifeteilung* ein (➤ 2.12.2) und wird nun als **Oozyte I. Ordnung** *(primäre Oozyte)* bezeichnet. Mindestens bis zur Pubertät und höchstens bis zur Menopause verharren die Oozyten I. Ordnung in der Rinde der Eierstöcke, ohne die begonnene erste Reifeteilung zu beenden. Die Oozyten I. Ordnung sind während dieser Zeit von **Follikelepithel** umgeben und werden als **Primärfollikel** *(Eibläschen)* bezeichnet (➤ Abb. 20.13, ➤ Abb. 20.14). Bei der Geburt enthält jeder Eierstock etwa 400.000 Primärfollikel
- Hormonell bedingt differenzieren sich mit Beginn der Pubertät einige Primärfollikel jeden Monat zu **Sekundärfollikeln** (➤ Abb. 20.13, ➤ Abb. 20.14). Kennzeichnend für diese sind ein *mehrschichtiges* Follikelepithel, eine aus Glykoproteinen bestehende **Zona pellucida** zwischen Oozyte und Follikelepithel sowie die aus dem Bindegewebe des Eierstocks hervorgegangene hormonproduzierende **Theca folliculi.** Wächst das Follikelepithel weiter, bilden sich flüssigkeitsgefüllte Lücken innerhalb des Epithels, die zu einer Höhle zusammenfließen, an deren Rand die Oozyte I. Ordnung mit einer flachen Lage Follikelepithel liegt. Dieser **Tertiärfollikel** ist bis zu 1 cm groß
- Der Tertiärfollikel geht zugrunde oder wächst als *dominanter Follikel* weiter und wandelt sich zum sprungreifen **Graaf-Follikel** um (➤ Abb. 20.13). Kurz vor dem Eisprung vollendet die Oozyte I. Ordnung die erste Reifeteilung und teilt sich in eine **Oozyte II. Ordnung** *(sekundäre Oozyte),* die das gesamte Zytoplasma der Mutterzelle enthält, und ein kleineres **Polkörperchen,** das abgestoßen wird. Noch im Follikel tritt die Oozyte II. Ordnung in die zweite Reifeteilung ein, die zunächst nicht vollendet wird
- In der Mitte eines Monatszyklus „springt" jeweils eine Oozyte aus ihrem Graaf-Follikel (**Ovulation** oder *Eisprung*). Die Ovulation wird dabei durch einen kurzfristigen Konzentrationsanstieg des Hypophysenvorderlappenhormons LH (➤ Abb. 20.21) ausgelöst
- Nach der Ovulation wird die Oozyte vom Eileiter aufgenommen, wo sie, für wenige Stunden befruchtungsfähig, mit Hilfe der Eileiterzilien und -kontraktionen durch den Eileiter transportiert wird
- Erst unmittelbar nach einer Befruchtung wird die zweite Reifeteilung (➤ 2.12.2) abgeschlossen, aus der die *reife Eizelle* **(Ovum)** und ein weiteres Polkörperchen hervorgehen
- Der „entleerte" Graaf-Follikel bildet sich zum progesteronproduzierenden **Gelbkörper** *(Corpus luteum)* um.

Die Eizellbildung ist nicht nur kompliziert, sondern auch störanfällig, weil sie wegen der langen Ruhephase der Oozyten I. Ordnung über 50 Jahre dauern kann (die Spermatogenese benötigt nur ca. 70–80 Tage). Fehler bei den Reifeteilungen sind bei der Frau sehr viel häufiger als beim Mann. Eine Konsequenz ist z. B. die starke Zunahme von Fruchtanlagen mit strukturellen oder zahlen-

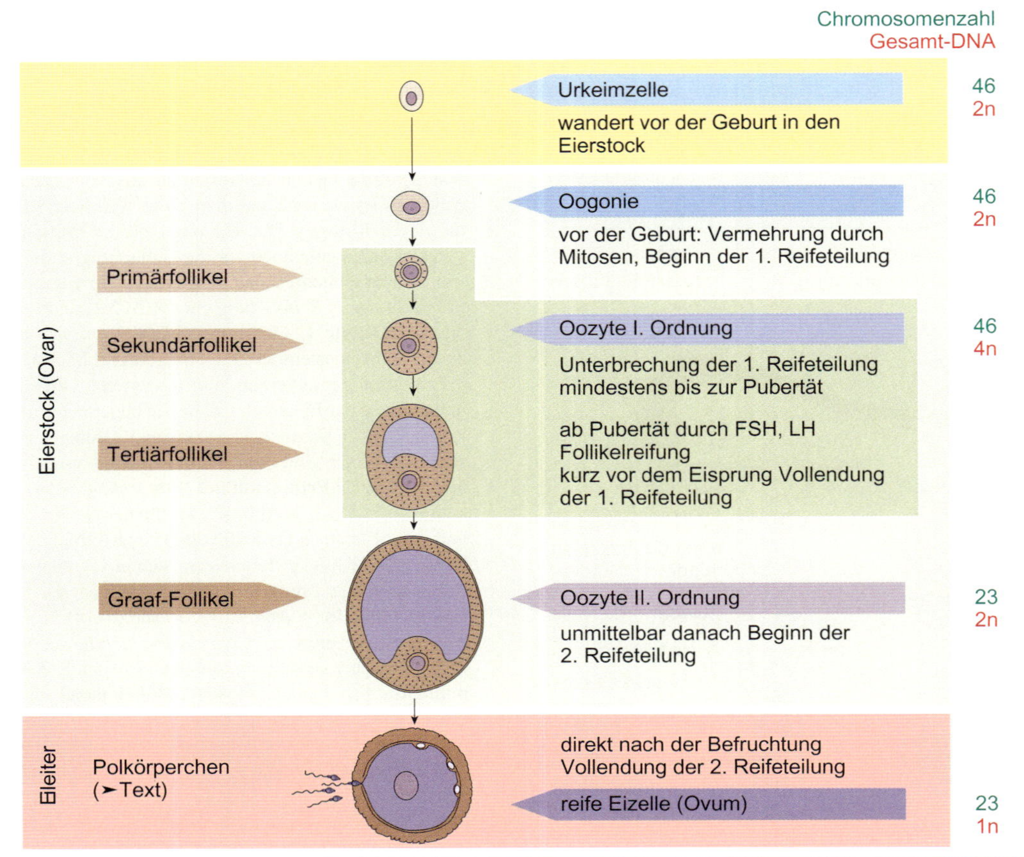

Abb. 20.12 Schema der Keimzellbildung bei der Frau.

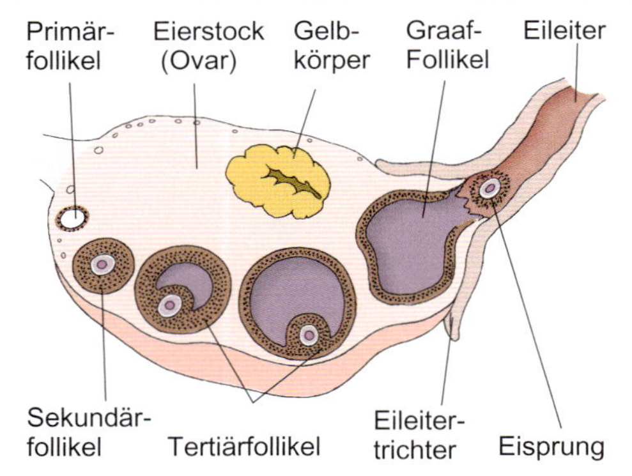

Abb. 20.13 Ovulation und Gelbkörperbildung. Der Graaf-Follikel „springt": Eizelle und Follikelflüssigkeit werden vom Eileitertrichter für den Weitertransport im Eileiter aufgefangen. Der „entleerte" Graaf-Follikel wandelt sich zum Gelbkörper (Corpus luteum) um und produziert das Gelbkörperhormon Progesteron.

mäßigen Chromosomenstörungen (➤Tab. 21.1) mit steigendem mütterlichem Alter.

20.3.3 Eileiter

Die **Eileiter** (*Tubae uterinae,* kurz *Tuben,* gelegentlich auch *Salpinx,* ➤Abb. 20.10, ➤Abb. 20.11) sind paarig angelegt und 10–17 cm lang. Sie reichen beidseits von den oberen Ecken der Gebärmutter bis in unmittelbare Nähe der Eierstöcke.

Der eierstocknahe Anteil ist zur Bauchhöhle hin offen, trichterförmig erweitert (daher **Eileitertrichter**) und nimmt das Ei nach dem Eisprung auf. Die Wand der Eileiter besteht aus einer stark gefältelten Schleimhaut- und einer dünnen Muskelschicht, die das Ei aktiv durch peristaltische Bewegungen und mit Hilfe von Zilien *(Flimmerhaare)* in Richtung Gebärmutter transportiert.

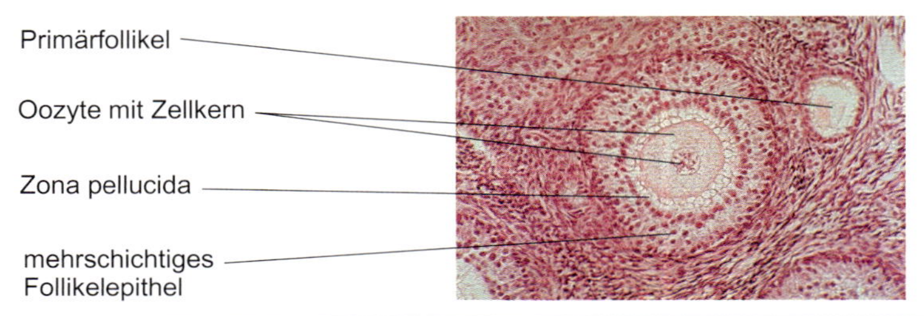

Abb. 20.14 Schnitt durch einen Eierstock. Links Sekundärfollikel, umgeben von einem mehrschichtigen Follikelepithel. Zwischen Eizelle und Follikelepithel hat sich die durchsichtige Zona pellucida gebildet. Rechts Primärfollikel. [X141]

Eierstock- und Eileiterentzündung

Frauen im gebärfähigen Alter erkranken relativ häufig an einer (bakteriellen) **Eierstock- und Eileiterentzündung,** der *Adnexitis*, bzw. *Salpingitis*, wenn nur der Eileiter betroffen ist. Das Risiko ist abhängig von sexueller Aktivität und persönlicher Hygiene, Risikofaktoren sind aber auch Menstruation, Geburt und z. B. Einlegen der Spirale. Da sich die Entzündung häufig erst spät durch Unterleibsschmerzen und Fieber zeigt, wird sie oft nicht konsequent behandelt.

In bis zu einem Drittel der Fälle bleiben Störungen der Eileiterbeweglichkeit und **Eileiterverklebungen** *(Tubenadhäsionen),* die zu einer *Extrauteringravidität* (Embryonalanlage außerhalb der Gebärmutter ➤21.1) und zur Unfruchtbarkeit (➤20.5.7) führen können.

Da Eileiterentzündungen überwiegend durch aufsteigende Infektionen entstehen, wirken ein physiologisches Scheidenmilieu und Kondombenutzung des Partners vorbeugend.

Ovarialkarzinom

Die bösartigen Tumoren des Eierstockepithels heißen **Ovarialkarzinome.** Es gibt eine familiäre Häufung; wie beim Brustkrebs spielen Mutationen von Tumorsuppressorgenen eine entscheidende Rolle (➤3.7.3). Die Antibabypille wird als Ursache für den weltweit zu beobachtenden Erkrankungsrückgang angesehen.

Charakteristische Frühsymptome fehlen, Vorsorgeuntersuchungen zur Früherkennung sind unergiebig, Tumormarker (am wichtigsten Cancer Antigen CA-125) relativ unspezifisch. Entsprechend ist der Tumor zum Zeitpunkt der Diagnose oft schon weit fortgeschritten oder hat bereits Tochtergeschwülste (Metastasen) gesetzt. Die Therapie des Ovarialkarzinoms besteht meist aus der Kombination von Operation, Chemotherapie und ggf. zielgerichteten Therapien (➤3.7.6). Insgesamt ist die Prognose nicht mehr so schlecht wie in den vergangenen Jahrzehnten.

20.3.4 Uterus

Der **Uterus** *(Gebärmutter)* ist birnenförmig (➤Abb. 20.15): Der obere breitere Anteil, der *Gebärmutterkörper* **(Corpus uteri),** besteht aus kräftiger glatter Muskulatur. Im Inneren befindet sich die *Gebärmutterhöhle* **(Cavum uteri),** deren Wand von *Gebärmutterschleimhaut (Endometrium)* ausgekleidet ist.

Während der Schwangerschaft dient der Uterus als „Fruchthalter" und beteiligt sich am Aufbau des *Mutterkuchens* (*Plazenta* ➤Abb. 21.9), der das Ungeborene ernährt. Die Uterusmuskulatur passt sich durch eine enorme Wachstumsfähigkeit den Erfordernissen an. So beträgt das Gewicht des geschlechtsreifen Uterus ca. 50 g, in der Schwangerschaft zum Zeitpunkt der Geburt jedoch rund 1.000 g.

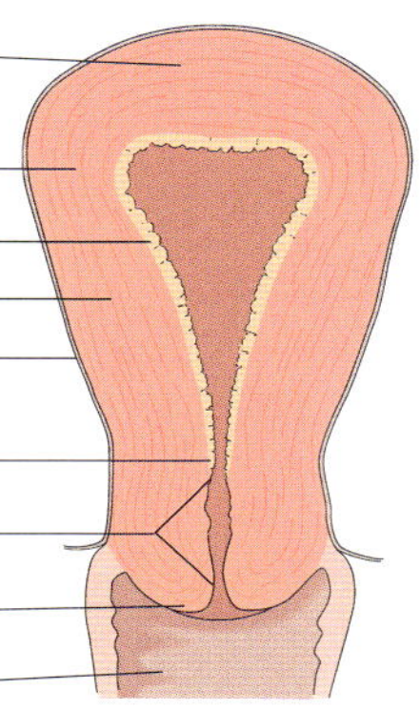

Abb. 20.15 Der Uterus im Längsschnitt.

Der untere, schmalere Anteil des Uterus ist der *Gebärmutterhals (Cervix uteri),* kurz meist **Zervix** genannt, der in die Scheide hineinragende Teil der Zervix heißt im klinischen Sprachgebrauch **Portio.** Der Übergang vom Korpus zur Zervix verengt sich zum **Isthmus uteri** *(Gebärmutterenge).* Die Zervix besteht aus straffem Bindegewebe und glatter Muskulatur, welche den **Zervikalkanal** umgeben. Die Öffnung des Zervikalkanals zur Gebärmutterhöhle wird als **innerer Muttermund** bezeichnet, diejenige zur Portio hin als **äußerer Muttermund.**

Die Drüsen der Zervixschleimhaut bilden einen zähen Schleim, der die Uterushöhle wie ein Pfropf verschließt und vor Keimen aus der Vagina schützt. Nur während der fruchtbaren Tage und bei der Menstruation verdünnt sich der Schleim, und der Kanal öffnet sich um wenige Millimeter.

Wandaufbau des Uterus

Am Wandaufbau des Uterus sind drei Schichten beteiligt (➤ Abb. 20.15):

- Auf der Außenseite das **Peritoneum** (an dieser Stelle *Perimetrium* genannt)
- In der Mitte die erwähnte dicke Schicht aus glatter Muskulatur **(Myometrium)**
- Auf der Innenseite die *Gebärmutterschleimhaut* **(Endometrium),** mit einer myometriumnahen *Lamina basalis* (*Basalschicht,* **Basalis**) und einer oberflächlichen *Lamina functionalis* (*Funktionsschicht,* **Funktionalis**).

Das Endometrium bereitet sich im Monatszyklus auf die Einnistung einer Frucht vor. Kommt es nicht zu einer Befruchtung, so wird die Funktionalis einmal im Monat abgestoßen (Menstruation ➤ 20.3.8).

Endometriose

Schätzungsweise 10 % aller Frauen im gebärfähigen Alter haben eine **Endometriose,** d. h. Gebärmutterschleimhaut (Endometrium) kommt auch außerhalb der Gebärmutterhöhle vor, meist im Bauch- oder Beckenraum. Sie macht wie das Endometrium in der Gebärmutter die Veränderungen im Monatszyklus mit. Während der Menstruation kann es zu Entzündungen, Blutungen und Schmerzen kommen. Endometrioseherde in den Eileitern haben oft Unfruchtbarkeit zur Folge. Ob die Therapie hormonell oder operativ erfolgt, hängt von der Intensität der Schmerzen und vom Kinderwunsch ab.

Uterusmyome

Uterusmyome sind gutartige, von der glatten Muskulatur des Uterus ausgehende (also *mesenchymale* ➤ 3.7.2) Tumoren. Fast 20 % aller Frauen über 30 Jahre haben Myome. Zwei histologische Typen treten auf:

- **Fibromyome** *(Leiomyome)* gehen ausschließlich von glatten Muskelzellen aus
- **Adenomyome** enthalten außerdem eingeschlossene Endometriumanteile.

Uterusmyome führen nur bei einem Teil der Frauen zu Beschwerden, vor allem zu verstärkten und verlängerten Regelblutungen mit wehenartigen Schmerzen und nachfolgender Blutarmut (Anämie). Durch die Verlagerung von Nachbarorganen sind Druckgefühl, Obstipation oder Blasenentleerungsstörungen möglich. Myome können auch Ursache für unerwünschte Kinderlosigkeit sein. Evtl. ist die operative Entfernung der Myome *(Myomenukleation)* oder eine **Gebärmutterentfernung** *(Hysterektomie)* erforderlich. Da Myome östrogenabhängig wachsen, bilden sie sich im Klimakterium (➤ 20.3.8) oft von selbst zurück.

Zervixkarzinom

In Deutschland erkranken pro Jahr 4.000–5.000 Frauen neu an einem **Zervixkarzinom** *(Gebärmutterhalskrebs),* dies sind ca. 2 % aller Krebsneuerkrankungen. 75 % dieser Karzinome sind Plattenepithelkarzinome. Das mittlere Erkrankungsalter liegt bei 55 Jahren. Die Ursache ist überwiegend infektiös: Beim Geschlechtsverkehr werden bestimmte Papilloma-Viren (➤ 20.5.6, ➤ 13.8.2) übertragen. Meistens werden die Viren vernichtet, bei einem geringen Teil der infizierten Frauen führen sie jedoch zur Entartung des Zervixepithels. Meist über Jahre entwickeln sich zunächst eine **Dysplasie** (reversible Zellveränderungen mit Differenzierungsstörung der Zellen), dann ein **Carcinoma in situ** (Karzinom, das die Basalmembran noch nicht durchbrochen hat) und schließlich das **invasive Zervixkarzinom** (➤ Abb. 20.16). Ein zytologischer Abstrich (➤ 20.3.6, ➤ Abb. 20.18) ermöglicht, das Zervixkarzinom in einem frühen Stadium zu entdecken.

Die Therapie besteht je nach Stadium aus einer *Konisation* (Entfernung eines kegelförmigen Gewebestücks aus der Portio), einer *Gebärmutterentfernung* und/oder einer Bestrahlung, evtl. kombiniert mit einer Chemotherapie.

Vorbeugend wird in Deutschland die Impfung aller 9- bis 14-Jährigen gegen die Hochrisikotypen der Papilloma-Viren (➤ 13.8.2) empfohlen.

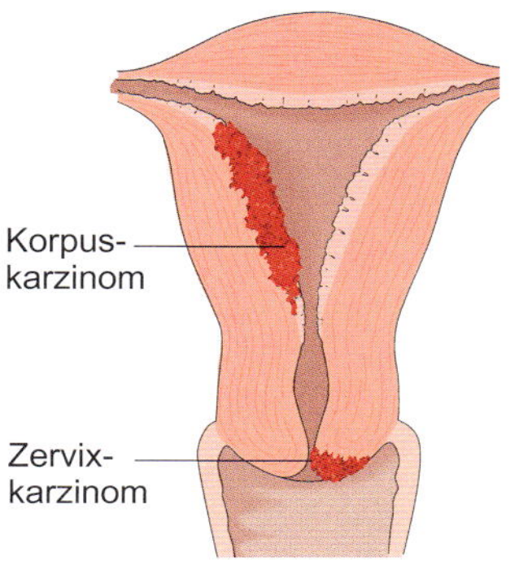

Abb. 20.16 Typische Lokalisationen von Korpus- und Zervixkarzinom.

Korpuskarzinom

Korpuskarzinome sind in der Regel vom Endometrium ausgehende Adenokarzinome und heißen daher auch *Endometriumkarzinome.* Sie sind der häufigste Unterleibskrebs der Frau, jedoch mit relativ guter Prognose. Meist sind ältere Frauen betroffen. Zu den Warnsignalen gehören vaginale Blutungen nach den Wechseljahren *(Postmenopausenblutung),* die *immer* diagnostisch abgeklärt werden müssen. Die Therapie des Endometriumkarzinoms ist primär operativ.

20.3.5 Scheide

Die 8–12 cm lange **Scheide** *(Vagina)* ist ein elastischer, muskulös-bindegewebiger Schlauch, der die Verbindung zwischen Uterus und äußerem Genitale herstellt.

Die *Scheidenwand* ist mit 3 mm Wandstärke relativ dünn und besteht lediglich aus (nicht verhorntem) Plattenepithel und einer darunterliegenden dünnen Schicht aus glatter Muskulatur und Bindegewebe.

Das Sekret der Scheide setzt sich zusammen aus dem Sekret der Zervixdrüsen, aus abgestoßenen vaginalen Epithelzellen und aus durch die Scheidenschleimhaut hindurchgetretener Flüssigkeit (Transsudat). Aus dem Glykogen der abgeschilferten Zellen entsteht mit Hilfe von Milchsäurebakterien *Milchsäure* **(Laktat),** die für das typisch saure Milieu der Vagina (pH $\leq$ 4,5) verantwortlich ist. Das saure Milieu schützt vor Krankheitskeimen.

Bei sexueller Erregung und der Kohabitation (➤ 20.5.4) wird ein Schleim sezerniert, der das Eindringen des Penis und die Bewegungen erleichtert. Vor allem ältere Frauen haben häufig Schmerzen beim Geschlechtsverkehr **(Dyspareunie)** wegen einer zu wenig befeuchteten Vaginalschleimhaut. Östrogensalben oder -zäpfchen und Gleitcremes können hier Abhilfe schaffen.

20.3.6 Äußere weibliche Geschlechtsorgane

Schamlippen

Die behaarten **großen Schamlippen** *(Labia majora pudendi)* begrenzen die **Schamspalte** *(Rima pudendi).* Sie enthalten Talg-, Schweiß- und Duftdrüsen (➤ Abb. 20.17).

Die **kleinen Schamlippen** *(Labia minora pudendi)* werden oft erst beim Spreizen der großen Schamlippen sichtbar. Sie sind haarlose Hautfalten mit zahlreichen Talgdrüsen. Zwischen den kleinen Schamlippen liegt der *Scheidenvorhof,* vor ihnen die *Klitoriseichel.*

Scheidenvorhof

In den von den kleinen Schamlippen begrenzten **Scheidenvorhof** *(Vestibulum vaginae)* mündet vorne die bei der Frau nur etwa 4 cm lange **Harnröhre** *(Urethra)* und etwas weiter hinten der **Scheideneingang** *(Introitus vaginae)*. Durch die sehr kurze Harnröhre der Frau kommt es leicht zu Blasenentzündungen durch aufsteigende Keime (➤ 19.5.6).

Erwähnenswert sind außerdem der **Vorhofschwellkörper,** der dem Harnröhrenschwellkörper des Mannes entspricht, die zahlreichen **kleinen Vorhofdrüsen** sowie die paarigen **großen Vorhofdrüsen** *(Glandulae vestibulares majores, Bartholin-Drüsen)* in den kleinen Schamlippen, die durch ihr Sekret den Scheidenvorhof feucht halten und wegen der nicht seltenen schmerzhaften Entzündungen *(Bartholinitis)* klinische Bedeutung haben.

Klitoris

Oben zwischen den kleinen Schamlippen ragt sichtbar die **Klitoriseichel** hervor (➤ Abb. 20.5). Von ihr aus gehen symmetrisch die beiden **Klitorisschenkel** beidseits bis ca. 10 cm ins Körperinnere hinein. Die gesamte **Klitoris** *(Kitzler)* hat reichlich sensible Nervenendigungen und schwillt bei Stimulation an. Ihre Schwellkörper verlaufen unter den großen Schamlippen sowie beidseits der Vaginalöffnung und richten die Klitoriseichel bis zu einem gewissen Grad auf.

Vulva

In der Klinik werden häufig der **Schamberg** *(Mons pubis, Venushügel),* die **Schambehaarung** *(Pubes),* die **großen** und **kleinen Schamlippen,** die **Klitoris** sowie der **Scheidenvorhof** einschließlich seiner Drüsen und der Harnröhrenöffnung unter dem Begriff **Vulva** zusammengefasst.

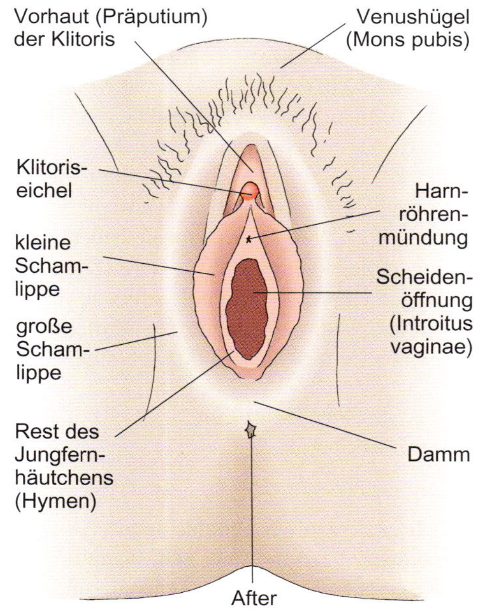

Abb. 20.17 Die Vulva einer erwachsenen Frau.

Nach wie vor ein Problem sind **Genitalverstümmelungen** von Mädchen oder Jugendlichen, die teilweise auch (verharmlosend) als *weibliche Beschneidungen* bezeichnet werden. Hier werden teilweise oder vollständig die Klitoris sowie kleine und große Schamlippen (➤ 20.3.6) entfernt. Schmerzen, Infektionen, Inkontinenz, Geburtskomplikationen, aber auch fehlendes Empfinden beim Geschlechtsverkehr und psychische Traumatisierung sind die Folgen, unter denen ca. 150 Millionen Frauen, die meisten davon in Afrika, zu leiden haben.

Gynäkologische Früherkennungs- und Kontrolluntersuchung

Nach der Anamnese beginnt die Untersuchung in der Regel mit der Inspektion der Vulva, wobei z. B. auf Entzündungen und **Fluor** *(Scheidenausfluss)* geachtet wird. Es folgt die **Spekulumuntersuchung.** Das ist die Betrachtung von Scheide und Portio mit Hilfe spezieller *Spekula* („Spiegel"), die die Scheide entfalten und die Portio sichtbar werden lassen. Dabei kann ein **HPV-Abstrich** (auf die Hochrisiko-Papilloma-Viren, ➤ 13.6.2) und/oder ein **zytologischer Abstrich** aus Portio und Zervix (➤ Abb. 20.18) entnommen werden. Bei Letzterem werden die Zellen nach einem speziellen Verfahren gefärbt (**Papanicolaou-Färbung,** kurz *Pap*) und unter dem Mikroskop entsprechend den Pap-Stadien I–V (I = normal, V = Krebszellen vorhanden) beurteilt. Idealerweise schließt sich eine Lupenbetrachtung der Portio (**Kolposkopie**) an. Weiterer Bestandteil der gynäkologischen Untersuchung ist die **bimanuelle Palpation** des Uterus sowie der Adnexe (➤ Abb. 20.19). Eine Ultraschalluntersuchung von der Scheide oder den Bauchdecken aus ergänzt ggf. die Palpation. Durch sie können strukturelle Auffälligkeiten in den Eierstöcken und im Uterus am frühesten erkannt werden.

20.3.7 Weibliche Sexualhormone

Auch bei Mädchen setzt mit Beginn der Pubertät durch Vermittlung des Releasing-Hormons Gn-RH (➤ 11.2.1) die Sekretion von FSH und LH ein.

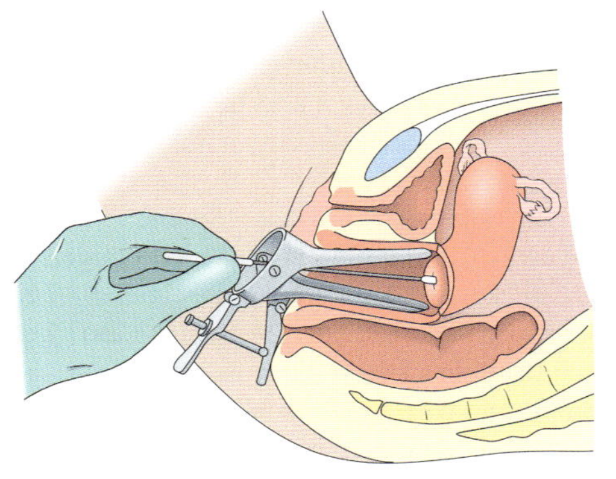

Abb. 20.18 Zytologischer Abstrich aus der Zervix.

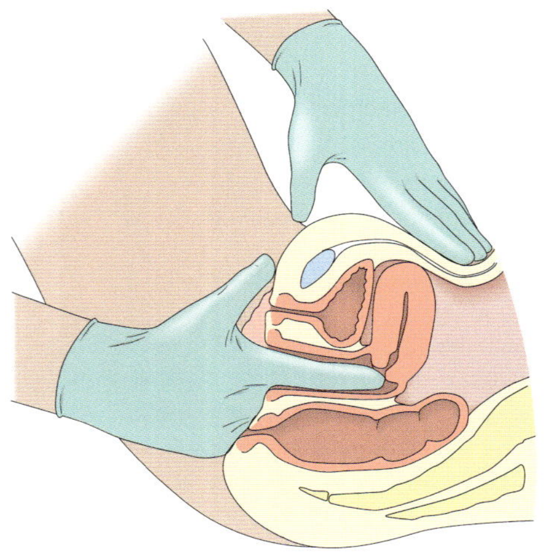

Abb. 20.19 Die bimanuelle Palpation bei der gynäkologischen Untersuchung des Uterus. Der Untersucher führt ein bis zwei Finger der einen Hand in die Scheide ein und schiebt die Gebärmutter nach vorne oben. Mit der äußeren Hand sind Größe, Form, Konsistenz und Beweglichkeit gegen den Widerhalt der inneren Hand zu beurteilen.

- **FSH** *(follikelstimulierendes Hormon)* fördert in der ersten Zyklushälfte die Follikelreifung zum Graaf-Follikel und die Ausschüttung von Östrogenen aus den Eierstöcken
- **LH** *(luteinisierendes Hormon)* bewirkt in der Zyklusmitte zusammen mit dem FSH den Eisprung (➤ Abb. 20.21) und die Umwandlung des Graaf-Follikels in den **Gelbkörper** *(Corpus luteum).* Dieser produziert seinerseits das Gelbkörperhormon Progesteron sowie in geringeren Mengen Östrogene.

Wirkungen von Östrogenen und Progesteron

Die Wirkungen der weiblichen Sexualhormone sind vielfältig (➤ Abb. 20.20).

Östrogene (am wichtigsten **Östron, Östradiol, Östriol**):

- Fördern in der Pubertät die Ausprägung der primären und sekundären Geschlechtsmerkmale (z. B. Brustentwicklung)
- Bewirken im Eierstock Eireifung und Selektion („Auswahl") des Tertiärfollikels
- Bestimmen den Aufbau des Endometriums besonders in der ersten Zyklushälfte
- Sichern in der Schwangerschaft zusammen mit den Östrogenen aus der Plazenta die Anpassung des mütterlichen Organismus sowie Wachstum und Entwicklung des Kindes
- Bereiten die Brust zur Milchbildung und -abgabe vor
- Haben eiweißaufbauende (anabole) Effekte – aber schwächer als bei den männlichen Androgenen
- Fördern Knochenaufbau- und -wachstum
- Begünstigen Wassereinlagerungen in den Geweben
- Bestimmen Muster von Fettansatz sowie Körperbehaarung

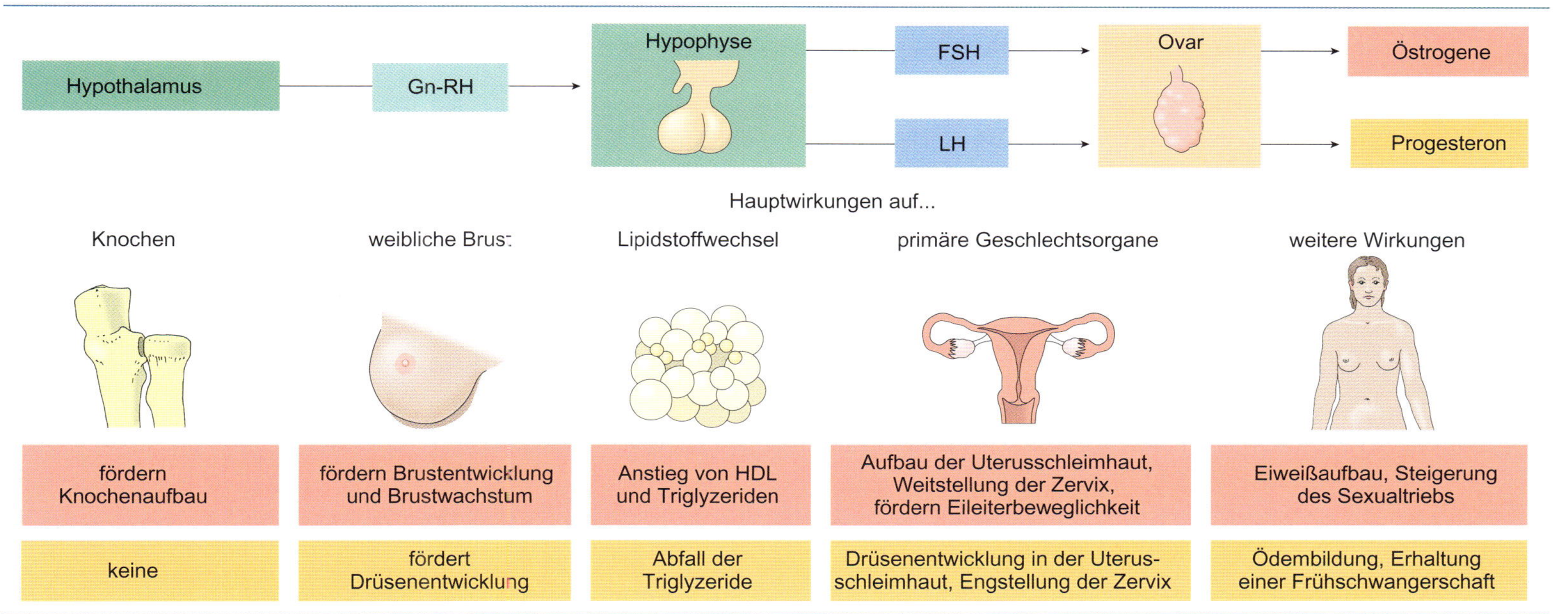

Abb. 20.20 Wirkungen von Östrogenen und Progesteron auf die Körperorgane (Effekte der Östrogene rosa, des Progesterons gelb).

- Wirken auf das ZNS und beeinflussen so die Stimmung und das Verhalten.

Progesteron:

- Bereitet das Endometrium auf die Aufnahme der Frucht in der zweiten Zyklushälfte vor
- Führt zur Erhöhung der Körperkerntemperatur in der zweiten Zyklushälfte
- Lässt den Zervixschleim zäher werden
- Verhindert nach der Befruchtung die Menstruation und unterstützt in der Frühschwangerschaft die Einnistung und das Wachstum des Embryos
- Stellt die Gebärmutter in der Schwangerschaft ruhig („das eigentliche Schwangerschaftshormon")
- Bereitet die Milchbildung in den Brüsten vor.

Prolaktin und Oxytocin ➤ 21.8, ➤ 21.9.2, ➤ Abb. 21.34

20.3.8 Menstruationszyklus

In den rund 35–40 Jahren zwischen dem Beginn der monatlichen Blutungen (*Menarche* ➤ 20.4) und ihrem Aufhören *(Menopause)* treten außer während der Schwangerschaft und einer kurzen Phase zu Beginn der Stillzeit im Bereich des Endometriums periodische Veränderungen auf. Diese werden von dem Regelkreis Hypothalamus – Hypophyse – Eierstöcke und den entsprechenden Hormonen verursacht und sollen in regelmäßigen Abständen optimale Bedingungen für die Einnistung einer befruchteten Eizelle schaffen. Parallel dazu wird in der Mitte dieser 25–35 Tage dauernden Periode **(Menstruationszyklus)** ein befruchtungsfähiges Ei bereitgestellt.

Wechselwirkungen zum Gesamtorganismus

Es bestehen enge Wechselbeziehungen zwischen dem Menstruationszyklus und dem Gesamtorganismus:

- Über das *limbische System* (➤ 8.8.7) beeinflussen psychische Faktoren die Gn-RH-Ausschüttung. Hierdurch wird verständlich, warum bei übergroßem Stress oder in Not- und Hungerzeiten bei vielen Frauen die Monatsblutung aussetzt (z. B. *Kriegsamenorrhö*)
- Umgekehrt wirken die vom Ovar ausgeschütteten Sexualhormone nicht ausschließlich auf die Geschlechtsorgane, sondern auch auf die übrigen Zellen des Körpers; durch ihre Wirkung auf das ZNS bestimmen sie das gesamte menschliche Verhalten wesentlich mit.

Phasen des Menstruationszyklus

Weiblicher Zyklus

Ein Menstruationszyklus dauert im Mittel 28 Tage (25–35 Tage), mit geringen Schwankungen im reproduktionsfähigen Alter. Er beginnt mit dem ersten Tag der Menstruationsblutung und endet mit dem Tag vor Einsetzen der nächsten Menstruation.

Der Menstruationszyklus (➤ Abb. 20.21) wird in vier Phasen unterteilt. Da der Beginn der Regelblutung ein deutlich bemerkbares Ereignis ist, wird paradoxerweise mit dem Ende des Zyklus begonnen, denn die Menstruation, die Abstoßung des Endometriums, markiert das Ende des periodischen Prozesses.

Menstruation *(Regelblutung, Mens, Desquamationsphase).* Während der 3–7 Tage dauernden Menstruation löst sich die Funktionalis (➤ 20.3.4) in Stücken ab und wird mit insgesamt 50–100 ml Blut vermischt ausgestoßen. Dies wird von teils recht stark schmerzhaften, durch Prostaglandine (➤ 3.5.3) ausgelösten Uteruskontraktionen unterstützt. Gegen Ende der Menstruation kommt es durch östrogenbedingte Aufbauvorgänge innerhalb der Funktionalis zum Stillstand der Blutung. Durch den Abbau von Gerinnungsfaktoren und die Aktivierung der Fibrinolyse (➤ 12.5.5) im Uterus gerinnt das Menstruationsblut nicht.

Proliferationsphase *(Aufbau-, Follikel-, östrogene Phase).* Vom 5.–14. Tag wird die Funktionalis wieder aufgebaut. Neue Gefäße sprießen ein, die Drüsen beginnen zu wachsen. Die Proliferation wird durch steigende Östrogenausschüttung der Follikel ausgelöst, die erneut in den Eierstöcken heranreifen (➤ 20.3.2). Die Östrogene fördern die Abgabe von FSH und LH aus der Hypophyse (*positive Rückkopplung* ➤ 11.1.7). Ein Follikel wird besonders groß. Um den 14. Zyklustag herum kommt es durch die stark zunehmende Ausschüttung des LH an diesem *dominanten Follikel* zum Eisprung.

Sekretionsphase *(Luteal-, gestagene Phase).* Die Sekretionsphase dauert vom 15. Tag bis kurz vor der nächsten Menstruation. Der Gelbkörper entwickelt sich, erreicht 8–9 Tage nach dem Eisprung seine maximale Größe unnd produziert Progesteron. Dadurch wachsen die Drüsen in der Gebärmutterschleimhaut stark und bilden reichlich Sekret. Glykogen, die Speicherform der Glukose, wird eingelagert. So wird das Endometrium auf die Aufnahme einer befruchteten Eizelle vorbereitet. Dringt ein befruchtetes Ei in die Funktionalis ein, so ernährt diese während der ersten zwei Wochen die Eianlage (➤ 21.3.1). Die hohen Progesteronspiegel hemmen durch *negative Rückkopplung* die FSH- und LH-Sekretion der Hypophyse.

Ischämiephase. Kommt es nicht zur Befruchtung der Eizelle, bildet sich der Gelbkörper (➤ 20.3.2) etwa ab dem neunten Tag nach dem Eisprung zurück *(Luteolyse)* und stellt seine Progesteronproduktion ein. Zurück bleibt weißliches Narbengewebe, als *Corpus albicans* bezeichnet. Die Arterien im Endometrium ziehen sich zusammen, die Schleimhaut schrumpft, die Durchblutung der

Funktionalis nimmt stark ab. Die entstehende Minderdurchblutung *(Ischämie)* führt zum Absterben der Funktionalis; einwandernde Leukozyten setzen zusätzlich eiweißspaltende Enzyme frei. Diese oft nur wenige Stunden andauernde Ischämiephase leitet die Menstruation ein.

Zyklusstörungen und -beschwerden

Ein Stimmungstief in den Tagen vor der Periode **(prämenstruelles Syndrom)** ist häufig. Die meisten Frauen haben dann vor allem zu Beginn der Menstruation leichtere Beschwerden, die sie nicht größer beeinträchtigen. Starke, krampfartige Schmerzen im Unterleib unmittelbar vor und während der Menstruation, häufig verbunden mit einem allgemeinen Krankheitsgefühl, haben jedoch Krankheitswert und werden als **Dysmenorrhö** bezeichnet.
Bezüglich der Blutungsstärke und -häufigkeit sind viele Störungen möglich. Die ausbleibende Blutung heißt **Amenorrhö.** Auch Zwischenblutungen, zu seltene oder zu häufige Zyklen, zu schwache oder zu starke, lang anhaltende Blutungen kommen vor. Zyklen ohne Eisprung *(anovulatorische Zyklen)* sind einfach durch die tägliche Basaltemperaturmessung (➤ 20.5.7, ➤ Abb. 20.21, ➤ Abb. 20.33) festzustellen.

Klimakterium

Zwischen dem 45. und 55. Lebensjahr stellen die Eierstöcke ihre Tätigkeit allmählich ein. Die Eierstöcke sprechen immer weniger auf die Hypothala-

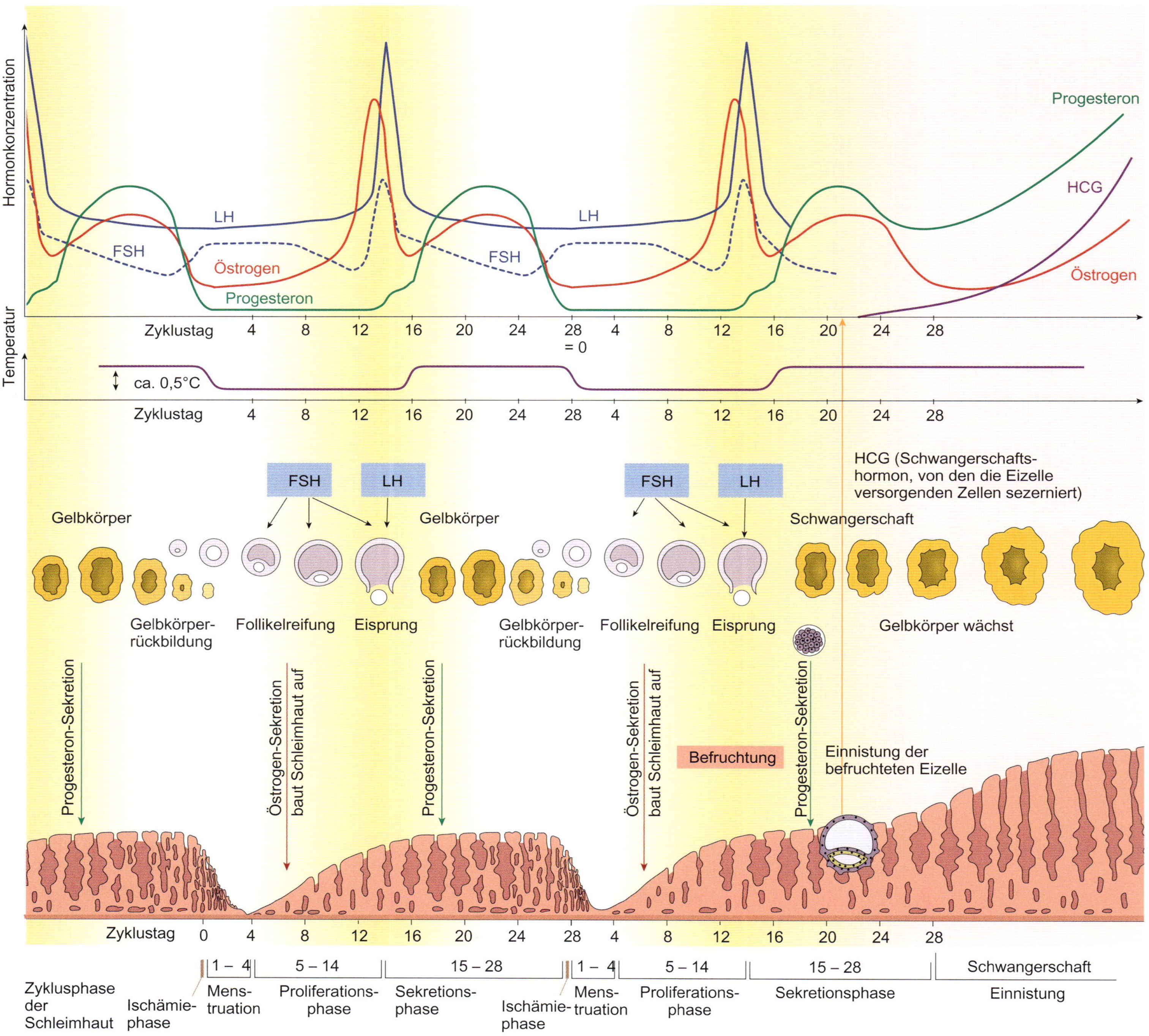

Abb. 20.21 Schema der wichtigsten hormonellen Veränderungen, der morgendlichen Basaltemperatur (Körperkerntemperatur), der Vorgänge in den Eierstöcken und in der Gebärmutterschleimhaut im Menstruationszyklus. Kommt es zur Befruchtung und zur Einnistung des Eies, so degeneriert der Gelbkörper nicht, sondern wächst weiter bei steigender Progesteronbildung. Das Hormon HCG (➤ 21.1) wird bei Eintreten einer Schwangerschaft durch die Zellen gebildet, welche die befruchtete Eizelle versorgen, hierauf beruhen Schwangerschaftstests. Auch die hoch bleibende Temperatur ist ein Hinweis auf die Schwangerschaft.

mus- und Hypophysenhormone an, die Östrogen- und Progesteronproduktion sinkt, die Regelblutungen werden seltener und setzen schließlich endgültig aus. Diese Jahre dauernde Phase hormoneller Umstellung ist das **Klimakterium** *(Wechseljahre).* Der Zeitpunkt der letzten Regelblutung wird als **Menopause** bezeichnet, er liegt im Mittel bei 51 Jahren. Danach beginnt die **Postmenopause.**

Klimakteriumsbeschwerden

Hormonspiegelabfall und -mangel können Auswirkungen auf Körper und Psyche der Frau haben, unter anderem:

- Hitzewallungen, Schweißausbrüche und fleckige Hautrötungen
- Stimmungslabilität, depressive Phasen, Nervosität, Schlafstörungen
- Herzrhythmusstörungen, Schwindel
- Gewichtszunahme, Figuränderung.

Später zeigen sich Atrophien im Urogenitalbereich (trockene Scheide, Risikoerhöhung für Harnwegsinfekte) und Knochenabbau (*Osteoporose* ➤ 5.4), (arteriosklerosebedingte) Herz-Kreislauf-Erkrankungen (➤ 15.1.4) nehmen zu.
Die Beschwerden und insbesondere die subjektiv empfundene Beeinträchtigung sind individuell sehr unterschiedlich. Dabei spielen zahlreiche Faktoren eine Rolle, auch psychosoziale, z. B. vorhandene Bewältigungs(Coping)-Strategien (*Resilienz* ➤ 10.16), familiäre und berufliche Situation.
Viele Klimakteriumsbeschwerden sind durch die Einnahme von Östrogenen und Gestagenen zu bessern, auch bestimmten Altersproblemen wie etwa der Osteoporose wird durch eine **Hormonersatztherapie** *(HRT, Hormon Replacement Therapy)* wirksam vorgebeugt. Leider kann der Preis dafür aber bei Langzeiteinnahme hoch sein (unter anderem Risikoerhöhung für das Mammakarzinom, ➤ 20.3.10, und thromboembolische Erkrankungen). Daher werden Hormonpräparate heute seltener, gezielter, niedriger dosiert und kürzer als früher eingesetzt. Von dieser systemischen Hormongabe abzugrenzen ist die lokale Anwendung von Östrogenen, die oft gut gegen die urogenitalen Beschwerden wirkt, aber sehr geringe Wirkungen auf den Gesamtorganismus hat.

Jahre des Wechsels (W)

Für etliche Frauen sind die Wechseljahre Jahre des Wechsels, nicht nur in hormoneller Hinsicht. Das Leben vieler heute 50-jähriger Frauen war – trotz zunehmender Berufstätigkeit der Frau – geprägt von Familienarbeit und Rückstellen eigener Bedürfnisse. Fast alle Menschen ziehen zwischen Mitte vierzig und Mitte fünfzig eine Art Zwischenbilanz, setzen sich auseinander mit ihrem bisherigen Leben, dem Älterwerden und unerfüllten Wünschen. Bei Frauen wird dies oft durch die Ablösung der Kinder vom Elternhaus ausgelöst, die nicht selten mit dem Klimakterium zusammenfällt.
Entsprechend sind Wechseljahrbeschwerden nicht immer Ausdruck nur des hormonellen Umbruchs und somit pflanzliche wie Hormonpräparate keine Allheilmittel. Viele Frauen brauchen Unterstützung, um (wieder) zu sich selbst zu finden, evtl. neue Ziele zu entwickeln und zu verwirklichen. Wechsel ist immer Abschied und Beginn zugleich. Mit 50 haben Frauen mit der heutigen Lebenserwartung noch mehr als die Jahre einer Generation vor sich!

20.3.9 Weibliche Brust

Die **Brüste** *(Mammae)* der Frau zählen zu den *sekundären Geschlechtsmerkmalen* und funktionell zu den Fortpflanzungsorganen.

Entwicklung der Brust

Zu Beginn der Pubertät bildet sich beim Mädchen aus der flachen Anlage des Drüsenkörpers innerhalb von 1–3 Jahren unter dem Einfluss von Östrogenen und Progesteron die weibliche Brustdrüse aus (➤ Abb. 20.22). Sie ist aus 15–20 Drüsenlappen (Lobi) aufgebaut, die durch lockeres Bindegewebe voneinander getrennt sind. Die Lappen der Brustdrüse setzen sich aus kleineren Läppchen (Lobuli) und diese wieder aus oft tubulären Endstücken zusammen, die von iso- bis hochprismatischem Epithel ausgekleidet werden. Jeder Lappen mündet mit einem **Milchausführungsgang** *(Ductus lactiferus)* auf der **Brustwarze** (*Mamille* ➤ Abb. 20.23). Die Brustdrüse ist in ein mehr oder minder ausgeprägtes Fettpolster eingelagert, das auch für Brustgröße und -form verantwortlich ist.
In der ersten Schwangerschaft wachsen die Endstücke zu *alveolären Endstücken (Milchalveolen).* Beim Milcheinschuss (➤ 21.9.2) zum Beginn der Stillperiode erreicht die Brust ihre maximale Größe.

20.3.10 Mammakarzinom

Das **Mammakarzinom** *(Brustkrebs)* ist der häufigste bösartige Tumor der Frau. In Deutschland erkranken jährlich rund 70.000 Frauen neu daran, etwa eine von acht Frauen im Laufe ihres Lebens. Die Zahl der Neuerkrankungen ist 2005–2009

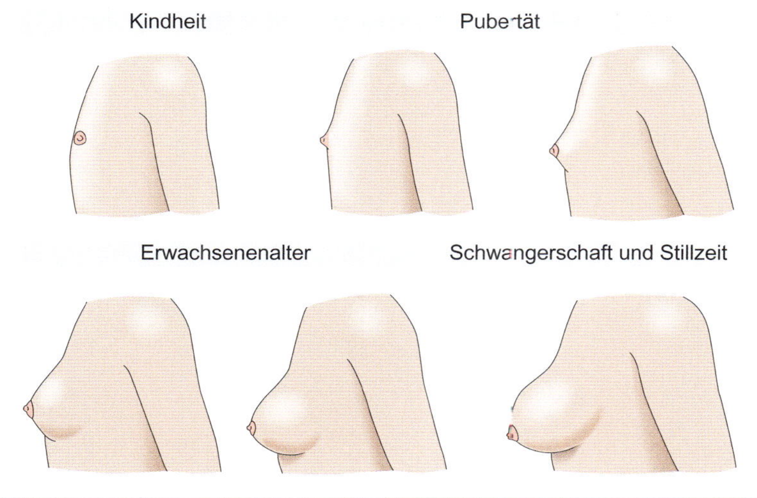

Abb. 20.22 (oben): Entwicklung der Brustdrüse: Brustform in der Kindheit, in der Pubertät, im Erwachsenenalter und in der Schwangerschaft.

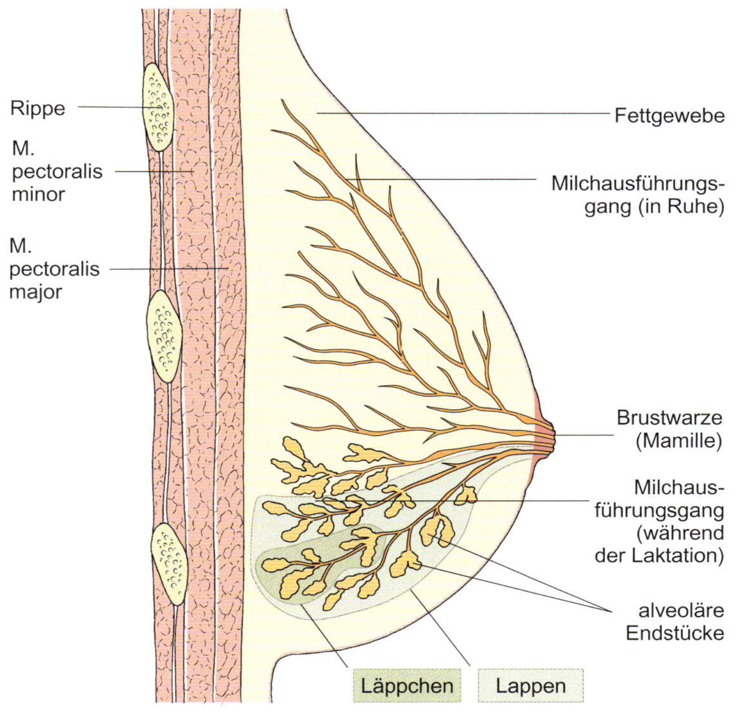

Abb. 20.23 (rechts): Feinbau der weiblichen Brust (Sagittalschnitt). Die Brust setzt sich aus 15–20 Lappen zusammen, die selbst wieder aus vielen kleinen Läppchen bestehen. Die obere Bildhälfte zeigt das Brustgewebe in der Ruhephase. Jedes Läppchen ist aus vielen oft tubulären Endstücken aufgebaut. In der unteren Hälfte der Abbildung ist der Feinbau während der Stillperiode dargestellt. Die Endstücke sind nun voll entwickelt und alveolär.

nach Einführung des Mammografie-Screenings scheinbar sprunghaft angestiegen und scheint nun nach langsamem Rückgang in ein Plateau zu münden. Fast 30 % der Betroffenen sind unter 55 Jahre alt. In etwa 80–85 % geht das Karzinom von den Milchausführungsgängen (Ductus lactiferi ➤ 20.3.9) aus *(invasives duktales Karzinom),* in 10–15 % von den Lobuli *(invasives lobuläres Karzinom).*

Bedeutung der Brust

G

Mit keinem anderen Körperteil verbinden Frauen ihre weibliche Identität stärker als mit den Brüsten (ihrem *Busen* in der Umgangssprache). Sie sind nicht nur (lebens)notwendig für das Neugeborene (➤ 21.9.2), sondern seit Urzeiten Objekt der Erotik und Quelle der Lust. Die meisten Frauen sind auf einen schönen Busen stolz, zeigen ihn mehr oder minder freimütig und bedienen sich zahlreicher Hilfsmittel zur Verschönerung, wenngleich der jeweilige Zeitgeist sehr unterschiedliche Vorstellungen von dem Idealbusen hatte und hat.
Umso verständlicher sind Betroffenheit und Verlustgefühl, wenn eine oder beide Brüste operativ entfernt werden müssen. Bei der Überwindung dieses psychischen Traumas helfen liebevolle Zuwendung durch den Partner, der Austausch mit anderen Patientinnen in einer Selbsthilfegruppe sowie Wissen über die Möglichkeiten des optischen Ausgleichs (äußere Brustprothese, operative Prothesenimplantation, operativer Wiederaufbau der Brust aus körpereigenem Gewebe).

Warnzeichen

Auf einen Tumor (Lokalisation innerhalb der Brust ➤ Abb. 20.24) können hindeuten:

- Knoten (auch solche, die „schon immer" da waren)
- Absonderungen aus der Brustwarze (Sekrete, Blut)
- Verlust der Verschiebbarkeit des Drüsengewebes auf dem Brustmuskel
- (Neu aufgetretene) Asymmetrien der Brüste
- Hautveränderungen wie z. B. „Orangenhaut", Hauteinziehungen an der Brust oder Einziehung der Brustwarze.

Metastasen bilden sich zunächst entlang der Lymphabflusswege (➤ Abb. 20.25), vor allem in den Achsellymphknoten.

Die Verdachtsdiagnose wird aufgrund von Mammografie und/oder Ultraschalluntersuchung (➤ Abb. 20.26, ➤ Abb. 20.27) gestellt. Sie wird heute meist schon präoperativ durch Biopsie histologisch gesichert.

Therapieverfahren

Grundlage der Therapie des Mammakarzinoms ist die *operative Entfernung des Tumors.* In 70–80 % ist heute eine *brusterhaltende Operation* möglich, bei der der Tumor im Gesunden entfernt *(Lumpektomie)* und auf die Entfernung der gesamten Brust *(Ablatio mammae, Mastektomie)* verzichtet wird. Ob und welche Lymphknoten aufgesucht und reseziert werden, um sie auf Metastasen zu untersuchen, hängt vom Tastbefund und von der Größe des Brusttumors ab. Bei Knoten < 2 cm wird in der Regel nur noch der *erste Lymphknoten des Abflusses* entfernt, der *Sentinel-* oder **Wächterlymphknoten.** Diesen findet man durch Einspritzen einer radioaktiven Substanz oder Blaulösung in die Nähe des Tumors. Folgeschäden (Lymphödem) sind dabei weit seltener als bei der früher üblichen Entfernung von ungefähr zehn Achsellymphknoten *(Axilladissektion, axilläre Ausräumung).*

Die Operation wird mit Strahlen-, Chemo- und/oder (Anti-)Hormontherapie kombiniert:

- Eine postoperative *Strahlentherapie* der betroffenen Brustseite vermindert in erster Linie das Risiko eines Wiederauftretens des Tumors am gleichen Ort *(Lokalrezidiv)* nach brusterhaltender Operation
- Etwa 60–75 % der Mammakarzinome wachsen *hormonabhängig,* d. h. ihr Wachstum wird durch weibliche Geschlechtshormone gefördert. Zum Standard gehört hier die *(Anti-)Hormontherapie (endokrine Therapie)* über mindestens fünf Jahre. Eingesetzt werden in erster Linie **Aromatasehemmer,** welche die Umwandlung von Androgenen in Östrogene hemmen, sowie der **selektive Östrogenrezeptor-Modulator** *(SERM)* Tamoxifen, der an der Brust östrogen-antagonistisch

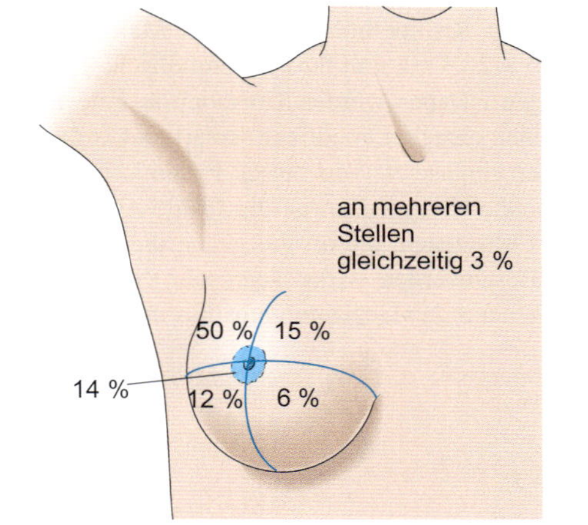

Abb. 20.24 Häufigkeitsverteilung der Mammakarzinome auf die Quadranten und die Brustwarzenregion. Am häufigsten betroffen ist der obere äußere Quadrant.

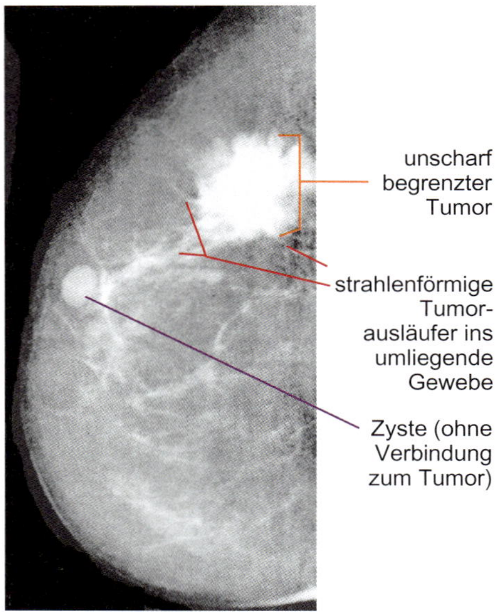

Abb. 20.26 Mammografie. Die Mammografie (➤ 4.7.1) ist eine spezielle Röntgentechnik zur Untersuchung der weiblichen Brust. Hier wurde histologisch der aufgrund dieser Mammografie geäußerte Verdacht auf ein invasives Mammakarzinom bestätigt. Der links davon gelegene, kleine, scharf abgrenzbare Rundherd war eine gutartige Zyste. [B117]

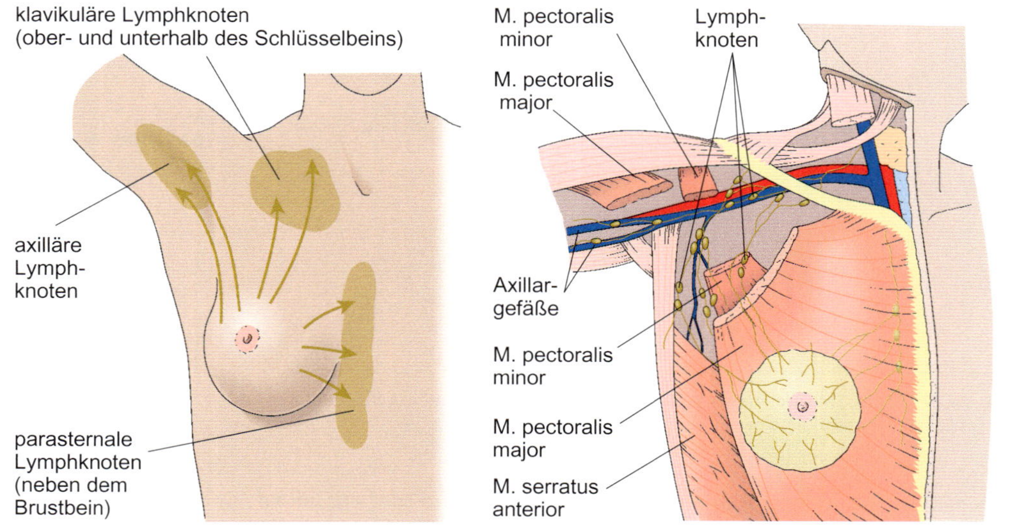

Abb. 20.25 Lymphabflusswege der Brustdrüse. Die Lymphbahnen der äußeren Quadranten ziehen hauptsächlich zu den axillären Lymphknoten. Bei Verdacht auf ein Mammakarzinom sind deshalb diese Lymphknoten sorgfältig abzutasten.

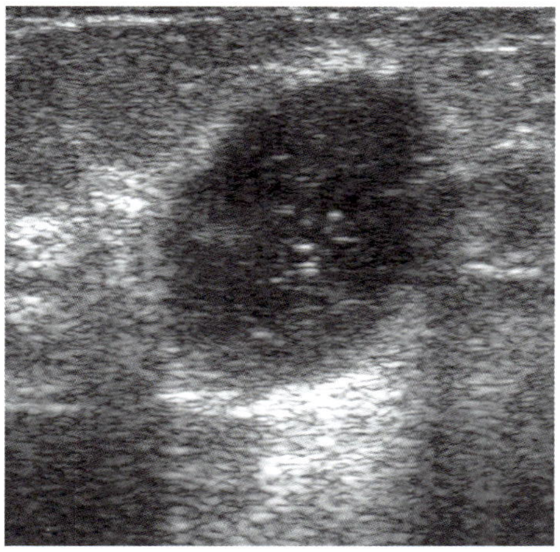

Abb. 20.27 Mammasonografie. Auch die Ultraschalluntersuchung hat einen festen Platz bei der Untersuchung der weiblichen Brust. Dieser scharf begrenzte, flüssigkeitsgefüllte dunkle Herd war, wie bereits vorher vermutet, eine gutartige Zyste. [T078]

wirkt, aber z. B. an der Gebärmutterschleimhaut östrogen-agonistisch (also wie Östrogen)

- Eine prä- und/oder postoperative Chemotherapie soll kleinste, noch nicht fassbare Fernmetastasen zerstören und ggf. die Operabilität verbessern.

Durch eine Entfernung oder Bestrahlung der Achsellymphknoten werden die ableitenden Lymphbahnen des Armes geschädigt, wodurch es nicht selten zu einem Lymphödem (➤ 12.6.2) im Arm kommt. *Lymphdrainage* (eine spezielle Massagetechnik), Armhochlagerung und regelmäßige Gymnastik können die Schwellung erheblich bessern.

P

Vorsicht mit dem Arm

Da der betroffene Arm zu Entzündungen und Schwellungen neigt, sollten an ihm keine Blutdruckmessung und keine Blutabnahme durchgeführt werden. Überbelastung, monotone Bewegungen, starke Wärmeeinwirkung (Sonnenbaden!) und Verletzungen sollte die Patientin am betroffenen Arm vermeiden.

M

Krebsfrüherkennung

Bösartige Tumoren an den Geschlechtsorganen gehören bei Frauen wie Männern zu den häufigsten Krebserkrankungen. Je früher sie erkannt werden, desto besser sind die Heilungschancen. Daher hat der Gesetzgeber die Krankenkassen verpflichtet, die Kosten für jährliche **Krebsfrüherkennungsuntersuchungen** (je nach Organ ab einem bestimmten Lebensalter) zu übernehmen. Leider lässt die Inanspruchnahme insbesondere bei Männern zu wünschen übrig.

In Deutschland wird Frauen zusätzlich die monatliche *Selbstuntersuchung* der Brüste einschließlich der Achselhöhlen (➤ Abb. 20.28) empfohlen, am besten kurz nach der Menstruation. Diese Selbstuntersuchung darf aber keinesfalls die ärztliche Untersuchung ersetzen.

20.4 Entwicklung der Geschlechtsorgane

Vorgeburtliche Entwicklung

Bis etwa zur siebten Entwicklungswoche unterscheiden sich weiblicher und männlicher Embryo nicht in Körperform oder Organstruktur **(Indifferenzstadium).** Ohne Einfluss der Gonaden bzw. der Hormone entwickelt sich die indifferente Anlage in eine weibliche Keimanlage. An- oder Abwesenheit des Y-Chromosoms induziert dann die Entwicklung zum Hoden bzw. Eierstock, danach die Bildung der weiteren inneren und äußeren Geschlechtsorgane.

Nachgeburtliche Entwicklung und Pubertät

Ab einem Alter von etwa elf Jahren beginnt bei den Mädchen, etwa zwei Jahre später bei den Jungen der pubertäre Wachstumsschub (➤ Abb. 22.9), bedingt durch die pulsatile Freisetzung von Gn-RH und dadurch der eigentlichen Sexualhormone. Diese stammen zunächst aus der Nebennierenrinde, weshalb man auch von *Adrenarche* spricht.

Die Ausschüttung von LH und FSH setzt in Eierstöcken bzw. Hoden die Ei- bzw. Samenzellbildung und die Hormonbildung in Gang. Sie führen zum Wachstum der Geschlechtsorgane und zur Ausbildung der sekundären Geschlechtsmerkmale (➤ Abb. 20.29). Als einschneidendes Ereignis erleben junge Mädchen mit 11–15 Jahren ihre erste **Menstruationsblutung** *(Menarche).* Jungen haben im Schnitt erst mit 13–15 Jahren ihren ersten, meist unwillkürlich durch Träume ausgelösten **Samenerguss** *(Spermarche).*

Die Fähigkeit zur Fortpflanzung wird jedoch erst rund 1–2 Jahre später erreicht. Erst dann kommt es zu Ovulationen bzw. werden genügend befruchtungsfähige Spermien gebildet.

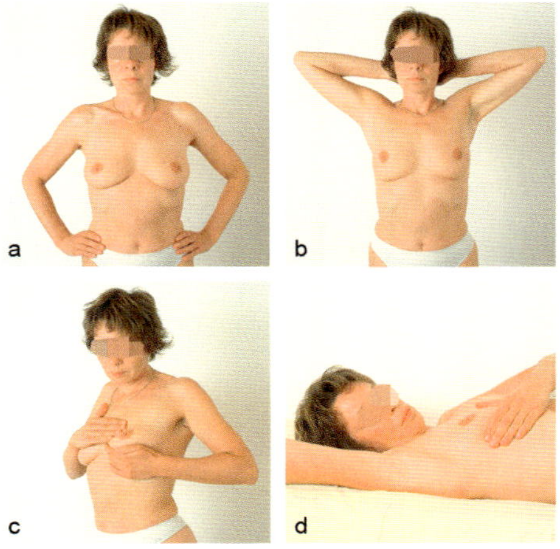

Abb. 20.28 Selbstuntersuchung der Brust. Die Untersuchung umfasst das Betrachten der Brüste vor dem Spiegel bei herabhängenden (a) und bei erhobenen Armen (b) sowie das Abtasten beider Brüste im Stehen (c) und im Liegen (d) einschließlich der Achselhöhlen. [K115]

20.5 Sexualität

20.5.1 Triebfeder unseres Verhaltens

Sexualität wurde lange fast ausschließlich mit Fortpflanzung in Verbindung gebracht. Was über den unmittelbar biologischen Aspekt der Sexualität hinausging, wurde durch Kirche, Gesellschaft oder elterliche Erziehung mit Tabus belegt.

Wissenschaftler zählen die Sexualität zu den *biologischen Trieben* wie Hunger und Durst. Unter **Trieben** versteht man vereinfacht ausgedrückt solche Verhaltensweisen, die der Selbst- und Arterhaltung dienen und genetisch verankert sind. Der „Sexualtrieb" nimmt allerdings insofern eine Sonderrolle ein, als er für das momentane Überleben keine Rolle spielt. Viele Menschen verbringen sogar ihr gesamtes Leben ohne sexuelle Kontakte. Trotzdem prägt der Sexualtrieb das menschliche Verhalten, weil er zur Erfüllung umfassender sozialer und seelischer Bedürfnisse verhilft – etwa die nach Vertrautheit, Zärtlichkeit, Nähe und Leidenschaft. Schon als Baby erfahren wir das Leben auch über Berührungen, Zärtlichkeit und Körperkontakte, und diese „Sprache" behalten wir ein Leben lang.

20.5.2 Sexualität in den verschiedenen Lebensabschnitten

Sexualität in der Jugend

In der Pubertät beginnt die Orientierung zum anderen Geschlecht:

- Der Kontakt mit dem anderen Geschlecht wird zunächst meist über die „Clique" (Gruppe Gleichaltriger) aufgenommen
- Mit im Mittel 15 Jahren wird die erste Zweierbeziehung eingegangen
- Zwischen 16 und 17 Jahren haben etwa 60 % der Mädchen und 50 % der Jungen bereits Geschlechtsverkehr gehabt.

Sexualität im Erwachsenenalter

Ca. 90 % aller Erwachsenen in den Industriestaaten bevorzugen als Lebenspartner einen etwa gleichaltrigen Menschen des anderen Geschlechts. Sie streben also eine **heterosexuelle** (*gr.* heteros = der andere, ungleich) **Beziehung** an. Ein kleiner Teil der Menschen bevorzugt *gleichgeschlechtliche* Partner **(Homosexualität),** oder es besteht eine Neigung zu Sexualpartnern beiderlei Geschlechts **(Bisexualität).**

Für die erste Kontaktaufnahme bei der Partnerwahl ist körperliche Attraktivität sicher (mit)entscheidend. Für die langfristige Partnerbindung sind rein statistisch die Chancen einer dauerhaften Zweierbeziehung besonders günstig, wenn:

- Herkunft, Bildung und Ausbildung zusammenpassen
- Lebensstil und Lebensziele bezüglich Familie und Beruf ähnlich sind
- Überzeugungen (z. B. bezüglich Menschenbild, Religion und Sexualität) harmonisieren.

Im echten Leben jedoch erfolgt die Partnerwahl weniger nach solchen Vernunftkriterien. Hierzu liefert die Evolutionsbiologie interessante Erklärungsansätze. So suchen Frauen ihre Partner – zumindest unbewusst – mit danach aus, ob sie bereit und z. B. aufgrund bisheriger beruflicher Leistung in der Lage scheinen, sie und das Kind während der langen Erziehungsphase ausreichend zu unterstützen *(parental investment).* Männer achten (zumindest unbewusst) auf Merkmale, die bei ihrer Partnerin auf Nachkommen hoffen lassen, etwa weiblichen Körperbau. Es ist davon auszugehen, dass noch viele weitere uns unbewusste Faktoren eine Rolle spielen (➤ 9.5.3).

Die meisten Menschen unseres Kulturkreises wünschen mit *einem* Sexualpartner zusammenzuleben, und die lebenslange **Monogamie** *(Einehe)* ist hierzulande die Idealvorstellung. Dies gelingt aus den verschiedensten Gründen nicht immer – „Affären" sind häufig; gut ein Drittel der neu geschlossenen Ehen in Deutschland werden wieder geschieden. Monogamie hat allerdings gerade für das Aufziehen von Kindern große Vorteile im Sinne eines stabilen Gerüstes verlässlicher Bezugspersonen.

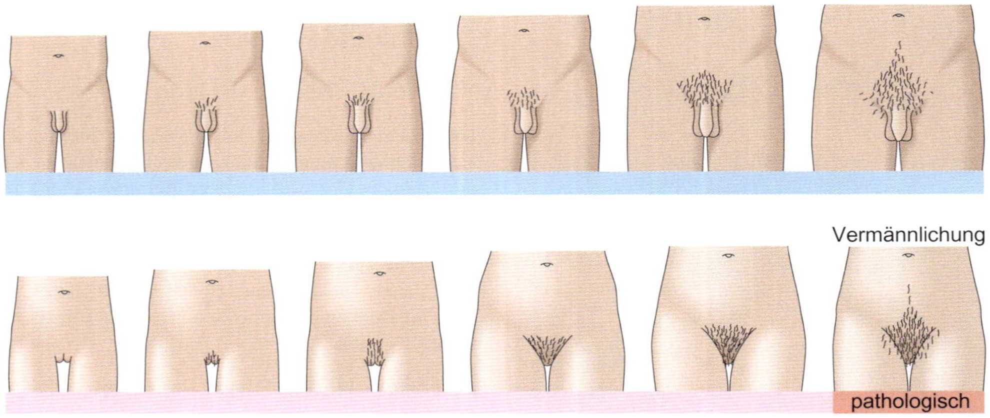

Abb. 20.29 Ausbildung der Schambehaarung (*Pubes,* daher *Pubarche* bzw. *Pubertät*) beim Jungen und beim Mädchen. Eine zum Nabel ansteigende Schambehaarung bei Mädchen mit Übergreifen auf die Oberschenkel weist auf eine vermännlichende Hormonstörung hin.

Sexualität im Alter

Sexualität im Alter wurde lange tabuisiert. Jedoch haben ältere Menschen über 65 Jahre häufig noch regelmäßig Geschlechtsverkehr, sofern ein Partner vorhanden ist, und fehlende Möglichkeiten zur Sexualität können Gefühle der Vereinsamung verschlimmern. Glücklicherweise wird heute der Wunsch nach Sexualität auch in dieser Altersgruppe mehr und mehr gesellschaftlich akzeptiert (➤ 23.2.9).

20.5.3 Formen sexueller Begegnung

Abgesehen von den Möglichkeiten der Reproduktionsmedizin (➤ 21.10) ist der **Koitus** *(Geschlechtsverkehr, Kohabitation, Beischlaf)* die einzige Form sexuellen Verkehrs, bei der es zur **Befruchtung** *(Empfängnis, Konzeption)* kommen kann. Das Wort „Koitus" bezeichnet das Einführen des erigierten Penis in die Vagina (➤ Abb. 20.30).

Andere häufiger ausgeübte Formen menschlichen sexuellen Verhaltens sind der manuelle (*lat.* manus = Hand), orale (*lat.* os = Mund) oder anale Verkehr (*lat.* anus = Darmausgang). Selbstbefriedigung (Masturbation) wird von den meisten Menschen zu Beginn der Geschlechtsreife, bei Fehlen eines Partners oder auch als normales Sexualspiel ausgeübt. Von den meisten Paaren wird aber der Koitus weiterhin am häufigsten praktiziert.

20.5.4 Sexueller Reaktionszyklus

Der sexuelle Reaktionszyklus während des Koitus verläuft beim weiblichen und männlichen Geschlecht prinzipiell gleich und wird vom vegetativen Nervensystem vermittelt (➤ Tab. 8.1). Es lassen sich vier Phasen unterscheiden: Erregungs-, Plateau-, Orgasmus- und Rückbildungsphase (➤ Abb. 20.31).

Erregungsphase

Die unterschiedlichsten Reize, so z. B. der Anblick des Partners, sein Geruch oder Erinnerungen, können erotische Empfindungen auslösen. Besonders aber führt die Berührung bestimmter Körperregionen, der *erogenen Zonen,* zu sexueller Erregung. Zu den erogenen Zonen gehören die Eichel des Mannes, die Klitoris und die Brustwarzenbereiche der Frau, die Hautbezirke um Mund und Anus und die Innenseiten der Oberschenkel.

Sexuelle Erregung äußert sich unter anderem durch gesteigerte Aufmerksamkeit und Wohlbefinden sowie Wärmegefühl in Bauch und Lenden. Pulsfrequenz, Blutdruck und Muskelspannung steigen, Hautrötungen treten auf, die Atmung wird schneller. Beim Mann füllen sich die Penisschwellkörper, es kommt zur *Erektion.* Bei der Frau wird während der **Erregungsphase** von der Scheidenwand und den Drüsen am Scheidenvorhof ein schleimiges Sekret abgesondert, wodurch die Scheide angefeuchtet und ein Eindringen des erigierten Penis oder die manuelle Stimulation der Klitoris erleichtert wird. Schamlippen und Klitoris schwellen an, die Brustwarzen stellen sich auf.

Plateauphase

Die Merkmale der Erregungsphase prägen sich in der **Plateauphase** kontinuierlich weiter aus. Zunehmende sexuelle Erregung entsteht durch rhythmische Bewegungen des Penis in der Scheide und Stimulierung von Klitoris und Eichel durch Berührung und Reibung.

Orgasmusphase

Der Höhepunkt sexueller Erregung ist der **Orgasmus** (*gr.* orgasmos = heftige Erregung), der als intensivster körperlicher Genuss empfunden wird. Während der nur wenige Sekunden andauernden Orgasmusphase kommt es bei der Frau zur Verengung des unteren Scheidendrittels mit Kontraktionen der Beckenbodenmuskulatur und des Uterus. Beim Mann wird die Samenflüssigkeit durch unwillkürliche Kontraktionen der Samengänge, der Harnröhre, der Muskeln an der Peniswurzel und schließlich des Penis in das hintere Scheidengewölbe geschleudert (*Samenerguss* oder **Ejakulation**). Weder für die biologische Funktion noch für die Befriedigung beider Partner ist ein gleichzeitiger Orgasmus notwendig. Die Frau kann mehrere Orgasmen nacheinander erleben.

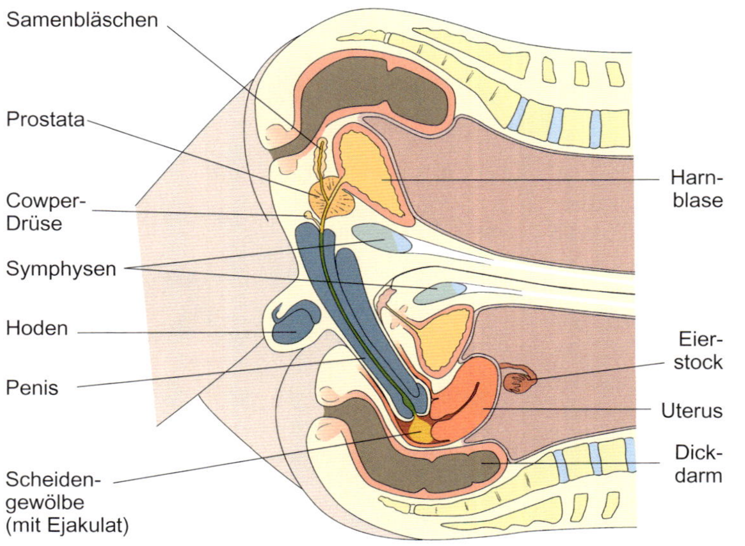

Abb. 20.30 Lage der weiblichen und männlichen Sexualorgane beim Koitus.

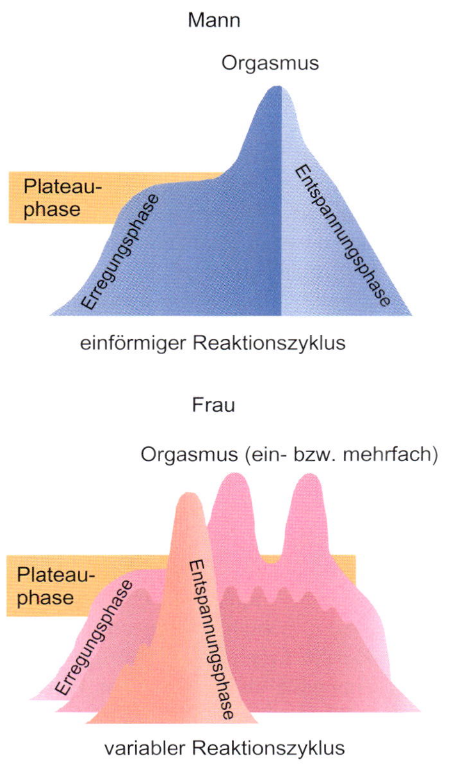

Abb. 20.31 Der sexuelle Reaktionszyklus von Mann (oben) und Frau (unten). Bei Frauen ist die Variabilität der Reaktionsmuster größer, hier drei typische Verläufe.

Rückbildungsphase

In der **Rückbildungsphase** kehren alle Organe in ihren ursprünglichen nicht-erregten Zustand zurück. Das Nachlassen der Erektion verläuft in zwei Stadien:

- Der hauptsächliche Rückgang findet unmittelbar nach der Ejakulation statt, im Folgenden kommt es zu einem mehr oder weniger raschen Abklingen
- In dieser Phase kommt es besonders beim Mann zur sexuellen Reizunempfindlichkeit **(Refraktärphase).**

20.5.5 Sexuelle Störungen

Der komplexe physiologische Reaktionszyklus kann auch gestört sein:

- **Anorgasmie** bezeichnet die Unfähigkeit, zum Orgasmus zu gelangen. Sie kann körperliche (selten) oder seelische Ursachen (Konflikte, Abneigung gegen den Partner, falsche „Technik") haben
- **Erektile Dysfunktion** *(Impotenz, Impotentia coeundi)* ist die Unfähigkeit des Mannes zur Erektion (➤ 20.2.8) oder zum befriedigenden Beischlaf mit rechtzeitigem Samenerguss. Sie ist von der Zeugungsunfähigkeit *(Impotentia generandi)* abzugrenzen.

Eine länger bestehende erektile Dysfunktion hat am häufigsten folgende körperliche Ursachen:

- Alkoholmissbrauch und Diabetes mellitus
- Medikamente bzw. deren Nebenwirkungen – etwa die zur Hochdrucktherapie und bei der koronaren Herzkrankheit verordneten Beta-Rezeptoren-Blocker (➤ 14.7.2)
- Vorgerücktes Lebensalter. Jenseits des 50. Lebensjahres nimmt die Erektionsfähigkeit bei vielen Männern stark ab.

G

Nachlassende Manneskraft

„Wenn ein Mann weiß, dass die Epoche seiner stärksten Potenz nicht die ausschlaggebendste der Weltgeschichte ist – das ist schon sehr viel" hat Kurt Tucholsky den „Herren Männern" ins Stammbuch geschrieben.

Warum auch immer: Viele Männer fühlen sich bei Potenzproblemen gleich als Versager. Dabei sind *zeitweilige* Erektionsstörungen häufig durch seelische Konflikte bedingt – z. B. Angst und Stress am Arbeitsplatz, Probleme mit der Partnerin oder Angstphantasien. Dann helfen keine teuren Wundermittel, sondern viel Zeit und Entspannung sowie eine persönliche Strategie zur Konfliktbearbeitung sind gefragt.

20.5.6 Sexuell übertragbare Krankheiten

Durch den intensiven Schleimhautkontakt beim Geschlechtsverkehr (GV) können auch solche Keime übertragen werden, die sehr empfindlich gegenüber Umwelteinflüssen und deshalb unter „normalen" Umständen nicht übertragbar sind. Man unterscheidet die *klassischen Geschlechtskrankheiten,* die *nahezu ausschließlich* durch GV übertragen werden, von den Infektionen, die *auch oder überwiegend* durch GV entstehen. Beide werden unter dem Begriff **sexuell übertragene Krankheiten** (engl. *sexually transmitted diseases, STD*) zusammengefasst. In der Regel ist die Behandlung *beider* Partner erforderlich.

Vier klassische Geschlechtskrankheiten

Die vier klassischen Geschlechtskrankheiten machen heute allenfalls 10 % der sexuell übertragenen Erkrankungen aus. Meldepflichtig ist nur noch die Lues.

Am häufigsten ist die **Gonorrhö** *(Tripper),* die durch das Kugelbakterium *Neisseria gonorrhoeae* (➤ Abb. 20.32) verursacht wird und hoch ansteckend ist. Neben einer milden *Urethritis* (Entzündung der Harnröhre) kann die Gonorrhö bei Frauen zur Unfruchtbarkeit führen, wenn sie auf Uterus, Eileiter und Eierstöcke übergreift. Den Mann führen Schmerzen beim Wasserlassen sowie ein eitrig-milchiger Ausfluss zur ärztlichen Untersuchung. Antibiotika sind sehr wirksam.

Etwa hundertmal seltener als die Gonorrhö, dafür aber (unbehandelt) umso folgenschwerer ist die **Lues** *(Syphilis),* verursacht durch Infektionen mit *Treponema pallidum* – einem spiralförmigen Bakterium. Im frühen Stadium heilt die Erkrankung durch Antibiotika rasch aus. In späteren Stadien sind schwere Schäden unter anderem am ZNS und an der Aorta möglich.

Zu den klassischen Geschlechtskrankheiten zählen außerdem der **weiche Schanker** und die **venerische Lymphknotenentzündung,** die beide hierzulande selten geworden sind.

Weitere sexuell übertragene Krankheiten

Einige Unterarten der Chlamydien und Mykoplasmen (➤ Tab. 13.3) gehören zu den häufigsten Erregern der sexuell übertragenen unspezifischen Urogenitalinfekte bei Frauen wie Männern. Nicht selten verlaufen die Entzündungen symptomarm und werden daher (zunächst) nicht antibiotisch behandelt. Bei einem Aufsteigen der Infektion können aber Fruchtbarkeitsstörungen die Folge sein.

Feigwarzen *(Condylomata acuminata)* werden durch *humane Papilloma-Viren (HPV)* der Subtypen 6 und 11 hervorgerufen. Die spitzen Wärzchen im Bereich von Penis, Vulva, Analregion oder Zervix können vereinzelt auftreten, aber bei massivem Befall auch zu blumenkohlähnlichen Gebilden führen. Papilloma-Viren, besonders den Subtypen 16 und 18, wird eine bedeutende Rolle bei der Entstehung des Zervixkarzinoms zugeschrieben. Von der Impfung vor dem ersten Geschlechtsverkehr wird ein Rückgang der Erkrankungshäufigkeit erhofft (➤ 13.8.2, ➤ 20.3.4).

Auch das *Protozoon* (➤ Tab. 13.3) **Trichomonas vaginalis** (➤ Abb. 20.32) wird überwiegend sexuell übertragen. Hier ist es vor allem die Frau, die mit schaumigem, nach Fisch riechendem Ausfluss **(Fluor)** und Brennen, evtl. auch starkem Juckreiz, zur ärztlichen Untersuchung geht, während bei Männern die Infektion oft stumm verläuft. Diese Infektion ist bei beiden Partnern gut behandelbar, z. B. mit Metronidazol (z. B. Arilin®).

Viele weitere (virale) Erkrankungen werden neben dem Kontakt über Blut und Blutprodukte auch durch ungeschützten Sexualverkehr übertragen. Hierzu gehören *Hepatitis B* und (seltener) *Hepatitis C* (➤ 13.10.4), *Zytomegalie, Herpes ge-*

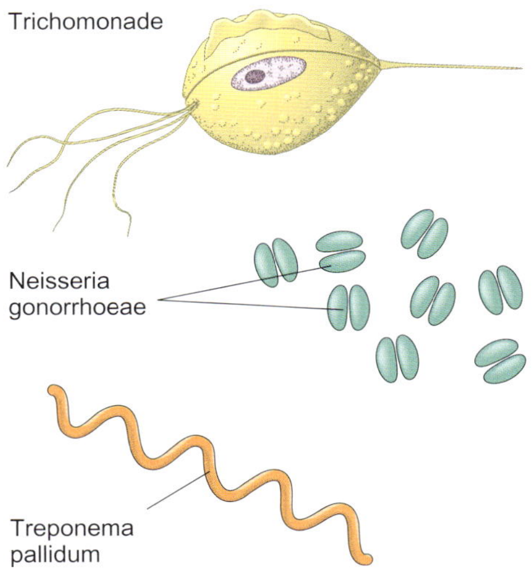

Abb. 20.32 Neisseria gonorrhoeae, Treponema pallidum und Trichomonas vaginalis im mikroskopischen Bild.

nitalis (➤ 13.10.3), und die *HIV-Infektion* (➤ 13.10.7). Vor allen diesen Erkrankungen schützen Kondome. Meldepflicht besteht für HIV, Hepatitis B und C.

20.5.7 Empfängnisverhütung

Die meisten Paare wenden zumindest zeitweise empfängnisverhütende Maßnahmen an. Diese verhindern entweder die Befruchtung der Eizelle, das Einnisten der befruchteten Zelle in das Endometrium oder der Geschlechtsverkehr wird auf Tage im Zyklus beschränkt, an denen mit großer Wahrscheinlichkeit keine Empfängnis stattfinden kann. Ihre Sicherheit wird mit dem **Pearl-Index** (Versagerquote bei 100 Frauen pro Jahr) ausgedrückt. Eine absolut zuverlässige (das wäre Pearl-Index null) *und* dabei nebenwirkungsfreie Methode der **Empfängnisverhütung** *(Kontrazeption, Antikonzeption)* gibt es nicht.

Natürliche Verhütungsmethoden

Natürliche Verhütungsmethoden greifen weder in den Hormonhaushalt ein noch machen sie Manipulationen am Genitale notwendig. Sie begrenzen den Geschlechtsverkehr auf die unfruchtbaren Tage im Zyklus. Ihr Problem besteht darin, die fruchtbaren Tage des ca. 28-tägigen Zyklus *im Voraus* zu bestimmen.

Ihr Erfolg setzt voraus, dass:

- Die Partner ihr Sexualverhalten entsprechend disziplinieren können
- Die Lebensführung regelmäßig ist (z. B. keine Nachtarbeit)
- Der Zyklus regelmäßig ist.

Sehr unsicher (Pearl-Index bis 35) ist der **Coitus interruptus.** Hier wird der zunächst ungeschützt begonnene vaginale Geschlechtsverkehr unmittelbar vor dem Samenerguss unterbrochen und der Penis aus der Vagina herausgeführt.

Ebenfalls wenig zuverlässig (Pearl-Index bis 20) ist die **periodische Enthaltsamkeit nach Knaus-Ogino** *(Kalendermethode),* bei der die unfruchtbaren Tage aufgrund des *Menstruationskalenders,* d. h. der Aufzeichnungen der letzten Menstruationen im Kalender, berechnet werden. Bei einem 26- bis 30-tägigen Zyklus nimmt Knaus die fruchtbare Phase vom 9.–17., Ogino vom 8.–19. Zyklustag an.

Bei der **Temperaturmethode** misst die Frau morgens vor dem Aufstehen ihre Körperkerntemperatur (oral, rektal oder vaginal), die *Basaltemperatur.* Die *sicher* unfruchtbare Zeit beginnt am dritten Tag nach dem gestagenbedingten Temperaturanstieg kurz nach dem Eisprung (➤ Abb. 20.33) und endet mit der Menstruation. Diese Form der Temperaturmethode gilt als die zuverlässigste *natürliche* Verhütungsmethode (Pearl-Index bis acht). Die unfruchtbaren Tage direkt nach der Menstruation dauern bis sieben Tage vor dem frühesten gemessenen Temperaturanstieg. Diese erweiterte Form ist weniger zuverlässig, da durch Zyklusverschiebungen ein früherer Eisprung als in den vorangegangenen Zyklen möglich ist. Bei fiebrigen Erkrankungen, Stress und anderen Störfaktoren ist die Basaltemperaturkurve des betreffenden Monats nicht verwertbar. Von Paaren mit Kinderwunsch wird die Temperaturmethode auch genutzt, um die Tage zu bestimmen, an denen Geschlechtsverkehr zur Empfängnis führen kann.

Wichtig: Wissen!

Junge Menschen wissen oft erschreckend wenig über die Hintergründe der natürlichen Verhütungsmethoden und riskieren leichtfertig eine Schwangerschaft, die oft nicht zur Lebens- oder Berufssituation passt.

Spermien nach dem Verkehr haben in der Gebärmutter eine relativ lange Überlebenszeit, bis zu sieben Tage! Selbst bei regelmäßigem Zyklus und Eisprung am Tag 14 ist ab Tag 7 des Zyklus bei ungeschütztem Verkehr eine Schwangerschaft möglich, bei evtl. früherem Eisprung noch früher!

Nach dem Eisprung – gesichert durch einen eindeutigen Temperaturanstieg – nimmt das Risiko einer Schwangerschaft schnell ab, da die Eizelle nur etwa 24 Stunden befruchtungsfähig bleibt. Es gibt dann 10–11 richtig „sichere" Tage.

Stillen hemmt die Ausschüttung von Gn-RH, FSH und LH in Hypothalamus und Hypophyse und ist somit quasi eine natürliche (hormonelle) Empfängnisverhütungsmethode **(Laktationsamenorrhö),** solange Folgendes gilt:

- Die Mutter stillt mindestens sechsmal am Tag
- Der Säugling wird nur durch Stillen ernährt
- Die gesamte Stilldauer beträgt mindestens 80 Minuten
- Die Monatsblutung hat nach der Geburt noch nicht wieder eingesetzt.

Zur Sicherheit wird auch voll stillenden Frauen eine zusätzliche Empfängnisverhütung empfohlen, um auszuschließen, dass eine Befruchtung vor der ersten Monatsblutung stattfindet. Da die Pille (Kombinationspräparate) wegen des Übergangs der Hormone in die Milch kontraindiziert ist, können nur mechanische Verhütungsmittel (z. B. Kondom), die Spirale oder die Minipille in der Stillperiode eingesetzt werden.

Mechanische und chemische Verhütungsmethoden

Wohl gebräuchlichste mechanische Verhütungsmethode ist das **Kondom** *(Präservativ).* Es wird kurz vor dem Geschlechtsverkehr über den erigierten (steifen) Penis gestreift und fängt das Sperma auf. Nach dem Geschlechtsverkehr muss der Penis mit dem Kondom aus der Vagina gezogen werden, bevor er erschlafft, damit kein Sperma in die Scheide gelangen kann. Vorteile des Kondoms sind fehlende Nebenwirkungen und ein weitgehender Schutz vor Infektionen (z. B. HIV-Infektionen) bei insgesamt guter Zuverlässigkeit (Pearl-Index ungefähr vier).

Diaphragma und **Portiokappe** (➤ Abb. 20.34) sollen das Eindringen der Spermien in die Gebärmutter verhindern. Während das Diaphragma nur für den Verkehr in die Scheide eingeführt wird, wird die Portiokappe kurz nach der Menstruation eingesetzt und bleibt bis kurz vor der nächsten Regelblutung im Körper. Empfehlenswert ist, das Diaphragma zusätzlich mit **Spermiziden** *(spermienabtötenden Cremes)* zu bestreichen. Sowohl beim Diaphragma als auch bei der Portiokappe muss die passende Größe ärztlich ausgemessen werden. Nachteilig sind die recht hohe Versagerquote (Pearl-Index bis 20) und häufige lokale Reizungen.

Das **Intrauterinpessar** (kurz *IUP,* auch *Intrauterinspirale,* kurz *Spirale,* ➤ Abb. 20.35) verhindert die Einnistung des befruchteten Eies (Pearl-Index ca. 2). Die kupferumwickelte Metall- oder Kunststoffspirale wird unter sterilen Bedingungen in die Gebärmutterhöhle eingelegt und kann dort ca. drei Jahre verbleiben. Nachteilig ist neben verstärkten Menstruationsblutungen das gehäufte Auftreten von Adnexitiden (➤ 20.3.3) insbesondere bei Frauen, die noch nicht geboren haben. In aller Regel als **Intrauterinsystem** *(IUS)* abgegrenzt wird eine Sonderform der Spirale, die fünf Jahre geringe Gestagenmengen in die Gebärmutter abgibt (Mirena®). Es ist sehr zuverlässig

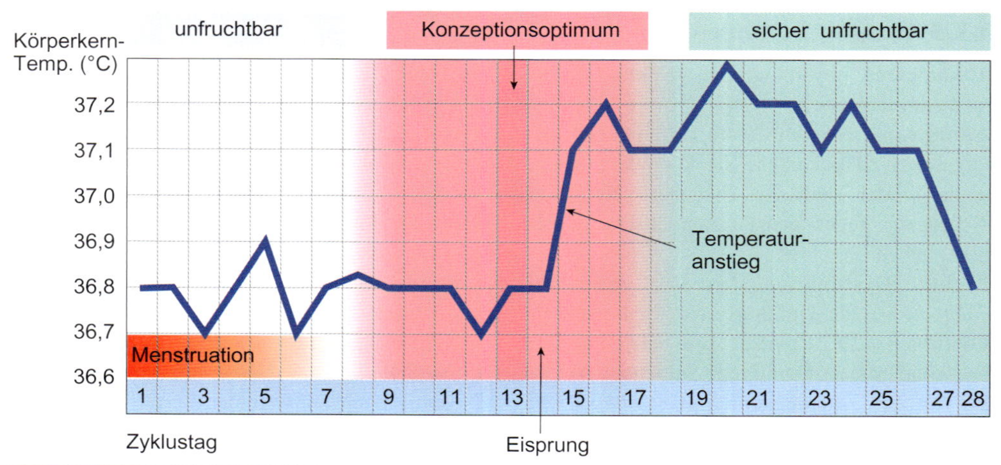

Abb. 20.33 Basaltemperaturkurve eines normalen 28-tägigen Zyklus. Die grüne Zone markiert die sicher unfruchtbare Phase vom dritten Tag des Temperaturanstiegs bis zur Menstruation.

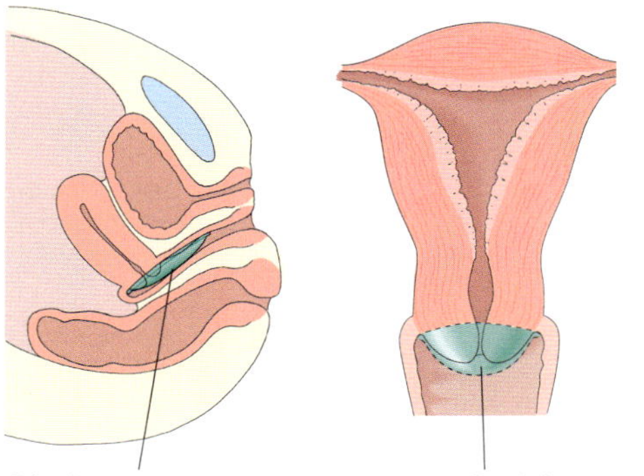

Abb. 20.34 Das Diaphragma (links) besteht aus einem mit Gummi überzogenen, flexiblen Metallring und einer Membran aus dünnem, nachgiebigem Gummi. Die Portiokappe (rechts) ist aus Kunststoff. Sie saugt sich an der Portio fest und bildet einen festen Abschluss zur Vagina.

(Pearl-Index ca. 0,2) und führt eher zu verminderten bis ausbleibenden Menstruationen.

Hormonelle Empfängnisverhütung

Die wohl bekannteste Form der hormonellen Kontrazeption sind die **Ovulationshemmer** (*Antibabypille,* kurz **Pille**). Sie enthalten eine Kombination aus Östrogenen und Gestagenen. Auf jeweils dreiwöchige Einnahme folgt eine einnahmefreie Woche oder die Einnahme einer Scheinpille *(Plazebo)* in der vierten Woche. Während dieser Zeit setzt durch den Hormonentzug die Menstruation ein. Bei einigen Pillen ist Einnahme im Langzeitzyklus möglich, bei der erst nach 3–6 Monaten eine Einnahmepause erfolgt. Beim prämenstruellen Syndrom oder bei der Endometriose sind seltene Menstruationen von Vorteil. Die Hormone können auch über die Einlage

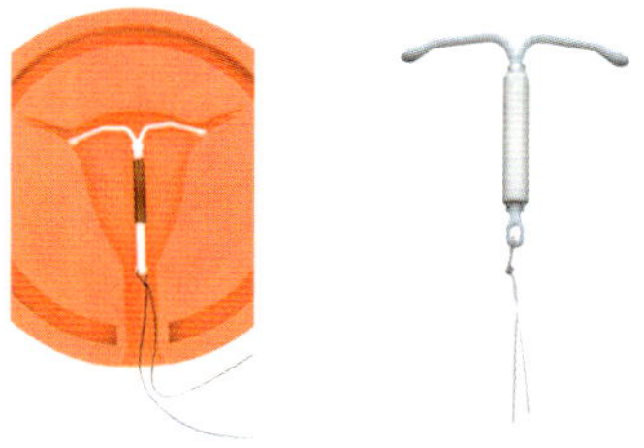

Abb. 20.35 Verschiedene Intrauterinpessare: links eine Kupfer-, rechts eine Hormonspirale. Das Fädchen ragt aus dem Muttermund und dient zur Lagekontrolle und späteren Entfernung der Spirale. [J751–080, V489]

eines **Vaginalrings** oder **Hormonpflasters** zugeführt werden.

Die Wirkung ist die gleiche: Die Hormonzufuhr unterdrückt die LH-Sekretion in der Mitte des Zyklus (➤ Abb. 20.21) und dadurch die Ovulation (daher auch *Ovulationshemmer*). Außerdem wird die Wanderfähigkeit der Spermien durch den Gebärmutterhals erschwert, indem der Zervixschleim wie in den unfruchtbaren Tagen zäh bleibt.

Zusätzlich verändern die Hormone den Transport der Eizelle durch die Eileiter und hemmen die Einnistung der Eizelle durch Einfluss auf das Endometrium.

Durch den Mehrfachschutz ist die hormonelle Kontrazeption außerordentlich zuverlässig (Pearl-Index 0,1–1). Sie ist auch für junge Frauen mit späterem Kinderwunsch geeignet. Die hormonelle Empfängnisverhütung bessert menstruationsbedingte Beschwerden und verringert das Risiko für einige gutartige Tumoren der Eierstöcke und der Brust sowie für das Ovarial- und das Endometriumkarzinom.

Die meisten Frauen vertragen die Ovulationshemmer gut. Nicht gegeben werden dürfen sie nach tiefen Venenthrombosen (➤ 12.5.7), bei hormonabhängigen bösartigen Tumoren wie dem Mammakarzinom (➤ 20.3.10), einigen Blut- und Lebererkrankungen sowie Raucherinnen über 35 Jahre, da dann das Risiko ernsthafter Nebenwirkungen erheblich erhöht ist.

Die **Minipille**, ein reines Gestagenpräparat, ist hier oft ein Ausweg. Sie ist *kein* Ovulationshemmer, sondern verhindert über den zäh bleibenden Zervixschleim das Eindringen der Spermien in die Gebärmutter. Allerdings muss sie jeden Tag fast zur gleichen Zeit genommen werden, und die Sicherheit der Antikonzeption ist nicht gleich gut wie bei den Ovulationshemmern (Pearl-Index 0,5–3). Ähnlich wirken Depotgestagene wie etwa die Dreimonatsspritze oder Gestagendepot-Implantate (z. B. Implanon®), die in den Arm eingebracht werden. Im Vergleich zur Minipille sind sie sicherer, aber schlechter steuerbar, und das Implantat ist evtl. schwierig zu entfernen.

Die **Pille danach** *(Morning-after-Pill, postkoitale Kontrazeption)* verzögert durch hohe Hormonmengen den Eisprung und verhindert dadurch die *Befruchtung.* Sie ist nur als Notlösung geeignet, z. B. nach Reißen eines Kondoms, aber auch nach einer Vergewaltigung. Die Pille danach (z. B. ellaOne®) kann rezeptfrei in Apotheken erworben werden.

Sterilisation

Haben beide Partner in einer Lebensgemeinschaft ihre Kinderwünsche verwirklicht oder bestehen große gesundheitliche Risiken bei der Frau, eine Schwangerschaft auszutragen, so kann sich einer der beiden dauerhaft sterilisieren lassen. Die **Sterilisation** besteht beim Mann in der Unterbrechung des Samenleiters **(Vasektomie).** Bei der Frau werden die Eileiter durch Durchtrennung, Koagulation oder Applikation von Clips operativ unterbunden, meist im Rahmen einer Bauchspiegelung *(Laparoskopie).*

Schwangerschaftsabbruch ➤ 21.7.6

AKTUELLES & SPEZIELLES

20.6 Gendermedizin

Die **Gendermedizin** (*engl.* gender = das Geschlecht) bzw. die *Geschlechtsspezifische Medizin* ist eine sehr junge Spezialisierung innerhalb der klinischen Medizin und der klinischen Forschung. Die Sicht auf die *Unterschiede zwischen Mann und Frau* in Symptomen, persönlicher Verarbeitung, Diagnostik und Therapie bei *gleicher Krankheit* geht auf die amerikanische Kardiologin *Marianne Legato* zurück. Sie erkannte als Erste vor rund 40 Jahren, dass z. B. der Herzinfarkt bei Frauen andere und viel weniger dramatische Symptome als bei Männern zeigt. Entsprechend wurde und wird (leider immer noch) bei Frauen die Notwendigkeit einer raschen intensivmedizinischen Behandlung oftmals verkannt, mit der Folge einer höheren Sterblichkeit als beim Mann.

Biologisch mehr als nur „der kleine" Unterschied

Es ist eigentlich erstaunlich, dass die Medizin so spät die Auswirkungen der großen biologischen Unterschiede bei Mann und Frau auf das Krankheitsgeschehen erkennt und zum Vorteil beider Geschlechter umzusetzen beginnt. Eindeutig sind die Unterschiede ja bereits im Moment der Befruchtung. Ob das in die Eizelle eindringende Spermium dem weiblichen X-Chromosom in der Eizelle ein X- oder ein Y-Chromosom hinzufügt, entscheidet nicht nur über das Geschlecht und die Unterschiede in den Geschlechtsorganen, sondern über Unterschiede in nahezu allen Bereichen und jeder Zelle.

Wie kann man sich erklären, dass so spät erst erkannt wird, dass gleiche Krankheiten bei Mann und Frau anders verlaufen und anders behandelt werden müssten?

Einerseits ist es die männliche Dominanz in der Medizin, bei den über eine Behandlung entscheidenden Ärzten und – vielleicht bedeutungsvoller – in der klinischen Forschung und Medikamentenerprobung, die sich erst vor relativ kurzer Zeit zu ändern begonnen hat. Versuchstiere und menschliche Probanden waren lange Zeit männlich. Zunächst geschah dies 1977 auf Empfehlung der amerikanischen Gesundheitsbehörde, aus Sicherheitsgründen keine Studien an Frauen im gebärfähigen Alter durchzuführen. Später aber waren es auch Aspekte seitens der Pharmafirmen: Die Rekrutierung von Frauen für Medikamentenstudien war schwieriger. Auch wollte man Einflüsse des Menstruationszyklus nicht berücksichtigen müssen.

Andererseits hat es gedauert zu erkennen, bis zu welchem Grad psychosoziale Faktoren, in diesem Fall Umgang mit der eigenen Gesundheit und

Verhalten im Erkrankungsfall, männlich-weibliche Krankheitsunterschiede verdecken oder verstärken. Generell leben Frauen gesundheitsbewusster, nehmen Vorsorgeuntersuchungen häufiger wahr als Männer und sind im Erkrankungsfall in der Regel konsequenter mit ärztlichen Empfehlungen und Medikamenteneinnahmen. Männer leben besonders im jüngeren Alter risikoreicher, negieren Krankheitssymptome eher, werden im Alter häufiger übergewichtig und trinken mehr Alkohol als Frauen.

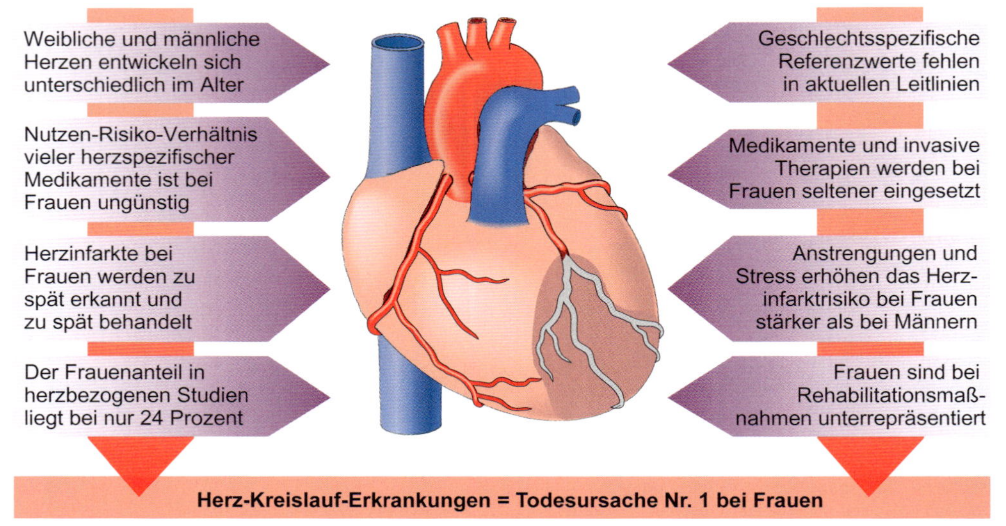

Abb. 20.36 Die gleiche Erkrankung – aber doch nicht ganz gleich. Männer und Frauen sind unterschiedlich, auch im Kranksein. Ziel muss es sein, die Unterschiede zu erforschen und die Kenntnisse so umzusetzen, dass beide Geschlechter profitieren.

Was sind gesicherte Erkenntnisse der jungen Disziplin Gendermedizin?

In der Kardiologie: Frauenherzen schlagen anders (➤ 14.7.2). Nach der Menopause sind Herzinfarkte bei Frauen gleich häufig wie bei Männern, allerdings oft ohne die typischen Beschwerden (Vernichtungsschmerz, Ausstrahlung in den Arm). Digoxin zur Behandlung der Herzinsuffizienz (➤ 14.6.5) führt nur bei Männern zu nennenswerten Erfolgen. Frauen vertragen Beta-Blocker schlechter als Männer. Azetylsalizylsäure (z. B. Aspirin®) wirkt bei Frauen kaum präventiv bei kardiovaskulären Erkrankungen (➤ Abb. 20.36).

In der Diabetologie: Zu Beginn eines Typ-2-Diabetes (➤ 11.6.3) haben Frauen eine niedrige Glukosetoleranz bei Belastung. Bei Männern zeigt sich ein beginnender Diabetes eher im erhöhten Nüchternglukosewert.

In der Onkologie: Hier sind Männer benachteiligt. Die Sterblichkeit bei männlichen Tumorerkrankungen ist eindeutig höher als bei Frauen, da es bei frauenspezifischen Krebsarten größere Fortschritte gegeben hat. Dies ist zum Teil auch durch die etablierten Vor- und Nachsorgeprogramme bedingt.

In der Immunologie: Bei der Immunabwehr ist die Frau biologisch im Vorteil. Frauen bilden effektiver Antikörper bei Kontakt mit Viren, Bakterien oder anderen körperfremden Antigenen (➤ 13.1.1). Das hat sich auch mit großer Deutlichkeit bei der COVID-19-Pandemie gezeigt. Bei der Infektion mit dem SARS-CoV-2-Virus (➤ 13.10.2) erkranken Männer in jeder Altersstufe häufiger und schwerer. Auch die Sterblichkeitsrate ist höher. Der weibliche Vorteil der effektiveren Antikörperbildung kommt auch bei Impfungen zum Tragen. Hingegen neigt das weibliche Immunsystem zu überschießenden Reaktionen; Autoimmunerkrankungen sind um ein Mehrfaches häufiger bei Frauen als bei Männern

In der Psychiatrie: Eine männliche Depression (➤ 10.7) z. B. wird sehr oft nicht erkannt. Suizide sind bei Männern dreimal häufiger als bei Frauen. Es wird geschätzt, dass Frauen mit einer Depression doppelt so häufig in ärztlicher Behandlung sind. Weibliche Hormone, so wird vermutet, verstärken die positive Wirkung von Antidepressiva.

In der medikamentösen Behandlung: Erforderliche Unterschiede sind in diesem Bereich lange inadäquat berücksichtigt worden. Frauen, wie auch Kinder, wurden mangels spezifischer Studien wie „leichte" oder „kleine" Männer behandelt. Unerwartete Wirkungen und Nebenwirkungen entstehen bei Frauen durch die östrogenbedingt längere Magenverweildauer von Tabletten, Medikamenten-Interaktionen (z. B. bei Einnahme der Pille), den höheren weiblichen Fettanteil im Körper und somit die andere Wirksamkeit fettlöslicher Substanzen. Zusätzlich besteht eine verlängerte Metabolisierung und ein verlangsamter Abbau im weiblichen Körper mit dadurch oft erhöhter Bioverfügbarkeit der Substanzen.

Es ist sehr zu wünschen, dass diese und entsprechende künftige Erkenntnisse schnell Eingang in den Klinik- und Praxisalltag finden und die Aus- und Weiterbildung im Medizinstudium sowie von medizinisch und pflegerisch tätigen Personen beeinflussen werden.

21 Entwicklung, Schwangerschaft und Geburt

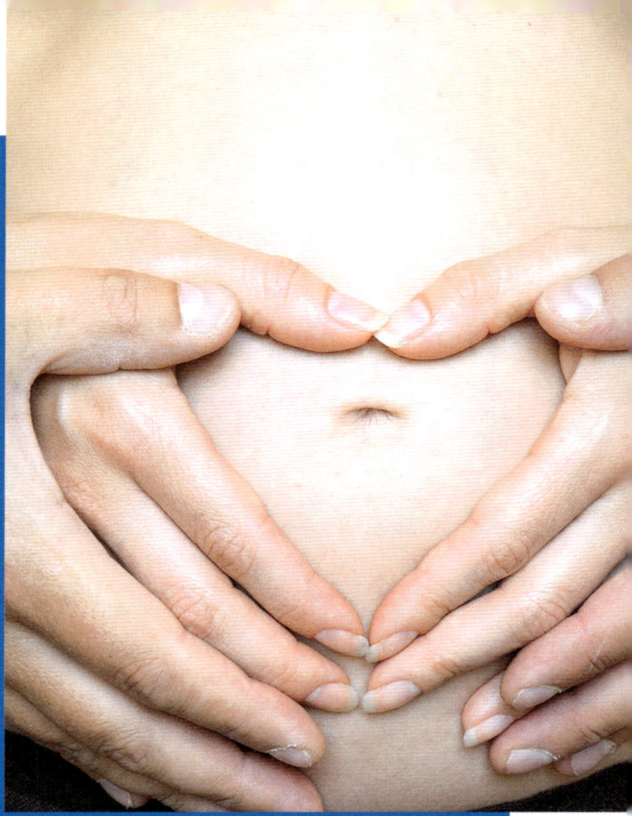

Die Entwicklung eines Menschen aus einer einzigen befruchteten Zelle ist ein komplizierter Vorgang, der nicht mit der Geburt, sondern erst mit dem Tod abgeschlossen ist. Man unterscheidet dabei die **pränatale Entwicklung** *vor* und die **postnatale Entwicklung** *nach* der Geburt.

Die pränatale Entwicklung lässt sich grob in drei Abschnitte unterteilen:

- Das Stadium der ersten mitotischen Zellteilungen, gelegentlich auch **Keimphase** genannt, umfasst alle Prozesse von der Befruchtung bis zur Einnistung der Frucht in die Gebärmutterschleimhaut und ist etwa mit dem zehnten Tag abgeschlossen
- Die nun folgende **Embryonalphase** (man spricht entsprechend vom **Embryo**) beginnt in der zweiten Woche und endet mit der vollendeten achten Woche nach der Befruchtung. Es ist die Zeit der **Organogenese** *(Organbildung)*: Während dieser Wochen werden fast alle Organe angelegt
- Ab der neunten Woche wird der Keim als **Fetus** *(Fet, Foetus)* bezeichnet. Während des **Fetalstadiums** differenzieren sich die Organe und nehmen ihre Funktionen auf. Besonders in den letzten zwei Monaten kommt es zu einer erheblichen Gewichtszunahme durch Fetteinlagerung. Gegen Ende der Schwangerschaft gehen vom Fetus selbst biochemische Prozesse aus, die die Geburt beginnen lassen.

M

p.c. – p. m.

In der klinischen Geburtsmedizin werden bei der Schwangerschaftsdauer nicht die Wochen ab erfolgter Befruchtung gerechnet (**Schwangerschaftsdauer post conceptionem** = *p. c.* = Gestationsalter des Embryo/Fetus, insgesamt 38 Wochen = 266 Tage), sondern die Wochen ab dem ersten Tag der letzten Menstruation, da dieser in aller Regel bekannt ist (**Schwangerschaftsdauer post menstruationem** = *p. m.*, insgesamt 40 Wochen = 280 Tage). Wenn die Frau das Ausbleiben der Menstruation bemerkt, befindet sie sich am Anfang der 3. SSW p. c. (SSW = Schwangerschaftswoche) oder der 5. SSW p. m. Die folgenden Angaben in SSW beziehen sich, falls nichts anderes dabei steht, auf die in der Klinik übliche Zählweise in SSW p. m. Oder ganz kurz: 4+0 bis 4+6 = 5. SSW p. m.

21.1 Von der Befruchtung bis zur Einnistung

Die biologischen Reaktionen bei der Befruchtung und in den ersten Tagen danach sind äußerst komplex. Es verwundert deshalb nicht, dass es nur ca. 50 % aller befruchteten Eizellen überhaupt schaffen, sich im Endometrium einzunisten. Die häufigsten Ursachen für diese niedrige „Erfolgsquote" sind genetische Defekte der Frucht (insbesondere numerische Chromosomenaberrationen ➤ 3.2.2) und Fehlentwicklungen des Endometriums. Dies ist mit ein Grund, weshalb bei Kinderwunsch durchschnittlich 2–3 Monate regelmäßigen Sexualverkehrs vergehen, bevor eine Schwangerschaft eintritt. Ab 35 Jahren nimmt allerdings die Chance, schwanger zu werden, deutlich ab (➤ 21.10).

Grundvoraussetzung für die Fähigkeit, Nachkommen zu erzeugen, ist die Bereitstellung von funktionstüchtigen **Keimzellen** (also *Spermien* und *Eizellen,* Keimzellbildung ➤ 20.2.4, ➤ 20.3.2). Diese besitzen im Gegensatz zu sonstigen Körperzellen nur einen haploiden („einfachen") Chromosomensatz (➤ 2.12.2).

Befruchtung

Trifft die Eizelle während ihres Transports zum Uterus auf befruchtungsfähige Spermien, kann es zur Verschmelzung beider Keimzellen und damit zur **Befruchtung** *(Konzeption, Empfängnis)* kommen. Die Befruchtung führt zur Wiederherstellung des doppelten (diploiden) Chromosomensatzes, sie sorgt (zusammen mit der Meiose ➤ 2.12.2) durch Vermischung des Erbgutes für Speziesvariationen, und im Augenblick der Befruchtung wird auch bereits das (chromosomale) Geschlecht des neuen Organismus festgelegt (➤ Abb. 21.1).

Das Sperma (➤ 20.2.5) befindet sich nach der Ejakulation dicht vor dem äußeren Muttermund (➤ Abb. 20.30). Die Spermien wandern durch Muttermund und Uterushöhle in die Eileiter. Die Sekretion von dünnflüssigem Zervixschleim während des Eisprungs erleichtert das Eindringen der Spermien. Trotzdem erreichen nur 300–500 der vielen Millionen Spermien das obere Drittel des Eileiters. Dort treffen dann meist mehrere Spermien fast gleichzeitig auf die Eizelle. Die Zellmembranen des ersten Spermiums und der Eizelle verschmelzen miteinander, und das Spermium dringt rasch in die Eizelle ein **(Imprägnation).** Unmittelbar danach wird die Zona pellucida (➤ 20.3.2) chemisch verändert und dadurch für weitere Spermien unpassierbar.

In der Eizelle bleibt der Spermienkopf in der Nähe des weiblichen Kernes liegen, sein Schwanz wird abgestoßen. Der Kopf schwillt an und bildet den **Vorkern,** der sich mit dem gleichartigen Vorkern der Eizelle vereinigt. Die neu entstandene Zelle – **Zygote** genannt – enthält also, wie jede normale Körperzelle, alle 23 Chromosomen in doppelter (diploider) Ausführung, je 23 vom Vater (bzw. Spermium) und 23 von der Mutter (bzw. Eizelle).

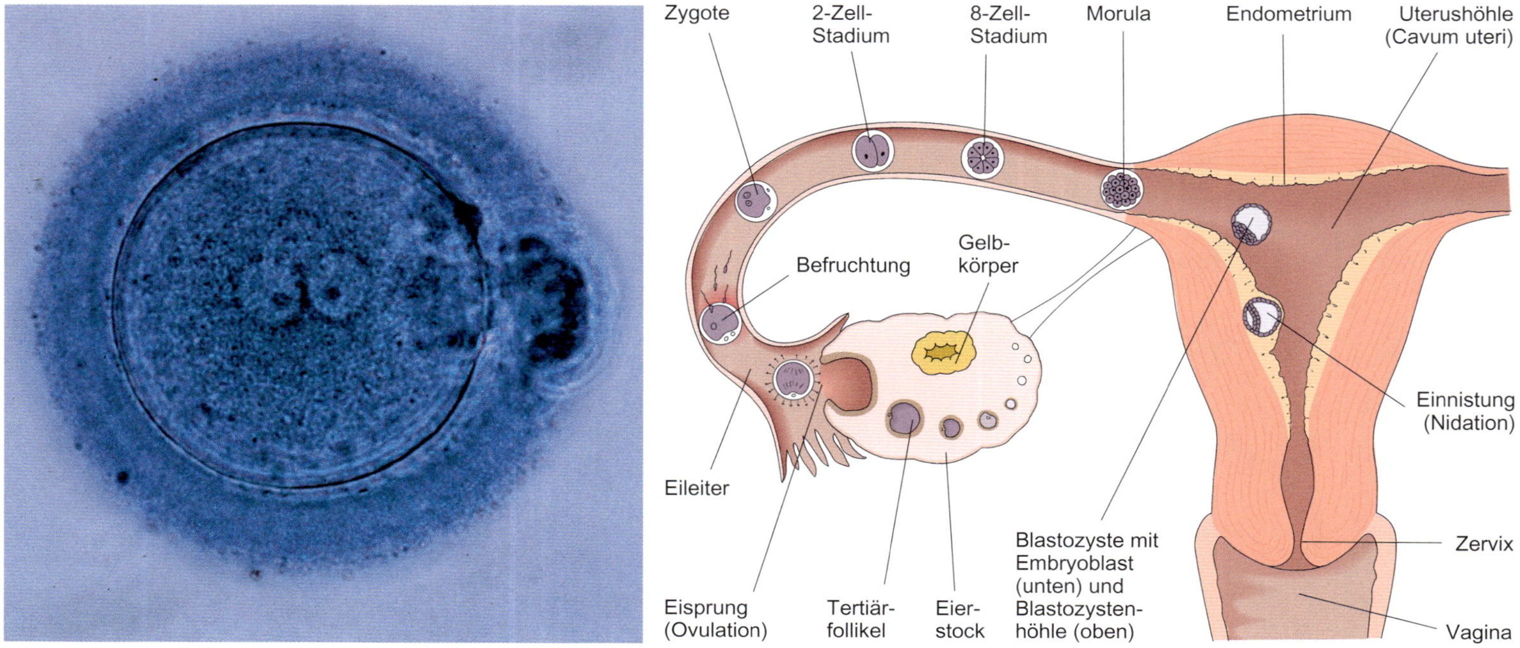

Abb. 21.1 Entwicklung des Keimes von der Zygote über das Zwei-Zell-Stadium bis zur Blastozyste. [L190, T077]

Erste Zellteilungen (Furchung)

Wenige Stunden später beginnen die ersten mitotischen Zellteilungen, die **Furchungsteilungen.** Aus der Zygote werden zunächst zwei Zellen, dann vier, acht, sechzehn usw., bis sich eine Zellkugel bildet, die mikroskopisch gesehen einer Beere ähnelt und deshalb als **Morula** (*lat.* morum = Maulbeere) bezeichnet wird (➤ Abb. 21.1, ➤ Abb. 21.2). Bis zum Acht-Zell-Stadium behält jede der immer kleiner werdenden Zellen alle Entwicklungsmöglichkeiten zum Gesamtorganismus (*Totipotenz* ➤ 2.16). Etwa am vierten Tag nach der Befruchtung verwandelt sich die Morula durch Flüssigkeitsaufnahme in einen hohlen Zellball, die **Blastozyste** *(Keimblase).* Die Aushöhlung heißt **Blastozystenhöhle** (➤ Abb. 21.1, ➤ Abb. 21.8).

Die Blastozyste hat eine Verdickung, die die eigentliche Embryonalanlage enthält **(Embryoblast).** Die Zellwand der umgebenden Blase, der **Trophoblast** (*gr.* trophein = ernähren), dient nach der Einnistung zusammen mit Sekreten aus dem mütterlichem Gewebe in den ersten zwei Wochen der Ernährung des Embryos.

Einnistung (Nidation) und Trophoblastdifferenzierung

In diesem Stadium erreicht die Blastozyste den Uterus. Sie liegt zunächst noch frei in der Uterushöhle. Am 5.–6. Tag lagert sich die Blastozyste, mit dem Embryonalpol vorangehend, an das Endometrium an. Zu diesem Zeitpunkt produzieren die Trophoblastzellen *proteolytische* (gewebsandauende) Enzyme, die es ihnen ermöglichen, sich in das Endometrium „einzufressen". Das Eindringen in das mütterliche Gewebe wird durch die Schleimhaut unterstützt: Durch das Gelbkörperhormon *Progesteron* (➤ 20.3.7) ist das Endometrium auf die Aufnahme der Frucht vorbereitet.

Zur Ernährung des größer werdenden Embryos teilt sich nun der Trophoblast in zwei Schichten, die schließlich zum Anschluss an das mütterliche Gefäßsystem führen:

- Den **Zytotrophoblast,** der den Embryoblast weiterhin umgibt und ständig neue Zellen bildet
- Den **Synzytiotrophoblast,** eine durch Verschmelzung von Trophoblastzellen entstandene vielkernige „Riesenzelle". Der Synzytiotrophoblast wächst immer weiter in das Endometrium hinein (➤ Abb. 21.8). Die dabei freigesetzten Stoffe dienen anfänglich der Ernährung des Embryos (**histiotrophe Phase** der Keimernährung, *gr.* histos = Gewebe, trophein = ernähren).

Neben den proteolytischen Enzymen wird vom Synzytiotrophoblasten das Schwangerschaftshormon **h***umanes* **C***horion***g***onadotropin* **(HCG)** gebildet, das in den ersten Wochen die Funktion des Gelbkörpers aufrechterhält. Ansonsten würde das Endometrium abgestoßen, eine Schwangerschaft wäre nicht möglich. HCG steigt im mütterlichen Serum ab dem 9. Tag p. c. mit einer Verdoppelung anfangs alle zwei Tage. Im Urin ist HCG kurz darauf messbar. Dies ist die Basis der freiverkäuflichen Schwangerschaftstests, die ab Ausbleiben der Regelblutung zuverlässig sind.

Am 11.–13. Tag ist der Keim vollständig vom Endometrium umgeben. In diesem Stadium wird das Gewebe vermehrt durchblutet, was zu einer leichten Blutung führen kann, leicht mit einer Menstruation zu verwechseln.

Eine **Superfekundation,** d. h. die Befruchtung von zwei Eizellen bei zwei verschiedenen Kohabitationen (also auch durch zwei verschiedene Männer), ist möglich, eine **Superfetation,** d. h. eine Konzeption während einer bereits bestehenden Schwangerschaft (Einnistung der Eizelle), hingegen nicht.

Mehrlinge

Bei Mehrlingen entwickeln sich zwei oder mehr Embryonen gleichzeitig in der Gebärmutter. Mehrlingsschwangerschaften belasten den mütterlichen Organismus im Vergleich zu Einlingsschwangerschaften mehr und sind für Mutter und Kind komplikationsträchtiger.

Zwillinge können durch die gleichzeitige Befruchtung von zwei Eizellen mit verschiedenen Spermien entstehen (entsprechend **Drillinge** bei der Befruchtung von drei Eizellen usw.). Diese Eizellen können vom Eierstock nur einer Seite oder von beiden Seiten stammen. Die Zwillinge sind dann **zweieiig** *(dizygot).* Sie können gleich- oder verschiedengeschlechtlich sein. Genetisch sind sie sich nicht ähnlicher als Geschwister aus verschiedenen Schwangerschaften (➤ Abb. 21.3).

Eineinige Zwillinge entwickeln sich immer aus einer Eizelle – sie sind *monozygot.* Sie haben das gleiche Geschlecht, sind genetisch identisch und sehen in der Regel auch gleich aus. Die Teilung kann sehr früh erfolgen, z. B. im Zwei-Zell-Stadium (am 1. Tag p. c.), dann hat jeder Embryo eine eigene Plazenta und eine eigene Fruchtwasserhöhle (➤ 21.4.1), aber auch erst spät nach Einnistung der Blastozyste, mit dem Embryoblasten ab 5./6. Tag p. c. (➤ Abb. 21.3). Bei einer Teilung ab dem 8. Tag p. c. haben die Embryonen immer Plazenta und Fruchtwasserhöhle gemeinsam, was komplikationsreich ist (➤ 21.4.1). Ab dem 13. Tag p. c. teilt sich die Embryonalanlage nicht mehr vollständig, es entstehen miteinander verwachsene **siamesische Zwillinge.**

Mehrlingshäufigkeit (W)

Auf 80–90 Geburten kommt eine *spontane* (also nicht durch die Fortpflanzungsmedizin, ➤ 21.10, entstandene) Zwillingsgeburt. Spontane Drillinge sind mit 1 auf 7.500 Geburten sehr viel seltener. Zwei Drittel der spontanen Zwillinge sind zweieiig.

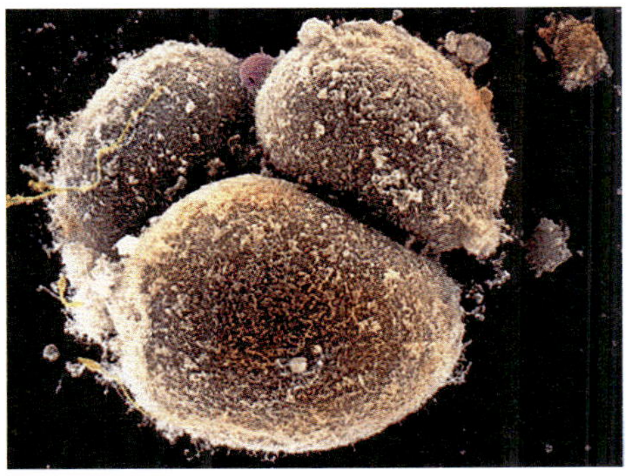

Abb. 21.2 Menschlicher Embryo im anfänglichen Teilungsstadium (In-vitro-Fertilisation). [E347]

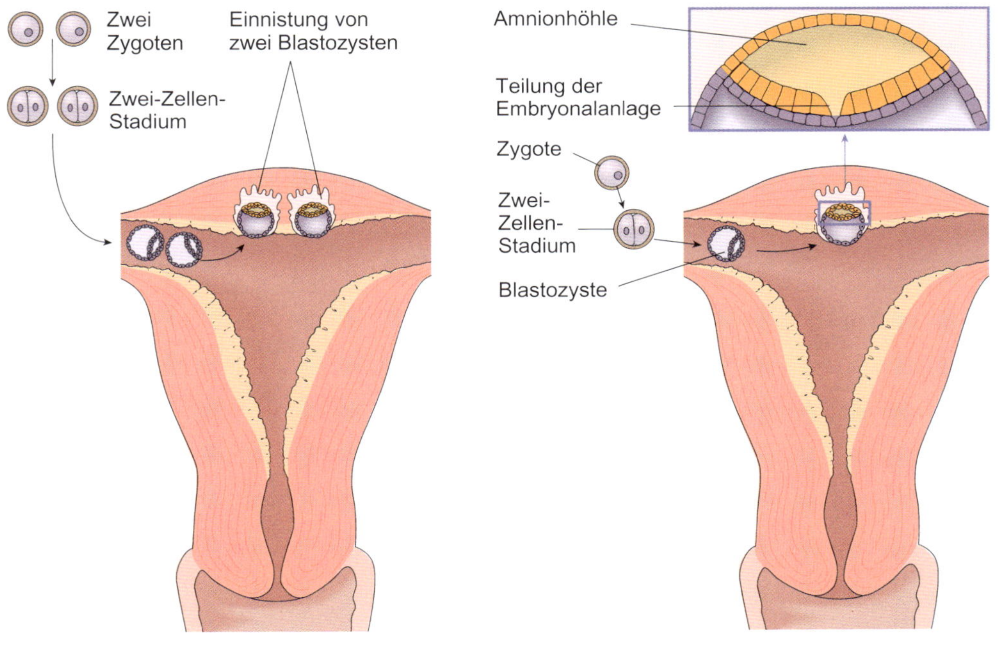

Abb. 21.3 Entstehung von Zwillingen. Links Entwicklung zweieiiger Zwillinge aus zwei Eizellen, rechts beginnende Entwicklung eineiiger Zwillinge bei Trennung der Embryonalanlage im sehr späten Stadium.

Durch die Behandlungsmöglichkeiten bei unerfülltem Kinderwunsch nimmt der Anteil der zweieiigen Zwillinge ständig zu. Nach Angaben des *Statistischen Bundesamtes* in Deutschland war 2019 jedes 27. Neugeborene ein Mehrlingskind, meist ein Zwilling.

Schwangerschaft am falschen Ort

Meist nistet sich die Blastozyste, und damit die spätere Plazenta, im oberen Drittel der hinteren Uteruswand ein. Andere Lokalisationen, etwa in Nähe des Muttermundes, können zu schweren Blutungen während der Schwangerschaft und der Geburt führen (**Placenta praevia** ➤ Abb. 21.32).

In 1–2 % aller Schwangerschaften kommt es zur Einnistung *außerhalb* der Gebärmutter (**Extrauteringravidität,** kurz *EUG*). In über 90 % davon nistet sich die Frucht im Eileiter ein (**Eileiterschwangerschaft,** *Tubargravidität* ➤ Abb. 21.4), selten im Eierstock (**Eierstockschwangerschaft,** *Ovarialgravidität*) oder in der Bauchhöhle (**Bauchhöhlenschwangerschaft,** *Abdominalgravidität*). Die Frucht beginnt zwar, sich zu entwickeln, stirbt aber in der Regel nach unterschiedlicher Dauer ab, weil sie keinen Platz mehr zum Wachsen hat und die Plazentaanlage nicht mehr ausreichend durchblutet wird. Gefürchtet ist die **Tubarruptur** *(Eileiterzerreißung),* da die Frau dabei verbluten kann. Durch Ultraschalluntersuchung ist die Extrauteringravidität gut zu diagnostizieren („leere" Gebärmutterhöhle bei positivem Schwangerschaftstest).

21.2 Entwicklung des Embryos

Etwa acht Tage nach der Befruchtung differenziert sich der Embryoblast in zwei verschiedene Keimschichten, die zusammen die **Keimscheibe** bilden.

Die beiden Keimschichten werden dann zu drei Schichten, den drei **Keimblättern** (➤ Abb. 21.5). Aus diesen entwickeln sich in den Folgewochen die verschiedenen Organe und Gewebe:

- Aus der äußeren, dem Uterusmuskel zugewandten Schicht, dem **Ektoderm,** bilden sich Nervensystem, Sinnesorgane, Zähne und Haut
- Aus der mittleren Schicht **(Mesoderm)** formieren sich in erster Linie das Herz und andere Muskeln, die meisten Binde- und Stützgewebe (➤ 4.3), die Geschlechtsorgane, das Skelett, die Blutgefäße, die Blutkörperchen, die Nieren, die lymphatischen Organe und die Unterhaut
- Aus der inneren, der Uterushöhle zugewandten Schicht **(Entoderm)** entstehen hauptsächlich die Epithelien der Atmungs- und Verdauungsorgane, die ableitenden Harnwege sowie die Organe Schilddrüse, Leber und Pankreas.

Die Entwicklung schreitet unglaublich rasch voran (➤ Abb. 21.6, ➤ Abb. 21.7). Bereits Ende der 3./Anfang der 4. Woche p. c. (= 5./6. Woche p. m.) bildet sich die Gehirn-, kurz darauf die Rückenmarkanlage, während der Embryo durch ungleiches Wachstum eine C-förmig gekrümmte Form annimmt. Gegen Ende dieser Woche sind Arm- und Beinknospen, Ohrgrübchen und – gerade eben – Linsenplakoden (verdickte Bezirke) am Ort der späteren Augenlinse erkennbar. Erste Herzkontraktionen beginnen, auch Gefäßanlagen sind bereits vorhanden. Aus der Luftröhre finden erste Ausknospungen zur Entwicklung von Bronchialbaum und Lungen statt. In der 5. Woche p. c. entwickeln sich Gehirn, Gesicht und Arme bzw. Hände rasch weiter, die Nieren bilden sich. In der 6. Woche p. c. sind vor allem das Wachstum der unteren Extremität und der Ohranlagen sichtbar und bereits in der 7. Woche p. c. sind die Augenlider erkennbar. Da die Bauchhöhle für den sich entwickelnden Darm zu klein ist, wölbt sich der Darm in die Nabelschnur vor *(physiologischer Nabelbruch).* Gegen Ende der 8. Woche p. c. sind neben dem Kopf auch Hals, alle Extremitätenbe-

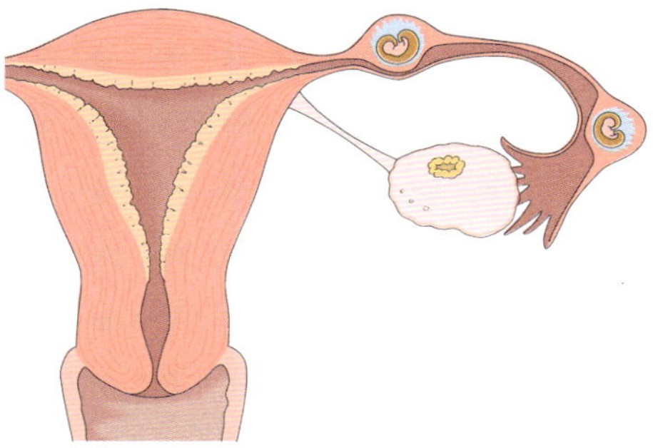

Abb. 21.4 Extrauteringravidität. Häufigste Form ist die Eileiterschwangerschaft, wobei sich die Frucht sowohl im relativ weiten, gebärmutterfernen Teil des Eileiters als auch im engen, gebärmutternahen Teil einnisten kann.

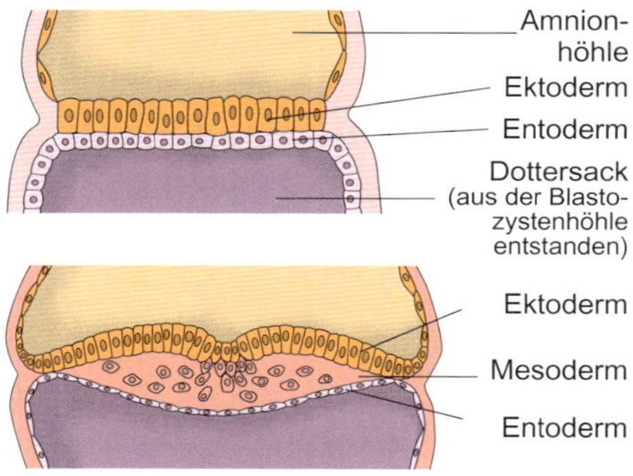

Abb. 21.5 Die Entwicklung der Keimblätter. Aus der zweischichtigen Keimscheibe (oben im Bild) entwickelt sich durch das Einwandern von Mesodermzellen die dreischichtige Keimscheibe (unten im Bild).

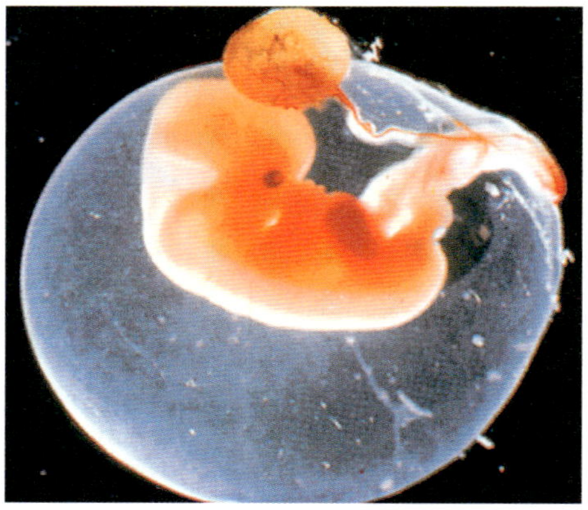

Abb. 21.7 Seitenansicht eines 5½ Wochen p. c. alten Embryos. Bei dem gerade einmal 1 cm großen Embryo zeichnen sich bereits die Fingerstrahlen ab! Oberhalb des Embryos ist der Dottersack zu erkennen. [E337]

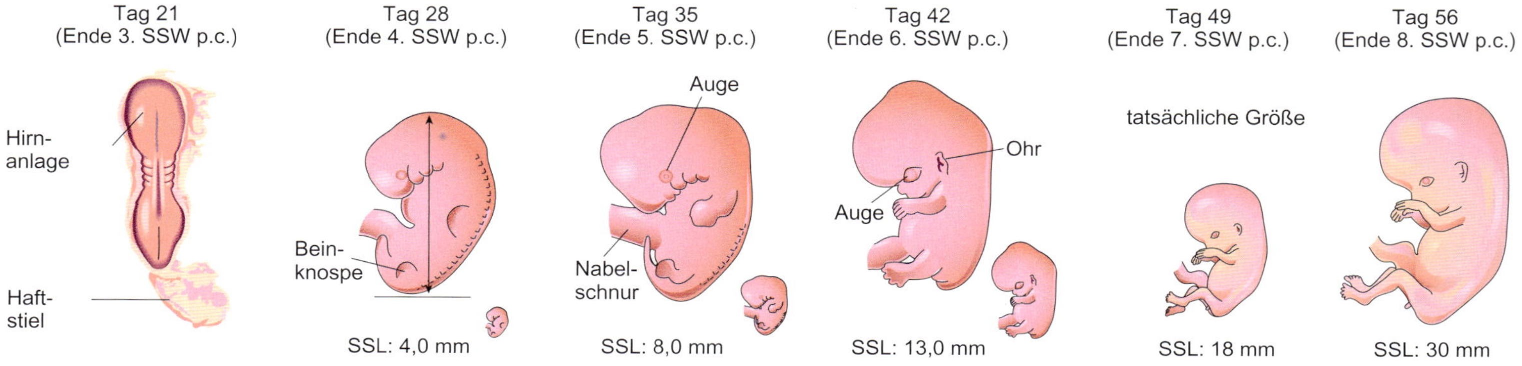

Abb. 21.6 Übersicht über die Embryonalentwicklung. Nach nur acht Wochen hat der Embryo eindeutig menschliche Züge, alle wichtigen Organsysteme sind bereits angelegt. [E347]

reiche und sogar das Geschlecht des Kindes erkennbar. Der Embryo ist zu diesem Zeitpunkt, gemessen vom Scheitel bis zum Steiß (**SSL** = *Scheitel-Steiß-Länge*), gerade 3 cm groß!

21.3 Plazenta

Die **Plazenta** (*Mutterkuchen, lat.* placenta = Kuchen) stellt ein einzigartiges Organ der Trennung und Verbindung zwischen Mutter und Kind dar. Die Entwicklung beginnt mit der Einnistung in die Gebärmutter. Ihre Bedeutung endet kurz nach der Geburt, wenn der Blutfluss in der Nabelschnur zum Stillstand kommt.

21.3.1 Frühe Plazentaentwicklung

Die *Plazentaentwicklung* **(Plazentation)** beginnt um den achten Tag nach der Befruchtung (➤ Abb. 21.8①). Im Synzytiotrophoblasten bilden sich Hohlräume, die zu Lakunen („Seen") zusammenfließen (➤ Abb. 21.8②). Um den zwölften Tag ist der Synzytiotrophoblast so weit in das Endometrium eingewachsen, dass Uteruskapillaren eröffnet werden und mütterliches Blut in das **Lakunennetz** gelangt (➤ Abb. 21.8③). Der Zytotrophoblast verdickt sich ab dem 13. Tag durch Zellteilungen zum **Chorion** *(Zottenhaut)*, das den Keim vollkommen umgibt. Durch Einwachsen von Zytotrophoblastzellen aus dem Chorion in den Synzytiotrophoblasten entstehen die ersten **Zotten** (➤ Abb. 21.8④), die sich in der Folge durch Einsprossen von Bindegewebe und Kapillaren ausdifferenzieren. Von nun an wird der Keim direkt durch das Blut der Mutter ernährt **(hämotrophe Phase).**

Wegen der besseren Ernährungsbedingungen auf der dem Myometrium zugewandten Seite wachsen die Zotten hier weiter, während sie sich auf der Seite der Uterushöhle zurückbilden. Dadurch teilt sich das Chorion in einen zottentragenden Bereich, die **Chorionplatte** *(Chorion frondosum)*, dem kindlichen Anteil der späteren Plazenta, und einen zottenlosen Teil, die **Chorionhaut** (*Chorion laeve,* ➤ Abb. 21.9, ➤ Abb. 21.11).

Anfänglich ist das destruktive Einwachsen des Keimlings in das mütterliche Endometrium der zerstörerischen Wucherung eines Tumors nicht unähnlich. Etwa 2–3 Tage später jedoch beginnt sich das Endometrium in die **Dezidua** umzuwandeln, wobei die dabei gebildete Grundsubstanz auf der mütterlichen Seite dem weiteren Eindringen Einhalt gebietet. Die Dezidua im Bereich der Chorionplatte heißt auch **Decidua basalis,** die Dezidua im übrigen Teil der Gebärmutter **Decidua parietalis** (➤ Abb. 21.9). Die Dezidua ist auch Ort der *immunologischen Toleranz* des Keimlings, der ja zu 50 % (väterliches) Fremdeiweiß für die Mutter darstellt.

21.3.2 Reife Plazenta

Die so entstandene **Plazenta** baut sich also aus einem kindlichen und einem mütterlichen Anteil auf:

- Der *kindliche Anteil* besteht aus der **Chorionplatte** und den ca. 15–20 **Zottenbäumchen** *(Kotyledonen)*
- Der *mütterliche Anteil* ist die **Decidua basalis** mit den mütterlichen Spiralarterien und Venen (➤ Abb. 21.9).

Die Chorionplatte zweigt sich immer weiter auf, sodass sich reich verzweigte Zottenbäumchen bil-

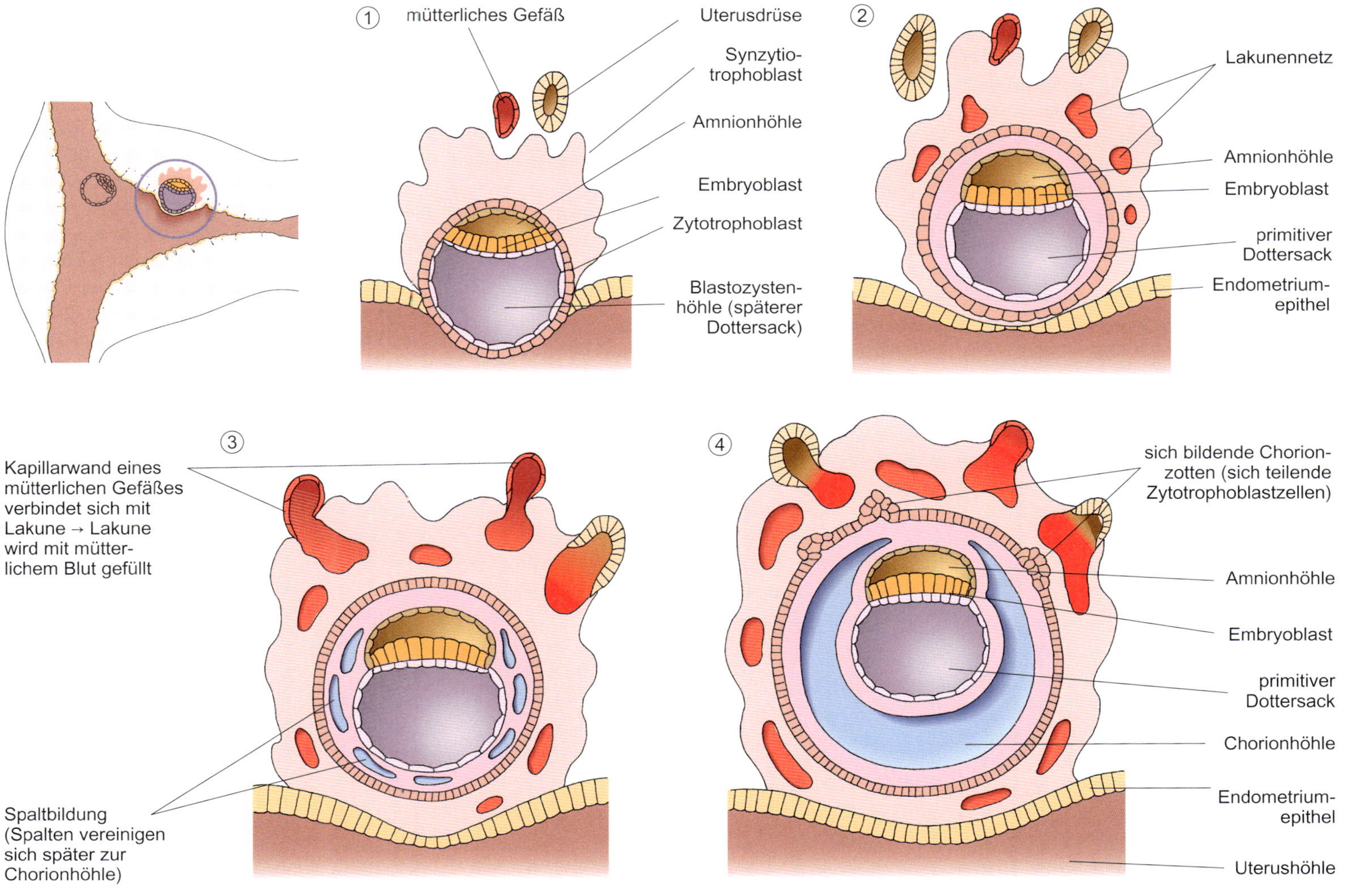

Abb. 21.8 Einnistung (Nidation) der Blastozyste, Ausbildung des Dottersacks und beginnende Zottenbildung (Teil der späteren Plazenta).

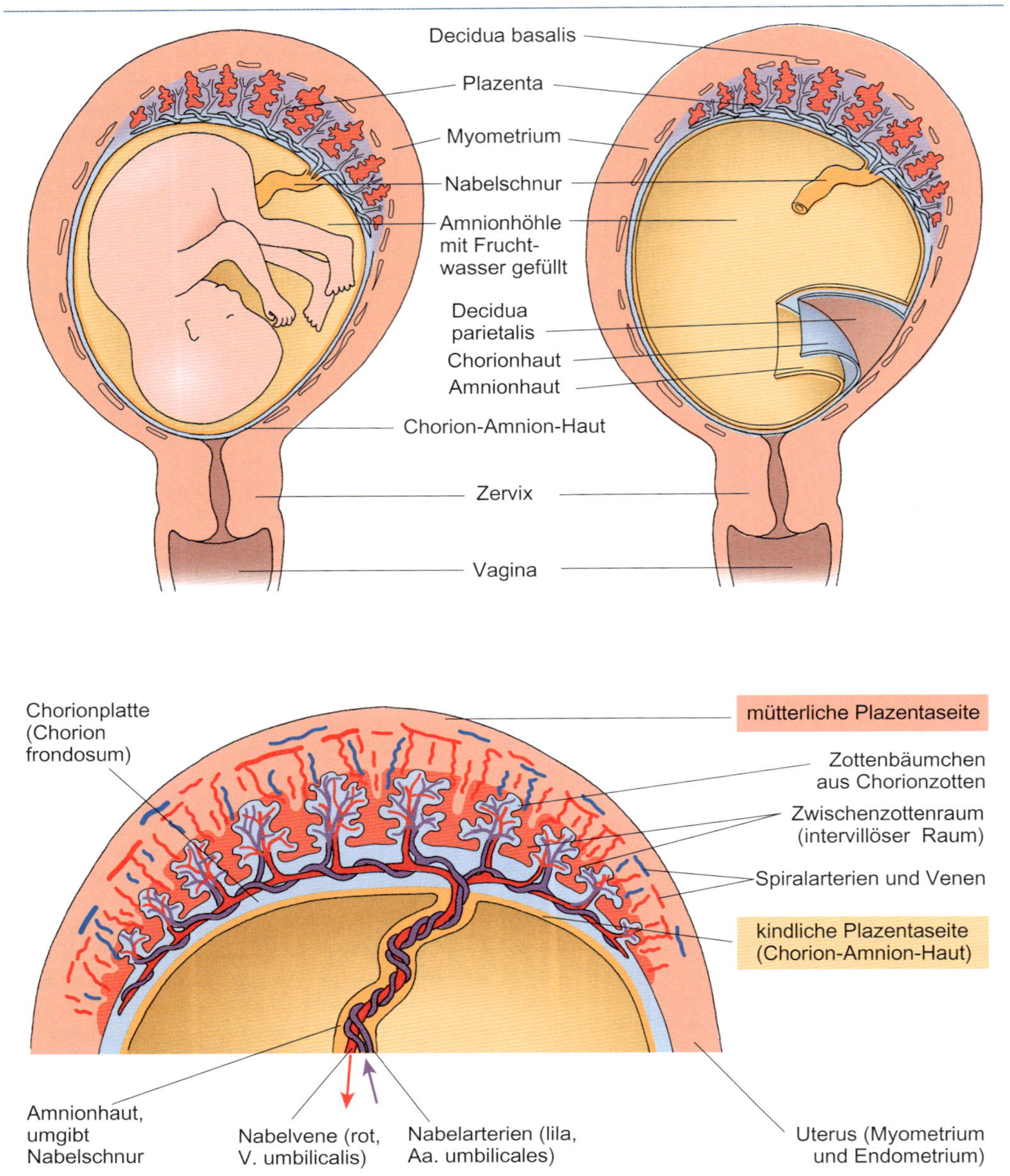

Abb. 21.9 Oben Aufbau der Plazenta, rechts ist ohne Fetus die Schichtung der einzelnen Eihäute hervorgehoben. Unten Detailzeichnung der kindlichen Gefäße in der Nabelschnur, die sich in der Chorionplatte verzweigen, sowie der mütterlichen Gefäße (oben in der Abbildung), die ihr Blut fontänenartig in die Zwischenzottenräume spritzen.

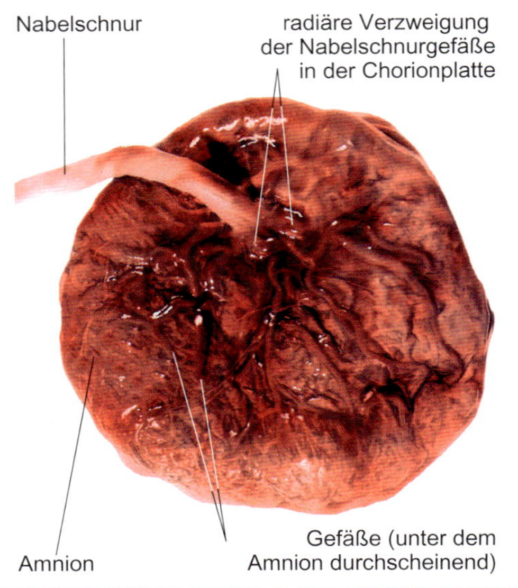

Abb. 21.10 Plazenta nach der Geburt. [E347]

den (➤ Abb. 21.9), deren Oberfläche durch Mikrovilli (fingerförmige Ausstülpungen) extrem vergrößert wird. Um die Zotten herum bleiben schmale Spalten, die **Zwischenzottenräume** *(intervillöser Raum).*

Zum Zeitpunkt der Geburt ist die Plazenta ein scheibenförmiges Organ von ca. 18 cm Durchmesser, 2 cm Dicke und etwa 500 g Gewicht (➤ Abb. 21.10). Auf der kindlichen, spiegelglatten Seite der Plazenta setzt die Nabelschnur (➤ 21.4.2) an. Die der Gebärmutterwand zugewandte Seite dagegen zeigt unterschiedlich tiefe, unregelmäßige Furchen, durch die die Plazenta in Areale, die **Kotyledonen,** unterteilt wird. Einige Zotten verankern sich als sog. Haftzotten in der mütterlichen Basalplatte *(Decidua basalis).* Am Geburtstermin bildet die starke Verästelung der Zotten eine mit 15–18 Quadratmetern unglaublich große Austauschfläche zwischen Mutter und Kind. Die Plazenta wird *nach* dem Kind am Ende der Geburt als *Nachgeburt* ausgestoßen (➤ 21.8.1).

21.3.3 Durchblutung der Plazenta

Das für die Versorgung des Embryos und Fetus benötigte Blut der Mutter kommt aus spiralförmigen Arterien der Gebärmutter, fließt in die Zwischenzottenräume und umspült so die Zotten (➤ Abb. 21.9). Das Blut fließt dann über Venen zurück in den mütterlichen Kreislauf.

Das sauerstoff- und nährstoffreiche kindliche Blut sammelt sich, nachdem es die Zottenbäumchen durchströmt hat, in kleineren Venen, die in der Chorionplatte verlaufen, und fließt dann über die **Nabelschnurvene** *(V. umbilicalis)* zum Embryo bzw. Fetus. Durch die Zottenbäumchen sind mütterliches und kindliches Blut völlig getrennt. Mutter und Kind haben jeder eine eigene Blutbildung und oft auch verschiedene Blutgruppen!

Das sauerstoffarme kindliche Blut wird vom embryonalen bzw. fetalen Herzen über zwei **Nabelschnurarterien** *(Aa. umbilicales)* in die Blutgefäße der Zottenbäumchen gepumpt.

Das sauerstoffreiche Blut in der Nabelschnurvene sieht nicht wie beim Erwachsenen hellrot aus: Es hat nur eine 60- bis 70%ige Sauerstoffsättigung, da der Gasaustausch in der Plazenta aus anatomischen und physiologischen Gründen nicht vollständig ist. Das Kind lebt also in einem relativ niedrigen Sauerstoffmilieu und muss sich entsprechend anpassen – **„Mount Everest in utero"** ist ein anschaulicher, allerdings ein etwas übertriebener Vergleich. Wie ein Bergsteiger, der sich an die Höhe adaptiert (➤ 16.10.4), hat das Ungeborene eine sehr hohe Herzfrequenz und eine Polyglobulie (Zunahme der roten Blutkörperchen ➤ 12.2.7), um mehr Sauerstoff transportieren zu können. Außerdem hat es ein besser sauerstoffbindendes Hämoglobin (➤ 12.2.2) als nach der Geburt.

Es ist wichtig zu wissen, dass das sauerstoffreiche Blut in einer *Vene,* einem Gefäß mit einem Druck von nur etwa 10 mmHg, aus der Plazenta in der Nabelschnur zum Kind zurückfließt. Während der Passage des engen Geburtskanals wird bei einer Kompression der Nabelschnur als Erstes die Zufuhr des *sauerstoffreichen* Blutes gedrosselt. Dies ist einer der Gründe, warum während der Geburt so leicht Sauerstoffmangel entstehen kann.

21.3.4 Aufgaben der Plazenta

Wesentliche Aufgaben der Plazenta sind:

- Hormon-, Enzym- und Proteinbiosynthese
- Gas- und Stoffaustausch
- Wärmeaustausch
- Immunschutz des Embryos und Fetus

Hormonproduktion und Syntheseleistungen

Zytotrophoblast und Synzytiotrophoblast können praktisch jedes Hormon des Organismus produzieren. Insbesondere die Sexualhormone, die Östrogene, das Progesteron und das Schwangerschaftshormon HCG synthetisieren sie in großen Mengen. Bereits ab dem dritten Monat kann die Plazenta die Hormonproduktion des Gelbkörpers vollständig ersetzen.

Einige Hormone werden in der mütterlichen Dezidua aus Vorstufen des mütterlichen *und* kindlichen Organismus *und* des Trophoblasten gebildet. Wegen dieser engen Beziehung spricht man auch von **feto-maternaler Einheit.**

Außerdem bildet die Plazenta unzählige Enzyme, Transport-, Speicher- und Strukturproteine.

Gas- und Stoffaustausch

Die Versorgung des Kindes mit Sauerstoff und Nährstoffen und der Abtransport von Kohlendioxid und Stoffwechselprodukten erfolgen mit dem mütterlichen Blut, das die kindlichen Zotten in einer Art Blutsee *(intravillöser Raum)* umgibt. Mütterliches und kindliches Blut sind dabei durch Chorion, fetales Bindegewebe und Gefäßendothel, die **Plazentarschranke,** getrennt. Während kleine, fettlösliche Substanzen wie Sauerstoff, Kohlendioxid, Wasser, Glukose, aber auch einige Hormone oder Medikamente durch einfache Diffusion passieren können, bedarf es für größere Moleküle, wie etwa Peptide mit mehreren Aminosäuren, in der zweiten Schwangerschaftshälfte gar Proteine, spezieller Transportmechanismen der Plazenta (etwa aktiver Transport, Pinozytose ➤ 2.7.10).

W

Kind isst immer mit

Alles, was die werdende Mutter zu sich nimmt, ob frisches Obst und kalziumreiche Nahrung oder Alkohol, Tabletten und Nikotin, erreicht das

Kind mehr oder minder schnell: Die schützende Plazentarschranke ist in der Vergangenheit oft überschätzt worden. Dramatische Auswirkungen auf die kindliche Entwicklung, wie z. B. bei der Contergan®-Katastrophe (➤ 21.6), haben das gezeigt. Nur wenige, sehr große Moleküle, wie etwa das Heparin, können diese Schranke nicht überwinden.

Wärmeaustausch

Als sehr stoffwechselaktiver Organismus muss das wachsende Kind seine Wärme loswerden. Das geschieht über das Fruchtwasser und den Wärmeaustausch in der Plazenta. Das Ungeborene ist immer ca. 0,5 °C wärmer als die Mutter, quasi eine Art Backofen in ihrem Bauch. Der mütterliche Kreislauf hat somit auch die Aufgabe, diese Überwärme abzuführen.

Immunschutz des Fetus

Dass die Keimanlage und später der Embryo oder Fetus nicht als (väterliches) Fremdeiweiß abgestoßen wird, grenzt an ein biologisches Wunder. Obwohl einzelne Mosaiksteine gefunden sind, ist der Mechanismus nach wie vor nicht vollständig geklärt.

Gesichert ist aber, dass einerseits die Dezidua Ort einer gewissen Immuntoleranz ist und andererseits sich der Trophoblast in vielen Eigenschaften von anderen Zellen unterscheidet, die eine Immunreaktion auslösen.

21.4 Fruchtblasen, Eihäute und Nabelschnur

21.4.1 Fruchtblasen und Eihäute

Bis zum achten Tag der Entwicklung entstehen zwei geschlossene Hohlräume:

- Der erste, der dem späteren Bauch des Embryos gegenüberliegt, ist die **Blastozystenhöhle.** Sie vergrößert sich zunächst zum sog. primitiven **Dottersack** (➤ Abb. 21.7, ➤ Abb. 21.8, ➤ Abb. 21.11), verkümmert danach aber bis zur 11. SSW (➤ Abb. 21.11)
- Kurz darauf bildet sich zwischen Embryo- und Trophoblast ein zweiter, zunächst kleinerer Hohlraum, die **Amnionhöhle** (➤ Abb. 21.8, ➤ Abb. 21.11), die sich später mit Fruchtwasser füllt.

Eine dritte Höhle entsteht später, indem der Trophoblast Spalten bildet und sich diese Spalten zur **Chorionhöhle** (➤ Abb. 21.8, ➤ Abb. 21.11) vereinigen. Die Chorionhöhle umschließt den ganzen Embryo bis auf eine kleine „Brücke", den **Haftstiel** (➤ Abb. 21.11). Dottersack und Haftstiel werden später Teil der Nabelschnur (➤ Abb. 21.11).

Am achten Tag beginnt das Amnionepithel, Flüssigkeit **(Amnionflüssigkeit)** in die Höhle hinein abzugeben. Dadurch wird die Amnionhöhle zur **Fruchtblase,** die Amnionflüssigkeit wird nun **Fruchtwasser** genannt. In den ersten Wochen wächst die Fruchtblase um den ganzen Embryo herum und umgibt ihn schließlich vollständig. Sie stellt so eine Art großes Wasserkissen dar, das die Frucht vor Stößen, Verklebungen und Austrocknung schützt.

Die Amnionhöhle verdrängt durch Wachstum Zug um Zug die Chorionhöhle, sodass die Chorionhöhle schließlich verschwindet. Die **Amnionhaut** (oft kurz *Amnion* genannt) als äußere Begrenzung der Amnionhöhle stößt dadurch an die **Chorionhaut** (kurz *Chorion*) und beide „verlöten" zur **Chorion-Amnion-Haut** (➤ Abb. 21.9). Sie sind nun nicht mehr einzeln unterscheidbar. Amnion- und Chorionhaut zusammen werden als **Eihäute** bezeichnet.

Bei Zwillingen ist die Kenntnis der Eihautverhältnisse besonders wichtig. Nur in der Frühschwangerschaft kann mit Ultraschall entschieden werden, ob es sich um *mono-* oder *dichoriale Zwillinge* mit ein bzw. zwei Chorionhöhlen handelt. Bei etwa 4 % der eineiigen Zwillin-

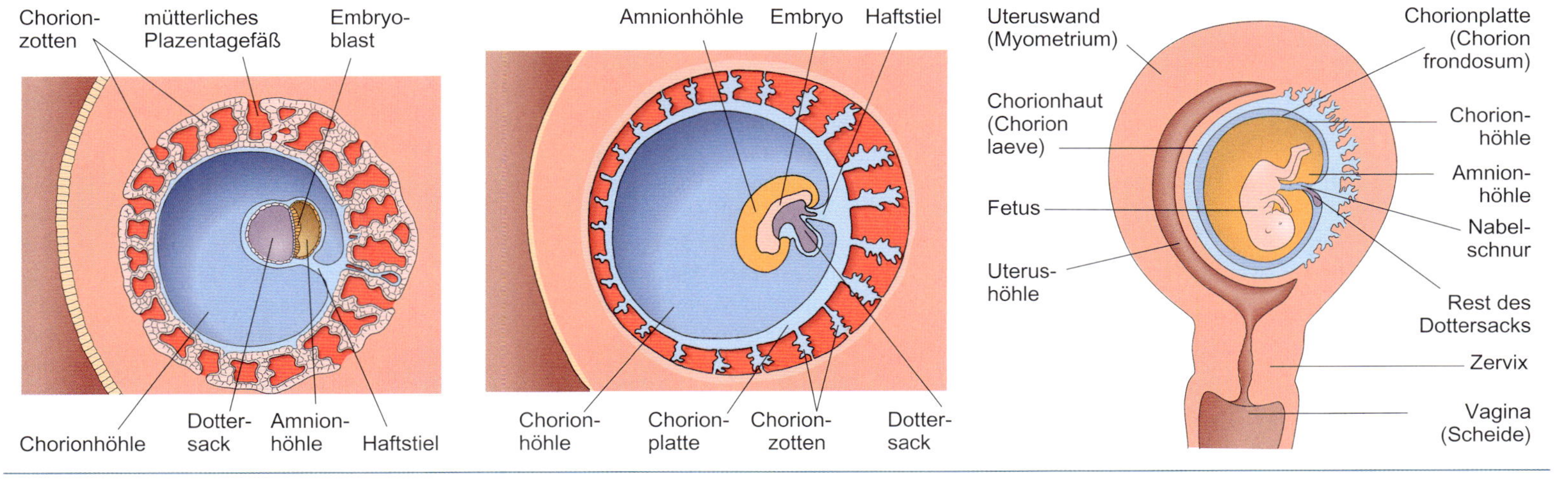

Abb. 21.11 Entwicklungsstufen des Embryos bzw. Fetus, Fruchtblasen und Eihäute (Größenverhältnisse nicht maßstabsgetreu). Links, 14 Tage nach der Befruchtung, ist die Keimanlage noch ganz von Zotten umgeben. Mitte, 3.–4. SSW p. c. = 5.–6. SSW p. m., ist die Zotten*reduktion* auf der Seite, die zur Gebärmutterhöhle hin wächst, schon deutlich zu erkennen. Rechts, 8. SSW p. c. = 10. SSW p. m., hat der Zotten*verlust* auf dieser Seite vollständig stattgefunden.

ge erfolgt die Trennung sehr spät, wenn bereits eine Embryonalanlage mit Amnionhöhle ausgebildet ist. Dann haben die Kinder immer eine gemeinsame Amnion- und Chorionhöhle, es sind *monozygote, monoamniote, monochoriale Zwillinge.* Dies ist sehr risikoreich: Es kann z. B. zu Verhakungen und zu Nabelschnurumschlingungen kommen, die die Durchblutung eines oder beider Zwillinge vermindern. Die Sterblichkeit *in* der Gebärmutter ist entsprechend hoch.

Das Fruchtwasser wird vom Embryo bzw. Fetus selbst gebildet. Seine Menge nimmt stetig zu: In der 20. SSW p. m. sind es etwa 500 ml, in der 38. SSW bis 1,5 l. Zunächst ein Dialysat des fetalen Blutplasmas, ist in der zweiten Schwangerschaftshälfte die fetale Niere mit dem Urin der Hauptproduzent. Resorbiert wird die Flüssigkeit durch Eihäute, Lungen und Darm, also durch „Einatmen" und Schlucken des Fruchtwassers. Die Ausscheidung erfolgt über die Niere. Das Fruchtwasser vermeidet in der Frühschwangerschaft, dass Amnion und Embryo zusammenwachsen, später ermöglicht die so geschaffene Bewegungsfreiheit dem Fetus das „Training" von Muskulatur, Skelettsystem und Atmung (noch mit flüssigkeitsgefüllter Lunge). Fruchtwasser ist mechanischer Schutz und hat großen Anteil an der Temperaturregulation (➤ 21.3.4). Ab der 11./12. SSW p. m. kann Fruchtwasser über die mütterliche Bauchdecke gewonnen werden. Zellen im Fruchtwasser, z. B. von der fetalen Haut, bilden die Grundlage für einige pränatale Untersuchungen (➤ 21.7.5). Später in der Schwangerschaft kann man im Fruchtwasser die Lungenreife beurteilen (➤ 16.5.4). Bei Entwicklungsstörungen der Nieren fehlt das Fruchtwasser fast vollständig **(Oligohydramnion).** Kann der Embryo nicht schlucken, gibt es mehrere Liter Fruchtwasser **(Polyhydramnion).**

21.4.2 Nabelschnur

Am Ende der Schwangerschaft ist die **Nabelschnur,** eine Art Tiefseekabel, das Mutter und Kind verbindet, etwa 2 cm dick und 50–60 cm lang. Sie enthält drei Gefäße: *Zwei* muskelstarke Arterien winden sich schraubenartig um *eine* Vene (➤ Abb. 21.12). Gemeinsam werden sie von einer gallertartigen Masse, der **Warthon-Sulze,** umgeben, die sie vor Druck schützt. Außen ist die Nabelschnur von der Amnionhaut überzogen.

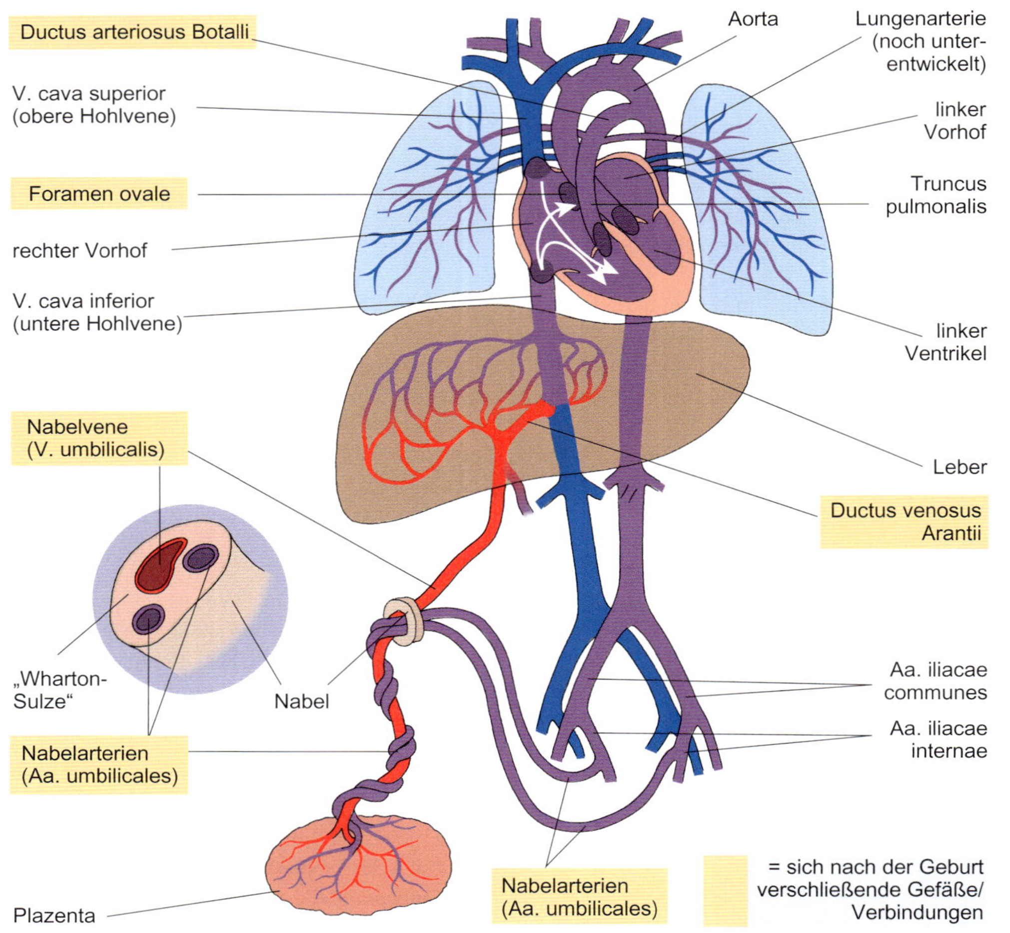

Abb. 21.12 Schematische Darstellung des fetalen Blutkreislaufs. Von der Plazenta arterialisiertes („frisches") Blut fließt über die Nabelvene – teilweise nach Passage durch die Leber – zum rechten Vorhof des Kindes. Ein Teil gelangt durch das Foramen ovale weiter zum linken Vorhof, von dort in die linke Kammer und dann in den Körperkreislauf. Der andere Teil erreicht über die rechte Kammer den Truncus pulmonalis. Da das Lungengewebe noch wenig durchblutet wird, fließt das Blut des Truncus pulmonalis hauptsächlich über den Ductus arteriosus Botalli in die Aorta. Man sieht durch die unterschiedlichen Farben im Blutkreislauf (rot = relativ viel Sauerstoff, blau = relativ wenig Sauerstoff, violett = mittlerer Sauerstoffgehalt), dass die fetale Leber intrauterin am besten oxygeniert ist. Es kommt aber im weiteren Kreislauf durch Zumischung relativ sauerstoffarmen Blutes aus der unteren Körperhälfte zu einer Abnahme des Sauerstoffgehalts.

21.5 Entwicklung des Fetus

21.5.1 Leistungen der fetalen Organe

In der **Fetalperiode,** nachdem die Organentwicklung weitgehend beendet ist, nehmen Länge und Gewicht des Ungeborenen schnell zu, die Organe reifen und beginnen – viel früher als lange Zeit angenommen – ihre Funktion aufzunehmen.

- Bereits in der 8. SSW p. m. sind durch das EEG Hirnströme (➤ 8.13) registrierbar. Schon in der 9. SSW sind mit Ultraschall spontane Körperbewegungen zu erkennen, die aber erst Wochen später von der Mutter wahrgenommen werden
- Ab der 9. SSW sind Sensoren angelegt. Ab der 11. SSW reagiert das Ungeborene reflektorisch auf Reize, und es kann mit Sicherheit ab der 25. SSW Schmerz empfinden (➤ 9.8)
- In der zweiten Schwangerschaftshälfte reagiert der Fetus auf Schall, kann schmecken, schlucken, hell und dunkel unterscheiden und seine Körperhaltung im Gleichgewicht halten
- Auch typische Schlafphasen (➤ 8.8.3, ➤ 8.14) sind bereits vor der Geburt zu registrieren.

Frühgeborene können heute ab der 24. SSW bzw. einem Geburtsgewicht von etwa 500 g unter maximaler intensivmedizinischer Therapie überleben, leider jedoch nicht immer ohne bleibende Schäden (➤ 22.3.1).

21.5.2 Fetaler Blutkreislauf

Da die Plazenta die Aufgaben der Lungen wahrnimmt, ist der Blutkreislauf des Fetus anders gestaltet als der des geborenen Kindes:

- Das sauerstoffreiche Blut, das über die **Nabelvene** aus der Plazenta kommt, fließt teils durch die Leber und teils über den **Ductus venosus Arantii** direkt in die V. cava inferior (untere Hohlvene) und von dort in den rechten Herzvorhof
- In der Vorhofscheidewand befindet sich beim Fetus ein ovales Loch (**Foramen ovale** ➤ Abb. 21.12, ➤ 14.2.1). Etwa die Hälfte des relativ sauerstoffreichen Blutes aus der unteren Hohlvene fließt durch das Foramen ovale vom rechten über den linken *Vorhof* in die linke *Kammer* und versorgt die obere Körperhälfte *(Gehirnversorgung!).* Die andere Hälfte des Blutes aus der unteren Hohlvene mischt sich mit dem stärker entsättigten Blut aus der V. cava superior (obere Hohlvene), fließt über den rechten Vorhof in die rechte Kammer und unter Umgehung der Lunge über einen weiteren Kurzschluss, den **Ductus arteriosus Botalli,** in die Aorta (*unterhalb* des Abgangs der Kopfarterien!). Nur etwa 10 % fließen zur Versorgung der Lunge in den Lungenkreislauf

- Am Ende der Aa. iliacae communes zweigen zwei Arterien ab, die als **Nabelarterien** *(Aa. umbilicales)* mit „verbrauchtem" Blut die Plazenta erreichen. Dort wird das Blut mit „frischem" Sauerstoff und Nährstoffen angereichert.

Fetaler Kreislauf, Besonderheiten
- Parallelauswurf beider Herzhälften in den großen Kreislauf
- Bevorzugte Versorgung von Gehirn und Herz
- Relative Minderdurchblutung der Lungen
- Transport des „verbrauchten" Blutes zur Plazenta durch Hochdruckgefäße (Arterien)
- Vorhandensein von Kurzschlüssen (Shunts).

21.6 Entwicklungsstörungen

Angesichts der ungeheuer komplizierten Entwicklung im Mutterleib ist es wie ein kleines Wunder, dass nur wenige Neugeborene (etwa 2–3 % bzw. 4,5 %, wenn man geringe Auffälligkeiten dazu zählt) mit **Fehlbildungen** zur Welt kommen.

Fehlbildungen können *genetisch* verursacht (von den Eltern vererbt oder erstmalig auftretend), *umweltbedingt* sein oder durch das Zusammenspiel beider entstehen (➤ 3.2). Äußere Faktoren, die angeborene Fehlbildungen erzeugen, heißen **Teratogene.** Dazu gehören Pharmaka, z. B. Zytostatika oder Thalidomid (etwa Contergan®), Alkohol, bestimmte Umweltgifte sowie Röntgen- und andere ionisierende Strahlen. Auch Infektionen während der Schwangerschaft, z. B. mit dem Röteln-, Zika- oder Zytomegalievirus (➤ 21.7.4), können zu angeborenen Fehlbildungen führen. Meistens bleibt allerdings die Ursache einer Fehlbildung unklar.

Alkohol in der Schwangerschaft

Alkohol ist das bedeutendste Teratogen für das werdende Leben. Neuere Zahlen über die Häufigkeit alkoholbedingter Störungen gibt es nicht. Schätzungen gehen davon aus, dass in Deutschland 0,5–2 von 1.000 Neugeborenen mit einem ausgeprägten **(embryo)fetalen Alkoholsyndrom** *(FAS, Alkoholembryofetopathie)* geboren werden. Diese Kinder zeigen Fehlbildungen (typischerweise im Gesicht), Wachstumsstörungen, geistige Behinderung und Verhaltensauffälligkeiten. Weniger ausgeprägte Formen sind viel häufiger, bleiben wegen fehlender sichtbarer Auffälligkeiten teils lange unerkannt, beeinträchtigen aber oft das ganze Leben. Auf Alkohol sollten Schwangere deshalb ganz verzichten.

Durch Rauchen unterversorgt

Nikotin und Kohlenmonoxid sind Gifte für das wachsende Kind. Nikotin verengt die Gefäße, die das Kind mit Sauerstoff versorgen. Kohlenmonoxid verdrängt den Sauerstoff vom Hämoglobin. Raucherinnen gebären deshalb häufig untergewichtige *(mangelentwickelte)* Kinder.

Einwirkungszeitpunkt entscheidend

Der *Zeitpunkt,* zu dem das Teratogen auf den Embryo bzw. Fetus einwirkt, entscheidet darüber, welche Fehlbildungen sich ausprägen. Beispielsweise führte das Medikament Thalidomid (z. B. Contergan®) zu einem bestimmten Zeitpunkt zu (weitgehendem) Fehlen der Arme, kurze Zeit später jedoch zu Fehlbildungen der sich gerade entwickelnden Beine. In Anlehnung an die verschiedenen vorgeburtlichen Entwicklungsstadien unterscheidet man deshalb vier Störungstypen mit folgenden jeweils „typischen" Fehlbildungen: **Gametopathien, Blastopathien, Embryopathien und Fetopathien** (➤ Tab. 21.1, ➤ Abb. 21.13).

21.7 Schwangerschaft

Verschiedene Definitionen

Es hat sich bewährt, die Schwangerschaft in drei etwas unterschiedlich lange Abschnitte aufzuteilen. Unter anderem dank Ultraschall hat sich die Zählung in Wochen durchgesetzt:
- Die **Frühschwangerschaft** bis zur vollendeten 12. Woche p. m., Phase der *mütterlichen Anpassung*
- Die relativ belastungsarme **Mitte der Schwangerschaft** von der 13. bis zur vollendeten 24. Woche p. m., Phase des *mütterlichen Wohlbefindens*
- Die **Spätschwangerschaft** von der 25. bis zur vollendeten 40. Woche p. m. bzw. bis zur Geburt, Phase der *mütterlichen Belastung.*

Ereignisse *vor der Geburt* bezeichnet man als **pränatal,** *um die Geburt herum* als **perinatal** und *nach der Geburt* als **postnatal.**

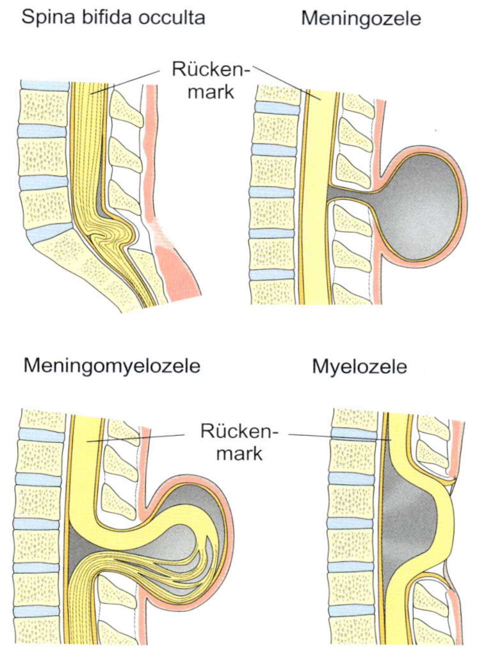

Abb. 21.13 Neuralrohrdefekt, hier im Bereich des Rückenmarks. Während bei der *Spina bifida occulta* (gespaltener Wirbelkörper, ohne sichtbare Vorwölbung der Cauda equina) und der nur mit Liquor gefüllten *Meningozele* das Rückenmark weitgehend unbeteiligt ist, ist es bei der *Meningomyelo- und Myelozele* geschädigt. Der Patient leidet an Lähmungen und Urininkontinenz.

21.7.1 Frühschwangerschaft – bis Ende der 12. Woche

Fast alle mütterlichen Zellen und Organe verändern sich unter den hohen Hormonspiegeln. Die Frühschwangerschaft ist für die Mutter gut als **Anpassungs- und Umstellungsphase** zu beschreiben, die nicht selten durch morgendliche

STÖRUNGSTYP ZEITPUNKT DER STÖRUNG	BIOLOGISCHE VORGÄNGE ZUM ZEITPUNKT DER STÖRUNG	RESULTIERENDE ENTWICKLUNGSSTÖRUNGEN
Gametopathie Vor und während der Konzeption	• Bildung der männlichen und weiblichen Keimzellen • Beendigung der Meiose	Strukturelle oder numerische (zahlenmäßige) **Chromosomenaberrationen,** z. B. Down-Syndrom (➤ 3.2.2). Meist **Keimtod** (unbemerkt oder Frühabort = frühe Fehlgeburt), bei Überleben in der Regel **Fehlbildungssyndrome** (komplexe, typische Fehlbildungsmuster)
Blastopathie 0.–18. Tag nach der Befruchtung	• Erste Teilungen der Zygote • Entwicklung der Blastozyste • Differenzierung in Embryo- und Trophoblast • Nidation	Meist Keimtod (Frühabort), selten **Doppelfehlbildungen** (z. B. doppelter Steiß), sehr selten siamesische Zwillinge (unvollständig getrennte Zwillinge). **Extrauteringravidität** (➤ 21.1)
Embryopathie 18. Tag – 8. SSW p. c. (= 10. SSW p. m.)	• Bildung der Organe und Organsysteme • Organdifferenzierung • Ausdifferenzierung der Plazenta	(Gröbere) **Einzelfehlbildungen,** z. B. Fehlbildungen des ZNS (etwa Neuralrohrdefekte ➤ Abb. 21.14), Herz- und Gefäßanomalien (➤ 14.2.1), Lippen-Kiefer-Gaumen-Spalte (➤ 3.2.2). Je nach Einwirkzeit und -dauer des Schädigungsfaktors **Mehrfachfehlbildungen** möglich. Ursachen vielfältig
Fetopathie 9. SSW p. c. (= 11. SSW p. m.) bis zur Geburt	• Abschluss der Organdifferenzierung • Wachstum und Ausreifung	Weniger ausgeprägte Fehlbildungen, Wachstumsstörungen oder **Ausreifungsstörungen** mit funktionellen Defekten. Zahlenmäßig am bedeutsamsten: Infektionen, z. B. Toxoplasmose (➤ 21.7.4)

Tab. 21.1 Entwicklungsstörungen in verschiedenen Entwicklungsperioden (SSW = Schwangerschaftswoche).

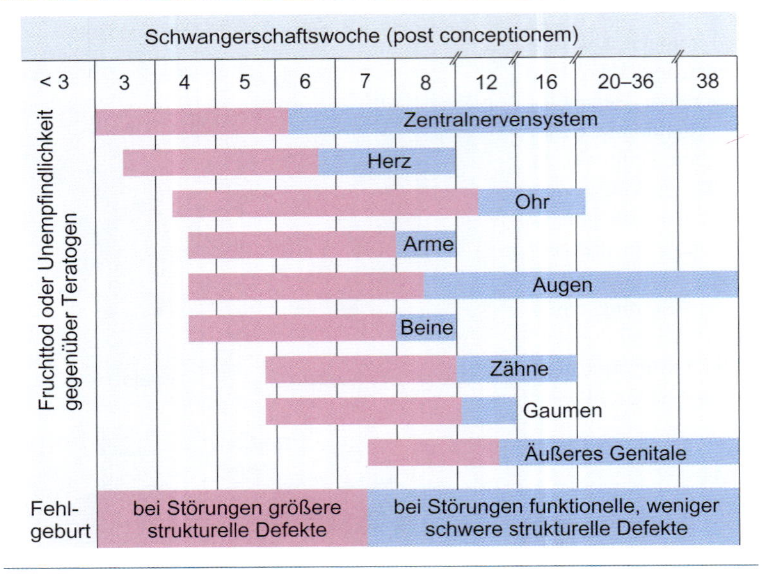

Abb. 21.14 Kritische Zeitphasen für Störungen der Entwicklungsschritte des ungeborenen Kindes in der Schemazeichnung. [A300]

Übelkeit, Erbrechen, Müdigkeit und seelische Verstimmungen gestört ist. Beim Ungeborenen vollenden sich in dieser Zeit die Organanlagen (➤ Abb. 21.15).

Die wahrscheinlichste Ursache für die Morgenübelkeit ist das von der Plazenta gebildete Humane Choriongonadotropin (HCG ➤ Abb. 20.21, ➤ 21.3.4), dessen Konzentration im Blut auffällig parallel zur Stärke der Beschwerden verläuft. Auch leiden Zwillingsmütter mit sehr viel höheren HCG-Spiegeln stärker unter Übelkeit als Schwangere mit niedrigeren Spiegeln.

Errechnen des Geburtstermins

Da der genaue Zeitpunkt der Befruchtung meist nicht bekannt ist, dient der erste Tag der letzten Regelblutung als Ausgangspunkt der Berechnung. Legt man die durchschnittlichen 280 Tage zugrunde und nimmt die Zeugung im Schnitt 14 Tage nach Beginn der Regelblutung an (➤ Abb. 20.21), so lässt sich der voraussichtliche Geburtstermin nach der **Naegele-Regel** einfach berechnen bzw. auf einer Schwangerschaftsscheibe ablesen.

Allerdings: Aufgrund der biologischen Variabilität der normalen Schwangerschaftsdauer kommen nur 4 % aller Kinder am errechneten Tag und auch nur 26 % innerhalb von sieben Tagen um den Termin herum zur Welt.

M

Errechneter Geburtstermin

= 1. Tag der letzten Regel plus 7 Tage minus 3 Monate plus 1 Jahr.

Beispiel: 10.4.2021 plus 7 Tage = 17.4.2021 minus 3 Monate = 17.1.2021 plus 1 Jahr = 17.1.2022

Sehr zuverlässig zur Bestimmung des Gestationsalters sind *frühe* Ultraschalluntersuchungen mit Messung der Fruchthöhle und der Länge des Embryos, bei erfahrenen Untersuchern auf drei Tage genau.

G

Sauregurkenzeit?

Vor allem Frauen, die ihr erstes Kind erwarten, sind oft unsicher: Was ist erlaubt, was nicht? „Gesundes Mittelmaß" sollte jetzt Maß aller Dinge sein.

Essen darf die Schwangere in der Regel, was ihr schmeckt, also auch mal eine saure Gurke mit Honig oder Ei mit Ketchup. Aber eben nicht nur, und vor allen Dingen nicht gleich für zwei! Die Frau sollte auf eine ausgewogene, ballaststoff- und vitaminreiche Mischkost mit Milch, Käse und Fisch achten und genügend trinken. Die Tasse Morgenkaffee zum Wachwerden und der Nachmittagstee im Büro sind durchaus erlaubt. Tabu ist allerdings Alkohol, denn eine „unschädliche" Menge gibt es hier nicht.

Und wie ist es mit Sport? Auch hier Sauregurkenzeit, erzwungene Ruhe? Mitnichten. Sport hat erwiesenermaßen große Vorteile, mit den körperlichen Belastungen fertig zu werden. Die Schwangere sollte nur nicht „bis an ihre Grenze" gehen – der Körper erbringt schließlich jetzt auf einem anderen Gebiet Höchstleistungen.

Geeignet sind Sportarten, die große Muskelgruppen bewegen, rhythmisch, aerob (ohne Sauerstoffschuld ➤ 15.3.4), nicht sturzträchtig sind und unter 2.500 m Höhe ausgeübt werden.

21.7.2 Mittlere Phase – die Wochen 13–24

Dieser Zeitraum ist in der Regel die **Phase des Wohlbefindens,** die Anpassung an die Schwangerschaft ist geglückt. Die körperlichen Veränderungen beginnen sichtbar zu werden: Die Brüste werden voller, der Bauch wächst. Pigmentierungen treten insbesondere an Brustwarzen und an der Mittellinie des Bauches auf, evtl. bilden sich **Schwangerschaftsstreifen** (*Striae* ➤ 7.3.1). Etwa um die 17.–20. SSW (➤ Abb. 21.16) verspürt die Schwangere erstmals die Bewegungen des Fetus, von außen erkennt man es einige Wochen später.

Der Kreislauf muss mehr Blut transportieren und das Herz eine größere Pumpleistung aufbringen. Die Atmung wird deutlich gesteigert (Hyperventilation der Schwangeren ➤ 16.8.6). Ein verminderter Tonus der glatten Muskulatur in Gastrointestinaltrakt, Gefäßen und Harnwegen durch die Hormonumstellung macht die Schwangere anfällig für Varizen (Krampfadern) der Beine, Harnwegsinfekte, niedrigen Blutdruck, Verstopfung und Sodbrennen.

Eine Gewichtszunahme von 1–1,5 kg pro Monat mit Ausnahme der ersten beiden Monate ist normal. Die Gesamtzunahme von insgesamt 8–12,5 kg bis zum Ende der Schwangerschaft verteilt sich im Mittel so:

Kind	3,5 kg
Fruchtwasser	1,0 kg
Plazenta	0,5 kg
Uterus	1,0 kg
Blutvolumenzunahme	1,5 kg
Wassereinlagerung und Fettgewebe	3,5 kg
Summe	**11,0 kg**

Alles, was weit über 12,5 kg hinausgeht, spricht für eine übermäßige Ernährung oder ist Anzeichen für eine erhebliche Ödembildung im Gewebe.

Uteruswachstum

Im dritten Monat ist der Uterus etwa faustgroß und gerade am oberen Rand der Symphyse tastbar. Am Ende der 24. SSW erreicht er die Höhe des Nabels, gegen Ende der 36. SSW den Rippenbogen. In den letzten vier Wochen senkt sich der Uterus wieder, weil der vorangehende Kindsteil (meist der Kopf) in das kleine Becken der Mutter eintritt (➤ Abb. 21.17).

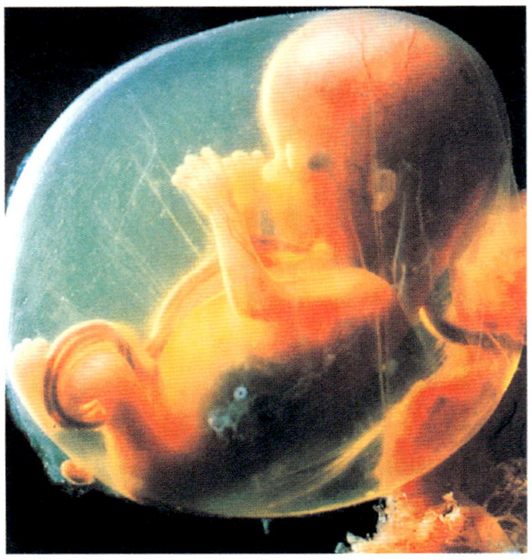

Abb. 21.15 Fetus am Ende der Frühschwangerschaft. Er beginnt Fruchtwasser zu schlucken, Urin auszuscheiden und sich (koordiniert) zu bewegen. Die Schwangere spürt die Bewegungen aber noch nicht. [E745]

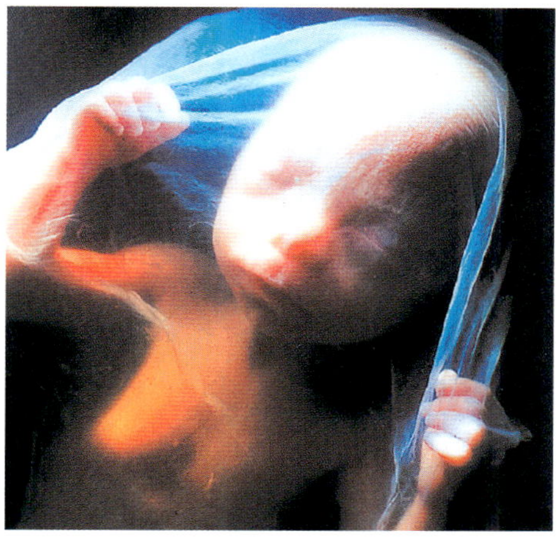

Abb. 21.16 Ungefähr 17 Wochen alter Fetus. Der Fetus sieht fast aus wie ein schlafendes Baby. Außerhalb der Gebärmutter überleben kann er jedoch noch nicht. [E745]

21.7.3 Spätschwangerschaft – ab Woche 25

Dieser letzte Abschnitt ist die **Phase der Belastung:** Schlafen, Laufen, Arbeiten – fast alle Lebensvorgänge werden durch den großen Bauch behindert. Der Gesetzgeber lässt deshalb den **Mutterschutz** sechs Wochen vor dem errechneten Geburtstermin beginnen. Während des Mutterschutzes ist die Schwangere ohne Lohneinbußen von der Erwerbstätigkeit befreit. Reifung, Wachstum (➤ Tab. 21.2) und Fettanlagerung charakterisieren diese Zeit beim Kind.

> **N**
>
> **Vena-cava-Kompression**
>
> In der Spätschwangerschaft drückt der Uterus in Rückenlage auf die V. cava inferior (untere Hohlvene), der Blutrückfluss zum Herzen, die Herzvorfüllung und das Herzzeitvolumen sinken. Es kommt zum **Vena-cava-Kompressionssyndrom:** Der Schwangeren wird schwindlig (bis zur Ohnmacht), sie wird blass und schwitzt. Gleichzeitig wird das Ungeborene nur unzureichend mit Sauerstoff versorgt. In Seitenlage bilden sich die Beschwerden sofort zurück, und das Kind nimmt keinen Schaden.

21.7.4 Schwangerschaft mit Problemen

Mütterliche Infektionen

Die Plazenta ist keine ausreichende Schutzbarriere für Mikroorganismen. Dadurch können Infektionen der Schwangeren zu einer Mitinfektion des Ungeborenen führen, deren Folgen vom Erreger und vom Zeitpunkt in der Schwangerschaft abhängen. Im Englischen werden die wichtigsten Infektionserreger in der Schwangerschaft mit dem Begriff **TORCH** zusammengefasst:

- **T** = Toxoplasma
- **O** = Other infectious microorganisms (andere Erreger, darunter Chlamydien, Hepatitis-Viren, HIV, Listerien, Parvovirus B19, Streptokokken der Gruppe B, Varizellen-Zoster-Virus, Zika-Virus, *neu* SARS-CoV-2)
- **R** = Rubella-Virus (Röteln-Virus)
- **C** = Cytomegalie-Virus (Zytomegalie-Virus)
- **H** = Herpes-simplex-Viren.

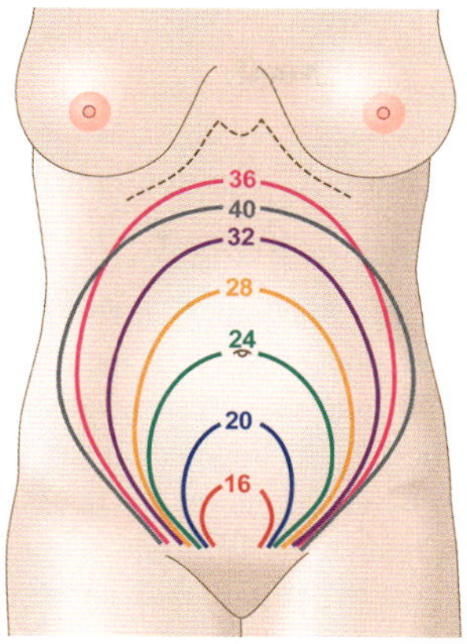

Abb. 21.17 Uteruswachstum. Höhe der Gebärmutter entsprechend der angegebenen Schwangerschaftswoche p. m. Nach der 36. Schwangerschaftswoche senkt sich der Uterus wieder etwas ab.

Bei der **Toxoplasmose** durch das Protozoon *Toxoplama gondii,* übertragen durch Katzen, besteht ein Risiko für das Kind nur bei einer Erstinfektion der Mutter. In etwa 50 % wird das Kind dann mitinfiziert, je weiter fortgeschritten die Schwangerschaft, desto häufiger. Im Vordergrund stehen Frühgeburt, Mangelentwicklung, neurologische, Lungen-, Leber- und Augenschäden.

Chlamydien führen zu den häufigsten sexuell übertragenen Infektionen. Besiedeln die Bakterien den Gebärmuttermund, können sie eine Frühgeburt und Lungenentzündung beim Kind auslösen. Bei der Schwangeren-Vorsorgeuntersuchung durch einen Abstrich erkannt, sind sie gut antibiotisch zu behandeln.

Hauptübertragungswege der **Listeriose** durch das Bakterium *Listeria monocytogenes* sind verunreinigte Lebensmittel und Schmierinfektionen, mögliche Folgen kindliche Sepsis, Lungen- und Hirnhautentzündung.

Ein sehr wahrscheinlicher Zusammenhang zwischen Infektionen mit dem **Zika-Virus** (übertragen durch Stechmücken) und kindlichen Schäden wurden erst 2015 durch eine Epidemie in Brasilien augenfällig. Die Kinder zeigen eine Mikrozephalie (*gr.* = kleiner Kopf) und motorische und geistige Behinderungen.

SCHWANGERSCHAFTSWOCHE P. M.	GRÖSSE IN CM	GEWICHT IN GRAMM
Ende 12.	5*	14–15
Ende 16.	10*	90–100
Ende 20.	16*	240–250
Ende 24.	30	500–650
Ende 28.	35	1.000–1.100
Ende 32.	40	1.500–2.100
Ende 36.	45	2.200–2.900
Ende 40.	50	3.400–3.800

* bis einschl. 20. SSW Scheitel-Steiß-Länge, danach Scheitel-Fersen-Länge

Tab. 21.2 Durchschnittliche Wachstums- und Gewichtsentwicklung des ungeborenen Kindes.

Bei einer Erstinfektion in der Schwangerschaft mit dem **Röteln-Virus,** besonders in der Frühschwangerschaft, ist das Kind hochgradig gefährdet. In 25–65 % kommt es zu schweren Fehlbildungen von Gehirn, Augen, Ohren (Innenohr) und Herz. Diese **Röteln-Embryopathie** ist durch die zweimalige Impfung heute glücklicherweise selten.

Das zu den Herpes-Viren zählende **Zytomegalie-Virus** gilt als häufigster Erreger einer angeborenen Infektion. Eine Embryopathie hinterlässt schwere Hirn-, Hör- und Sehschädigungen. Hinzu kommen Lungenentzündung, Leberschäden und Blutbildveränderungen.

Schwangere sind durch das Corona-Virus **SARS-CoV-2** stärker gefährdet als Nicht-Schwangere, Früh- und Totgeburtsrisiko erhöht (teils erklärt durch die Gefäß- und damit Plazentaschädigung). Eine Übertragung auf das Ungeborene ist wohl selten, Fehlbildungen wurden bislang nicht gehäuft beobachtet. Schwangere können ab dem zweiten Schwangerschaftsdrittel mit einem mRNA-Impfstoff (➤ 13.8.2) geimpft werden.

> **M**
>
> **Kindliche Gefährdung minimieren**
>
> Die Frau kann die Gefährdung des Kindes minimieren, aber nicht ausschließen.
>
> - Vor einer geplanten Schwangerschaft Impfschutz überprüfen lassen
> - Während der Schwangerschaft einschlägige Hygieneregeln sorgfältig beachten, z. B. häufig Hände waschen. Kontakt zu fremden Katzen meiden, keine Katze neu anschaffen, Katzentoilette nicht selbst saubermachen, bei der Gartenarbeit Handschuhe tragen. Keine Rohmilch, rohes und halbrohes Fleisch und daraus hergestellte Produkte essen, auf Weich-/Schimmelkäse sowie Käserinde verzichten, verpackte Wurst etc. möglichst bald verzehren, Obst, Gemüse und Salat vor dem Genuss selbst gründlich waschen
> - Keine Reisen in die Tropen, in Gebiete mit schlechten hygienischen Verhältnissen oder aktuellen Epidemien
> - Nach Kontakt/bei Erkrankungen in der Umgebung Arzt aufsuchen
> - Schwangerenvorsorgeuntersuchungen wahrnehmen.

Fehlgeburt

Als **Fehlgeburt** oder *Abort* bezeichnet man die vorzeitige Ausstoßung des Embryos oder Fetus mit einem Gewicht unter 500 g *und* Fehlen von Lebenszeichen. Eine Fehlgeburt ist nicht beim Standesamt meldepflichtig.

Die Ursachen sind vielfältig, die Möglichkeiten zu ihrer Vermeidung gering. Die Frau bemerkt die (drohende) Fehlgeburt meist an einer Blutung und/oder Unterleibs- oder Kreuzschmerzen; im Ultraschall ist die Zervix dann oft bereits erweitert. Wiederholte Fehlgeburten können zur großen seelischen Belastung werden.

Hypertensive Schwangerschaftserkrankungen

Gestose ist ein Überbegriff für schwangerschafts*spezifische* Erkrankungen. Mit etwa 7 % aller Frauen in der Spätschwangerschaft am bedeutsamsten sind die **hypertensiven Schwangerschaftserkrankungen,** früher nach ihren Leitsymptomen Ödemen (engl. **e***dema*), Eiweißausscheidung mit dem Urin (**P***roteinurie*) sowie Bluthochdruck (**H***ypertonie*) als *EPH-Gestose* bezeichnet. Warnsignale sind Schwindelanfälle, Augenflimmern, Ohrensausen, Erbrechen, geschwollene Beine und sehr rasche Gewichtszunahme in wenigen Tagen.

Eine gefährliche Variante ist das **HELLP-Syndrom** (= **H***aemolysis* **E***levated* **L***iver enzyme levels* **L***ow* **P***latelets*; Hämolyse, erhöhte Leberwerte, Thrombozytopenie) mit Störungen der Leberfunktion und der Gerinnung. Mutter und Kind sind gefährdet.

Schwerstform ist die für Mutter und Kind lebensbedrohliche **Eklampsie** mit Krampfanfällen und Koma. Rasche Entbindung durch Kaiserschnitt ist die einzige „Therapie".

Schwangerschaftsdiabetes

Noch häufiger ist das erstmalige Auftreten eines *Diabetes* in der Schwangerschaft (*Gestations-*, **Schwangerschaftsdiabetes**). Durch Hormone der Plazenta, die als Gegenspieler des Insulins wirken (➤ 11.6.1), und eine schwangerschaftstypische erhöhte Insulinresistenz kommt besonders bei übermäßiger Gewichtszunahme der Schwangeren die Bauchspeicheldrüse mit ihrer Insulinproduktion an die Grenzen. Die hohen mütterlichen Blutzuckerwerte führen zur Überzuckerung des Kindes, das seine eigene Insulinproduktion zur Normalisierung der Zuckerwerte ankurbelt. Folgen sind unter anderem eine kindliche Mast mit Geburtsgewichten oft weit über 4.000 g bei gleichzeitig verzögerter Entwicklung der Organfunktionen und erhöhter Gefahr eines Sauerstoffmangels. Die Frühdiagnose durch einen Glukose-Belastungstest ermöglicht eine rechtzeitige Therapie mit Diät, viel Bewegung und ggf. Insulin.

Plazentainsuffizienz

Kann die Plazenta den Stoffaustausch zwischen Mutter und Kind nicht mehr ausreichend leisten, spricht man von **Plazentainsuffizienz.** Der chronischen Form liegen z. B. hypertensive Schwangerschaftserkrankung, Diabetes mellitus oder Rauchen zugrunde. Das Ungeborene bleibt im Wachstum zurück und ist stärker durch Sauerstoffmangel gefährdet.

Frühgeburt

Etwa 8,5 % der Kinder werden vor der (vollendeten) 37. Schwangerschaftswoche geboren. Mütterliche Infektionen, die zu vorzeitigen (oft schmerzlosen) Wehen und/oder Blasensprung führen, stehen ursächlich im Vordergrund. Weitere Gründe sind Mehrlinge, Gebärmutteranomalien oder Überlastung der Frau. Oft bleibt die Ursache im Einzelfall unbekannt (➤ 22.3.1).

> **Drohende Frühgeburt** (P)
> Vorzeitige Wehen oder Eröffnung des Muttermundes (➤ 21.8.1) erfordern oft eine Krankenhausaufnahme, um die Gebärmuttermuskulatur medikamentös und durch Bettruhe ruhigzustellen. Für die Schwangere ist die teils wochenlange Bettruhe, verbunden mit Sorgen um das Ungeborene und evtl. ältere Kinder oder Beruf, eine große psychische Belastung. Die Pflegenden begleiten die Frau mit viel Einfühlungsvermögen und motivieren sie, diese Wochen im Interesse ihres Kindes auszuhalten. Jeder Tag zählt!

21.7.5 Schwangerenvorsorge

Jede Schwangere hat Anspruch auf regelmäßige **Vorsorgeuntersuchungen.** Zu diesen gehören die Feststellung der Schwangerschaft, die Kontrolle von Blutgruppe und Rhesusfaktor (➤ 12.4.1), Hämoglobin und Urinstatus (➤ 19.4.4), die körperliche Untersuchung mit Messung von Körpergewicht und Blutdruck sowie Beurteilung der Uterusgröße und des Muttermundes. Außerdem erfolgen wegen der hohen Ansteckungsgefahr des Kindes Bluttests auf (bestimmte) Infektionserreger sowie eine Untersuchung auf Chlamydien im Bereich der Zervix.

Ultraschalluntersuchungen

Zum Vorsorgeprogramm gehören auch drei Ultraschalluntersuchungen (➤ Abb. 21.18, ➤ Abb. 21.19). Sie ermöglichen unter anderem die Sicherung einer Schwangerschaft *in* der Gebärmutter, die Feststellung einer Mehrlingsschwangerschaft, die Beurteilung von Alter, Wachstum und Entwicklung des Embryos und Sitz der Plazenta sowie die Suche nach Fehlbildungen.

Mit hochauflösenden Geräten können *Hinweise* auf chromosomale Besonderheiten (meist Trisomien, ➤ Tab. 21.1, ➤ 3.2.2) erkannt werden. Zu diesen sog. **Softmarkern** zählen z. B. eine vergrößerte Nackentransparenz (Lymphansammlung unter der Haut), sog. „white spots" (echoreiche = „helle" Signale in den Herzkammern), kurze Röhrenknochen und ein kurzes, nicht verknöchertes Nasenbein („Stupsnase").

Ab der 6. SSW kann die fetale Herzfrequenz und später die Durchblutung der Plazenta und des fetalen Kreislaufs durch Doppler-Sonografie (➤ Abb. 14.10) kontrolliert werden.

In der zweiten Schwangerschaftshälfte und unter der Geburt werden zur Beurteilung des kindlichen Befindens mit Hilfe der *Kardiotokografie* (**C***ardio***t***oko***g***rafie, CTG,* „Wehenschreiber" ➤ Abb. 21.20, ➤ Abb. 21.22) die kindliche Herzfrequenz und die Wehentätigkeit kombiniert registriert. Die Erfassung der Herzfrequenz beim CTG erfolgt mittels Ultraschall.

21.7.6 Pränatale Diagnostik

Pränatale Diagnostik umfasst *alle* vorgeburtlichen Untersuchungen mit dem Ziel:

- Störungen der embryonalen oder fetalen Entwicklung zu erkennen

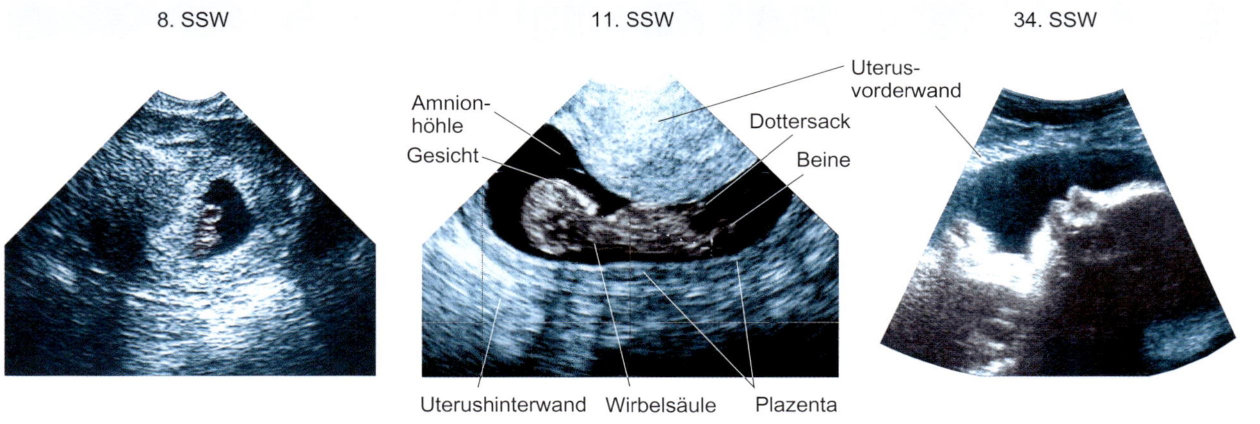

Abb. 21.18 Sonografiebilder des Ungeborenen in der 8., 11. und 34. SSW p. m. Sonografien ermöglichen eine schnelle, nichtinvasive Beurteilung von Entwicklung und Zustand des Kindes. [O144, O177, O145]

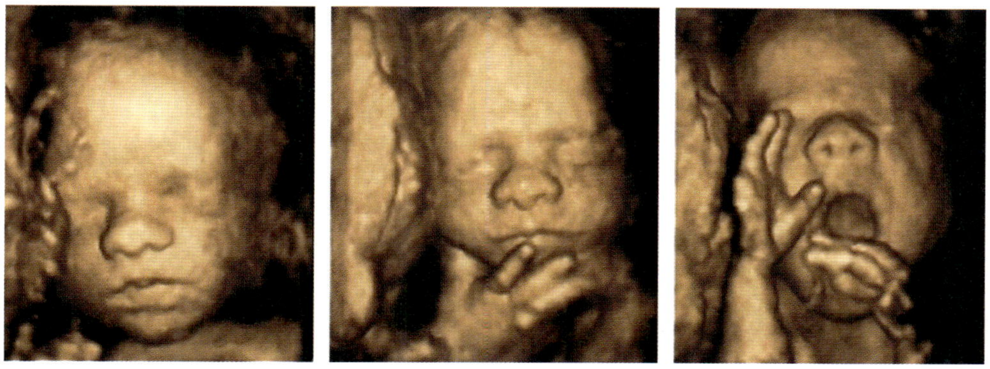

Abb. 21.19 3-D-Sonografie. Zunehmende Bedeutung bei der Entdeckung von Fehlbildungen erlangt die 3-D-Sonografie. Hier das Gesicht eines gesunden Kindes in der 30. Schwangerschaftswoche. [J787]

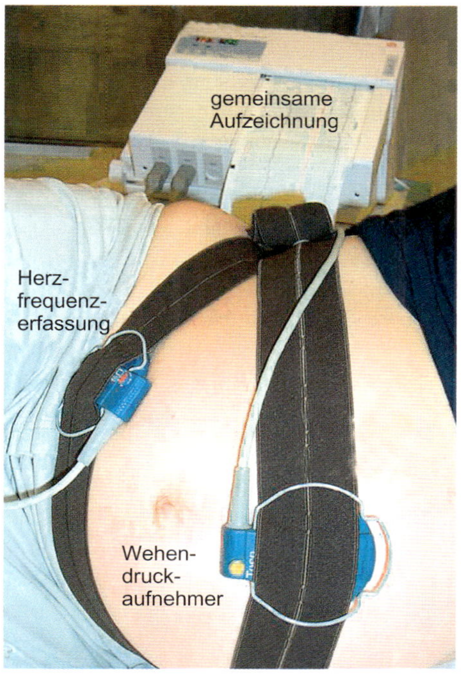

Abb. 21.20 CTG-Gerät mit Ausdruck der Kardiotokografiekurve auf Papier. [T396]

- Durch Früherkennung eine optimale Behandlung von Mutter und Fetus zu ermöglichen
- Schwangeren Entscheidungshilfen für die Fortführung oder den Abbruch der Schwangerschaft zu geben.

Pränatale Diagnostik ist *nicht* gleichzusetzen nur mit der Fruchtwasseruntersuchung – auch z. B. die Routine-Ultraschalluntersuchungen, die spezielle Ultraschall-Fehlbildungsdiagnostik (➤ 21.7.5) oder z. B. Infektionsdiagnostik zählen zur pränatalen Diagnostik. Man unterscheidet:

- Nicht-invasive Untersuchungen, die ohne Gefahr für Mutter und Kind das Risiko genetischer Störungen beim Feten *abschätzen* können
- Invasive Untersuchungen mit direktem Zugang zum Feten oder zur Plazenta wie *Chorionzottenbiopsie (CVS), Amniozentese, Nabelschnurpunktionen* und *Hautbiopsien,* die eingriffsbedingt ein etwa 0,5 %iges Risiko für den Verlust der Schwangerschaft haben.

Ohne umfassende Beratung und Zustimmung der Schwangeren dürfen vorgeburtliche Untersuchungen nicht erfolgen.

Ersttrimester- und nicht-invasiver Pränataltest

Seit vielen Jahren besteht Erfahrung mit dem sog. **Ersttrimestertest** *(ETT),* einer Kombination von Ultraschallbefunden und biochemischen Markern im mütterlichen Blut, die von der Plazenta stammen. Durchgeführt in der 11.–13. SSW p. m. hat der Test eine bis 90%ige Entdeckungsrate für die *Trisomie 21* (*Down-Syndrom* ➤ 3.2.2). Der Test liefert allerdings keine Diagnose, sondern nur eine Wahrscheinlichkeit.

Seit 2012 steht der **nicht-invasive Pränataltest** zur Verfügung, kurz *NIPT,* der den Ersttrimestertest mehr und mehr ablöst. Man kann im mütterlichen Blut mütterliche *und* fetale DNA-Bruchstücke (wohl überwiegend aus der Plazenta; DNA = Erbsubstanz, ➤ 2.10) finden und anreichern (➤ 12.7). Bis zu 10 % der DNA-Bruchstücke können dabei vom Feten stammen. Damit kommt man dem angestrebten direkten Zugang zu fetalen Zellen schon recht nahe. Möglich sind nicht nur eine Risikoschätzung für die Trisomien 21, 18, 13 und die Bestimmung des Geschlechts, gezielte Untersuchungen können bereits die häufigsten dominanten genetischen Erkrankungen auffinden. Die Entdeckungsrate für die Trisomien übersteigt 99 %, mit einer Falsch-Positiv-Rate unter 0,1 %. Wenn auch ein positiver Befund heute noch mit einem invasiven Verfahren gesichert wird, haben die Befunde fast schon diagnostische Qualität. Die 12.–14. SSW p. m. eignet sich am besten für den Test.

Amniozentese

Zur Fruchtwassergewinnung wird am besten in der 15.–17. SSW p. m. eine **Amniozentese** durchgeführt. Unter Ultraschallkontrolle entnimmt man durch Bauchdecke und Uteruswand hindurch mit einer Kanüle eine Fruchtwasserprobe aus der Fruchtblase. Die Untersuchung des Fruchtwassers und der darin schwimmenden fetalen Zellen gibt Aufschluss über biochemische und chromosomale Defekte. Da die Amniozentese in etwa 0,5 % eine Fehlgeburt auslöst, sollte sie nur durchgeführt werden bei:

- Einer bekannten erblichen Belastung der Eltern
- Vorangegangenen Geburten von Kindern mit Entwicklungsstörungen
- Hinweisen auf ein erhöhtes Risiko von Chromosomenaberrationen aus Ultraschallbefunden, Ersttrimestertest, NIPT oder bei höherem mütterlichem Alter.

Chorionzottenbiopsie

Bei der **Chorionzottenbiopsie** wird unter Ultraschallsicht üblicherweise durch die Bauchdecken Chorionzotten-Gewebe entnommen. Sie ist schon ab der 11. SSW p. m. möglich, sodass das Untersuchungsergebnis viel früher zur Verfügung steht als nach Amniozentese. Das eingriffsbedingte Risiko entspricht dem bei Amniozentese.

21.7.7 Schwangerschaftsabbruch

Da eine Elternschaft das Leben eines Paares einschneidend verändert, denken nicht wenige bei einer ungewollten Schwangerschaft oder einer schweren kindlichen Erkrankung an einen **Schwangerschaftsabbruch** *(Abtreibung, Abruptio).* 2020 wurden in Deutschland 99.948 Schwangerschaftsabbrüche vorgenommen.

In vielen Ländern, so auch in Deutschland, ist der Schwangerschaftsabbruch in den ersten 14 Wochen p. m. nach einer Pflichtberatung *rechtswidrig,* bleibt aber *straffrei.* Dies gilt auch bei Schwangerschaften nach Vergewaltigungen und – ohne Frist – bei medizinischen Indikationen (z. B. mütterliche Gefährdung). Die frühere kindliche Indikation (schwere Fehlbildungen) ist in der medizinischen Indikation aufgegangen.

Schwangerschaftsabbrüche werden am häufigsten in der 7.–10. Schwangerschaftswoche durchgeführt. Der Eingriff kann ambulant oder stationär vorgenommen werden und erfolgt medikamentös oder chirurgisch:

- Die meisten dieser Schwangerschaftsabbrüche erfolgen durch Absaugen oder **Kürettage** *(Ausschabung der Gebärmutter)*
- Der medikamentöse Schwangerschaftsabbruch ist bis zur 9. SSW möglich. Mit Mifepreston (Mifegyne®), einem Progesteronrezeptorblocker, wird der vom Progesteron unterhaltene hohe Endometriumaufbau gestört und der Embryo abgestoßen.

Die Kosten für einen Schwangerschaftsabbruch aus medizinischer oder kriminologischer Indikation werden von den Krankenkassen getragen. Zwischen der Feststellung einer Anomalie/der Beratung und dem gewünschten Abbruch muss eine Frist von drei Tagen verstreichen, damit keine Entscheidung unter dem Schock der Diagnose gefällt wird.

21.8 Geburt

Schon während der Schwangerschaft sensibilisieren die hohen mütterlichen Östrogenspiegel die Uterusmuskulatur für die Wirkung von *Oxytocin,* dem Hormon aus dem Hypophysenhinterlappen (➤ 11.2.1), das die Wehentätigkeit unterhält, aber nicht auslöst. Bereits während der letzten Schwangerschaftsmonate treten vermehrt **Wehen** auf, die jedoch noch nicht geburtswirksam sind, weil sie unkoordiniert an verschiedenen Stellen des Uterus auftreten: Der Uterus „trainiert".

Durch *Prostaglandine* (➤ 3.5.3), die im letzten Drittel der Schwangerschaft vermehrt synthetisiert werden, wird der Muttermund aufgeweicht. Er kann sich nun unter den Wehen öffnen.

Durch Hormone, die der Fetus selbst bildet und über seinen Urin ins Fruchtwasser abgibt, wird eine weitere Steigerung der mütterlichen Prostaglandinbildung und damit der Geburtsbeginn ausgelöst. Das vegetative Nervensystem wird aktiviert. Es kommt zu regelmäßigen, die Zervix öffnenden Wehen – die Geburt beginnt. Nach der vollendeten 37. SSW handelt es sich um eine **Termingeburt,** vorher um eine **Frühgeburt** und nach der vollendeten 42. SSW um eine **Übertragung.** Da die Plazenta dann zu altern beginnt, wird die Geburt medikamentös eingeleitet.

21.8.1 Normale Geburt

Eröffnungsphase

Mit dem Einsetzen der regelmäßigen Wehen beginnt die **Eröffnungsphase** der Geburt. Durch die Eröffnungswehen wird der Muttermund aufgedehnt und das Kind tiefer in den Geburtskanal befördert. Die vollständige Eröffnung des Muttermundes bedeutet das Ende der Eröffnungsphase (➤ Abb. 21.21).

Die Eröffnungsphase dauert bei der *Erstgebärenden* **(Primipara)** durchschnittlich 10–12 Stunden, bei der Zweit- oder *Mehrgebärenden* **(Multipara)** meist 5–7 Stunden. Das Befinden von Mutter und Kind wird während dieser Zeit regelmäßig klinisch und z. B. mittels CTG (➤ Abb. 21.22) kontrolliert.

Platzt die Fruchtblase **(Blasensprung)** vor Geburtsbeginn, wird das als **frühzeitig,** vor Ende der Eröffnungsperiode als **vorzeitig** und am Ende der Eröffnungsperiode als **rechtzeitig** bezeichnet.

Austreibungsphase

Die **Austreibungsphase** beginnt mit der vollständigen Öffnung des Muttermundes (etwa 10 cm) und ist mit der Geburt des Kindes beendet. Sie kann bei Erstgebärenden bis zu zwei Stunden dauern, bei Mehrgebärenden etwa 30–60 Minuten. Wehenintensität und -frequenz nehmen stark zu – es treten bis zu fünf Wehen pro zehn Minuten auf.

Hat der vorangehende Teil des Kindes – in der Regel der Kopf – den Beckenboden erreicht und ist der Muttermund vollständig eröffnet, soll die

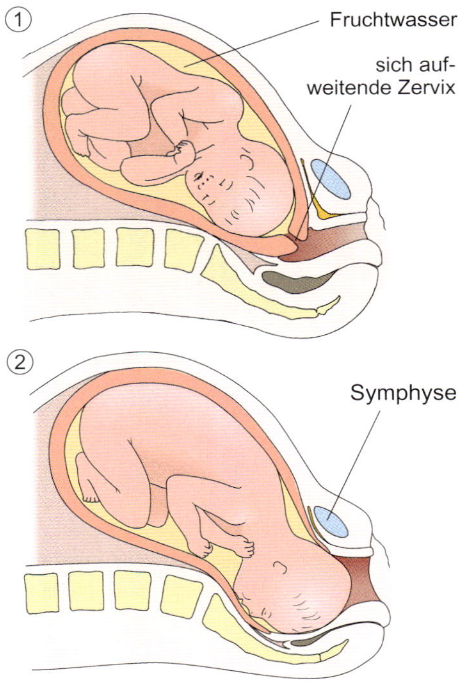

Abb. 21.21 Aufdehnung des Gebärmutterhalses während der Eröffnungsperiode. Das Fortschreiten der Geburt erkennt man am Weiterwerden des Muttermundes (bis 10 cm Durchmesser) und Tiefertreten des kindlichen Kopfes.

Gebärende die Austreibung des Kindes durch aktives Pressen unterstützen. Diese **Pressphase** dauert etwa 20–30 Minuten. Während dieser Phase sind unterstützende Maßnahmen der Hebamme besonders wichtig. Hierzu gehört z. B. die Korrektur der Haltung der Gebärenden, denn ein Hohlkreuz etwa führt zu einer starken Krümmung des Geburtsweges. Um zu verhindern, dass der Kopf zu schnell durchtritt und dabei das Gewebe zwischen Scheide und After **(Damm)** reißt, schützt die Hebamme den Damm durch bestimmte Handgriffe (*Dammschutz* ➤ Abb. 21.25). Ein **Dammschnitt** (*Episiotomie* ➤ Abb. 21.26) erfolgt heute in erster Linie bei kindlicher Gefährdung und vor vaginal-operativer Entbindung (➤ 21.8.2), nicht mehr zur Vorbeugung eines **Dammrisses.** Nach der Geburt des Kopfes werden Schultern und Körper oft in einer einzigen Wehe geboren (➤ Abb. 21.23, ➤ Abb. 21.24).

Nachgeburtsphase

Wenige Minuten nach der Geburt des Kindes setzen **Nachwehen** ein, die Ablösung und Ausstoßung der Plazenta und der Eihäute unterstützen. Nach Ausstoßung der Plazenta zieht sich der Uterus kräftig zusammen, wodurch sich die Wundfläche verkleinert. Die große Plazenta-Haftfläche, aus der es kurz zuvor noch heftig geblutet hat, wird durch Gerinnung abgedichtet.

Die Plazenta wird untersucht, um sicherzugehen, dass die Eihäute und besonders die furchige Seite der Plazenta vollständig ausgestoßen worden sind. Reste im Uterus können zu Infektionen und Blutungen im Wochenbett führen. Selten können sie auch polypartige Wucherungen oder sehr selten sogar ein **Chorionkarzinom** *(Chorionepitheliom)* verursachen.

Neugeborenes und Mutter sollten sich jetzt von den Anstrengungen erholen dürfen, am besten zusammen (➤ Abb. 21.27). Etwa 1–2 Stunden nach einer normalen Geburt ist die Mutter meist schon wieder „auf den Beinen".

Möglichkeiten der Geburtserleichterung

Geburtsschmerzen sind sehr intensiv (➤ 9.8). Beim subjektiven Empfinden spielen allerdings zahlreiche Faktoren eine Rolle, z. B. Vorerfahrungen bei früheren Geburten, Dauer der Schmerzen oder Geburtsfortschritt.

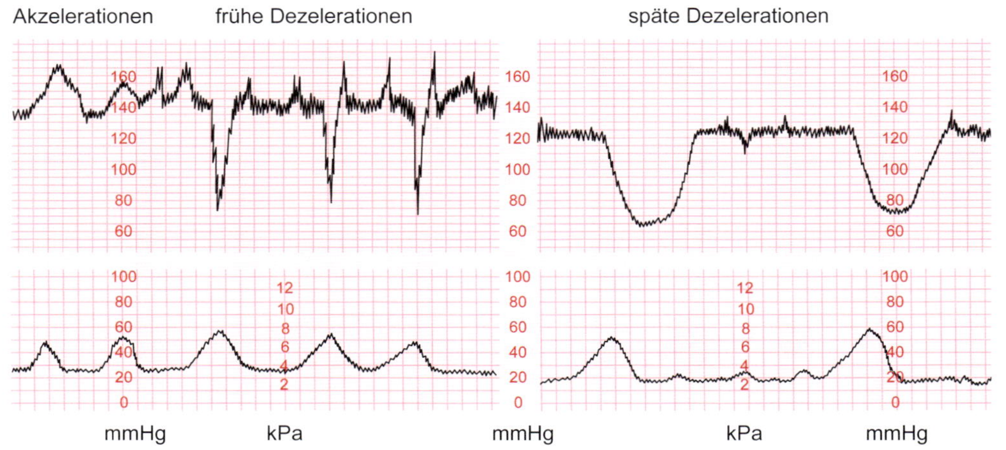

Abb. 21.22 CTG (Kardiotokogramm), oben kindliche Herzfrequenz (140 bzw. 120 Schläge/min, Schwankungen ca. 5–10 Schläge/min), unten Kontraktionszustand des Uterus (Wehen). Normal ist ein Anstieg der Herzfrequenz (Akzeleration) als Reaktion auf eine Wehe (Anstieg in der Uteruskurve). Ein kurzfristiger Abfall (frühe Dezeleration, links) ist meist harmlos. Späte, lang dauernde Frequenzabfälle (späte, länger als die Kontraktion dauernde Dezelerationen, rechts) sind hingegen Alarmzeichen einer Sauerstoffunterversorgung des Fetus.

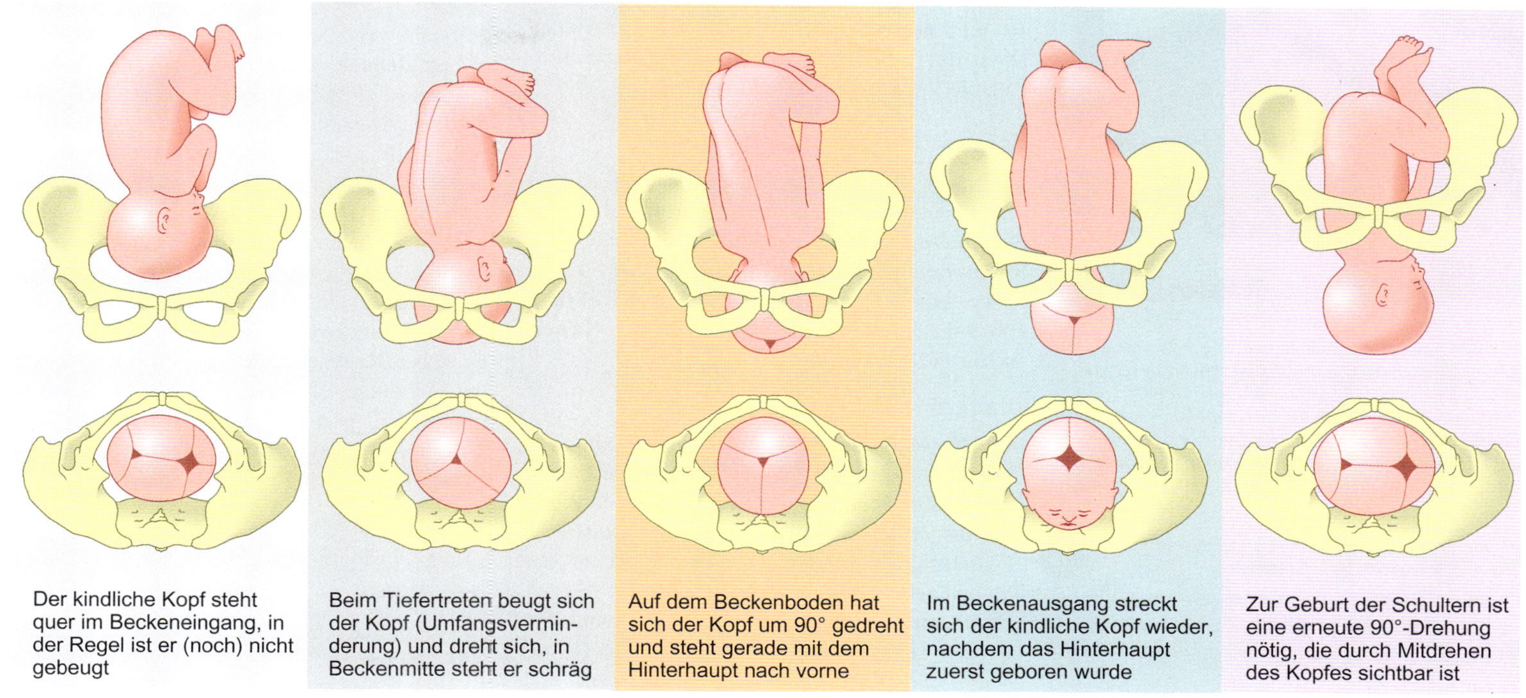

Abb. 21.23 Durchtritt des Kindes durch den Geburtskanal bei einer physiologischen Geburt. Die beiden rechten Teilabbildungen sind Phasen der Austreibung (➤ Abb. 21.24).

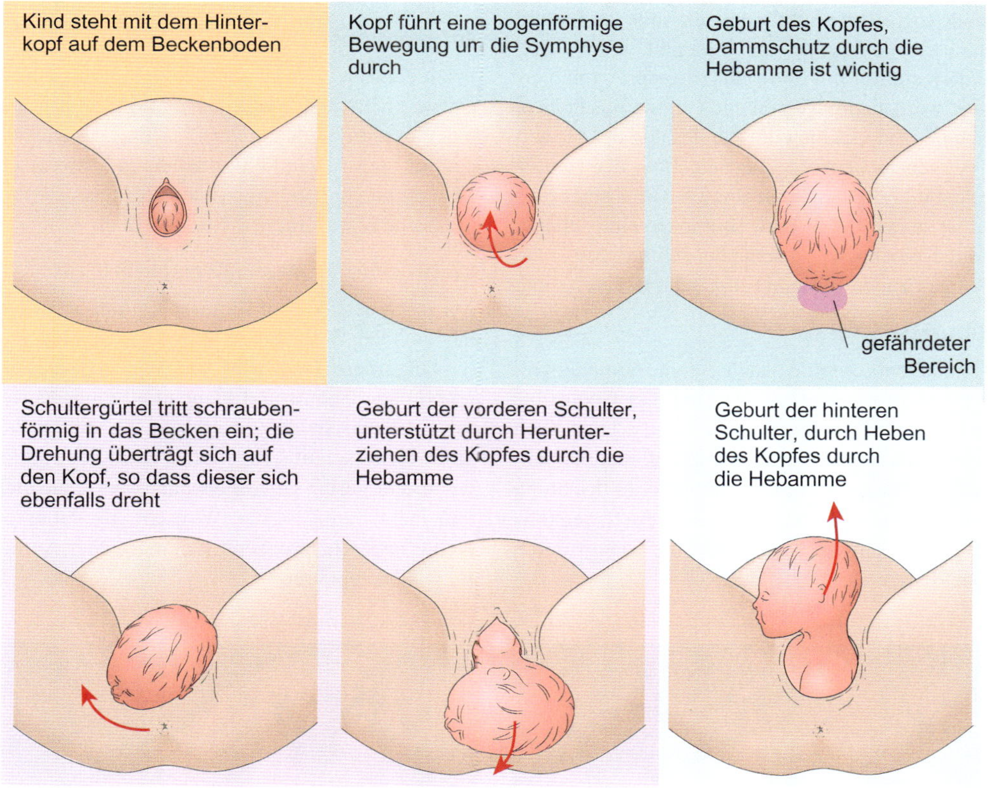

Abb. 21.24 Die Stadien der normal verlaufenden Austreibungsphase. Das letzte Stadium, das *Heben* des Kopfes, gab dem Beruf der Heb-Amme seinen Namen.

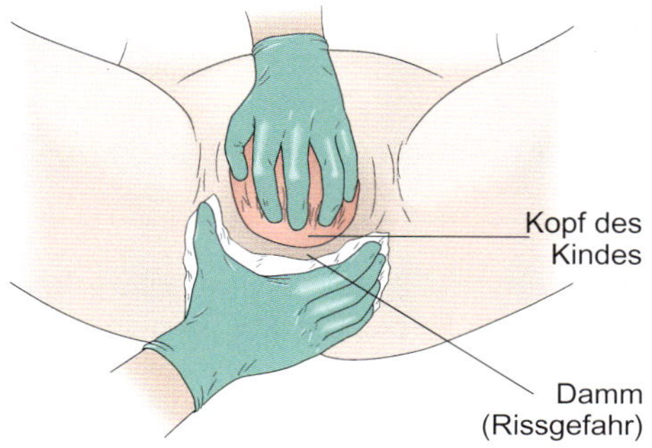

Abb. 21.25 Dammschutz. Die linke Hand der Hebamme führt den Kopf des Kindes, die rechte Hand schützt den mütterlichen Damm.

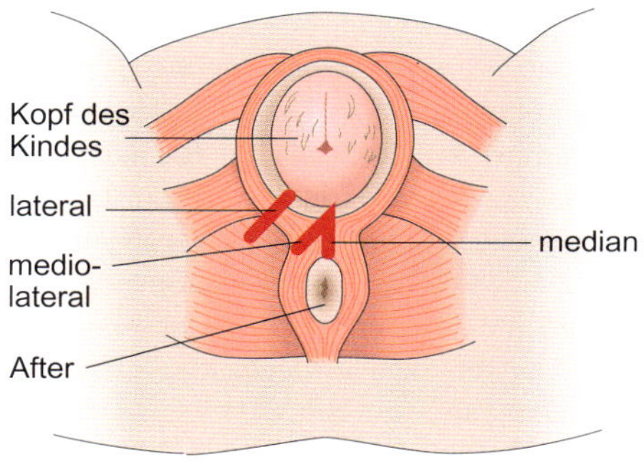

Abb. 21.26 Schnittrichtungen beim Dammschnitt (Episiotomie). Am häufigsten wird die mediolaterale Schnittrichtung angewendet.

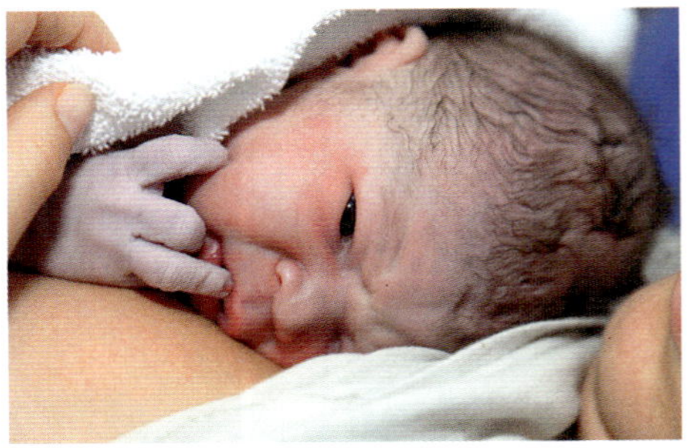

Abb. 21.27 Das erste Kennenlernen. Die ersten Lebensminuten mit innigem Körperkontakt zwischen Mutter und Kind sind ganz entscheidend für das spätere Stillen und die Mutter-Kind-Beziehung *(Bonding)*. Fast von alleine sucht das Kind die mütterlichen Brustwarzen. Such-(Rooting), Saug- und Schluckreflex des Kindes sind in dieser ersten Lebensphase intensiv ausgeprägt. [J787]

G

Angst – Spannung – Schmerz

Auf diesen Zusammenhang wies der englische Geburtshelfer *Dick Read* bereits vor 90 Jahren hin und begründete damit letztlich die *Geburtsvorbereitungskurse*. Aufgeklärte Frauen, die wissen, was sie erwartet, haben kürzere Geburten und benötigen weniger Schmerzmittel. Das setzt voraus, dass die Gebärende selbst aktiv werden und bestimmen kann, wie und in welcher Haltung sie entbinden möchte. Viel Bewegung und häufige Positionswechsel, warme Bäder und Massagen sowie Atemübungen sind nur einige Möglichkeiten der Entspannung, in die auch der Partner gut mit einbezogen werden kann.

Viele Frauen bzw. Paare besuchen heute **geburtsvorbereitende Kurse.** Die dort vermittelten Haltungs-, Atem- und Entspannungsübungen wirken während der Geburt schmerzlindernd. Die meisten Krankenhäuser bieten **Kreißsaalbesichtigungen** an, um über den Geburtsablauf und die Möglichkeiten der Klinik aufzuklären.

Zusätzlich zu Gebärbetten haben heute viele Kliniken Gebärhocker oder Sprossenwände (um während der Geburt die Schwerkraft zu nutzen) sowie Spezialbadewannen im Kreißsaal, die als Entspannungs- und Entbindungswanne genutzt werden können. Für das Kind soll der Übergang vom warmen Fruchtwasser in das angewärmte Badewasser *sanfter* als in die kühlere Luft sein. Die Gebärenden schätzen die entspannende und schmerzlindernde Wirkung des warmen Wassers.

Medikamentös werden evtl. krampflösende Substanzen und vor allem *Analgetika* (schmerzstillende Medikamente) gegeben, in der Geburtshilfe in der Regel *Opioid-Analgetika* (z. B. Pethidin, etwa Dolantin®), die aber evtl. zu einer Atemdepression beim Neugeborenen führen. Bei einer **Periduralanästhesie** *(PDA)*, einer Betäubung der schmerzleitenden Fasern nahe dem Rückenmark, ist die Gebärende weitgehend schmerzfrei, verspürt allerdings auch den Pressdrang kaum noch, sodass sie nicht gut mitpressen kann und sich die Geburt evtl. verzögert. In der Austreibungsphase ist ein **Pudendusblock** möglich, d. h. eine Betäubung des *N. pudendus*, der das untere Vaginaldrittel, die Vulva und den Damm versorgt.

21.8.2 Operative Entbindung

In knapp 37 % der Geburten in Deutschland erfolgt heute eine **operative Entbindung,** d. h. eine **vaginal-operative** Entbindung mit Hilfe einer *Geburtszange* (**Forzepsentbindung;** 2019 0,3 %) oder einer *Saugglocke* (**Vakuumextraktion;** 2019 6,5 %) oder eine Entbindung durch **Kaiserschnitt** (2019 29,6 %).

Kaiserschnitt

Die **Kaiserschnittentbindung** (*Sectio caesarea*, kurz *Sektio*) erfolgt durch die mütterliche Bauchdecke *(abdominale Entbindung)*. Man unterscheidet die *primäre* (geplante) von der *sekundären* Kaiserschnittentbindung nach bereits begonnener Vaginalgeburt.

Durch einen Schnitt oberhalb der Schamhaare werden Haut, Muskeln des Abdomens, Peritoneum und Gebärmutterwand durchtrennt und schließlich die Fruchtblase eröffnet, um das kindliche Köpfchen zu fassen und das Kind zu entwickeln (➤ Abb. 21.28).

Zur Regel geworden ist heute die aus Israel kommende sog. **sanfte Sektio,** bei der Teile der Bauchschichten nicht scharf mit Skalpell und Schere, sondern stumpf mit den Händen gespreizt und eröffnet werden, um Nerven und Gefäße zu schonen. Nach der Entwicklung des Kindes und der Plazenta werden nicht mehr alle Schichten der Bauchdecken mittels Naht verschlossen. Die Operationszeit ist so deutlich kürzer, Blutungen sind seltener und die Wöchnerin ist schneller schmerzfrei.

Häufige Gründe, die zum Kaiserschnitt führen, sind:

Geburtsstillstand

Nicht selten kommt es nach einem normalen Geburtsbeginn zu einer Verzögerung der Geburt bis hin zum Geburtsstillstand. Hat sich der Fetus auch nach vielen Stunden Wehen und ggf. medikamentösen Maßnahmen nicht genügend in Richtung Beckenausgang bewegt oder droht ein Sauerstoffmangel des Ungeborenen, wird die Geburt durch einen Kaiserschnitt beendet.

Lageanomalien

Normalerweise befindet sich das Kind zur Geburt in **Schädellage** *(Kopflage)*. Mit ca. 4–5 % ist die häufigste Lageanomalie am Termin die **Beckenendlage.** Dann ist das Risiko eines kindlichen Sauerstoffmangels unter der Geburt erhöht. Füße und Steiß dehnen den Geburtskanal nur unzureichend, sodass der Kopf des Kindes nicht schnell nachfolgen kann. Zwischen Kopf und Geburtskanal wird die Nabelschnur mit jeder Wehe eingeengt, sodass kein „frisches" Blut mehr den kindlichen Körper erreicht (➤ 21.3.3). Deshalb erfolgt heute bei Beckenendlage sowohl bei Ein- als auch bei Mehrlingen (➤ Abb. 21.29, ➤ Abb. 21.30) fast immer ein primärer Kaiserschnitt. Bei einer **Querlage** ist eine vaginale Geburt unmöglich und stets ein Kaiserschnitt erforderlich.

Weitere Risiken

Eine vorzeitige Lösung der Plazenta, ein Nabelschnurvorfall (➤ Abb. 21.31) oder zu intensive und zu häufige Wehen können die Sauerstoffversorgung des Kindes akut gefährden, was man im CTG z. B. als Bradykardie oder späte Dezelerationen (➤ Abb. 21.22) erkennt. Auch eine Placenta praevia totalis (➤ Abb. 21.32) ist eine absolute Notwendigkeit zur Kaiserschnittentbindung, weil andernfalls Mutter und Kind verbluten.

Folgen eines Sauerstoffmangels

Erleidet das Kind während der Geburt einen mehr als nur kurzzeitigen *Sauerstoffmangel* (z. B. durch eine vorzeitige Lösung der Plazenta), so wird das Gehirn unwiderruflich geschädigt. Spastische Lähmungen und geistige Behinderung sind häufig die Folge (*Zerebralparese* ➤ 8.8.10).

Wahl- oder Wunschkaiserschnitt

Zur rasch gestiegenen Kaiserschnittrate in Europa hat auch der Wunsch von Schwangeren bzw. Paaren beigetragen, zwischen der Ungewissheit einer natürlichen Geburt und Planbarkeit eines Kaiserschnittes entscheiden zu können. Da die Risiken eines Kaiserschnitts für Mutter und Kind mittlerweile sehr gering geworden sind, sind Ärzte mehr und mehr bereit, solche Wünsche als Patientenrechte nach entsprechend umfangreicher Aufklärung zu akzeptieren.

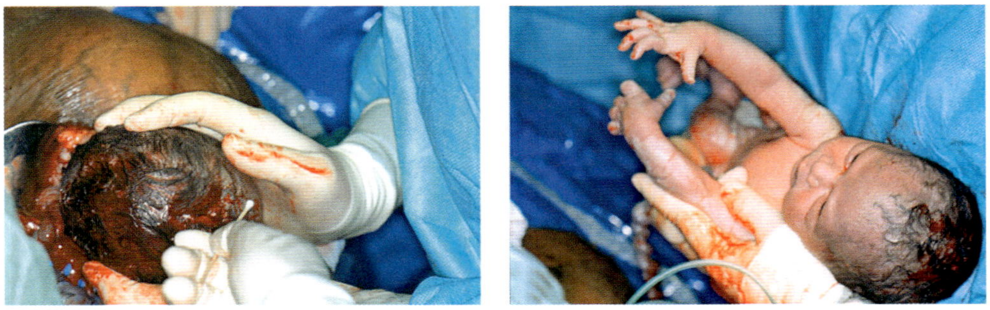

Abb. 21.28 Kaiserschnittentbindung. Knapp 30 % der Geburten – Tendenz stabil – sind in Deutschland Kaiserschnittentbindungen. [M416]

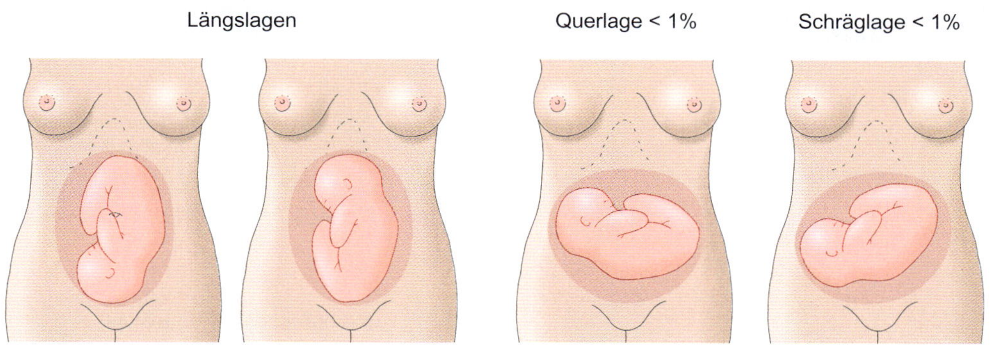

Abb. 21.29 Physiologische Kindslage und Lageanomalien. Glücklicherweise treten die zwingend zum Kaiserschnitt führenden Quer- und Schräglagen nur recht selten auf, und auch die zwar prinzipiell geburtsfähige, aber komplikationsträchtige Beckenendlage findet sich nur in 4–5 % der Fälle.

21.9 Wochenbett

21.9.1 Wochenbettverlauf

Als **Wochenbett** oder *Puerperium* wird die etwa 6–8 Wochen dauernde Zeit nach der Geburt bezeichnet, in der sich die durch Schwangerschaft und Geburt entstandenen mütterlichen Veränderungen wieder zurückbilden.

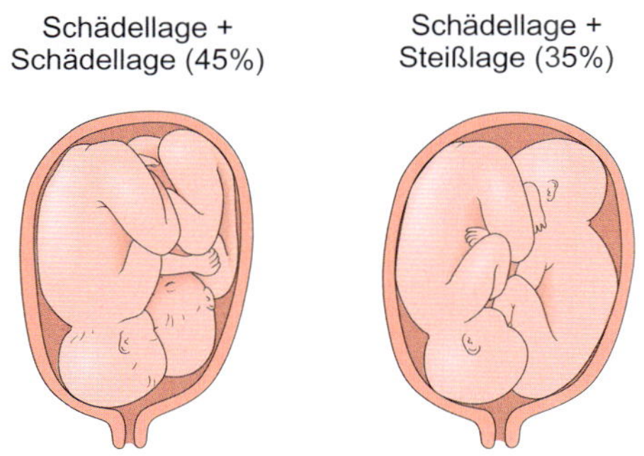

Abb. 21.30 Häufigste Lagevarianten bei Zwillingen im Uterus. Häufig ist eine „normale" vaginale Entbindung nicht möglich oder sehr risikoreich, weshalb oft ein Kaiserschnitt nötig ist.

In den ersten acht Wochen nach der Geburt besteht ein absolutes Beschäftigungsverbot im Beruf, auch wenn die Frau wieder arbeiten möchte *(Mutterschutzgesetz)*.

Die Wochenbettphase ist gekennzeichnet durch:

- Rückbildung des Uterus
- Wundheilung in Uterus und ggf. Geburtskanal
- Ingangkommen und Aufrechterhalten der Milchbildung *(Laktation)*
- Wiederaufnahme der Eierstocktätigkeit.

In den Tagen nach der Geburt bildet sich der Uterus rasch zurück (➤ Abb. 21.33). Unterstützt wird die Rückbildung durch oft recht schmerzhafte **Nachwehen.** Die Rückbildung kann durch häufiges Anlegen des Kindes beschleunigt werden, weil sich der Uterus durch die beim Stillen ausgeschütteten Hormone ebenfalls zusammenzieht (➤ 20.3.7).

Durch den Gewebsabbau im Uterus entsteht der **Wochenfluss** *(Lochien)*, zunächst blutige, dann immer blassere Sekrete, die nach ca. 4–6 Wochen versiegen (➤ Abb. 21.33). Insgesamt werden 400–1.200 ml Wochenfluss gebildet. Primär ist der Wochenfluss nicht infektiös. Bereits nach 24 Stunden haben jedoch Keime aus der Vulvaregion die Gebärmutterhöhle besiedelt. Ein Kontakt mit den hochempfindlichen Brüsten muss deshalb wegen der Gefahr einer **Mastitis** (*Brustentzündung* ➤ 21.9.3) vermieden werden.

Nicht verzagen (P)

Durch die hormonelle Umstellung nach der Geburt tritt bei etwa der Hälfte der Frauen am 2.–4. Tag nach der Entbindung eine **Post-partum-Verstimmung** *(Heultage, Maternity Blues, Baby Blues)* auf. Die Frauen empfinden Ängste und Zweifel, inwieweit sie der Verantwortung gegenüber dem Neugeborenen gerecht werden können. Eine verständnisvolle Pflege, Schutz vor allzu vielen Besuchern und Hektik sowie die Erklärung, dass diese Niedergeschlagenheit ganz normal ist, kann dazu beitragen, dass der depressive Zustand nach einigen Tagen wieder vorübergeht. Diese kurzzeitige Stimmungslage hat nichts mit der viel selteneren und länger dauernden *Wochenbettdepression* zu tun.

21.9.2 Stillen

In der Schwangerschaft nimmt das Brustdrüsengewebe und damit die Brust an Größe zu (➤ Abb. 20.23). Es findet jedoch noch keine nennenswerte Milchabsonderung statt.

Nach der Geburt sinken die sehr hohen Progesteron- und Östrogenspiegel im mütterlichen Blut wegen des Wegfalls der Plazenta rasch ab. So kann sich die Wirkung des während der Schwangerschaft durch Östrogene gehemmten Hormons **Prolaktin** entfalten. Prolaktin setzt nunmehr in den Brüsten die **Milchsynthese** in Gang. Bei mechanischer Reizung – dem Saugen des Kindes – kommt es meist 2–4 Tage nach der Geburt zum **Milcheinschuss,** d. h. dem Einsetzen der Milchsekretion. Häufig ist der Milcheinschuss mit erheblicher, oft schmerzhafter Brustschwellung verbunden, die sich durch kühlende Umschläge und häufiges Anlegen des Neugeborenen (evtl. auch Abpumpen der überschüssigen Milch) lindern lässt.

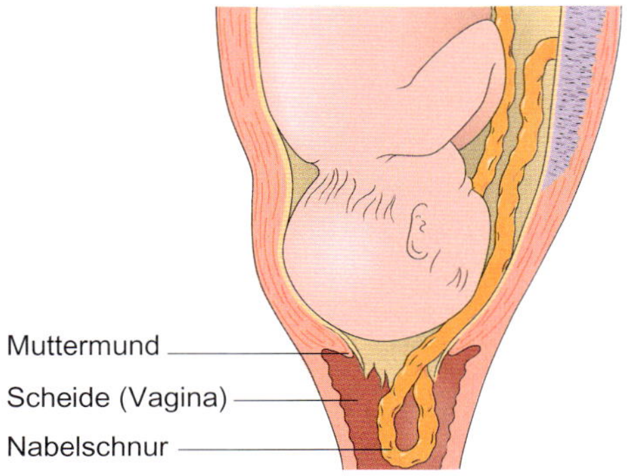

Abb. 21.31 Nabelschnurvorfall. Die Gefahr eines Nabelschnurvorfalls besteht vor allem dann, wenn die Fruchtblase platzt, bevor der Kopf in das kleine Becken eingetreten ist. Der Kopf des Kindes klemmt dann die Nabelschnur und damit die lebenswichtigen Blutgefäße ab.

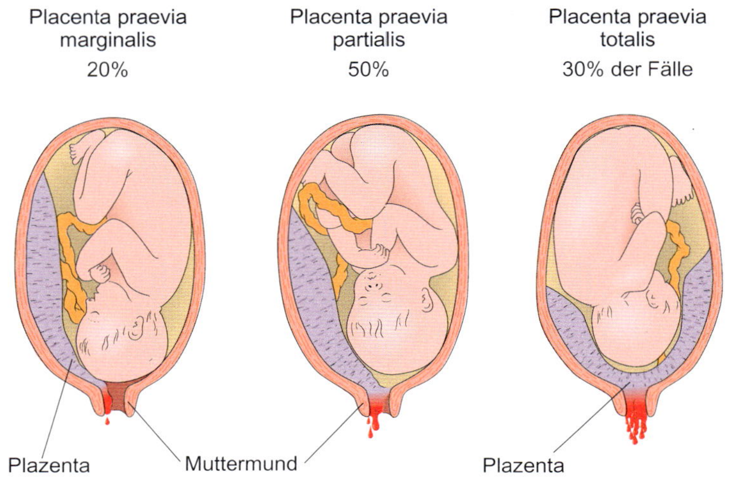

Abb. 21.32 Placenta praevia. Die Plazenta kann den Muttermund nur berühren, teilweise überragen oder vollständig überdecken und stellt dann ein Verblutungsrisiko für Mutter und Fetus dar. Heute wird eine Placenta praevia in der Regel vor der Geburt durch die routinemäßigen Ultraschalluntersuchungen diagnostiziert.

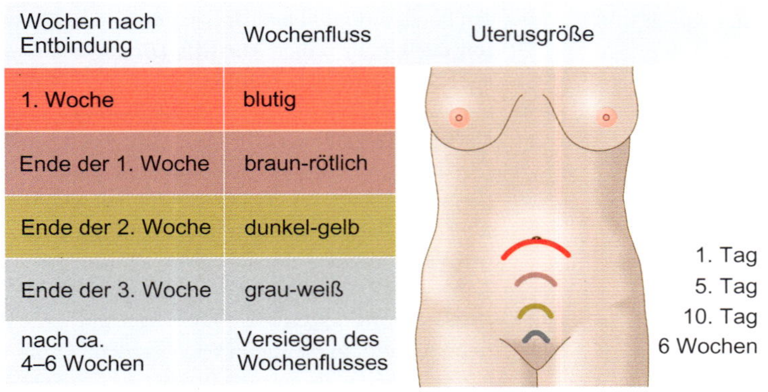

Abb. 21.33 Uterusrückbildung und Änderung des Wochenflusses.

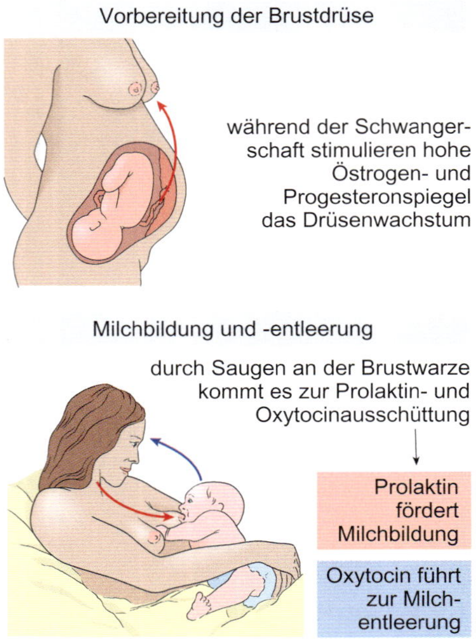

Abb. 21.34 Brustdrüsenentwicklung, Milchbildung und Milcheinschuss. Hormonelle Regulation im Überblick.

Die **Milchentleerung** *(Milchejektion)* und damit die Voraussetzung für den Milchfluss wird vom Hormon **Oxytocin** vermittelt: Durch das Saugen an der stark mit sensiblen Nervenendigungen versehenen Brustwarze wird Oxytocin aus dem Hypophysenhinterlappen (➤ 11.2.1, ➤ Abb. 11.4) ins Blut abgegeben. Es gelangt mit dem Blut zu den Brustdrüsen und führt zur Kontraktion der Drüsenschläuche (➤ Abb. 21.34). Gleichzeitig unterstützt Oxytocin die Uterusrückbildung.

Bei jedem Stillen kommt es zu einer weiteren Prolaktin-Ausschüttung, wodurch die Milchproduktion aufrechterhalten wird. Dies erklärt, warum sich die Milchmenge reduziert bzw. nach kurzer Zeit versiegt, wenn der Säugling nicht mehr angelegt wird.

Erfahrene Pflegende oder Laktationsberaterinnen sind heute durch die vorbildlichen Initiativen von WHO und UNICEF („Zehn Schritte zum erfolgreichen Stillen“ und „Baby Friendly Hospital Initiative“, kurz BFHI) in vielen Geburtskliniken unverzichtbare Hilfen zum problemfreien Stillen.

21.9.3 Brustdrüsenentzündung im Wochenbett

Insbesondere bei Erstgebärenden ist eine *Brustdrüsenentzündung* **(Mastitis)** nicht selten: Infolge der mechanischen Belastung der Brustwarze beim Stillen kommt es zu kleinsten Hauteinrissen, durch die Bakterien der Mundflora des Säuglings eindringen können. Diese Bakterien – meist *Staphylokokken* (➤ 13.9.1) – können sich im lockeren Bindegewebe rasch vermehren und zu einer schmerzhaften Entzündung führen. Ein Milchstau wirkt begünstigend.

Eine Mastitis kann sich durch gute Brustentleerung (Stillen, ggf. Abpumpen), kühlende Umschläge, Hochbinden der Brust und Schonung der Brustwarze durch kürzere Anlegezeiten zurückbilden, ohne dass abgestillt werden muss.

Säuglingsernährung und Stillen ➤ 22.4

21.9.4 Wiederaufnahme der Tätigkeit der Eierstöcke

In den ersten drei Wochen nach Geburt besteht eine physiologische Infertilität, in der Eierstöcke und Hypophyse offenbar refraktär gegenüber Stimuli sind. Als wahrscheinliche Ursache hierfür werden mütterliche endogene Opiate nach der Geburt diskutiert. In der Regel treten in den ersten 4–5 Wochen nach der Geburt daher weder Menstruationen noch Ovulationen auf, unabhängig davon, ob gestillt wird oder nicht.

Stillen hat anschließend einen hemmenden Einfluss auf die reproduktiven Vorgänge. Hohe Prolaktinspiegel können zu einer vollständigen Amenorrhö über Monate führen, wenn das Kind mit langem und häufigem Anlegen gestillt wird. Ist das nicht der Fall, beginnen die Eierstöcke in der vierten Woche nach der Geburt ihr zyklisches Geschehen wieder aufzunehmen. Bei einer gewünschten Antikonzeption muss bedacht werden, dass die östrogenhaltige Pille die Milchmenge negativ beeinflusst und dass geringe Hormonmengen in die Milch übergehen. Während des Stillens kommen daher nur die reine Gestagenpille (Minipille) sowie mechanische und chemische Verhütungsmethoden infrage (➤ 20.5.7).

AKTUELLES & SPEZIELLES

21.10 Schwanger werden mit ärztlicher Hilfe

Ungewollte Kinderlosigkeit

Nach Definition der WHO besteht **Unfruchtbarkeit** oder *Sterilität,* wenn bei einem Paar mit Kinderwunsch trotz regelmäßigen Geschlechtsverkehrs ohne Verhütung innerhalb von zwei Jahren keine Schwangerschaft eingetreten ist. Im Praxisalltag wird diese Diagnose sehr oft bereits nach einem Jahr gestellt. Von der Sterilität abzugrenzen ist die **Infertilität** der Frau, die Unfähigkeit zum Austragen einer Schwangerschaft nach erfolgter Befruchtung.

M

Leere Wiege

Etwa 10–15 % aller Paare bleiben ungewollt kinderlos. In jeweils etwa 30 % liegt eine Störung allein der weiblichen *oder* der männlichen Fruchtbarkeit zugrunde. In 20–30 % besteht bei beiden Partnern eine Störung, in 10–20 % bleibt die Ursache unklar.

Einen zunehmenden Anteil hat die altersbedingte Abnahme der Fruchtbarkeit bei der Frau ab 35 Jahren. Zwischen 40 und 45 Jahren sinkt die Schwangerschaftswahrscheinlichkeit nach einem Jahr ungeschützten Geschlechtsverkehrs unter 10 %. Hochglanzmagazine stellen zwar das späte Mutterglück prominenter Frauen als naturgegeben dar und suggerieren müheloses Schwangerwerden im fünften Lebensjahrzehnt, doch tatsächlich tickt die biologische Uhr unerbittlich (➤ Abb. 21.35).

Reproduktionsmedizin (Fortpflanzungsmedizin)

Das Ausbleiben der ersehnten Schwangerschaft ist meist Anlass für die Konsultation einer gynäkologischen oder reproduktionsmedizinischen Fachabteilung. Die **Reproduktionsmedizin** *(Fortpflanzungsmedizin)* ist eine *interdisziplinär tätige Disziplin,* meist in einer Frauenklinik, einem Kinderwunschzentrum oder einer spezialisierten Pra-

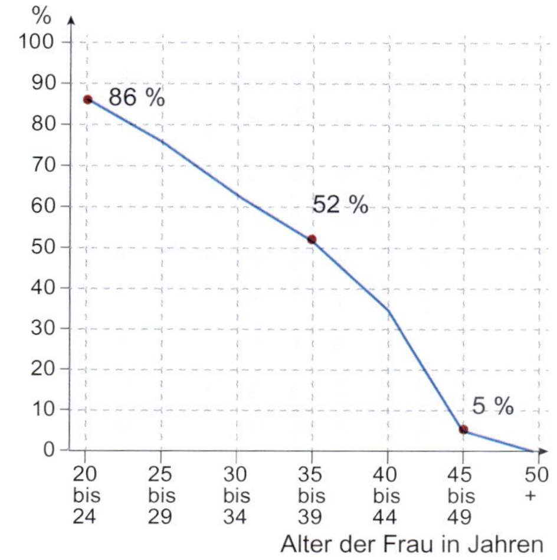

Abb. 21.35 Schwangerschaftswahrscheinlichkeit nach einem Jahr regelmäßigen ungeschützten Geschlechtsverkehrs in Abhängigkeit vom Alter der Frau. Nach einem Jahr sind 86 % der 20- bis 24-jährigen Frauen schwanger, zwischen 40 und 45 Jahren nur noch höchstens 5 %.

xis angesiedelt mit enger Zusammenarbeit von Gynäkologie, Urologie und Andrologie.

Abklärung der Ursachen

An erster Stelle steht die möglichst genaue Abklärung der Ursache(n) für die Sterilität.
Die häufigsten Ursachen der Sterilität sind bei der *Frau:*

- Fehlender Eisprung (z. B. durch hormonelle Störungen, Stress)
- Fehlende Durchgängigkeit der Eileiter (z. B. Verklebungen nach Eileiterentzündungen oder bei Endometriose)
- Fortgeschrittenes Alter.

Beim *Mann* stützt sich die Sterilitätsdiagnostik im Wesentlichen auf die mikroskopische und funktionelle Spermaanalyse. Hormonstörungen, Infektionskrankheiten (Mumps) oder ein zu spät behandelter Hodenhochstand beispielsweise können Ursachen einer zu geringen Spermienkonzentration sein. Generell hat sich die Spermienkonzentration bei Männern in Europa, Nordamerika und Australien in den letzten Jahrzehnten stark vermindert. Ob das bereits Auswirkungen auf die Fertilität hat, wird kontrovers diskutiert. Gemäß entsprechenden Studien haben Männer zwischen 18 und 60 Jahren in westlichen Industrienationen immer noch durchschnittlich 47 Millionen Spermien pro Milliliter Ejakulat, also weit entfernt vom Referenzwert 15 Millionen pro Milliliter, wie ihn die WHO für eine Unfruchtbarkeit definiert. Für den Abwärtstrend der Spermienzahlen werden der negative Einfluss der Umwelthormone (➤ 11.7) und Aspekte des ungesunden Lebensstils (Übergewicht, Stress, Rauchen) verantwortlich gemacht.
Rauchen hat auch bei der *Frau* einen großen Anteil: Es kommt zwar zur Konzeption, aber nicht zur Einnistung des Eis (Nidation), da das Endometrium als Folge der Nikotinwirkung auf die Mikrozirkulation nur unzureichend aufgebaut ist.

Assistierte Reproduktion

Können Lebensstiländerungen und ärztliche Maßnahmen wie hormonelle Zyklusnormalisierung oder operative Eröffnung undurchgängiger Ei- oder Samenleiter die Sterilität nicht beheben, kommen spezielle **reproduktionsmedizinische Techniken** zum Einsatz. Sie sollen bei einer Zeugung *assistieren,* die auf natürlichem Weg nicht (mehr) möglich ist.
Die am wenigsten eingreifende Reproduktionsmaßnahme ist die **künstliche Befruchtung.** Sie ahmt die natürliche Fortpflanzung am meisten nach. Sie wird eingesetzt, wenn die Spermien durch Hindernisse oder aufgrund geringer Zahl die Eizelle nicht natürlich erreichen können. Meist wird die Eierstockaktivität unter Ultraschallkontrolle hormonell stimuliert und der Eisprung medikamentös ausgelöst, um den besten Zeitpunkt für die **Insemination** *(Einbringen der Spermien)* abzuschätzen. Aufbereitete Samenflüssigkeit des Partners *(homologe Insemination)* oder eines Fremdspenders *(heterologe Insemination)* wird mit einem feinen Katheter in die Gebärmutterhöhle *(intrauterine Insemination)* oder den Eileiter *(intratubare Insemination)* eingebracht. Diese **in-vivo-Maßnahme** hat bei richtiger Indikation eine sehr hohe Erfolgsrate, nach den ersten drei Behandlungszyklen 60% und höher.

W

Samenspende

Samenspenden sind in Deutschland, Österreich und der Schweiz erlaubt. In Deutschland und der Schweiz sind Eizellspenden und Leihmutterschaft gesetzlich verboten, in Österreich ist die Eizellspende erlaubt.
Die Samenbanken dürfen nur tiefgefrorene Spermien von gesunden Männern zwischen 18 und 40 Jahren mit einem normalen Spermiogramm für die assistierte Reproduktion zur Verfügung stellen. Vorgeschrieben ist auch die Beachtung eines Ähnlichkeitsprinzips bei der Auswahl in Bezug auf Körpergröße, Haut- und Augenfarbe, Blutgruppe und andere Merkmale des Spenders im Vergleich zum Empfängerpaar. Die Zahl der Spenden und erzielten Schwangerschaften pro Spender werden begrenzt.
Grundsätzlich besteht Anonymität zwischen Spendern und Empfängern. Die Identität des Spenders muss aber dokumentiert und 30 Jahre lang nachverfolgbar sein. In Deutschland, Österreich und der Schweiz haben die so gezeugten Kinder im frühen Erwachsenenalter das Recht, den genetischen Vater zu erfahren („das Recht auf Kenntnis der eigenen Abstammung").

Kommt die künstliche Befruchtung nicht infrage oder bleibt sie erfolglos, ist der nächste Schritt die **In-vitro-Fertilisation** *(IVF).* Die Befruchtung der Eizelle mit einem Spermium findet hier außerhalb des weiblichen Körpers statt. Sie wurde von dem Gynäkologen *Patrick Steptoe* und dem Physiologen *Robert Edwards* entwickelt und erstmals eingesetzt und markiert den Beginn der modernen Reproduktionsmedizin. 1978 kam in Großbritannien *Louise Brown* als erstes so gezeugtes Baby zur Welt. Edwards wurde 2010 mit dem Nobelpreis für Medizin und Physiologie geehrt. Von Laien wird die In-vitro-Fertilisation oft als *Reagenzglasbefruchtung* und die weltweit etwa 6,5 Millionen so gezeugten Babys auch als *Retortenbabys* bezeichnet.
Bei der **konventionellen IVF** werden die Eierstöcke zehn Tage lang mit follikelstimulierendem Hormon (FSH) stimuliert, damit mehrere Eizellen heranwachsen. Danach werden der Eisprung ausgelöst, die Eizellen in Kurznarkose durch die Scheide abgesaugt und im Reagenzglas mit dem Sperma zusammengebracht. Nach der Befruchtung werden in der Regel zwei Embryonen (maximal erlaubt sind drei), entweder im 4-Zell-Stadium am Tag 2 oder im Blastozysten-Stadium am Tag 5, in die Gebärmutter übertragen. Die Erfolgsquoten, auch hier stark altersabhängig, sind pro Behandlungszyklus geringer als bei der künstlichen Befruchtung. Die sog. *Baby-Take-Home-Rate* liegt bei rund 20 % im ersten Behandlungszyklus und nimmt in weiteren Behandlungszyklen ab. Die IVF kann mit einer **intrazytoplasmatische Spermieninjektion** *(ICSI)* kombiniert werden. Dabei wird ein einzelnes Spermium unter mikroskopischer Sicht direkt in die Eizelle injiziert (➤ Abb. 21.36).
Die zum Teil mehrfachen Behandlungszyklen mit hohen Hormondosen sind eine große körperliche Belastung für die Frau, Komplikationen sind möglich. Einige Fachleute sind davon überzeugt, dass man bei jüngeren Frauen mit unerfülltem Kinderwunsch durchaus als Erstes einen Versuch mit der **natürlichen IVF** machen sollte. Hier entfällt die Stimulierung der Eierstöcke mit FSH-Spritzen. Nur der Eisprung der natürlich herangereiften Eizelle(n) wird medikamentös ausgelöst. Die Entnahme erfolgt ohne Kurznarkose. Ein Vergleich beider IVF-Methoden hat zwar geringere Erfolgsraten pro Zyklus für die natürliche IVF ergeben, aber das sei für Frauen unter 35 Jahren mit Geduld, so die Fachmeinung, eine akzeptable Alternative.
Beispielsweise bei Verschluss von Nebenhodengang oder Samenleiter können operativ noch Spermien für IVF/ICSI gewonnen werden, bei der **MESA** *(mikrochirurgische epididymale Spermienaspiration)* aus dem Nebenhoden, bei der **TESE** *(testikuläre Spermienextraktion)* aus dem Hoden.
Die assistierte Fortpflanzung hat in modernen Kinderwunschzentren einen medizinischen Standard erreicht, der vielen Paaren zum Glück eigener Kinder verhelfen kann. Da die Baby-Take-

Home-Rate heute im Durchschnitt bei knapp über 20 % liegt, werden in Deutschland (2020 108.000 Kinderwunschbehandlungen) etwas mehr als 20.000 Kinder pro Jahr mit reproduktionsmedizinischer Hilfe geboren. Nicht verschwiegen dürfen aber auch die damit verbundenen Belastungen. Monate medizinischer Behandlung und Enttäuschungen, wenn keine Schwangerschaft eintritt, bedeuten eine enorme psychische Belastung.

Die Kehrseite der Medaille: Kinderwunsch als Business

Viele Paare mit Kinderwunsch, denen die Medizin nicht auf Anhieb helfen kann, sind auch finanziell am Ende, denn die Kinderwunschbehandlungen, die in Deutschland und weltweit durchgeführt werden, kosten viel Geld. Die Krankenkassen erstatten in der Regel 50 % der Kosten der ersten drei Behandlungszyklen.
Nicht wenige Paare wollen den Misserfolg nicht akzeptieren, zu sehr wird auch von ärztlicher Seite die Machbarkeit und der schlussendliche Erfolg betont. Die Paare werden anfällig für nicht erwiesene Heilsversprechen auf Kinderwunsch- oder Fruchtbarkeits-Messen, die für Laien organisiert werden. Dort oder im Internet werben z. B. Kinderwunschzentren aus europäischen Ländern, in denen Eispende und Leihmutterschaft erlaubt sind, für die angeblich zu 90 % sichere und rasche Erfüllung des Kinderwunsches. Paartherapeuten bieten sich an, um bei Paarkrisen zu helfen, die im Gefolge erfolgloser Behandlungen entstehen. In Online-Samenbanken können quasi Spermien mit zugehöriger Beschreibung des Berufes und des Aussehens des Spenders in den Warenkorb gelegt werden. Und für finanzschwächere Paare werden „Fertilitätkredite" angeboten. Am Geschäft mit der Hoffnung verdienen leider viele.

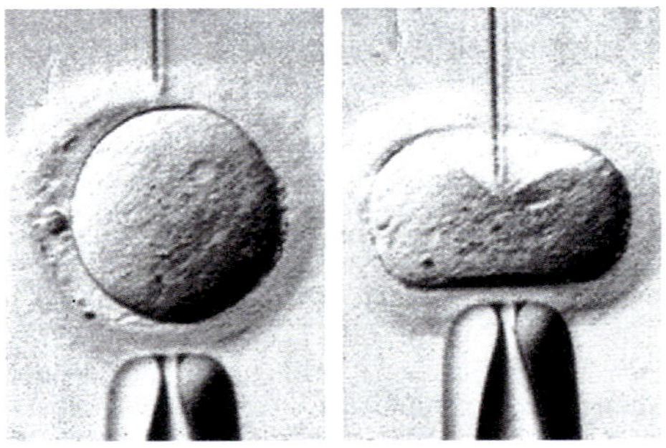

Abb. 21.36 Intrazytoplasmatische Spermieninjektion (ICSI). Ein einzelnes Spermium wird mit einer Nadel, die dünner ist als ein menschliches Haar (links), direkt in die mit einer zweiten Pipette (rechts) fixierte Eizelle eingebracht. [T192]

Glossar: Begriffe in der Fortpflanzungsmedizin

Egg-Sharing. Überlassen von überzähligen Eizellen nach eigener IVF-Behandlung an eine andere Frau.
Eizellspende. Entnahme von Eizellen einer jungen Spenderin, Befruchtung durch IVF oder ICSI und anschließend Transfer in die Gebärmutter der Eizellspenderin (als Leihmutter) oder einer anderen, auch älteren Frau.
ICSI. *Intraz(c)ytoplasmatische Spermieninjektion.* Einbringung eines einzelnen Spermiums in die Eizelle unter mikroskopischer Sicht.
Insemination. Ärztliche Spermienübertragung in die Gebärmutter oder in den Eileiter.
IVF. *In-vitro-Fertilisation.* Zusammenbringen von Ei- und Samenzelle außerhalb des Körpers der Frau im Reagenzglas.
Leihmutterschaft. Austragung einer Schwangerschaft anstelle einer anderen Frau durch eine Leihmutter, die ihre Gebärmutter für eine in vitro befruchtete Eizelle zur Verfügung stellt. Ei- und/oder Samenzelle können von den genetischen Eltern, von der Leihmutter selbst oder fremden Personen (Eizellspende, Samenspende) stammen.
PID. *Präimplantationsdiagnostik.* Genetische Untersuchungen der in vitro entstandenen Embryonen vor dem Einbringen in die Gebärmutter.
Samenspende. Abgabe von Sperma durch gesunde Männer für die Insemination oder Befruchtung durch IVF in der Regel an Samenbanken für die assistierte Reproduktion.
Social Freezing. Einfrieren und Aufbewahren von Ei- und Samenzellen für eine spätere (eigene) Kinderwunschbehandlung.

22 Kinder

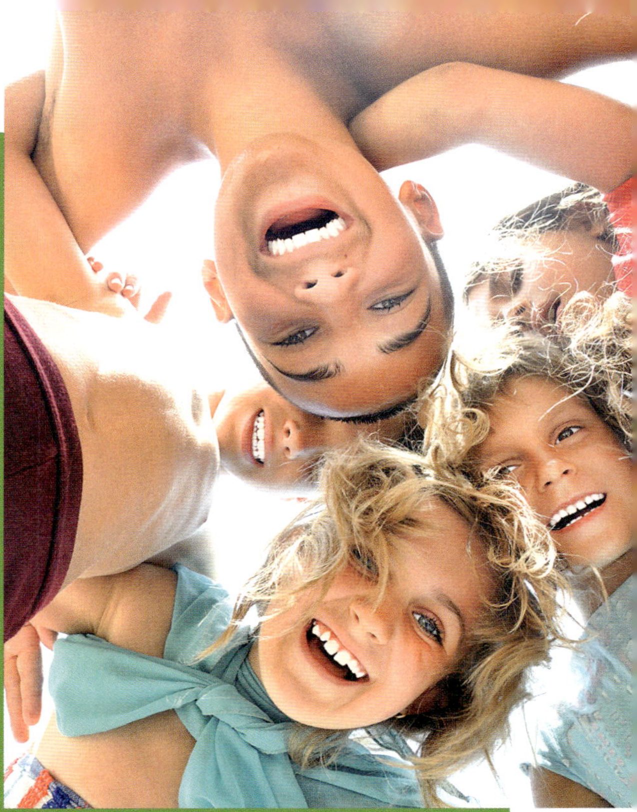

22

22.1 Einführung

Kein Wesen braucht so lange wie der *Homo sapiens,* um erwachsen zu werden (➤ Abb. 22.1). Der vernunftbegabte Mensch kann seine vielfältigen Anlagen und Talente eben nur in vielen Reifungsschritten entfalten. Das Pferd, das trotz seiner imposanten Dimensionen den Weg von der Zeugung bis zu seiner Endgröße in nur vier Jahren zurücklegt, hat nun einmal nicht so viele Entwicklungsschleifen zu ziehen wie die Artgenossen Mozarts, Einsteins und Martin Luther Kings.

Der Mensch – ein sich entwickelndes Wesen

Das große Thema des Menschen ist deshalb: **Entwicklung.** Der Entwicklungsmarathon beginnt bereits im Mutterleib. In hohem Tempo durchläuft der Embryo Tausende von Entwicklungsschritten, bis nach neun Monaten ein Wesen zur Welt kommt, das noch nicht einmal krabbeln kann – wenn man ein Fohlen anschaut, das schon ein paar Minuten nach der Geburt auf seinen vier staksigen Beinen steht, ein geradezu enttäuschendes Ergebnis. Ein Sechstel unseres Lebens nach der Geburt verbringen wir als nicht selbstständig lebensfähige, uns äußerlich und innerlich rasch verändernde Wesen: als Kinder.

Ein Wesen voller Potenziale

Von seiner genetischen Ausstattung her wird das Kind mit „festgelegten" Anlagen geboren. Andererseits verfügt es jedoch über eine ungeheure **Plastizität** und **Anpassungsfähigkeit:** Schaut man z. B. das Wachstum des Gehirns an, so entwickeln sich im Mutterleib und in den ersten zwei Lebensjahren fast explosionsartig feinste Verbindungen zwischen den Nervenzellen (Synapsen ➤ 1.10, ➤ 8.2.1), die damit dicht miteinander vernetzt werden. Nur ein kleiner Teil dieser Verbindungen wird in der Folge tatsächlich genutzt, und entsprechend werden die Verbindungen in der späteren Kindheit teilweise wieder abgebaut (dieser Vorgang heißt nach dem englischen Begriff für das Auslichten eines Baumes auch *pruning*). Diese Auslese spiegelt das Potenzial des Kindes wider – es kann von den angelegten Verbindungen unterschiedlich Gebrauch machen, d. h. sich in viele Richtungen entwickeln, und seine Leistungen damit den Erfordernissen der Umwelt anpassen.

Das Unschärfeproblem der Entwicklung

Der Mensch benutzt seine Fähigkeit zu lernen aber nicht nur, um sich der Umwelt passiv anzupassen. Vielmehr passt er sich an die Umwelt an, *indem er sie verändert.* Mit dieser im Tierreich einmaligen Begabung schaffen Menschen beständig das, was auch *Kultur* genannt wird – also vom Menschen neu geschaffene Dinge, Lebensweisen und Ideen. Für die kindliche Entwicklung ergibt sich damit ein **Unschärfeproblem:** auf welche Zukunft soll sich das Kind vorbereiten, wenn die Welt um es herum immer neu entsteht? Die Reise der Menschenkinder geht ja, bildlich gesprochen, in ein Land, in dem noch nie jemand war. Und für das deshalb auch niemand einen Reiseführer anbieten kann – auch die Eltern nicht. Für Menschenkinder reicht es deshalb als Vorbereitung auf die Zukunft nicht aus, wenn sie nur nachmachen, was andere schon können. Sie müssen vielmehr Fähigkeiten entwickeln, mit denen sie sich immer wieder neu auf die sich verändernde Welt einstellen können. Für ihren Entwicklungsweg brauchen sie deshalb grundlegende *Persönlichkeitskompetenzen* wie Selbstsicherheit und -verantwortung, soziale Kompetenz, innere Stärke und Kreativität.

Entwicklung als sozialer Prozess

Verglichen mit anderen Tierarten entwickeln sich Menschenjunge nicht nur extrem langsam. Sie sind zudem ungewöhnlich hilflos und werden häufig geboren, solange die älteren Geschwister noch nicht ausgewachsen sind – ein Rezept für die Überlastung auch noch so motivierter Eltern. Kein Wunder, dass Biologen den Menschen zu den „gemeinschaftlich" aufziehenden Arten rechnen – als Helfer kommen etwa Großeltern, ältere Geschwister, Verwandte und Freunde in Betracht.

Stammesgeschichtlich gesehen ist die Entwicklung des Menschenkindes also ein **sozialer Prozess:** sie kann nur erfolgreich sein, wenn sie von der Gemeinschaft unterstützt und mit getragen wird.

Dass dies auch hier und heute gilt, zeigen alle verfügbaren Daten aus der Sozialpädiatrie und der Entwicklungspsychologie: Kinder entwickeln sich umso besser, je reichhaltiger, verlässlicher und abgesicherter ihr soziales Netz ist. So werden Sprachentwicklungsstörungen bei etwa 4 % der sozial gut gestellten Kinder beobachtet, bei den sozial benachteiligten Kindern dagegen bei 17 %. Ähnliches gilt für die emotionale und die kognitive Entwicklung – hier sind Störungen bei den Kindern mit niedrigem Sozialstatus etwa 17-mal häufiger als bei der gebildeten Mittelschicht.

Beziehungen im Mittelpunkt

Wie sehr Kinder auf die gelungene Einbindung in ihre menschliche Mitwelt angewiesen sind, zeigt sich von Geburt an. Nur wenn Säuglinge in verlässlichen und feinfühligen Beziehungen leben können, fühlen sie sich emotional sicher. Diese auch als **sichere Bindung** bezeichnete Erfahrung ermöglicht ihnen nicht nur den Aufbau ihres Urvertrauens, sondern fördert auch ihr Neugier- und Erforschungsverhalten **(Explorationsverhalten).** Dies ist für die Entwicklung des Säuglings entscheidend, denn nur wo ein Säugling sich stressfrei der (belebten und unbelebten) Umwelt zuwenden kann, erfährt er sich als selbstwirksam und wird **lernbereit.** Tatsächlich konnte in Vergleichsstudien gezeigt werden, dass sich sicher gebundene Säuglinge mit vier Jahren im Schnitt doppelt so lang konzentrieren können wie in unsicheren Beziehungen aufgewachsene Säuglinge.

Die Erkenntnisse zum Bindungsverhalten des Kindes wurden in den 1950er-Jahren von dem britischen Psychoanalytiker *John Bowlby* als sogenannte **Bindungstheorie** formuliert. Sie ist heute wieder aktuell, weil sich etwa bei der Krippenbetreuung gezeigt hat, dass Säuglinge und Kleinkinder nur dann ihre Neulust und Lernbereitschaft aktivieren können, wenn sie sich emotional gesichert fühlen, also wenn sie verlässliche und feinfühlige Beziehungen zum Fachpersonal unterhalten können. Gelungene Bindung ist damit die unverhandelbare – aber leider teure und in der Praxis deshalb nicht selten unterschlagene – Voraussetzung für frühe Bildung.

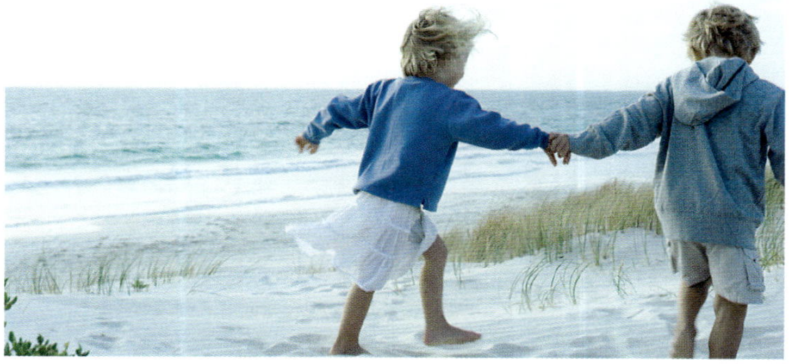

Abb. 22.1 Kindheit bedeutet Entwicklung und Abhängigkeit, das Kind braucht deshalb verlässliche Beziehungen und Schutz. Aber Kinder brauchen auch eine eigene Kinderkultur, sie müssen Gleichheit und Vertrauen zueinander erleben dürfen – genauso wie den Austausch und die Wahrung von Geheimnissen. [J787]

G

Kind und krank – warum?

In keinem Fachgebiet sind Behinderungen und lebensbedrohliche Erkrankungen schwerer zu verarbeiten als in der Kinderheilkunde. Welchen „Sinn" hat es, dass Kinder mit all ihrem Lebenspotenzial und ihrer schuldlosen Existenz so schwer erkranken? Sollte die Natur nicht „gut" sein? Jedoch: Viele Krankheiten und Krankheitszeichen sind evolutionsbiologisch keine Webfehler, sondern *sinnvoll.* Durchfall etwa spült Erreger und

Giftstoffe aus, Fieber unterstützt das Immunsystem und Angst schützt vor Unfällen. Die Menschheit könnte ohne diese Mechanismen nicht überleben, auch wenn sie den Betroffenen im Krankheitsfalle *leiden* lassen. Auch die Fähigkeit zur raschen Fettspeicherung war bei immer wiederkehrender Nahrungsknappheit, wie sie noch vor wenigen hundert Jahren die Regel war, ein enormer Vorteil. Heute hat sich diese Fähigkeit in einen Nachteil verkehrt.
Die Natur ist also weder gut noch böse, sie folgt nicht dem Gesetz der Perfektion – und dem Prinzip „Glück für alle, jederzeit" schon gar nicht.

Krankheiten im Wandel

Die Krankheiten, unter denen Kinder leiden, sind im Wandel begriffen: Die noch vor 100 Jahren häufige Mangelernährung spielt in den Industrieländern nur noch bei gesellschaftlichen Randgruppen eine Rolle, viele schwere Infektionskrankheiten sind weit zurückgedrängt.
In den letzten Jahrzehnten deutlich häufiger geworden sind dagegen Allergien (➤ 22.6.2), an denen etwa 20 % der Kinder im Verlauf ihres Aufwachsens leiden. Auch andere chronisch-entzündliche Erkrankungen nehmen zu, besonders der Diabetes mellitus Typ 1 mit einem jährlichen Anstieg der *Neuerkrankungen* um ca. 4 % (➤ 11.6.3). Gut 15 % der deutschen Kinder sind übergewichtig (➤ Abb. 22.2), teilweise treten schon im Jugendalter entsprechende Folgeerkrankungen wie etwa Diabetes mellitus Typ 2 auf. Weitere heute häufige Erkrankungen des Kindes- und Jugendalters sind psychische Auffälligkeiten und Probleme der Verhaltensregulation wie etwa das Aufmerksamkeits-Defizit-(Hyperaktivitäts-)Syndrom (ADS, ADHS, ➤ 8.2.3), Essstörungen wie Anorexia nervosa sowie kindliche Depressionen. Vor allem Übergewicht und Verhaltensstörungen sind bei sozial benachteiligten Kindern deutlich häufiger.
Damit ergibt sich für die Gesundheit der Kinder hierzulande ein gemischtes Bild: während die Kinder heute insgesamt gesünder sind als zu früheren Zeiten und auch mit einer noch nie dagewesenen Lebenszeit rechnen können, häufen sich chronische Krankheiten und Verhaltensprobleme gerade dort, wo sie am schwersten zu behandeln sind: bei den Kindern in sozial gestressten Milieus. Mit ein Grund dafür ist, dass auch viele Krankheiten letzten Endes Ausdruck eines zu schwachen „sozialen Bindegewebes" sind.

Frühe Weichenstellung

Viele „Volkskrankheiten" wie Diabetes mellitus Typ 2, Bluthochdruck und Depressionen werden landläufig als typische Erwachsenenerkrankungen angesehen. Tatsächlich beginnen die meisten davon in den ersten Lebensjahren, teilweise sogar schon vorgeburtlich.
Diese Erkrankungen beruhen häufig auf Verhaltensmustern und Lebenseinstellungen, die *in der*

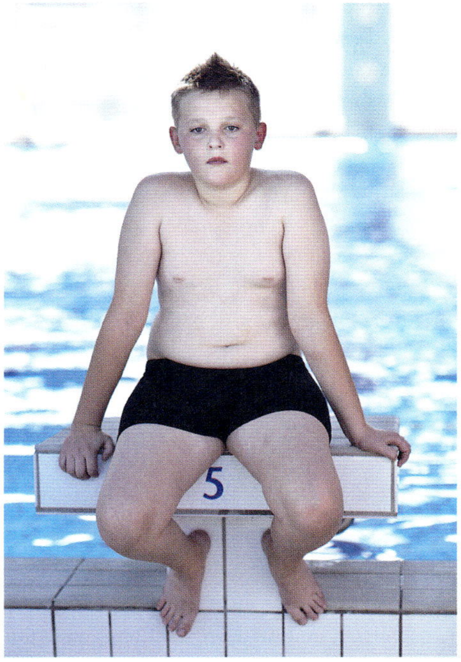

Abb. 22.2 Übergewicht bei Kindern und Jugendlichen, ein zunehmendes Problem vor allem in sozial schwachen Milieus. Andere Probleme, von Ausgrenzung über Bewegungsmangel bis zum Diabetes, folgen oft wie in einer Kettenreaktion und verstärken sich gegenseitig. [J787]

Kindheit geprägt werden: die Freude an Bewegung, das Geschick im Umgang mit dem eigenen Körper, ein positives Selbstbild, emotionales Gleichgewicht – all das sind Schutzfaktoren gegen die Entwicklung dieser Krankheiten.
Teilweise sind die Umwelt und der Lebensstil der Kindheit gar wichtiger als die des Erwachsenenalters: Ob ein Mensch im späteren Leben etwa für allergische Erkrankungen wie Asthma und Heuschnupfen empfänglich ist, entscheidet sich vor allem in den ersten Lebensjahren (➤ 22.6.2). Auch frühes Übergewicht kann später kaum noch rückgängig gemacht werden. Letzteres wird dadurch erklärt, dass sich bei früh einsetzendem Übergewicht die Fettzellen bis um das 5-Fache vermehren und später nicht mehr abgebaut werden können.

Prävention

Umso wichtiger ist **Prävention** (➤ Tab. 22.1). Der auf Vorbeugung abzielende (präventive) Ansatz hat vor allem in der Kinderheilkunde große Erfolge gezeigt. So haben Impfungen viele kindliche Infektionskrankheiten weit zurückgedrängt – eine Tatsache, die heute leider bei Impfgegnern oft vergessen wird.
Das „Erlernen" eines gesunden Lebensstils stößt leider auf Hindernisse: So sind z. B. immer weniger Kinder regelmäßig körperlich aktiv, nicht wenige verbringen ihre Zeit in Kitas und Schulen, in denen sie nicht genug Auslauf und Gelegenheit zum freien Spiel haben. Zudem sind viele der krankheitsfördernden Verhaltensmuster so stark in den modernen Lebensstil verquickt, dass sie

DIES ...	SCHÜTZT VOR ...
Gesunde Ernährung	Übergewicht, Stoffwechsel- und Herz-Kreislauf-Erkrankungen
Regelmäßige Bewegung	Übergewicht, Stoffwechsel- und Herz-Kreislauf-Erkrankungen, depressiver Verstimmung und anderen psychischen Störungen
Impfungen	(Gefährlichen) Infektionskrankheiten
Gesunde Schlafumgebung	Plötzlichem Kindstod
Kindersitz, Fahrradhelm, Verkehrserziehung usw.	Verkehrsbedingten Verletzungen mit möglicher bleibender Behinderung
Vorsorgeuntersuchungen	Bleibenden Schäden durch zu späte Behandlung von Krankheiten und Entwicklungsstörungen
Erziehung zum gesunden Umgang mit Nikotin, Alkohol und Drogen	Abhängigkeiten (Süchten) mit den dadurch bedingten Erkrankungen

Tab. 22.1 Säulen der Krankheitsvorbeugung im Kindesalter.

sich nur schwer ändern lassen. Man denke nur an die motorisierte Fortbewegung und die Attraktion elektronischer Medien, welche nicht nur zu Suchtverhalten und einer eingeschränkten Sozialentwicklung, sondern auch zu Bewegungsarmut führen können – und damit das Risiko für die Entstehung von Übergewicht, Diabetes und Bluthochdruck erhöhen.
Ein anderer präventiver Ansatz sind **Vorsorgeuntersuchungen.** Kinder und Jugendliche haben in Deutschland Anspruch auf elf **Früherkennungsuntersuchungen (U1–U7, U7a, U8–U9, J1),** viele Kassen tragen darüber hinaus die Kosten für die (freiwilligen) U10, U11 und J2. Bei den Untersuchungen sollen Auffälligkeiten rechtzeitig entdeckt und Eltern unter anderem über mögliche Entwicklungsprobleme und drohende Gesundheitsgefahren für ihre Kinder aufgeklärt werden. Zudem werden im Rahmen der Vorsorgeuntersuchungen Impfungen durchgeführt.

Grenzen der Vorsorge

Viele präventive Maßnahmen können jedoch nicht allein von Eltern und Gesundheitswesen getragen werden, sondern verlangen nach **sozialpräventiven** Ansätzen. So hat die Gurtpflicht im Auto z. B. tödliche Verletzungen und bleibende Behinderungen bei Kindern um mehr als die Hälfte zurückgehen lassen. Auch die **Bewegungsförderung** ist eine gesamtgesellschaftliche Aufgabe, bei der Kindergärten, Schulen, Verkehrs- und Raumplanung (Schaffung von Spielplätzen und Freizeitflächen) ineinandergreifen. Ähnliches gilt für die **Förderung gesunder Essgewohnheiten,** bei der neben den Familien auch das Fachpersonal in Kindergärten und Schulen als wichtige Impulsgeber gefragt ist. Die Wichtigkeit sozialpräventiver Ansätze ergibt sich auch daraus, dass die Kinder mit den höchsten Gesundheitsrisiken häufig aus sozial gestressten Schichten stammen – dort ist ja oft gerade das Mangelware, was die gesunde Entwicklung eines Kindes fördert: funktionierende – also verlässliche und feinfühlige – Beziehungen. In und über solche Beziehungen entstehen positive, tragfähige Rollen- und Lebensmodelle.

22.2 Neugeborenes

„Wie neu geboren", so fühlt sich ein Mensch vielleicht mehrmals in seinem Leben: Ein *Neugeborenes* ist er jedoch nur die ersten 28 Tage nach seiner Geburt. Dieser willkürlich festgesetzte Zeitraum heißt **Neugeborenenperiode** *(Neonatalperiode).*

22.2.1 Anpassung an das extrauterine Leben

Die Geburt und die ersten Stunden danach sind die risikoreichste Zeit des menschlichen Lebens. Sie sind mit einer tief greifenden Umstellung des Stoffwechsels und des gesamten Atem- und Herz-Kreislauf-Systems verbunden (*postpartale* oder **neonatale Adaptation;** *lat.* adaptare = anpassen):

- *Umstellung der Atmung:* Schon beim Durchtritt des Kindes durch den Geburtskanal wird die Atmung des Neugeborenen stimuliert. Der erste Atemzug wird durch weitere Reize ausgelöst: Kälte, Berühren des Kindes, Anstieg der Kohlendioxidkonzentration und Absinken der Sauerstoffkonzentration im Blut stimulieren das Atemzentrum im Hirnstamm (➤ 8.8.2)
- *Umstellung des Kreislaufs* (➤ Abb. 21.12): Mit dem ersten Atemzug und der Entfaltung der Lungen sinkt der Druck im Lungenstromgebiet ab; der Weg des geringsten Widerstandes für das Blut im rechten Herzen führt jetzt über die Lungenarterien zu den Lungen und nicht mehr über die fetalen Kurzschlusswege in den großen Kreislauf. Das nun nicht mehr benutzte **Foramen ovale** in der Scheidewand der Herzvorhöfe wird durch den gleichzeitig ansteigenden Druck im linken Herzen zugepresst; später verschließt sich auch die zweite Kurzschlussverbindung, der **Ductus arteriosus Botalli.** Der „kleine" (Lungen-)Kreislauf und der „große" (Körper-)Kreislauf sind damit getrennt
- Durch Abkühlung und zunehmende Sauerstoffsättigung des Blutes ziehen sich die Nabelschnurgefäße zusammen. Die Hebamme schneidet die jetzt funktionslos gewordene Nabelschnur durch: Das Neugeborene wird *abgenabelt*
- *Energiestoffwechsel:* Mit Durchtrennung der Nabelschnur wird die Energiezufuhr von der Mutter unterbrochen. Das Neugeborene greift nun auf seine eigenen Reserven zurück, indem es Energie für die Körperfunktionen aus dem *Glykogen* (Speicherform der Glukose ➤ 1.8.1) in der Leber und Wärmeenergie aus dem *braunen Fettgewebe* an Rücken und Nacken bezieht
- *Ausscheidungen:* Urin wird bereits im Mutterleib abgegeben (er macht einen großen Teil des Fruchtwassers aus). In den ersten 24 Stunden nach der Geburt erfolgt der erste Stuhlgang, das **Mekonium** *(Kindspech):* eine zähe grünschwarze Masse, die unter anderem aus abgeschilferten Darmepithelien, verschluckten Körperhärchen und eingedickter Galle besteht
- *Leber:* Die entgiftenden Enzyme in der Leber sind zunächst noch nicht voll ausgebildet. Auch beim gesunden Neugeborenen kann es deshalb durch den erhöhten Erythrozytenabbau mit hoher Bilirubinfreisetzung in den ersten Lebenstagen zu einer milden *Gelbsucht* (Ikterus ➤ 17.10.4) kommen, dem **physiologischen Neugeborenenikterus.** Meist normalisiert sich der Bilirubinspiegel nach wenigen Tagen von selbst. Ansonsten kann eine **Fototherapie** (➤ Abb. 22.3) den Abbau bzw. die Ausscheidung des angereicherten Bilirubins beschleunigen.

Wiedereinsetzen des Wachstums

Nach einer Übergangsphase von ca. 3–10 Tagen, in der das Kind bis zu 15 % seines Körpergewichts verliert und die Bereitstellung der Muttermilch allmählich in Gang kommt, haben sich die Verdauungsorgane, Leber und Niere den neuen Bedingungen angepasst. Das Kind nimmt jetzt wieder zu und wächst. Nach 8–21 Tagen ist das Geburtsgewicht wieder erreicht.

22.2.2 Untersuchung des Neugeborenen

1, 5 und 10 Minuten nach der Geburt wird das Kind nach dem von der Anästhesistin *Virginia Apgar* eingeführten **APGAR-Schema** auf seine lebenswichtigen Körperfunktionen untersucht; diese Untersuchung zeigt an, wie gut sich das Neugeborene an das extrauterine Leben anpasst (Beurteilung der neonatalen Adaptation). In einem weiteren Untersuchungsschritt wird seine *Reife* untersucht. Dazu gehören auch die Feststellung des Geburtsgewichts, der Länge und des Kopfumfangs. Kurz darauf folgt die **Neugeborenen-Erstuntersuchung U1,** ebenfalls mit dem Schwerpunkt, wie gut das Kind die Geburt überstanden hat und ob unmittelbare Gefahren etwa durch Fehlbildungen drohen.

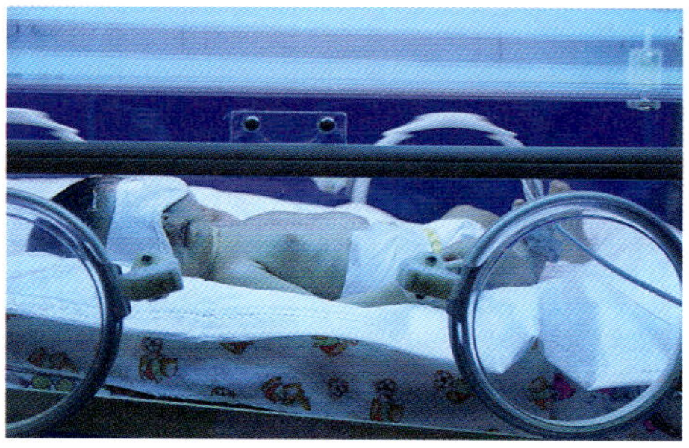

Abb. 22.3 Neugeborenenikterus. Bei ausgeprägtem Ikterus (Gelbsucht) kann der Abbau überschüssigen Bilirubins durch Licht im blauen Spektralbereich beschleunigt werden (Fototherapie). Die Augen müssen zum Schutz abgedeckt werden. [J787]

Beurteilung der neonatalen Adaptation

Nach dem APGAR-Schema werden folgende Merkmale beurteilt:

- **A**ussehen (Hautfarbe)
- **P**uls (Herzfrequenz)
- **G**rimassieren und Schreien bei Manipulationen (z. B. beim Schleimabsaugen)
- **A**ktivität (Muskeltonus)
- **R**espiration (Atmung).

Eine weitere Möglichkeit, die Ausgangssituation des Neugeborenen bei Geburt zu beurteilen, ist die Bestimmung des Blut-pH-Wertes (➤ 19.9.1) aus den Nabelschnurgefäßen. Im Geburtskanal kommt es nämlich vorübergehend zu einem Sauerstoffmangel sowie zu einem Kohlendioxidüberschuss. Beides führt zu einer Übersäuerung des Blutes (*Azidose* ➤ 19.9.2), es wird also ein *niedriger pH-Wert* gemessen. Akzeptabel sind pH-Werte in der Nabelarterie von ≥ 7,15; ein pH ≤ 7,0 spricht für eine schwere Azidose.

Beurteilung der Reife

Auch wenn das **Gestationsalter** (*Tragzeit,* also letztlich die *Schwangerschaftsdauer,* ➤ 22.3) bekannt ist, beurteilt der Geburtshelfer jedes Neugeborene auf seine *Reife.* Folgende **äußere Reifezeichen** zeigen eine abgeschlossene intrauterine Entwicklung an:

- Rosige bis krebsrote Haut (➤ Abb. 22.4)
- Tastbare Ohrknorpel
- Hoden sind im Hodensack (abgeschlossener *Descensus testis* ➤ Abb. 20.3) bzw. die großen Schamlippen bedecken die kleinen Schamlippen
- Fingernägel überragen die Fingerkuppen
- **Lanugobehaarung** (feiner dunkler Haarflaum, der nach wenigen Wochen wieder ausgefallen ist) nur an Schultergürtel und Oberarmen
- Fußsohlenfalten über die ganze Sohle
- Fette grauweiße Schmiere auf der Haut (*Käseschmiere,* **Vernix caseosa**)
- Geburtsgewicht.

Neben der Schwangerschaftsdauer ist das **Geburtsgewicht** ein wichtiges Maß für die regelrechte intrauterine Entwicklung (Normalgewicht 2.500–4.200 g, im Mittel 3.500 g). Unter- und

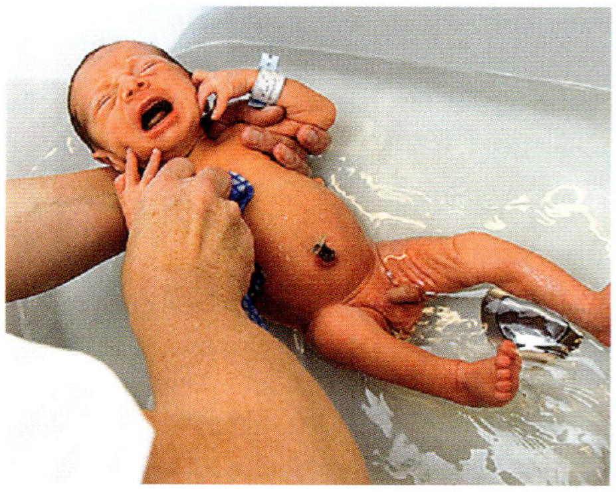

Abb. 22.4 Reifes, gesundes Neugeborenes mit rosiger Haut. [K115]

übergewichtige Neugeborene haben im Vergleich zu normalgewichtigen Kindern ein höheres Erkrankungsrisiko.

Noch aussagekräftiger ist das auf die Schwangerschaftsdauer bezogene Geburtsgewicht (das bereits in der Schwangerschaft mit Ultraschall abgeschätzt werden kann): Liegt das Geburtsgewicht unter dem nach dem Gestationsalter zu erwartenden Wert, muss von einem vorgeburtlichen Mangelzustand ausgegangen werden. Man spricht von einem *hypotrophen* („unzureichend ernährten") oder auf Neudeutsch *Small-for-date-Kind.*

Harmlose Auffälligkeiten des Neugeborenen

Einige Auffälligen des Neugeborenen irritieren die Eltern oft erheblich, sind jedoch harmlos und verschwinden von selbst:

- *Hautschuppung:* In den ersten Tagen beginnt die Haut am ganzen Körper zu schuppen (meist feinschuppig, bisweilen auch in zentimetergroßen Fetzen)
- *Neugeborenenexanthem (Erythema toxicum):* kleine, „wandernde" gelblich-weiße Pünktchen mit rotem Hof vor allem am Kopf und oberen Körperstamm
- *Milien:* kleine, weiße talggefüllte Pünktchen, vor allem im Bereich der Nase, infolge einer Zystenbildung in Talgdrüsen
- *Storchenbiss:* hellrote Flecken am Nacken, seltener auch an der Nasenwurzel oder am Lid; diese sind auf die Erweiterung oberflächlicher Hautgefäße zurückzuführen und bilden sich in der Regel innerhalb des ersten Jahres zurück
- *Mongolenfleck:* blaugraue Pigmentierung über dem Kreuzbein, dem Rücken oder den Extremitäten; bei asiatischen Neugeborenen fast regelmäßig vorhanden, bei mitteleuropäischen Kindern selten
- Sog. *Schwangerschaftsreaktionen:* Nach der Geburt sind im Körper des Neugeborenen noch mütterliche Geschlechtshormone vorhanden, die erst allmählich abgebaut werden. Diese Hormone können äußerlich wahrnehmbare Veränderungen auslösen: *Neugeborenenakne* (feine Pusteln, die sich entzünden können), Schwellung der Brustdrüsen, die vorübergehend sogar eine milchartige Flüssigkeit, die *Hexenmilch,* absondern können, sowie vaginale Schleim- und Blutabsonderungen.

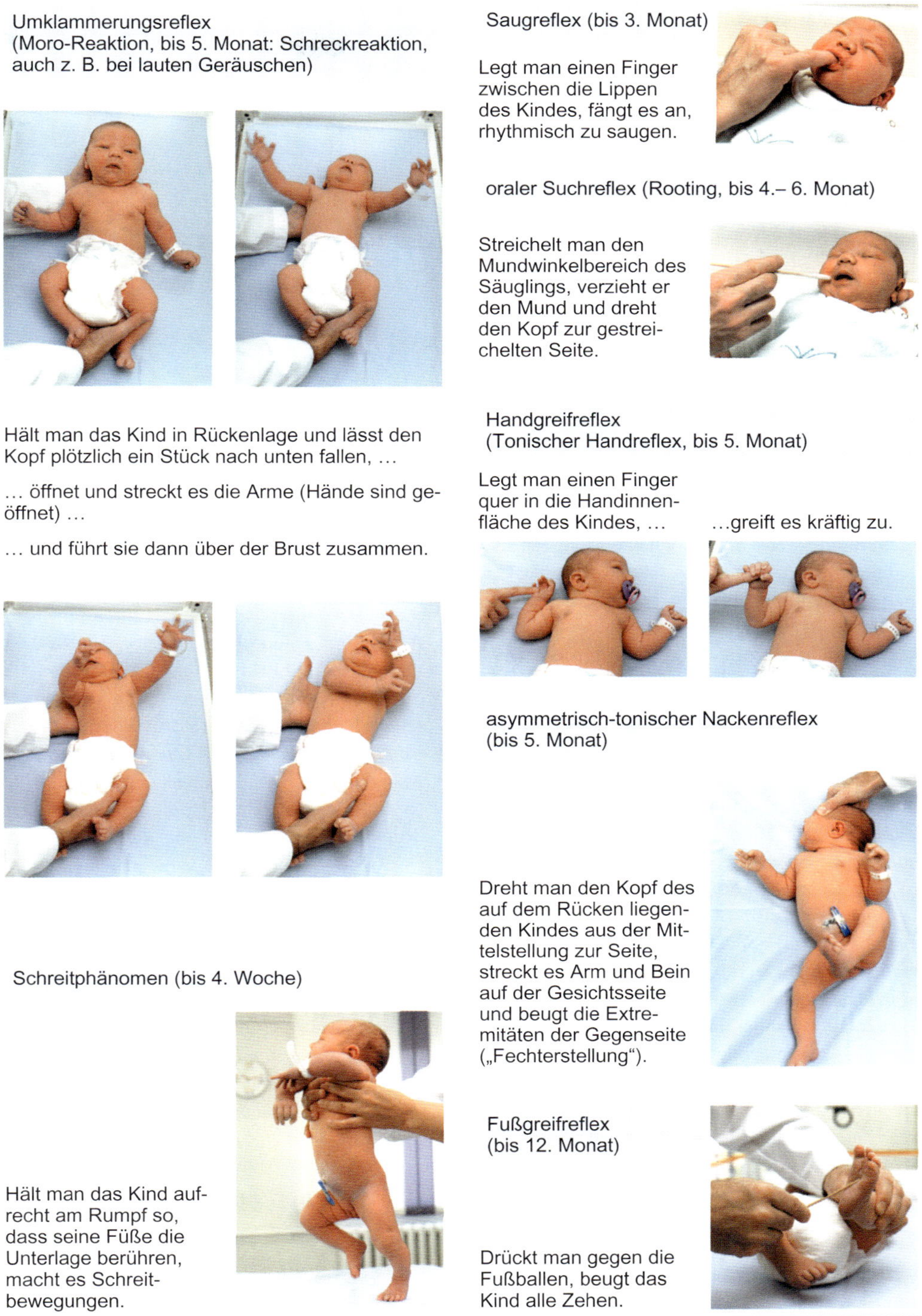

Abb. 22.5 Primitivreflexe des Neugeborenen (Auswahl). Alle „Primitivreflexe" sind bei der Geburt bereits vorhanden. Sie dienen vor allem der Ernährung und dem Schutz des Kindes. [K303]

U2 und Neugeborenenscreening

Entbindet die Mutter im Krankenhaus, erfolgen dort auch:

- Die **U2** (3.–10. Lebenstag), unter anderem mit Untersuchung des Babys (einschließlich der Prüfung der wichtigen Neugeborenenreflexe ➤ Abb. 22.5)
- Am besten in der 24.–48. Lebensstunde eine *Pulsoximetrie* (➤ 16.10.2) zur Erkennung kritischer Herzfehler
- Das **Neugeborenenscreening** (in der Regel am dritten Lebenstag, jedoch nicht vor der 36. Stunde). Wenige Tropfen Kapillarblut aus der Ferse reichen, um über ein Dutzend angeborene Stoffwechselerkrankungen (wie etwa Phenylketonurie, Mukoviszidose) bzw. endokrinologische Erkrankungen (z. B. die angeborene Hypothyreose ➤ 11.4.2) zu erkennen, die durch rechtzeitige Behandlung wesentlich gebessert werden können
- Ein *Hörscreening* zur Früherkennung der angeborenen Taubheit (erste drei Lebenstage ➤ 9.7.7).

22.3 Frühgeborene oder übertragene Kinder

Der Mutterleib ist für den sich entwickelnden Menschen für durchschnittlich 266 Tage das ideale Milieu (also etwa 38 Wochen bzw. 40 Wochen in der klinisch üblichen Zählung ab dem Beginn der letzten Regelblutung), d. h. dass sich alle Lebensfunktionen in diesem Zeitrahmen optimal entwickeln.

- Die individuelle Zeit, die ein Fetus zur vollen Entwicklung seiner Reife braucht, unterscheidet sich bei normalen, gesunden Kindern erheblich, nämlich um bis zu 37 Tage. Diese Bandbreite ist deshalb wichtig, weil inzwischen jedes achte Kind durch einen primären, also geplanten Kaiserschnitt zur Welt kommt. Wird eine Geburt vor Beginn der Wehen durchgeführt (Wehen zeigen bei einem normalen Schwangerschaftsverlauf die individuelle Reifezeit am verlässlichsten an), so besteht die Gefahr, dass manche Kinder vor Abschluss ihrer intrauterinen Entwicklung geboren werden
- Gleichzeitig zeigen die neonatalen Krankheitsstatistiken, dass die Entwicklung des Feten auch in den letzten Tagen der Schwangerschaft wesentlich für die gelungene Anpassung nach der Geburt ist. So haben in der 38. Schwangerschaftswoche geborene Kinder ein 3-fach erhöhtes Risiko für Atmungsprobleme nach der Geburt, und selbst eine Woche zu früh geborene Kinder müssen doppelt so häufig nach der Geburt intensivmedizinisch behandelt werden. Auch geplante Kaiserschnitte sollten so nahe wie möglich am errechneten Termin erfolgen: Jeder Tag im Mutterleib zählt, Abkürzungen sind riskant.

22.3.1 Frühgeborene

Vor diesem Hintergrund wird deutlich, wie schwer es ist, eine „Frühgeburt" zu definieren. Traditionell (und willkürlich) wird von **Frühgeborenen** gesprochen, wenn die errechnete Schwangerschaftsdauer um mehr als drei Wochen unterschritten wird (entspricht Geburt vor der vollendeten 37. Schwangerschaftswoche, ➤ Abb. 22.6, ➤ Abb. 22.7). Dies sind in Deutschland etwa 8,5 % der Neugeborenen, also ca. 66.000 Kinder pro Jahr. Die häufigsten Ursachen sind aufsteigende Infektionen sowie Wachstumsprobleme des Feten (meist wegen einer schlechten Versorgung über die Plazenta, etwa durch Rauchen in der Schwangerschaft).

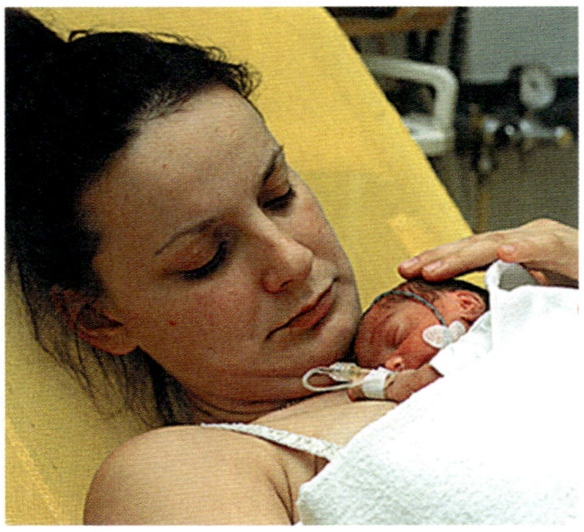

Abb. 22.7 Känguru-Baby. Den „frühgeborenen Eltern" hilft die Nähe zu ihren Kindern, sich in der neuen Situation zurechtzufinden und eine Beziehung zu den Winzlingen aufzubauen. [K115]

Schlechter Start ins Leben

Bei Frühgeborenen sind alle wichtigen Organe mehr oder weniger unreif und dadurch für Störungen anfällig. Dadurch droht eine Vielzahl von nachgeburtlichen Erkrankungen, z. B.:

- *Surfactant-Mangel-Syndrom* (➤ 16.5.4) mit teils schwerer Funktionsstörung der Lunge
- Plötzliche Atempausen *(Apnoen)*
- Mangelnde Umstellung des fetalen Kreislaufs (➤ Abb. 21.12) mit nachfolgendem Bluthochdruck der Lungengefäße und Hypoxämie (➤ 16.9.2)
- Hirnblutungen oder Sauerstoffmangel des Gehirns
- Unterzuckerung (➤ 11.6.4)
- Frühgeborenen-Sepsis.

Zudem kann die oft unvermeidliche Beatmung mit Sauerstoff zur (heute erfreulicherweise seltenen) *Schädigung der Netzhaut* mit nachfolgender Sehschwäche bis zur Erblindung führen.

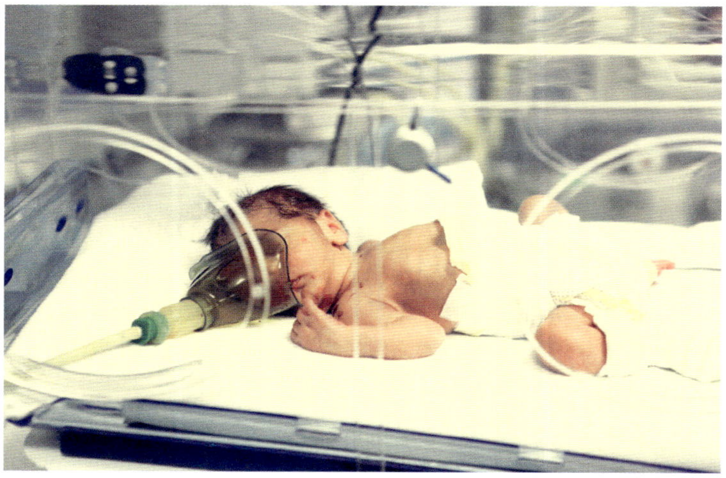

Abb. 22.6 Inkubator (Brutkasten). Im Inkubator hat das Frühgeborene einen besonderen „Schutzraum". Die Eltern werden heute in die Pflege ihres Kindes möglichst einbezogen, Hautkontakt wird gezielt gefördert. [J787]

Geburtsgewicht von Frühgeborenen

Man unterscheidet die folgenden Gruppen:

- Neugeborene mit niedrigem Geburtsgewicht (1.500–2.500 g, *low birth weight infants*)
- Neugeborene mit sehr niedrigem Geburtsgewicht (unter 1.500 g, *very low birth weight infants*). Diese – besonders risikobehaftete – Gruppe macht in Deutschland etwa 14 % der Frühgeborenen aus.

Die **Überlebensrate** der Frühgeborenen ist in den letzten Jahrzehnten konstant angestiegen. So ist in den zurückliegenden 40 Jahren das Geburtsgewicht, bei dem 50 % der Frühgeborenen überleben, von 1.200 g auf unter 450 g gesunken. In Deutschland werden in dieser ungefähr in der 23. Schwangerschaftswoche erreichten Gewichtsklasse etwa 650 Kinder pro Jahr geboren. Die Überlebensraten variieren allerdings zwischen den einzelnen Perinatalzentren stark.

Spätschäden von Frühgeborenen

Auch die Rate der **zurückbleibenden Schädigungen** ist nicht einheitlich anzugeben. Es sind deutliche Fortschritte zu erkennen: Hatten in den 1950er-Jahren noch etwa 50 % der Frühgeborenen unter 1.500 g mit späteren gesundheitlichen Behinderungen zu rechnen, sind es heute nur noch 15–25 % (messbare Nachteile in der kognitiven Leistungsfähigkeit lassen sich allerdings oft noch im Schulalter nachweisen). Je weiter das Geburtsgewicht abfällt, desto häufiger sind spätere Behinderungen. Von den vor der 27. Schwangerschaftswoche Geborenen haben nur gut 20 % im späteren Leben keine ernsteren Erkrankungen. Viele Perinatalmediziner sehen deshalb eine immer weitere Senkung der Überlebensgrenze kritisch.

M

Besonders gefährdet

Gefährdet sind vor allem Hochrisiko-Frühgeborene (ca. 10% der Frühgeborenen), das sind Babys mit einem Gewicht unter 1.250 Gramm sowie solche, die mehr als zehn Wochen vor dem eigentlichen Geburtstermin auf die Welt kommen. Die Spätschäden betreffen vor allem das Gehirn, weil es das gegenüber Sauerstoffmangel empfindlichste Organ ist. Die Lungen werden zudem durch die oft notwendige künstliche Beatmung geschädigt. Die häufigsten Folgeschäden sind damit:

- Störungen der motorischen *(Zerebralparese)* oder geistigen Entwicklung; Letztere reichen von Konzentrations- und Lernstörungen bis hin zu schweren geistigen Behinderungen
- Krampfanfälle
- Chronische Lungenerkrankungen.

Eine ungewöhnliche „Erfindung": Känguru-Methode

Eine Beobachtung kolumbianischer Neonatologen Ende der siebziger Jahre brachte Bewegung in die technisierten Abläufe der Frühgeborenen

„aufzucht“. Die Ärzte hatten mangels Inkubatoren die frühgeborenen Kinder einfach ihren Müttern an den nackten Körper gebunden. Und wider Erwarten besserte sich der Gesundheitszustand vieler Frühgeborener. Inzwischen ist diese sanfte **Känguru-Methode** auch in europäischen Frühgeborenen-Stationen etabliert (➤ Abb. 22.7). Studien zeigen, dass „gekängurute“ Frühgeborene schneller entlassen werden können als nicht-gekängurute, auch wenn technische Unterstützung und künstliche Beatmung meist nach wie vor als lebensrettende Maßnahmen fortgeführt werden müssen.

Der **Fütterung** kommt in der wachsenden Eltern-Kind-Beziehung eine zentrale Bedeutung zu: Nach vorübergehender Sondenernährung und Fütterungsversuchen mit abgepumpter Muttermilch sollten die Winzlinge so früh wie möglich angelegt werden. Der damit verbundene intensive Körperkontakt stimuliert sowohl Kind als auch Mutter, und es hat sich gezeigt, dass bereits Frühgeborene der 30. Schwangerschaftswoche teilweise gestillt werden können.

22.3.2 Übertragene Neugeborene

Die Überschreitung des Geburtstermins bringt ebenfalls gesundheitliche Risiken mit sich, wobei auch hier gilt, dass sich die Definition von „Übertragung“ an einem statistischen Maß orientiert und im Einzelfall wenig verlässlich ist.

Um Komplikationen vorzubeugen, wird die Geburt in der Regel bei Überschreitung der 42. Schwangerschaftswoche durch Medikamente und evtl. auch Sprengung der Fruchtblase eingeleitet.

> **Auch nicht gut: zu lange**
> Übertragene Neugeborene sind gefährdet, da die Plazenta altert, verkalkt und nicht mehr genügend Sauerstoff und Nährstoffe bereitstellen kann. Die Kinder fallen durch eine grob abschuppende Haut und fehlende Käseschmiere auf. Sie neigen zu Atem- und Kreislaufproblemen, Unterzuckerung und Infektionen.

22.4 Ernährung des Säuglings und des Kleinkindes

Das Überleben der Menschheit wurde über Jahrmillionen durch ein Sekret sichergestellt, das alle Anforderungen an eine ideale Säuglingsnahrung erfüllt: die **Muttermilch.** Alle anderen Formen der Ernährung waren noch bis in die jüngste Geschichte hinein lebensgefährlich (und sind es beispielsweise in den Entwicklungsländern noch immer): Nicht gestillte Kinder starben häufig an über Kuhmilch oder auch andere Ersatznahrungen übertragenen Infektionen.

Inzwischen stehen zwar unbedenkliche und weitgehend an die physiologischen Bedürfnisse des Säuglings angepasste Ersatznahrungen zur Verfügung. Trotzdem ist Stillen weiterhin die am besten verträglichste, gesündeste und kostengünstigste Ernährung für den Säugling.

22.4.1 Stillen

Heute empfehlen die Mediziner folgende Säuglingsernährung:

- Die *alleinige* natürliche Ernährung mit Muttermilch ist die optimale Ernährungsform für die ersten 4–6 Lebensmonate (➤ Tab. 22.2)
- Als Ersatz, z. B. bei Stillhindernissen oder frühzeitigem Abstillen, steht industriell auf Kuhmilchbasis hergestellte Säuglingsmilch (Säuglingsanfangsnahrung) zur Verfügung (= künstliche Ernährung).

Vorteile des Stillens

- Muttermilch enthält mütterliche Abwehrstoffe (vor allem IgA-Antikörper ➤ 13.4.3), die den Säugling weniger anfällig für Infektionen machen und das Immunsystem stabilisieren
- Bei frühem Kontakt mit Kuhmilch sind **Milchallergien** (➤ 22.6.2) deutlich häufiger
- Gestillte Säuglinge erkranken insgesamt seltener als nicht gestillte Säuglinge
- Stillen fördert den Aufbau des Darm-Mikrobioms (➤ 17.11)
- Gestillte Kinder neigen weniger zu Übergewicht, möglicherweise auch weniger zu Allergien sowie Diabetes mellitus Typ 1
- Stillen ist die hygienischste und preisgünstigste Art der Säuglingsernährung
- Stillen bietet den intensivsten Kontakt zwischen Mutter und Kind (➤ Abb. 22.8)
- Stillen fördert bei der Mutter die Gebärmutterrückbildung und das Körpergewicht reguliert sich nach der Geburt schneller.

Praktische Fragen

Wie viel? Ein gesunder Säugling „weiß“ auch ohne Zuteilung einer festen Ration, wann er satt ist. Säuglinge werden deshalb am besten „nach Bedarf“ gestillt *(self-demand-feeding).*

Wie oft? Die „biologische Uhr“ des Säuglings entscheidet über die Häufigkeit der Mahlzeiten. In der Regel stellt sich ab der vierten Lebenswoche ein relativ fester Rhythmus mit 10–12 (Flaschenkinder 6–8) Mahlzeiten pro Tag ein. Allerdings: auch nächtliche Mahlzeiten gehören zum biologischen Programm des Säuglings.

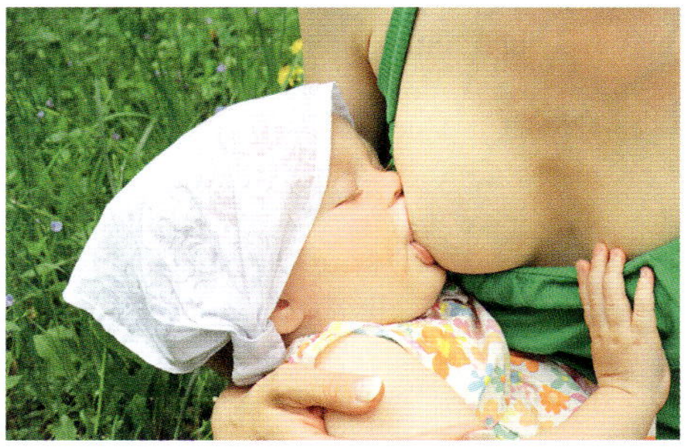

Abb. 22.8 Stillen. Stillen ermöglicht nicht nur den intensivsten und zugleich natürlichsten Kontakt zwischen Mutter und Kind. Es ist auch die praktischste Art der Ernährung, z. B. auf Reisen. [J787–022]

22.4.2 Übersicht über die künstliche Säuglingsernährung

Im Vergleich zu Muttermilch ist Kuhmilch eiweiß- und mineralstoffreicher, aber ärmer an Milchzucker. Energie- und Fettgehalt sind etwa gleich. Die zumeist auf Kuhmilchbasis hergestellten industriellen Fertignahrungen versuchen die Unterschiede mehr oder weniger auszugleichen (➤ Tab. 22.2).

Nach einer EU-Richtlinie unterscheidet man:

- **Säuglingsanfangsnahrungen** *(Säuglingsmilchnahrungen):* zur ausschließlichen Ernährung in den ersten 4–6 Monaten und zur weiteren Ernährung nach Einführung der Beikost für das gesamte erste Lebensjahr geeignet. *Pre-Milchen* (früher *adaptierte Milchen,* z. B. Aptamil Pre®, Beba Pre®) enthalten nur *Laktose* (Milchzucker); sie entsprechen am ehesten der Muttermilch und sind für das ganze erste Lebensjahr optimal. *1-Milchen* (früher *teiladaptierte Milchen,* z. B. Hipp 1®) enthalten weitere Zucker (glutenfreie Stärke, Maltodextrin)
- **Folgenahrungen** *(Folgemilchen):* für die Zeit ab dem (vollendeten) 4.–6. Monat *(2-Milchen)* oder zehnten Monat *(3-Milchen)* beworbene Milchen mit höherem Protein- und Mineralstoffgehalt und häufig *mehreren* Zuckerarten. Eine ernährungsphysiologische Notwendigkeit für Folgenahrungen besteht nicht – im Gegenteil: wegen der enthaltenen Zuckerstoffe unterlaufen sie möglicherweise die natürliche Appetitkontrolle des Säuglings

GEHALT IN 100 G	MUTTERMILCH (DURCHSCHNITT)	KUHMILCH (VOLLMILCH*)	SÄUGLINGSANFANGSNAHRUNGEN (BEREICH**)
Energie in kJ (kcal)	297 (71)	276 (66)	250–295 (60–70)
Protein (g)	0,9	3,3	1,1–2,1
Fett (g)	3,8	3,8	2,6–4,2
Kohlenhydrate (g)	7,0 (nur Laktose)	4,8 (nur Laktose)	5,4–9,8
Mineralstoffe (g)	0,2	0,86	0,39–0,45

* Vollmilch wird wegen ihrer nicht optimalen Zusammensetzung (relativ eiweißreich, relativ kohlenhydratarm) und der Möglichkeit der Auslösung einer Kuhmilchallergie erst jenseits des Säuglingsalters empfohlen.
** umgerechnet nach EU-Richtlinie 2006/141/EG

Tab. 22.2 Muttermilch, Kuhmilch und Säuglingsanfangsnahrung im Vergleich.

- **Spezialfall HA-Nahrungen:** Säuglinge mit erhöhtem Allergierisiko (also mit mindestens einem Elternteil mit Allergievorgeschichte) oder bereits vorhandener Allergie sollen im ersten Lebensjahr keine Milch auf Kuhmilchbasis bekommen. Ideal im ersten Lebensjahr ist Muttermilch, die sechs Monate lang die einzige Nahrungsquelle sein soll. Als Ersatz kommen sog. **h***ypo***a***llergene (HA-)Nahrungen* in Frage. Bei diesen Milchen ist der Eiweißanteil so stark aufgespalten (hydrolysiert), dass eine allergische Reaktion möglicherweise schwerer in Gang kommt. Allerdings ist der Nutzen der HA-Nahrungen bis heute wissenschaftlich umstritten.

22.4.3 Beikost

Was und nach welchem Schema „zugefüttert" werden soll, füllt ganze Bände von Ratgebern, ist aber wissenschaftlich praktisch nicht begründbar. Dies erklärt, weshalb von Land zu Land unterschiedliche Empfehlungen zum Thema **Beikost** ausgesprochen werden, denen es jedoch an Details meist nicht mangelt.
Hier kurz die „Grundthemen":

- Frühestens ab dem fünften und spätestens ab dem siebten Monat (je nach Entwicklung und Bedürfnissen des Kindes) wird Beikost eingeführt, die den steigenden Bedarf an Energie, Spurenelementen und Vitaminen deckt. Schrittweise bekommt das Baby Getreide-, Früchte- und auch Kartoffel-Gemüse-Fleisch-Brei (1- bis 2-mal wöchentlich Fisch statt Fleisch). Stark gewürzte und gesalzene Speisen werden vermieden, hingegen sind Vielfalt und Variation ausdrücklich gewünscht
- Ab der Mitte des ersten Lebensjahres sind die Zahnleiste, die Hand-Mund-Koordination und die Kontrolle der Zunge so weit entwickelt, dass auch festere Nahrung zerteilt, gekaut oder zerlutscht werden kann. Beikost muss also nicht immer Breikost sein – und auch nicht unbedingt Löffelkost
- Das Beifüttern ist nicht als Startschuss zum Abstillen gedacht, sondern ergänzt zunächst die Milchmahlzeiten. Auch bei Flaschenernährung wird ein bestimmter Milchanteil beibehalten, da der Kalzium- und Proteinbedarf des wachsenden Organismus sonst nicht gedeckt werden kann. Dabei ist zumindest im ersten Jahr eine Säuglingsmilch ideal, wobei kleine Mengen Kuhmilch für den Getreidebrei unbedenklich sind
- Ab dem zwölften Monat geht das Kind schrittweise zum Familientisch über, wobei die Portionen des Kindes nur gering gewürzt oder gesalzen werden. Stark gesüßte Speisen oder Getränke werden vermieden; weiterhin sollen etwa 500 ml Milch pro Tag getrunken werden
- Mit drei Jahren kann das Kind dieselbe Nahrung wie ein Erwachsener erhalten.

> M
> **Wann Abstillen?**
> Aus medizinischer Sicht gibt es keinen „richtigen" Zeitpunkt für das Abstillen. Kinderärzte empfehlen, ab dem 5.–7. Monat Beikost zuzufüttern und zumindest im gesamten ersten Lebensjahr weiter zu stillen. Wie lange danach gestillt wird, ist eine Frage des Lebensstils („solange Mutter und Kind es wollen").

22.4.4 Probleme bei der Säuglingsernährung

Nahrungsverweigerung

Gesunde Säuglinge sind zu den Mahlzeiten in aller Regel hungrig. Verweigert ein Säugling mehr als eine Mahlzeit hintereinander oder trinkt er über mehrere Mahlzeiten schlecht, so signalisiert dies ein gestörtes Allgemeinbefinden. Zugrunde liegen können die unterschiedlichsten Krankheiten, von Infektions- bis hin zu Stoffwechselkrankheiten. Seltener sind lokale Entzündungen des Mundes oder der Lippen, die zu Schmerzen beim Trinken und dadurch zur Nahrungsverweigerung führen, z. B. eine Herpes-Virus-Infektion in der Mundhöhle.

„Spucken" und Erbrechen

„Speikinder sind Gedeihkinder" weiß der Volksmund und meint mit „Speien" das Herauslaufen kleiner Nahrungsmengen nach der Fütterung (oft beim Aufstoßen). Tatsächlich ist dieses Phänomen häufig und – solange die Kinder tatsächlich gedeihen – nicht beunruhigend.
Echtes Erbrechen jedoch (größere Nahrungsmengen, oft im Schwall und mit Schwitzen, Übelkeit und Speichelfluss verbunden) ist meist ein Krankheitszeichen, das z. B. bei Magen-Darm-Infekt, Harnwegsinfekt oder Mittelohrentzündung, aber auch bei einer Verengung des Magenausgangs auftritt.
Bei diesem als **Pylorusstenose** *(Magenpförtnerenge)* bezeichneten Krankheitsbild verdickt sich die Muskulatur im Bereich des Magenausgangs zunehmend, sodass es etwa ab der dritten Lebenswoche nach den Mahlzeiten zum Erbrechen im Strahl oder Bogen kommt. Betroffen sind vor allem männliche Säuglinge. Durch Ultraschalluntersuchung lässt sich die Verdickung heute frühzeitig nachweisen und die Enge dann gegebenenfalls durch operative Spaltung der verdickten Pylorusmuskulatur beseitigen.

22.5 Wachstum und Entwicklung

Die Entwicklung des Kindes spielt sich auf vielen Ebenen ab, die alle ineinandergreifen: Die **körperliche Entwicklung** zeigt sich im zunehmenden Körperwachstum, in der Entwicklung der einzelnen Organe und den immer komplexer werdenden motorischen Fertigkeiten. Parallel dazu laufen die **geistige** *(kognitive)* **Entwicklung,** die damit eng verbundene **sprachliche Entwicklung,** die **seelische** *(psychische)* **Entwicklung** sowie die **soziale Entwicklung.**
Die wichtigsten Altersabschnitte sind:

- **Neugeborenenperiode** *(Neonatalperiode):* 1.–28. Lebenstag
- **Säuglingsalter:** 1. Lebensjahr
- **Kleinkindalter:** 2.–3. Lebensjahr
- **Kindesalter:** 4.–12. Lebensjahr, meist unterteilt in **Kindergartenalter** (4.–6. Lebensjahr) und **Schulkindalter** (7.–12. Lebensjahr)
- **Pubertät** und **Adoleszenz** (*Reifungs-* und *Jugendlichenalter*): Periode von der Entwicklung der sekundären Geschlechtsmerkmale bis zum Abschluss des Körperwachstums.

Früher wurde die Entwicklung des Menschen häufig als kulminativer Prozess verstanden – eine Art „Aufblühen", bei dem das kleine, unreife Baby sich nach und nach immer mehr Kompetenzen aneignet, um schließlich in der Mitte des Lebens alle seine Potenziale entfaltet zu haben. Die heutige Entwicklungspsychologie sieht den Entwicklungsverlauf dagegen als **Abfolge von Spezialisierungen:** auf jeder Entwicklungsstufe sind die Kompetenzen angelegt und vorhanden, die das Baby bzw. Kind hier und jetzt braucht, um sich erfolgreich weiterzuentwickeln. Nach diesem Bild der **Entwicklung als sequenzieller Spezialisierung** wären Kinder also 100 % fertige (entwicklungskompetente) Babys, 100 % fertige Kleinkinder usw. Tatsächlich warten Babys mit Kompetenzen auf, die später wieder verloren gehen – einem intuitiven Sprachlernprogramm etwa, durch das sie jede in ihren Alltagsbeziehungen verwendete Sprache ohne Anstrengung und didaktische Unterrichtung erlernen können.

22.5.1 Körperliche Entwicklung

Zu Beginn des Lebens imponiert schon allein die Zunahme der Masse: Im Alter von fünf Monaten hat der Mensch sein Geburtsgewicht verdoppelt, mit einem Jahr verdreifacht, mit zweieinhalb Jahren vervierfacht, mit sechs Jahren verzehnfacht (➤ Abb. 22.9).
Nicht minder rasant verläuft das **Längenwachstum.** In keinem Lebensalter wächst das Kind schneller als in den ersten Lebensmonaten – im ersten Lebenshalbjahr allein ca. 16 cm! Mit vier Jahren haben die meisten Kinder ihre Körperlänge verdoppelt, also die 100 cm überschritten. Danach bleibt das Körperwachstum mit ca. 6–7 cm pro Jahr relativ konstant. Nach einem Tiefpunkt kurz vor der Pubertät kommt es schließlich zum *pubertären Wachstumsschub.* Dieser erreicht beim Mädchen mit 11–12 und beim Jungen mit 13–14 Jahren seinen Gipfel. Mit diesem zeitlich versetzten Pubertätsbeginn ist zu erklären, warum viele Mädchen für eine kurze Periode oft größer und kräftiger wirken als gleichaltrige Jungen. Die endgültige Größe haben Mädchen etwa mit 17,5 Jahren, Jungen mit 19,5 Jahren erlangt. Diese verlängerte Wachstumsphase trägt mit dazu bei, dass

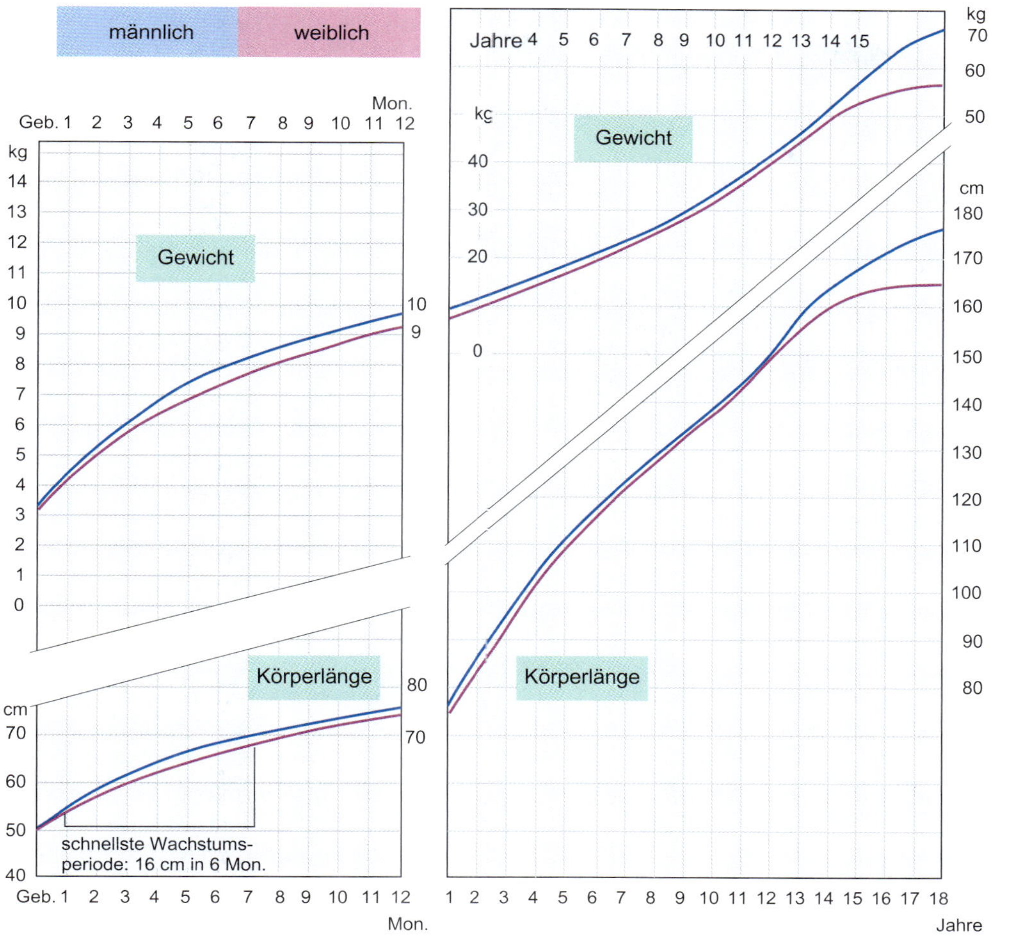

Abb. 22.9 Längenwachstum und Gewichtszunahme bei Jungen und Mädchen (Medianwerte, d. h. Werte, bei denen je 50 % der Kinder ober- bzw. unterhalb des Wertes liegen).

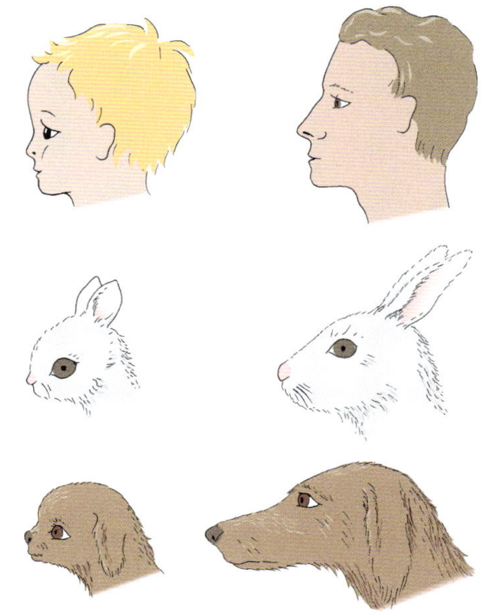

Abb. 22.10 Kindchenschema nach Konrad Lorenz. Großer Kopf mit gerundetem Hinterkopf, Kulleraugen, Pausbacken und hoher Stirn gehören zum Kindchenschema und leiten – auch beim Menschen – Fürsorgeverhalten, z. B. Liebkosen, ein.

Männer im Durchschnitt etwa 10 cm größer sind als Frauen.

Körperproportionen und Kindchenschema

Auch die Körperproportionen verändern sich. Die Länge des Kopfes nimmt relativ von ¼ der Körperhöhe auf ⅛ beim Erwachsenen ab, wohingegen die relative Arm- und Beinlänge zunimmt.

Für die *kindlichen Körperproportionen* mit vergleichsweise großem Kopf, großen Augen, Stupsnase, kleinem Kinn und nur kurzen Extremitäten wurde der Begriff des **Kindchenschemas** geprägt – ein Impuls, der kleine Kinder für Erwachsene anziehend macht („süß“, „niedlich“) und so das überlebensnotwendige Pflegeverhalten einleitet (➤ Abb. 22.10).

22.5.2 Meilensteine der Entwicklung

Wer Kinder heranwachsen sieht, steht oft staunend vor den rasanten, oft als „ruckartig“ empfundenen Entwicklungsschritten. Es hat sich bewährt, in groben Rastern zu denken und den Entwicklungsstand in Kategorien „einzufangen“, den *Meilensteinen der Entwicklung* (➤ Abb. 22.11). Allerdings stehen die Meilensteine keinesfalls für jedes Kind an der gleichen Stelle des Weges. Vielmehr verlaufen die Entwicklungsschritte von Kind zu Kind sehr variabel **(interindividuelle Variabilität der Entwicklung).** So beginnt das eine Kind mit zehn, das andere mit 18 Monaten zu laufen – beides ist normal. Ähnliches gilt für die Sprachentwicklung.

Auch verläuft beim einzelnen Kind die Entwicklung der verschiedenen Entwicklungsdomänen (z. B. körperliche, motorische, Sprach-, Sozialentwicklung) oft nicht einheitlich, d. h. ein Kind, das früh zu laufen beginnt, kann beim Sprechen durchaus zu den Spätzündern gehören **(intraindividuelle Variabilität der Entwicklung).**

Neugeborenes

Das *Verhalten* ist stark von reflektorischen Abläufen bestimmt. Ganz im Vordergrund der Wach-Aktivität steht das Saugen. Ansonsten schläft das Neugeborene bis zu 20 Stunden am Tag. Die Körperhaltung entspricht noch der räumlichen Enge im Mutterleib: Arme und Beine sind gebeugt, die Hände gefaustet. Der Körperstamm kann praktisch nicht bewegt werden – wohl aber Arme und Beine. Der Kopf kann zwar von einer Seite zur anderen gedreht, jedoch nicht länger „gehalten“ werden.

Hören, Sehen und *Riechen* sind schon weit entwickelt: Schon in der ersten Woche erkennt das Baby die einfachsten Gesichtszüge (horizontaler Mund, punktförmige Augen) und reagiert auf die mütterliche Stimme. Es kann seine Mutter am Geruch erkennen und fühlt sich durch ihn geborgen.

Im *Sozialverhalten* zeigt es Interesse am menschlichen Gesicht und beruhigt sich durch An-den-Körper-Nehmen. Das erste Lächeln tritt oft im Schlaf auf („Engelslächeln“); etwa ab der 6.–8. Woche entwickelt sich das Lächeln als Antwort auf Zuwendung *(soziales Lächeln)*, das die Eltern-Kind-Beziehung vertieft.

Drei Monate

Die Motorik gerät zunehmend unter die Kontrolle des Willens; Kopf und Schultern können 45–90 Grad von der Unterlage gehoben und für längere Zeit gehalten werden, der Säugling stützt sich dabei auf die Unterarme (➤ Abb. 22.12). Zu der zentralen Bedeutung des Mundes gesellt sich die Erforschung der Umwelt durch die Augen. Das Kind beobachtet die eigenen Hände, folgt bewegten Objekten von einer Seite zur anderen.

Soziales: Der Säugling reagiert mit Begeisterungsstürmen, wenn etwas Angenehmes in Aussicht ist.

Sechs Monate

Mitte des ersten Lebensjahres – eine Wonnezeit: das Team ist eingespielt, die Babys meist ausgeglichen. Arme und Beine sind bereits seit Längerem gestreckt. Das Baby stützt sich gerne in Bauchlage auf die (geöffneten) Hände und dreht

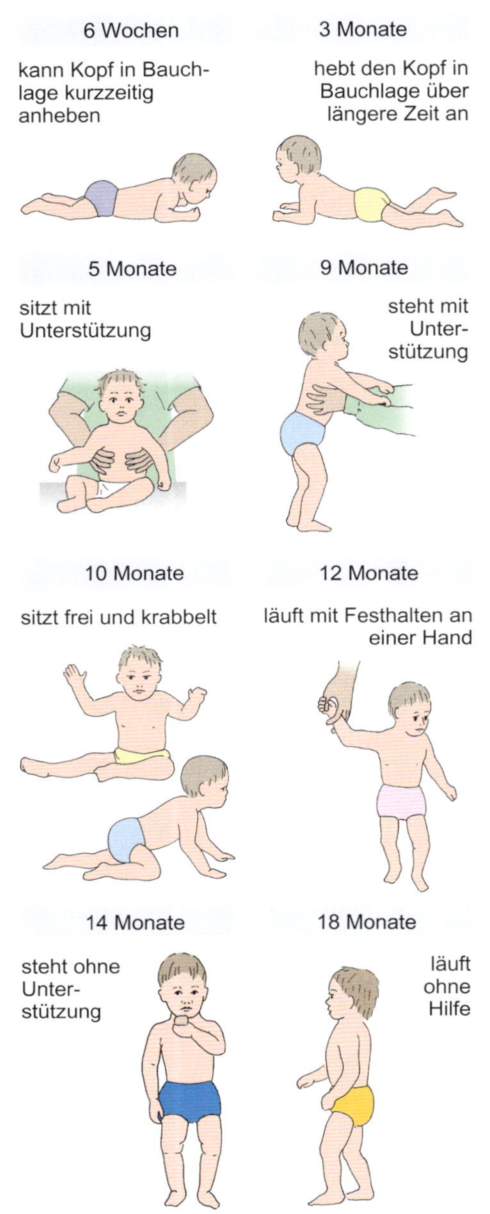

Abb. 22.11 Entwicklung der Motorik vom 2.–18. Lebensmonat. Die Schwankungsbreite ist groß – die Zahlen geben den spätesten Zeitpunkt der Normalentwicklung an.

sich ohne Hilfe in die Rückenlage (… und fällt dabei leicht vom Wickeltisch). Der Kopf kann jetzt in allen Positionen voll gehalten werden *(Kopfkontrolle)*. Die Umwelt wird mit dem Tastsinn erforscht und auf Essbarkeit überprüft; alles verschwindet im Mund.

Voraussetzung für die Erforschung der Umwelt ist das *Greifen:* Zuerst werden Gegenstände zwischen allen Fingern und Handfläche gehalten (*palmares Greifen, lat.* palma = Handfläche). *Hören und Sehen* sind weitgehend ausgereift; selbst das räumliche Sehen ist größtenteils entwickelt.

Soziales: Nach einer Phase des äußerst freundlichen Verhaltens gegenüber Fremden kann nun bereits das *Fremdeln* beginnen. Das Baby hat Lust am „Selbst-Essen".

Neun Monate

Der Bewegungsraum erweitert sich schlagartig: Das Baby kann sich aus der Bauchlage alleine aufsetzen, sitzt frei. Es beginnt zu krabbeln, steht mit Festhalten, kann sich aber nicht alleine wieder hinsetzen. Feinmotorisch erlernt es nun den *Pinzettengriff* (Halten von Gegenständen zwischen Zeigefinger und Daumen, ➤ Abb. 22.13).

Soziales: Der Säugling wirft Spielzeug auf den Boden, winkt, kennt seinen Namen, versteht „nein" und fremdelt. Er kann sich zunehmend selbst beschäftigen.

Zwölf Monate

Die Umwelt verliert allmählich ihre festen Grenzen: Das Kind krabbelt viel (häufig mit gestreckten Knien), läuft mit Festhalten an einer Erwachsenenhand und macht evtl. erste freie Gehversuche (➤ Abb. 22.14).

Soziales: Es isst Fingermahlzeiten selbstständig, liebt Gib-und-Nimm-Spiele und genießt es ausgesprochen, im Mittelpunkt zu stehen.

Zwei Jahre

Die praktischen Fähigkeiten werden rasant entwickelt: Das Kind steigt Treppen hoch und runter (zwei Füße pro Stufe), kann rennen, isst „gut" mit dem Löffel und trinkt aus dem Becher.

Im *Sozialbereich* folgt es einfachen Instruktionen und ist tagsüber gelegentlich sauber und trocken. Insbesondere beim Zu-Bett-Gehen braucht es Routinen und Rituale. Typisch sind die starke Auf-sich-selbst-Bezogenheit *(Egozentrik)* des Kleinkindes und das ausgeprägte „Besitzdenken": man teilt ungern, alles „gehört mir". Die Eigenwilligkeit des Zweijährigen ist berüchtigt („selber machen!").

3–6 Jahre

Das Dreijährige kann sekundenlang auf einem Fuß stehen und Dreirad fahren. Rechts- bzw. Linkshändigkeit sind ausgebildet. Es ist sauber und trocken bei Tag und oft auch bei Nacht.

Soziales: Das Kind fühlt sich jetzt stark zu anderen Kindern hingezogen, im gemeinsamen Spiel lernt es, sich auf die Gefühls- und Gedankenwelt anderer Menschen einzustellen. Das Kind kennt einige Kinderlieder und kann evtl. bis zehn zählen. Es fragt ständig: Warum? Es strebt nach Unabhängigkeit und kann dabei recht aggressiv sein. Die Zeit ab dem dritten Lebensjahr ist auch vom Erlernen ethischer und moralischer Werte geprägt: Kindergartenkinder unterscheiden klar zwischen Gut und Böse, fragen nach Geburt und Tod und bemühen sich um Anerkennung bei Gleichaltrigen und Eltern. Das Mitgefühl (Empathie) ist jetzt weit entwickelt, sodass auch gerne Zärtlichkeit ausgedrückt wird, etwa zu einem Geschwisterkind (➤ Abb. 22.15).

6–10 Jahre

Das Schulkind kann mit dem Tischmesser umgehen (ab sieben Jahre), kann Werkzeuge wie Hammer und Schraubenzieher gebrauchen (ab acht Jahre), zeichnet und malt viel und gut.

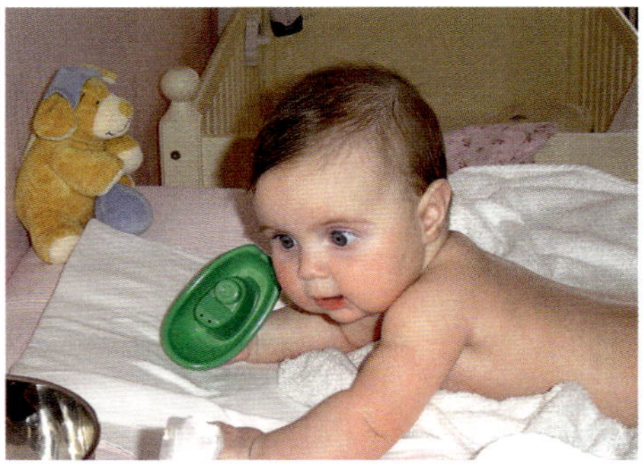

Abb. 22.12 Drei Monate alter Säugling im typischen Unterarmstütz. [T339]

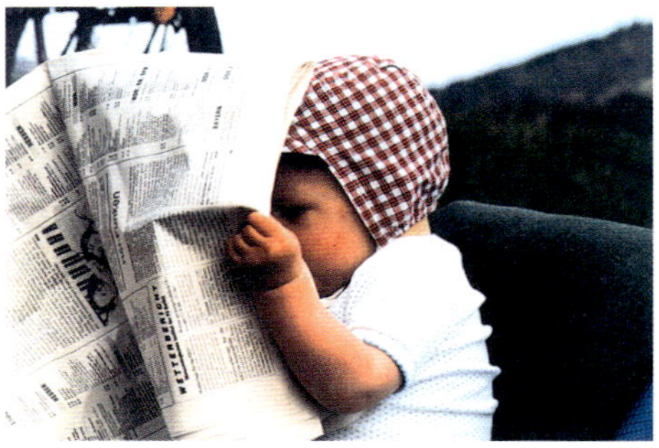

Abb. 22.13 Aufrechtes Sitzen und Übergang von palmarem Greifen zum Pinzettengriff bei einem neun Monate alten Kind. [M135]

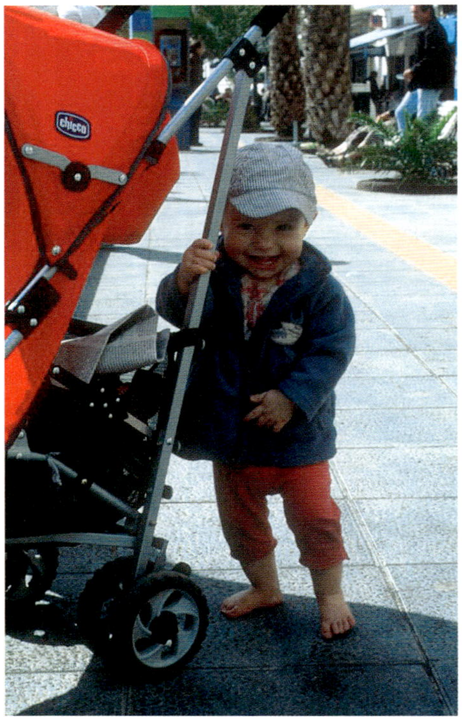

Abb. 22.14 Einjähriges „Geh-Kind". [O495]

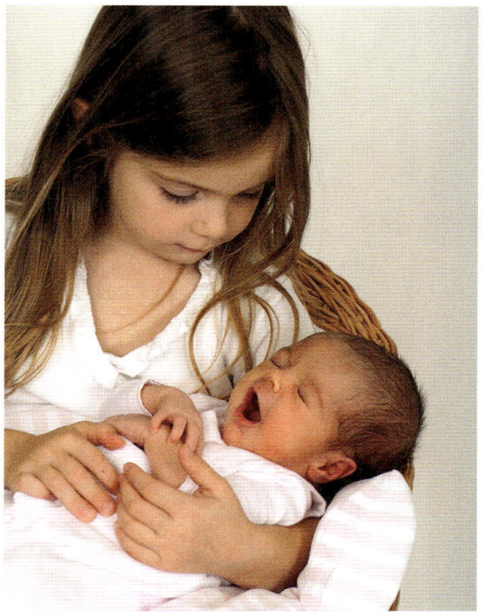

Abb. 22.15 Dreijähriges Kind. Ein dreijähriges Kind kann – mit oder ohne Worte – Mitgefühl ausdrücken, z. B. geschwisterliche Zuneigung. [T078]

Soziales: Der Schulalltag prägt das Sozialleben. Der Beginn des Schulkindalters bringt zunächst wieder eine Labilitätsperiode. Da Kinder im Schulsystem nach Leistungsfähigkeit in eng definierten Bereichen eingeteilt werden, stehen für nicht wenige Kinder auch Versagenserfahrungen und Entmutigung auf dem Lehrplan.

Das Kind bevorzugt jetzt Gemeinschaftsspiele in größeren Gruppen, deren Regeln genau beachtet werden. Das Interesse an der nun sachlich beobachteten Welt wächst. Abstraktionsfähigkeit und schlussfolgerndes Denken machen große Fortschritte, obschon das Kind noch vorwiegend anschaulich denkt. Das Kind sammelt, experimentiert und stellt praktisch verwendbare, funktionsreife Dinge her. Es spielt häufig nur mit gleichgeschlechtlichen Freunden und freut sich an Bewegung und Sport (➤ Abb. 22.16).

Pubertät

Die Pubertät etwa im 11.–18. Lebensjahr ist ein Lebensabschnitt des Übergangs. Zu Beginn imponiert ein letzter körperlicher Wachstumsschub, der Körper wird schlacksig, bevor sich mit Stimmbruch bzw. Brustentwicklung die *sekundären Geschlechtsmerkmale* des Erwachsenen einstellen (➤ 20.4).

Am Anfang der Pubertät steht für Mädchen die erwachende Weiblichkeit: Im Schnitt zweieinhalb Jahre vor der ersten Menstruationsblutung entdecken die Mädchen die ersten Veränderungen am eigenen Körper – oft eher mit Erschrecken als mit Stolz. Ein ausgeprägtes Schamgefühl ist für eine gewisse Zeit die Folge.

Im Mittel im 18. (Frauen) bzw. im 20. (Männer) Lebensjahr sind die körperlichen Wachstumsvorgänge abgeschlossen, wobei es eine große individuelle Variabilität gibt. Die Fähigkeit, Kinder zu zeugen, wird sogar viel früher, nämlich mit im Mittel 14–16 Jahren (Frauen bzw. Männer) erlangt.

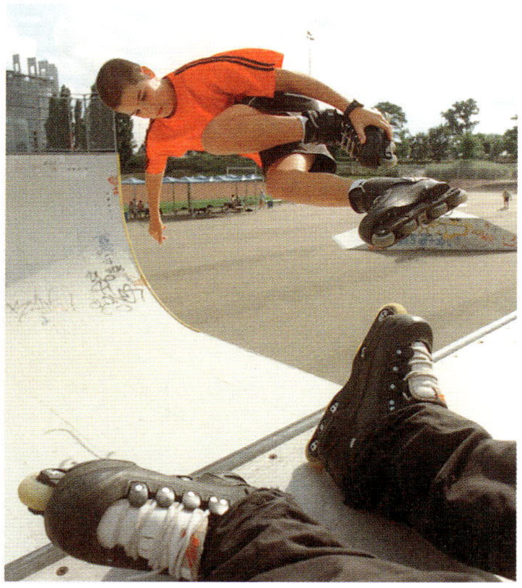

Abb. 22.16 Schulkind. Gemeinsames Handeln steht für Kinder zwischen Einschulung und Pubertät im Mittelpunkt. [J787]

Die Pubertät hat sich aufgrund der **Akzeleration** (beschleunigte körperliche Entwicklung im Vergleich zu früher) in den letzten 100 Jahren um ca. 3 Jahre nach vorne geschoben.

Im **seelischen Bereich** ist die Pubertät eine wichtige Experimentierphase. Im Vordergrund stehen die Erfahrung und Entdeckung des „menschlichen Innenraums": Liebe, geschlechtliche Identität, Unabhängigkeit, Macht, Sinn des Lebens. Die Kinder legen in diesem Entwicklungsabschnitt rasch soziale Netzwerke an, sie sind kreativ und risikobereit. Die jetzt entwickelten moralischen Standards übertreffen oft die der Erwachsenen. Oft sind die in dieser Zeit entwickelten Ideale und Vorstellungen zur Weltverbesserung wichtige Ansatzpunkte für spätere Lebensabschnitte.

Hingegen wird das **soziale Erwachsenendasein,** also die finanzielle und berufliche Selbstständigkeit, hierzulande immer später erlangt.

22.5.3 Spracherwerb

Kinder erlernen innerhalb kürzester Zeit eine oder auch mehrere Sprachen – allerdings nur dann, wenn die Sprache Teil ihres Beziehungskontextes im Alltag ist. Sprachforscher erklären dies damit, dass die Sprachentwicklung der Kinder intuitiv gefördert wird, wenn die Kinder intensiv und emotional mit anderen Menschen (auch Kindern) in Beziehung treten. Dazu passt, dass Sprachentwicklungsstörungen vor allem dort häufig sind, wo es an Beziehungen und spielerischem Austausch hapert. Allerdings ist der Spracherwerb von Kind zu Kind auch im Normalfall sehr unterschiedlich.

- Die Sprache des Neugeborenen besteht im Wesentlichen aus Schreien, Husten, Gurr- und Brummlauten. Aber schon im Alter von 2–3 Monaten probiert der Säugling seinen gesamten Sprachapparat aus. In dieser Zeit senkt sich der Kehlkopf ab, sodass die Zunge mehr Bewegungsspielraum bekommt und das Kind den Luftstrom aktiv steuern kann. Diese ersten Laute sind in allen Ländern der Erde gleich
- Mit sechs Monaten bildet der Säugling Silben auf m, b, p, d: „maa, paa, daa, …" und imitiert Gespräche, Töne, Rhythmen
- Mit etwa zwölf Monaten werden oft die ersten 2–3 erkennbaren Wörter gesprochen, das Kind versteht jedoch mehr
- Im zweiten Jahr wird die rasante sprachliche Entwicklung erkennbar: ab 18 Monaten werden Zwei-Wort-Sätze („Papa traurig") gesprochen, die allmählich zu kurzen Sätzen ausgebaut werden (inkl. Pronomen, z. B. ich, du, mein)
- Das Dreijährige bringt es schon auf bis zu 1.000 Wörter; es benutzt vollständige Sätze, die Mehrzahl und kennt sein Geschlecht
- Im Alter von 6–10 Jahren sind alle Laute der Muttersprache voll entwickelt.

22

22.5.4 Seelisches Werden: Entwicklungspsychologie

Wodurch wird ein Mensch zu dem, was er ist (➤ Abb. 22.17)? Wodurch entwickeln sich menschliche Eigenschaften wie Persönlichkeit, Moral, geschlechtliche Identität?

Überblickt man die heutigen Erklärungsversuche, so lassen sich vier Haupttheorien ausmachen:

- **Die psychoanalytische Entwicklungstheorie.** Sie beschreibt die Entwicklung vor allem als Auseinandersetzung des Kindes mit seinen *Trieben.* Dabei durchläuft der Heranwachsende verschiedene, von unterschiedlichen „sexuellen" Erfahrungen geprägte Stufen (*psychosexuelle Stufen,* z. B. *orale, anale* oder *genitale Phase*). Durch die zunehmende Beherrschung von Triebbedürfnissen kommt es zur Ausbildung des Ichs und damit zur Entwicklung. Weite Teile der klassischen psychoanalytischen Entwicklungstheorie gelten heute als widerlegt
- **Die biogenetische Entwicklungstheorie.** Sie beschreibt die Entwicklung vor allem als Ent-

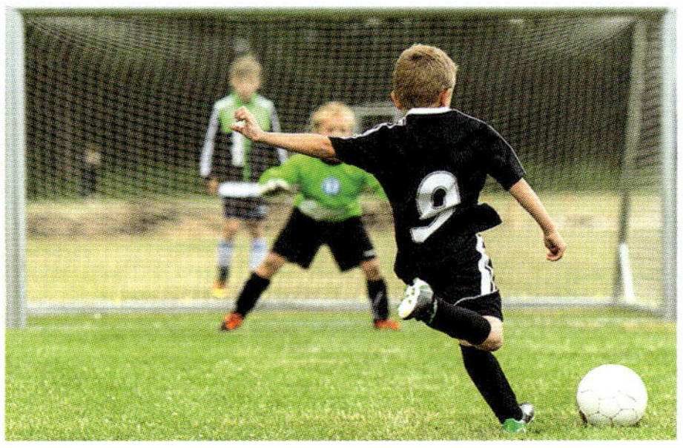

Abb. 22.17 Spielen – entscheidender Motor der kindlichen Entwicklung. Es fördert nicht nur Kreativität, sondern auch die Entwicklung sozialer Kompetenz. [J787]

faltung genetischer Anlagen. Die Entwicklung wird als biologisch vorprogrammiert bzw. „kanalisiert" angesehen. Die Entwicklung des Kindes wird damit auch als ein Erbe der Menschheitsgeschichte angesehen (evolutionsbiologischer Ansatz)

- **Die Lerntheorie.** Diese sieht die Entwicklung als Abfolge von Lernschritten an. Im Gegensatz zur biogenetischen Theorie versteht sie Entwicklung als einen vor allem von äußeren Einflüssen und Vorbildern gesteuerten Prozess: Die Auseinandersetzung mit Umwelteinflüssen (zu denen auch die Mitmenschen zählen) löst einzelne Lernschritte aus; nach und nach „erlernt" das Kind seine Entwicklung
- **Kognitive Entwicklungstheorien.** Die entscheidende Triebfeder der Entwicklung ist nach dieser Theorie das sich wandelnde Gehirn. Die sich rasant entwickelnden Hirnfunktionen ermöglichen dem Kind immer neue Anpassungsschritte und Auseinandersetzungen mit seiner Umwelt.

Jede der Theorien beschreibt einen Aspekt der menschlichen Entwicklung, kann jedoch nicht ihre Ganzheit erklären. Generell wird heute davon ausgegangen, dass bei der kindlichen Entwicklung *Anlage und Umwelterfahrungen ineinandergreifen.* Weder verläuft die Entwicklung, wie in der klassischen Lerntheorie angenommen, in beliebigen Freiheitsgraden, noch ist sie genetisch genau festgelegt (determiniert). Natur und Kultur wirken sozusagen im Wechselspiel.

22.5.5 Erziehung und Bildung

Die meisten Theorien und fast alle Psychologen gestehen der **Erziehung** eine zentrale Rolle zu. Oft wird vermutet, es gehe dabei darum, die kindlichen Bedürfnisse wahrzunehmen, damit aus den Kindern einmal glücksfähige und zufriedene Persönlichkeiten werden. Doch verschiedene Kulturen erziehen – bei aller Liebe – ihre Kinder völlig unterschiedlich, und auch in ein- und demselben Kulturkreis werden mit jeder Generation die Inhalte von Erziehung und Bildung neu verhandelt. So war die Erziehung in Deutschland vom Kaiserreich bis in die 1970er Jahre stark auf Disziplin, Gehorsam und Unterordnung ausgerichtet, schon Babys wurden mit festen Mahlzeiten, früher Sauberkeitserziehung und wenig Körperkontakt streng reglementiert. Heute steht dagegen das Leitbild der **Förderung** im Mittelpunkt, die Kinder sollen früh gebildet werden – wobei unter Bildung vor allem die kognitiven Kompetenzen verstanden werden. Die Soziologie geht davon aus, dass Erziehungs- und Bildungsziele immer auch die Kompetenzerwartungen der Gesellschaft widerspiegeln: was braucht es, damit ein Kind in der Gesellschaft erfolgreich ist? Aus dieser Sicht ist verständlich, dass sich die Erziehungsziele im beständigen gesellschaftlichen Wandel stark verändern. Dabei reden nicht nur Eltern bei der Frage nach der „richtigen" Erziehung und Bildung mit, sondern auch diejenigen, die an den späteren *Funktionen* der Kinder interessiert sind, von Generälen über Politiker bis hin zu Vertretern der Wirtschaft: Kinder sind nun einmal auch – je nach Gesellschaftsstruktur – spätere Fabrikarbeiter, Soldaten oder Fachkräfte auf dem Arbeitsmarkt. Auch heute spiegelt die Diskussion um die „richtige" Bildung und Erziehung dieses Tauziehen unterschiedlicher Interessen wider: alle wollen das Beste für das Kind – aber ein bisschen eben auch für sich selbst.

22.6 Krankheiten des Kindes

Kinderkrankheiten

Im engeren Sinne werden unter **Kinderkrankheiten** eine Reihe von Infektionen verstanden, die beim ersten Kontakt mit den Erregern zur Erkrankung führen, aber nach Überstehen meist eine lang dauernde – idealerweise lebenslange – Immunität hinterlassen. Dazu gehören vor allem Masern, Mumps, Röteln, Scharlach, Windpocken sowie (heute selten) Diphtherie, Keuchhusten und Kinderlähmung. Allerdings: „Kinder"krankheiten sind ausgewachsene Erkrankungen, an denen jährlich Hunderttausende sterben – die meisten davon in den Entwicklungsländern. Durch die Einführung der Aktivimmunisierungen ist die Mehrzahl der genannten Kinderkrankheiten in Mitteleuropa selten geworden, andere Krankheiten wie etwa Scharlach haben durch hervorragende Behandlungsmöglichkeiten mit Antibiotika ihren Schrecken verloren.

Kind im Krankenhaus

Für Kinder ist die Aufnahme ins Krankenhaus (➤ Abb. 22.18) immer eine Extremsituation:

- Kinder sind Gewohnheitsmenschen: Das Krankenhaus ist für sie unvorstellbar anders als die gewohnte Welt zu Hause
- Kinder können weniger vorausdenken: dass sie „schon bald wieder" zu Hause sind, gibt ihnen keinen Halt
- Kinder denken konkret. Die beiden Fragen „Tut das weh?" und: „Bin ich da allein?" quälen sie.

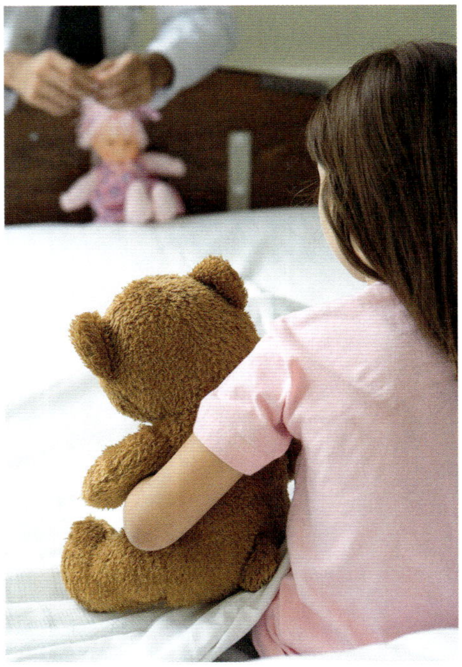

Abb. 22.18 Kind im Krankenhaus. Kinder brauchen insgesamt nur selten das Krankenhaus. Sollte aber eine Einweisung notwendig sein, ist es wichtig, den kleinen Menschen so spielerisch wie möglich die Angst vor schmerzhaften Maßnahmen oder gar einer OP zu nehmen. [J787]

Kind im Krankenhaus – wie? (P)

Kinder brauchen im Krankenhaus einen möglichst verlässlichen Rahmen:

- So viel Mutter oder Vater wie möglich: Die Mitaufnahme der Eltern ist heute auch kassenrechtlich geregelt
- So wenig Wechsel der Pflegefachpersonen wie möglich
- Ruhige, freundliche Atmosphäre – selbst Säuglinge trinken in hektischer Umgebung schlecht oder schreien mehr als sonst
- Stress und Streit zwischen Pflegenden und Eltern vermeiden – Kinder registrieren Differenzen und Streitigkeiten in ihrer Umgebung sehr genau. Wer sich dagegen mit Mama gut versteht, kann nicht der Schlimmste sein
- Ehrlich kommunizieren: Nur wer die Wahrheit sagt, kann langfristig das Vertrauen des Kindes gewinnen und es wirklich begleiten. Daher niemals Dinge versprechen, die nicht zu halten sind („Das tut gar nicht weh")
- Das Kind einbeziehen. Auch wenn es zunächst schwerer erscheint: Vor schmerzhaften oder unangenehmen Untersuchungen stets erklären oder beispielsweise an einer Puppe oder einem Teddy zeigen, was passieren wird und wie das Kind evtl. dabei helfen kann (➤ Abb. 22.18)
- Schutzbereiche schaffen: Kranke Kinder brauchen klar abgesteckte Ruhephasen und
- Schutzräume. Unangenehme Maßnahmen sollten deshalb im Untersuchungszimmer und nicht im Spielzimmer durchgeführt werden
- Für Wärme sorgen: Vor allem bei Säuglingen sind warme Instrumente, warme Hände und eine warme Umgebung wichtig. Beim Ausziehen möglichst nicht alle Kleidungsstücke auf einmal entfernen. Dies verhindert Auskühlung und Widerspruch des Kindes
- Und: immer wieder nach Möglichkeiten suchen, wie der Krankenhausaufenthalt des Kindes verkürzt werden kann!

22.6.1 Plötzlicher Kindstod

Beim **plötzlichen Kindstod,** kurz **SIDS** *(**s**udden **i**nfant **d**eath **s**yndrome)* oder auch **SUID** *(**s**udden **u**nexpected **i**nfant **d**eath),* versterben Säuglinge ohne vorhergehende Krankheits- oder Warnzeichen – also völlig unerwartet – im Schlaf. Die Häufigkeit hat in den letzten 30 Jahren um fast 90 % abgenommen. Heute sterben daran in Deutschland pro Jahr etwa 120 Säuglinge, am häufigsten im 2.–4. Lebensmonat.

Die Ursache ist nach wie vor ungeklärt. Es wird angenommen, dass bei den betroffenen Säuglingen schon vorher physiologische Anomalien bestehen, beispielsweise gestörte Atmungsregulation oder Durchblutungsstörung im Hirnstamm. Ungünstige äußere Faktoren wirken dann auslösend – sie spielen heute bei fast allen SIDS-Fällen eine Rolle.

Folgende *Risikofaktoren* konnten herausgefunden werden:

- Frühgeborene und untergewichtige Neugeborene
- Mehrlinge
- SIDS bei Geschwistern
- Schlafen in Bauchlage
- Konsum von Drogen oder Alkohol sowie Zigarettenrauchen der Mutter (vor allem in der Schwangerschaft; Letzteres erhöht das Risiko auf das 5- bis 10-Fache!)
- Ungünstiges Schlafumfeld, z. B. Schlafen auf dem Sofa, zu weiche Matratze, Überwärmung und Überlagerung durch schweres, loses Bettzeug
- Kein Stillen (verdoppeltes Risiko).

Zur Vorbeugung werden Säuglinge deshalb zum Schlafen in *Rückenlage* gelagert. Rauchen in Haushalten mit Säuglingen ist nicht nur wegen des erhöhten SIDS-Risikos, sondern auch wegen der häufigeren Atemwegsinfekte und der insgesamt ungünstigeren Entwicklung bei den „mitrauchenden" Kindern unverantwortlich.

Weitere Empfehlungen zur gesunden Schlafumgebung:

- Feste Matratze, kein Schaffell, kein Schlafen auf der Couch oder im Wasserbett der Eltern!
- Keine losen Decken, Kopfkissen und Federbetten, am besten ist ein Schlafsack
- Wenn Säuglinge im Bett bei der Mutter schlafen, muss das Schlafzimmer rauchfrei sein und die Mutter auf Alkohol, Drogen (auch Cannabis) und Schlafmittel verzichten
- Frische, nicht zu warme Luft (16–18 °C).

22.6.2 Allergien im Kindesalter

Heute leiden etwa 20 % der Schulkinder an allergischen Erkrankungen. Dazu gehören z. B. Heuschnupfen (allergische Rhinokonjunktivitis), Asthma bronchiale, Lebensmittel- bzw. Insektenallergien sowie die Neurodermitis.

Bei dieser Art Erkrankungen kommt es zu einer Überreaktion des Immunsystems gegenüber bestimmten Bestandteilen der natürlichen Umwelt, etwa Pollen, Tierhaaren oder Nahrungsbestandteilen. Als Folge entzünden sich Haut oder Schleimhäute, was sich durch Rötung, Schwellung und Sekretbildung äußert. So läuft beim Heuschnupfen die Nase, beim allergischen Asthma schwillt die Bronchialschleimhaut an und bei Nahrungsmittelallergien kann Durchfall auftreten.

Ursache der entzündlichen Überreaktion ist, dass das Immunsystem des Kindes ganz normale Bestandteile der Umwelt als gefährlich einschätzt und deshalb abwehrt – es ist gegenüber bestimmten Stoffen *sensibilisiert* (➤ 13.6.1). Die erbliche Veranlagung spielt dabei eine Rolle. Man nennt die genetische Bereitschaft zur Ausbildung bestimmter Allergien auch *Atopie* (➤ 13.6.1). Dass allerdings auch weitere Einflüsse bedeutsam sind, zeigt die Statistik: Bei Kindern treten heute allergische Erkrankungen etwa doppelt so häufig auf wie noch vor 50 Jahren. Vieles spricht dafür, dass die fehlerhafte Reaktion des Immunsystems auch damit zusammenhängt, dass es heutzutage in der frühen Kindheit und Säuglingszeit zu wenig „trainieren" kann. Dafür spricht etwa, dass Kinder aus kleinen Familien ein höheres Risiko haben, an Heuschnupfen zu erkranken, als solche aus großen Familien. Und innerhalb großer Familien haben erstgeborene Kinder ein höheres Risiko als die später geborenen. Kinder, die auf einem Bauernhof aufwachsen (➤ Abb. 22.19), sind weniger anfällig gegenüber allergischen Erkrankungen als Stadtkinder.

Tatsächlich ist in den letzten Jahren klar geworden, dass das Immunsystem nicht „fertig angeliefert" wird, sondern sich im Lauf der Kindheit selbst programmiert. Dazu braucht es Erfahrungen mit *Mikroorganismen,* also Bakterien, Viren, Pilzen und Parasiten (➤ Abb. 22.19). Nach der sog. **Hygiene-Hypothese** sind die frühen Auseinandersetzungen mit diesen Herausforderern heute viel seltener als früher – das Immunsystem lernt deshalb nicht, *angemessen* zu reagieren. Auch die Mikroorganismen, die jeder Mensch in und auf sich trägt, spielen bei der Prägung des Immunsystems eine Rolle – durch Kaiserschnitt geborene Kinder etwa haben ein etwas höheres Allergierisiko, weil sich ihre Darmflora anders aufbaut. Umgekehrt haben in den ersten 4–6 Lebensmonaten voll gestillte Kinder ein insgesamt geringeres Allergierisiko.

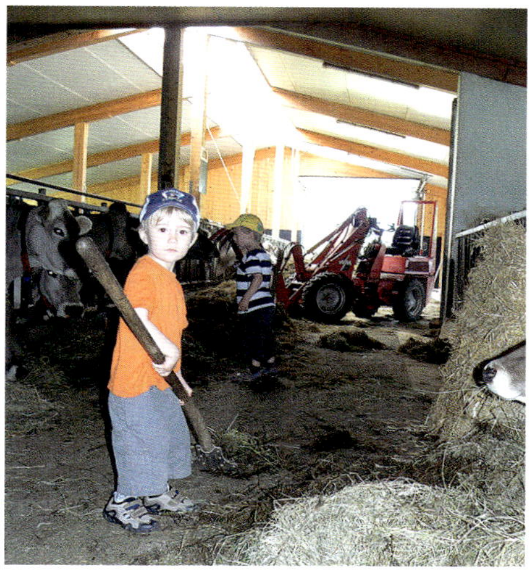

Abb. 22.19 „Unhygienisch", aber wohl genau deshalb gut fürs Immunsystem: der Bauernhof. Insbesondere die Endotoxine aus dem Fell der Stalltiere sorgen dafür, dass das Immunsystem kleiner Kinder „lernt", angemessen zu reagieren und nicht ständig die volle Entzündungskaskade loszutreten. [O402]

Glücklicherweise sind allergische Erkrankungen heute meist gut zu behandeln. So kann die Entzündung durch die Gabe von Antihistaminika gedämpft werden; diese blockieren die Histaminrezeptoren als Vermittler vieler Allergiesymptome. Auch Glukokortikoide wie Kortison, am besten lokal verabreicht, bremsen die Entzündung. Und bei manchen Allergien (insbesondere beim Heuschnupfen) kann das Immuntraining durch eine spezifische Immuntherapie (Hyposensibilisierung, ➤ 13.6.1) „nachgeholt" werden.

AKTUELLES & SPEZIELLES

22.7 Warum kleine Kinder keinen Brokkoli mögen

Wenn es ums Essen geht, sind kleine Kinder nicht gerade vernünftig. Sie bevorzugen ungesunde Nahrungsmittel, von Schokoriegel bis Pommes frites. Und um Gemüse und Obst, ja, selbst um die Soße zu den Spaghetti machen sie einen großen Bogen. Etwa 20–25 % der 4-jährigen Kinder gehen mit ihrer Gemüse-Anorexie so weit, dass sie *praktisch kein* Gemüse essen!

Der Mensch kann im Gegensatz zu allen anderen Säugetieren in allen Klimazonen leben. Damit ist allerdings ein Problem verbunden: das Nahrungsangebot in diesen Zonen ist völlig unterschiedlich: In der Arktis sind vor allem ölige Fische und Robbenfleisch verwertbar, im Amazonasbecken dagegen wimmelt es von Früchten, Beeren und allem möglichen Getier. Wie soll der Mensch wissen, was ihm vor Ort jeweils bekommt und was sein Körper braucht? Schließlich enthält das vorgefundene Angebot nicht nur Nahrhaftes – sondern auch Unverträgliches, ja sogar Giftiges. Und das kann sich so ähnlich sehen wie eine Heidelbeere und eine Tollkirsche.

Wegen dieser unvorhersehbaren Vielfalt kann der Speiseplan beim Menschen nicht fest in seine genetische Ausstattung einprogrammiert sein. Statt sich wie die Tiere bei der Auswahl seiner Nahrung auf Instinkte zu verlassen, muss der Mensch seine Wahl *erlernen.* Kein Wunder, dass es bei den Kindern holpert und stolpert. Sie müssen tatsächlich im Laufe ihrer Entwicklung *lernen,* welche Nahrungsquellen die richtigen sind. Und sie müssen dies tun, ohne sich dabei zu vergiften oder sonstwie zu schädigen!

Wie Kinder essen lernen

Solange ein Kind als „Schoßkind" beständig in der Obhut kluger Erwachsener ist, ist das Essen kein Problem – schließlich würde Mama ihrem Baby keine Tollkirsche füttern, oder? Es wundert deshalb nicht, dass Eltern von ihren Säuglingen oft stolz berichten, wie viele Nahrungsmittel sie ausprobieren: Pesto, Olivenstückchen, Tomatensoße, alles rutscht...

Das ändert sich, sobald die Kinder die Umwelt auf eigenen Beinen erforschen können. Jetzt verengt sich ihr Auswahlhorizont allmählich, und insbesondere wenn das gesunde Gemüse kommt, öffnet sich ihr Mund immer zögerlicher (➤ Abb. 22.20). Bei manchen bleibt er sogar ganz verschlossen.

Dahinter steht ein doppeltes Schutzprogramm der Natur. Es schützt die mobilen und entdeckungsfreudigen Kinder bei ihrem Lernen davor, in einer unbekannten und ungeordneten Umwelt Giftstoffe aufzunehmen, die ihr wachsendes Gehirn und ihre noch unreifen Organe schädigen könnten.

- Zum einen entwickelt sich ab dem zweiten Jahr die sog. *Neophobie* – Angst vor Neuem. Nahrung, die unbekannt ist, wird hartnäckig gemieden, sie könnte ja unbekömmlich sein. Man bleibt stattdessen bei dem, was sich bewährt hat: den Nudeln etwa – gerne ohne die komische neue Soße
- Zum zweiten entwickeln die Kinder jetzt eine höhere Empfindlichkeit gegenüber Bitterstoffen. Tatsächlich nehmen nun die entsprechenden Rezeptoren auf ihren Geschmacksknospen an Zahl zu. Das macht deshalb Sinn, weil in der Natur „bitter" für „potenziell giftig" steht (Pflanzen haben Bitterstoffe entwickelt, um sich und ihre Früchte gegen Fressfeinde zu schützen – teils auch, indem sie auf deren Nervensystem lähmend wirken).

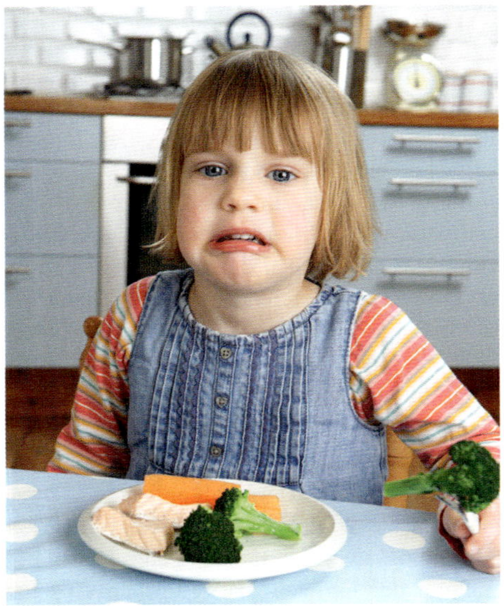

Abb. 22.20 Igitt Gemüse – nicht selten bei Kleinkindern. Gelassen zu bleiben und aus dem Essen kein Drama werden zu lassen hilft erfahrungsgemäß am besten über die Phase der Skepsis hinweg. [J787]

Soziales Lernen

Und wie geht es dann weiter? Schließlich können die Kinder bei diesem Schutzprogramm nicht stehen bleiben. Und das tun sie auch nicht. Ab dem Schulalter beginnt sich der Wahlhorizont der Kinder wieder allmählich zu weiten, sie beginnen jetzt mit vorher undenkbaren Nahrungsmitteln wie Pilzen, stärkeren Käsesorten und auch Gemüse wie Brokkoli zu experimentieren.

Hinter ihrem Schutzschild werten die Kinder nämlich die Erfahrungen der anderen aus. So zeigen Experimente, dass kleine Kinder, die ein Nahrungsmittel zunächst ablehnen, dieses dann doch annehmen, wenn es ihnen an aufeinanderfolgenden Tagen noch 8–10 weitere Male angeboten wird. Kinder essen also bestimmte Nahrungsmittel nicht deshalb, weil sie ihnen schmecken, sondern sie schmecken ihnen, weil sie immer wieder davon essen!

Und wie bringt man sie dazu? Hier kommen Vorbilder ins Spiel, und vor allem die damit verbundenen *Emotionen.* Bei ihrem Probieren folgen die Kleinen nämlich *positiven Vorbildern.* Das Kind am Tisch greift oft spontan nach dem, was sich die Mutter in den Mund stecken will. Studien bestätigen das: Ein- bis Vierjährige probieren ein neues Nahrungsmittel doppelt so häufig, wenn ein freundlicher Erwachsener davon zuerst nimmt! Und auch wenn sie sehen, dass andere, vor allem Geschwister, das Essen *mögen,* greifen sie eher zu. Ganz wichtig ist dabei der *emotionale Kontext:* Wie Experimente zeigen, imitieren Kinder das Essverhalten anderer nämlich nur dann, wenn ihnen die jeweilige Person *vertraut* ist, und wenn die Situation mit *positiven Gefühlen* verbunden ist. Stress, Unmut und Zwang unterbinden das Probieren und verfestigen die Ablehnung. Aus der „normalen" Gemüse-Unlust kann dann eine kindliche Essstörung entstehen, weil das Kind das Thema Essen mit Stress und Beziehungsabbruch verbindet.

Im Grunde ist beim Thema Essen-Lernen – wie bei anderen Erziehungsthemen auch – Entspannung angesagt. Dass Kinder Nuss-Nugat-Creme und Pommes frites gegenüber Selleriestängeln und Spinat bevorzugen, hat sich nicht aus Trotz gegen die Eltern entwickelt, sondern als Vorsichtsmaßnahme in einer mit giftigen Pflanzen beladenen Umwelt.

Sogar aus kinderärztlicher Sicht gibt es keinen Grund zur Panik: solange keine Essstörung vorliegt, wachsen selbst Kinder, die eine monate- oder gar jahrelange „Gemüseschwäche" oder gar „Gemüsepause" einlegen, genauso gut und sind genauso gesund wie die, die dies nicht tun, vorausgesetzt jeweils, dass die Ernährung insgesamt vernünftig ist. Die wichtigste Aufgabe der Eltern scheint also zu sein: hartnäckig ein positives Vorbild zu sein und die gute Stimmung am Tisch nicht zu vergessen. Und darauf zu vertrauen, dass ihre Kinder genauso wunderbare und experimentierfreudige Erwachsene werden wollen wie sie selbst.

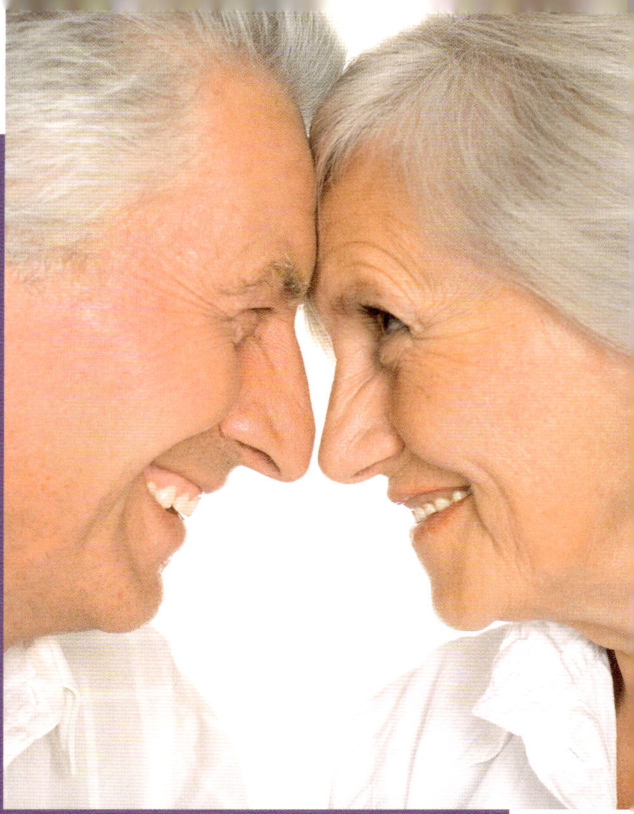

23 Ältere Menschen

Altern ist keine Krankheit, sagt man. Viele Menschen leben mittlerweile in relativer Gesundheit im achten Lebensjahrzehnt. Altern beginnt auch nicht erst im höheren Lebensalter, sondern ist vielmehr ein Prozess, der von Geburt an unumkehrbar fortschreitet.

Aber: Die Fähigkeit zur Regeneration nimmt mit zunehmendem Alter ab und die Empfänglichkeit für Erkrankungen wird damit größer; somit hat Altern doch ab einem individuell verschiedenen Zeitpunkt Krankheitscharakter.

Die WHO definiert:

- 60- bis 74-Jährige als **junge Alte**
- 75- bis 89-Jährige als **Betagte und Hochbetagte**
- 90- bis 99-Jährige als **Höchstbetagte**
- 100-Jährige und Ältere als **Langlebige.**

> G
>
> **Herausforderung Altern**
>
> Die meisten Menschen wünschen sich ein langes Leben, ein Altern in relativem Wohlbefinden, selbstbestimmt und in Würde, und „gesund zu sterben“. Dies stellt alle vor große Herausforderungen:
>
> - Den Einzelnen, zeit seines Lebens durch seinen Lebensstil Gesundheitsschäden vorzubeugen und Beschwerden/Krankheiten bestmöglich mit eigenen Ressourcen zu kompensieren, rechtzeitig und vorausschauend sein Lebensumfeld im Alter zu planen und für eine eventuelle Pflegeabhängigkeit ein finanzielles Polster zu bilden
> - Die Gesellschaft, Kirchengemeinden, Kommunen und Familien, den älter werdenden Menschen einen ihnen gebührenden, Sinn füllenden Platz einzuräumen
> - Die moderne Medizin, das Augenmerk auf Lebensqualität *und* Lebensfähigkeit des alten Menschen zu richten
> - Den Markt, den Wunsch nach einem langen, aktiven Leben nicht mit Heilmitteln, deren Wirkungen unbewiesenen sind, und umstrittenen „Anti-Aging“-Strategien zum kommerziellen Erfolg auszunutzen.

Gerontologie und Geriatrie

Gerontologie (*Alters- oder Alternsforschung, gr.* geron = Greis) bezeichnet die Wissenschaft, die sich mit den körperlichen, seelischen und sozialen Vorgängen des Alterns beschäftigt. Die **Geriatrie** *(Altersheilkunde),* die Lehre von den Krankheiten des alternden Menschen und ihrer Behandlung, ist gewissermaßen der medizinische Zweig der Gerontologie.

23.1 Was ist Altern?

23.1.1 Vier Kriterien der Alterung

Vier wesentliche Kriterien lassen sich nennen, die Alterungsprozesse charakterisieren:

- Alterungsvorgänge sind *universal,* d. h. für alle höheren Lebewesen gültig
- Sie sind *irreversibel,* also unumkehrbar
- Sie sind *schädlich* im Sinne einer verminderten Anpassungsfähigkeit (➤ 3.1.3, ➤ 3.1.4) für das betroffene Individuum
- Sie sind *biologisch-genetisch* vorherbestimmt und damit auch durch lebenslange Schonung nicht verhinderbar.

Allerdings nehmen Umwelteinflüsse und individuelles Verhalten trotz der genetischen Vorgaben erheblichen Einfluss auf den Alterungsprozess – Altern verläuft zeitlich viel variabler als etwa die Embryonalentwicklung. Trotz der individuellen Unterschiede gibt es einige typische Alterungsverläufe (➤ Abb. 23.1).

23.1.2 Theorien der Alterung

Warum ein Lebewesen altert, hat die Menschheit seit ewigen Zeiten beschäftigt. Auch die moderne Wissenschaft hat des Rätsels Lösung bisher nicht gefunden, jedoch wichtige Puzzlestücke hinzufügen können. Einzig besteht Einigkeit, dass Altern nicht auf eine einzige Ursache zurückzuführen ist, sondern dass verschiedene Vorgänge parallel ablaufen und Altern somit multifaktoriell ist. Es existieren unzählige plausible und in Details wissenschaftlich fundierte Theorien. So gibt es z. B. für die Vorstellung, dass unser Erbgut bestimmt, wie und wann wir altern (Altern also vorprogrammiert ist), mehr als genug Beweise: Lebewesen einer Art etwa leben alle ungefähr gleich lang (z. B. Fliegen etwa 30 Tage, Pferde etwa 25 Jahre), und Kinder langlebiger Eltern leben erheblich länger als der Durchschnitt der Bevölkerung.

> W
>
> **Viele Einflüsse**
>
> Die genetische Information, äußere Faktoren *und* zufällige Vorgänge haben Einfluss auf den Alterungsprozess. Die Vorgänge des Alterns spielen sich dabei auf mehreren Ebenen (molekularen, intra- und interzellulären) ab.

Im Folgenden einige einleuchtende Theorien:

Genregulationstheorie

Für die Phasen *Entwicklung, Fortpflanzung* und *Alter* werden jeweils verschiedene Abschnitte des *Genoms* als zuständig bzw. aktiviert angenommen. Für das Alter werden **Gerontogene** postuliert, die im Genom vorhanden, aber evtl. zunächst inaktiviert sind (Epigenetik, ➤ 2.14, ➤ 12.7). Wie sie im Verlauf des Lebens aktiviert werden, ist für den Menschen noch völlig unklar. Forschungen im Tiermodell lassen eine Art Genschalter vermuten, der über ein Enzym aktiviert oder deaktiviert und möglicherweise auch von Lebensstil- und Umweltfaktoren beeinflusst wird. So kann die Empfindlichkeit der Zelle gegenüber Noxen, z. B. *freien Radikalen,* verändert werden. Die Genregulationstheorie ist eng verknüpft mit der *Theorie von den Telomeren.*

Theorie von den Telomeren

Nach der **Theorie von den Telomeren** tickt unsere biologische Uhr in den *Telomeren* (Enden der Chromosomenschenkel, ➤ Abb. 2.7) der Zelle: Die Anzahl der Zellteilungen ist dadurch begrenzt, dass bei jeder Zellteilung bestimmte Abschnitte der DNA verloren gehen. Damit verkürzen sich die Telomere, die quasi als Schutzkappen an den Enden der Chromosomen die eigentlichen Erbinformationen sichern. Das Enzym **Telomerase,** das nur in Keimbahn- und Embryonalzellen vorkommt, verhindert diese Verkürzung. Werden im Alter die Telomere zu kurz, können die genetischen Informationen der Chromosomen geschädigt werden. Die Zelle wird störanfälliger und stirbt schließlich ab. Für diese Theorie spricht eine auffallend frühe Alterung des Klonschafs Dolly (Dollys Telomere waren viel kürzer als bei nicht geklonten Altersgenossen, weil ihr Erbgut aus einer bereits gealterten Erwachsenenzelle stammte). Für die Erarbeitung dieser Theorie erhielten *Elizabeth H.*

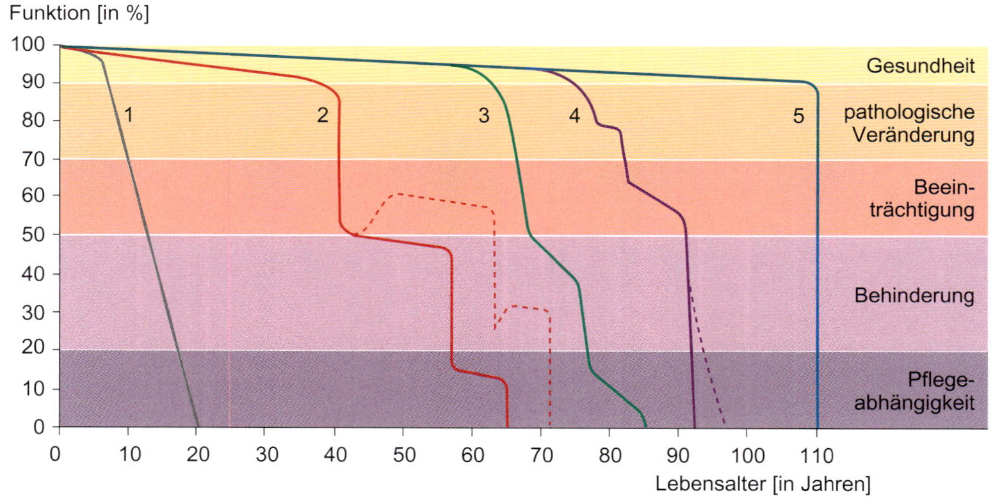

Abb. 23.1 Verschiedene Alterungsverläufe (verändert nach Nikolaus und Zahn). **Linie 1:** Stark beschleunigter Alterungsprozess ab dem 6. Lebensjahr bei **Progerie** (*vorzeitige Vergreisung*). **Linie 2:** Schnellere Alterung durch Risikofaktoren (etwa Bluthochdruck, Nikotin). Nach einem Akutereignis (z. B. Schlaganfall) ist durch therapeutische Intervention eine Besserung von Lebenserwartung und -qualität möglich (gestrichelte Linie). **Linie 3:** Lange Phase der Behinderung und Pflegeabhängigkeit (typisch für Demenz). **Linie 4:** „Normales“ Altern mit nur leichten Beeinträchtigungen bis ins hohe Alter und kurzer Pflegeabhängigkeit (durch medizinische Therapien oft aber verlängert). **Linie 5:** Idealtypischer Verlauf des Alterns („in hohem Alter auf der Parkbank entschlafen“, „gesund sterben“).

Blackburn, Carol W. Greider und *Jack W. Szostak* 2009 den Nobelpreis für Medizin.

Somatische Mutationstheorie

Nach dieser Theorie versagen im zunehmenden Alter die zelleigenen DNA-Reparaturmechanismen, welche die Mutationen beseitigen, die durch endogene oder exogene Noxen laufend entstehen. Hieraus resultieren Fehlfunktionen der Zelle, was ihre Lebenszeit reduziert.

Theorie der freien Radikale

Altersveränderungen sollen hiernach dadurch entstehen, dass Struktur und Inhalte von Zellen durch Gifte geschädigt werden. Bei vielen Stoffwechselprozessen entstehen als giftige Nebenprodukte hoch reaktive *Radikale,* die Proteine, Lipide und DNA oxidieren und zerstören können. Die Hauptquelle für Radikale ist der Sauerstoff. Einerseits ist er lebensnotwendig, andererseits liefert er aber auch diese zerstörerischen Produkte **(Sauerstoff-Paradoxon).** Entscheidend für die Funktion der Zellen ist deshalb die Fähigkeit, durch entgiftende Enzyme die freien Radikale zu neutralisieren. Sind z. B. nicht genug *Sauerstofffänger* **(Antioxidanzien)** vorhanden, entsteht **oxidativer Stress.** Endogene Radikalquellen sind unter anderem Stress, Entzündungen oder starke körperliche Belastungen, exogene Radikalquellen z. B. Rauchen, Alkohol, UV-Strahlen, Umweltchemikalien oder einige Medikamente. Der Gehalt entgiftender Enzyme (insbesondere *Superoxid-Dismutase, Katalase* und *Glutathion-Peroxidase*) in den Zellen einer Art korreliert sehr gut mit der Lebensspanne. So enthalten z. B. Zellen der Menschenaffen bei etwa hälftiger Lebensspanne auch nur halb so viel dieser Enzyme wie menschliche Zellen.

G

Aktivität – das beste Anti-Aging

So unklar die Mechanismen des Alterns sind, so eindeutig ist, dass der Einzelne zum gesunden, erfolgreichen Altern beitragen kann. Sich geistig und körperlich fit zu halten kann die Phase der Pflegeabhängigkeit bis ins hohe Alter verschieben. Man weiß heute, dass Fähigkeiten und Funktionen, die nicht benutzt werden, verkümmern. „Use it or loose it" gilt nicht nur für die Muskeln, sondern auch für die Gehirnzellen. Und nicht nur anspruchsvolle *geistige Tätigkeiten,* auch *körperliche Bewegung* vermindert den Hirnzellverlust! Ältere Menschen, die regelmäßig Sport treiben, haben ein geringeres Demenzrisiko. Sport ist deshalb im Alter vielleicht noch wichtiger als in jungen Jahren (➤ Abb. 23.2, ➤ 6.9). Vergleichbare Effekte lassen sich mit kaum einer anderen Maßnahme erreichen. Gewicht und Blutdruck sinken, aerobe Kapazität, Insulinempfindlichkeit der Zellen, Knochenmasse und Muskelkraft steigen. Sehr zu empfehlen sind fordernde Spaziergänge, (stationäres) Radfahren, Schwimmen oder Gruppenaktivitäten wie Tanzen, Volkstanzen oder Squaredance, die gleichzeitig soziale Kontakte fördern. Ältere Menschen profitieren aber auch von gezieltem Krafttraining. Muskelschwund und Abnahme der Muskelkraft nämlich sind wesentliche Risikofaktoren für Stürze und Immobilität.

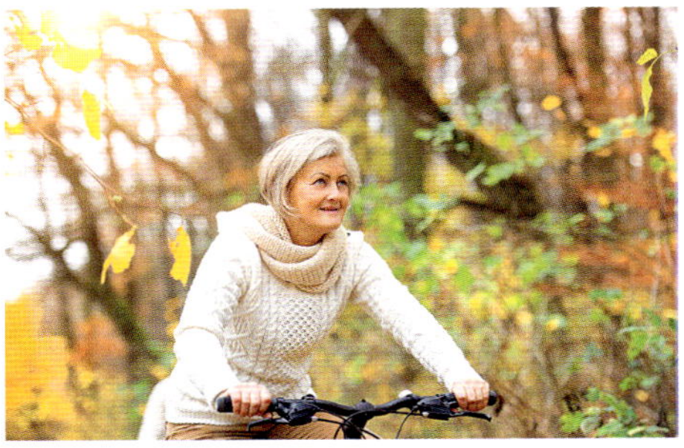

Abb. 23.2 Sport – gut nicht nur für die Muskeln, sondern auch das Gehirn. [J787]

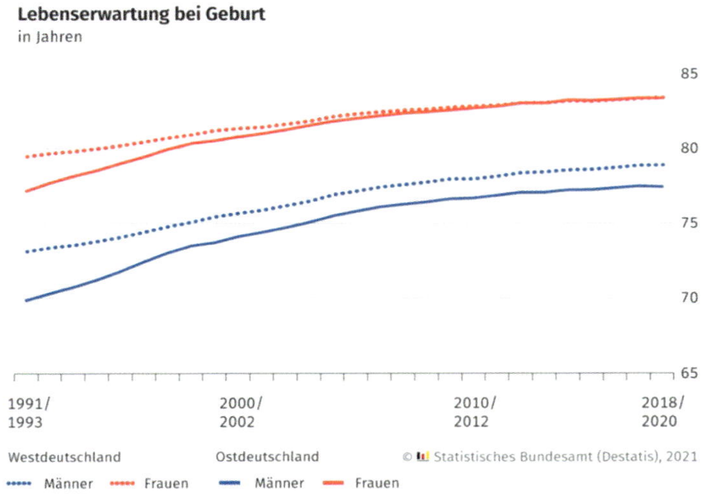

Abb. 23.3 Entwicklung der Lebenserwartung (in Jahren) bei Geburt in Deutschland nach Geschlecht. [W193]

23.1.3 Alterungsprozess und moderne Medizin

Durch den demografischen Wandel (➤ Abb. 23.4) mit immer mehr älteren Menschen in der Bevölkerung und infolge großer Änderungen unserer Vorstellungen vom Leben im Alter und vom Stellenwert der Gesundheit hat sich innerhalb weniger Jahrzehnte auch die Altersmedizin geändert. Nicht nur wurden in den Kliniken zahlreiche geriatrische Fachabteilungen neu begründet, auch die Fachkompetenz der übrigen Spezialdisziplinen ist mit den Ansprüchen der älteren Menschen gewachsen. Es sei vor Augen geführt, dass früher mit jahrelangem Leiden oder Tod verbundene Erkrankungen heute teils medikamentös, teils mit Hightech-Medizin gut behandelbar sind. Eine sturzbedingte Schenkelhalsfraktur (➤ 6.8.1) bedeutet heute kein monatelanges Liegen mehr, und die in fortgeschrittenen Stadien erhebliche und gefährliche Sehbehinderung beim grauen Star (➤ 9.6.3) kann durch Einsetzen einer künstlichen Augenlinse behoben werden. Ein Herzklappenersatz und viele andere Eingriffe können heute durch minimal-invasive Verfahren („Schlüssellochchirurgie" ➤ 14.2.8) auch einem Höchstbetagten zugemutet werden. Nicht abwegig ist zu hoffen, dass in Zukunft sogar die Lebensuhr mithilfe induzierter pluripotenter Stammzellen zurückgedreht werden kann (➤ 2.14, ➤ 12.7). Richtig ist aber auch, dass es unsere moderne Medizin trotz aller ihrer Möglichkeiten oft nicht schafft, dass die Menschen in Würde, Frieden und ohne Leiden sterben können (➤ 23.6). Hinzu kommt, dass heute vieles des medizinisch Machbaren nicht mehr bezahlbar ist. Altersmedizin und Gesellschaft stoßen hier an ihre Grenzen.

23.1.4 Demografische Aspekte des Alterns

Die Lebenserwartung der Menschen steigt stetig (➤ Abb. 23.3) und beträgt nach der derzeitigen Sterbetafel in Deutschland für heute neugeborene Jungen 78,6 (Schweiz 81,9) und für neugeborene Mädchen 83,4 (Schweiz 85,6) Jahre. Ist das 65. Lebensjahr erreicht, können noch durchschnittlich 17,9 (Schweiz 20,0) bzw. 21,1 (Schweiz 22,7) weitere Jahre erwartet werden.

Auch diese Lebenserwartung ist aber nicht als fixiert und genetisch vorherbestimmt anzusehen: Die theoretisch mögliche Lebenserwartung einer Art ergibt sich näherungsweise aus der Multiplikation der Wachstumsphase mit dem Faktor sechs und liegt somit für den Menschen bei ca. 120 Jahren. Dies ist realistisch (erreicht wurden schon 122 Jahre). Die Zahl der Hundertjährigen steigt weltweit exponentiell, sie verdoppelt sich seit den 1960er-Jahren etwa alle zehn Jahre. 2020 lebten in Deutschland knapp 21.000 Hundertjährige. Am 2.1.2021 feierte eine Japanerin ihren 118. Geburtstag als derzeit älteste lebende Person. Der Altersaufbau der deutschen Bevölkerung hat von der *Pyramidenform* im vorigen Jahrhundert, bei der die zahlreichen Kinder und Jugendlichen die breite Basis und die älteren Menschen die schmale Spitze bildeten, zurzeit zur *Zwiebelform* gewechselt, in der die 40- bis 60-Jährigen dominieren (➤ Abb. 23.4). Schätzungen zufolge kann er 2050 durch das Überwiegen alter Menschen *Pilzform* annehmen.

Bei einer Geburtenhäufigkeit von 1,54 Kindern pro Frau wird das Fehlen junger Menschen bei gleichzeitiger Zunahme der alten Menschen durch Langlebigkeit für die künftige Bezahlung der Renten zur großen Herausforderung. Entfielen 2008 auf einen Rentner noch drei Werktätige, werden es 2050 nur noch 1,6 sein.

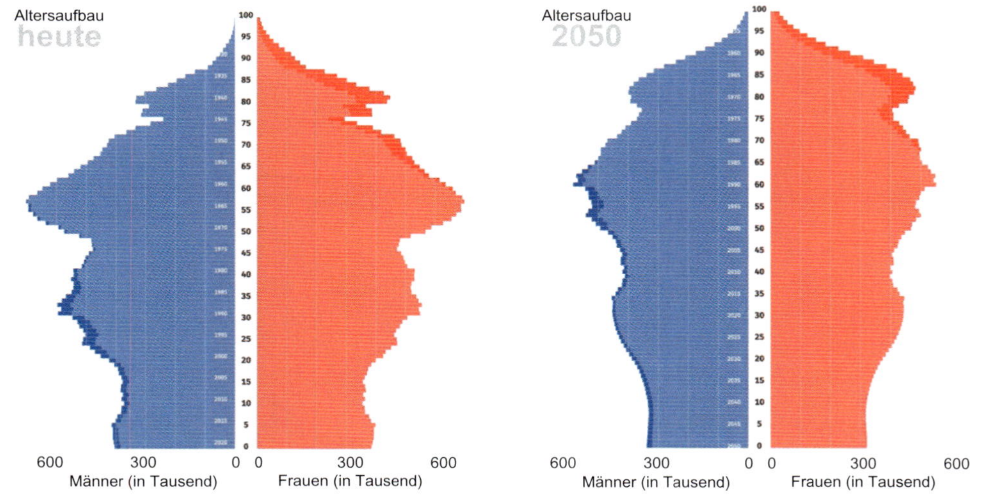

Abb. 23.4 Bevölkerungsaufbau in Deutschland heute und 2050 (geschätzt). Deutlich ist der höhere Frauenanteil bei den alten Menschen. Bemerkenswert ist auch die „schlanke" Basis im Jahr 2050, dem Geburtenrückgang entsprechend, welche im mittleren Bereich durch die Zuwanderung junger Menschen breiter wird. [W193]

Mehr Pflegebedürftige

Zwar ist das altersspezifische Risiko, pflegebedürftig zu werden, seit 2000 gesunken, aufgrund der starken Zunahme alter Menschen wird aber die Zahl Pflegebedürftiger dennoch erheblich steigen, von derzeit über 4,1 Millionen Menschen um geschätzte 50 % im Jahr 2030.
Der Pflegefall – eine „Generation Pflege" – wird gemäß dem *Vierten Bericht zur Lage der älteren Generation (Vierter Altenbericht)* der Bundesregierung – „zu einem erwartbaren Regelfall des Familienzyklus" werden, der Millionen Angehörige in tiefe Konflikte stürzt.
Der aktuelle *Achte Altenbericht 2020* der Bundesregierung zeigt, dass digitale Technologien helfen können, im Alter selbstbestimmter leben zu können und dass alten Menschen die Infrastruktur zur digitalen Teilhabe fehlt. Die Coronakrise habe die Bedeutung der Vernetzung gezeigt.

23.1.5 Biografisches und biologisches Alter

Zwei Menschen sind trotz gleichen Geburtsjahres oft unterschiedlich gealtert. Die Gerontologie unterscheidet daher zwischen **biografischem** *(chronologischem)* **Alter** und **biologischem Alter.**
Das biografische Alter ist das am Kalender ablesbare Alter. Hingegen informiert das (z. B. mit der epigenetischen Uhr, ➤ 12.7) zu schätzende biologische Alter über den aktuellen Gesundheitszustand und die Belastbarkeit eines Menschen.

- Ein biografisch 85-Jähriger, aber biologisch 75-Jähriger ist überdurchschnittlich rüstig
- Ein biografisch 71-Jähriger, aber biologisch 80-Jähriger ist vorgealtert, sein Organismus ist wenig anpassungsfähig.

23.1.6 Soziales Altern

Alter(n) wird vom Einzelnen sehr unterschiedlich erlebt und die Lebensqualität im Alter hängt entscheidend von der Familie, der Wohnform und vom sozialen Umfeld, z. B. den Freunden, ab. Es gilt, die sozialen Kompetenzen des alten Menschen zu stützen und – etwa nach einem Schlaganfall – so weit wie irgend möglich wiederherzustellen.
Der Wegfall der Berufstätigkeit, das Kleinerwerden der Familien, der Wegzug der erwachsenen Kinder, der Tod von Freunden und Verwandten und ein schlechter werdender Gesundheitszustand mit eingeschränkter Beweglichkeit bis zur Immobilität schränken den Aktionsradius des alten Menschen ein und reduzieren seine sozialen Kontakte. Alte Menschen verlieren die Möglichkeit, sich um andere zu kümmern, sich zu engagieren und „Außenkontakte" jeglicher Art zu pflegen, also teilzunehmen und damit dazuzugehören. Die insbesondere bei Witwen vorkommende (relative) materielle Armut begünstigt den in Gang gesetzten Teufelskreis von Einengung, Isolation und sozialem Kompetenzverlust, da viele soziale Kontaktmöglichkeiten (Restaurantbesuche, Ausflüge) Geld kosten.
In diesem Sinn kann in Analogie zum biologischen Altern vom **sozialen Altern** gesprochen werden, womit insbesondere der Verlust psychophysischer Lebenskräfte und damit sozialer Aktionsmöglichkeiten gemeint ist.

23.1.7 Wie geht unsere Gesellschaft mit dem Altern um?

Vielleicht ist es eine pauschale Verallgemeinerung, wenn oft behauptet wird, frühere Zeiten und Kulturen hätten dem älteren Menschen besondere Ehrerbietung gezollt.
Es ist aber wohl nicht übertrieben zu sagen, dass das Altern in den letzten Jahrzehnten kontinuierlich abgewertet worden ist. Ältere Menschen gerieten in unserer leistungsorientierten Gesellschaft rasch zu angeblichen „Blockierern von Arbeitsplätzen". Bezeichnungen wie „Rentenlast" oder „Pflegelast" unterstrichen diese negative Sicht.
Das Pendel beginnt langsam sich in die andere Richtung zu bewegen, wobei sicher auch die schiere Notwendigkeit eine Rolle spielt: Der Nachwuchsmangel droht den Arbeitsmarkt auszutrocknen, und die Renten werden unbezahlbar. Die politischen Parteien beginnen, die Attraktivität der älteren, berufserfahrenen Arbeitnehmer zu betonen, wobei die Realität der propagierten „Rente ab 67 Jahren" allerdings noch hinterherhinkt. Möglicherweise wird sich dies aufgrund der demografischen Entwicklung in der Zukunft ändern. Senioren sind darüber hinaus auch z. B. als Ratwissende wieder in der Werbung attraktiv präsent. Schließlich wird im Familienkreis so manche Oma bei Berufstätigkeit beider Eltern heiß geliebt und unverzichtbar. Und in der Forschung konzentriert sich das Interesse, nachdem das Genom der Analyse zugänglich ist, auf die Elite der Höchstbetagten, die Krisen, Krankheiten und schädliche Einflüsse auf den Körper überstanden haben, um die Ursachen der Langlebigkeit zu ergründen (➤ 23.1.2).

23.1.8 Wie erlebt der Einzelne das Älterwerden?

So verschieden die Menschen sind, so individuell erleben sie ihren „Ruhestand". Die „Berliner Altersstudie" räumt mit den negativen Klischees über das Alter auf: Mehr als ⅔ der alten Menschen sind mit ihrem Leben zufrieden, die heute 65- bis 85-Jährigen mobiler und aktiver als die Generation vor ihnen. Zwar durchleben zahlreiche Menschen beim Älterwerden Krisen, viele aber sind in der glücklichen Lage, dem Alter auch sehr schöne Lebensjahre hinzufügen.

Krise Berentung

Wenn Abschied vom Berufsleben genommen werden muss, dominieren nach außen hin Erleichterung und Vorfreude auf das Kommende. Tatsächlich entpuppt sich dieser Wendepunkt im Leben sehr oft innerhalb weniger Monate als Lebenskrise: Jahrzehntelang waren Alltag wie Jahreszyklus klar strukturiert und damit – selbst wenn der Beruf als Last empfunden wurde – auch sinnerfüllt. Von diesem „Taktgeber" und „Sinnstifter" gilt es abrupt Abschied zu nehmen. Der Betroffene muss von heute auf morgen seinen Tagesablauf selbst gestalten. Auch für den Ehepartner kann dies zur Lebenskrise werden.

Rente: Krise und Chance

Die Berentung stellt eine existentielle Krise des Neurentners wie auch seiner Partnerschaft dar. Ihre erfolgreiche Bewältigung ist Voraussetzung für ein positiv erlebtes Alter.

Krise Krankheit

Je nach Konstitution und innerer Einstellung verlagert sich der Fokus vieler älterer Menschen häufig unbewusst immer mehr auf den Gesundheitszustand. Sie sehen in erster Linie ihre Beschwerden und Erkrankungen und nicht mehr ihre Fähigkeiten. Dieser Eindruck wird durch die sich im Alter häufenden Gesundheitsprobleme bis hin zur **Multimorbidität** (Bestehen mehrerer Erkrankungen gleichzeitig) verstärkt. Ein anderer Lebenssinn als die Bewältigung des gefährdeten Gesundheitszustands scheint nicht mehr zu existieren.

Glück des Alters

Optimale Korrektur der Einschränkungen in Würde und mit Stil zu erreichen, das ist erfolgreiches Altern. Erfolgreiches Altern ist Lebenskunst, weil gegen die biologische Natur erworben. Lebenskunst ist es auch, die vielen glücklichen Aspekte des Alterns zu erkennen und genießen zu können. *Alter als Chance* ist das Schwerpunktthema des *sechsten Altenberichts* der Bundesregierung, eine Chance, die mehr und mehr die gesund und (biologisch) jung gebliebenen 65- bis 85-Jährigen aufgreifen. Sie möchten aktiv bleiben, reisen, Sport treiben, sich weiterhin bilden und ihre Erfahrungen in Politik, Gesellschaft und Familie einbringen.
Und schließlich: In welcher Lebensphase gibt es so große Freiheiten und Freiräume zum Tun oder Nichtstun (➤ Abb. 23.5), werden (trotz der zwiespältigen Einstellung der Gesellschaft zum Alter) seitens der Umwelt Respekt und Nachsicht gezollt und Lebenserfahrung, Güte, Zufriedenheit und Lebensbejahung so umfänglich honoriert wie im Alter?

Krise Tod des Partners

Noch eingreifender ist der Tod des Ehepartners. Der Hinterbliebene fühlt sich oft wie gelähmt, leer und sinnlos. Viele Gesundheitsprobleme verstärken sich, die Sterberate frisch verwitweter Frauen ist über 2–3 Jahre erhöht. Vielen Witwen und Witwern gelingt es aber nach einer gewissen Trauerzeit (½–2 Jahre), sich neuen Lebensinhalten zuzuwenden und zu einem neuen Lebensrhythmus zu finden.

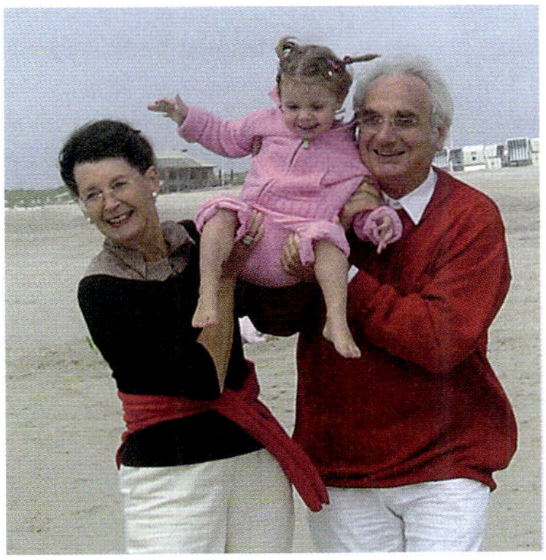

Abb. 23.5 Glück des Alters. Ältere Menschen können Freiräume genießen. So empfinden viele die Zeit mit den Enkelkindern aufgrund weniger Pflichten (im Beruf, zum Erziehen) viel unbeschwerter als die mit den eigenen Kindern. [T078]

23.2 Veränderungen der Organsysteme im Alter

Obwohl der Alterungsprozess (➤ Tab. 23.1) nicht gleichbedeutend mit Krankheit ist, erkranken alte Menschen doch viel häufiger und trotz bester Therapie viel öfter ohne Heilung. Ganz im Vordergrund stehen Herz-Kreislauf-Erkrankungen, Tumorerkrankungen, degenerative Gelenkerkrankungen, Osteoporose, Hör- und Sehstörungen, Abnahme der Infektabwehr, Stoffwechselstörungen und Störungen der ZNS-Funktionen.

23.2.1 Herz-Kreislauf-System

Im Alter zunehmende *arteriosklerotische Veränderungen* (➤ 15.1.4 lassen den systolischen und diastolischen Blutdruck im Alter tendenziell ansteigen. Etwa ⅔ der über 75-Jährigen haben einen Bluthochdruck. Die Kreislaufreflexe, z. B. beim Aufstehen aus dem Liegen, sind verlangsamt. Dies erklärt den häufigen Blutdruckabfall älterer Menschen beim Aufrichten oder längerem Stehen *(orthostatische Dysregulation)*.
Herzkraft, Schlagvolumen und Herz-Minuten-Volumen sinken. Bei körperlicher Belastung können Herzschlagvolumen wie Herzfrequenz nicht so wie in jüngeren Jahren gesteigert werden, da die Rezeptoren des vegetativen Nervensystems (➤ 8.10) vermindert ansprechen. Ab dem 70. Lebensjahr ist eine *Linksherzhypertrophie* (Längen- und Dickenwachstum der Muskelfasern des linken Herzens ➤ 14.3.2) sehr häufig. Herzinsuffizienz (➤ 14.6.4), koronare Herzkrankheit (➤ 14.7.2) und Herzinfarkte (➤ 14.7.3) nehmen überproportional zu und verursachen häufig körperliche Behinderungen. Bei den Todesursachen stehen Herz-Kreislauf-Erkrankungen an erster Stelle.
Ein Segen sind auf der anderen Seite gerade für ältere Menschen neue, weniger invasive Therapieverfahren, z. B. die Ballondilatation mit Stenteinlage bei Einengung der Herzkranzgefäße (➤ 14.7.3) anstelle einer großen Operation.

ORGANSYSTEM	ALTERSBEDINGTE ÄNDERUNGEN	DARAUS RESULTIERENDE PROBLEME
ZNS	• Verlust von Nervenzellen und Synapsen • Abnahme von Transmitterkonzentrationen, Durchblutung und Nervenleitgeschwindigkeit • Zunahme der Gliazellen	• Langsamere Informationsverarbeitung und Reaktionsgeschwindigkeit • Sinkende Gedächtnisleistungen, insbesondere des Kurzzeitgedächtnisses (➤ 8.9) • Aber: Langer Erhalt und Trainierbarkeit geistiger Fähigkeiten durch hohe Plastizität des Gehirns
Herz Kreislauf	• Hypertrophie und Umbau der Herzmuskelfasern • Abnahme der Koronardurchblutung • Zunehmende Steifigkeit und arteriosklerotische Anlagerungen in den Gefäßen	• Abnahme des Herz-Zeit-Volumens • Bluthochdruck • Verminderte körperliche Belastbarkeit, v. a. bei Arbeit, Sport und in Höhe (➤ 15.3.4) • Wassereinlagerungen im Gewebe • Einschränkung z. B. der OP-Fähigkeit
Lunge Atmung	• Elastizitätsverlust • Verlust an Alveolen • Abnahme von Atemvolumina und maximaler Sauerstoffaufnahme	• Geringere Anpassungen an körperliche Belastung, besonders bei Arbeit, Sport und Höhe • Einschränkung z. B. der OP-Fähigkeit
Bewegungsapparat Knochen Muskeln	• Demineralisierung, Abnahme der Knochendichte • Abnahme der Muskelmasse **(Sarkopenie)**und -kraft durch Einlagerung von Fett- und Bindegewebe	• Geringere Kraft und Leistung • Schwäche, Gangunsicherheit • Stürze, Frakturen • Mobilitätseinschränkung bis zur Bettlägerigkeit
Nieren Harnwege Blase	• Abnahme von Nierendurchblutung und Filtrationsleistung der Nephrone • Abnahme des Blasenfassungsvermögens • Schwäche der Beckenbodenmuskulatur, geringerer Harnröhrenverschlussdruck	• Elektrolytstörungen • Labilerer Wasserhaushalt • Störungen der Blutdruckregulation (➤ 19.2, ➤ 15.3.4) • Langsamere Ausscheidung von Medikamenten • Urininkontinenz (➤ 19.5.5)
Geschmacks- und Geruchssinn	• Abnahme der Geschmacksknospen und Riechzellen	• Unlust am Essen, „Geschmacklosigkeit“ des Essens (➤ 9.5.5) • Vermindertes Riechvermögen (➤ 9.5.3)
Augen	• Trübung und Elastizitätsverlust von Linse und Hornhaut, Glaskörpertrübung • Steigender Augeninnendruck • Gesichtsfeldausfälle • Makuladegeneration	• Einschränkung der Nahakkommodation (Alterssichtigkeit ➤ 9.6.6) • Nachlassende Sehschärfe, verschwommenes Sehen • Vermehrter Lichtbedarf • Erblindung
Ohren	• Verlust von äußeren Haarzellen der Cochlea • Degenerative Veränderungen des Hörnervs	• Verlust der Hörfähigkeit hoher Töne, Schwerhörigkeit (➤ 9.7.7) • Gestörtes Sprachverstehen

Tab. 23.1 Übersicht über altersbedingt veränderte Organfunktionen und ihre körperlichen Auswirkungen.

23.2.2 Atmungsorgane

Die Elastizität der Lungen, die Compliance (➤ 16.5.4), nimmt mit zunehmendem Alter allmählich ab. Die Brustkorbbeweglichkeit und damit die Atembewegungen sind eingeschränkt. Alle wichtigen Parameter der *Lungenfunktion* (➤ 16.8.5) verschlechtern sich deutlich. Auch das Flimmerepithel der Atemwege, das der Selbstreinigung dient, wird weniger. Zusammen mit der Verminderung der Infektabwehr im Alter (➤ 23.2.7) bahnt dies den Weg für gefährliche Pneumonien, etwa im Rahmen einer Virusgrippe oder SARS-CoV-2-Infektion mit oft tödlichem Ausgang. Infolge der enormen Leistungsreserve der Lungen fühlen sich aber nur ältere Menschen mit bereits vorhandenen Lungenschädigungen, z. B. langjährige Raucher, im Alltag eingeschränkt.

23.2.3 Bewegungsapparat

Mit zunehmendem Alter werden die Knochen (besonders der Wirbelsäule und Hüfte) instabiler und durch Mineralverlust poröser (*Osteoporose* ➤ 5.4). Frauen sind aufgrund der starken Abnahme der Geschlechtshormone nach den Wechseljahren stärker von der Osteoporose betroffen als Männer. Bewegungsmangel und unzureichende Kalzium- und Vitamin-D-Zufuhr (➤ 11.4.4, ➤ 18.9) erhöhen das Osteoporoserisiko im Alter.
Im Laufe des Lebens nimmt die Körpergröße bei Frauen und geringer bei Männern um mehrere Zentimeter ab, vor allem durch Schrumpfung der kollagenen Fasern und Faserknorpel der Bandscheiben sowie osteoporosebedingte Höhenminderung und Verformung der Wirbelkörper.
Auch die Knorpelschicht der Gelenke wird dünner und unelastischer und vor allem an Stellen höchster Belastung rau. Viele ältere Menschen leiden unter einer *Arthrose* (➤ 4.3.6) (am häufigsten im Hüft- oder Kniegelenk).
Die Muskelmasse eines Erwachsenen vermindert sich jährlich ohne aktives Training um ca. 0,5%, wobei die Muskulatur im Bereich der Beine schneller schwindet als in den Armen. Der Muskelschwund wird dabei in der Regel durch Fett ersetzt. Diesen altersbedingten Muskelabbau nennt man **Sarkopenie.** Die mitursächlichen hormonellen und genetischen Ursachen kann der alternde Mensch wenig beeinflussen, er kann aber durch viel Bewegung und ausreichend Proteine in der Nahrung gegensteuern. Der Kraftverlust betrifft nicht einheitlich die gesamte Muskulatur, sondern es lässt z. B. besonders die Muskelkraft der Dorsalextensoren der Füße (Fußheber-Muskeln) stark nach. Dies begünstigt das Stolpern über die Fußspitze.

Medizinisches Problem Immobilität

Viele ältere Menschen leiden unter *Bewegungseinschränkungen* bis hin zur *Bettlägerigkeit.*
Ursachen sind neben den erwähnten altersbedingten Veränderungen des Bewegungsapparats auch Gangunsicherheiten durch eine vornüber geneigte, ungünstige Körperhaltung, neurologische Störungen (Schlaganfall ➤ 8.12, Morbus Parkinson ➤ 8.2.3), Durchblutungsstörungen in den Beinen oder Sehbehinderungen.
Führen Bewegungseinschränkungen zur Bettlägerigkeit, sind ohne höchsten Pflegeaufwand Komplikationen fast die Regel, vor allem:
- Dekubitus (➤ 7.5.9)
- Muskelatrophien (➤ 5.3.8) und Osteoporose (➤ 5.4)
- Darmverstopfung (*Obstipation* ➤ 17.8.7)
- Thrombosen und Lungenembolien (➤ 12.5.7)
- Lungenentzündung (*Pneumonie* ➤ 16.11.1).

Jede länger dauernde Immobilität beeinträchtigt auch stark das seelische Befinden. Die psychischen Reaktionen der Patienten reichen von aggressivem Verhalten gegenüber sich selbst und anderen (Pflegenden!) über eine Depression bis zu Passivität und Rückzug in kindliche Verhaltensmuster *(Regression).* Krankengymnastische Übungsprogramme helfen, die Betroffenen aus diesem Teufelskreis herauszuholen:
- Während Einzelgymnastik ein Eingehen auf den Patienten ermöglicht, entstehen bei der Gruppengymnastik soziale Kontakte, die ihrerseits die Mobilität des Patienten fördern
- Bei den täglichen Aktivitäten, z. B. der Körperpflege, soll der Betroffene so viel wie möglich selbst machen
- Viele Patienten *fühlen* sich einfach unsicher. Dann hilft es, Bewegungsabläufe immer und immer wieder zu üben (z. B. das Benutzen von Treppen).

Stürze

Jeder Dritte über 65-Jährige, jeder zweite über 80-Jährige stürzt mindestens einmal im Jahr. Jeder zehnte *Sturz* erfordert ärztliche Behandlung. Zu Stürzen führen – abgesehen von den erwähnten Ursachen einer Immobilität – auch Schwindel (➤ 23.3.5), plötzliche kurze Bewusstseinsverluste (*Synkopen* ➤ 14.5.6), Blutdruckregulationsstörungen, die Auswirkungen von Medikamenten, z. B. Schlafmittel, und der Wechsel in eine ungewohnte Umgebung. Das Sturzrisiko ist auch erhöht bei Wegfall des unteren peripheren Gesichtsfeldes beim Gehen mit einer Maske, wie z. B. während der COVID-19-Pandemie. Bei Osteoporose (➤ 5.4) steigt das Risiko für sturzbedingte Knochenbrüche. Wiederholte Stürze verstärken die Unsicherheit und Angst vor neuen Stürzen und führen neben den Verletzungen zur Einweisung in ein Krankenhaus oder begründen den Umzug in ein Seniorenheim.

Sturzrisiko mindern (P)

Entsprechend der vielfältigen Ursachen setzt auch die **Sturzprophylaxe** an vielen Punkten an:
- Regelmäßig die Sehschärfe kontrollieren und Brillengläser anpassen lassen
- Rutschfeste Schuhe tragen, auch drinnen (keine „Hausschlappen")
- Zimmer, Flure und Treppenhäuser hell beleuchten
- Stolperhindernisse wie Kabel, lose Teppiche, hohe Schwellen entfernen
- Handgriffe in Bad, Treppenhaus, Gängen montieren lassen
- Glätte (nasse Böden, Eis, Matsch) meiden
- Bei Unsicherheit Gehhilfen (Stöcke, Rollator) akzeptieren
- Physiotherapie, Kurse oder Sportangebote für ältere Menschen nutzen.

Im Krankenhaus passieren die meisten Stürze in der ersten Woche nach der Einweisung (fremde Umgebung!). Zu hohe oder zu niedrige Betten sowie übersteigbare Steckgitter erhöhen das Risiko. Die Pflegenden üben mit dem Patienten z. B. den Gang zur Toilette oder das Auffinden des Lichtschalters im Dunkeln und passen die Betthöhe weitestmöglich dem Patienten an.

23.2.4 Verdauungssystem und Leber

Im Vordergrund stehen der häufig parodontosebedingte *Zahnverlust* (➤ 17.2.2) und die damit verbundene Einschränkung der Kaufunktion.

Teil- und Vollprothesen können die *Kauleistung* oft weitgehend wieder gewährleisten. Allerdings bilden sich die Kiefer, und hier insbesondere die *Zahnfortsätze* (➤ Abb. 17.11), nach Entfernung der eigenen Zähne weiter zurück, sodass sich Prothesen allmählich lockern und angepasst oder erneuert werden müssen.

Die Leistungsfähigkeit von Leber und Bauchspeicheldrüse nimmt durch *Atrophie* (➤ 3.3) ab und führt evtl. zu verminderter Alkoholtoleranz, verzögertem Abbau in der Leber verstoffwechselter Substanzen (z. B. Medikamente ➤ 23.5) und erhöhtem Blutzucker.
Verstopfung ist ein häufiges Problem im Alter. Im Alter verlängert sich die Transitzeit durch das Kolon (➤ 17.8.2), und die Abnahme der rektalen Sensibilität führt oft dazu, dass erst größere Stuhlvolumina zu Stuhldrang führen.
Stuhlinkontinenz (Darminkontinenz), der unfreiwillige Abgang von Winden und Stuhl, ist umgekehrt ein ebenso häufiges Leiden des älteren Menschen, Frauen sind häufiger betroffen als Männer. Die fehlende Kontrolle über den analen Schließmuskel stellt für den alten Menschen nicht selten eine große psychische Belastung dar.

Nährstoffbedarf

Bei über 70-Jährigen ist der Kalorienbedarf auf rund 70 % des Kalorienbedarfes bei 20-Jährigen vermindert. Da aber der Bedarf an Eiweiß unverändert bleibt oder sogar steigt, muss die Zufuhr an Kohlenhydraten und Fetten im Alter um 40–50 % absinken! Auch der Vitamin- und Mineralstoffbedarf (insbesondere an Eisen, Folsäure, Kalzium, Vitamin B_{12} und Vitamin D) sinken nicht, sodass die Nahrung bei älteren Menschen sorgfältiger zusammengestellt werden muss. Am besten ist eine eiweißreiche, fettarme Mischkost. Reichlich Bal-

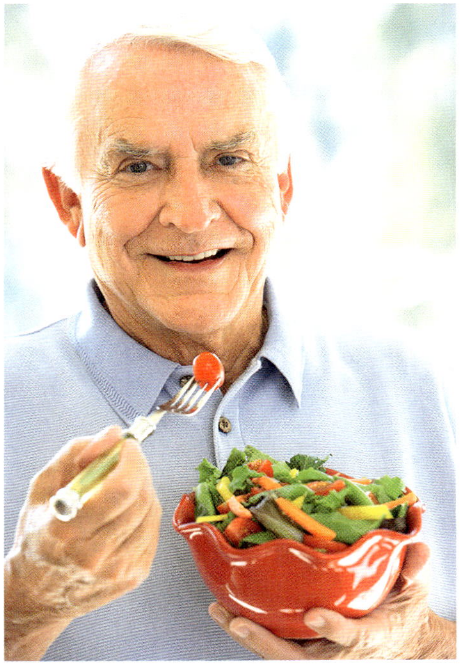

Abb. 23.6 Obst und Gemüse – wichtig in der Ernährung des älteren Menschen. Viele Seniorenresidenzen bieten für Ihre Bewohner, aber auch für ältere Menschen „von außen" einen Mittagstisch mit Salatbüfett/großen Salatbeilagen und mit reichlich Eiweißen an. [J787]

laststoffe, wie Obst und Gemüse, beugen der Obstipation vor (➤ Abb. 23.6). Viele ältere Menschen berücksichtigen dies intuitiv oder bewusst. Einige, besonders alleinstehende Männer, ernähren sich aber einseitig, sodass der Nährstoffbedarf nicht gedeckt wird.
Ist beim älteren Menschen zunächst Übergewicht ein wichtiges Problem, so werden ab etwa 80 Jahren Mangel- und Unterernährung und Untergewicht häufiger. Proteinmangel fördert den Verlust der Muskelmasse und begünstigt Muskelschwäche und Stürze. Hier können spezielle Diäten oder Trinksupplemente sinnvoll sein.

Wasserbedarf

Das Durstgefühl vieler älterer Menschen ist vermindert. Ein Zuwenig an Flüssigkeit kann nicht nur eine Obstipation, sondern auch Austrocknung (*Exsikkose* ➤ 11.6.3, ➤ 19.2.4) mit akuter Verwirrtheit, Fieber und einer zu geringen Urinproduktion (Oligurie) hervorrufen. Deshalb ist auf eine ausreichende tägliche Trinkmenge von ca. 1,5 l zu achten (Ausnahme: Herz- oder Niereninsuffizienz, ➤ 14.6.4, ➤ 19.6).

23.2.5 Nieren und ableitende Harnwege

Auch die Leistung der Nieren nimmt mit steigendem Alter ab. So sinkt die Zahl der *Nierenkörperchen* (➤ 19.1.4) vom 30.–70. Lebensjahr um 35%. Hinzu kommt eine verminderte Nierendurchblutung durch Veränderungen der Nierenarterien und Abnahme des Herz-Minuten-Volumens. Als Faustregel kann gelten, dass die glomeruläre Filtrationsrate (➤ 19.2.1) bei 80-Jährigen nur noch die Hälfte der von 20-Jährigen beträgt.
Muskelspannung und Fassungsvermögen der Harnblase nehmen mit zunehmendem Alter ab. Dies macht sich zuerst nachts bemerkbar. Mitbedingt durch die nachlassende Herzfunktion (die dadurch häufigen Ödeme werden beim nächtlichen Liegen wieder ins Gefäßsystem aufgenommen) und eine Prostatavergrößerung bei Männern (➤ 20.2.7) müssen ⅔ der über 65-Jährigen nachts *mehrfach* die Toilette aufsuchen (Nykturie). In der Hälfte der Fälle ist die *Drangzeit* (Zeit, in der der Harn gehalten werden kann) verkürzt, weshalb 30% zumindest zeitweise unter Inkontinenzbeschwerden (➤ 19.5.5) leiden. Wie bei der Stuhlinkontinenz ist die nachlassende Funktion des Beckenbodens mitverantwortlich. Ein gezieltes und regelmäßiges Beckenbodentraining kann zur Besserung führen.

PSA-Screening im Alter – sinnvoll?
Die Experten sind sich einig, dass der Schaden den Nutzen überwiegt, wenn bei über 75-jährigen Männern das prostataspezifische Antigen PSA (➤ 20.2.7) routinemäßig oder auf Wunsch des Patienten bestimmt wird. Es wird evtl. eine Kaskade von Diagnostik und Therapie in Gang gesetzt, die erfahrungsgemäß keinen Einfluss auf die Lebenserwartung in diesem Alter hat, aber durch Ängste, Nebenwirkungen und Komplikationen die Lebensqualität schmälert.

23.2.6 Blutbildung

Primär ist die Blutbildung im Knochenmark altersbedingt nicht verändert. Allerdings ist im hohen Alter der Eisenmangel durch ungenügende Zufuhr, abnehmende Resorption oder unentdeckte Blutverluste im Darm häufiger. Es kann so eine **Eisenmangelanämie** (➤ 12.2.6) entstehen, die als alterstypische Müdigkeit und Antriebslosigkeit fehlgedeutet wird, obwohl sie durch eine einfache Ferritinbestimmung im Blut problemlos festzustellen ist (➤ 12.2.5).

23.2.7 Immunsystem

Humorale *und* zelluläre Immunität (➤ 13.1.1) lassen beim älteren Menschen nach. B- und T-Lymphozyten und die bei Infektionen ausgeschütteten Botenstoffe wie Interferone und Interleukine (➤ 13.3) nehmen deutlich ab. Folgen sind nicht nur eine erhöhte Infektgefährdung und ein schwererer Verlauf der Infektionen, sondern auch eine Veränderung des klinischen Bildes. Das sonst für Infektionen typische Fieber kann fehlen, und auch auf die *Leukozytose* (➤ 12.3.5) als labordiagnostisches Zeichen bakterieller Infekte ist kein 100%iger Verlass mehr.
Die Alterung des Immunsystems ist auch für den Anstieg der Tumorerkrankungen bei älteren Menschen (mit) verantwortlich, da Tumorzellen nun weniger energisch von der Körperabwehr bekämpft werden.

23.2.8 Hormonsystem

Die Alterungsvorgänge des Hormonsystems verlaufen bei der Frau durch das *Klimakterium* (Wechseljahre ➤ 20.3.8) einschneidend: Folge des sinkenden Spiegels weiblicher Geschlechtshormone sind das Erlöschen der Fruchtbarkeit und die Wechseljahresbeschwerden.
Beim Mann verlaufen die Alterungsvorgänge des Hormonsystems unmerklich-langsam. Zwar sinken Testosteronkonzentration (➤ 20.2.3) und Spermiogenese (➤ 20.2.4) im Alter deutlich, der Mann ist aber meist bis ins hohe Alter zeugungsfähig. Eine eigentliche „Andropause" analog der Menopause gibt es insofern nicht.

23

Gleichwohl empfiehlt die Anti-Aging-Gesundheits„industrie" Männern die Substitution von DHEA oder Testosteron als Prophylaxe, meist ohne ausreichend auf die Risiken (etwa Hämatokritanstieg, Mammakarzinom, Prostatawachstum) hinzuweisen. Bei deutlichen Symptomen eines Androgendefizites allerdings hat eine Testosteronsubstitution positive Auswirkungen auf die Lebensqualität, insbesondere zusammen mit körperlichem Training auch auf die Muskelkraft. Auch eine Substitution mit Östrogenen und Gestagenen bei Frauen kann eine Osteoporose, häufige Blasenentzündungen und die Veränderungen an den Genitalorganen, z. B. Dünnerwerden und Austrocknen der Scheidenschleimhaut, deutlich abmildern. Da auch hier Risiken existieren, ist der Einsatz sorgfältig abzuwägen und mit der Betroffenen zu diskutieren.

Auch die übrigen hormonellen Funktionen ändern sich, klinisch aber weniger bedeutend, da z. B. der rund 15% niedrigeren Schilddrüsenhormonausschüttung ein entsprechend langsamerer Abbau mit konstanten Blutspiegeln gegenübersteht. Fallen sie aber, sind sie oft nicht nur die Ursache für mangelnde Leistungsfähigkeit, sondern auch für auffallende Teilnahmslosigkeit und depressive Verstimmungen. Auch hat eine erniedrigte Glukosetoleranz im Alter (➤ 11.6.1), große Bedeutung. Der Typ-2-Diabetes nimmt altersparallel zu.

23.2.9 Sexuelle Funktion

Die Fähigkeit zum Geschlechtsverkehr (Koitus) bleibt erhalten. Das sexuelle Begehren (Libido) nimmt jedoch ab und der sexuelle Reaktionszyklus (➤ 20.5.4) verändert sich:

- Beim Mann lässt die Erektionsfähigkeit im Alter deutlich nach (➤ 20.5.5). Die Erektion erfordert intensivere Stimulation oder die Einnahme von PDE-5-Hemmern, z. B. Viagra® (➤ 20.2.8). Nach dem Orgasmuserlebnis erfolgt die Rückbildung viel rascher, und die *Refraktärzeit* (➤ 20.5.4) steigt
- Bei der Frau verzögert sich die Scheidenbefeuchtung in der Erregungsphase. Die Orgasmusphase ist in der Regel ebenfalls kürzer, und die Rückbildung der sexuellen Erregung erfolgt rascher

- Insbesondere Erkrankungen des Bewegungsapparates (z. B. Hüftarthrose ➤ 4.3.6) können den Geschlechtsverkehr schmerzhaft oder unmöglich machen.

Sexualität im Alter
Ältere Menschen, die in einer Paarbeziehung voller Zuneigung leben und/oder die in jüngeren Jahren ein aktives Sexualleben hatten, setzen dies auch im Alter fort (➤ Abb. 23.7). Nach einer Zürcher Studie „Sexualität in der zweiten Lebenshälfte" geben 80% der Männer mit einem durchschnittlichen Alter von 62 Jahren und 60% der Frauen im Alter von 58 Jahren an, dass Sex ein wichtiger Bestandteil ihrer Lebensqualität sei. Der Geschlechtsakt braucht aber in der Regel mehr Zeit und Stimulation und die Intervalle können größer werden. Sex bleibt auch im Alter ein Grundbedürfnis, aber es fehlt oft an Partnern, die dieses Bedürfnis befriedigen können. Auffallend ist, dass nach dem Verlust des Partners besonders Männer sich um einen neuen Sexualpartner bemühen, während Frauen dies nur selten tun. Die Situation in Seniorenheimen, in denen die Privatsphäre oft nicht größtmöglich geschützt wird, trägt dazu bei, dass gewünschte Sexualität nicht ausgelebt werden kann.

23.2.10 Sinnesorgane

Sehen

Etwa im 40.–50. Lebensjahr beginnt die *Alterssichtigkeit* (Presbyopie ➤ 9.6.6). Die Betroffenen brauchen eine Lesebrille, da die Linse durch Elastizitätsverlust die Fähigkeit zur Verformung und damit zur scharfen Abbildung naher Gegenstände auf der Netzhaut verliert. Außerdem reagieren die Pupillen im Alter langsamer auf einen Wechsel der Lichtverhältnisse und können sich nicht mehr so weit öffnen. Verschärft durch den Funktionsverlust peripherer Netzhautanteile infolge Durchblutungsstörungen bereitet das Sehen im Dunkeln Schwierigkeiten. Das Farbsehen lässt deutlich nach.

20 % der über 80-Jährigen sind sehbehindert, d. h. die Sehschärfe des besseren Auges liegt trotz Korrektur nur bei ⅓–1/20 (30–5 %) des Normalwertes (100 %). Häufig sind der gut behandelbare *graue Star* (Linsentrübung ➤ 9.6.3), der *grüne Star* (gesteigerter Augeninnendruck ➤ 9.6.1) und die schwerer zu therapierende *altersbedingte Makuladegeneration* (Schädigung der Netzhaut ➤ 9.6.2), die im Endstadium Erblindung bedeutet.

Hören

Auch der teilweise Verlust der Hörfähigkeit scheint eine unvermeidliche Konsequenz des Alterns zu sein (**Presbyakusis,** *Altersschwerhörigkeit*). Der Hörverlust betrifft vor allem den oberen Frequenzbereich. Oberhalb von 1.000 Hz (der Sprachbereich reicht von 250–4.000 Hz) sinkt das Hörvermögen auf beiden Ohren zwischen dem 30. und 80. Lebensjahr *insgesamt* um ca. 10 dB (Dezibel), oberhalb 4.000 Hz ab dem 40. Lebensjahr hingegen *alle zehn Jahre* um etwa 10 dB. Typisch ist, dass der ältere Mensch zunächst das Klingeln des Telefons „überhört" und erst später das Sprachverständnis – vor allem bei Nebengeräuschen – spürbar leidet.

Geschmack und Geruch

Bis zum 70. Lebensjahr büßt der Mensch etwa ⅔ seiner Geschmacksknospen ein, und auch der Geruchssinn lässt nach. Daher klagen viele alte Menschen über den angeblich „faden" Geschmack ihres Essens.

Weitere Sinnesleistungen

Die Abnahme weiterer Sinnesleistungen wirft in erheblichem Maß auch medizinische Probleme auf:

- Abnahme der *Durstwahrnehmung* (➤ 23.2.4)
- Abnahme der *Temperaturwahrnehmung*, besonders für Kälte (➤ 23.2.12)
- Abnahme der *Schmerzwahrnehmung*
- Abnahme der *Funktion des Gleichgewichtsorgans* (➤ 9.7.8)
- Abnahme der *Propriozeption* (Tiefenempfindung im Bewegungsapparat), wodurch die Balancefähigkeit etwa beim Überwinden kleiner Hindernisse am Boden leidet.

Aktiv Autofahren?
Grundsätzlich sind gesunde alte Menschen durchaus in der Lage, bis ins hohe Alter ein Auto zu lenken. Allerdings können die nachlassenden Sinnesleistungen, langsamere Reaktionen sowie Medikamenteneinnahme in Kombination mit dem immer hektischer werdenden Straßenverkehr das Autofahren im Alter zum Risiko werden lassen.
Die eigenen Defizite werden oft verdrängt, weil die Fähigkeit zum Autofahren als wichtige Kompetenz angesehen wird und das Auto zudem für die Mobilität unverzichtbar erscheint. In vielen Ländern wird ab einem bestimmten Alter die Fahrtauglichkeit regelmäßig ärztlich überprüft (z. B. in der Schweiz obligatorisch ab 75 Jahren alle zwei Jahre). In Deutschland gibt es keine gesetzliche Regelung. Umso mehr sind Angehörige, Pflegende und Ärzte gefordert, bei berechtigten Bedenken mit dem Betroffenen zu sprechen und ihm die Entscheidung zur Rückgabe des Führerscheins zu erleichtern.

23.2.11 Haut und Haare

Der Farbverlust der Haare wird zwar teils recht früh sichtbar, ist aber medizinisch nicht von Bedeutung. Dabei wird das einzelne Haar durch Verlust der Farbpigmente nicht grau, sondern weiß, der Grauton entsteht durch das gleichzeitige Vorhandensein noch farbiger und bereits weißer Haare. Die Haare werden außerdem dünner, und der tägliche Haarausfall nimmt in der Regel zu.

An der Haut bilden sich durch Abnahme des Wassergehalts und Elastizitätsverlust als Erstes sog. *Krähenfüße* um die Augen und *Lachfalten* um die *Mundwinkel.* Die Haut wird schlaffer. Das Unterhautfettgewebe schwindet, durch nachlassende Talgdrüsenaktivität wird die Haut trockener (➤ Abb. 23.8) und später leichter verletzbar bei gleichzeitig verlangsamter Wundheilung. Typisch sind auch bräunliche *Altersflecken,* die sich vor allem an Händen und im Gesicht bilden und durch unregelmäßige Pigmentproduktion bedingt sind. Im Gesicht und am Oberkörper treten nicht selten *Alterswarzen (seborrhoische Keratosen)* auf.

23.2.12 Regulation der Körpertemperatur

Die Fähigkeit zur Regulation der Körpertemperatur lässt bei älteren Menschen nach. Viele Ältere frieren häufig, andere haben ein eingeschränktes Kälteempfinden, sodass die Körperkerntemperatur unter 35,5 °C abfallen kann. Studien haben ergeben, dass eine latente – dem Betroffenen nicht bewusste – Unterkühlung bei älteren Menschen häufig auftritt. Umgekehrt sind Ältere bei Hitze, besonders bei feuchter Hitze, viel eher gefährdet als junge Menschen. Die Fähigkeit zum Schwitzen, das effektivste Kühlsystem, lässt bei Senioren nach.

Sinnvoll: Temperaturreize
Zum Training der Anpassungsfähigkeit an wechselnde Temperaturen und zur Steigerung des Immunsystems sind regelmäßige „Temperaturreize" sinnvoll. Ideal sind z. B. Wechselduschen an Beinen oder Armen.

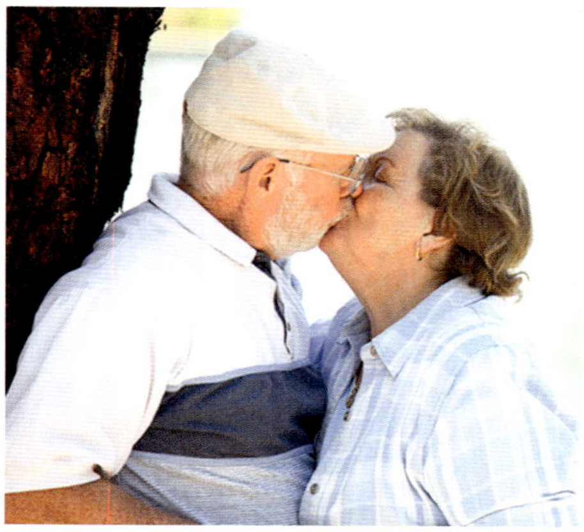

Abb. 23.7 Körperliche Nähe, Zuneigung und Sexualität – wesentliche, aber leider oft unerfüllte Grundbedürfnisse auch des älteren Menschen. [J787–024]

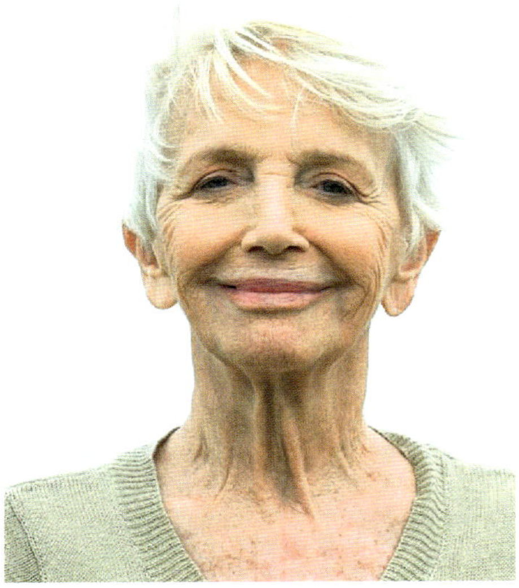

Abb. 23.8 Frau mit Hautfalten und schneeweißem, dünnem Haar als typische Alterungszeichen von Haut und Haaren. [J787–031]

23.3 Veränderungen der zentralnervösen und psychischen Funktionen

23.3.1 Alterung des Gehirns

Die Zahl der Nervenzellen im Gehirn nimmt während des ganzen Lebens ab. Doch dieser Schwund erklärt nicht den klaren Abfall *messbarer* intellektueller Leistungen, der bei geistig Untrainierten ab dem 40. und bei geistig Trainierten ab dem 80. Lebensjahr festzustellen ist. Von diesem Abfall sind die Gedächtnisleistungen (des Kurzeit- mehr als des Langzeitgedächtnisses), die Konzentrationsfähigkeit, die Schreibgeschwindigkeit sowie viele weitere schwerer messbare Gehirnleistungen betroffen.

Viel mehr als die Zahl der Nervenzellen sind für diesen Leistungsschwund die vielfältigen folgenden Veränderungen maßgeblich:

- Eine relativ starke Abnahme von *Ganglienzellen* und *Astrozyten* (➤ 4.5.2)
- Eine deutliche Abnahme der *neuronalen Synapsen* (➤ 4.5.1, ➤ 8.2.1)
- Eine Volumenabnahme der *weißen Substanz* des Gehirns (➤ 8.8.8) und der Hirnrinde, insbesondere in frontalen Hirnanteilen
- Bindegewebige Verdickungen der *Hirnhäute* (➤ 8.11.1)
- Sogenannte *senile Plaques* (Amyloidablagerungen, ➤ 23.4.3) und neurofibrilläre Degenerationen
- Eine Abnahme der *Neurotransmitterausschüttung* (➤ 8.2.3).

23.3.2 Kognitive Funktionen

Nach heutigem Wissen lassen sich bei den *kognitiven* Funktionen (*Kognition* = Sammelbegriff für Wahrnehmung, Denken, Erkennen und Erinnern) zwei Gruppen bilden, die sich im Alter unterschiedlich verändern:

- Die erste Gruppe, *„kristallisierte Funktionen"* genannt, beinhaltet bildungs- und übungsabhängige Leistungen wie beispielsweise Wortverständnis und Sprachvermögen. Sie nehmen mit dem Alter kaum ab und sind durch Aktivität und Training sogar noch steigerbar
- Die zweite Gruppe, *„flüssige Funktionen"* genannt, umfasst die abstrakten, inhaltsübergreifenden Grundfunktionen. Zu ihnen gehört das (sehr rasche) Entscheiden in unübersichtlicher Situation, die (mühelose) Gedächtnisbildung und (schnelle) Orientierung in neuen Umgebungen. Diese Funktionen nehmen im Alter, vor allem in ihrer Geschwindigkeit, kontinuierlich ab. Die Tendenz alter Menschen zur Vorsicht verstärkt den Eindruck der langsamen Informationsverarbeitung.

P

Große Unterschiede

Bei Beratung und Anleitung älterer Menschen ist besonderes Fingerspitzengefühl gefragt (➤ Abb. 23.9). Viele ältere Menschen sind geistig rege und entsprechend gut und schnell schulbar, bei anderen ist dies nicht der Fall. Etliche alte Menschen sind sehr vorsichtig und trauen sich eher zu wenig zu, andere kaschieren Defizite, bitten z. B. aus Stolz nicht um Wiederholung des Gesagten, oder haben keine Einsicht (mehr) in eigene Defizite. Die Gratwanderung zwischen zu viel und zu wenig Information auf einmal, Über- und Unterforderung bzw. Bevormundung, ist oft schwierig.

23.3.3 Veränderungen der Emotionalität

Mit **Emotionalität** werden einerseits kurzfristige Gefühle wie Ärger oder Freude und andererseits längerfristige Stimmungen oder auch Wohlbefinden und Lebenszufriedenheit bezeichnet.

Obwohl angenommen werden könnte, dass alte Menschen wesentlich häufiger traurig oder depressiv, unzufrieden oder missmutig seien, konnte dies in Untersuchungen nicht eindeutig bestätigt werden. Allenfalls lässt sich eine geringere „Auslenkung" emotionaler Reaktionen im Alter nachweisen (also keine Schwankungen zwischen himmelhoch jauchzend und zu Tode betrübt innerhalb weniger Minuten).

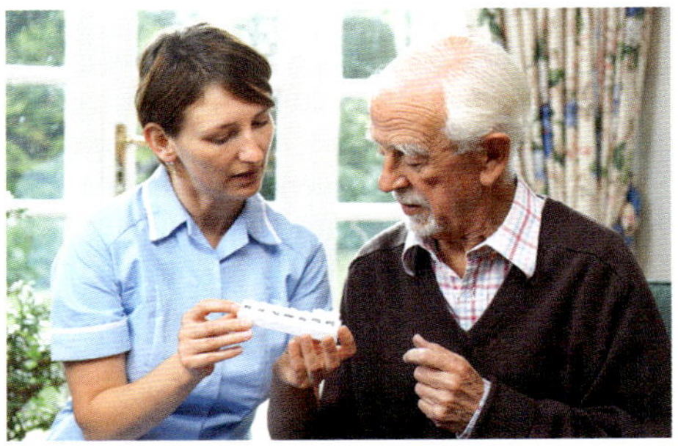

Abb. 23.9 Anleitung, Beratung und Schulung alter Menschen, hier zur Medikamenteneinnahme, kann ebenso leicht sein wie bei jüngeren, aber auch viel Zeit erfordern. [J787]

W

Beeinflussende Faktoren

Für die Emotionalität, also den Gefühlshaushalt des älteren Menschen, sind Faktoren wie Gesundheit, Aktivitätsniveau und sozialer Status von größerer Bedeutung als das chronologische Alter.

Veränderungen der Persönlichkeit

Die **Persönlichkeitsmerkmale** („Charaktereigenschaften") eines Menschen ändern sich bis ins hohe Alter kaum, allenfalls verstärken sich die das Individuum besonders auszeichnenden Charaktereigenschaften im Alter. Eine klare Tendenz gibt es allerdings: für den Bereich der Extroversion/Introversion findet sich eine Zunahme der *Introversion* (abschirmendes, zögerndes, abwartendes Verhalten) und eine Abnahme der *Extroversion* (offenes, entgegenkommendes Verhalten).

23.3.4 Veränderungen im Schlafverhalten

Schlafforscher gehen von einem stark veränderten Schlafverhalten im Alter aus:

- Die **Dauer des Nachtschlafes** nimmt *leicht* ab: 6–7 Stunden reichen, im Einzelfall schwankt dies aber von 4–10 Stunden. Die weit verbreitete Ansicht, ältere Menschen benötigten weniger Schlaf als jüngere, ist falsch. Tatsache ist aber, dass im Alter die Fähigkeit zum durchgehenden und langen Schlafen abnimmt (➤ 8.14)
- Die **Schlafqualität** nimmt relativ *stark* ab, insbesondere sind die Tiefschlafphasen (tiefster *Non-REM-Schlaf* ➤ 8.8.3) verkürzt oder verschwinden, während kurze *Aufwachperioden (micro arousals)* zunehmen und der Schlaf leichter störbar wird (z. B. durch Lärm, emotionale Spannungen oder Husten)
- Parallel zum kürzeren und fragmentierteren (= bruchstückhafteren) Nachtschlaf kommt es tagsüber zu kurzen Einschlafphasen.

Häufig: Schlafstörungen im Alter

Alte Menschen, Frauen mehr als Männer, klagen sehr häufig über **Ein- und Durchschlafstörungen,** meist in Verbindung mit ausgeprägter **Tagesschläfrigkeit.**

Allerdings ist nicht jedes gestörte Schlafempfinden tatsächlich eine Schlafstörung im engeren Sinn. Viele Menschen wachen nachts mehrfach für kurze Zeit auf und haben am nächsten Morgen das Gefühl, „sie hätten die ganze Nacht wach gelegen". Schläft der ältere Mensch wirklich zu wenig, sollte zuerst nach Faktoren gesucht werden, die ihm den Schlaf rauben, etwa Schmerz, Lärm, zu häufige Toilettengänge bei Herzinsuffizienz (➤ 14.6.4),

aber auch seelische Belastungen wie beispielsweise Einsamkeit. Paradoxerweise hilft manchmal eine abendliche Tasse Kaffee, die einen zu niedrigen Blutdruck erhöht und so die Gehirndurchblutung verbessert.
Die oft als Schlafmittel eingesetzten Benzodiazepine sollten nur kurzzeitig gegeben werden, da die Gefahr der Gewöhnung besteht und das Risiko (nicht nur nächtlicher) Stürze steigt. Antidepressiva mit schlafanstoßender Wirkung haben geringere unerwünschte Wirkungen und können eher über einen längeren Zeitraum verordnet werden. Die Wirklichkeit sieht allerdings anders aus: Über 50 % der selbst versorgten und 90 % der stationär gepflegten alten Menschen erhalten Schlafmittel, am häufigsten Benzodiazepine.

Erlernbar: guter Schlaf

Sinnvoll ist es, den Lebensrhythmus mit dem Ziel eines besseren Schlafes zu überprüfen. Die Schlafforschung hat dabei zehn Regeln vernünftiger **Schlafhygiene** formuliert:

- Sich über Tag regelmäßig bewegen („müde machen")
- Vernünftig essen (leichte, nicht zu späte Abendmahlzeiten, aber nicht hungrig ins Bett gehen)
- Außer für einen kurzen Mittagsschlaf (falls erforderlich) nur nachts und nur zum Schlafen das Schlafzimmer betreten
- Aktivitäten nicht zu spät beenden. Aufregende Fernsehsendungen am Abend vermeiden
- Nicht im Streit z. B. mit dem Partner ins Bett gehen. Günstiger ist ein ruhiger Tagesausklang, auch körperliche Nähe zum Partner verbessert den Schlaf
- Schlaf fördernde Alternativen probieren, z. B. Kräutereinschlaftees, Baldriantropfen oder eine geringe Alkoholmenge
- Sich immer in etwa zur gleichen Zeit (± 30 Minuten) ins Bett legen
- Für Wärme sorgen (Kälte ist ein Einschlafkiller), z. B. durch zweite Bettdecke, warme Socken
- „Einschlafritual" etablieren: Schlafzimmer lüften, umziehen, Zähne putzen, zur Toilette gehen
- Und nicht zuletzt: Sich nicht aufregen und unter Druck setzen, wenn der Schlaf nicht kommen will.

23.3.5 Schwindel

Ein sehr häufiges Problem des älteren Menschen ist **Schwindel,** eine Störung der zentralen oder peripheren Gleichgewichtsfunktion. Nach Untersuchungen bei Hausärzten geben annähernd 50 % der über 75-Jährigen häufigen Schwindel an. Schwindel gefährdet den Betroffenen durch erhöhte Sturzgefahr und Immobilität. Im Schwindelanfall hat der Kranke eine akut gestörte Orientierung im Raum mit Sturzgefahr, oft zusammen mit Übelkeit, Erbrechen und anderen vegetativen Symptomen.

Schwindel kann zahlreiche Ursachen haben, etwa Erkrankungen des Gleichgewichtsorgans, Herzrhythmusstörungen, zerebrale Durchblutungsstörungen oder kann auch Auswirkung von Medikamenten sein. Diagnostische Abklärung wie auch Behandlung sind gerade bei alten Menschen oft schwierig. Eine Bewegungsvermeidung, um den Schwindel zu mindern, ist nur bei bestimmten Schwindelformen kurzzeitig angebracht. Meist ist es wesentlich, einerseits für Sicherheit zu sorgen, z. B. durch Gehhilfen, andererseits aber den alten Menschen zu Bewegung und ggf. Gleichgewichtstraining zu motivieren, die langfristig überwiegend besser helfen.

23.4 Psychiatrische Erkrankungen im Alter

Psychiatrische Erkrankungen gehören nach den Herz-Kreislauf- und Tumorerkrankungen zu den häufigsten Alterserkrankungen. Somatische Ursachen müssen sorgfältig ausgeschlossen werden.

23.4.1 Verwirrtheit – zentrales Problem im Alter

Verwirrtheit bezeichnet eine Störung mit *Desorientiertheit* (Störung des normalen Raum- und Zeitempfindens), *Denkstörungen* (z. B. verlangsamtes Denken, Wahnvorstellungen) und *Gedächtnisstörungen.*
Bei vielen älteren Patienten ist die Verwirrtheit das zentrale Problem, vor allem auch das der Angehörigen und Pflegenden. Schwer Erkrankte erkennen nicht einmal mehr die nächsten Angehörigen, laufen rast- und ziellos durch den Raum und zeigen ernste Störungen des Schlaf-Wach-Rhythmus mit nächtlichem Herumwandern und langen Schlafperioden über Tag. Nicht selten werden die verwirrten Patienten, meist aus Angst oder Wahnvorstellungen heraus, aggressiv und bedrohen ihre Mitmenschen.

23.4.2 Akute Verwirrtheit

Akute Verwirrtheit setzt plötzlich ein. Sie ist oft reversibel, dauert häufig nur Stunden oder Tage an und wird meist durch mehrere ungünstige Faktoren hervorgerufen:

- Medizinische Ursachen wie Hormonstörungen, Flüssigkeitsmangel, Störungen des Elektrolythaushalts (insbesondere auch Natriummangel = Hyponatriämie), Sauerstoffmangel des Gehirns (➤ 8.12), zu niedriger Blutdruck, Herz- oder Atmungsinsuffizienz, Infekte oder Stoffwechselentgleisungen bei Diabetes
- Quälende Schmerzen
- Unerwünschte Arzneimittelwirkungen (Arzneimittelnebenwirkungen oder Interaktionen bei mehreren Arzneien) oder Arzneimittelüberdosierungen
- Arznei- und Narkosemittel nach größeren Operationen (postoperatives Delir)
- Vergiftungen, insbesondere durch Alkohol
- Soziale Ursachen, z. B. Krankenhauseinweisung, Umzug in eine Pflegeeinrichtung, Tod des Partners oder Stress.

Werden die Ursachen erkannt und beseitigt, verschwinden die akuten Störungen oft schnell. Allerdings beruht ein großer Teil der akuten Verwirrtheitszustände auf der Verstärkung einer bisher maskierten (latenten) Demenz.

Notfall: Akut verwirrt

Akute Verwirrtheitszustände sind Notfälle, die sorgfältiger Klärung, Überwachung und Betreuung bedürfen. Nahrungsverweigerung, Unfähigkeit zur Kooperation, Weglauftendenzen und aggressive Handlungen sind sehr häufig und begründen ggf. eine zwangsweise Krankenhauseinweisung.

23.4.3 Chronische Verwirrtheit und Demenz

Eine **chronische Verwirrtheit** entsteht langsam und nimmt über Jahre allmählich zu. Ursache ist zumeist eine **Demenz** (*lat.* de = ab, weg; *lat.* mens = Verstand), worunter man den organisch bedingten, fortschreitenden Verlust der kognitiven Fähigkeiten versteht. Die Betroffenen leiden unter Gedächtnis-, Wahrnehmungs-, Denk- und Sprachstörungen (z. B. Wahnvorstellungen), Desorientiertheit, Persönlichkeitsveränderungen mit Verlust der Selbstreflektion und in der Folge auch körperlichem Abbau.

Pflegebedürftigkeit

Die Demenz ist eine der häufigsten Ursachen von Pflegebedürftigkeit im Alter. Sie ist unheilbar. Zwar können die Hirnleistungsstörungen durch sorgfältige Behandlung und Pflege oft für eine gewisse Zeit gemildert werden, doch wird der Patient meist innerhalb weniger Jahre vollkommen von der Fürsorge anderer abhängig und braucht eine 24-Stunden-Betreuung.
Seit 1995 müssen sich in Deutschland Krankenversicherte gegen das Risiko versichern, pflegebedürftig zu werden. Die Leistungen dieser obligatorischen Pflegeversicherung werden von Gutachtern gemäß der Selbstständigkeit/Unselbstständigkeit in verschiedenen Bereichen zugeordnet.
Mit der zu erwartenden steigenden Zahl der Demenzkranken ist ein Notstand in der Altenpflege absehbar. Die Kosten werden explodieren. Angehörige, Pflegeeinrichtungen und Kliniken sind heute schon oft genug überlastet, ein dramatischer Mangel an gut ausgebildetem Personal für die Altenpflege zeichnet sich ab.

Die Demenz ist eine außerordentlich häufige Erkrankung. Zurzeit leben ca. 1,6 Millionen Demenzkranke in Deutschland. Für 2050 rechnen Experten mit einer Verdopplung dieser Zahl. Diese düstere Prognose basiert auf der generellen Zunahme alter Menschen. Je fortgeschrittener das Alter ist, desto höher ist die Wahrscheinlichkeit, an Demenz zu erkranken (➤ Abb. 23.10), durchschnittlich erkrankt jeder dritte Hochbetagte. Frauen haben durch die größere Lebenserwartung einen höheren Anteil an den Demenzkranken.

Erfreulicherweise zeichnet sich aber in neueren Statistiken ab, dass in den jüngeren Altersgruppen die Prävalenzrate für Demenz sinkt. Es scheint so, dass Anstrengungen im Bereich der Prävention von Herz-Kreislauf-Erkrankungen, Diabetes und Übergewicht auch einen positiven Effekt auf die Entstehung der Demenz haben. Dies kommt auch in dem Schlagwort der nationalen Demenz-Strategie in England „What's good for your heart is good for your head" („Was für Ihr Herz gut ist, ist (auch) gut für Ihren Kopf") zum Ausdruck.

Krankheitsentstehung

Zwei Hauptformen werden unterschieden:

- In 65 % liegt eine **Alzheimer-Demenz** vor. Frauen sind häufiger betroffen als Männer. Ihre Ursache ist bis heute ungeklärt, diskutiert werden vor allem genetische und Stoffwechselfaktoren. Ungeklärt ist auch, ob die bei der histologischen Untersuchung des Gehirns darstellbaren *Amyloidablagerungen* (Amyloid ist eine Eiweißstruktur) Ursache oder Folge der Erkrankung sind. Das Gehirn der Patienten schrumpft im Laufe der Erkrankung immer mehr *(Hirnatrophie)*
- In 15 % handelt es sich um eine **vaskuläre** *(gefäßbedingte)* **Demenz.** Sie betrifft vor allem Männer und ist oft eine Folge „vieler kleiner Schlaganfälle" (➤ 8.12, *Multiinfarkt-Demenz*) auf dem Boden einer deutlichen Arteriosklerose (➤ 15.1.4)
- Weitere 15 % sind Mischformen aus Alzheimer- und vaskulärer Demenz
- Der Rest verteilt sich auf seltene Ursachen.

Symptome der Demenz

Die Krankheit beginnt mit leichten *Gedächtnisstörungen* (Vergessen von Erledigungen oder Verabredungen), die der Kranke beispielsweise durch das Schreiben von „Merkzettelchen" auszugleichen versucht. Es folgen *Orientierungsstörungen* und evtl. *Persönlichkeitsveränderungen* mit Wutausbrüchen, Feindseligkeit, Erregungs- und Unruhezuständen. Schlafstörungen mit zum Teil völliger Tag-Nacht-Umkehr sind häufig. Im Endstadium erkennt der Patient seine nächsten Angehörigen nicht mehr (➤ Abb. 23.11) und ist sowohl stuhl- als auch harninkontinent.

Typische Demenzsymptome

Intellektueller und kognitiver Bereich:
- Gedächtnisstörung
- Zerstreutheit, Konzentrationsstörung
- Orientierungsstörungen zu Raum, Zeit (Verlust des Tag-Nacht-Rhythmus), Situation und Personen
- Probleme in sprachlichem Ausdruck/Sprachverständnis

Aber: emotionale und soziale Bedürfnisse bleiben erhalten!

Stimmungen und Befindlichkeit:
- Interessenlosigkeit
- Affektiver Rückzug
- Ängstlichkeit
- Stimmungslabilität, Neigung zu diffuser Verstimmtheit.

Verhalten:
- Apathie
- Reizbarkeit und Aggressivität.

Körperliche Funktionen:
- Stuhl- und Harninkontinenz.

Üblicherweise wird die Demenz in drei **Stadien** eingeteilt. Bei einer **leichten Demenz** sind die Beschwerden zwar merklich, die meisten Alltagstätigkeiten sind in vertrauter Umgebung aber noch möglich. Bei einer **mittelschweren Demenz** bestehen Orientierungsstörungen auch in vertrauter Umgebung, Alltagstätigkeiten werden zunehmend unmöglich, zwanghaftes Verhalten (z. B. Räumen) und Unruhe zum Problem. Bei einer **schweren Demenz** benötigt der Patient Hilfe bei allen Aktivitäten des täglichen Lebens, und durch den fortschreitenden Verlust motorischer Fähigkeiten häufen sich körperliche Komplikationen.

Schützt Bildung vor Demenz?

Auch Geistesarbeiter sind nicht gegen Demenz gefeit, wie z. B. die Demenzerkrankung des Hochschullehrers und Literaten Walter Jens zeigt. Aber es gibt Hinweise, dass Bildung und Wissen dem Gehirn eine gewisse Reserve geben, das Erlöschen der Gehirnfunktionen hinauszuschieben.

Prinzipien der Behandlung und Pflege

Die **internistische Basistherapie** bei der vaskulären Demenz soll durch Behandlung der zugrunde liegenden Risikofaktoren erneute *Ischämien* (Mangeldurchblutungen) des Gehirns vermeiden. Hierzu gehören insbesondere eine Therapie von Herzrhythmusstörungen (➤ 14.5.6, ➤ 14.5.7) und Bluthochdruck (➤ 15.4.1).

Antidementiva sollen die kognitiven Funktionen stabilisieren und Einbußen hinauszögern. Im Frühstadium der Alzheimer-Demenz werden besonders *Azetylcholinesterase-Hemmer* wie etwa Rivastigmin (z. B. Exelon®) eingesetzt, bei mit-

Altersgruppe	Mittlere Prävalenzrate nach EuroCoDe (Prozent)			Geschätzte Zahl Demenzkranker in Deutschland		
	Männer	Frauen	Insgesamt	Männer	Frauen	Insgesamt
65-69	1,79	1,43	1,60	39.140	33.990	73.130
70-74	3,23	3,74	3,50	55.030	72.970	128.000
75-79	6,89	7,63	7,31	132.920	184.560	317.480
80-84	14,35	16,39	15,60	157.780	261.490	419.270
85-89	20,85	28,35	26,11	108.360	277.160	385.520
90 und älter	29,18	44,17	40,95	51.880	252.560	304.440
65 und älter	**7,16**	**10,95**	**9,99**	**545.110**	**1.082.730**	**1.627.840**

Abb. 23.10 Alters- und geschlechtsabhängige Prävalenzraten für Demenz in Deutschland (nach dem Demenz-Report des Berlin-Instituts für Bevölkerung und Entwicklung). [W941]

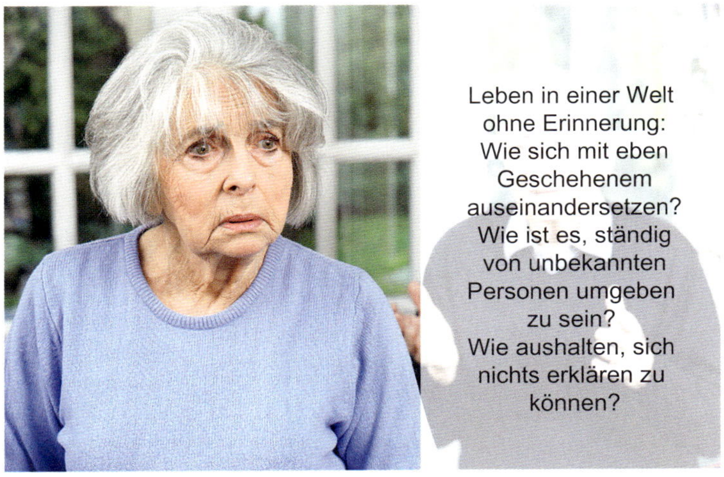

Abb. 23.11 Sich in die „Innenwelt" eines Menschen mit Demenz, eine Welt ohne Erinnerungen und mit ständig unbekannten neuen Personen, hineinzuversetzen, ist nicht leicht, aber es kann helfen, seine Nöte und sein scheinbar „verrücktes", „paranoides" Verhalten zu verstehen. [J787]

telschweren bis schweren Formen Memantin (z. B. Axura®). 2021 wurde in den USA der gegen das Amyloid gerichtete monoklonale Antikörper Adcanumab zur Behandlung der Alzheimer-Demenz zugelassen. Er hat in Studien allerdings widersprüchliche Ergebnisse gezeigt. Eine Heilung ist durch keine der genannten Substanzen möglich, allenfalls eine gewisse Verzögerung des Verlaufs. Zusätzlich kann eine medikamentöse Behandlung z. B. von Schlafstörungen oder Erregungszuständen nötig sein.

Aktivierende Betreuung umfasst z. B. körperliches und Selbsthilfetraining. Wichtig ist auch die **Angehörigenberatung** und **-betreuung:** Meist ruht die Hauptlast der Betreuung auf der Familie; ihnen ist frühzeitig mit Rat (z. B. Hausarzt, spezialisierte Einrichtungen) und Tat (z. B. ambulante Dienste) zu helfen.

P

Umgang mit Demenzkranken

Der Umgang mit dem Demenzkranken wird an das Stadium der Erkrankung angepasst. Kann der Betroffene z. B. Orientierungshilfen noch verstehen, werden sie in die Pflege „eingebaut". Ist dies nicht mehr der Fall, wird nicht versucht, einen Realitätsbezug zu erreichen, den der Kranke einfach nicht mehr leisten kann, sondern der ihn nur verunsichert. Zudem reagieren Betroffene individuell unterschiedlich.

Generell gilt:

- Sich um einen fürsorglichen, wertschätzenden, aber bestimmten Umgang bemühen
- Klare Anweisungen in einfachen, kurzen Sätzen geben
- Wichtige Informationen bei Bedarf wiederholen
- Geduldig sein, dem Patienten Zeit geben für Reaktion bzw. Antwort
- (Taktvoll) Orientierungshilfen anbieten, z. B. Kalender mit eingestelltem Datum oder Uhr an der Wand, Schild an der Toilette (Schrift und Piktogramm), großes Namensschild an der Kleidung, aber auch der Jahreszeit entsprechende Wohnraumgestaltung
- Einfache Regeln und feste Gewohnheiten etablieren, z. B. zu Tagesgestaltung oder Reihenfolge bei der Körperpflege
- Anschuldigungen überhören, sinnlose Diskussionen vermeiden
- Sinnesüberforderungen (z. B. durch Gedränge mit Lärm) vermeiden
- Bei nachlassendem Sprachverständnis Kontakt z. B. durch Gesten, Blicke oder Berührungen erreichen
- Bei Störungen des Schlaf-Wach-Rhythmus mäßige Stimulierung tagsüber (evtl. mit einer Tasse Kaffee oder medikamentös) versuchen
- Nachts das Zimmer richtig abdunkeln oder, wenn nicht vertretbar, volles Licht einschalten („Schummerlicht" fördert Halluzinationen, nächtliches Umherwandern und andere Nachtaktivitäten).

23.4.4 Depression

Eine Depression gehört zu den häufigsten der unerkannten Krankheiten im Alter. Zur schweren Form gehören die tieftraurige Verstimmtheit am Morgen, Antriebslosigkeit, Denkstörungen, Schlafstörungen, Appetitlosigkeit, scheinbar im Vordergrund stehende körperliche Beschwerden und das Kreisen der Gedanken um Selbsttötung *(Suizid)*. **Antidepressiva** (➤ 10.15.5) können das Leiden erträglicher machen, müssen aber sehr vorsichtig ausgewählt und niedrig dosiert werden, um nicht neue Probleme (z. B. Gedächtnisstörungen) zu produzieren.

23.5 Besonderheiten der Arzneimitteltherapie

Alte Menschen haben einen überproportionalen Anteil an verordneten Arzneimitteln. Frauen nehmen mehr Medikamente ein als Männer. Dadurch, dass Ältere aufgrund ihrer *Multimorbidität* oft mehrere Medikamente täglich einnehmen **(Polypharmazie)** und zudem *qualitativ* anders auf zahlreiche Arzneimittel reagieren, häufen sich die Probleme mit *unerwünschten Arzneimittelwirkungen* (Arzneimittelnebenwirkungen) und *Arzneimittelinteraktionen* (-wechselwirkungen).

Pharmakokinetik und -dynamik im Alter

- Die **Aufnahme** *(Resorption)* von Medikamenten aus dem Magen-Darm-Trakt ist bei gesunden alten Menschen nur für wenige Substanzen (z. B. Kalzium und Eisen) beeinträchtigt. Sie erfolgt allenfalls verzögert
- Änderungen gibt es aber bei **Arzneimitteltransport- und -verteilung.** Viele Arzneimittel werden im Blut an Albumine gebunden und sind dadurch erst verzögert wirksam. Im Alter kann es bei der gleichzeitigen Gabe mehrerer Medikamente durch die verstärkte Konkurrenz um diese Eiweiße (verminderte *Eiweißbindung*) zu Wirkungserhöhungen der jetzt in freier Form vorliegenden Arzneimittel kommen. Besonders typisch ist die Wirkungsverstärkung bei oralen Antidiabetika mit Gefahr der Unterzuckerung (➤ 11.6.4, ➤ Abb. 11.20)
- Bei den meisten alten Menschen liegt der Anteil des Körperfettes höher und der Anteil des Körperwassers sowie der Muskelmasse niedriger als bei jüngeren Menschen. Wasser- bzw. fettlösliche (➤ 1.8.2, ➤ 2.4.2) Medikamente können also im Alter anders verteilt sein als in jungen Jahren und somit stärker oder schwächer wirken
- Einen weiteren Einfluss haben Änderungen von **Arzneimittelabbau und -ausscheidung** im Alter. Parallel zur Funktionseinschränkung der Leber und/oder der Nieren ist die Ausscheidung der Medikamente verzögert. Es droht eine Anreicherung *(Akkumulation)* bis hin zur Arzneimittelvergiftung (➤ Abb. 23.12). Insbesondere Medikamente, die über die Nieren ausgeschieden werden, müssen im Alter niedriger dosiert werden

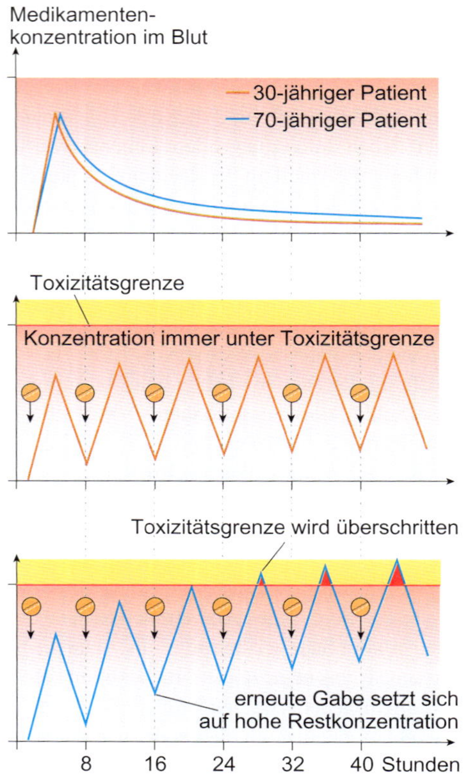

Abb. 23.12 Anreicherung von Arzneimitteln im Alter. Die verlängerte Ausscheidungszeit von Arzneimitteln bei älteren Menschen ist bei einer Einzelgabe weniger von Belang (oben). Bei Gabe mehrerer Einzeldosen rasch hintereinander oder regelmäßiger Einnahme droht jedoch eine Anreicherung. Beim jüngeren Menschen reicht das z. B. 8-stündige Intervall, um die Substanz weitgehend abzubauen (Mitte), beim älteren jedoch nicht (unten).

- Manche Medikamente, z. B. Beruhigungsmittel, wirken aber nicht nur stärker, sondern haben im Alter eine andere **Wirkungsqualität,** ein Beispiel sind mögliche Erregungszustände bei einem Schlafmittel. Als Ursache dieser *paradoxen Wirkungen* werden vor allem Veränderungen im Rezeptorengefüge des Gehirns vermutet
- Es gibt deshalb Zusammenstellungen von kritischen Arzneimitteln, die bei älteren Patienten sehr zurückhaltend eingesetzt werden sollten, z. B. die **Beers-Liste** von amerikanischen Geriatern oder die an den deutschen Sprachraum angepasste **Priscus-Liste.**

M

Verminderte Ausscheidung

Die Pharmakokinetik (zeitliche Abfolge von Arzneimittelaufnahme, Wirkungseintritt und -ausscheidung) verändert sich im Alter vor allem in Bezug auf die Arzneimittelausscheidung (Elimination). Bei besonders riskanten Medikamenten wird deshalb die Blutkonzentration des Medikaments bei Gabe an geriatrische Patienten laborchemisch überwacht *(drug monitoring)*. Behelfsmäßig werden oft die „normalen" Erwachsenendosen z. B. halbiert.

Aktuelles & Spezielles

23.6 Lebensende – Sterben im heutigen Gesundheitssystem

Der Tod gehört zum Leben, vom ersten Atemzug an. Jeder wird früher oder später durch Krankheit, Unfall oder Alter mit seinem Ende konfrontiert. Mitzuerleben aber, wie der Tod naht, löst bei Betroffenen und Angehörigen Angst, Verzweiflung, Trauer und meist Unfähigkeit aus, zu akzeptieren und offen über Probleme und existenzielle Ängste dieser Lebensphase zu sprechen (➤ Abb. 23.13).

Der Sterbeprozess und der Tod wurden und werden tabuisiert und verdrängt. Dazu beigetragen hat auch die moderne Medizin mit ihren vielen Therapiemöglichkeiten, die ihre vornehmliche Aufgabe darin sieht, das Sterben zu verhindern.
Es hat lange gedauert, bis Pflegende, Ärzte, Medizininstitutionen, medizinische Forschung und Öffentlichkeit begonnen haben, diese letzte Lebensphase aus dem Bereich des Verschweigens, Zudeckens und Verdrängens herauszulösen. Wir erleben gerade in dieser Generation einen Paradigmenwechsel im Umgang mit dem Sterben, indem die Notwendigkeit erkannt und angegangen wird, Sterbenden zu helfen und sie zu unterstützen, sodass sie in Ruhe, ohne Angst, mit Würde und bis zu einem gewissen Grad selbstbestimmt den letzten Weg gehen können. Das reicht von rein bürokratischen Anforderungen an den Menschen, durch eine *Patientenverfügung* quasi seinen Tod in die eigenen Hände zu nehmen, über das Erstellen evidenzbasierter (durch empirische Belege gestützte) *Leitlinien* für kritische Sterbesituationen bis zur Schaffung von Abteilungen oder Räumen für eine *Palliativmedizin- und -pflege* in Krankenhäusern und Heimen. Dazu gehört auch die entsprechende Aus- und Weiterbildung der professionellen Betreuer.

Was ist Palliativmedizin?

Palliativmedizin (*lat.* palliare = mit einem Mantel umhüllen) ist die ganzheitliche Behandlung von Menschen jeden Alters mit einer fortschreitenden, unheilbaren Erkrankung und nur noch begrenzter Lebenserwartung. Ziel ist nicht (mehr) Heilung, und auch die Lebensverlängerung hat keine Priorität. Ziele sind vielmehr eine bestmögliche Lebensqualität und Linderung belastender Symptome wie etwa Schmerzen oder Luftnot. Palliativmedizin ist nicht beschränkt auf die letzten Lebenstage- oder -wochen, sondern setzt je nach Erkrankung viel früher ein. Sie ist Teilbereich des ganzheitlichen **Palliative-Care-Konzeptes,** das darüber hinaus psychologische, soziale und spirituelle Unterstützung am Lebensende vermittelt und im Hospizwesen verwirklicht wird. 1994 wurde die *Deutsche Gesellschaft für Palliativmedizin (DGP)* gegründet, 1999 der erste *Lehrstuhl für Palliativmedizin* in Bonn eingerichtet. Diese Jahreszahlen zeigen, wie jung die Bewegung für den helfenden Umgang mit Sterbenden ist, aber auch wie rasant sich die Strukturen zu ändern begonnen haben.

Sterben zu Hause

Zu Hause zu sterben ist der große Wunsch der meisten schwer Erkrankten und Hochbetagten. Geschätzt wird, dass nur ca. 20 % der Menschen heute dieses Glück haben (ca. 35% sterben in Pflegeeinrichtungen oder Hospizen, gut 45% im Krankenhaus). Sterben zu Hause erfordert mutige, von eigener Berufstätigkeit zumindest vorübergehend befreite und sehr einsatzbereite und belastbare Angehörige, die die damit verbundenen eigenen körperlichen und psychischen Belastungen über einen möglicherweise längeren Zeitraum aushalten können. Außerdem braucht es Unterstützung von außen, z. B. durch Hausärzte, die bei Bedarf oder regelmäßig ins Haus kommen, sowie zuverlässige und kompetente Pflegedienste. Reicht dieses Netz nicht aus, so stehen zunehmend interdisziplinäre, mobile Teams zur Verfügung (in Deutschland als sog. *spezialisierte ambulante Palliativversorgung*), die den Angehörigen in kritischen Situationen zur Seite stehen.

Sterben im Hospiz

Der Begriff **Hospiz** (*lat.* hospitium = Gastfreundschaft, Herberge) bezeichnete ursprünglich kirchliche bzw. klösterliche Herbergen, in denen Pilger und andere Reisende, auch erkrankte, Unterkunft und Pflege finden konnten. Ganz im Sinne dieser Wortbedeutung will die heutige **Hospizbewegung** Sterbenden und auch deren Angehörigen gleichsam eine Herberge auf ihrer letzten irdischen Reise bieten. Träger sind vor allem gemeinnützige Stiftungen, Vereine, Kirchen, unterstützt durch Spenden.
Ziel ist die individuelle Umsorgung des Kranken (Gäste genannt) und seiner Angehörigen unabhängig von ihren eigenen finanziellen Möglichkeiten. Sterben können in Würde ist das oberste Ziel. Die Sterbenden sollen in ihrer letzten Lebensphase nicht auf die Wärme und die Geborgenheit einer vertrauensvollen Umgebung verzichten. Die Umsorgung durch Ärzte, Pflegefachpersonen, Sozialarbeiter, Ernährungsberater, Seelsorger, Physiotherapeuten, unterstützt durch Freiwillige, soll im gleichen Umfang die Seele wie den notleidenden Körper umfassen (➤ Abb. 23.14).
Die Betreuung kann ambulant, teilstationär oder stationär erfolgen. Stationäre Hospize stehen gelegentlich unter ärztlicher, häufig unter pflegerischer Leitung und arbeiten dann mit den lokalen Ärzten zusammen.
Das erste stationäre Hospiz dieser Art wurde 1986 in Aachen gegründet. 2018 gibt es in Deutschland rund 1.500 ambulante Hospizdienste, ca. 240 stationäre Hospize, einschließlich der 17 stationären Hospize für Kinder, Jugendliche und junge Erwachsene, mehr als 300 Palliativstationen in Krankenhäusern, drei davon für Kinder und Jugendliche.
Bis 2017 haben nahezu 11.440 Mediziner die Zusatzausbildung zum Palliativmediziner absolviert. Mehr als 120.000 Menschen engagieren sich ehrenamtlich, bürgerschaftlich und hauptamtlich und unterstützen die Arbeit für schwerkranke und sterbende Menschen.

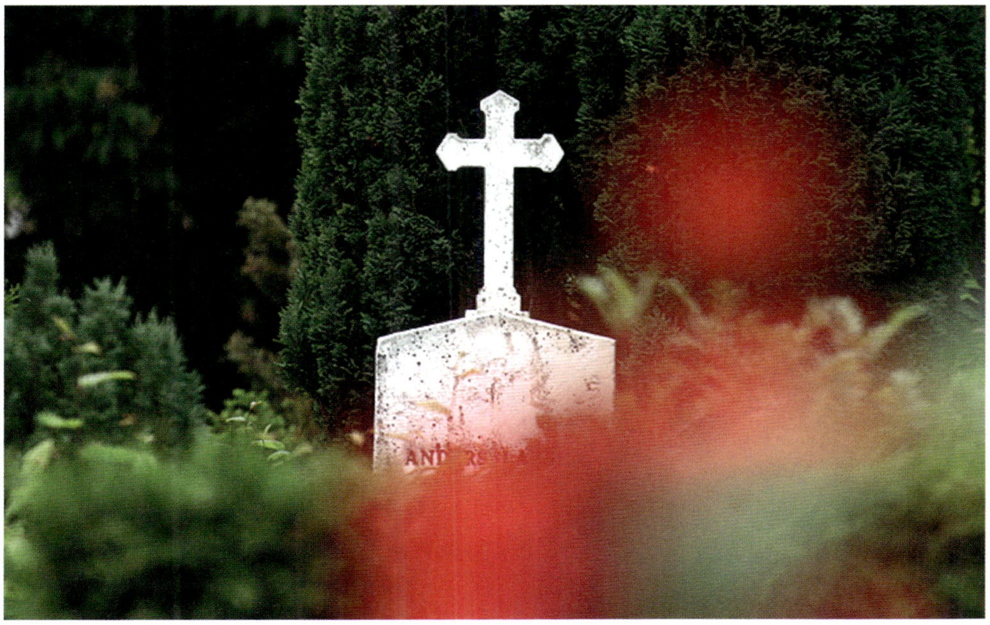

Abb. 23.13 Das Wissen um die eigene Sterblichkeit – ein Kennzeichen des Menschen. Damit verbunden sind existenzielle Ängste bezüglich Sterben und Tod. [J787]

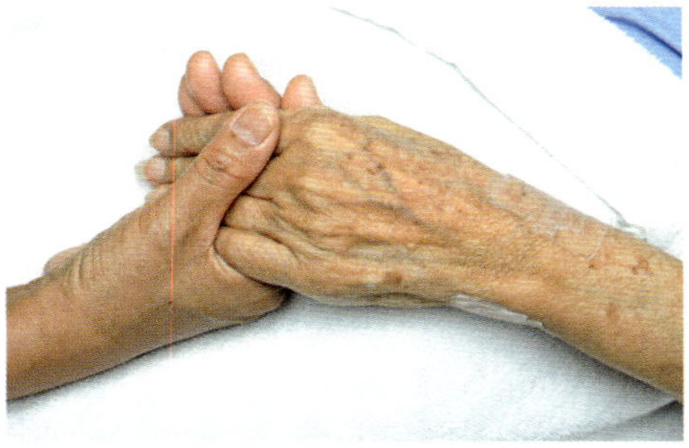

Abb. 23.14 Nicht zu leiden und nicht allein zu sein, wenn es einmal so weit ist, das wünscht sich wohl jeder. [J787]

Sterben im Krankenhaus

Knapp die Hälfte der Menschen hierzulande stirbt im Krankenhaus, teils aufgrund eines Unfalls oder einer schwersten, akuten Erkrankung, teils vorhersehbar nach längerem Leiden.

Viele Kliniken, wenn auch noch lange nicht ausreichend, verfügen über **Palliativstationen** mit besonderer räumlicher und personeller Ausstattung und oftmals eng verzahnt mit ambulanten Strukturen, um auf die Bedürfnisse des Patienten eingehen zu können und bei Wunsch eine Rückkehr nach Hause zu ermöglichen.

Das Sterben im Krankenhaus, zumindest der Zeitpunkt des Sterbens bei schwerer Erkrankung, ist dabei zunehmend Folge der Entscheidung des Patienten „Was will ich und was will ich nicht?". Intensiv- und Palliativmediziner schätzen, dass dies auf mehr als 50% der Sterbefälle im Krankenhaus zutrifft. Da die lebensverlängernden Möglichkeiten der modernen Medizin so groß sind, gibt es mehr und mehr bewusste Entscheidungen, Grenzen zu setzen. Diese Entscheidungen basieren gesetzeskonform im Sinne der Patientenautonomie auf dem geäußerten Willen des Patienten, was in kritischen Situationen zu tun oder zu unterlassen sei, oder auf dem mutmaßlichen Willen, den Angehörige wiedergeben, die vorher zur Vertretung vom Patienten bestimmt wurden. Dieses Recht des Patienten auf Selbstbestimmung ist für alle Betroffenen, Ärzte, Pflegende, Angehörige und Patienten, noch ungewohnt und daher oft eine große Herausforderung.

Passive und indirekte Sterbehilfe

Äußert ein Patient bei Erkrankungen ohne Heilungschance den Wunsch zum Abstellen von lebenserhaltenden Apparaten, z. B. zur Beatmung oder zur Dialyse, erfüllt das Eingehen des Arztes auf diesen Wunsch den Tatbestand der **passiven Sterbehilfe** („Sterbenlassen"). Sie ist in Deutschland nicht strafbar. Ebenfalls nicht strafbar sind z. B. die angemessene Gabe von Opioid-Analgetika zur Schmerzfreiheit oder die *palliative Sedierung* (Medikamentengabe zur Bewusstseinsminderung bei anderweitig nicht beherrschbaren Symptomen), meist auf Wunsch des Patienten. Hier steht die Leidenslinderung im Vordergrund. Eine eventuelle Lebensverkürzung wird lediglich als „Nebenwirkung" in Kauf genommen **(indirekte Sterbehilfe).**

Beihilfe zur Selbsttötung (assistierter Suizid)

Prinzipiell gehören **Beihilfe oder Beratung zum Suizid** nicht zu den Aufgaben und Zielen der Palliativmedizin. In der Praxis aber werden Ärzte durchaus damit konfrontiert, dass Patienten in schwerster Not, mit einer unheilbaren, unumkehrbar zum Tod führenden Erkrankung, mit stärksten Schmerzen oder beispielsweise einer kompletten Lähmung, sie bitten, ihr Leiden zu verkürzen und beim Sterben zu assistieren.

Beihilfe zum Suizid liegt z. B. vor, wenn der Arzt dem Patienten ein tödlich wirkendes Medikament überlässt bzw. verschreibt, das der Betroffene selbst einzunehmen in der Lage ist. Der Suizid per se findet sich nicht als Tatbestand im Strafgesetzbuch. Und bis zur Revision des § 217 des Strafgesetzbuches wurde auch die Beihilfe dazu nicht unter Strafe gestellt. Neu griff dann in Deutschland zum einen der Ende 2015 reformierte § 217: „Wer in der Absicht, die Selbsttötung eines anderen zu fördern, diesem hierzu geschäftsmäßig die Gelegenheit gewährt, verschafft oder vermittelt, wird mit Freiheitsstrafe bis zu drei Jahren oder mit Geldstrafe bestraft." Insbesondere Palliativmediziner bewegten sich durch diese Neuregelung in einer rechtlichen Grauzone. Was hieß „geschäftsmäßig", und war damit strafbar, wenn z. B. Palliativmediziner, die berufsbedingt viele Menschen in Not mit dieser Beihilfe am Lebensende begleiten? Da dies letztendlich nicht die Zielsetzung der Gesetzesreform war, sondern das Verhindern der Tätigkeit professioneller Sterbehilfevereine, wurde das Bundesverfassungsgericht mit zahlreichen Beschwerden konfrontiert. Zum anderen verbietet die ärztliche Musterberufsordnung von 2011 die Beihilfe zum Suizid: „Ärztinnen und Ärzte haben Sterbenden unter Wahrung ihrer Würde und unter Achtung ihres Willens beizustehen. Es ist ihnen verboten, Patientinnen und Patienten auf deren Verlangen zu töten. Sie dürfen keine Hilfe zur Selbsttötung leisten." Sie ist aber nicht von allen Landesärztekammern übernommen worden.

Rein rechtlich blieb den unheilbar Kranken und Verzweifelten nur, sich vor den Zug zu werfen. Auf ärztliche Hilfe durften sie nicht mehr rechnen. Nun, nach mehr als vier Jahren, hat das Bundesverfassungsgericht im Februar 2020 die Änderung des § 217 aufgrund der vielen eingegangenen Beschwerden wieder rückgängig gemacht. Jeder Mensch müsse frei entscheiden können, wann und wie er sterben will. Mit großer Deutlichkeit wurde die missratene Reform des § 217 aus dem Jahr 2015 beendet. Eine Neuregelung der Suizidbeihilfe ist jetzt zwingend, um Missbrauch zu verhindern. Aufgrund dieses Urteils wurde 2021 in der neuen ärztlichen Musterberufsordnung der oben genannte Satz bezüglich der Hilfe zur Selbsttötung gestrichen. Der weitere dringend notwendige Ausbau der Hospiz- und Palliativmedizin ist zu wünschen, auch um diesen unheilbar Kranken eine Alternative sein zu können.

In der Schweiz ist die Beihilfe zum Suizid bereits lange erlaubt, wenn sie nicht aus egoistischen Motiven erfolgt. Die Sterbehilfevereine in der Schweiz dürfen das von einem Arzt zu verschreibende *Natriumpentobarbital* nur urteilsfähigen Menschen mit hoffnungsloser Prognose, unerträglichen Beschwerden oder unzumutbarer Behinderung zur Verfügung stellen. Immer weniger umstritten sind derzeit Forderungen, auch Menschen im hohen Alter, die die Altersbeschwerden und Pflegeabhängigkeit nicht mehr ertragen wollen, dieses selbstbestimmte Sterben zu ermöglichen.

Zur Abgrenzung: **Aktive Sterbehilfe,** also z. B. das Verabreichen eines tödlichen Medikaments, ist in Deutschland, Österreich und der Schweiz verboten und strafbar.

24 Notfälle

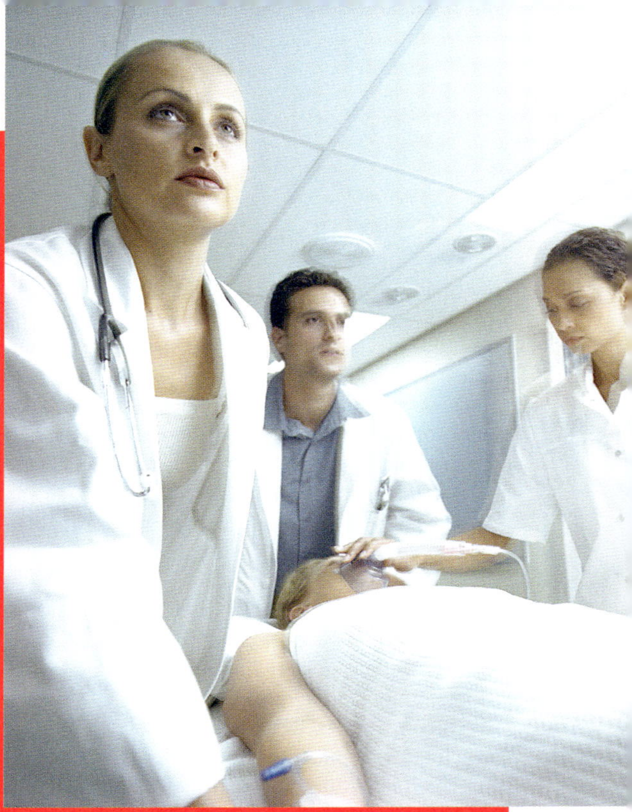

24.1 Notfall und Erste Hilfe

Es ist eine rechtliche wie sittliche (ethische) Pflicht, Mitmenschen im Notfall beizustehen. Medizinische Notfälle treten gehäuft dort auf, wo kranke Menschen behandelt werden. Prinzipiell kann es aber *überall* und *jederzeit* zu Notfällen kommen. Deshalb sollte sich *jeder*, insbesondere jedoch medizinisches Fachpersonal, auf Notfallsituationen so gut es geht vorbereiten, z. B. durch Notfallübungen und regelmäßige Überprüfung der Notfallausrüstung.

Was ist ein Notfall?

Ein Notfall liegt dann vor, wenn bei einem Menschen die lebenswichtigen Körperfunktionen **(Vitalfunktionen)** gestört sind oder eine solche Störung unmittelbar bevorsteht:

- **Störungen des Bewusstseins** (➤ 24.5.2). Alle schwerwiegenden Störungen der lebenswichtigen Organe führen letzten Endes zur Fehlfunktion des Gehirns und damit zu Störungen des Bewusstseins, deren schwerste Form die *Bewusstlosigkeit* ist. Natürlich können auch Störungen des zentralen Nervensystems selbst zu Störungen des Bewusstseins führen, etwa eine Gehirnentzündung oder die Gewalteinwirkung auf den Kopf, das Schädel-Hirn-Trauma
- **Störungen der Herzaktion und des Kreislaufs.** Zugrunde liegen können hier z. B. ein Herzinfarkt, eine Herzinsuffizienz oder Blutverluste, wie sie etwa bei Knochenbrüchen oder inneren Blutungen auftreten
- **Störungen der Atmung.** Sie können bedingt sein durch eine Verlegung der Atemwege (Aspiration, Insektenstich, Zurückfallen der Zunge beim Bewusstlosen), durch offene und geschlossene Brustkorbverletzungen oder Asthma bronchiale.

24

> **Ursachen von Notfällen** (N)
> Einem Notfall können somit Verletzungen oder andere Umwelteinwirkungen (z. B. Stromschlag, Ertrinken, Vergiftungen), plötzliche Erkrankungen (z. B. Herzinfarkt) oder eine Verschlechterung vorbestehender Erkrankungen (z. B. Dekompensation einer Herzinsuffizienz ➤ 14.6.4) zugrunde liegen.

Was ist Erste Hilfe?

Im weitesten Sinne umfasst die **Erste Hilfe** *alle* Tätigkeiten bei Notfällen, die der Wiederherstellung der Gesundheit der Betroffenen dienen, noch bevor sie in ärztliche Behandlung kommen. Erste Hilfe reicht von der Absicherung des Notfallortes über den Notruf bis zur Herz-Lungen-Wiederbelebung – oder auch dem Händehalten zur Beruhigung leicht Verunglückter bzw. Erkrankter.
Da Notfälle und Unglücksfälle überwiegend in normalen Alltagssituationen entstehen (➤ Abb. 24.1), ist die Erste Hilfe zumeist *Laienhilfe.* Sie erfolgt in der Regel mit *einfachster Ausrüstung.*

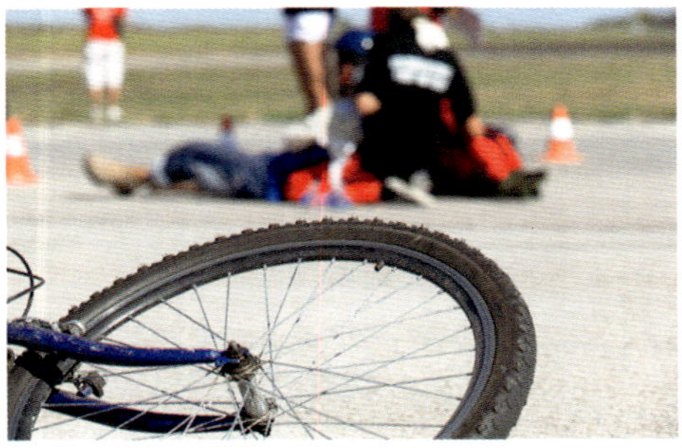

Abb. 24.1 Erste Hilfe. Notfälle sind überall möglich. Jeder Mensch sollte in der Lage sein, einen Notfall zu erkennen und Erste Hilfe zu leisten. [J787]

Sofortmaßnahmen

Zu den *Sofortmaßnahmen am Notfallort* zählen:

- Das Erkennen eines Notfalls (➤ 24.1.1)
- Der Hilferuf, um weitere Helfer herbeizurufen
- Bei Unfällen das Absichern der Unfallstelle und ggf. Retten des Verunglückten aus der Gefahrenzone (➤ 24.5.9)
- Die Prüfung von Bewusstsein und Atmung (➤ 24.1.2)
- Der Notruf (➤ 24.1.3) und das Organisieren eines Defibrillators
- Falls nötig, die kardiopulmonale Reanimation (Herz-Lungen-Wiederbelebung, ➤ 24.2)
- Die Suche nach Verletzungen und die Blutstillung bei stark blutenden Wunden (➤ 24.3.1)
- Falls erforderlich, die Schockbekämpfung (➤ 24.3.2).

In der Regel erkennen Ersthelfer lebensbedrohliche Notfälle rasch und eindeutig, da nicht nur Blutungen und Verletzungen, sondern auch die Einschränkung lebenswichtiger Körperfunktionen äußere Zeichen hinterlassen.

24.1.1 Feststellen eines Notfalls und Hilferuf

> **Erkennen eines Notfalls** (N)
> Der Ausfall lebenswichtiger Funktionen ist äußerlich sichtbar. Deshalb können häufig auch Laien einen Notfall gut erkennen.
> - Eine Störung des zentralen Nervensystems kann sich durch Bewusstlosigkeit, aber auch durch Krampfanfälle, plötzliche Lähmungen oder plötzliche Verwirrtheit äußern
> - Bei einer Herz-Kreislauf-Störung treten Brustschmerzen, Engegefühl in der Brust, Veränderungen des Pulses, veränderte Hautfarbe (weiß, marmoriert, grau oder blau) oder auch Bewusstseinsstörungen und langsames, mühsames Atmen bis zur Schnappatmung auf
> - Störungen des Atmungssystems zeigen sich durch schwache oder gar fehlende Atmung, übermäßige Atemanstrengungen, abnorme Atemgeräusche oder veränderte Hautfarbe (blau oder grau).

Kommen Ersthelfer zu der Überzeugung, dass ein Notfall vorliegt, so rufen sie als Nächstes laut *weitere Helfer* herbei, da die folgenden Maßnahmen zu mehreren leichter fallen (**Hilferuf,** abzugrenzen vom später zu tätigenden **Notruf,** ➤ 24.1.3).
Zu diesen weiteren Maßnahmen gehört bei Unfällen die Absicherung der Unfallstelle und damit die Verhütung weiterer Notfälle (die auch Helfer selbst betreffen können). Wenn nötig, werden Verunglückte aus einer Gefahrenzone (etwa einer Brandstätte) transportiert (➤ 24.5.9).

24.1.2 Prüfung von Bewusstsein und Atmung

Nach dem Hilferuf prüft der Ersthelfer sofort die Vitalfunktionen des Patienten. Diese Prüfung entscheidet darüber, ob eine Reanimation erforderlich ist. Da sie rasch – innerhalb von 10 s – ablaufen muss, wird heute nur noch eine kurze Prüfung von Bewusstsein und Atmung empfohlen.
Eine Prüfung des Kreislaufs wird heute für Laien *nicht* mehr empfohlen. Die Pulsprüfung erbringt nämlich oft falsche Ergebnisse und kostet wertvolle Zeit. Nur erfahrenen professionellen Helfern ist eine *kurze* Pulstastung freigestellt.

Prüfung des Bewusstseins

Zur **Prüfung des Bewusstseins** wird der Patient leicht an den Schultern geschüttelt und laut angesprochen („Ist alles in Ordnung?"). Reagiert er, so wird er zunächst in der vorgefundenen Lage belassen. Erfolgt keine Reaktion, so ist der Patient bewusstlos. Der Ersthelfer dreht den Patienten auf den Rücken und überprüft sofort die Atmung.

Prüfung der Atmung

Zur **Prüfung der Atmung** müssen als Erstes die Atemwege frei gemacht werden, weil bei Bewusstlosen die Muskulatur häufig erschlafft ist, sodass die Zunge zurückfallen und die Atemwege verlegen kann. Der Helfer beugt deshalb mit einer Hand auf der Stirn und den Fingerspitzen der anderen Hand unter dem Kinn den Kopf des Patienten nackenwärts (er „überstreckt" den Hals etwas) und hebt das Kinn dabei nach oben (himmelwärts, ➤ Abb. 24.2).
Der Ersthelfer beugt nun seine Wange dicht über Mund und Nase des Notfallopfers und blickt gleichzeitig auf dessen Brustkorb (➤ Abb. 24.3). Atmet der Patient, so kann der Helfer dies *sehen* (Heben und Senken des Brustkorbes), *hören* (Atemgeräusche) und *fühlen* (Luftbewegung an seiner Wange).
Ein Atemstillstand besteht, wenn der Patient entweder nicht atmet oder aber nur seltene oder schnappende Atemzüge vorliegen (ineffektive Atmung). Im Zweifelsfall muss immer von einem Kreislaufstillstand ausgegangen und mit der Wiederbelebung begonnen werden!

Atmung normal: stabile Seitenlage

Atmet ein bewusstseinsgetrübter oder bewusstloser Patient normal, so wird er in die **stabile Sei-**

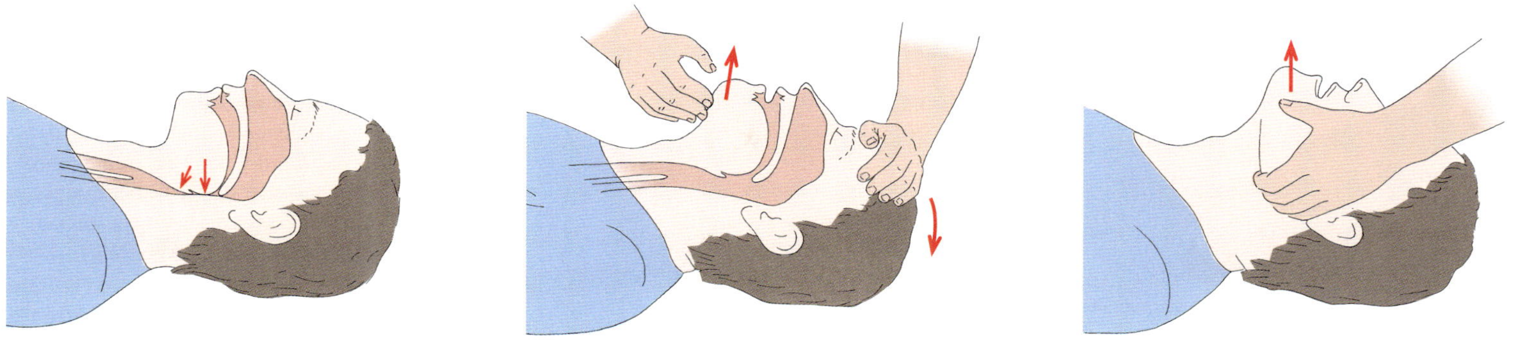

Abb. 24.2 Nur wenn ein Laie sich eine Beatmung nicht zutraut (sich z. B. ekelt oder ängstigt) oder über keine entsprechende Ausbildung verfügt, wird auf die Atemspenden verzichtet und eine reine Herzmassage zur Wiederbelebung durchgeführt.

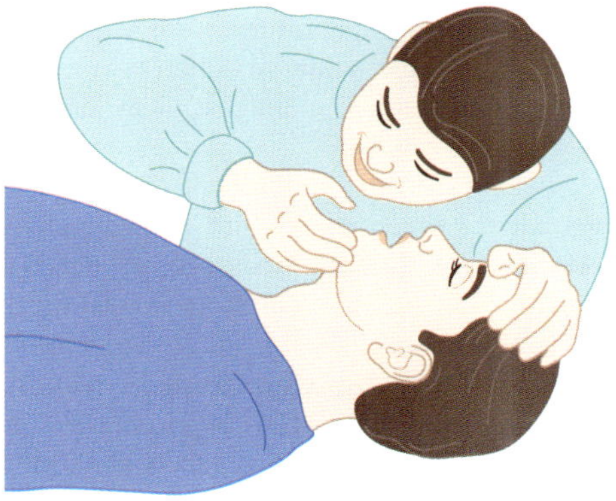

Abb. 24.3 Prüfung der Atmung. [L231, L190]

tenlage gebracht (➤ Abb. 24.4) und, falls noch nicht geschehen, der Notruf getätigt (➤ 24.1.3).
Diese Lagerung wird deshalb empfohlen, weil bei Bewusstseinsgestörten infolge abnehmender Schutzreflexe Mageninhalt (z. B. bei Erbrechen) oder Blut (z. B. bei Nasenbluten) tief in die Atemwege gelangen und im Extremfall zu einem Atemstillstand führen können. Außerdem erschlafft die Muskulatur, sodass die Zunge in den Rachen zurückfallen und die Atemwege verlegen kann. Beidem beugt die stabile Seitenlage vor: Erbrochenes und Blut können seitlich aus dem Mundraum herausfließen und die Zunge kann nicht mehr zurückfallen.
Patienten in Seitenlage müssen lückenlos überwacht werden. Sobald die Atmung nicht normal erscheint oder aussetzt, wird der Patient wieder in Rückenlage gebracht und sofort mit der Wiederbelebung begonnen.

Atmung ausgefallen oder ineffektiv: Notruf und Wiederbelebung

Bei jedem Menschen, der nicht reagiert und nicht normal atmet, tätigt der Ersthelfer – sofern noch nicht geschehen – den Notruf und beginnt dann mit der **Wiederbelebung** (➤ 24.2) und lässt einen Defibrillator holen.

P

Infektionsschutz

Notfallhilfe kann für Helfer ein Infektionsrisiko darstellen. Eine Infektion mit Hepatitis-B-, -C- oder HI-Viren setzt meist einen Blut-zu-Blut-Kontakt voraus. Deshalb gilt: grundsätzlich Einmalhandschuhe tragen! Die Mund-zu-Mund- oder -Nase-Beatmung des Laien kann bei Blutungen im Gesichtsbereich problematisch sein. Bis heute ist allerdings noch keine Hepatitis- oder HIV-Infektion hierdurch bekannt geworden. Das minimale Risiko wird durch Verwendung eines Taschentuches oder einer Mullkompresse weiter gesenkt.
SARS-CoV-2 hingegen wird durch Aerosole übertragen. Bei möglicher/sicherer Covid-19-Infektion gilt für (nicht-immune) Laien: Zusätzlich Mund-Nasen-Schutz anziehen. Zur Bewusstseinsprüfung nur ansprechen, zur Atemprüfung Atemwege nicht öffnen, nur schauen. Nur Thoraxkompressionen/Defibrillation durchführen, dabei möglichst Tuch über das Gesicht des Patienten legen. Kontaktdaten beim Rettungsdienst hinterlegen. Baldmöglichst Hände waschen und desinfizieren. Auch in einer Pandemie wie etwa der COVID-19-Pandemie bleibt die Pflicht zur Ersten Hilfe bestehen! Angehörige von Risikogruppen müssen zumindest weitere Helfer herbeirufen und den Notruf tätigen.

24.1.3 Notruf und Organisieren eines Defibrillators

Die medizinischen Möglichkeiten des Ersthelfers sind begrenzt, deshalb wird bei jedem schweren Notfall möglichst rasch weitere professionelle und technische Hilfe organisiert. Dazu wird ein Helfer beauftragt, den **Notruf** zu tätigen und, falls im direkten Umfeld vorhanden, einen Defibrillator (➤ 24.2.3) herbeizubringen. Ist *ein* Helfer alleine, so alarmiert er selbst den Rettungsdienst. Bei Notruf über Handy aktiviert der Helfer die Lautsprecherfunktion, um gleichzeitig wiederbeleben bzw. Anweisungen der Leitstelle folgen zu können. Hat er kein Handy dabei, so lässt er den Patienten für den Notruf kurzzeitig alleine.

Eine Ausnahme von dieser Regel stellen Kinder dar. Sie werden zunächst etwa 1 min lang wiederbelebt, da Kindernotfälle meist durch Atmungsprobleme bedingt sind (➤ 24.2.6).
Sofort nach Absetzen des Notrufs schickt der Ersthelfer jemanden los, um einen Defibrillator zu holen, falls noch nicht vorhanden. Ist er allein, so verlässt er den Patienten nicht und beginnt gleich mit der Wiederbelebung.

Abwicklung und Inhalt des Notrufs

Der Notruf kann über Handy, Telefon, die Funknetze von Linienbussen oder Taxen, die Notruftelefone an Fernstraßen sowie an Polizei- und Feuerwehrrufsäulen getätigt werden. Hinweise auf Meldeeinrichtungen sind an den Leitpfosten der Autobahnen sowie auf speziellen Hinweisschildern angebracht, Der **Euronotruf 112** gilt in ganz Europa; in Österreich und der Schweiz kann der Rettungsdienst auch unter **144** erreicht werden.
Jeder Notruf muss Folgendes umfassen (5 × W):

- Wo geschah es? Genaue Angabe des Notfallortes mit Straße und Hausnummer!
- Was geschah? Kurze Beschreibung der Situation
- Wie viele Verletzte/Erkrankte?
- Welche Art von Verletzungen?
- Warten auf Rückfragen der Leitstelle.

24.2 Kardiopulmonale Reanimation

W

Kardiopulmonale Reanimation

Kardiopulmonale Reanimation *(Herz-Lungen-Wiederbelebung)* bezeichnet die Wiederbelebung des Betroffenen durch Herzmassage (➤ 24.2.1) und Beatmung (➤ 24.2.2). Sie laufen in der Regel synchron ab.

Die Kernelemente der kardiopulmonalen Reanimation sind die **Herzdruckmassage** und die **Atemspenden.** Sie werden nach Möglichkeit kombiniert. Nur wenn ein Laie sich eine Beatmung nicht zutraut (sich z. B. ekelt oder ängstigt) oder über keine entsprechende Ausbildung verfügt, wird auf die Atemspenden verzichtet und eine reine Herzmassage zur Wiederbelebung durchgeführt.

Kardiopulmonale Reanimation bei Kindern ➤ 24.2.6

24.2.1 Herzdruckmassage

Nur auf harter Unterlage
Voraussetzung für eine erfolgreiche Herzmassage ist eine harte Unterlage (z. B. Fußboden, Bettbrett, Reanimationsbrett), da auf einer weichen Unterlage (z. B. Matratze) die Kompressionsbewegungen des Helfers „verpuffen" (➤ Abb. 24.5, ➤ Abb. 24.6).

Zunächst macht der Helfer den Brustkorb des Notfallpatienten rasch frei, um den richtigen Druckpunkt für die Herzmassage aufzufinden (➤ Abb. 24.5). Ist der Druckpunkt zu hoch angesetzt, so besteht die Gefahr einer Sternumfraktur, liegt er zu tief, können Leber und Milz geschädigt werden. Ein seitlich des Sternums angesetzter Druckpunkt kann zu Rippenbrüchen führen.

Für eine effektive Herzdruckmassage legt der Ersthelfer den Handballen der einen Hand auf das Zentrum der Brust (➤ Abb. 24.5). Der andere Handballen legt sich auf den Handrücken der ersten Hand, die Finger werden miteinander verschränkt. Die Arme sind dabei gestreckt, d. h. die Ellenbogen durchgedrückt. Der Helfer muss bei der Herzdruckmassage das Brustbein mindestens 5 cm, jedoch nicht mehr als 6 cm eindrücken, was einige Kraft erfordert (➤ Abb. 24.6). Danach lockert er den Druck vollkommen (allerdings ohne den Kontakt zum Körper zu verlieren!), damit das Herz sich abermals mit Blut füllen kann. „Druckphase" und „Entspannungsphase" sollten gleich lang sein. Um möglichst viel Blut in den Kreislauf des Verletzten zu pressen, muss die Brust ausreichend häufig zusammengedrückt werden. Empfohlen wird eine Kompressionsfrequenz von 100–120 Kompressionen pro Minute. Die Herzdruckmassage sollte so selten wie möglich unterbrochen werden, möglichst nicht länger als 5 s!

Da gleichzeitig die erloschene Atemtätigkeit unterhalten werden muss, wird in regelmäßigen Abständen die Herzdruckmassage mit der Beatmung (➤ 24.2.2) abgewechselt. Herzmassage und Beatmung müssen also immer im rhythmischen Wechsel erfolgen. Das empfohlene Verhältnis ist 30 : 2, d. h. nach jeweils 30 Herzkompressionen werden zwei Atemspenden gegeben, egal, ob bei der Wiederbelebung nur ein oder zwei Helfer zur

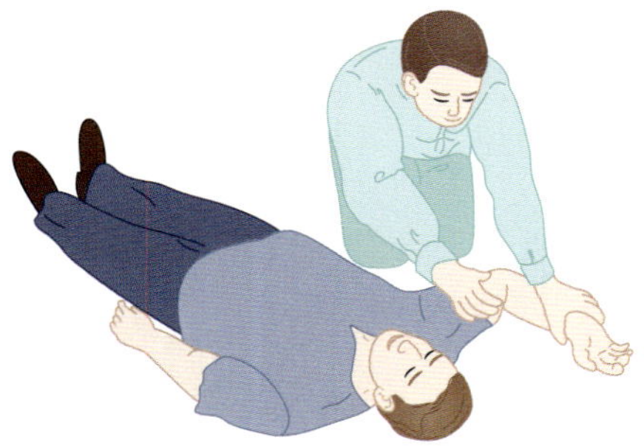

Den zugewandten Arm des Bewusstlosen rechtwinklig abspreizen.

Den Arm so beugen, dass die Handfläche nach oben zeigt.

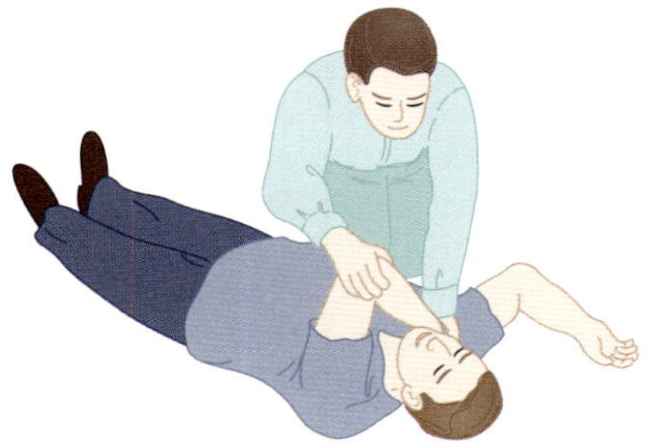

Den weiter entfernten Arm über die Brust des Betroffenen heranholen.

Den Arm beugen und Handrücken an die Wange des Bewusstlosen legen.

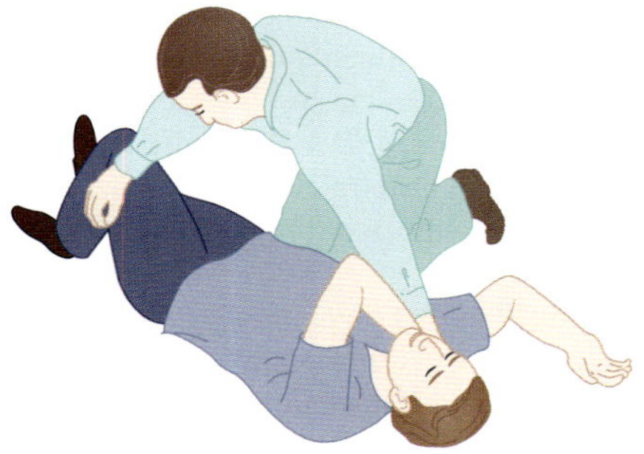

Mit einer Hand den Handrücken des Bewusstlosen an der Wange fixieren.

Mit der anderen Hand das weiter entfernte Bein am Knie fassen, hochziehen (Knie gebeugt, Fuß auf dem Boden) und Betroffenen zu sich herüber drehen.

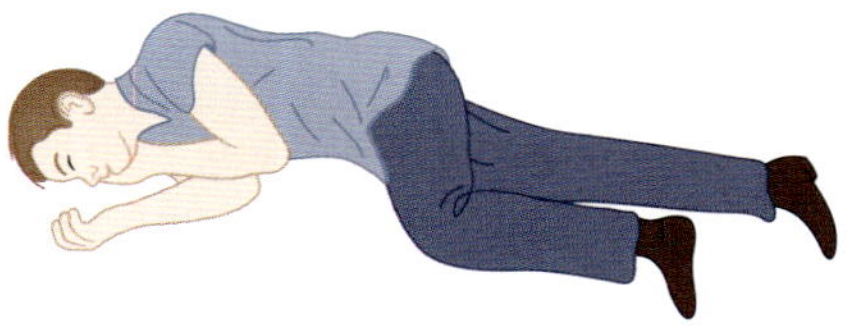

Hüfte und Knie des oben gelegenen Beins beugen.

Zum Freihalten der Atemwege Kopf des Betroffenen nackenwärts beugen.

Diese Position ggf. mit der unter der Wange liegenden Hand sichern.

Abb. 24.4 Stabile Seitenlagerung. [L231, L190]

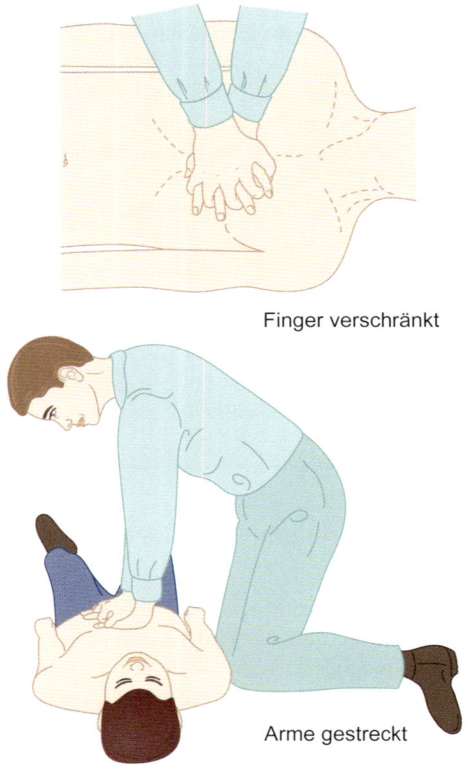

Abb. 24.5 Herzmassage. Der richtige Druckpunkt befindet sich „mitten auf der Brust", dies ist die untere Hälfte des Brustbeins (Sternum). Der Ersthelfer legt den Handballen der einen Hand auf diesen Bereich. Der andere Handballen legt sich auf den Handrücken der ersten Hand, die Finger werden miteinander verschränkt (oben). Wichtig: Bei der Herzdruckmassage sind die Arme des Helfers gestreckt (unten). [L231, L190]

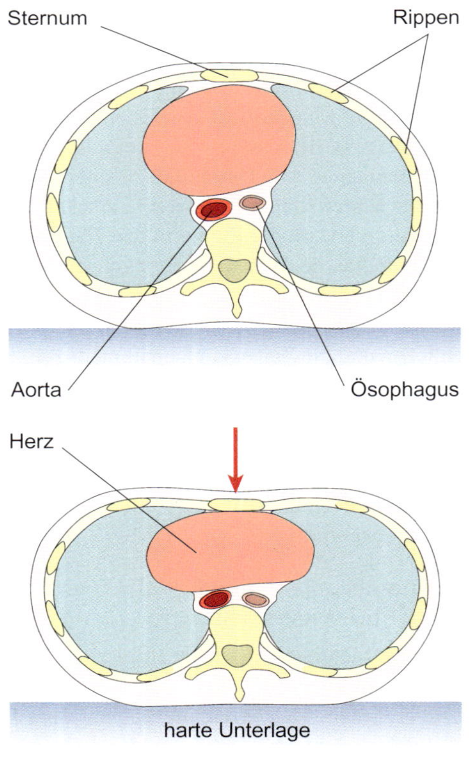

Abb. 24.6 Wirkung der Herzmassage. Schnitt durch den Brustkorb.

Verfügung stehen. Die beiden Atemspenden dürfen zusammen aber nicht länger als 5 s dauern.
Auch bei korrekt durchgeführter Herzdruckmassage kommen Rippenbrüche – gerade bei älteren Menschen – vor. Dies ist jedoch kein Grund, die Reanimation zu beenden!
Steht nur ein Helfer zur Verfügung, beginnt er die Reanimation mit 30 Brustkorbkompressionen. Unter möglichst geringem Zeitverlust gibt er danach zwei Atemspenden und führt dann die Herzdruckmassagen fort. Diesen Rhythmus behält er bei. Da diese **Ein-Helfer-Methode** sehr anstrengend ist, sollte ein Einzelhelfer möglichst schnell eine zweite Person dazu holen (z. B. durch Rufe).
Stehen zwei Helfer zur Verfügung **(Zwei-Helfer-Methode)**, beatmet der eine Helfer, und der andere führt die Herzmassage durch. Die beiden Helfer stimmen sich dabei so ab, dass auf jeweils 30 Herzkompressionen zwei Atemspenden folgen (Verhältnis 30 : 2). Da die Herzmassage über längere Zeit sehr anstrengend ist, sollten sich die beiden Helfer regelmäßig – etwa alle 2 min – abwechseln. Sie achten darauf, dass es während des Positionswechsels zu keiner Unterbrechung der Thoraxkompressionen kommt.

W

Minimalversorgung
Da mit einer *Herzdruckmassage* (kurz Herzmassage) nur 5–30 % des normalen Blutstromes in den Kreislauf gebracht werden können, muss eine spontane Blutzirkulation zur Vermeidung irreversibler Schäden so schnell wie möglich erreicht werden.

M

Erfolgszeichen
Die geglückte Wiederbelebung erkennt der Helfer daran, dass die Atmung sowie andere Lebenszeichen wieder einsetzen. Es wird heute aber nicht mehr empfohlen, dies gesondert zu prüfen. Vielmehr wird mit der kardiopulmonalen Reanimation so lange ohne Unterbrechung fortgefahren, bis die Atmung des Patienten merkbar einsetzt.

24.2.2 Atemspende bzw. Beatmung

Nach 30 Thoraxkompressionen wird so rasch wie möglich *zweimal Atem gespendet.* Dazu wird der Kopf zur Freimachung der Atemwege leicht überstreckt (➤ Abb. 24.2).
Die Luft wird bei der Atemspende über etwa 1 s eingeblasen. Während der Beatmung wird die Überstreckung des Kopfes aufrechterhalten. Stets wird darauf geachtet, dass die Atemspende *effektiv* ist; Letzteres erkennt der Helfer daran, dass sich der Brustkorb des Beatmeten hebt.
Zur Beatmung werden, falls verfügbar, einfache Beatmungshilfen wie etwa **Taschenmasken** verwendet. Diese sind in verschiedenen Größen für Erwachsene bzw. Kinder erhältlich und verfügen meist über ein Filter-Ventil-System, sodass die Ausatmungsluft des Patienten nicht direkt zurückströmt. Die Taschenmasken werden, wenn möglich, mit einer oralen Atemwegshilfe wie etwa einem Guedel-Tubus ergänzt. Professionellen Helfern stehen in der Regel Beatmungsbeutel (z. B. Ambu®-Beutel) zur Verfügung, die für die Beatmung deutlich effektiver sind (➤ Abb. 24.8).

Mund-zu-Mund-Beatmung

Für Laien wird die **Mund-zu-Mund-Beatmung** empfohlen (➤ Abb. 24.7):
- Als Erstes beugt der Helfer den Kopf des Patienten nackenwärts
- Der Helfer verschließt die Nase mit Daumen und Zeigefinger der auf der Stirn liegenden Hand
- Der Helfer setzt seinen Mund fest um den Mund des Betroffenen auf. Gleichzeitig wird das Kinn nach oben gezogen, um die Atemwege freizuhalten
- Durch den leicht geöffneten Mund bläst er nach seinem eigenen Rhythmus Luft ein.

Bei richtiger Beatmungstechnik hebt und senkt sich der Brustkorb des Beatmeten. Ist dies nicht der Fall, sind eventuell die Atemwege verlegt. Der Helfer kontrolliert dann Mund und Rachen, um sichtbare Fremdkörper entfernen zu können. Diese Technik wird von Laien ohne technische Hilfsmittel angewandt.

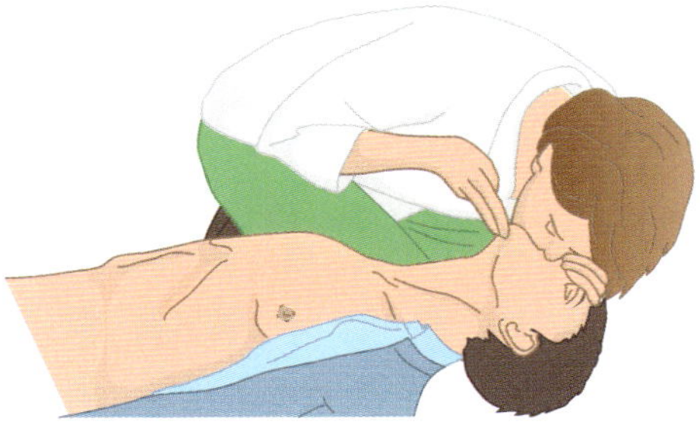

Abb. 24.7 Mund-zu-Mund-Beatmung. Leichtes Anheben des Brustkorbs zeigt, dass die eingeblasene Luft die Lunge erreicht. [L138]

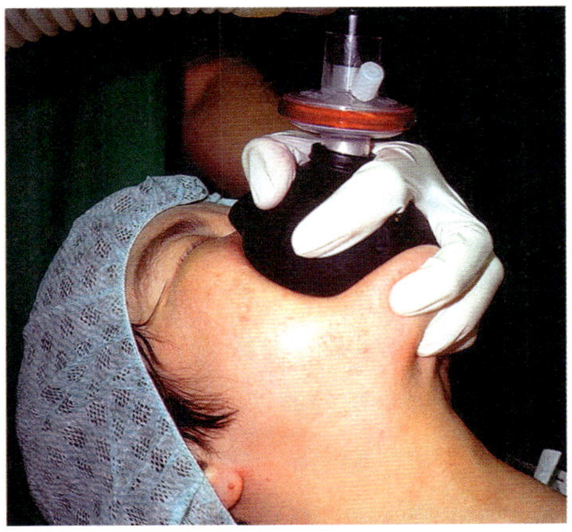

Abb. 24.8 Beatmung mit Handbeatmungsbeutel. Mit dem „C-Griff" wird die Maske mit Daumen und Zeigefinger über Mund und Nasenöffnung gepresst, mit den restlichen Fingern wird der Kopf leicht überstreckt gehalten. [M115]

Beutel-Masken-Beatmung

Professionelle Helfer bevorzugen die **Beutel-Masken-Beatmung** wegen ihrer größeren Effektivität, Sicherheit und der Möglichkeit, Sauerstoff zu verabreichen. Fast alle Patienten mit unzureichender Atmung können durch dieses Bebeuteln zeitweise ohne Intubation (➤ 16.12) „über Wasser" gehalten werden:
- Die Maskengröße wird individuell ausgewählt. Sie muss *dicht* um Nase und Mund schließen
- Wenn verfügbar, wird Sauerstoff über einen Schlauch an das Masken-Beutel-System angeschlossen. Der Sauerstoff kann in höheren Konzentrationen in die Atemwege eingeblasen werden, wenn das Masken-Beutel-System über ein sog. Reservoir verfügt (etwa eine hinter dem Beatmungsbeutel angebrachte Gummi„blase")
- Auch bei der Maskenbeatmung wird zunächst gegen die Verlegung der Atemwege angegangen (➤ 24.1.2): Der Patient wird deshalb mit leicht überstrecktem Kopf gelagert („Schnüffelstellung"). Der Helfer setzt die Maske über Mund und Nase auf und hält sie mit der linken Hand im „C-Griff" fest (➤ Abb. 24.8); gleichzeitig zieht er den Kieferwinkel mit den restlichen Fingern der linken Hand nach oben („himmelwärts", „unter die Maske")
- Mit dem Beutel wird so viel Luft eingeblasen, dass sich der Brustkorb mit jeder Beatmung sichtbar hebt
- Ist eine ausreichende Beatmung auf diese Weise nicht möglich, kann entweder ein zweiter Helfer die Atemwege durch den *Esmarch-Handgriff* (➤ Abb. 24.2) weiter öffnen und so die Zunge aus dem Weg räumen, oder es kann ein **Guedel-Tubus** in den Mund eingelegt werden. Dies ist ein an der Zahnreihe fixiertes, bis in den Rachenraum reichendes festes Gummirohr, das die eingeblasene Luft an der zurückgefallenen Zunge vorbeiführt (➤ Abb. 24.9).

Bei einer Beutel-Masken-Beatmung gerät ein Teil der eingeblasenen Luft zwangsläufig über die Speiseröhre in den Magen und bläht diesen auf. Durch die ballonartige Magenfüllung wird das Zwerchfell nach oben gedrückt, was die Lungenausdehnung und damit die Atemfunktion behindert. Auch kann dadurch ein Teil des Mageninhalts in den Ösophagus gepresst werden, was eine Aspiration (➤ 24.5.1) begünstigt. Viele moderne Beatmungsbeutel verfügen deshalb über Druckventile, die zu hohe Beatmungsdrücke verhindern.

24.2.3 Defibrillation

Herzdruckmassage und Beatmung können nur dann Erfolg haben, wenn das Herz des Notfallopfers möglichst rasch wieder selbst tätig wird. Und ebendies ist in vielen Fällen nicht gegeben, denn bei Erwachsenen liegt dem Herz-Kreislauf-Stillstand häufig ein *Kammerflimmern* zugrunde: Die Erregung des Herzens geht nicht mehr von

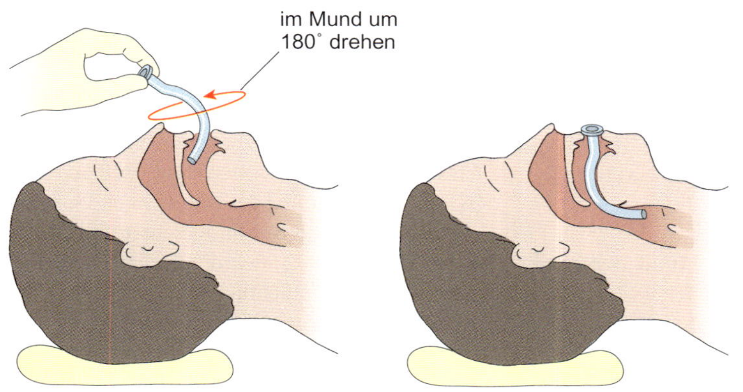

Abb. 24.9 Einlegen eines Guedel-Tubus. [L157]

dem regulären Impulsgeber, dem Sinusknoten (➤ 14.5.2), aus, sondern völlig unkoordiniert und viel zu schnell von der Muskulatur der Herzkammern selbst. Die Folge: sehr rasche Zuckungen der Herzkammern, durch die kein ausreichendes Herzschlagvolumen zustande kommt. Auch bei der *pulslosen ventrikulären Tachykardie* schlagen die Herzkammern sehr schnell, aber ineffektiv.

24

Beide können am effektivsten durch einen Stromstoß von außen unterbrochen werden. Eines der wichtigsten Verfahren in Erster Hilfe und Notfallmedizin ist deshalb heutzutage die **Defibrillation** (➤ 14.5.9). Hierbei wird aus einem batteriebetriebenen Gerät ein Stromimpuls abgegeben, der über breitflächige, auf den nackten Brustkorb des Betroffenen aufgeklebte oder aufgesetzte Elektroden in das Herz eingeleitet wird. Dadurch wird der Herzmuskel für kurze Zeit elektrisch „stumm". Im Idealfall übernimmt dann der Sinusknoten wieder die Führung und leitet einen regulären Herzschlag ein.

Zur Defibrillation stehen heute an vielen öffentlichen Plätzen und Einrichtungen *automatische externe Defibrillatoren* (**AEDs**, ➤ Abb. 24.10) zur Verfügung. Sie ermöglichen auch Laien die Defibrillation, da sie den Anwender durch Bild- oder Sprachanweisungen in seinem Handeln führen und durch vorprogrammierte Diagnoseprogramme selbsttätig erkennen, ob eine Defibrillation sinnvoll ist. Bei den älteren, „manuellen" Defibrillatoren musste dafür zuerst ein Elektrokardiogramm (EKG) am Patienten abgeleitet und interpretiert sowie die Stromstärke vom Benutzer eingestellt und der Stromstoß von Hand ausgelöst werden. Diese Geräte waren und sind bis heute professionellen Helfern vorbehalten.

M

Laien-Defibrillation

Fast jeder Erwachsene, der einen akuten, nicht unfallbedingten Herzstillstand ohne neurologische Folgeschäden überlebt, verdankt dies einer rechtzeitigen Defibrillation, d. h. innerhalb 3–5 Minuten. Professionelle Helfer brauchen jedoch durchschnittlich ca. 8 Minuten bis zum Patienten. Prognoseentscheidend ist also sehr oft die Laien-Defibrillation!

Wichtig bei der Durchführung der Defibrillation:

- Sobald ein Defibrillator/AED zur Verfügung steht, wird er angeschaltet. Die kardiopulmonale Reanimation wird fortgeführt, bis er einsatzbereit ist
- Der Ersthelfer befolgt nun die Sprach- oder Bildschirmanweisungen des AED. Die Herzmassage wird so wenig wie möglich unterbrochen
- Bei Geräten mit Paddeln werden die Paddel mit Elektroden-Gel bestrichen
- Die Elektrodenpads (Klebeelektroden) werden auf die nackte Brust des Patienten geklebt, wie auf dem AED oder den Pads gezeigt (unterhalb des rechten Schlüsselbeins und der linken Brustwarze, bei Trägern von Herzschrittmachern mit mindestens 10 cm Abstand vom Schrittmacher)
- Während der AED den Herzrhythmus analysiert, darf niemand den Patienten berühren

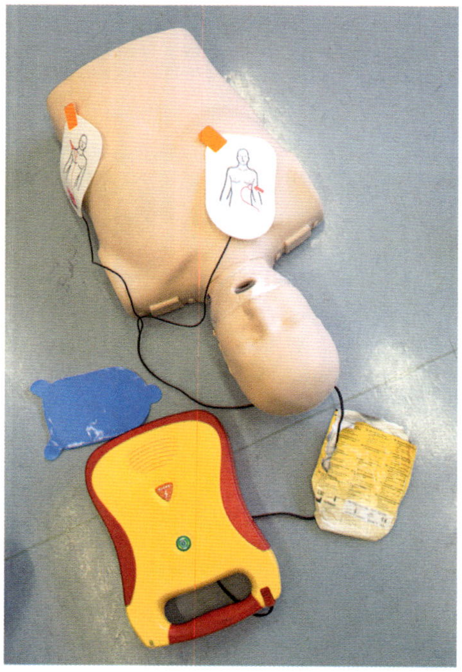

Abb. 24.10 AED (automatischer externer Defibrillator). [J787]

- Wird vom AED ein Schock empfohlen, so wird die Auslösung des Stromstoßes den anderen Helfern immer angekündigt, da auch während des Stromstoßes niemand den Patienten berühren darf
- Bei der Defibrillation wird nur ein einzelner Schock abgegeben. Dafür wird die Herzdruckmassage so kurz wie möglich unterbrochen (< 5 s) und die Wiederbelebung dann sofort wieder aufgenommen, beginnend mit 30 Thoraxkompressionen
- Nach ca. 2 min fordert der AED zu einer weiteren Rhythmusanalyse auf, dafür wird die Wiederbelebung kurz unterbrochen
- Wird vom AED kein Schock empfohlen, so wird die Wiederbelebung unverzüglich mit 30 Kompressionen fortgesetzt.

24.2.4 Notfallmedikamente

Die Gabe von Medikamenten ist dem medizinischen Fachpersonal bzw. dem Notarzt vorbehalten. Wichtig sind vor allem:

- **Sauerstoff.** Die Gabe von Sauerstoff wirkt dem bei einem Ausfall der Lungenfunktion typischen Sauerstoffmangel der Gewebe entgegen und kann deren Überlebenszeit verlängern. O_2 sollte deshalb so rasch wie möglich eingesetzt werden! Vorsicht ist allerdings bei spontan atmenden Patienten mit chronisch-obstruktiven Atemwegserkrankungen geboten (➤ 16.11.3), bei ihnen kann der Atemantrieb durch Sauerstoffgabe abnehmen. Eine Sauerstoffgabe sollte jedoch nicht unterbleiben, die Patienten sollten aber gut überwacht werden!
- **Analgetika** *(Schmerzmittel).* Zur raschen Linderung der oft sehr starken Schmerzen werden in aller Regel hochpotente Opioid-Analgetika (➤ 9.3.4) parenteral (unter Umgehung des Magen-Darm-Trakts) verabreicht
- **Adrenalin.** Adrenalin fördert die Wirkung des sympathischen Nervensystems und erhöht dadurch Schlagkraft, Schlagfrequenz, Erregungsleitungsgeschwindigkeit und Erregbarkeit des Herzens. Alle diese Effekte sind erwünscht, um das Herz maximal zu stimulieren. Adrenalin kommt insbesondere bei fehlendem Herzschlag (Asystolie) und nach erfolgloser Defibrillation bei Kammerflimmern zum Einsatz. Ein sicherer Nachweis, dass dies die Prognose verbessert, fehlt jedoch. Dies gilt auch für das ähnlich wirkende **Vasopressin**
- **Amiodaron.** Lässt sich ein Kammerflimmern weder durch Defibrillation noch durch Adrenalin beheben, so wird das *Antiarrhythmikum* (➤ 14.5.7) Amiodaron (z. B. Cordarex®) eingesetzt. Es dämpft die Erregungsleitung und die Bildung von Extrasystolen in der Herzkammer.

Teilweise werden Patienten, die bereits einen Herz-Kreislauf-Stillstand überlebt haben, aber komatös sind, schon im Rettungswagen leicht unterkühlt, um neurologische Folgeschäden zu reduzieren.

24.2.5 Abbruch der Reanimation

Ersthelfer führen die Reanimation so lange fort, bis sie erfolgreich ist (d. h. der Patient wieder selber atmet) oder professionelle Hilfe eintrifft.
Professionelle Helfer können den Abbruch der Reanimationsbemühungen erwägen, wenn:

- Die Sicherheit der Helfer nicht länger gewährleistet ist
- Offensichtlich tödliche Verletzungen oder Zeichen des irreversiblen Tods vorliegen
- Eine gültige und zutreffende Patientenverfügung vorliegt
- Es einen anderen starken Hinweis darauf gibt, dass weitere Reanimationsmaßnahmen gegen die Wertvorstellungen und Präferenzen des Patienten verstoßen würden
- Trotz laufender Maßnahmen incl. Hilfsmitteln und ohne reversible Ursache (etwa Unterkühlung oder Intoxikation) eine Asystolie länger als 20 min besteht.

24.2.6 Besonderheiten der Reanimation bei Kindern

Im Gegensatz zum Erwachsenen sind Notfallsituationen beim Kind meist *nicht* durch Herzversagen bedingt. Bei Kindern entstehen Notfallsituationen viel häufiger durch Störungen der Atemfunktion (etwa bei Fremdkörperaspiration) oder durch Störungen des Kreislaufs (etwa bei Exsikkose ➤ 11.6.3, ➤ 19.2.4).
Ersthelfer ohne spezielle Ausbildung in Erster Hilfe bei Kindern gehen bei Kindern genauso vor wie bei der Reanimation Erwachsener (➤ Abb. 24.11).
Entsprechend geschulte Helfer berücksichtigen folgende Besonderheiten (➤ Abb. 24.12):

- Die rasche Wiederherstellung der Atemfunktion hat bei Kindern höchste Priorität. Deshalb wird bei Kindern nach Feststellung des Atemstillstands der Mund des Kindes geöffnet und *sichtbare* Fremdkörper werden entfernt (kein blindes Herumfingern im Mund!). Anschließend wird sofort mit fünf Atemspenden begonnen – wichtig ist auch hier, dass sich der Brustkorb *sichtbar* hebt
- Stellen sich die initialen Atemspenden als nicht effektiv heraus (kein Heben des Brustkorbs), so wird erneut überprüft, ob die Atemwege offen sind. Dies umfasst die Entfernung sichtbarer Fremdkörper, auch wird darauf geachtet, dass der Nacken nicht zu sehr nach hinten gebeugt ist. Öffnen diese Maßnahmen die Luftwege nicht, so wird der Kiefer im Kieferwinkel angehoben (Esmarch-Handgriff ➤ Abb. 24.2). Bleiben fünf Versuche zur effektiven Atemspende erfolglos, wird mit der Herzmassage begonnen
- Ist der Ersthelfer alleine und hat er ein Handy mit Lautsprechfunktion, tätigt er den Notruf nach den anfänglichen fünf Atemspenden und setzt während des Wartens auf die Leitstelle die Wiederbelebung fort
- Nach der ersten Beatmungsserie wird geprüft, ob ein Kreislauf vorhanden ist: Dazu achtet der Helfer darauf, ob das Kind sich bewegt, ob es vielleicht hustet oder eine normale Atmung hat. Sind solche *Lebenszeichen* vorhanden, so wird ein normaler Kreislauf angenommen. Eine schnappende oder unregelmäßige Atmung zählt *nicht* als Lebenszeichen. Eine Pulskontrolle ist auch bei Kindern für Laien nicht vorgesehen. Inzwischen wird selbst den ausgebildeten Helfern geraten, statt der Pulskontrolle zur Einschätzung des Kreislaufs lediglich auf Lebenszeichen zu achten und entsprechend zu handeln
- Sind keine Kreislaufzeichen zu bemerken, so beginnt der Helfer mit Brustkompressionen. Bei Kindern werden dabei 15 Herzkompressionen mit jeweils zwei Atemspenden abgewechselt (15 : 2). Bei Neugeborenen wird im Verhältnis von drei Thoraxkompressionen zu einer Beatmung (3 : 1) reanimiert.
- Kann der Ersthelfer den Notruf nur tätigen, wenn er das Kind kurz verlässt, wird der Notruf erst *nach* der initialen Atemspende sowie 1 min Reanimation (entsprechend etwa fünf Zyklen) getätigt.
- Ein einzelner Ersthelfer holt einen AED zum Zeitpunkt des Notrufes nur, wenn der AED im unmittelbaren Umfeld und eine Schockabgabe wahrscheinlich nötig ist, etwa bei einem beobachteten plötzlichen Kollaps des Kindes.

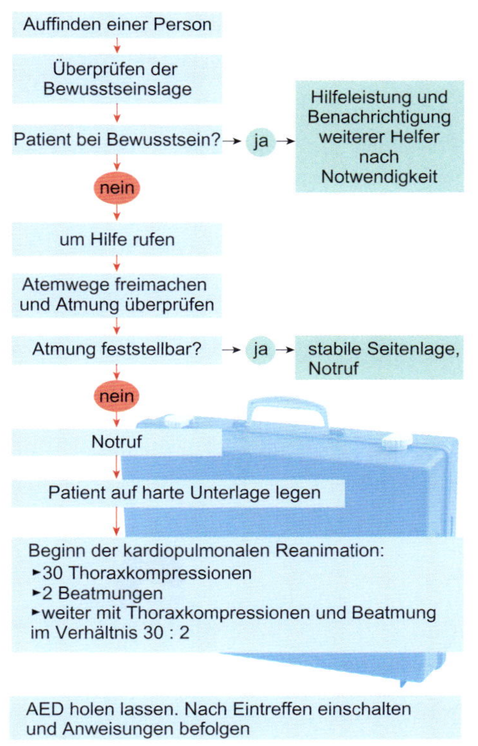

Abb. 24.11 Die Schritte der einzelnen lebensrettenden Maßnahmen bei Erwachsenen im Überblick.

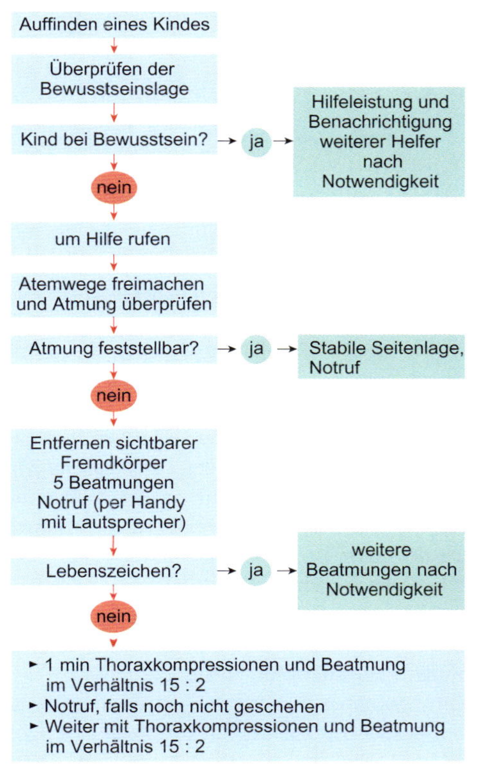

Abb. 24.12 Reanimation bei Kindern. Ersthelfer ohne spezielle Ausbildung in der Reanimation bei Kindern gehen wie bei Erwachsenen vor (➤ Abb. 24.11). Zum AED siehe Text. [L231, L190]

Atemspende bei Kindern. Bei Neugeborenen und Säuglingen wird der Kopf nicht überstreckt, sondern nur der Unterkiefer angehoben („Schnüffelstellung"). Der Atem wird dabei über 1 s eingeblasen. Bei Säuglingen (Kinder unter einem Jahr) umschließt der Helfer Mund *und* Nase des Kindes mit seinem Mund, bei älteren Kindern wird die Mund-zu-Mund-Beatmung bevorzugt (die Nase wird dabei mit den Fingern zugedrückt) und der Kopf zur Beatmung wie beim Erwachsenen überstreckt. Säuglinge und kleine Kinder können zur Beatmung auf den Arm genommen werden. Je kleiner das Kind ist, desto weniger Luft wird pro Atemzug eingeblasen.
Herzdruckmassage bei Kindern. Auch bei Kindern liegt der beste Druckpunkt in der unteren Hälfte des Brustbeins. Um diesen Druckpunkt zu finden, wird der Punkt aufgesucht, an dem sich die untersten Rippen in der Mitte (d. h. am Brustbein) treffen. Der Druckpunkt liegt einen Fingerbreit darüber. Der Brustkorb soll bei jeder Kompression um mindestens ein Drittel eingedrückt werden, aber niemals tiefer als 6 cm (etwa Daumenlänge eines Erwachsenen).
Bei **Säuglingen** nimmt der Helfer für die Herzdruckmassage lediglich zwei gestreckte Finger – den Zeige- und Mittelfinger. Alternativ kann der ganze Brustkorb mit beiden Händen umfasst und mit den auf das Brustbein gesetzten Daumen eingedrückt werden.
Bei **älteren Kindern** wird entweder nur *ein* Handballen auf das Brustbein aufgesetzt oder aber wie beim Erwachsenen mit zwei Händen gedrückt. Der Brustkorb wird um mindestens ein Drittel seines Durchmessers eingedrückt.

24.3 Weitere lebensrettende Maßnahmen

24.3.1 Suche nach Verletzungen und Blutstillung

Suche nach Verletzungen

Selbst wenn ein Notfallopfer zunächst nicht lebensbedrohlich (vital) gefährdet erscheint, müssen schwerwiegende **Verletzungen** rasch erkannt werden, um Blutverluste möglichst gering zu halten. Blutverluste sind eine häufige Ursache des Schocks (➤ 24.3.2), der im Rahmen der Sofortmaßnahmen ebenfalls behandelt wird.

Verletzungen können sichtbar sein, sie können aber auch unter der Kleidung verborgen oder ganz verdeckt sein. So ist z. B. der *geschlossene Knochenbruch* von außen oft nur an der Fehlstellung der betroffenen Gliedmaßen oder an einer Schwellung über dem Bruch zu erkennen. Bei der Suche nach Verletzungen muss deshalb der *ganze* Körper sorgfältig inspiziert und die Kleidung entfernt werden (möglichst mit atraumatischer, d. h. am unteren Ende stumpfer, Schere).

Nach bedrohlichen Verletzungen wird am besten dann gesucht, wenn der Patient ohnehin umgelagert wird, entweder zur Einleitung der Reanimation oder zur Umlagerung in die stabile Seitenlage.

Anlegen eines Stützkragens

Bei praktisch allen Unfallverletzten, vor allem aber bei bewusstlosen Unfallopfern, gehen die Helfer so lange von einer Schädigung der Halswirbelsäule aus, bis diese zweifelsfrei durch ärztliche Untersuchung, Röntgen oder CT ausgeschlossen ist. Um eine Verletzung des Rückenmarks mit der Gefahr der Querschnittslähmung zu verhindern, wird diesen Patienten ein **Stützkragen** („Halskrawatte") angelegt. Auch hier darf es keinesfalls zu Verdrehungen oder übermäßiger Beugung bzw. Streckung der Halswirbelsäule kommen (Transport und Lagerung „en bloc").

> **Lebensbedrohlich** (M)
> Der **Schock** ist ein generalisiertes Kreislaufversagen, bei dem der Körper den Durchblutungsbedarf einzelner oder aller Organe nicht mehr decken kann. Durch den daraus resultierenden Sauerstoffmangel lebenswichtiger Gewebe kann der Schock zur Bewusstlosigkeit, aber auch zum Organversagen (insbesondere der Nieren) und damit zum Tode führen.

Blutstillung bei bedrohlichen Blutungen

Ab einem Verlust von etwa 1 l Blut besteht beim Erwachsenen Schockgefahr (➤ 15.4.3, ➤ 24.2.2). Deshalb müssen größere Blutungen schnell und konsequent gestillt werden. Fast jede Blutung kann durch genügend starken Druck von außen auf die Blutungsquelle zum Stillstand gebracht werden.

Ersthelfer gehen bei stärkeren Blutungen wie folgt vor:

- Betroffenen hinsetzen/-legen, Extremität hochlagern
- Wunde keimfrei abdecken (➤ 24.3.3), mit dem Finger auf die Wundauflage drücken (Eigenschutz durch Einmalhandschuhe!)
- Zuführende Arterie kurzzeitig abdrücken (➤ Abb. 24.13)
- Druckverband anlegen (➤ 24.3.3, ➤ Abb. 24.16).

24.3.2 Schockbekämpfung und Schockvorbeugung

Schockzustände haben verschiedene Ursachen:

- Beim **Volumenmangelschock,** z. B. nach einem schweren Unfall mit inneren Blutungen, kommt es durch Blutverluste zu einer Verminderung des venösen Rückstroms. In der Folge steht im großen Kreislauf nicht genug Blut zur Verfügung (➤ Abb. 24.14)
- Beim **kardiogenen Schock** versagt das Herz als lebenswichtige Pumpe. Ursachen können alle schweren Herzerkrankungen sein, insbesondere ein akuter Herzinfarkt und akute Herzrhythmusstörungen
- Allergische Reaktionen auf Medikamente oder Insektenstiche können einen **anaphylaktischen Schock** zur Folge haben (➤ 13.6.1). Hier führen große Mengen gefäßerweiternder Substanzen zu einer ausgeprägten *generalisierten* (alle Gefäße betreffenden) Vasodilatation (➤ 15.1.3, ➤ 15.3.4) und damit zum Blutdruckabfall
- Beim **septischen Schock** (Sepsis ➤ 13.7.2) führen Gifte von im Blut zirkulierenden Mikroorganismen zu einer starken Vasodilatation. Die beiden letztgenannten Schockformen sind selbst unter optimalen Bedingungen schwer zu bekämpfen
- Beim **neurogenen Schock** kommt es infolge einer traumatischen (z. B. Querschnittslähmung) oder toxischen Schädigung des sympathischen Nervensystems zum Ausfall der Gefäßweitenregulation und damit einer generalisierten Gefäßerweiterung (Vasodilatation). Selten sind starke Schmerzen oder überwältigender emotionaler Stress die Ursache. In der Folge reicht das Blutvolumen zur Versorgung der Körpergewebe nicht mehr aus.

Septischer, anaphylaktischer und neurogener Schock werden auch mit dem Kunstbegriff **distributiver Schock** *(Verteilungsschock)* belegt. Dieser Begriff greift die Tatsache auf, dass hier trotz an sich normalen Blutvolumens und (zunächst) ausreichender Herzleistung die Gewebe nicht ausreichend mit Sauerstoff und Nährstoffen versorgt werden können.

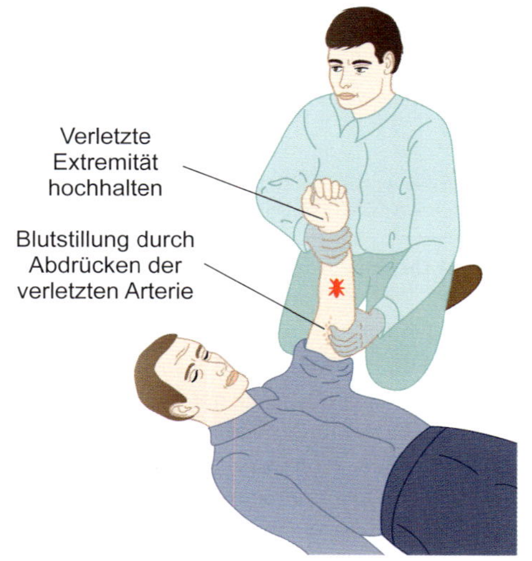

Abb. 24.13 Blutstillung bei stark blutenden Verletzungen durch Kompression des eröffneten Gefäßes und gleichzeitigem Hochhalten der blutenden Extremität. [L231, L190]

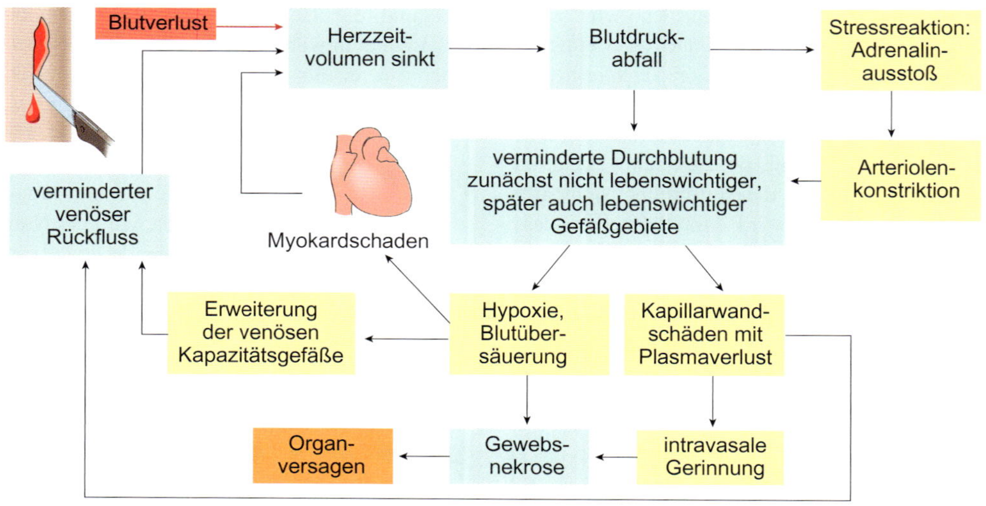

Abb. 24.14 Pathophysiologische Mechanismen am Beispiel des Volumenmangelschocks. Durch den Blutdruckabfall kann das Myokard geschädigt werden, was das vom Herzen ausgeworfene Blutvolumen (Herzzeitvolumen) weiter vermindert („Teufelskreis"). Auch der geringere venöse Rückfluss wirkt sich ungünstig auf das Herzzeitvolumen aus.

Um den Blutdruck zu steigern und die Durchblutung vor allem des Gehirns zu sichern, schüttet der Körper im Schock hohe Dosen der Stresshormone *Adrenalin* und *Noradrenalin* (➤ 11.5.5) aus. Hierdurch ziehen sich, bei intakter Gefäßweiterregulation, die Arteriolen bestimmter Gefäßgebiete zusammen, und die Durchblutung von Haut, Muskulatur und Magen-Darm-Trakt wird zugunsten der Hirn- und Herzdurchblutung eingeschränkt **(Kreislaufzentralisation).**

Die Kreislaufzentralisation hat ihren Preis: Durch die Minderdurchblutung großer Körperregionen kommt es zur *Gewebehypoxie* (*Hypoxie* = Sauerstoffmangel) und aufgrund der folgenden anaeroben Glykolyse (➤ 1.8.1, ➤ 5.3.6) zu einer *Azidose* (Blutübersäuerung ➤ 19.9.2). Zugleich werden in den minderdurchbluteten Gebieten die Kapillaren geschädigt und eine Entzündungsreaktion ausgelöst. Es drohen dann *intravasale* (in den Gefäßen stattfindende) *Gerinnungsvorgänge,* die zum Gefäßverschluss und damit zu Gewebsnekrosen (Gewebetod) und Organversagen (z. B. der Nieren) führen können. Man spricht dann von **dekompensiertem Schock.**

Erkennen eines Patienten im Schock

Ein Schock bedeutet akute Lebensgefahr – deshalb ist es wichtig, seine Hauptsymptome zu kennen, auch wenn sie sich je nach Ursache etwas unterscheiden:

- Schneller (über 100 Schläge/min) und schwächer werdender, schließlich kaum noch tastbarer Puls
- Absinken des systolischen Blutdrucks unter 80 mmHg
- Fahle Blässe
- Kalte und feuchte Haut
- Starkes Durstgefühl
- Oligurie (Verminderung der Urinausscheidung)
- Teilnahmslosigkeit bis zur Bewusstlosigkeit.

Diese Zeichen müssen nicht immer alle und auch nicht gleichzeitig auftreten. Meist ist das Bewusstsein anfänglich noch erhalten.

Kreislaufeinschätzung (M)

Die Dekompensation des Kreislaufs bei Volumenmangelschock kann durch den **Schockindex** erfasst werden. Er wird errechnet, indem man die aktuelle Pulsfrequenz durch den gemessenen systolischen Blutdruck teilt. Steigt der Wert über 1, so besteht Schockgefahr! Werden z. B. eine Herzfrequenz von 140/min und ein Blutdruck von 100/60 mmHg gemessen, so liegt der Schockindex bei 1,4. In diesem Fall droht ein manifester Schock, entsprechend einem Blutverlust von mehr als 1 l.

Maßnahmen und Vorbeugung beim Schock

- **Beseitigung der Schockursache:** z. B. Blutstillung (➤ 24.3.1) beim blutungsbedingten Volumenmangelschock
- **Lagerung:** Patienten mit Schock (außer solche im kardiogenen Schock) werden in der sog. **Schocklage** gelagert (➤ Abb. 24.15). Diese darf aber nur bei vorhandenem Bewusstsein und erhaltener Atmung durchgeführt werden, da in dieser Lage die Luftwege nicht ausreichend offen bleiben. Auch bei Knochenbrüchen von Beinen, Becken oder Wirbelsäule sowie bei Schädelverletzungen darf sie nicht angewendet werden
- Ist der Patient bewusstlos, so wird er in die **stabile Seitenlagerung** gebracht (➤ Abb. 24.4, ➤ Abb. 24.15), wobei die Beine, wenn möglich, ebenfalls höher gelagert werden
- **Venöser Zugang:** wird baldmöglichst gelegt, um schnell verlorene Flüssigkeit ersetzen, den Kreislauf unterstützen oder um Medikamente geben zu können
- **Verbesserung der Atemfunktion:** durch Gabe von Sauerstoff, evtl. auch durch Beatmung.

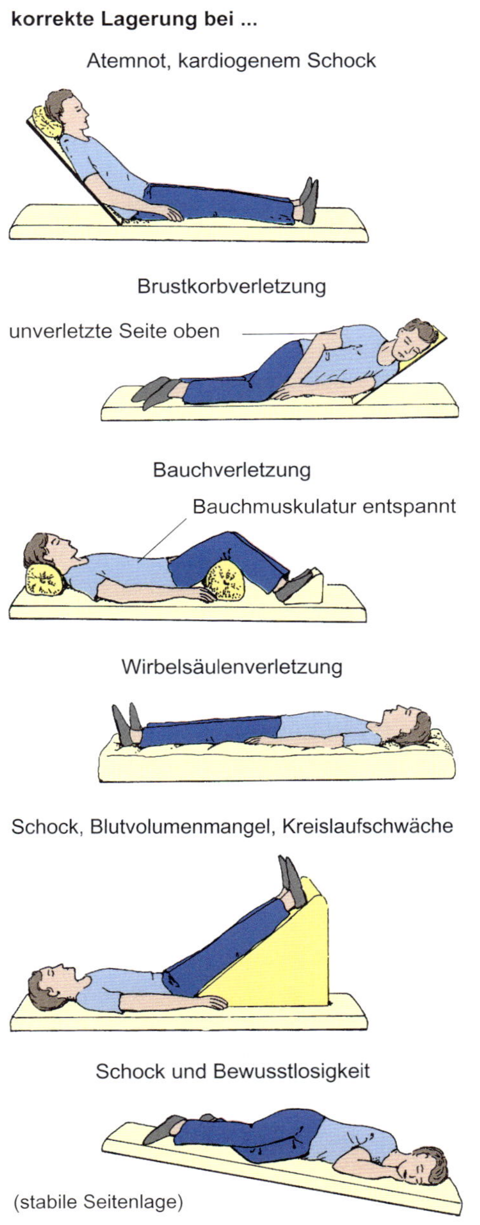

Abb. 24.15 Korrekte Lagerungen in Abhängigkeit von der Krankheitsursache.

24.3.3 Weitere Maßnahmen: Lagerung und Wundversorgung

Sind die Vitalfunktionen des Betroffenen durch die Sofortmaßnahmen stabilisiert oder handelt es sich um einen „leichten" Notfall, so wendet sich der Ersthelfer den **weiteren Maßnahmen** zu. Hierzu gehören vor allem die korrekte Lagerung und die Versorgung von Wunden und Knochenbrüchen.

Lagerungstechniken

Ist der Patient bei Bewusstsein, so können je nach Situation bestimmte Lagerungstechniken von Vorteil sein (➤ Abb. 24.15).

So wird der Patient mit Anzeichen eines Volumenmangels (Schock ➤ 24.3.2) in einer speziellen Schocklage gelagert: In Rückenlage werden die Beine des Patienten durch Unterlegen geeigneter Gegenstände um ca. 30° hochgelagert, Kopf und Oberkörper verbleiben in Flachlagerung. Hierdurch fließt das in den Beinvenen gespeicherte Blut in den Körperkreislauf und hilft, den Blutdruck aufrechtzuhalten (sog. **Autotransfusion**). Wegen einer möglichen Beeinträchtigung der Lungenfunktion sollten die Beine nicht mehr als ca. 45° hochgehoben werden. Diese Lagerung ist auch in Kombination mit der stabilen Seitenlagerung möglich und kann dann z. B. für den bewusstlosen Schockpatienten gewählt werden.

Bei Atemnot, Schädel-Hirn-Verletzungen oder Herzinsuffizienz wird der Patient am besten in **Oberkörperhochlagerung** gebracht, da in dieser Position die Atmung am effektivsten ist.

Wundversorgung

Zum Selbstschutz vor einer Infektion trägt der Ersthelfer bei der Versorgung blutender Wunden *grundsätzlich* Einmalhandschuhe.

Bei der Wundversorgung können schwerwiegende Fehler auftreten. Deshalb beschränkt sich der Ersthelfer auf die **Wundbedeckung** und die **Blutstillung.** Letztere wird bei stark blutenden Wunden schon im Rahmen der Sofortmaßnahmen durchgeführt.

Darüber hinaus hat der Ersthelfer folgende **Verbote** zu beachten:

- Wunde *nicht* berühren (außer das Abdrücken eines Gefäßes erfordert es ➤ 24.3.1)
- Fest sitzende Fremdkörper *nicht* entfernen
- *Keine* Puder, Salben, Sprays oder Desinfektionsmittel auftragen
- Generell Wunde *nicht* auswaschen. Allerdings ist diese Empfehlung umstritten. Verschmutzte Wunden und Bisswunden können mit lauwarmem Wasser ausgewaschen werden, wobei bei Bisswunden (insbesondere bei solchen durch tollwutverdächtige Tiere) eine Seifenlösung verwendet wird.

Wundversorgung im Notfall

Die Wundversorgung im Rahmen der Ersten Hilfe beschränkt sich auf folgende Maßnahmen, die der Minderung der Infektionsgefahr, dem Stillen der Blutung, dem Kälteschutz, der Ruhigstellung und damit der Schmerzvermeidung dienen:

- Bei Verbrennungen soll zunächst ausgiebig mit Wasser gekühlt (➤ 24.5.6) werden. Die Brandwunden werden dann mit sterilem Verbandstuch oder Frischhaltefolie abgedeckt. Ansonsten muss die Wunde unbedeckt bleiben
- Bei Verätzungen spült der Helfer mit Wasser
- Bisswunden werden möglichst mit Seifen-, sonst mit Leitungswasser ausgewaschen und dann abgedeckt. Eine rasche ärztliche Behandlung ist wegen der Infektionsgefahr wichtig
- Bei stark blutenden Wunden wird breitflächig Druck auf die mit einer sterilen Wundauflage bedeckte Wunde ausgeübt, entweder mit der Hand oder durch einen Druckverband (➤ Abb. 24.16)
- Wundverbände werden nur zur Abdeckung der Wunde oder zur Blutstillung angelegt.

24

Die endgültige Wundversorgung obliegt danach dem ärztlichen Personal.

Wundbedeckung bei offenen Wunden Um offene Wunden vor Umgebungskeimen zu schützen, werden sie keimfrei bedeckt und anschließend verbunden. Die Wundauflage besteht dabei aus einer oder mehreren Lagen Verbandsmull (das Dreiecktuch ist *nicht* steril!). Diese Mullstücke liegen steril verpackt im Verbandskasten und müssen entsprechend vorsichtig und steril auf die Wunde aufgebracht werden. Keinesfalls darf eine Wundauflage verwendet werden, die auf den Boden gefallen ist!

Die Wundauflage wird anschließend mit Pflasterstreifen oder mit dem Dreiecktuch befestigt. Hierbei ist zu beachten, dass keine Knoten im Bereich der Wunde zu liegen kommen.

Ideal zur Wundbedeckung sind auch Verbandspäckchen. Sie bestehen aus einer sterilen Wundauflage und einer Mullbinde zur Befestigung. Allerdings muss eine Blutstauung durch zu festes Wickeln der Mullbinde vermieden werden.

Ist die Wunde durch große Fremdkörper verunreinigt (z. B. bei Pfählungsverletzungen), so werden diese mit sterilem Verbandsmull vorsichtig umpolstert, um keine weiteren Blutungen und Verletzungen durch ein Verrutschen des Fremdkörpers zu provozieren.

Nur abdecken

Auch Wunden im Abdominalbereich mit Eröffnung der Bauchhöhle sowie Wunden im Thoraxbereich mit Eröffnung der Brusthöhle werden lediglich steril bedeckt. Insbesondere darf bei Thoraxwunden kein „luftdichter" Verband angelegt werden, da dann evtl. ein lebensbedrohlicher Spannungspneumothorax (➤ 16.7) entstehen könnte.

Druckverband mit Verbandspäckchen (➤ Abb. 24.16). Diese Art von Verband eignet sich bei Blutungen der Arme oder Beine. Hierzu legt der Helfer eine sterile Wundauflage auf die Wunde und fixiert diese mit 2–3 kreisförmigen Bindengängen mit einer Mullbinde. Danach legt er ein elastisches Druckpolster, z. B. ein zweites Verbandspäckchen oder eine noch zusammengewickelte Mullbinde, auf den Wundbereich. Weitere kreisförmig darüber gewickelte Bindengänge sorgen für den erforderlichen Druck. Abschließend ist der verbundene Körperteil nach Möglichkeit hochzulagern; dies senkt den Druck in dem blutenden Gefäß und damit die Nachblutungsgefahr.

Es ist nicht einfach, mit einem solchen Verband das richtige Maß an Druck auszuüben: Einerseits sollte der Verband fest genug sein, um die Blutung zu stillen, andererseits nicht zu fest, damit die Extremität nicht vollständig von der Blutzufuhr abgeschnürt wird. Lässt sich die Blutung nicht stillen, so wird eine weitere Wundauflage aufgelegt und der Druck verstärkt.

Versorgung von Amputationsverletzungen Heute können abgetrennte Körperteile wie z. B. Finger oder Hautstücke durch rechtzeitige chirurgische Maßnahmen **(Replantation)** oftmals wieder funktionsgerecht „eingepflanzt" werden. Solche Operationen sind allerdings nur erfolgreich, wenn das abgetrennte Körperteil **(Amputat)** nur gering geschädigt ist und zwischen Unfall und Replantation höchstens einige Stunden vergangen sind.

Dazu wird das Amputat, so wie es vorgefunden wird (nicht säubern oder abwaschen!), in ein trockenes, steriles Verbandstuch eingewickelt. Der abgetrennte Körperteil wird dann in einen wasserdichten Plastikbeutel verpackt, der nach Möglichkeit in einen zweiten, mit Wasser und Eiswürfeln gefüllten Beutel gehängt wird (➤ Abb. 24.17). Idealerweise wird hierfür ein *Replantat-Notfallset* verwendet.

Zahnverletzungen

Generell gilt nach **Zahnverletzungen:** möglichst schnell zum Zahnarzt. Wurde ein Zahn oder Zahnstück herausgeschlagen, so sollte es gesucht und zum Zahnarzt mitgenommen werden (Zahn nur an der Krone anfassen, nicht mechanisch säubern, nur bei sichtbarer Verschmutzung abspülen). Der Zahn muss feucht transportiert werden. Optimal sind spezielle Lösungen oder sog. *Zahnrettungsboxen,* wie sie in vielen Schulen oder von Sportvereinen vorgehalten werden. Ansonsten ist Milch möglich, jedoch kein Wasser, keine Kochsalzlösung, keine Buttermilch und keine alkoholischen oder desinfektionsmittelhaltigen Lösungen. Steht überhaupt nichts zur Verfügung und ist der Verletzte kooperativ, wird der Zahn in der Mundhöhle transportiert.

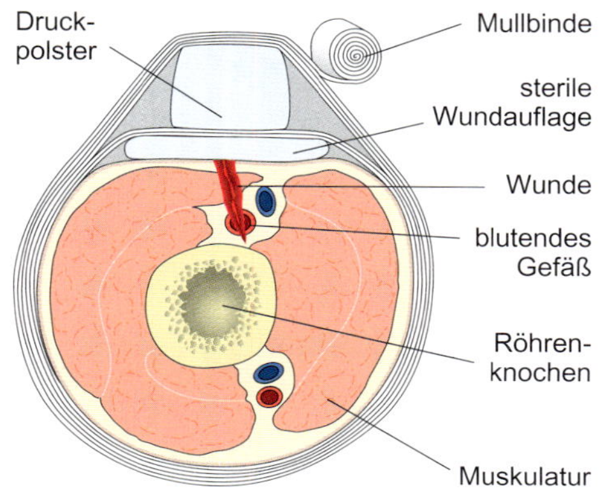

Abb. 24.16 Druckverband.

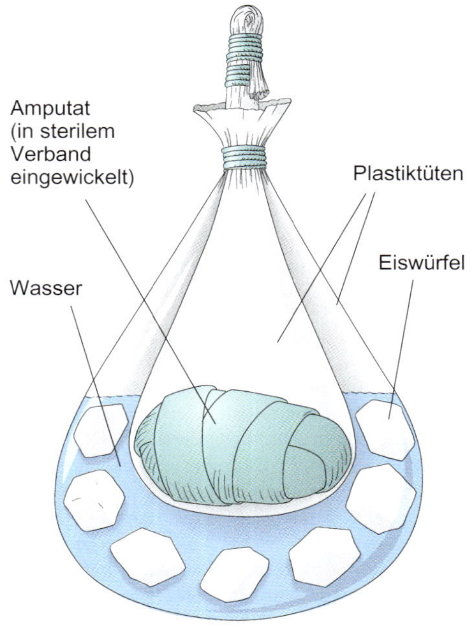

Abb. 24.17 Transport eines Amputats. Das Amputat darf keinesfalls direkt mit dem Eis in Berührung kommen, da das Gewebe sonst geschädigt wird.

Versorgung von Knochenbrüchen

Knochenbrüche **(Frakturen)** sind in der Praxis an folgenden Zeichen zu erkennen:

- Schonhaltung des betroffenen Körperteils
- Bewegungseinschränkung
- Schmerz und Schwellung im Bereich des Bruches.

Diese Zeichen zählen zu den *unsicheren Frakturzeichen. Sichere Frakturzeichen* (klare Formabweichung, herausstehende Knochenteile, abnorme Beweglichkeit oder Lage und Knochenreiben) sind selten zu beobachten.

Der **geschlossene Bruch** zeigt keine sichtbare Wunde, während der **offene Bruch** mit einer sichtbaren Wunde im Bereich der Bruchstelle einhergeht.

Maßnahmen bei Verdacht auf Knochenbruch:

- Bruchstelle nicht mehr als unbedingt erforderlich bewegen. Es drohen sonst Schock und Fettembolie (Verlegung der Gefäßkapillaren durch Fetttropfen)

- Beim offenen Bruch die Wunde frühestmöglich mit einer sterilen Wundauflage abdecken
- Bruch in der Stellung ruhigstellen und stabilisieren, in der der Verletzte gefunden wurde – eventuelle Fehlstellungen werden also belassen. Gelenk ober- und unterhalb des Bruchs in die Ruhigstellung einbeziehen.
  Brüche von Arm und Hand können mit einem um den Hals geknoteten Dreiecktuch versorgt werden. Bei anderen Brüchen, z. B. der Beine, kann der Bruch mit geeignetem Material, etwa fest gerollten Kleidungsstücken, Decken, Kissen, Sandsäcken oder Ähnlichem, umpolstert werden
- Patienten nur umlagern, wenn er nicht festgeklemmt ist, keine besonderen Schmerzen äußert und keine Nerven oder Gefäße verletzt sind.

Werden Schädigungen der Wirbelsäule vermutet, darf der Ersthelfer die Lage des Verletzten grundsätzlich nicht verändern, bis Arzt oder Rettungspersonal zur Stelle ist. Ist ein Transport, z. B. zur Rettung aus der Gefahrenzone, unvermeidbar, sollte dabei die Körperhaltung des Verletzten möglichst nicht verändert werden (z. B. Transport durch möglichst viele Helfer). Bei Bewusstlosigkeit ist der Betroffene aber trotzdem äußerst vorsichtig in eine stabile Seitenlage zu bringen.
Zusätzlich wird bei größeren Frakturen, insbesondere des Oberschenkels und des Beckens, wegen der Schockgefahr durch Blutverlust eine **Schockbekämpfung** (z. B. mit Infusionen) eingeleitet (➤ 24.3.2).

„Psychische Erste Hilfe"

Im Notfall, d. h. im Zustand der äußersten Hilflosigkeit, fällt der Betroffene, wie *Peter Sefrin* es nennt, „auf den Status eines Kleinkindes" zurück. Psychische Stressreaktionen wie Angst und Panik können z. B. einen Schock verschlimmern und durch einen gesteigerten Sauerstoffverbrauch zur weiteren Verschlechterung der Vitalfunktionen beitragen. Der Ersthelfer sollte deshalb versuchen, dem Patienten insbesondere das Gefühl der Angst und des Alleinseins zu nehmen.
Dies gilt auch dann, wenn der Patient so weit gestört ist, dass er keine Reaktionen mehr zeigt. Sein psychisches Erleben kann noch voll erhalten sein, auch wenn sein Reaktionsvermögen stark vermindert ist.

P

Betreuung von Angehörigen
Nicht nur der Notfallpatient, auch seine Angehörigen befinden sich in einer Ausnahmesituation, und die emotionale Beteiligung der Angehörigen kann problemorientiertes Handeln erschweren.
Wie in der Patientenbetreuung, so ist es auch in der Angehörigenbetreuung oberstes Prinzip, Ruhe zu bewahren. Im günstigsten Fall kümmert sich eine Person nur um die Angehörigen und notwendige organisatorische Dinge (z. B. Tasche für die Klinik packen).
Für den Patienten ist die Anwesenheit eines Angehörigen oft eine große Hilfe, er vermittelt weit mehr als ein Fremder Geborgenheit. Dies gilt insbesondere für Kinder. Sind die Angehörigen jedoch zu aufgewühlt, um dem Patienten helfen zu können, ist es häufig sinnvoll, sie durch (organisatorische) Aufgaben abzulenken.

24.4 Notfälle innerhalb der Klinik

Selbstverständlich löst im Krankenhaus jeder, der einen Patienten in bedrohlichem Zustand vorfindet, zunächst Stationsalarm aus bzw. verständigt das für Notfälle vorgesehene Team – möglichst ohne den Patienten alleine zu lassen. Bis zum Eintreffen weiterer Helfer werden die regulären Sofortmaßnahmen der Ersten Hilfe durchgeführt (➤ 24.1).

Maßnahmen, wenn nicht reanimiert werden muss

Muss nicht wiederbelebt werden, schließen sich die folgenden Maßnahmen an:

- Ggf. dafür sorgen, dass ein externer Notdienst ins Haus kommen kann (z. B. Pforte aufschließen lassen)
- Dem Patienten gegenüber beruhigend und sicher auftreten, das Bett evtl. umschieben (Sauerstoffanschluss, Vermeidung von Störungen der Mitpatienten)
- Bis das Notfallteam da ist, Patienten möglichst nicht alleine lassen. Regelmäßig Vitalzeichen und ggf. Blutzucker kontrollieren (Blutdruck, Puls, Bewusstsein mindestens alle 5 min). Patienten möglichst an einen Überwachungsmonitor anschließen, Venenverweilkanüle legen und Sauerstoff verabreichen (z. B. 4 l/min, angestrebt wird eine Sauerstoffsättigung von 94–98 %)
- Wache Patienten nach Notwendigkeit lagern (z. B. bei Herzinsuffizienz und Atemnot mit erhöhtem Oberkörper). Bewusstlose Patienten mit normaler Atmung werden in der stabilen Seitenlage gelagert (➤ Abb. 24.4)
- Infusionen vorbereiten (z. B. 0,9%ige NaCl-Lösung), Notfallkoffer mit Notfallmedikamenten bereitstellen oder ggf. Notfallwagen ins Krankenzimmer fahren (lassen)
- Patientendokumentation bereitlegen
- Verlauf sowie alle Maßnahmen dokumentieren.

Erweiterte Maßnahmen bei und nach Reanimation im Krankenhaus

Auch im Krankenhaus gilt das bekannte Vorgehen zur kardiopulmonalen Reanimation (➤ 24.2). Parallel dazu können jedoch oft weitere Maßnahmen ergriffen werden, um das **Wiederkehren des Spontankreislaufs** (auch *return of spontaneous circulation = ROSC* genannt) zu unterstützen:

- Ein verbessertes Atemwegsmanagement z. B. durch **Intubation** (➤ Abb. 24.18)

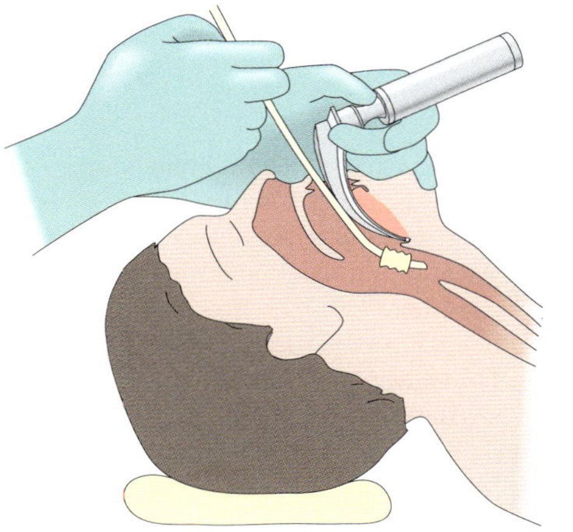

Abb. 24.18 Intubation. Der Kopf des Patienten ist leicht überstreckt. Mund mit der rechten Hand öffnen. Das Laryngoskop (grau) nun mit der linken Hand vom rechten Mundwinkel aus einführen und mit dem Spatel dabei die Zunge wegschieben. Vorsicht, nicht mit dem Laryngoskop die Zähne verletzen. Das Laryngoskop so positionieren, dass die Stimmritze sichtbar wird. Den Endotrachealtubus (gelb, mit aufblasbarer Manschette zum Fixieren) mit der rechten Hand in die Luftröhre vorschieben und durch Luftinjektion in die Manschette fixieren. Lage des Tubus durch beidseitiges Abhören der Lunge bei gleichzeitiger künstlicher Beatmung (z. B. mit Beutel) überprüfen. [L231, L157]

- Die beständige klinische Einschätzung des Patienten, um das Notfallmanagement immer wieder anzupassen. Hierbei hat sich z. B. das sog. **ABCDE-Schema** bewährt (**A***irway,* **B***reathing,* **C***irculation,* **D***isability,* **E***nvironment/***E***xposure*)
- Das Monitoring der Vitalfunktionen, etwa durch EKG-, Blutdruck-Monitoring, Pulsoximetrie (➤ 16.10.2), Kapnografie (Messung des Kohlendioxidgehalts in der Ausatemluft)
- Die apparative Diagnostik, etwa Sono-, Echokardiografie, Röntgen, Blutgasanalysen und weitere Laboruntersuchungen
- Das Legen intravenöser, evtl. auch intraossärer Zugänge (die Kanüle wird dabei in das Knochenmark etwa am Unterschenkel gelegt) sowie die Gabe von Sauerstoff und/oder Medikamenten.

Auch nach Rückkehr der Kreislauffunktion müssen das Überleben und die möglichst vollständige Erholung des Patienten medizinisch unterstützt werden. Zu diesem **Postreanimationsmanagement** gehört etwa die weitere Unterstützung von Kreislauf und Atmung, die Normalisierung des Blutzuckerspiegels, Sedierung sowie die Behandlung möglicher Organausfälle.
Letztere können als Folge der länger dauernden unzureichenden Durchblutung vor und während der Reanimation entstehen und werden auch als **Postreanimationssyndrom** bezeichnet. Besonders kritisch sind hier Herz- und Gehirnschäden, aber auch Funktionsstörungen der Leber und der Nieren. Mögliche Gehirnschäden werden bei komatösen Patienten heute oft durch eine Abkühlung des Patienten auf 32 – 36 °C Körperkerntemperatur behandelt *(therapeutische Hypothermie).*

24

24.5 Erste Hilfe in besonderen Notfallsituationen

24.5.1 Verschlucken

Beim Verschlucken bleibt ein Fremdkörper (z. B. Fleischstück, Erdnuss, Knopf, kleines Spielzeug) entweder in der Speiseröhre stecken oder gelangt in die Atemwege. Man spricht in letzterem Fall von **Aspiration.**

Der Fremdkörper in der *Speiseröhre* führt zu Schluckbeschwerden, Druckgefühl und Schmerzen. Der Betroffene wird möglichst schnell ins Krankenhaus gebracht.

Der in die *Luftröhre* aspirierte Fremdkörper verursacht starken Hustenreiz. Bei geringer oder mäßiger Verlegung der Atemwege kann der Betroffene trotz Beschwerden noch husten, sprechen und atmen. Bei einer schweren Obstruktion kann der Betroffene nicht mehr sprechen oder husten, er versucht krampfhaft zu atmen, häufig besteht ein pfeifendes Atemgeräusch, evtl. ist gar kein Atmen mehr möglich. Die Haut verfärbt sich blau-grau (*Zyanose* ➤ 16.9.4), oft folgt schnell Bewusstlosigkeit.

Ist der Betroffene bei Bewusstsein, so wird er aufgefordert, kräftig zu husten.

Ist ein Betroffener mit schwerer Obstruktion bei Bewusstsein, werden **Rückenschläge** versucht. Dazu stellt sich der Helfer neben und leicht hinter den Patienten und beugt dessen Oberkörper nach unten. Während der Helfer die Brust des Patienten mit einer Hand von vorne unterstützt, gibt er mit dem Handballen der anderen Hand bis zu fünf energische Schläge zwischen die Schulterblätter. Dies soll beim Betroffenen Hustenstöße auslösen.

Bleibt der Erfolg jedoch aus, so wird der **Heimlich-Handgriff** durchgeführt (➤ Abb. 24.19). Dieser ist zwar nicht ungefährlich, da es dabei zu inneren Verletzungen sowie zur Verlagerung eines vorher nur teilweise blockierenden Fremdkörpers mit vollständiger Atemwegverlegung kommen kann, aber er kann manchmal Leben retten. Ist der Heimlich-Handgriff auch nach 5-maligem Versuch erfolglos, so setzt der Helfer erneut fünf Schläge zwischen die Schulterblätter usw. (➤ Abb. 24.20).

Ist oder wird der Patient bewusstlos, beginnt der Helfer unverzüglich mit der Reanimation (➤ 24.2).

Bei Kindern unter einem Jahr ist der Heimlich-Handgriff zu gefährlich. Hier werden stattdessen Brustkompressionen durchgeführt, um den Druck im Thorax zu erhöhen und so Husten nachzuahmen. Diese werden ähnlich durchgeführt wie die Brustkompressionen bei Reanimation, aber ruckartiger und langsamer.

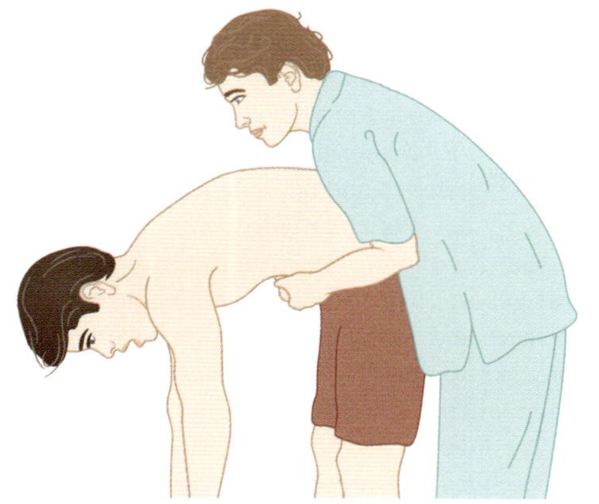

Abb. 24.19 Heimlich-Handgriff am stehenden Betroffenen: Der Ersthelfer schlingt von hinten die Arme um die Taille des Patienten. Er platziert seine Faust in der Magengegend des Betroffenen (also in dem Winkel unterhalb des Brustkorbs) und umfasst die Faust mit der anderen Hand. Dann drückt der Helfer die Faust mit Unterstützung der anderen Hand kräftig in die Bauchdecke in Richtung hinten und oben. Ist dies nicht erfolgreich, so wird das Manöver bis zu 5-mal wiederholt. [L231, L190]

24.5.2 Unklare Bewusstlosigkeit

Unser Bewusstsein wird vom zentralen Nervensystem gesteuert. Wird das ZNS in seiner Funktion beeinträchtigt, so treten Bewusstseinstrübungen bis hin zur Bewusstlosigkeit (*Koma* ➤ 8.8.3) auf.

Folgende Krankheiten können Bewusstseinsstörungen verursachen:

- Durchblutungsstörungen oder Blutungen des Gehirns (z. B. Schlaganfall ➤ 8.12)
- Entzündungen des Gehirns oder der Hirnhäute (*Enzephalitis* oder *Meningitis* ➤ 8.11.1)
- Hirnverletzungen (Schädel-Hirn-Trauma)
- Hirnorganische Anfälle (➤ 8.8.9, ➤ 24.5.4).

Aber auch Störungen, die primär nicht im Gehirn selbst liegen, können zu Bewusstlosigkeit führen, z. B.:

- Vergiftungen (etwa mit Alkohol, Schlaftabletten)
- Stoffwechselentgleisungen, z. B. beim Diabetes mellitus (diabetisches Koma,➤ Hypoglykämie, beide ➤ 11.6.4), bei Funktionsstörungen von Leber, Niere oder Schilddrüse
- Schock. Im Schock kann die Durchblutung so stark eingeschränkt sein, dass selbst die zunächst durch *Kreislaufzentralisation* (➤ 24.3.2) geschützten Organe wie Lunge und Gehirn versagen.

Vorgehen bei Bewusstlosigkeit

Da Bewusstlosigkeit von einem Atem- oder Kreislaufstillstand herrühren kann, wird die Atmung geprüft (➤ 24.1.2) und evtl. mit der Wiederbelebung begonnen. Sind Atmung und Kreislauf stabil, so wird der Patient in der stabilen Seitenlage gelagert (➤ 24.1.2, ➤ Abb. 24.4). Bei Erbrechen unterstützen die Helfer den Betroffenen entsprechend (➤ 24.5.3).

24.5.3 Rauschzustände und Vergiftungen

Giftige Substanzen, ob Medikamente, Rauschmittel oder Haushaltsgifte, können über die Verdauungswege, die Atemwege, die Blutbahn (bei intravenöser Verabreichung) oder die Haut (z. B. manche Insektizide) aufgenommen werden. Auf allen vier Wegen gelangt die giftige Substanz ins Blut, sodass eine Schädigung des *gesamten* Organismus möglich ist (➤ Abb. 24.21).

Vergiftungserscheinungen können je nach Gift sehr unterschiedlich sein. Folgende Zeichen weisen auf eine **Vergiftung** *(Intoxikation)* hin:

- Zentrale Störungen, z. B. Erregung oder Bewusstseinstrübung bis zum Koma, Krämpfe, Lähmungen, Kopfschmerzen, Schwindel
- Gastrointestinale Störungen, z. B. Übelkeit, Erbrechen, Durchfall

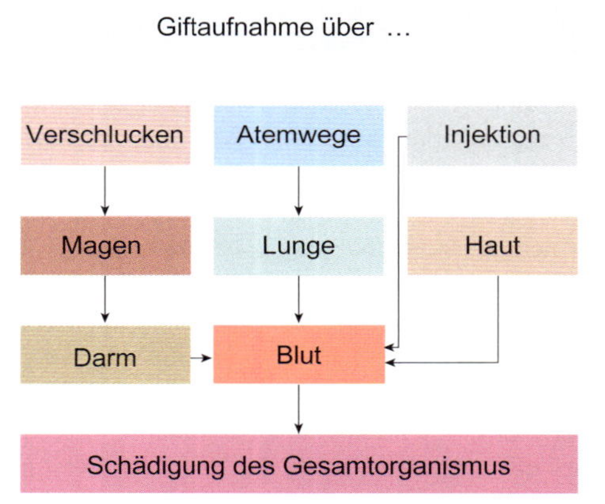

Abb. 24.21 Möglichkeiten der Giftaufnahme.

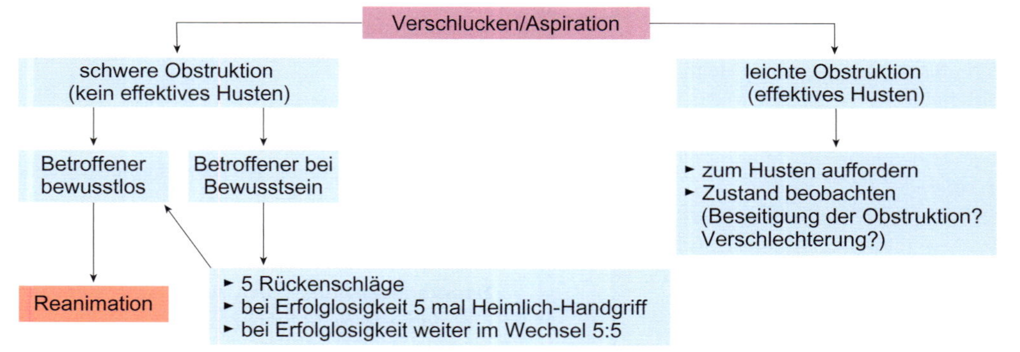

Abb. 24.20 Vorgehen bei Verschlucken beim Erwachsenen.

- Atem- und Kreislaufstörungen, z. B. Schock, Kreislaufstillstand, Atemlähmung, EKG-Veränderungen, Pulsbeschleunigung oder -verlangsamung
- Psychische Störungen (vor allem bei Rauschzuständen), z. B. Aggressivität, Delir (➤ 8.8.3), Depressionen, Gefühl des „High-Seins".

Die Kombination von Bewusstseinsstörungen und Erbrechen kann für den Vergifteten gefährlich werden: Durch die Bewusstlosigkeit und gleichzeitige Verminderung der Schutzreflexe kann es zur Aspiration von Erbrochenem kommen. So drohen dem Vergifteten zentrale (hirnbedingte) oder periphere (durch Verlegung der Atemwege bedingte) Atemstörungen, evtl. sogar ein Atemstillstand.

Maßnahmen bei Vergiftungen

Menschen unter Einfluss von Alkohol oder anderen Drogen sind von der angebotenen Hilfe meist nicht begeistert und wehren sich sogar. Der Helfer muss daher einfühlsam, aber gleichzeitig energisch vorgehen.

> N
> **Vergiftungszentrale**
> Bei Anrufen an die Vergiftungszentrale folgende Informationen bereithalten:
> - *Wie alt* ist das Opfer?
> - *Was* wurde wahrscheinlich eingenommen (Hinweise suchen, z. B. Tablettenschachteln im Papierkorb)?
> - *Wie viel* maximal/minimal (möglichst detaillierte Informationen wie z. B. Stärke des Medikaments – Packungsaufschrift beachten)
> - *Wann* ist die Einnahme wahrscheinlich erfolgt?
> - *Was* ist bisher beobachtet worden?
> - *Was* ist bisher unternommen worden?
> - *Welche* Vorerkrankungen bestehen (z. B. Epilepsie oder Herzrhythmusstörungen)?

Nach Prüfung der Vitalzeichen wird mit der Ersten Hilfe begonnen. Bewusstlose mit erhaltener Atmung und Herztätigkeit werden in die stabile Seitenlage gebracht (➤ 24.1.2) und ggf. beim Erbrechen unterstützt. So bald wie möglich sollte die Vergiftungszentrale angerufen werden, die oft entscheidende Hinweise zum weiteren Vorgehen geben kann. Giftreste am Notfallort (auch die leeren Tablettenpackungen oder das Spritzenbesteck) sowie das Erbrochene werden für die spätere Diagnostik sichergestellt. Die Kenntnis der eingenommenen Substanz kann für die weitere Therapie hilfreich sein.

Erbrechen sollte nur ausgelöst werden, wenn die Giftzentrale dies anrät. Auf *keinen* Fall darf Erbrechen ausgelöst werden:
- Bei der Aufnahme ätzender Substanzen (Gefahr einer zusätzlichen Schädigung der Speiseröhre)
- Bei der Aufnahme schaumbildender Substanzen, z. B. Spülmittel (Aspirationsgefahr)
- Bei der Aufnahme organischer Lösungsmittel oder von Mineralölen (schwerste Lungenschädigungen durch Aspiration)
- Bei Bewusstlosigkeit. Es drohen die Aspiration von Erbrochenem in die Lunge und zusätzliche Schäden in der Speiseröhre durch ätzende Substanzen.

Erbricht der Vergiftete spontan, so:
- Wendet der Helfer beim Liegenden den Kopf des Erbrechenden zur Seite und hält mit der freien Hand ein Gefäß unter dessen Mund
- Beugt er beim sitzenden Erbrechenden den Kopf nach vorne und hält evtl. unterstützend von hinten die Stirn mit einer Hand. Mit der freien Hand hält der Helfer ein Gefäß dicht unter den Mund.

In der Klinik wird dann ggf. Aktivkohle zur *Absorption* (Bindung) verbliebener Giftreste gegeben. Für einzelne Substanzen (z. B. Digitalis) können Gegenmittel *(Antidote)* verabreicht werden. Eine Magenspülung wird nur noch in Einzelfällen durchgeführt. Bei schweren Vergiftungen können je nach Substanz eine Darmspülung, eine *forcierte Diurese* (Diuretika ➤ 19.2.4) oder Verfahren der „Blutwäsche" (*Hämodialyse*, ➤ 19.10) hilfreich sein.

24.5.4 Epileptische Anfälle

Die Haupterkennungsmerkmale für **epileptische** *(hirnorganische, zerebrale)* **Anfälle** sind:
- Plötzliches Hinfallen
- Zuckende Verkrampfungen
- Bewusstlosigkeit (➤ 8.8.3)
- Häufig auch eine vorübergehende Zyanose (➤ 16.9.4).

Ziel der Erstmaßnahmen ist die Vermeidung von Verletzungen während des Anfalls. Dazu werden Hindernisse wie z. B. Stühle weggeräumt, der Kopf wird weich gelagert. Die krampfenden Arme und Beine sollten wegen der Verletzungsgefahr nicht festgehalten werden! Eventuell kann der Kopf von hinten gehalten und geführt werden. Obwohl die Gefahr eines Zungenbisses besteht, sollte nichts zwischen die Zahnreihen geklemmt werden, da es dadurch zur Verlegung der Atemwege mit lebensgefährlichen Folgen kommen kann (steht ein Guedel-Tubus zur Verfügung, so kann dieser als Beißschutz verwendet werden).

Hält ein Anfall länger an, kann ein herbeigerufener Arzt evtl. ein krampflösendes Medikament (etwa Lorazepam, z. B. Tavor®) intravenös injizieren.

Nach dem Anfall kommt es beim Patienten meist zu einem *Nachschlaf.* In diesem Zustand lagert der Helfer den Patienten in die stabile Seitenlage (➤ Abb. 24.4).

24.5.5 Kälteschäden

> W
> **Kälteschäden**
> **Erfrierung** bezeichnet lokale, meist auf die Haut beschränkte Kälteschädigung ohne Absinken der Körperkerntemperatur. **Unterkühlung** *(Hypothermie)* hingegen meint das Absinken der Körperkerntemperatur unter 35 °C. Akute Lebensgefahr besteht bei Körpertemperaturen unter 30 °C.

Erfrierung

Erfrierungen treten besonders an den Akren (Zehen, Finger, Ohrläppchen, Nasenspitze) auf. Ähnlich wie bei Verbrennungen (➤ 24.5.6) ist der Heilungsverlauf von der Tiefenausdehnung abhängig. Zuerst werden nasse Kleider entfernt, der betroffene Körperteil getrocknet und anschließend *langsam* erwärmt, z. B. durch Körperwärme (Haut zu Haut) oder aber im Wasserbad (37–40 °C, etwa 20–30 min).

> M
> **Das Wichtigste**
> Bei allen Erfrierungen muss an eine gleichzeitig vorliegende Unterkühlung gedacht werden. Diese muss vorrangig behandelt werden.

Die Hautschäden werden, ähnlich wie bei Verbrennungen, steril abgedeckt.

Unterkühlung

Die **Unterkühlung** *(Hypothermie)* betrifft größere Körperregionen oder den gesamten Organismus. Dies hat gefährliche Folgen (➤ Tab. 24.1):
- Verlangsamung des Stoffwechsels mit resultierender Schläfrigkeit und Bewusstseinsveränderung, dadurch sind die Betroffenen oft nicht in der Lage, geeignete Gegenmaßnahmen zu ergreifen
- Langsamerwerden des Herzschlags (Bradykardie)
- Nachlassen der Schmerzempfindung.

Bei etwa 27 °C sind die sichtbaren Lebensäußerungen so stark eingeschränkt, dass man vom **Scheintod** spricht. Bei einem weiteren Absinken der Körpertemperatur treten Kammerflimmern und später Herzstillstand (Asystolie) auf.

Unterkühlung tritt gehäuft auf:

STADIUM	KÖRPER-TEMPERATUR	SYMPTOME
Mild	35–32 °C	Patient zunächst bewusstseinsklar, Muskelzittern, Schmerzen, Blutdruck und Puls erhöht, Haut blass und kalt. Nach einiger Zeit zunehmende Apathie
Mäßig	31–28 °C	Patient schläfrig, Reflexe abgeschwächt, kein Muskelzittern, keine Schmerzen, Blutdruck und Puls erniedrigt
Schwer	< 28 °C	Patient komatös, keine Reflexe, starre, erweiterte Pupillen, minimale Atmung, Puls nicht tastbar, evtl. Herz-Kreislauf-Stillstand

Tab. 24.1 Stadien der Unterkühlung.

24

- Bei Bewusstlosen (keine angemessene Wärmeproduktion)
- Im Wasser (Wasser leitet Kälte 20-mal besser als Luft)
- Bei Wind (rasche Wärmeverluste über die Haut)
- Unter Alkohol- und Medikamentenwirkung (Hypnotika, Tranquilizer) – insbesondere Alkohol führt durch Weitstellung der Hautgefäße zu raschen Wärmeverlusten
- Bei alten Menschen oder bei behinderten Menschen im Rollstuhl (eingeschränkte Wärmeproduktion)
- Bei kleinen Kindern (relativ große Körperoberfläche mit raschen Wärmeverlusten).

Erstmaßnahmen:

- Bei Herz-Kreislauf-Stillstand rasch kardiopulmonale Reanimation durchführen. Da der Herzschlag extrem verlangsamt sein kann, auch die weiteren unsicheren Todeszeichen unzuverlässig sind und die Überlebenszeit der Gewebe bei Unterkühlung erheblich verlängert ist, im Zweifel immer Reanimation durchführen, es sei denn, es liegt eine andere, zweifelsfreie Todesursache vor („keiner ist tot, bis er nicht warm und tot ist")
- Weitere Kälteverluste verhindern. Nasse Kleider entfernen sowie den Unterkühlten gut bedeckt und windgeschützt (!), am besten in einem warmen Raum, lagern. Extremitäten nicht unnötig bewegen, da durch jede Bewegung kaltes Blut der Körperschale (➤ 18.2) in den Körperkern fließen und ihn weiter abkühlen kann
- Nur bei leichter Unterkühlung mit erhaltenem Bewusstsein aktive Erwärmungsmaßnahmen ergreifen. Bei allen schweren Fällen von Unterkühlung drohen bei der aktiven Wiedererwärmung schwere Komplikationen, z. B. Kammerflimmern und Schock. Den Unterkühlten in diesem Fall nur unter ärztlicher Aufsicht aufwärmen!
- Geeignete Erwärmungsmaßnahmen beim bewusstseinsklaren Patienten sind: Verabreichung warmer Getränke, warme Packungen im Bereich des Körperstammes (Nacken, Achselhöhlen, Leisten). Niemals die Extremitäten isoliert erwärmen (drohendes „Versacken" des Blutes mit nachfolgendem Volumenmangelschock).

24

24.5.6 Verbrennungen

Bei einer **Verbrennung** wird die Haut durch *Hitze-* oder *chemische Einwirkung* oder durch *elektrischen Strom* geschädigt. Entsprechend spricht man von *thermischen* oder *chemischen* Verbrennungen. Bei Gewebeschädigung durch heiße Flüssigkeiten spricht man auch von **Verbrühung.** Entscheidend für den Verlauf und für die Prognose einer Verbrennung sind:

- Flächenausdehnung
- Tiefenausdehnung (Schweregrad)
- Alter des Patienten.

Flächenausdehnung

Je größer der verbrannte Hautanteil ausfällt (➤ Abb. 24.22), desto bedrohlicher sind die Verbrennungen. Sind mehr als 10–15 % der Hautoberfläche betroffen, so droht ein Volumenmangelschock, da große Mengen an Körperwasser über die geschädigte Haut verloren gehen. Verbrennungen über 50 % der Körperoberfläche sind häufig tödlich.

Tiefenausdehnung

Man unterscheidet drei Schweregrade:

- **Verbrennung 1. Grades** mit lokaler Schwellung und Rötung **(Hyperämie).** Die Schädigung ist auf die Oberhaut (Epidermis) beschränkt. Keine Narbenbildung
- **Verbrennung 2. Grades** mit zusätzlicher Bildung von **Brandblasen** mit starken **Schmerzen.** Neben der Oberhaut ist auch die Lederhaut (Dermis) in unterschiedlichem Ausmaß betroffen. Demnach entstehen zwei Formen: Bei **oberflächlichen zweitgradigen Verbrennungen** *(Grad 2a)* ist die Rötung „wegdrückbar" (etwa wenn man einen sauberen Spatel auf die Wunde drückt), der Wundgrund feucht. Narben bilden sich nach Abheilung nicht. **Tiefe zweitgradige Verbrennungen** *(Grad 2b)* zeichnen sich dagegen durch eine nicht wegdrückbare Rötung, einen trockenen und evtl. weißlichen Wundgrund aus; Narbenbildungen sind hier möglich
- **Verbrennung 3. Grades** mit kompletter Zerstörung **(Nekrose)** von Haut und Hautanhangsgebilden, verbunden mit Schorfbildung. Die Haut ist schmerzlos, nach Abheilung können schwere, teils die Bewegung behindernde Narben entstehen.

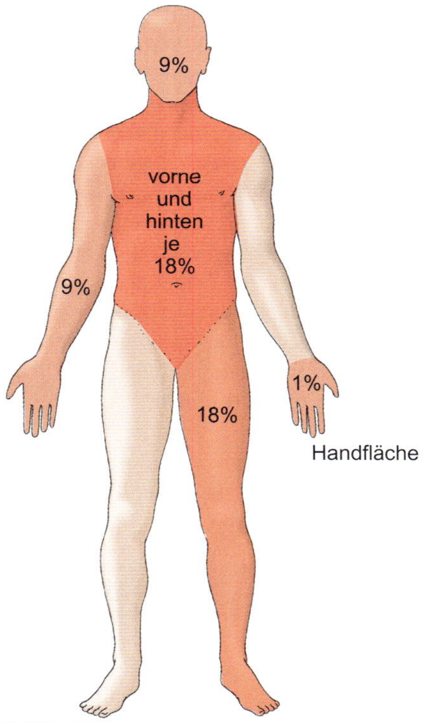

Abb. 24.22 Neunerregel zur Abschätzung des verbrannten Hautanteils beim Erwachsenen. Faustregel: Der Handteller des Verletzten entspricht etwa 1 % seiner Körperoberfläche.

Erstmaßnahmen

- Kleiderbrände sofort löschen. Hierzu die brennende Person, die aus Panik meist davonläuft, in jedem Fall aufhalten
- Brennende Person mit Wasser übergießen oder in Wasser eintauchen. Steht kein Wasser zur Verfügung, die Flammen mit Tüchern ersticken oder den Brennenden in Wolldecken einhüllen oder auf dem Boden wälzen. Auch Feuerlöscher können eingesetzt werden; dabei aber nicht ins Gesicht spritzen
- Alle Verbrennungen, aber auch Verbrühungen nach dem Löschen *rasch* und *nachhaltig* kühlen. Hierzu die betroffenen Stellen mit kühlem Wasser (ca. 16–20 °C) so lange übergießen oder abbrausen, bis der Schmerz nachlässt, empfohlen werden mindestens 20 min. Extremitäten können in das Wasser getaucht werden, auch lauwarme Kompressen können angewendet werden, keinesfalls jedoch Eis! Bei Kindern wird generell nur im Bereich der Extremitäten gekühlt, bei Bewusstlosen gar nicht. Kleider und Schmuck werden möglichst rasch entfernt, da sie die Kühlung behindern, jedoch nur, wenn sie nicht an der Haut kleben bzw. wenn sie sich leicht abnehmen lassen. Zu beachten ist allerdings die Gefahr einer Unterkühlung (➤ 24.5.5), insbesondere bei kleinen Kindern oder großen Verbrennungen. Kinder werden daher genau auf Unterkühlungszeichen beobachtet. Zu langes Kühlen behindert außerdem die Durchblutung und lässt die Haut aufquellen
- Brandwunden mit sterilem Verbandstuch abdecken. Steht kein Verbandstuch zur Verfügung, muss die Wunde unbedeckt bleiben. Keinesfalls irgendwelche Salben, Puder oder Sprays verwenden! Auch in die Haut eingebrannte Materialien wie z. B. Teer nicht entfernen. Brandblasen nicht öffnen
- Schockbekämpfung und evtl. kardiopulmonale Reanimation (➤ 24.2) beginnen.

N

Inhalationsschäden

Insbesondere bei Explosionen oder Brand in geschlossenen Räumen sowie bei Brandmarkierungen im Gesicht an eine Lungenbeteiligung denken (Inhalationsschaden mit Schleimhautschwellung und Lungenödem bis zum Lungenversagen). Die Schädigung des Respirationstrakts äußert sich durch Heiserkeit, Husten, Ruß im Sputum und Atemnot.

Verbrennungskrankheit

Innerhalb der ersten 36 Stunden nach einer Verbrennung von über 10 % der Körperoberfläche kann eine den ganzen Körper betreffende Entzün-

dungsreaktion entstehen. Die Blutgefäße werden dabei durchlässig, man verliert Wasser, Salze und Eiweiße. Gleichzeitig entstehen massive Ödeme. Wegen des Volumenverlustes kann der Kreislauf zusammenbrechen. Dieser **Verbrennungsschock** kann tödlich sein.
Bei sehr starker Entzündungsreaktion werden trotz Unterstützung des Kreislaufs durch Infusionen die Organe nicht ausreichend durchblutet. Hierdurch entstehen evtl. ein Nierenversagen sowie schwere Schäden der Lunge und des Gastrointestinaltrakts. Man nennt diese oft über Tage anhaltende und schwere Form der Entzündungsreaktion auch **Verbrennungskrankheit.** Sie wird oft noch zusätzlich durch eine erregerbedingte Sepsis kompliziert (➤ 13.8.1).

24.5.7 Verätzungen

Verätzungen werden durch *Laugen* und *Säuren* hervorgerufen. Sie treten vor allem im Bereich von Mund, Speiseröhre und Magen sowie auf der Haut und in den Augen auf.
Bei *Trinken* einer ätzenden Substanz kommt es zu heftigen Schmerzen und Speichelfluss; die Schleimhäute sind durch Beläge, Verquellungen oder Blutungen verändert. Als Erstmaßnahme werden dem Patienten etwa 200 ml Flüssigkeit, z. B. Leitungswasser oder Tee, in kleinen Schlucken zu trinken gegeben (nicht mehr, sonst Gefahr des Erbrechens).

N

Kein Erbrechen auslösen
Bei Verätzungen von Mund, Speiseröhre und Magen den Betroffenen niemals zum Erbrechen bringen! Dies würde die Schädigungen der Schleimhäute, insbesondere der Speiseröhre, nur verschlimmern.

Bei Verätzungen der *Haut,* z. B. durch Chemikalien, werden alle benetzten Kleider entfernt und der betroffene Bereich unter fließendem Wasser ausgiebig gespült. Ist kein Wasser vorhanden, wird der Schadstoff abgetupft. Dabei ist darauf zu achten, dass die Finger des Helfers den Ätzstoff nicht berühren und die Tupfer möglichst oft gewechselt werden.
Bei Verätzungen der *Augen* tritt sofort ein krampfartiges Zukneifen der Augenlider auf, das der Ersthelfer unbedingt überwinden muss. Die einzige Rettung vor der drohenden Erblindung besteht darin, die Augen ständig mit Wasser zu spülen, bis augenärztliche Hilfe eintrifft, mindestens jedoch 20 min. Zur **Augenspülung** legt man den Verletzten auf den Boden, dreht den Kopf zur Seite des verätzten Auges und gießt dann aus ca. 10 cm Höhe Wasser in den inneren Augenwinkel, sodass das Wasser über den Augapfel und äußeren Augenwinkel abfließt. Dabei unbedingt das gesunde Auge vor der verunreinigten Spülflüssigkeit schützen! Anschließend wird ein steriler Verband über *beide* Augen angelegt.

24.5.8 Stromunfälle

Zu **Stromverletzungen** kann es kommen, wenn Strom durch den menschlichen Körper fließt. Folgen sind:

- *Herzrhythmusstörungen* bis hin zum Herzstillstand
- *Muskelverkrampfungen* (insbesondere bei Wechselstrom). Hierdurch ist das Opfer oft nicht in der Lage, die Stromquelle loszulassen, sodass es zur verlängerten Stromeinwirkung kommt
- *Zentralnervöse Schädigungen* (Verwirrtheit, gestörte Atemregulation, Koma)
- *Atemstillstand* durch Lähmung des Atemzentrums im Gehirn oder Muskelverkrampfungen der Atemmuskulatur
- *Verbrennungen.* Insbesondere an den Ein- und Austrittsstellen des Stroms kommt es zur Hitzeentwicklung mit entsprechenden **Strommarken.**

Erstmaßnahmen

Durch Kontakt zum Verletzten kann der Helfer in den Stromkreis geraten. Bei Unfällen mit elektrischem Strom hat die *Eigensicherung* deshalb höchste Priorität:

- Bei **Niederspannungsunfällen** (Haushaltsunfällen) sofort die Stromzufuhr durch Herausziehen des Netzsteckers oder Ausschalten der Sicherung unterbrechen oder, falls nicht möglich, Verunfallten mit isolierenden Hilfsmitteln (z. B. Holzstuhl, Besenstiel) retten. Keine stromführenden Teile berühren!
- Bei **Hochspannungsunfällen** (Spannung > 1.000 Volt, z. B. an Hochspannungsleitungen) sofort Notruf tätigen. Dabei ausdrücklich auf den Hochspannungsunfall aufmerksam machen, da ein Notarzt erforderlich ist und der Anlagenbetreiber benachrichtigt werden muss (zum Abstellen des Stroms). Weitere Hilfe einschließlich der Bergung des Verunglückten kann erst *nach* sicherem Abschalten des Stroms durch Fachpersonal erfolgen. Bis dahin auf ausreichend Sicherheitsabstand (5–20 m) achten
- Den Verunglückten in Ruhelage bringen und, falls erforderlich, mit der Wiederbelebung beginnen
- Evtl. vorhandene Strommarken wie Verbrennungswunden keimfrei bedecken.

Die Betroffenen werden dann ins Krankenhaus gebracht, wo sie mindestens 24 Stunden über Monitor überwacht werden.

W

Vorbeugung
Jedes Stromnetz eines Haushalts sollte mit einem Fehlerstromschutzschalter *(FI-Schalter)* versehen sein. Er unterbricht den Stromkreis automatisch, wenn Strom fehlerhaft über ein defektes Gerät oder den Körper abfließt.

24.5.9 Verkehrsunfälle

Ein Notfall innerhalb des Krankenhauses bringt den Ersthelfer nur selten in Gefahr (abgesehen von den Infektionsrisiken ➤ 24.1.2). Ganz anders der **Verkehrsunfall:** hier besteht für den Retter oft Lebensgefahr. Auch andere Verkehrsteilnehmer werden durch Unfälle oft gefährdet, sodass der *Eigen- und Fremdsicherung* eine überragende Bedeutung zukommt. Die Sicherung der Unfallstelle kann oft erst durch technische Hilfsdienste vorgenommen werden. Erst wenn die Unfallstelle gesichert ist und die notwendigen Maßnahmen zum Eigenschutz ergriffen sind, wird der Verunfallte aus der Gefahrenzone gerettet!

Fremdsicherung: Absichern der Unfallstelle

Nach Erkennen des Notfalls sichert der Ersthelfer als Nächstes die Unfallstelle. Er stellt zunächst fest, welche *Gefahren* an der Unfallstelle bestehen (z. B. Gefahr von Auffahrunfällen, von chemischer Kontamination bei Transportunfällen). Anschließend leitet er die entsprechenden *Schutzmaßnahmen* ein, indem er etwa ein Warndreieck aufstellt.

N

Unfallstelle sichern
Bei Verkehrsunfällen gilt:

- Warnweste anziehen
- Warndreieck aufstellen (mindestens 50 m, bei schnell fließendem Verkehr 100 m vor Unfallstelle)
- Wenn möglich, Warnblinkanlage einschalten
- Verkehr durch einen zweiten Helfer regeln lassen (Handzeichen).

Eigensicherung

Bei seiner Hilfeleistung am Unfallort ist der Ersthelfer erheblichen Gefahren ausgesetzt, z. B. Feuer, auslaufenden Gefahrengütern (z. B. Benzin, Chemikalien), entweichenden Dämpfen oder Stromschlag bei Hochspannungsunfällen.

W

Sicherheit vorrangig
Der Vorrang der Eigen- und Fremdsicherung widerspricht nicht selten dem Impuls des Ersthelfers, um jeden Preis dem Verunfallten *direkt* zu helfen. Eine effektive Hilfe ist jedoch nur möglich, wenn der Helfer die Gefahrenlage überblickt. Inwieweit der Helfer dann ein „kalkuliertes Risiko" auf sich nimmt, unterliegt seiner eigenen Verantwortung.

Rettung des Verunfallten aus der Gefahrenzone

Zur Rettung des Verunfallten aus der Gefahrenzone gehört z. B. das Bergen eines Bewusstlosen aus einem rauchgefüllten Zimmer. Hierbei sind bestimmte **Bergungsgriffe** wie etwa der Rautek-Griff hilfreich (➤ Abb. 24.23). Häufig muss bei der Rettung auch auf die technischen Notfalldienste (z. B. Technisches Hilfswerk) zurückgegriffen werden, die jeweils von der Einsatzzentrale zum Unfallort dirigiert werden.

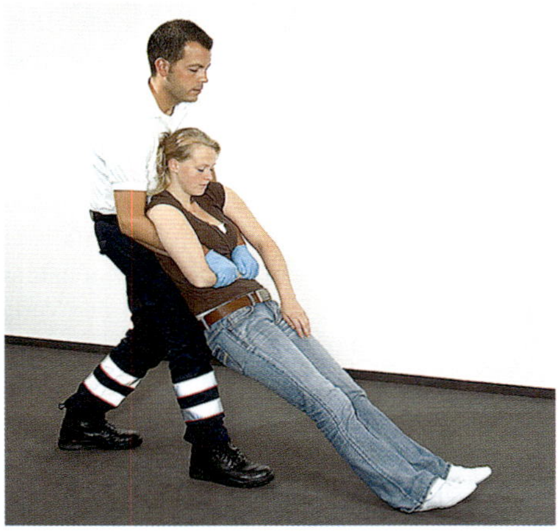

Abb. 24.23 Rautek-Griff zur Bergung bewusstloser oder bewegungsunfähiger Verunglückter aus dem Pkw oder vom Boden. [J747]

Rautek-Griff. Mit Hilfe des Rautek-Griffs können liegende und sitzende Patienten aus der Gefahrenzone gerettet werden (z. B. aus dem Auto):

- Beim liegenden Patienten tritt der Helfer dazu von hinten mit gespreizten Beinen an den Kopf des Patienten und richtet ihn in sitzende Stellung auf (Nacken umfassen, Schultern abstützen). Anschließend schiebt der Helfer seine Arme von hinten durch beide Achseln des Patienten und greift einen der beiden Unterarme des Patienten im „Affengriff". Der Helfer zieht den Patienten nun mit Schwung auf die eigenen Oberschenkel und schleppt ihn im Rückwärtsgang aus der Gefahrenzone
- Beim sitzenden Patienten wird der Patient zunächst so gedreht (Hüften des Patienten als Drehpunkt), dass sein Rücken zum Helfer zeigt; sodann wird der Patient wie oben beschrieben „aufgeladen".

Erstmaßnahmen bei Verkehrsunfällen

Die Prinzipien der Sofortmaßnahmen (➤ 24.1) gelten auch für Verkehrsunfälle. Dennoch sind hier manche Schwerpunkte anders zu setzen, da bei verkehrsbedingten Notfällen **erhebliche Gewalteinwirkung** aufgetreten sein kann. Deshalb:

- **Immer von einer Verletzung der Halswirbelsäule ausgehen!** Transport, Lagerung und Reanimation müssen ohne Beugung oder Drehung der Halswirbelsäule erfolgen, bis eine ärztliche Kraft die Halswirbelsäule für unverletzt erklärt hat – was oft erst im Krankenhaus möglich ist. Muss der Patient transportiert werden, wird die Körperhaltung des Verletzten möglichst nicht verändert, d. h. der Kopf wird nicht gebeugt oder gestreckt und Kopf und Rumpf werden „en bloc" bewegt. Sobald verfügbar, wird dem Verunfallten ein Stützkragen („Halskrawatte") angelegt
- **Schonende Helmabnahme.** Bei verunglückten Motorradfahrern wird der Schutzhelm abgenommen bei Erbrechen, Bewusstlosigkeit, beeinträchtigten Vitalfunktionen sowie immer dann, wenn eine Verletzung der Halswirbelsäule vermutet wird. Dabei wird der Helm so abgenommen, dass das Rückenmark nicht (zusätzlich) geschädigt wird, d. h. ohne Verdrehung oder Abknickung des Rückenmarks (➤ Abb. 24.24).

24.5.10 Ertrinken

Der (Fast-)Ertrunkene ist in der Regel bewusstlos und zyanotisch. Meist besteht Atemstillstand, selten ist noch eine Schnappatmung zu beobachten. Anfänglich ist evtl. noch ein schneller Herzschlag vorhanden, der bei längerem Untertauchen langsamer wird und schwindet (Asystolie). Durch den Sauerstoffmangel kommt es nicht selten zu Krampfanfällen. Erbrechen ist wegen der großen verschluckten Wassermengen häufig. Typisch ist ein weißlicher bis blutiger Schaum vor Mund und Nase.

Erstmaßnahmen

- Opfer aus dem Wasser bergen. Das Opfer sollte bei der Bergung stets horizontal liegen, um eine weitere Einschränkung der Hirndurchblutung zu verhindern
- Bei Tauchverletzungen und nach evtl. Sprung in flaches Wasser an das mögliche Vorliegen einer Wirbelsäulenverletzung denken. Der Kopf darf dann keinesfalls gebeugt oder gestreckt werden, und Kopf und Rumpf müssen stets „en bloc" bewegt werden
- Schnellstmöglich die Mund-zu-Mund-Beatmung durchführen
- Keinesfalls versuchen, „das Wasser aus der Lunge zu entfernen", etwa indem das Opfer mit dem Kopf nach unten „ausgeschüttelt" wird. Das in der Lunge verbliebene Wasser wird von selbst rasch in den Körper aufgenommen
- Bei Pulslosigkeit kardiopulmonale Reanimation durchführen (➤ 24.2).

Meist besteht bei Ertrunkenen gleichzeitig eine Unterkühlung. Sie sind deshalb unbedingt wie Unterkühlungsopfer zu versorgen (z. B. Schutz vor Wind, Entfernen nasser Kleider ➤ 24.5.5).

24.6 „Kleine" Notfälle

24.6.1 Nadelstichverletzung

Eine **Nadelstichverletzung** ist in Krankenhäusern und Arztpraxen häufig, wobei allerdings unter anderem wegen der hohen Dunkelziffer (man schätzt, dass nur 10–20 % der Verletzungen gemeldet werden) keine genauen Zahlen existieren.

Die dabei entstehenden kleineren Schnitt- oder Stichwunden sind harmlos – die eigentliche Gefahr besteht darin, dass über eine bereits gebrauchte Kanüle, Nadel oder Skalpell Infektionen übertragen werden. Insbesondere drohen eine Übertragung von Hepatitis-B- und -C- sowie HI-Viren. Das Risiko einer Infektion nach Nadelstichverletzung im Krankenhaus wird allgemein auf 1 : 23 für Hepatitis B, 1 : 147 für Hepatitis C und 1 : 9.000 für HIV geschätzt. Beträchtlich größer ist das Risiko, wenn

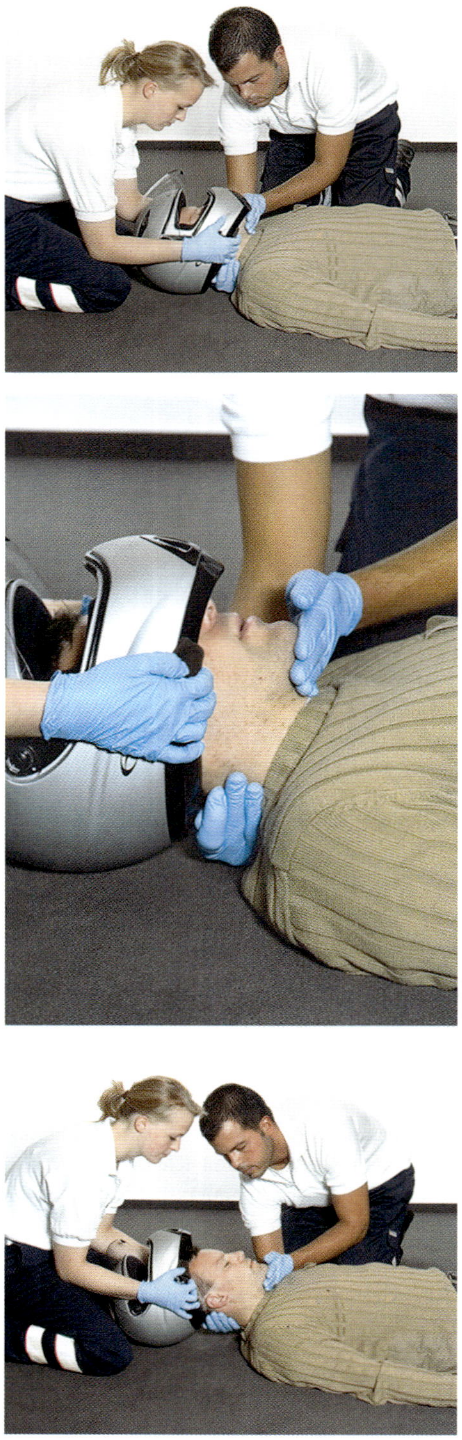

Abb. 24.24 Helmabnahme. Beim bewusstlosen verunglückten Motorradfahrer muss grundsätzlich der Schutzhelm abgenommen werden, andernfalls ist ein Freimachen und Freihalten der Atemwege nicht möglich. Wegen der Gefahr einer Schädigung des Rückenmarks muss die Helmabnahme schonend erfolgen: Ein Helfer kniet neben dem Kopf, umfasst Nacken und Unterkiefer des Verletzten und sorgt durch sanften Zug für eine Streckung des Halses. Ein zweiter Helfer kniet oberhalb des Kopfes, klappt das Visier hoch, entfernt ggf. die Brille und löst den Kinnriemen. Der erste Helfer hält mit beiden Händen den Hals weiter sanft in Streckung, während der zweite Helfer nun den Helm seitlich aufdehnt und nach oben abzieht. [J747]

bekannt ist, dass bei dem Patienten, von dem die Nadel stammt, eine Infektion mit einer der Virusarten vorliegt: mindestens 30% bei HBV, ca. 3% bei HCV und ca. 0,3% bei HIV.

Immer ernst nehmen!
Wegen des Infektionsrisikos ist jede Nadelstichverletzung ein Notfall. Mit Nadelstichverletzungen gleichzusetzen sind Sekretspritzer in die Augen.

- Bei Nadelstich-/Instrumentenverletzung: Verletzte Stelle mindestens 1 min bluten lassen bzw. Blutung durch Druck auf das *umliegende Gewebe* (nicht die verletzte Stelle selbst!) provozieren. Wunde dann spreizen und intensiv mit einem Antiseptikum (Ethanol > 82%) spülen, falls nicht vorhanden mit Wasser und Seife. Nadel/Instrument falls möglich sicherstellen
- Bei Verspritzen (fraglich) kontaminierten Materials auf intakte Haut: Desinfizieren mit Hautantiseptikum (Ethanol > 80%), anschließend reinigen mit Wasser und Seife
- Bei Verspritzen (fraglich) kontaminierten Materials auf verletzte Haut: Bereich mit Wasser und Seife gründlich waschen, anschließend mit Antiseptikum desinfizieren
- Bei Verspritzen (fraglich) kontaminierten Materials in Augen oder Mundhöhle: reichlich über mehrere Minuten spülen mit (destilliertem) Wasser, 0,9%iger Kochsalzlösung oder 1 : 4 verdünnter wässriger Jodlösung
- Unverzüglich Durchgangsarzt aufsuchen. Dieser leitet folgende Maßnahmen ein.
  - Das Blut des Betroffenen sowie des Index-Patienten („Spender") wird auf das Vorliegen einer HIV-, Hepatitis-B- und -C-Infektion untersucht
  - Ist der Betroffene nicht ausreichend gegen Hepatitis B geschützt, so wird er umgehend aktiv und passiv gegen Hepatitis B geimpft
  - Bei Kontakt mit Hepatitis-C-positiven Personen erfolgt nach 2–4 und nach sechs Wochen eine Hepatitis-C-Virus-PCR sowie nach drei und sechs Monaten eine Antikörperbestimmung. Bei einer Infektion wird eine antivirale Therapie gegen Hepatitis C eingeleitet
  - Ist der Index-Patient HIV-infiziert, so wird beim Betroffenen eine medikamentöse Postexpositionsprophylaxe gegen HIV eingeleitet (➤ 13.10.7). Bei einer Verletzung mit einer Kanüle unbekannter Herkunft gilt die „als ob"-Regel, d. h. es wird davon ausgegangen, dass die Kanüle von einem infizierten Patienten stammt.
  - Weitere HIV-Tests beim Betroffenen erfolgen je nach Art des HIV-Tests bis drei oder sechs Monate nach der Verletzung, nach medikamentöser Postexpositionsprophylaxe vier Wochen länger.

Vorbeugung
Entscheidend ist die Vorbeugung. Deshalb:
- Werden, falls technisch möglich, sog. *sichere Instrumente* verwendet, die z. B. durch eingebaute Schutzmechanismen das Verletzungsrisiko minimieren
- Dürfen gebrauchte Kanülen nicht in die Schutzkappen zurückgesteckt werden, denn beim Einführen wird häufig der Finger getroffen (häufigste Verletzungsursache!). Falls die Verwendung sicherer Instrumente nicht möglich ist (z. B. bei Mehrfachverwendung am gleichen Patienten), unmittelbar nach Gebrauch einhändiges sicheres Recapping gemäß Herstellerangaben durchführen
- Werden gebrauchte Kanülen *sofort* ohne Verpackung in den Kanülenwegwerfbehälter geworfen und dieser regelmäßig geleert; gebrauchte Kanülen niemals herumliegen lassen
- Werden bei möglichem Kontakt mit Blut grundsätzlich immer Handschuhe getragen
- Sollte jeder, der unmittelbar mit kranken Menschen arbeitet, gegen Hepatitis B geimpft sein!

24.6.2 Nasenbluten

Durch kleine Verletzungen (etwa durch Nasenbohren), aber auch durch Entzündungen und Infektionen können Gefäße des Kapillargeflechts in der Nasenschleimhaut platzen – der Betroffene hat **Nasenbluten** *(Epistaxis)*.
Der Betroffene sollte sich aufrecht hinsetzen mit nach vorn gebeugtem Kopf. Oft genügt das einfache Zuhalten der Nase für 15–20 min. Die Blutstillung kann durch kalte Waschlappen unterstützt werden, die man in den Nacken des Patienten legt; hierdurch verengen sich die Gefäße reflektorisch. Sind diese Maßnahmen erfolglos, muss die Nasenhöhle ärztlich *tamponiert* (ausgestopft) oder die blutenden Gefäße müssen verätzt werden.

24.6.3 Fremdkörper im Auge

Fremdkörper im Auge führen oft nur zu einer Bindehautreizung – es handelt sich dann zumeist um ins Auge gelangte kleine Insektenteile oder Rußpartikel. Ätzende Fremdkörper sollten nach Möglichkeit durch Spülen mit Wasser sofort entfernt werden.
Scharfkantige und größere Fremdkörper können tief in die Hornhaut ein- und eventuell sogar bis zum Augeninneren vordringen. Die Betroffenen leiden unter:
- Brennendem Schmerz
- Tränenfluss
- Rötung des betroffenen Auges
- Sehstörungen.

Ihre Entfernung verlangt meist fachkundige Hilfe durch einen (Augen-)Arzt und sollte vom Ersthelfer nicht versucht werden. Stattdessen bedeckt der Ersthelfer *beide* Augen behutsam mit einer Wundauflage. Hierzu faltet er ein Dreiecktuch zu einer Krawatte und verknotet diese seitlich am Kopf. Der Verband darf keinesfalls auf das verletzte Auge drücken! In jedem Fall muss verhindert werden, dass der Patient den Fremdkörper noch weiter in die Tiefe reibt.

24.6.4 Sonnenstich

Beim **Sonnenstich** kommt es durch direkte Sonneneinstrahlung zu einer Reizung der Hirnhaut. Dies führt zu:
- Kopfschmerz
- Übelkeit, evtl. Erbrechen
- Hochrotem, heißem Kopf
- Nackensteifigkeit.

Die Hirnhautreizung kann so weit gehen, dass der Patient bewusstlos wird.
Der Ersthelfer bringt den Betroffenen schnell an einen kühlen Ort und lagert ihn dort mit erhöhtem Kopf. Er kühlt den Kopf mit nassen Tüchern und kontrolliert bis zum Eintreffen des Notarztes die Vitalzeichen.

24

24.7 Rettung und Hilfe rund um die Uhr

Zuckendes Blaulicht und das „Tatütata" des Martinhorns, das gehört zum Alltag auf unseren Straßen. Meist bahnen sich im Notfalleinsatz befindliche Rettungsfahrzeuge dadurch ihren Weg durch den Verkehr. Rettungsdienste fahren in Deutschland ca. 14 Millionen Einsätze pro Jahr, das sind etwa 38.000 pro Tag. Knapp die Hälfte davon sind Notfälle (davon über 40 % mit Notarztbeteiligung), der Rest Krankentransporte. Verkehrs- und Arbeitsunfälle machen dabei nur 3–4 % bzw. unter 1 % der Notfälle aus, die meisten Einsätze erfolgen wegen akuter Erkrankungen.

Aktuelles & Spezielles

Noch keine lange Geschichte

Die Rettung von Menschenleben aus Lebensgefahr hat noch keine lange Geschichte. Erste Anfänge gab es mit der Bergung von Verwundeten in den Feuerpausen zwar schon auf den Schlachtfeldern Ende des 18. Jahrhunderts. Aber erst Ende des 19./Anfang des 20. Jahrhunderts begannen sich der Samaritergedanke und die Ausbildung von Ersthelfern langsam durchzusetzen. Das Rettungswesen wurde damals zwar schon als öffentliche Aufgabe gesehen, mangels Geld jedoch karitativen Organisationen und freiwilligen Helfern überlassen. In den 1940er-Jahren erkannte man, dass es für das Überleben wichtiger sein könnte, den Arzt zum Verletzten zu bringen statt umgekehrt.

Ära der Notfallmedizin

In den 1950er/1960er-Jahren wurden die ersten Notarztwagen gebaut, und mit der Entwicklung neuer Reanimationsverfahren begann die Ära der Notfallmedizin. Langsam entwickelte sich das heute international als *chain of survival* anerkannte Modell der **Rettungskette.** 1974 wurde in Bayern das erste Rettungsdienstgesetz verabschiedet, 1989 das Berufsbild des Rettungsassistenten gesetzlich verankert, das seit 2014 von dem des Notfall-Sanitäters abgelöst wird.

Heute sind wir gut versorgt mit schneller und professioneller Hilfe mit fachgerechter Erstversorgung am Ort und während des Transports in ein Krankenhaus. In den allermeisten Fällen trifft der Rettungswagen innerhalb von 10–15 Minuten nach Alarmierung über die europaweit einheitliche Notrufnummer 112 am Notfallort ein. Dazu gibt es im Bundesgebiet ca. 2.200 Rettungswachen, in denen Retter und Fahrzeuge stationiert sind. Bei rund 100.000 Rettungen pro Jahr kommt ein Rettungshubschrauber der etwa 80 Flugrettungszentren zum Einsatz. Darüber hinaus gibt es die spezialisierten Retter und Rettungssysteme der Berg- und der Wasserrettung.

Hohe Anforderung an die Helfer

Arbeit im Schichtdienst rund um die Uhr und die Konfrontation mit schrecklichen Unfallszenarien (➤ Abb. 24.25) und lebensgefährlich Verletzten oder Erkrankten, das erfordert eine belastbare körperliche Verfassung und eine stabile Psyche sowie eine fachgerechte Ausbildung einschließlich guter Kenntnisse in Anatomie und Physiologie des menschlichen Körpers. Kompetent und umsichtig verrichten die ca. 50.000 in den verschiedenen Organisationen des deutschen Rettungswesens beschäftigen Mitarbeiter ihre Arbeit, manche davon ehrenamtlich.

Leider wird die Arbeit der Rettungskräfte in unserer Gesellschaft nicht nur als selbstverständlich angesehen, sondern zunehmend sogar behindert. Dies reicht vom fehlenden Bilden einer Rettungsgasse durch Überhören des Martinshorns bei zu lauter Musik oder aus Gleichgültigkeit über Gaffen und Herumstehen bis hin zur aktiven Bedrohung z. B., aber nicht nur, durch Alkoholisierte oder als Ausdruck eigener Hilflosigkeit. Jeder Einzelne von uns ist gefragt, hier mit gutem Vorbild voran zu gehen, die Rettungskräfte zu unterstützen und sich auch einmal bei ihnen für Ihre Arbeit zu bedanken.

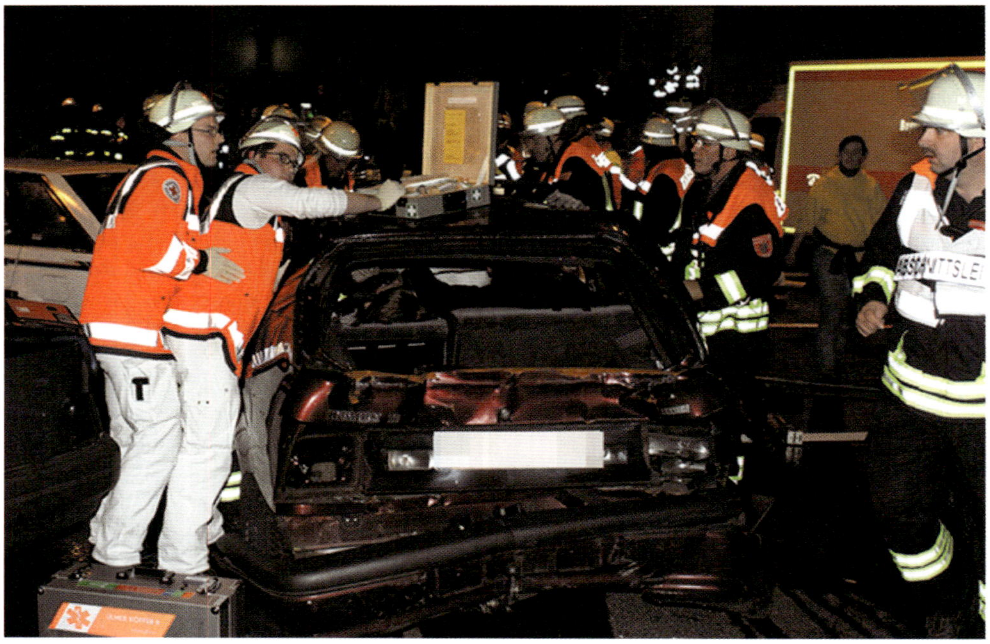

Abb. 24.25 Rettungskräfte bei einem Massenunfall. [U133]

Anhang

Register

Kursiv gedruckte Seitenzahlen verweisen auf einen Begriff in einer Abbildung.

F

G

H

I

J

K

N

Q

R

T

U

Abbildungsnachweis

Der Verweis auf die jeweilige Abbildungsquelle befindet sich bei allen Abbildungen im Werk am Ende des Legendentextes in eckigen Klammern. Alle nicht besonders gekennzeichneten Grafiken und Abbildungen © Elsevier GmbH, München.

A300 Reihe Klinik- und Praxisleitfaden, Elsevier/Urban & Fischer.
B117 Blohm, L.: Klinische Radiologie. Jungjohann Verlag, 1. Aufl. 1992.
C154 Kleinig, H./Sitte, P.: Zellbiologie. Gustav Fischer Verlag, 3. Aufl. 1992.
E179-168 Classen, M./Diehl, V./Kochsiek, K.: Innere Medizin. Urban & Schwarzenberg, 4. Aufl. 1998.
E273 Mir, M. A.: Atlas of Clinical Diagnosis. Philadelphia: Elsevier Saunders, 2. Aufl. 2003; Hochberg, M. C.
E288 Forbes, C./Jackson, W.: Color Atlas and Text of Clinical Medicine, 3rd Ed. Elsevier/Mosby, 2003.
E326 Kanski, J. J./Bowling B.: Ophthalmology In Focus. Elsevier/Churchill Livingstone, 1. Aufl. 2005.
E331 Lissauer, T./Clayden, G.: Illustrated Textbook of Paediatrics. Elsevier/Mosby, 3. Aufl. 2011.
E332 Nadeau, S. E. et al.: Medical Neuroscience. Elsevier/Saunders, 1. Aufl. 2003.
E334 Malarkey, L. M./McMorrow, M. E.: Saunders Nursing Guide to Laboratory and Diagnostic. Elsevier/Saunders, 1. Aufl. 2005.
E335 Butcher, G. P.: Gastroenterology. An Illustrated Color Text. Elsevier/Churchill Linvingstone, 1. Aufl. 2004.
E336 LaFleur Brooks, M.: Exploring Medical Language. Elsevier/Mosby, 7. Aufl. 2008.
E337 Solomon, E. P.: Introduction to Human Anatomy and Physiology. Elsevier/Saunders, 3. Aufl. 2009.
E340 Rodak, B. F./Fritsma, G. A./Doig, K.: Hematology. Elsevier/Saunders, 3. Aufl. 2007.
E341 Lovaasen, K. R./Schwerdtfeger, J.: ICD-9-CM Coding – Theory and Practice. Elsevier/Saunders, 1. Aufl. 2008.
E347 Moore, K. L./Persaud, T. V. N.: The Developing Human. Elsevier/Saunders, 8. Aufl. 2008.
E393 Adam, A. N. et al.: Grainger & Allison´s Diagnostic Radiology. Elsevier/ Churchill Livingstone, 5. Aufl. 2008.
E434-004 Bolognia, J. L./Schaffer J. V./Cerroni, L.: Dermatology: 2-Volume Set, Elsevier Ltd., 2018.
E441 Shiland, B. J.: Mastering Healthcare Terminology. Elsevier/Mosby, 3. Aufl. 2009.
E491 Mims, C. et al.: Medical Microbiology. Elsevier/Mosby, 2. Aufl. 1998.
E580 Drake, R. L./Vogl, A. W./Mitchell, A. W. M.: Gray's Anatomy for Students. Elsevier/Churchill Livingstone, 2. Aufl. 2009.
E745 Thibodeau, G. A./Patton, K. T.: Structure and Function of the Body. Elsevier/Mosby, 13. Aufl. 2008.
E939 Habif, T. P./et al.: Skin Disease – Diagnosis and Treatment. Elsevier/Saunders, 3. Aufl. 2011.
F217 Berry, C. E./Dunbar, K.: Bothersome Blockage. In: The American Journal of Medicine. Elsevier, Volume 120, Issue 7, July 2007.
F218 Hodgson, H. J. F./Epstein, O.: Malabsorption. In: Medicine. Elsevier, Volume 35, Issue 4, April 2007.
F420 Thomas, G. et al.: Transitional cell papilloma of the bladder in a child: A case report and review of literature. In: Journal of Pediatric Urology. Elsevier, Volume 2, Issue 1, February 2006.
F656 Thein, Z. W./Samaranayake, Y. H./Samaranayake, L. P.: In vitro biofilm formation of Candida albicans and non-albicans Candida species under dynamic and anaerobic conditions. In: Archives of Oral Biology. Elsevier, Volume 52, Issue 8, August 2007.
F664 Allevato, M. A. J.: Diseases mimicking onychomycosis. In: Clinics in Dermatology. Volume 28, Issue 2, Pages 164–177. Elsevier, March/April 2010.
G161 Wilson, J.: Infection Control in Clinical Practice, 3rd Ed., Elsevier/Bailliere Tindall, 2006.
G768 Greenspan, A.: Orthopedic Imaging – A Practical Approach. Wolters Kluwer Health, Lippincott Williams & Wilkins, 6. Aufl. 2015.
G770 Schaller, K./Kahnert, S./ Mons, U.: Alkoholatlas Deutschland 2017. Pabst Science Publishers/Deutsches Krebsforschungszentrum.
G771 Patton, K. T./Thibodeau, G. A.: Anatomy & Physiology. 10. Aufl. Elsevier, 2018.
J520 Getty Images Deutschland GmbH, München.
J600-118 Dr. Goran Bredberg, Science Photo Library.
J745-006 panthermedia.net/O. Müller.
J747 Dieter Fichtner/Thomas Engbert, GraphikBureau, Kroonsgard.
J748-072 fotolia.com/William Wang.
J748-073 fotolia.com/Xenia-Luise.
J748-074 fotolia.com/Anja Greiner Adam.
J748-076 fotolia.com/Mike Kiev.
J748-077 fotolia.com/Carola Schubbel.
J751 istockphoto.com.
J751-080 istockphoto.com/Eduardo Luzzatti Buyé.
J787 Colourbox.com.
J787-010 Colourbox.com/Ping Phuket.
J787-011 Colourbox.com/Benis Arapovic.
J787-012 Colourbox.com/Antonio Guillem.
J787-013 Colourbox.com/Sanja Matonickin.
J787-014 Colourbox.com/Erwin Wodicka.
J787-015 Colourbox.com/Anna Pavlova.
J787-017 Colourbox.com/Barbro Wickström.
J787-018 Colourbox.com/Dmitry Rukhlenko.
J787-019 Colourbox.com/Martin Kierstein.
J787-020 Colourbox.com/Amporn Maiprasert.
J787-021 Colourbox.com/Vincent Hazat.
J787-022 Colourbox.com/Roxana.
J787-024 Colourbox.com/Andy Dean Photography, San Diego.
J787-025 Colourbox.com/Andrew Mayovskyy.
J787-031 Colourbox.com /Odilon Dimier.
J794 Centers for Disease Control and Prevention (CDC).
J794-002 CDC/Carl Washington, M.D., Emory Univ. School of Medicine; Mona Saraiya, MD, MPH.
J794-003 CDC/Bruno Coignard, M.D./Jeff Hageman, M.H.S.
K115 Andreas Walle, Hamburg.
K157 Werner Krüper, Bielefeld.
K303 Gerhard Westrich, Berlin.
L106 Henriette Rintelen, Velbert.
L138 Martha Kosthorst, Borken.
L143 Heike Hübner, Berlin.
L157 Susanne Adler, Lübeck.
L190 Gerda Raichle, Ulm.
L231 Stefan Dangl, München.
M114 Dr. med. Matthias Braun, Cuxhaven.
M115 Prof. Dr. Götz Geldner, Ulm.
M117 Prof. Dr. Gerhard Grevers, München.
M123 Prof. Dr. med. Thomas Dirschka, Wuppertal.
M135 Dr. med. Herbert Renz-Polster, Vogt.
M136 Dr. med. Arne Schäffler, München.
M158 Dr. med. Karl-Ludwig Krämer, Offenbach.
M172 P. Dahms, Kiel.
M181 Dr. med. Steffen Krautzig, Bad Münder.
M375 Prof. Dr. med. Dr. rer. nat. Ulrich Welsch, München.
M376 Prof. Dr. Helmut Denk, Graz.
M389 Prof. Dr. med. Holger Strunk, Bonn.
M416 Prof. Dr. Ernst Beinder, Erlangen.
M443 Prof. Dr. med. O. Jansen, Klinik für Radiologie und Neuroradiologie, Kiel.
M502 Prof. Dr. med. Guido Wanner, Zürich.
M562 Dr. Henrik Holtmann, Düsseldorf.
M852 Prof. Dr. med. Dieter Horstkotte, Herz- und Diabeteszentrum Nordrhein-Westfalen, Universitätsklinik der Ruhr-Universität Bochum, Bad Oeynhausen.
O144 Anita Lehmann, Ulm.
O145 Anja Balden, Dornstadt.
O177 Sabine Schmidt, Ulm.
O204 Nicole Kopp, Olching.
O405 Stefanie Schröder, München.
O495 Peter Seiderer, München.
O530 Prof. Dr. med. Dr. sci. nat. Christoph Klein, Direktor Dr. von Haunersches Kinderspital, München.
R132 Classen, M./Diehl, V./Kochsiek, K.: Innere Medizin. Elsevier/Urban & Fischer, 5. Aufl. 2003.
R172 Mims, C. et al.: Medical Microbiology. Elsevier/Mosby, 3. Aufl. 2004.
R173 Oethinger, M.: Mikrobiologie und Immunologie. Elsevier/Urban & Fischer, 11. Aufl. 2004.
R240 Rassner, G.: Dermatologie-Lehrbuch und Atlas. 9. Aufl. Elsevier, 2009.
R246 Gruber, G./Hansch, A.: Kompaktatlas Blickdiagnosen in der Inneren Medizin. Elsevier, 2. Aufl. 2009.
R247 Deller, T./Sebesteny, T.: Fotoatlas Neuroanatomie. Elsevier/Urban & Fischer, 1. Aufl. 2007.
R261 Sitzer, M./Steinmetz, H.: Lehrbuch Neurologie.1. Aufl. Elsevier, 2011.
R392 Bowling, B.: Kanski´s Klinische Ophthalmologie. 8. Aufl. Elsevier, 2017.
T077 Prof. Dr. Bruno Imthurn, Klinikdirektor, Klinik für Reproduktions-Endokrinologie, UniversitätsSpital, Zürich.
T078 Prof. Dr. med. Dr. med. h.c. Renate Huch, Klinik für Geburtshilfe, Dept. Frauenheilkunde, UniversitätsSpital, Zürich.
T111-001 Deutsches Krebsforschungszentrum (Hrsg.): Tabakatlas Deutschland 2009. Heidelberg, 2009.
T127 Prof. Dr. Dr. Peter Scriba, München.
T132 T. Schneider, Quedlinburg.
T173 PD Dr. med. Ulrich F. Vogel, Institut für Pathologie, Universität Tübingen.
T192 Dr. med. Kay Goerke, Schwetzingen.
T195 Roman Bühler, Giengen/Brenz.
T332-001 Dr. Volker Brinkmann, MPI für Infektionsbiologie.
T339 Prof. Dr. med. Rahel Kubik-Huch, Institut für Radiologie, Kantonsspital, Baden (CH).
T395 Forschungsinstitut für Molekulare Pathologie GmbH (IMP), Wien.
T396 Prof. Dr. med. Irene Hösli, Basel.
T398 Stiftung Deutscher Polleninformationsdienst, Berlin.
T399 Prof. Dr. Wolfram Jochum, St. Gallen (CH).
T571 Dr. Martin Maurer, Klinik für Radiologie, Charité Berlin.
T824 Klinikum Dritter Orden, München.
U106 R. Cegla GmbH & Co. KG, Montabaur.
U107 Novo Nordisk Pharma GmbH, Mainz.
U133 J. Kümmel, Rechtenbach.
U136 Hoffmann-La Roche AG, Basel.
V081 ResMed GmbH & Co KG, Martinsried.
V170-1 Medtronic GmbH, Meerbusch.
V353 Medtro GmbH, Leimen-Gau.
V489 BayerHealthCare, Leverkusen.
V543-002 Siemens Healthcare GmbH; Europe, Middle East & Africa, Central Western Europe. Marketing & Communications, SHS EMEA CWE GER MSC MK&CC.
V585 Streifeneder ortho.production GmbH, Emmering.
V596 draisin GmbH, Achern.
W162 DSO, Deutsche Stiftung Organtransplantation.
W193 Statistisches Bundesamt, Wiesbaden.
W233 Bundeszentrale für gesundheitliche Aufklärung (BZgA), Köln.
W941 Deutsche Alzheimer Gesellschaft e. V.
X112 C. Tönshoff, Stuttgart.
X141 Dr. med. Wolfgang Frank, Gauting.
X221-024 Gudrun Holland, N. Bannert, Robert Koch-Institut (RKI).
X221-036 Tobias Hoffmann, Robert Koch-Institut (RKI).
X221-037 Hans R. Gelderblom, Andrea Schnartendorff, Robert Koch-Institut (RKI).
X243 Heinz Günter Beer, L. Filgueira, Labor für experimentelle Mikroskopie, Oberasbach.

Kapitelauftaktfotos

Fotos zu den Kap. 2, 7, 11, 14, 15, 16, 19, 21, 22, 23 von Colourbox.com. Weitere Kap.:
1 Colourbox.com/Erwin Wodicka
3 Colourbox.com/Martin Kierstein
4 Prof. Dr. med. Dr. rer. nat. Ulrich Welsch
5 Colourbox.com/Benis Arapovic
6 Colourbox.com/Benis Arapovic
8 Colourbox.com/Ping Phuket
9 Colourbox.com/Antonio Guillem
10 Colourbox.com/Sanja Matonickin
12 Colourbox.com/Anna Pavlova
13 Shiland, B. J.: Mastering Healthcare Terminology. Elsevier/Mosby, 3. Aufl. 2009
17 Colourbox.com/Barbro Wickström
18 Colourbox.com/Dmitry Rukhlenko
20 panthermedia.net/O. Müller
24 Colourbox.com/Vincent Hazat

BLUTWERT*	NORMALBEREICH ERWACHSENE**	URSACHE FÜR VERÄNDERUNGEN (BSP.)
Blutbild		
Erythrozyten *(Erys, rote Blutkörperchen)*	♀ 4,1–5,4/pl, ♂ 4,4–5,9/pl	↓ Anämie; ↑ Polyglobulie, Dehydratation
Hämatokrit *(Hk, Hkt)*	♀ 36–48 %, ♂ 40–53 %	↓ Anämie; ↑ Polyglobulie, Dehydratation
Hämoglobin *(Hb, roter Blutfarbstoff)*	♀ 12,0–16 g/dl (7,5–9,9 mmol/l), ♂ 13,5–17,8 g/dl (8,4–11,1 mmol/l)	↓ Anämie; ↑ Polyglobulie, Dehydratation
MCH *(mittleres korpuskuläres Hb)*	28–33 pg (1,7–2 fmol)	↑↓ Anämien
MCHC *(mittlere Hb-Konzentration des Ery)*	33–36 g/dl Ery (20–22,3 mmol/l)	↑↓ Anämien
MCV *(mittleres korpuskuläres Volumen)*	80–96 fl (80–96 μm^3)	↑↓ Anämien
RDW *(Erythrozytenverteilungsbreite)*	< 15 %	↑↓ Anämien
% Hypo *(Anteil hypochromer Erythrozyten)*	1–5 %	↑ (Chronischer) Eisenmangel
Retikulozyten *(Retis)*	0,4–2,3 %	↓ Knochenmarkschäden; ↑↓ Anämie
Leukozyten *(Leukos, weiße Blutkörperchen)*	4–10/nl (4.000–10.000/µl)	↑↓ Infektionen, nicht-infektiöse Entzündungen, Knochenmarkschäden, Bluterkrankungen
Thrombozyten *(Thrombos, Blutplättchen)*	150–450/nl (150.000–450.000/µl)	↓ zu hoher Verbrauch, Knochenmarkschäden; ↑ Infektionen, Milzentfernung, bösartige Bluterkrankungen
Blutgerinnung		
PTT *(aktivierte partielle Thromboplastinzeit, aPTT*	28–40 s	↑ Gerinnungsstörungen
Quick *(Prothrombin-, Thromboplastinzeit, TPZ)*	80–130 %	↓ Gerinnungsstörungen (auch durch Antikoagulation)
INR *(International Normalized Ratio)*	0,85–1,15	↑ Gerinnungsstörungen (auch durch Antikoagulation)
Thrombinzeit *(TZ, Plasmathrombinzeit, PTZ)*	17–24 s	↑ Gerinnungsstörungen
D-Dimere	< 0,5 mg/l	↑ Thrombose, Embolie, Lyse
Fibrinogen	1,5–4 g/l	↓ Leberfunktionsstörungen, Verbrauchskoagulopathie; ↑ Entzündungen, familiär
Antithrombin *(AT)*	80–130 %	↓ Sepsis, nephrot. Syndrom, familiär (erhöhtes Thromboserisiko)
Entzündungswerte		
BSG *(Blutkörperchensenkungsgeschwindigkeit, BKS)*	1. Stunde: ♀ < 50 J. ≤ 20 mm, ≥ 50 J. ≤ 30 mm, ♂ < 50 J. ≤ 15 mm, ≥ 50 J. ≤ 20 mm	↑ Entzündungen, best. Bluterkrankungen; ↓ Polyglobulie
CRP *(C-reaktives-Protein)*	< 5 mg/l	↑ Entzündungen
Blutfette		
Cholesterin (gesamt)	< 200 mg/dl (< 5,2 mmol/l)	↑ Fettstoffwechselstörungen
HDL-Cholesterin	> 40 mg/dl (1 mmol/l), besser > 60 mg/dl (1,6 mmol/l)	↓ Fettstoffwechselstörungen
LDL-Cholesterin	< 115 mg/dl (3 mmol/)	↑ Fettstoffwechselstörungen
Triglyzeride *(Neutralfette)*	< 150 mg/dl (1,7 mmol/l)	↑ Fettstoffwechselstörungen
Werte des Kohlenhydratstoffwechsels		
Blutzucker *(BZ, Glukose)*, **nüchtern**	< 100 mg/dl (< 5,6 mmol/l)	↑ Diabetes mellitus
HbA_{1c}	< 5,7 % (< 39 mmol HbA_{1c}/mol Hb)	↑ Diabetes mellitus
Nierenwerte		
Kreatinin *(Krea)*	♀ < 1,0 mg/dl (88 µmol/l), ♂ < 1,2 mg/dl (109 µmol/l)	↑ Niereninsuffizienz
Cystatin C	< 1 mg/l	↑ Niereninsuffizienz
Harnstoff *(Urea)*	10–50 mg/dl (1,7–8,3 mmol/l)	↑ Niereninsuffizienz
Harnsäure	♀ < 6 mg/dl (< 357 µmol/l), ♂ < 7 mg/dl (< 416 µmol/l)	↑ Gicht, Nierenfunktionseinschränkung
Leberwerte		
Glutamyl-Transferase *(γ-GT, GGT)*	♀ < 38 U/l, ♂ < 55 U/l	↑ Lebererkrankungen, Gallenstau
Alkalische Phosphatase *(AP, ALP)*	♀ < 105 U/l, ♂ < 130 U/l	↑ Gallenstau, Leber-, Knochenerkrankungen
ALT *(ALAT, Alanin-Aminotransferase)*	♀ < 35 U/l, ♂ < 45 U/l	↑ Lebererkrankungen
AST *(ASAT, Aspartat-Aminotransferase)*	♀ < 31 U/l, ♂ < 35 U/l	↑ Leber-, Herz-, Muskelerkrankungen
Bilirubin (gesamt)	< 1,1 mg/dl (< 18,8 µmol/l)	↑ Lebererkrankungen, Gallenstau, Hämolyse
Schilddrüsenwerte		
(freies) Thyroxin *(fT4)*	10–16 ng/l (13–21 pmol/l)	↑↓ Schilddrüsenfunktionsstörungen
(freies) Trijodthyronin *(fT3)*	2,5–4,4 ng/l (3,9–6,7 pmol/l)	↑↓ Schilddrüsenfunktionsstörungen
TSH *(Thyroidea stimulierendes Hormon)*	0,4–2,5 mU/l, Grauzone bis 4,2 mU/l	↑↓ Hypophysen-, Schilddrüsenfunktionsstörungen
Mineralstoffe		
Natrium *(Na^+)*	135–145 mmol/l	↑↓ Störungen des Wasser-/Elektrolythaushalts
Chlorid *(Cl^-)*	95–105 mmol/l	↑↓ Störungen des Wasser-/Elektrolythaushalts
Kalium *(K^+*, Serum)	3,6–5,0 mmol/l	↑↓ Störungen des Säuren-Basen-/Elektrolythaushalts; ↑ Niereninsuffizienz
Kalzium *(Ca^{2+})*	2,2–2,6 mmol/l (8,6–10,3 mg/dl)	↑↓ Störungen des Elektrolythaushalts, Nebenschilddrüsenerkr.
Magnesium *(Mg^{2+})*	0,7–1,1 mmol/l (1,7–2,6 mg/dl)	↑↓ Störungen des Elektrolythaushalts; ↑ Niereninsuffizienz
Phosphat *(PO_4^{3-})*	0,84–1,45 mmol/l (2,6–4,5 mg/dl)	↑↓ Nieren-, hormonelle Erkrankungen
Werte des Eiweißstoffwechsels		
Eiweiß (gesamt)	65–85 g/l	↓ Mangelernährung, Lebererkrankungen, nephrot. Syndrom; ↑ chron. Entzündungen, Dehydratation
Werte des Eisenstoffwechsels		
Ferritin	♀ 20–500 µg/l, ♂ 15–250 µg/l	↓↑ Anämie (je nach Form); ↑ Eisenüberladung
Transferrinsättigung *(TfS)*	16–45 %	↑↓ Anämien, Entzündungen
(Herz-)Muskelwert		
CK *(Kreatin[phospho]kinase)*	♀ < 170 U/l, ♂ < 190 U/l	↑ Muskel-, Herzerkrankungen (Herzinfarkt!)

* Serum, Plasma, ** Stets hausinterne Normwerte beachten (teils Methodenabhängigkeit), teils Altersabhängigkeit, ↑ erhöht, ↓ erniedrigt

Quellen: Niederau C, Böhm BO, Klinikleitfaden Labordiagnostik. 7.A. München: Elsevier, 2021; Thomas L, Labor & Diagnose. https://www.labor-und-diagnose-2020.de/